> # ATLAS DE CIRURGIA ORAL & MAXILOFACIAL

ATLAS DE CIRURGIA ORAL & MAXILOFACIAL

DEEPAK KADEMANI, DMD, MD, FACS

Chief
Department of Oral and Maxillofacial Surgery
Fellowship Director
Oral/Head and Neck Oncologic and Reconstructive Surgery
North Memorial Hospital and Hubert Humphrey Cancer Center
Minneapolis, Minnesota

Oral and Maxillofacial Surgery
University of Minnesota Medical Center and Masonic Children's Hospital
Minneapolis, Minnesota

PAUL S. TIWANA, DDS, MD, MS, FACS

Associate Professor
Oral and Maxillofacial Surgery and Neurological Surgery
Program Director
Oral and Maxillofacial Surgery
Department of Surgery
Division of Oral and Maxillofacial Surgery
The University of Texas Southwestern Medical School
Parkland Memorial Hospital
Dallas, Texas

Division Director
Pediatric Oral and Maxillofacial Surgery
Department of Surgery
Children's Medical Center
Dallas, Texas

© 2019 Elsevier Editora Ltda.

Todos os direitos reservados e protegidos pela Lei 9.610, de 19/02/1998.

Nenhuma parte deste livro, sem autorização prévia por escrito da editora, poderá ser reproduzida ou transmitida sejam quais forem os meios empregados: eletrônicos, mecânicos, fotográficos, gravação ou quaisquer outros.

ISBN: 978-85-352-8697-7
ISBN versão eletrônica: 978-85-352-8829-2

ATLAS OF ORAL AND MAXILLOFACIAL SURGERY 1st EDITION
Copyright © 2016 by Saunders

This translation of ATLAS OF ORAL AND MAXILLOFACIAL SURGERY 1st EDITION, by Deepak Kademani and Paul S. Tiwana was undertaken by Elsevier Editora Ltda. and is published by arrangement with Elsevier Inc.

Esta traduçãode ATLAS OF ORAL AND MAXILLOFACIAL SURGERY 1st EDITION, de Deepak Kademani and Paul S. Tiwana foi produzida por Elsevier Editora Ltda. e publicada em conjunto com Elsevier Inc.
ISBN: 978-1-4557-5328-4

Capa
Luciana Mello e Monika Mayer

Editoração Eletrônica
Thomson Digital

Elsevier Editora Ltda.
Conhecimento sem Fronteiras

Rua da Assembleia, n° 100 – 6° andar – Sala 601
20011-904 – Centro – Rio de Janeiro – RJ

Av. Nações Unidas, n° 12995 – 10° andar
04571-170 – Brooklin – São Paulo – SP

Serviço de Atendimento ao Cliente
0800 026 53 40
atendimento1@elsevier.com

Consulte nosso catálogo completo, os últimos lançamentos e os serviços exclusivos no site www.elsevier.com.br

---

Nota

Esta tradução foi produzida por Elsevier Brasil Ltda. sob sua exclusiva responsabilidade. Médicos e pesquisadores devem sempre fundamentar-se em sua experiência e no próprio conhecimento para avaliar e empregar quaisquer informações, métodos, substâncias ou experimentos descritos nesta publicação. Devido ao rápido avanço nas ciências médicas, particularmente, os diagnósticos e a posologia de medicamentos precisam ser verificados de maneira independente. Para todos os efeitos legais, a Editora, os autores, os editores ou colaboradores relacionados a esta tradução não assumem responsabilidade por qualquer dano/ ou prejuízo causado a pessoas ou propriedades envolvendo responsabilidade pelo produto, negligência ou outros, ou advindos de qualquer uso ou aplicação de quaisquer métodos, produtos, instruções ou ideias contidos no conteúdo aqui publicado.

CIP-BRASIL. CATALOGAÇÃO NA PUBLICAÇÃO
SINDICATO NACIONAL DOS EDITORES DE LIVROS, RJ

K14a

Kademani, Deepak
  Atlas de cirurgia oral e maxilofacial / Deepak Kademani, Paul Tiwana ; [tradução Ana Julia Perrotti-Garcia ... [et al.]]. - 1. ed. - Rio de Janeiro : Elsevier, 2019.

  il. ; 276 cm.

  Tradução de: Atlas of oral & maxillofacial surgery
  Inclui índice
  ISBN 9788535286977

  1. Boca - Cirurgia - Atlas. 2. Maxilares - Cirurgia. 3. Face - Cirurgia. I. Tiwana, Paul. II. Perroti-Garcia, Ana Julia. III. Título.

18-52937
CDD: 617.643
CDU: 616.31-089

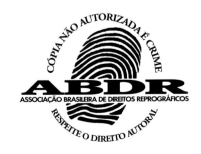

Revisão Científica e Tradução

Revisão Científica

André Takahashi (Capítulos 57; 101; 107, 108; 134 a 139)
Cirurgião-dentista pela Faculdade de Odontologia de Araçatuba da Universidade Estadual Paulista (FOA-UNESP)
Bacharel em Direito pela Universidade Estadual de Ponta Grossa (UEPG)
Mestre pela Faculdade de Odontologia da Universidade de São Paulo (FOUSP)
Doutor em Cirurgia e Traumatologia Bucomaxilofacial pela Pontifícia Universidade Católica do Rio Grande do Sul (PUCRS)
Especialista em Gestão em Saúde pela UEPG
Especialista em Cirurgia e Traumatologia Bucomaxilofacial pelo Conselho Federal de Odontologia (CFO)
Especialista em Direito Penal e Direito Processual Penal pela Escola Paulista de Direito (EPD)
Professor Associado da UEPG

André Sakima Serrano (Capítulos 7, 8)
Cirurgião-dentista Graduado pela Faculdade de Odontologia de Bauru da USP
Especialista em Implantodontia pelo Hospital de Reabilitação de Anomalias Craniofaciais (HRAC/Centrinho) da USP
Cirurgião Bucomaxilofacial no Hospital Israelita Albert Einstein

Ariane Paredes de Sousa Gil (Capítulos 24; 94, 95; 97 a 100; 103, 104; 111; 113, 114; 118; 119; índice)
Cirurgiã Bucomaxilofacial Graduada em Odontologia pela FOA-UNESP "Júlio de Mesquita Filho"

Bruna S. Sanches (Capítulos 43; 102)
Cirurgiã Bucomaxilofacial Formada pela Faculdade de Odontologia de Piracicaba da Universidade Estadual de Campinas (FOP-UNICAMP)

Eduardo Hochuli-Vieira (Capítulos 46; 78; 79)
Professor Associado de Cirurgia e Traumatologia Bucomaxilofacial na Faculdade de Odontologia de Araraquara (FOAr) da UNESP
Instrutor na AOCMF

Ellen Cristina Gaetti Jardim (Capítulos 112; 120; 127)
Especialista, Mestra e Doutora em Cirurgia e Traumatologia Bucomaxilofacial
Especialista e Mestra em Estomatologia
Professora Adjunta da Disciplina de Cirurgia e Traumatologia Bucomaxilofacial na Faculdade de Odontologia da Universidade Federal de Mato Grosso do Sul (UFMS)

Eros Bittencourt Shigeto (Capítulo 105)
Residência em Cirurgia e Traumatologia Bucomaxilofacial pelo Hospital das Clínicas da Faculdade de Medicina (HCFM) da USP
Mestre e Especialista em Implantodontia pela São Leopoldo Mandic
Fellowship em Artroscopia da Articulação Temporomandibular (ATM) pela Jiao Tong University, Shanghai, China

Guilherme dos Santos Trento (Capítulos 45; 106)
Cirurgião-dentista pela Universidade Federal do Paraná (UFPR)
Residência em Cirurgia e Traumatologia Bucomaxilofacial (CTBMF) pela UFPR
Doutorando em Cirurgia e Diagnóstico pela FOAr-UNESP

Lucas Borin Moura (Capítulo 44)
Doutor em Diagnóstico e Cirurgia pela FOAr-Unesp e Universitätsspital Basel
Cirurgião Bucomaxilofacial pelo Hospital-Escola da Universidade Federal de Pelotas (UFPel)
Professor na Universidade Católica de Pelotas (UCPel)

Luciana Dorochenko Martins (Capítulo 96)
Mestra em Cirurgia e Traumatologia Bucomaxilofacial pela UFPel
Doutora em Odontologia pela UEPG
Professora Adjunta das Disciplinas de Diagnóstico e Cirurgia II e III pela UEPG

Pâmela Letícia Santos (Capítulos 16; 49; 91 a 93; 123, 124)
Especialista, Mestra e Doutora em Cirurgia e Traumatologia Bucomaxilofacial pela UNESP

Professora da Disciplina de Cirurgia no Centro Universitário de Araraquara (UNIARA)
Professora do Mestrado em Ciências Odontológicas, Área de Implantodontia, no UNIARA

Pedro Henrique de Azambuja Carvalho (Capítulos 90; 117)
Cirurgião Bucomaxilofacial pelo Hospital-Escola da UFPel
Doutorando em Diagnóstico e Cirurgia na FOAr-UNESP
Membro da Equipe de CTBMF dos Hospitais Leforte e Samaritano, São Paulo

Rui Bueno de Oliveira (Capítulos 1; 6; 9; 12 a 15; 18; 52; 55)
Mestre em Anatomia Humana pelo Instituto de Ciências Biomédicas (ICB) da USP
Cirurgião Bucomaxilofacial no Hospital Israelita Albert Einstein

Sergio Gonçalves (Capítulos 2 a 3; 5, 10; 11; 17; 19 a 23; 25 a 42; 48; 50, 51; 53; 54; 56 a 77; 80 a 89; 115; 116; 109; 110; 121; 122; 125; 126; 128; 130 a 133; 139)
Cirurgião de Cabeça e Pescoço pelo Hospital das Clínicas da Faculdade de Medicina (HCFM) da USP e pelo Instituto do Câncer do Estado de São Paulo (ICESP)
Cirurgião Bucomaxilofacial no Hospital Israelita Albert Einstein e no Hospital Sírio-Libanês

Valfrido Antonio Pereira-Filho (Capítulos 4; 47)
Professor Adjunto da Disciplina de Cirurgia e Traumatologia Bucomaxilofacial da FOAr-UNESP
Membro Titular do Colégio Brasileiro de CTBMF

Tradução

Ana Julia Perrotti-Garcia (Capítulos 52; 72; 137)
Cirurgiã-dentista pela Faculdade de Odontologia da Universidade de São Paulo (FOUSP)
Tradutora Intérprete pelo Centro Universitário das Faculdades Metropolitanas Unidas (UniFMU)
Especialista em Cirurgia e Traumatologia Bucomaxilofacial pela Universidade Metodista de São Paulo/Rudge Ramos, SP
Especialista em Tradução pela Faculdade de Filosofia, Letras e Ciências Humanas (FFLCH) da USP
Mestra em Linguística Aplicada pelo Programa de Estudos Pós-graduados em Linguística Aplicada e Estudos da Linguagem da Pontifícia Universidade Católica de São Paulo (LAEL-PUCSP)
Doutora em Língua Inglesa pelo Departamento de Língus Modernas (DLM) da FFLCH-USP
Intérprete Médica e Membro da International Medical Interpreters Association (IMIA) e da American Translators Association

Adilson Dias Salles (Capítulos 84 a 97)
Médico
Professor Associado I do Instituto de Ciências Biomédicas da Universidade Federal do Rio de Janeiro (ICB-UFRJ)
Mestre em Anatomia Humana pelo Departamento de Anatomia do ICB-UFRJ
Doutor em Medicina pela Faculdade de Medicina da UFRJ
Pesquisador do Departamento de Antropologia, Museu Nacional, da UFRJ

Aldacilene Silva (Capítulos 111, 112; 127)
Médica Veterinária Formada pela Faculdade de Medicina Veterinária e Zootecnia (FMVZ) da USP
Imunologista/Bioquímica
Mestra em Imunologia pelo Instituto de Ciências Biomédicas (ICB) da USP
Doutora em Imunologia pelo ICB-USP

Andrea Delcorso (Capítulos 75 a 77)
Tradutora Formada pela PUCSP
Sócia-proprietária da DelCor Traduções Técnicas Ltda.

Andréa Favano (Capítulos 62 a 68)
Especialização em Tradução de Inglês pela Universidade Gama Filho
Cirurgiã-dentista Graduada pela Faculdade de Odontologia da
Universidade de São Paulo (FOUSP)
Bacharelado em Letras/Tradutor Intérprete Inglês-Português pelo
Centro Universitário Ibero-Americano (Unibero)

Brisa Leite (Capítulos 108; 110; 118)
Graduada em Odontologia pela Universidade Federal do Pará (UFPA)
Residente em Cirurgia e Traumatologia Bucomaxilofacial do Hospital Universitário Clementino Fraga Filho (HUCFF) da UFRJ

Caio Roman-Torres (Capítulo 109)
Tradutor

Danielle Martins Misch (Capítulos 117; 119)
Graduada em Odontologia pela UFPA
Residente em Cirurgia e Traumatologia Bucomaxilofacial no HUCFF-UFRJ
Membro Aspirante do Colégio Brasileiro de Cirurgia e Traumatologia Bucomaxilofacial

Debora Rodrigues (Capítulos 59; 60; 71; 79)
Especialista em Cirurgia e Traumatologia Bucomaxilofacial pela UFRJ
Mestra em Ciências Morfológicas (Anatomia) pela UFRJ
Staff do Serviço de Cirurgia e Traumatologia Bucomaxilofacial do Hospital Federal do Andaraí

Denise Costa Rodrigues (Capítulos 55; 58; 78; 106; 120; 133; 129)
Tradutora pela Universidade de Brasília (UnB)
Pós-graduada em Tradução pela Universidade de Franca (UNIFRAN)

Douglas Arthur Omena Futuro (Capítulos 50; 51; 53)
Médico Ortopedista

Felipe Bagatelli (Capítulos 121 a 124)
Tradutor

Flávia Souza (Capítulos 131; 132)
Tradutora

Flor de Letras Editorial (Capítulos 20 a 26)
Empresa Especializada em Tradução e Revisão Técnico-científicas

Hilana Artese (Capítulos 69; 70)
Mestra em Odontologia (Periodontia) pela UFRJ
Doutoranda em Clínicas Odontológicas (Periodontia) pela FOUSP

Hugo Leonardo (Capítulo 130)
Tradutor

Igor Castro (Capítulos 125; 126)
Tradutor

José Eduardo Figueiredo (*In Memorian*) (Capítulo 9)
Tradutor

Karina Penedo de Carvalho (Capítulos 19; 27; 35; 74; 100; 113 a 116; 135)
Doutora em Biologia Humana e Experimental pela Universidade do Estado do Rio de Janeiro (UERJ)
Mestra em Morfologia pela Pós-graduação em Biologia Humana e Experimental da UERJ
Bióloga pela UERJ

Luiz Euclides Trindade Frazão Filho (Capítulos 43 a 49)
Tradutor-intérprete pela Universidade Estácio de Sá e Brasillis Idiomas, Rio de Janeiro
Certificate of Proficiency in English, University of Michigan, Ann Arbor, Michigan, USA

Marcella de Melo Silva (Capítulos 61; 99; 101 a 103; 105)
Graduada em Psicologia pela UERJ
Especializada em Tradução pelo Curso de Tradutores Daniel Brilhante de Brito

Marina Santiago de Mello (Capítulos 1; 6)
Doutoranda em Radioproteção e Dosimetria pelo Instituto de Radioproteção e Dosimetria da Comissão Nacional de Energia Nuclear (IRD/CNEN)
Mestra em Fisiopatologia Clínica e Experimental pela UERJ

Monica Israel (Capítulos 80 a 83; 98)
Especialista em Estomatologia pela UFRJ
Mestra em Patologia Oral pela Universidade Federal Fluminense (UFF)
Professora da Disciplina de Estomatologia na UERJ

Professora do Curso de Atualização em Estomatologia na Pontifícia Universidade Católica do Rio de Janeiro (PUC-RJ)
Coordenadora e Professora do Curso de Atualização em Oncologia Odontológica na Associação Brasileira de Odontologia (BO)

Monica Tirre (Capítulo 128)
Tradutora

Nelson Gomes de Oliveira (*In Memorian*) (Capítulos 54; 56, 57)
Tradutor

Raquel de Souza Martins (Capítulos 2 a 5; 7; 8; 10,11)
Mestra em Biologia Celular e Molecular, com Ênfase em Imunofarmacologia pelo Instituto Oswaldo Cruz, Fundação Oswaldo Cruz (IOC/FIOCRUZ)
Graduação em Farmácia pela UFRJ

Raphaela Capella de Souza Póvoa (Capítulos 28 a 34; 36 a 42)
Especialista em Cirurgia e Traumatologia Bucomaxilofacial pela UERJ
Graduada em Odontologia pela UERJ

Renata Scavone de Oliveira (Capítulos 73; 104)
Médica Veterinária Formada pela Faculdade de Medicina Veterinária e Zootecnia da USP
Doutora em Imunologia pelo ICB-USP

Sueli Basile (Capítulos 134; 136; 138)
Tradutora Inglês/Português pelo Instituto Presbiteriano
Mackenzie e Cell – LEP

Soraya Imon de Oliveira (Capítulos 12 a 18)
Biomédica pela Universidade Estadual Paulista (UNESP)
Especialista em Imunopatologia e Sorodiagnóstico pela Faculdade de Medicina da UNESP
Doutora em Imunologia pelo ICB-USP

Tatiana Ferreira Robaina (Índice)
Doutora em Ciências pela UFRJ
Mestra em Patologia pela UFF
Especialista em Estomatologia pela UFRJ
Cirurgiã-dentista pela Universidade Federal de Pelotas (UFPel)

Veronica Mannarino (Capítulo 107)
Graduada e Mestra em Engenharia de Produção pela PUC-RJ
Intérprete de Conferências Formada pelo Brasillis Idiomas
Tradutora Independente desde 1997, Atual Sócia-diretora da Soar Soluções Linguísticas

Yasmin Orlando (Capítulo 139)
Tradutora

Este livro é dedicado a estas pessoas:

Mais importante, à minha esposa, Rupam, que, acima de tudo, tem feito os maiores sacrifícios ao compartilhar minha vida como cirurgião acadêmico. Obrigado por criar nossas belas crianças, Jai (13) e Radha (11). Por toda a sua compreensão, paciência e amor incondicional, eu sou eternamente grato.

A meus pais, Yeshwant e Lakshmi, por seu amor e pelos sacrifícios que fizeram, permitindo todas as oportunidades para que eu obtivesse minha educação. À minha irmã, Preet, por seu amor e apoio.

A todos aqueles que têm investido na minha educação e carreira. Meus mentores acadêmicos e cirúrgicos, Peter Quinn, David Stanton, Lawrence Levin, Raymond Fonesca, John Mooney, Joseph Foote, Barry Hendler, Leon Assael, Eric Dierks e Bryce Potter, obrigado por serem tão generosos.

Sou profundamente grato ao meu grande amigo e coeditor Paul Tiwana por seu trabalho duro e sua dedicação em atender ao maior desafio de desenvolver este livro. A nossos editores de seção, autores e artistas, sem os quais este livro não teria sido possível.

A todos os meus antigos, atuais e futuros residentes e colegas – obrigado por me inspirarem. Espero que vocês usem este Atlas para formar a base de seu conhecimento operativo.

Deepak Kademani

Este livro é dedicado a estas pessoas:

Aos cirurgiões que me orientaram e treinaram:

Mark F. Erickson, Gene Sbalchiero, Timothy A. Turvey, John R. Zuniga, Raymond P. White, George H. Blakey III, Dennis G. Hillenbrand, Ramon L. Ruiz, Jeffrey C. Posnick, Gerald D. Verdi, Brian Alpert, Douglas P. Sinn e Robert V. Walker.

Eles deram muito de si para minha educação e vida profissional. Obrigado.

Ao meu grande amigo e colega Deepak Kademani, que entusiasticamente embarcou comigo nesta jornada com visão e perseverança.

Aos nossos editores de seção, autores e ilustradores médicos, sem os quais este texto não teria sido possível. Obrigado por seu trabalho duro e sua dedicação.

Aos meus atuais e ex-residentes, que me inspiram todos os dias para ser o melhor cirurgião que posso ser e fazem-me lembrar da minha verdadeira vocação: ser um professor de cirurgiões.

A meu pai, Gurdev, e minha mãe, Balbir. Eles se sacrificaram bastante para colocar a educação de seus filhos em primeiro lugar. Sendo eles próprios professores, promoveram em mim uma paixão pela minha educação, a autodisciplina necessária para a realização e a coragem de seguir os meus sonhos. Também aos meus irmãos, Dave e Karen. Obrigado a todos por sua compreensão, apoio, incentivo e amor.

O mais importante, à minha esposa, Karen, e às nossas duas filhas lindas, Jespreet (10) e Simran (8). Elas, acima de tudo, têm aguentado o fardo da vida de um cirurgião acadêmico. Obrigado por me compartilharem com meus pacientes e com minha especialidade. Seus constantes apoio e amor incondicional formam o meu alicerce, sendo a bússola da minha vida e o farol que me atrai para casa independentemente de onde eu esteja.

Paul Tiwana

O diagnóstico e o tratamento da patologia benigna na região oral, da cabeça e do pescoço são uma disciplina instigante e formidável em nossa especialidade. Em muitos aspectos, essas atividades são o núcleo da prática de cirurgia oral e maxilofacial, portanto agradeço aos autores dos capítulos em questão por suas contribuições ao conhecimento científico e pelas técnicas associadas à exérese de doenças benignas dos maxilares, pescoço, glândulas salivares, tireoide e glândulas paratireoides. Com a direção de Deepak Kademani e Paul Tiwana, o desenvolvimento deste projeto tem sido uma experiência muito gratificante.

Eric R. Carlson

A anatomia humana não muda ao longo do tempo, mas as abordagens e as técnicas cirúrgicas, certamente. O Atlas Kademani-Tiwana "K-T" vai se tornar rapidamente um clássico e será considerado, por futuras gerações de cirurgiões de várias disciplinas, como pedra angular em sua aprendizagem. O escopo deste Atlas é o reflexo do âmbito da cirurgia maxilofacial e oral norte-americana moderna, que evoluiu para um melhor alinhamento à de outros países.
Gostaria de dedicar a minha modesta contribuição neste esforço nobre à minha esposa, Barbara; ao nosso filho, Gregor; e à minha filha, Louise. Cada um tem se sacrificado, conscientemente ou não, e sua tolerância ao longo dos anos quanto do tempo consumido pelos meus esforços acadêmicos é profundamente apreciada e nunca poderá ser adequadamente compensada.

Eric Dierks

Gostaria de agradecer a Elsevier, Deepak Kademani e Paul Tiwana por me permitirem participar deste projeto maravilhoso como editor de seção. Também gostaria de agradecer aos autores que colaboraram para a seção de cirurgia estética deste grande Atlas, que será uma tremenda contribuição para a nossa especialidade. Estudantes, residentes e funcionários de faculdades serão capazes de beneficiar-se dele por muitos anos vindouros. Parabéns a todos os envolvidos neste projeto.

Tirbod Fattahi

Gostaria de dedicar a minha pequena parte deste texto aos meus mentores, Dr. Robert V. Walker, Dr. William H. Bell e Dr. Douglas P. Sinn, que abriram todas as portas! Pessoalmente, dedico isto aos amores da minha vida, Judy e Richard II.

Richard Finn

A profundidade e a abrangência deste Atlas oferece ao leitor um guia contemporâneo para os procedimentos realizados em qualquer programa de treinamento de ponta em cirurgia maxilofacial e oral. Eu gostaria de estender o meu apreço aos autores e editores de seção por suas contribuições inestimáveis a este trabalho. Em particular, Drs. Kademani e Tiwana, por este projeto ambicioso e monumental que irá certamente agradar a um público amplo, em várias especialidades cirúrgicas, sendo para sempre atraídos por este Atlas cirúrgico. Finalmente, e mais importante, gostaria de estender os meus agradecimentos e amor à minha esposa Hope e aos nossos filhos maravilhosos, Gregor, Gracie, Gabrielle e Garrisyn, por sua compreensão e apoio eterno.

G. E. Ghali

Gostaria de agradecer a todos os autores por seu incansável esforço ao contribuírem para a criação deste importante trabalho. Eles compartilharam seus conhecimentos e dedicaram seus esforços para produzir um Atlas de cirurgia maxilofacial e oral reconstrutiva que está em curso e será um grande recurso para os próximos anos. Suas contribuições vão ajudar a melhorar a vida de outras pessoas, suas habilidades e sua dedicação à cirurgia. Gostaria também de agradecer ao Dr. Deepak Kademani e ao Dr. Paul Tiwana por sua visão neste esforço desafiante, porém compensador.
Minha esposa, Kiralina, merece um agradecimento especial por seu apoio interminável e incentivo na busca por meus sonhos em Cirurgia Maxilofacial e Oral, enquanto cria os nossos quatro filhos lindos. Obrigado aos meus filhos incríveis, Gavin, Zoe, Sadie e Austin, por seu amor que traz o equilíbrio que me permite ter uma vida maravilhosa.

Alan Herford

A todos os residentes da Cirurgia Oral e Maxilofacial que inspiram e me desafiam todos os dias.

Pamela Hughes

Tem sido uma honra supervisionar e editar esta seção sobre cirurgia ortognática e craniofacial. Quando achamos que amadurecemos nesta área da cirurgia, continuamos a ver a emocionante evolução — desde o planejamento da cirurgia com o uso da tecnologia virtual até uma compreensão mais clara dos efeitos e da estabilidade dos resultados. A maioria dos procedimentos cirúrgicos mudou pouco, mas o planejamento, a execução e a estabilização avançaram para um nível mais elevado de previsibilidade. Esta obra incorpora todas as alterações nesta área cirúrgica, bem como proporciona a percepção de cirurgiões experientes em diagnóstico, tempo de intervenção, técnica processual, estabilização e nos resultados e nas expectativas projetadas. A informação vinda dos leitores irá orientar os seus pensamentos e resultados cirúrgicos. Esta é uma situação benéfica tanto para pacientes quanto para cirurgiões.

Conforme este esforço é firmado no Atlas por Paul Tiwana e Deepak Kademani, sinto que será uma contribuição valiosa à especialidade, ao volume de conhecimento de nossos cirurgiões e, finalmente, aos pacientes. Por mais de 40 anos tem sido gratificante estar envolvido no desenvolvimento da técnica cirúrgica, e este esforço foi concluído com carinho a meus pacientes e dedicação à OMS. Estou, como sempre, grato pela orientação do meu mentor, Dr. Robert V. Walker, pelo apoio da minha família e pelo incentivo amoroso de minha esposa, Diane.

Douglas P. Sinn

Gostaria de apresentar os meus sinceros agradecimentos a Deepak Kademani e Paul Tiwana pela oportunidade de contribuir para o seu Atlas. O conteúdo é sofisticado, porém apresenta-se claramente por meio de um número incrível de ilustrações médicas novíssimas realizadas meticulosamente. Aprecio o esforço de cada um dos meus autores de seção ao produzir seus capítulos de alta qualidade, apresentando os limites que impulsionamos na área de implantes dentários. Pessoalmente, gostaria de agradecer à minha esposa, Michelle, por sua perspicácia, paciência com minha agenda e seu apoio interminável aos nossos esforços.

Martin B. Steed

As cirurgias maxilofacial e oral reconstrutiva têm experimentado avanços significativos nos últimos anos, principalmente com a inclusão de técnicas cirúrgicas microvasculares. Gostaria de agradecer a todos os autores pela natureza abrangente dos capítulos nas técnicas de enxertia, retalhos axiais e transferência de tecido livre, que espero serem utilizadas por residentes, colegas e cirurgiões praticantes nos próximos anos e décadas. Meus agradecimentos a Deepak Kademani e Paul Tiwana pela inspiração e por uma visão completa deste projeto. Nada que eu faça na vida sucede sem os meus sinceros agradecimentos à minha esposa, Jana, e aos nossos filhos, McKinlee, Tanner, Connor, Whitney, Parker e Carter, por seu apoio interminável.

Brent Ward

A cirurgia para os distúrbios da articulação temporomandibular tem se mantido e sempre deve permanecer dentro dos limites da cirurgia maxilofacial e oral. Tem sido uma honra e um privilégio ter aprendido com alguns dos melhores cirurgiões como jovem residente, e continua a ser uma honra e um privilégio trabalhar com os autores na seção sobre cirurgia da ATM, os quais continuam a ensinar e evoluir nesse campo. Juntos, esperamos transmitir nossas experiências para a próxima geração de cirurgiões da ATM. São nossos pacientes e a futura geração de pacientes que serão beneficiados pelos esforços e pelas habilidades ilustradas pelos autores. Cirurgiões bucomaxilofaciais devem olhar para ninguém a não ser eles próprios, de modo a fornecer o tratamento e o cuidado aos distúrbios da ATM, agora e futuramente. Meus agradecimentos a Deepak Kademani e Paul Tiwana por fornecer-nos a oportunidade de fazer estas contribuições e por seu trabalho duro em completar a tarefa de organizar e produzir um grande atlas.

John Zuniga

Prefácio

Os primeiros atlas impressos eram edições do texto de Cláudio Ptolomeu, geógrafo alexandrino que trabalhou no período de aproximadamente 150 d.C. Estes foram ilustrados com um conjunto de 27 mapas construídos a partir dos cálculos de Ptolomeu. A partir dessa primeira coleção, o conceito do atlas foi desenvolvido: uma coleção encadernada de mapas que cobrem o conhecimento atual de uma região geográfica específica ou do mundo. Inicialmente, desenvolvemos este atlas de forma independente com a Elsevier. A semelhança em nossos conceitos individuais nos levou a combinar esforços na produção deste livro. Assim como Ptolomeu, temos como alvo nossos esforços colaborativos em produzir uma publicação de referência para definir o mundo da nossa especialidade.

Diferenças geográficas significativas no âmbito da prática cirúrgica de um país para o outro continuam a existir em cirurgia oral e maxilofacial. Essas diferenças muitas vezes são baseadas em exigências educacionais e normas de formação locais. Grande parte da evolução da nossa especialidade também é equilibrada com o desenvolvimento de especialidades complementares, como otorrinolaringologia, cirurgia de cabeça e pescoço, além de cirurgia plástica e reconstrutiva. Embora as bases estejam intimamente associadas a uma compreensão abrangente da doença e às funções oral e craniomaxilofacial, e baseiem-se em odontologia, a especialidade de cirurgia oral e maxilofacial evoluiu para incluir tanto uma base de formação odontológica quanto médica. Esse foco precoce e abrangente sobre a doença e as funções oral e craniomaxilofacial cria várias vantagens distintas: em primeiro lugar, um corpo de conhecimentos para lidar com a anatomia estrutural e as funções oral e craniomaxilofacial complexas; segundo, uma familiaridade aprofundada com histopatologia e a progressão de doenças de cabeça e pescoço; e, terceiro, uma ênfase sobre a importância da reconstrução cirúrgica precisa, de modo a garantir que as exigências das funções oral e facial sejam cumpridas. Este atlas foi escrito para tirar proveito dessas forças unificadoras da nossa especialidade. Ele fornece um instrumento de navegação que pode orientar os cirurgiões experientes e em treinamento por meio de novas operações e constitui uma base para refinamentos de operações já estabelecidas em seu repertório. Cada capítulo é organizado de forma semelhante, orientando os cirurgiões pela complexa anatomia, instrumentação, cirurgia operativa técnica e modificações. Nosso objetivo é que este Atlas defina e apreenda a perspectiva global das cirurgias oral e maxilofacial.

Nas últimas décadas, temos visto a especialidade de cirurgias oral e maxilofacial crescer e se expandir. Embora muitos livros cubram essa prática expandida da disciplina, observamos que não havia, na literatura, um atlas abrangente e detalhado tratando da técnica operatória. Este livro é escrito para fornecer aos cirurgiões praticantes, residentes e estudantes a referência mais atualizada para o desempenho técnico e do raciocínio por trás dos muitos tipos de operações utilizadas na nossa especialidade. Do básico ao mais complexo, os leitores perceberão que cada capítulo é sequencialmente organizado para fornecer uma descrição completa, concisa e prática dos detalhes operacionais necessários ao ato cirúrgico contemporâneo de cirurgias oral e maxilofacial. Uma seção formal sobre anatomia cirúrgica foi incorporada para auxiliar ainda mais o leitor. Essa seção é uma ideia nova em um texto cirúrgico, e acreditamos que vá aumentar o valor deste Atlas. Cada capítulo foi escrito por um cirurgião especialista e que apresenta uma área específica de especialização. Gostaríamos de expressar nossa gratidão a todos os editores de seção e autores por emprestarem seu tempo e conhecimento para o desenvolvimento deste Atlas.

Esperamos que a informação contida aqui seja a base de definição do âmbito da prática de cirurgias oral e maxilofacial e forneça o pilar para a educação e a formação dos cirurgiões no futuro, com o objetivo final de aprimorar a qualidade da assistência ao paciente no mundo todo.

Prólogo

Quando Paul Tiwana solicitou um prólogo para acompanhar o *Atlas de Cirurgia Oral e Maxilofacial*, fiquei feliz em escrevê-lo. Paul não é apenas um cirurgião dedicado e qualificado, mas também um educador que tem feito contribuições em forma de pesquisa para o campo clínico. Logo no início, Paul desenvolveu um interesse pelo manejo cirúrgico de malformações fissurais e craniofaciais. Sua formação na residência foi seguida por uma *fellowship* formal em cirurgia craniofacial pediátrica sob minha direção, em Washington, DC, e agora ele atua como diretor do programa de graduação, na Divisão de Cirurgia Oral e Maxilofacial da University of Texas Southwestern Medical Center, em Dallas. Sua prática clínica inclui o manejo de anomalias fissurais e craniofaciais.

A intenção de Tiwana e Kademani na escrita e edição deste atlas é definir e capturar a perspectiva global das cirurgias oral e maxilofacial. Embora a educação, a formação e o âmbito da prática da especialidade variem muito de país para país, a direção futura das cirurgias oral e maxilofacial deve ser clara. Este atlas serve como um farol pelo qual a especialidade pode navegar enquanto continua a se definir.

O Atlas é dividido em 11 seções com procedimentos cirúrgicos específicos, com base em considerações cirúrgicas de anatomia e de doenças. Cada editor de seção foi bem selecionado por Paul e Deepak segundo sua experiência e contribuições científicas anteriores. Os procedimentos cirúrgicos detalhados cobertos no atlas são relevantes e, como um todo, são abrangentes para a prática de cirurgia oral e maxilofacial.

Um atlas desta profundidade e abrangência requer justamente a contribuição de muitos autores de todo o mundo. A tarefa dos editores e da editora é estabelecer e, em seguida, exigir um formato consistente e legível, além de contribuições de alta qualidade por cada autor. Em seguida, foi feita uma edição meticulosa para evitar a repetição tão vista em textos com vários autores. Por definição, um atlas também deve ter, consistentemente, alta qualidade e ilustrações precisas. Este Atlas atinge todos esses objetivos, o que é um tributo aos esforços conjuntos de cada autor, ilustrador, editor e da editora em si.

Com o *Atlas de Cirurgia Oral e Maxilofacial*, Paul e Deepak fizeram uma contribuição significativa para a especialidade e, mais importante, para o cuidado de crianças e adultos com deformidades craniofaciais e maxilofaciais de todos os tipos.

Jeffrey C. Posnick, DMD, MD, FRCS, (C), FACS
Director, Posnick Center for Facial Plastic Surgery

Clinical Professor of Surgery and Pediatrics
Georgetown University, Washington, DC

Clinical Professor of Orthodontics
University of Maryland, School of Dentistry
Baltimore, Maryland

Adjunct Professor of Oral and Maxillofacial Surgery
Howard University College of Dentistry, Washington, DC

Prólogo

Dois cirurgiões da divisão oral e maxilofacial, acadêmicos, na metade de suas carreiras, amplamente reconhecidos, abordaram de forma independente a Elsevier há vários anos com propostas muito semelhantes para projetos de livros. Cada um desses líderes bem estabelecidos foi produto de uma via de formação avançada contemporânea que não estava disponível na especialidade de cirurgia oral e maxilofacial na época de Fred Henny e R. V. Walker — as *fellowship*. Esses autores aspirantes receberam *fellowships* concluídas com focos diferentes: Paul Tiwana em cirurgia craniofacial e Deepak Kademani em cirurgia oncológica da cabeça e do pescoço. Os diretores de cada uma de suas bolsas de estudo foram produtos de dupla formação: Posnick em cirurgia oral e maxilofacial (COMF), além de cirurgia plástica, e eu em cirurgia oral e maxilofacial, bem como otorrinolaringologia. Kathy Falk e John Dolan, da Elsevier, rapidamente perceberam a sabedoria de combinar os talentos de Tiwana e Kademani. Uma vez unidos, os coeditores reuniram um grupo central de 11 editores de seção, representantes reconhecidos e especialistas na subespecialidade COMF na América. Eles revisaram várias propostas de ilustradores médicos e imediatamente escolheram o talento de Joe Chovan como o artista que transmitiria com exclusividade a mensagem visual que define um notável atlas cirúrgico e diferencia o melhor do resto. O resultado — este livro — virá a ser reconhecido como o atlas cirúrgico definitivo da especialidade COMF e terá amplo apelo a outras especialidades.

Este Atlas representa as contribuições de muitos líderes pensadores de nossa especialidade, muitas vezes em colaboração com as mais novas estrelas acadêmicas em ascensão. Este trabalho servirá como um recurso para muitos, em vários níveis. Para residentes em treinamento da área COMF, será como uma semente fecunda para o desenvolvimento de seu conhecimento cirúrgico. Para *fellows* em COMF e outras disciplinas relacionadas, este Atlas vai ajudar a refinar suas habilidades e talvez estimular suas próprias contribuições futuras. Praticantes contemporâneos de amplo âmbito prontamente encontrarão um lugar em suas prateleiras para esta referência completa. É um prazer distinto ter sido envolvido na criação deste atlas.

Eric Dierks, DMD, MD, FACS
Affiliate Professor
Director, Associated Fellowship Program in Head and Neck
  Oncologic Surgery
Oral and Maxillofacial Surgery
Oregon Health & Science University
Portland, Oregon

Agradecimentos

Somos profundamente gratos aos diversos amigos e colegas que nos apoiaram e contribuíram para este livro. Em particular, queremos agradecer aos nossos editores de seção — Eric Carlson, Eric Dierks, Alan Herford, Tirbod Fattahi, Ghali Ghali, Martin Steed, Doulas Sinn, Richard Finn, Pamela Hughes, Brent Ward e John Zuniga —, que trabalharam incansavelmente para completar seus esforços editoriais. Agradecemos a eles imensamente por sua confiança e apoio para levar este projeto à realização.

Também estamos em dívida para com os muitos autores que forneceram o seu tempo e conhecimento ao contribuir com este livro, tornando-o uma realidade. O processo editorial foi muito mais fácil por conta dos textos de alta qualidade e oportunos por todos os autores. Temos uma dívida especial de gratidão com nosso artista principal neste projeto, Joe Chovan. Sua interpretação artística de procedimentos cirúrgicos foi simplesmente impressionante. Também gostaríamos de agradecer as contribuições artísticas de Devon Stuart e Mary Kate Wright.

Finalmente, gostaríamos de agradecer à equipe editorial da Elsevier por colaborar com nossa visão coletiva no desenvolvimento deste projeto. Em particular, gostaria de agradecer a Brian Loehr pela gestão deste projeto desde o início, Kathy Falk, pelo apoio e a confiança na condução do desenvolvimento deste Atlas, e John Dolan, quem compartilhou a visão, com Kathy, para nos colocar juntos, tornando o Atlas uma realidade.

Deepak Kademani
Paul Tiwana

Editores de Seção

Eric R. Carlson, DMD, MD, FACS
Professor and Kelly L. Krahwinkel Chairman
Department of Oral and Maxillofacial Surgery
Director of Oral and Maxillofacial Surgery Residency Program
University of Tennessee Graduate School of Medicine
Director of Oral/Head and Neck Oncologic Surgery
  Fellowship Program
University of Tennessee Cancer Institute
Knoxville, Tennessee

Eric Dierks, MD, DMD, FASC
Affiliate Professor of Oral and Maxillofacial Surgery
Oregon Health & Science University
Director of Fellowship in Head and Neck Oncologic and
  Microvascular Reconstructive Surgery
Head and Neck Surgical Institute
Portland, Oregon

Tirbod Fattahi, MD, DDS, FACS
Associate Professor, Chair
Department of Oral and Maxillofacial Surgery
College of Medicine
University of Florida
Jacksonville, Florida

Richard A. Finn, DDS
Professor
Department of Surgery
Division of Oral and Maxillofacial Surgery
Professor
Department of Cell Biology
University of Texas Southwestern Medical Center
Chief, Oral and Maxillofacial Surgery
Veteran's Administration North Texas Health Care Systems
Dallas, Texas

Ghali Ghali, DDS, MD, FACS
Gamble Professor and Chairman
Oral and Maxillofacial Surgery
Head and Neck Surgery
Louisiana State University School of Medicine
Shreveport, Louisiana

Alan S. Herford, DDS, MD, FACS
Professor, Chair
Department of Oral and Maxillofacial Surgery
Loma Linda University
Loma Linda, California

Pamela J. Hughes, DDS
Associate Professor and Chair
Department of Oral and Maxillofacial Surgery
Oregon Health & Science University
Portland, Oregon

Douglas P. Sinn, DDS, FACD
Clinical Professor and Past Chair
Division of Oral and Maxillofacial Surgery
University of Texas Southwestern/Parkland Hospital
Dallas, Texas

Martin B. Steed, DDS
Associate Professor and Chair
Department of Oral and Maxillofacial Surgery
Medical University of South Carolina
James B. Edwards College of Dental Medicine
Charleston, South Carolina

Brent B. Ward, DDS, MD
Associate Professor and Program Director
Oral/Head and Neck Oncology and Microvascular
  Reconstructive Surgery
Oral and Maxillofacial Surgery
University of Michigan
Ann Arbor, Michigan

John Zuniga, DMD, MS, PhD
Robert V. Walker DDS Chair in Oral and Maxillofacial
  Surgery
Professor
Department of Surgery
University of Texas Southwestern
Dallas, Texas

Colaboradores

A. Omar Abubaker, DMD, PhD
Professor, Chairman
Department of Oral and Maxillofacial Surgery
Virginia Commonwealth University
Richmond, Virginia

Julio Acero, MD, DMD, FDSRCS, FEBOMFS
Associate Professor
Head Department of Oral and Maxillofacial Surgery
Ramon y Cajal-Puerta de Hierro University Hospitals
University of Alcala
Madrid, Spain

Ravi Agarwal, DDS
Program Director
Department of Oral and Maxillofacial Surgery
Washington Hospital Center
Washington, DC

Tara Aghaloo, DDS, MD, PhD
Professor
Section of Oral and Maxillofacial Surgery
Assistant Dean for Clinical Research
School of Dentistry
University of California, Los Angeles
Los Angeles, California

Kyle P. Allen, MD, MPH
Tampa Bay Hearing and Balance Center
Tampa, Florida

Dror M. Allon, DMD
Program Director
Oral and Maxillofacial Surgery
Rabin Medical Center
Sackler School of Medicine
Tel Aviv University
Tel Aviv, Israel

Brian Alpert, DDS, FACD, FICD
Chairman, Professor
Oral and Maxillofacial Surgery
Department of Surgical and Hospital Dentistry
University of Louisville School of Dentistry
Louisville, Kentucky
Chief
Department of Oral and Maxillofacial Surgery and Dentistry
University of Louisville Hospital
Louisville, Kentucky

Mehmet Ali Altay, DDS, PhD
Doctor of Oral and Maxillofacial Surgery
Faculty of Dentistry
Akdeniz University
Antalya, Turkey
Research Fellow
Department of Oral and Maxillofacial Surgery
School of Dental Medicine
Case Western Reserve University
Cleveland, Ohio

Joan Pi-Anfruns, DMD
Assistant Clinical Professor
Sections of Oral and Maxillofacial Surgery/Restorative Dentistry
Divisions of Diagnostic and Surgical Sciences/Constitutive and Regenerative Sciences
School of Dentistry
University of California, Los Angeles
Los Angeles, California

Shyam Prasad Aravindaksha, BDS, MDS
Assistant Professor
Department of Oral and Maxillofacial Surgery
University of Detroit Mercy
School of Dentistry
Detroit, Michigan

Sharon Aronovich, DMD
Clinical Assistant Professor
Assistant Program Director
Department of Oral and Maxillofacial Surgery
University of Michigan Health System
Ann Arbor, Michigan

Leon Assael, DMD
Dean
Professor of Oral and Maxillofacial Surgery
School of Dentistry
University of Minnesota
Minneapolis, Minnesota

Shahid R. Aziz, DMD, MD, FACS
Professor
Department of Oral and Maxillofacial Surgery
Rutgers University School of Dental Medicine
Newark, New Jersey
Dental Director
Little Falls Dental Center
Little Falls, New Jersey
President and Co-Founder
Smiles Bangladesh
Mountainside, New Jersey

Shahrokh C. Bagheri, DMD, MD, FACS, FICD
Chief
Division of Oral and Maxillofacial Surgery
Department of Surgery
Northside Hospital
Georgia Oral and Facial Reconstructive Surgery
Atlanta, Georgia
Clinical Associate Professor
Department of Oral and Maxillofacial Surgery
Georgia Health Sciences University
Augusta, Georgia
Clinical Assistant Professor
Department of Surgery
School of Medicine
Emory University
Atlanta, Georgia

Jonathan Bailey, DMD, MD, FACS
Clinical Associate Professor
Residency Program Director
Associate Medical Director Specialty Surgery Services
Division of Oral and Maxillofacial Surgery
Division of Head and Neck Cancer
Carle Foundation Hospital
Urbana, Illinois

Conor Barry, FRCS (OMFS), MFD (RCSI)
Clinical Fellow in Head and Neck Cancer Surgery
Queen Elizabeth Hospital
Birmingham, United Kingdom

Brian Bast, DMD, MD
Residency Program Director
Professor and Interim Chair
Department of Oral and Maxillofacial Surgery
School of Dentistry
University of California, San Francisco
Service Chief
San Francisco General Hospital and Trauma Center
San Francisco, California

Dale A. Baur, DDS, MD
Associate Professor and Chair
Department of Oral and Maxillofacial Surgery
School of Dentistry
Case Western Reserve University
Cleveland, Ohio
Division Chief, Oral and Maxillofacial Surgery
Department of Surgery
University Hospitals/Case Medical Center
Cleveland, Ohio

Robert A. Bays, DDS
Professor, Chief (retired)
Division of Oral and Maxillofacial Surgery
Emory University School of Medicine
Atlanta, Georgia

R. Bryan Bell, DDS, MD, FACS
Medical Director
Oral, Head and Neck Cancer Program and Clinic
Providence Cancer Center
Providence Portland Medical Center
Portland, Oregon
Attending Surgeon
Trauma Service/Oral and Maxillofacial Surgery Service
Legacy Emmanuel Medical Center
Portland, Oregon
Affiliate Professor
Oregon Health & Science University
Portland, Oregon

Curtis M. Bishop, DDS, MD
Former Resident Oral and Maxillofacial Surgery
LSU Health Science Center
New Orleans, Louisiana
Private Practice
Hattiesburgh, Mississippi

David A. Bitonti, DMD, CAPT, DC, USN
Clinical Associate Professor
Department of Surgery
Uniformed Services University of the Health Sciences
Staff Surgeon
Department of Oral and Maxillofacial Surgery
National Capitol Consortium
Bethesda, Maryland

Behnam Bohluli, DMD, OMFS
Associate Professor
Department of Oral and Maxillofacial Surgery
Craniomaxxillofacial Research Center, Buali Hospital
Azad University
Tehran, Iran

Genevieve C. Bonin, BASc, MASc, DMD, FRCD(c)
Family Lecturer and Part-Time Attending
Department of Oral and Maxillofacial Surgery
McGill University
Montreal, Quebec, Canada
Part-Time Attending
Department of Dentistry
Sainte-Justine Hospital
Montreal, Quebec, Canada
Private Practice Associate
Seaforth Oral Surgery
Montreal, Quebec, Canada

Nicholas Breig, DDS, MD
Private Practice
Santa Clara, California

Hans C. Brockhoff, II, DDS, MD
Chief Resident
Department of Oral and Maxillofacial Surgery
University of Texas Southwestern Medical Center
Dallas, Texas

Carolyn Brookes, DMD, MD
Chief Resident
Department of Oral and Maxillofacial Surgery
University of North Carolina
Chapel Hill, North Carolina

Benjaman R. Brown, DDS
Chief Resident
Department of Oral and Maxillofacial Surgery
University of Minnesota
Minneapolis, Minnesota

Daniel Buchbinder, DMD, MD
Professor and Chief, Division of Maxillofacial Surgery
Department of Otolaryngology, Head and Neck Surgery
Icahn School of Medicine at Mount Sinai
Residency Program Director (OMFS)
Mount Sinai-Beth Israel/Jacobi/AECOM
New York, New York

Tuan G. Bui, MD, DMD, FACS
Head and Neck Surgical Associates
Attending Surgeon
Oral, Head and Neck Cancer Program
Providence Cancer Center
Attending Surgeon
Trauma Service/Oral and Maxillofacial Surgery Service
Legacy Emanuel Medical Center
Affiliate Assistant Professor
Department of Oral and Maxillofacial Surgery
Oregon Health & Science University
Portland, Oregon

John F. Caccamese, Jr., MD, DMD, FACS
Associate Professor, Vice Chair
Department of Oral and Maxillofacial Surgery
Clinical Associate Professor
Departments of Pediatrics and Otorhinolaryngology/Head and Neck Surgery
University of Maryland Medical Center
Baltimore, Maryland

Ron Caloss, DDS, MD
Associate Professor and Chairman
Department of Oral-Maxillofacial Surgery and Pathology
University of Mississippi Medical Center
Jackson, Mississippi

Eric R. Carlson, DMD, MD, FACS
Professor, Kelly L. Krahwinkel Chairman
Department of Oral and Maxillofacial Surgery
Director of Oral and Maxillofacial Surgery Residency Program
University of Tennessee Graduate School of Medicine
Director of Oral/Head and Neck Oncologic Surgery Fellowship Program
University of Tennessee Cancer Institute
Knoxville, Tennessee

Swagnik Chakrabarti, MBBS, MS
Fellow
Department of Head and Neck Oncology
Mazumdar Shaw Cancer Centre
Narayana Hrudayalaya Health City
Bangalore-Karnataka, India

Ravi Chandran, DMD, PhD
Assistant Professor
Department of Oral and Maxillofacial Surgery
University of Mississippi Medical Center
Jackson, Mississippi

Allen Cheng, DDS, MD
Attending Surgeon
Head and Neck Surgical Institute
Attending Surgeon
Oral, Head and Neck Cancer Program
Providence Portland Cancer Center
Attending Surgeon
Trauma and Oral and Maxillofacial Surgery Service
Legacy Emanuel Medical Center
Portland, Oregon

Radhika Chigurupati, DMD, MS
Associate Professor
Department of Oral and Maxillofacial Surgery
Henry M. Goldman School of Dental Medicine
Boston University
Boston, Massachusetts

Nam Cho, MD, DDS
Program Director
Assistant Professor
Department of Oral and Maxillofacial Surgery
Ostrow School of Dentistry
University of Southern California
Los Angeles, California

Joli C. Chou, DMD, MD, FACS
Clinical Associate Professor
The State University of New York
Department of Dental Medicine
Buffalo, New York

Joseph E. Cillo, Jr., DMD, MPH, PhD
Assistant Professor and Program Director
Division of Oral and Maxillofacial Surgery
Allegheny General Hospital
Pittsburgh, Pennsylvania

Casper Coppen, DMD, MD
Department of Oral and Maxillofacial Surgery
Radboud University Medical Center
Nijmegen, Netherlands

Bernard J. Costello, DMD, MD, FACS
Chief
Pediatric Oral and Maxillofacial Surgery
Children's Hospital of Pittsburgh
Professor and Program Director
Department of Oral and Maxillofacial Surgery
Director of Translational Research
School of Dental Medicine
University of Pittsburgh
Pittsburgh, Pennsylvania

David A. Cottrell, DMD
Adjunct Clinical Associate Professor
Boston University
School of Dental Medicine
Boston, Massachusetts

Larry Cunningham, Jr., DDS, MD
Professor, Chief, Residency Director
Division of Oral and Maxillofacial Surgery
College of Dentistry
University of Kentucky
Lexington, Kentucky

William J. Curtis, DMD, MD
Assistant Professor
Department of Oral and Maxillofacial Surgery
University of Kentucky
Lexington, Kentucky

Patrick S. Dalton, DMD
Attending Surgeon
Division of Oral and Maxillofacial Surgery
Allegheny General Hospital
Allegheny Health Network
Pittsburgh, Pennsylvania

Jeffrey S. Dean, DDS, MD, FACS
Private Practice
Dakota Dunes, South Dakota

Max Diamante, DMD
Chairman
Department of Oral and Maxillofacial Surgery
Residency Program Director
Dr. Cesar Milstein Hospital
University of Buenos Aires
Buenos Aires, Argentina

Eric Dierks, MD, DMD, FACS
Affiliate Professor of Oral and Maxillofacial Surgery
Oregon Health & Science University
Director of Fellowship in Head and Neck Oncologic and Microvascular Reconstructive Surgery
Head and Neck Surgical Institute
Portland, Oregon

Jasjit Dillon, DDS, MBBS, FDSRCS, FACS
Assistant Clinical Professor
Program Director
Department of Oral and Maxillofacial Surgery
University of Washington
Seattle, Washington

Stephanie Joy Drew, DMD
Clinical Assistant Professor
Department of Oral and Maxillofacial Surgery/Dental Medicine
University Hospital–Stony Brook
Stony Brook, New York
Clinical Assistant Professor
Department of Dental Medicine
Hofstra Medical School
Hempstead, New York
Private Practice
The New York Center for Orthognathic and Maxillofacial Surgery
West Islip, Lake Success, Manhattan, New York

Donita Dyalram, DDS, MD
Assistant Professor
Associate Program Director
Department of Oral and Maxillofacial Surgery
University of Maryland, Greenbaum Cancer Center
Baltimore, Maryland

Sean P. Edwards, DDS, MD, FRCD(C), FACS
Clinical Associate Professor
University of Michigan
Program Director
Oral and Maxillofacial Surgery Residency
Chief
Pediatric Oral and Maxillofacial Surgery, C.S. Mott Children's Hospital
Department of Oral and Maxillofacial Surgery
University of Michigan Health System
Ann Arbor, Michigan

Hany A. Emam, BDS, MS
Assistant Professor
Department of Oral and Maxillofacial Surgery
The Ohio State University
Columbus, Ohio

Mark Engelstad, DDS, MD, MHI
Associate Professor
Program Director
Department of Oral and Maxillofacial Surgery
Oregon Health & Science University
Portland, Oregon

Helamen P. Erickson, DDS, MD
Helaman P. Erickson,
Private Practice
Midland, Texas

Maria Evasovich, MD
Assistant Professor of Surgery
Department of Surgery
University of Minnesota
Minneapolis, Minnesota

Joseph J. Fantuzzo, DDS, MD
Associate Professor
Chair and Program Director
Department Oral and Maxillofacial Surgery
Eastman Institute for Oral Health
University of Rochester Medical Center
Rochester, New York

Sam E. Farish, DMD
J. David and Beverly Allen Family Professor of Oral and Maxillofacial Surgery
Department of Surgery
Emory University School of Medicine
Atlanta, Georgia
Chief
Department of Oral and Maxillofacial Surgery
VA Medical Center
Atlanta, Georgia

Tirbod Fattahi, MD, DDS, FACS
Associate Professor, Chair
Department of Oral and Maxillofacial Surgery
College of Medicine
University of Florida
Jacksonville, Florida

Rui P. Fernandes, MD, DMD, FACS
Associate Professor
Associate Chair, Department of Oral and Maxillofacial Surgery
Chief, Head and Neck Surgery
Director, Head Neck and Microvascular Fellowship
University of Florida
College of Medicine, Jacksonville
Jacksonville, Florida

Richard A. Finn, DDS
Professor
Department of Surgery
Division of Oral and Maxillofacial Surgery
Professor
Department of Cell Biology
University of Texas Southwestern Medical Center
Dallas, Texas
Chief
Department of Oral and Maxillofacial Surgery
Veteran's Affairs North Texas Health Care System
Dallas, Texas

Peter B. Franco, DMD
Formerly Chief Resident
Department of Oral and Maxillofacial Surgery
New York University College of Dentistry, Bellevue Hospital Center
New York, New York
Current Fellow
Carolinas Center for Oral and Facial Surgery
Charlotte, North Carolina

David Gailey, DDS
Pediatric Cleft and Craniofacial Surgery
Oral and Maxillofacial Surgery
Private Practice
Spokane, Washington

Ignacio Ismael Garcia-Recuero, MD
Doctor
Department of Oral and Maxillofacial Surgery Craniofacial Surgery Unit
12 de Octubre University Hospital and Quirón University Hospital
Madrid, Spain

Michael A. Gentile, DMD
Staff Oral and Maxillofacial Surgeon
Oral and Maxillofacial Surgery
Walter Reed National Military Medical Center
Bethesda, Maryland

Ghali Ghali, DDS, MD, FACS
Gamble Professor and Chairman
Oral and Maxillofacial Surgery
Head and Neck Surgery
Louisiana State University School of Medicine
Shreveport, Louisiana

Sabine C. Girod, MD, DDS, PhD, FACS
Associate Professor
Department of Surgery, Division of Plastic Surgery
Chief
Oral Medicine and Maxillofacial Surgery Service
Stanford University
Stanford, California

Brent Golden, DDS, MD
Assistant Professor
Department of Oral and Maxillofacial Surgery
University of North Carolina
Chapel Hill, North Carolina

Jorge Gonzalez, DDS, MS
Assistant Professor and Clinic Director for the Maxillofacial Prosthetic Clinic
Department of Oral Maxillofacial Surgery
Baylor College of Dentistry
Dallas, Texas

Marianela Gonzalez, DDS, MS, MD
Assistant Professor
Department of Oral and Maxillofacial Surgery
Director of Undergraduate Education
Director of Oral and Maxillofacial Undergraduate Clinic
Texas A&M University System
Baylor College of Dentistry
Dallas, Texas

Srinivas Gosla, MBBS, BDS, MS, PhD
Director
GSR Institute of Craniofacial Surgery
Hyderabad, Telangana, India

Eric J. Granquist, DMD, MD
Assistant Professor
Department of Oral and Maxillofacial Surgery
University of Pennsylvania
Philadelphia, Pennsylvania

Trevor Griffitts, DMD
Former Resident
Loma Linda University
Loma Linda, California
Private Practice
Coeur d'Alene, Idaho

Cesar A. Guerrero, DDS
Assistant Professor
Division of Oral and Maxillofacial Surgery
Department of Surgery
University of Texas Medical Branch
Galveston, Texas
Former Professor
Santa Rosa Maxillofacial Surgery Center
Oral and Maxillofacial Surgery and Orthodontics
Dental School
Central University of Venezuela
Caracas, Venezuela

Kevin P. Hall, DDS
Resident
Department of Oral and Maxillofacial Surgery
Indiana University
Indianapolis, Indiana

David Hamlar, MD, DDS, FACS
Assistant Professor
Otolaryngology Head and Neck Surgery Department
University of Minnesota Medical Center
Minneapolis, Minnesota

Andrew A. Heggie, MB, BS, MDSc, FRACDS(OMS), FFDRSC(I), FRCS(Ed)
Head, Oral and Maxillofacial Surgery Unit
Department of Plastic and Maxillofacial Surgery
Associate Professor
University of Melbourne
Royal Children's Hospital of Melbourne
Parkville, Victoria, Australia

Mariana Henriquez, DDS
Oral Surgeon
Santa Rosa Maxillofacial Surgery Center
Central University of Venezuela
Caracas, Venezuela

Alan S. Herford, DDS, MD, FACS
Professor, Chair
Department of Oral and Maxillofacial Surgery
Loma Linda University
Loma Linda, California

James E. Hinrichs, DDS, MS
Professor and Director of Advanced Education in Periodontology
Department of Developmental and Surgical Sciences–Periodontology
University of Minnesota School of Dentistry
Minneapolis, Minnesota

David L. Hirsch, DDS, MD, FACS
Associate Professor
Department of Oral and Maxillofacial Surgery
New York University
New York, New York
Assistant Professor
Plastic and Reconstructive Surgery
New York University
New York, New York

Anthony D. Holmes, MB, BS, FRACS
Clinical Professor
Department of Paediatrics
University of Melbourne
Melbourne, Victoria, Australia
Senior Plastic Surgeon
Department of Plastic and Maxillofacial Surgery
Royal Children's Hospital
Melbourne, Victoria, Australia

James B. Holton, DDS, MSD
Clinical Assistant Professor
Department of Oral and Maxillofacial Surgery
Baylor College of Dentistry
Texas A&M University
Dallas, Texas

Mehran Hossaini-Zadeh, DMD
Associate Clinical Professor
Department of Oral and Maxillofacial Surgery
University of California, San Francisco
San Francisco, California

Reem H. Hossameldin, BDS, MSc
Research Scholar
Florida International University
HWCOM School of Medicine
General Surgery
Miami, Florida
Assistant Lecturer
Department of Oral and Maxillofacial Surgery
School of Dental Medicine
Cairo University
Cairo, Egypt

Pamela J. Hughes, DDS
Associate Professor and Chair
Department of Oral and Maxillofacial Surgery
Oregon Health & Science University
Portland, Oregon

Bong Joon Jang, DDS, MS
Attending Physician
Department of Oral Medicine and Maxillofacial Surgery
Stanford University Hospital
Palo Alto, California

Michael S. Jaskolka, DDS, MD
Cleft and Craniomaxillofacial Surgery
New Hanover Regional Medical Center
Wilmington, North Carolina
Adjunct Assistant Professor
Department of Oral and Maxillofacial Surgery
University of North Carolina Hospitals
Chapel Hill, North Carolina

Ole T. Jensen, DDS, MS
Adjunct Professor
School of Dentistry
University of Utah
Salt Lake City, Utah

Lewis C. Jones, DMD, MD
Private Practice
Madison, Alabama

Deepak Kademani, DMD, MD, FACS
Chief
Department of Oral and Maxillofacial Surgery
Fellowship Director
Oral/Head and Neck Oncologic and Reconstructive Surgery
North Memorial Hospital and Hubert Humphrey Cancer Center
Minneapolis, Minnesota
Oral and Maxillofacial Surgery
University of Minnesota Medical Center and Masonic Children's Hospital
Minneapolis, Minnesota

David R. Kang, DDS, MD
Assistant Professor
Departments of Oral Maxillofacial Surgery and Head Neck Oncology Microvascular Reconstructive Surgery
Texas A&M Baylor College of Dentistry
Assistant Professor
Department of Surgery
Division Surgical Oncology
Texas A&M College of Medicine
Dallas, Texas

Herman Kao, DDS, MD, FACS
Vice Chairman
Department of Oral and Maxillofacial Surgery
John Peter Smith Hospital
Fort Worth, Texas

Vasiliki Karlis, DMD, MD, FACS
Associate Professor
Director OMS Training Program
Department of Oral and Maxillofacial Surgery
College of Dentistry
New York University
Bellevue Hospital Center
New York, New York

Ruba Khader, BDS
Assistant Professor
Oral and Maxillofacial Surgery
The Medical College of Wisconsin
Milwaukee, Wisconsin

D. David Kim, DMD, MD, FACS
Associate Professor
Residency Program Director
Department of Oral and Maxillofacial Surgery
Louisiana State University Health Sciences Center, Shreveport
Shreveport, Louisiana
Director of Head and Neck Oncologic Surgery/ Microvascular Reconstruction Fellowship
Department of Oral and Maxillofacial Surgery
Louisiana State University Health Sciences Center–Shreveport
Shreveport, Louisiana

Blake Kitamura, DDS
Chief Resident
Department of Oral and Maxillofacial Surgery
Carle Foundation Hospital
Urbana, Illinois

Carrie A. Klene, DDS
Clinical Assistant Professor
Residency Program Director
Department of Oral and Maxillofacial Surgery
Indiana University
Indianapolis, Indiana

Antonia Kolokythas, DDS, MSc
Associate Professor, Associate Program Director
Director of Research
Department of Oral and Maxillofacial Surgery
University of Illinois at Chicago Health Sciences Center
Chicago, Illinois
Clinician
Multidisciplinary Head and Neck Cancer Clinic
Cancer Center, University of Illinois at Chicago
Chicago, Illinois

Georgios A. Kotsakis, DDS
Dental Fellow
Division of Periodontology
University of Minnesota
Minneapolis, Minnesota

Jack H. Koumjian, DDS, MS
Associate Clinical Professor
Department of Otolaryngology
Head and Neck Surgery
School of Medicine
Stanford University
Stanford, California

Deepak G. Krishnan, DDS
Assistant Professor of Surgery
Residency Program Director
Division of Oral and Maxillofacial Surgery
Department of Surgery
University of Cincinnati Academic Medical Center
Cincinnati, Ohio

Moni Abraham Kuriakose, MD, FRCS
Professor, Director
Department of Surgical Oncology
Chief of Head and Neck Oncology Service
Mazumdar Shaw Cancer Centre, Narayana Hrudayalaya Health City
Bangalore, Karnataka, India

George M. Kushner, DMD, MD
Professor of Oral and Maxillofacial Surgery
Program Director
Surgical and Hospital Dentistry
University of Louisville
Louisville, Kentucky

Andrew J. Langston, DMD
Chief Resident
Department of Oral and Maxillofacial Surgery
Eastman Institute for Oral Health
University of Rochester Medical Center
Rochester, New York

Donald E. Lareau, DDS, MS
Private Practice
Edina, Minnesota
Assistant Professor
Division of Periodontology
University of Minnesota
Minneapolis, Minnesota

Zvi Laster, DMD
Senior Lecturer
Department of Oral and Maxillofacial Surgery
Bar-Illan University, Galilee Medical School
Zefat, Israel
Head
Department of Oral and Maxillofacial Surgery
Padeh-Puriya Medical Center
Tiberias, Israel

Andrew Wing Cheong Lee, MSc, DDS, MD, FRCD(C), Dip. ABOMS
Private Practice
Northeast Oral Surgery and Dental Implant Center
North Andover, Massachusetts
Former Fellow, Oral/Head and Neck Oncologic Surgery
Department of Oral and Maxillofacial Surgery
University of Tennessee Cancer Institute
Knoxville, Tennessee

Jessica J. Lee, DDS
Madison Corrective Jaw Surgery
Seattle, Washington

James B. Lewallen, DDS, MD, MSc
Chief Resident
Department of Oral and Maxillofacial Surgery
Vanderbilt University School of Medicine
Nashville, Tennessee

Christian A. Loetscher, DDS, MS
Private Practice
Atlanta Oral and Maxillofacial Surgery, PC
Alpharetta, Georgia

Patrick J. Louis, DDS, MD
Professor
Residency Program Director
Department of Oral and Maxillofacial Surgery
University of Alabama, Birmingham
Birmingham, Alabama

Tyman P. Loveless, DMD, MD
Oral and Maxillofacial Surgeon
Department of Surgery
St. Luke's Hospital
Chesterfield, Missouri

Joshua E. Lubek, DDS, MD, FACS
Assistant Professor, Fellowship Director
Oral Head and Neck Surgery/Microvascular Surgery
Department of Oral and Maxillofacial Surgery
University of Maryland
Baltimore, Maryland

David W. Lui, DMD, MD
Assistant Professor
Department of Oral and Maxillofacial Surgery
Virginia Commonwealth University
Richmond, Virginia

Stephen P.R. MacLeod, BDS, MB ChB, FDS RCS (Ed), FDS RCS (Eng), FRCS (Ed), FACS
Professor, Director of Oral and Maxillofacial Surgery and Dental Medicine
Department of Surgery
Loyola University Medical Center
Maywood, Illinois

Colin MacIver, FRCS (OMFS)
Consultant
Maxillofacial Surgery
Head and Neck Surgeon
Regional Maxillofacial Unit
Southern General Hospital
Glasgow, United Kingdom

Matthew Madsen, DMD, MD
Private Practice
North County Oral and Facial Surgery
San Diego, California

Nicholas M. Makhoul, BSc, DMD, MD, FRCD(C), Dip ABOMS
Assistant Professor
Residency Program Director
Department of Oral and Maxillofacial Surgery
Faculty of Dentistry
McGill University
Montreal, Quebec, Canada

Ashley E. Manlove, DMD, MD
Chief Resident
Department of Oral and Maxillofacial Surgery/Facial Cosmetic Surgery
Case Western Reserve University
University Hospitals Case Medical Center
Cleveland, Ohio

Michael R. Markiewicz, DDS, MPH, MD
Fellow
Pediatric Craniomaxillofacial Surgery
Arnold Palmer Hospital for Chidren
Instructor of Surgery
University of Central Florida College of Medicine
Orlando, Florida

Kevin L. McBride, DDS
Clinical Associate Professor
Division of Oral and Maxillofacial Surgery
Department of Surgery
University of Texas Southwestern Medical School
Dallas, Texas
Private Practice
Medical City
Dallas, Texas

Joseph P. McCain, DMD
Chief
Division of Oral and Maxillofacial Surgery
Clinical Associate Professor
Department of Surgery
Herbert Wertheim College of Medicine
Florida International University
Miami, Florida
Chief of Oral and Maxillofacial Surgery
Baptist Health Systems
Miami, Florida

J. Michael McCoy, DDS
Professor
Departments of Pathology, Radiology and Oral and Maxillofacial Surgery
University of Tennessee Graduate School of Medicine
Medical Director
Inpatient Hyperbaric Therapy
University of Tennessee Medical Center
Knoxville, Tennessee

Samuel J. McKenna, DDS, MD, FACS
Professor, Chairman
Department of Oral and Maxillofacial Surgery
Vanderbilt University
School of Medicine
Nashville, Tennessee

Daniel J. Meara, MS, MD, DMD, FACS
Chair
Department of Oral and Maxillofacial Surgery and Hospital Dentistry
Program Director
Oral and Maxillofacial Surgery Residency
Christiana Care Health System
Wilmington, Delaware

Paulo Jose Medeiros, DDS, MS, PhD
Professor, Chairman
Department of Oral and Maxillofacial Surgery
Rio de Janeiro State University
Rio de Janeiro, Brazil

Pushkar Mehra, BDS, DMD, MS
Chairman
Department of Oral and Maxillofacial Surgery
Boston University Henry M. Goldman School of Dental Medicine
Boston, Massachusetts
Chief of Service
Department of Oral and Maxillofacial Surgery
Beth Israel Deaconess Medical Center
Boston, Massachusetts

Andrew Meram, DDS, MD
Resident
Department of Oral and Maxillofacial Surgery
Louisiana State University Health Sciences Center, Shreveport
Shreveport, Louisiana

Louis G. Mercuri, DDS, MS
Visiting Professor
Department of Orthopedic Surgery
Rush University Medical Center
Chicago, Illinois
Clinical Consultant
TMJ Concepts
Ventura, California

Brett A. Miles, DDS, MD, FACS
Assistant Professor
Otolaryngology Head and Neck Surgery
Oral and Maxillofacial Surgery
Icahn School of Medicine at Mount Sinai
New York, New York

Justine Moe, DDS, MD
Resident Surgeon
Department of Oral and Maxillofacial Surgery
Emory University
Atlanta, Georgia

Anthony B.P. Morlandt, DDS, MD
Assistant Professor
Oral and Maxillofacial Surgery
University of Alabama, Birmingham
Birmingham, Alabama

Christopher Morris, DDS, MD
Private Practice
Colleyville, Texas
Clinical Faculty
Department of Oral and Maxillofacial Surgery
John Peter Smith Hospital
Fort Worth, Texas

Reza Movahed, DMD
Private Practice
St. Louis, Missouri
Clinical Assistant Professor
Department of Orthodontics, Center for Advanced Dental Education
St. Louis University
St. Louis, Missouri

Elena Mujica, DDS
Oral Surgeon
Santa Rosa Maxillofacial Surgery Center
Central University of Venezuela
Caracas, Venezuela

Gregory M. Ness, DDS
Professor, Clinical and Residency Program Director
Division of Oral and Maxillofacial Surgery and Anesthesia
College of Dentistry
The Ohio State University
Columbus, Ohio

Craig Norbutt, DMD, MD
Assistant Clinical Professor
Department of Survery
University of Illinois College of Medicine
Carle Foundation Hospital
Department of Oral and Maxillofacial Surgery
Champaign, Illinois

George Obeid, DDS
Chairman
Department of Oral and Maxillofacial Surgery
Washington Hospital Center
Washington, DC

Devin Joseph Okay, DDS
Director
Division of Prosthodontics
Division of Maxillofacial Surgery
Institute for Head, Neck and Thyroid Disease
Department of Otolaryngology–Head and Neck Surgery
Mount Sinai Health System
New York, New York

Albert D. Oliphant, DMD, MD
Chief Resident
Division of Oral and Maxillofacial Surgery
University of Kentucky
Lexington, Kentucky

Robert Ord, DDS, MD, FACS, FRCS, MS
Chairman
Department of Oral and Maxillofacial Surgery
University of Maryland, Greenbaum Cancer Center
Baltimore, Maryland

Daniel Oreadi, DMD
Assistant Professor
Department of Oral and Maxillofacial Surgery
Tufts University School of Dental Medicine
Tufts Medical Center
Boston, Massachusetts

James Owusu, MD
Fellow
Facial Plastic and Reconstructive Surgery
Department of Otolaryngology–Head and Neck Surgery
University of Michigan
Ann Arbor, Michigan

Neeraj Panchal, DDS, MD, MA
Chief Resident
Department of Oral and Maxillofacial Surgery
University of Texas Southwestern/Parkland Hospital
Dallas, Texas

Sat Parmar, BChD, BMBS, FDSRCS, FRCS
Consultant, Maxillofacial/Head and Neck Surgery
Department of Oral and Maxillofacial Surgery
University Hospital Birmingham
Birmingham, West Midlands, United Kingdom

Ashish A. Patel, DDS, MD
Fellow
Head and Neck Surgical Oncology
Legacy Emanuel Medical Center
Providence Cancer Center
Portland, Oregon

Ketan Patel, DDS, PhD
Fellow
Oral/Head and Neck Oncologic and Reconstructive Surgery
Department of Oral and Maxillofacial Surgery
North Memorial Hospital and Hubert Humphrey Cancer Center
Minneapolis, Minnesota

Zachary S. Peacock, DMD, MD, FACS
Assistant Professor
Department of Oral and Maxillofacial Surgery
Harvard School of Dental Medicine
Massachusetts General Hospital
Boston, Massachusetts

Karl E. Pennau, DDS
Chief Resident
Department of Oral and Maxillofacial Surgery
University of Washington
Seattle, Washington

Vincent J. Perciaccante, DDS
Adjunct Associate Professor
Division of Oral and Maxillofacial Surgery
Department of Surgery
Emory University School of Medicine
Atlanta, Georgia
Private Practice
South OMS
Peachtree City, Georgia

Jon D. Perenack, MD, DDS
Associate Clinical Professor, Director of Residency Program
Louisiana State University Oral and Maxillofacial Surgery Department
Louisiana State University Health Sciences Center
New Orleans, Louisiana

Laurence D. Pfeiffer, DDS, MD
Chief Resident
Division of Oral and Maxillofacial Surgery
Department of Surgery
University of Texas Southwestern Medical Center
Dallas, Texas

John N. Phelan, PhD
Assistant Professor
Division of Anatomy
University of Texas Southwestern Medical School
Dallas, Texas

Brendan H.G. Pierce, MD
Assistant Professor
Otolaryngology Head and Neck Surgery Department
University of Minnesota Medical Center
Minneapolis, Minnesota

Jeffrey C. Posnick, DMD, MD, FRCS(C), FACS
Director
Posnick Center for Facial Plastic Surgery
Chevy Chase, Maryland
Clinical Professor
Surgery and Pediatrics
Georgetown University, Washington, DC
Adjunct Professor
Orthodontics
University of Maryland, Baltimore College of Dental Surgery
Adjunct Professor
Oral and Maxillofacial Surgery
Howard University College of Dentistry
Washington, DC

David B. Powers, MD, DMD, FACS, FRCS (Ed)
Associate Professor of Surgery
Director
Duke Craniomaxillofacial Trauma Program
Division of Plastic, Reconstructive, Maxillofacial and Oral Surgery
Duke University Medical Center
Durham, North Carolina

Janine Prange-Kiel, PhD
Assistant Professor
Department of Cell Biology
University of Texas Southwestern Medical Center
Dallas, Texas

David S. Precious, DDS, Msc, FRCDC, FRCS, Dhc, LLD
Dean Emeritus
Professor
Department of Oral and Maxillofacial Sciences
Dalitousie University
Halifax, Nova Scotia, Canada

Faisal A. Quereshy, MD, DDS, FACS
Associate Professor
Residency Program Director
Department of Oral and Maxillofacial Surgery/Facial Cosmetic Surgery
Case Western Reserve University
University Hospitals Case Medical Center
Cleveland, Ohio

Peter D. Quinn, DMD, MD
Schoenleber Professor of Oral and Maxillofacial Surgery/Pharmacology
School of Dental Medicine
Vice Dean for Professional Services
Perelman School of Medicine
University of Pennsylvania
Philadelphia, Pennsylvania

Carlos A. Ramirez, DDS, MD
Director
Center for Head and Neck, Maxillofacial and Reconstructive Surgery
Oral and Maxillofacial Surgery
St. John Providence Health System
Detroit, Michigan

Alexander D. Rapidis, MD, DDS, PhD, FACS
Honorary Professor
Department of Maxillofacial Surgery
Eastman Dental Institute
University College London
England, United Kingdom
Chairman
Department of Head and Neck/Maxillofacial Surgery
Greek Anticancer Institute, Saint Savvas Hospital
Athens, Greece

Likith Reddy, DDS, MD, FACS
Associate Professor
Program Director
Department of Oral and Maxillofacial Surgery
Baylor University Medical Center at Dallas
Texas A&M Baylor College of Dentistry
Clinical Associate Professor
Department of Surgery
Texas A&M College of Medicine
Dallas, Texas

Shravan Renapurkar, BDS, DMD
Chief Resident
Division of Oral and Maxillofacial Surgery
University of Minnesota School of Dentistry
Minneapolis, Minnesota

Amy M. Respondek, DDS, LT, USN
Staff Surgeon
Department of Oral and Maxillofacial Surgery
National Capitol Consortium
Bethesda, Maryland

Fabio G. Ritto, DDS, MD, MS, PhD
Residency Program Director
Department of Oral and Maxillofacial Surgery
Pedro Ernesto University Hospital
Rio de Janeiro State University
Rio de Janeiro, Brazil

Jason Rogers, DDS
Resident
Department of Oral and Maxillofacial Surgery
Loma Linda University
Loma Linda, California
Resident
Department of Oral and Maxillofacial Surgery
Arrowhead Regional Medical Center
Colton, California

Peter S. Roland, MD
Professor, Chairman
Otolaryngology–Head and Neck Surgery
Professor of Neurological Surgery
University of Texas Southwestern Medical Center
Dallas, Texas

Ramon L. Ruiz, DMD, MD
Medical Director, Pediatric Craniomaxillofacial Surgery
Pediatric Oral and Maxillofacial Surgery
Program Director, Pediatric Craniofacial Surgery Fellowship
    Training Program
Chair, Department of Children's Surgery
Arnold Palmer Hospital for Children
Associate Professor of Surgery
University of Central Florida College of Medicine
Orlando, Florida
Adjunct Instructor
Department of Oral and Maxillofacial Surgery
University of Florida
Gainesville, Florida

Mary Ann Sabino, DDS, PhD
Staff Surgeon
Department of Oral and Maxillofacial Surgery
Hennepin County Medical Center
Minneapolis, Minnesota
Adjunct Assistant Professor
Department of Oral and Maxillofacial Surgery
University of Minnesota
Minneapolis, Minnesota

Andrew Salama, DDS, MD, FACS
Assistant Professor and Program Director
Oral and Maxillofacial Surgery
Otolaryngology Head and Neck Surgery
Boston University Medical Center
Henry M. Goldman School of Dental Medicine
Boston, Massachusetts

Nabil Samman, FRCS, FDSRCS
Professor
Oral and Maxillofacial Surgery
University of Hong Kong
Hong Kong, China
Chief of Service
Department of Oral and Maxillofacial Surgery
Queen Mary Hospital
Hong Kong, China

Sebastian Sauerbier, PhD, MD, DDS
Associate Professor
Department of Oral and Maxillofacial Surgery
University of Freiburg Medical Center
Freiburg, Germany
Private Practice
Consultant Surgeon
Oral and Maxillofacial Surgery Medical Center
Fulda, Germany

Thomas Schlieve, DDS
Clinical Assistant Professor
Department of Oral and Maxillofacial Surgery
University of Illinois Hospital and Health Sciences System
Chicago, Illinois

Edward R. Schlissel, DDS, MS
Professor Emeritus
General Dentistry
Stony Brook University School of Dental Medicine
Stony Brook, New York
Assistant Clinical Professor
Division of Oral and Maxillofacial Surgery
Department of Surgery
Emory University School of Medicine
Atlanta, Georgia

Rainer Schmelzeisen, MD, DDS, PhD, FRCS (London)
Professor, Chair
Department of Oral and Maxillofacial Surgery
Medical Center
University of Freiburg
Freiburg, Germany

Brian L. Schmidt, DDS, MD, PhD
Professor Department of Oral and Maxillofacial Surgery
Director, Bluestone Center for Clinical Research
New York University College of Dentistry
New York, New York

Jocelyn M. Shand, MBBS (Melb), MDSc (Melb), BDS (Otago), FRACDS(OMS), FDSRSC(Eng)
Deputy Head
Section of Oral and Maxillofacial Surgery
Department of Plastic and Maxillofacial Surgery
The Royal Children's Hospital of Melbourne
Parkville, Victoria, Australia

Brett Shirley, DDS, MD
Fellow
Division of Head and Neck Surgery
Department of Oral and Maxillofacial Surgery
John Peter Smith Hospital
Fort Worth, Texas

Douglas P. Sinn, DDS, FACD
Clinical Professor and Past Chair
Division of Oral and Maxillofacial Surgery
University of Texas Southwestern/Parkland Hospital
Dallas, Texas

Kevin Smith, DDS
Clinical Professor
Department of Oral and Maxillofacial Surgery
The University of Oklahoma
Oklahoma City, Oklahoma
Co-Director
J.W. Keys Cleft and Craniofacial Clinic
College of Dentistry
College of Communication Sciences
University of Oklahoma
Oklahoma City, Oklahoma

Miller H. Smith, DDS, MD, FRCD(C)
Clinical Assistant Professor
Department of Surgery, Faculty of Medicine
University of Calgary
Calgary, Alberta, Canada
Clinical Assistant Professor
Faculty of Medicine and Dentistry
University of Alberta
Edmonton, Alberta, Canada
Surgeon
Private Practice
South Calgary Oral Maxillofacial Surgery
Calgary, Alberta, Canada

Daniel Spagnoli, DDS, MS, PhD
Associate Professor, Peltier Chairman
Department of Oral and Maxillofacial Surgery
Director of Hospital Affairs
Louisiana State University HSC School of Dentistry
New Orleans, Louisiana

Martin B. Steed, DDS
Associate Professor and Chair
Department of Oral and Maxillofacial Surgery
Medical University of South Carolina
James B. Edwards College of Dental Medicine
Charleston, South Carolina

Mark R. Stevens
Chairman
Department of Oral and Maxillofacial Surgery
Georgia Health Sciences University
Augusta, Georgia

Srinivas M. Susarla, DMD, MD, MPH
Resident
Department of Plastic and Reconstructive Surgery
John Hopkins Hospital
John Hopkins University
Baltimore, Maryland

Lance W. Svoboda, DDS
Associate Professor
Department of Oral and Maxillofacial Surgery
Director
Advanced Training Program in Oral and Maxillofacial Surgery
University of Minnesota
Head of Oral and Maxillofacial Surgery
Hennepin County Medical Center
Minneapolis, Minnesota

Rahul Tandon, DMD
Resident
Division of Oral and Maxillofacial Surgery
University of Texas Southwestern Medical Center/Parkland Memorial Hospital
Dallas, Texas

Jayini Thakker, DDS, MD
Assistant Professor
Department of Oral and Maxillofacial Surgery
Loma Linda University
Loma Linda, California

Stone Thayer, DMD, MD
Assistant Professor
Department of Oral and Maxillofacial Surgery and Pathology
University of Mississippi
Jackson, Mississippi

Paul S. Tiwana, DDS, MD, MS, FACS
Associate Professor
Oral and Maxillofacial Surgery and Neurological Surgery
Program Director
Oral and Maxillofacial Surgery
Department of Surgery
Division of Oral and Maxillofacial Surgery
The University of Texas Southwestern Medical School
Parkland Memorial Hospital
Dallas, Texas
Division Director
Pediatric Oral and Maxillofacial Surgery
Department of Surgery
Children's Medical Center
Dallas, Texas

Trevor E. Treasure, DDS, MD, MBA, FRCD(C)
Assistant Professor
Department of Oral and Maxillofacial Surgery
University of Texas School of Dentistry
Houston, Texas

David C. Trent, DDS, MD
Former Fellow, Pediatric Craniomaxillofacial Surgery
Arnold Palmer Hospital for Children
Orlando, Florida
Community Practice
Oral and Maxillofacial Surgery
Santa Rosa, California
Volunteer Faculty, Instructor of Surgery
University of Central Florida—College of Medicine
Orlando, Florida

John D. Triggs, DDS
Chief Resident
Division of Oral and Maxillofacial Surgery
Department of Surgery
Loyola University Medical Center
Maywood, Illinois

R. Gibert Triplett, DDS, PhD
Regents Professor
Department of Oral and Maxillofacial Surgery
Texas A&M University
Baylor College of Dentistry
Dallas, Texas

Timothy A. Turvey, DDS
Professor, Chairman
Department of Oral and Maxillofacial Surgery
University of North Carolina
Chapel Hill, North Carolina

Joseph E. Van Sickels, DDS
Assistant Dean of Hospital Dentistry
Professor of Oral and Maxillofacial Surgery
Department of Oral Health Science
University of Kentucky
Lexington, Kentucky

Luis Vega, DDS
Associate Professor
OMS Residency Director
Department of Oral and Maxillofacial Surgery
Vanderbilt University Medical Center
Nashville, Tennessee

Craig E. Vigliante, DMD, MD
Oral and Maxillofacial Surgeon
Cosmetic Facial Surgeon
Private Practice
Potomac Surgical Arts, PC
Leesburg, Virginia

John Vorrasi, DDS
Associate Program Director
Director of OMS Training
Department of Oral and Maxillofacial Surgery
Christiana Care Health System
Wilmington, Delaware

Peter Waite, MPH, DDS, MD, FACS
Professor, Chair
Department of Oral and Maxillofacial Surgery
University of Alabama of Birmingham
Birmingham, Alabama

Zhaoling Wang, PhD, MD, DMD
Research Fellow
Oral and Maxillofacial Surgery
Case Western Reserve University
Cleveland, Ohio
Associate Professor
Department of Stomatology
General Hospital of Jinan Military Command
Jinan, Shandong, P.R.China

Brent B. Ward, DDS, MD
Associate Professor and Program Director
Oral/Head and Neck Oncology and Microvascular Reconstructive Surgery
Oral and Maxillofacial Surgery
University of Michigan
Ann Arbor, Michigan

Fayette C. Williams, DDS, MD, FACS
Director, Division of Head and Neck Surgery
Department of Oral and Maxillofacial Surgery
Director of Maxillofacial Oncology and Reconstructive Surgery Fellowship
John Peter Smith Hospital
Fort Worth, Texas

Jennifer E. Woerner, DMD, MD
Assistant Professor and Fellowship Director of Craniofacial and Cleft Surgery
Department of Oral and Maxillofacial Surgery
Louisana State University Health Sciences Center, Shreveport
Assistant Professor
Department of Oral and Maxillofacial Surgery
Willis Knighton Health Systems
Assistant Professor
Department of Oral and Maxillofacial Surgery
Shriners Hospital for Children
Shreveport, Louisana

Larry M. Wolford, DMD
Clinical Professor
Departments of Oral and Maxillofacial Surgery and Orthodontics
Texas A&M University Health Science Center
Baylor College of Dentistry
Private Practice
Baylor University Medical Center
Dallas, Texas

Brian M. Woo, DDS, MD, FACS
Faculty
Department of Oral and Maxillofacial Surgery
University of California, San Francisco, Fresno/Community Regional Medical Center
Fresno, California

Duke Yamashita, DDS, FACD, FICD
Professor of Dentistry
Department of Oral and Maxillofacial Surgery
University of Southern California
Los Angeles, California
Program Advisor of Oral and Maxillofacial Surgery
Department of Oral and Maxillofacial Surgery
Herman Ostrow School of Dentistry
University of Southern California
Los Angeles, California

David Yates, DMD, MD
Fellow
Craniofacial and Cleft Surgery
Louisiana State University
Shreveport, Louisiana

Melvyn Yeoh, DMD, MD
Assistant Professor
Department of Oral and Maxillofacial Surgery/Head and Neck Surgery
Louisiana State University Health Sciences Center, Shreveport
Shreveport, Louisiana

Stanley Yung-Chuan Liu, DDS, MD
Assistant Professor
Division of Sleep Surgery
School of Medicine
Stanford University
Stanford, California

Waleed Y. Zaid, DDS, MSc, FRCD(C)
Assistant Professor
Faculty of Dentistry
Louisiana State University Health Sciences Center, New Orleans
Our Lady of the Lake Regional Medical Center
Former Fellow
Head and Neck Oncology and Microvascular Reconstruction
Boston Medical Center
Boston University
Boston, Massachusetts

George Zakhary, DDS, MD
Clinical Assistant Professor
Department of Oral and Maxillofacial Surgery
Louisiana State University Health Sciences Center
New Orleans, Louisiana

Michael Zide, DMD
Professor
Department of Oral and Maxillofacial Surgery
University of Texas Southwestern Medical Center
Dallas, Texas

John Zuniga, DMD, MS, PhD
Robert V. Walker DDS Chair in Oral and Maxillofacial Surgery
Professor
Department of Surgery
University of Texas Southwestern
Dallas, Texas

Sumário

Capítulos indicados pelo ícone do mouse estão exclusivamente on-line em português no site www.evolution.com.br

PARTE I
Anatomia Cirúrgica da Cabeça e Pescoço

1. O Neurocrânio, 1
   Laurence D. Pfeiffer e John N. Phelan
2. A Órbita e o Olho, 11
   Alan S. Herford, Trevor E. Treasure e Rahul Tandon
3. Os Seios Paranasais, 19
   Shyam Prasad Aravindaksha
4. O Sistema Auditivo, 27
   Kyle P. Allen e Peter S. Roland
5. A Anatomia da Face, Boca e Mandíbula, 35
   Christopher Morris
6. As Glândulas Salivares, 50
   Melvyn Yeoh e Andrew Meram
7. O Pescoço, 57
   Jeffrey S. Dean, Rahul Tandon e Trevor Griffitts
8. Espaços Fasciais da Cabeça e do Pescoço, 66
   Joseph E. Cillo, Jr.
9. Embriologia da Cabeça e do Pescoço, 73
   Janine Prange-Kiel

PARTE II
Cirurgia Oral

10. Exodontia de Rotina, 83
    Kevin P. Hall e Carrie A. Klene
11. Dentes Impactados, 93
    Benjaman R. Brow e Mary Ann Sabino
12. Exposição de Canino, 105
    Pamela J. Hughes e Shravan Renapurkar
13. Alveoloplastia, 113
    Stephanie Joy Drew
14. Remoção de Tórus Palatino e Lingual, 120
    Gregory M. Ness
15. Apicectomia, 127
    Peter B. Franco e Vasiliki Karlis
16. Reparo do Nervo Alveolar Inferior e do Nervo Lingual, 137
    Leon Assael
17. Infecção Odontogênica, 145
    David W. Lui e A. Omar Abubaker
18. Vestibuloplastia, 153
    Vincent J. Perciaccante e Sam E. Farish

PARTE III
Cirurgia de Implante

19. Implantes Dentais Endósseos, 170
    R. Gilbert Triplett e Jorge Gonzalez
20. Preservação do Sítio de Exodontia e Procedimentos para Aumento do Rebordo, 184
    Joan Pi-Anfruns e Tara Aghaloo
21. Distração Osteogênica Vertical e Horizontal do Rebordo Alveolar, 190
    Zyi Laster e Ole T. Jensen
22. O Levantamento de Seio Maxilar, 199
    Patrick J. Louis
23. Implantes Endo-ósseos Craniofaciais, 210
    Bong Joon Jang, Jack H. Koumjian e Sabine C. Girod
24. Reabilitação de Implantes e Reconstrução Maxilomandibular por Retalho Livre, 219
    Devin Joseph Okay e Daniel Buchbinder
25. Procedimentos de Recuperação de Implantes, 232
    Christian A. Loetscher
26. Procedimentos de Temporização em Prótese Sobreimplantes, 242
    Edward R. Schlissel
27. Cirurgia de Aumento de Tecidos Moles para Implantes Dentais, 250
    James E. Hinrichs, Georgios A. Kotsakis e Donald E. Lareau

PARTE IV
Cirurgia Ortognática e Craniofacial

28. Planejamento Virtual em Cirurgia Ortognática, 263
    Stephanie Joy Drew
29. Mentoplastia, 282
    Ron Caloss
30. Osteotomias Mandibulares Subapicais, 298
    Paulo Jose Medeiros e Fabio G. Ritto
31. Osteotomia Vertical do Ramo por Via Intraoral, 309
    Samuel J. McKenna e James B. Lewallen
32. Osteotomia Mandibular em "L" Invertido, 317
    Albert D. Oliphant e Joseph E. Van Sickels
33. Osteotomia Sagital Bilateral dos Ramos Mandibulares, 324
    Joseph E. Van Sickels
34. Distração Mandibular em Crianças com Obstrução das Vias Aéreas, 332
    Jocelyn M. Shand
35. Distração Osteogênica Mandibular em Deformidades Craniofaciais, 341
    Cesar A. Guerrero, Marianela Gonzalez e Elena Mujica
36. Osteotomia Segmentar Maxilar Anterior, 359
    Dror M. Allon e Neeraj Panchal
37. Expansão Rápida da Maxila Assistida Cirurgicamente, 371
    Jessica J. Lee
38. Osteotomia Le Fort I, 382
    Pushkar Mehra e David A. Cottrell
39. Osteotomia Le Fort I Segmentada, 395
    Lewis C. Jones e Peter Waite
40. Distração Osteogênica Maxilar por Via Intraoral, 405
    Cesar A. Guerrero, Marianela Gonzalez e Mariana Henriquez
41. Cirurgia de Modelo, 416
    Joseph J. Fantuzzo e Andrew J. Langston

Sumário XXXV

42   Cirurgia Ortognática Bimaxilar, 426
     Vincent J. Perciaccante e Robert A. Bays
43   Avanço Fronto-orbital e Reconstrução da Porção Anterior da Abóbada Craniana, 435
     Ramon L. Ruiz, Paul W. Tiwana e David C. Trent

44   Remodelação da Porção Posterior da Abóbada Craniana, 453
     Douglas P. Sinn, Patrick S. Dalton e Paul S. Tiwana

45   Remodelação Total da Calota Craniana, 462
     Andrew A. Heggie e Anthony D. Holmes
46   A Osteotomia Le Fort III, 473
     Paul W. Tiwana e Timothy A. Turvey

47   Osteotomia da Cavidade Orbitária, 487
     Likith Reddy e Srinivas Gosla
48   Osteotomias em Monobloco e de Bipartição Facial para a Reconstrução de Síndromes de Craniossinostose, 498
     Jeffrey C. Posnik e Paul S. Tiwana

49   Técnicas de Acesso à Base do Crânio e à Região Cervical da Coluna Vertebral, 529
     James B. Holton

PARTE V
Fenda Labial e Palatina

50   Queilorrinoplastia Unilateral, 547
     David S. Precious
51   Queilorrinoplastia Bilateral, 554
     Ghali Ghali e Jennifer E. Woerner
52   Fenda Palatina, 561
     David Gailey e Kevin Smith
53   Técnicas no Enxerto Ósseo da Fenda Maxilar, 569
     Timothy A. Turvey, Brent Golden e Carolyn Brookes
54   Faringoplastia para Incompetência Velofaríngea, 578
     Bernard J. Costello e Ramon L. Ruiz

55   Rinoplastia (Secundária) em Paciente Adulto Fissurado, 589
     Andrew A. Heggie
56   Osteotomia de Le Fort I em Fissurados, 602
     Nabil Samman
57   Cirurgia Secundária Complementar em Pacientes Fissurados, 615
     John F. Caccamese, Jr.

PARTE VI
Trauma Craniomaxilofacial

58   Reparo de Laceração Facial, 627
     Trevor E. Treasure
59   Técnicas de Fixação Maxilomandibular, 638
     Duke Yamashita e Nam Cho
60   Correção Cirúrgica das Lesões do Sistema Nasolacrimal, 645
     John Vorrasi e Radhika Chigurupati
61   Controle de Hemorragia Facial, 654
     Herman Kao
62   Princípios e Biomecânica da Fixação Interna Rígida da Mandíbula, 662
     Michael R. Markiewicz e Mark Engelstad
63   Trauma Dentoalveolar, 673
     Stone Thayer e Ravi Chandran
64   Fraturas Mandibulares Anteriores, 680
     Brian Bast e Stanley Yung-Chuan Liu
65   Fraturas do Corpo Mandibular, 688
     Mark R. Stevens e Hany A. Emam
66   Fraturas de Ângulo e Ramo da Mandíbula, 696
     Jayini Thakker, Rahul Tandon e Jason Rogers
67   Fraturas do Côndilo Mandibular, 705
     Likith Reddy e Curtis M. Bishop
68   Fraturas de Mandíbula Edêntula Atrófica, 714
     Matthew Madsen, George Kushner e Brian Alpert
69   Fraturas Cominutivas Mandibulares, 724
     David B. Powers
70   Fraturas Mandibulares Pediátricas, 735
     Srinivas M. Susarla e Zachary S. Peacock
71   Princípios e Biomecânica da Fixação Interna Rígida (FIR) dos Terços Médio e Superior da Face, 742
     Sebastian Sauerbier e Rainer Schmelzeisen
72   Fraturas Nasais, 751
     Shahrokh C. Bagheri e Behnam Bohluli
73   Fraturas de Zigoma, 764
     Larry Cunningham, Jr. e Ruba Khader
74   Fraturas Orbitais, 773
     Luis Vega, Lance Svoboda, Paul S. Tiwana e Deepak Kademani
75   Fratura Naso-órbito-etmoidal, 786
     John D. Triggs e Stephen P.R. MacLeod
76   Lesões Le Fort, 796
     Justine Moe e Martin B. Steed
77   Trauma Mediofacial Pediátrico, 806
     Sean P. Edwards
78   Tratamento de Fraturas do Seio Frontal, 816
     David A. Bitonti, Michael A. Gentile e Amy M. Respondek
79   Fraturas Panfaciais, 829
     Alan S. Herford e Rahul Tandon

PARTE VII
Patologia Benigna

80   Técnicas de Biópsia, 840
     J. Michael McCoy
81   Enucleação e Curetagem de Lesões Benignas da Região Oral e Maxilofacial, 848
     Joseph E. Cillo, Jr.
82   Marsupialização, 856
     Mehran Hossaini-Zadeh
83   Mandibulectomia Marginal, 860
     Jasjit Dillon e Karl E. Pennau
84   Maxilectomia, 870
     Jonathan Bailey, Craig Norbutt e Blake Kitamura
85   Ressecção Segmentar da Mandíbula, 878
     D. David Kim e George Zakhary
86   Excisão da Glândula Sublingual e Cirurgia Ductal, 883
     Brian M. Woo
87   Excisão da Glândula Submandibular, 896
     Eric R. Carlson e Andrew Wing Cheong Lee
88   Parotidectomia Superficial, 911
     Daniel Oreadi

89   Tireoidectomia, 922
     Brendan H.G. Pierce e Maria Evasovich

90   Cirurgia da Glândula Paratireoide no Hiperparatireoidismo, 933
     Brett A. Miles

91 Cisto do Ducto Tireoglosso, 944
David Hamlar e James Owusu

92 Condutas nos Cistos, nos Seios e nas Fístulas das Fendas Branquiais, 950
Tyman P. Loveless, Mehmet Ali Altay, Zhaoling Wang e Dale A. Baur

93 Tumor do Corpo Carotídeo, 960
Julio Acero e Ignacio Ismael García-Recuero

PARTE VIII
Patologia Maligna

94 Remoção de Malignidade da Pele da Face, 970
Thomas Schlieve e Antonia Kolokythas

95 Retalhos Locais para a Reconstrução Facial, 980
Hans C. Brockhoff, II e Michael Zide

96 Pan-endoscopia, 1000
Michael R. Markiewicz e Tuan G. Bui

97 Cricotireoidotomia e Traqueostomia, 1012
Fayette C. Williams e Brett Shirley

98 Excisão Local da Lesão Oral Maligna, 1022
Ashish A. Patel e David L. Hirsch

99 Glossectomia, 1037
Brian L. Schmidt e Allen Cheng

100 Ressecção Composta, 1049
Robert Ord e Donita Dyalram

101 Maxilectomia, 1061
Melvyn Yeoh

102 Ressecção Orbital, 1071
Casper Coppen, Alexander D. Rapidis e Eric Dierks

103 Esvaziamento Cervical, 1081
Deepak Kademani e Ketan Patel

104 Biópsia de Linfonodo Sentinela em Pacientes com Carcinoma Espinocelular Oral, 1098
Ashish A. Patel e R. Bryan Bell

105 Laringectomia, 1106
Eric Dierks

106 Faringectomia, 1122
Moni Abraham Kuriakose e Swagnik Chakrabarti

PARTE IX
Cirurgia Reconstrutiva

107 Retalho do Coxim Adiposo Bucal, 1134
Max Diamante

108 Retalho de Língua, 1138
Daniel J. Meara

109 O Retalho Palatal, 1146
Sharon Aronovich

110 Retalho Axial de Temporal, 1152
Jeffrey S. Dean, Rahul Tandon e Nicholas Breig

111 Retalho Miocutâneo Peitoral Maior, 1159
Ketan Patel e Deepak Kademani

112 Retalho em Ilha Submentual para Reconstrução de Defeitos de Cabeça e Pescoço, 1167
Dale A. Baur

113 Retalho do Músculo Grande Dorsal, 1174
Genevieve C. Bonin e Nicholas M. Makhoul

114 Retalho Radial do Antebraço, 1183
Joshua E. Lubek

115 Fíbula, 1197
Brent B. Ward e David R. Kang

116 Retalho Livre Escapular, 1211
Anthony B. P. Morlandt, Carlos A. Ramirez e Rui P. Fernandes

117 Retalho Livre Reto Abdominal, 1221
Andrew Salama e Waleed Y. Zaid

118 Retalho Livre de Artéria Ilíaca Circunflexa Profunda, 1230
Fayette C. Williams

119 Retalho Livre do Anterolateral da Coxa, 1238
Conor Barry e Sat Parmar

120 Enxerto de Pele, 1247
Miller H. Smith e Colin MacIver

121 Enxerto Ósseo de Crista Ilíaca Anterior (AICBG), 1261
Ravi Agarwal e George Obeid

122 Enxerto Ósseo de Crista Ilíaca Posterior, 1270
Shahid R. Aziz

123 Enxerto Ósseo de Tíbia, 1275
George M. Kushner e Brian Alpert

124 Enxerto Costocondral, 1282
Deepak G. Krishnan

125 Enxerto Ósseo de Calvária, 1289
William J. Curtis, Brent Golden e Michael S. Jaskolka

126 Técnicas de Coleta Intraoral de Osso, 1300
David Yates, Hans C. Brockhoff, II e Richard Finn

127 Coleta do Enxerto de Cartilagem Auricular, 1305
Joli C. Chou

PARTE X
Cirurgia da ATM

128 Artroscopia da ATM, 1310
Joseph P. McCain e Reem H. Hossameldin

129 Artroplastia e Eminectomia, 1320
Helamen P. Erickson e John Zuniga

130 Substituição Total da Articulação Temporomandibular (Customizada), 1331
Louis G. Mercuri

131 Reconstrução Total da Articulação Temporomandibular (Stock), 1341
Eric J. Granquist e Peter D. Quinn

132 Anquilose da ATM, 1352
Daniel Spagnoli

133 Cirurgia Combinada de ATM e Ortognática, 1364
Larry M. Wolford e Reza Movahed

PARTE XI
Cirurgia Estética Facial

134 Suspensão Superciliar (ou Suspensão das Sobrancelhas), 1378
Tirbod Fattahi

135 *Lifting* Facial, 1384
Jon D. Perenack

136 Blefaroplastia, 1402
Kevin L. McBride

137 Rinosseptoplastia Nasal, 1417
Tirbod Fattahi

138 Otoplastia, 1427
Faisal A. Quereshy e Ashley E. Manlove

139 *Resurfacing* da Pele a *Laser,* 1434
Craig E. Vigliante

Índice, 1447

PARTE I Anatomia Cirúrgica da Cabeça e Pescoço

CAPÍTULO 1

O Neurocrânio

Laurence D. Pfeiffer e John N. Phelan

O Neurocrânio[1]

A máxima, frequentemente ouvida "a anatomia é o destino", foi dita por Sigmund Freud como resumo de sua afirmação de que o gênero é o determinante principal dos traços de personalidade. Para os cirurgiões, a mesma citação pode ser aplicada à importância de dominar a estrutura daquela parte do corpo humano pelas quais são responsáveis. A compreensão meticulosa da anatomia permite ao cirurgião trabalhar com segurança e precisão, otimizando, assim, o restabelecimento da saúde e minimizando a morbidade. Neste capítulo, a estrutura do neurocrânio e como esta se relaciona com cirurgia oral e maxilofacial são examinadas.

O crânio consiste no crânio propriamente dito (Fig. 1-1) e na mandíbula (Fig. 1-2). É dividido em neurocrânio e esplancnocrânio (Fig. 1-1). O neurocrânio envolve o cérebro e se encontra acima das órbitas. Abaixo destas, o viscerocrânio, também chamado de *esplancnocrânio* ou meio da face, suporta a cavidade nasal e cavidade oral, e compõe a face.

O neurocrânio pode ser dividido em duas partes: o teto, ou calota craniana (também chamado pelo seu nome em latim, a *calvária*) e o assoalho, ou base do crânio. O espaço dentro do neurocrânio ocupado pelo cérebro é a cavidade craniana. A calvária é formada anteriormente pelo osso frontal, posteriormente por parte do osso occipital e lateralmente pelos ossos parietais pareados e pelas porções escamosas dos ossos temporais (Fig. 1-3). Embora a maioria dos ossos se desenvolva por ossificação endocondral, que envolve a formação de um molde cartilaginoso gradualmente substituído por tecido ósseo, os ossos da calvária desenvolvem-se através da ossificação intramembranosa, por meio da qual as células mesenquimais que formam uma membrana sobre o cérebro se condensam em uma coleção de nodos e se diferenciam diretamente em osteoblastos. Os osteoblastos secretam uma matriz que se torna calcificada, resultando na formação de osso achatado no interior da membrana. Os nodos ou ilhas de osso se alargam radialmente, mas no momento do nascimento, os ossos da calvária ainda estão separados um do outro por uma membrana mesenquimal.[2-4] As maiores áreas de membrana não calcificadas, chamadas *fontanelas*, são encontradas onde os ossos frontal e occipital fazem contato com os ossos parietais na parte superior da calvária (Fig. 1-3). A incapacidade dos ossos da calvária de se fundirem antes da infância permite que o crânio possa deformar-se durante sua passagem através do canal de parto e, também, permite que o volume do neurocrânio continue a expandir após o nascimento para acomodar o crescimento do cérebro. A ossificação intramembranosa continua pela infância até que os ossos da calvária se encontrem e se formem suturas de articulações fibrosas que, geralmente, se fundem durante a vida adulta.

Uma ou mais das suturas entre os ossos da calvária pode se fundir prematuramente durante o desenvolvimento fetal. A Lei de Virchow afirma que esse evento, chamado de *craniossinostose*, resulta em desenvolvimento desequilibrado do crânio; o alargamento perpendicular à sutura fundida é limitado, e o alargamento da área onde as suturas permanecem abertas é correspondentemente aumentado. A malformação resultante tem o potencial de causar compressão em uma parte do cérebro, o que pode resultar em anormalidades neurológicas.[5]

Após a fusão, as suturas permanecem visíveis nas superfícies externa e interna da calvária (Fig. 1-3). Ao longo da linha mediana, a sutura sagital está localizada entre o osso parietal esquerdo e o osso parietal direito. O vértex, um ponto conceitual indicando o ápice do crânio, estaria localizado na sutura sagital em um crânio perfeito. Na superfície interna da calvária, uma indentação é normalmente visível ao longo da linha mediana que corresponde ao sulco do seio sagital superior, um seio venoso dentro da dura máter (abordada mais detalhadamente na seção que trata da base do crânio). A sutura coronal está entre o osso frontal e os ossos parietais, e a sutura lambdoide é encontrada entre o osso occipital e os ossos parietais. A sutura sagital intersecta-se com a sutura coronal no bregma e com a sutura lambdoide no lambda (Fig. 1-4).

Bilateralmente na calvária, a sutura escamosa é visível entre o osso parietal e a porção escamosa do osso temporal. A área onde os ossos parietal, temporal e occipital se encontram é chamada *astério*, que serve como referência para a neurocirurgia. Mais anteriormente, os ossos frontal, parietal e temporal se intersectam com um osso envolvido na formação da base do crânio, o osso esfenoide, para formar uma sutura em forma de "H" denominada *ptério* (Fig. 1-5). A artéria meníngea média, que surge a partir de um ramo da artéria carótida externa chamada de artéria maxilar, corre ao longo do interior do neurocrânio e atravessa a ptério. Um trauma craniano no ptério pode romper a artéria meníngea média subjacente, levando a um hematoma epidural potencialmente fatal.

O assoalho do neurocrânio é formado pelos ossos occipital, temporal, esfenoide, etmoide e frontal. A superfície interna do assoalho neurocrânio sobre a qual repousa o cérebro pode ser dividida em fossas anterior, média e posterior do crânio (Fig. 1-6).

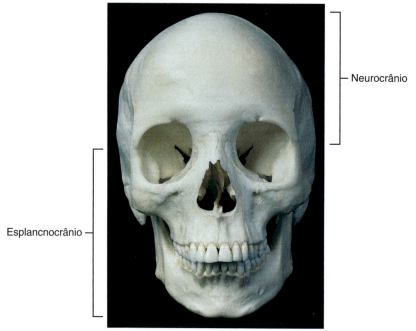

Figura 1-1 O crânio e suas divisões. (De Abrahams PH, Spratt JD, Loukas M, van Schoor AN: *McMinn and Abrahams' clinical atlas of human anatomy,* ed 7, St Louis, 2013, Mosby.)

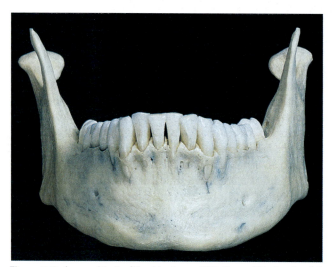

Figura 1-2 A mandíbula. (De Abrahams PH, Spratt JD, Loukas M, van Schoor AN: *McMinn and Abrahams' clinical atlas of human anatomy,* ed 7, St Louis, 2013, Mosby.)

A maior parte da fossa anterior do crânio consiste nas placas orbitais do osso frontal que formam o teto das órbitas, o qual possui impressões que espelham os ondulantes sulcos e giros do cérebro sobrejacente. Uma explicação de como o cérebro gelatinoso pode influenciar a estrutura óssea rígida é encontrada na hipótese da matriz funcional de Melvin Moss, que afirma que o desenvolvimento dos ossos acompanha, sequencialmente, as mudanças estruturais nas coleções do desenvolvimento de tecidos moles chamadas matrizes funcionais, sendo, portanto, dependente delas. O cérebro seria, assim, um componente da matriz funcional para o qual o osso associado é o osso frontal, ou mais especificamente, as lâminas orbitais do osso frontal. Da mesma forma, o seio sagital superior é um componente da matriz funcional associado aos ossos parietais; por isso existe o sulco ao longo da superfície interna da sutura sagital descrito anteriormente.

Parte do osso etmoide é encontrada entre as placas orbitais do osso frontal (Fig. 1-7). Uma crista vertical na linha média é a crista galli, assim denominada por sua semelhança com a crista de um galo. A foice cerebral, uma membrana vertical da dura-máter que separa os hemisférios cerebrais, liga-se à crista galli. Em ambos os lados da crista galli, se localizam as placas cribriformes, que apresentam numerosas perfurações. Ramos do primeiro nervo craniano, o nervo olfatório, passam por essas perfurações para alcançarem a cavidade nasal.

Posteriormente ao osso frontal e etmoide estão localizadas as asas menores do osso esfenoide, que formam a margem posterior da fossa anterior do crânio. Estendendo-se posteriormente, desde as margens mediais das asas menores, estão os processos clinoides anteriores, aos quais se liga o tentório cerebelar, uma membrana horizontal da dura-máter que separa o cérebro do cerebelo. O jugo esfenoidal, que é uma área achatada entre os processos clinoides anteriores, suporta os tratos olfatórios.

A fossa média do crânio é formada anteriormente pelas asas maiores e o corpo do osso esfenoide e posteriormente pelo osso temporal. Os lobos temporais do cérebro repousam nos recessos laterais dessa fossa. No centro da fossa média do crânio está uma parte do corpo do osso esfenoide chamada *sela turca ou túrcica*, assim denominada por sua semelhança com uma sela para cavalo de origem turca. A glândula hipófise, apensa a partir do cérebro, desce e "senta-se" nessa "sela." A depressão para a glândula no centro da sela turca é a fossa hipofisária. Em ambos os lados da fossa hipofisária há uma concavidade ocupada pelo seio cavernoso, outro seio venoso na dura-máter. A artéria carótida interna e o nervo abducente (nervo craniano VI) passam por esse seio, enquanto o nervo oculomotor (nervo

CAPÍTULO 1 O Neurocrânio 3

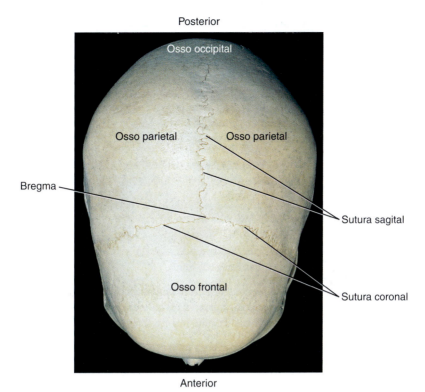

Figura 1-3 Vista superior do crânio. (De Abrahams PH, Spratt JD, Loukas M, van Schoor AN: *McMinn and Abrahams' clinical atlas of human anatomy*, ed 7, St Louis, 2013, Mosby.)

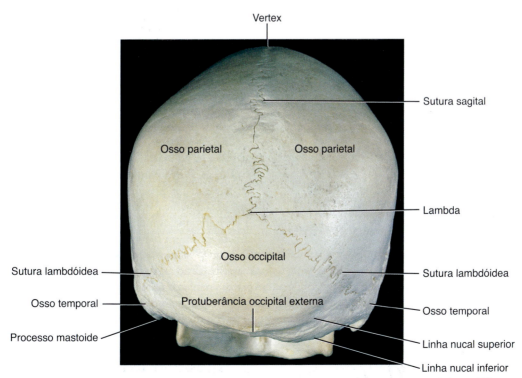

Figura 1-4 Vista posterior do crânio. (De Abrahams PH, Spratt JD, Loukas M, van Schoor AN: *McMinn and Abrahams' clinical atlas of human anatomy*, ed 7, St Louis, 2013, Mosby.)

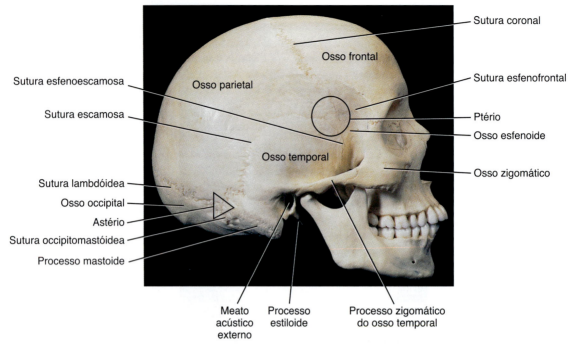

Figura 1-5 Vista lateral do crânio. (De Abrahams PH, Spratt JD, Loukas M, van Schoor AN: *McMinn and Abrahams' clinical atlas of human anatomy,* ed 7, St Louis, 2013, Mosby.)

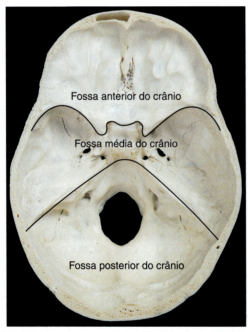

Figura 1-6 Divisões do neurocrânio. (De Abrahams PH, Spratt JD, Loukas M, van Schoor AN: *McMinn and Abrahams' clinical atlas of human anatomy,* ed 7, St Louis, 2013, Mosby.)

craniano III), o nervo troclear (nervo craniano IV) e a primeira e segunda divisões do nervo trigêmeo (nervo craniano V) são envolvidos pela dura-máter, formando a parede lateral desse seio. A porção posterior da sela turca é o dorso da sela, a partir do qual se estendem os processos clinoides posteriores. Esses processos são o outro local de fixação do tentório cerebelar (Fig. 1-8).

Existem várias aberturas pareadas na fossa média do crânio que permitem a passagem de estruturas para dentro e para fora da cavidade craniana. Exatamente abaixo da parte suspensa da asa menor do esfenoide estão o canal óptico e a fissura orbital superior. O canal óptico passa através da asa menor do osso esfenoide e permite a passagem do nervo óptico (nervo craniano II), responsável pela visão, e da artéria oftálmica, um ramo da artéria carótida interna. A fissura orbital superior é um espaço entre as asas maiores e menores do esfenoide. Três nervos fornecem inervação motora para os músculos extraoculares: o nervo oculomotor (nervo craniano III), o nervo troclear (nervo craniano IV) e o nervo abducente (nervo craniano VI); um nervo sensorial, o ramo oftálmico do nervo trigêmeo (nervo craniano V), passa através da fissura orbital superior para alcançar a órbita. A veia oftálmica superior também passa por essa fissura a fim de drenar o sangue da órbita para dentro do seio cavernoso.

Três pares de forames na fossa média do crânio passam através da asa maior do osso esfenoide. Do anterior para o posterior, são eles: o forame redondo, o forame oval e o forame espinhoso. A segunda divisão ou ramo maxilar do nervo trigêmeo passa através do forame redondo para alcançar a fossa pterigopalatina. O forame oval serve de passagem para a terceira divisão ou ramo mandibular do nervo trigêmeo e, frequentemente, para o nervo petroso menor, um ramo do nervo glossofaríngeo (nervo craniano IX), que usa o forame para alcançar a fossa infratemporal. A artéria meníngea média viaja a partir da fossa infratemporal para a fossa média do crânio, passando pelo forame espinhoso. Uma série de sulcos que representam os caminhos dos ramos da artéria meníngea média, que suprem o osso e a dura-máter por entre os quais correm, propagam-se lateralmente a partir do forame espinhoso através da fossa média do crânio e supe-

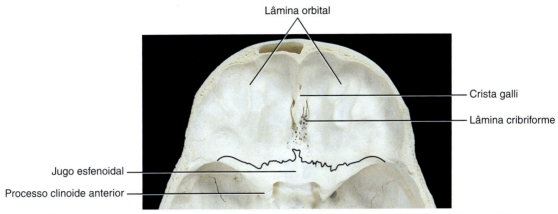

Figura 1-7 A fossa anterior do crânio. (De Abrahams PH, Spratt JD, Loukas M, van Schoor AN: *McMinn and Abrahams' clinical atlas of human anatomy,* ed 7, St Louis, 2013, Mosby.)

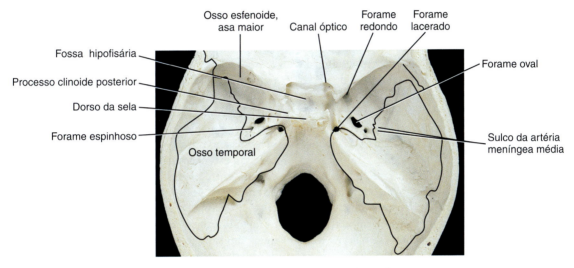

Não mostrado: Fissura orbital superior

Figura 1-8 A fossa média do crânio. (De Abrahams PH, Spratt JD, Loukas M, van Schoor AN: *McMinn and Abrahams' clinical atlas of human anatomy,* ed 7, St Louis, 2013, Mosby.)

riormente ao longo da superfície lateral da calvária. O forame espinhoso também permite a passagem de um ou mais ramos meníngeos do nervo trigêmeo, que fornecem inervação sensitiva para a dura-máter que reveste a fossa média do crânio.

Medialmente ao forame oval e ao forame espinhoso está o forame lacerado, que é um espaço entre os ossos temporal e esfenoide que pode ser considerado como um túnel vertical muito curto. A extremidade inferior desse túnel está completamente bloqueada por cartilagem, e as únicas estruturas que atravessam toda a extensão do forame lacerado, a partir da sua abertura inferior para superior, são alguns poucos vasos sanguíneos pequenos. Entretanto, duas estruturas de importância percorrem parte do caminho pelo forame lacerado. A artéria carótida interna entra no forame lacerado a partir de uma abertura na sua parede que o liga ao canal carotídeo, descrito a seguir. A artéria então gira para acessar o seio cavernoso. Um ramo do nervo facial (nervo craniano VII), o nervo petroso maior, passa através da abertura superior do forame lacerado, junta-se com o nervo petroso profundo e deixa o forame lacerado através de uma abertura na sua parede que leva ao canal pterigóideo.

Os ossos occipital, esfenoide, pares de parietais e temporais contribuem para a fossa posterior do crânio, onde estão localizados o cerebelo e parte do tronco encefálico. O forame magno é uma grande abertura no osso occipital que permite a passagem da medula espinal e de artérias vertebrais. Uma delgada superfície dos ossos occipital e esfenoide anterior ao forame magno e posterior ao dorso da sela é o clivo. Este é adjacente à superfície anterior da ponte, a porção média do tronco encefálico. Superiormente ao forame magno e lateral ao clivo estão localizados os tubérculos jugulares; inferiormente a estes, são encontrados os canais do nervo hipoglosso. Além do nervo hipoglosso (nervo craniano XII), o canal do nervo hipoglosso permite a passagem dos ramos dos nervos espinhais cervicais superiores, os quais fornecem parte da inervação sensitiva para a dura-máter que reveste a fossa posterior do crânio (Fig. 1-9).

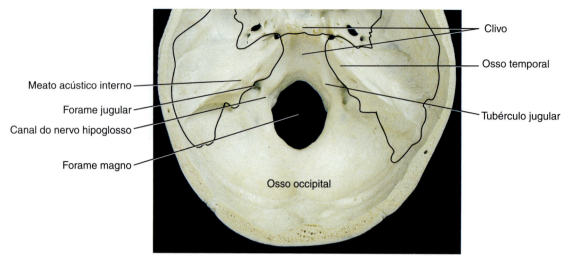

Figura 1-9 A fossa posterior do crânio. (De Abrahams PH, Spratt JD, Loukas M, van Schoor AN: *McMinn and Abrahams' clinical atlas of human anatomy*, ed 7, St Louis, 2013, Mosby.)

O nervo hipoglosso fornece inervação motora para os músculos da língua. Danos ao hipoglosso podem resultar na paralisia unilateral da língua. A fim de testar a lesão do nervo hipoglosso, peça ao paciente para fazer a protrusão da língua (ou seja, colocá-la para fora). Normalmente, a língua projeta-se ao longo da linha mediana sem se desviar para nenhum lado; se a inervação motora é perdida em um lado da língua, ela desvia-se para o lado afetado.

Localizado superolateralmente ao tubérculo jugular está um espaço entre os ossos temporal e occipital, o forame jugular, assim denominado por permitir a passagem de uma veia grande, a veia jugular interna. O nervo glossofaríngeo (nervo craniano IX), o nervo vago (nervo craniano X) e o nervo acessório (nervo craniano XI) passam através do forame jugular. O nervo glossofaríngeo fornece inervação sensitiva e motora para a faringe e a língua. O nervo vago, além de realizar a maioria da inervação parassimpática do corpo, envia ramos motores e sensoriais para a faringe e um ramo para a fossa posterior do crânio, responsável pelo restante da sensibilidade da dura-máter na presente área. O nervo acessório fornece inervação motora para o músculo esternocleidomastoideo do pescoço e músculo trapézio da região posterior do pescoço e parte superior do dorso.

Superiormente ao forame jugular e inferiormente ao ápice da parte petrosa do osso temporal está localizado o meato acústico interno, que também é chamado de *conduto auditivo interno* ou *canal*. O nervo facial (nervo craniano VII) e o nervo vestibulococlear (nervo craniano VIII) passam por esse forame. O nervo facial fornece inervação motora aos músculos da expressão facial; inervação parassimpática para a glândula lacrimal, glândulas da mucosa nasal e oral, e duas glândulas salivares; além da gustação na parte anterior da língua. O nervo vestibulococlear é responsável pela audição e pelo equilíbrio.

Os sulcos para dois dos seios venosos durais, os seios sagital superior e cavernoso, já foram observados. A fossa posterior do crânio também tem impressões correspondentes para alguns dos seios durais, em especial os seios sigmoide e transverso, bilateralmente e a confluência dos seios localizada centralmente. A dura-máter é uma membrana bilaminar que tem uma camada perióstea externa aderida à superfície interna da cavidade craniana, e uma camada meníngea interna contínua com a dura-máter da medula espinal. As camadas perióstea e meníngea da dura-máter são fundidas, exceto nas invaginações durais e nos seios venosos durais. As invaginações são extensões da camada meníngea da dura-máter que passam entre partes do cérebro para dar apoio estrutural. Exemplos de invaginações durais são: a foice cerebral e o tentório cerebelar mencionados anteriormente. Os seios durais são canais entre as duas camadas durais através dos quais flui sangue venoso. As veias do cérebro drenam para dentro dos seios durais, que, por sua vez, drenam para a veia jugular interna através do forame jugular na fossa posterior do crânio.

A maioria dos seios venosos durais encontra-se dentro das margens das invaginações durais. Correndo pelas margens superior e inferior da foice cerebral estão os seios sagital superior e inferior. O seio sagital superior começa anteriormente próximo à crista galli no forame cego, uma abertura na fossa anterior do crânio onde o osso frontal e o osso etmoide se encontram. Uma veia a partir da cavidade nasal entra no seio através desse forame. O seio sagital superior percorre posteriormente ao longo da linha mediana da calvária para a confluência dos seios, uma dilatação que deixa uma depressão na linha mediana do osso occipital.

O sangue na confluência dos seios pode drenar lateralmente através dos seios transversos esquerdo e direito orientados horizontalmente, que correm ao longo das margens posterior e lateral do tentório cerebelar. Na base da parte petrosa dos ossos temporais, os seios transversais são contínuos com os seios sigmoide. Esses seios em forma de "S" continuam inferiormente como as veias jugulares internas ao nível do forame jugular.

O sangue da órbita pode passar através da fissura orbital superior pela veia oftálmica superior e drenar para o seio cavernoso. O seio cavernoso também recebe sangue do cérebro proveniente da veia cerebral superficial média. O sangue no seio cavernoso pode passar então, posteriormente, pelos seios petrosos superior e inferior. O seio petroso superior corre ao longo da margem do tentório cerebelar através da crista da parte petrosa do osso temporal e deságua na junção dos seios transverso e sigmoide. O seio petroso inferior corre posteriormente em um sulco muito sutil entre a parte petrosa do temporal osso e o osso occipital e drena diretamente para a origem da veia jugular interna no forame jugular (Figs. 1-10 e 1-11).

Alguns dos forames no interior do neurocrânio levam diretamente ao viscerocrânio e não são visíveis no lado inferior de um crânio intacto (Fig. 1-12). Esses incluem as aberturas na placa cribriforme, que conduzem à cavidade nasal; o canal óptico e as fissuras orbitais, que levam à órbita; e o forame redondo, que leva à fossa pterigopalatina. Todas, exceto uma das aberturas restantes na superfície interna da base do neurocrânio, são visíveis na sua superfície externa. O forame oval e o forame espinhoso se abrem dentro da fossa infratemporal, que é um espaço entre o neurocrânio e o viscerocrânio. O forame

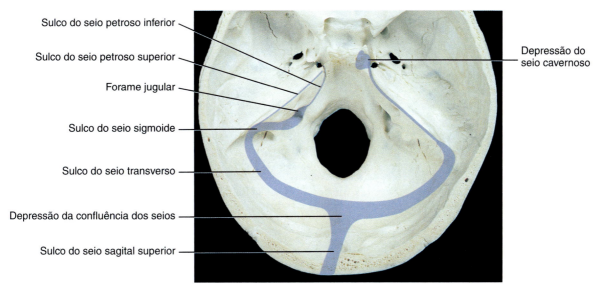

Figura 1-10 Sulcos dos seios durais. (De Abrahams PH, Spratt JD, Loukas M, van Schoor AN: *McMinn and Abrahams' clinical atlas of human anatomy*, ed 7, St Louis, 2013, Mosby.)

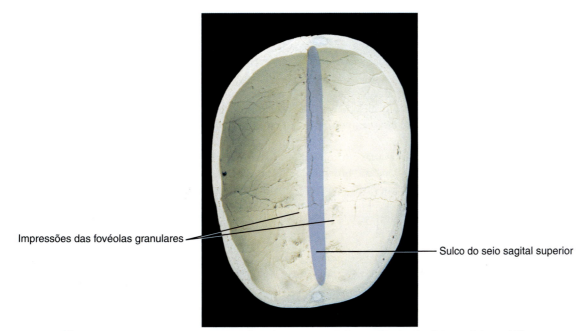

Figura 1-11 Vista inferior da calvária. (De Abrahams PH, Spratt JD, Loukas M, van Schoor AN: *McMinn and Abrahams' clinical atlas of human anatomy*, ed 7, St Louis, 2013, Mosby.)

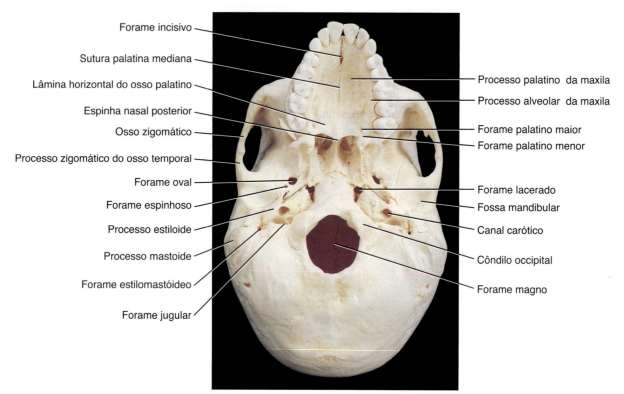

Figura 1-12 Vista inferior do crânio. (De Abrahams PH, Spratt JD, Loukas M, van Schoor AN: *McMinn and Abrahams' clinical atlas of human anatomy,* ed 7, St Louis, 2013, Mosby.)

lacerado está localizado medialmente em relação aos forames oval e espinhoso; o forame jugular, que permite a passagem da veia jugular interna para o pescoço, é posterior ao espinhoso. Entre o lacerado e o espinhoso localiza-se o canal carotídeo, que permite que a artéria carótida interna possa entrar no crânio a partir do pescoço. O canal carotídeo não é visível na superfície interna da base do neurocrânio, porque se abre dentro da parede do forame lacerado.

O meato acústico interno não é visível externamente no neurocrânio. Após passar através do meato, a partir da fossa posterior do crânio, o nervo vestibulococlear termina no aparelho sensorial da orelha interna dentro do osso temporal. O nervo facial passa pelo canal facial, no osso temporal, e, finalmente, deixa o crânio pelo forame estilomastoideo, localizado entre o processo estiloide e processo mastoide do osso temporal na base do neurocrânio.

A superfície externa do osso occipital possui várias estruturas notáveis. Lateralmente ao forame magno estão duas proeminências, os côndilos occipitais, superiormente aos quais estão as aberturas dos canais do nervo hipoglosso. Os côndilos occipitais articulam-se com a primeira vértebra cervical para formar a articulação atlanto. O forame magno se abre para o forame vertebral dessa vértebra; a partir da soma de todos os forames vertebral tem-se o canal vertebral, o qual permite a passagem da medula espinhal. Ao nível do forame magno é onde termina o tronco encefálico e começa a medula espinhal.

Imediatamente anterior ao forame magno está o tubérculo faríngeo. O músculo constritor superior, um dos músculos da faringe, tem inserção nesse local.

As linhas nucais superior e inferior, duas cristas rasas e horizontais que correm em paralelo uma à outra, encontram-se posteriormente ao forame magno. No centro da linha nucal superior localiza-se a protuberância occipital externa ou ínio. Os músculos da parte superior do dorso e pescoço se inserem nessas elevações.

A Tabela 1-1 lista as estruturas que passam através dos forames na base do neurocrânio, e a Tabela 1-2 apresenta os nervos cranianos e suas respectivas funções.

Tabela 1-1 Estruturas que Passam através de Forames na Base do Neurocrânio

Forame	Estrutura
Forame da lâmina cribriforme	Nervo craniano (NC) I
Canal óptico	NC II, artéria oftálmica, fibras pós-ganglionares simpáticas
Fissura orbital superior	NC III, NC IV, NC V divisão 1, NC VI, veias oftálmicas, fibras pós-ganglionares simpáticas
Forame redondo	NC V divisão 2
Forame oval	NC V divisão 3, nervo petroso menor
Forame espinhoso	Artéria meníngea média
Forame lacerado	Nervo petroso maior
Meato acústico interno	NC VII, NC VIII
Forame jugular	NC IX, NC X, NC XI, veia jugular interna
Canal do nervo hipoglosso	NC XII
Forame magno	Medula espinhal, artérias vertebrais, componente espinhal do NC XI, artérias espinhal anterior e posterior

Tabela 1-2 Nervos Cranianos e suas Funções[6]

Nervo	Nervo Craniano	Motor Somático	Motor Branquial	Motor Visceral	Sensorial Visceral	Sensibilidade Geral	Sensibilidade Especial	Função
Olfatório	I						✓	Olfato
Óptico	II						✓	Visão
Oculomotor	III	✓		✓				Move a pupila para cima (elevação) via músculo reto superior, para baixo (abaixamento) via músculo reto inferior e para dentro (adução) via músculo reto medial. Contrai a pupila via músculo constritor da pupila. Permite o reflexo de acomodação via músculos reto medial e constritor da pupila e do corpo ciliar. Eleva a pálpebra via músculo levantador da pálpebra superior.
Troclear	IV	✓						Move a pupila para baixo (abaixamento) e para fora (abdução) via músculo oblíquo superior.
Trigêmio	V		✓			✓		Motor de oito músculos, incluindo os músculos da mastigação. Sensorial para a pele do rosto, mucosa oral, dentes inferiores, e dura-máter.
Abducente	VI	✓						Move pupila para fora (abdução) via músculo reto lateral.
Facial	VII		✓	✓		✓	✓	Fecha o olho via músculo orbicular do olho, motor para todos os outros músculos da expressão facial e também para o: músculo estapédio, músculo estilo-hioideo e ventre posterior do músculo digástrico. Fibras parassimpáticas influenciam na produção de saliva (glândulas submandibular e sublingual) e lágrimas (glândula lacrimal). Proporciona gustação nos dois terços anteriores da língua.

(Continua)

Tabela 1-2 Nervos Cranianos e suas Funções[6] (Cont.)

Nervo	Nervo Craniano	Motor Somático	Motor Branquial	Motor Visceral	Sensorial Visceral	Sensibilidade Geral	Sensibilidade Especial	Função
Vestibulo-coclear	VIII						✓	Audição e equilíbrio
Glossofaríngeo	IX		✓	✓	✓	✓	✓	Motor do músculo estilofaríngeo e outros músculos faríngeos. Sensorial para ouvido médio. Fibras parassimpáticas influenciam a produção de saliva (glândula parótida). Proporciona gustação no terço posterior da língua. Inerva o corpo carotídeo e o seio carotídeo.
Vago	X		✓	✓	✓	✓		Envolvimento motor na deglutição (músculos faríngeos), elevação do palato (músculo levantador do véu palatino) e fala (músculos laríngeos). Sensorial para pele em torno da orelha externa. Inervação parassimpática para vísceras no tórax e abdome. Proporciona gustação na área da epiglote.
Acessório	XI		✓					Eleva e gira a escápula via músculo trapézio. Vira a cabeça e flexiona o pescoço via músculo esternocleidomastoideo.
Hipoglosso	XII	✓						Motor para todos os músculos da língua, exceto para músculo palatoglosso (IX e X).

Referências

1. Garlick JA, Pfeiffer LD: *The clinical skull manual*, Bloomington, Ind, 2009, AuthorHouse.
2. Sonick M, Hwang D, Saadoun AP: *Implant site development*, Chichester, West Sussex, UK, 2012, Wiley-Blackwell.
3. Ranly DM: Craniofacial growth, *Dent Clin North Am* 44:457, 2000.
4. Rice DP: *Craniofacial sutures: development, disease and treatment*, Basel, 2008, Karger.
5. Pattisapu JV, Gegg CA, Olavarria G, et al: Craniosynostosis: diagnosis and surgical management, *Atlas Oral Maxillofac Surg Clin* 18:77, 2010.
6. Wilson-Pauwels L, Akesson EJ, Stewart PA: Cranial nerves, N.p. 1988, Decker.

CAPÍTULO 2

A Órbita e o Olho

Alan S. Herford, Trevor E. Treasure e Rahul Tandon

A cirurgia orbital pode ser indicada para uma variedade de condições traumáticas ou patológicas e para questões estéticas na prática contemporânea de cirurgia oral e maxilofacial. Os cirurgiões devem estar familiarizados com a anatomia complexa da região orbital, tanto para o diagnóstico apropriado quanto para o subsequente tratamento de doenças. Este capítulo analisa a anatomia orbital pertinente para cirurgiões que realizam a cirurgia orbital. A falta de familiaridade com a anatomia orbital pode ter consequências devastadoras para o paciente e cirurgião. Cegueira, a complicação iatrogênica mais temida após a reconstrução orbital, é, felizmente, rara. Com frequência, para tratar adequadamente a condição do paciente é necessária a exploração orbital profunda, a qual é segura desde que a anatomia e a fisiologia da órbita sejam consideradas antes do tratamento. Clinicamente, isso inclui boa visualização com iluminação adequada, retração suave do globo/cone muscular e cuidadosa dissecção subperiosteal.

A Anatomia do Tecido Duro

Orbita Óssea

A órbita óssea *não* é uma pirâmide reta de quatro paredes, como representado em muitos livros (Fig. 2-1, *A*). Essa visão simplista da anatomia leva diretamente a um reparo inadequado da fratura orbital e a deformidades secundárias. Três das quatro paredes orbitais têm porções côncavas e/ou convexas, que devem ser reproduzidas quando é realizada a reconstrução. Somente a parede lateral espessa da órbita deve ser considerada reta no sentido anteroposterior. Mais cônica em formato, a órbita consiste em um vértice proximal e uma base distal, sendo que ambos têm o osso mais espesso que qualquer uma das paredes. A base do cone é rotacionada lateralmente de tal modo que o eixo visual diverge do eixo orbital em 23 graus.[1]

A entrada orbital mede aproximadamente 4 cm de largura por 3,5 cm de altura.[1,2] A margem orbital é um marco importante para a dimensão estrutural da órbita: a área máxima da órbita é de cerca de 1 cm por trás do aro; o ápice é aproximadamente 44 a 55 mm a partir da borda medial.[2] As paredes laterais estão aproximadamente a 90 graus uma em relação a outra; as paredes mediais são aproximadamente paralelas uma à outra e têm uma ligeira convexidade proximal para distal. O volume total da órbita é de aproximadamente 30 mL, com o globo compreendendo cerca de 7 mL do total (Fig. 2-1, *B*).[1,2] Sete ossos formam a órbita: o frontal, o etmoide, o zigomático, o maxilar, o lacrimal, o palatino e o esfenoide (Fig. 2-1, *A*). Algumas das paredes ósseas são espessas e resistem à ruptura, enquanto outras são bastante finas e fraturam com regularidade. As paredes finas também permitem a fácil transmissão de infecções e a invasão por tumores dos seios paranasais.[1-3]

Assoalho Orbitário

Três ossos formam o assoalho da órbita: o processo orbital da maxila, o osso zigomático e a placa orbital do osso palatino.[1-3] Esta última é crucialmente considerada no tratamento de fraturas profundas do assoalho orbitário. Na maior parte dos ferimentos de baixa energia do assoalho orbitário, esse osso não fratura e pode ser usado para fornecer um apoio às placas orbitais ou tela. Deve ser identificado como um osso pequeno, posterior de forma triangular junto do processo orbital da maxila e medial ao nervo infraorbital.[4,5] Imediatamente atrás da borda inferior, uma concavidade no assoalho de cerca de 15 mm ultrapassa a fissura orbital inferior. Essa concavidade se torna convexa de modo proximal à medida que se aproxima do ápice orbital. O conhecimento desta convexidade pós-bulbar ajuda na reconstrução da anatomia normal do assoalho e a prevenir enoftalmo secundário tardio.[4,6,7] Alguns cirurgiões rotineiramente obliteram a fissura orbital inferior durante o reparo da fratura para evitar que a gordura extraconal de herniar na fossa infratemporal e contribuindo, assim, para enoftalmo secundário (Fig. 2-2).

O assoalho também é o teto do seio maxilar. A divisão maxilar do nervo trigêmeo (nervo craniano V-2) deixa o forame redondo na fossa craniana média e entra na órbita em uma confluência entre as fissuras orbitais superior e inferior (Fig. 2-1, *A*). Ela continua anteriormente para entrar no canal infraorbital na placa orbital da maxila. O canal contém o nervo infraorbital, ramo infraorbital da artéria maxilar, veias infraorbitais e fibras autônomas pós-ganglionares do gânglio pterigopalatino.[2,3]

O assoalho orbital e a parede medial são as áreas mais comumente fraturadas em traumas orbitais. Essa alta incidência pode ser atribuída à espessura do assoalho orbital, que pode medir apenas 0,5 mm de espessura. As fraturas de assoalho posterior inadequadamente tratadas podem desempenhar um papel significativo na etiologia do enoftalmo pós-traumático.[4,6-9]

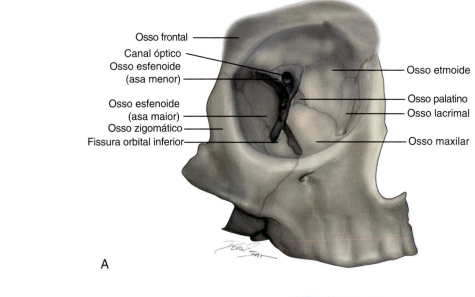
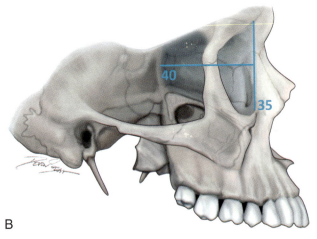
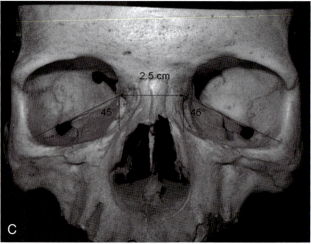
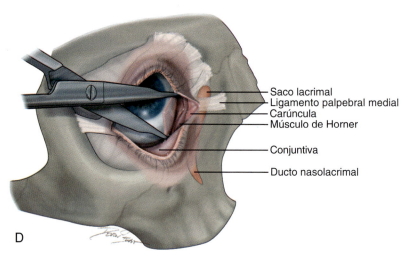

Figura 2-1 A, Órbita óssea mostrando os sete ossos que a formam: frontal, etmoide, zigomático, maxilar, lacrimal, palatino e esfenoide. Também estão demonstradas as fissuras e canais associados. **B,** Vista sagital da órbita demonstrando o volume, o qual é de aproximadamente 30 mL, com o globo compreendendo 7 mL deles. **C,** Vista frontal de ambas as órbitas, nas quais o ângulo formado por cada parede lateral com a sua parede medial correspondente é de (aproximadamente) 45 graus. As paredes laterais em si são quase perpendiculares entre elas. **D,** Utilizando-se tesouras Wesctt, o médico pode isolar a crista lacrimal posterior com uma dissecção cuidadosa.

CAPÍTULO 2 A Órbita e o Olho

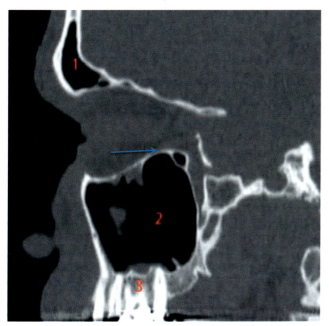

Figura 2-2 Imagem de TC sagital do assoalho orbital mostrando a protuberância/convexidade bulbar, a qual pode ser reproduzida durante uma reconstituição para a prevenção de enoftalmia.

Teto Orbitário

O teto orbitário é composto de três ossos. O osso frontal constitui a maior parte, uma pequena porção anterolateral do osso zigomático e parte da asa menor do osso esfenoide posteriormente constituem o restante.[1,3] O teto orbitário tem uma concavidade imediatamente atrás da margem superior. Uma vez passada a concavidade, o teto está principalmente atrás do ápice orbital. Dois marcos importantes são encontrados dentro do teto anterior: a fossa lacrimal, anterolateralmente; e a fossa troclear, medial. Outros marcos importantes, situados na junção com a parede lateral, são a fissura orbital superior e a sutura frontoesfenoidal. A margem superior contém a incisura/forame supraorbital, encontrada na junção do terço médio e nos dois terços laterais. Lesão por trauma ou danos iatrogênicos do feixe neurovascular supraorbital podem produzir sensação alterada da fronte.[1-3,10] Os vasos supratrocleares estão localizados medialmente ao feixe supraorbital. A artéria supratroclear é um ramo da artéria oftálmica, e o nervo supratroclear é um ramo terminal do nervo frontal (V-1).[1-3]

Parede Lateral

A parede lateral da órbita é bastante firme da margem para o ápice, e sua força se deve aos dois ossos que a formam: a asa maior do esfenoide (AME) e do osso zigomático. Posteriormente, a parede lateral começa na fissura orbital superior e é composta principalmente da asa maior rígida e espessa do esfenoide. Anteriormente, a AME articula com a superfície orbital do osso zigomático na sutura zigomático-esfenoidal. O osso zigomático contém dois orifícios acompanhados de feixes neurovasculares. O nervo zigomático-facial é uma fonte puramente sensorial para a pele sobre o corpo do osso zigomático; possui axônios sensitivos para a fossa temporal e fibras parassimpáticas pós-ganglionares do gânglio pterigopalatino para a glândula lacrimal. Isso ocorre por meio de um ramo de anastomose que liga V-2 com o nervo lacrimal (um ramo de V-1).[1,2] O tubérculo de Whitnall é um pequeno promontório ósseo dentro da margem orbital lateral do osso zigomático que serve como um acessório para várias estruturas de tecidos moles.

As paredes laterais devem formar um ângulo de 45 graus no ápice orbital com as paredes orbitais mediais, e um ângulo de 90 graus uns com os outros no plano axial (Fig. 2-1, *C*).[1] O ramo meníngeo recorrente da artéria oftálmica sai da órbita perto da face posterior da sutura frontoesfenoidal no forame das meninges, que fica entre o teto e a parede lateral, dentro da AME. Essa artéria então forma uma anastomose com a artéria meníngea média, um ramo extraorbital da primeira porção da artéria maxilar, para suprir a dura-máter dentro do crânio.[2,10,11]

Parede Medial

A parede medial é delimitada da parte anterior para a posterior por quatro ossos: o maxilar, o lacrimal e os ossos etmoidais e a asa menor do esfenoide. A lâmina papirácea do osso etmoide é o osso mais fino na parede medial, muitas vezes fraturada em fraturas do tipo *blow-out*. A parede medial contém dois orifícios: o forame etmoidal anterior e o forame etmoidal posterior. O feixe neurovascular posterior etmoidal é um marco importante para dissecção orbital profunda. Conforme o cirurgião disseca posteriormente, o forame etmoidal posterior está localizado 5 a 10 mm anteriormente ao canal óptico.[1-3]

Esses forames estão localizados na junção entre a parede medial e o teto orbital na sutura frontoetmoidal,[12] que indica o nível da placa cribiforme. Ambos os feixes neurovasculares etmoidais deixam a órbita ao nível dessa sutura para entrar no teto da cavidade nasal.

A fossa do saco lacrimal encontra-se anteriormente entre as cristas lacrimais anteriores e posteriores (Fig. 2-1, *D*). A crista anterior lacrimal está dentro do processo frontal da maxila, misturando-se com a margem orbital inferior. A crista lacrimal posterior encontra-se dentro do osso lacrimal. A parede medial apresenta uma ligeira convexidade no plano axial da frente para trás, e isso deve ser reproduzido em uma placa ou malha de parede medial durante o tratamento da fratura.[1-3,5,6,13,14]

Ápice Orbital

O ápice orbital é uma região anatômica complexa que o cirurgião deve entender completamente. Todos os nervos importantes e vasos sanguíneos percorrem esta área. Uma revisão completa da anatomia do osso esfenoide é necessária para se compreender o ápice orbital[1], cujas duas características mais importantes são a fissura orbital superior e o canal óptico (Fig. 2-1, *A*). O canal óptico situa-se entre o teto e a extremidade da parede medial no vértice orbital na dimensão vertical. Ele está inteiramente

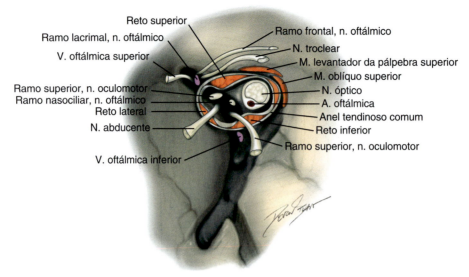

Figura 2-3 O anel de Zinn circunda a fissura orbital superior, abrigando nele os nervos oculomotores e abducente. Deve-se notar que a posição do nervo é superior à do anel.

dentro da asa menor do esfenoide e é orientado lateralmente no plano axial. A fissura orbital superior (FOS) está entre as asas menores e maiores do osso esfenoide e abriga vários nervos cranianos importantes: o nervo oculomotor (NC III), o nervo troclear (NC IV), o segmento oftálmico do nervo trigêmeo (V-1) e o nervo abducente (NC VI). Os nervos cranianos III e VI entram na órbita dentro do anel de Zinn para dentro do cone muscular (Fig. 2-3). A origem tendinosa do músculo reto lateral divide a FOS em dois compartimentos, um superior e um inferior. A área da FOS circundada pelo anel de Zinn é chamada de *forame oculomotor*. O nervo oftálmico (V-1) entra na órbita fora do anel/cone muscular no compartimento superior para prosseguir em frente como os nervos frontal e lacrimal. O nervo troclear (NC IV) encontra-se no compartimento superior, do lado de fora do anel de Zinn, em estreita proximidade com as veias oftálmicas superiores.*

A artéria oftálmica é o primeiro ramo da artéria carótida interna (ACI) após a sua entrada no crânio (Fig. 2-4). A artéria se encontra abaixo do nervo óptico e corre para frente na bainha dural, eventualmente perfurando e, em seguida, emergindo para fora da bainha à medida que sai do canal óptico lateralmente e inferiormente ao nervo óptico. A artéria central da retina (ACR) ramifica a artéria oftálmica perto da origem do músculo reto lateral e reentra na bainha do nervo óptico no caminho para a retina. Devido ao fato de a ACR ser um "fim de artéria", a retina não tem um suprimento de artéria colateral. A artéria oftálmica fornece sangue ao cone muscular, ao globo e a todas as estruturas orbitais superiores. A artéria carótida externa (ACE) contribui para a órbita inferior através da artéria maxilar, infraorbital, zigomático-facial e zigomático-temporal. Sendo assim, a órbita tem um suprimento de sangue duplo da ACI superiormente e da ACE inferiormente.[1,3,17-19]

As veias oftálmicas superiores passam pela FOS por fora do cone muscular no compartimento superior e drenam o sangue para o seio cavernoso. As veias oftálmicas inferiores passam pela fissura orbital inferior para se comunicarem com o plexo pterigoide e fazem anastomose com as veias oftálmicas superiores posteriormente, para drenar para o seio cavernoso.[1,3,17,19-23] Anteriormente, as veias oftálmicas superior e inferior podem se comunicar com a veia angular na face, criando o chamado triângulo perigoso da face. A suposta falta de válvulas dentro das veias angulares e oftálmicas permitiria a fácil passagem de êmbolos bacterianos ao seio cavernoso.[1,3] Em 2010, Zhang e Stringer[23] relataram ter encontrado válvulas em cadáveres usando lupa estereoscópica. Nesse estudo, foi verificado que a veia angular drena para a veia facial ou para a veia oftálmica superior.

A Anatomia dos Tecidos Moles

Anatomia da Pálpebra

As pálpebras representam estruturas compostas que cobrem o globo anterior e formam a fissura palpebral (Fig. 2-5, *A*). As três camadas da pálpebra são chamadas lamelas (uma única camada é uma lamela). Existem três lamelas das pálpebras superiores e três lamelas das pálpebras inferiores. Na pálpebra superior, a lamela anterior consiste na pele e no músculo orbicular do olho; a lamela média é composta do septo orbital e da aponeurose do músculo levantador; e a lamela posterior consiste em uma placa tarsal, músculo de Müller e conjuntiva palpebral. Na pálpebra inferior, a lamela anterior é composta de pele e do músculo orbicular dos olhos; a camada do meio é constituída pelo septo orbital; e a lamela posterior consiste na conjuntiva palpebral, na fáscia capsulopalpebral (i.e., retrator da pálpebra inferior) e placa tarsal. As localizações mediais e laterais onde as duas pálpebras se encontram são referidas como *canthi* (singular, *canthus*).[1,3,14,24]

---

*Referências 1, 3, 4, 7, 11, 15 e 16.

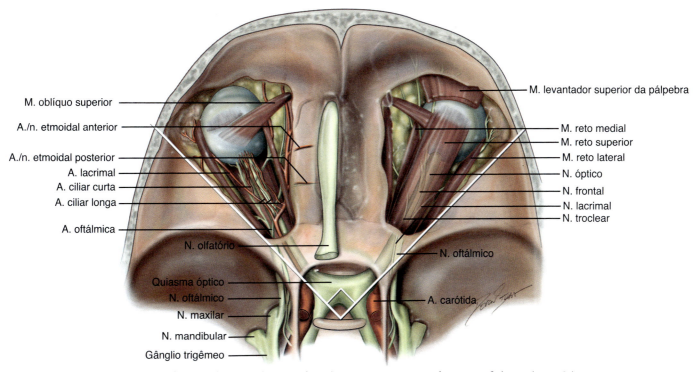

Figura 2-4 A secção horizontal através das órbitas mostra os ramos da artéria oftálmica *(esquerda)* e o nervo oftálmico *(direita)*.

Clinicamente o septo orbital é uma estrutura importante, multilaminada. O septo da pálpebra superior é contínuo com a parte inferior, portanto rodeia a órbita 360 graus.[1] O septo orbital se restringe à gordura extraconal dentro da órbita interna. Com a idade, uma diminuição do septo orbital pode ocorrer, conduzindo a uma hérnia anterior da gordura orbital extraconal, o que pode ser corrigido por blefaroplastia cosmética. O septo encontra o periósteo facial no arco marginal, que logo a segue na margem orbital, exceto na região inferolateral (Fig. 2-5, *B*). No zigoma, o arco marginal mergulha para baixo da face abaixo da borda orbital no recesso de Eisler. Essa variação é importante quando se realiza abordagens pré-septais para o assoalho orbital. A incisão do periósteo deve mergulhar para baixo lateralmente no osso zigomático abaixo do arco marginal nessa área.[1] A violação do septo orbital nesse local pode resultar em contratura de cicatriz vertical, produzindo exposição esclerótica lateral. Medialmente, o septo orbital passa em frente à tróclea e se insere na crista posterior lacrimal.[1,14,25-30]

O tecido conjuntivo fibroelástico denso conhecido como a placa tarsal ajuda a estabilizar e dar suporte às pálpebras. As placas superiores e inferiores do tarso possuem tamanhos diferentes no plano vertical. A placa tarsal superior varia entre 9 e 11 milímetros de altura, e a placa tarsal inferior possui geralmente de 4 a 5 mm de altura. A dobra tarsal superior na pálpebra superior é um marco importante para a blefaroplastia e as abordagens de trauma. Essa dobra é normalmente na junção da borda superior da placa tarsal superior e na confluência do septo orbital e da aponeurose do elevador. Orientado verticalmente, no interior das placas do tarsais, existem geralmente 20 glândulas meibomianas, que secretam uma secreção oleosa/sebácea sobre a córnea. Essa secreção de lipídios estabiliza o filme lacrimal e impede a evaporação da camada aquosa subjacente.[1]

Tendões Mediais e Laterais Cantais

Nas regiões mediais e laterais do canto, uma pele fina recobre os membros anteriores dos tendões. A fixação medial das pálpebras superior e inferior se insere nas cristas lacrimais anteriores e posteriores, resultando no canto medial. O membro anterior do tendão do cantal medial (TCM) é mais pronunciado que o seu homólogo posterior. O membro anterior se insere na crista lacrimal anterior do processo frontal da maxila. Esse membro anterior espesso protege os canalículos comuns e o saco lacrimal, que se encontram abaixo. O membro posterior mais delgado se insere na crista lacrimal posterior, a qual é parte do osso lacrimal. Uma terceira parte vertical pode ser observada onde o fáscia engrossa acima dos tendões do canto horizontais.[1] Entre as cristas lacrimais anteriores e posteriores, encontra-se a fossa do saco lacrimal; esta abriga o saco lacrimal, que drena para o nariz através do ducto nasolacrimal. O membro vertical do TCM protege a parte superior do saco lacrimal. Uma cabeça profunda do orbicular dos olhos pré-tarsal se insere na crista posterior lacrimal (CPL) e é chamada de *músculo de Horner* (Fig. 2-6). A identificação do membro anterior do tendão cantal medial é crucial na realização da cantopexia.[1,6]

A anatomia cantal lateral é menos complexa que a de seu homólogo medial. O tendão cantal lateral (TCL) tem

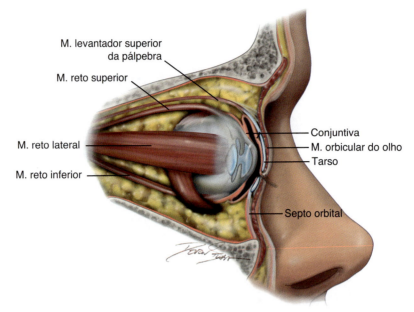

Figura 2-5 As pálpebras superior e inferior são compostas de três camadas distintas: a externa, a média e a interna.

dois membros: o membro mais grosso posterior e o membro anterior mais fino. O membro posterior se insere de 4 a 5 mm no interior do rebordo lateral do zigoma no tubérculo de Whitnall, que é de 10 mm inferior à sutura frontozigomática. A maioria do ramo anterior é posterior ao septo orbital à medida que sai da placa tarsal. Lateralmente, o membro anterior, o periósteo e o septo orbital se misturam na borda. Entre o septo orbital e do membro anterior há uma pequena coleção de gordura chamada de *bolso de gordura de Eisler*. O membro posterior do TLC é parte da estrutura conhecida como o *retináculo lateral*. Esta é uma estrutura composta, e os componentes são conhecidos como o 4 *Ls*: os tendões laterais do canto, o corno lateral da aponeurose do músculo levantador, o ligamento suspensor inferior de Lockwood e o ligamento de verificação do músculo reto lateral.[1,31] O retináculo lateral se insere diretamente no tubérculo de Whitnall do osso zigomático.[1,6,14,24,31] Em caucasianos europeus do norte, o canto lateral é aproximadamente 2 mm maior que o canto medial. Em asiáticos, o canto lateral é ≥ 3 mm mais elevados que o canto medial.[32-35]

Sistema Nasolacrimal e Glândulas Lacrimais

As glândulas lacrimais emparelhadas em formato de amêndoas ajudam a lubrificar os olhos através da produção de lágrimas induzidas por reflexo. Essas glândulas exócrinas estão alojadas no interior da fossa lacrimal do osso frontal no teto orbital lateral. O fornecimento de sangue é principalmente a partir da artéria lacrimal, um ramo da artéria oftálmica. A drenagem venosa a partir da glândula é pela veia oftálmica superior. As lágrimas são produzidas pela glândula lacrimal principal e pelas glândulas acessórias.[1] A glândula lacrimal secreta lágrimas estimuladas por reflexo através de fibras pós-ganglionares parassimpáticas que surgem no gânglio pterigopalatino. O movimento das pálpebras distribui lágrimas sobre a superfície do olho da parte lateral para a medial.[1] A secreção lacrimal não reflexa (i.e., a secreção de base) vem de três conjuntos de pequenas glândulas secretoras de mucina, glândulas do tipo cálice. A principal glândula lacrimal tem um lobo orbital e um lóbulo palpebral. Essa divisão da glândula é produzida pelo corno lateral do músculo levantador da pálpebra. Os ductos lacrimais (geralmente 6 a 12) se esvaziam no fórnice superolateral.[1,6,12,14,31]

O movimento das lágrimas para o nariz ocorre por meio de um mecanismo de bomba; as diferentes cabeças do orbicular dos olhos ordenham lágrimas para o saco lacrimal e as carúnculas na região do canto medial. Os movimentos de fechamento do orbicular dos olhos podem produzir uma pressão negativa dentro do saco lacrimal, recolhendo assim as lágrimas nas carúnculas. As duas carúnculas drenam para os canalículos superior e inferior, que ou se unem como um canalículo comum ou se esvaziam diretamente no saco lacrimal. A abertura das pálpebras cria uma pressão positiva no interior do saco lacrimal, propelindo lágrimas para o ducto nasolacrimal. As dobras de mucosa no duto nasolacrimal formam estruturas do tipo válvulas superiores e inferiores. A dobra superior é conhecida como a válvula de Rosenmuller; a dobra inferior é chamada de válvula de Hasner.[1,3] Danos no sistema de drenagem lacrimal, como pode ocorrer com fraturas e lacerações naso-orbitoetmoidais (NOE), interferem na drenagem lacrimal e podem produzir epífora. Acima, o ducto nasolacrimal é contínuo com a fossa do saco lacrimal, que abriga o saco lacrimal; e, abaixo, com o meato inferior da parede lateral do nariz.

Gordura Orbital Intraconal e Extraconal

A gordura orbital pode ser dividida em dois compartimentos pelo cone muscular. A gordura extraconal envolve o cone

CAPÍTULO 2 A Órbita e o Olho   17

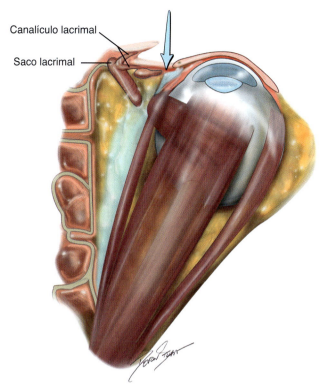

Figura 2-6 Secção sagital através das pálpebras; deve-se notar a adesão do orbicular do olho à crista lacrimal posterior (músculo de Horner).

muscular e está presente dentro da órbita óssea definida pela periórbita e pelo septo orbital. Em fraturas das paredes orbitais, essa gordura pode herniar nos seios paranasais, na fossa infratemporal e possivelmente na fossa craniana anterior com fraturas *blow-out* do teto orbital. Durante o tratamento da fratura, essa gordura deve ser reduzida para a órbita óssea antes da reconstrução das paredes.[6,31]

A gordura intraconal envolve o nervo óptico, os vasos sanguíneos e outros nervos sensoriais e motores dentro do cone muscular. A gordura intraconal é mantida por um sistema fascial intermuscular (i.e., septo intermuscular) que envolve os quatro músculos retos, produzindo o formato de cone.[1,27,28]

Músculos Orbital e Periorbital

Os músculos orbitais podem ser classificados como intrínsecos ou extrínsecos. Existem sete músculos esqueléticos internos (intrínsecos) dentro da órbita óssea, seis músculos extraoculares e o solitário músculo elevador da pálpebra superior. Todos os músculos extraoculares são originários no ou perto do anel de Zinn, exceto o músculo oblíquo inferior (MOI). Portanto, os quatro retos, oblíquo superior e os músculos elevadores da pálpebra todos se originam de modo proximal para distal e se inserem no globo ou na pálpebra superior. O músculo elevador da pálpebra se insere na placa tarsal da pálpebra superior através de uma aponeurose que começa no equador vertical do globo.[1,3,31] O MOI se origina na órbita anteromedial, imediatamente lateral ao canal nasolacrimal atrás da margem orbital. Ele viaja obliquamente abaixo do reto inferior e é cercado pelo ligamento de Lockwood para se inserir no globo. Isso coloca a origem muscular em perigo durante dissecações do assoalho orbital. A dissecção subperióstea deve ser realizada na órbita anteromedial para evitar danos a esse músculo orbital.[1,3,31]

O músculo elevador da pálpebra trabalha em conjunto com um pequeno músculo liso (ou seja, o músculo tarsal superior, ou músculo de Müller) para elevar a pálpebra superior.[1,3] O músculo levantador da pálpebra é um músculo esquelético voluntário, inervado pela divisão superior do nervo oculomotor (NC III). Os danos causados por trauma ou lesão iatrogênica produzem uma ptose grave da pálpebra superior. Na pálpebra inferior, a fáscia capsulopalpebral é considerada ser o retrator da pálpebra. Essa extensão da fáscia do músculo reto inferior viaja para frente para dividir e envolver MOI. Quando os dois membros se reúnem, o componente resultante é considerado como sendo o orientado transversalmente ligamento de Lockwood. A fáscia capsulopalpebral então se insere na borda inferior do tarso inferior. Algumas fibras também podem viajar para frente para se inserirem no tecido subcutâneo abaixo do tarso e criar um vinco da pálpebra inferior.[1]

O músculo de Müller é um músculo liso involuntário que se origina a partir do músculo elevador da pálpebra, inserindo-se na borda superior do tarso e sendo inervado pelo sistema nervoso simpático. As fibras pós-ganglionares simpáticas viajam a partir do gânglio cervical superior do tronco cervical à órbita pelo plexo CAI e finalmente ao músculo liso através do nervo oculomotor (NC III) e ramos do nervo oftálmico (CN V-1).[31] A interrupção dessas fibras produz a síndrome de Horner, com a ptose ipsilateral leve característica, anidrose facial, miose da pupila e pseudoenoftalmo. O músculo tarsal inferior da pálpebra inferior surge a partir da fáscia cápsulopalpebral para se inserir no tarso inferior.[1] No entanto, em alguns pacientes (ou cadáveres), ele pode não ser identificado tão facilmente como o músculo superior de Müller.

A musculatura extrínseca que constitui a maioria das pálpebras é composta pelas fibras do músculo orbicular do olho, o qual é inervado pelos ramos temporais e zigomáticos do nervo facial. O orbicular do olho faz parte das lamelas anteriores da pálpebra superior e inferior, bem como forma um esfíncter em torno da fissura palpebral. É dividido em uma porção orbital e uma porção palpebral. A parte palpebral é dividida em porções pré-tarsal (PT) e pré-septal (PS).[1] O piscar ou a contração voluntária ocorre através da contração das porções palpebrais, enquanto fechamento forçado ocorre através da contração da porção orbital.

O fornecimento de sangue nas pálpebras se dá através de vasos terminais (arcados) da ACI e ACE. O orbicular do olho é um antagonista do elevador da pálpebra e do retrator da pálpebra inferior (RPI) e atua para fechar as pálpebras/fissura palpebral. Na pálpebra superior, a porção orbital do orbicular cobre os músculos corrugador e do supercílio. Na pálpebra inferior, a parte orbital do músculo orbicular do olho cobre o zigomático maior, zigomático menor, músculo levantador do ângulo da boca, levantador do lábio superior e levantador dos músculos da asa do nariz. O orbicular do olho tem sua origem medial ao longo da margem orbital superomedial e do tendão cantal medial, e inferiormente ao longo da borda inferomedial e do processo frontal da maxila. Tal como acontece com outros músculos da expressão facial, ele é envolvido pelo sistema musculoaponeurótico superficial (SMAS). O SMAS, então, se insere na derme da pele facial.[1,3,14,31]

Resumo

A familiaridade com a anatomia orbital é de suma importância para o cirurgião realizar uma cirurgia orbital. Esse conhecimento reduz a possibilidade de complicações, que podem ser devastadoras.

Referências

1. Zide BM, Jelks GW: *Surgical anatomy of the orbit*, New York, 1985, Raven Press.
2. Rene C: Update on orbital anatomy, *Eye (Lond)* 20:1119, 2006.
3. Hollinshead W: *Anatomy for surgeons*, ed 3, Philadelphia, 1982, Harper & Row.
4. Evans BT, Webb AAC: Post-traumatic orbital reconstruction: anatomical landmarks and the concept of the deep orbit, *Br J Oral Maxillofac Surg* 45:183, 2007.
5. Abed S, Shams P, Shen S, et al: Surgical anatomy of the Caucasian orbit: a cadaveric study of the cranio-orbital foramen, *Br J Oral Maxillofac Surg* 48(Suppl 1):S6, 2010.
6. Hammer B: *Orbital fractures: diagnosis, operative treatment and secondary corrections*, Seattle, 1995, Hogrefe & Huber.
7. Kerans G, Evans BT, Webb AAC: Surgical anatomy of the deep orbit: assessment of individual variation to aid safe orbital dissection, *Br J Oral Maxillofac Surg* 49(Suppl 1):S18, 2011.
8. Manson PN, Clifford CM, Su CT, et al: Mechanisms of global support and posttraumatic enophthalmos. I. The anatomy of the ligament sling and its relation to intramuscular cone orbital fat, *Plast Reconstr Surg* 77:193, 1986.
9. Worthington JP: Isolated posterior orbital floor fractures, diplopia and oculocardiac reflexes: a 10-year review, *Br J Oral Maxillofac Surg* 48:127, 2010.
10. Beden U, Edizer M, Elmali M, et al: Surgical anatomy of the deep lateral orbital wall, *Eur J Ophthalmol* 17:281, 2007.
11. Willems PWA, Farb RI, Agid R: Endovascular treatment of epistaxis, *Am J Neuroradiol* 30:1637, 2009.
12. Gotwald TF, Menzler A, Beauchamp NJ, et al: Paranasal and orbital anatomy revisited: identification of the ethmoid arteries on coronal CT scans, *Crit Rev Comput Tomogr* 44:263, 2003.
13. Aviv RI, Casselman J: Orbital imaging. Part 1. Normal anatomy, *Clin Radiol* 60:279, 2005.
14. Bilyk JR: Periocular and orbital anatomy, *Curr Opin Ophthalmol* 6:53, 1995.
15. Daniels DL, Mark LP, Mafee MF, et al: Osseous anatomy of the orbital apex, *Am J Neuroradiol* 16:1929, 1995.
16. Ettl A, Zwrtek K, Daxer A, Salomonowitz E: Anatomy of the orbital apex and cavernous sinus on high-resolution magnetic resonance images, *Surv Ophthalmol* 44:303, 2000.
17. Hayreh SS: Orbital vascular anatomy, *Eye (Lond)* 20:1130, 2006.
18. McNab A: Orbital vascular anatomy and vascular lesions, *Orbit* 22:77, 2003.
19. Vignaud J, Hasso AN, Lasjaunias P, Clay C: Orbital vascular anatomy and embryology, *Radiology* 111:617, 1974.
20. Brismar J: Orbital phlebography. II. Anatomy of superior ophthalmic vein and its tributaries, *Acta Radiol Diagn (Stockh)* 15:481, 1974.
21. Bruna J: Orbital venography: examination methods, anatomy of the venous orbital system, normal orbital venogram, *Cesk Radiol* 26:299, 1972.
22. Dayton GO: Orbital venography: anatomy, technique, and diagnostic use, *Trans Am Ophthalmol Soc* 75:459, 1977.
23. Zhang J, Stringer MD: Ophthalmic and facial veins are not valveless, *Clin Exp Ophthalmol* 38:502, 2010.
24. Jelks GW, Jelks EB: The influence of orbital and eyelid anatomy on the palpebral aperture, *Clin Plast Surg* 18:183, 1991.
25. Hoffmann KT, Hosten N, Lemke AJ, et al: Septum orbitale: high-resolution MR in orbital anatomy, *Am J Neuroradiol* 19:91, 1998.
26. Jordan DR: Anatomy of the orbital septum, *Ophthal Plast Reconstr Surg* 9:150, 1993.
27. Koornneef L: Orbital septa: anatomy and function, *Ophthalmology* 86:876, 1979.
28. Koornneef L, Zonneveld FW: Orbital anatomy: the direct scanning of the orbit in three planes and their bearings on the treatment of motility disturbances of the eye after orbital "blow-out" fractures, *Acta Morphol Neerl Scand* 23:229, 1985.
29. Meyer DR, Linberg JV, Wobig JL, McCormick SA: Anatomy of the orbital septum and associated eyelid connective tissues: implications for ptosis surgery, *Ophthal Plast Reconstr Surg* 7:104, 1991.
30. Putterman AM, Urist MJ: Surgical anatomy of the orbital septum, *Ann Ophthalmol* 6:290, 1974.
31. Turvey TA, Golden BA: Orbital anatomy for the surgeon, *Oral Maxillofac Surg Clin North Am* 24:525, 2012.
32. Rosenstein T, Talebzadeh N, Pogrel MA: Anatomy of the lateral canthal tendon, *Oral Surg Oral Med Oral Pathol Oral Radiol Endod* 89:24, 2000.
33. Gioia VM, Linberg JV, McCormick SA: The anatomy of the lateral canthal tendon, *Arch Ophthalmol* 105:529, 1987.
34. Ousterhout DK, Weil RB: The role of the lateral canthal tendon in lower eyelid laxity, *Plast Reconstr Surg* 69:620, 1982.
35. Parent AD, Das SK, Mallette RA, Haines DE: Significance of the lateral canthal tendon in craniofacial surgery, *Pediatr Neurosurg* 19:73, 1993.

CAPÍTULO 3

Os Seios Paranasais

Shyam Prasad Aravindaksha

A literatura sobre a anatomia e fisiologia dos seios paranasais remonta a Galen (130-201 d.C.), que se referiu à "porosidade" dos ossos da cabeça.[1] Leonardo da Vinci (1452-1519), cujas secções clássicas da cabeça ilustram o antro maxilar e seio frontal, aparentemente reconheceu a existência dessas cavidades como entidades funcionais separadas.[1] Ele também se referiu ao seio maxilar como "a cavidade do osso que suporta o rosto." Em 1651, Highmore[2] foi o primeiro a dar uma descrição detalhada do antro maxilar (antro de Highmore). No entanto, foi só no final do século XIX que as primeiras descrições anatômicas e patológicas detalhadas e sistemáticas dos seios paranasais foram publicadas por Zuckerkandl. Essas descrições tornaram-se ainda mais valiosas, porque elas poderiam ser aplicadas diretamente aos pacientes e seus problemas.

A invenção da técnica de raios X não acrescentou muito ao conhecimento anatômico dos seios. No entanto, a tomografia computadorizada (TC), disponível desde meados da década de 1970, fez a relação entre os seios maiores e os etmoidais muito claras, aplicando o conhecimento que tinha sido desenvolvido mais de 100 anos antes. Comparações de imagens de TC com os desenhos de Onodi, Grunwald, e Zuckerkandl demonstraram a incrível precisão do conhecimento destes pioneiros.[3]

Os seios paranasais formam uma unidade complexa de quatro cavidades emparelhadas preenchidas com ar na entrada das vias aéreas superiores: os seios etmoidais, esfenoidais, maxilares e frontais (Fig. 3-1). Cada um dos seios é denominado de acordo com o osso em que são encontrados. Os seios paranasais se desenvolvem como excrescências das cavidades nasais e erodem os ossos circundantes. Todas essas cavidades são revestidas por mucosa respiratória, que é ciliada e secretora de muco. Para dentro da cavidade nasal, todos os seios paranasais abrem-se (Fig. 3-2); e são inervados pelos ramos do nervo trigêmeo (Fig. 3-3).

Os seios paranasais começam a se desenvolver a partir de cristas e sulcos na parede lateral do nariz na oitava semana da embriogênese; e eles continuam a pneumatização até início da idade adulta.[4] Como mencionado, cada um tem o nome do osso do crânio em que está localizado.[5,6] No entanto, durante o desenvolvimento de um seio, a pneumatização pode envolver ossos adjacentes; por exemplo, o seio etmoide se desenvolve no frontal, maxilar ou esfenoide, e o seio maxilar se estende para dentro do osso zigomático.

Todos os seios são revestidos por um epitélio respiratório pseudoestratificado composto de quatro tipos principais de células:

- Células cilíndricas ciliadas
- Células cilíndricas não ciliadas
- Células mucosas caliciformes
- Células basais

A mucosa está diretamente ligada ao osso e é referida como sendo o *mucoperiósteo*. Embora seja um pouco mais fino, o mucoperiósteo dos seios é contínuo com o da cavidade nasal através dos vários óstios dos seios.[7] Os óstios são abertura naturais pelas quais as cavidades dos seios são drenadas para a via aérea, quer diretamente na cavidade nasal (óstio esfenoide) ou quer indiretamente por meio de estruturas anatômicas mais complexas (recesso frontal).

Seios Etmoidais

Os seios etmoidais começam sua formação no terceiro para o quarto mês de vida fetal como envaginações da parede lateral do nariz. No momento do nascimento, as células etmoidais anteriores são gaseificadas, enquanto as células etmoidais posteriores são preenchidas por fluido. As células aéreas etmoidais posteriores se pneumatizam com o avançar da idade, e o ar substitui o fluido nessas células. As últimas células aéreas a se formarem são as anteriores, principalmente as células *agger nasi* e da bula.[8] Quando a pneumatização está completa, a média de tamanho das células etmoidais anteriores é de 20-24 × 20-24 × 10-12 mm, e o tamanho médio das células etmoidais posterior é de 20-21 × 20-22 × 10-12 mm.[3]

Células Etmoidais

As células aéreas etmoidais são revestidas por epitélio cilíndrico ciliar pseudoestratificado. As células aéreas etmoidais estão cercadas medialmente pela cavidade nasal, lateralmente pela lâmina papirácea e superiormente pela fóvea etmoidal. A lâmina basal da concha média divide as células etmoidais em partes anteriores e posteriores.[9] As células anteriores se esvaziam no meato médio, e as células posteriores drenam para dentro do meato superior.

Hajek[10] apresentou um esquema simplificado para descrever a localização das células aéreas etmoidais. O esquema de Hajek descreveu as células de ar como existindo em três conjuntos de sulcos, que formam como vales entre quatro projeções de lamelas de osso. Anteriormente, a ranhura uncinada (o hiato semilunar) é formada pelo processo uncinado

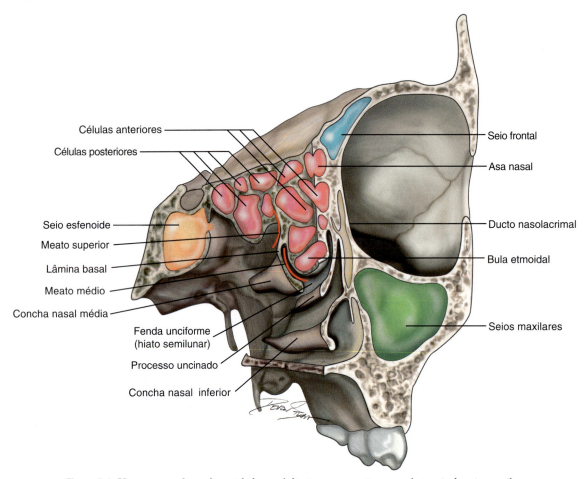

Figura 3-1 Vista paramediana da cavidade nasal direita, com secção coronal através do seio maxilar.

anteriormente e pela bula etmoidal posteriormente; o hiato semilunar é o local de orifícios para o seio frontal, seio maxilar e células etmoidais anteriores. O segundo sulco é o meato médio, que fica entre a bula etmoidal anteriormente e a concha média posteriormente; a bula etmoidal localizada nesta lamela é muitas vezes envolvida na obstrução do ducto nasofrontal. A terceira ranhura é o meato superior que é formado entre os cornetos médios e superiores (Fig. 3-4).[5] Os números de células etmoidais varia de acordo com o indivíduo; no entanto, sete células anteriores menores e quatro células posteriores maiores estão tipicamente presentes. As células aéreas posteriores, ocasionalmente, apresentam-se como duas células de ar muito grandes.[8] O sulco uncinado é o mais anterior e tem três a quatro células de ar em sua fronteira superior. No meato médio, existem de uma a duas células do *agger nasi*; e, posteriormente ao *agger nasi*, está a bula etmoidal, que contém uma célula superior e outra inferior.[11] As células aéreas etmoidais posteriores são drenadas através do meato superior. As células aéreas etmoidais anteriores drenam através do meato médio. O suprimento arterial para as células aéreas etmoidais se dá por meio das artérias etmoidais que são ramos da artéria oftálmica. A artéria etmoidal anterior entra no forame etmoidal 24 mm posteriormente à crista lacrimal anterior, e fornece sangue às células de ar etmoidais anteriores. A artéria etmoidal posterior entra no forame etmoidal posterior, 36 mm posterior à crista lacrimal anterior, e fornece sangue às células aéreas etmoidais posteriores.[12] A drenagem venosa se dá através das veias nomeadas anteriormente, que acompanham as artérias para a veia oftálmica superior ou plexo pterigopalatino. A drenagem linfática das células etmoidais anteriores se dá através dos linfonodos submandibulares, e as células etmoidais posteriores drenam através dos infonodos retrofaríngeos. A inervação se dá via os nervos etmoidais anterior e posterior do nervo oftálmico (V1) e o ramo nasal posterior do nervo maxilar (V2).[3]

Seio Maxilar

O seio maxilar começa a se desenvolver na 3ª semana de gestação. Na 12ª semana de gestação, o seio maxilar se forma a partir de uma invaginação ectodérmica da ranhura do meato médio e cresce internamente até chegar a um tamanho que, no nascimento, é de aproximadamente 7 × 4 × 4 mm e tem um volume de 6-8 mL.[13] No útero, o seio maxilar é preenchido por fluido; no entanto, após o nascimento, os

CAPÍTULO 3 Os Seios Paranasais 21

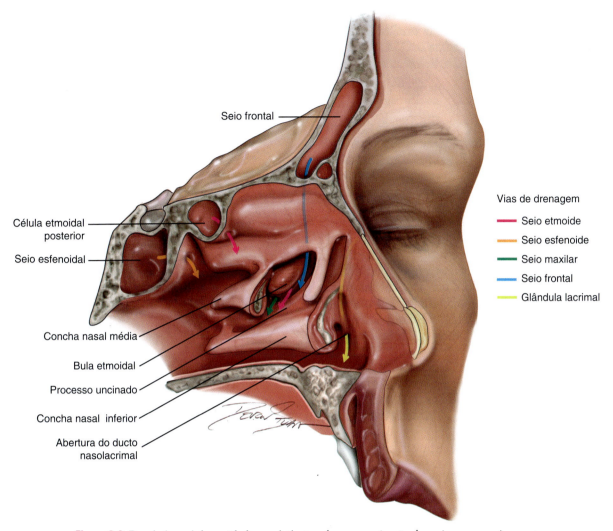

Figura 3-2 Parede lateral da cavidade nasal, ilustrando a comunicação dos seios paranasais com a cavidade nasal.

seios maxilares se pneumatizam em relação ao rápido crescimento bifásico: durante os 3 primeiros anos de vida e, em seguida, novamente a partir da idade de 7 a 12 anos. Aos 12 anos, o seio está ao nível do assoalho da cavidade nasal;[12] no entanto, conforme mais pneumatização ocorre na idade adulta, com a erupção dos molares adultos, o assoalho do seio desce para cerca de 1 cm abaixo do assoalho da cavidade nasal.[14]

Os seios maxilares estão emparelhados aos seios paranasais que se desenvolvem em torno da dentição adulta até um volume de 15 ml, embora o volume seja menor em crianças e aumente com a pneumatização sinusal que ocorre com o avanço da idade. A extensão dessas cavidades é desde a região do terceiro molar posteriormente até os pré-molares anteriormente. As dimensões do seio variam e vão desde 25 a 35 mm de largura, de 36 a 45 mm de altura vertical e de 38 a 45 milímetros de profundidade anteroposterior.[15] As diferenças de largura são geralmente atribuídas ao crescimento em direção ao arco zigomático, posteriormente, em vez de em direção aos dentes caninos anteriormente.[8]

O seio maxilar tem a forma de uma pirâmide quadrangular, com a base virada para a parede lateral do nariz e o ápice voltado ao arco zigomático. O teto do seio contribui para o assoalho da órbita, o assoalho está virado para o processo alveolar, e o seio avança profundo e adjacente ao palato. As linhas de membrana schneideriana do seio maxilar são compostas por epitélio ciliar pseudoestratificado. A concentração de cílios aumenta com a proximidade do óstio do seio. A espessura desta membrana é de 0,8 mm. Em comparação com a mucosa nasal, a mucosa antral é mais fina e menos vascular.[16] Ao nascer, o seio maxilar começa medial à órbita, e suas dimensões são maiores anteroposteriormente. Aos 2 anos, o seio continua inferiormente abaixo da órbita medial e continua a pneumatizar lateralmente. Por volta dos 4 anos, o seio atinge o canal infraorbital e continua

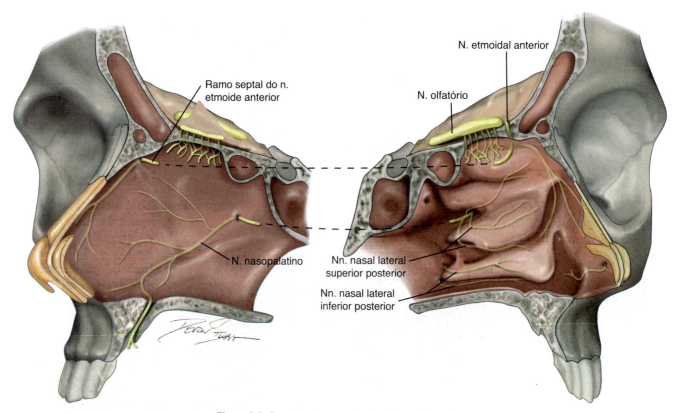

Figura 3-3 Suprimento nervoso dos seios paranasais.

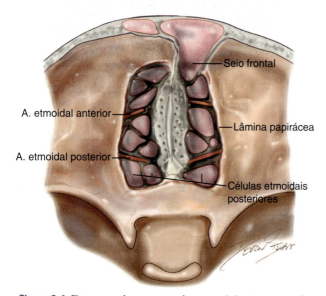

Figura 3-4 Diagrama da anatomia de uma célula aérea etmoide.

lateralmente. Aos 9 anos, o crescimento inferior atinge a região do palato duro. A pneumatização continua conforme os dentes permanentes nascem.[17]

O ápice do seio maxilar contribui para o assoalho da órbita e contém o feixe neurovascular infraorbital. O forâme infraorbital abre-se aproximadamente 1 cm abaixo da borda infraorbital.[18] O assoalho do seio maxilar encosta no processo alveolar da maxila, com frequência se aproximando dos ápices dos dentes molares (veja a próxima seção). A extensão inferior do assoalho do seio é 1 cm inferior ao assoalho da cavidade nasal. A parede medial dos seios maxilares abriga o seu óstio no aspecto supero-medial e o ducto nasolacrimal, por meio do qual a drenagem do aparelho lacrimal ocorre. O óstio do seio maxilar desemboca no aspecto posterior do hiato semilunar. O ducto nasolacrimal corre 4 a 9 mm anterior para o óstio do seio e se esvazia na porção anterior do meato inferior.[15]

O desenvolvimento dos seios segue um modelo de três compartimentos descrito por Underwood,[19] em que esses compartimentos frequentemente separados por septos estão associados a três marcos dentais diferentes. O compartimento anterior se forma em torno dos molares decíduos entre os 8 meses a 2 anos. O compartimento do meio se forma por volta dos primeiro e segundo molares adultos, dos 5 aos 12 anos. O compartimento posterior se forma em torno dos terceiros molares, dos 16 aos 30 anos.[19,20] A porção mais inferior do seio maxilar é na região do primeiro molar.[8] A distância do assoalho do seio para as pontas das raízes dos dentes é mais longa para o primeiro pré-molar e mais curta para a ponta da raiz disto-vestibular do segundo molar.[21] As raízes do primeiro e segundo molares maxilares se comunicam com o assoalho do seio maxilar com uma incidência de 40%.[22] As raízes palatinas desses dentes são 50% mais próximas do assoalho sinusal que do palato, e em 20% dos casos a comunicação apical está presente entre as raízes do palato dos primeiro e segundo molares maxilares e o seio maxilar (Fig. 3-5 e Tabela 3-1).[23]

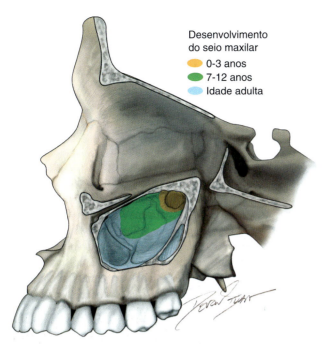

Figura 3-5 Vista sagital da anatomia do seio maxilar.

Tabela 3-1	Distância das Raízes dos Dentes Maxilares ao Assoalho do Seio Maxilar	
Raiz	Distância (mm)	DP
Primeiro pré-molar vestibular	6,18	1,60
Primeiro pré-molar palatina	7,05	1,92
Segundo pré-molar	2,86	0,60
Primeiro pré-molar mesiovestibular	2,82	0,59
Primeiro molar palatina	1,56	0,77
Primeiro molar distovestibular	2,79	1,13
Segundo molar mesiovestibular	0,83	0,49
Segundo molar palatina	2,04	1,19
Segundo molar distovestibular	1,97	1,21

Septo Maxilar

O septo é definido como um suporte de osso que tem, pelo menos, 2,5 mm de altura. Os septos dentro do seio maxilar são de duas variedades. Os septos primários são formados como parte do modelo de três compartimentos do desenvolvimento dos seios e agem como divisores de componentes anterior, médio e posterior; eles são encontrados entre as raízes do segundo pré-molar, o primeiro molar e as raízes do primeiro e segundos molares, e de modo distal às raízes do terceiro molar. Os septos extrínsecos aos do desenvolvimento do maxilar são chamados de septos secundários e ocorrem como resultado de pneumatização após a extração dentária. A prevalência geral dos septos presentes em qualquer seio maxilar é de 35%.[19] Os septos em regiões desdentadas tendem a ser maiores que aqueles em regiões parcialmente desdentadas, as quais são maiores ainda que as regiões dentadas do alvéolo.[8] A presença de septos é pertinente para os procedimentos de elevação do seio, porque eles complicam o processo de luxação da janela óssea para expor o seio e aumentam a probabilidade de perfuração da membrana sinusal.

Os tamanhos e números de óstios dos seios maxilares são variáveis. Simon[23] verificou que o óstio do seio existia como um canal maior que 3 mm em largura mesiodistal do infundíbulo para a abertura antral em 82,7% dos indivíduos, em contraste com os 13,7% em quem o óstio existia apenas como uma abertura. O comprimento médio do óstio do seio é de 5,55 mm e é orientado inferolateralmente a partir do infundíbulo para o antro, com a finalidade de drenar o seio maxilar no hiato semilunar. Aproximadamente 16% dos indivíduos têm um óstio acessório (ou seja, uma abertura fora do infundíbulo e do hiato semilunar). O óstio acessório normalmente só existe como uma abertura e não como um canal, com um comprimento médio de 1,5 mm. O significado clínico do óstio existente como um canal é uma apreciação de quão prontamente uma obstrução do canal pode ocorrer (Fig. 3-6).

Harrison[24] apresentou a localização anatômica dos nervos alveolares superiores descritos nesta seção. Os nervos alveolares superiores estão em íntima relação com o seio maxilar. O nervo alveolar anterior superior (AAS) surge 15 mm atrás do forame infraorbital e corre inferiormente na parede anterior da maxila. De modo ocasional, o AAS constitui uma elevação na parte anterior da cavidade do seio cerca de 6 mm inferior ao forame infraorbital em seu caminho para suprir a parede lateral do nariz e do septo e os dentes superiores anteriores. O nervo alveolar superior médio (ASM) surge muitas vezes fora do nervo infraorbital e segue em curso ao longo da parede posterior lateral ou anterior do seio para suprir os dentes pré-molares. O nervo alveolar posterior superior (APS) é um ramo do nervo infraorbital fora da extremidade posterior do canal infraorbital. Dois ramos desse nervo geralmente estão presentes: um ramo superior menor e um ramo inferior maior. O ramo superior do APS passa através do antro e corre posteriormente ao longo da tuberosidade maxilar. O ramo inferior fornece suprimento aos dentes molares e junta-se ao AMS e AAS para formar o plexo alveolar. A significância desta apresentação dos nervos alveolares superiores é apontar uma área na região anterior da maxila onde o osso pode ser removido com segurança (p. ex., o procedimento de Caldwell-Luc), com risco mínimo de danos aos nervos alveolares superiores.

O seio maxilar tem anastomoses ricas e recebe o seu suprimento arterial a partir das artérias infraorbital, esfenopalatina, nasal lateral posterior, facial, pterigopalatina, palatina maior e alveolares superiores posteriores. O retorno venoso do seio maxilar ocorre anteriormente através do plexo cavernoso que drena na veia facial e posteriormente através do plexo pterigoideo e para a veia jugular interna. A inervação do seio maxilar se dá através dos nervos alveolares anterior superior, médio superior e posterior superior. A drenagem linfática ocorre através do forame infraorbital para o sistema linfático submandibular.[14]

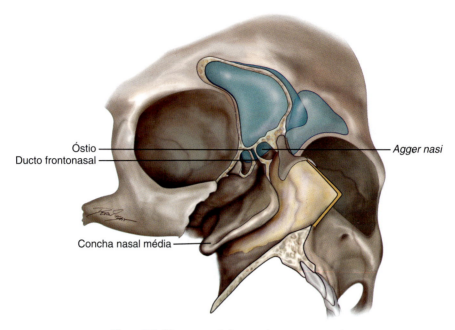

Figura 3-6 Vista coronal do complexo osteomeatal.

Seio Frontal

Os seios frontais são os mais superiores dos seios anteriores. Eles estão situados no osso frontal entre as placas interior e exterior. A placa interna, ou parede posterior (separa o seio frontal da fossa craniana anterior), é muito mais fina que a parede exterior e pode ser penetrada acidentalmente durante uma cirurgia.[24] O septo entre a direita e a esquerda é quase sempre situado assimetricamente e divide os seios frontais em dois seios desiguais. Os maiores seios podem passar através da linha média e se sobrepõem um sobre o outro. Os seios muitas vezes têm recessos incompletamente separados, que fazem a anatomia altamente variável. Os marcos cirúrgicos superficiais para o seio frontal foram descritos por Tubbs *et al.*[25] a partir de dissecações do seio frontal de cadáveres adultos. Em seu estudo de 70 cadáveres adultos, esses pesquisadores relataram que a parede lateral do seio frontal nunca se estendia mais de 5 mm lateralmente à linha média da pupila. Nessa mesma linha e a um plano desenhado através dos rebordos supraorbitais, o teto do seio frontal nunca foi superior a 12 mm e na linha média, não atingiu mais de 4 cm acima do ponto násio. O seio frontal é separado da órbita por uma placa triangular fina.

Em relação à extensão lateral dos seios frontais, os autores observaram diversos casos em que a extensão lateral dos seios frontais estendeu-se mais lateralmente que o descrito por Tubbs e colegas.[25] Além disso, Maves[26] demonstrou que o grau de pneumatização do seio frontal varia e pode estender-se lateralmente até a asa do esfenoide.

O óstio do seio frontal encontra-se no aspecto posteromedial do assoalho do seio. O ducto nasofrontal se abre para a parte anterior do meato médio e do recesso frontal ou diretamente na extremidade anterior do infundíbulo (Fig. 3-7).

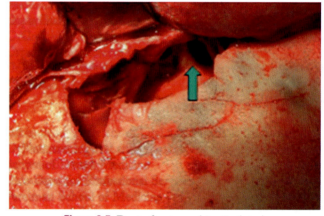

Figura 3-7 Ducto frontonasal *in situ (setas).*

Esta relação com o infundíbulo e o meato médio serve para proteger o seio frontal da disseminação de doenças no complexo osteomeatal. O *agger nasi* está intimamente implicado: a parede posterior do *agger nasi* forma a borda anterior do recesso frontal, que então passa posteriormente ao *agger nasi* e às células supraorbitais. O recesso está presente em 77% dos pacientes. Nos outros 23%, a drenagem ocorre através de um óstio do seio frontal.[27] Também existem dois padrões para a drenagem do trato do seio frontal: aqueles que drenam medialmente ao processo uncinado e aqueles que drenam lateralmente ao processo uncinado. Os que drenam medialmente são os mais comuns e estão significativamente relacionados com a presença de sinusite frontal. As fronteiras do ducto frontonasal são (1) a borda anterior, que é a porção superior do processo uncinado; (2) a borda posterior, que é a porção superior da bula etmoidal; (3) a borda medial, a qual é formada pela placa de cornetos; e (4) a borda lateral, que representa a placa suprainfundibular.[18] O ducto nasofrontal pode ser ampliado com segurança através da remoção da porção superior da lamela do assoalho da bula etmoide no limite posterior do ducto nasofrontal com fórceps cortantes.[28]

Além dos grupos de diferentes células etmoidais anteriores que poderiam estar relacionados com o infundíbulo frontal, outras células podem se originar a partir do recesso frontal e, quando presentes, são chamadas de *células infundibulares frontais*. Bent e Kuhn[29] classificaram as células frontais em quatro tipos:
- Tipo 1 é uma célula única de ar acima do *agger nasi*.
- Tipo 2 é um grupo de pequenas células acima do *agger nasi*, mas abaixo do teto da órbita.
- O tipo 3 é uma única célula que se estende do *agger nasi* para o seio frontal.
- Tipo 4 é uma célula isolada dentro do seio frontal não contígua com o *agger nasi*.

As artérias supraorbitais supratrocleares, que se ramificam da artéria oftálmica, formam o suprimento arterial do seio frontal. A veia oftálmica superior fornece drenagem venosa. A drenagem venosa real para a tábua óssea interna, no entanto, é por meio da dura-máter e do periósteo craniano. Essas veias estão em adição às veias diploicas e a todas as estruturas venosas que se comunicam nos plexos venosos da tábua interna, da periórbita e do periósteo craniano.

Seio Esfenoidal

Os seios esfenoidais estão localizados na base do crânio na junção das fossas cerebrais anterior e média. O crescimento delas começa entre o 3° e o 4° mês de desenvolvimento fetal, como uma invaginação da mucosa nasal para dentro da parte posterior da cápsula nasal cartilaginosa. Entre o nascimento e os 3 anos, o esfenoide é principalmente uma cova no recesso esfenoetmoidal. A pneumatização do osso esfenoide começa aos 3 anos, se estende em direção à sela túrcica por volta da idade de 7 anos e atinge sua forma final na adolescência.[2] Os dois seios geralmente se desenvolvem de forma assimétrica, separados pelo septo ósseo intersinusal. Em alguns casos, devido a essa assimetria, o septo intersinusal sai da linha mediana e pode ter uma inserção posterior no canal ósseo carotídeo, na parede lateral do esfenoide.[30] Por esse motivo, deve-se ter cuidado quando se remover o septo nesses casos, porque uma avulsão abrupta pode resultar em ruptura da carótida.

A pneumatização do esfenoide pode invadir os processos clinoides anteriores e posterior, a parte posterior do septo nasal e o vômer. O seio esfenoidal é drenado através de um óstio único no recesso esfenoetmoidal. Esse óstio é classicamente situado 7 cm da base da columela a um ângulo de 30 graus em relação ao assoalho do nariz em um plano para sagital; isso normalmente corresponde a uma posição no meio do caminho para cima da parede anterior do seio. A parede superior do seio esfenoidal geralmente representa o assoalho da sela turca.

Dependendo da extensão da pneumatização, o seio esfenoidal pode ser classificado em três tipos:[2]
1. *Conchal*: A área abaixo da sela é um bloco sólido de osso sem pneumatização.
2. *Preselar*: O esfenoide é pneumatizado ao nível do plano frontal da sela e não além.
3. *Selar*: É o tipo mais comum, em que pneumatização se estende para dentro do corpo do esfenoide além do assoalho da sela, às vezes chegando ao clívus.

A parede lateral do seio esfenoidal pode mostrar várias proeminências, sendo o mais importante o canal carotídeo e o canal óptico. A artéria carótida interna, a estrutura mais medial do seio cavernoso, se assenta contra a superfície lateral do osso esfenoide. A sua proeminência dentro do esfenoide varia de uma protuberância focal para uma elevação serpiginosa marcando o curso completo da porção intracavernosa da artéria carótida de posteroinferior a posterossuperior (Fig. 3-8).[2] Em alguns casos, mesmo sem doença sinusal avançada, a deiscência na margem óssea pode estar presente, e isso deve ser particularmente procurado na tomografia computadorizada (TC).[30]

O canal óptico é encontrado no ângulo posterossuperior entre as paredes lateral, posterior e superiores do seio, cruzando horizontalmente do canal carotídeo de lateral para medial (Fig. 3-8). A pneumatização do esfenoide acima e abaixo do canal óptico pode resultar, respectivamente, em recesso supraóptico e recesso infraóptico (o recesso óptico-carotídeo). O recesso infraóptico situa-se entre o nervo óptico superiormente e o canal carotídeo inferiormente e às vezes pode pneumatizar o processo clinoide anterior.[2]

Os canais dos dois outros nervos podem ser encontrados na parede lateral do seio esfenoidal, abaixo do nível do canal carotídeo: o segundo ramo do nervo trigêmeo, superiormente através do forame redondo; e o nervo vidiano, no canal pterigoideo inferiormente (Fig. 3-8).[2]

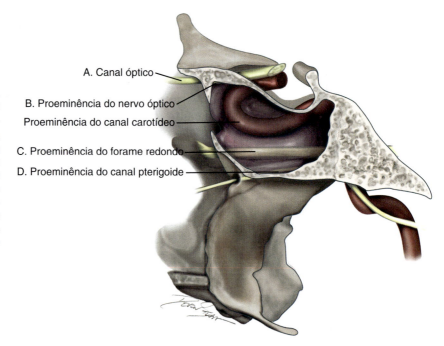

Figura 3-8 Esquema simplificado da parede lateral do seio esfenoidal esquerdo. O canal óptico *(A)* corre da porção anterolateral até a porção posteromedial na maior parte do aspecto superior da parede. lateral. A proeminência carotídea *(B)* é comumente vista na junção das paredes posterior e lateral. Deve-se notar o recesso supraóptico *(acima de A* . Os canais para o segundo ramo do nervo terminal *(C)* e o nervo vidiano *(D)* podem algumas vezes ser identificados endoscopicamente e definem as fronteiras superior e inferior do recesso lateral *(entre C e D)* em um esfenoide bastante pneumatizado.

Referências

1. Surgical anatomy of the paranasal sinuses. In Kountakis SE, Onerci TM, editors: *Rhinologic and sleep apnea surgical techniques*, Springer, 2007.
2. Surgical Anatomy of the Paranasal sinuses-Chapter 2. Rhinologic and Sleep apnea surgical studies, Zoukaa B. Sargi, Roy R. Casiano: pg 17-26,2007.
3. Snow JB Jr, Ballenger JJ: Anatomy and physiology of the nose and paranasal sinuses. In Snow JB JR, Ballenger JJ, editors: *Ballenger's otorhinolaryngology head and neck surgery*, ed 16, Hamilton, Ontario, 2003, Decker.
4. Bolger WE: Anatomy of the paranasal sinuses. In Kennedy DW, Bolger WE, Zinreich J, editors: *Diseases of the sinuses: diagnosis and management*, New York, 2001, Decker.
5. Graney DO, Rice DH: Paranasal sinuses anatomy. In Cummings CW, Fredrickson JM, Harker LA, et al, editors: *Otolaryngology head and neck surgery*, ed 3, St Louis, 1998, Mosby.
6. Van Cauwenberge P, Sys L, De Belder T, et al: Anatomy and physiology of the nose and the paranasal sinuses, *Immunol Allergy Clin North Am* 24:1, 2004.
7. Mosher HP: The applied anatomy and the intranasal surgery of the ethmoidal labyrinth, *Laryngoscope* 23:881, 1913.
8. Orrett E, Ogle RJ, Weinstock EF: Surgical anatomy of the nasal cavity and paranasal sinuses, *Oral Maxillofac Surg Clin North Am* 24:155, 2012.
9. Stammberger HR, Kennedy DW: Paranasal sinuses: anatomic terminology and nomenclature—the Anatomic Terminology Group, *Ann Otol Rhinol Laryngol Suppl* 167:7, 1995.
10. Ogle OE, Dym H: Surgery of the nose and paranasal sinuses, *Oral Maxillofac Surg Clin North Am* 24(2):13-14, 2012.
11. Ellis E III, Zide MF: Coronal approach. In Ellis E III, Zide MF, editors: *Surgical approaches to the facial skeleton*, ed 2, Philadelphia, 2006, Lippincott Williams & Wilkins.
12. Lawson W, Patel ZM, Lin FY: The development and pathologic processes that influence maxillary sinus pneumatization, *Anat Rec* 291:1554, 2008.
13. Som P, Curtin H: *Head and neck imaging*, ed 5, St. Louis, 2011, Elsevier.
14. Smiler DG, Soltan M, Shostine MS, et al: ed 2, Oral and maxillofacial surgery vol 17, St Louis, 2009, Mosby.
15. Van den Bergh JP, ten Bruggenkate CM, Disch FJ, et al: Anatomical aspects of sinus floor elevations, *Clin Oral Implants Res* 11:256, 2000.
16. Woo I, Le BT: Maxillary sinus floor elevation: review of anatomy and two techniques, *Implant Dent* 13:28, 2004.
17. Scuderi AJ, Harnsberger HR, Boyer RS: Pneumatization of the paranasal sinuses: normal features of importance to the accurate interpretation of CT scans and MR images, *Am J Roentgenol* 160:1101, 1993.
18. Hitotsumatsu T, Matsushima T, Rhoton AL: Surgical anatomy of the midface and the midline skull base, *Operat Tech Neurosurg* 2:160, 1999.
19. Underwood AS: An inquiry into the anatomy and pathology of the maxillary sinus, *J Anat Physiol* 44(Pt 4):354, 1910.
20. Maestre-Ferrín L, Galán-Gil S, Rubio-Serrano M, et al: Maxillary sinus septa: a systematic review, *Med Oral Patol Oral Cir Bucal* 15:e383, 2010.
21. Cenk K, Kivanc K, Selcen PY, et al: An assessment of the relationship between the maxillary sinus floor and the maxillary posterior teeth root tips using dental cone-beam computerized tomography, *Eur J Dent* 4:462, 2010.
22. Wallace JA: Transantral endodontic surgery, *Oral Surg Oral Med Oral Pathol* 82:80, 1996.
23. Simon E: Anatomy of the opening of the maxillary sinus, *Arch Otolaryngol* 29:640, 1939.
24. Harrison D: Surgical anatomy of maxillary and ethmoid sinuses, *Laryngoscope* 81(10), 1971.
25. Tubbs RS, Elton S, Salter G, et al: Superficial surgical landmarks for the frontal sinus, *J Neurosurg* 96:320-322, 2002.
26. Maves MD: Surgical anatomy of the head and neck, Bailey BJ, Johnson JT, Newlands SD, editors: *Head and neck surgery: otolaryngology*, vol 1, Philadelphia, 2006, Lippincott Williams & Wilkins.
27. Metson R: Endoscopic treatment of frontal sinusitis, *Laryngoscope* 102:712, 1992.
28. Kim KS, Kim HU, Chung IH, et al: Surgical anatomy of the nasofrontal duct: anatomical and computed tomographic analysis, *Laryngoscope* 111:603, 2001.
29. Bent J, Kuhn FA, Cuilty C: The frontal cell in frontal recess obstruction, *Am J Rhinol* 8:185-191, 1994.
30. Sethi DS, Stanley RE, Pillay PK: Endoscopic anatomy of the sphenoid sinus and sella turcica, *J Laryngol Otol* 109:951, 1995.

O Sistema Auditivo

Kyle P. Allen e Peter S. Roland.

A Anatomia da Face, Boca e Mandíbula

Christopher Morris

O cirurgião oral e maxilofacial deve ter uma boa compreensão da anatomia facial e das implicações cirúrgicas da localização e orientação das estruturas anatômicas. Esse conhecimento orienta o cirurgião no planejamento de abordagens cirúrgicas e na reconstrução após traumas ou defeitos cirúrgicos.

O crânio visceral é a parte inferior da cabeça, que facilita as funções viscerais, incluindo a respiração, olfato, fala, gustação e deglutição. Nessa discussão, a anatomia da região é tratada de forma semelhante a uma abordagem cirúrgica, da superfície para a profundidade, com a avaliação de pontos de interesse clínico conforme eles se relacionam com o acesso cirúrgico para a face.

A Pele

A pele é um órgão complexo, composto por epiderme superficial e derme subjacente, que proporciona sensação e proteção. As propriedades anatômicas e fisiológicas da pele desempenham um papel importante na estética final de qualquer procedimento cirúrgico facial (Fig. 5-1).

Gonzalez-Ulloa *et al.*[1] foram os primeiros a descreverem as 14 unidades estéticas faciais distintas, onde a pele tem uma uniformidade de cor, textura, espessura e mobilidade. Burget e Menick[2,3] expandiram este conceito. As linhas de tensão da pele relaxada (LTPRs) da face geralmente proporcionam uma excelente camuflagem para incisões colocadas dentro ou paralelas a elas. As linhas de máxima extensibilidade são geralmente perpendiculares às linhas de tensão da pele relaxada. As abordagens cirúrgicas para o rosto devem tentar colocar incisões nas fronteiras de subunidades faciais e paralelas às linhas de tensão da pele relaxada para minimizar o efeito da cicatriz final (Fig. 5-2).

A espessura e caraterística de pele facial também são importantes quando se considera a combinação de peles para a reconstrução. Por exemplo, a pele do dorso nasal é cerca de 3,3 vezes mais espessa que a pele da pálpebra superior.[4] A pele da face também é densamente povoada com as unidades pilossebáceas, particularmente na testa, nariz, queixo (uma área, por vezes, referida como a zona T), com uma diminuição progressiva para os bordos laterais da face.[5] Isso deve ser levado em consideração ao se planejar procedimentos de desgaste da pele que dependem das unidades pilossebáceas para reepitelização.

As Bolsas de Gordura da Face

A bolsa de gordura malar é uma estrutura triangular superficial ao sistema musculoaponeurótico superficial (SMAS) e aos músculos da mímica. É orientado com a sua base ao longo da dobra nasolabial e seu ápice na proeminência zigomática. Essa estrutura desce e perde volume com a idade, resultando na queda dos tecidos moles faciais associada ao envelhecimento.[6] A bolsa de gordura bucal é uma estrutura importante na bochecha. Ela tem um corpo central e quatro processos: processo bucal, pterigoide, pterigopalatino e temporal (superficial e profundo).[7] Os ramos zigomático e bucal dos nervos faciais se encontram superficialmente ao processo bucal, com o ducto da parótida seguindo dentro dele. Cuidados devem ser tomados quando extirpar uma porção do corpo adiposo bucal para fins cosméticos ou quando usar a porção de gordura bucal pediculada para o fechamento de fístula oral-antral.

Várias outras bolsas de gordura distintas têm sido descritas e devem ser levadas em conta, particularmente quando a gordura é injetada como um suplemento para a cirurgia estética.[8]

O Sistema Musculoaponeurótico Superficial

Uma compreensão do sistema musculoaponeurótico superficial (SMAS) é fundamental para o cirurgião facial por causa da orientação do SMAS e das estruturas neurovasculares da face.[9] A distribuição territorial e os detalhes do SMAS continuam a ser controversos; no entanto, a compreensão dos princípios gerais e descrições anatômicas permitem que os cirurgiões tirem suas próprias conclusões.

O SMAS é uma camada fibromuscular em forma de leque que reveste os músculos da expressão facial, semelhante à fáscia cervical superficial do pescoço que envolve o músculo platisma no pescoço. O SMAS liga a derme aos músculos faciais subjacentes por uma arquitetura tridimensional de colágeno, fibras elásticas, células de gordura e fibras musculares (Fig. 5-3).

O SMAS é contínuo com a fáscia temporal (temporoparietal) superiormente e a fáscia superficial cervical do platisma inferiormente. Ele encontra-se superficialmente à fáscia parotideomassetérica.

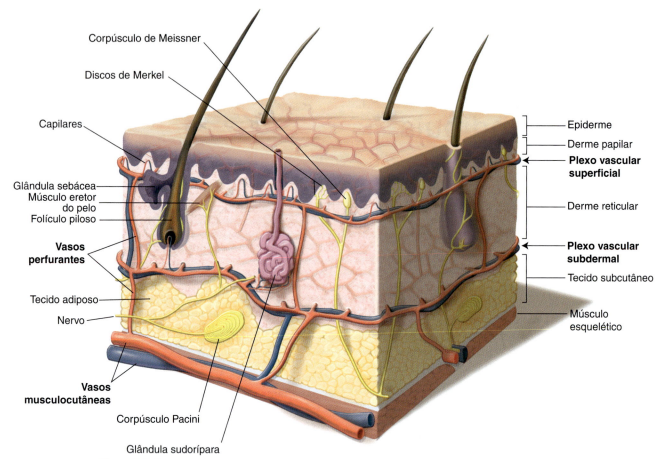

Figura 5-1 Esquema de corte transversal da pele contendo as camadas de epiderme, derme e tecido conjuntivo subcutâneo. A posição do suprimento vascular é enfatizada para propósitos reconstrutivos. O plexo vascular superficial encontra-se entre as camadas dermais papilar e reticular. O plexo subdermal encontra-se entre a derme reticular e a camada subcutânea. As artérias musculocutâneas fornecem o suprimento sanguíneo profundamente para o tecido subcutâneo.

Anteriormente, o SMAS pode ser estendido para o ponto proximal da artéria e veia faciais; no entanto, é de grande importância cirúrgica na região que cobre a parótida.[9] Anteriormente à prega nasolabial, a inervação da musculatura perioral torna-se mais suscetível a lesões conforme o SMAS torna-se mais fibroso e divide-se para formar uma fáscia investida dos músculos zigomáticos.[10]

As Camadas Faciais do Rosto: Considerações Regionais

Na face superior, quando se eleva uma aba coronal ou da testa, a dissecção no plano avascular entre o periósteo e a fáscia temporoparietal protege o ramo temporal do nervo facial. Durante essa dissecção, é importante notar que os vasos e nervos sensoriais saem do osso através dos seus diversos forames e penetram na cobertura num trajeto mais superficial; portanto, cuidados devem ser tomados nestas áreas. Na região temporal, a dissecção deve proceder fundo na camada superficial da fáscia temporal profunda, dentro da bolsa de gordura temporal, para garantir que o ramo temporal seja suficientemente protegido e elevado dentro da fáscia superficial temporal (temporoparietal).

A Musculatura Facial

Os principais grupos musculares na cabeça participam de funções viscerais: músculos orbitais, músculos da mastigação, os músculos da expressão facial, músculos da língua, músculos da faringe e músculos da laringe. Este capítulo foca nos músculos da mastigação, da mímica (músculos da expressão facial) e da língua.

Músculos Mastigatórios

Os músculos da mastigação são derivados do primeiro arco branquial e são inervados pela divisão mandibular do quinto nervo craniano (trigêmeo) (Fig. 5-4 e Tabela 5-1).

Musculatura Facial Superficial

Os músculos da expressão facial são superficiais e inervados por ramos do nervo facial (VII); eles são compostos pelo mús-

CAPÍTULO 5 A Anatomia da Face, Boca e Mandíbula

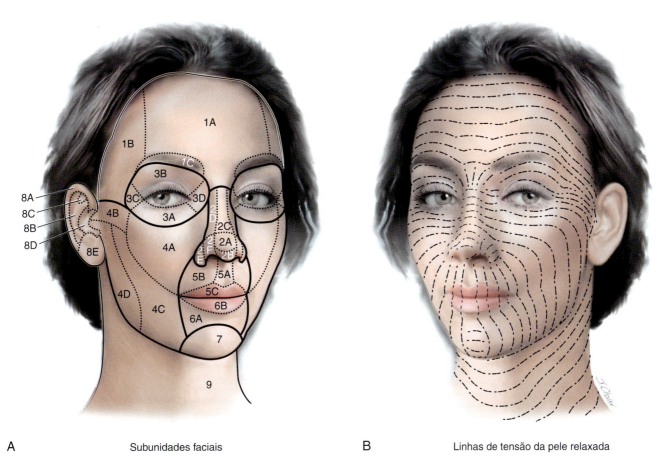

A   Subunidades faciais   B   Linhas de tensão da pele relaxada

Figura 5-2 A, Subunidades estéticas faciais. Subunidades da testa: *1A,* Central; *1B,* Lateral; *1C,* Sobrancelha. Subunidades nasais: *2A,* Ponta; *2B,* Columelar; *2C,* Dorsal; *2D,* Parede lateral dorsal direita e esquerda; *2E,* Pálpebra direita; *3C,* Cantal lateral; *3D,* Cantal medial. Subunidades da bochecha: *4A,* Medial; *4B,* Zigomática; *4C,* Lateral; *4D,* Bucal. Subunidades do lábio superior: *5A,* Central; *5B,* Mucosa. Subunidades do lábio inferior: *6ª,* Central; *6B,* Mucosa. *7,* Mental. Subunidades auriculares: *8A,* Helicoidal; *8B,* Anti-helicoidal; *8C,* Fossa triangular; *8D,* Conchal; *8E,* Lobo. *9,* Pescoço. **B,** Linhas de tensão da pele relaxada.

Tabela 5-1 Músculos da Mastigação

Músculo	Ação	Inervação: NC V-3
Masseter	Bilateral: Eleva e faz a protusão da mandíbula	Nervo massetérico
Temporal	Bilateral: Eleva a mandíbula (fibras verticais) Bilateral: Retrai a mandíbula, protusão (fibras horizontais)	Nervos temporais profundos
Pterigoide Medial	Bilateral: Eleva a mandíbula	Nervo pterigoide medial
Pterigoide Lateral	Bilateral: Inicia a abertura da boca, faz a protusão da mandíbula e move o disco articular para frente Unilateral: Movimento lateral durante a mastigação	Nervo pterigoide lateral

culo orbicular dos lábios e 23 músculos emparelhados. Alguns sugerem que existam quatro camadas de músculos faciais; a quarta camada é singular, porque esses músculos são inervados pela sua superfície, enquanto os músculos das camadas de um a três recebem inervação de suas superfícies profundas (Tabela 5-2).[11]

A Tabela 5-3 lista os músculos da expressão facial com as suas funções gerais. Uma compreensão das funções gerais e das funções mais específicas da musculatura facial pode ser útil

Tabela 5-2 Camadas da Musculatura Facial

Camada 1	Depressor do ângulo da boca, zigomático menor, orbicular dos olhos
Camada 2	Depressor do lábio inferior, risório, platisma, zigomático maior, levantador do lábio superior e da asa do nariz
Camada 3	Orbicular da boca, levantador do lábio superior
Camada 4	Mentual, levantador do ângulo da boca, bucinador

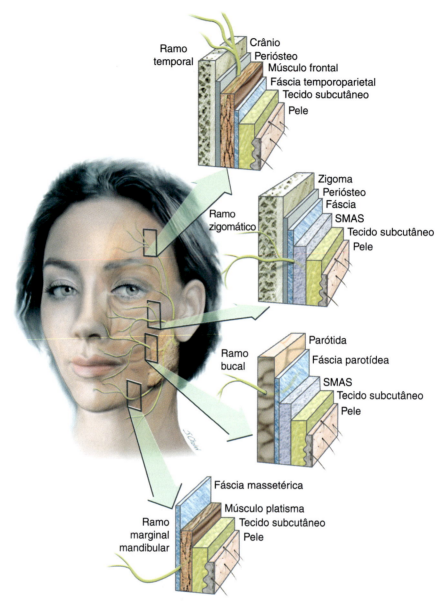

Figura 5-3 Camadas fasciais e sistema musculoaponeurótico superficial. A posição regional do nervo facial é mostrada em relação às camadas anatômicas importantes cirurgicamente.

no diagnóstico de déficits de nervos faciais e na denervação química seletiva para fins estéticos.

O músculo bucinador desempenha um papel importante na formação do bolo alimentar e no controle do bolo, pressionando a face contra os dentes durante a mastigação.

Músculos da Língua

A musculatura da língua é composta por quatro músculos intrínsecos e quatro músculos extrínsecos (Fig. 5-5).

Os músculos intrínsecos da língua são os superiores e inferiores longitudinais, os transversos e os verticais. Esses músculos e os bucinadores, inervados pelo VII nervo, são responsáveis pelo controle do bolo alimentar durante a mastigação. Os músculos extrínsecos são os músculos genioglosso, hioglosso, estiloglosso e palatoglosso. Todos são inervados pelo nervo hipoglosso (XII), com exceção dos músculos palatoglossos, que são inervados pelo nervo vago (X) através do plexo faríngeo. Esses músculos atuam no fechamento da abertura da orofaringe por meio da contração do arco palatoglosso durante a deglutição.

Um déficit dos nervos hipoglossos resulta em uma língua projetada apontando para o dano ou lesão. Isso ocorre devido à inserção em forma de leque dos músculos genioglossos bilaterais que cruzam a linha média anterior.

Nervo Facial

A trajetória do nervo facial (VII) dentro do rosto humano varia consideravelmente de pessoa para pessoa. Isso leva a uma compreensão da literatura anatômica e ao reconhecimento dos

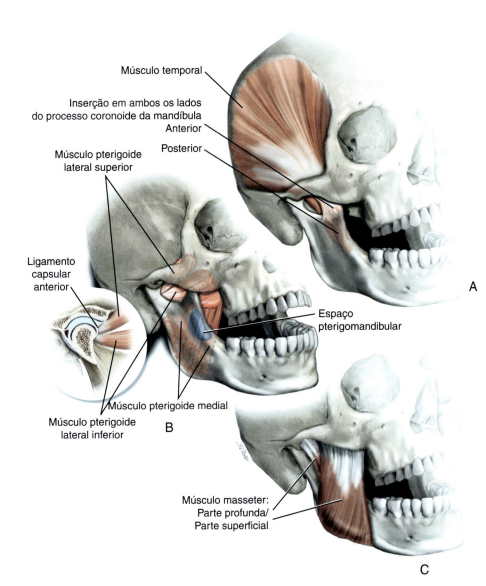

Figura 5-4 Músculos da mastigação. **A,** Temporal. **B,** Pterigoide medial e lateral. O espaço pterigomandibular entre a mandíbula e o pterigoide medial é onde o anestésico local é injetado para bloqueio do nervo alveolar inferior. **C,** Músculo masseter.

Tabela 5-3 Músculos da Expressão Facial

Músculo	Inervação	Ação geral
Occipitofrontal	Temporal	Eleva as sobrancelhas, enruga a testa
Corrugador do supercílio	Temporal	Movimenta as sobrancelhas medialmente e para baixo, movimento de piscar
Prócero	Temporal/zigomático	Movimenta as sobrancelhas medialmente e para baixo, franzir a testa
Orbicular dos olhos	Temporal/zigomático	Fecha a pálpebra, contrair a pele em redor do olho
Zigomático maior	Zigomático/bucal	Eleva o canto da boca
Zigomático menor	Zigomático/bucal	Eleva o lábio superior
Levantador do lábio superior	Zigomático/bucal	Eleva o lábio superior e dobra nasolabial
Levantador do lábio superior e da asa do nariz	Zigomático/bucal	Eleva o lábio superior, abrir as narinas
Risório	Bucal	Puxa o canto da boca lateralmente, sorrir
Bucinador	Bucal	Puxa a bochecha contra os dentes, puxa a bochecha de um lado para o outro
Levantador do ângulo da boca	Bucal	Puxa o ângulo da boca para cima e medialmente, aprofunda a dobra nasolabial
Orbicular da boca	Bucal	Fecha e comprime os lábios
Nasal	Bucal	Transverso: comprime as narinas Alar: abre as narinas
Depressor do ângulo da boca	Bucal/mandibular marginal	Puxa o canto da boca para baixo
Depressor do lábio inferior	Mandibular marginal	Puxa para baixo o lábio inferior
Mentual	Mandibular marginal	Eleva e faz a protusão do lábio inferior, movimento de beber
Platisma	Cervical	Deprime e enruga a pele da face inferior, boca e pescoço

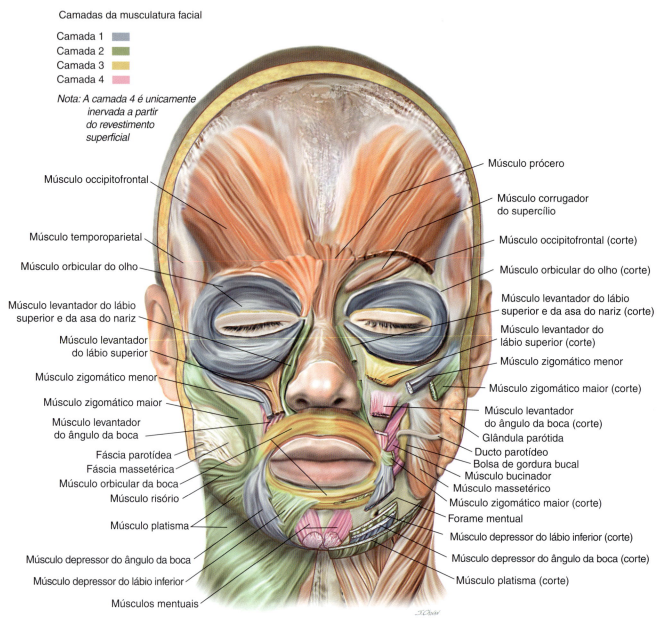

Figura 5-5 Os músculos da expressão facial.

marcos cruciais para uma abordagem cirúrgica na face para qualquer finalidade. O tronco do nervo facial deixa o forame estilomastóideo de 6 a 8 mm medialmente à sutura timpanomastóidea e imediatamente lateralmente ao processo estiloide.[12] O tronco, então, entra no corpo da glândula parótida; nesse ponto, a distribuição e o padrão de ramificação do nervo facial tornam-se bastante variáveis.

A variabilidade do nervo facial tem sido bem documentada. Davis et al.[13] e Baker e Conley[14] descreveram os seis padrões de ramificações nervosas mais comuns. A seguir, está a descrição do padrão mais comumente aceito, o que representa cerca de 24% dos indivíduos.

Um conceito geral de distribuição do nervo facial é uma divisão do tronco em temporofacial superior e cervicofacial inferior, separados em cinco ramos. Os cinco ramos do nervo facial são: temporal (ou frontal), zigomático, bucal, marginal mandibular e ramo cervical. Comumente, existem anastomoses entre os ramos bucal e zigomático, mas os ramos temporais e mandibulares são tipicamente terminais, sem anastomoses e são, portanto, mais afetados por lesão. Devido ao grau de morbidade associado aos danos a esses ramos, este capítulo concentra-se na caracterização da localização do nervo facial e seus ramos.

O ramo temporal do nervo facial requer consideração adicional devido à sua anatomia complexa. O ramo temporal deixa a parótida e corre por dentro da fáscia temporal superficial (fáscia temporoparietal, contínua com o SMAS) sobre o arco zigomático na inervação do m. frontal a partir de sua superfície inferior. O nervo passa sobre o arco entre 8 e 35 mm anteriormente ao canal auditivo externo.[15]

Mais especificamente, o ramo temporal possui entre três a cinco ramos; o ramo mais posterior pode ser anterior ou posterior às veias temporais superficiais.[16] O ramo mais anterior está 2 cm posterior à extensão anterior do arco zigomático.[17] O plano de dissecção nessa área deve ser bem superficial em relação à fáscia temporal superficial (fáscia temporoparietal/SMAS), profundamente ao SMAS na fáscia temporal, ou dentro da bolsa de gordura temporal entre as divisões superficial e profunda da fáscia temporal.

Diversos marcos estão disponíveis na região temporal. A estimativa da distribuição do ramo temporal pode ser feita através do desenho de um triângulo partindo do lóbulo da orelha até a lateral da sobrancelha e a ruga mais alta da testa,[18] ou a partir de um ponto 0,5 cm abaixo do trago até a lateral da sobrancelha, 1,5 cm acima da entrada lateral da sobrancelha.[19,20]

Quando ocorre uma aproximação desta área usando uma abordagem pré-auricular, é prudente que se realize a incisão através da camada superficial da fáscia temporal e do periósteo posterior em um ponto 8 mm anterior ao canal auditivo externo; se uma extensão anterior é requerida, ela deve ser feita superiormente, dentro da linha temporal (Fig. 5-6).

Na face inferior, os ramos do nervo facial são profundos em relação ao SMAS e podem se tornar superficiais anteriormente ao músculo masseter. A distribuição do nervo marginal mandibular deve ser discutida em relação a abordagem cirúrgica pela porção inferior da face, porque danos nesse nervo resultam em paralisia dos lábios e do mento, produzindo uma deformidade notável; em adição, anastomoses com outros ramos são relativamente raras (apenas 15%[14]). O nervo mandibular marginal sai da parótida e viaja anteriormente. Dingman e Grabb,[21] em seu estudo de dissecção clássica, identificaram a maioria dos ramos marginais mandibulares acima da borda da mandíbula; 19% exibiram um nervo até 1 cm abaixo da borda mandibular, posterior aos vasos faciais. Anteriormente aos vasos faciais, o nervo se encontra acima da borda mandibular 100% do tempo. O número de ramos varia de um a quatro, mas a ocorrência de dois ramos é o mais comum (67%).

O nervo mandibular marginal é protegido durante a maior parte do seu curso pelo músculo platisma. Cerca de 2 cm lateral ao canto da boca, o nervo torna-se mais superficial. Isso é particularmente importante em relação aos músculos profundos da expressão facial (p.ex., o mentual e o levantador do ângulo da boca), que são superficialmente inervados.[22]

Em geral, considera-se seguro fazer uma incisão submandibular no mínimo 1,5 cm abaixo da borda inferior da mandíbula, de preferência em um sulco natural do pescoço.[23] O nervo marginal mandibular pode ser protegido realizando-se a incisão através do platisma e a camada superficial da fáscia cervical profunda junto da glândula submandibular, ligando os vasos faciais, e superolateralmente refletindo o nervo.

Outra abordagem, embora um pouco mais tecnicamente sensível, é a de se rebater o platisma superiormente e identificar visualmente e proteger o ramo marginal do nervo facial (Fig. 5-7).

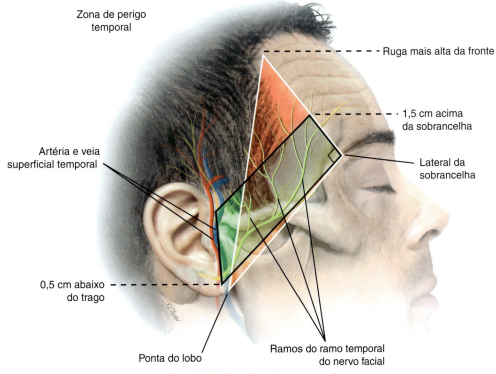

Figura 5-6 Zona de perigo temporal.

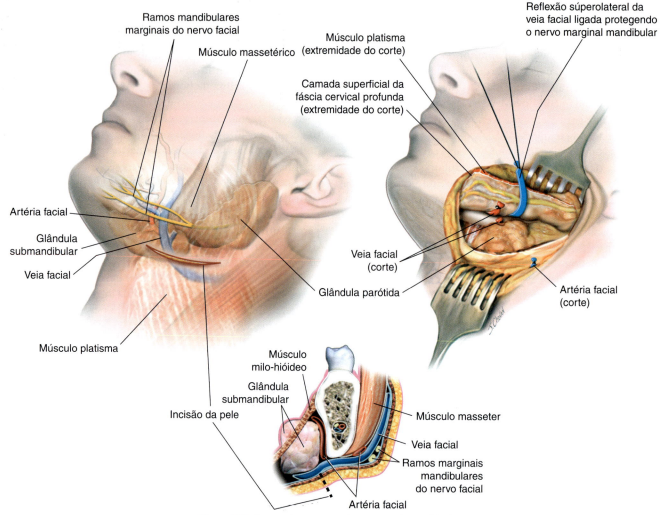

Figura 5-7 Anatomia cirúrgica do acesso submandibular.

Os Ligamentos e as Adesões na Face

Os ligamentos retentores da face são responsáveis por ancorarem a derme que recobre o esqueleto facial e pela manutenção da forma facial. Os ligamentos têm sido descritos como fasciocutâneo ou osteocutâneo. Os ligamentos fasciocutâneos anexam sequencialmente a derme na fáscia subjacente. As adesões são particularmente fortes na face central, em torno dos olhos, nariz, lábios e queixo. Elas possuem uma força intermediária sobre a face lateral e o pescoço e são mais soltas na região temporal e na porção central da face. Os ligamentos osteocutâneo são adesões muito mais fortes que se estendem diretamente do periósteo para a derme. Essas adesões estão presentes na forma de ligamentos zigomáticos osteocutâneos, também referidos como placa de McGregor, e de ligamentos cutâneos inferiores que se estendem desde a região parasinfisial.[24]

Esses ligamentos são funcionalmente significantes, porque o enfraquecimento desses sistemas de ligamentos resulta em um padrão geral de queda da face no envelhecimento.

O Nervo Trigêmeo: Nervo Craniano V

A sensibilidade da face é fornecida pelo nervo trigêmeo, também conhecido como nervo craniano V. Os aspectos técnicos de anestesia local são um pré-requisito fundamental para a cirurgia facial e estão além do escopo deste capítulo.[25] Em geral, os três principais ramos do NC V proporcionam a sensibilidade para as seguintes regiões.

- **NC V-1:** sensibilidade cutânea para os olhos, pálpebra superior, testa, dorso do nariz, couro cabeludo anterior ao vértice superiormente e dura-máter da fossa craniana anterior. Os nervos oftálmicos e ciliares proporcionam sensibilidade na pele e conjuntiva da pálpebra superior e na córnea, respectivamente. O NC V-1 também proporciona a sensibilidade para a mucosa nasal superior, a mucosa do septo, bem como mucosa dos seios frontais, etmoidais e esfenoidais.
- **NC V-2:** sensibilidade cutânea para a bochecha, lateral da face, pálpebra inferior, lateral do nariz e lábio superior.

A sensibilidade da dentição do maxilar e a sensibilidade da mucosa do seio maxilar ocorrem através dos nervos alveolares superiores anterior, médio e posterior.

NC V-3: sensibilidade do lábio inferior, da bochecha, da região temporal, dos dois terços anteriores da língua, do assoalho da boca e da dentição mandibular. O tronco do NC V-3 tem uma grande área de inervação dural tanto na fossa craniana média como na posterior. A sintomatologia de dor de cabeça na disfunção da articulação temporomandibular está diretamente relacionada com essa distribuição sensorial.

O conhecimento da localização dos forames dos nervos sensoriais pode limitar a possibilidade de danos neurossensoriais inesperados durante a dissecção.

Outros nervos que fornecem inervação sensorial da face incluem o nervo grande auricular (C2-C3) e o nervo occipital menor, que proporcionam sensibilidade da pele da orelha (Fig. 5-8).

O Suprimento Vascular da Face

O suprimento arterial da face surge principalmente a partir do sistema carotídeo externo. A face central, incluindo a região periorbital, os dois terços superiores do nariz e o centro da fronte, recebe algum suprimento arterial anastomótico através da divisão oftálmica da artéria carótida interna.

A face anterior é densamente povoada com as artérias musculocutâneas perfurantes, tais como as artérias facial e infraorbital. Lateralmente, a face é suprida por perfurantes fasciocutâneas mais anatomicamente consistentes, incluindo as artérias transversa da face, submental e zigomático-orbital.[26] Uma compreensão do suprimento vascular de uma determinada região é importante quando o planejamento do tratamento envolve o uso de retalhos faciais para vários defeitos, como quando o suprimento de sangue para um *facelift* depende de perfurantes musculocutâneas da base medial.

O conceito de angiossoma cutâneo proporciona uma oportunidade para o planejamento do tratamento cirúrgico, especialmente quando se faz o plano dos retalhos cutâneos faciais. Em geral, o conceito é: os segmentos regionais de ossos, músculos, nervos e da pele que recobre sejam irrigados por um vaso comum.[27]

A drenagem venosa da face se dá principalmente através da veia jugular interna. A veia facial e a divisão anterior da veia retromandibular juntam-se e tornam-se a veia facial comum, que desemboca na veia jugular interna. A jugular interna, adicionalmente, recebe o retorno venoso das veias lingual, tireóidea superior e da tireóidea média. A veia jugular externa recebe sangue da divisão posterior da veia retromandibular e da veia auricular posterior.

De importância clínica, é a comunicação complexa e extensa entre as veias extracranianas e veias intracerebrais. Muitas destas anastomoses venosas podem permitir a contaminação bacteriana retrógrada e resultar em trombose do seio cavernoso ou infecções devastadoras. A área perigosa da face é um triângulo formado pelos cantos da boca até o dorso do nariz; essa área contém a veia angular, que se conecta com a veia oftálmica superior e o seio cavernoso. As veias da tonsila palatina também podem ser um canal para infecção, porque elas se conectam com o plexo pterigoide, a veia oftálmica inferior e o seio cavernoso. Historicamente, pensou-se que esse processo fosse devido a uma deficiência anatômica de válvulas nestas veias; no entanto, é mais provável que ocorra por causa da proximidade relativa e a possibilidade de fluxo retrógrado que permite a passagem de bactérias para essas áreas vitais (Figs. 5-9 e 5-10).[28,29]

Considerações Especiais

Maxila e Mandíbula

O suprimento vascular da maxila e da mandíbula são de particular importância para o cirurgião facial em uma cirurgia ortognática e de trauma. O fornecimento de sangue à mandíbula após uma fratura ou uma osteotomia ocorre por uma combinação de fluxo centrípeto de sangue do periósteo e do fluxo centrífugo das artérias alveolares inferiores. Na mandíbula intacta, o fornecimento de sangue é quase exclusivamente a partir da artéria alveolar inferior; no entanto, após uma lesão traumática ou cirúrgica, o fluxo centrípeto do periósteo proporciona um suprimento arterial sustentável.[30,31]

Na maxila, o suprimento vascular é um pouco mais complexo. A anastomose entre as artérias nasopalatina, palatina descendente, e o suprimento vascular palatino da artéria faríngea ascendente além do ramo palatino ascendente da artéria facial suprem a maxila intacta. Após fraturas baixas da maxila para a cirurgia ortognática, o fornecimento de sangue da artéria faríngea ascendente e o ramo palatino ascendente da artéria facial fornecem suprimento arterial.[32]

Articulação Temporomandibular

O suprimento arterial para a articulação temporomandibular (ATM) se dá a partir da artéria temporal superficial e da artéria maxilar posteriormente; da massetérica, temporal profunda posterior e das artérias pterigoides laterais, anteriormente. A drenagem venosa dá-se através de um plexo em torno da cápsula e dos canais venosos no tecido retrodiscal.

Suprimento Sanguíneo para o Nariz

O suprimento proximal vascular para o nariz é a partir da artéria oftálmica via artéria etmoidal anterior, a nasal dorsal e as artérias nasais externas. A artéria facial fornece irrigação para a ponta nasal através das artérias labiais e angulares superiores. A ruptura do ramo lateral da artéria facial para fora da artéria angular pode resultar em perda do suprimento vascular para a ponta do nariz; isso tem implicações na rinoplastia de revisão.[33]

O plexo de Kesselbach é uma rica rede vascular do septo nasal e é responsável por 90% das hemorragias nasais. Quatro artérias anastomosam neste local: o ramo nasopalatino da artéria palatina descendente anastomosa com os ramos septais da artéria esfenopalatina, artéria etmoidal anterior e ramos laterais superiores do ramo labial superior da artéria facial (Fig. 5-10).

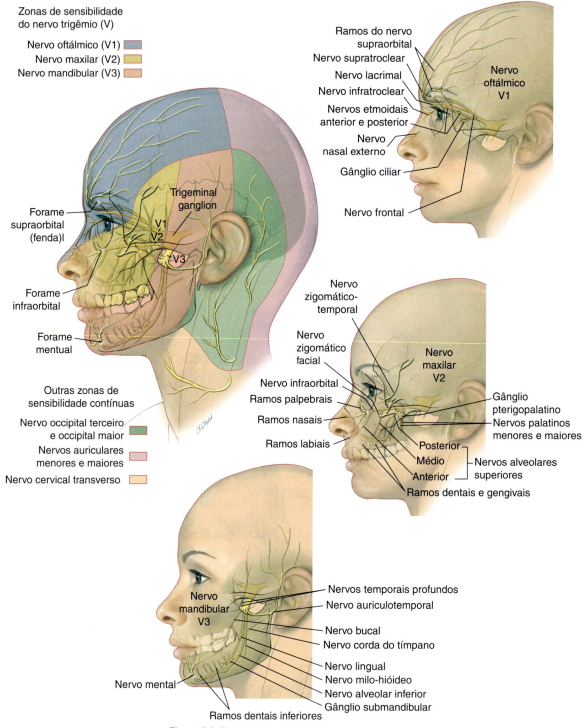

Figura 5-8 Distribuição sensorial do nervo trigêmeo.

A Cavidade Oral

A cavidade oral estende-se desde a abertura oral à dobra do arco palatoglosso. Ela contém a língua e 20 dentes decíduos (e, posteriormente, 32 dentes permanentes). A musculatura da língua foi discutida anteriormente neste capítulo. O ducto da parótida (ducto de Stensen) tem aproximadamente 7 cm de comprimento; ele sai da glândula parótida e passa superficialmente ao m. masseter, em seguida, vira-se medialmente e passa através do m. bucinador para sair na cavidade oral, ao nível do segundo molar superior. A posição aproximada do ducto pode ser estimada através do desenho de uma linha imaginária desde o trago para um ponto médio entre o lábio superior e columela.[34]

No assoalho da boca, os ductos submandibulares bilaterais esvaziam-se em ambos os lados do freio lingual. O ducto de Wharton, que é de aproximadamente 5 cm de comprimento, corre medialmente aos músculos milo-hioide

CAPÍTULO 5 A Anatomia da Face, Boca e Mandíbula

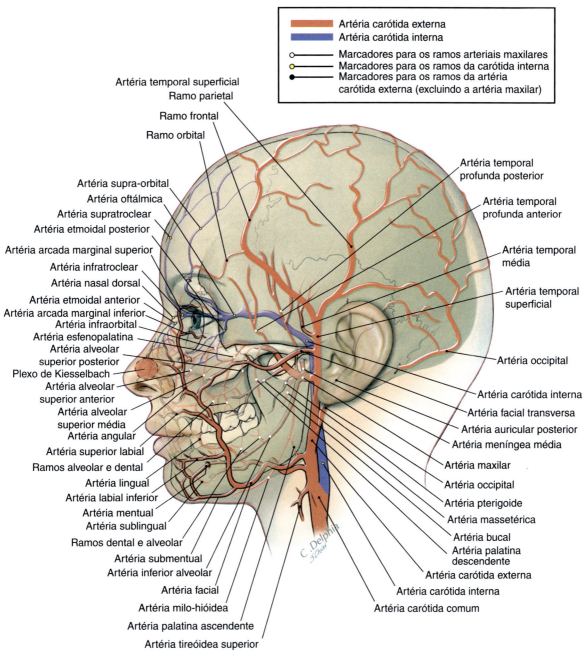

Figura 5-9 Artérias da cabeça e do pescoço.

e lateralmente ao hioglosso e genioglosso. O nervo lingual desce lateralmente e, entre o segundo e terceiro molar, faz uma alça inferiormente ao ducto, seguindo superiormente e medialmente para inervar os músculos da língua; isso faz que ele dê quase uma volta completa em torno do ducto submandibular.

As glândulas sublinguais escoam de modo imperceptível para dentro do assoalho da boca (Fig. 5-11).

Articulação Temporomandibular

A ATM tem sido descrita como uma articulação ginglimoartroidal, porque é composta por quatro superfícies articuladas e dois compartimentos (Fig. 5-12). O compartimento superior deslizante ou artroidal compreende a fossa mandibular, a eminência articular do osso temporal e a superfície do disco articular superior. O compartimento inferior, de rotação, ou ginglimoide, é composto pela superfície do disco articular inferior e pelo côndilo. A articulação é envolvida por uma cápsula fibrosa e tem um revestimento sinovial.

O disco articular é composto por um tecido conjuntivo fibroso e denso, ou fibrocartilagem, e anatomicamente é dividido em três zonas: a banda anterior espessa, a banda posterior mais espessa, e a zona intermediária delgada (avascular/aneural).[35]

O disco está ligado anteriormente à eminência articular, à cabeça do côndilo e à cápsula articular; está ligado

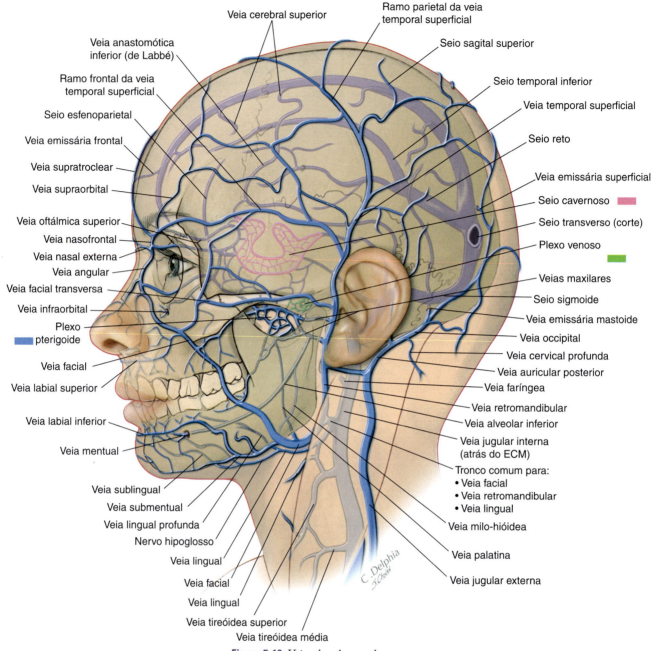

Figura 5-10 Veias da cabeça e do pescoço.

posteriormente ao tecido retrodiscal altamente vascularizado. Medial e lateralmente, o disco está ligado à cápsula e ao pescoço do côndilo com uma fixação da divisão superior do músculo pterigoideo lateral. Existem três ligamentos funcionais de apoio da ATM: os ligamentos colaterais, os ligamentos capsulares e os ligamentos temporomandibulares. O côndilo mandibular possui de 15 a 20 mm de largura (mediolateralmente) e de 8 a 10 mm de comprimento (anteroposteriormente). O suprimento vascular à ATM é discutido em outra parte deste capítulo.

A Maxila e Mandíbula

A osteologia da maxila e da mandíbula foi bem descrita. No entanto, a compreensão das posições anatômicas de estruturas-chave ajuda no planejamento do tratamento cirúrgico.

O planejamento de uma osteotomia maxilar deve levar em conta a posição dos nervos infraorbitais bilaterais e do canal nasolacrimal. Os nervos infraorbitais são visualizados durante uma dissecção padrão. O orifício do canal nasolacrimal

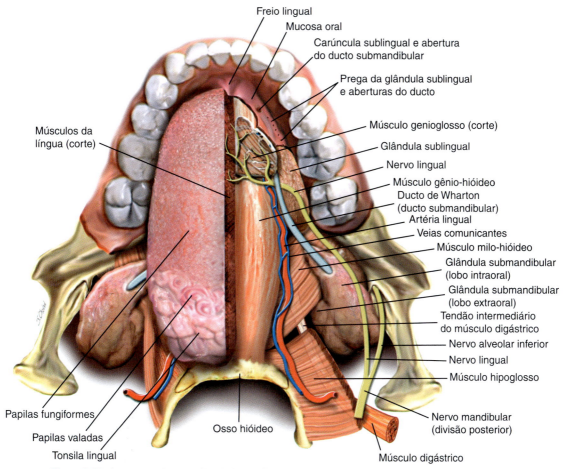

Figura 5-11 Anatomia do assoalho da boca. O nervo lingual passa lateralmente até o plano medial inferior do ducto submandibular.

encontra-se de 10 a 21 mm a partir de uma linha horizontal ao nível da abertura piriforme.[36]

Na mandíbula, o nervo alveolar inferior segue por dentro do canal mandibular, o qual começa na superfície medial da mandíbula, por trás da língula. O feixe neurovascular desce inferiormente para sua posição próximo ao primeiro molar e depois sobe novamente. Lateromedialmente, o canal encontra-se mais próximo da cortical bucal no terceiro molar. Anteriormente, o nervo sai do forame mentual sobre a superfície externa da mandíbula, perto dos ápices do primeiro e segundo pré-molares.[37]

O Nariz

A anatomia da superfície do nariz é geralmente dividida em terços. O terço superior, também referido como o *násio* ou *abóbada óssea*, é constituído pelos ossos nasais emparelhados e pelo processo frontal da maxila. Inferiormente, os ossos nasais sobrepõem-se às cartilagens laterais superiores caudalmente de 6 a 8 mm; isso é conhecido como a área de Keystone e é o aspecto mais amplo do dorso nasal. Essa porção torna-se o terço médio, também referido como a *abóboda cartilaginosa superior*.

A junção das cartilagens laterais superiores e inferiores formam a área de rolagem. O terço inferior, também referido como o *lóbulo* ou a *abóbada cartilaginosa inferior*, contém as cartilagens laterais inferiores e as suas três subdivisões, a mediana, média e lateral.

O septo nasal é composto pela cartilagem do septo, lâmina perpendicular do etmoide e vômer. A junção do septo nasal e das cartilagens laterais superiores constitui a válvula nasal interna; um ângulo normal é de 10 a 15 graus.[38] A válvula nasal externa é formada pelo septo membranoso, pela extremidade caudal da cartilagem lateral e pela asa do tecido mole.[39]

A espessura da pele é variável ao longo da superfície do nariz, e a pele mais fina está no rhinion (0,6 mm). A pele é geralmente mais móvel nos dois terços superiores do nariz, e mais grossa e aderente inferiormente.

Os mecanismos de suporte para ponta serão discutidos mais especificamente em outras partes deste texto. A anatomia básica subjacente, bem como a compreensão dos mecanismos de suporte anatômico menor e maior para ponta, deve orientar a abordagem ao esqueleto nasal. O suprimento vascular do nariz é discutido em outra parte deste capítulo.

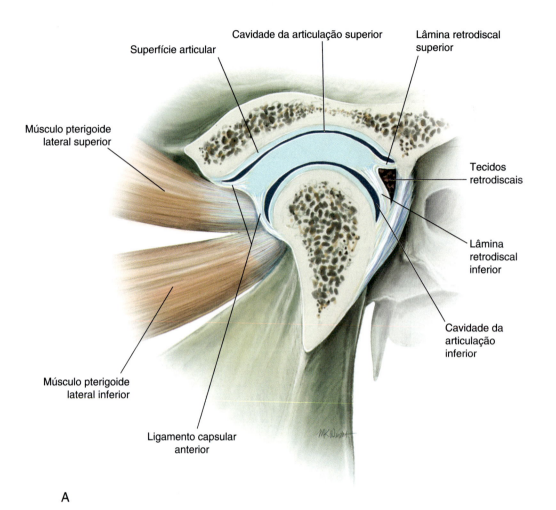

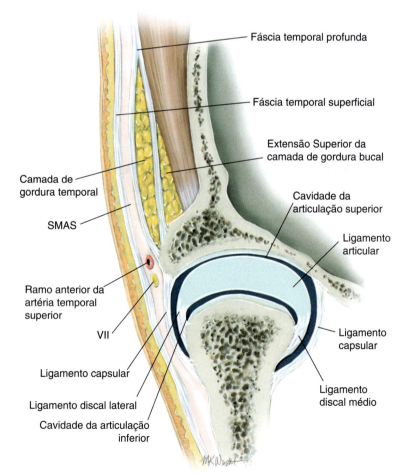

Figura 5-12 A, Vista lateral da articulação temporomandibular. **B,** Vista anteroposterior da articulação temporomandibular. A vista expandida também mostra a posição do nervo facial quando na zona perigosa temporal. Deve-se notar que superiormente ao arco zigomático, a fáscia temporal se divide em superficial e profunda com uma bolsa de gordura intermediária.

Resumo

Uma compreensão abrangente da anatomia da face, boca e mandíbulas é fundamental para a cirurgia facial. Uma revisão das características anatômicas de uma determinada região antes do acesso cirúrgico permite que o cirurgião otimize os resultados estéticos, funcionais e limite a lesão iatrogênica.

Referências

1. Gonzalez-Ulloa M, Castillo A, Stevens E, et al: Preliminary study of the total restoration of the facial skin, *Plast Reconstr Surg (1946)* 13:151, 1954.
2. Burget GC, Menick FJ: The subunit principle in nasal reconstruction, *Plast Reconstr Surg* 76:239, 1985.
3. Burget GC, Menick FJ: Nasal reconstruction: seeking a fourth dimension, *Plast Reconstr Surg* 78:145, 1986.
4. Ha RY, Nojima K, Adams WP Jr, Brown SA: Analysis of facial skin thickness: defining the relative thickness index, *Plast Reconstr Surg* 115:1769, 2005.
5. Pagnoni A, Kligman AM, el Gammal S, Stoudemayer T: Determination of density of follicles on various regions of the face by cyanoacrylate biopsy: correlation with sebum output, *Br J Dermatol* 131:862, 1994.
6. Gassner HG, Rafii A, Young A, et al: Surgical anatomy of the face: implications for modern face-lift techniques, *Arch Facial Plast Surg* 10:9, 2008.
7. Arce K: Buccal fat pad in maxillary reconstruction, *Atlas Oral Maxillofac Surg Clin North Am* 15:23, 2007.
8. Rohrich RJ, Pessa JE: The fat compartments of the face: anatomy and clinical implications for cosmetic surgery, *Plast Reconstr Surg* 119:2219, 2007.
9. Mitz V, Peyronie M: The superficial musculo-aponeurotic system (SMAS) in the parotid and cheek area, *Plast Reconstr Surg* 58:80, 1976.
10. Barton FE Jr: The SMAS and the nasolabial fold, *Plast Reconstr Surg* 89:1054, 1992.
11. Freilinger G, Gruber H, Happak W, Pechmann U: Surgical anatomy of the mimic muscle system and the facial nerve: importance for reconstructive and aesthetic surgery, *Plast Reconstr Surg* 80:686, 1987.
12. Tabb HG, Tannehill JF: The tympanomastoid fissure: a reliable approach to the facial nerve in parotid surgery, *South Med J* 66:1273, 1973.
13. Davis RA, Anson BJ, Budinger JM, Kurth LR: Surgical anatomy of the facial nerve and parotid gland based upon a study of 350 cervicofacial halves, *Surg Gynecol Obstet* 102:385, 1956.
14. Baker DC, Conley J: Avoiding facial nerve injuries in rhytidectomy: anatomical variations and pitfalls, *Plast Reconstr Surg* 64:781, 1979.
15. Al-Kayat A, Bramley P: A modified pre-auricular approach to the temporomandibular joint and malar arch, *Br J Oral Surg* 17:91, 1979.
16. Gosain AK, Sewall SR, Yousif NJ: The temporal branch of the facial nerve: How reliably can we predict its path? *Plast Reconstr Surg* 99:1224, 1997.
17. Bernstein L, Nelson RH: Surgical anatomy of the extraparotid distribution of the facial nerve, *Arch Otolaryngol* 110:177, 1984.
18. Correia Pde C, Zani R: Surgical anatomy of the facial nerve, as related to ancillary operations in rhytidoplasty, *Plast Reconstr Surg* 52:549, 1973.
19. Pitanguy I: Facial cosmetic surgery: a 30-year perspective, *Plast Reconstr Surg* 105:1517, 2000.
20. Pitanguy I, Ramos AS: The frontal branch of the facial nerve: the importance of its variations in face lifting, *Plast Reconstr Surg* 38:352, 1966.
21. Dingman RO, Grabb WC: Surgical anatomy of the mandibular ramus of the facial nerve based on the dissection of 100 facial halves, *Plast Reconstr Surg Transplant Bull* 29:266, 1962.
22. Liebman EP, Webster RC, Gaul JR, Griffin T: The marginal mandibular nerve in rhytidectomy and liposuction surgery, *Arch Otolaryngol Head Neck Surg* 114:179, 1988.
23. Ziarah HA, Atkinson ME: The surgical anatomy of the mandibular distribution of the facial nerve, *Br J Oral Surg* 19:159, 1981.
24. Furnas DW: The retaining ligaments of the cheek, *Plast Reconstr Surg* 83:11, 1989.
25. Zide BM, Swift R: How to block and tackle the face, *Plast Reconstr Surg* 101:840, 1998.
26. Whetzel TP, Mathes SJ: Arterial anatomy of the face: an analysis of vascular territories and perforating cutaneous vessels, *Plast Reconstr Surg* 89:591, 1992.
27. Taylor GI, Palmer JH: The vascular territories (angiosomes) of the body: experimental study and clinical applications, *Br J Plast Surg* 40:113, 1987.
28. Martin W: *Staphylococcus* infections of the face and lips, *Ann Surg* 76:13, 1922.
29. Zhang J, Stringer MD: Ophthalmic and facial veins are not valveless, *Clin Exp Ophthalmol* 38:502, 2010.
30. Bell WH, Levy BM: Revascularization and bone healing after anterior mandibular osteotomy, *J Oral Surg* 28:196, 1970.
31. Hellem S, Ostrup LT: Normal and retrograde blood supply to the body of the mandible in the dog. II. The role played by periosteo-medullary and symphyseal anastomoses, *Int J Oral Surg* 10:31, 1981.
32. Bell WH: Revascularization and bone healing after anterior maxillary osteotomy: a study using adult rhesus monkeys, *J Oral Surg* 27:249, 1969.
33. Rohrich RJ, Gunter JP, Friedman RM: Nasal tip blood supply: an anatomic study validating the safety of the transcolumellar incision in rhinoplasty, *Plast Reconstr Surg* 95:795, 1995.
34. Cummings CW: *Cummings otolaryngology head and neck surgery*, ed 4, Philadelphia, 2005, Mosby.
35. Poswillo D: Experimental reconstruction of the mandibular joint, *Int J Oral Surg* 3:400, 1974.
36. You ZH, Bell WH, Finn RA: Location of the nasolacrimal canal in relation to the high Le Fort I osteotomy, *J Oral Maxillofac Surg* 50:1075, 1992.
37. Rajchel J, Ellis E III, Fonseca RJ: The anatomical location of the mandibular canal: its relationship to the sagittal ramus osteotomy, *Int J Adult Orthodon Orthognath Surg* 1:37, 1986.
38. Haight JS, Cole P: The site and function of the nasal valve, *Laryngoscope* 93:49, 1983.
39. Drumheller GW: Topology of the lateral nasal cartilages: the anatomical relationship of the lateral nasal to the greater alar cartilage, lateral crus, *Anat Rec* 176:321, 1973.

As Glândulas Salivares

Melvyn Yeoh e Andrew Meram

O sistema glandular salivar humano é composto de glândulas que são encontradas dentro e em torno da boca e da garganta. Elas podem ser divididas em dois grupos exócrinos distintos: as glândulas salivares maiores e glândulas salivares menores. Coletivamente, os pares de glândulas parótidas, submandibulares e sublinguais são referidos como *glândulas salivares maiores* (Fig. 6-1). Todas elas secretam saliva na boca através de tubos chamados *ductos salivares*. O ducto parotídeo, ou ducto de Stensen, situa-se na mucosa bucal adjacente aos molares superiores; o ducto submandibular, ou ducto de Wharton, é encontrado sob a língua, na porção anterior do assoalho da boca; e as glândulas sublinguais se abrem por meio de vários pequenos ductos no assoalho da boca. Além destas, muitas glândulas pequenas, chamadas glândulas salivares menores, estão localizadas nos lábios, na área interna da bochecha (mucosa bucal) e, extensivamente, em outros revestimentos da boca e da garganta. Conjuntamente, as glândulas salivares produzem a saliva utilizada para umedecer a boca, iniciar a digestão e ajudar a proteger os dentes da deterioração.

Considerações Gerais Anatômicas

Histologicamente, as glândulas são divididas em lóbulos.[1] Vasos sanguíneos e nervos específicos suprem as glândulas ao entrar no hilo e, posteriormente, ramificar-se nos lóbulos. Os ductos seguem as mesmas considerações gerais anatômicas aplicáveis a todas as glândulas exócrinas (Fig. 6-2). O ácino é a porção secretora terminal da glândula salivar. Os ácinos produzem e secretam a saliva no lúmen formado pelos ductos intercalados.[1] Estes, em seguida, juntam-se entre si para formarem os ductos estriados, drenando, finalmente, para ductos localizados entre os lobos da glândula. Células epiteliais cúbicas formam o epitélio ductal e são parcialmente cobertas por células mioepiteliais. Uma unidade acinar é composta de células secretoras/excretoras e circundadas por células mioepiteliais. As células secretoras acinares da glândula salivar humana podem ser divididas em dois tipos principais, os tipos seroso e mucoso; estes se diferenciam um do outro por sua composição química e características morfológicas dos grânulos de secreção dentro deles.[2] Os grânulos de secreção mucosos contêm quantidades apreciáveis de mucina e glicoconjugados. As extremidades distais das unidades acinares mucosas são cincundadas por semiluas serosas nas glândulas submandibular e sublingual. Essas semiluas serosas secretam uma pequena quantidade de saliva serosa que se mistura com a saliva mucosa secretada pela maioria das células mucosas no ácino mucoso.[3] Em geral, os grânulos de secreção serosos contêm pouco glicoconjugados e uma grande quantidade de água e íons, mas alguns grânulos serosos contêm glicoconjugados ácidos (denominados *seromucosos*).[4]

Glândula Parótida

Anatomia

A glândula parótida é a maior das glândulas salivares pares. A glândula pesa, em média, entre 14 e 28 gramas. Nos homens, a glândula apresenta, em média, 5,8 cm na dimensão craniocaudal e 3,4 cm no eixo ventrodorsal (isso tende a ser ligeiramente menor nas mulheres).[5-8] Os ductos intercalados são longos e finos.[6] A glândula parótida apresenta uma abundância de tecido adiposo no seu parênquima, com uma proporção de tecido adiposo para acinar de cerca de 1:1.[1]

Embora, em geral, mencionada como tendo lobos superficiais e profundos distintos, a glândula parótida em si não é, na verdade, dividida anatomicamente dessa forma. Sua nomenclatura é baseada no nervo facial e em suas estruturas intersticiais associadas atuando como um plano de referência dentro da glândula. A porção superficial é a região que se sobrepõe à superfície lateral do ramo da mandíbula e do músculo masseter, lateral ao nervo facial.[5] A porção profunda refere-se à região menor por trás e profundamente ao ramo da mandíbula, medial ao nervo facial, localizada entre o processo mastoide do osso temporal e o ramo da mandíbula.[5] Quase 80% da glândula situa-se na superfície externa do músculo masseter e do ramo ascendente e ângulo da mandíbula, localizando-se caudal e ventralmente ao canal auditivo externo e à extremidade do processo mastoide.[6] Cerca dos 20% restantes da glândula se estendem medialmente, através de uma área conhecida como *túnel estilomandibular*. Essa área é delimitada ventralmente pela margem posterior do ramo da mandíbula, dorsalmente pela margem anterior do músculo esternocleidomastóideo e pelo ventre posterior do músculo digástrico e mais profunda e dorsalmente pelo ligamento estilomandibular, que se estende a partir da extremidade do processo estiloide até o ângulo e a margem posterior da mandíbula.[6] Considerando-se essas relações anatômicas, pode-se notar que a porção profunda da glândula encontra-se anteriormente ao processo estiloide, à sua musculatura e à bainha carotídea, portanto essa porção acomoda-se no compartimento pré-estiloide do espaço parafaríngeo.[7,8]

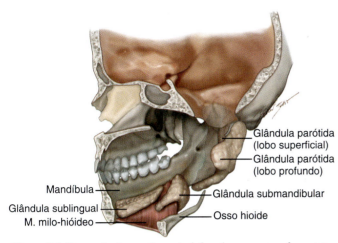

Figura 6-1 Ilustração da secção sagital da cabeça mostrando as três principais glândulas salivares: a glândula parótida, a glândula submandibular e a glândula sublingual.

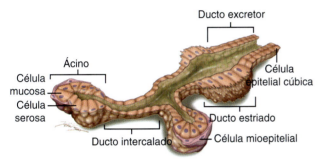

Figura 6-2 Ilustração histológica de uma unidade funcional de uma glândula salivar.

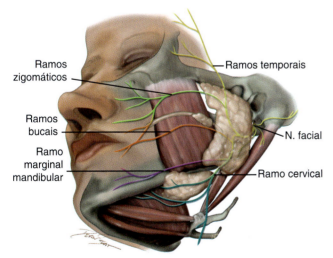

Figura 6-3 Vista lateral oblíqua da glândula parótida e da glândula submandibular. É ilustrada a íntima relação entre os ramos do nervo facial e a glândula parótida.

A porção lobar profunda da glândula parótida está localizada atrás do maxilar inferior e da base do crânio e não pode ser palpada em condições normais. No entanto, a porção superficial pode ser palpada, uma vez que cobre o ramo da mandíbula. A glândula parótida tem forma irregular, assemelhando-se a uma cunha que envolve a margem posterior do ramo ascendente da mandíbula (Fig. 6-3).[5] Se vista a partir da sua face superficial, ela se estende medialmente para cobrir uma porção do músculo masseter. O corpo da glândula preenche o espaço entre a mandíbula e a superfície delimitada pelo meato acústico externo e processo mastoide. Profundamente ao ramo ascendente, a glândula se estende para a frente variavelmente de modo a posicionar-se em contato com o músculo pterigoideo medial.[5] Logo abaixo do colo da mandíbula, acima da inserção do pterigoideo medial, a glândula estende-se entre os dois. Próximo ao côndilo, a glândula situa-se entre a cápsula da articulação temporomandibular e o meato acústico externo. Lateralmente, na junção do processo mastoide e músculo esternocleidomastóideo, a glândula situa-se diretamente no ventre posterior do músculo digástrico, processo estiloide e músculo estilo-hióideo. Essas estruturas separam a glândula da artéria carótida interna, da veia jugular interna e dos nervos cranianos (NC) IX ao NC XII.[5] Uma glândula parótida acessória, distinta histologicamente com células acinares mucosas e serosas, também pode ser vista situando-se anteriormente sobre o músculo masseter entre o ducto parotídeo e o arco zigomático; seus ductos esvaziam-se diretamente no ducto parotídeo através de um tributário.[9]

Fáscia

A glândula parótida está fixada por conexões fibrosas em várias estruturas anatômicas importantes, incluindo o meato acústico externo, processo mastoide e bainha fibrosa do esternocleidomastóideo.[10] A fáscia parotídea propriamente dita é uma extensão da fáscia cervical profunda, à medida que continua superiormente. Essa fáscia se divide em camadas superficial e profunda que envolvem a glândula por completo, formando uma cápsula densa e inelástica que também cobre o músculo masseter na porção profunda da glândula parótida; essa cápsula é em geral referida como *fáscia parotídea-massetérica*.[10] A fáscia superficial é mais espessa, estendendo-se a partir do músculo masseter e esternocleidomastóideo superiormente até o arco zigomático. A camada profunda, mais fina, estende-se para o ligamento estilomandibular, que separa o lobo superficial e profundo da glândula parótida. Importante como um marco cirúrgico, o ligamento estilomandibular passa medialmente à glândula, a partir do processo estiloide até a margem posterior do ramo ascendente, logo acima do ângulo, dessa forma, também separando as glândulas parótida e submandibular.[10] O ligamento estilomandibular e o ramo da mandíbula se combinam para formar um túnel através do qual um processo da glândula pode estender-se dentro do espaço parafaríngeo.

Ducto de Stensen

O ducto parotídeo (ducto de Stensen) tem de 4 a 6 cm de comprimento, 5 mm de diâmetro e percorre 13 mm inferior e paralelamente ao arco zigomático.[10] Seguindo uma linha a partir do assoalho do meato acústico externo para um pouco acima da comissura dos lábios, o ducto sai da glândula, a partir de sua superfície anteromedial e cursa superficialmente sobre o músculo masseter e sobre o coxim de gordura bucal.[5] Em seguida, ele gira medialmente na margem anterior do músculo, aproximadamente em ângulo reto, para atravessar o músculo bucinador de modo a esvaziar na cavidade oral.

O orifício dentro da cavidade oral, conhecido como *papila parotídea*, em geral pode ser encontrado na face interna da mucosa oral, adjacente aos segundos molares superiores. Em 20% das pessoas, como o ducto passa sobre o masseter, ele pode receber um ducto de uma glândula parótida acessória, que é geralmente um pouco cranial em relação ao ducto de Stensen.[11]

Anatomia Neural

O nervo facial está intimamente associado à glândula e muitas vezes tem sido usado para dividir a glândula parótida em um lobo superficial maior e um lobo profundo menor (Fig. 6-3). O tronco principal está sempre localizado no triângulo formado pelo processo mastoide, ângulo da mandíbula e o canal auditivo cartilaginoso. Dentro desse triângulo, o tronco principal pode ser encontrado medialmente ao mastoide, quase em um ponto entre a mandíbula e o canal auditivo cartilaginoso.[10] O nervo facial é um nervo misto com fibras motoras, sensitivas e parassimpáticas; além disso, tem cinco segmentos intracranianos e um segmento extracraniano.

As fibras motoras originam-se do núcleo facial da ponte. O nervo intermédio (fibras sensitivas) se une a essas fibras antes de entrar no osso temporal através do meato acústico interno.[5] O nervo trilha um curso tortuoso anteriormente em direção ao gânglio geniculado e depois segue posteriormente ao longo da parede medial da cavidade timpânica para o segundo joelho no forame oval.[5] O nervo facial dá origem a três pequenos ramos pouco antes de sair do crânio: (1) o nervo auricular posterior, (2) o nervo digástrico posterior e (3) o nervo estilo-hioideo. À medida que sai do crânio pelo forame estilomastóideo, o nervo facial fornece inervações motoras para os músculos da expressão facial.[12] Depois de sair do crânio através do forame estilomastóideo, ele cursa anterolateralmente em torno do processo estiloide, seguindo a superfície lateral do ventre posterior do músculo digástrico por cerca de 1 cm antes de atravessar a cápsula posterior da glândula parótida, onde se divide em dois ramos principais. Essa área do nervo facial anterior à sua divisão é um marco anatômico cirúrgico importante conhecido como "pata de ganso" (Do latim "*pes anserinus*").[10] O ramo temporofacial superior segue um curso vertical, e o ramo cervicofacial inferior segue um curso anterior. Os dois ramos principais continuam dentro da glândula, lateral à veia facial posterior e à artéria carótida externa. Esses dois ramos principais acabam se dividindo em cinco ramos menores: temporal, zigomático, bucal, mandibular marginal e cervical.[13]

Seis diferentes padrões de ramificação anatômica foram descritos, muitas vezes com comunicação entre os ramos, às vezes dentro da glândula parótida, mas, com mais frequência, anteriormente a ela.[14] Os ramos temporal superior e zigomático são ramos da divisão superior, compartilhando a inervação motora do orbicular do olho; o ramo temporal, sozinho, inerva a musculatura da testa. Os ramos mandibular marginal e cervical são ramos da divisão inferior; o ramo cervical inerva o platisma e o ramos bucal e mandibular compartilham a inervação dos músculos faciais restantes. O ramo bucal apresenta a maior parte das variações anatômicas e inervações cruzadas, sendo o maior número de inervações cruzadas entre os ramos zigomático e bucal.[15] Todos os músculos da expressão facial recebem inervações motoras do nervo facial em sua superfície profunda, exceto os músculos mentual, bucinador e elevador do ângulo da boca.

Inervação Autonômica

A glândula parótida é inervada por fibras simpática e parassimpática (Fig. 6-4). A função mais provável das fibras simpáticas é a vasoconstrição, enquanto a função mais provável das fibras parassimpáticas (NC IX) é a secretora. A inervação parassimpática secretora origina-se a partir do núcleo salivatório inferior na medula, transportando fibras parassimpáticas pré-ganglionares através do forame jugular.[5] As fibras eferentes viajam pelo nervo glossofaríngeo. O nervo de Jacobsen, um ramo do nervo glossofaríngeo encontrado distalmente ao gânglio inferior, reentra no crânio através do canalículo timpânico inferior e prossegue para a orelha média, formando o plexo timpânico.[5] Depois, essas fibras continuam na fossa média do crânio como o nervo petroso menor, saindo através do forame oval para fazer sinapse com o gânglio ótico.[10] As fibras parassimpáticas pós-ganglionares deixam o gânglio ótico em um nível abaixo do nervo mandibular e se juntam com o nervo auriculotemporal na fossa infratemporal. Essas fibras são responsáveis pela secreção salivar da glândula parótida. O gânglio cervical superior supre a inervação simpática via fibras pós-ganglionares que inervam as glândulas salivares e sudoríparas e os vasos sanguíneos cutâneos. A acetilcolina é o neurotransmissor tanto nas fibras simpáticas pós-ganglionares, quanto nas parassimpáticas pós-ganglionares.[16]

Suprimento Arterial

A artéria facial transversa, um ramo terminal da artéria carótida externa, fornece o principal suprimento de sangue arterial da glândula.[5] A artéria carótida externa entra na superfície inferior da glândula e se divide em dois ramos, as artérias maxilar e temporal superficial, na junção entre o terço superior e terço médio da glândula. A artéria temporal superficial se ramifica na artéria facial transversa, que cursa anteriormente entre o arco zigomático e o ducto parotídeo para suprir a glândula parótida, o ducto parotídeo e o músculo masseter.[17] Inicialmente, a artéria maxilar cursa na direção para frente e para cima, atrás do colo da mandíbula, na parte da glândula parótida situada profundamente a ele, a fim de emergir depois, seguindo para dentro da fossa infratemporal.

Drenagem Venosa

O retorno venoso se dá através da veia retromandibular, que é formada pela união das veias maxilar e temporal superficial.[5] Essa veias cursam pela glândula para drenar dentro das veias jugular interna e externa. O nervo facial situa-se superficialmente aos vasos, a artéria é mais profunda e as veias situam-se entre eles. A anatomia da veia retromandibular varia, muitas vezes, bifurcando-se em ramo anterior e ramo posterior.[17] A

CAPÍTULO 6 As Glândulas Salivares

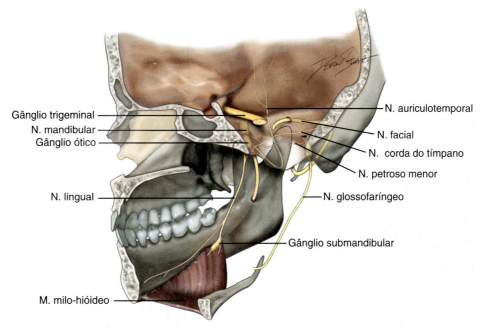

Figura 6-4 Ilustração do suprimento parassimpático das glândulas salivares maiores.

veia temporal superficial normalmente entra na superfície superior da glândula parótida e recebe a veia maxilar interna para se tornar a veia retromandibular, encontrando-se imediatamente medial ao ramo marginal mandibular do nervo facial.[17] Dentro da glândula, ela se divide em ramo anterior e ramo posterior. O ramo posterior junta-se à veia auricular posterior, acima do músculo esternocleidomastóideo, para formar o veia jugular externa. O ramo anterior emerge da glândula para se juntar com a veia facial posterior de modo a formar a veia facial comum.

Drenagem Linfática

A drenagem linfática das glândulas parótidas é rica e complexa. É a única glândula salivar com duas camadas de nodos. O linfonodos intraparenquimatosos, localizados dentro da substância da parótida, recebem a drenagem própria da glândula, do canal auditivo externo, da orelha média, do palato mole e da nasofaringe posterior.[18] Os linfonodos periparotídeos, localizados na fáscia superficial entre o tecido glandular e sua cápsula, servem como bacias linfáticas para o couro cabeludo, orelha, pálpebras, glândulas lacrimais e região temporal.[5] Cerca de 90% do nodos estão localizados nessa camada superficial de nodos. Ambos os sistemas drenam para dentro das cadeias linfáticas cervicais superficial e profunda.[11]

Glândula Submandibular

Anatomia

A glândula submandibular é a segunda maior glândula salivar, tem cerca da metade do peso da glândula parótida,

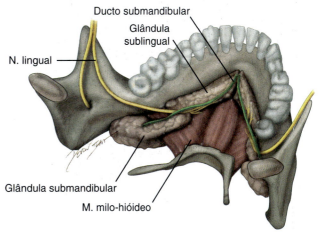

Figura 6-5 Vista póstero-anterior das glândulas sublingual e submandibular.

aproximadamente 7 a 16 g.[5] Ela ocupa a maior parte do triângulo submandibular do pescoço, formado pela mandíbula e pelos ventres anterior e posterior do músculo digástrico (Fig. 6-5). A glândula é muitas vezes descrita como estando dobrada em torno da margem dorsal livre do músculo milo-hióideo.[5] Apesar de não haver lobos separados na glândula, ela é muitas vezes referida como sendo dividida pelo músculo milo-hióideo em uma porção anterior menor e porção posterior maior conectadas à margem posterior livre do músculo. O lobo posterior superficial maior situa-se superficial e caudalmente em relação ao músculo milo-hióideo, enquanto a porção profunda menor encontra-se acima do músculo milo-hióideo. Ela é uma mistura de glândula serosa e mucosa, com cerca de 10% do ácinos sendo mucosos. Ao contrário da glândula parótida, o ductos intercalados são mais curtos e mais largos e o tecido adiposo não é um componente significativo do parênquima glandular.[6] Muitas vezes, a glândula envia uma continuação do tecido com o ducto submandibular sob o músculo milo-hióideo.[19]

Fáscia

A glândula submandibular é cercada pela camada média da fáscia cervical profunda.[5]

Ducto de Wharton

O ducto submandibular, também conhecido como ducto de Wharton, origina-se a partir da superfície anterior da porção profunda da glândula, encontrada entre os músculos hioglosso e milo-hióideo sobre o músculo genioglosso. O ducto cursa 5 cm anteriormente em direção à região anterior do assoalho da boca correndo superiormente ao nervo hipoglosso, profundamente ao nervo lingual e medialmente à glândula sublingual. Ele faz quase ângulo de 45 graus em ambos os planos sagital e axial e sai em uma papila lateralmente ao freio lingual, na região anterior do assoalho da boca.

Anatomia Neural

Localizados superficialmente à glândula submandibular estão o nervo lingual e o gânglio submandibular, enquanto, profundamente à glândula, está o nervo hipoglosso. O nervo lingual conduz inervações sensoriais dos dois terços anteriores da língua e fibras parassimpáticas para a própria glândula a partir do núcleo salivatório superior na ponte, por meio do nervo corda do tímpano.[5] O nervo lingual é encontrado sob a margem da mandíbula sobre o músculo hioglosso acima do nervo hipoglosso. Ele está ligado à glândula submandibular pelo gânglio submandibular e cursa profundamente ao músculo milo-hióideo para alcançar a língua. O nervo lingual segue uma direção lateral para medial em direção à língua, cruzando duas vezes o ducto de Wharton, primeiro passando abaixo do nervo e, em seguida, cruzando-o medialmente.[6]

A função motora da língua é controlada pelo nervo hipoglosso, que está inferior e medial ao terço posterior da glândula, logo abaixo do ventre posterior do músculo digástrico.[20] Desce entre a veia jugular interna e a artéria carótida interna, gerando ramos para os músculos tireoideo e gênio-hioideo, enquanto inerva a raiz superior da alça cervical.[5] Encontra-se na superfície do músculo hioglosso e cursa profundamente ao músculo milo-hióideo para inervar a língua.

O ramo marginal do nervo facial segue, em um plano subplatismal, dentro da camada superficial da fáscia cervical profunda, contínua com a cápsula da glândula submandibular.[21] A rota do nervo varia e, em geral, apresenta múltiplos ramos. Alguns estudos relataram que o nervo está localizado acima da margem mandibular e fora do triângulo submandibular em cerca de 50% das vezes.[22-24] Ele cursa sobre os vasos faciais à medida que se desloca para cima a fim de inervar o músculo depressor do ângulo da boca e depressor do lábio inferior.

Suprimento Arterial

A glândula é irrigada pela artéria submentual e sublingual, ramos das artérias lingual e facial, com a artéria facial servindo como fonte principal de suprimento de sangue arterial.[21] A artéria facial entra no triângulo abaixo do ventre posterior do músculo digástrico e músculo estilo-hioideo, seguindo medialmente e depois vira acentuadamente para cursar superior e profundamente até a glândula.[21] Ela sobe para emergir acima ou através da margem superior da glândula, seguindo superior e adjacente aos ramos inferiores do nervo facial para dentro da face. A artéria lingual corre em nível profundo, medialmente ao músculo digástrico, ao longo da superfície lateral do músculo constritor médio, cursando anterior e medialmente ao músculo hioglosso.[21]

Drenagem Venosa

A glândula submandibular é drenada, em especial, pela veia facial anterior à medida que se dirige inferior e posteriormente, a partir da face, para o aspecto inferior da mandíbula.[21] Superficialmente à glândula, a veia facial atravessa o triângulo submandibular para alcançar a margem anterior da mandíbula. Ela forma uma extensa anastomose com as veias infraorbital e oftálmica superior. Em uma visão medial da glândula, as veias facial anterior e posterior combinam para formar a veia facial comum que, em seguida, cursa lateralmente à glândula, saindo do triângulo submandibular e juntando-se à veia jugular interna.[21]

Drenagem Linfática

A drenagem linfática da glândula submandibular ocorre para dentro dos nodos submandibulares. Esses nodos podem ser classificados em cinco subgrupos: (1) pré-glandular, (2) pós-glandular, (3) pré-vascular, (4) pós-vascular e (5) intracapsular.[25] Localizados entre a glândula e sua fáscia, mas não dentro do tecido glandular propriamente dito, estão os nodos linfáticos pré-vascular e pós-vascular, que drenam a glândula submandibular. Eles estão intimamente próximos à artéria e à veia facial, no aspecto superior da glândula, e, finalmente, drenam para dentro das cadeias ganglionares jugular e cervical profunda.[26,27]

Glândula Sublingual

Anatomia

As glândulas sublinguais são o menor par das glândulas salivares maiores, pesando apenas cerca de 2 gramas.[5] Elas têm forma de amêndoa e estão localizadas acima do músculo milo-hióideo, no espaço entre a mandíbula e os músculos genioglossos, logo abaixo da mucosa oral, profundamente às dobras sublinguais opostas ao freio lingual.[28] O contorno medial da glândula sublingual é separado do músculo genioglosso pelo nervo lingual e ducto de Wharton (Fig. 6-6). Ao contrário das outras glândulas salivares maiores, ela carece de uma verdadeira cápsula fascial e, em vez disso, está coberta pela mucosa oral

CAPÍTULO 6 As Glândulas Salivares

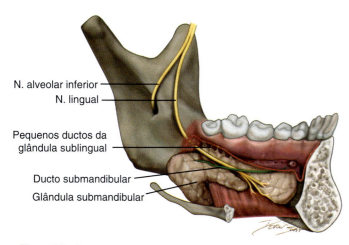

Figura 6-6 O posicionamento da glândula submandibular em relação ao músculo milo-hióideo está ilustrado nesta vista sagital.

Suprimento Arterial

A glândula sublingual é irrigada arterialmente pelas artérias sublingual e submentual, ramos das artérias lingual e facial, respectivamente.[6]

Drenagem Venosa

A drenagem venosa reflete o suprimento arterial correspondente.[6]

Drenagem Linfática

A drenagem linfática da glândula sublingual dá-se através dos linfonodos submentual e submandibular, mas a maioria é através dos nodos submandibulares.[5]

Glândulas Salivares Menores

As glândulas salivares menores estão situadas abaixo da mucosa da cavidade oral, palato, seios paranasais, faringe, laringe, traqueia e brônquios. Elas são mais numerosas nas regiões: bucal, labial, palatal e lingual.[5] Relativamente poucas glândulas salivares menores encontram-se na gengiva, na superfície anterior do palato duro e nas pregas vocais verdadeiras. Elas têm a mesma estrutura básica das glândulas salivares maiores, mas são glândulas inteiramente mucosas (no palato duro), ou glândulas seromucosas mistas (na cavidade oral e sinonasal). Estimou-se que existem mais de 750 glândulas salivares menores, variando em tamanho de 1 a 5 mm.[6] A maioria da inervação pós-ganglionar parassimpática surge a partir do nervo lingual. As glândulas palatinas superiores, no entanto, são inervadas pelos nervos palatinos à medida que eles saem do gânglio esfenopalatino.[6] O suprimento sanguíneo e as drenagens venosa e linfática das glândulas salivares menores seguem o suprimento da região da cavidade oral em que estão localizados.[28]

superiormente. Ela drena para dentro da cavidade oral através de cerca de 10 ductos, conhecidos como os *ductos de Rivinus*, a partir da superfície superior da glândula.[6] Às vezes, alguns dos ductos anteriores podem se juntar em um ducto comum, conhecido como ducto de Bartholin, que se esvazia dentro do ducto de Wharton.[7,2]

Anatomia Neural

A glândula sublingual é inervada tanto pelo sistema nervoso simpático, quanto pelo parassimpático. A inervação simpática para a glândula é derivada a partir de nervos perivasculares do gânglio cervical ao longo da artéria facial.[5] As fibras pré-sinápticas parassimpáticas do nervo facial são trazidas pelo nervo corda do tímpano para fazer sinapse no gânglio submandibular, que em seguida, sai como fibras pós-ganglionares para se juntarem ao nervo lingual a fim de inervarem a glândula.[14]

Referência

1. Amano O, Mizobe K, Bando Y, et al: Anatomy and histology of rodent and human major salivary glands: overview of the Japan Salivary Gland Society, *Acta Histochem Cytochem* 45:241, 2012.
2. Philips CJ, Tandler B, Nagato T: Evolution and divergence of salivary gland acinar cells: a format for understanding molecular evolution. In Dobrosielski-Vergona K, editor: *Biology of the salivary glands*, Boca Raton, Florida, 1993, CRC Press.
3. Yamashina S, Tamaki H, Katsumata O: The serous demilune of rat sublingual gland is an artificial structure produced by conventional fixation, *Arch Histol Cytol* 62:347, 1999.
4. Munger BL: Histochemical studies on seromucous- and mucous-secreting cells of human salivary glands, *Am J Anat* 115:411, 1964.
5. Holsinger FC, Bui DT: Anatomy, function, and evaluation of the salivary glands. In Myers EN, Ferris RL, editors: *Salivary gland disorders*, Berlin, 2007, Springer.
6. Silvers AR, Som PM: Salivary glands, *Radiol Clin North Am* 36:941, 1998.
7. Mason DK, Chisolm DM: *Salivary glands in health and disease*, London, 1975, Saunders.
8. Batsakis JG: *Tumors of the head and neck: clinical and pathological considerations*, ed 2, Baltimore, 1979, Lippincott Williams & Wilkins.
9. Frommer J: The human accessory parotid gland: its incidence, nature, and significance, *Oral Surg Oral Med Oral Pathol* 43:671, 1977.
10. Nadershah M: Removal of parotid, submandibular, and sublingual glands, *Oral Maxillofac Surg Clin North Am* 24:295, 2012.
11. Hsu AK, Kutler DI: Indications, techniques, and complications of major salivary gland extirpation, *Oral Maxillofac Surg Clin North Am* 21:313, 2009.
12. Greywoode JD, Ho HH, Artz GJ, et al: Management of traumatic facial nerve injuries, *Facial Plast Surg* 26:511, 2010.
13. McKinney P, Katrana DJ: Prevention of injury to the great auricular nerve during rhytidectomy, *Plast Reconstr Surg* 66:675, 1980.
14. Davis RA, Anson BJ, Budinger JM, et al: Surgical anatomy of the facial nerve and parotid gland based upon a study of 350 cervicofacial halves, *Surg Gynecol Obstet* 102:385, 1956.
15. Gosain AK: Surgical anatomy of the facial nerve, *Clin Plast Surg* 22:241, 1995.
16. Agur AM, Dalley AF: *Grant's atlas of anatomy*, ed 12, Baltimore, 2008, Lippincott Williams & Wilkins.
17. Bhattacharyya N, Varvares M: Anomalous relationship of the facial nerve and the retromandibular vein: a case report, *J Oral Maxillofac Surg* 57:75, 1999.
18. Garatea-Crelgo J, Gay-Escoda C, Bermejo B, et al: Morphological study of the parotid lymph nodes, *J Craniomaxillofac Surg* 21:207, 1993.
19. Woodburne RT, Burkel WE: *Essentials of human anatomy*, ed 8, New York, 1994, Oxford University Press.

20. Guerrissi JO, Taborda G: Endoscopic excision of the submandibular gland by an intraoral approach, *J Craniofac Surg* 12:299, 2001.
21. Carlson GW: The salivary glands: embryology, anatomy, and surgical complications, *Surg Clin North Am* 80:261, 2000.
22. Dingman RO, Grabb WC: Surgical anatomy of the mandibular ramus of the facial nerve based on dissection of 100 facial halves, *Plast Reconstr Surg* 29:266, 1962.
23. Skandalakis JE, Gray SW, Rowe JS: Surgical anatomy of the submandibular triangle, *Am Surg* 45:590, 1979.
24. Skandalakis JE, Gray SW, Rowe JS: The neck. In Skandalakis JE, editor: *Anatomical complications in general surgery*, New York, 1983, McGraw-Hill.
25. Portugal LG, Padhya TA, Gluckman JL: The neck: anatomy and physiology. In Tami TA, Seiden AM, Cotton RT, et al, editors: *Otolaryngology: the essentials*, New York, 2001, Thieme.
26. Gray H: *Anatomy of the human body*, ed 30, Philadelphia, 1985, Lea & Febiger.
27. Pownell PH, Brown OE, Pransky SM, et al: Congenital abnormalities of the submandibular duct, *Int J Pediatr Otolaryngol* 24:161, 1992.
28. Hollinshead WH: The neck: lymph nodes and lymphatics. In Hollinshead WH, editor: *Anatomy for surgeons, volume 1: the head and neck*, ed 3, Philadelphia, 1982, Lippincott Williams & Wilkins.

O Pescoço

Jeffrey S. Dean, Rahul Tandon e Trevor Griffitts

Embora a maioria dos cirurgiões orais e maxilofaciais trabalhe, em grande parte do tempo, na cavidade oral e na região maxilofacial associada, a importância da compreensão completa da anatomia da cabeça e do pescoço não pode ser negligenciada. Traumas, lesões patológicas superficiais e infecções são apenas algumas das razões pelas quais um cirurgião maxilofacial necessita de uma boa compreensão da anatomia do pescoço. Os tumores malignos na região maxilofacial podem se espalhar através do sistema linfático para os nódulos linfáticos adjacentes; portanto, uma dissecção do pescoço pode ser usada para remover quaisquer linfonodos suspeitos. Existem atualmente quatro classificações de dissecção do pescoço: a radical, a radical modificada, a seletiva e a estendida.[1] Este capítulo concentra-se na anatomia cirúrgica do pescoço e sua relevância para a prática do cirurgião oral e maxilofacial. Embora muitos dos locais anatômicos essenciais tenham sido identificados e estabelecidos, ainda existe a possibilidade de crescimento tanto no concerne ao conhecimento como às abordagens cirúrgicas desta área complexa.

Circulação Linfática (Fig. 7-1)

Antes de se discutir a importância dos vasos linfáticos na organização do pescoço, um breve resumo do principal ducto linfático, o ducto torácico, é mandatório. O ducto torácico transporta linfa de todo o corpo de volta para o sangue; no entanto, a linfa do lado direito da cabeça e do pescoço, da extremidade superior direita, do pulmão direito, do lado direito do coração e de uma porção do fígado seguem um caminho diferente. O caminho se origina na cisterna do quilo e entra no mediastino posterior, entre a veia ázigos e aorta torácica. De lá, segue seu curso para a esquerda no pescoço, anteriormente à artéria e à veia vertebrais, e acaba entrando na junção da veias subclávia e jugular interna esquerdas.

Ao longo das últimas três décadas, houve avanços no entendimento dos planos fasciais cervicais, nos padrões de drenagem linfática, no estadiamento pré-operatório e na disseminação extracapsular. A maximização do controle e a minimização da morbidade são preocupações que levaram a modificações na dissecção clássica do pescoço. Uma modificação, em particular, é a preservação de uma ou mais estruturas não linfáticas (p. ex., nervo espinhal acessório, veia jugular interna e músculo esternocleidomastoide).[2] Outras observações indicaram que o padrão de doença nodal depende do sítio primário. Esses achados levaram a outra modificação da dissecção do pescoço, a preservação seletiva de um ou vários grupos de linfonodos.

O Memorial Sloan-Kettering Cancer Center desenvolveu as definições regionais de linfonodos que são mais amplamente usadas hoje. Existem aproximadamente 600 gânglios linfáticos no corpo, dos quais 200 estão localizados no pescoço. É importante notar que a circulação linfática é bem organizada e se move em um caminho previsível na região cervical.[2] O pescoço é dividido em seis áreas, ou níveis, variando de trígonos submentuais e submandibulares em direção ao tórax. Esses níveis são identificados pelos algarismos romanos de I a VI. Os tumores da cavidade oral produzem metástases para os níveis de I a III, ao passo que os tumores da parte inferior do pescoço (p. ex., câncer de laringe) tendem a se espalhar para níveis mais baixos (p. ex., nível III ou IV). O nível VII, que representava os grupos de linfonodos no mediastino superior, não é mais usado. Os linfonodos em regiões não pescoço são referidos pelo nome de seus grupos linfonodais específicos.

Nível I

O nível I, que inclui os trígonos submentual e submandibular, é subdividido. O nível Ia é o trígono submentual, delimitado pelas porções anteriores dos músculos digástrico e milo-hióideo; o nível Ib é o trígono formado pelos ventres anteriores e posteriores do digástrico e pelo corpo da mandíbula.

Níveis II, III e IV

Os níveis II, III e IV incluem os linfonodos associados à veia jugular interna (VJI), além do tecido fibroadiposo localizado medialmente à borda posterior do esternocleidomastoide (ECM) e lateralmente à borda do esterno-hióideo.

Nível II

O nível II refere-se aos linfonodos do terço superior, incluindo o jugular superior, jugulodigástrico e linfonodos cervicais posteriores superiores. Ele é delimitado pelo músculo digástrico superiormente e pelo osso hioide (referência clínica), ou pela bifurcação carotídea (referência cirúrgica) inferiormente. O nível IIa contém linfonodos na região anterior ao nervo acessório espinhal, enquanto o nível IIb contém aqueles que são posteriores ao nervo.

58 PARTE I   Anatomia Cirúrgica da Cabeça e Pescoço

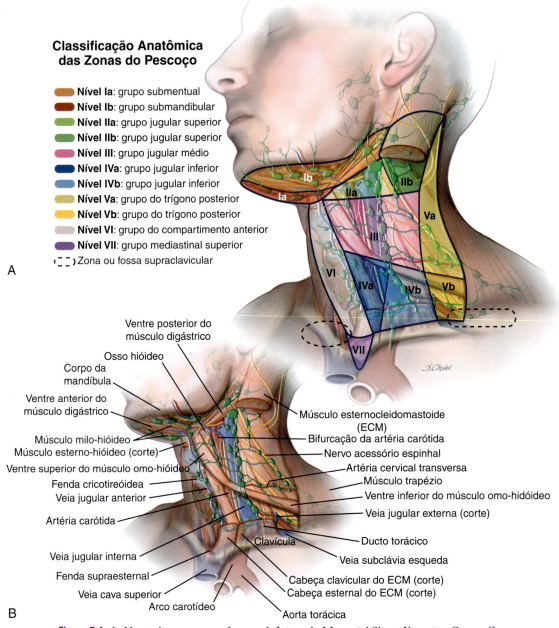

Figura 7-1 A, Níveis do pescoço conforme a definição do Memorial Sloan-Kattering Cancer Center. Estes seis níveis abrangem os trígonos submental e mandibular em direção ao tórax e são importantes na organização da anatomia do pescoço para procedimentos cirúrgicos. **B,** Linfonodos do pescoço.

Nível III

O nível III inclui os linfonodos jugulares do terço médio, que se estendem desde a bifurcação carotídea superiormente até o nó cricotireóideo (referência clínica), a borda inferior da cartilagem cricoide (referência radiológica), ou o músculo omo-hióideo (referência cirúrgica).

Nível IV

O nível IV contém os linfonodos jugulares inferiores, estendendo-se desde o músculo omo-hióideo superiormente até a clavícula inferiormente.

Nível V

O nível V refere-se ao grupo do trígono posterior de linfonodos localizados ao longo da metade inferior do nervo espinhal acessório e da artéria cervical transversa. Os linfonodos supraclaviculares também estão incluídos neste grupo. O limite posterior é a borda anterior do músculo trapézio; o limite anterior é a borda posterior do músculo esternocleidomastoide; e o limite inferior é a clavícula.

Nível VI

O nível VI é composto pelos linfonodos do compartimento anterior em torno das estruturas viscerais da linha média do pescoço, estendendo-se desde o nível do osso hioide superiormente até a fúrcula esternal inferiormente. Em cada lado da borda lateral está a borda medial da bainha da carótida. Dentro desse compartimento são os linfonodos peritireoidianos, linfonodos paratraqueais, linfonodos ao longo dos nervos laríngeos recorrentes e os linfonodos pré-cricóideos.

Se todos os linfonodos forem removidos (níveis de I a V) assim como as três estruturas (veia jugular interna, nervo acessório e músculo esternocleidomastoide), uma dissecção *radical* do pescoço terá sido realizada. (O termo *radical* é impreciso, ele simplesmente se refere ao fato de que uma dissecção completa do pescoço foi realizada). Esse procedimento é indicado apenas se o tumor se espalhou para o pescoço de maneira bastante extensa. Se os linfonodos dos níveis de I a V são removidos e uma das três estruturas é preservada, o procedimento é chamado uma dissecção *radical modificada*. Se a operação não envolve todos os cinco níveis, ela é chamada de dissecção *seletiva* do pescoço.

Trígonos Anatômicos do Pescoço (Fig. 7-2)

A lateral do pescoço apresenta um contorno ligeiramente quadrilátero limitado pela borda inferior do corpo da mandíbula na parte superior, de uma linha imaginária que se estende a partir do ângulo da mandíbula para o processo mastoideo e a margem anterior do trapézio posteriormente, pela borda superior da clavícula na parte inferior, e pela linha média do pescoço anteriormente. Esse espaço está subdividido em dois grandes trígonos pelo músculo esternocleidomastoide, que passa obliquamente através do pescoço, a partir do esterno e da clavícula inferiormente, para o processo mastoide e o osso occipital superiormente. O espaço triangular à frente desse músculo é chamado de *trígono anterior*, e atrás dele está o *trígono posterior*.

Trígono Anterior

O trígono anterior é delimitado frontalmente pela linha média do pescoço, e por trás pela margem anterior do esternocleidomastoide. A sua base, que é direcionada para cima, é formada pela borda inferior do corpo da mandíbula e por uma linha que se estende a partir do ângulo da mandíbula para o processo mastoide; o seu vértice está abaixo, no esterno. Esse espaço é subdividido em quatro trígonos menores pelo digástrico acima e a parte superior do omo-hióideo abaixo. Esses trígonos menores são chamados de trígono *carotídeo inferior* (muscular), trígono *carotídeo superior* (carotídeo), trígono *submandibular* (digástrico) e o trígono *supra-hióideo*. O trígono anterior é coberto por tegumento, fáscia superficial, platisma e fáscia profunda.

Trígono Carotídeo Inferior (Muscular)

O trígono carotídeo inferior, ou muscular, é delimitado na parte anterior pela linha mediana do pescoço do osso hioide até o esterno, e na posterior pela margem anterior do esternocleidomastoide. O limite superior é o ventre superior do omo-hióideo. A fáscia profunda contém ramos dos nervos supraclaviculares. Abaixo dessas estruturas superficiais estão os músculos esterno-hióideo e esternotireóideo, que em conjunto com o esternocleidomastoide encobrem a parte inferior da artéria carótida comum. Esse vaso, juntamente com a veia jugular interna e o nervo vago, encontra-se contido na sua bainha. A veia encontra-se lateralmente à artéria no lado direito do pescoço, mas a sobrepõe abaixo no lado esquerdo; o nervo encontra-se entre a artéria e a veia em um plano posterior para ambos. Em frente à bainha estão alguns filamentos descendentes da ansa do hipoglosso, e por trás da bainha está a artéria tireóidea inferior, o nervo recorrente e o tronco simpático. No seu lado medial está o esofago, a traqueia, a glândula tireoide e a parte inferior da laringe. Incisando na parte superior desse espaço e deslocando ligeiramente o esternocleidomastoide, o cirurgião pode ligar a artéria carótida comum abaixo do omo-hióideo.

Trígono Carotídeo Superior (Carotídeo)

O trígono carotídeo superior, ou carotídeo, é delimitado posteriormente pelo esternocleidomastoide, abaixo pela parte superior do omo-hióideo, e acima pelo estiloide e o ventre posterior do músculo digástrico. Dentro da fáscia profunda estão os ramos dos nervos cervicais faciais e cutâneos. O assoalho do trígono carotídeo superior é formado por partes do músculo tíreo-hióideo, músculo hioglosso e músculos constritores da faringe inferior e medial. Quando dissecada, essa área contém a parte superior da artéria carótida comum, que se bifurca em frente à borda superior da cartilagem tireoide na carótida externa e interna. Esses vasos estão um pouco encobertos pela margem anterior do esternocleidomastoide, que lhes sobrepõe. As carótidas internas e externas se encontram lado a lado, e a carótida externa é a mais anterior das duas. Os seguintes ramos da carótida externa também encontram-se dentro desse espaço: a tireóidea superior, correndo para a frente e para baixo; a lingual, diretamente para a frente; a maxilar externo, para a frente e para cima; a occipital, para trás; e a faríngea ascendente, diretamente para cima do lado medial da carótida interna. As veias associadas são a jugular interna, que se encontra na parte lateral das artérias carótidas comum e interna, e as veias correspondentes aos ramos da carótida externa mencionados (a tireóidea superior e a lingual, facial comum, faríngea ascendente e, por vezes, a occipital), os quais terminam na jugular interna.

Os nervos neste espaço também devem ser levados em consideração pelo cirurgião. Em frente à bainha carótida comum está o ramo descendente hipoglosso. O nervo hipoglosso atravessa ambas as carótidas interna e externa acima, curvando-se em torno da origem da artéria occipital. No interior da bainha, entre a artéria e a veia e atrás de ambas, está o nervo vago; atrás da bainha está o tronco simpático. Nas laterais dos vasos, o nervo acessório segue por uma curta distância antes de perfurar o esternocleidomastoide; no lado medial da carótida externa, logo abaixo do osso hioide, encontra-se o ramo interno do nervo laríngeo superior. Mais inferiormente está o ramo externo do mesmo nervo. A porção superior da laringe e a porção inferior

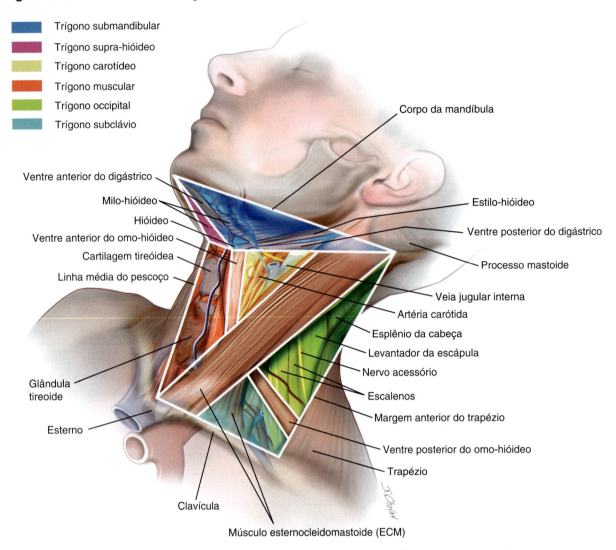

Figura 7-2 Trígonos anatômicos do pescoço e suas margens musculares. Também estão mostrados na figura os suprimentos arteriais e venosos dos trígonos.

da faringe também são encontradas na parte da frente desse espaço.

Trígono Submaxilar (Digástrico)

O trígono submandibular, ou digástrico, corresponde à região do pescoço imediatamente abaixo do corpo da mandíbula. É delimitado acima pela borda inferior do corpo da mandíbula e uma linha traçada a partir de seu ângulo com o processo mastoide, e abaixo pelo ventre posterior do digástrico e o estiloide. É limitado na frente pelo ventre anterior do digástrico. Dentro da fáscia profunda estão ramos do nervo facial e filamentos ascendentes do nervo cervical cutâneo. O assoalho consiste nos seguintes músculos: milo-hióideo, hioglosso e os músculos constritores superiores da faringe; ele é dividido em uma parte anterior e uma parte posterior pelo ligamento estilomandibular. A parte anterior contém a glândula submandibular, superficialmente a ela está a veia facial anterior; envolvidos na glândula estão a artéria maxilar externa e os seus ramos glandulares. Abaixo da glândula, na superfície do milo-hioide, está a artéria submental, a artéria e nervo milo-hioide. A parte posterior desse trígono contém a artéria carótida externa, ascendendo profundamente no conteúdo da glândula parótida; esse vaso se encontra à frente e superficialmente à carótida interna; é atravessado pelo nervo facial e, durante o seu curso, emite o auricular posterior, o temporal superficial e os ramos maxilares internos. Mais profundamente estão a carótida interna, a veia jugular interna e o nervo vago. Essas estruturas estão separadas da carótida externa pelos músculos estiloglosso e estilofaríngeo, além do nervo glossofaríngeo.

Trígono Supra-hióideo

O trígono supra-hióideo é delimitado posteriormente pelo ventre anterior do músculo digástrico, anteriormente da linha média do pescoço entre a mandíbula e o osso hioide, e abaixo pelo corpo do osso hioide. O músculo milo-hioide ajuda a formar o assoalho. Ele contém um ou dois gânglios linfáticos e algumas pequenas veias, que se unem para formar a veia jugular anterior.

Trígono Posterior

O trígono posterior é delimitado anteriormente pelo esternocleidomastoide e posteriormente pela margem anterior do trapézio. A sua base é formada pelo terço médio da clavícula, e o seu vértice é formado pelo osso occipital. O espaço é atravessado 2,5 cm acima da clavícula pelo ventre inferior do omo-hióideo, que o divide em dois trígonos, um trígono superior (ou occipital) e um trígono inferior (ou subclávio). Cobrindo esse trígono estão a pele sobrejacente, as fácias superficial e profunda, e o platisma.

Trígono Occipital

A maior divisão do trígono posterior é delimitada anteriormente pelo esternocleidomastoide e, posteriormente, pelo trapézio; este trígono é delimitado inferiormente pelo omo-hióideo. O assoalho é formado a partir de cima e para baixo pelo músculo esplênio da cabeça, pelo levantador da escápula, e o escaleno medial e posterior. O nervo acessório caminha obliquamente através do espaço penetrando o esternocleidomastoide para a superfície inferior do trapézio; abaixo, os nervos supraclaviculares, os vasos cervicais transversais e a parte superior do plexo braquial atravessam o espaço. Uma cadeia de glândulas linfáticas também é encontrada ao longo da borda posterior do esternocleidomastoide, a partir do processo mastoide para a raiz do pescoço.

Trígono Subclávio

A menor divisão do trígono posterior é delimitada acima pelo ventre inferior do omo-hióideo, e abaixo pela clavícula; sua base é formada pela borda posterior do esternocleidomastoide. O assoalho consiste na primeira costela com a primeira digitação do serrátil anterior. O tamanho do trígono subclávio varia com o grau de fixação das porções claviculares do esternocleidomastoide e do trapézio, e também com a altura em que o omo-hióideo cruza o pescoço. A sua altura varia também de acordo com a posição do braço; ela é diminuída quando o braço é levantado devido à subida da clavícula, e é aumentada quando o braço é puxado para baixo, quando o osso é abaixado. Imediatamente acima do nível da clavícula, a terceira porção da artéria subclávia se curva lateralmente e para baixo, a partir da margem lateral do escaleno anterior, através da primeira costela, para a axila; esta é a porção mais comumente escolhida para a ligadura do vaso. Às vezes, esse vaso sobe até 4 cm acima da clavícula; ocasionalmente, ele passa à frente do escaleno anterior ou perfura as fibras desse músculo. A veia subclávia encontra-se atrás da clavícula e, geralmente, não é vista nesse espaço; em alguns casos, ela emerge a uma altura tão elevada quanto a da artéria, e até já foi observada sua passagem com esse vaso por trás do escaleno anterior. O plexo nervoso braquial se encontra acima da artéria, em estreito contato com ela. Passando transversalmente atrás da clavícula estão os vasos transversais escapulares; e atravessando o seu ângulo superior

na mesma direção, a artéria e a veia cervicais transversas. A veia jugular externa corre verticalmente para baixo por trás da borda posterior do esternocleidomastoide, terminando na veia subclávia; ela recebe as veias transversal cervical e escapular transversal, que formam um plexo em frente à artéria; ocasionalmente, uma pequena veia da cefálica cruza a clavícula. O pequeno nervo para o músculo subclávio cruza esse trígono ao meio, e gânglios linfáticos também são encontrados nesse espaço.

Camadas de Fáscias do Pescoço (Fig. 7-3)

A fáscia cervical superficial é uma camada subcutânea contendo diferentes quantidades de gordura, linfonodos superficiais e outros vasos, que nutrem as camadas cutâneas e musculares circundantes. Logo abaixo dessa camada está uma camada complexa de fáscia cervical profunda, que envolve o pescoço como se fosse uma gola. A fáscia ajuda a organizar e compartimentar as estruturas anatômicas do pescoço. Entre esses compartimentos estão os espaços que contêm tecido areolar frouxo, através do qual existem rotas potenciais para a disseminação de infecções de um local para outro.

O platisma, brevemente discutido, encontra-se dentro da fáscia superficial, o esternocleidomastoide e trapézio são cercados e divididos pela camada superficial da fáscia cervical profunda. A fáscia visceral (pré-traqueal) encontra-se profundamente na fáscia cervical profunda e forma uma bainha em torno de várias estruturas no interior do pescoço (isto é, a faringe, o esôfago, a traqueia e a glândula tiroide). A fáscia pré-vertebral, que forma a porção fascial sobre o assoalho do trígono posterior, envolve a unidade vertebral cervical, que inclui as vértebras cervicais, a porção cervical da medula espinhal, os músculos anteriores e posteriores da coluna vertebral, além de oito pares de nervos espinhais (incluindo o nervo frênico). A fáscia pré-vertebral estende-se lateralmente em ambos os lados para circundar o plexo braquial e os vasos subclávios, formando a bainha axilar.

O espaço retrofaríngeo está localizado entre a fáscia visceral e a fáscia pré-vertebral, estendendo a partir da base do crânio para o mediastino superior. O tecido conjuntivo frouxo encontrado dentro dele permite um certo movimento para cima e para baixo durante a deglutição. Uma subdivisão desse espaço, chamada de *fáscia alar*, é denominada de "*danger space*" devido ao seu potencial em transportar material infeccioso ou ar de um compartimento para outro.

Músculos (Fig. 7-4)

Platisma

O platisma se origina da fáscia que cobre o músculo peitoral maior e o músculo deltoide, e se insere nos músculos depressores do canto da boca, mandíbula e na camada superficial do sistema músculo aponeurótico superficial (SMAS) da face. Ele é inervado pelo nervo facial (NC VII), mais espe-

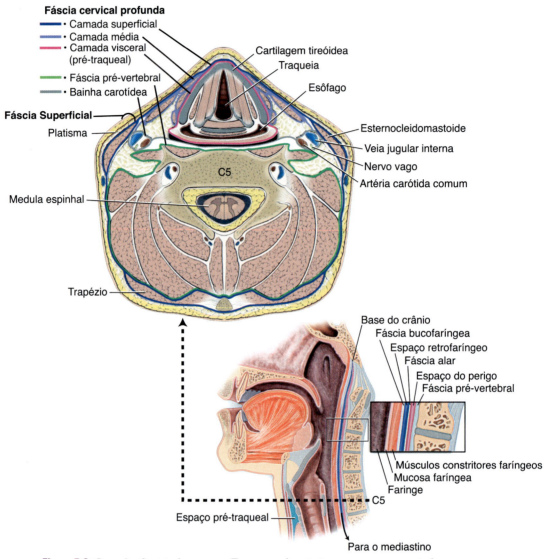

Figura 7-3 Camadas fasciais do pescoço. Estas camadas são importantes porque ajudam na compartimentalização de várias estruturas anatômicas do pescoço.

cificamente seu ramo cervical. Seu suprimento sanguíneo é feito pelos ramos das artérias submental e supraescapular. A principal função dele é enrugar o pescoço, deprimir o canto da boca, aumentar o diâmetro do pescoço e auxiliar no retorno venoso. O cirurgião deve ter em mente várias considerações importantes quando for operar no platisma ou perto dele: o músculo aumenta o fornecimento de sangue para os retalhos cutâneos e é ausente na linha média. Além disso, as fibras desse músculo correm no sentido oposto ao do esternocleidomastoide.

Esternocleidomastoide

O ECM tem origem no terço médio da clavícula (cabeça clavicular) e no manúbrio (cabeça esternal). Ele se insere no processo mastoide e é inervado pelo nervo acessório (NC XI). Este músculo recebe seu suprimento sanguíneo da artéria occipital ou diretamente a partir da artéria carótida externa (ACE) e das artérias tireóideas superior e cervical transversal. Sua função principal é a de virar a cabeça para o lado oposto e inclinar a cabeça em direção ao ombro ipsilateral. Durante a cirurgia, é importante manter a fascia sobrejacente (camada superficial da fáscia cervical profunda); a retração lateral também expõe o recesso submuscular.

Omo-hióideo

O músculo omo-hióideo é, na verdade, dividido em duas partes (ventre superior e inferior); no entanto, o músculo todo se origina na borda superior da escápula, se insere no

CAPÍTULO 7 O Pescoço

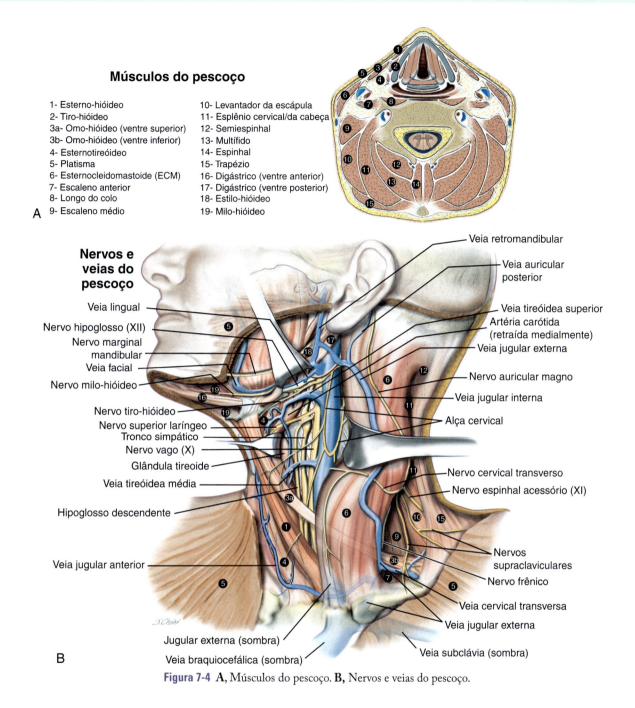

Figura 7-4 **A,** Músculos do pescoço. **B,** Nervos e veias do pescoço.

tendão intermediário na clavícula e na primeira costela, e no osso hioide lateralmente ao músculo esterno-hióideo. Ele é inervado pela alça cervical (ramos primários anteriores [RPA] da C1, C2 e C3), e seu suprimento vascular se dá a partir da artéria tireóidea inferior. Ele atua na depressão do hioide e tensiona as fibras cervicais profundas. Deve notar-se que ele está ausente em 10% dos indivíduos. Quando presente, porém, pode agir como uma referência, delimitando o nível III do nível IV. O ventre inferior encontra-se superficialmente ao plexo braquial, o nervo frênico, e os vasos cervicais transversos. O ventre superior encontra-se superficialmente à veia jugular interna.

Trapézio

O trapézio origina-se a partir do primeiro terço medial da linha nucal superior, da protuberância occipital externa, do ligamento da nuca e do processo espinhoso da C7 e T1-T12 (Fig. 7-4, *B*). Insere-se na lateral do primeiro terço da clavícula, no processo acrômio e na espinha da escápula, e é inervado pelo nervo espinhal acessório (NC XI), e também aos RPA da C3 e C4. Seu suprimento sanguíneo é proveniente da artéria cervical transversa ou da artéria cervical superficial. Sua função é elevar e rotacionar a escápula, além de estabilizar o ombro. Cirurgicamente, ele delimita o limite posterior das dissecções cervicais do nível V. A desnervação desse músculo pode resultar em queda de ombro e em escápula alada.

Digástrico

O músculo digástrico, muito parecido com o omo-hióideo, consiste em dois músculos, um ventre anterior e um ventre posterior. Eles originam-se na fossa digástrica na borda da sínfise da mandíbula, e inserem-se no osso hioide via tendão intermediário e processo mastoide. O ventre posterior é inervado pelo nervo facial, e o ventre anterior é inervado pelo nervo milo-hioideo. O ventre posterior recebe o seu fornecimento de sangue a partir da artéria occipital, enquanto o ventre anterior recebe seu suprimento de sangue do ramo submentual da artéria facial. Esse músculo eleva o osso hioide e deprime a mandíbula (auxiliando o pterigóideo lateral). O ventre posterior é superficial às seguintes estruturas: ACE, nervo hipoglosso, artéria carótida interna e veia jugular interna. O ventre anterior é o marco para a identificação do milo-hioide para dissecção do trígono submandibular.

Vasos Sanguíneos (Fig. 7-2)

O fornecimento de sangue para o pescoço pode ser dividido de acordo com o suprimento regional: trígono anterior, trígono posterior e raiz do pescoço.

As artérias do trígono anterior são todas derivadas da artéria carótida comum, que ascende pelo pescoço no interior da bainha carótida (Fig. 7-5). Ela não emite quaisquer ramos até que atinja o nível do osso hioide, altura em que se divide em artérias carótida interna e externa. A artéria carótida interna desprende-se sem ramos, uma vez que segue para cima em direção à base do crânio. A carótida externa, no entanto, estende-se para cima em direção à região da parótida, emitindo seis ramos colaterais: as artérias tireóidea superior, lingual, facial, faríngea ascendente, occipital e auricular posterior (Fig. 7-4). A artéria externa, em última análise, termina na região da parótida como dois ramos terminais: a artéria temporal superficial e a artéria maxilar. Todas as veias do trígono anterior, à exceção da veia jugular anterior,

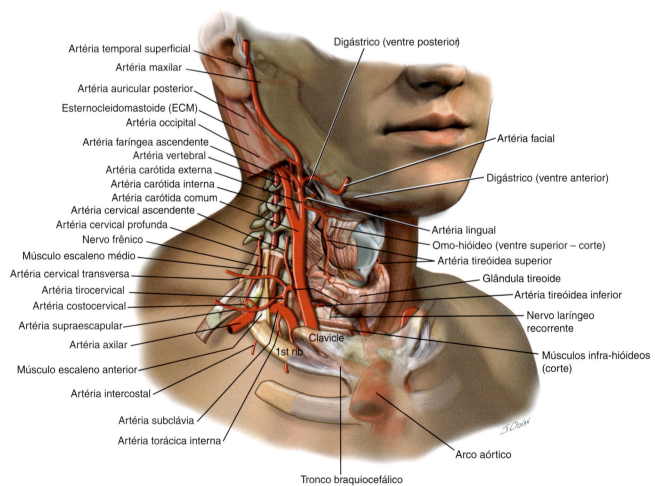

Figura 7-5 Origens arteriais do pescoço.

drenam para a veia jugular interna (Fig. 7-4). A veia jugular interna segue para dentro da bainha da carótida, recebendo os seguintes afluentes à medida que desce: veias do plexo faríngeo, veia facial, veias linguais, veia tireóidea superior e veia tireóidea média. Depois de receber esses afluentes, a veia jugular interna passa sob o músculo esternocleidomastoide, saindo do trígono anterior e entrando na base do pescoço. Nesse ponto, ela se encontra com a veia subclávia para formar a veia branquiocefálica.

Dentro do trígono posterior do pescoço, a artéria subclávia fornece a maior parte do sangue arterial. Dois ramos cervicais, o cervical transversal e o supraescapular, passam anteriormente ao músculo escaleno anterior e fixam o nervo frênico contra o músculo (Fig. 7-4). A veia jugular externa move-se oblíqua e inferiormente sobre o ECM para entrar no trígono posterior, onde carreia o sangue venoso de três fontes: a veia cervical transversa, a veia supraescapular e a veia jugular anterior. A veia jugular externa, em seguida, junta-se com a veia subclávia e a veia jugular interna para formar a veia braquiocefálica.

A raiz do pescoço também contém a origem de muitos dos vasos que acabam fornecendo a maior parte do suprimento vascular do pescoço. A artéria subclávia arqueia-se superiormente sobre a primeira costela, tornando-se a artéria axilar e dando origem a vários ramos: a artéria vertebral, que sobe na raiz do pescoço até o forame transversal da vértebra C6 e entra no forame magno, a artéria torácica interna, o tronco tireocervical e o tronco costocervical.

Nervos

Nervo Mandibular Marginal (Fig. 7-2)

O nervo mandibular marginal é uma referência importante, e deve-se tomar cuidado para garantir sua preservação durante as dissecções. É mais frequentemente lesado durante dissecções no nível Ib. Ele está localizado um centímetro anterior e inferior ao ângulo da mandíbula na fossa mandibular, profundamente à fáscia da glândula submandibular (camada superficial da fáscia cervical profunda) e superficialmente à túnica adventícia da veia facial. É importante notar que, muitas vezes, mais do que um ramo estão presentes, e durante os procedimentos cirúrgicos, os ramos sensoriais associados são frequentemente sacrificados.

Nervo Acessório Espinhal (Fig. 7-2)

O nervo acessório espinhal origina-se no núcleo espinhal e pode estender-se até o quinto segmento cervical. Os neurônios motores deste ramo passam através de dois forames, o magno e jugular. A partir do forame magno, ele entra no crânio posteriormente à artéria vertebral, e sai do crânio pelo forame jugular com os NC IX e NC X, juntamente com a veia jugular interna, a qual ele cruza subsequentemente.

Nervo Frênico (Fig. 7-2)

O nervo frênico (C3, C4 e C5) é o único fornecimento nervoso para o diafragma. Ele corre obliquamente em direção à linha média, na superfície anterior do escaleno anterior, e é coberto pela fáscia pré-vertebral. Encontra-se também posterior e lateralmente à bainha da carótida. Ambas as artérias cervicais supraescapular e transversal também passam anteriormente ao escaleno anterior, prendendo o nervo frênico àquele músculo.

Nervo Hipoglosso

O núcleo hipoglosso origina-se a partir da medula oblonga, e o nervo hipoglosso surge a partir dos corpos celulares do núcleo do hipoglosso. O nervo hipoglosso sai do canal do hipoglosso, encontrando-se profundamente a várias estruturas importantes: a veia jugular interna, artéria carótida interna, e NC IX, NC X e NC XI. A trajetória deste nervo também é importante porque faz uma curva de 90 graus e passa entre a veia jugular interna e a artéria carótida interna (ACI). Durante seu curso, ele é cercado pelo plexo venoso chamado de *veias raninas*. Termina conforme se estende para cima, ao longo do músculo hioglosso, e para o genioglosso, finalmente atingindo a ponta da língua.

Embora a doença metastática do pescoço seja um dos fatores mais importantes para a propagação do carcinoma de células escamosas de cabeça e pescoço a partir de sítios primários, ela não é encontrada com frequência conforme algumas das outras patologias potenciais associadas ao pescoço. Traumas e infecções são muito mais comuns na prática maxilofacial típica, e como tal, é importante compreender os principais marcos anatômicos no pescoço. O controle do pescoço é um dos aspectos mais importantes no manejo bem-sucedido dessas patologias em particular. Além disso, a comunicação com colegas cirurgiões sobre o tratamento e o manejo de pacientes exige uma compreensão de locais anatômicos importantes.

Referências

1. Nauman HH, Panje WR, Herbehold C, editors: *Head and neck surgery, volume 3, Neck*, Stuttgart, 1997, Thieme.
2. Suarez C, Rodrigo JP, Robbins KT et al: Superselective neck dissection: rationale, indications, and results, *Eur Arch Otorhinolaryngol* 270(11): 2815-2821.
3. Shah JP: Patterns of cervical lymph node metastasis from squamous carcinoma of the upper aerodigestive tract, *Am J Surg* 160:405, 1990.

CAPÍTULO 8

Espaços Fasciais da Cabeça e do Pescoço

Joseph E. Cillo, Jr.

A fáscia da cabeça e do pescoço é composta por envelopes de tecido conjuntivo fibroso frouxo e pode ser dividida em fáscias superficial e profunda. Entre as fibras da matriz existem interstícios que são preenchidos por fluido dos tecidos ou substância fundamental, que podem facilmente ser rompidos quando invadidos por infecção. O tecido conjuntivo fibroso frouxo que compõe a fáscia da cabeça e do pescoço é encontrado em diferentes graus de densidade, com uma resistência à tração um pouco menor do que a do tecido conjuntivo fibroso denso encontrado em outras partes do corpo. Existem 16 espaços fasciais na região de cabeça e do pescoço, divididos em quatro subtipos: espaços fasciais da face, espaços fasciais supra-hióideos, espaços fasciais infra-hióideos e espaços fasciais do pescoço.

Subtipo de Espaço Fascial	Componentes do Subtipo de Espaço Fascial
Espaços fasciais da Face	Espaços canino, bucal, parotídeo, infratemporal, mastigatório — Massetérico — Pterigomandibular — Temporal
Espaços faciais supra-hióideos	Sublingual, submentual, submandibular, faríngeo lateral, peritonsilar
Espaços fasciais infra-hióideos	Pré-traqueais
Espaços fasciais do pescoço	Retrofaríngeo, perigoso, bainha da carótida

Fáscia Superficial

A fáscia superficial da cabeça e do pescoço encontra-se logo abaixo da pele, e de igual modo como no resto do corpo, ela reveste os músculos da mímica situados superficialmente (platisma, orbicular dos olhos e zigomático maior e menor), e está localizada em distintas áreas anatômicas. Ela é composta por duas camadas, uma camada gordurosa externa (*plano de clivagem areolar*) e uma camada interna mais fina com inúmeras fibras elásticas (*sistema musculoaponeurótico superficial [SMAS]*).[1] A fáscia superficial conecta a pele à fáscia profunda, que recobre e reveste as estruturas que se encontram mais profundamente à pele, enquanto mantém a mobilidade da mesma, sendo que as duas camadas permitem separação durante a dissecção romba. O plano de clivagem areolar sobrepõe-se ao masseter inferior, possui formato romboide, e é importante em cirurgias plásticas (como a de *facelift* [cervicofacial] inferior), porque sua dissecção é livre de sangramentos e fornece segurança para todos os ramos do nervo facial, uma vez que eles estão localizados fora desse plano.[2]

O SMAS é uma extensão fascial fibromuscular em forma de leque do músculo platisma que emerge superiormente desde a fáscia até sobre o arco zigomático. O nervo facial encontra-se profundamente ao SMAS e inerva os músculos da mímica facial do frontal e terço médio da face a partir do aspecto ventral dos músculos. O SMAS é contínuo com o músculo platisma inferiormente e a fáscial temporal superficial superiormente, superficial à fáscia parotideomassetérica, e se conecta à musculatura fascial nas regiões nasolabial, perioral e periorbital. A localização e a identificação anatômica dessa camada são importantes na manipulação cirúrgica para ambos os procedimentos reconstrutivos[3] e cosméticos.[4]

Fáscia Profunda

A fáscia profunda começa na borda anterior do músculo masseter, adere-se às linhas temporal superior e nucal, e posterior e inferiormente a essas margens ela continua cranialmente como o pericrânio. A fáscia facial profunda representa uma continuação da fáscia cervical profunda cefalicamente para o rosto e, mais posteriormente, reveste os músculos da mastigação. A sua importância cirúrgica reside no fato de que os ramos do nervo facial nesta região estão localizados profundamente a esta camada fascial.[1]

Espaços Fasciais da Face

Os espaços fasciais da face são subdivididos em cinco espaços: o espaço canino, o espaço bucal, o espaço mastigatório (ainda dividido em espaços massetérico, pterigomandibular e temporal), o espaço parotídeo e o espaço infratemporal (Fig. 8-1, *A*).

Espaço Canino

O espaço canino está localizado entre os músculos levantador do ângulo da boca e levantador do lábio superior. Infecções espalham-se para este espaço através dos ápices dos dentes superiores, geralmente o canino. O acesso cirúrgico direto é conseguido por uma incisão através da mucosa vestibular maxilar acima da junção mucogengival (Fig. 8-1, *B*).

Espaço Bucal

O espaço bucal é limitado anteriormente ao espaço mastigatório e lateralmente ao músculo bucinador, sem um verdadeiro limite superior ou inferior, e consiste em tecido adiposo (o coxim adiposo bucal que preenche a maior parte do espaço), ducto de Stensen, artéria e veia faciais, vasos linfáticos, glândulas salivares menores e ramos de nervos cranianos VII e IX. O espaço bucal, em geral, comunica-se posteriormente com o espaço mastigatório, porque a fáscia parotideomassetérica às vezes é incompleta ao longo de seu curso medial onde se junta à fáscia bucofaríngea.[5] O ducto parotídeo separa o espaço bucal em dois compartimentos anterior e posterior de tamanhos iguais, com a veia facial localizada ao longo da margem lateral do músculo bucinador logo anterior ao ducto de Stensen de curso transversal.[5]

O espaço bucal pode servir como um condutor, uma vez que há uma falta de compartimentalização fascial nas direções superior, inferior e posterior, o que permite a propagação de patologias tanto para, como a partir do espaço bucal.[6] O

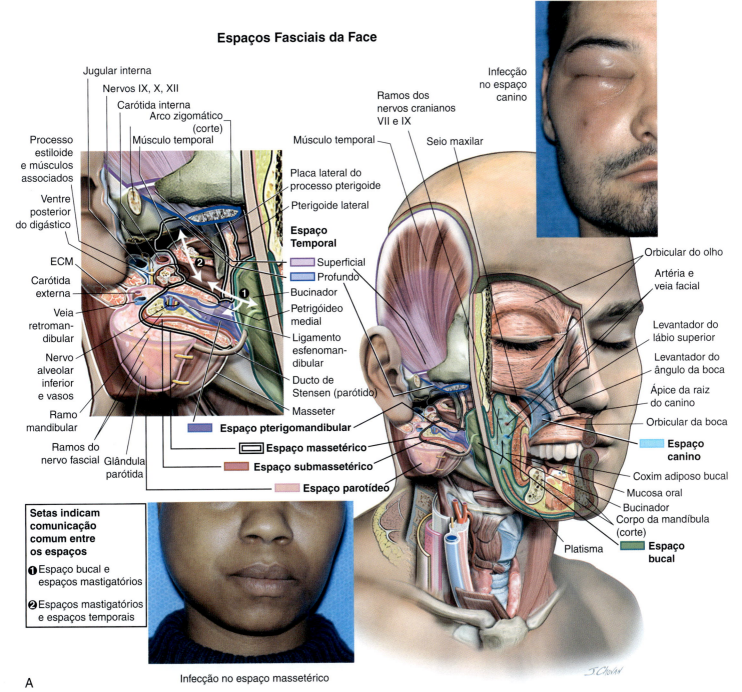

Figura 8-1 **A**, Anatomia dos espaços fasciais da face.

(Continua)

68 PARTE I Anatomia Cirúrgica da Cabeça e Pescoço

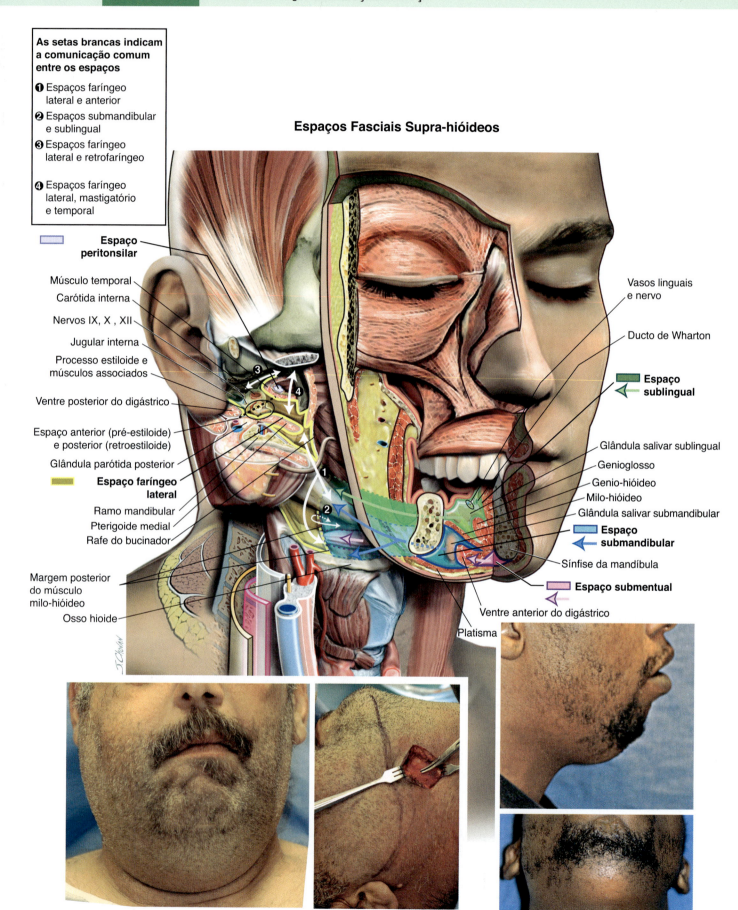

Figura 8-1 (Cont.) B, Espaços fasciais supra-hióideos.

(Continua)

acesso cirúrgico às infecções do espaço bucal pode ser facilmente conseguido com a abordagem intraoral. No entanto, infecções ou massas mais complicadas, direcionadas para uma localização dentro do espaço bucal e com suspeita de malignidade, podem exigir uma abordagem pré-auricular ou submandibular.

Espaço Parotídeo

O espaço parotídeo é formado pela separação da fáscia da camada de revestimento da fáscia cervical profunda e contém a glândula parótida com linfonodos extraglandulares e intraglandulares associados, a porção parotídea do nervo craniano VII, a carótida externa, a artéria maxilar interna e temporal superficial, e a veia retromandibular. Infecções neste espaço podem se espalhar para os espaços laterais da faringe, uma vez que se comunicam posteriormente, e a fáscia do espaço parotídeo profundo é fina e facilmente rompida. No entanto, infecções primárias neste espaço são raras e, geralmente, transmitidas por sangue ou retrógradas através do ducto parotídeo.

Espaços Mastigatórios

Espaço Massetérico (e Espaço Submassetérico)

A fáscia que forma os limites do espaço massetérico é bem definida pelo tecido fibroso que envolve os músculos da mastigação e contém a artéria maxilar interna e o nervo alveolar inferior. Ele é limitado anteriormente pela mandíbula, posteriormente pela glândula parótida, medialmente pelo espaço faríngeo lateral e superiormente pelo espaço temporal.

A maioria das infecções do espaço massetérico é de origem odontogênica (molares, p. ex.),[7] com trismo sendo a característica clínica mais pronunciada, e muitas vezes impedindo o exame intraoral. A tomografia computadorizada (TC) ou a ressonância magnética (RM) podem ser recursos valiosos na avaliação de infecções no espaço massetérico, pois muitas vezes podem influenciar a abordagem cirúrgica e distinguir abscessos de celulites.[7] O espaço submassetérico é limitado lateralmente pelo músculo masseter, medialmente pelo ramo mandibular e posteriormente pela glândula parótida. As infecções são principalmente de origem odontogênica (em geral, um terceiro molar mandibular) e são muitas vezes diagnosticadas como abscessos parotídeos ou parotidite.[8] O acesso cirúrgico intraoral a esse espaço para abscessos simples e isolados é, geralmente, adequado para permitir a drenagem; mas com extensão em espaços adjacentes, uma abordagem submandibular extrabucal pode ser necessária (Fig. 8-1, *C*).

Espaço Pterigomandibular

O espaço pterigomandibular é delimitado pela mandíbula lateralmente e pelo músculo pterigóideo medial e inferiormente. O limite posterior é formado pela glândula parótida conforme ela se curva medialmente ao redor do ramo mandibular posterior e anteriormente pela rafe pterigomandibular, a junção fibrosa dos músculos bucinador e constritor superior. Os nervos alveolar inferior e lingual, outras estruturas neste espaço, são de particular importância na administração de anestesia local, incluindo os vasos alveolares inferiores, o ligamento esfenomandibular e a fáscia interpterigóidea.[9] O acesso cirúrgico para este espaço pode ser conseguido por meio intraoral no caso de infecções simples, mas pode ser necessário o acesso extraoral quando vários espaços adjacentes estão envolvidos.[10]

Espaço Temporal

A fáscia temporal envolve o músculo temporal em uma camada fibrosa forte que é dividida em duas camadas, uma superficial e uma profunda, facilmente distinguíveis, que se originam a partir da mesma região com as fibras musculares das duas camadas misturando-se na parte superior do músculo.[11] Ela adere-se à linha temporal superior e passa inferiormente ao arco zigomático. Superiormente, a fáscia temporal e as fibras de origem do músculo temporal misturam-se em uma aponeurose firme, um leque plano de tecido conjuntivo fibroso extremamente firme e denso. Os ramos comunicantes zigomaticotemporais do nervo facial, que penetram através dos planos fasciais e musculares das camadas entremeadas da fáscia temporal superficial e profunda na parte superior do músculo, são importantes do ponto de vista cirúrgico para evitar a depressão no temporal que pode ocorrer devido aos acessos cirúrgicos.[12]

Os Espaços Fasciais Supra-hióideos
Espaço Sublingual

O espaço sublingual é delimitado entre o músculo milo-hióideo e os músculos genio-hióideo e genioglosso. O espaço contém a artéria e o nervo linguais, o nervo hipoglosso, o nervo glossofaríngeo, o ducto de Wharton e a glândula salivar sublingual, que drena para a cavidade oral através de vários pequenos ductos de excreção no assoalho da boca e um grande ducto conhecido como ducto de Bartholin. Infecções periapicais dos molares podem perfurar o córtex mandibular lingual acima da linha milo-hióidea e se disseminar para esse espaço. O acesso cirúrgico é facilmente alcançado por uma abordagem intraoral, mas quando outros espaços estão involvidos, o acesso extraoral pode ser utilizado, muitas vezes com a abordagem submandibular.

Espaço Submentual

O espaço submentual é delimitado anteriormente pela sínfise da mandíbula, lateralmente pelos ventres anteriores do músculo digástrico, superiormente pelo músculo milo-hióideo, e inferiormente pela fáscia superficial do músculo platisma. Não há estruturas vitais atravessando o espaço submentual. Este espaço é geralmente envolvido em infecções odontogênicas dos dentes inferiores anteriores, uma vez que lesões benignas ou malignas nesta área são raras.[13]

Para drenar as infecções, o cirurgião geralmente ganha acesso por uma incisão extraoral abaixo do mento. Quando a infecção já se espalhou para esses espaços, isto representa um dos componentes (juntamente com o envolvimento do espaço sublingual e submandibular bilateral) da angina de Ludwig.

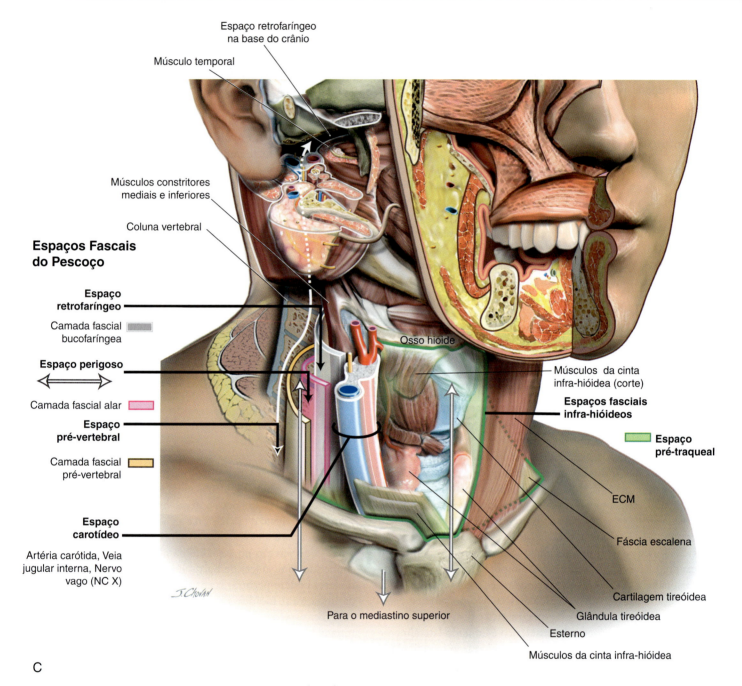

Figura 8-1 *(Cont.)* **C,** Espaços fasciais do pescoço.

Espaço Submandibular

O espaço submandibular estende-se a partir do osso hioide para a mucosa do assoalho da boca, está limitado anterior e lateralmente pela mandíbula, e inferiormente pela camada superficial da fáscia cervical profunda. O músculo milo-hióideo o separa superiormente do espaço sublingual, com o qual se comunica livremente em volta da borda posterior do milo-hióideo. O músculo milo-hióideo também desempenha um papel fundamental na determinação da direção da propagação de infecções dentais. Ele se fixa à mandíbula em um ângulo, deixando os ápices dos segundos e terceiros molares inferiores à linha milo-hióidea, e os ápices dos primeiros molares acima. As infecções periapicias dos molares podem perfurar a cortical lingual mandibular abaixo da linha milo-hióidea e se espalhar para o espaço submandibular.

A lacuna bucofaringiana é uma ligação potencialmente perigosa entre os espaços submandibular e faríngeo lateral que é criada pelo músculo estiloglosso à medida que passa entre os constritores mediano e superior, o que pode permitir que a infecção se espalhe diretamente para o espaço faríngeo lateral. O acesso cirúrgico para drenagem pode ser tanto intraoral ou extraoral. Quando a infecção já se espalhou para os espaços submandibulares bilaterais, isto representa um dos componentes (juntamente com o envolvimento do espaço submentual e sublingual bilateral) da angina de Ludwig. A drenagem cirúrgica nessas situações é quase sempre através de várias incisões extraorais.

Espaço Faríngeo Lateral

O espaço faríngeo lateral (também chamado de espaço parafaríngeo) é um cone invertido com a sua base na base do crânio e seu ápice no osso hioide. Ele é limitado posteriormente pela fáscia pré-vertebral, anteriormente pela rafe dos músculos bucinador e constritor superior, e lateralmente pela mandíbula e fáscia parotídea. O espaço faríngeo lateral pode ser dividido em compartimentos anterior (pré-estiloide) e posterior (retro-estiloide) pelo processo estiloide. O compartimento anterior contém apenas gordura, linfonodos e músculo, enquanto o compartimento posterior contém a artéria carótida, a veia jugular interna e os nervos cranianos IX a XII.

Infecções odontogênicas do espaço anterior podem apresentar-se com dor, febre, edema do pescoço abaixo do ângulo da mandíbula e trismo. A rotação do pescoço para o lado oposto ao do edema provoca dor severa pela tensão no músculo esternocleidomastoide ipsilateral. Devido ao fato de esse espaço se comunicar com outros espaços fasciais, a propagação da infecção também pode surgir de várias fontes, incluindo as amígdalas, o espaço parotídeo, submandibular, peritonsilar, mastigador ou retrofaríngeo. O envolvimento do espaço posterior pode ter sinais mais perigosos. A síndrome de Lemierre pode resultar de faringite ou amigdalite com propagação bacteriana para o espaço lateral da faringe, que pode envolver trombose da veia jugular interna com êmbolos sépticos e infecções metastáticas que envolvem mais frequentemente os pulmões.[14] Sinais de alerta de envolvimento posterior podem incluir síndrome de Horner, paralisias dos NC IX a XII, e ainda pode levar a complicações que incluem tromboflebite jugular séptica e erosão ou trombose da artéria carótida.[15] O estreitamento das vias aéreas devido ao edema medial da parede da faringe e edema supraglótico pode ocorrer ocasionalmente, o que pode exigir a aquisição de uma via aérea estável tanto por traqueostomia, como por intubação.[16] O tratamento de infecções do espaço faríngeo lateral requer drenagem cirúrgica, quer por meio de uma abordagem transoral ou extraoral.[17] A abordagem intraoral pode atingir o compartimento anterior, mas pode ser insuficiente para acessar por completo o compartimento posterior. O acesso extraoral por uma abordagem submandibular permite acesso adequado a ambos os compartimentos.

Espaço Peritonsilar

O espaço peritonsilar é um espaço potencial de tecido areolar frouxo que envolve as amígdalas e é delimitado lateralmente pelos músculos constritores superiores. A maioria dos abcessos ocorre em pacientes mais jovens, e os sinais e sintomas são febre, dor de garganta e disfagia. A incisão transoral local e a drenagem são geralmente o método de escolha para o tratamento, que também pode incluir a aspiração seriada ou a drenagem cirúrgica com amigdalectomia. O abscesso periamigdaliano é uma complicação da amigdalite aguda que raramente apresenta risco de vida, mas que pode se espalhar e envolver o espaço faríngeo lateral. A síndrome de Lemierre pode resultar de amigdalite com propagação bacteriana para o espaço lateral da faringe, que pode envolver trombose da veia jugular interna com êmbolos sépticos.[14]

Espaços Fasciais Infra-hióideos

Espaço Pré-traqueal

O espaço pré-traqueal é limitado anteriormente pela fáscia cervical de revestimento, posteriormente pela fáscia cervical visceral, superiormente pelas conexões dos músculos infra-hióideos e suas fáscias na cartilagem tireoide e no osso hioide, e continua até a porção anterior do mediastino superior, delimitado inferiormente pelo esterno e a fáscia do escaleno. Esse espaço contém os músculos da cinta infra-hióidea. A propagação da infecção para esse espaço pode ocorrer diretamente por perfurações ou ruptura anteriores do esôfago, ou indiretamente por disseminação a partir da porção retrovisceral ao redor das laterais do esôfago e da glândula tireoide entre os níveis da artéria tireóidea inferior e a linha oblíqua da cartilagem tireóidea. O espaço pode permitir a disseminação da infecção para o mediastino superior, uma vez que esses espaços se comunicam.

Espaços Fasciais do Pescoço

Todos os espaços fasciais do pescoço encontram-se entre a fáscia cervical profunda ao redor da faringe anteriormente e da coluna vertebral posteriormente. O espaço retrovisceral é dividido em espaço retrofaríngeo e espaço perigoso pela fáscia alar e serve como a rota principal das infecções de orofaringe para descer em direção ao mediastino. Os outros espaços fasciais do pescoço incluem o espaço pré-vertebral e o espaço da bainha carótica.

Espaço Retrofaríngeo

O espaço retrofaríngeo é limitado anteriormente pelos músculos constritores, e posteriormente pela camada alar da fáscia cervical profunda, e se conecta posteriormente ao espaço perigoso. Devido à sua localização profunda no pescoço, as lesões patológicas que envolvem este espaço podem ser difíceis ou impossíveis de se avaliar clinicamente, justificando o uso de TC ou ressonância magnética.[18] As infecções neste espaço podem apresentar sintomas de febre, rigidez do pescoço, salivação, disfagia e abaulamento da parede posterior da faringe. Elas podem ser complicadas pelo desenvolvimento de edema supraglótico com obstrução das vias aéreas, pneumonia por aspiração devido à ruptura do abscesso e mediastinite aguda que pode levar a empiema ou derrames pericárdicos. A proximidade do espaço perigoso pode permitir que a infecção se espalhe para o mediastino no nível do diafragma e talvez posteriormente para o espaço pré-vertebral. A drenagem cirúrgica deve ser realizada na sala cirúrgica em uma abordagem transoral, com a cabeça para baixo a fim de evitar a ruptura durante a intubação e a aspiração séptica.

Espaço Perigoso

O espaço perigoso é limitado superiormente pela base do crânio, anteriormente pela fascia alar, posteriormente pela fáscia pré-vertebral, e termina no nível do diafragma. As infecções do espaço perigoso podem ser oriundas anteriormente a partir do espaço retrofaríngeo, entre a fáscia bucofaríngea e fáscia alar, e passar inferiormente para o mediastino e o pericárdio, e pode resultar em doenças como a pericardite purulenta.[19]

Espaço Pré-vertebral

O espaço pré-vertebral é delimitado pela parte anterior da coluna cervical e a camada profunda da fáscia cervical profunda, seguindo entre os processos transversos da coluna vertebral. Ele estende-se a partir da base do crânio para o mediastino e termina no nível da quarta vértebra torácica. O espaço pré-vertebral contém os músculos pré-vertebrais (longo do pescoço e longo da cabeça), artéria vertebral, veia vertebral, músculos escalenos, nervo frênico e a porção proximal do plexo braquial. Quando vista na radiografia celafométrica, as dimensões normais do espaço pré-vertebral em um adulto são de 4 mm no nível de C3, um valor maior que 7 mm indica a existência de anormalidade, como patologia ou infecção.

Espaço da Bainha Carótica

O espaço da bainha carótica é composto pela conjunção de três fáscias cervicais — a camada de revestimento profunda ao esternocleidomastoide, as camadas pré-traqueais e a camada de pré-vertebral da fáscia cervical — e estende-se a partir da base do crânio até a raiz do pescoço. Encontra-se posteriormente ao espaço parafaríngeo, lateralmente ao espaço retrofaríngeo, anterolateralmente aos espaços pré-vertebrais, e medialmente ao espaço parotídeo e o processo estiloide. Ele contém as artérias carótidas comum e interna, a veia jugular interna, o nervo vago (NC X), os linfonodos cervicais profundos, o nervo do seio carotídeo e as fibras simpáticas. As infecções, que geralmente surgem a partir de trombose da veia jugular interna ou de infecções dos linfonodos cervicais profundos que se encontram no interior da bainha, tendem a estar localizadas na região cervical entre o osso hioide e a raiz do pescoço, uma vez que a bainha adere-se estreitamente à maioria dos vasos nesse espaço.[20] A trombose da veia jugular a partir de uma infecção profunda do pescoço provavelmente não é devida à infecção direta da bainha da carótida, mas sim ao fato de o material infeccioso seguir por tributárias da veia jugular interna para atingir a bainha.[21]

Referências

1. Stuzin JM, Baker TJ, Gordon HL: The relationship of the superficial and deep facial fascias: relevance to rhytidectomy and aging, *Plast Reconstr Surg* 89:441, 1992.
2. Mendelson BC, Freeman ME, Wu W, Huggins RJ: Surgical anatomy of the lower face: the premasseter space, the jowl, and the labiomandibular fold, *Aesthetic Plast Surg* 32:185, 2008.
3. Ambro BT, Goodstein LA, Morales RE, Taylor RJ: Evaluation of superficial musculoaponeurotic system flap and fat graft outcomes for benign and malignant parotid disease, *Otolaryngol Head Neck Surg* 148:949, 2013.
4. Trussler AP, Stephan P, Hatef D, et al: The frontal branch of the facial nerve across the zygomatic arch: anatomical relevance of the high-SMAS technique, *Plast Reconstr Surg* 125:1221, 2010.
5. Tart RP, Kotzur IM, Mancuso AA, et al: CT and MR imaging of the buccal space and buccal space masses, *RadioGraphics* 15:531, 1995.
6. Smoker WRK: Oral cavity. In Som PM, Curtin HD, editors: *Head and neck imaging*, ed 3, St. Louis, 1996, Mosby, pp 488-544.
7. Schuknecht B, Stergiou G, Graetz K: Masticator space abscess derived from odontogenic infection: imaging manifestation and pathways of extension depicted by CT and MR in 30 patients, *Eur Radiol* 18:1972, 2008.
8. Rai A, Rajput R, Khatua RK, Singh M: Submasseteric abscess: a rare head and neck abscess, *Indian J Dent Res* 22:166, 2011.
9. Khoury JN, Mihailidis S, Ghabriel M, Townsend G: Applied anatomy of the pterygomandibular space: improving the success of inferior alveolar nerve blocks, *Aust Dent J* 56:112, 2001.
10. Bratton TA, Jackson DC, Nkungula-Howlett T, et al: Management of complex multi-space odontogenic infections, *J Tenn Dent Assoc* 82:39, 2002.
11. Lee JY, Kim JN, Kim SH, et al: Anatomical verification and designation of the superficial layer of the temporalis muscle, *Clin Anat* 25:176, 2012.
12. Odobescu A, Williams HB, Gilardino MS: Description of a communication between the facial and zygomaticotemporal nerves, *J Plast Reconstr Aesthet Surg* 65:1188, 2012.
13. Ural A, Imamogˇlu M, Umit Is¸ık A, et al: Neck masses confined to the submental space: our experience with 24 cases, *Ear Nose Throat J* 90:538, 2011.
14. Gupta S, Merchant SS: Lemierre's syndrome: rare, but life threatening: a case report with Streptococcus intermedius, *Case Rep Med* 2012:624065, 2012.
15. Reynolds SC, Chow AW: Severe soft tissue infections of the head and neck: a primer for critical care physicians, *Lung* 187:271, 2009.
16. Potter JK, Herford AS, Ellis E 3rd: Tracheotomy versus endotracheal intubation for airway management in deep neck space infections, *J Oral Maxillofac Surg* 60:349, 2002.
17. Dzyak WR, Zide MF: Diagnosis and treatment of lateral pharyngeal space infections, *J Oral Maxillofac Surg* 42:243, 1984.
18. Debnam JM, Guha-Thakurta N: Retropharyngeal and prevertebral spaces: anatomic imaging and diagnosis, *Otolaryngol Clin North Am* 45:1293, 2012.
19. Goodman LJ: Purulent pericarditis, *Curr Treat Options Cardiovasc Med* 2:343, 2000.
20. Anithakumari AM, Girish RB: Carotid space infection: a case report, *Indian J Otolaryngol Head Neck Surg* 58:95, 2006.
21. Dalley RW, Robertson WD, Oliverrio PJ: Overview of diagnostic imaging of the head and neck. In Cummings CW, Fredrickson JM, Harker LA, et al, editors: *Otolaryngology, head and neck surgery*, ed 3, St. Louis, 2006, Mosby, pp 25-83.

CAPÍTULO 9

Embriologia da Cabeça e do Pescoço

Janine Prange-Kiel

No embrião humano, todos os órgãos — inclusive as estruturas da cabeça e do pescoço — desenvolvem-se a partir de três camadas germinativas: o ectoderma, o mesoderma e o endoderma. Essas camadas germinativas se formam durante a gastrulação, um processo de diferenciação que ocorre no início da semana 3. (Nota: Todas as especificações temporais determinadas referem-se à idade gestacional do embrião.) Quando se encerra a gastrulação, inicia-se a formação dos primórdios, os primeiros estágios identificáveis dos órgãos. Ao final da oitava semana, a organogênese está completada, sendo que os órgãos continuam a crescer e a amadurecer durante o período restante da gestação (o período fetal).

Linha de Tempo do Desenvolvimento da Cabeça e do Pescoço

Na semana 4, o cérebro desenvolve-se no polo craniano do embrião por meio da neurulação (ver adiante). No final da semana 4, as vesículas ópticas, que contribuem substancialmente para a formação dos olhos, fazem protrusão a partir do cérebro em desenvolvimento. Em conjunto com o estomódio, o primórdio da boca, as vesículas ópticas estão entre as primeiras estruturas faciais discerníveis na região da futura cabeça. Na semana 3, começam a se formar cinco arcos faríngeos e, depois, nas semanas 5 e 6, eles diferenciam-se em importantes estruturas na região da cabeça e pescoço. Ao mesmo tempo, o tecido mesenquimal ao redor do cérebro em desenvolvimento começa a formar o crânio. Nas semanas 7 e 8, as estruturas faciais, como mandíbula, nariz, olhos e orelhas, tornam-se mais definidas. Durante essa fase tardia da organogênese e no período fetal seguinte, a face assume seus contornos humanos característicos, em particular por meio do crescimento diferencial de suas diversas estruturas. Por exemplo, no início da organogênese, os olhos localizam-se na face lateral da cabeça em desenvolvimento. Durante o desenvolvimento, eles parecem mover-se para uma localização mais próxima da linha média porque as porções da face laterais aos olhos crescem com maior rapidez que a porção entre os olhos.

Não apenas as proporções das estruturas faciais realmente se modificam durante o desenvolvimento pré-natal, como também se altera a proporção entre a cabeça e o corpo. No feto inicial (semana 12), a cabeça constitui cerca de um terço do comprimento do corpo; essa relação diminui para aproximadamente um quarto do comprimento do corpo no momento do nascimento e continua a diminuir durante o desenvolvimento pós-natal.

Neurulação e Formação das Células da Crista Neural como um Pré-requisito para o Desenvolvimento da Cabeça e do Pescoço
(Fig. 9-1)

A formação da cabeça e do pescoço dependem fortemente do término bem-sucedido da neurulação (i.e., a formação do sistema nervoso central [SNC]). No início da semana 4, ocorre a transformação de parte da camada germinativa mais dorsal, o ectoderma, na placa neural. As células epiteliais espessadas, que formam a placa neural, localizam-se no eixo crâniocaudal do embrião e adjacentes a ele. A placa neural sofre invaginação ao longo do eixo, sendo que as pregas neurais resultantes se separam do ectoderma e se fundem para formar o tubo neural, que, por sua vez, se desenvolverá no SNC. As bordas livres do ectoderma de superfície remanescente fundem-se sobre o tubo neural e, assim, perfazem uma camada contínua, a qual, mais adiante, irá se diferenciar na epiderme. Nos seres humanos, a fusão das pregas neurais se inicia pelo menos em dois pontos distintos ao longo do eixo craniocaudal e prossegue nas direções cranial e caudal. A porção craniana do tubo neural, o futuro cérebro, fecha-se por completo no dia 25.[2] A falha dessa fusão resulta em anencefalia, sendo incompatível com a vida pós-natal. A anencefalia ocorre com uma incidência aproximada de 1 para 4.800 nascidos vivos[3] e sempre está acompanhada por acrania, a ausência parcial ou completa da calota craniana (Fig. 9-2).

Durante a fusão das pregas neurais no tubo neural, as células na borda da prega neural se separam e formam filamentos de células da crista neural (NCCs) ao longo de todo o tubo neural. As células da crista neural sofrem uma transição epitelial-mesenquimal quando se desprendem do tubo neural e migram para diversas localizações no organismo. Elas formam um vasto conjunto de estruturas, como os gânglios do sistema nervoso autônomo, o sistema nervoso entérico e a medula da suprarrenal. Na região da cabeça e do pescoço, as células da crista neural originam a maior parte do tecido conjuntivo no complexo craniofacial (crânio, face, arcos faríngeos)[4-6]. Por conseguinte, as neurocristopatias (i.e., o desenvolvimento anormal das células da crista neural) frequentemente causam defeitos do desenvolvimento que envolvem o sistema craniofacial (p. ex., síndrome de DiGeorge, síndrome de Treacher-Collins e formação de fenda).[7]

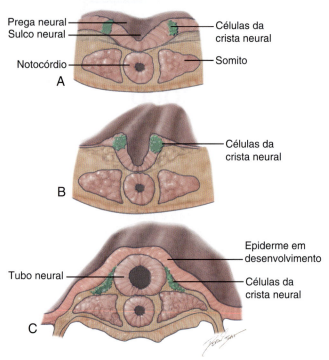

Figura 9-1 Neurorregulação (corte transversal através do disco embrionário). **A e B**, As pregas neurais e o sulco neural se formam a partir do tecido ectodérmico ao longo do eixo craniocaudal do embrião. **C**, A mistura das pregas neurais resulta no tubo neural; o tecido ectodérmico volta a se fundir sobre o tubo neural. As células da crista neural se separam da prega neural, sofrem a transição epitelial-mesenquimatosa e migram para diversas regiões do embrião.

Desenvolvimento do Crânio

Neurocrânio e Viscerocrânio (Fig. 9-3)

Do ponto de vista funcional, o crânio é composto de duas partes: o neurocrânio e o viscerocrânio. O neurocrânio circunda e protege o cérebro, podendo ser dividido em base do crânio e calota craniana. O viscerocrânio compreende o esqueleto facial, além de facilitar a respiração e a ingestão. O mesênquima que forma os ossos do viscerocrânio origina-se unicamente das células da crista neural, as quais migram para dentro dos arcos faríngeos, enquanto o material para a formação óssea no neurocrânio deriva tanto do mesoderma cefálico próprio, quanto das células da crista neural.

Ossificação Intramembranosa e Endocondral

Em geral, podem ser diferenciadas as duas formas de formação óssea, ambas as quais são encontradas no desenvolvimento do crânio. Na ossificação intramembranosa, o tecido mesenquima condensa-se e forma uma bainha membranosa altamente vascularizada. Os osteoblastos diferenciam-se a partir das células precursoras mesenquimais e depositam osteoide (matriz óssea desmineralizada), que é subsequentemente calcificado. Na ossificação endocondral, os condrócitos, que também se diferenciam a partir do mesênquima, formam inicialmente um modelo cartilaginoso do futuro osso. Começando nos centros de ossificação primários, os osteoblastos substituem em seguida, de forma gradual, a cartilagem por tecido ósseo.

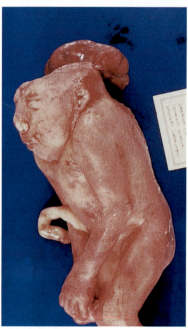

Figura 9-2 Neonato com acrania e meroencefalia. A falha da fusão da porção craniana do tubo neural resulta em anomalias cerebrais graves acompanhadas pelo desenvolvimento falho da calota craniana. (Cortesia de A.E. Chudley, M. D., Section of Genetics and Metabolism, Department of Pediatrics and Child Health, University of Manitoba, Children's Hospital, Winnipeg, Manitoba, Canadá. Conforme observado em Moore KL, Persaud PVR, Torchia NG: *The developing human*, ed 9, Philadelphia, 2013, Saunders.)

Os ossos que constituem a base do crânio (i.e., a base do osso occipital, o corpo do osso esfenoide, as porções petrosa e mastoide do osso temporal, e o osso etmoide) são formados por ossificação endocondral. Isso também acontece com vários ossos do viscerocrânio, como os ossos do ouvido médio, o processo estiloide do osso temporal e o osso hioide. Os ossos restantes do viscerocrânio — como a mandíbula, os ossos maxilar e zigomático e a porção escamosa do osso temporal — são formados por ossificação intramembranosa. De modo similar, os ossos que modelam a calota craniana (ossos frontais e parietais, partes do osso occipital) derivam da ossificação intramembranosa.

O desenvolvimento da articulação temporomandibular começa na semana 9, com a formação do processo condilar da mandíbula, seguido pela formação da porção temporal da articulação (semana 10). Em torno da semana 14, houve a formação do disco interarticular e dos espaços articulares.

Suturas e Fontanelas (Fig. 9-4)

Os ossos da calota craniana se unem por meio de sindesmoses. Essas suturas alargam-se em áreas fibrosas maiores, as fontanelas, onde quer que mais de dois ossos se encontrem. As suturas e as fontanelas possibilitam a modelagem da cabeça durante a passagem através do canal de parto. Além disso, as suturas são os lados do crescimento pré e pós-natal dos ossos do crânio e, enquanto as fontanelas comumente se fecham dentro dos 2 primeiros anos da vida pós-natal, a maior parte das suturas somente se fecha por completo mais adiante na fase adulta. O crescimento coordenado do sistema nervoso central e

CAPÍTULO 9 Embriologia da Cabeça e do Pescoço

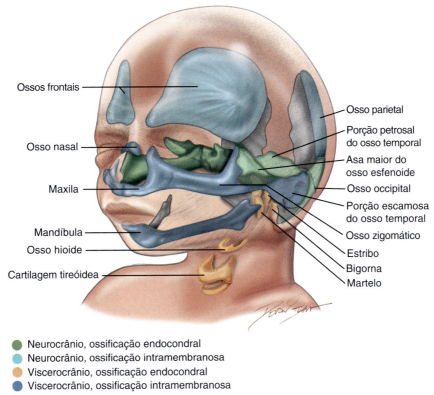

- ● Neurocrânio, ossificação endocondral
- ● Neurocrânio, ossificação intramembranosa
- ● Viscerocrânio, ossificação endocondral
- ● Viscerocrânio, ossificação intramembranosa

Figura 9-3 Desenvolvimento do crânio. Os ossos do neurocrânio e do víscerocrânio desenvolvem-se por ossificação endocondral e intramembranosa.

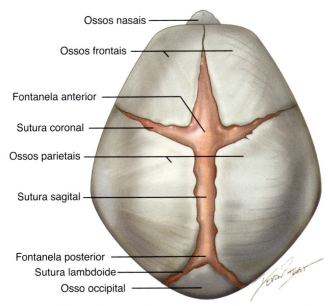

Figura 9-4 Desenvolvimento da calota craniana. As suturas e as fontanelas entre os ossos em desenvolvimento permitem o deslocamento desses ossos durante o nascimento e proporcionam espaço para o crescimento adicional dos ossos.

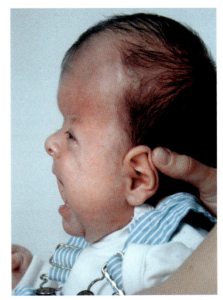

Figura 9-5 Craniossinostose em um lactente com síndrome de Apert. A braquicefalia (crânio encurtado na direção anteroposterior) é causada pela fusão prematura das suturas coronárias. (De Cote C, Anderson B: *A practice of anesthesia for infants and children*, ed 5, Philadelphia, 2014, Saunders.)

seus tecidos adjacentes (meninges, ossos e tecido conjuntivo) é essencial para o desenvolvimento normal da cabeça.[8,9]

A craniossinostose (Fig. 9-5), a fusão prematura de uma ou mais suturas cranianas, resulta na restrição do cérebro em crescimento e em deformidades craniofaciais decorrentes do crescimento compensatório nas áreas não afetadas. A incidência para a craniossinostose é de 1 em 2.500 nascimentos, e o defeito pode ocorrer como um evento isolado ou como um componente de diversas síndromes. Dependendo de quais suturas se fundem de maneira prematura, o formato do crânio é modificado. Por exemplo, a escafocefalia, um crânio longo e estreito, constitui o resultado da fusão da sutura sagital, enquanto a braquicefalia, um crânio encurtado na direção anteroposterior, é causada pela fusão prematura de ambas as suturas coronárias. As síndromes de Crouzon e Apert são dois exemplos de síndromes associadas à craniossinostose das suturas coronárias. As mutações em um gene que codifica um receptor do fator de crescimento do fibroblasto provocam ambas as síndromes, as quais também exibem deformação de outras estruturas craniofaciais, como órbitas rasas, hipertelorismo, uma região mesofacial e maxilas hipoplásicas, além de prognatismo mandibular.

Órgãos Especiais dos Sentidos

Uma descrição detalhada do desenvolvimento dos órgãos especiais dos sentidos vai além do espectro deste texto. Em geral, os espessamentos focais do ectoderma da superfície craniana do embrião, os placódios ectodérmicos, aparecem em torno da semana 4 e formam partes dos órgãos dos sentidos. O placódio do cristalino (ou óptico) desenvolve-se no cristalino do olho, o placódio nasal (ou olfatório) produz os neurônios olfatórios, e o placódio ótico (ou auditivo) forma a vesícula ótica, que se desenvolve no labirinto membranoso do ouvido interno, inclusive as células sensoriais para audição e movimento. A relação entre os placódios e os tecidos adjacentes é complexa: Por um lado, os tecidos circunvizinhos induzem o desenvolvimento e a posterior diferenciação dos placódios; por outro lado, os placódios são essenciais para o desenvolvimento das estruturas adjacentes.[10]

Arcos Faríngeos

Histórico (Fig. 9-6)

Em termos filogenéticos, os arcos faríngeos derivam das guelras de peixes ágnatos. Nos seres humanos, cinco pares de arcos faríngeos (numerados de 1 a 4 e 6) localizam-se nas faces lateroventrais da cavidade oral primitiva e da porção faríngea do intestino anterior. O primeiro arco faríngeo se forma na semana 3 e está localizado exatamente caudal à cavidade oral primitiva. Em seguida, os arcos 2 a 4 e 6 desenvolvem-se em uma sequência craniocaudal. O núcleo mesenquimatoso de cada arco é coberto com ectoderma no lado externo e com endoderma no lado interno. Os arcos são separados entre si por membranas faríngeas, as duplas camadas de tecidos endoérmico e ectoérmico. As indentações resultantes são chamadas de bolsas faríngeas (ou fendas) no interior e exterior do embrião, respectivamente. Embora as bolsas e seus endodermas se desenvolvam em vários órgãos importantes da região da cabeça e do pescoço, a maior parte dos sulcos sofre obliteração; apenas o primeiro sulco persiste como o meato acústico externo (ver adiante). Os cistos e as fístulas faríngeas ocorrem quando os sulcos não se obliteram por completo.[11] As fístulas do segundo sulco faríngeo constituem o tipo mais comum de fístula faríngea; comumente, elas desembocam perto da borda anterior do músculo esternocleidomastoide.

Componentes de cada Arco: Músculo, Cartilagem, Vaso Sanguíneo e Nervo

O núcleo mesenquimatoso de cada arco, que recebe as contribuições do mesoderma próprio, bem como originárias das células da crista neural, diferencia-se no tecido conjuntivo, musculatura e elementos esqueléticos. Cada arco faríngeo também desenvolve uma artéria do arco aórtico; essas artérias fazem conexão entre si e, mais adiante, se diferenciam no arco aórtico definitivo e seus ramos, os quais fornecem o aporte sanguíneo para a região da cabeça e do pescoço. Além disso, cada arco faríngeo contém um nervo craniano, o qual se origina do cérebro primitivo. Cada um desses nervos cranianos inerva músculos (inervação motora) e mucosa (inervação sensorial) derivados do arco correspondente. A Tabela 9-1 fornece uma revisão dos elementos esqueléticos, músculos, artérias e nervos que estão associados a cada um dos arcos faríngeos.

Bolsas Faríngeas

O interior das bolsas faríngeas é revestido com o epitélio endodérmico, o qual dá origem aos órgãos da cabeça e do pescoço.

A primeira bolsa faríngea estende-se para se transformar na cavidade timpânica e no tubo faringotimpânico. A primeira membrana faríngea diferencia-se na membrana timpânica, e o primeiro sulco faríngeo, que se opõe à bolsa, desenvolve-se no meato auditivo externo.

A segunda bolsa faríngea desenvolve-se na tonsila palatina; seu endoderma sofre invaginação para dentro do mesenquima adjacente e forma as criptas tonsilares. Mais adiante, o tecido é infiltrado por linfócitos, formando os nódulos linfáticos da tonsila.

Começando na semana 6, a porção caudal da terceira bolsa faríngea estende-se ventralmente. As bolsas de ambos os lados se misturam na linha média ventral e formam o timo bilobulado. O endoderma das bolsas se transforma

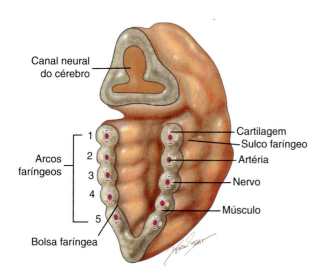

Figura 9-6 Arcos faríngeos. Cinco arcos faríngeos desenvolvem-se em uma sequência craniocaudal. Cada arco contém o tecido que irá se diferenciar no músculo, cartilagem, vasos sanguíneos e nervos.

Tabela 9-1 Estruturas Derivadas dos Arcos Faríngeos

Arco Faríngeo	Artéria do Arco	Elementos Esqueléticos	Músculos	Nervo Craniano
1	Ramo terminal da artéria maxilar	Ossificação endocondral: bigorna, martelo, parte do esfenoide Ossificação intramembranosa: osso maxilar e zigomático, porção escamosa do osso temporal, mandíbula	Músculos da mastigação, milo-hioide, porção carnosa anterior do digástrico, do tensor do tímpano, tensor do véu palatino	Divisão maxilar e mandibular do nervo trigêmeo (V2 e V3)
2	Artéria do estapédio (no embrião), artéria corticotimpânica (o adulto)	Ossificação endocondral: estribo, processo estiloide, partes do hioide	Músculos da expressão facial, porção carnosa posterior do digástrico, estilo-hióideo, estapédio	Nervo facial (VII)
3	Artéria carótida comum, raiz da artéria carótida interna	Ossificação endocondral: partes do hioide	Estilofaríngeo	Nervo glossofaríngeo (IX)
4	Arco da aorta (esquerda), artéria subclávia direita (direita), brotamentos originais da artéria pulmonar	Cartilagens laríngeas	Constritores da faringe, elevador do palato, cricotireóideo	Ramo laríngeo superior do nervo vago (X)
6	Canal arterial, raízes das artérias pulmonares definitivas	Cartilagens laríngeas	Músculos intrínsecos da laringe	Ramo laríngeo recorrente do nervo vago (X)

no tecido epitelial do timo. Mais adiante, os linfócitos, que derivam das células primordiais hematopoiéticas, infiltram-se no espaço entre as células epiteliais. A porção craniana da terceira bolsa estende-se de modo caudoventral no sentido da glândula tireoide e se transforma na glândula paratireoide inferior.

Partes da quarta bolsa estendem-se para dentro, também na direção da glândula tireoide em desenvolvimento, e, assim, formam a glândula paratireoide superior. A porção caudal da quarta bolsa desenvolve-se no corpo último braquial, que se funde com a glândula tireoide e dá origem às células parafoliculares produtoras de calcitonina (células C).

Glândula Tireoide

Na semana 3, um espessamento endodérmico, o divertículo tireóideo, aparece medialmente no assoalho do faringe. O divertículo tireóideo migra caudalmente para dentro do mesênquima do pescoço através de uma abertura no dorso da língua em desenvolvimento (forame cego). Durante sua descida, a tireoide em desenvolvimento permanece conectada à faringe por meio do ducto tireoglosso e se posiciona ventralmente ao osso hioide e às estruturas do laringe. Em torno da semana 7, a formação da glândula tireoide é completada, sendo que o ducto tireoglosso sofre degeneração, deixando apenas o forame cego como uma depressão visível no dorso da língua. O endoderma do divertículo tireóideo forma os cordões epiteliais, que se entremeiam com o mesênquima para formar os folículos da tireoide. O lobo piramidal, que pode ser observado em 50% das pessoas, é um resquício do tecido tireóideo descendente.

A falha da descida normal do timo, da tireoide ou do tecido paratireóideo durante o desenvolvimento embrionário resulta em tecido glandular ectópico, o qual não deve ser confundido com massas patológicas.[11,12] O tecido tireóideo ectópico constitui a causa mais comum de massas cervicais congênitas encontradas em crianças. Embora as massas frequentemente se mostrem assintomáticas em sua apresentação, a remoção cirúrgica consiste, em geral, no tratamento de escolha para evitar as infecções.

Língua

A língua desenvolve-se no assoalho do faringe, a partir do material fornecido pelos arcos faríngeos 1 a 4. Ao final da semana 4, um brotamento lingual mediano é formado pelo primeiro arco faríngeo; logo depois disso, aparecem brotamentos linguais distais em cada lado do brotamento mediano, estes crescem e cobrem o brotamento lingual mediano e se fundem para formar os dois terços anteriores da língua. A linha de fusão entre os brotamentos linguais distais forma o sulco mediano da língua. O terço posterior da língua é formado a partir de inchações dos arcos faríngeos 2 a 4. O sulco terminal marca a linha da fusão entre os dois terços anteriores e o terço posterior da língua. O forame cego, através do qual desce a glândula tireoide, localiza-se na junção dos sulcos mediano e terminal.

O mesênquima dos arcos faríngeos gera o tecido conjuntivo e a vascularização da língua. Com base na sua origem advinda do primeiro arco faríngeo, os dois terços anteriores da língua recebem sua inervação sensorial a partir do ramo mandibular do nervo trigêmeo. O terço posterior da língua deriva, em

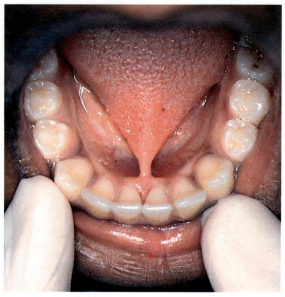

Figura 9-7 Anquiloglossia. Um freio curto prende a língua ao assoalho da boca. (De Zitelli BJ, Davis HW: *Atlas of pediatric physical diagnosis*, ed 6, St. Louis, 2012.)

Desenvolvimento Facial

Na semana 4, o estomódio é delineado por cinco proeminências, as quais constituem os primórdios faciais: uma proeminência frontonasal única circunda a porção ventrolateral do prosencéfalo acima do estomódio, as proeminências maxilares pareadas constituem as partes laterais do estomódio, e as proeminências mandibulares pareadas delineiam a borda inferior do esomódio. As proeminências maxilares e mandibulares constituem partes do primeiro arco faríngeo.

Estruturas de Superfície (Fig. 9-8)

No final da semana 4, os placódios nasais desenvolvem-se na parte inferolateral das proeminências frontolaterais. O tecido mesenquimatoso ao redor dos placódios começa a proliferar e forma os processos nasais medial e lateral, enquanto os placódios entram profundamente no tecido, fazendo que se formem as fóveas nasais. Os processos nasais laterais desenvolvem-se mais adiante nas asas do nariz; os processos nasais mediais misturam-se para formar não apenas o septo nasal, mas também partes do osso etmoide, a placa cribiforme e o segmento intermaxilar. O último irá formar o filtro e a pré-maxila, que se

grande parte, do terceiro arco faríngeo e sua inervação sensorial advém, por conseguinte, do nervo glossofaríngeo. A maior parte dos músculos extrínsecos e intrínsecos da língua deriva de mioblastos que migram do mesenquima occipital para dentro da língua. Esses músculos são inervados pelo nervo hipoglosso, que, como os mioblastos, migram no sentido da língua.

Um ramo do nervo facial, chamado corda do tímpano, e as fibras dos nervos glossofaríngeos e vago migram para dentro da língua e inervam as papilas gustativas, que são formadas por células epiteliais.

Em geral, as anomalias congênitas da língua são raras, sendo que, na maioria das ocasiões, fazem parte de uma síndrome ou sequência (p. ex., macroglossia na síndrome de Down, glossoptose na sequência de Pierre Robin). Contudo, a anquiloglossia (Fig. 9-7) é um defeito congênito bastante frequente (incidência de 0,04% a 0,1%)[13] que pode requerer a correção cirúrgica, dependendo de seu efeito sobre a alimentação e o desenvolvimento da fala.[14]

Glândulas Salivares Principais

Cada glândula salivar desenvolve-se a partir de um único brotamento epitelial através da ramificação repetitiva, resultando, mais adiante, em um órgão secretor que permanece conectado com a cavidade oral por meio de seu ducto proximal.[15] As glândulas salivares parotídeas desenvolvem-se a partir do ectoderma oral próximo ao estomódio e se estendem no sentido das orelhas, enquanto que as glândulas salivares submandibulares e sublinguais derivam de invaginações do endoderma faríngeo.

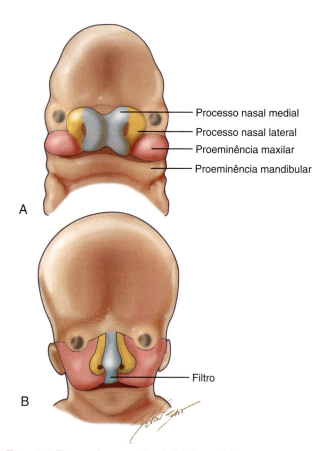

Figura 9-8 Desenvolvimento facial. **A,** Um total de cinco proeminências circundam o estomódio: uma proeminência frontonasal, a partir da qual derivam os processos nasais medial e lateral, duas proeminências maxilares e duas proeminências mandibulares. **B,** O crescimento diferencial dessas proeminências resulta na formação da face.

desenvolve no palato primário e se transforma em uma parte do processo alveolar da maxila. A proeminência frontonasal também se desenvolve no dorso e no ápice do nariz e na fronte.

As proeminências nasais laterais são separadas das proeminências maxilares pelos sulcos nasolacrimais. O ectoderma espessado no fundo desses sulcos irá descer no mesoderma subjacente e se tornar oco, formando, assim, o ducto nasolacrimal e os sacos lacrimais do olho, que se tornam funcionais durante o período fetal.

Começando na semana 5, todas as proeminências começam a se fundir e a modelar as bordas da boca e das narinas. As proeminências maxilares de ambos os lados se fundem com a pré-maxila e com as partes caudais dos processos nasais laterais, fechando, dessa maneira, o assoalho das fossas nasais e formando a maxila e o lábio superior. Lateralmente, as proeminências maxilares misturam-se com as proeminências mandibulares para formar as bochechas. Os lábios inferiores e a mandíbula são formados totalmente pelas proeminências mandibulares.

As células mesenquimatosas do segundo arco faríngeo migram para dentro da região facial e se desenvolvem na musculatura da expressão facial; os músculos da mastigação derivam do primeiro arco faríngeo.

Em torno da semana 6, um espessamento linear do ectoderma aparece nas superfícies das proeminências mandibular e maxilar, sendo que, por invaginação, os sulcos labiogengivais são formados entre os lábios e as gengivas anteriores. Ocorre a persistência de uma pequena área de ectoderma na linha média como um freio, o qual prende os lábios às gengivas.

A aurícula do ouvido externo desenvolve-se a partir de seis montículos auriculares que se formam a partir do tecido mesenquimatoso do primeiro e segundo arcos faríngeos, e que estão dispostos em ambos os lados do primeiro sulco faríngeo. Os montículos crescem e coalescem para formar a aurícula. Devido à sua origem, o ouvido externo posiciona-se inicialmente na base do pescoço; ele alcança sua posição definitiva apenas durante o curso do desenvolvimento normal dos derivados dos arcos faríngeos. Por conseguinte, muitas síndromes congênitas associadas ao desenvolvimento anormal dos arcos faríngeos, como as síndromes de DiGeorge e de Treacher Collins, também apresentam as características orelhas com implantação baixa.

Desenvolvimento das Cavidades Nasais (Fig. 9-9)

As fóveas nasais se aprofundam e formam os sacos nasais primordiais, que são separados da porção oral do faringe por uma membrana oronasal (nasobucal). Essa membrana dissipa e assim estabelece uma conexão, a coana primitiva, entre as cavidades nasais primárias e a cavidade oral. O placódio nasal se localiza no teto da cavidade nasal e se diferencia no epitélio olfatório, o qual se conecta aos bulbos olfatórios por meio dos nervos olfatórios.

As conchas superior, média e inferior desenvolvem-se a partir de elevações nas paredes laterais da cavidade nasal, mais adiante durante a organogênese, enquanto os seios paranasais apenas começam a se desenvolver no final do período fetal.

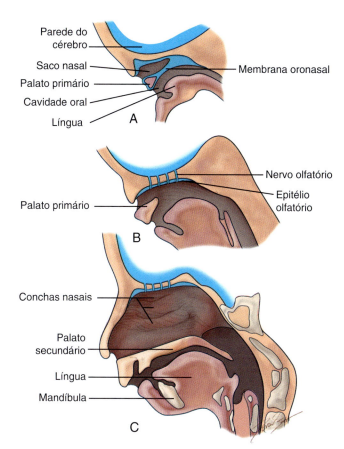

Figura 9-9 Desenvolvimento da cavidade nasal. **A**, A membrana oronasal separa o saco nasal e a cavidade oral no início do desenvolvimento. **B**, Depois da ruptura da membrana oronasal, ambas as cavidades são conectadas. **C**, A formação do palato secundário resulta em nova separação das cavidades nasal e oral. As conchas nasais desenvolvem-se mais adiante na parede lateral durante a organogênese.

Essas extensões das cavidades nasais para dentro dos ossos maxilares, frontal, esfenoide e etmoide começam como divertículos da parede lateral das cavidades nasais. O desenvolvimento dos seios paranasais continua até a adolescência.[16]

A cavidade nasal secundária separa-se novamente da cavidade oral durante a formação do palato, quando as prateleiras palatais se fundem entre si, com a pré-maxila, e com o septo nasal (discutido mais adiante).

Desenvolvimento do Palato (Fig. 9-10)

O palato separa as cavidades oral e nasal e pode ser subdividido no palato duro anterior e o palato mole posterior. O desenvolvimento do palato é um processo de duas etapas. Em primeiro lugar, o palato primário deriva da proeminência frontonasal; mais adiante, a fusão das prateleiras palatais, as quais derivam das proeminências maxilares, completa o palato secundário.

O palato primário é formado precocemente na semana 6 por meio da fusão dos processos nasais mediais. Ele persiste como uma parte da maxila e compreende a pequena porção do palato duro do adulto anterior ao forame incisivo. Começando no final da semana 6, o palato secundário se forma a partir dos processos palatinos laterais (prateleiras palatais), os quais se estendem medialmente a partir das paredes internas das proeminências maxilares e se projetam para baixo em ambos os lados da língua. Durante as semanas 7 e 8, as prateleiras palatais crescem mais a princípio no sentido vertical, depois — dentro de algumas horas — ascendem até uma posição horizontal acima da língua. Mais adiante, as duas prateleiras encontram-se na linha média, onde formam primeiramente uma sutura epitelial. Com a degeneração do tecido epitelial, o mesênquima de ambos os lados se torna contínuo e se completa a formação do palato secundário. Subsequentemente, o palato secundário se funde com o palato primário; em conjunto, eles compõem o palato definitivo. Durante as semanas 9 a 12, o septo nasal, que se forma pelos processos nasais mediais fundidos (conforme discutido anteriormente), funde-se com o palato definitivo e, assim, separa por completo as duas cavidades nasais entre si.

O tecido ósseo acumula-se no palato primário e nas porções anteriores das prateleiras palatais para formar o palato duro. As porções posteriores das prateleiras não sofrem ossificação, mas formam o palato mole e a úvula. Seus músculos (bem como os músculos faciais) são formados pelo tecido mesenquimatoso miogênico dos arcos faríngeos 1, 2 e 4 no final da organogênese e durante a vida fetal inicial.

Fenda Labial e Palatina (Fig. 9-11)

A formação do lábio superior e do palato consiste em uma complexa série de eventos, durante a qual a migração, o crescimento, a diferenciação e a apoptose das células de diversas origens precisam ser coordenados.[17,18] As fendas do lábio e do palato resultam da ruptura desses eventos e podem afetar a aparência, a fala, a alimentação, a audição e a socialização. O lábio e o palato fendidos estão entre os defeitos congênitos

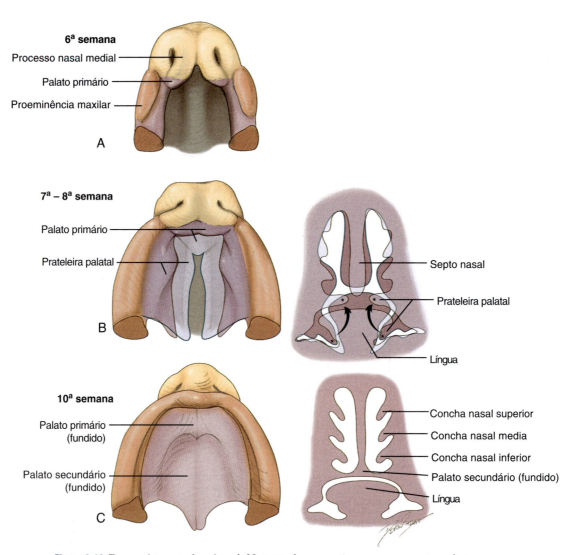

Figura 9-10 Desenvolvimento do palato. **A,** No início da semana 6, os processos nasais mediais começam a se fundir para formar o palato primário. **B,** As prateleiras palatais estendem-se a partir das paredes laterais das proeminências maxilares e crescem verticalmente durante as semanas 7 e 8 (mostrado em púrpura). Dentro de algumas horas, as prateleiras palatinas ascendem para uma posição horizontal (mostrado em rosa claro, o movimento das prateleiras é indicado pelas setas). **C,** As prateleiras palatinas fundem-se entre si e com o septo nasal para formar o palato secundário. Os palatos secundário e primário também se fundem.

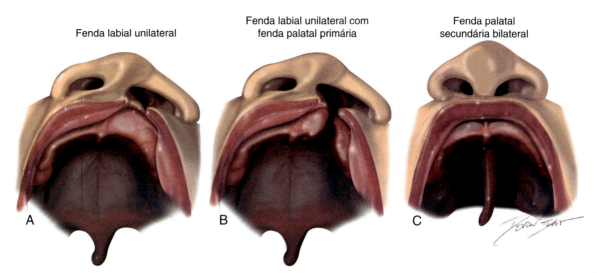

Figura 9-11 Fenda do lábio e do palato. **A,** Fenda anterior sem fenda palatina. **B,** Fenda anterior com fenda do palato anterior. **C,** Fenda posterior isolada (bilateral).

mais comuns, ocorrendo em aproximadamente 1 em 700 nascidos vivos.[18]

Como o lábio superior e o palato primário diferem em sua origem em relação ao palato secundário, duas formas de formação de fenda podem ser discerníveis: as anomalias *anterior* e *posterior* referindo-se à posição da fenda em relação ao forame incisivo.

As anomalias da fenda anterior em geral são referidas como fenda labial com ou sem fenda do palato. Conforme mencionado anteriormente, o palato primário e o filtro do lábio superior originam-se da fusão dos processos nasais mediais. A fusão dessas duas estruturas com as proeminências maxilares em ambos os lados completa a formação do lábio superior e a porção alveolar da maxila. Uma falha parcial ou completa dos processos nasais misturados em se unir com as proeminências maxilares resulta em uma anomalia de fenda anterior, que afeta o lábio ou o lábio e a porção alveolar da maxila, respectivamente. Dependendo de se uma ou ambas as proeminências maxilares falham em se fundir com os processos nasais mediais misturados, a fenda é unilateral ou bilateral. A fenda labial mediana, que resulta de uma falha da fusão dos processos nasais mediais, é rara e, comumente, está associada a desenvolvimento cerebral anormal e comprometimento cognitivo.

As anomalias de fenda posterior muitas vezes são referidas como fenda palatina isolada. As porções posteriores do palato duro e do palato mole originam-se das prateleiras palatais, as quais se fundem na linha média. O fracasso parcial ou completo dessa fusão resulta em fendas do palato secundário posteriores ao forame incisivo, as quais podem afetar apenas o palato mole ou palato mole e palato duro.

Embora as anomalias de fenda anteriores e posteriores frequentemente ocorram ao mesmo tempo, elas diferem em suas etiologias, bem como em suas distribuições com relação ao sexo, associação familiar, raça e geografia.[19] Por exemplo, as anomalias de fenda anterior são observadas com mais frequência no sexo masculino, enquanto as anomalias de fenda posterior são mais prevalentes em neonatos do sexo feminino.[20] Em uma grande parcela (70%) dos casos, a anomalia da fenda labial e palatina constitui uma ocorrência isolada (i.e., ela não está associada a qualquer outra anomalia craniofacial). No entanto, muitas síndromes, como as de Stickler, Van der Woude, Crouzon e Apert, caracterizam-se pela fenda labial e palatina. A etiologia da fenda labial e palatina é extremamente complexa, com contribuições tanto de fatores genéticos quanto ambientais.[17] Identificou-se um grande número de fatores que desempenham um papel nas formas sindrômica e isolada da fenda labial e palatina.[20] O fumo e o consumo de álcool pela mãe, assim como a desnutrição, constituem algumas das influências ambientais associadas à indução das anomalias de fenda.[18,20]

Anomalias Associadas ao Desenvolvimento dos Arcos Faríngeos

Muitos defeitos craniofaciais complexos congênitos estão associados ao desenvolvimento dos arcos faríngeos, dos quais apenas uma pequena seleção será aqui mencionada.

A *síndrome de Treacher Collins* (Fig. 9-12) constitui um distúrbio genético no qual há inibição da migração das células da crista neural para dentro do primeiro arco faríngeo. As características clínicas da síndrome incluem hipoplasia dos ossos da mandíbula, da maxila e zigomáticos; fenda do palato; anormalidades das porções média e externa da orelha (incluindo a perda da audição devido à atresia do canal auditivo externo); e anormalidades da pálpebra inferior.[7]

A síndrome da deleção do 22q11.2 (também conhecida como *síndrome de DiGeorge*) é causada por deleções no braço longo do cromossoma 22 e está associada a inúmeros fenótipos, inclusive a falha das bolsas faríngeas 3 e 4 em se diferenciar. Esse déficit do desenvolvimento provoca, entre outros sintomas, hipoparatireoidismo com hipocalcemia, ausência do timo com defeitos imunes, e um arco aórtico interrompido (estreitamento da aorta no nível do canal arterial).[21]

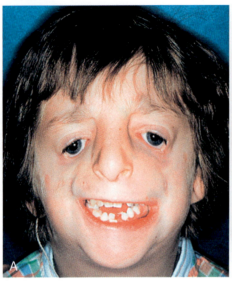 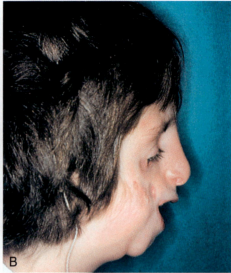

Figura 9-12 Criança com síndrome de Treacher Collins. A inibição da migração das células da crista neural para dentro do primeiro arco faríngeo resulta em hipoplasia dos ossos da mandíbula, maxila e zigomáticos, e nas anormalidades das pálpebras inferiores. (De Kaban LB, Troulis MJ: *Pediatric oral and maxillofacial surgery*, St. Louis, 2004, Saunders.)

As causas subjacentes da *sequência de Pierre Robin* são pouco compreendidas. Ela caracteriza-se por micrognatia, o que dificulta o desenvolvimento normal da língua e resulta em glossoptose e consequente obstrução da via aérea. Mais provavelmente, o desenvolvimento anormal da língua também interfere com o desenvolvimento do palato, causando, com frequência, a fenda palatina. Amiúde, a sequência de Pierre Robin é observada em conjunto com as síndromes craniofaciais, como a síndrome de Stickler e a síndrome de deleção do 22q11.2.[22,23]

Referências

1. Chun-Hui Tsai A, Stool SE, Post JC: Phylogenetic aspects and embryology. In Bluestone CD, Stool SE, Alper CM, et al, editors: *Pediatric otolaryngology*, ed 4, Philadelphia, 2003, Saunders, pp 1-21.
2. Greene ND, Copp AJ: Development of the vertebrate central nervous system: formation of the neural tube, *Prenat Diagn* 29:303, 2009.
3. Kinsman SL, Johnston MV: Congenital anomalies of the central nervous system. In Kliegman RM, Stanton BF, Schor NF, et al, editors: *Nelson textbook of pediatrics*, ed 19, Philadelphia, 2011, Elsevier, pp 1998-2013.
4. Minoux M, Rijli FM: Molecular mechanisms of cranial neural crest cell migration and patterning in craniofacial development, *Development* 137:2605, 2010.
5. Jiang X, Iseki S, Maxson RE, et al: Tissue origins and interactions in the mammalian skull vault, *Dev Biol* 241:106, 2002.
6. Noden DM, Trainor PA: Relations and interactions between cranial mesoderm and neural crest populations, *J Anat* 207:575, 2005.
7. Trainor PA: Craniofacial birth defects: the role of neural crest cells in the etiology and pathogenesis of Treacher Collins syndrome and the potential for prevention, *Am J Med Genet A* 152A:2984, 2010.
8. Tubbs RS, Bosmia AN, Cohen-Gadol AA: The human calvaria: a review of embryology, anatomy, pathology, and molecular development, *Childs Nerv Syst* 28:23, 2012.
9. Levi B, Wan DC, Wong VW, et al: Cranial suture biology: from pathways to patient care, *J Craniofac Surg* 23:13, 2012.
10. Francis-West PH, Ladher RK, Schoenwolf GC: Development of the sensory organs, *Sci Prog* 85:151, 2002.
11. LaRiviere CA, Waldhausen JH: Congenital cervical cysts, sinuses, and fistulae in pediatric surgery, *Surg Clin North Am* 92:583, 2012, viii.
12. Nasseri F, Eftekhari F: Clinical and radiologic review of the normal and abnormal thymus: pearls and pitfalls, *Radiographics* 30:413, 2010.
13. Mueller DT, Callanan VP: Congenital malformations of the oral cavity, *Otolaryngol Clin North Am* 40:141, 2007, vii.
14. Suter VG, Bornstein MM, Ankyloglossia:: facts and myths in diagnosis and treatment, *J Periodontol* 80(8):1204-1219, 2009, doi: 10.1902/jop.2009.090086. Review..
15. Harunaga J, Hsu JC, Yamada KM: Dynamics of salivary gland morphogenesis, *J Dent Res* 90:1070, 2011.
16. Jankowski R: Revisiting human nose anatomy: phylogenic and ontogenic perspectives, *Laryngoscope* 121:2461, 2011.
17. Arosarena OA: Cleft lip and palate, *Otolaryngol Clin North Am* 40:27, 2007, vi.
18. Mossey PA, Little J, Munger RG, et al: Cleft lip and palate, *Lancet* 374:1773, 2009.
19. Schoenwolf GC, Bleyl SB, Brauer PR, Francis-West PH: *Larsen's human embryology*, ed 4, Philadelphia, 2009, Churchill Livingstone/Elsevier.
20. Dixon MJ, Marazita ML, Beaty TH, Murray JC: Cleft lip and palate: understanding genetic and environmental influences, *Nat Rev Genet* 12:167, 2011.
21. Marom T, Roth Y, Goldfarb A, Cinamon U: Head and neck manifestations of 22q11.2 deletion syndromes, *Eur Arch Otorhinolaryngol* 269:381, 2012.
22. Evans KN, Sie KC, Hopper RA, et al: Robin sequence: from diagnosis to development of an effective management plan, *Pediatrics* 127:936, 2011.
23. Cohen MM Jr: Malformations of the craniofacial region: evolutionary, embryonic, genetic, and clinical perspectives, *Am J Med Genet* 115:245, 2002.

PARTE II Cirurgia Oral

CAPÍTULO 10

Exodontia de Rotina

Kevin P. Hall e Carrie A. Klene

Material Necessário

Descoladores de periósteo n° 9
Fórceps inferior "chifre de boi" n° 23
Elevador n° 40
Fórceps inferior de Ash n° 74
Elevador de *Back Action* n° 77R
Fórceps superior n° 99C
Fórceps universal superior n° 150

Fórceps universal inferior n° 151
Elevador n° 301
Gaze 4 × 4
Abridor de boca
Elevador Cryer
Cureta de ponta dupla
Pinça hemostática

Anestésico local com vasoconstritor
Afastador Minnesota
Cortina faríngea
Broca de raspagem óssea
Ruginas
Irrigação com soro fisiológico
Aspiração

Histórico do Procedimento

As exodontias simples são um dos pilares da cirurgia oral e maxilofacial. A primeira menção à exodontia foi encontrada nos escritos de Hipócrates, e o procedimento foi descrito pelo romano Celsus no primeiro século a.C. As exodontias eram realizadas por tiradentes e barbeiros de nível inferior. No século XVIII, a descrição dos primeiros instrumentais de exodontia foi publicada.[1] Nos tempos modernos, as técnicas odontológicas avançadas permitem a manutenção dos dentes. A odontologia preventiva deu aos pacientes o conhecimento e as ferramentas para cuidar melhor de seus dentes e mantê-los por mais tempo. Ainda assim, muitos pacientes requerem exodontias de rotina e preservação do osso para implantes dentais. A exodontia básica inclui a utilização de instrumentos para executar técnicas de luxação simples, expansão óssea e remoção do dente com o fórceps. Este capítulo apresenta os instrumentais básicos utilizados para exodontias simples, as técnicas cirúrgicas para exodontia de dentes em diferentes áreas da boca e a preservação do osso para futura restauração.

Indicações para Uso dos Procedimentos

É importante considerar a saúde geral do paciente durante a anamnese na consulta inicial. Além de compreender a mecânica de remoção do dente, o cirurgião oral e maxilofacial deve estar ciente do estado psicológico, fisiológico e patológico do paciente. Nenhum aspecto de exodontia simples é mais importante que o exame pré-operatório cuidadoso do paciente. Isso inclui um histórico médico atualizado, os exames laboratoriais indicados, o exame físico, o exame oral e as radiografias dentais. O Quadro 10-1 apresenta as condições que justificam a exodontia. É importante primeiro tentar salvar o dente através de restauração, endodontia e tratamento periodontal.[2] Somente se houver falha da terapia inicial é que o dente deve ser extraído.[3,4]

Contraindicações e Limitações

Após um histórico completo e uma revisão dos sistemas, o cirurgião pode perguntar ao paciente sobre certas condições médicas que podem fazer do paciente inadequado para uma

QUADRO 10-1 Indicações para Extração de Dente

- Dentes não restauráveis e cariados
- Tratamento endodôntico malsucedido
- Prognóstico periodontal ruim [poor]
- Dentes impactados e patologia periapical
- Dentes necróticos
- Dentes supernumerários
- Dentes de aglomeração/não funcionais
- Considerações ortodônticas
- Dentes decíduos que interferem na erupção de dentes permanentes
- Fraturas de raiz
- Dor e falta de vontade de submeter-se a tratamento necessário
- Interferência nas necessidades prostodônticas

De: McCaul LK, Jenkins WM, Kay EJ: The reasons for the extraction of various tooth types in Scotland: a 15-year follow up, *J Dent* 29:401, 2001.

exodontia de rotina sob anestesia local. Alguns exemplos são discrasias sanguíneas, doença hepática, doenças com imunocomprometimentos, doença cardíaca e doença arterial coronariana. Um histórico completo da terapia de radiação e com bisfosfonatos deve ser determinado, e as medidas apropriadas devem ser tomadas.[5] Durante as avaliações clínicas e radiográficas, algumas descobertas importantes devem alertar o cirurgião de que uma exodontia de rotina pode necessitar de uma abordagem cirúrgica.

Tais achados incluem dentes com grande degradação da bifurcação ou abaixo do nível do alvéolo, patologia óssea, impactação dental, dilaceração de raiz e um histórico prévio de terapia endodôntica. Certas barreiras anatômicas podem exigir habilidade suplementar e experiência, como para a exodontia de um molar superior na presença de um seio maxilar pneumatizado ou de um molar inferior com raízes que se aproximam do canal do nervo alveolar inferior.

TÉCNICA: Instrumentação para Exodontias de Rotina

Fórceps de Exodontia

Uma grande variedade de fórceps foi desenvolvida para aplicações cirúrgicas específicas, mas o princípio básico manteve-se constante. A maioria das exodontias pode ser realizada utilizando-se um número limitado de instrumentos.[6] Os fórceps são principalmente usados para agarrar o dente e aplicar uma força de alavanca que pelo cirurgião sozinho seria impossível de alcançar sem o uso de tal instrumento. Fórceps são projetados com duas pontas ativas e cabos unidos por uma dobradiça. As pontas ativas do fórceps são projetadas para apreender as superfícies vestibular e lingual do dente. A forma côncava das pontas ativas permite que o cirurgião aplique área de superfície máxima das mesmas sobre o dente, distribuindo uniformemente as forças e dando, assim, um maior grau de controle. Ao segurar o fórceps, quanto maior a distância da dobradiça, mais força entre as pontas ativas. Isso resulta num melhor controle do dente, e o fórceps é menos suscetível ao deslizamento. As pontas ativas do fórceps são dirigidas em uma direção apical ao eixo longitudinal do dente. Todos os fórceps para exodontias podem ser considerados como modificações deste *design* básico. Uma variedade de fórceps com pontas ativas e cabos foi projetada para dentes específicos na arcada dental, para permitir ao cirurgião uma adaptação mais adequada e para facilitar o controle das forças aplicadas ao dente.

Fórceps Maxilares

Os fórceps para os seis dentes maxilares anteriores incluem o fórceps maxilar universal (n° 150) e o fórceps maxilar reto (n° 99C). As pontas ativas dos fórceps são aplicados vestibular e palatinamente, e direcionados numa direção apical paralela à das raízes dos dentes maxilares anteriores. O fórceps maxilar reto oferece uma vantagem para os dentes anteriores superiores, permitindo a aplicação de forças suaves apical, palatina, vestibular e, especialmente, rotativamente. Quanto mais posterior for a exodontia, mais difícil será de usar o fórceps reto, devido à obstrução do lábio inferior e dos dentes inferiores; além disso, o contorno dos dentes posteriores da maxila torna difícil a adaptação das pontas ativas na superfície do dente. O fórceps maxilar universal pode ser usado de uma forma semelhante, mas tem uma ponta ativa e um cabo curvos, o que o mantém acima do lábio enquanto direciona as ponta ativas em uma direção apical paralela às raízes dos dentes, evitando lesões iatrogênicas. Além disso, esses fórceps podem ser usados para exodontia dos dentes posteriores da maxila (Fig. 10-1, *A* e *B*).

Os fórceps para os dentes posteriores superiores incluem o fórceps maxilar universal mencionado anteriormente e os fórceps com as pontas ativas especificamente destinados para encaixar em raízes com formas mais complexas, como o fórceps n° 89 e o n° 90. Esses fórceps têm uma ponta ativa palatina côncava, que pode se adaptar à superfície da raiz palatina e uma ponta ativa vestibular pontiaguda a qual se adapta à bifurcação da raiz vestibular. Os fórceps n° 53R e n° 53L são semelhantes, mas com uma ponta ativa palatina mais pontiaguda e um cabo reto. Esses fórceps podem aplicar uma força excessiva e fraturar a tuberosidade maxilar se usados de forma inadequada.[7]

Fórceps Mandibulares

Assim como os fórceps maxilares, vários tipos de fórceps foram concebidos especificamente para a exodontia de dentes anteriores e posteriores na mandíbula. Estes permitem a adaptação às formas das raízes e à localização do dente na arcada dental. O fórceps mais frequentemente utilizado para exodontias dos dentes anteriores da mandíbula incluem o fórceps mandibular universal (n° 151) e o fórceps Ash (n° 77). Este último têm pontas ativas com ângulos de 90 graus, de modo que o cabo se estende diretamente para fora da boca, paralelamente ao plano oclusal. Isso permite a adaptação vestibular e lingual das pontas ativas sem a interferência do cabo com os dentes superiores, o lábio superior e o nariz. Esse fórceps pode ser usado para a maioria dos dentes inferiores do segundo pré-molar a segundo pré-molar. O fórceps mandibular universal tem pontas ativas anguladas e cabo que permitem a adaptação de todos os dentes inferiores. Em adição, o fórceps chifre de boi (n° 23) pode ser usado de maneira eficiente para exodontia dos molares inferiores. Ele tem pontas ativas vestibular e lingual pontiagudas que podem ser posicionadas na bifurcação dos molares inferiores, permitindo luxação vertical conforme as alças do cabo são comprimidas. Tipos semelhantes de fórceps molares têm pontas ativas afiadas para fraturar dentes multirradiculares, de modo que as raízes possam ser removidas separadamente (Fig. 10-1, *C* e *D*).

(Continua)

CAPÍTULO 10 Exodontia de Rotina

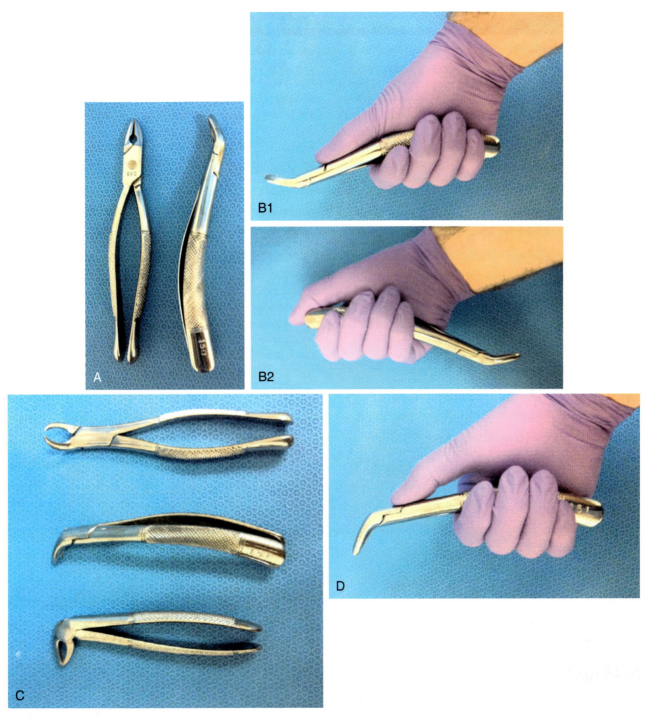

Figura 10-1 A, *Esquerda*, Fórceps reto para maxila (n° 99C); *direita*, fórceps universal para maxila (n° 150). **B1,** O modo tradicional de segurar o fórceps universal para maxila (n° 150) quando as exodontias forem realizadas de frente para o paciente. **B2,** Técnica de segurar com as costas das mãos o fórceps universal para maxila (n° 150) quando as exodontias forem realizadas por trás do paciente. **C,** Fórceps para mandíbula: *topo*, fórceps chifre de boi (n° 23); *meio*, fórceps universal para mandíbula (n° 151); *abaixo*, Fórceps Ash (n° 77). **D,** Forma correta de segurar o fórceps universal para mandíbula (n° 151).

TÉCNICA: Instrumentação para Exodontias de Rotina *(Cont.)*

Elevadores

Muitos tipos diferentes de elevadores têm aplicações específicas para a exodontia de dentes e raízes de dentes. O elevador mais comum é o elevador reto. Ele é um instrumento de uma única lâmina que é posicionado entre o dente e o osso alveolar, sendo utilizado como mobilizador para os dentes e as raízes. A lâmina côncava do elevador é colocada contra o dente ou a raiz a ser extraída; o lado convexo está em contato com o osso alveolar. Deve-se ter cuidado para não colocar o lado convexo do elevador contra um dente adjacente. Uma vez que o elevador atua como uma alavanca, o ponto de apoio tem de ser contra o osso, de modo a não deslocar o dente adjacente. O instrumento é mantido na palma da mão com o dedo indicador estendido ao longo do eixo do elevador, de maneira a controlar as forças aplicadas ao dente. Sem o uso dessa técnica, o elevador pode escorregar e danificar os tecidos adjacentes. A rotação em torno do eixo longitudinal do instrumento pode levar à subluxação e mobilização dos dentes e das raízes para a exodontia. À medida que o dente ou a raiz começa a mobilização, a aplicação de uma posição mais apical e interproximal pode otimizar ainda mais a mobilização (Fig. 10-1, *E*).

Os elevadores especializados estão disponíveis para a retirada de raízes fraturadas e pontas de raízes. Um exemplo desses elevadores é o elevador Cryer. Este é particularmente útil quando uma única raiz retida de uma exodontia de molar inferior permanece no osso alveolar. Um elevador Cryer é colocado apicalmente na cavidade de raiz vazia, e a ponta da lâmina é rotacionada em direção à raiz residual. Essa ação remove o osso intrarradicular e, muitas vezes, força verticalmente a raiz remanescente a sair da cavidade.

As técnicas mencionadas acima são importantes para que os cirurgiões executem a exodontia básica, mas deve ser enfatizado que os elevadores não devem ser utilizados em todas as situações. Deve-se ter cuidado com o uso deles quando se trabalha com um molar superior fraturado. A força apical aplicada com um elevador pode empurrar a raiz para dentro do seio maxilar. Em vez disso, a raiz deve ser recuperada cirurgicamente, com a remoção do osso intrarradicular para um melhor acesso, limitando a pressão apical.

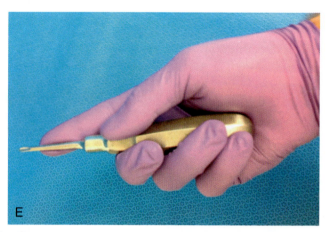

Figura 10-1 *(Cont.)* **E,** Forma correta de segurar o elevador reto; o dedo indicador é posicionado próximo à ponta ativa.

TÉCNICA: Princípios Básicos para Exodontias Simples

O cirurgião deve exercitar a habilidade e a técnica cirúrgica para realizar exodontia simples. O processo envolve o uso de força controlada para expandir os alvéolos, separar o ligamento periodontal e remover o dente. Alguns fatores determinantes para o sucesso de uma exodontia simples incluem um bom conhecimento da anatomia oral e dental, a compreensão das técnicas cirúrgicas utilizadas e, acima de tudo, a experiência cirúrgica.

Posicionamento Cirurgião-Paciente

Para um controle ótimo do procedimento, o cirurgião e o paciente devem estar em uma posição de cadeira adequada. Isso permite a visibilidade, a iluminação e o acesso ideal. Para melhor visibilidade e acesso nas exodontias mandibulares, a mandíbula do paciente deve estar paralela ao chão e deve estar no nível do cotovelo do cirurgião. Para se trabalhar nos dentes superiores do paciente, o plano oclusal maxilar do paciente deve ser de 60 a 90 graus com o chão. Se o cirurgião for canhoto, ele deve trabalhar na posição de 1 a 5 horas. Se o cirurgião for destro, ele deve trabalhar na posição de 7 a 11 horas.

TÉCNICA: Manejo Perioperatório

Exodontia Simples

Após o uso de um anestésico local e o seu efeito, o cirurgião geralmente começa liberando a parte superior da gengiva inserida do dente, tipicamente, com um elevador periostal n° 9. Nesse ponto, uma gaze faz uma cortina orofaríngea, colocada para impedir o deslocamento do dente para a orofaringe e uma potencial aspiração. Como discutido anteriormente, o elevador é então utilizado para mobilizar ou luxar o dente, a fim de facilitar a exodontia simples com o fórceps. Sugere-se que o dentista coloque o elevador entre o alvéolo e o dente, direcionando-o apicalmente, como uma cunha, facilitando o movimento coronal do dente ou da raiz do dente.[8] Uma elevação eficaz impede ferimentos nos dentes adjacentes, mantem a integridade da estrutura óssea alveolar e faz que a exodontia com fórceps seja extremamente simples.[9] Ao longo do tempo, o cirurgião pode desenvolver a habilidade para a exodontia com os elevadores em certas situações, evitando o uso do fórceps.

As técnicas de exodontia usando o fórceps diferem dependendo da localização na arcada dental. Ao realizar a exodontia, o cirurgião destro fica posicionado à frente e à direita do paciente; o cirurgião canhoto fica posicionado à frente e à esquerda. O dedo indicador da mão não dominante é posicionado por vestibular, e o polegar é posicionado por palatal/lingual, segurando firmemente o processo alveolar próximo ao dente a ser extraído. As pontas ativas do fórceps são adaptadas às superfícies vestibular e lingual dos dentes e apontadas apicalmente, paralelas ao eixo longitudinal do dente.

Exodontia dos Dentes Anteriores Maxilares

Os movimentos de exodontia consistem em aplicar uma força suave controlada apical. O alvéolo é então expandido com movimentos vestibulares e palatinos repetidos, aumentando gradualmente a força aplicada ao dente (Fig. 10-2, *A* e *B*). Devido ao fato de as raízes dos dentes anteriores serem um tanto cônicas, movimentos rotacionais com o fórceps podem ser aplicados, rompendo ainda mais o ligamento periodontal e facilitando a exodontia. O dente é então removido com uma tração suave, com o cuidado de não se aplicar força excessiva, porque uma exodontia abrupta pode resultar em ferimento nos dentes no arco oposto com o fórceps. Os dentes anteriores da maxila tendem a ser extraídos por vestibular, porque a densidade relativa do osso alveolar vestibular é menor que o do osso alveolar palatino, o que resulta em uma maior expansão do alvéolo vestibular.

Exodontia de Dentes Anteriores da Mandíbula e de Pré-molares

Os dentes anteriores da mandíbula e pré-molares são extraídos de forma semelhante com a utilização do fórceps de Ash. Uma pressão apical contínua é aplicada com esse fórceps enquanto os movimentos vestibular e lingual são gradualmente aumentados. Os movimentos de rotação são também utilizados, considerando que as raízes desses dentes são geralmente únicas e de forma cônica (Fig. 10-2, *C* e *D*).[11]

(Continua)

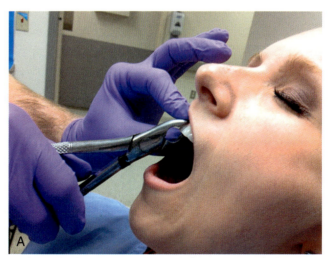

Figura 10-2 A, Exodontia de dente anterior da maxila (incisivo central). O fórceps segura o dente e os dedos da mão não dominante apoiam o processo alveolar.

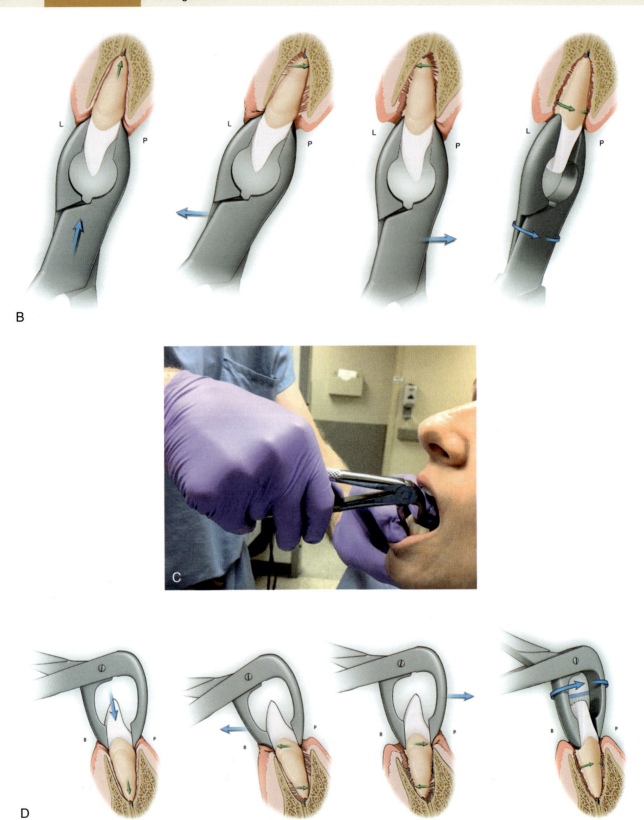

Figura 10-2 (Cont.) B, Movimentos para exodontia anterior maxilar: aplicar pressão apical, pressão vestibular, pressão palatina e movimentos de rotação para romper o ligamento periodontal; a remoção é geralmente por vestibular. **C,** A forma correta de segurar o fórceps mandibular de Ash (n° 74). **D,** Movimentos de exodontia para dentes anteriores mandibulares e pré-molares: aplicar pressão apical, pressão vestibular, pressão lingual e movimentos de rotação para romper o ligamento periodontal; a remoção do dente é por vestibular.

TÉCNICA: Manejo Perioperatório *(Cont.)*

Exodontia de Pré-molares Maxilares

Os pré-molares maxilares são extraídos com pressão apical contínua enquanto os movimentos vestibulopalatinos são aplicados. Aproximadamente metade dos primeiros pré-molares maxilares têm duas raízes finas, de modo que os movimentos de rotação devem ser evitados para prevenir a fratura da porção apical da raiz. Ocasionalmente, os segundos pré-molares superiores têm duas raízes e são prontamente removidos de um modo semelhante ao usado para os primeiros molares superiores (Fig. 10-2, *E* e *F*).

Exodontia do Primeiro e do Segundo Molares Maxilares

A anatomia dos molares maxilares difere dos outros dentes, porque eles têm três raízes (duas raízes vestibulares e uma raiz grande palatina). As raízes vestibulares e palatina são tipicamente divergentes, fazendo o que pode parecer uma exodontia simples se tornar uma exodontia mais complexa, com uma maior probabilidade de fraturas radiculares.[12] Além disso, esses dentes estão em estreita proximidade com o seio maxilar, e uma cuidadosa interpretação radiográfica pode impedir um possível envolvimento antral.[13] Devido a essas complicações potenciais, além das fraturas em potencial da tábua vestibular ou da tuberosidade maxilar, grandes forças iniciais devem ser evitadas. As forças apicais devem ser aplicadas primeiramente; e então, forças deliberadas devem ser aplicadas nas direções vestibular e palatina, permitindo a expansão inicial do osso alveolar circundante. Os movimentos vestibular e palatino devem aumentar lentamente, facilitando a remoção por vestibular dos molares superiores (Fig. 10-2, *G*).

(Continua)

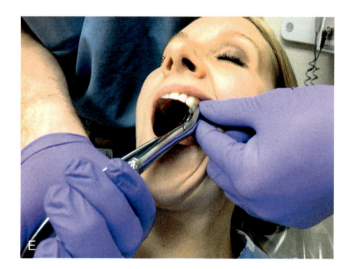

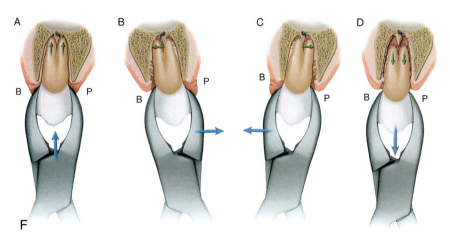

Figura 10-2 *(Cont.)* **E,** Exodontia do primeiro pré-molar esquerdo maxilar usando a técnica com as costas da mão na posição de 11 horas. **F,** Movimentos de luxação: *A*, Apical; *B*, palatino; *C*, vestibular; *D*, movimento final de extração. Abreviaturas: *V*, Vestibular; *P*, palatino.

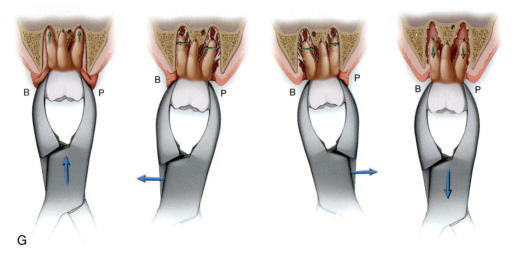

Figura 10-2 *(Cont.)* **G,** Fórceps universal (n° 150) envolvendo a bifurcação das duas raízes vestibulares e da raiz palatinal do molar maxilar.

TÉCNICA: Manejo Perioperatório *(Cont.)*

Exodontia do Primeiro e Segundo Molares Mandibulares

A exodontia dos molares mandibulares é muitas vezes considerada a exodontia mais difícil devido ao aumento da densidade do osso mandibular posterior, a forma da raiz, e a proximidade com o nervo alveolar inferior.[14] A exodontia pode ser realizada com a utilização de um fórceps mandibular universal (n° 151) ou um fórceps chifre de boi (n° 23). O passo inicial envolve encaixar a ponta ativa o mais apical possível, aplicando uma pressão apical pesada para expandir o osso alveolar. Devido à anatomia radicular única e à bifurcação dos molares inferiores, o fórceps chifre de boi (n°23) é frequentemente utilizado para facilitar a exodontia destes dentes. As pontas ativas pontiagudas são posicionadas na bifurcação vestibular e lingual, e um movimento de bombeamento é usado enquanto se aperta o fórceps para deslocar o dente coronalmente. Movimentos de balanço vestibular e lingual, em adição aos movimentos em forma de oito, podem facilitar a expansão do osso alveolar denso para a remoção do molar inferior (Fig. 10-2, *H* e *I*).

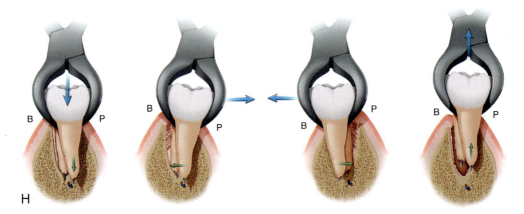

Figura 10-2 *(Cont.)* **H,** Movimento de luxação de molares mandibulares: Chifre de boi posicionado na bifurcação, movimento vestibulolingual e movimento de bombeamento deslocando de modo coronal.

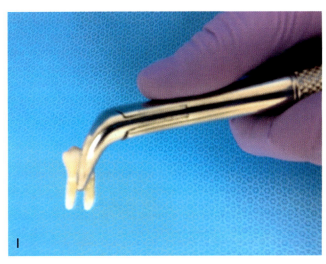

Figura 10-2 *(Cont.)* **I**, Fórceps de extração de chifre de boi (n° 23) envolvendo a bifurcação de um molar mandibular.

TÉCNICAS ASSOCIADAS E ALTERNATIVAS: Exodontia Atraumática

A preservação do osso alveolar é a chave para o sucesso na futura restauração do dente que está faltando, seja com um pôntico de uma prótese fixa ou um implante endósseo.[15,16] A exodontia do dente deve ser atraumática, realizada com o uso de periótomos e pequenos elevadores periosteais, junto com as técnicas discutidas anteriormente neste capítulo.[17] Os instrumentos mencionados no início do capítulo são muitas vezes adequados para extrair a maioria dos dentes atraumaticamente. No entanto, uma raiz fraturada abaixo da crista alveolar pode ser muito difícil de remover da cavidade com elevadores.[18] Uma técnica interessante implica o uso do "extrator de raiz" ou uma broca ou lima endodôntica.

Primeiramente, o canal do dente fraturado é alargado com uma broca. Então, o canal é ocupado pela lima endodôntica. Finalmente, o fragmento da raiz é luxado coronalmente com o "extrator de raiz", sem alargamento excessivo da cavidade. Usando um método criativo em que a lima endodôntica é usada para envolver a parede do canal, o fragmento do dente é lentamente luxado e puxado para fora da cavidade com praticamente nenhum trauma no osso alveolar ou tecidos circundantes.

Prevenção e Tratamento das Complicações

Após a conclusão da exodontia, deve-se ter atenção à limpeza de quaisquer detritos no local de extração, pedaços soltos ou afiados de ossos, tecido de granulação ou outra patologia. Infecções pós-operatórias, sangramento e edema são raros, mas possíveis de acontecer.[19] Uma causa comum de infecção pós-operatória é a reação de corpo estranho contra fragmentos de ossos ou detritos deixados no local de extração, ou deslocados por baixo do tecido gengival.[20] Foi demonstrado que uma dose perioperatória de antibióticos pode reduzir a infecção pós-operatória, dor e alveolite depois da extração de terceiros molares (embora isso não tenha sido comprovada para exodontias de rotina).[21] O enxágue bucal com clorexidina também diminuiu a incidência de alveolite seca pós-operatória.[22] O tecido de granulação residual é outra razão para pequenos sangramentos pós-operatórios.[23] A curetagem e a irrigação da cavidade de extração são medidas realizadas para eliminar essas potenciais complicações. O uso adequado dos blocos de mordida e suporte mandibular pode limitar deslocamentos da mandíbula. Como afirmado anteriormente, a utilização de uma cortina de orofaríngea pode prevenir a aspiração de dentes. Se houver suspeita de aspiração, uma radiografia de tórax deve ser prontamente pedida. Se uma comunicação oral-antral é encontrada no momento da exodontia de um molar superior, deve-se tentar fazer uma aproximação principalmente dos tecidos moles do local da extração dental e colocar o paciente em uso de antibióticos e precauções de sinusite.

Recomendações Pós-operatórias

As recomendações pós-operatórias devem ser discutidas com todos os pacientes (Quadro 10-2). A qualidade de vida deles pode ser interrompida no que diz respeito à modificação da dieta, a abertura da boca, e fala, mesmo em casos de exodon-

---

QUADRO 10-2 Considerações Pós-operatórias

Sangramento	Dor
Edema	Hematomas
Infecção	Náusea
Higiene	Dieta

tias não cirúrgicas.[24] A maioria dos profissionais recomenda uma dieta de consistência mais macia após esses procedimentos. A elevação da cabeça pode reduzir o desconforto associado ao inchaço. A aplicação de gelo inicialmente no pós-operatório não teve eficácia comprovada na redução do edema.[25] A maior parte dos pacientes necessita de algum tipo de medicação prescrita para dor. Deve ser advertida a possibilidade de náuseas devido ao uso desses medicamentos. A hemostasia deve ser obtida antes da liberação do paciente; informações adicionais sobre as medidas hemostáticas são rotineiramente fornecidas ao paciente nas instruções de escritas para alta. Outras providências médicas adicionais devem ser iniciadas em casos de pacientes com sangramento persistente.

Referências

1. Hoffmann-Axthelm W: *History of dentistry*, Chicago, 1981, Quintessence.
2. Simon JF: Retain or extract: the decision process, *Quintessence Int* 30:851, 1999.
3. Hull PS, Worthington HV, Clerehugh V, et al: The reasons for tooth extractions in adults and their validation, *J Dent* 25:233, 1997.
4. McCaul LK, Jenkins WM, Kay EJ: The reasons for the extraction of various tooth types in Scotland: a 15-year follow up, *J Dent* 29:401, 2001.
5. Ruggiero SL, Dodson TB, Assael LA et al: AAOMS position paper on bisphosphonate-related osteonecrosis of the jaw—2009 update. 2009.
6. Zambito RF, Zambito ML: Exodonture: technique and art, *NY State Dent J* 58:33, 1992.
7. Dym H, Weiss A: Exodontia: tips and techniques for better outcomes, *Dent Clin North Am* 56:245, 2012.
8. Sullivan SM: The principles of uncomplicated exodontia: simple steps for safe extractions, *Compend Contin Educ Dent* 20:48, 1999.
9. Fonseca RJ, Turvey TA, Marciani RD: *Oral and maxillofacial surgery*, ed 2, St Louis, 2008, Saunders.
10. Fragiskos FD: *Oral surgery*, New York, 2007, Springer.
11. Pedlar J, Frame JW: *Oral and maxillofacial surgery: an objective based textbook*, ed 2, Philadelphia, 2007, Churchill Livingstone.
12. Lehtinen R, Ojala T: Rocking and twisting moments in extraction of teeth in the upper jaw, *Int J Oral Surg* 9:377, 1980.
13. Meijer GJ, Springer GJ, Koole R: Complication during and after dentoalveolar surgery, *Ned Tijdschr Tandheelkd* 111:190, 2004.
14. Weinberg S: Oral surgery complications in general practice, *Dent J* 41:288, 1975, 299.
15. Chandra Sekar A, Praveen M, Saxena A, Gautam A: Immediate implant placement: a case report, *J Indian Prosthodont Soc* 12:120, 2012.
16. Horowitz R, Holtzclaw D, Rosen PS: A review on alveolar ridge preservation following tooth extraction, *J Evid Based Dent Pract* 12(3 Suppl):149, 2012.
17. Saund D, Dietrich T: Minimally-invasive tooth extraction: doorknobs and strings revisited! *Dent Update* 40:325, 2013, 328.
18. Simon JH: Root extrusion: rationale and techniques, *Dent Clin North Am* 28:909, 1984.
19. Venkateshwar GP, Padhye MN, Khosla AR, Kakkar ST: Complications of exodontias: a retrospective study, *Indian J Dent Res* 22:633, 2011.
20. Adeyemo WL, Ladeinde AL, Ogunlewe MO: Influence of trans-operative complications on socket healing following dental extraction, *J Contemp Dent Pract* 1:52, 2007.
21. Lodi G, Figini L, Sardella A, et al: Antibiotics to prevent complications following tooth extractions, *Cochrane Database Syst Rev* 14:11, 2012.
22. Dodson T: Prevention and treatment of dry socket, *Evid Based Dent* 14:13, 2013.
23. Dennis MJ: Exodontia for the general dentist: complications, *Todays FDA* 21:14, 2009.
24. Adeyemo WL, Taiwo OA, Oderinu OH, et al: Oral health–related quality of life following non-surgical (routine) tooth extraction: a pilot study, *Contemp Clin Dent* 3:427, 2012.
25. van der Westhuijzen AJ, Becker PJ, Morkel J, Roelse JA: A randomized observer blind comparison of bilateral facial ice pack therapy with no ice therapy following third molar surgery, *Int J Oral Maxillofac Surg* 34:281, 2005.

CAPÍTULO 11

Dentes Impactados

Benjaman R. Brow e Mary Ann Sabino

Material Necessário

Cada cirurgião estabelece o material para sua técnica cirúrgica individual, no entanto a maioria das exodontias de dentes impactados inclui os instrumentais da lista a seguir.[1] Técnicas alternativas que requerem equipamentos especializados são discutidas nas seções do texto deste capítulo.

Afastador Minnesota
Anestésico local com vasoconstritor
Broca esférica multilaminadaredonda/ de fissura
Broca de para osso
Cureta dental
Curetas de Molt
Elevador descolador de periósteo n° 1

Elevador descolador de periósteo n° 9
Elevadore Cryer
Elevadores n°190/191
Elevadores retos pequenos e grandes
Fórceps n° 150/151
Lâmina de bisturi n° 15
Luxadores pequenos e grandes
Pinça hemostática

Porta-agulhas
Ruginas
Seringa de irrigação/solução fisiológica estéril
Sonda Gilmore
Suturas apropriadas
Tesouras para sutura

Indicações de Exodontia dos Terceiros Molares Impactados

Os parâmetros de cuidados publicados pela Associação Americana de Cirurgiões Orais e Maxilofaciais estabeleceram critérios para a exodontia dos terceiros molares impactados. As indicações para remoção de terceiros molares impactados incluem:

1. Dor
2. Patologia associada ao folículo dental (p. ex., cistos, tumores)
3. Anormalidades relacionadas com o tamanho ou forma dos dentes que impedem a sua função normal
4. Facilitar o manejo ou a limitação da progressão de doença periodontal[2]
5. Reabsorção do terceiro molar ou dente adjacente
6. Facilitação da movimentação ortodôntica e promoção da estabilidade da oclusão dental
7. Facilitação da reabilitação protética
8. Dente impedindo a erupção normal de um dente adjacente
9. Dente na linha de fratura
10. Dente envolvido na ressecção de tumor
11. Dente interferindo na cirurgia ortognática e/ou cirurgia reconstrutiva de mandíbula
12. Remoção preventiva ou profilática do dente, quando indicado, para pacientes com condições médicas, cirúrgicas ou em tratamentos médicos (p. ex., transplantes de órgãos, implantes aloplásticos, terapia antirreabsortiva, quimioterapia, radioterapia)
13. Achados clínicos de dente(s) fraturado(s)
14. Facilitação da retirada de enxerto autólogo
15. Dente impactado (como enunciado anteriormente)
16. Posição anatômica causando danos potenciais aos dentes adjacentes
17. Recusa informada do paciente de opções de tratamento não cirúrgico

Diagnóstico por Imagem

A radiografia panorâmica é recomendada para o manejo de terceiros molares, embora também possam ser utilizadas radiografias periapicais maxilar e/ou mandibular e tomografia computadorizada. Os objetivos da remoção do dente impactado são:

- Evitar patologia
- Preservar a saúde periodontal de dentes adjacentes
- Otimizar a reabilitação protética
- Otimizar o manejo e/ou a cicatrização de fraturas da mandíbula
- Otimizar resultados ortodônticos
- Ajudar na ressecção de tumores
- Fornecer um ambiente oral e maxilofacial saudável para pacientes a serem submetidos a radioterapia, quimioterapia, transplante de órgãos ou a colocação de implantes aloplásticos
- Impedir complicações em cirurgia ortognática

Contraindicações para a Exodontia de Terceiros Molares Impactados

O cirurgião deve considerar três fatores clínicos importantes na decisão de extrair um terceiro molar impactado:[3,4]
- Paciente de idade mais avançada
- Comprometimento do estado de saúde
- Aumento do risco de danos às estruturas anatômicas

Muitos sistemas de classificação correlacionam características descritivas do dente com o grau de dificuldade na exodontia cirúrgica.

O sistema mais comum, a classificação de Pell e Gregory (Fig. 11-1), incorpora as seguintes características:
1. A relação do dente impactado à borda anterior do ramo e ao segundo molar
2. A profundidade da impactação e o tipo de tecido que cobre o dente impactado

Uma terceira descrição e mais comumente usada é a angulação do dente impactado (horizontal, vertical, mesioangulado ou distoangulado).

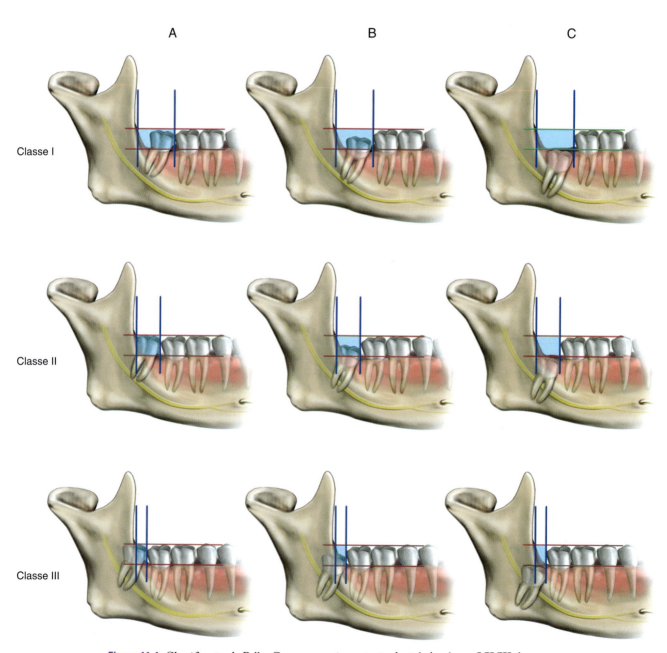

Figura 11-1 Classificação de Pell e Gregory para impactação dental. As classes I/II/III descrevem a posição horizontal ou anteroposterior (AP) do terceiro molar impactado em relação à borda anterior de ramo ascendente *(linhas azuis)*. As classes A/B/C descrevem a posição vertical do terceiro molar impactado em relação ao plano oclusal mandibular *(linhas vermelhas)*.

TÉCNICA: Remoção Cirúrgica de Terceiros Molares Impactados

A abordagem para remoção cirúrgica de dentes impactados começa com o acesso. Antes que um dente possa ser extraído, a vizualização clínica do local cirúrgico é crucial. Um retalho em envelope é mais comumente usado por cirurgiões, tanto na maxila quanto mandíbula. As seguintes considerações devem ser abordadas ao se realizar um retalho cirúrgico:
- Permitir a visualização completa do campo operatório.
- Prevenir traumas desnecessários aos tecidos moles adjacentes ao remover osso ou o dente.
- Fornecer uma área de trabalho adequada, que permita a remoção completa de condições patológicas intraósseas quando presentes.
- Posicionar incisões sobre osso sem remoções planejadas.
- Certificar-se de que a incisão tem tamanho suficientemente para permitir que o retalho dê a visualização clara e adequada do tecido duro e permita uma fácil retração sem dilacerações.
- Certificar-se de que a base do retalho é mais larga que a margem livre refletida a fim de garantir um suprimento de sangue adequado para o tecido mole refletido.[4]

PASSO 1A: Incisão Mandibular
Uma incisão sulcular é feita da distal do primeiro molar, posteriormente, com um alívio distovestibular na mandíbula com a opção de incluir um possível alívio vertical mesial para aumentar o acesso (Fig. 11-2, A).

(Continua)

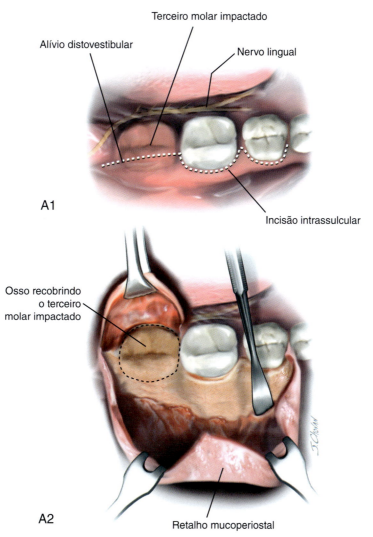

Figura 11-2 A, Planejamento de incisão para a remoção cirúrgica do terceiro molar impactado. Um retalho mucoperiostal usando uma incisão intrassulcular com alívio distovestibular *(linha pontilhada)* é criada *(A1)*, e o retalho é elevado com um elevador periósteo *(A2)*. Uma alternativa a este planejamento é incisão anterior de alívio vertical com elevação do retalho.

TÉCNICA: Remoção Cirúrgica de Terceiros Molares Impactados *(Cont.)*

PASSO 1B: Incisão Maxilar
Na maxila, a mesma incisão sulcular é criada com uma lâmina n° 15 afiada com um alívio distovestibular, havendo a opção de se incluir uma incisão de alívio vertical mesial para melhorar o acesso (Fig. 11-2, *B*).

Uma vez que o local tenha sido visualizado, o planejamento cirúrgico pode começar incluindo os seguintes passos de rotina, os quais devem ser ajustados para cada dente individualmente e suas localizações.

PASSO 2: Incisão Maxilar
Após a divulsão mucoperiostal do retalho, o osso que recobre o dente é removido utilizando-se uma peça de mão cirúrgica e uma broca, de modo que o dente impactado possa ser visualizado.
Após a identificação, uma canaleta vestibular é criada para a visualização completa da coroa clínica. Em alguns casos, como no de dente impactado horizontalmente, uma exposição completa da coroa clínica não é possível (Fig. 11-4, *B*). De modo alternativo, para dentes impactados superficialmente e dentes na maxila, o osso vestibular pode ser removido com uma cureta Molt para a exposição da coroa até o nível da junção amelocementária (JAC) (Fig. 11-2, *C*).

(Continua)

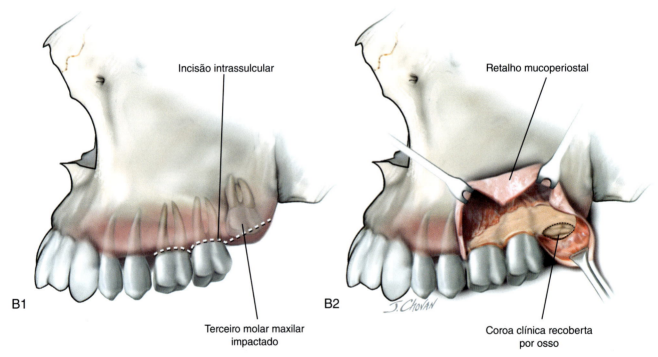

Figura 11-2 *(Cont.)* **B,** Planejamento da incisão para remoção cirúrgica do terceiro molar maxilar impactado. Um retalho mucoperiostal usando uma incisão intrassulcular com alívio distovestibular é criado usando uma lâmina afiada n° 15 de bisturi *(B1)*. Um retalho é então elevado para descobrir a coroa clínica *(B2)*. Uma técnica alternativa é levantar uma incisão mesial vertical de alívio e elevação do retalho.

CAPÍTULO 11 Dentes Impactados 97

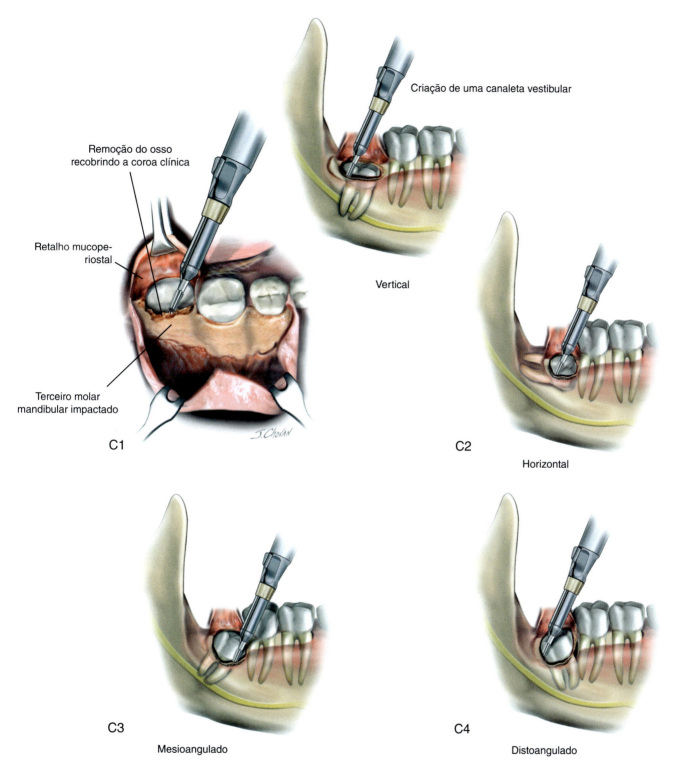

Figura 11-2 *(Cont.)* **C,** A exposição da coroa clínica. Uma broca de fissura é usada para expor a coroa clínica e criar uma canaleta vestibular na impactação vertical *(C1)*, horizontal *(C2)*, mesiangulado *(C3)* e distoangulado *(C4)* usando irrigação abundante. Nas impactações horizontais, pode ser difícil expor da coroa inteiramente.

TÉCNICA: Remoção Cirúrgica de Terceiros Molares Impactados *(Cont.)*

PASSO 3: Secção da Coroa Clínica e/ou Raízes
Uma vez que a coroa tenha sido exposta, deve-se tentar a luxação. Se ela não puder ser luxada, deve-se considerar a secção do dente. A secção cirúrgica de dente impactado pode variar, dependendo da angulação do dente, do número de raízes e da direção de crescimento da raiz. A Figura 11-2, *D1* a *D2*, mostra as técnicas mais comuns, as quais são modificadas para cada tipo de impactação. Quando possível, deve-se alinhar a broca cirúrgica paralelamente ao sulco vestibular, mas ao longo da cúspide mesiovestibular (MV). Isso ajuda a reduzir o risco de uma coronectomia distal. Realizar a secção da coroa clínica em até três quartos da sua distância vestibulolingual. *Não* se deve fazer a secção completa da coroa devido ao risco de perfuração da cortical lingual e dano no nervo lingual (Fig. 11-3).

Após a secção da coroa clínica e das raízes, um elevador pequeno ou grande é usado para completar a secção (Fig. 11-2, *D*).

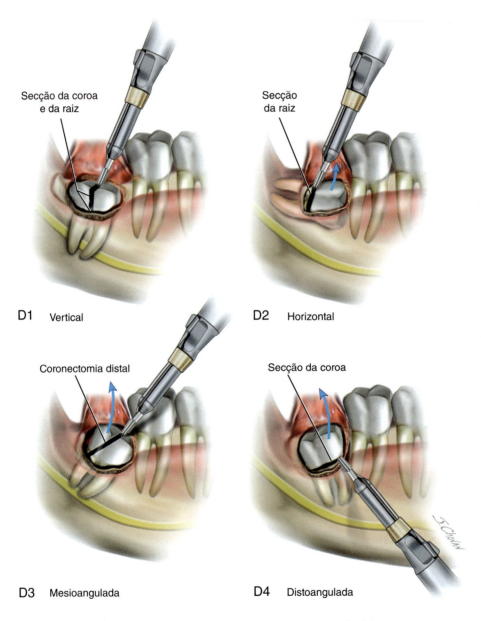

Figura 11-2 *(Cont.)* **D,** Secção de uma coroa clínica e/ou raízes impactadas. Nas impactações verticais *(D1)*, uma broca de fissura é usada para realizar a secção de uma coroa clínica e suas raízes em metades medial e distal. A coroa é seccionada separadamente das raízes nas impactações horizontais *(D2)*. As raízes medial e distal podem necessitar de secção antes da retirada. Uma coronectomia distal é realizada nas impactações mesioangulares para permitir a elevação das raízes na direção distal/posterior *(D3)*. Em impactações distoangulares *(D4)*, a coroa clínica deve ser seccionada para permitir a retirada das raízes. Em alguns casos, as raízes podem necessitar de secção antes da retirada.

TÉCNICA: Remoção Cirúrgica de Terceiros Molares Impactados *(Cont.)*

PASSO 4: Elevação e Remoção das Raízes do Dente
Um elevador pequeno/grande, luxador pequeno/grande ou elevadores Cryer podem ser utilizados para elevar raízes retidas. A direção da raiz e o número de raízes ditam o grau de dificuldade na remoção das mesmas. A Figura 11-2, *E* e *F* demonstram técnicas comuns e os instrumentos usados na elevação de raízes retidas e impactadas. Deve-se remover quaisquer folículos residuais com uma cureta dental e uma pinça hemostática. Se houver a suspeita de uma patologia, deve-se colocar uma amostra em um recipiente apropriado para transporte e análise histológica. Não se deve utilizar força excessiva durante a elevação ou luxação das raízes, especialmente ao remover ápices radiculares retidos, porque isso pode forçá-los apicalmente e para dentro de espaços potenciais, tais como o canal do nervo alveolar inferior (NAI) e o seio maxilar (ver Deslocamento das Pontas das Raízes, mais adiante neste capítulo).

Se não houver mobilidade das raízes, a passagem através do osso alveolar poderá ser necessária para criar um ponto de apoio ao elevador.

PASSO 5: Sutura
Após a remoção de todas os ápices radiculares, a área deve ser copiosamente irrigada (incluindo a irrigação subperióstea) e inspecionada quanto à presença de perfuração cortical, dano na dentição adjacente e intrusão no canal do NAI. Certifique-se de que a hemostasia está adequada e utilize agentes hemostáticos, se necessário.

Havendo necessidade, utilize suturas para reaproximar as margens do retalho.

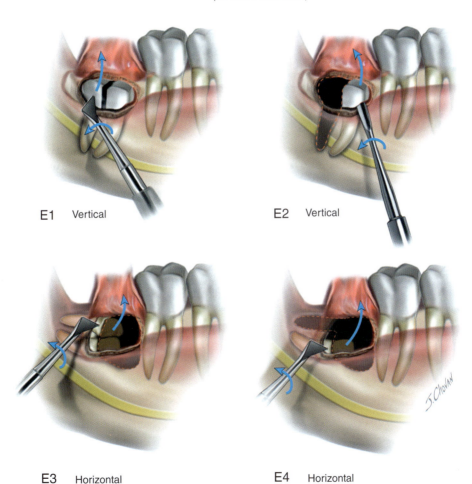

Figura 11-2 *(Cont.)* **E,** Retirada de raízes impactadas: impactações verticais e horizontais. Após a secção, uma pequena perfuração é criada na coroa distal, e um elevador de Cryer pode ser usado para remover a metade distal superiormente *(E1)*, seguida de elevação da raiz mesial *(E2)*. Para impactações horizontais, um elevador Cryer pode ser usado para elevar as raízes distal *(E3)* e mesial *(E4)* separadamente. De maneira alternativa, um luxador pequeno pode ser usado para elevar as raízes.

Retirada das raízes impactadas
(mesioangulada e distoangulada)

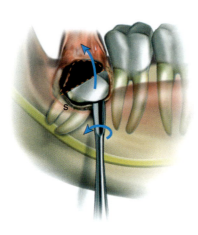
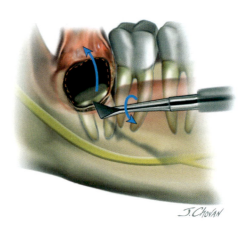

F1 Mesioangulada   F2 Distoangulada

Figura 11-2 *(Cont.)* F, A retirada das raízes: impactações mesioangular e distoangular. Após a coronectomia distal, um pequeno elevador ou luxador pode ser usado para elevar a impactação mesioangular na direção posterior *(F1)*. Se a coroa clínica estiver alojada abaixo da cúspide distal do molar adjacente, a coroa pode ser seccionada; e a raiz, elevada separadamente. Nas impactações distoangulares, um elevador Cryer pode ser usado para elevar as duas raízes juntas *(F2)*. Como alternativa, as raízes podem ser seccionadas e retiradas separadamente usando um elevador Cryer ou um luxador pequeno.

TÉCNICA ALTERNATIVA 1: Elevação do Retalho Lingual

A elevação do retalho lingual tem sido descrita na literatura. A técnica é mais comumente usada no Reino Unido que nos Estados Unidos.[5-15] É comumente utilizada com o fim de aumentar a exposição da coroa clínica para o seccionamento e visando proteger o nervo lingual durante o corte e possível perfuração da cortical lingual. Foi demonstrado que o nervo lingual varia muito na sua posição em relação à crista alveolar e à placa lingual no local do terceiro molar, com base em estudos anatômicos e radiológicos,[8,9] portanto existe um grande risco de ocorrer danos durante a cirurgia do terceiro molar.

A elevação do retalho lingual demonstrou provocar lesão do nervo, embora seja uma lesão transitória. É controverso se o tipo de afastador utilizado influencia no aparecimento de parestesias nervosas.[10,11] O que está estabelecido é que a maioria das lesões induzidas pelo afastador é de neuropraxias em sua natureza e transitória. Danos permanentes do nervo são mais comumente vistos em lesões diretas no nervo lingual devido à perfuração cortical, mas isso também é relativamente incomum.[11-15] Essa técnica é desencorajada por causa do risco aumentado de dano ao nervo lingual na região do terceiro molar mandibular. Se o tecido lingual deve ser elevado, é importante usar um afastador apropriado para inseri-lo com cuidado e apoiá-lo na cortical lingual (Fig. 11-3).

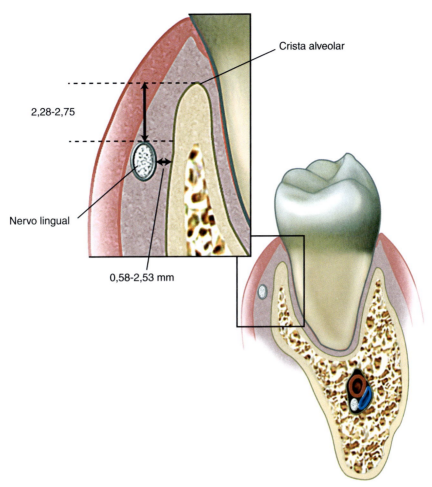

Figura 11-3 Posição do nervo lingual. Distâncias médias do nervo lingual à crista alveolar e à cortical lingual, baseadas em estudos em cadáveres.

TÉCNICA ALTERNATIVA 2: Odontectomia Parcial/Coronectomia

A técnica de coronectomia foi desenvolvida para os casos em que as raízes do terceiro molar inferior são bem próximas do canal NAI e existe o risco de danos no nervo.[16,17] Comumente, pela observação da radiografia panorâmica, avalia-se o risco. Em relação à melhora da capacidade de avaliá-lo, tem-se o advento da tecnologia de feixe cônico, que permite ao profissional determinar a posição exata do canal do NAI em todas as três dimensões. A técnica mais comum foi descrita por Pogrel et al.[16] Os princípios cirúrgicos incluem os seguintes itens:

- O dente não deve estar móvel.
- Não deve haver infecção envolvendo as raízes.
- O dente deve estar vital.
- A coroa e a porção coronal das raízes devem ser removidas até que elas estejam de 2 a 3 mm abaixo do nível da crista alveolar (Fig. 11-4, A).
- A raiz retida não deve ser mobilizada.
- A terapia endodôntica não é necessária e tem sido associada a um risco aumentado de infecção.

(Continua)

TÉCNICA ALTERNATIVA 2: Odontectomia Parcial/Coronectomia *(Cont.)*

Técnica Cirúrgica

Antibióticos pré-operatórios profiláticos e o enxágue com clorexidina no pré-operatório ou iodopovidona são recursos usados.

Um retalho vestibular convencional é elevado, e os tecidos linguais são afastados com o afastador lingual Walter para proteger o nervo lingual.

Uma broca de fissura 701 é direcionada a 45° para a transecção da coroa clínica na sua totalidade, de tal modo que ela possa ser removida com uma pinça para minimizar a mobilização de raiz retida.

O uso de um afastador lingual é importante devido ao risco de perfuração cortical e lesão do nervo lingual.

Uma broca de fissura é usada para reduzir raízes remanescentes, de modo que as raízes estejam de 2-3 mm INFERIORES à crista das corticais vestibular e lingual. Isso permite a cicatrização do tecido mole sobre o local da coronectomia.

Não se deve tentar o tratamento endodôntico da raiz.

O fechamento primário deve ser realizado com uma ou mais suturas colchoeiras verticais.

Devem ser feitas radiografias imediatamente após a cirurgia, pois, em torno de 30% dos casos, foi demonstrado que as raízes retidas migraram superiormente (Fig. 11-4).

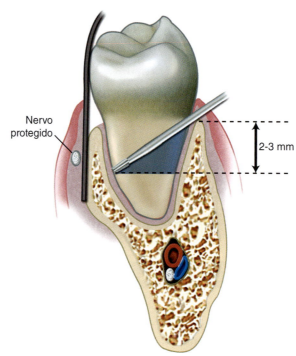

Figura 11-4 Coronectomia. Descrição da técnica cirúrgica. Note a proteção do nervo lingual através do uso de um afastador. A broca é angulada a 45 graus e a superfície da raiz remanescente é removida de modo que ela fique de 2 a 3 mm *inferior* à crista alveolar *(área sombreada)*.

Manejo de Complicações Intraoperatórias

Sangramento

Uma consulta aprofundada abordando o histórico médico do paciente, as medicações das quais já fez uso e quaisquer problemas de sangramento, tudo isso pode preparar o cirurgião para possíveis complicações hemorrágicas intra/pós-operatórias. Se for esse o caso, uma interação com o médico do paciente pode ser necessária para realizar uma cirurgia dentoalveolar segura em um paciente anticoagulado ou com alguma coagulopatia. Uma técnica cirúrgica correta deve ser executada a fim de se evitarem cortes ou lesões excessivas dos tecidos moles.[4] A maior parte dos sangramentos intraoperatórios pode ser controlada com medidas locais, que podem incluir: bastante sutura, aplicação tópica de trombina ou o uso de um meio de tamponamento, tais como Gelfoam, celulose oxidada ou Surgicel.[20]

Dano Nervoso

Os dois nervos mais comumente colocados em risco durante a cirurgia do terceiro molar mandibular impactado são o nervo lingual e o nervo alveolar inferior. A retração de um retalho lingual já foi previamente discutida. A lesão no NAI é a mais provável de ocorrer em situações específicas. O primeiro fator predisponente relatado e mais comum é a completa impactação óssea dos terceiros molares inferiores. As classificações da angulação mais comumente envolvidas são as impactações mesioangulada e vertical. Em alguns casos, a proximidade do nervo à raiz é indicada por um aparente estreitamento do canal do NAI à medida que atravessa a raiz, ou grave dilaceração radicular adjacente ao canal. Outro sinal radiográfico bem documentado é o desvio da trajetória do canal pelo dente; o escurecimento da extremidade apical da raiz, o que indica que está incluída dentro do canal; e interrupção da linha branca radiopaca do canal.[4] Ferimentos diretos incluem aqueles que ocorrem a partir de injeções anestésicas, lesões por esmagamento, ferimentos sofridos durante o processo de exodontia ou de manejo dos tecidos moles e danos causados pelo uso de instrumentos. As lesões indiretas nos nervos podem ser o resultado de fenômenos fisiológicos, incluindo infecções de raiz, a pressão de hematomas e edemas pós-operatórios.[20] Quando uma lesão do nervo lingual ou alveolar inferior é diagnosticada no pós-operatório, o cirurgião deve começar o planejamento de longo prazo para o seu tratamento, incluindo considerar o encaminhamento para um neurologista e/ou microneurocirurgiões.[4]

Raízes Retidas

A fratura dos ápices das raízes é uma ocorrência comum durante as exodontias. As raízes podem estar dilaceradas ou divergentes. Se o ápice da raiz é pequeno (poucos milímetros) e perto de estruturas vitais, ou se for necessária remoção excessiva de osso para recuperar a ponta da raiz, os riscos e benefícios devem ser considerados. Por via de regra, uma pequena raiz remanescente é irrelevante se ela não está demasiado infectada. Se a decisão for deixá-la, o paciente deve ser informado, devem-se fazer radiografias, e uma documentação completa das circunstâncias deve ser registrada no prontuário. O paciente deve ser acompanhado periodicamente para assegurar uma cicatrização sem sequelas.[1]

Deslocamento de Ápices Radiculares

O deslocamento de ápices radiculares é uma ocorrência rara. As áreas mais comuns de deslocamento são aquelas que correspondem à anatomia relacionada; isto é, o osso fino na borda do seio maxilar e uma placa fina lingual no aspecto posterior da mandíbula. A terceira circunstância que deve ser considerada é o deslocamento do terceiro molar superior na fossa infratemporal.[1] Uma recuperação local imediata deve ser tentada em todas as circunstâncias, com o uso de palpação, manipulação e de sucção. A localização tridimensional do dente ou da raiz deslocada deve ser usada para o planejamento adequado. Para maiores detalhes sobre outras técnicas e tratamentos cirúrgicos, deve-se consultar a literatura.

Perfuração do Seio Maxilar

A exposição do seio maxilar pode ocorrer durante a exodontia dos molares superiores. Uma avaliação radiográfica adequada geralmente alerta o clínico sobre essa possibilidade de ocorrência. Raízes amplamente divergentes e raízes superiormente impactadas aumentam a chance de remoção ou violação do assoalho do seio juntamente com a remoção do dente. Se as raízes dos dentes estão em estreita proximidade com o assoalho do seio, deve ser usado menos força, e é preciso considerar o seccionamento das raízes. O tamanho da comunicação determina o tratamento:

- Perfurações pequenas (menos de 2 mm), muitas vezes podem ser tratadas apenas com medicação e observação cuidadosa.
- Perfurações de 2 a 6 mm podem exigir um plugue de colágeno, que é mantido no lugar com suturas em oito.
- Perfurações maiores que 6 mm requerem um retalho deslocado vestibular ou palatino, além de colocação de um plugue de colágeno.

Todos esses tratamentos devem ser acompanhados de antibióticos voltados para microorganismos sinusais (*Streptococcus pneumoniae*, *Haemophilus influenzae* e *Moraxella catarrhalis*) e as precauções de sinusite (ou seja, o paciente deve ser aconselhado a evitar assoar o nariz, sugar através de canudos, tabagismo e espirros fortes). As sequelas associadas a essa complicação incluem sinusite maxilar e formação de uma fístula oroantral crônica.[1,20]

Complicações Pós-operatórias Relacionadas com a Remoção do Terceiro Molar Impactado

Durante o processo informação e consentimento, as complicações comuns relacionadas com a remoção cirúrgica de dentes inclusos devem ser informadas. A prevenção e o manejo de complicações serão apenas brevemente discutidos neste

capítulo; demais referências,[20,21] com revisões mais aprofundadas, estão disponíveis na literatura. As complicações mais comuns podem incluir:
- Dor
- Sangramento
- Edema
- Infecção
- Danos aos dentes ou estruturas adjacentes
- Lesão do nervo resultando em parestesia
- Fratura
- Osteíte alveolar
- Comunicação oral-antral

Referências

1. Saker M, Ogle OE, Dym H: Basic and complex exodontia and surgical management of impacted teeth, ed 2, Fonseca RJ, Barber HD, Matheson JD, editors: *Oral and maxillofacial surgery*, volume 1, St Louis, 2009, Saunders.
2. White RP Jr, Fisher EL, Phillips C, et al: Visible third molars as risk indicator for increased periodontal probing depth, *J Oral Maxillofac Surg* 69:92, 2011.
3. Lieblich SE, Kleiman MA, Zak MJ: Dentoalveolar surgery: AAOMS parameters of care 2012, *J Oral Maxillofac Surg* 70(Suppl 3):e1, 2012.
4. Peterson LJ, Ness GM: Impacted teeth. In Miloro M, editor: *Peterson's principles of oral and maxillofacial surgery*, ed 2, Hamilton, Ontario, 2004, Decker.
5. Behnia H, Kheradvar A, Shahrokhi M: An anatomic study of the lingual nerve in the third molar region, *J Oral Maxillofac Surg* 58:649, 2000.
6. Pogrel MA, Goldman KE: Lingual flap retraction for third molar removal, *J Oral Maxillofac Surg* 62(2):1447, 2004.
7. Assael LA: Indications for elective therapeutic third molar removal: the evidence is in, *J Oral Maxillofac Surg* 63:16912, 2005.
8. Kiesselbach JE, Chamberlain JG: Clinical and anatomic observations on the relationship of the lingual nerve to the mandibular third molar region, *J Oral Maxillofac Surg* 42:565, 1984.
9. Miloro M, Halkias LE, Slone HW, et al: Assessment of the lingual nerve in the third molar region using magnetic resonance imaging, *J Oral Maxillofac Surg* 55:134, 1997.
10. Pogrel MA, Goldman KE: Lingual flap retraction for third molar removal, *J Oral Maxillofac Surg* 62:11250, 2004.
11. Greenwood M, Langton SG, Rood JP: A comparison of broad and narrow retractors for lingual nerve protection during lower third molar surgery, *Br J Oral Maxillofac Surg* 32:114, 1994.
12. Rood JP: Permanent damage to inferior alveolar and lingual nerve during removal of impacted mandibular third molars: comparison of two methods of bone removal, *Br Dent J* 72:108, 1992.
13. Gomes A, Vasconcelos B: Lingual nerve damage after mandibular third molar surgery: a randomized clinical trial, *J Oral Maxillofac Surg* 63:14436, 2005.
14. Pichler JW, Beirne OR: Lingual flap retraction and prevention of lingual nerve damage associated with third molar surgery: a systematic review of the literature, *Oral Surg Oral Med Oral Pathol Oral Radiol Endod* 91:395, 2001.
15. Gargallo-Albiol J, Buenechea-Imaz R, Gay-Escoda C: Lingual nerve protection during surgical removal of lower third molars: a prospective randomized study, *Int J Oral Maxillofac Surg* 29:268, 2000.
16. Pogrel MA, Lee JS, Muff DF: Coronectomy: a technique to protect the inferior alveolar nerve, *J Oral Maxillofac Surg* 52:14472, 2004.
17. Renton T, Hankins M, Sproate C, et al: A randomized controlled clinical trial to compare the incidence of injury to the inferior alveolar nerve as a result of coronectomy and removal of mandibular third molars, *Br J Oral Maxillofac Surg* 43:7, 2005.
18. Sensimen M, Ortakoglu K, Aydin C, et al: Is endodontic treatment necessary during coronectomy procedure? *J Oral Maxillofac Surg* 68:23850, 2010.
19. Tolsunov L, Javid B, Keyes L, et al: Pericoronal ostectomy: an alternative surgical technique for management of mandibular third molars in close proximity to the inferior alveolar nerve, *J Oral Maxillofac Surg* 69(7):1858, 2011.
20. Susarla SM, Blaeser BF, Magalnik D: Third molar surgery and associated complications, *Oral Maxillofac Surg Clin North Am* 15:177, 2003.
21. Bui CH, Seldin E, Dodson TB: Types, frequencies, and risk factors for complications after third molar extraction, *J Oral Maxillofac Surg* 61:13799, 2003.

CAPÍTULO 12

Exposição de Canino

Pamela J. Hughes e Shravan Renapurkar

Material Necessário

Elevador de periósteo tipo Molt nº 9
Condicionador ácido, Bond, resina composta fotopolimerizável
Suturas apropriadas
Compressas de algodão

Eletrocautério
Broca esférica de 3 mm, peça de mão
Anestésico local com vasoconstritor
Afastador Minnesota
Cureta tipo Molt

Porta-agulhas
Bráquete ortodôntico com fio de aço
Lâmina de bisturi
Material de sutura
Tesoura de sutura

Histórico do Procedimento

O canino é não só um dente essencial na determinação da estética facial e oclusão dental, como também afeta o curso do tratamento ortodôntico quando sua erupção e alinhamento são alterados.[1-3] Em geral, espera-se que o canino maxilar surja antes de 13,9 anos de idade nas meninas e antes de 14,6 anos nos meninos.[4] Foi citado como o dente mais impactado ou retido, depois dos terceiros molares, sendo que a impacção dos caninos maxilares é significativamente mais comum do que a impacção dos caninos mandibulares. Este capítulo descreve técnicas relacionadas com a impacção dos caninos maxilares, contudo o leitor deve considerar que elas podem ser aplicadas aos caninos mandibulares e outros dentes impactados, sempre que houver indicação.

Na impacção do canino maxilar, a posição do dente em geral é mais palatal, com uma razão de 2:1.[5] O canino maxilar percorre quase 22 mm no decorrer da erupção e se move na direção palatal antes de iniciar a descida em direção ao rebordo.[6] O trajeto longo e tortuoso do dente durante a erupção, desde o espaço entre o seio maxilar e a órbita até o plano oclusal, o torna mais propenso a perturbações ao longo de sua trajetória. A etiologia das impacções de canino maxilar é tradicionalmente atribuída à massa/arco dental insuficiente nas impacções vestibulares, enquanto na erupção e impacção palatinas tendem mais a ocorrer de forma secundária à erupção precoce do incisivo lateral maxilar, que desvia o trajeto da erupção do canino maxilar. Também foi sugerida a existência de um componente genético nas compressões palatais.[7] Do ponto de vista histórico, as decisões de planejamento terapêutico incluem extração, observação, remoção do precursor decíduo com retardo na esfoliação, exposição ou erupção ortodôntica forçada. O planejamento terapêutico deve ser baseado no planejamento multidisciplinar e na comunicação entre o ortodontista e o cirurgião especialista.

Historicamente, várias ferramentas e métodos têm sido descritos para o reposicionamento cirúrgico de caninos maxilares impactados. A maioria caiu em desuso por causa dos índices de insucesso moderadamente altos e em consequência do desenvolvimento dos modernos materiais adesivos. Alguns exemplos desses materiais são:

- Coroa celuloide
- Tamponamento da área cruenta para manter a exposição
- Pinos
- Banda/bráquete ortodôntico
- Ligadura com fio metálico

Indicações para o Uso dos Procedimentos

A impacção/não erupção do canino maxilar é a principal indicação para exposição cirúrgica, contudo a cirurgia não é a única modalidade de tratamento. É preciso considerar a prevenção da impacção por meio de um tratamento interceptivo precoce, incluindo a extração do canino decíduo. Foi demonstrado que isso permite a erupção de seu sucessor permanente.[8]

Os sinais de impacção de canino maxilar, segundo Bishara,[9] são:

- Atraso da erupção do canino permanente
- Canino decíduo com esfoliação retardada (após 14-15 anos de idade)
- Ausência de uma massa canina labial normal ao longo da crista alveolar
- Presença de uma massa no lado palatino do alvéolo
- Inclinação distal do incisivo lateral

De acordo com Ericson e Kurol,[10] uma massa canina é vista somente em 29% das crianças aos 10 anos de idade. Portanto, a ausência clínica de uma massa não deve ser considerada patognomônica de impacção. O exame clínico deve ser corroborado por uma avaliação radiográfica, que também ajuda a localizar a posição do dente. A localização do dente impactado é essencial ao planejamento do acesso cirúrgico e do tipo de procedimento.

Exame Clínico

A primeira etapa na localização é a avaliação clínica, incluindo inspeção visual e palpação digital para detectar a presença ou ausência de quaisquer massas vestibulares ou palatinas, caninos decíduos retidos e inclinação de dentes adjacentes (Fig. 12-1, *A*).

Exame Radiográfico

Apesar de realizada de forma rotineira, a avaliação radiográfica é especialmente útil quando não são notados sinais clínicos de localização de um dente impactado. Os métodos de diagnóstico radiológico para caninos impactados podem ser classificados em exames intraorais e exames extraorais.

Exame Radiográfico Intraoral. Uma técnica radiográfica intraoral tradicional envolve a obtenção de duas radio-

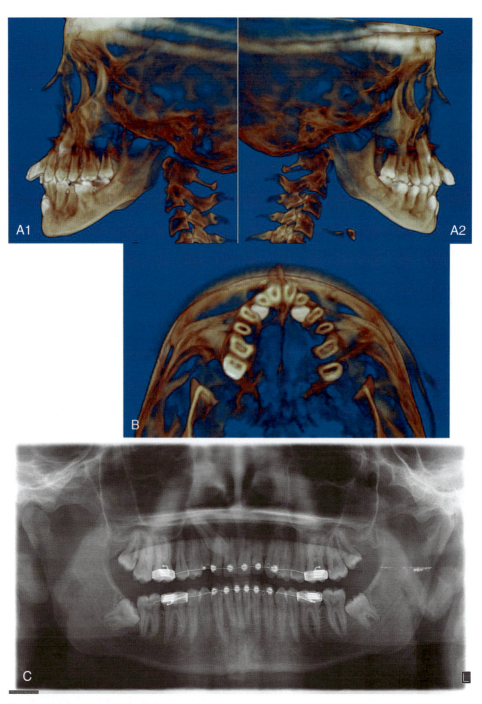

Figura 12-1 Reconstrução tridimensional a partir de uma varredura de tomografia computadorizada com feixe cônico (TCFC), mostrando caninos palatalmente impactados bilaterais. **A,** Vistas sagitais direita e esquerda. **B,** Corte axial facilitando a localização. **C,** Radiografias panorâmicas podem ser usadas para localizar caninos impactados de forma mais bem-sucedida quando combinadas com radiografias oclusais.

grafias periapicais, com angulações horizontal/mesiodistal variáveis, com aplicação do objeto bucal ou da regra MLOB (mesmo-lingual, oposto-bucal) para determinar a localização do canino impactado. A radiografia oclusal pode ajudar a localizar a posição vestibulopalatina dos dentes impactados.

Exame Radiográfico Extraoral. O exame radiográfico extraoral inclui uma radiografia panorâmica, uma telerradiografia lateral e varreduras de tomografia computadorizada com feixe cônico (TCFC). A TCFC é uma técnica de imagem tridimensional que não só fornece a localização precisa do canino como também mostra a disponibilidade de osso e reabsorção de raízes dentais adjacentes. A TCFC pode ter aplicações limitadas devido ao custo e à exposição à radiação.

Vários estudos conduzidos ao longo dos anos avaliaram o uso de radiografias panorâmicas para detectar e localizar caninos maxilares impactados, com base na ampliação, angulação do canino e relação entre a ponta do canino e as raízes dos incisivos central e lateral.[11-14] Mason et al.[11] constataram que a localização por *parallax* vertical (vistas panorâmica e oclusal) foi mais bem-sucedida do que a localização feita apenas com ampliação, embora a diferença observada não tenha sido estatisticamente significativa.

Jacobs[12] afirmou que o deslocamento horizontal do tubo entre duas incidências oclusais é um método mais sensível para localizar caninos do que o deslocamento vertical do tubo, que usa radiografias panorâmicas e oclusais. Katsnelson et al.[14] concluíram que as radiografias panorâmicas são úteis para prever a localização e a subsequente abordagem cirúrgica quando a TCFC está indisponível ou é desnecessária. Como mencionado, uma telerradiografia lateral também pode ser útil.[1]

Considerações Ortodônticas. A presença de espaço adequado no arco para a erupção do canino impactado é um pré-requisito à exposição do canino. A angulação e a profundidade da impacção são outros fatores ortodônticos importantes que devem ser considerados antes de escolher o tratamento. A fim de evitar defeitos periodontais após a erupção do canino, é preciso garantir a disponibilidade de tecido mole gengival queratinizado adequado. Esse fator (discutido adiante, neste capítulo) também ajuda a determinar o tipo de técnica de exposição usada.

Seleção do Procedimento Terapêutico

Mediante a localização do dente impactado, é possível selecionar o tipo de procedimento. O tipo de exposição pode variar, dependendo da disponibilidade de gengiva queratinizada na área endêntula, a posição vertical do dente no alvéolo e a posição vestibulopalatina do dente. (As indicações para cada tipo de procedimento são discutidas na seção Técnica.)

A escolha da técnica para exposição cirúrgica de dentes impactados em geral é baseada em vários critérios, incluindo:
- Localização vestibulopalatina do canino
- Posição coronoapical em relação à junção mucogengival (JMG)
- Disponibilidade de gengiva inserida

As técnicas básicas de exposição cirúrgica para erupção ortodôntica de caninos maxilares impactados são a gengivectomia, técnica de retalho apicalmente posicionado (RAP) e técnica de retalho fechado.

Uma gengivectomia pode ser usada para impacções vestibulares e palatinas. De todas as técnicas, a gengivectomia é a mais fácil e a que requer menos experiência cirúrgica. Entretanto, as indicações são bastante específicas, em especial quando o dente está posicionado por vestibular: a coroa do canino deve estar coronal à JMG; deve haver quantidade adequada de gengiva queratinizada entre o dente descoberto e a JMG; e o canino não deve estar coberto com grande quantidade de osso. No palato, se o dente for identificável por uma protuberância, então a gengivectomia pode ser selecionada.

A técnica de RAP é desejável para caninos impactados e posicionados vestibularmente. Esta técnica também é indicada quando a coroa do canino está em posição apical à JMG, porém não tão apical, a ponto de ser difícil prender o retalho.

A técnica de retalho fechado é realizada em casos de impacção vestibular, quando o canino está muito profundo no alvéolo. Esta técnica pode ser usada no palato em quase todas as situações.

Em resumo, as três técnicas básicas podem ser classificadas de acordo com a localização vestíbulopalatina do canino impactado:
- Técnicas para caninos impactados vestibularmente posicionados
  - Técnica RAP
  - Técnica de retalho fechado
  - Técnica de gengivectomia
- Técnicas para caninos impactados palatalmente posicionados
  - Técnica de retalho fechado
  - Técnica de gengivectomia

Contraindicações e Limitações

A exposição cirúrgica de caninos impactados e a erupção ortodôntica, embora sejam preferidas como opção para obter um resultado estético e oclusal desejável, trazem certo risco, e algumas condições podem comprometer o sucesso da erupção guiada por ortodontia. Pode ser indicada a extração do canino impactado em presença das seguintes condições:
- Anquilose do dente
- Dilaceração grave da raiz
- Grave falta de espaço de arco (posicionado entre as raízes na dimensão vestibulopalatina), em que a exposição cirúrgica e a extrusão ortodôntica impõem o risco de reabsorção da raiz dos dentes adjacentes.
- Posicionamento do primeiro pré-molar no lugar do canino, mesmo com uma boa oclusão e dentes bem alinhados
- Alterações patológicas em torno do dente (p. ex., cistos)
- Indisposição do paciente em se submeter à terapia ortodôntica
- Considerações anatômicas (p. ex., localização adjacente ao assoalho do nariz)

TÉCNICA: Exposição Cirúrgica de um Canino Maxilar Impactado

Técnica do Retalho Apicalmente Posicionado (RAP)
PASSO 1: Incisão
Examinar a área de impacção e prestar atenção na morfologia da superfície (p. ex., aumento de volume sobre o sítio) ajuda o cirurgião a marcar a extensão da incisão e do retalho. Com uma lamina nº 15, é feita uma incisão sobre a crista alveolar, a qual então é estendida até os dentes adjacentes. Em seguida, são feitas incisões verticais de alívio além da JMG, para liberação do retalho. As incisões devem ser evitadas sobre os defeitos ósseos ou na própria coroa dental, onde podem acarretar laceração ou deiscência que podem resultar em defeito periodontal indesejável (Fig. 12-2,A).

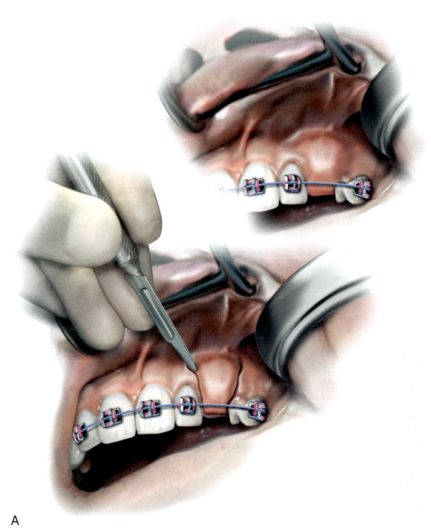

Figura 12-2 A, Incisão.

TÉCNICA: Exposição Cirúrgica de um Canino Maxilar Impactado (*Cont.*)

PASSO 2: Elevação do Retalho
Um elevador de periósteo nº 9 é usado para refletir um retalho mucoperiósteo, estendendo-se da crista até a mucosa (Fig. 12.2, *B*).

PASSO 3: Exposição da Coroa
Com base nos achados clínicos e radiográficos, uma quantidade adequada de estrutura coronária deve ser exposta para que se possa colar o bráquete e possibilitar a erupção ótima do dente. A remoção do osso em torno da coroa pode ser realizada com auxílio de uma cureta Molt, *uma rugina* ou perfurador e broca. É preciso ter cuidado para não danificar a parte coronal do dente, nem expor além da junção cemento-esmalte (JCE). O osso no trajeto da erupção também deve ser removido (Fig. 12-2, *C*).

(Continua)

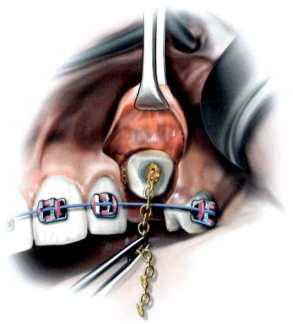
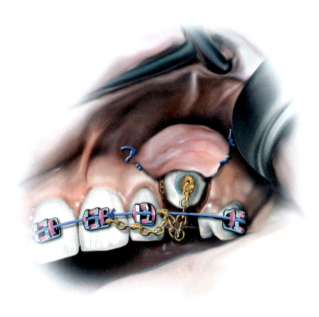

B C

Figura 12-2 *(Cont.)* **B,** Elevação de retalho. **C,** Exposição da coroa.

TÉCNICA: Exposição Cirúrgica de um Canino Maxilar Impactado (Cont.)

PASSO 4: Colagem do Bráquete
Uma vez exposta a coroa, são realizadas hemostasia e isolamento para ligação de um bráquete ortodôntico com resina composta. A hemostasia é conseguida com a colocação de compressa no espaço pericoronal, usando compressas de algodão embebidas em solução de anestésico local contendo adrenalina, ou por eletrocautério, ou ainda com uma combinação desses dois métodos. Quando a hemostasia do sítio é obtida, o bráquete é preso na face vestibular da coroa com auxílio de um adesivo (a escolher). A colagem do bráquete é confirmada com um puxão no fio preso ao bráquete (Fig. 12-2, *D*).

PASSO 5: Fechamento
A margem do retalho com a gengiva inserida queratinizada é posicionada na JCE do dente impactado e fixada por meio de suturas.

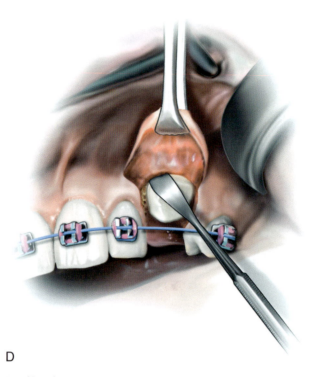

D

Figura 12-2 *(Cont.)* **D,** Fixação do bráquete e reposicionamento apical do retalho.

TÉCNICA ALTERNATIVA 1: Técnica Fechada

Técnica Fechada: Impacção Labial
Uma incisão sulcular/crestal é feita sobre a crista alveolar, estendendo-se até o ângulo de linha dos dentes adjacentes, com ou sem incisões verticais de alívio. Um elevador de periósteo n° 9 é usado para refletir um retalho mucoperiósteo de espessura total, expondo o dente impactado.

A coroa deve ser exposta, como previamente descrito, e o bráquete ortodôntico com o fio é colado à coroa do dente.

A margem de retalho com a gengiva inserida é devolvida à sua posição original e suturada para permitir o fechamento primário.

TÉCNICA ALTERNATIVA 1: Técnica Fechada (Cont.)

Retalho Fechado: Impacção Palatina

Como mencionado, a técnica de RAP é inapropriada para um canino palatalmente impactado. Outras duas técnicas podem ser usadas nessa situação. Uma delas é uma abordagem de retalho fechado, que tem duas variantes. Em uma variante, o fio de tração ortodôntica sai por baixo do retalho, através da linha de incisão. Na outra variante, o fio é trazido através da mucosa palatina, sobre o dente e, em seguida, presa ao arco ortodôntico. Esta última permite que o ortodontista primeiro puxe inferiormente o dente, para expor a coroa no palato, antes de puxar lateralmente o dente para dentro do arco. A incisão é sulcular e um retalho mucoperiósteo de espessura total é elevado sobre o palato. O osso que cobre o dente é removido com auxílio de um elevador Molt ou de uma broca esférica, para expor a coroa. Em seguida, o bráquete ortodôntico com o fio é colado, conforme descrito anteriormente. O fio passa através da mucosa palatina, ou simplesmente presa ao arco sem passar pela mucosa palatina O retalho então é fechado primariamente.

Uma desvantagem da técnica de retalho fechado é a necessidade de reexposição cirúrgica, em caso de o bráquete se soltar (Fig. 12-3).

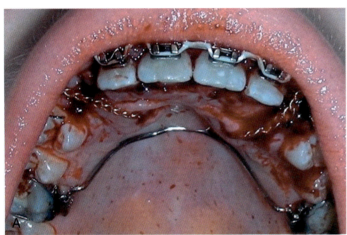 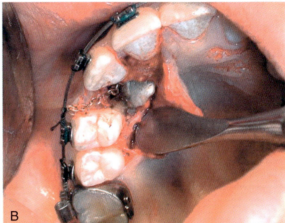

Figura 12-3 A, Técnica fechada com fio de tração atravessando a mucosa palatal. **B,** Técnica fechada com fio de tração ao longo da linha de incisão.

TÉCNICA ALTERNATIVA 2: Gengivectomia

Em ambas as impacções, vestibular e palatina, a gengivectomia envolve exposição cirúrgica da coroa de um dente impactado, por meio da remoção da gengiva vestibular sobrejacente ou da mucosa e osso palatino. O pré-requisito para o êxito dos caninos vestibularmente impactados é a disponibilidade de gengiva inserida e queratinizada. Caninos impactados vestibularmente por vezes têm disponibilidade limitada de gengiva inserida queratinizada. Nesses casos, um retalho apicalmente posicionado (RAP) é mais desejável e produz resultados melhores. Após a exposição do dente vestibularmente impactado, uma faixa de 2-3 mm de gengiva queratinizada deve ser encontrada entre o dente exposto e a JMG.

Prevenção e Tratamento de Complicações

Além da escolha da técnica correta para exposição cirúrgica, o cirurgião deve considerar vários detalhes intraoperatórios para obter o melhor resultado possível.
1. *Design do retalho.* O *design* inadequado do retalho pode não só limitar intraoperatoriamente o acesso como também dar origem a defeitos periodontais, como a perda de gengiva inserida queratinizada. Em ambas as impacções, vestibular e palatina, são recomendadas incisões crestal ou sulcular. Criar incisões na mucosa livre pode fazer que o fio de tração ortodôntica cause a ruptura do periodonto vestibular, ao ser puxada ao longo da gengiva queratinizada.
2. *Homeostasia adequada e isolamento.* A maioria dos materiais de colagem requer controle de umidade adequado no campo enquanto o bráquete está sendo colado; caso contrário, o resultado poderá ser a soltura do bráquete. Os casos em que a técnica fechada é usada provavelmente exigirão reexposição do dente, caso o bráquete se solte.

3. *Exposição do dente.* Cerca de 2/3 da coroa devem ser expostos para obter um bráquete estável e a aplicação adicional de forças ortodônticas. É preciso ter o cuidado de evitar danificar a estrutura coronal durante a remoção do osso, bem como de evitar a exposição além da JCE, que pode causar reabsorção externa da raiz.

Recomendações Pós-operatórias

As considerações pós-operatórias podem ser classificadas como fatores imediatos ou a longo prazo.

- Considerações pós-operatórias imediatas
  - Manutenção da higiene oral
  - Dieta leve
  - Dor pós-operatória
  - Falha do bráquete de se colar ao dente
  - Infecção do sítio cirúrgico
- Considerações pós-operatórias a longo prazo
  - Dano às raízes dos dentes adjacentes
  - Falha de erupção
  - Considerações periodontais (p. ex., deiscência do retalho, falta de gengiva inserida)
  - Desvitalização da polpa

Referências

1. Marisela M, Bedoya M, Park JH: A review of the diagnosis and management of impacted maxillary canines, *J Am Dent Assoc* 140:1485, 2009.
2. Cooke J, Wang HL: Canine impactions: incidence and management, *Int J Periodontics Restorative Dent* 26:483, 2006.
3. Kokich VG: Surgical and orthodontic management of impacted maxillary canines, *Am J Orthod Dentofacial Orthop* 126:278, 2004.
4. Padhraig S, Fleming PS, Heidari N, DiBiase AT: Influence of radiographic position of ectopic canines on the duration of orthodontic treatment, *Angle Orthod* 79:442, 2009.
5. Johnson W: Treatment of palatally impacted canine teeth, *Am J Orthod* 56:589, 1969.
6. Alberto PL: Management of the impacted canine and second molar, *Oral Maxillofacial Surg Clin North Am* 19:59, 2007.
7. Rose LF, Mealey B, Genco R: *Periodontics: medicine, surgery and implants*, St Louis, 2004, Mosby.
8. Ericson S, Kurol J: Early treatment of palatally erupting maxillary canines by extraction of the primary canines, *Eur J Orthod* 10:283, 1988.
9. Bishara SE: Clinical management of impacted maxillary canines, *Semin Orthod* 4:87, 1998.
10. Ericson S, Kurol J: Longitudinal study and analysis of clinical supervision of maxillary canine eruption, *Community Dent Oral Epidemiol* 14:112, 1986.
11. Mason C, Papadakou P, Roberts GJ: The radiographic localization of impacted maxillary canines: a comparison of methods, *Eur J Orthod* 23:25, 2001.
12. Jacobs SG: Localization of the unerupted maxillary canine, *Am J Orthod Dentofacial Orthop* 115:314, 1999.
13. Wolf JE, Mattila K: Localization of impacted maxillary canines by panoramic tomography, *Dentomaxillofac Radiol* 8:85, 1979.
14. Katsnelson A, Flick WG, Susarla S, et al: Use of panoramic x-ray to determine position of impacted maxillary canines, *J Oral Maxillofac Surg* 68:996, 2010.

CAPÍTULO 13

Alveoloplastia

Stephanie Joy Drew

Material Necessário

Suturas apropriadas
Limas/raspadeiras de osso
Membranas/materiais de enxerto ósseo
Peça de mão com pontas de diamante ou brocas *Carbide* (esférica e fissura)

Anestésico local com vasoconstritor
Osteótomos (fino e curvo ou reto)
Ponta Piezo
Serra recíproca
Osteótomo

Instrumental básico para exodontia e para plastia óssea

Histórico do Procedimento

Historicamente, o uso da alveoloplastia era na criação de uma base de dentadura ampla e regular. Esse formato proporciona estabilidade ótima para as próteses removíveis. Em 1853, Willard[1] descreveu o contorno do osso alveolar e da mucosa alveolar para obter o fechamento primário na preparação para colocação de Prótese Total. Willard afirmou que isso deveria permitir que o paciente fosse restaurado em pouco tempo, porque o osso e o tecido cicatrizavam mais rápido. Em 1876, Beers[2] descreveu a alveolectomia radical com fórceps de corte. Este era um tratamento agressivo, e os clínicos acabaram revertendo para uma postura mais conservadora ao longo dos 50 anos subsequentes. O procedimento não foi visto com bons olhos porque havia a perda de enorme quantidade de osso considerada resultante do descolamento do periósteo e dos amplos retalhos desenvolvidos para proporcionar acesso à cirurgia de contorno ósseo. Em 1923, Molt[3] recomendou o uso de modelos para planejar o remodelamento ósseo. Sua ideia era preservar osso e manter um vestíbulo apropriado.

Em 1936, Dean[4] descreveu sua técnica para preservação do osso cortical labial e osso intrarradicular contornado. Isso lhe permitia comprimir a placa labial. A ausência de descolamento mucoperiosteal leva a menos dor, menos inchaço e menos reabsorção óssea.

Em 1976, Michael e Barsoum[5] estudaram pacientes submetidos à colocação imediata de dentadura e a quantidade de reabsorção associada a diferentes técnicas cirúrgicas, como extração sem alveoplastia, extração com alveolectomia labial e extração com alveoplastia intrasseptal, conforme descrito por Dean. As extrações isoladamente estavam associadas a menor quantidade de perda óssea, enquanto a alveoplastia labial estava associada a maior quantidade de perda óssea, até mesmo após 12 meses.

O advento da odontologia com implantes virou a mesa. Agora, a terapia contemporânea enfoca a manutenção do máximo possível de osso, para facilitar a colocação de implante. Além disso, o aumento do alvéolo para fins de reabilitação é um procedimento padrão observável.

Indicações para o Uso dos Procedimentos

A alveoplastia tem indicações múltiplas na cirurgia maxilofacial. Todas as técnicas usadas proporcionam recobrimento ou reestruturação do osso alveolar para promoção de uma relação esquelética funcional. As indicações para alveoplastia variam desde procedimentos de desgaste para condições patológicas do osso ao recontorno do osso na preparação para a reabilitação prostética.

A plástica simples do osso alveolar é definida como remodelamento do osso alveolar durante a cirurgia de extração dental. Quando o alvéolo tem uma extremidade pontuda, o osso tem de ser suavizado para auxiliar o processo de cicatrização e prevenir a formação de sequestros e dor.

O recontorno do alvéolo após as extrações também ajuda na reabilitação protética, seja com o uso de implantes dentais ou de próteses totais. Quaisquer bordas ou projeções ósseas pontiagudas sob as dentaduras geram dor quando as próteses totais as comprimem e as atritam. O formato dos rebordos para fabricação de prótesers totais deve manter o máximo de largura e uma altura adequada para distribuição apropriada das forças. Cortes na parte inferior devem ser destinados à suavização para colocação da prótese. As metas são perder o mínimo possível de osso após a extração, manter uma ampla crista alveolar com o formato em "U" ideal, e se livrar das irregularidades e interferências que impedem a utilização suave e a colocação de uma prótese removível.

Com relação à reabilitação com implante dental, o remodelamento do alvéolo é feito para proporcionar uma base estável aos implantes dentais, bem como criar espaço suficiente aos componentes protéticos necessários para restaurar a dentição. Nesse

113

sentido, pode ser necessário remover um pouco de osso, o que pode ser contraditório aos protocolos de criação de dentaduras.

Contraindicações e Limitações

A alveoloplastia é limitada pela arquitetura local e pelo volume de osso no sítio cirúrgico. É contraindicada quando a remoção de osso possa pôr em risco estruturas vitais. Também é contraindicada quando o paciente não precisa de remoção nem de recontorno de osso.

Compressão das Cristas Alveolares

A compressão é feita após as extrações, quando as placas labial, bucal e lingual ou palatal são expandidas e criam superfícies irregulares ou pontiagudas. Essas superfícies podem interferir no conforto da dentadura. O procedimento é feito simplesmente comprimindo digitalmente as corticais labial e palatal ou bucal e lingual, para apertá-las juntas, conforme a tolerância dos tecidos.

TÉCNICA: Alveoloplastia Simples

A alveoloplastia simples pode ser feita em conjunto ou após a extração dos dentes. É tipicamente projetada para remover extremidades pontiagudas, proeminências ósseas ou irregularidades como preparação para a reabilitação protética. Trata-se de uma técnica cirúrgica que deve ser o mais conservadora possível (Fig. 13-1, *A* e *B*).

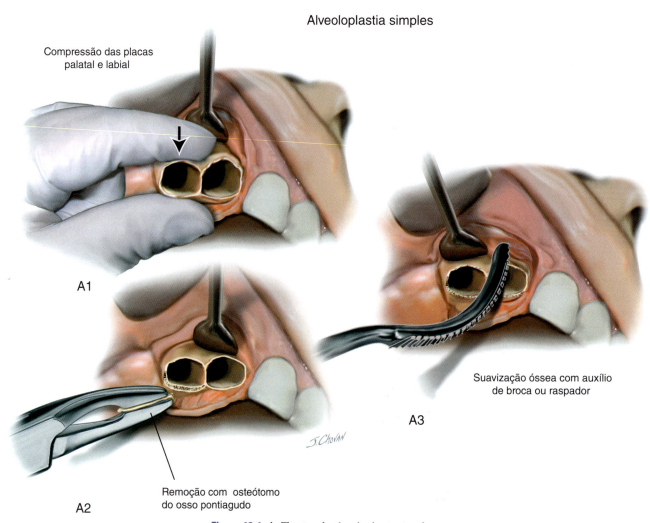

Figura 13-1 A, Técnica de alveoloplastia simples.

CAPÍTULO 13 Alveoloplastia

TÉCNICA: Alveoloplastia Simples *(Cont.)*

PASSO 1: Incisão
Um retalho em envelope de espessura total é criado. É feita a incisão na crista do alvéolo ou no sulco gengival dos dentes remanescentes. A quantidade de descolamento depende do quanto o osso precisa ser exposto para completar a osteotomia. O descolamento mínimo pode diminuir o edema pós-operatório, a dor e a formação de hematoma.

PASSO 2: Recontorno Ósseo
Uma vez criado o retalho e exposto o osso, um osteótomo, lima de osso ou instrumento rotatório é usado para suavizar ou recontornar irregularidades ou espículas. Tenha em mente que quanto mais agressiva for a remoção de osso, mais reabsorção haverá (Fig. 13-1, *C* e *D*).

PASSO 3: Fechamento
Uma vez realizada a alveoloplastia, a área é irrigada completamente com solução salina estéril e, em seguida, fechada com a sutura de escolha.

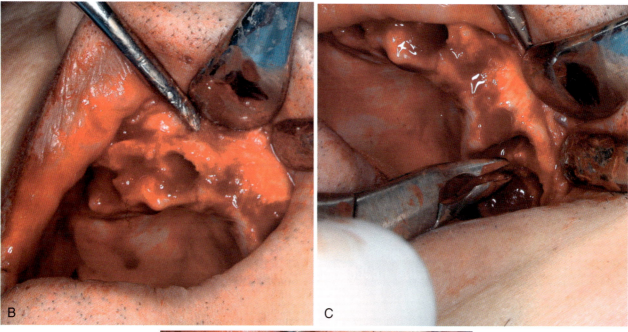
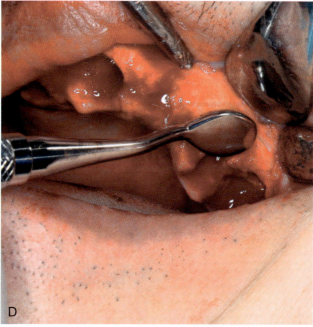

Figura 13-1 *(Cont.)* **B**, Bordas pontiagudas. **C**, Uso de fórceps. **D**, Raspador de osso.

Alveolectomia/Alveoloplastia Maxilar Complexa

Entre as considerações anatômicas na maxila para remodelamento do osso alveolar, estão a anatomia do seio maxilar, cavidade/assoalho nasal, proeminência das eminências caninas, tórus palatais e tuberosidade. O forame incisivo e o nervo incisivo podem ser um aspecto a considerar quando do remodelamento da porção anterior da maxila. Os vasos palatinos também são preocupantes na região posterior. (A remoção do tórus maxilar é revista em outro capítulo da seção dentoalveolar.)

Redução da Tuberosidade Maxilar

A redução da tuberosidade maxilar geralmente é de tecido mole por natureza, devido à espessa mucosa alveolar existente na região. Entretanto, há casos em que a preocupação está verdadeiramente relacionada com o osso. Talvez, tenha ocorrido extrusão da dentição e, então, os dentes podem ter sido perdidos. A pneumatização do seio no alvéolo maxilar posterior pode criar uma camada bastante delgada de osso remanescente entre a cavidade oral e a cavidade sinusal. Se a tuberosidade é verticalmente hipertrófica e precisa ser removida para criação de um espaço intermaxilar para dentadura ou implante dental, uma radiografia panorâmica ou uma tomografia computadorizada (TC) pode mostrar a quantidade de osso existente inferiormente ao assoalho sinusal. Essa informação ajuda a guiar o cirurgião na tomada de decisões informadas sobre qual técnica deve ser usada para obter um bom resultado e minimizar a complicação de uma comunicação oroantral.

TÉCNICA: Redução da Tuberosidade de Tecido Mole

PASSO 1: Incisão
Uma incisão elíptica é feita no aspecto oclusal da tuberosidade, e o tecido dentro da incisão é removido.

PASSO 2: Contorno do Tecido
O tecido que circunda o defeito resultante é reduzido em volume, removendo o tecido submucoso fibroso.

PASSO 3: Fechamento
As bordas da ferida são reaproximadas.

TÉCNICA: Redução de Tuberosidade Óssea

PASSO 1: Incisão
Uma incisão na crista óssea é feita no aspecto oclusal da tuberosidade. A extensão da incisão depende de quanta exposição é requerida para a remoção adequada do osso.

PASSO 2: Recontorno Ósseo
A quantidade desejada de osso é removida. A quantidade de remoção óssea pode ser determinada por um guia cirúrgico criado a partir de modelos descritos em estudos. Instrumentos rotatórios, osteótomos e uma lima de osso podem ser usados para remover osso.

PASSO 3: Contorno do Tecido
O tecido mole redundante é removido, tomando-se o cuidado de evitar a remoção excessiva de mucosa queratinizada.

PASSO 4: Fechamento
A área é irrigada por completo e fechada primariamente com uma sutura de escolha.

TÉCNICA ALTERNATIVA 1: Osteotomia com ou sem Reposicionamento

A osteotomia com ou sem reposicionamento pode ser usada para reposicionar seções do alvéolo e criar uma posição melhor para reabilitação protética. O excesso alveolar vertical a partir de dentes sem antagonistas que sofreram extrusão alveolar e dificultam a topografia de superfície para restauração da região maxilar posterior podem ter um segmento inteiro do alvéolo nessa área superiormente reposicionado através de osteotomia e fixação rígida. Desse modo, não é feita a remoção de osso que pode ser necessário para a reabilitação com implante dental. Isso também cria um espaço interoclusal necessário aos componentes protéticos, além de poder ser usado para reposicionar um segmento de dentes extruídos sadios para a posição vertical correta (Fig. 13-2).

Incisões são feitas para manter o suprimento sanguíneo periosteal no segmento, em geral logo acima da junção mucogengival, com liberação vertical superior. O descolamento subperiostal é estendido superiormente para expor a parede lateral do osso maxilar na área da osteotomia planejada.

A osteotomia lateral é feita com uma broca de fissura fina ou uma ponta Piezo, e os cortes são estendidos palatalmente. Os cortes são estendidos palatalmente a partir do lado vestibular ou bucal. É preciso ter cuidado para não danificar a mucosa palatina e o suprimento sanguíneo para os segmentos. Em certos casos, um cinzel pequeno reto ou curvo pode ser usado.

O segmento é posicionado e estabilizado na orientação correta com *splint* cirúrgico, se possível, ou por manipulação manual e estabilização com fixação rígida.

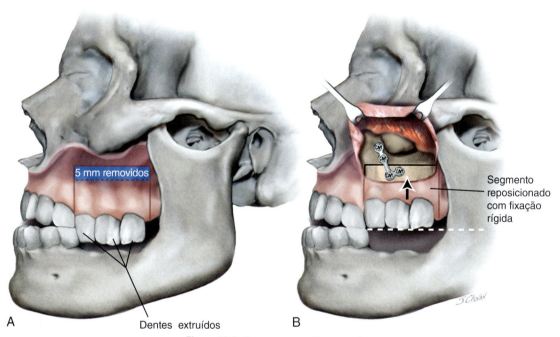

Figura 13-2 Segmento maxilar posterior.

TÉCNICA ALTERNATIVA 2: Técnicas Mandibulares

A maioria dos tórus da mandíbula está na superfície lingual das regiões pré-molar e canina. A mucosa sobrejacente a esses tórus pode ser facilmente lesada com a função, estando, muitas vezes, dolorida. A mucosa é bastante delgada e, havendo necessidade de colocar uma prótese removível nesse tipo de crista, é preciso considerar a suavização do tórus antes da confecção da prótese. Assim como para os tórus maxilares, a remoção dos tórus mandibulares é discutida em outro capítulo da seção dentoalveolar.

Rebordo Mandibular Anterior em "Lâmina de Faca"

A perda de dentes mandibulares anteriores e a eventual reabsorção do osso alveolar pode levar a um grave afinamento do osso cortical externo para encontrar a cortical lingual no formato de uma crista em "lâmina de faca" pontiaguda. A compressão dos delicados tecidos sobrejacentes cria pressão pontual subjacente e, por fim, a borda pontiaguda atravessa os tecidos, acarretando ulceração e dor. A remoção desse osso fino é indicada quando a situação de dor se instala e há necessidade de se colocar uma prótese total ou parcial. Se os implantes dentais tiverem de ser considerados reabilitação protética, esse osso pode ser usado como parede para enxerto, com o objetivo de manter a altura óssea. Dependendo da prótese sobre implante a ser feita, também pode ser necessário removê-la a fim de ganhar espaço interoclusal adequado aos componentes protéticos do implante. A remoção em geral é feita para corrigir a largura necessária à colocação do implante conforme medido no exame radiográfico.

Uma incisão feita na crista preserva a gengiva inserida queratinizada. Os tecidos devem ser descolados subperiostealmente, na região vestibular e lingual.

A crista pontiaguda então é removida com auxílio do alveolótomos, brocas ou ponta Piezo. O planejamento cuidadoso para evitar a remoção exagerada de osso é possível com as modernas modalidades de exames de imagem, como a imagem tridimensional ou um guia cirúrgico fabricado a partir de modelos de estudos. Essa informação também pode identificar estruturas vitais, como o forame mentual, orientando o cirurgião e protegendo os tecidos moles.

A área é irrigada, e os retalhos de tecido são primariamente fechados. É possível que seja necessário remover um pouco de tecido redundante. Toma-se cuidado para preservar o máximo de mucosa queratinizada possível.

Divisão da Crista Alveolar

A divisão da crista pode ser usada de modo a ampliar a largura das cristas para fins de reabilitação protética. Isso pode ser feito na maxila ou na mandíbula. Distratores personalizados especiais também foram criados para obter largura significativa, quando necessário.

A incisão para esta técnica é feita na crista, com dissecção lateral mínima das placas lateral e medial de osso. Deve haver osso suficiente entre as placas para separação, sem que possa acarretar falta de suprimento sanguíneo e perda de osso adicional.

Criando as Osteotomias. Deve ser considerado o método menos traumático de cortar osso (osteótomos e/ou ponta Piezo). É feita uma osteotomia ao longo da crista do rebordo alveolar. Nas extremidades mais proximais e distais do comprimento do corte superior, são feitos cortes verticais via abertura de túneis nos tecidos moles, para acessar o osso (Fig. 13-3).

Um pequeno osteótomo é introduzido e tem seu tamanho sequencialmente ampliado para iniciar a separação das placas. Uma vez ampliadas, as placas precisam ser mantidas, o que pode ser feito colocando material de enxerto que não absorva rapidamente ou, se as placas forem espessas o suficiente, é possível colocar implantes dentais imediatamente.

Se houver necessidade de largura significativa, existem distratores especiais disponíveis que ampliam devagar as placas ósseas. A técnica é a mesma descrita, porém os distratores são colocados e se observa um período de latência antes da ativação, para seguir os princípios da cirurgia de distração alveolar.

Prevenção e Tratamento das Complicações

As complicações intraoperatórias ocorrem por vários motivos na cirurgia de alveoloplastia. O domínio experiente da anatomia cirúrgica normal é essencial para evitar danos em estruturas vitais. Esse conhecimento também é importante na avaliação de cristas mal formadas do paciente com necessidade desse tipo de cirurgia.

A posição do nervo alveolar inferior em seu trajeto pela mandíbula direciona a maioria das decisões sobre o recontorno das partes posteriores da mandíbula. Outra preocupação é a posição do nervo lingual sobre a superfície medial da mandíbula contra o alvéolo, tipicamente na região do segundo molar. Essa região lingual do osso pode ser pontiaguda e delgada, podendo ser necessário suavizá-la para fins de confecção de prótese total.

Na mandíbula, o forame mentual geralmente está em uma posição relativa mais superior, à medida que o alvéolo se reabsorve a partir da compressão por uma prótese removível, doença periodontal e perda de dentes. Os tubérculos genianos (espinhas mentuais) também são vistos em posição mais superior, assim como os tecidos moles do assoalho da boca. É preciso ter o cuidado de evitar os ductos de Wharton das glândulas submandibulares, bem como a porção lingual/assoalho da vascularização bucal.

As inserções musculares se tornam mais superiormente posicionadas nas cristas no paciente que apresenta perda da altura alveolar. Pode ser necessário reposicioná-las com cirurgia de tecido mole como parte do procedimento de alveoloplastia para tratamento pré-protético. Isso seria considerado uma cirurgia de tecido mole do tipo vestibuloplastia.

A maxila tem várias estruturas-chave importantes a serem consideradas no planejamento cirúrgico e para evitar complicações. O assoalho nasal pode estar em estreita proximidade com uma região de perda óssea grave. Se o assoalho nasal for perfurado, isso em geral resulta em sangramento a partir da mucosa nasal vascularizada. Compressas nasais simples podem ser necessárias, caso o sangramento não cesse. Na linha média do palato, junto à região anterior, o canal incisivo pode ser danificado se não for protegido durante a cirurgia de plastia da região. Se for necessário sacrificar o nervo incisivo para ajudar a criar uma base mais estável, o paciente deve ser informado de que a área suprida por esse ramo sensorial ficará anestesiada.

Os seios maxilares também são barreiras em potencial à obtenção de um bom contorno. Conforme o osso é remoldado, o seio pode se tornar exposto à cavidade oral. O cirurgião deve estar preparado para lidar com essa complicação e deve ter habilidades cirúrgicas que lhe permitam usar procedimentos auxiliares, como transferência do coxim adiposo bucal, especialmente quando houver comprometimento do fechamento primário.

Existe a possibilidade de hemorragia secundária à laceração dos vasos palatinos maiores ou dos vasos nasopalatinos, quando as incisões e a dissecação são feitas sem o devido cuidado. Essas consequências em geral podem ser tratadas em nível local, com injeção de anestésico local com vasoconstritor e compressão e, quando necessário, uso de eletrocautério.

CAPÍTULO 13 Alveoloplastia

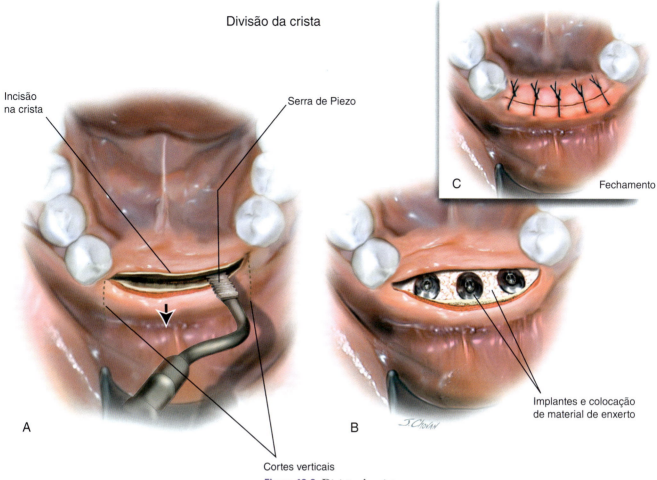

Figura 13-3 Divisão da crista.

A superpreparação do leito ósseo não pode ser facilmente revertida. O planejamento cuidadoso com varredura de TC tridimensional e/ou modelos de estudo ajudam o cirurgião a planejar a quantidade de osso a ser contornada e meios de evitar estruturas vitais. Se osso demais for removido, é preciso considerar a colocação de enxerto ósseo no momento da cirurgia, desde que os tecidos moles sejam devidamente tratados e um suprimento sanguíneo satisfatório seja mantido para garantir o êxito do enxerto.

Recomendações Pós-operatórias

Dor, inchaço, infecção e sangramento são as potenciais considerações pós-operatórias para qualquer cirurgia. Além desses aspectos, pode ocorrer lesão em nervo, e é preciso avaliar se tal lesão é conhecida ou não está evidente no momento da cirurgia, em termos de manejo. Pode haver formação de sequestros como resultado do trabalho ósseo que resulta em espículos delgadas demais para continuarem sendo vascularizadas ou em peças que se tornam soltas durante a cirurgia e depois ficam retidas sob o retalho. Isso pode levar à ruptura da ferida, com infecção e dor.

A cronologia da reabilitação protética também é importante. Se uma prótese total imediata estiver para ser colocada, pode ser necessário que haja envolvimento do dentista restaurador e/ou cirurgião para reembasar a prótese e assim permitir a cicatrização adequada do tecido mole. Se implantes dentais estiverem inclusos no plano, o dentista também pode ter de reembasar a prótese temporária e possibilitar a cicatrização do tecido mole.

Referências

1. Willard AT: Preparing the mouth for full sets of artificial teeth, *Dent News Letter* 6:238, 1853.
2. Beers WG: Notes from practice, *Mo Dent J* 8:294, 1876.
3. Molt FF: The anesthetic and surgical problems in alveolectomy, *Dent Summary* 45:854, 1923.
4. Dean OT: Surgery for the denture patient, *J Am Dent Assoc* 23:2124, 1936.
5. Michael CG, Barsoum WM: Comparing ridge resorption with various surgical techniques in immediate dentures, *J Prosthet Dent* 35:142, 1976.

CAPÍTULO 14

Remoção de Tórus Palatino e Lingual

Gregory M. Ness

Material Necessário

Descolador de periósteo de Woodson nº 1
Descolador de periósteo de Molt nº 9
Lâmina de bisturi nº 11 e cabo
Suturas apropriadas
Lima de osso
Fio de *sutura* Categut Cromado
Pinça-goiva (Blumenthal)
Seringa de irrigação e aspirador
Anestésico local com vasoconstritor
Porta-agulhas e tesouras Dean
Brocas esféricas ou de fissura, broca para desgaste ósseo grande
Afastadores Seldin e Minnesota
Fio de sutura de seda
Martelo e cinzéis reto e curvo
Peça de mão cirúrgica reta ou contra-ângulo

Histórico do Procedimento

Os *tori* palatino e mandibular (*tori* = plural de tórus) são supercrescimentos ósseos relativamente comuns, reconhecidos desde o século XIX como achados benignos tipicamente incidentais. Um dos primeiros artigos em inglês a descrever os *tori* foi publicado em 1909, no Proceedings of the Royal Society of Medicine (Surgical Section), por Rickman Godlee, relatando *tori* maxilares encontrados pelo próprio autor e por dentistas colaboradores.[1] Esse autor se refere a uma descrição detalhada feita anteriormente em um *festschrift* alemão comemorativo do 70° aniversário de Virchow, em 1891, e concorda com o artigo fazendo um alerta contra a remoção dos *tori* na maioria dos casos. Por volta da metade do século XX, diversos autores descreveram a prevalência dos *tori* palatino e lingual (mandibular) em várias populações étnicas, bem resumida por Garcia-Garcia.[2] Estudos mais amplos e mais recentes encontraram tórus em 10% a 50% da população, com os *tori* maxilares sendo mais comuns em mulheres e os *tori* mandibulares geralmente menos frequentes, porém mais comuns em homens, na maioria dos estudos.[3-6] De forma infrequente, os *tori* dos maxilares superior e inferior parecem ocorrer juntos no mesmo paciente.[6,7] As técnicas para remoção de *tori* têm sido descritas nos livros-texto de cirurgia oral padrão desde a metade do século XX e permanecem amplamente inalteradas, embora a literatura recente tenha proposto inovações, como a cirurgia guiada, para abordar circunstâncias altamente incomuns.[8,9]

Indicações para o Uso dos Procedimentos

Na maioria dos casos, os *tori* palatino e lingual são benignos, assintomáticos e dispensam remoção. Quando uma prótese total cobre o palato, um tórus palatino amplo interfere na prótese e pode comprometer seu sucesso. De modo semelhante, o principal conector ou flange de uma prótese mandibular parcial removível ou total não pode ser adaptado com sucesso ao rebordo alveolar, se houver tórus presente. Nesses casos, os *tori* devem ser removidos.

Em alguns pacientes, *tori* palatinos incomumente amplos tendem a causar lesão traumática no revestimento mucoso delgado e, assim, produzir ulcerações dolorosas recorrentes. Do mesmo modo, os *tori* mandibulares muito amplos podem estar sujeitos à lesão traumática ou, em casos extremos, interferir no movimento da língua. Nessas situações, os *tori* atuam como problemas mecânicos ao funcionamento oral saudável e devem ser removidos.

Vários autores descreveram técnicas para o uso bem-sucedido de *tori* maxilares ou mandibulares como fontes doadoras de osso autógeno para procedimentos de enxerto intraoral.[10-13] Nos casos em que a quantidade de osso doador requerida corresponde ao tamanho do tórus disponível, essa é uma forma atraente de obter o osso requerido a partir de um sítio em que a remoção óssea na verdade pode ser vantajosa para o paciente.

Contraindicações e Limitações

Como a remoção do tórus é quase sempre um procedimento de rotina eletivo, os pacientes devem ser aconselhados com antecedência quanto ao curso perioperatório esperado e os potenciais riscos ou as complicações. Deve haver uma indicação clara que justifique o procedimento planejado. Quaisquer comorbidades médicas que possam complicar uma cirurgia dentoalveolar simples ou seu resultado devem ser tratadas até um estado otimizado, em particular aquelas que possam acarretar sangramento excessivo, diminuição da resistência à infecção ou cicatrização precária do tecido mole. Toda a dentição adjacente deve estar sadia e exibir boa higiene oral antes da remoção do *toru*s. Como em toda cirurgia dentoalveolar eletiva, o benefício esperado da operação deve ser cuidadosamente ponderado em relação aos potenciais riscos. Isso é especialmente válido em pacientes com problemas de saúde graves, e muitas vezes são idosos e pacientes potencialmente frágeis que buscam a remoção de um tórus como uma etapa rumo à colocação de próteses dentais melhores.

TÉCNICA: Remoção de Tórus Palatino

PASSO 1: Incisão

Os ***tori*** palatinos são encontrados na linha média posterior do palato duro e variam drasticamente quanto ao tamanho e à morfologia. Alguns são estreitos na dimensão lateral e alongados no sentido anteroposterior, enquanto outros têm formato de cúpula. Os *tori* grandes tendem a ser moldados em múltiplos lobos de simetria variável, por vezes com fendas profundas entre os lóbulos. Os *tori* grandes muitas vezes têm bases relativamente pequenas e, portanto, são de certo modo pediculados na conexão com o palato duro. Em todos os casos, o tórus inteiro deve ser exposto para permitir sua remoção. A morfologia de um dado tórus determina as incisões requeridas para a sua exposição.

O *design* de incisão mais usado é o "duplo Y". Uma incisão na linha média é feita anteroposteriormente, a partir de um ponto a alguns milímetros de distância anterior à margem do tórus. Essa incisão de espessura total é dirigida ao osso, posteriormente, até atingir o ponto mais posterior visível do tórus, ou um ponto a cerca de 1 cm anterior à junção dos palatos duro e mole. É preciso ter o cuidado de deixar espaço para as incisões relaxantes posteriores serem estendidas obliquamente em uma direção lateral e posterior a partir da extremidade posterior da incisão da linha média, sem violar o palato mole. Concluir essas liberações posteriores às vezes é mais fácil depois de a maior parte de um tórus grande ter sido exposto ou até removido. Na extremidade anterior da incisão da linha média, as incisões relaxantes oblíquas são estendidas lateral e anteriormente para a extremidade lateral e até as margens laterais do tórus (Fig. 14-1, *A*).

PASSO 2: Descolamento do Tecido Mole

Um descolador de periósteo Molt n° 9 é usado para refletir o fino tecido mole sobrejacente, a partir do tórus. Em *tori* com sulcos profundos entre os lobos, um instrumento mais fino, como um descolador de Woodson n°.1, pode ajudar a soltar as aderências sem romper a delicada camada mucosa. Geralmente, o tecido mole está aderido às fendas e sulcos circundantes, mas cobre frouxamente a superfície regular do tórus, permitindo a fácil reflexão do retalho mucoperiósteo de espessura total a partir da superfície do próprio tórus (Fig. 14-1, *B*).

PASSO 3: Assegurar a Exposição Total do Tórus

Se o tórus for grande, poderá ser difícil ver e acessar sua margem posterior. Nesses casos, o descolamento subperiostal é conduzido ao longo de ambos os aspectos laterais do tórus, trabalhando posteriormente, expondo uma estreita margem de osso palatino adjacente. Conforme a margem posterior do tórus é abordada, as incisões relaxantes posteriores (se ainda não tiverem sido feitas) poderão ser criadas ou estendidas de acordo com a necessidade, para possibilitar o descolamento isento de tensão em torno dos cantos posterolaterais do tórus. Um retrator Seldin ou similar pode ser usado para manter os retalhos de tecido mole da base lateral afastados do tórus ou, quando desejável, é possível suturar os retalhos abertos prendendo-os na mucosa alveolar com suturas de seda (Fig. 14-1, *C*).

PASSO 4: Seccionamento do Tórus

Para *tori* maiores ou multilobulados, uma broca de fissura estreita é usada sob irrigação para abrir sulcos dentro do tórus, dividindo-o em segmentos menores. É conveniente acompanhar as fendas entre os lobos com a broca, quando essas fendas existirem, ainda que possa ser necessário subdividir de novo um lobo amplo por bissecção deste. As osteotomias anteroposteriores são mais fáceis do que as transversais, a não ser que seja usado um contra-ângulo cirúrgico. Uma osteotomia transversal será angulada obliquamente na direção posterior (e não na perpendicular) ao palato, se feita com auxílio de peça de mão reta. O ângulo dependerá do acesso propiciado pela abertura bucal e dentição anterior do paciente. Em todos os casos, é preciso ter cuidado para evitar cortar muito profundamente e criar sulcos ou cortes através do próprio palato duro (Fig. 14-1, *D*).

(Continua)

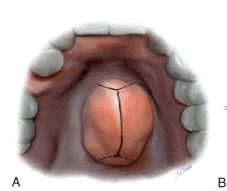
A

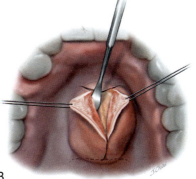
B

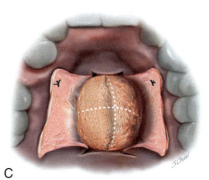
C

Figura 14-1 A, Uma incisão em forma de "Y" é feita conforme indicado, para expor o tórus. As linhas pontilhadas indicam incisões relaxantes posteriores que, para *tori* amplos, podem ser retardadas até o tórus ser exposto ou mesmo removido. **B,** Um descolador de periósteo é usado para criar retalhos de espessura total com exposição do tórus. **C,** O tórus é exposto e, se for útil, os retalhos são presos lateralmente com suturas.

TÉCNICA: Remoção de Tórus Palatino (Cont.)

PASSO 5: Criar um Plano de Clivagem
Uma broca de fissura é usada para criar uma osteotomia horizontal na base das secções anteriores do tórus, em geral a uma profundidade de vários milímetros. A osteotomia forma o início de um plano de clivagem ao longo do qual a secção será separada do osso palatino subjacente. É preciso ter cuidado para completar a osteotomia lateralmente, através de qualquer osso cortical que prenda o tórus ao palato, bem como para garantir que a parte profunda da osteotomia permaneça superficial ao plano do osso palatino. Isso é essencial para evitar a remoção acidental de uma secção de espessura total do palato duro com o segmento do tórus, criando, assim, uma comunicação com a cavidade nasal.

O risco de cortar para dentro do palato aumenta conforme a osteotomia é aprofundada, porque a peça de mão reta deve ser aproximada do palato a partir da região anterior, em ângulo oblíquo. Assim, a inclinação do cirurgião para aprofundar a osteotomia usando uma peça manual, a fim de reduzir ainda mais a fixação do osso do segmento ao palato, deve ser controlada pela consciência da profundidade superior da ponta da broca no interior da osteotomia (Fig. 14-1, *E*).

PASSO 6: Remover as Secções
Um cinzel e um martelo são usados para clivar os segmentos a partir do palato duro, começando anteriormente e trabalhando posteriormente. Quando possível, um cinzel que seja um pouco mais largo do que o segmento pode ser útil para evitar a perfuração do palato, uma vez que seus cantos podem "correr" pela margem de osso cortical adjacente à base do segmento.

Conforme cada fileira de segmento é removida, a base recém-exposta do próximo segmento posterior é sulcada, conforme descrito no Passo 5. Nas porções centrais de um grande tórus sem paredes corticais, talvez seja possível omitir esta etapa e proceder à remoção do segmento apenas com o cinzel ou usando uma pinça goiva. Se usar a pinça goiva, é preciso ter cuidado para evitar uma força oscilatória excessiva que possa romper o osso palatino e deixar uma perfuração. Em outros casos, quando a concha de osso palatino é fina, está fraturada ou já foi parcialmente perfurada, o cirurgião pode optar por concluir a remoção do segmento reduzindo os segmentos instáveis com auxílio de uma broca. Evita-se, assim, o estresse do osso palatino e perfuração adicional (Fig. 14-1, *F*).

PASSO 7: Suavizar a Superfície Palatina e Fechar
Uma broca de desgaste ósseo sob irrigação, uma pinça goiva ou uma lima de osso são usados para suavizar a superfície óssea residual depois que todos os segmentos do tórus tiverem sido removidos. A ferida então é completamente irrigada, e o tecido mole palatino é recolocado no seu lugar original. *Tori* amplos podem deixar um tecido mole redundante que é bastante delgado ao longo das margens do retalho, o qual pode ser aparado com cautela. Se os retalhos forem reduzidos em tamanho, as margens mais finas deverão ser sacrificadas, e o cirurgião deverá evitar uma redução exagerada e a consequente tensão no fechamento (Fig. 14-1, *G*).

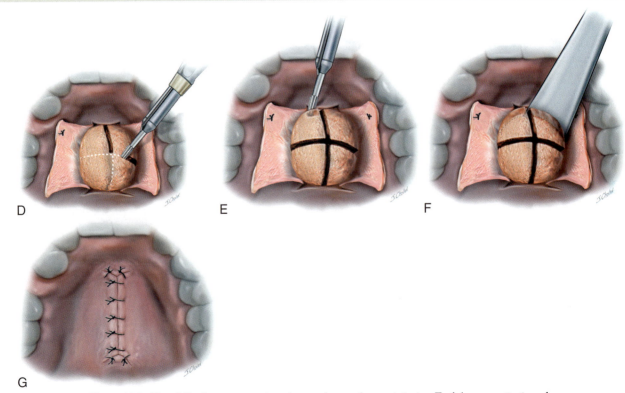

Figura 14-1 *(Cont.)* **D,** O tórus é seccionado usando uma broca cirúrgica. **E,** A broca então é usada para criar um plano de clivagem na base do tórus, exceto se ele for fortemente pediculado. **F,** Um cinzel curvo é usado para separar os segmentos do tórus do palato ósseo. **G,** Após a regularização do osso palatino e irrigação, a ferida é fechada com sutura reabsorvível.

TÉCNICA ALTERNATIVA 1: Redução de Pequenos *Tori* Palatinos

Se um tórus palatino tem formato de cúpula, mas é formado de um pequeno lóbulo isolado, ele pode ser clivado em um único segmento conforme descrito nos Passos 5 e 6. Entretanto, *tori* pequenos e achatados dispensam seccionamento ou clivagem com cinzel. Em vez disso, esses *tori* podem ser reduzidos de acordo com a necessidade, usando uma broca de desgaste ósseo grande sob irrigação abundante (Fig. 14-2).

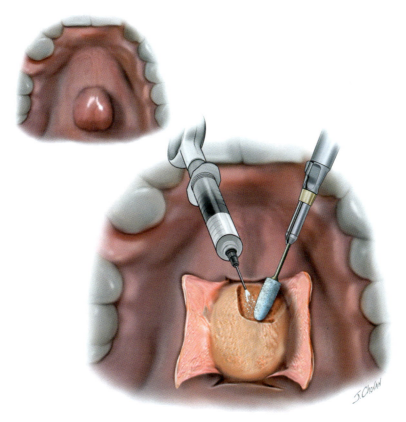

Figura 14-2 Um pequeno tórus palatino pode ser removido com uma broca grande redonda ou em forma de pera.

TÉCNICA ALTERNATIVA 2: *Splint* Palatino para Cuidado Pós-operatório

Muitos cirurgiões usam um *splint* acrílico personalizado para cobrir o palato durante o período pós-operatório inicial. O modo de fabricação mais comum consiste em elaborar um modelo pré-operatório da maxila do paciente e, em seguida, o tórus é removido conforme o formato pós-operatório previsto. É melhor reduzir o modelo. Uma placa a vácuo espessa ou uma placa acrílica é então fabricada. Após o fechamento da ferida, a placa é revestida com material condicionante de tecido mole autopolimerizável, inserida no devido local e aparada para eliminação dos excessos. O material de condicionamento tecidual possibilita a adaptação justa ao sítio cirúrgico, mantendo os retalhos firmemente no lugar. Em geral, também torna a placa aderida durante o breve período de seu uso (1 a 2 semanas). Seus defensores alegam um efeito de diminuição da dor e menos deiscências da ferida associados ao uso dessa técnica.

TÉCNICA: Remoção de Tórus Lingual

PASSO 1: Incisão

Os *tori* linguais são encontrados na porção lingual do rebordo alveolar correspondente à área do canino e pré-molares inferiores, variando drasticamente quanto a tamanho e morfologia. Alguns são achatados e têm base ampla, enquanto outros são lobulares e pediculados. Os *tori* linguais amplos tendem a ser multilobulares e ocorrem em cordão, por vezes parecendo estarem empilhados uns sobre os outros, criando uma projeção horizontal em direção medial a partir do alvéolo. Outros *tori* têm bases pequenas e pediculadas, exceto nas laterais, onde crescem em congruência com os lóbulos adjacentes. Para uma remoção efetiva, todo o complexo do tórus deve ser exposto.

Uma incisão intrassulcular sem incisão relaxante é criada a partir das proximidades da linha média mandibular lingual e estendida a um ponto localizado a cerca de 1 cm além da extensão posterior dos *tori*. Em pacientes desdentados, a incisão é feita sobre a crista do rebordo alveolar. Se *tori* bilaterais tiverem de ser removidos em uma mesma cirurgia, a incisão será estendida em torno do arco dental, para expor o lado oposto do mesmo modo. Embora seja desejável manter preso o tecido mole da linha média, isso muitas vezes é impossibilitado nos casos bilaterais. Um retalho mucoperiósteo de espessura total em geral é facilmente elevado com auxílio do descolador de Molt ou de Woodson, uma vez que o descolamento seja trazido alguns milímetros a partir dos dentes até o cume da crista. Para simplificar ainda mais esse descolamento, em especial quando o tecido mole forma um colar firmemente ligado em torno de pequenos *tori* pediculados, um anestésico local pode ser injetado diretamente sob o periósteo, na base do tórus, para inflar discretamente o tecido (Fig. 14-3, *A*).

PASSO 2: Garantir a Total Exposição do Tórus

Se os *tori* forem amplos, pode ser difícil ver e acessar sua margem inferior, enquanto a fina e algo friável camada de periósteo pode permanecer aderida sem, contudo, ser facilmente vista ou sentida com um levantador. A superfície lingual da mandíbula se curva para fora, e pode ser difícil de alcançá-la com um descolador, sobretudo no caso de *tori* grandes ou localizados perto da linha média. O descolamento cuidadoso na exposição inicial diminuirá o risco de traumatismo à mucosa ou ao assoalho da boca, posteriormente. Em certos casos, pode ser difícil alcançar esse ponto de aderência de tecido mole inferior antes de o segmento do tórus se tornar móvel, sendo que este pode ser suavemente girado e erguido superiormente para melhor acesso à sua superfície lingual profunda.

Um afastador Seldin ou similar pode ser usado para segurar os retalhos de tecido mole e a língua medialmente, afastando-os dos tori. Um afastador Minnesota pode ser mais efetivo, se a ferida for maior (Fig. 14-3, *B*).

PASSO 3: Criar um Plano de Clivagem

Tori pequenos e pediculados podem ser removidos com auxílio de uma broca de desgaste ósseo posicionada em suas bases. *Tori* pequenos com bases largas são facilmente reduzidos usando uma broca sob irrigação. Com *tori* maiores, uma broca de fissura é usada para criar uma osteotomia vertical na junção dos *tori* com o osso alveolar, tipicamente a uma profundidade de vários milímetros ou mais. A osteotomia forma o início de um plano de clivagem ao longo do qual os *tori* serão separados da mandíbula subjacente. Quando os *tori* são pediculados, essa osteotomia acompanhará a fenda já existente. Para os *tori* de base mais larga, porém, o cirurgião deve determinar um plano que alcance a redução da exostose necessária e que também deixe espessura suficiente de córtex lingual, sobretudo em presença de dentes adjacentes. Ainda, é preciso ter cuidado para completar a osteotomia anterior e posteriormente ao longo de qualquer osso cortical que prenda o tórus à mandíbula. Além disso, a osteotomia deve ser angulada de modo a ficar paralela à superfície original do alvéolo e da superfície lingual da mandíbula. Muitas vezes, o melhor local para avaliar esse ângulo é na margem anterior dos *tori*, onde o contorno alveolar subjacente pode estar visível. Entretanto, a avaliação pode ser difícil em pacientes com *tori* maiores ou mais anteriores (Fig. 14-3, *C*).

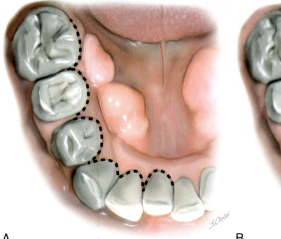
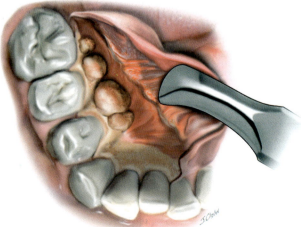

A   B

Figura 14-3 A, Uma incisão sulcular é feita como mostrado. **B,** O fino retalho de tecido mole é cuidadosamente refletido para expor os *tori*.

TÉCNICA: Remoção de Tórus Lingual *(Cont.)*

PASSO 4: Remover os *Tori*
Cinzel e martelo são usados para separar os *tori* da mandíbula, por meio da colocação do cinzel no sulco recém-criado e, em seguida, golpeando-o com o martelo enquanto um assistente apoia a mandíbula por baixo. O cinzel deve ser direcionado ao longo do plano da divisão pretendida, e um cinzel curvo ou reto pode ser apropriado dependendo do acesso ao sítio cirúrgico em cada paciente individualmente.

Depois que o plano de clivagem for devidamente estabelecido e o cinzel estiver direcionado no ângulo correto, um fragmento ósseo se parte da mandíbula, frequentemente incluindo os *tori* e uma fina camada parcial de osso cortical conectado à margem interior dos *tori*. Quando isso acontece, geralmente deixa o sítio cirúrgico com um contorno lingual ideal, requerendo pouca redução adicional de osso. É preciso tomar cuidado quando o fragmento inicialmente é partido, porque ainda pode estar aderido ao assoalho da boca através de um ponto de fixação periostal a esse osso, conforme já observado. Se o fragmento não for facilmente erguido da ferida, sem resistência, esse ponto de fixação periostea deve ser solto por dissecção cuidadosa, a fim de evitar traumatismo desnecessário ao tecido mole e edema (Fig. 14-3, *D*).

PASSO 5: Suavizar a Superfície Lingual e Fechar
Uma lima de osso muitas vezes é tudo o que é preciso para suavizar a superfície óssea residual, depois que todos os segmentos do tórus tiverem sido removidos. Se proeminências ósseas maiores permanecerem, uma broca de desgaste ósseo sob irrigação geralmente é o melhor instrumento para sua remoção, porque as pinças goiva costumam ser inadequadas para a redução de superfícies ósseas de base ampla muito densas. Nem sempre é necessário remover toda proeminência óssea remanescente, se as necessidades protéticas da operação tiverem sido atendidas, assim como não é meta eliminar todas as irregularidades da superfície lingual da mandíbula. A ferida é completamente irrigada, tomando cuidado para limpar com jato e aspiração a parte mais profunda, e o tecido mole é reposicionado e suturado. As áreas desdentadas podem ser fechadas com sutura *Categut simples ou cromado* 3-0, sendo que as suturas circunferenciais são efetivas nas áreas adjacentes aos dentes. Apesar de incomum, as perfurações no retalho podem requerer fechamento à parte. Em geral, não é necessário nem recomendável tentar uma redução do tecido redundante cobrindo os *tori* (Fig. 14-3, *E*).

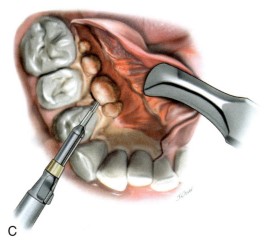

C

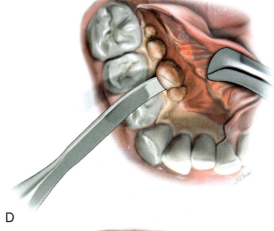

D

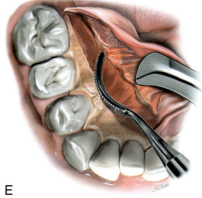

E

Figura 14-3 *(Cont.)* **C,** Se necessário, um plano de clivagem é estabelecido cortando um sulco ao longo da borda superior dos *tori*. **D,** Um cinzel e um martelo são usados para separar os *tori* do osso alveolar lingual. **E,** Uma broca em forma de pera é usada conforme a necessidade, para diminuir ainda mais quaisquer arestas ósseas pontiagudas ou "platôs" remanescentes proeminentes dos *tóri*.

Prevenção e Tratamento das Complicações

As complicações intraoperatórias da remoção do tórus são incomuns. No palato, pode ocorrer perfuração acidental do osso palatino, que cicatrizar sem dificuldade, contanto que a mucosa sobrejacente permaneça intacta. Caso contrário, pode haver formação de uma fístula oronasal persistente com necessidade de reparo cirúrgico tardio. Quando o osso é perfurado, é preciso ter cuidado para que o fechamento do tecido mole sobrejacente ao defeito ósseo seja seguro e livre de tensão, mesmo às custas da rotação do tecido para cobertura desse defeito e deixando uma área exposta em algum local para sofrer cicatrização por segunda intenção.

Na mandíbula, o sangramento que tem origem junto à ferida cirúrgica geralmente é mínimo, contudo a perfuração acidental para dentro dos tecidos do assoalho da boca pode gerar sangramento no tecido afetado. Antes da alta, os pacientes propensos a sangramentos que tiveram *tori* removidos devem permanecer em observação quanto ao aparecimento de inchaço do assoalho bucal, indicando potencialmente a existência de um hematoma em expansão.

Recomendações Pós-operatórias

As complicações pós-operatórias decorrentes da remoção de tórus tendem a ser semelhantes àquelas observadas em outras formas de cirurgia dentoalveolar. Infecção e sangramento grave são raros. *Tori* linguais e palatinos frequentemente são cobertos por uma mucosa muito fina que é friável e propensa à deiscência no início do período pós-operatório, quando não durante o procedimento. As tentativas de fechamento de ruptura nesse tecido geralmente não têm garantia e, na verdade, podem aumentar o tamanho da nova ferida. O paciente pode limpar a área suavemente, 1-2 vezes por dia, usando um *swab* de algodão umedecido com enxaguatório bucal à base de clorexidina ou água oxigenada a 5%.

Referências

1. Godlee RJ: The torus palatinus, *Proc R Soc Med* 2(Surg Sect):175, 1909.
2. García-García AS, Martínez-González JM, Gómez-Font R, et al: Current status of the torus palatinus and torus mandibularis, *Med Oral Patol Oral Cir Bucal* 15:e353, 2010.
3. Chohayeb AA, Volpe AR: Occurrence of torus palatinus and mandibularis among women of different ethnic groups, *Am J Dent* 14:278, 2001.
4. Shah DS, Sanghavi SJ, Chawda JD, Shah RM: Prevalence of torus palatinus and torus mandibularis in 1000 patients, *Indian J Dent Res* 3:107, 1992.
5. Haugen LK: Palatine and mandibular tori: a morphologic study in the current Norwegian population, *Acta Odontol Scand* 50:65, 1992.
6. Jainkittivong A, Langlais RP: Buccal and palatal exostoses: prevalence and concurrence with tori, *Oral Surg Oral Med Oral Pathol Oral Radiol Endod* 90:48, 2000.
7. Eggen S, Natvig B: Concurrence of torus mandibularis and torus palatinus, *Scand J Dent Res* 102:60, 1994.
8. Rocca JP, Raybaud H, Merigo E, et al: Er:YAG Laser: a new technical approach to remove torus palatinus and torus mandibularis, *Case Rep Dent*, 2012 (Epub ahead of print, June 27, 2012; doi: 10.1155/2012/487802).
9. de Carvalho RW, de Carvalho Bezerra Falcão PG, Antunes AA, et al: Guided surgery in unusual palatal torus, *J Craniofac Surg* 23:609, 2012.
10. Hassan KS, Alagl AS, Abdel-Hady A: Torus mandibularis bone chips combined with platelet rich plasma gel for treatment of intrabony osseous defects: clinical and radiographic evaluation, *Int J Oral Maxillofac Surg* 41:1519, 2012.
11. Moraes Junior EF, Damante CA, Araujo SR: Torus palatinus: a graft option for alveolar ridge reconstruction, *Int J Periodontics Restorative Dent* 30:283, 2010.
12. Proussaefs P: Clinical and histologic evaluation of the use of mandibular tori as donor site for mandibular block autografts: report of three cases, *Int J Periodontics Restorative Dent* 26:43, 2006.
13. Ganz SD: Mandibular tori as a source for onlay bone graft augmentation: a surgical procedure, *Pract Periodontics Aesthet Dent* 9:973, 1997.

CAPÍTULO 15

Apicectomia

Peter B. Franco e Vasiliki Karlis

Material Necessário

Descolador de periósteo Molt nº 9
Lâmina de bisturi nº 15
Porta-amálgama
Condensador de amálgama
Suturas apropriadas
Sonda exploradora
Gaze/rolos de algodão/bolas de algodão
Laser (opcional)
Anestésico local com vasoconstritor

Porta-agulha
Cureta dental periapical
Sonda periodontal com marcadores de 1 mm
Afastadores
Material para retro-obturação de escolha
Solução salina e seringa para irrigação
Cabo de bisturi
Tesoura

Hemostato curvo pequeno
Brocas cirúrgicas: de fissura e esférica
Peça de mão cirúrgica
Aparelho de ultrassom com retropontas (opcional)

Histórico do Procedimento

Desde os anos 1880, são feitas tentativas de remover a secção infectada da raiz de um dente e deixar a porção restante dentro da cavidade oral.[1,2] A regeneração completa das áreas periapicais previamente infectadas foi demonstrada histologicamente, com o preenchimento ósseo, em 1930.[3] As técnicas referidas como "enchimento retrogrado", "retroenchimento" ou "retrovedação" começaram a surgir na literatura na metade do século XX.[4,5] Esses termos podem ser definidos como ressecção e preparação da ponta da raiz e inserção de material obturador na raiz-alvo junto à cavidade preparada, com preservação concomitante da porção principal do dente. Os índices de sucesso endodôntico cirúrgico melhoraram drasticamente ao longo dos anos, graças ao desenvolvimento de novos materiais de obturação e ao uso aumentado de preparação ultrassônica do sítio retrógrado. Anteriormente, foram relatados índices de sucesso de 60% a 70% que, desde então, subiram para 90% ou mais.[6,7]

Indicações para o Uso dos Procedimentos

Existem duas indicações principais para a apicectomia em dentes selecionados.[8,9] A primeira categoria engloba dentes com patologia periapical ativa, mas que possuem terapia endodôntica adequada. Estes são dentes que continuam sendo sintomáticos mesmo com uma terapia endodôntica ortógrada convencional clinicamente adequada (Figs. 15-1 e 15-2).

A segunda categoria de dentes indicados para apicectomia abrange os dentes com patologia periapical ativa para a qual exista terapia endodôntica inadequada que não possa ser retratada por causa de um dos seguintes fatores:
- Raízes muito curvas
- Presença de núcleo metálico fundido ou rosqueado
- Obturação com cone de prata
- Instrumento quebrado (lima endodôntica)
- Fratura no terço apical do dente
- Perfuração do ápice
- Canais calcificados

Contraindicações e Limitações

Existem várias contraindicações à cirurgia perirradicular. Uma dessas contraindicações são os dentes com raízes curtas. Se nesses dentes for realizada uma apicectomia, esta reduzirá o tamanho do dente, levando a uma proporção coroa/raiz inadequada e finalmente a fratura radicular e insucesso cirúrgico.

Outra contraindicação à apicectomia é um dente com uma raiz inacessível secundária a estruturas anatômicas, como o seio maxilar, nervo alveolar inferior, nervo mentual, forames palatinos maiores e forame incisivo. Dentes com doença periodontal avançada ou que sejam proteticamente não restauráveis também não são indicados à cirurgia perirradicular. Por fim, como ocorre com qualquer procedimento cirúrgico, pacientes que têm comprometimento da saúde sistêmica não devem ser submetidos à cirurgia perirradicular.

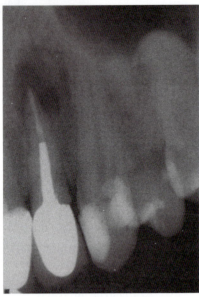

Figura 15-1 Radiografia periapical do dente 22, mostrando terapia endodôntica adequada e trabalho de restauração bem feito. Entretanto, a presença de patologia periapical ativa é uma indicação de apicectomia e retro-obturação.

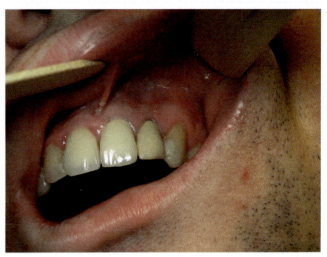

Figura 15-2 Fotografia clínica do paciente mostrado na Figura 15-1, pronto para iniciar o procedimento cirúrgico.

TÉCNICA: Apicectomia

Desenho da Incisão

O planejamento cirúrgico deve ser concluído em detalhes antes da realização da incisão inicial. O desenho da incisão depende de vários fatores, incluindo a posição do dente no arco, a presença de restaurações protéticas fixas, a extensão do abscesso periapical e recessão gengival.

Vários desenhos de incisão são bastante usados para a realização da apicectomia. O primeiro que iremos discutir é o retalho semilunar (Fig. 15-3, *A*). Classicamente, esse retalho é usado na região maxilar anterior. Trata-se de um retalho semicircular com a porção côncava da incisão voltada para a região apical. A localização exata do ápice da raiz deve ser conhecida para que a incisão seja bem-sucedida. Problemas de cicatrização da ferida foram relatados como sendo uma desvantagem dessa incisão. Portanto, a incisão deve ser feita de modo que o fechamento fique sobre osso sadio.

Outro desenho de incisão é o retalho sulcular (Fig. 15-3, *B*). A incisão é feita no sulco gengival, um dente anterior ao dente submetido à apicectomia, e estendida a um dente posteriormente.

Após a incisão sulcular, uma ou duas incisões relaxantes são criadas em ângulo oblíquo, de modo que a base do retalho seja mais ampla do que o ápice. Essas incisões relaxantes são feitas nos ângulos mais distantes dos dois dentes imediatamente adjacentes ao dente em questão, para preservar a papila dental. Se o cirurgião estiver inseguro quanto à localização exata do ápice da raiz, se houver uma lesão periapical ampla ou se o paciente requer enxerto ósseo na área, esse tipo de incisão é o de escolha. Uma desvantagem do retalho sulcular é a retração cicatricial da gengiva, que pode não ser esteticamente satisfatória na região maxilar anterior, sobretudo na dentição reabilitada com próteses fixas.

Mais recentemente, artigos descreveram um "retalho submarginal" (Fig. 15-3, *C*), o qual é essencialmente uma combinação dos retalhos sulcular e semilunar. Uma incisão horizontal é feita a no máximo 2 mm do sulco do dente afetado, e uma incisão de liberação é feita medial e distalmente. O retalho submarginal é mais usado em áreas de recessão gengival.[10]

Após a conclusão de quaisquer uma das incisões descritas, um retalho mucoperiósteo de espessura total é obtido por meio de descolamento (Fig. 15-3, *D*).

(Continua)

CAPÍTULO 15 Apicectomia

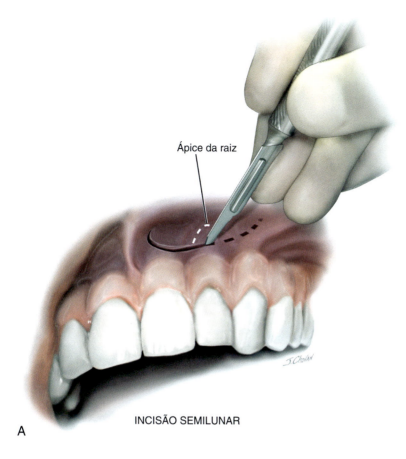

A INCISÃO SEMILUNAR

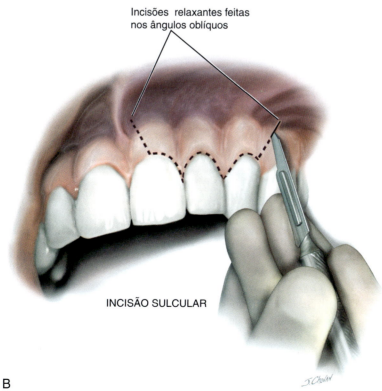

B INCISÃO SULCULAR

Figura 15-3 A, Ilustração de retalho semilunar. Note que a incisão completa está localizada na mucosa alveolar. **B,** Ilustração de retalho sulcular. Esta incisão pode ser realizada com uma incisão relaxante anterior, uma incisão relaxante posterior, ou ambas.

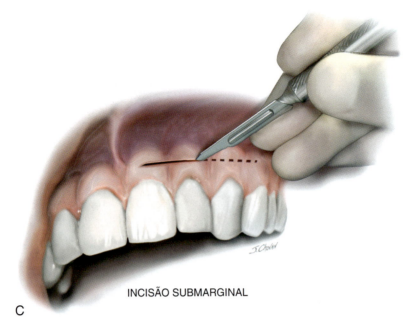

INCISÃO SUBMARGINAL

C

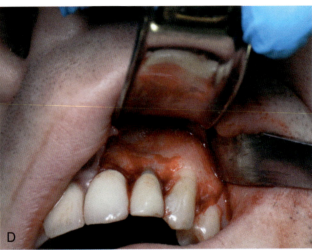

D

Figura 15-3 *(Cont.)* **C,** Ilustração de retalho submarginal. Este retalho é essencialmente uma combinação de retalho sulcular e retalho semilunar. **D,** Fotografia clínica do paciente mostrado na Figura 15-1 após a elevação do retalho sulcular e do retalho de espessura total.

TÉCNICA: Apicectomia *(Cont.)*

Visualização do Ápice Radicular

Após a elevação do retalho, a etapa seguinte é a localização da lesão e visualização do ápice. Se o osso bucal tiver sido perfurado, essa parte da cirurgia será fácil. Basta simplesmente remover o tecido com abscesso periapical usando uma cureta dental. Se uma fina casca de osso estiver cobrindo a ponta da raiz, use uma cureta dental e erga cuidadosamente o osso cortical afinado, para em seguida remover o tecido com abscesso (Fig. 15-4, *A*).

Se o osso bucal permanecer totalmente intacto, o ápice do dente pode ser medido em uma radiografia periapical. Entretanto, se for usada tecnologia digital, a distância desde a crista do osso alveolar até o ápice da raiz poderá ser medida usando a função "régua". Após a determinação do ápice da raiz, uma pequena broca esférica ou aparelho de ultrassom são usados para criar uma janela óssea, o ápice da raiz é visualizado e a patologia periapical é removida (Fig. 15-4, *B*). Após a remoção da patologia periapical, é possível notar a presença de *gutta-percha* (Fig. 15-4, *C*).

A nossa recomendação é a de que, após a remoção da patologia de tecido mole periapical, a amostra seja enviada para histopatologia. A American Academy of Oral and Maxillofacial Pathology estabeleceu diretrizes claras sobre quais tecidos devem ser enviados para histopatologia. A política da academia sobre tecidos excisados pode ser encontrada no site da organização (www.aaomp.org).

(Continua)

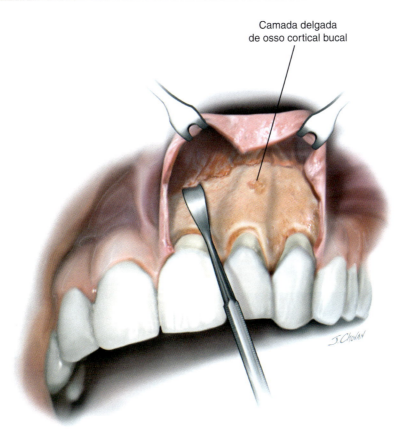

A   ELEVAÇÃO DE RETALHO MUCOPERIÓSTEO

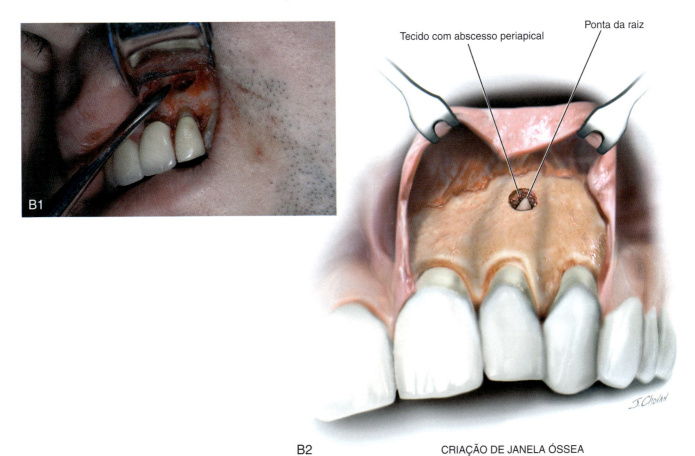

B2   CRIAÇÃO DE JANELA ÓSSEA

Figura 15-4 **A,** Ilustração de elevação de um retalho de espessura total, identificado com uma fina espessura de osso cortical bucal. Este osso é removido com uma cureta dental, e o tecido com abscesso é removido. **B1,** Fotografia clínica da criação de uma janela cortical bucal; o descolador de periósteo aponta o tecido com abscesso. **B2,** Ilustração após a criação da janela cortical bucal.

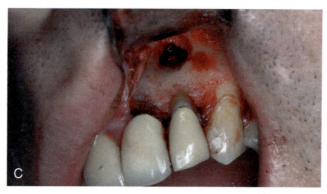

Figura 15-4 *(Cont.)* **C,** Fotografia clínica após a remoção de tecido com abscesso. Note a presença de *gutta-percha*.

TÉCNICA: Apicectomia *(Cont.)*

Ressecção da Raiz Apical

Agora que a ponta da raiz foi exposta, os 2-3 mm terminais do comprimento da raiz são seccionados com uma broca de fissura, porém a um ângulo de 45 graus em relação ao longo eixo do dente (Fig. 15-5). Isso remove a porção do sistema de canal radicular que estiver mais precariamente vedada.[11] Foi comprovado que uma ressecção dos 2-3 mm terminais elimina até 93% dos canais laterais.[12]

Preparação da Raiz

Após a ressecção da raiz, deve ser obter a hemostasia. Um rolo de algodão embebido em um agente hemostático ou cera de osso podem ser usados para uma hemostasia adequada. A preparação da raiz-alvo junto à ponta da raiz terá 2-3 mm de profundidade a partir do bisel, em um eixo longitudinal.

A preparação bem-sucedida da raiz é baseada em uma forma de retenção adequada com extensão buco-lingual. Essa preparação pode ser realizada com auxílio de uma peça de mão giratória cirúrgica ou aparelho de ultrassom. Está comprovado que os aparelhos de ultrassom diminuem o vazamento bacteriano, a frequência das perfurações e a quantidade de bisel requerida. A literatura mais antiga relatava frequência aumentada de fratura de raiz associada ao uso de ultrassom.[13] Entretanto, com ajustes da frequência do ultrassom mais baixos e irrigação adequada, esses dispositivos não danificam diretamente a raiz.[14] A literatura mais recente aponta índices de sucesso aumentados com o uso de aparelho de ultrassom *versus* peça de mão giratória tradicional.[15]

Lasers também têm sido usados para preparação de raiz durante a apicectomia. Lasers podem vedar túbulos dentinários fundindo a dentina, esterilizar a área afetada e diminuir a dor pós-operatória. Além disso, as retrocavidades preparadas com laser de Er:YAG têm microvazamento significativamente menor.[16]

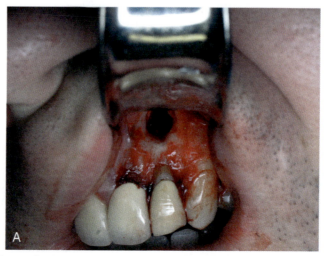

Figura 15-5 A, Fotografia clínica de uma ressecção radicular apical realizada a um ângulo de 45 graus.

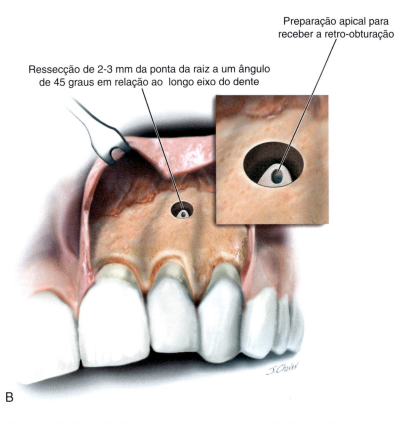

Figura 15-5 (Cont.) B, Ilustração de uma ressecção radicular apical com imagem em *close-up* de preparação do ápice radicular. Isso envolve a remoção de 2-3 mm de *gutta-percha* para permitir a retro-obturação com o material escolhido pelo cirurgião.

TÉCNICA: Apicectomia (Cont.)

Retro-obturação

Os 2-3 mm terminais da ponta da raiz já estão seccionados e o sítio foi preparado. Esta seção discute os diferentes tipos de materiais de obturação disponíveis para a retro-obturação da apicectomia.

O amálgama dental tem sido o material de obturação arquétipo há muitos anos, devido a vários fatores, como facilidade de uso, radiopacidade e baixo custo. Entretanto, o amálgama tem várias desvantagens, incluindo a descoloração de tecidos e a sensibilidade à umidade.[17] A Figura 15-6 ilustra a conclusão da retro-obturação com amálgama.

O agregado de trióxido mineral (MTA) foi introduzido como material de retro-oburação na metade dos anos 1990. O MTA tem biocompatibilidade comprovadamente excelente, que resulta em uma reação inflamatória menor do que aquela associada ao uso de outros materiais. Ademais foi demonstrado que um tecido similar ao cemento cresce sobre o material, aparecendo como um cemento celular.[18] Estudos também associaram o MTA a uma quantidade menor de microvazamento de materiais discutido na literatura, além de menor formação de "gap" marginal e melhor adaptação, que são fatores de risco importantes de falha da apicectomia.[19,20] Os profissionais inexperientes citam a dificuldade com as características da manipulação como sendo a principal desvantagem associada a esse material.

Dois materiais à base de óxido de zinco-eugenol reforçado comumente usados são o Super-EBA e o Intermediate Restorative Material (IRM), que comprovadamente apresentam melhor vedação e, portanto, menos microvazamento do que o amálgama, embora estudos sobre sua solubilidade a longo prazo sejam necessários.[19] Relatos recentes demonstram que os índices de sucesso para o uso de IRM e de Super-EBA são estatisticamente similares, 90% para IRM e 81,6% para Super-EBA, como materiais deretro-obturação.[21]

Recentemente, tem havido interesse crescente no uso de resina ligada à dentina como material de retro-obturação. Estudos demonstraram que, em comparação com o material de retro-obturação ligado à resina, o material ligado à dentina mostra tempo de trabalho adequado, força compressiva, pH e biocompatibilidade.[22]

(Continua)

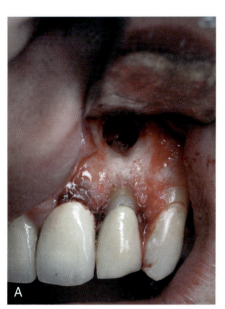
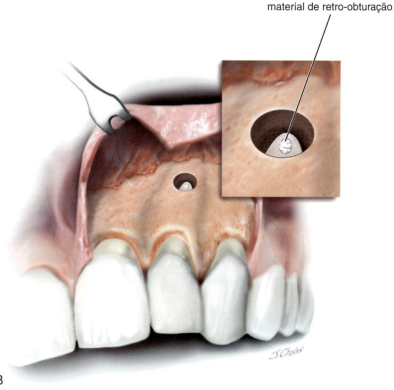

Figura 15-6 A, Fotografia clínica da retro-obturação. A hemostasia é a chave do sucesso. Os autores recomendam usar rolos de algodão embebidos em lidocaína com vasoconstritor antes da aplicação da retro-obturação. **B,** Ilustração da retro-obturação. Os autores recomendam o agregado de trióxido mineral (MTA) como material de retro-obturação de escolha.

TÉCNICA: Apicectomia *(Cont.)*

Irrigação e Fechamento

Após a colocação do material de retro-obturação, uma radiografia periapical pós-operatória é recomendada para garantir a colocação adequada do enchimento. O retalho e os tecidos circundantes são cuidadosamente irrigados com solução salina estéril abundante. O retalho então é fechado com suturas interrompidas, conforme a escolha do cirurgião, em geral *Categut cromado* 3-0 ou 4-0 (Fig. 15-7).

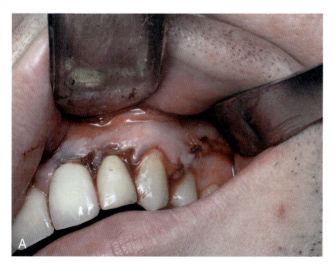
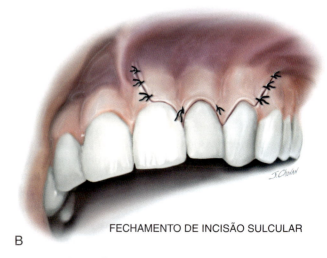

Figura 15-7 A, Fotografia clínica de fechamento do retalho sulcular. O material de sutura usado depende da preferência do cirurgião. Neste caso, foi um fio de sutura de Categut Cromado 3-0. **B,** Ilustração de fechamento do retalho sulcular. Suturas de colchoeiro vertical tipicamente usadas para fechar a papila interdental.

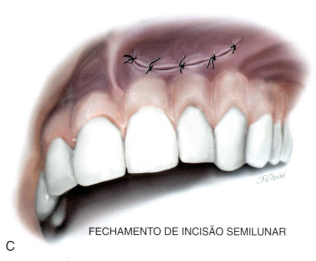

FECHAMENTO DE INCISÃO SEMILUNAR

Figura 15-7 *(Cont.)* C, Ilustração de fechamento do retalho semilunar. Neste caso, as suturas são restritas à mucosa alveolar. A gengiva aderida não deve ser incluída no fechamento, para evitar, assim, o encurtamento do comprimento do lábio ou da altura do vestíbulo.

Prevenção e Tratamento das Complicações

A ressecção completa da porção terminal da raiz é equivalente a uma apicectomia bem-sucedida. A ressecção incompleta geralmente leva a uma ou a ambas das seguintes complicações intraoperatórias: colocação inadequada do material de enchimento retrógrado e/ou falha em remover totalmente o excesso de material. A Figura 15-8 mostra uma radiografia periapical pós-operatória com retro-obturação adequada e discreto excesso de partículas de amálgama clinicamente imperceptíveis.

Uma retro-obturação inadequadamente colocada resulta em vedação inefetiva e microvazamento aumentado. O excesso de material junto ao retalho aumenta a probabilidade de edema pós-operatório e infecção. Essas duas complicações podem ser facilmente notadas em uma radiografia periapical pós-operatória. A nossa recomendação é que seja obtida uma radiografia pós-operatória antes ou após a irrigação e limpeza do retalho, mas com certeza antes do fechamento da incisão. Se uma das complicações previamente discutidas for encontrada, simplesmente conclua a ressecção da raiz, remova qualquer material de preenchimento que tenha sido colocado de maneira incorreta, substitua esse material, remova qualquer excesso de material junto ao retalho, irrigue com cuidado e obtenha uma nova radiografia.

Um subconjunto de complicações está relacionado ao dano a estruturas anatômicas. Se a apicectomia for planejada para um dente maxilar posterior, é preciso ter cuidado com o seio maxilar. Se ocorrer perfuração do seio maxilar, várias etapas devem ser seguidas após a conclusão do procedimento, a fim de prevenir complicações. Antibióticos são prescritos, e precauções sinusais de rotina são seguidas (p. ex., espirrar com a boca aberta, evitar assoar o nariz e usar descongestionantes nasais conforme a necessidade). Se houver uma pequena perfuração da membrana schneideriana, esta tem capacidade de autorreparação.[23,24]

Se houver planos de apicectomia mandibular, é prudente considerar vários fatores anatômicos. As raízes incisivas mandibulares estão muito próximas umas das outras e é bastante

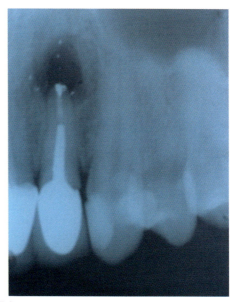

Figura 15-8 Radiografia periapical pós-operatória do paciente mostrado na Figura 15-1 mostrando retro-obturação do dente 22. É possível ver um pouco de amálgama espalhado no interior da lesão.

possível danificar uma raiz adjacente ou tratar o dente errado nessa região. Mais posteriormente, na região do canino/pré-molar, a localização do forame mentual deve ser determinada em uma radiografia periapical ou panorâmica. Na região molar da mandíbula, é importante notar a espessura do osso bucal e a localização do canal mandibular. Nesse último caso, a proteção ao nervo é evidente, enquanto no primeiro caso a remoção exagerada de osso bucal pode causar perda óssea contínua e falha subsequente.[23]

Recomendações Pós-operatórias

Mesmo quando todo material em excesso é removido, ainda é possível que a mucosa oral se torne descolorida, se for usado amálgama como material de retro-obturação. Por esse motivo, se houver planos de apicectomia para um dente maxilar anterior com uma linha de sorriso alta, recomendamos não usar amálgama nessa área.

A deiscência da ferida com o uso de um retalho semilunar está bem descrita na literatura. Um retalho realizado de modo incorreto pode comprometer o suprimento sanguíneo para o sítio cirúrgico. Além disso, embora esse retalho possa ser clinicamente bem-sucedido, também pode levar à formação de cicatriz aumentada, que é perceptível quando o paciente sorri.[23] Entretanto, a adesão às diretrizes de planejamento de incisão básicas, como a criação de uma base de retalho maior do que a crista, bem como o fechamento da ferida sobre o osso sadio, minimiza a incidência de complicações pós-operatórias.

Referências

1. Farrar JN: Radical and heroic treatment of alveolar abscess by amputation of roots of teeth, *Dental Cosmos* 26:79, 1984.
2. Rhein ML: Amputation of the root as a radical cure in chronic alveolar abscess, *Dental Cosmos* 32:904, 1890.
3. Coolidge ED: Root resection as a cure for chronic periapical infection: a histologic report of a case showing complete repair, *J Am Dent Assoc* 17:239, 1930.
4. Luks S: Root end amalgam technic in the practice of endodontics, *J Am Dent Assoc* 53:424, 1956.
5. Nicholls E: Retrograde filling of the root canal, *Oral Surg* 15:463, 1962.
6. Lieblich S: Periapical surgery: clinical decision making, *Oral Maxillofac Surg Clin North Am* 14:179, 2002.
7. Lieblich S: Endodontic surgery, *Dent Clin North Am* 56:121, 2012.
8. Fragiskos FD: *Oral surgery, Apicoectomy*, Athens, 2007, Springer-Verlag.
9. von Arx T: Failed root canals: the case for apicoectomy (periradicular surgery), *J Oral Maxillofac Surg* 63:832, 2005.
10. Kreisler M, Gockel R, Schmidt I, et al: Clinical evaluation of a modified marginal sulcular incision technique in endodontic surgery, *Oral Surg Oral Med Oral Pathol Oral Radiol Endod* 108:e22, 2009.
11. Lieblich S, McGiverin B: Ultrasonic retrograde preparation, *Oral Maxillofac Surg Clin North Am* 14:167, 2002.
12. Kim S, Kratchman S: Modern endodontic surgery concepts and practice: a review, *J Endod* 32:601, 2006.
13. Abedi HR, Van Miefio BL, Wilder-Smith P, et al: Effects of ultrasonic root end cavity preparation on the apex, *Oral Surg Oral Med Oral Pathol Oral Radiol Endod* 80:207, 1995.
14. Gray GJ, Hatton JF, Holtzmann DJ, et al: Quality of root-end preparations using ultrasonic and rotary instruments in cadavers, *J Endod* 26:281, 2000.
15. Testori T, Capelli M, Milani S, Weinstein R: Success and failure in periradicular surgery, *Oral Surg Oral Med Oral Pathol Oral Radiol Endod* 87:493, 1999.
16. Mohammadi Z: Laser applications in endodontics: an update review, *Int Dent J* 59:35, 2009.
17. Safavi K: Root end filling, *Oral Maxillofac Surg Clin North Am* 14:173, 2002.
18. Baek S, Plenk H, Kim S: Periapical tissue responses and cementum regeneration with amalgam, Super-EBA, and MTA as root-end filling, *J Endod* 31:456, 2005.
19. Fogel H, Peikoff M: Microleakage of root-end filling materials, *J Endod* 27(7):456-458, 2001.
20. Gatewood RS: Endodontic materials, *Dent Clin North Am* 51:695, 2007.
21. Wälivaara D, Abrahamsson P, Maria Fogelin M, Isaksson S: Super-EBA and IRM as root-end fillings in periapical surgery with ultrasonic preparation: a prospective randomized clinical study of 206 consecutive teeth, *Oral Surg Oral Med Oral Pathol Oral Radiol Endod* 112:258-263, 2011.
22. Kim M, Ko H, Yang W, et al: A New resin-bonded retrograde filling material, *Oral Surg Oral Med Oral Pathol Oral Radiol Endod* 108:e111, 2009.
23. Fink J: Predicting the success and failure of surgical endodontic treatment, *Oral Maxillofac Surg Clin North Am* 14:153, 2002.
24. Freedman A, Horowitz I: Complications after apicoectomy in maxillary premolar and molar teeth, *Int J Oral Maxillofac Surg* 28:192, 1999.

CAPÍTULO 16

Reparo do Nervo Alveolar Inferior e do Nervo Lingual

Leon Assael

Material Necessário

Afastador Minnesota
Anestésico local com vasoconstritor
Brocas de fissura/redonda
Carpule suporte de agulha
Cureta dental
Curetas de Molt
Elevadores Cryer
Fórceps

Fórceps n°s 150/151
Hemostato
Lâmina de bisturi n° 15
Levantador periósteo n° 1
Levantador periósteo n° 9
Levantadores n°s 190/191
Levantadores retos pequenos e grandes
Lima de osso

Luxadores pequenos e grandes
Peça de mão cirúrgica
Sonda Gilmore
Solução fisiológica estéril e seringa para irrigação
Suturas apropriadas
Tesoura de sutura

Histórico do Procedimento

Galeno, grande anatomista dos anos dourados, estava incerto quanto ao papel dos nervos periféricos e, a princípio, não os distinguia dos tendões. Subsequentemente, ele cortou o nervo laríngeo recorrente em porcos com o intuito de demonstrar a ação do nervo periférico.[1] As lesões em nervos periféricos eram pouco conhecidas, devido à natureza indiscreta dessas lesões. Entretanto, em seu tratado de 1795, John Haighton[2] relatou que "uma máquina animada difere de outra inanimada de modo não mais conspícuo quanto ao poder de reparar suas lesões". Ele identificou a necessidade de continuidade do nervo periférico para preservação da função diafragmática. Seus experimentos com cães, aparentemente após a divisão do nervo vago no pescoço (embora ele tenha o chamado VIII nervo), demonstram a aparente habilidade dos nervos cranianos periféricos de sofrerem reparo. Ele seccionou um lado, os dois lados e ambos os lados em sequência ao longo de 2 semanas, para demonstrar não só a ação do nervo periférico, como também a sua habilidade de sofrer reparo. Os delineamentos de suas dissecações concluídas em animais funcionalmente restaurados demonstram o reparo espontâneo dos nervos periféricos.

A primeira descrição da técnica de reanastomose de neurotmese de nervo periférico é provavelmente a mesma descrita por Gabriel Ferrara, de Veneza, em 1608.[3] Os primeiros reparos modernos de nervo periférico bem-sucedidos foram realizados durante a cirurgia de mão para neurotmese traumática. Em 1973, Millesi[4] enfatizou a importância do alinhamento fascicular e da sutura perineural para conseguir resultados favoráveis na cirurgia da mão. Os resultados dessa cirurgia comprovaram que a recuperação motora e sensorial após a neurotmese poderia ser obtida em seres humanos.

A moderna cirurgia do nervo trigêmeo periférico foi prejudicada pelo desenvolvimento das técnicas de acesso e pela natureza irregular de referência dessas lesões sensoriais que, em comparação com as lesões motoras da mão, não acarretaram tanta incapacitação para a maioria. No entanto, a presença de anestesia dolorosa tratada de forma inefetiva com ablação de nervo, além da grave questão da disestesia e anestesia do nervo lingual impulsionaram os cirurgiões, nos anos 1970, a desenvolverem técnicas de reparo. Hausamen et al.[5] demonstraram uma técnica para o nervo alveolar inferior com enxerto interposicional. Phillip Worthington, Ralph Merrill, Bruce Donoff, Tony Pogrel e John Gregg, entre outros, foram pioneiros no aprimoramento dessas técnicas na prática cirúrgica contemporânea. Hoje, amplos estudos com resultados demonstrando recuperação sensorial funcional estabeleceram a utilidade do reparo direto e do enxerto interposicional nas lesões do nervo trigêmeo periférico.

Indicações para Uso do Procedimento

Lesão do nervo trigêmeo periférico pode resultar da lesão mecânica ao nervo afetado após a intervenção cirúrgica ou traumatismo facial (Fig. 16-1). Fraturas mandibulares e zigomático-orbitais muitas vezes lesam os aferentes V3 e V2, respectivamente. A remoção de terceiros molares mandibulares impactados, fratura mandibular, tumores mandibulares e

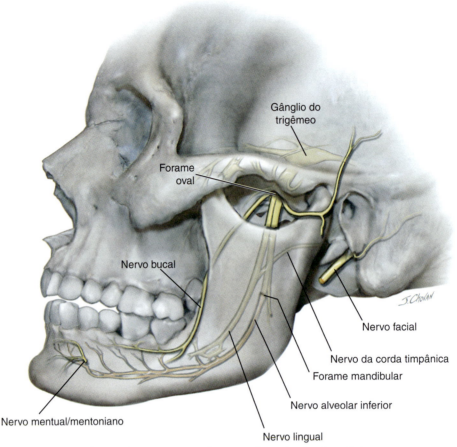

Figura 16-1 Localização dos nervos lingual e alveolar inferior.

colocação de implantes dentais comumente afetam V3. Em adição às lesões mecânicas, a lesão nervosa química do nervo trigêmeo resulta de medicamentos endodônticos, amidas anestésicas locais e antissépticos como o álcool. Pode ocorrer lesão térmica do nervo trigêmeo com o uso do cauterizador elétrico, por ação do calor de instrumentos rotatórios ou com *gutta-percha* aquecida (Fig. 16-2). A lesão isquêmica pode ocorrer em consequência de injeção endoneural de epinefrina, radioterapia ou infarto do nervo periférico *vas neurosum*.

As lesões dos ramos sensoriais do nervo trigêmeo resultam em defeitos aferentes caracterizados por alterações ou ausência de sensibilidade. As alterações da sensibilidade podem ser nocivas ou dolorosas, ou podem ser inócuas, com formigamento leve ou apenas aborrecimento.

A dor neuropática pode estar associada a lesões nervosas periféricas de ramos do nervo trigêmeo. Todas as lesões de ramos sensoriais do nervo trigêmeo resultam em defeitos aferentes caracterizados por alterações ou ausência de sensibilidade. Embora em muitos casos haja simplesmente diminuição da sensibilidade, essas alterações da sensibilidade podem ser nocivas ou dolorosas. O manejo cirúrgico de hipoestesia ou anestesia é um método estabelecido, enquanto os procedimentos de disestesia são menos bem definidos, e as recomendações para tratamento cirúrgico ainda não estão bemcaracterizadas.

Ao longo do tratamento cirúrgico e não cirúrgico, a melhora dos pacientes ao ponto de eliminação da dor se aplica somente

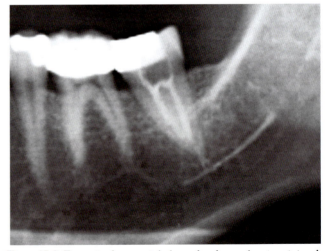

Figura 16-2 Extrusão de material obturador de canal após o ápice do segundo molar.

a uma pequena minoria. Apesar dessas desvantagens, o tratamento é capaz de diminuir o impacto da dor — de uma carga intolerável ao bem-estar do paciente até uma condição tolerável — com melhora significativa da qualidade de vida. Para pacientes com lesões bem definidas e aqueles com componentes inflamatórios nociceptivos, o prognóstico é ainda melhor com intervenção cirúrgica.

Uma variedade de definições dessas condições são usadas e consideradas consistentes com a caracterização de dor neuropática em paciente com lesão do nervo trigêmeo. São observadas as seguintes definições e manifestações clínicas:

Hipoestesia: diminuição da sensibilidade, em comparação a um controle de estímulo, com ausência de dor. Nestes pacientes, a sensação aguda pode ser sentida como entorpecente. O paciente produz erros em estímulos de dois pontos de estímulos direcionados. Não há nenhuma área de anestesia presente, e os achados são devidos à densidade neural diminuída (p. ex., reparo incompleto) sem neurotmese ou à neuropraxia e, portanto, são temporários.

Anestesia: a ausência de sensibilidade com ausência de dor a qualquer estímulo. Estes pacientes costumam tratar a parte anestesiada como um corpo estranho (p. ex., bolus). Hipersalivação, disartria, disfagia e problemas de articulação da fala, entre outros, são observados quando a percepção de uma parte ausente do corpo é notada. Isso tipicamente se deve à neurotmese, que pode ser separação física, neuroma em continuidade, neuroma adesivo lateral, torcedura do nervo ou algum outro tipo de impacto ou infarto do nervo.

Dor neuropática provocada: na ausência de estímulo, há ausência de dor, mas em presença de estímulo, uma resposta dolorosa é provocada. Nesses casos, o paciente deixa de fazer as atividades normalmente dolorosas, como barbear, usar batom, beijar ou mastigar. Isto pode ser devido à referenciação na ausência de modulação somatossensorial das fibras de dor.

Dor neuropática espontânea: a dor neuropática prolongada ocorre e persiste depois que o estímulo é removido.

Disestesia: há uma resposta nociva a um estímulo, que pode ser provocada ou espontânea.

Hiperalgesia: resposta aumentada a um estímulo minimamente nocivo. Exemplificando, um alfinete produz uma resposta dolorosa maior e mais prolongada do que a esperada ou uma resposta atípica para o estímulo (p. ex., queimação).

Alodinia: resposta dolorosa a um estímulo inócuo.

Hiperpatia: resposta dolorosa prolongada e explosiva a um estímulo inócuo. Pode ser contínua.

Anestesia dolorosa: persistência de dor após neurotomia ou amputação de uma parte do corpo. Apesar de não haver função aparente (p. ex., a anestesia é vista ao exame), a dor é percebida na parte do corpo previamente suprida pelo nervo.

O diagnóstico do paciente com defeito de sensibilidade aparente ou dor neuropática decorrente de lesão nervosa periférica inclui uma avaliação anatômica para determinação da causa provável de lesão, o tempo decorrido desde a lesão, a evolução da lesão e da sensibilidade com o passar do tempo, e o efeito sobre as atividades do dia a dia. É importante determinar se restam componentes nociceptivos para a dor (em consequência de inflamação, infecção, lesão persistente, aspectos inflamatórios locais ou choque mecânico) que possam explicar os defeitos aferentes. A apalpação do sítio para detecção de vermelhidão, inchaço e dor, além da obtenção de imagens por tomografia computadorizada (TC) para avaliar os defeitos patológicos podem ser úteis. Áreas limitadas de rubor vermelho-cereja no tecido podem ser devidas à presença de um neuroma que, no caso das lesões nervosas ao nervo alveolar inferior e lingual, pode preencher os sítios de extração do terceiro molar e substituir o tecido mucoso normal.

Os defeitos sensoriais aferentes devem ser cuidadosamente mapeados. Isso pode auxiliar na compreensão das descobertas esperadas na cirurgia, caso a intervenção seja realizada. As características de qualquer dor, seja esta constante ou causada por estimulação, são importantes em proporção ao estímulo ou quando confirmadas além do estímulo.

O diagnóstico do bloqueio nervoso é um indicador útil para determinar se a lesão está gerando dor no nervo periférico e sua localização ao longo do nervo. Em geral, a ausência de dor e de sensibilidade após o bloqueio nervoso periférico indica uma mediação periférica e a fonte da dor, geralmente decorrente de um neuroma no sítio de lesão. Entretanto, o risco de falso-positivos deve ser notado com relação ao potencial de que a dor centralmente mediada resultará em ausência de dor após o bloqueio nervoso periférico, mas essa dor ainda dependerá de modulação do sistema nervoso central (SNC). Assim, em muitos casos, o paciente com dor centralmente mediada tem uma alteração nessa experiência de dor após o bloqueio nervoso periférico. Essa alteração geralmente se dá no sentido da atenuação do nível de dor. Para o paciente com uma fonte periférica de dor, iniciar o bloqueio com anestesia à base de lidocaína no sítio mais periférico pode determinar se um neuroma ou inflamação perineural constitui um fator. Exemplificando, quando a intensão é determinar se a lesão é devida à perturbação mecânica de um nervo no momento da cirurgia ou se está na localização do bloqueio nervoso, seria melhor para o paciente receber primeiro um bloqueio diagnóstico no sítio de possível lesão mecânica (p. ex., na crista lingual para remoção de um terceiro molar). Se a disestesia dolorosa persistir após esse bloqueio, um bloqueio de Gow-Gates (p. ex., proximal ao sítio de bloqueio nervoso) pode ser feito para determinar se a localização da lesão é devida à injeção e não à cirurgia.

O diagnóstico para o paciente com lesão do nervo trigêmeo inclui radiografia panorâmica, outras vistas locais do sítio lesado (se necessário) e uma tomografia maxilofacial. A ressonância magnética (IRM) às vezes é útil para localizar sítios de lesão, inflamação, choque ou massas. As imagens de dor neuropática diferem um pouco daquelas usadas para outros pacientes com lesão no nervo trigêmeo. Uma tentativa de definir os aspectos inflamatórios da lesão pode ser feita com IRM da região, incluindo o mapeamento do sítio de lesão nervosa com reconstrução tridimensional (Fig. 16-3).

Os neuromas podem ser identificados em adição à inflamação nos tecidos perineurais, osso ou tecidos moles associados. A extensão da inflamação perineural é particularmente importante na lesão nervosa química, porque esta pode não ser totalmente evidente ao microscópio operante. A necessidade de ressecar o osso ou tecido mole associado

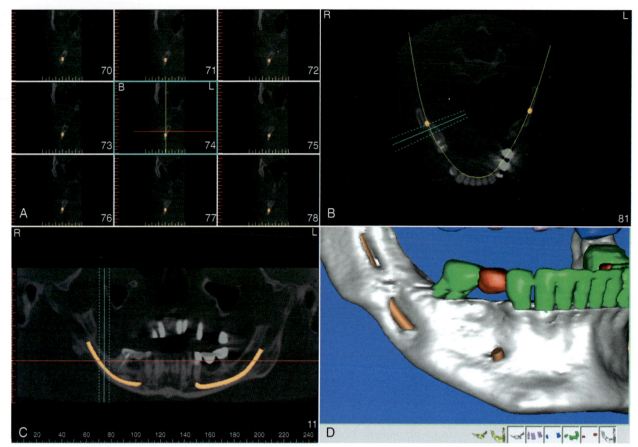

Figura 16-3 Planejamento pré-operatório. Vistas geradas por TC (técnica *Cone beam*) da posição do nervo alveolar inferior.

também pode ser avaliada por IRM. A neurografia por IRM pode ser usada para determinar se uma reação inflamatória ou turgor do tecido neural é evidente próximo à lesão. A desaferenciação distal ao nervo por vezes também pode ser indicada na neurografia por IRM. A TC ou IRM do cérebro é indicada para excluir a possível existência de lesão no SNC associada à presença de dor neuropática ou para acessar achados neurodegenerativos, como doenças desmielinizantes.

Contraindicações e Limitações

Todos os pacientes devem ser aconselhados com relação à ausência de melhora dos sintomas da cirurgia de nervo periférico. O fator prognóstico mais importante na melhora é o tempo decorrido desde a lesão até a intervenção cirúrgica. Em adição, o estado médico do paciente deve ser considerado. O tratamento médico com medicações neurolépticas também deve ser considerado a opção de tratamento não cirúrgico.

CAPÍTULO 16 Reparo do Nervo Alveolar Inferior e do Nervo Lingual

TÉCNICA: Reparo de Nervo Alveolar Inferior

PASSO 1: Preparação do Paciente
O paciente é imobilizado com um encosto de cabeça, toalhas e fita adesiva, sacos de areia ou métodos similares.

PASSO 2: Incisão
A habilidade de avaliar o sítio lesado por via transoral é usual, com acesso total ao nervo alveolar inferior desde o lábio até a parte alta da fossa infratemporal; ao nervo lingual desde a língua até a inserção da corda timpânica; e ao nervo infraorbital desde a bochecha até a órbita interna, por meio de uma abordagem transoral/transantral. Todos os reparos devem ser feitos sob microscópio operante binocular de duas cabeças, com capacidade de visualização do sítio cirúrgico no monitor da câmera; a capacidade de gravação é recomendável. Isso permite que o cirurgião e o assistente vejam exatamente o mesmo sítio e a partir do mesmo ângulo. Permite ainda que a equipe cirúrgica opere por meio das objetivas do microscópio ou via observação no monitor. Isso permite que a equipe cirúrgica mude a posição da mão e ganhe acesso ao longo de uma faixa muito maior de variáveis, do que quando a operação é feita com lupas (Fig. 16-4, *A*).

PASSO 3: Exposição e Osteotomia
O acesso ao nervo alveolar inferior pode ser feito via osteotomia de boca ou crista. Usando uma serra ou instrumento giratório, o córtex lateral é removido; em geral, o corte de osteotomia mede 3-5 mm. Notavelmente, o nervo alveolar inferior segue pelo bucal, até o forame mentoniano. Esse nervo com frequência forma uma alça bucal na área do terceiro molar antes de retornar na direção lingual no corpo. Em adição, o nervo pode ainda tocar o nervo lingual junto ao forame mentoniano, à medida que libera o nervo incisivo para a porção anterior da mandíbula. Quase 1 em 5 nervos alveolares inferiores é bífido no ângulo e corpo posterior da mandíbula. Uma vez removido o osso do córtex lateral, é possível inserir sondas nervosas no canal, e microcuretas podem ser usadas para aliviar lateralmente o canal ósseo (Fig. 16-4, *B*).

PASSO 4: Lateralização do Nervo Alveolar Inferior
O nervo alveolar inferior deve ser removido de seu canal e lateralizado em pelo menos 1 cm de cada lado da lesão. Pequenos ramos seguindo para as polpas dos dentes têm natureza neurovascular, podendo e devendo ser preservados, se possível. Embora a principal artéria de nutrição para uma polpa possa ser lesada, o suprimento sanguíneo anastomótico a partir do ligamento periodontal tende a manter a vitalidade, se os ápices não forem destruídos. Essa proximidade é sobretudo um problema para segundos molares inferiores. Se realizada distalmente pelo forame mental, também pode requerer a separação ou lateralização do nervo incisivo. A osteotomia para acesso ao nervo alveolar inferior deve determinar que quaisquer aprisionamentos tenham sido eliminados e qualquer osso inflamado ou tecido de granulação tenha sido removido.

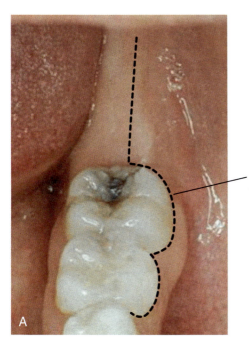
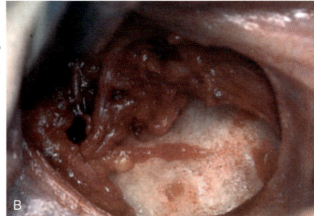

Linha de incisão para exposição do nervo lingual

Figura 16-4 A, Incisão de acesso e osteotomia para o nervo alveolar inferior. **B,** Exposição de sítio lesado no nervo alveolar inferior.

TÉCNICA: Reparo do Nervo Lingual

PASSO 1: Incisão
O acesso ao nervo lingual pode ser obtido repetindo uma incisão de osteotomia do terceiro molar ou sagital, a partir da lateral da crista temporal/superiormente à parte distal do segundo molar e com uma incisão relaxante na vestibular. Nenhuma incisão de liberação é desejável na mucosa lingual, porque estas frequentemente se rompem no parênquima da língua. Uma vez liberado o retalho bucal, o retalho lingual é elevado a partir da crista temporal até a área pré-molar, incluindo as papilas gengivais.

PASSO 2: Retração
Com um amendoim ou esponja, a glândula sublingual pode ser trazida para cima com o retalho lingual, revelando o nervo lingual distal e o ducto de Wharton.

PASSO 3: Esqueletização de Nervo
A extremidade proximal do nervo lingual deve ser distinguida do tendão temporal; a preservação cuidadosa desse tendão quando o retalho é erguido até o seu aspecto lingual torna essa distinção mais fácil. Notável na dissecação proximal é o fato de as cordas timpânicas se unirem ao nervo lingual a cerca de 2 cm acima do plano oclusal, a partir dos ramos posterior e anterior até o músculo pterigoide. Se isso for notado, deve ser preservado. Essa dissecação deve revelar cerca de 2,5 a 3 cm do nervo lingual, tornando a lesão como um todo, além do enxerto ou reparo livre de tensão, mais fácil de compreender (Fig. 16-5, *A* e *B*).

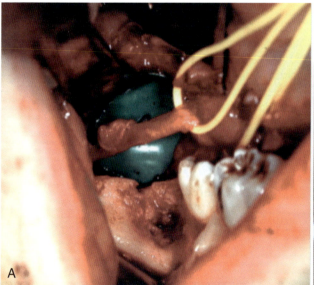
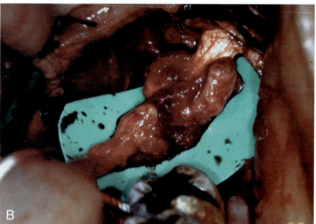

Figura 16-5 A, Exposição de sítio lesado no nervo lingual. **B,** Remoção de neuromas, lateral ou em continuidade.

CAPÍTULO 16 Reparo do Nervo Alveolar Inferior e do Nervo Lingual 143

TÉCNICA: Reparo do Nervo Lingual *(Cont.)*

PASSO 4: Anastomoses de Nervo Comuns aos Nervos Lingual e Alveolar Inferior

A meta do reparo cirúrgico é obter um nervo contínuo livre de componentes patológicos. O neuroma de amputação, os neuromas aderentes laterais e outros neuromas em continuidade devem ser removidos. Compressão externa ou dobras devem ser aliviados. Se o nervo estiver intacto e uma neuropatia compressiva for a causa subjacente dos sintomas, a neurólise externa ou interna pode ter papel na melhora da sensibilidade e diminuição da dor. Para nervos com neurotmese ou neuromas resseccionados, é indicado o reparo epineural livre de tensão. Esse procedimento é tipicamente realizado com suturas no epineuro (p. ex., prolina 7-0 a 9-0, pelo menos três para orientar o nervo). A sutura insuficiente pode resultar em perda de coaptação durante a cicatrização. A vedação do epineuro com cola de fibrina ou **Avitene**® pode ser feita como forma de promover a adaptação inicial. Estudos realizados com animais sobre reparo de nervo demonstram a restauração parcial da força tênsil do nervo já em 1 semana após a cirurgia (Fig. 16-6, *C* a *E*).

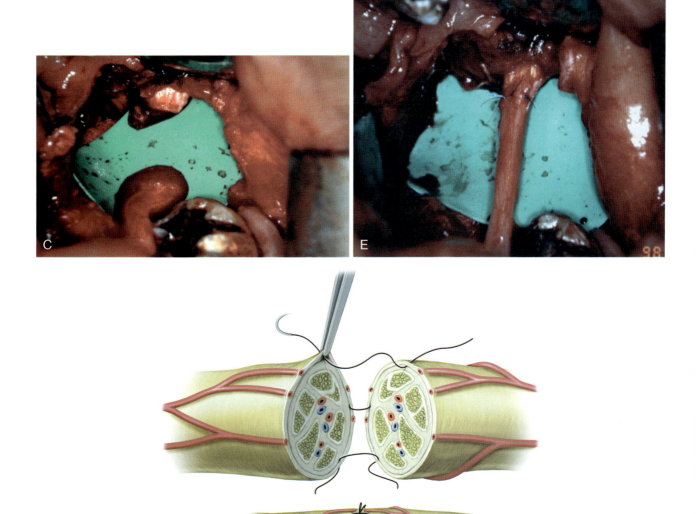

Figura 16-5 *(Cont.)* **C,** Cotos do nervo distal proximais identificados. **D,** Reparo epineural. **E,** Vista intraoperatória de reparo de nervo epineurial concluído.

Técnicas Alternativas e Modificações

Os procedimentos cirúrgicos para o paciente com dor neuropática associada a lesão do nervo trigêmeo não são os mesmos usados para pacientes com lesão nervosa sensorial simples. Uma ressecção mais ampla da parte lesada do nervo e a substituição com enxerto de nervo tende mais a ser considerada, devido à continuada inflamação perineural ao longo de qualquer parte do nervo lesado. A lesão química de nervo decorrente de procedimentos endodônticos muitas vezes deixa um perineuro com aspecto de couro até alguns centímetros do nervo alveolar inferior. A identificação de todas as partes do nervo demonstrando lesão visual ou por IRM se faz necessária para determinar a quantidade de ressecção e anastomose com enxerto de cabo. A experiência nos últimos anos tem sido com o uso de enxertos de **AxoGen®** e **Avance®** destinados a esta finalidade. Os enxertos de veia ou enxertos autógenos auricular maior ou nervo sural também podem ser realizados.

A dor neuropática decorrente de osteorradionecrose muitas vezes está associada a isquemia. Aliviar a isquemia com terapia de oxigênio hiperbárico ou cirurgia de retalho livre muitas vezes pode diminuir a dor. Não é sabido se essa diminuição da dor é devida à tensão aumentada de oxigênio no tecido ou tem outra etiologia.

Neurectomia, crioterapia e desnervação química ainda são opções pouco usadas para dor neuropática. A técnica de neurectomia periférica, já consagrada, continua em uso, apesar das preocupações contínuas com recidivas. Em um estudo recente,[6] a taxa de retorno da dor após a neurectomia foi de apenas 2 em cada 30 pacientes após 3 anos de seguimento.

Prevenção e Tratamento das Complicações

A prevenção de traumatismo tecidual associado é especialmente importante durante a dissecação do assoalho da boca. O plexo sublingual de veias, bem como a artéria sublingual e os perfuradores do aspecto lingual da mandíbula devem ser abordados com cautela para garantir a hemostasia. Músculos como o constritor da faringe superior devem ser liberados de maneira cuidadosa de seus pontos de fixação aponeuróticos, caso seja necessário, para evitar sangramento muscular e edema. A dissecação junto à mandíbula durante o reparo do nervo alveolar deve ser feita para evitar danos aos dentes e perfuração através do aspecto lingual da mandíbula, quando possível. O uso de curetas de osso pode ser útil para evitar lesões adicionais no nervo alveolar inferior durante a dissecação da mandíbula.

Recomendações Pós-operatórias

Estimuladores de nervo periférico têm sido usados para minimizar a dor neuropática do trigêmeo pós-traumática subsequente ao reparo.[7] Há amplas séries de casos e um extensivo acompanhamento disponíveis para avaliação dos estimuladores periféricos no tratamento da neuralgia pós-heréticodo trigêmeo. Johnson usa implantes subcutâneos geradores de pulso. Embora estes proporcionem 50% do alívio da dor em 70% dos pacientes, podem ter menor utilidade prática em lesões localizadas em V3.[8]

É recomendado que os pacientes não fumem cigarro após o reparo de nervo. O complexo de vitamina B pode ser útil no tratamento da dor neuropática. Em um estudo cego,[9] a combinação de B_1, B_6 e B_{12}, quando usada em modelo de experimentação animal, diminuiu os comportamentos de dor associados à dor neuropática traumática induzida do trigêmeo.

Os exercícios de retreinamento neurossensoriais, auxiliados por terapeutas ocupacionais, minimizam comprovadamente os sintomas e favorecem a recuperação sensorial funcional.

Referências

1. Gregg J: Historical perspectives on trigeminal nerve injuries. In Miloro M, editor: *Trigeminal nerve injuries*, Berlin, 2013, Springer-Verlag.
2. Haighton J: An experimental inquiry concerning the reproduction of nerves, *Philos Trans R Soc Lond* 85:190, 1795.
3. Ferrara G: Nuova selva di cirugia, divisa in tre parti. Nella prima sono gli avvertimenti del manual, & artificioso modo di curare molte, e gravi infirmità del corpo humano. Nella seconda sono molti medicamenti esquisiti, con le figure de' ferri, ò instrumenti necessarii per essercitar l'arte della cirugia. Nella terza parimente si contengono molti rari medicamenti per distillationi, con le figure in ultimo de' vasi, e fornelli appartenenti all'arte distillatoriao. Sebastian Combi, Venice (1608).[Translated in Little K, Zomorodi A, Selznick L, Friedman A: An eclectic history of peripheral nerve surgery, Neurosurg Clin North Am 15:109, 2004.].
4. Millesi G: Microsurgery of peripheral nerves, *Hand* 5:157, 1973.
5. Hauamen J, Samii M, Schmidseder R: Restoring sensation to the cut inferior alveolar nerve by direct anastomosis or by free autologous nerve grafting, *Plast Reconstr Surg* 54:83, 1973.
6. Agrawal SM, Kambalimath DH: Peripheral neurectomy: a minimally invasive treatment for trigeminal neuralgia—a retrospective study, *J Maxillofac Oral Surg* 10:195, 2011.
7. Lenciq S, Cohen J, Patin D: A minimally invasive surgical technique for the treatment of posttraumatic trigeminal neuropathic pain with peripheral nerve stimulation, *Pain Physician* 15:E725, 2012.
8. Johnson MD, Burchiel KJ: Peripheral stimulation for treatment of trigeminal postherpetic neuralgia and trigeminal posttraumatic neuropathic pain: a pilot study, *Neurosurgery* 55:135, 2004.
9. Kopruszinski CM, Reis RC, Chichorro JG: B vitamins relieve neuropathic pain behaviors induced by infraorbital nerve constriction in rats, *Life Sci* 10(91):1187-1195, 2012.

CAPÍTULO 17

Infecção Odontogênica

David W. Lui e A. Omar Abubaker

Material Necessário

Lâmina de bisturi nº 15
Drenos Penrose ¼"
Seringa de 10 ml com agulha 18 G
Suturas apropriadas
Kit de cricotireotomia/traqueostomia
Tubos/*swabs* de cultura

Kit de extração dental
Descolador de periósteo Molt nº 9
Categut cromado 3-0
Fórceps de exodontia
Pinça Kelly
Anestésico local com vasoconstritor

Pinça hemostática curva (mosquito)
Agulha de eletrocautério
Fórceps tonsilar de Schnidt
Descolador reto

Histórico do Procedimento

Um médico da corte do rei de Württemberg, Wilhelm Friedrich von Ludwig, descreveu a conhecida condição de angina de Ludwig, em 1836, mas foi somente no início do século XX que se estabeleceu a relação entre abscesso dental e inchaço cervical grave com risco de morte.[1] A incisão e drenagem do abscesso odontogênico, aliada à extração dental, é um procedimento consagrado pelo tempo realizado por cirurgiões especializados na região oral e maxilofacial. Essa operação requer completo conhecimento das camadas fasciais e dos potenciais espaços anatômicos pelos quais uma infecção pode se disseminar para a cabeça e o pescoço, conforme publicado nos estudos anatômicos clássicos de Grodinsky e Holyoke, conduzidos em 1938-1939.[2-4] Antes disso, a infecção da cabeça e do pescoço era comum e costumava ser fatal. A osteomielite dos maxilares também era um problema comum e grave. Naquela época, as erisipelas estavam associadas a uma taxa de mortalidade de 60%. Uma discussão sobre a história das infecções odontogênicas é incompleta sem o reconhecimento do trabalho contido no livro-texto *Oral and Maxillofacial Infections*, de Topazian e Goldberg.[5]

Indicações para o Uso dos Procedimentos

A infecção odontogênica com evidência clínica ou radiológica de abscesso requer incisão e drenagem com abordagem transcutânea ou transoral, dependendo do espaço envolvido, aliada à extração dental. Os protocolos modernos em geral suplementam o exame físico com uma varredura de tomografia computadorizada (TC) com contraste intravenoso, para delineamento da presença de acúmulo e localização dos espaços fasciais envolvidos. A infecção do espaço fascial associada a uma fonte odontogênica pode incluir um ou uma combinação de espaços representados no Quadro 17-1.

QUADRO 17-1 Espaço Fascial Profundo Envolvido por Infecção Odontogênica

Infecção do espaço fascial profundo associada com qualquer dente:
- Vestibular
- Bucal
- Subcutâneo

Infecções do espaço fascial profundo associadas aos dentes maxilares:
- Canina
- Palatina
- Bucal
- Infratemporal
- Seio maxilar e outros seios paranasais
- Trombose do seio cavernoso

Infecção do espaço fascial profundo associada aos dentes mandibulares:
- Espaço do corpo mandibular
- Submandibular
- Sublingual
- Submentuall
- Mastigador (submassetérica, pterigomandibular, temporal superficial, temporal profunda)

Infecção do espaço fascial profundo do pescoço e do tórax:
- Faríngea lateral (compartimentos anterior e posterior)
- Retrofaríngea
- Pré-traqueal
- Pré-vertebral
- Espaço perigoso
- Pré-vertebral
- Mediastino

Contraindicações e Limitações

A prática de incisão e drenagem, aliada à erradicação da fonte de infecção, é considerada um procedimento urgente e raramente é contraindicada, na maioria das circunstâncias. A presença de trismo pode dificultar muito as extrações e as abordagens transorais de drenagem de abscesso sob anestesia local, podendo muitas vezes ser necessária a anestesia geral. As comorbidades médicas podem requerer modificações perioperatórias a fim de otimizar o paciente para cirurgia, bem como contribuir a fim de que a resolução pós-operatória da infecção seja precária ou demorada.

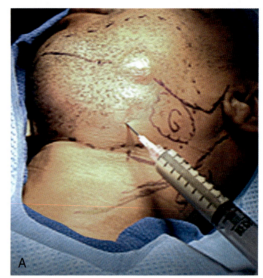

Figura 17-1 A, Aspiração de abscesso com seringa de 10 mL/agulha 18-g.

TÉCNICA: Incisão e Drenagem da Infecção do Espaço Fascial de Origem Odontogênica

PASSO 1: Manutenção da Via Aérea
Estabelecer uma via aérea segura é fundamental em casos de infecção cervical profunda grave. A entubação com fibra óptica feita no paciente desperto ou sedado pode ser necessária em casos de trismo grave ou outro comprometimento da via aérea. A entubação nasal é relativamente contraindicada em casos de abscesso retrofaríngeo, devido ao potencial de ruptura iatrogênica da mucosa da parede faríngea posterior, aumentando o risco de aspiração de material infectado.[5] O cirurgião deve estar preparado para o estabelecimento cirúrgico da via aérea, caso se depare com uma situação do tipo "impossibilidade de entubar, impossibilidade de ventilar".

PASSO 2: Aspiração do Abscesso
Após a aplicação de um agente de limpeza cutâneo de uso tópico, o material do abscesso é aspirado por via transcutânea com auxílio de uma seringa de 10 ml conectada a uma agulha de 18-g, sob condições estéreis. Se for planejada uma aspiração transmucosa, deve ser feita a aplicação de solução oral de clorexidina para minimizar a contaminação da flora oral. O aspirado deve ser enviado como amostra de cultura microbiológica (Fig. 17-1, A).

PASSO 3: Incisão
A infiltração anestésica local pode ser administrada antes da incisão. Vários desenhos de incisão foram descritos, conforme o espaço fascial envolvido. A incisão na pele deve ser longa o suficiente para que o cirurgião introduza com facilidade e manipule o instrumento de escolha. A localização e o padrão de incisão na pele e na mucosa variam dependendo do espaço fascial drenado (Fig. 17-1, B e C).

PASSO 4: Drenagem e Cultura
Para o abscesso submandibular, a incisão cervical é feita a cerca de 2-4 cm abaixo do ângulo da mandíbula, acompanhando uma dobra cervical natural, abaixo da extensão mais inferior do edema.[6] Uma pinça hemostática mosquito ou fórceps tonsilar de Schnidt é introduzida através da pele, do tecido subcutâneo, do músculo platisma e da camada superficial da fascia cervical profunda, até encontrar a margem inferior da mandíbula (Fig. 17-1, D). A instrumentação subperióstea do aspecto lateral e medial do ramo mandibular é então realizada, se houver envolvimento do espaço mastigatório. A manipulação digital junto à cavidade do abscesso pode ajudar a interromper a inoculação. A drenagem purulenta pode ser obtida por meio do local de incisão e enviada para cultura, caso o aspirado não tenha sido obtido previamente.

PASSO 5: Irrigação e Colocação do Dreno
Todos os sítios de drenagem devem ser irrigados com solução salina normal. Os drenos de Penrose (1/4") são então colocados através dos locais de incisão e, subsequentemente, suturados com Prolene 5-0. É preciso tentar colocar a ponta do dreno no centro do espaço drenado. O número de drenos colocados depende do número total de espaços fasciais envolvidos (Fig. 17-1, E).

PASSO 6: Remoção da Fonte de Infecção por Extração Dental
Todos os dentes infeccionados devem ser extraídos para evitar o possível reacúmulo do abscesso, que poderia justificar uma segunda ida à sala cirúrgica. Se as extrações forem realizadas no mesmo quadrante, o tecido gengival deve ser frouxamente aproximado com suturas de *Categut* cromado 3-0, para permitir a drenagem adicional no pós-operatório.

(Continua)

CAPÍTULO 17 Infecção Odontogênica 147

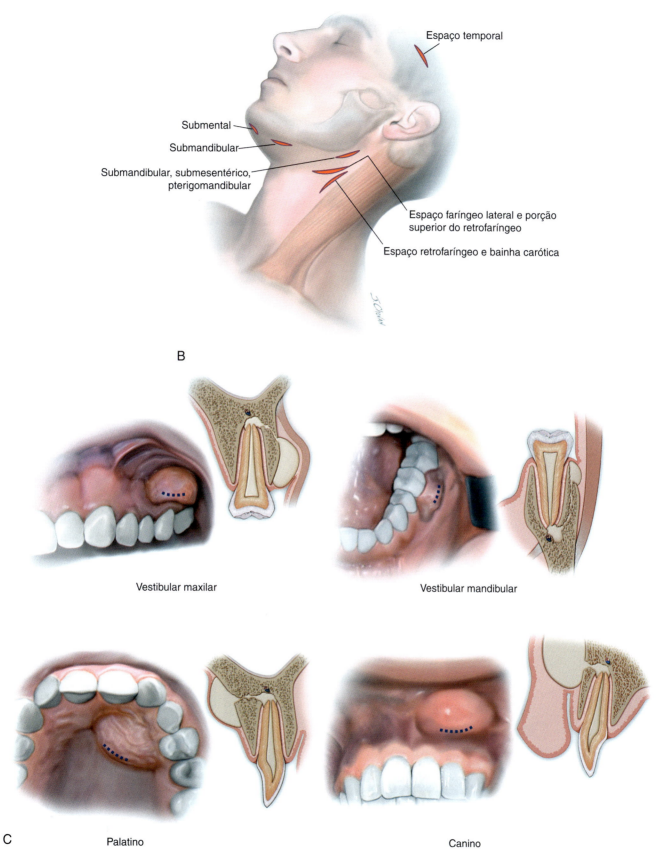

Figura 17-1 *(Cont.)* B, Desenhos variados de incisão cutânea para incisão e drenagem de infecção do espaço fascial profundo. **C,** Vários desenhos de incisão da mucosa para incisão e drenagem de abscessos vestibular e palatino. Topo, à esquerda: delineamento de incisão de I&D do espaço vestibular maxilar. Topo, à direita: delineamento de incisão de I&D do espaço vestibular mandibular. Abaixo, à esquerda: delineamento de incisão de I&D do espaço palatino. Abaixo, à direita: delineamento de incisão de I&D do espaço canino.

TÉCNICA: Incisão e Drenagem da Infecção do Espaço Fascial de Origem Odontogênica (Cont.)

PASSO 7: Decisão sobre Extubação

A extubação feita na sala cirúrgica no momento da conclusão do procedimento deve ser discutida com o anestesista. Se a entubação inicial tiver sido difícil ou se houver infecção do espaço submandibular bilateral, o cirurgião deve considerar manter o paciente entubado na unidade de terapia intensiva (UTI) durante o pós-operatório, para proteger as vias aéreas até o desaparecimento do envolvimento cervical. Se a avaliação das vias aéreas determinar que a reintubação é menos difícil e for necessária, deve ser feita uma tentativa de extubação sob condições controladas, como na UTI ou na sala cirúrgica.

TÉCNICA ALTERNATIVA 1: Incisão e Drenagem de Abscesso do Espaço Vestibular, Canino e Palatal

Para um abscesso do espaço vestibular ou canino, uma pinça hemostática mosquito ou descolador de periósteo são introduzidos no espaço envolvido, através da incisão vestibular, até a cortical vestibular mandibular ou maxilar ser alcançada. Para um abscesso palatino, deve ser feita uma abordagem palatina. O descolamento subperiosteal pode ajudar a interromper a inoculação (Fig. 17-2).

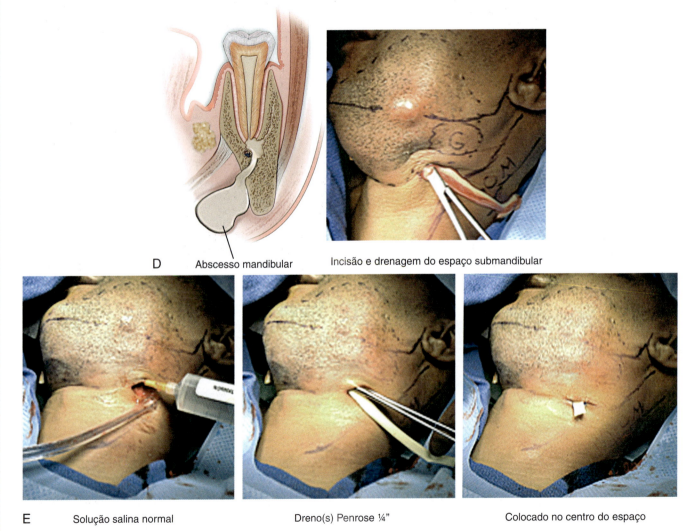

Figura 17-1 *(Cont.)* **D,** Incisão e drenagem do espaço submandibular. **E,** Irrigação e colocação de dreno.

TÉCNICA ALTERNATIVA 2: Incisão e Drenagem de Abscesso do Espaço Lateral Faríngeo ou Retrofaríngeo

Para o abscesso faríngeo lateral, a abordagem submandibular descrita anteriormente neste mesmo capítulo permitirá que o cirurgião explore o espaço faríngeo lateral por dissecação romba com o dedo, na direção superomedial, entre o ventre posterior do músculo digástrico e o esternocleidomastóideo (ECM) (Fig. 17-3, *A*). No entanto, a incisão deve ser longa o suficiente para permitir a manipulação digital. A dissecção com o dedo do espaço faríngeo lateral é concluída quando o cirurgião consegue palpar medialmente o tubo endotraqueal, os processos transversais ipsilaterais das vértebras posteromedialmente, e a bainha carótica posterolateralmente.

Se a bainha carótica junto ao compartimento posterior do espaço faríngeo lateral estiver envolvida, uma abordagem anterior do ECM pode proporcionar melhor acesso à artéria carótida ou à veia jugular interna. A incisão é verticalmente orientada ao longo da borda anterior do ECM, começando a 3 cm inferiormente ao lobo da orelha. Uma pinça hemostática mosquito ou fórceps tonsilar de Schnidt é introduzida através da pele, do tecido subcutâneo, do músculo platisma e da camada superficial da fascia cervical profunda. O ECM é retraído posterolateralmente, para expor a bainha carótica. Se estiver envolvida, a bainha então é aberta com subsequente controle vascular proximal e distal, em casos de comprometimento vascular.

Para o abscesso retrofaríngeo, a abordagem submandibular permite que o cirurgião explore o componente supra-hioide. Se a porção infra-hióidea também apresentar envolvimento, uma abordagem anterior do ECM deve ser escolhida. A dissecção digital do espaço retrofaríngeo é uma continuação da dissecção completa do espaço faríngeo lateral. A dissecção somente está completa quando o cirurgião consegue apalpar os processos transversais contralaterais das vértebras, o tubo endotraqueal a partir do aspecto posterior e, se necessário, a bainha carótica contralateral. O espaço perigoso, quando envolvido, é penetrado por dissecção digital ao longo da fascia alar, que pode ser explorada com segurança inferiormente, até o nível de T4 (Fig. 17-3, *B* e *C*).

Em casos de envolvimento mediastínico descendente, é necessário consultar o cirurgião torácico, e seu manejo foge ao escopo deste capítulo.

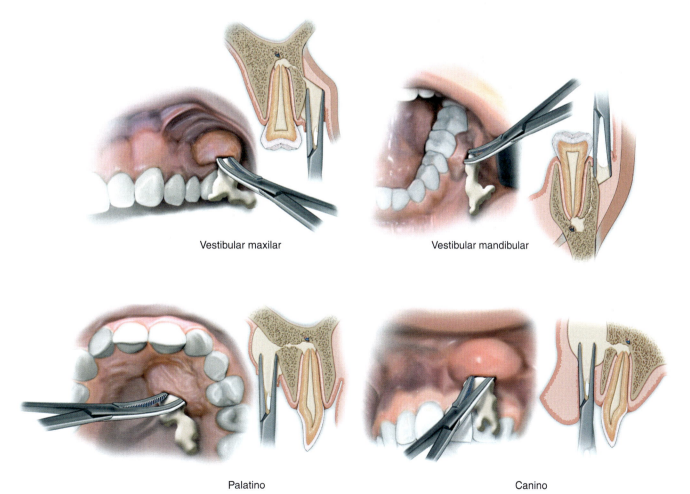

Figura 17-2 Incisão e drenagem de abscesso nos espaços vestibular, canino e palatino. Topo, à esquerda: I&D do espaço vestibular maxilar. Topo, à direita: I&D do espaço vestibular mandibular. Abaixo, à esquerda: I&D do espaço palatino. Abaixo, à direita: I&D do espaço canino.

Prevenção e Tratamento das Complicações

A Tabela 17-1 descreve as complicações intraoperatórias mais conhecidas específicas da incisão e drenagem de infecção odontogênica. As mais sérias envolvem comprometimento de via aérea.

Recomendações Pós-operatórias

Se o paciente for extubado ao final do procedimento em consequência de inchaço, o monitoramento pós-operatório da via respiratória pode incluir oximetria de pulso contínua ou internação para observação em uma unidade de cuidados semi-intensivos, por exemplo. Se for decidido manter o paciente entubado na UTI durante o pós-operatório, deve ser realizado um teste de vazamento de manguito para investigar a desobstrução da via aérea antes da extubação. Alternativamente, um cateter de troca de via aérea de Cook pode ser inserido abaixo da ponta do tubo endotraqueal, logo acima da carina, antes da remoção completa do tubo endotraqueal até o nível da faringe, para avaliar a desobstrução da via aérea. Se a via aérea não estiver patente, o tubo endotraqueal existente pode ser facilmente inserido usando o cateter de Cook como guia. Esse trocador de tubo geralmente é removido em 1 hora após a extubação, mas pode ser mantido por até 72 horas em casos de possível reintubação.[8,9]

A seleção de antibióticos empíricos muitas vezes é conduzida institucionalmente. Entretanto, uma combinação de ampicilina/sulbactam e metronidazol em geral é usada para fornecer cobertura de amplo espectro. Uma dosagem bactericida de clindamicina (900 mg) constitui uma alternativa para o paciente com alergia à penicilina. A escolha do antibiótico deve ser ajustada com base nos resultados da cultura. O uso de um esteroide no perioperatório para diminuir o edema de via aérea é controverso. Seu uso pode ser benéfico, mas é contraindicado para pacientes diabéticos ou imunocomprometidos.

A melhora clínica subjetiva, em especial a diminuição da dor, é um indicador clínico eficiente de resolução da infecção. A contagem de leucócitos pós-operatória pode ser usada, sobretudo diante da falta de resolução clínica. Se for esse o caso, é necessário repetir a varredura de TC para determinar se houve reacúmulo do abscesso. Nesse momento, é necessário tomar uma decisão para determinar o tratamento adicional, como a realização de mais incisão e drenagem. Similarmente, a resolução tardia da infecção justifica uma reavaliação da efetividade do antibiótico.

Não há boas evidências que mostrem os benefícios da irrigação ou do avanço do dreno. Em geral, os drenos podem ser removidos quando mostram ausência de drenagem da secreção purulenta.

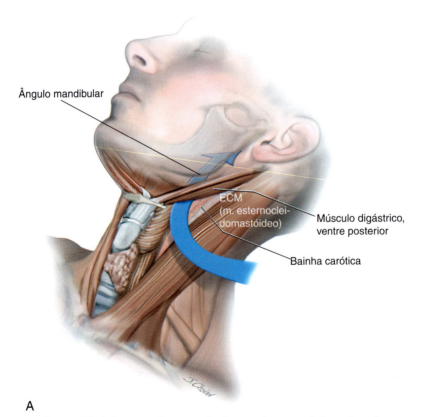

Figura 17-3 **A,** Incisão e drenagem de abscesso do espaço faríngeo lateral.

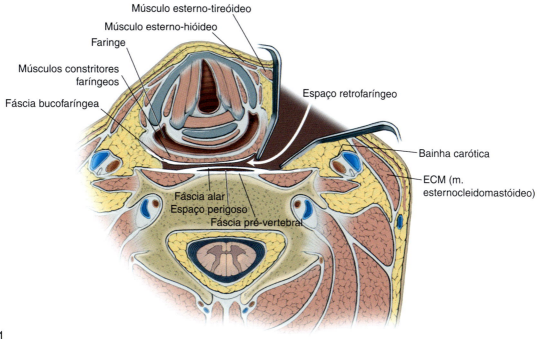

B1

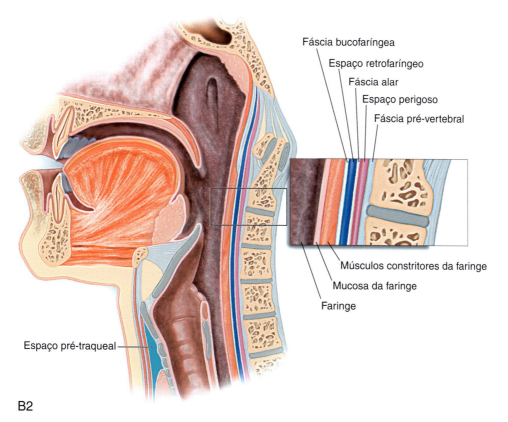

B2

Figura 17-3 *(Cont.)* B, Ilustração anatômica coronal e sagital para incisão e drenagem de abscesso no espaço retrofaríngeo.

(Continua)

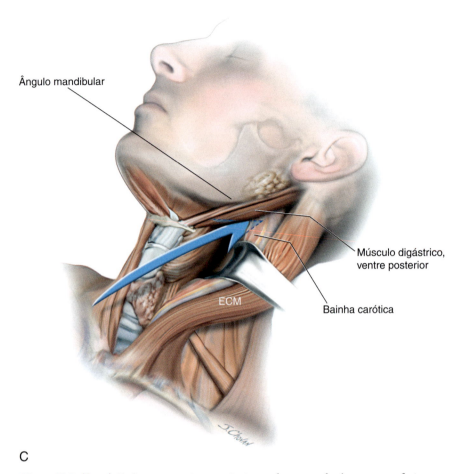

C

Figura 17-3 *(Cont.)* **C,** Acesso cirúrgico para incisão e drenagem de abscesso retrofaríngeo.

Tabela 17-1	Complicações Pós-operatórias mais Comuns Associadas a Incisão e Drenagem de Infecção Odontogênica	
Complicação	**Momento em que ocorre**	**Manejo**
Obstrução de via aérea	Pré-op.	(1) Antecipar a obtenção cirúrgica de via aérea.
	Intraop.	(2) Fornecer oxigênio suplementar simultâneo com ou sem suporte ventilatório por via nasofaríngea conectada ao circuito anestésico.
Aspiração de material infectado	Intraop.	(1) Sucção de via aérea antes da entubação.
		(2) Instrumentação cuidadosa da via aérea para evitar laceração mucosa iatrogênica durante a entubação.
Drenagem incompleta do abscesso	Intraop.	(1) Obter varredura de TC pré-operatória, com contraste intravenoso, para rever todos os potenciais espaços fasciais.
	Pós-op.	(2) Repetir a varredura de TC em casos de reacúmulo de abscesso e possível incisão e drenagem adicionais.

Referências

1. Lugwig WF: Medicinishe correspondenz, *Blatt de Würtembergischen Arztlichen Vercins* 6:26, 1836.
2. Grodinsky M, Holyyoke EA: The fasciae and fascial spaces of the head, neck, and adjacent regions, *Am J Anatomy* 63:367, 1938.
3. Grodinsky M: Retropharyngeal and lateral pharyngeal abscesses, *Ann Surg* 110:177, 1939.
4. Grodinsky M: Ludwig's angina: an anatomical and clinical study with review of the literature, *Surgery* 5:678, 1939.
5. Topazian RG, Goldberg MH, Hupp JR: Odontogenic infections and deep fascial space infections of dental origin. In Topazian RG, editor: *Oral and maxillofacial infections*, ed 4, Philadelphia, 2002, WB Saunders.
6. Flynn TR: Surgical management of orofacial infections, *Atlas Oral Maxillofac Surg Clin North Am* 8:77, 2000.
7. Osborn TM, Assael LA, Bell RB: Deep space neck infection: principles of surgical management, *Atlas Oral Maxillofac Surg Clin North Am* 20:353, 2008.
8. Caplan RA, Benumof JL, Berry FA, et al: Practice guidelines for management of the difficult airway: a report by the American Society of Anesthesiologist Task Force on management of the difficult airway, *Anesthesiology* 78:597, 1993.
9. Schaeuble JC, Heidegger T: Strategies and algorithms for the management of the difficult airway: an update, *Trends Anesth Crit Care* 2:208, 2012.

CAPÍTULO 18

Vestibuloplastia

Vincent J. Perciaccante e Sam E. Farish

Material Necessário

A — Procedimento de vestibuloplastia
Descolador de periósteo Molt n° 9
Cabo e lâminas de bisturi n° 15
Suturas apropriadas
Tesoura Íris
Anestésico local com vasoconstritor
Pinça hemostática mosquito
Eletrocautério com agulha
Afastadores de Obwegeser, curvado para cima e curvado para baixo (*toe-in, toe-out*)
Compressas Peanut ou Kitner
Seldin
Ganchos de pele simples e duplo
Cinzel pequeno e martelo
Retrator de Weider

B — Obtenção de enxerto de pele
Fórceps DeBakey para tecido
Dermatomo
Pinças hemostáticas mosquito
Régua de aço inoxidável
Óleo mineral estéril
Abaixadores de língua de madeira estéreis
Fita adesiva
Curativos cirúrgicos impermeáveis

C — Preparação/aplicação do enxerto de pele
Broca de 1,1 mm (comprimento de 9 mm, 11 mm)
Parafusos de 1,5 mm (comprimento de 7 mm, 9 mm e 11 mm)
Fio de aço inoxidável 25G
Fórceps de Adson para tecido
Condicionador de tecido oral
Aplicadores com algodão na ponta
Fórceps DeBakey para tecido

Material de moldagem termoplástico (godiva em bastão)
Tesouras Metzenbaum
Gaze de 10 × 10 cm umedecida e aberta em camada única de 30,5 × 30,5 cm para armazenamento do enxerto
Pinças hemostáticas mosquito
Agulha de Obwegeser para cerclagem (17,5 cm)
Solução salina ou água estéril aquecida (aquecedor de banho-maria)
Cola de pele
Prancha de enxerto de pele
Tesouras retas
Arruelas de aço inoxidável compatíveis com parafusos planejados para uso na fixação do *stent*
Dentadura/*stent* cirúrgico

Histórico do Procedimento

O uso de enxertos de pele para criar um vestíbulo bucal em pacientes que apresentam cobertura inadequada de tecido mole para sustentação da base de uma dentadura data de 1915, quando enxertos de Thiersch foram colocados sobre a mandíbula via bolsões percutâneos que, posteriormente, foram abertos pra expor o enxerto de pele subjacente, fornecendo, assim, um novo sulco.[1] Weiser[2] foi provavelmente o primeiro a aplicar bolsões de pele perioralmente ao vestíbulo bucal. Pickrell,[3] Kilner e Jackson[4] e Kazangian[5] acrescentaram publicações à literatura sobre a técnica de vestibuloplastia em desenvolvimento. Em 1930, uma publicação de Pichler e Trauner[6] delineou muitos dos princípios desse procedimento (necessidade de dissecção perto do periósteo, sítio doador de pele junto ao quadril, de modo a permitir a formação de crosta no sítio doador), que continuam sendo válidos até hoje. O abaixamento dos músculos genioglosso,[7] músculo milo-hióideo a partir da região dos caninos e posteriormente[8] além de forame mentual[9,10] somou maior versatilidade à vestibuloplastia. Schuchardt relatou a colocação de enxerto de pele sobre a superfície lábio-bucal da mandíbula, em 1952.[11] Em 1959, a técnica de vestibuloplastia submucosa na maxila foi descrita por Obwegeser, para extensão de tecido fixo sobre o rebordo alveolar.[12,13] Foi demonstrado que esse procedimento é particularmente útil em pacientes que apresentavam reabsorção alveolar com resultante formação de bridas nos pontos de fixação muscular sobre a crista do rebordo. Em 1963, Obwegeser apresentou o deslocamento inferior total do assoalho da boca por secção do milo-hióideo tanto quanto possível anteriormente e secção de partes do genioglosso, que aumentou muito a popularidade da vestibuloplastia.[9] Embora a evolução dos implantes tenha tornado o procedimento de vestibuloplastia incomum para a ampliação da área de superfície da dentadura, ainda há outras indicações pertinentes a essa técnica, que deve continuar sendo parte do treino dos cirurgiões da região oral e maxilofacial. O típico rebordo mandibular atrófico exibe uma pequena linha de gengiva inserida junto à crista do rebordo, enquanto toda a mucosa remanescente na área de suporte da dentadura pode ser levantada pelo movimento de lábios, bochechas e língua, deslocando, assim, uma dentadura (Fig. 18-1). Os procedimentos de vestibuloplastia com enxerto de pele (VEP)

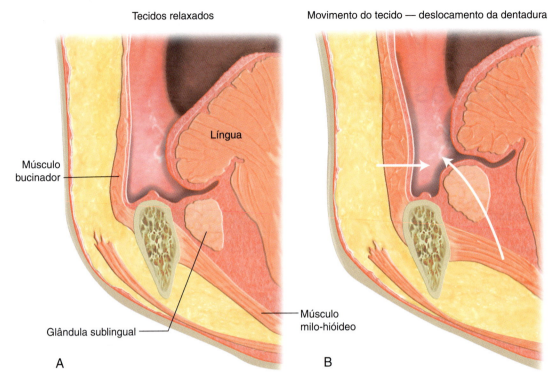

Figura 18-1 A, Pontos de fixação bucal e músculo milo-hióideo relaxado. **B,** A elevação dos tecidos bucais e assoalho da boca por contração resulta no deslocamento da dentadura.

e abaixamento do assoalho da boca (AAB) resultam em um tecido não deslocável sobre toda a base da dentadura. A fixação firme do enxerto à crista perióstea proporciona estabilidade à dentadura até mesmo nos casos em que não é possível criar uma altura de crista significativa com os procedimentos.[1] Uma vantagem adicional oferecida pela cirurgia de VEP e AAB é que a pele utilizada nos enxertos tende a reagir à pressão com uma resposta hiperqueratótica, enquanto a mucosa tende a ulcerar sob condições similares de estresse. A pele parece ser uma superfície mais confortável para o paciente, em comparação à mucosa. Há indicações na literatura, como um estudo conduzido por Landesman et al.,[14] de que os procedimentos de VEP e AAB além de não causarem aumento da reabsorção óssea mandibular, podem, na verdade, diminuir a taxa de reabsorção.

Indicações para o Uso dos Procedimentos

As principais indicações atuais para vestibuloplastia podem ser divididas em quatro categorias para a presente discussão:
1. A extensão do rebordo e abaixamento ou alteração dos pontos de fixação submucosos que deslocam a prótese para permitir um melhor assentamento da dentadura é a indicação original dos procedimentos de vestibuloplastia, em suas numerosas manifestações, junto à maxila e à mandíbula.
2. Os procedimentos que tentam reconstruir a perda óssea na área desdentada por vários meios em geral requerem vestibuloplastia para complementar e completar a reconstrução óssea. A cobertura de tecido mole comprometida que resulta após esse tipo de aumento ósseo pode ser notavelmente melhorada com vestibuloplastias de tecido mole.
3. A cobertura de tecido mole inadequada ou inapropriada, nos casos em que foi realizada uma ressecção prévia com ou sem colocação de enxerto, e a reabilitação protética preconiza melhora da cobertura de tecido mole.
4. Ocasionalmente, os implantes são colocados de modo a emergirem na mucosa livre e há aqueles para quem o êxito das restaurações baseadas nesses implantes pode ser acentuadamente melhorado com a criação de uma interface gengiva inserida/implante. A estabilidade da mucosa peri-implante é importante para a estabilidade geral do implante dental e manutenção da saúde óssea em torno deste. É discutível se a estabilidade é assegurada pela mucosa não queratinizada ou mucosa inserida queratinizada.[15] Alguns pesquisadores relatam que não há diferença na manutenção dos níveis ósseos peri-implante,[16] enquanto outros relatam um risco aumentado de perda óssea peri-implante quando o implante é circundado por mucosa livre não queratinizada.[17] A mucosa queratinizada insuficiente nas adjacências dos implantes não necessariamente medeia efeitos adversos sobre o controle da higiene.[16]

Contraindicações e Limitações

A saúde geral do paciente deve ser considerada um fator limitante na vestibuloplastia, uma vez que esses procedimentos frequentemente requerem mais ou menos 2-3 horas de anestesia geral para serem concluídos. Pacientes que foram irradiados na cabeça e no pescoço requerem precaução extra em todos os procedimentos cirúrgicos no campo de tratamento. Nas vestibulopatias mandibulares, são comuns as parestesias temporárias ou permanentes do nervo mentual, e o paciente deve estar ciente dessa possibilidade antes da cirurgia, bem como ser capaz de tolerar os déficits. A dor na área doadora e na área operatória pode ser significativa, e aqueles que acham que irão suportar precariamente esse grau de dor pós-operatória devem ser excluídos dessas cirurgias. A cor e a textura do sítio doador serão alteradas, o que pode dissuadir alguns da realização do procedimento de VEP em consequência de considerações estéticas. Rebordos mandibulares com menos de 15 mm de altura de corpo tendem menos a resultar em profundidade vestibular adequada após VEP e AAB. No entanto, uma área de enxerto imóvel maior após esses procedimentos pode melhorar a habilidade de usar dentadura até mesmo diante da altura diminuída do osso mandibular. As miotomias e os enxertos maxilares podem ser realizados usando técnicas abertas ou fechadas e, embora 10-15 mm de altura de rebordo e certa profundidade palatal permitam mais ampliações bem-sucedidas, o aspecto facial do maxilar permite relocar os pontos de fixação muscular mais extensivamente, sem medo de complicações de descolamento muscular, que seria possível na mandíbula. Próximo à linha média mandibular, a dissecção no plano supraperiósteo deve terminar a cerca de 1 cm acima da margem inferior da mandíbula, para prevenir o descolamento do *m. mentalis* e a resultante queda do queixo.[1] Proeminências agudas da crista milo-hióidea podem ser removidas em caso de excesso, mas ocorrerá atrofia após o descolamento do *m. milo-hióideo* no procedimento de AAB. A a proeminência dos tubérculos genianos também sofrerá atrofia após a remoção dos pontos de fixação do *m. genioglosso* superiormente, mas pode haver necessidade de recontorno se os tubérculos genianos forem amplos. Qualquer procedimento de recontorno requerido deve ser conduzido antes da VEP e do AAB, porque requer dissecção subperióstea. Deve haver um período de 2-3 meses para cicatrização antes da colocação do enxerto de pele sobre a área de osso removido.[1] Embora os enxertos de pele possam ser suturados no local, os *stents* cirúrgicos permitem a adaptação precisa às áreas labial-bucal e lingual. Na maioria dos casos, o *stent* cirúrgico é considerado um componente importante dos procedimentos de VEP e AAB, e devem existir facilidades laboratoriais para aqueles que contemplam essas cirurgias pré-protéticas.[1]

TÉCNICA: Sítios Doadores de Enxerto

Como várias técnicas de vestibuloplastia requerem um enxerto de pele ou mucosa, a técnica para esses dois procedimentos será abordada antes das técnicas para vestibuloplastia. Para obter um enxerto de pele de espessura dividida, consulte o capítulo sobre reconstrução. Se for determinado o uso de um enxerto de mucosa, este pode ser obtido a partir da mucosa do palato ou mucosa bucal. No caso do palato, o enxerto é excisado em forma de ferradura em um plano supraperiósteo, enquanto na mucosa bucal é feita a excisão de um enxerto fusiforme sem músculo e o mais superficial possível em relação à lâmina própria. O sítio palatal sofre granulação e pode ou não ser coberto com um *stent* protetor. O sítio de enxerto de mucosa bucal é fechado com suturas reabsorvíveis em um plano superficial, para prevenir a captura de tecidos musculares na cicatriz, minimizando, assim, a probabilidade de trismo após a cicatrização. Um estudo conduzido por Hashemi *et al.*[18] sugeriu que o **Alloderm**® (Lifecell Corporation, Bridgewater, New Jersey) é uma alternativa conveniente aos enxertos de mucosa e de pele em procedimentos de vestibuloplastia. O **Alloderm**® consiste em pele humana doada que é assepticamente processada para remoção de todas as células, mantendo apenas uma estrutura de matriz cutânea. Fibras de colágeno e elastina constituem esse aloenxerto de tecido humano aprovado pela U.S. Food and Drug Administration (FDA), que tem sido usado desde o início dos anos 1990 no tratamento das lesões por queimadura e também em cirurgia plástica e periodontal.[19] Embora o **Alloderm**® supere muitos problemas associados a enxertos de mucosa e de pele, inclusive a morbidade do sítio doador, está associado a considerações financeiras aumentadas.[19]

TÉCNICA: *Stents*

Todos os enxertos são suturados inferior e superiormente ao sítio da vestibuloplastia e mantidos em posição com um imobilizador cirúrgico previamente preparado. Como alternativa, os enxertos podem ser adaptados em proximidade com a subsuperfície do *stent* e presos a este com **Dermabond**® (Ethicon, Somerville, New Jersey). O *stent* é projetado com base em um modelo de estudo, e as bordas do *stent* são perfuradas de modo que um condicionador de tecidos possa ser aquecido e aplicado para o modelamento das bordas depois que a miotomia é concluída. O *stent* moldado é fixo à mandíbula ou à maxila com parafusos ou fios circummandibulares.

TÉCNICA: Enxerto de Pele Vestibular e Abaixamento do Assoalho da Boca

PASSO 1: Incisão Inicial e Dissecção

Uma incisão na crista do rebordo é feita correndo uma lâmina n° 15 de um coxim retromolar a outro na junção da mucosa livre com a gengiva fixa (inserida) em um plano supraperiósteo. Com o prosseguimento da dissecção supraperióstea, é importante remover todo o tecido mole do periósteo e deslocá-lo inferiormente. A falha em remover qualquer tecido mole resultará em mobilidade do enxerto nos locais de sua permanência. Podem ocorrer pequenas perfurações periósteas que, todavia, não serão tão desfavoráveis quanto a permanência de tecido mole fixo, desde que não ultrapassem 1 cm[2,1]. Quando uma margem de mucosa é identificada, são aplicados ganchos de pele de extremidade dupla, e uma tensão leve é usada para auxiliar a dissecção a partir do periósteo com a parte cortante ou das "costas" da lamina n° 15 ou um descolador de periósteo. Conforme o feixe neurovascular mentual é abordado, é facilmente identificado e deixado no plano subperiósteo, sendo que uma dissecação rasa aqui evita o dano a essa estrutura. A educação do paciente deve incluir sempre a possibilidade de anestesia/parestesia do nervo mentual. O limite posterior da dissecção deve estar na linha oblíqua externa, enquanto o limite anterior na linha média não deve exceder 1 cm a partir da margem inferior da mandíbula, para prevenir a queda dos tecidos moles do mento (Fig. 18-2, A).

PASSO 2: Dissecção do Assoalho da Boca

Se for planejada dissecção do assoalho da boca, anestesia local com um vasoconstritor é infiltrada nas regiões submucosa, milo-hióidea e do genioglosso. Um rolo de gaze em uma pinça é colocado na região sublingual e girado a partir da crista do rebordo, para proporcionar retração e visibilidade. A incisão é iniciada na margem anterior da região retromolar, à margem das mucosas fixa e livre, e trazida até a linha média. A incisão, posteriormente, deve ser bastante rasa, a fim de evitar danos ao nervo lingual, e segue por toda a espessura da mucosa, continuando mais anteriormente até a região do canino contralateral. O mesmo procedimento é realizado no lado contralateral, até a união da incisão. Dissecção romba em uma direção inferior é completada com descolador de periósteo, uma trouxinha de gaze numa pinça ou usando a parte de trás ou a a parte cortante de uma lâmina n° 15 até o nível do músculo milo-hióideo. Posteriormente aos músculos genianos, é feita uma incisão no milo-hióideo anteriormente, a partir de seus pontos de fixação à porção lingual da mandíbula. Após cortar anteriormente o músculo milo-hióideo, o limite posterior

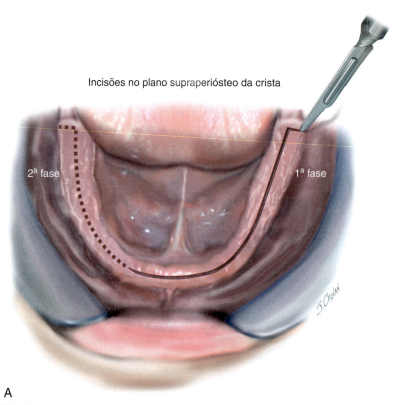

Figura 18-2 A, A linha contínua indica a incisão inicial no plano supraperiósteo para a primeira fase da dissecção, enquanto a linha pontilhada mostra a complementação da incisão inicial no outro lado do arco, para a segunda fase da dissecção.

TÉCNICA: Enxerto de Pele Vestibular e Abaixamento do Assoalho da Boca *(Cont.)*

dessa estrutura é mais facilmente identificado colocando uma pinça Kelly curva por baixo e levantando-o para identificação, antes de fazer a incisão. No limite posterior do ponto de inserção do milo-hióideo, é preciso ter cuidado para evitar cortar o músculo muito próximo à mandíbula, de modo a evitar danos ao nervo lingual. Após a remoção dos pontos de fixação do milo-hióideo, é feita a dissecção digital na região submandibular, tomando cuidado para não atingir a margem inferior da mandíbula. Após concluir bilateralmente as etapas prévias, é preciso voltar a atenção mais anteriormente, onde cerca de metade do genioglosso pode ser seccionado. A remoção exagerada do genioglosso pode resultar em dificuldade de deglutição no pós-operatório por vários meses[20] (Fig. 18-2, *B*).

PASSO 3: Manejo do Ponto de Fixação Muscular

Pontos de fixação genianos e milo-hióideos pontiagudos podem ser reduzidos com osteótomo e lima de osso, conforme a necessidade, mas em geral isso é evitável porque os pontos costumam ser devidamente reabsorvidos. A atenção então é dirigida aos tecidos da crista. Se houver planos de suturar o enxerto, um pouco de tecido crestal deve ser deixado para suturar o enxerto, mas qualquer tecido frouxo deve ser excisado supraperiostealmente com lâmina n° 15 ou tesouras Metzenbaum. Se houver quaisquer projeções ósseas salientes, o tecido mole sobre essas áreas deve ser removido com dissecção precisa e meticulosa, o periósteo incisado, minimamente descolado, e o osso removido com osteótomo e suavizado com uma pequena lima de osso.

(Continua)

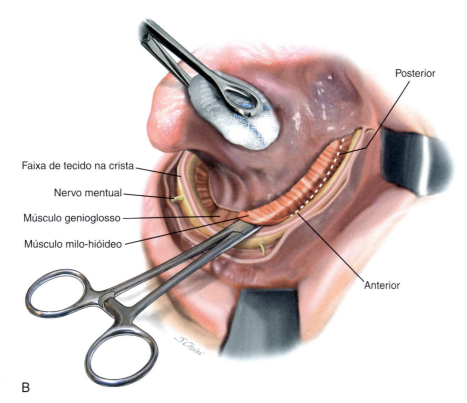

Figura 18-2 *(Cont.)* **B,** Uma pinça Kelly curva é colocada por baixo do músculo milo-hióideo para facilitar a dissecção dessa estrutura a partir da região lingual da mandíbula. Posterior: a divisão do ponto de inserção milo-hióideo deve ser discretamente medial à mandíbula, para evitar o nervo lingual, que está em posição lateral nessa área. Anterior: a divisão do ponto de inserção do músculo milo-hióideo deve ser feita mais próximo à mandíbula, a fim de evitar o nervo lingual, que está em posição mais medial nesta área.

TÉCNICA: Enxerto de Pele Vestibular e Abaixamento do Assoalho da Boca *(Cont.)*

PASSO 4: Suturas Submandibulares

É preciso destacar que o enxerto pode ser colocado para cobrir tecidos linguais, se desejado, porém essa área coberta por periósteo intacto sofrerá granulação de forma bastante rápida em cerca de 2 semanas com o uso de *stent*, se não receber enxerto. Se o procedimento de AAB tiver sido parte da cirurgia, suturas submandibulares são aplicadas após cuidados meticulosos de hemostasia para evitar edema no assoalho da boca, que poderia causar complicação da via aérea no pós-operatório. Existem de 6 a 8 suturas submandibulares reabsorvíveis 2-0 e que inicialmente são passadas através da margem de dissecção do tecido lingual. Depois de todas serem inicialmente colocadas, uma agulha para cerclagem mandibular curva e fina é usada para trazer ambas as pontas remanescentes das suturas a partir do lado lingual da mandíbula para o aspecto bucal, onde uma das pontas é então passada através da margem de dissecção de tecido bucal e, em seguida, amarrada à outra ponta remanescente. Conforme essas suturas vão sendo apertadas, os tecidos lingual e bucal são retraídos inferiormente, completando o AAB e também prendendo a extensão bucal dos tecidos em uma direção inferior. Se for para tratar apenas os tecidos bucais, suturas *catgut* 3-0 podem ser usadas a fim de suturar as margens da mucosa bucal dissecada inferiormente ao periósteo intacto, no aspecto anterior do sulco recém-criado (Fig. 18-2, *C* e *D*).

(Continua)

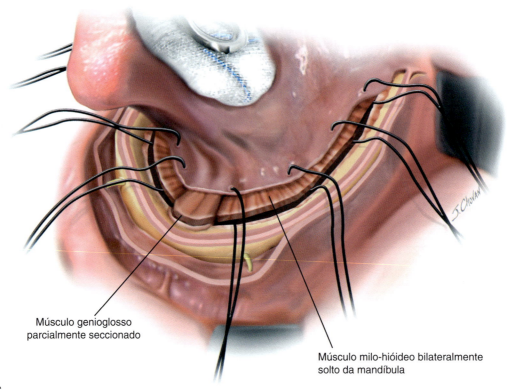

Figura 18-2 *(Cont.)* **C,** Seis a oito suturas são passadas pela mucosa lingual.

CAPÍTULO 18 Vestibuloplastia **159**

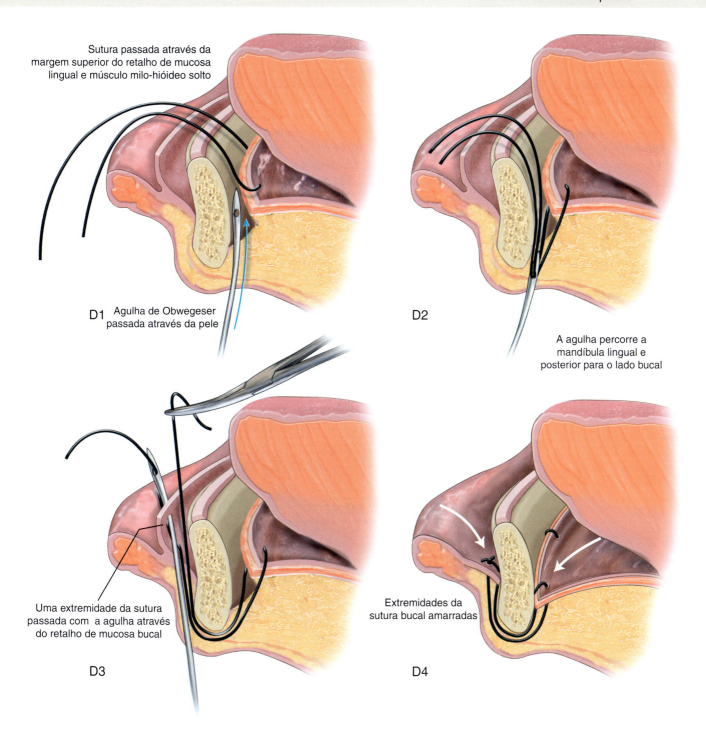

Figura 18-2 *(Cont.)* **D1,** Uma sutura é passada na margem superior do retalho de mucosa lingual. Uma agulha de Obwegeser curva é passada desde a pele até a parte lingual da mandíbula, em estreito contato com a superfície lingual da mandíbula inferior. **D2,** Ambas as extremidades da sutura são passadas através do buraco da agulha. **D3,** Uma extremidade da sutura é removida do buraco da agulha e segura por um hemostato enquanto a extremidade remanescente na agulha é passada através da mucosa bucal. **D4,** As duas extremidades da sutura bucal são então amarradas uma a outra, retraindo inferiormente os tecidos bucal e lingual.

TÉCNICA: Enxerto de Pele Vestibular e Abaixamento do Assoalho da Boca (Cont.)

PASSO 5: Colocação do Enxerto

Em todos os casos, a cirurgia é concluída com a aplicação do enxerto (mucosa, pele de espessura dividida ou **Alloderm**®) ao leito do periósteo na superfície bucal e à superfície lingual, se esta for a escolha do cirurgião. Os enxertos podem ser aparados e adaptados estreitamente ao leito do enxerto, sendo suturados antes da colocação do *stent* cirúrgico que teve suas bordas reembasadas com Godiva em bastão (Kerr Dental, Orange, California) e revestido com material de condicionamento tecidual **Coe-Comfort**® (GC America, Alsip, Illinois) para obter uma estreita adaptação do enxerto. O enxerto também pode ser aparado e adaptado na parte debaixo do *stent*, tomando o cuidado de colocar a superfície epitelial voltada para o imobilizador e fixa ao *stent* com **Dermabond**® (Ethicon, San Angelo, Texas). Seja qual for o caso, o *stent* então é preso à mandíbula com 3 fios 26 G passados de modo circumandibular, da superfície lingual à superfície bucal, e apertado sobre o *stent* para prender o enxerto em estreita aproximação com o leito receptor. Na maxila, o *stent* cirúrgico pode ser preso com parafuso palatino de 2,7 mm de diâmetro e comprimento apropriado. Parafusos também podem ser usados para fixar o *stent* mandibular ao rebordo, se houver osso adequado disponível acima do feixe alveolar inferior, posteriormente. É recomendável colocar uma arruela de aço inoxidável no *stent* no momento da fabricação, nas áreas onde os parafusos deverão ser colocados, para ajudar a reforçar os orifícios do *stent* e evitar que este sofra rachaduras quando os parafusos forem apertados. Um curativo compressivo similar àquele usado para mentoplastia pode ser usado para procedimentos mandibulares. O *stent* cirúrgico deve ser mantido por 7 a 10 dias, enquanto os fios circumandibulares e as suturas não absorvíveis ou parafusos podem ser removidos sob anestesia local ou com sedação, de acordo com a preferência. Antibióticos profiláticos são indicados para a remoção do *stent*, e antissepsia tópica de fios e suturas antes da remoção é igualmente recomendável. Após a remoção do *stent*, recomenda-se a irrigação frequente com solução salina, e a dentadura ou *stent* preexistente podem ser modificados e usados como curativo até que a prótese possa ser confortavelmente fabricada (Fig. 18-2, *E*).

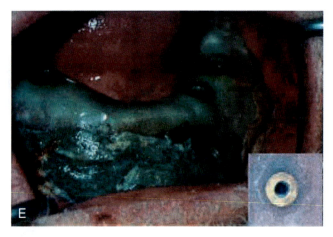

Figura 18-2 *(Cont.)* **E,** *Stent* mandibular fixo à mandíbula com auxílio de parafusos colocados na crista alveolar. O destaque mostra o detalhe do orifício reforçado com a arruela para a colocação do parafuso no *stent*.

TÉCNICA ALTERNATIVA 1: Vestibuloplastia Submucosa Maxilar

A vestibuloplastia submucosa na mandíbula foi inicialmente defendida por Kazangian,[5] mas se mostrou uma cirurgia pouco confiável, segundo Obwegeser,[12] que recomendou e descreveu o procedimento para uso na maxila. A vestibuloplastia submucosa pode ser usada para rebordos superiores, onde os pontos de fixação tecidual baixos na região de pré-molares e linha média anterior associados na porção vestibular, com tecidos em geral flácidos e frouxos, conflitam com o uso de uma dentadura confortável. O procedimento pode ser realizado sob anestesia local ou geral, conforme a preferência do paciente e do cirurgião.

PASSO 1: Incisão Inicial e Dissecação Submucosa
Depois que o anestésico local é infiltrado nos tecidos moles bucais, uma incisão é feita na linha média, desde a crista do rebordo até o osso, e estendida superiormente por cerca de 15 mm.[1] Em seguida, uma tesoura de Metzenbaum é usada para separar, o tanto quanto possível posteriormente, a mucosa da camada submucosa, de acordo com a necessidade para obtenção de profundidade vestibular adequada. Em certos casos, pode ser necessário adicionar incisões verticais bilaterais mais posteriormente, para a total separação dos tecidos mucoso e submucoso (Fig. 18-3, *A*).

PASSO 2: Dissecção Supraperióstea
A atenção então é voltada para a incisão na linha média, onde uma segunda camada de dissecção é criada em um plano supraperiósteo usando um descolador de periósteo para separar o periósteo intacto dos tecidos laterais a este (Fig. 18-3, *B*).

PASSO 3: Divisão da Fixação na Crista
Uma vez concluído este passo, uma lâmina n°15 ou uma tesoura pequena é introduzida na bolsa supraperióstea, e o ponto de fixação do tecido à crista, entre o periósteo e a mucosa, é excisado. Quando essa dissecção é concluída, a camada intermediária é superiormente retraída ou pode ser excisada por meio de uma ressecção em cunha. Isso permite a adaptação da camada mucosa diretamente no periósteo (Fig. 18-3, *C*).

(Continua)

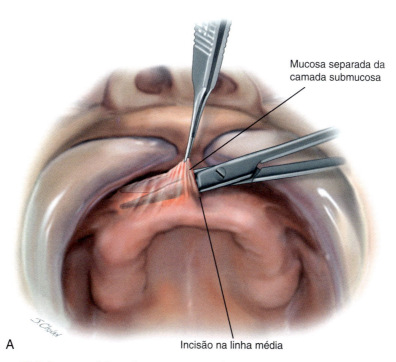

Figura 18-3 A, tesoura Metzenbaum pequena usada para separar a mucosa da submucosa.

162 PARTE II Cirurgia Oral

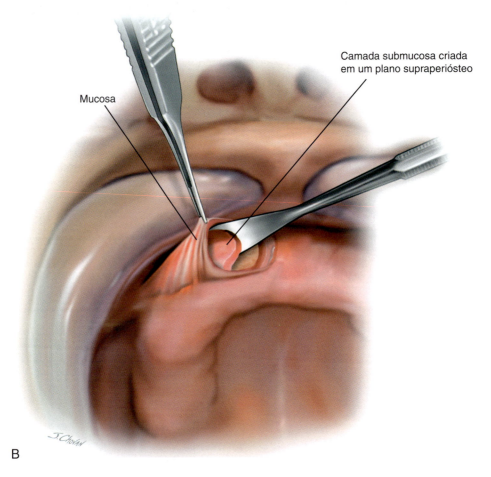

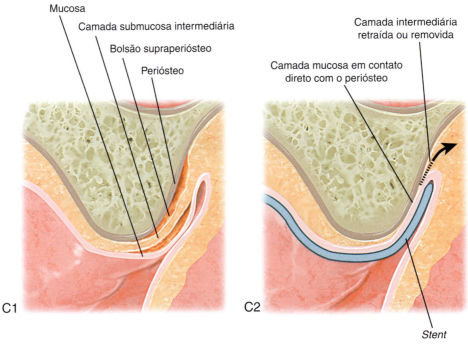

Figura 18-3 (Cont.) B, Uma segunda camada de dissecção é criada em um plano supraperiósteo com um descolador de periósteo separando o periósteo intacto dos tecidos laterais a este. **C1,** Um bolsão submucoso e outro supraperiósteo são criados. **C2,** Depois que a camada intermediária é excisada ou cortada e deixada retrair superiormente, a mucosa repousa sobre o periósteo.

TÉCNICA ALTERNATIVA 1: Vestibuloplastia Submucosa Maxilar *(Cont.)*

PASSO 4: Redução da Espinha Nasal Anterior
Anteriormente, a espinha nasal deve ser removida com osteótomo, enquanto a mucosa deve ser fechada com uma sutura em forma de "oito" no septo nasal, para elevação da mucosa anteriormente.

PASSO 5: Fechamento e Colocação do *Stent*
A incisão na mucosa e quaisquer outras incisões necessárias são então fechadas com Categut 3-0. A dentadura do paciente ou um *stent* pré-fabricado pode então ser reembasado usando Godiva em bastão, preenchido com o condicionador tecidual e preso ao maxilar com parafusos de 2,7 mm na eminência canina, bilateralmente, e no palato, para manter o sulco recém-estabelecido. O *stent* deve estar bastante estável para prevenir recidivas e deve ser mantido no local por 1 semana, para então ser facilmente removido no consultório, sob anestesia local. A construção da dentadura pode ser iniciada o quanto antes, tão logo o paciente esteja confortável, mas o *stent* deve ser modificado de acordo com a necessidade e ter o revestimento substituído, até que uma prótese definitiva esteja pronta, para prevenir recidivas (Fig. 18-3, *D*).

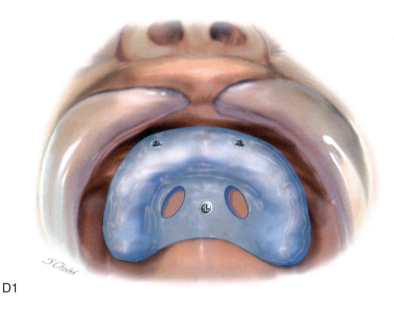

D1

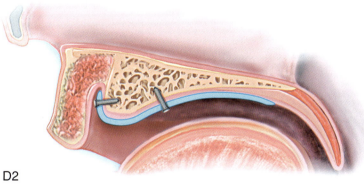

D2

Figura 18-3 *(Cont.)* **D1,** Vista oclusal da fixação de parafuso palatino do *stent*. **D2,** Vista sagital do *stent* mostrando as opções de fixação de parafuso na eminência canina e no palato.

TÉCNICA ALTERNATIVA 2: Epitelização Maxilar Secundária

A técnica de epitelização maxilar secundária pode ser usada no tratamento do Épulis fissurado maxilar associado à perda óssea alveolar e ao traumatismo da flange da dentadura. Obwegeser[21] descreveu uma técnica previsível para essa cirurgia que continua tendo aplicação notável na prática maxilofacial e oral moderna de cirurgia pré-protética. O Épulis pode ser removido, e o uso de dentadura proibido até que haja cicatrização, antes da realização de epitelização secundária, ou uma espessura integral de mucosa contendo a lesão pode ser elevada e a lesão excisada no momento do procedimento de epitelização secundária.

PASSO 1: Incisão Inicial e Dissecção
Seja qual for o caso, após a infiltração de anestesia local com vasoconstritor, uma incisão é iniciada bilateralmente junto ao limite mais posterior a ser elevado e prossegue até a linha média, criando um retalho mucoso/submucoso e deixando intacto o periósteo sobre a face bucal maxilar. O retalho é elevado por dissecação romba até um nível discretamente acima do pilar zigomático, posteriormente, e o assoalho nasal, anteriormente (ganchos de pele duplos ajudam a manter a tensão sobre o retalho ao longo de toda a dissecção). A espinha nasal pode ser removida com auxílio de um osteótomo, quando necessário.

PASSO 2: Retração do Retalho e Sutura
O retalho elevado é retraído superiormente e suturado ao periósteo com suturas de colchoeiro horizontal com fio *de Categut Cromado* 4-0 usando uma agulha semicircular pequena de secção redonda. Anteriormente, uma "sutura em forma de "8" pode ser usada para prender a parte mais anterior do retalho ao septo nasal de modo a obter a máxima elevação dessa porção da incisão. Se o periósteo estiver intacto, haverá rápida formação de uma pseudomembrana, e uma rápida reepitelização se seguirá (Fig. 18-4).

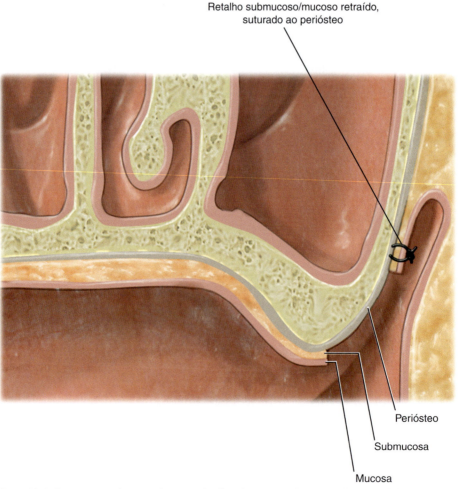

Figura 18-4 Suturas em colchoeiro horizontal colocadas o mais alto possível no vestíbulo, para completar o procedimento de epitelização secundária.

CAPÍTULO 18 Vestibuloplastia **165**

TÉCNICA ALTERNATIVA 2: Epitelização Maxilar Secundária *(Cont.)*

PASSO 3: Colocação de *Stent*
Um *stent* firmemente preso (a dentadura atual do paciente ou um *stent* preparado no laboratório) pode ser usado e sua borda moldada com Godiva em bastão reembasado com condicionador de tecidos resiliente, e ser fixo à maxila com parafusos, conforme descrito. Também é possível deixar a ferida descoberta, mas nesse caso as dentaduras não devem contatar os tecidos, porque qualquer tipo de movimento causará irritação, resultando em excesso de tecido de granulação. Uma faixa de cicatriz pode permanecer por vários meses após este procedimento, e a extensão da flange da dentadura deve ser mais curta que ela, mas, com o tempo, essa cicatriz geralmente se libera.

TÉCNICA ALTERNATIVA 3: Enxerto de Mucosa Pediculado na Crista (Miotomia de Rotação de Lábio) da Mandíbula

Uma miotomia de rotação de lábio da mandíbula pode ser útil como técnica para obtenção de estabilidade/retenção adicional de dentadura inferior em paciente que não esteja saudável o suficiente para passar por um procedimento significativo, como VEP ou AAB, ou que não possa ter dentaduras superiores retidas por implantes. O procedimento foi originalmente apresentado por Kazanjian[22] e modificado por Godwin,[23] que apresentou a base da técnica atualmente usada para enxerto de mucosa pediculado, tendo sido acrescentadas modificações significativas por outros autores[24-27] desde a publicação de seu artigo, em 1947. Esse procedimento pode ser muito bem realizado com anestesia local ou sedação e é iniciado, em todo caso, por infiltração de anestesia local com vasoconstritor ao longo de todo o vestíbulo anteroinferior.

PASSO 1: Incisão Inicial e Dissecção
Uma incisão é marcada medialmente à área do nervo mentual na superfície interna do lábio inferior, que deve ter aproximadamente 1,5 vezes o comprimento da profundidade vestibular que se espera criar. A incisão é feita na mucosa e elevada de modo a ser pediculada à mucosa fixa na crista do rebordo (Fig. 18-5, *A* e *B*).

PASSO 2: Incisão Perióstea
Na junção do retalho mencionado com o periósteo mandibular, é feita uma incisão ao longo da submucosa e periósteo, horizontal e superiormente, vertical e bilateralmente, espelhando as dimensões do retalho pediculado previamente levantado e elevado a partir da mandíbula. A margem mais inferior do retalho periósteo também é incisada horizontalmente na profundidade desejada do vestíbulo (Fig. 18-5, *C*).

PASSO 3: Transposição do Retalho
A borda superior do retalho periósteo é transposta anteriormente, e sua margem superior é suturada à margem mucosa do lábio incisado, o mais superiormente possível.

PASSO 4: Fechamento
O retalho pediculado é então colocado na profundidade criada do vestíbulo e suturado ao periósteo com suturas reabsorvíveis (Fig. 18-5, *D*).

PASSO 5: Curativo
É aplicado um curativo compressivo similar ao usado no procedimento de mentoplastia, para ser mantido por 2 dias ou mais quando possível. A construção da dentadura pode ser iniciada cerca de 1 semana após a conclusão da cirurgia com a flange labiobucal discretamente subestendida por vários meses (Fig. 18-5, *E*).

166 PARTE II Cirurgia Oral

Miotomia de rotação labial

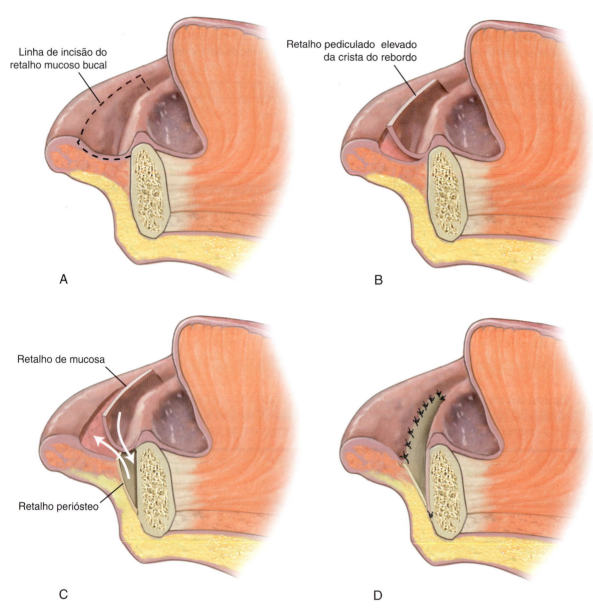

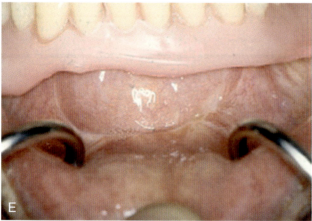

Figura 18-5 **A,** Um retalho de mucosa com comprimento equivalente a 1,5 vezes a medida da profundidade proposta do vestíbulo é descolado na superfície interna do lábio medial aos nervos mentuais. **B,** Um retalho de mucosa delgado é elevado e pediculado a partir da crista do rebordo. **C,** É feita uma incisão no periósteo superiormente na crista do rebordo, e lateralmente anterior aos forames mentuais, refletida além da profundidade projetada do vestíbulo, e novamente submetida à incisão logo acima da profundidade da dissecção do periósteo, deixando um apêndice periósteo ao qual a mucosa pode ser suturada. **D,** A mucosa pediculada é suturada à margem perióstea inferior e a margem perióstea superior é suturada à margem da mucosa labial. **E,** Um paciente submetido à miotomia de rotação labial usando sua dentadura mostrando a quantidade de extensão adicional de flange possível após este procedimento.

TÉCNICA ALTERNATIVA 4: Otimização da Cobertura de Tecido Mole em Mandíbulas Reconstruídas com Osso

Se uma ressecção mandibular e reconstrução óssea (reconstrução óssea livre ou convencional) era um componente da cirurgia tumoral ablativa, ou se o aumento ósseo dos maxilares tiver sido realizado, a cobertura de tecido mole associada a esse tipo de cirurgia frequentemente tem uma natureza que impede o uso de próteses dentais convencionais, bem como a reabilitação protética baseada em implantes. Em tais casos, o cirurgião deve modificar os princípios já apresentados neste capítulo, com a habilidade para obter uma arquitetura de tecido mole na qual possam ser aplicados componentes protéticos para concluir a reabilitação estrutural e dental do paciente (Fig. 18-6). Enxertos de pele, mucosa e **Alloderm**® fixos com *stents* cirúrgicos, conforme descrito nas seções sobre VEP e AAB, podem ser modificados de acordo com as necessidades específicas de cada caso a fim de alcançar resultados favoráveis.

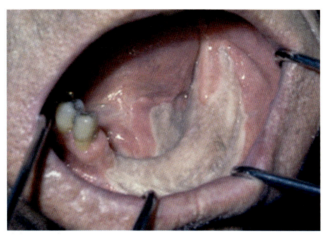

Figura 18-6 Resultado dos procedimentos de VEP e AAB em um paciente submetido a um procedimento ablativo seguido de reconstrução óssea, que resultou em cobertura de tecido mole desfavorável.

TÉCNICA ALTERNATIVA 5: Procedimentos de Vestibuloplastia Relacionados a Implante

Como as restaurações implantossuportadas se tornaram um componente importante da odontologia restaurativa nos tempos modernos, convém ao cirurgião ser competente no manejo dos problemas de tecido mole associados a essa modalidade. Embora a mucosa fixa não seja um requerimento essencial para restaurações com implante bem-sucedidas,[15-17] ninguém argumentaria é preferível, se possível, obter uma mucosa fixa no local onde emergem os munhões e os pontos de fixação do implante. Esse tipo de situação é observado com frequência quando os implantes são colocados em uma maxila ou mandíbula anterior acentuadamente atrófica para *overdentures*, e a mobilidade do tecido mole ao redor dos munhões usados para fixar a *overdenture* ou sobredentadura (barras ou munhões) acarreta irritação no ponto de contato entre o tecido mole e o munhão. A tração do tecido mole pode ser aliviada com procedimentos de vestibuloplastia em um plano supraperiósteo e colocação de enxertos de pele, mucosa ou **Alloderm**®. Mais uma vez, a inventividade se aplica aqui com o uso de *stent*, uma vez que os *stents* frequentemente podem ser colocados neste tipo de cirurgia e retidos por implantes integrados ou completamente estáveis (Fig. 18-7).

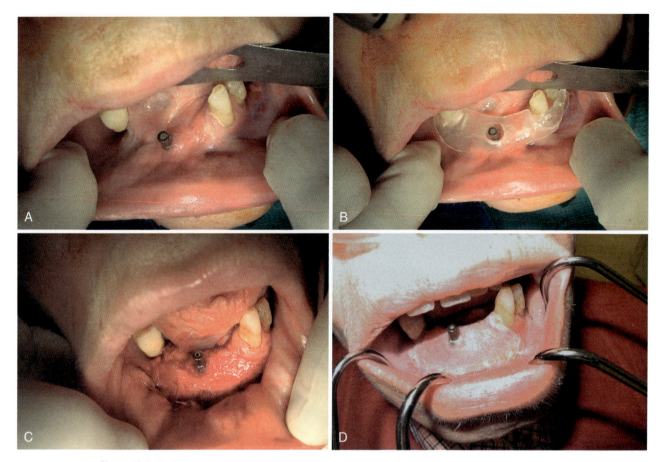

Figura 18-7 A, Cobertura de tecido mole precária e ausência de mucosa fixa em torno de um implante em paciente submetido à ressecção mandibular anterior em bloco seguida de enxerto ósseo. A restauração protética requer melhor cobertura gengival e fixação de implantes adicionais. **B,** *Stent* cirúrgico fabricado para cirurgia e provado na boca para ajuste e adaptação. **C,** Dissecção supraperióstea para procedimentos de VEP e AAB realizada. **D,** Paciente mostrado aos 10 dias de pós-operatório, após a remoção do *stent*. Implantes podem ser colocados após a completa cicatrização do enxerto de pele.

Prevenção e Tratamento das Complicações

As complicações intraoperatórias raramente ocorrem com o uso das técnicas de vestibuloplastia. Com a obtenção de enxerto de pele, é preciso ter cuidado para evitar enxertos espessos demais; sangramentos devem ser controlados antes de sua colocação por meio de curativos com agentes hemostáticos tópicos; o enxerto deve ser cuidadosamente armazenado em gaze umedecida até ser utilizado, a fim de evitar ressecamento e que fique enrolado; e o sítio doador deve ser protegido com curativo **Opsite®** ou equivalente, que permite o escape da umidade; o excesso pode ser aspirado, se desejado. É preciso ter o cuidado de evitar danos ao nervo mentual na mandíbula, bem como ao nervo infraorbital na maxila. A hemostasia deve ser meticulosa, em particular no assoalho da boca, a fim de evitar uma perturbação das vias aéreas. As projeções ósseas, que produzirão interferência na base da dentadura, devem ser cuidadosamente removidas. A construção e fixação do *stent* é um complemento importante do procedimento.

Recomendações Pós-operatórias

O paciente deve ser devidamente preparado para o nível de dor e inchaço que acompanharão os procedimentos de vestibuloplastia, e deve receber analgésicos confiáveis. O paciente deve ser informado de que o uso de dentadura estará proibido por cerca de 2-3 semanas. Os *stents* devem ser bem adaptados, de modo a prevenir a perda de fixação do enxerto. Após a remoção do *stent*, um tecido de granulação frequentemente está presente e pode ser removido com pinça e algodão e irrigação. As exposições de osso tipicamente granulam sem incidentes. As dentaduras podem ser construídas quando o paciente estiver pronto, contudo a maioria das técnicas de vestibuloplastia empregadas é acompanhada de colapso e recidiva, por isso a intervenção protética deve ser iniciada em momento oportuno.

Referências

1. Davis WH, Davis CL, Delo R, et al: Surgical management of soft tissue problems. In Fonseca RJ, Davis WH, editors: *Reconstructive preprosthetic oral and maxillofacial surgery*, Philadelphia, 1986, WB Saunders, pp 69-116.
2. Weiser R: Ein jahr chirurgisch-zahnarztliche tatigkeit im kiererspital, *Z Stomatol* XVI:133, 1918.
3. Pickrell HB: Intra-oral skin grafting: the establishment of the buccal sulcus, *Proc R Soc Med* 12:17, 1918.
4. Kilner TP, Jackson T: Skin grafting in the buccal cavity, *Br J Surg* 9:148, 1921.
5. Kazanjian VH: . In Blair VP, et al, editor: *Essentials of oral surgery*, ed 3, St. Louis, 1944, CV Mosby.
6. Pichler H, Trauner R: Die alveolarkammplastik, *Oest Z Stomatol* 25:54, 1930.
7. Wassmund M: Ueber chirurgische formgestaltung des atrophisen kiefers zum zwecke prothetischer versorgung, *Virrteljahreschrift Zahnheilkd* 47:305, 1931.
8. Trauner R: Alveoplasty with ridge extensions on the lingual side of the lower jaw to solve the problem of a lower dental prosthesis, *Oral Surg* 5:340, 1952.
9. Obwegeser H: Die totale mundbodenplastik, *Schweiz Mschr Zahnheilkd* 73:565, 1963.
10. Mathis H: Einfache chirgische massnahmen zur sicherung von halt und stabilitat der prosthesen in der alltagspraxis, *Dtsch Zahnarztl Z* 6:44, 1951.
11. Schuchardt K: Die epidermistransplantation bie der mundvorrhofplastik, *Dtsch Zahnarztl* 7:364, 1952.
12. Obwegeser H: Die submukose vestibulumplaspik, *Dtsch Zahnartzl Z* 14:629, 1959.
13. Spagnoli DB, Nale JC: Preprosthetic and reconstructive surgery. In Milaro M, Ghali GE, Larson PE, Waite PD, editors: *Peterson's principles of oral and maxillofacial surgery*, ed 3, Shelton, CT, 2012, People's Medical Publishing House—USA, pp 142-157.
14. Landesman HM, Davis WH, Martinoff J, et al: Resorption of the edentulous mandible after vestibuloplasty with skin grafting, *J Prosthet Dent* 49:619, 1983.
15. Geurs NC, Vassilopoulos PJ, Reddy MS: Soft tissue considerations in implant site development, *Oral Maxillofac Surg Clin North Am* 22:387, 2010.
16. Kim B, Kim Y, Yun P, et al: Evaluation of peri-implant tissue response according to the presence of keratinized mucosa, *Oral Surg Oral Med Oral Pathol Oral Radiol Endod* 107:e24, 2009.
17. Linkevicius T, Apse P, Grybauskas S, et al: The influence of soft tissue thickness on crestal bone changes around implants: a 1-year prospective controlled clinical trial, *Int J Oral Maxillofac Implants* 24:712, 2009.
18. Hashemi HM, Parhiz A, Ghafari S: Vestibuloplasty: allograft versus mucosal graft, *Int J Oral Maxillofac Surg* 41:527, 2012.
19. Wei PC, Laurell L, Geivelis M, et al: Acellular dermal matrix allograft to achieve increased attached gingiva. Part 1: a clinical study, *J Periodontol* 71:1297, 2000.
20. Obwegeser H: Eine modification der lingualen alveolar klammplastiek nach R Trauner, *Schweiz Mschr Zahnheilkd* 63:788, 1953.
21. Obwegeser H: Co-report: surgical preparation of the mouth for full dentures, *Int Dent J* 8:252, 1958.
22. Kazanjian VH: Surgical operations as related to satisfactory dentures, *Dental Cosmos*:66, 1924.
23. Goodwin JG: Submucous surgery for better denture service, *J Am Dent Assoc* 34:678, 1947.
24. Edlan A, Mejchar B: Plastic surgery of the vestibulum in periodontal therapy, *Int Dent J* 13:593, 1963.
25. Howe GI: Preprosthetic surgery in the lower labial sulcus, *Dent Pract* 16:119, 1965.
26. Kethley JL, Gamble JW: The lipswitch: a modification of Kazanjian's labial vestibuloplasty, *J Oral Surg* 36:701, 1978.
27. Wessberg GA, Hill SC, Epker BN: Transpositional flap technique for mandibular vestibuloplasty, *J Am Dent Assoc* 98:929, 1979.

PARTE III Cirurgia de Implante

CAPÍTULO 19

Implantes Dentais Endósseos

R. Gilbert Triplett e Jorge Gonzalez

Material Necessário (Fig. 19-1)

Descolador de periósteo Molt nº 9
Pinça Adson tecidual com dentes
Suturas adequadas
Lima óssea
Paquímetro/régua
Afastadores de bochecha (autorretentivos)
Pinça para algodão
Tesoura tecidual Dean
Curetas odontológicas

Punch descartável (para uso com a técnica sem retalho) (tamanhos 4,0, 5,0, 6,0)
Compressas de gaze
Pinça hemostática
Broca cirúrgica de alta velocidade/serra
Kit de colocação de implante
Anestésico local com vasoconstritor
Afastador Minnesota
Espelho de boca

Porta-agulhas e sutura
Sonda periodontal
Pinça-goiva
Cabo de bisturi, lâmina nº 15 ou nº 12
Afastador Seldin
Ponta e mangueira de aspiração
Torquímetro
Motor de perfuração para implante de velocidade variável
Afastador de língua Weider

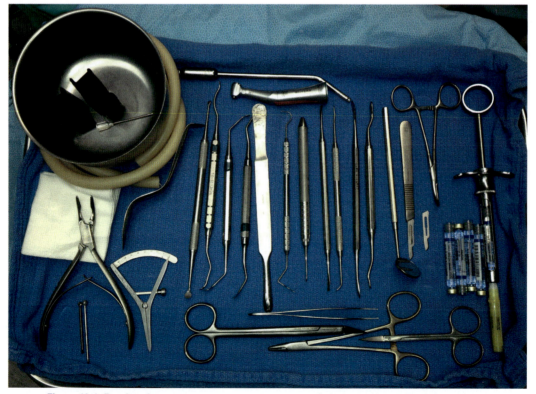

Figura 19-1 Bandeja de instrumentos para a exposição e o fechamento de um local de implante.

Histórico do Procedimento

Acredita-se que os implantes dentais datem do tempo dos maias, quando conchas eram cortadas e limadas antes de serem marteladas na mandíbula para substituir dentes perdidos. Inúmeros dentistas participaram do aprimoramento da arte da implantologia dental para resolver o flagelo do edentulismo.[1] Esses médicos trabalhavam com vários materiais, como aço, cobalto-cromo e carbono vítreo, com resultados variados. Clínicos, tais como Linkow e Dorfman,[2] Roberts, Duke, Gershoff, Goldberg, Small[3] e Tatum eram visionários, inovadores dedicados ao tratamento de edentulismo. No entanto, foi o Dr. Per-Ingvar Brånemark[4] que revolucionou a arte e a ciência da implantologia dental com a descoberta da utilidade do titânio em 1952, enquanto estudava métodos para melhorar a cirurgia ortopédica. Ele descobriu que o osso se unia irreversivelmente a cilindros de titânio implantados em forma de parafuso. Ele demonstrou, sob condições cuidadosamente controladas, que no nível da microscopia óptica, o titânio poderia estruturalmente se integrar ao osso vivo. Além disso, definiu o procedimento cirúrgico para a implantação, enfatizando uma técnica cuidadosa, minimizando o trauma ao osso, controlando o superaquecimento por meio da utilização de uma série de brocas cada vez maiores e com irrigação abundante e, em seguida, permitindo um período de cicatrização para a integração do osso com os cilindros ósseos de titânio. Ele ainda confirmou que isso poderia ser realizado com um elevado grau de previsibilidade e sem inflamação em longo termo do tecido mole, encapsulamento fibroso ou insucesso do implante. A tecnologia da superfície do implante foi melhorada por Schroeder e Letterman, que desenvolveram um revestimento de spray de plasma de titânio com um parafuso transmucoso de peça única.

Esses avanços científicos, além do reconhecimento da necessidade de melhores formas de substituir a dentição ausente, revolucionaram a Odontologia nos séculos XX e XXI.[1]

Indicações para o Uso dos Procedimentos

A colocação dos implantes dentais é indicada para sustentar as próteses dentais em arcos total ou parcialmente edêntulos. Foi demonstrado que os implantes endósseos em forma de raiz sustentam a substituição de dentes perdidos por coroas e pontes de uma forma muito previsível, com baixas taxas de insucesso e de complicações. O *design* dos implantes e das próteses melhoraram as taxas de sucesso e encurtaram o período de osseointegração antes de estes receberem carga mastigatória. As medidas quantitativas de torque e a análise de frequência de ressonância (quociente de estabilidade do implante [ISQ]) podem ser usadas para orientar o tempo necessário à osseointegração de um implante; valores de torque de 35 Ncm ou superior e/ou um ISQ de 70 ou superior indicam a estabilidade do implante suficiente para suportar a carga imediata do implante (Fig. 19-2).[5]

Pacientes que perderam dentes podem ser bons candidatos a uma prótese sustentada por implante. Os pacientes que perderam dentes na mandíbula, em particular, podem não ser

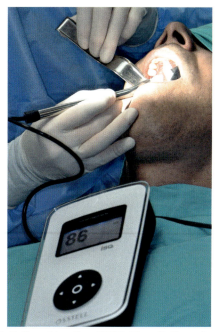

Figura 19-2 O dispositivo Osstell ISQ (Osstell, Gotemburgo, Suécia) analisa medições de frequência de ressonância, proporcionando uma medição quantitativa da estabilidade do implante.

capazes de comer confortavelmente uma dieta de textura normal devido à mobilidade da dentadura. Após a remoção do dente, o osso alveolar é reabsorvido, e a perda óssea em altura e largura provoca uma adaptação desfavorável à prótese removível parcial ou total; além disso, as forças de deslocamento da musculatura perioral tornam-se maiores do que as forças de retenção da prótese, que se move sobre o rebordo edêntulo, causando desconforto e disfunção.[6] Os implantes dentais oferecem um excelente suporte para uma prótese em um arco edêntulo e melhoram a capacidade funcional e social do paciente. Da mesma forma, a utilização de implantes para sustentar uma prótese em pacientes parcialmente edêntulos pode eliminar a necessidade de preparação da coroa nos dentes adjacentes ao espaço edêntulo que serão usados como suportes da ponte.[6] Isso preserva a estrutura dental e promove a saúde bucal. Se a remoção dos dentes não funcionais ou não restauráveis for necessária, é aconselhável considerar a melhor escolha de substituição para esse paciente em particular; se uma prótese sustentada por implante for indicada, a extração e a colocação imediata do implante deve ser considerada com base no diagnóstico e no planejamento do tratamento. Isso pode minimizar a perda de osso alveolar por reabsorção após a extração e permitir uma restauração menos complexa.

Os implantes dentais são indicados para substituir dentes naturais em locais totalmente ou parcialmente edêntulos e com o ossoalveolar minimamente ou severamente reabsorvido, porque foi demonstrado que as restaurações suportadas por implante osseointegrado podem interromper ou minimizar a progressão natural da perda óssea alveolar após a remoção do dente. A colocação e posteriormente o funcionamento do implante podem minimizar a morbidade de edentulismo e melhorar a função e a qualidade de vida para esses pacientes.

Contraindicações e Limitações

Espaço protético vertical inadequado ou excessivo
Abertura limitada da mandíbula e distância interarcos restrita
Largura alveolar inadequada para o posicionamento vestíbulo-lingual ideal

Saúde Geral Comprometida

Diabetes melito não controlado
Terapia a longo prazo com medicamento imunossupressor
Doença do tecido conjuntivo (p. ex., lúpus eritematoso sistêmico não controlado ou esclerodermia), doenças autoimunes
Discrasias sanguíneas e coagulopatias
Neoplasias intraorais e periorais
Irradiação dos maxilares que podem levar a osteorradionecrose
Tratamento com bifosfonatos por via intravenosa para neoplasias ou osteoporose
Distúrbios psicológicos graves
Álcool e toxicodependência
Uso prolongado de corticosteroides

Contraindicações Locais Relativas

Quantidade ou qualidade insuficiente do osso
Doença periodontal não controlada
Bruxismo grave
Relação desequilibrada entre a maxila e a mandíbula (má oclusão Classe II ou Classe III severa)
Má higiene oral

TÉCNICA: Colocação de Implantes em Alvéolos Cicatrizados

O diagnóstico e o plano de tratamento são fundamentais para a colocação do implante e devem ser realizados como parte de um esforço de equipe. O processo deve incluir exame, análise clínica e radiográfica, além de exames auxiliares de laboratório e de suporte, conforme indicado.

PASSO 1: Avaliação Inicial

O exame deve abranger toda a cavidade oral, incluindo a dentição e os locais edêntulos, a relação entre os maxilares e a oclusão. As áreas edêntulas devem ser avaliadas quanto a altura, largura e comprimento do local proposto para a operação. As características do tecido mole da gengiva e a quantidade e a localização de gengiva inserida e mucosa livre devem ser avaliadas e registradas.[7] Os dentes remanescentes devem estar livres de cárie e periodontalmente saudáveis.

PASSO 2: Imaginologia

As limitações inerentes de diagnóstico (p. ex., a distorção na radiologia convencional) foram significativamente melhoradas por novas tecnologias, como a tomografia computadorizada (TC). A TC permite a reformatação de um conjunto de dados volumétricos em cortes axiais, coronais e sagitais e a reconstrução de múltiplas visualizações transversais e panorâmicas.[7,8] Tais imagens radiográficas pré-operatórias podem ser carregadas em um software tridimensional de planejamento de implante (3D) de modo a expandir as indicações para os tratamentos baseados em implantes orais. A TC também permite a proteção das estruturas anatômicas críticas e oferece vantagens estéticas e funcionais de posicionamento do implante direcionado a uma prótese dental.

PASSO 3: Guia Cirúrgica

Uma vez determinado o planejamento do tratamento implante, os dados podem ser enviados para fabricação a fim de confeccionar uma guia cirúrgica e a prótese. Algumas vantagens dessa tecnologia são a redução do tempo de operação, trauma cirúrgico mínimo, um período de recuperação pós-operatório mais curto e menos dor (Fig. 19-3, *A*).[9]

CAPÍTULO 19 Implantes Dentais Endósseos

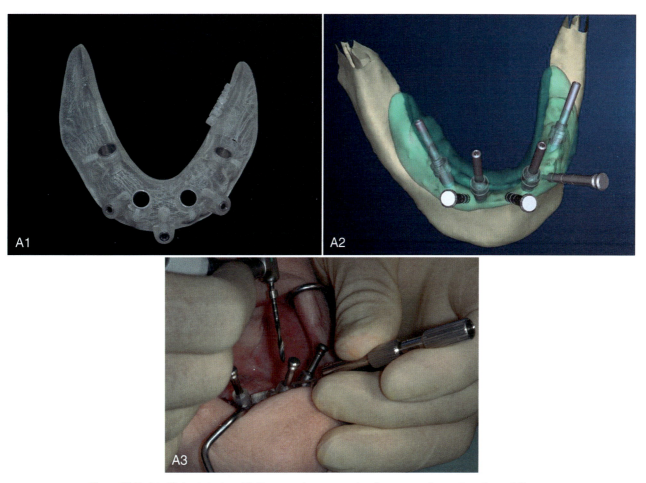

Figura 19-3 A1, Guia cirúrgica. **A2,** Imagem de computador demonstrando os pinos de estabilização e implantes virtuais. **A3,** Perfuração através dos locais da guia.

TÉCNICA: Colocação de Implantes em Alvéolos Cicatrizados *(Cont.)*

PASSO 4: Seleção do Implante
Há uma grande variedade de implantes dentais disponíveis. Em todo o mundo, aproximadamente 600 diferentes opções podem ser escolhidas, embora a maioria seja semelhante na forma e nas etapas cirúrgicas.[10] A maior parte dos sistemas de implantes endósseos usa uma série de brocas de maior diâmetro, incrementalmente. Uma boa regra é selecionar as brocas em incrementos de 0,5 a 1 mm; o aumento do diâmetro da broca, gradativamente, gera menos calor e trauma no local da osteotomia.[6,7] A perfuração lenta, as brocas afiadas, a irrigação refrigerada e a pressão de perfuração leve, em conjunto, minimizam a elevação da temperatura durante a preparação do sítio ósseo (Fig. 19-3, *B*).

PASSO 5: Procedimento Cirúrgico
Os bloqueios anestésicos locais e a infiltração padrão podem ser suplementados com a sedação. O desenho da incisão deve ser cuidadosamente planejado para permitir o acesso e uma boa visibilidade. Uma incisão crestal é feita no local do implante proposto, e um retalho mucoperiostal é elevado para expor o osso subjacente; isso permite que o cirurgião identifique de forma adequada e evite estruturas vitais e também identifique as irregularidades ósseas e os defeitos. A crista do rebordo é avaliada, e o cirurgião determina se uma osteoplastia é necessária antes do início da perfuração. Se houver uma crista em lâmina de faca ou irregularidades ósseas, elas podem ser removidas e o alvéolo reularizado, com pinças goiva ou uma broca de desgaste ósseo, finalizando com limas ósseas. A crista é medida, para assegurar que a largura esteja adequada (isto é, pelo menos 5,25 mm) de modo a permitir a preparação do local.[6] Uma guia cirúrgica customizada e esterilizada é colocada em posição e estabilizada.

(Continua)

174 PARTE III Cirurgia de Implante

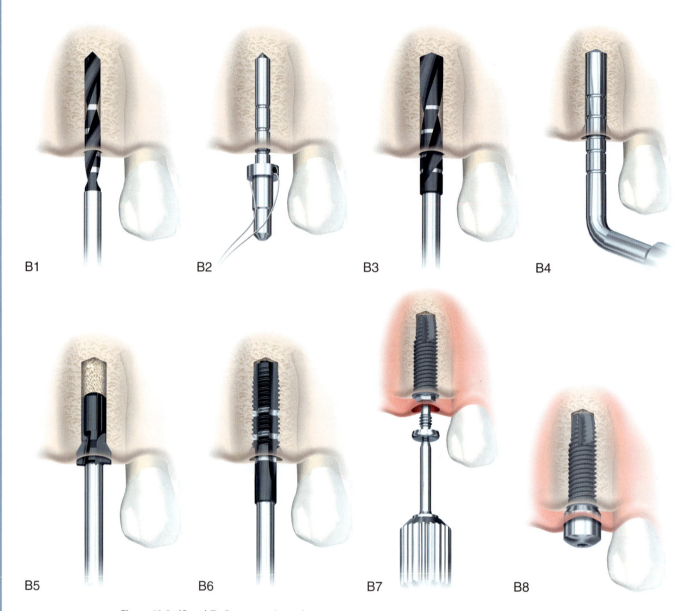

Figura 19-3 *(Cont.)* **B,** Sequência de perfuração para a preparação do local e colocação do implante: **B1,** broca helicoidal de 2 mm. **B2,** Indicador de direção. **B3,** Broca helicoidal de 3 mm. **B4,** Medidor de profundidade. **B5,** Escareador. **B6,** Macho de tarracha. **B7,** Parafuso tapa-implante. **B8,** Cicatrizador. (Cortesia de NobelBiocare.)

TÉCNICA: Colocação de Implantes em Alvéolos Cicatrizados *(Cont.)*

PASSO 6: Preparação, Orientação e Sequência da Osteotomia

A broca inicial (n° 2 redonda) é usada para perfurar o centro de cada local proposto para o implante a uma profundidade de 2 a 3 mm com o uso abundante de um irrigante. Uma série de brocas é utilizada para preparar a osteotomia na profundidade e na posição determinadas durante o planejamento cirúrgico.

Como os sistemas de implantes individualmente variam um pouco, o cirurgião deve estar familiarizado com as especificidades da instrumentação utilizada para um sistema específico. A determinação da posição e angulação do implante deve ser realizada considerando a futura prótese; um modelo de gesso ou um software de computador podem ajudar a visualizar o conceito da orientação protética. O espaçamento do implante é importante para a reconstrução protética e a capacidade do paciente de manter a higiene. Recomenda-se que as margens do implante não fiquem a menos de 2 mm dos dentes naturais e 3 mm dos implantes adjacentes. A primeira broca helicoidal (1,6 a 2,2 mm, dependendo do sistema) deve perfurar até a profundidade determinada usando irrigação (irrigação interna, irrigação externa ou ambas). Deve-se ter atenção com a angulação adequada durante a preparação da osteotomia. Recomenda-se que a precisão da dimensão e da localização da primeira osteotomia seja verificada radiograficamente após a primeira broca helicoidal preparar a osteotomia para avaliar a posição e a direção.[6] Se as dimensões e as localizações forem aceitáveis, um pino-guia é colocado na osteotomia como guia direcional. Se a posição não é satisfatória, a correção pode ser feita sem prejudicar o local da osteotomia porque apenas uma pequena quantidade de osso foi removida.

CAPÍTULO 19 Implantes Dentais Endósseos

TÉCNICA: Colocação de Implantes em Alvéolos Cicatrizados *(Cont.)*

Quando o cirurgião está satisfeito com o posicionamento do local do implante inicial, os locais dos implantes adicionais são preparados em sequência, utilizando primeiro a broca helicoidal de menor diâmetro, até que todos os sítios tenham sido preparados até a profundidade adequada. O cirurgião deve manter o paralelismo e a angulação planejada. A guia cirúrgica é extremamente importante para alcançar a posição adequada do implante e sua angulação.

A broca helicoidal com o tamanho seguinte é então colocada na peça de mão, e a sequência é repetida. O cirurgião deve continuar verificando a posição, a angulação e a profundidade porque ainda é possível se desviar da direção da osteotomia planejada. A broca deve girar na velocidade recomendada, que se baseia nas instruções do sistema utilizado (geralmente 800 a 1.200 rotações por minuto [RPM]). O torque do motor de perfuração, a densidade do osso, a pressão aplicada e a afiação da broca, em conjunto, afetam a preparação do local. Durante a perfuração, o cirurgião deve "travar o pulso" e preparar a osteotomia com um movimento de entrada e saída a fim de garantir a precisão da osteotomia. Se o pulso for fletido durante a preparação do local, um arco é criado no local da osteotomia e pode ser facilmente ampliado além do desejável.[6] Além disso, a perfuração para dentro e para fora permite que o irrigante resfriado atinja a profundidade da osteotomia e minimize o calor nas paredes e no assoalho.

A sequência de perfuração é repetida para cada um dos tamanhos de broca (p. ex., 1,6, 2,5, 3 e assim por diante). Nas osteotomias de parede paralela utilizadas com alguns sistemas, é usada uma broca-guia especial que tem uma ponta saliente de 2 mm de diâmetro. Esse design orienta a broca na osteotomia e minimiza o trauma na crista óssea, sendo particularmente útil nas cristas estreitas. Ele permite que a broca entre na osteotomia suavemente e amplie a porção superficial da osteotomia de 2 a 3 mm. Esta é seguida por uma broca de comprimento total de 3 mm. O sistema que utiliza um desenho cônico permite a entrada fácil no local da osteotomia inicial e elimina a necessidade da broca-guia.[6] Para sistemas com implantes de maior diâmetro, os procedimentos continuam em aumentos incrementais no tamanho da broca até a broca final para o implante selecionado. A broca final deve ser pelo menos 0,5 mm menor que o diâmetro do implante escolhido. Se o cirurgião perceber que o osso é muito macio (osso tipo IV), a última broca pode ser eliminada. Essa escolha é baseada na experiência e habilidade do cirurgião. Em muitos sistemas, brocas escariadoras ou de recorte são utilizadas para acomodar a extremidade coronal ligeiramente maior do implante (Fig. 19-3, *C* e *D*).

(Continua)

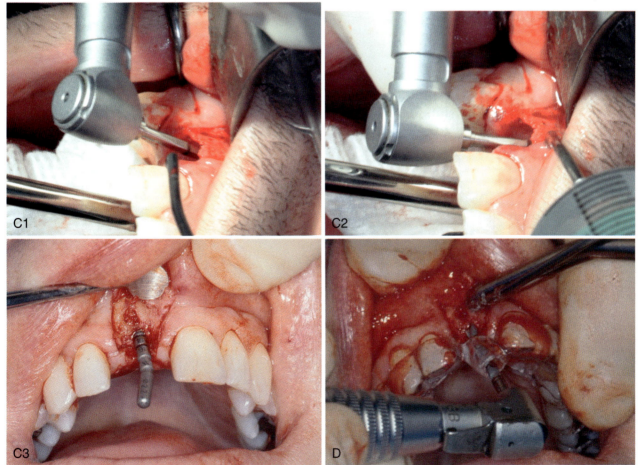

Figura 19-3 *(Cont.)* **C,** Sequência de preparação do local e correção da angulação da osteotomia inicial. Ela estava inicialmente angulada demais labialmente (**C1**) e foi corrigida (**C3**). **D,** Demonstração da posição final do implante em relação à guia cirúrgica.

TÉCNICA: Colocação de Implantes em Alvéolos Cicatrizados *(Cont.)*

PASSO 7: Colocação do Implante
Se a densidade do osso for determinada como sendo de tipo I (muito densa), o cirurgião pode optar por utilizar um macho de tarracha em velocidades lentas (18 a 20 rpm) para evitar um torque de inserção excessivo do implante. Se o torque de inserção do implante for superior a 50 Ncm antes que o implante esteja completamente assentado, o cirurgião deve inverter o sentido de inserção do implante e fazer a rosca ou ampliar a osteotomia para evitar uma lesão óssea da osteotomia, incluindo microfratura, fratura do alvéolo ou fratura do implante.

Uma vez que o implante tenha sido colocado com sucesso, é aconselhável registrar o torque de inserção final usando um torquímetro. Além disso, o registro do valor da análise de frequência de ressonância (ISQ) vem ganhando popularidade como uma medida quantitativa da estabilidade do implante (Fig. 19-3, *E*).

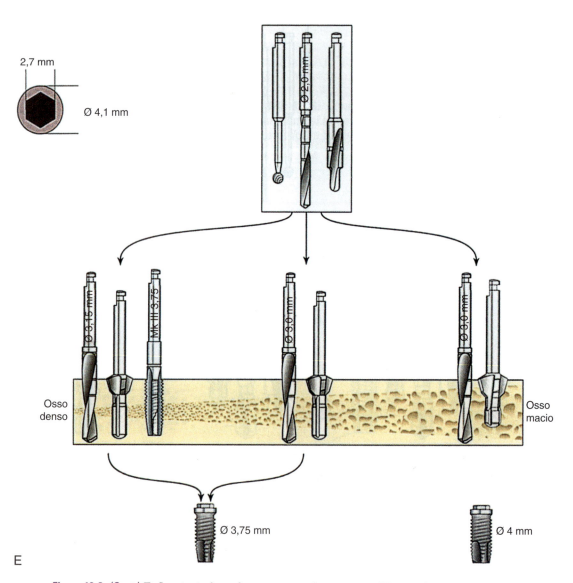

Figura 19-3 *(Cont.)* **E,** Sequência de perfuração no osso denso e macio. No painel superior, uma guia de broca especial é mostrada para ampliar a osteotomia de 2 a 3 mm na crista do rebordo. O macho de tarracha pode ser utilizado no osso muito denso e eliminado no osso macio.

TÉCNICA: Colocação de Implantes em Alvéolos Cicatrizados *(Cont.)*

PASSO 8: Fechamento dos Tecidos Moles

A ferida cirúrgica é inspecionada (irrigada e cuidadosamente limpa) antes do fechamento dos tecidos moles. Então, podem ser realizados quaisquer procedimentos adicionais necessários (p. ex., a regeneração óssea guiada [GBR]). Se uma técnica de implante submerso for escolhida, a tampa rosqueada ou tampa de fechamento é então colocada, a ferida é fechada com suturas interrompidas ou contínuas, e uma prótese provisória é colocada para função e estética. Embora a técnica de fechamento pareça rotineira, deve-se ter atenção meticulosa à reaproximação precisa das bordas da ferida. Após o fechamento, o cirurgião é responsável por assegurar que quaisquer próteses temporárias sejam aliviadas e ajustadas antes da colocação e da alta do paciente. Se for escolhido um procedimento de estágio único, o cirurgião coloca cicatrizador ou munhão definitivo e sutura o tecido mole ao redor do munhão, garantindo que o fechamento esteja completo e o retalho não se desloque oclusalmente.

Pode ser necessária a utilização de munhões/cicatrizadores mais longos para evitar que o retalho recubra a altura inicial do componente escolhido com o reestabelecimento da função oral. As suturas devem ser interrompidas para maximizar o controle do retalho e minimizar a ocorrência de deiscência ou a elevação oclusal indesejada do retalho. Alguns sistemas de implantes têm pequenas tampas de plástico, semelhantes a guarda-chuvas, que podem ser colocadas em cima do munhão; estas tentam manter o retalho comprimido. As desvantagens dessa técnica são que a prótese não pode ser usada com as tampas e estas são desconfortáveis. Antes da alta, o paciente deve receber a prescrição de analgésicos, anti-inflamatórios e um antisséptico oral antibacteriano. O uso de antibióticos depende dos achados cirúrgicos e se procedimentos suplementares (p. ex., enxerto ósseo, membranas de barreira) foram realizados. Os antibióticos não são indicados de rotina para a colocação do implante em locais edêntulos cicatrizados. Uma consulta de acompanhamento é geralmente marcada para uma semana depois, e a equipe deve tomar uma decisão em relação ao protocolo de carga e do tempo. Em uma abordagem por etapas, o tempo de integração deve ser coordenado com os tempos recomendados de carga do sistema específico sobre o arco, a posição do implante, a qualidade óssea, a presença ou ausência de manobras de enxerto, valor do torque e ISQ (Fig. 19-3, *F*).

PASSO 9: Descobrindo Implantes Submersos

Os implantes dentais estão prontos para serem descobertos e os munhões conectados após um período de cicatrização óssea e osseointegração (2 a 6 meses), dependendo da recomendação do fabricante e dos achados no momento da colocação do implante. A cirurgia da segunda fase tem dois objetivos: (1) permitir que o implante atravesse a mucosa e (2) criar uma anatomia favorável do tecido mole que resulte em um contorno perimucoso e selamento.[11] O local deve ser radiografado com filmes panorâmicos e periapicais padrão. O osso adjacente ao implante deve apresentar uma trabeculação normal, sem uma área radiolúcida entre o osso adjacente a superfície do implante. Uma vez que tenha sido estabelecido que o implante parece estar integrado, o cirurgião está pronto para expor o implante, remover a tampa e colocar um cicatrizador ou um munhão/*abutment* final. Se uma guia cirúrgica foi utilizada para colocar os implantes, ela pode ser usada a fim de localizar precisamente a área da incisão ou *punch* tecidual.

A cirurgia da segunda fase geralmente é realizada somente com anestesia local; no entanto, essa fase pode ser difícil, demorada e desafiante. Após os locais terem sido identificados, o paciente é anestesiado e é feita a exposição. Se o cirurgião deseja limitar a quantidade de retalho mucoperiostal a ser refletido, uma pequena incisão é feita no local do implante com uma lâmina de bisturi nº 15, e o tecido é afastado de forma adequada para permitir a visualização da tampa rosqueada ou do cicatrizador. Então é preciso decidir usar um *punch* tecidual ou descolar ainda mais o retalho. Se houver tecido gengival queratinizado abundante recobrindo o implante, um *punch* tecidual é uma boa escolha; ele minimiza o descolamento do tecido mole e acelera a cicatrização em comparação com o retalho mucoperiostal de espessura total. No entanto, se a quantidade de tecido queratinizado disponível for mínima, é prudente fazer uma incisão através do tecido queratinizado, mantendo uma banda queratinizada em cada lado do munhão ou cicatrizador (vestibular e lingual), ou usar um enxerto de tecido mole. O retalho deve ser adequadamente descolado com folga para permitir o fechamento apertado em volta do munhão. Normalmente, este será um munhão de cicatrização, mas outras opções estão disponíveis.

(Continua)

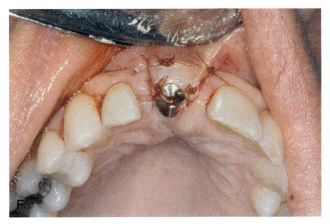

Figura 19-3 *(Cont.)* **F,** Modificação do retalho mucoperiostal para garantir o tipo de tecido adequado e a posição após o cicatrizador ser colocado.

TÉCNICA: Colocação de Implantes em Alvéolos Cicatrizados *(Cont.)*

PASSO 10: Seleção do Munhão e Colocação

Um munhão definitivo é selecionado com base nas necessidades de tratamento e no planejamento da equipe de implante. Se uma restauração temporária for colocada sobre o local, o comprimento do munhão deve ser selecionado de modo que aproximadamente 2 mm dele fiquem expostos após o fechamento do retalho. O tipo de cicatrizador usado se baseia no objetivo protético para restauração específica do implante. Isso deve ser considerado antes da exposição cirúrgica e pode exigir a modificação da prótese temporária. Nos casos em que nenhuma prótese provisória é usada (p. ex., áreas edêntulas posteriores ou segmentos edêntulos totais do arco), é prudente escolher um comprimento de cicatrizador de pelo menos 4 mm mais alto que a crista do tecido mole. Isso assegura que o cicatrizador continue exposto no pós-operatório. Não é raro que o edema e a readaptação inadequada nas margens do retalho cubram todo o cicatrizador no pós-operatório, necessitando de um outro procedimento cirúrgico. É desejável permitir a cicatrização adequada do tecido mole antes das moldagens finais. Se o cirurgião irá simplesmente descobrir um implante com o mínimo de afastamento do tecido mole, 2 semanas é um período de cicatrização adequado antes das moldagens. No entanto, em cirurgias de segunda fase mais complexas, com grande afastamento e descolamento do retalho, é necessário um período de cicatrização de até 4 semanas. Para minimizar os conflitos e mal-entendidos, os pacientes devem ser avisados sobre esse período de cicatrização.

As incisões relaxantes podem ser necessárias para alcançar o tipo de tecido desejado em torno do munhão e uma boa adaptação do tecido mole ao munhão. A margem modificada do retalho deve ser meticulosamente suturada com agulhas cônicas pequenas e material de sutura 4-0 ou 5-0.

Muitas vezes, o cirurgião inexperiente não consegue perceber o desafio que é o gerenciamento do tecido mole na conexão do munhão quando dois ou mais implantes adjacentes são expostos. Esse procedimento pode ser demorado e frustrante; por conseguinte, é particularmente importante reconhecer os riscos potenciais quando apenas uma pequena banda de tecido queratinizado (inferior a 4 mm) recobre o implante a ser exposto.

Após o fechamento dos tecidos ser completado, a prótese temporária é provada e ajustada para minimizar a irritação do tecido mole e o trauma durante a cicatrização (Fig. 19-3, *G* e *H*).

TÉCNICA ALTERNATIVA 1: Extração de Dentes e Colocação Imediata de Implantes

PASSO 1: Remoção do Dente

A colocação imediata do implante após uma extração elimina o tempo de espera pós-extração para a cicatrização primária do tecido mole e do osso. No entanto, se um exsudato purulento estiver presente, a colocação do implante deve ser adiada.[12]

Se o critério para a colocação imediata for cumprido, o dente deve ser extraído com um mínimo de trauma. As tentativas de preservar todo o osso alveolar com instrumentos como periótomos, Powertome e sistemas de extração de raiz melhoram a preservação do osso alveolar. Os dentes tratados endodonticamente são frágeis e fortemente ligados ao osso alveolar; portanto, auxílios suplementares para minimizar a perda óssea (p. ex., periótomos, dispositivos de extração da raiz) são úteis. O sistema Powertome pneumático e os dispositivos de extração de raiz têm melhorado significativamente a nossa capacidade de remover os dentes difíceis e preservar o osso.

PASSO 2: Colocação de Implantes após a Extração

Na porção anterior da maxila, é desejável orientar a linha de inserção através do aspecto palatino do alvéolo começando quase na metade do alvéolo (na parede palatina). Pelo menos dois terços do implante devem estar em contato com o osso hospedeiro no local receptor. O implante deve ser pelo menos 2 mm mais comprido do que o alvéolo, dependendo do osso basal disponível.[6] Ele deve estar estável quando colocado antes de qualquer material de enxerto de osso ser inserido no alvéolo, para maximizar a possibilidade de obtenção de integração óssea. Qualquer espaço em torno do implante, maior do que 2 mm, deve ser enxertado, e algumas estratégias devem ser utilizadas para minimizar a perda do enxerto e a migração de tecido mole para dentro do espaço. O enxerto deve ser contido para obter resultados previsíveis. A seleção dos implantes deverá ser baseada no tamanho do alvéolo; implantes grandes que encaixam nas paredes laterais do alvéolo são mais fáceis de se estabilizar, necessitam de menos enxertia e têm mais previsibilidade.[13] Um grande número de artigos científicos sobre a colocação imediata do implante demonstram altas taxas de sucesso. O tempo para a integração óssea depende do tamanho dos defeitos, da estabilidade e do estado do osso alveolar. A função imediata é realmente possível em muitos locais de extração se forem escolhidos implantes de tamanho apropriado (Fig. 19-4).

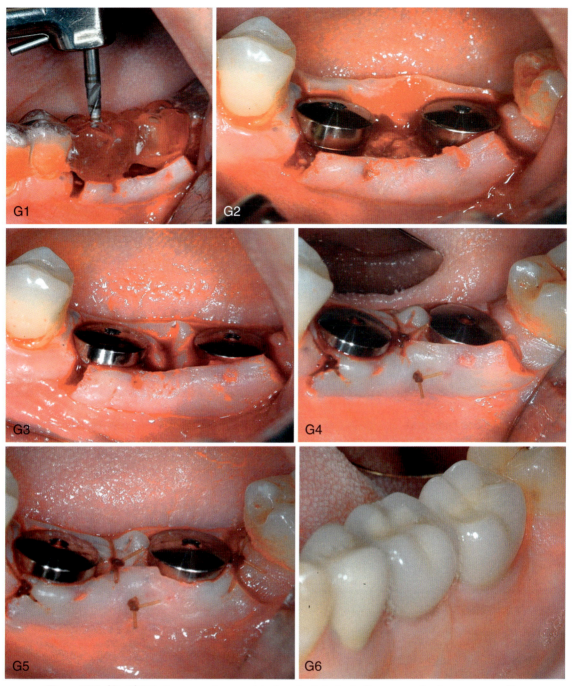

Figura 19-3 *(Cont.)* **G1,** A prova pré-operatória da guia cirúrgica indicou que a abordagem sem retalho foi contraindicada no local do implante do primeiro molar. No entanto, durante a cirurgia, uma broca redonda foi usada para marcar o centro da osteotomia do implante penetrando através dos tecidos moles na crista do rebordo antes do descolamento do retalho diminuído visto aqui. **G2,** O local da punção do tecido mole demonstra claramente que o uso de um *punch* de tecidos de 6 mm teria excisado todo o tecido queratinizado bucal ao implante emergente do primeiro molar. Note que uma abordagem com um *punch* tecidual teria sido possível para o local do segundo molar. **G3,** Neste caso, a espessura do tecido ideal permitia a utilização de uma variação da manobra de regeneração da papila. Os pedículos foram criados no retalho lingual e passivamente rodados no espaço interimplante. **G4,** A sutura interrompida simples foi usada para prender o retalho vestibular diminuído mesial e distal ao implante do primeiro molar emergente, e uma sutura em colchoeiro horizontal foi usada para prender os pedículos linguais no espaço interimplante sem atrapalhar a sua circulação. Observe a margem de 6 mm de tecido queratinizado ápico-coronal presente no retalho vestibular adjacente ao implante do segundo molar. **G5,** O contorno, feito por meio de ressecção, foi realizado no local do segundo molar com uma lâmina 15c, e uma sutura simples interrompida foi utilizada para prender o retalho distal ao implante do segundo molar. **G6,** Fotografia clínica do acompanhamento de 3 anos demonstrando um ambiente de tecido mole peri-implante estável, autolimpante como resultado de um desenho de retalho apropriado e do uso de manobras cirúrgicas para criar contornos escalopados dos tecidos moles que resistem ao acúmulo de restos de comida. (De Sclar A: Guidelines for flapless surgery, J Oral Maxillofac Surg 65:20-32, 2007.)

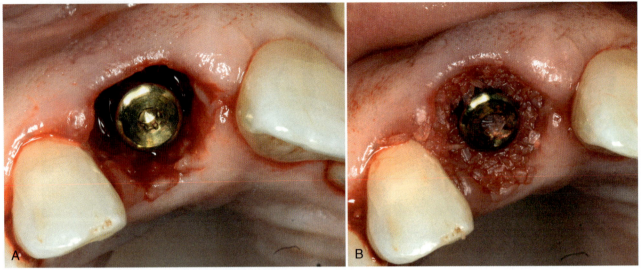

Figura 19-4 A, Implante colocado em um alvéolo de extração. O implante é estável, mas há 3 mm de espaço entre a parede palatina mesial e a margem do implante. **B,** Um enxerto ósseo foi colocado para eliminar o espaço morto entre a parede do alvéolo e o implante.

TÉCNICA ALTERNATIVA 2: Método "All on 4"

PASSO 1: Distribuição dos Implantes

O conceito "All on 4" se baseia no número ideal de quatro implantes para reabilitar uma mandíbula edêntula com uma prótese total fixa do tipo Protocolo Branemark. O conceito se beneficia da inclinação posterior dos dois implantes distais com cantiléveres distais de no máximo dois dentes na prótese. Isso melhora a distribuição anterior/posterior dos implantes a fim de fornecer suporte protético seguro para uma prótese total fixa.[14] Os pacientes em potencial são examinados e avaliados, e a dimensão vertical é estabelecida e registrada. O paciente é avaliado também quanto a suporte labial, linha do sorriso, relação intermaxilar, oclusão e a cor e a forma dos dentes a serem restaurados. Os candidatos ao procedimento "All on 4" incluem pacientes que são edêntulos e aqueles cuja remoção da dentição remanescente no arco em questão tenha sido planejada. Os pacientes para os quais as extrações dentais são indicadas geralmente exigem alveoloplastia radical para criar um espaço entre os arcos adequado aos implantes e à prótese fixa. Para agilizar o procedimento cirúrgico, um guia de redução óssea é construído em laboratório antes da cirurgia.

PASSO 2: Estabelecimento da Dimensão Vertical da Oclusão

A dimensão vertical é estabelecida antes da sedação. Com uma caneta de tinta indelével, são feitas marcas no nariz e no queixo do paciente para que a medida possa ser estabelecida, e essas marcas são protegidas com fita adesiva de plástico transparente. Geralmente é usada uma anestesia local, de longa duração com adrenalina.

PASSO 3: Realização do Retalho Mucoperiostal

Um retalho mucoperiostal é realizado com incisões desde o primeiro molar inferior até o primeiro molar do lado oposto com incisões relaxantes bilateralmente. O retalho é descolado inferiormente, expondo o osso alveolar vestibular e lingual; o retalho vestibular é descolado inferiormente para expor o forame mentual.

PASSO 4: Obtendo a Dimensão Protética Vertical

É necessário um mínimo de 18 mm de espaço vertical para acomodar a prótese final (munhões, estrutura metálica e os dentes) e manter a dimensão vertical adequada. Portanto, depois das exodontias, o osso alveolar é reduzido de modo a acomodar de forma adequada a prótese planejada. Isso pode ser conseguido com brocas de desgaste ósseo ou uma serra reciprocante.

CAPÍTULO 19 Implantes Dentais Endósseos

TÉCNICA ALTERNATIVA 2: Método "*All on 4*" (Cont.)

PASSO 5: Colocação do Implante

Quando as medições verticais correspondem às medições pré-operatórias (Fig. 19-5, *A* a *C*),[15] os implantes são colocados um de cada vez, começando com os dois implantes posteriores. As tomadas radiográficas são utilizadas para estimar a posição das cabeças dos dois implantes mais posteriores, e uma angulação é escolhida para garantir a liberação da alça anterior do nervo mentual/alveolar inferior. Uma guia cirúrgica de estoque pode ser utilizada para auxiliar o cirurgião com a angulação e o posicionamento vestíbulo-lingual. Essa guia está disponível comercialmente e tem linhas verticais para ajudar a estimar o grau de angulação e a inclinação (logo anterior ao forame e à alça do nervo). Cerca de 30 graus em relação ao plano oclusal é o ponto ideal. A guia é ligada a um pino, que é colocado em uma linha média da osteotomia na mandíbula para estabilizar a guia.

A guia cirúrgica também orienta e dirige a posição vestíbulo-lingual. Esses implantes posteriores normalmente surgem na posição do segundo pré-molar. Os dois implantes mais anteriores acompanham a anatomia da mandíbula, que em casos graves de reabsorção podem necessitar de uma inclinação lingual. O implante posterior deve ter pelo menos 4 mm de diâmetro. No entanto, se necessário, os implantes anteriores podem ser de 3,3 milímetros.[6] A sequência de perfuração é a mesma da preparação para uma osteotomia padrão. Quando todos os implantes estiverem posicionados, os munhões/*abutments* do tipo *multi-unit* e angulados são colocados sobre os implantes (Fig. 19-5, *D*).

PASSO 6: Liberando o Osso Coronal Distal nos Implantes Posteriores

O cirurgião deve ter certeza de que a porção distal da osteotomia está livre de osso para acomodar adequadamente os munhões angulados. Em geral, os munhões não se assentam completamente por causa da interferência da crista óssea distal. Isso pode exigir o uso de brocas e cinzéis para remover o osso que está interferindo. A angulação do munhão é de 17 graus ou reto nos implantes anteriores e 17 graus ou 30 graus nos implantes posteriores. Essas angulações dos munhões são escolhidas para garantir que os orifícios de acesso aos parafusos da prótese estejam localizados na oclusal ou lingual. Para obter uma prótese higiênica e mecanicamente correta, os quatro suportes devem estar na mesma altura (Fig. 19-5, *E*).[14]

PASSO 7: Colocação dos *Copings* de Moldagem

Como o conceito de "All on 4" inclui a função imediata, *copings* de moldagem são colocadas nos munhões *multi-unit* antes de os tecidos moles serem suturados.

PASSO 8: Fechamento dos Tecidos Moles

O retalho mucoperiostal deve ser cuidadosamente fechado para assegurar que o tecido está bem adaptado aos *copings* e aos munhões. Pode ser necessário prender o retalho para baixo com suturas transósseas, se houver um excesso de tecido, a fim de evitar que o retalho se desloque oclusalmente e interfira nas moldagens. Após o fechamento, o tecido mole deve estar em uma posição que permita que os *copings* de moldagem sejam registrados pelo material de impressão ou dispositivo de digitalização ou câmera.

PASSO 9: Moldagens dos Implantes

As moldagens ou digitalizações são então realizadas, e o paciente pode ser liberado até que a prótese esteja pronta para entrega. Os cuidados pós-operatórios são dados ao paciente ou acompanhante, e um acompanhamento cirúrgico de rotina é instituído.

182 PARTE III Cirurgia de Implante

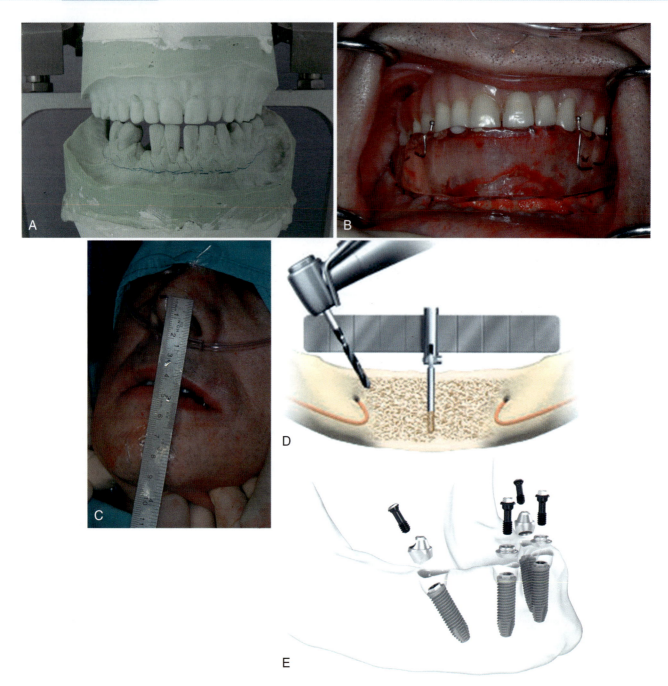

Figura 19-5 A, Modelos em oclusão mostrando o espaço necessário e a redução do rebordo necessária para acomodar a prótese planejada. Serão necessárias extrações e alveoloplastia radical nesta área. **B,** Uma guia de redução óssea é usada para assegurar que a alveoloplastia adequada tenha sido atingida antes de os implantes serem colocados. **C,** A dimensão vertical da oclusão é utilizada como ponto de referência para a redução adequada de osso alveolar. **D,** O guia cirúrgico "All on 4" é usado para ajudar o cirurgião a estabelecer a angulação posterior desejada do implante e a inclinação vestíbulo-lingual. **E,** Os munhões *multi-Unit* para o conceito "All on 4". Note que o acesso ao parafuso é ajustado para permitir o paralelismo dos munhões posteriores com os munhões anteriores retos. (**D, E** Cortesia de NobelBiocare.)

Prevenção e Tratamento das Complicações

Superdimensionamento ou subdimensionamento da osteotomia
Excessiva velocidade e/ou pressão de perfuração
Torque excessivo durante a colocação do implante
Fratura do implante durante a inserção
Osteotomia mal posicionada (inclinações) em relação a um implante ou dentes adjacentes
Perfuração do seio maxilar
Hemorragia
Fratura da mandíbula ou alvéolo
Fechamento dos tecidos moles
Incapacidade de assentar o munhão
Lesão no feixe neurovascular alveolar inferior, mentual ou canal incisivo
Violação da cavidade nasal durante a preparação do local
Colocação de implantes em alturas variadas em casos múltiplos

Recomendações Pós-operatórias

Hemorragia pós-operatória
Deiscência da ferida
Infecção dos tecidos moles e do seio maxilar
Dor pós-operatória, aguda e crônica
Mobilidade/instabilidade do implante
Colocação do implante na raiz do dente
Invasão no canal incisivo ou canal alveolar inferior
Deiscência vestibular ou lingual/palatina
Fratura do implante e componente
Estética ruim
Fratura mandibular
Disestesia
Resposta inflamatória aguda em casos de função imediata (p. ex., em resposta à extrusão de cimento ou de materiais de moldagem)
Tampa do implante ou munhão soltos
Radiolucência
Falha na osseointegração
Fratura do implante
Fratura do parafuso do munhão
Necrose avascular

Referências

1. Norton MR: The history of the dental implants, *US Dentistry* 9:24, 2006.
2. Linkow LI, Dorfman JD: Implantology in dentistry: a brief historical perspective, *N Y State Dent J* 57:31, 1991.
3. Small IA, Metz H, Kobernick S: The mandibular staple implant for the atrophic mandible, *J Biomed Mater Res* 8(4 Pt 2):365, 1974.
4. Brånemark PI, et al: Osseointegrated implants in the treatment of the edentulous jaw: experience from a 10-year period, *Scand J Plast Reconstr Surg Suppl* 16:1, 1977.
5. O'Sullivan D, Sennerby L, Meredith N: Measurements comparing the initial stability of five designs of dental implants: a human cadaver study, *Clin Implant Dent Relat Res* 2:85, 2000.
6. Singh PP, Cronin AN: *Atlas of oral implantology*, ed 3, St Louis, 2009, Mosby, pp 164, 167, 182-183, 275-277.
7. Schwarz MS, et al: Computed tomography. II. Preoperative assessment of the maxilla for endosseous implant surgery, *Int J Oral Maxillofac Implants* 2:143, 1987.
8. Schwarz MS, et al: Computed tomography. I. Preoperative assessment of the mandible for endosseous implant surgery, *Int J Oral Maxillofac Implants* 2:137, 1987.
9. Parel SM, Triplett RG: Interactive imaging for implant planning, placement, and prosthesis construction, *J Oral Maxillofac Surg* 62(9 Suppl 2):41, 2004.
10. Jokstad A, editor: *Osseointegration and dental implants*, Hoboken, NJ, 2009, Wiley-Blackwell.
11. Palacci P, editor: *Peri-implant soft tissue augmentation procedures in esthetic implant dentistry*, Chicago, 2001, Quintessence.
12. Babbush CA, Hahn JA, Krauser JT, Rosenlicht JL, editors: *Dental implants: the art and science*, St Louis, 2011, Saunders.
13. Balshi TJ, et al: A prospective analysis of immediate provisionalization of single implants, *J Prosthodont* 20:10, 2011.
14. Maló P, Lopes I, de AraújoNobre MA: The all on 4 concept. In Babbush CA, Hahn JA, Krauser JT, Rosenlicht JL, editors: *Dental implants: the art and science*, St Louis, 2011, Saunders.
15. Parel SM, Ruff SL, Triplett RG, Schow SR: Bone reduction surgical guide for the Novum implant procedure: technical note, *Int J Oral Maxillofac Implants* 17:715, 2002.

CAPÍTULO 20

Preservação do Sítio de Exodontia e Procedimentos para Aumento do Rebordo

Joan Pi-Anfruns e Tara Aghaloo

Material Necessário

Descolador de periósteo n° 9
Lâmina de bisturi n° 15
Broca n° 701
Fios de sutura
Membranas (reabsorvíveis/não reabsorvíveis)
Substitutos ósseos (alógenos, xenógenos, aloplástico ou osso autógeno)

Raspador de osso
Elevadores
Pinos de fixação (tachas ou parafusos)
Fórceps
Gelfoam®/plugue de colágeno
Anestésico local com vasoconstritor
Afastador Minnesota
Porta-agulha

Periótomos
Pinças
Descolador Woodson

Histórico do Procedimento

As alterações que ocorrem após a extração do dente têm sido bem documentadas desde o início dos anos 1900. Estudos realizados tanto em animais como em seres humanos têm avaliado os mecanismos de cicatrização e o padrão de reabsorção do rebordo alveolar após um dente ser extraído. Em 1923, Euler[1] examinou o processo de cicatrização após exodontias em cães e descreveu uma sequência de sete fases distintas de reparação. Clafin,[2] o primeiro a pesquisar em cães e seres humanos, observou que a cicatrização foi mais lenta em humanos do que em cães. Em 1967, Pietrokovski e Massler[3] publicaram um estudo sobre as alterações morfológicas que ocorrem após a exodontia em modelos de estudo duplicados. Concluíram que a tábua óssea vestibular mostrou maior reabsorção do que a tábua óssea lingual, tanto na maxila quanto na mandíbula. Essas descobertas foram confirmadas mais tarde em um estudo histológico por Araújo e Lindhe.[4] O termo *preservação do alvéolo pós-exodontia*, atribuído a Cohen,[5] envolve a colocação de um material de preenchimento no alvéolo, com o objetivo de minimizar a remodelação óssea após a remoção do dente. Diversos materiais têm sido estudados para essa finalidade, demonstrando resultados semelhantes.[6]

Por definição, o alvéolo pós-exodontia é uma cavidade. Portanto, preservar o alvéolo pós-exodontia significa mantê-lo intacto, como uma cavidade. O termo *preenchimento do alvéolo pós-exodontia* melhor descreve o objetivo do procedimento, que é preencher uma cavidade por meio da produção de novo osso. Vários procedimentos de aumento têm sido propostos para compensar as deficiências do rebordo. Os princípios básicos de regeneração tecidual guiada (RTG) foram estabelecidos por Melcher,[7] que descreveu a necessidade de proteger os sítios em cicatrização das células indesejáveis para permitir a regeneração dos tecidos desejados. Desde a introdução das primeiras membranas no início dos anos 1980,[8] a investigação no campo da regeneração óssea guiada (ROG) para aumento de rebordo tem crescido exponencialmente. As membranas atuam como barreiras biológicas e desempenham um papel fundamental nos bons resultados em ROG. Sua biocompatibilidade, capacidade de manutenção do espaço, oclusividade e capacidade de manejo ditam a regeneração óssea. Ambas as membranas reabsorvíveis e não reabsorvíveis têm sido utilizadas em procedimentos de ROG. Membranas reabsorvíveis podem ser feitas de materiais naturais ou sintéticos, tais como colágeno, poliglicólido e ácido poliláctico. Membranas não reabsorvíveis geralmente são feitas de politetrafluoretileno (PTFE) e malha de titânio.[9] Durante os anos 1990, a regeneração óssea guiada provou ser uma técnica bem-sucedida e viável para aumento de rebordo.[10-12]

Uma variedade de materiais de enxerto tem sido estudada para utilização em ROG. Osso autógeno, aloenxertos, xenoenxertos, enxertos aloplásticos e fatores de crescimento têm sido utilizados isoladamente ou em combinação para promover a regeneração do osso e demonstraram resultados semelhantes. Até o momento, os dados são insuficientes para provar a superioridade de um material sobre o outro. Um material de enxerto ideal deve permanecer protegido no local de modo a proporcionar uma estrutura de suporte para a formação óssea e evitar a redução do volume que ocorre ao longo do tempo.

Indicações

Alterações nas dimensões do rebordo alveolar ocorrem em padrões bem definidos. Caso não sejam corrigidas, podem levar a resultados funcionais e estéticos desfavoráveis. Os procedimentos de aumento de rebordo e preservação do sítio de extração destinam-se a corrigir tais deformidades de modo a maximizar o resultado estético e funcional da terapia com implantes dentais.

Preenchimento do Rebordo Alveolar Pós-exodontia

A principal indicação para o preenchimento do rebordo alveolar pós-exodontia é minimizar a remodelação de tecidos duros e moles que ocorre após a remoção do dente. A colocação de um material de enxerto em uma cavidade permite a estabilidade do coágulo de sangue e proporciona um suporte para formação de osso novo.[13] Infelizmente, a remodelação da cavidade ocorre mesmo que o local seja enxertado, porque o osso fasciculado presente na crista e na parte interna do alvéolo é reabsorvido e substituído por osso neoformado (calo ósseo).[4]

Regeneração Óssea Guiada para Defeitos Verticais e Horizontais

A remodelação após a extração do dente pode ter efeitos devastadores sobre os contornos do rebordo alveolar e pode impedir a colocação do implante dental. Em alguns casos, para se atingirem excelentes resultados estéticos e funcionais, deve ser feita a regeneração dos defeitos. A regeneração óssea guiada, associada aos procedimentos de implantes dentários, pode ser usada para aumentos de rebordos alveolares deficientes, cobrir fenestrações do implante e deiscências, permitir a colocação do implante imediato em defeitos ósseos residuais e locais de pós-extração, e tratar a doença peri-implantar.[11] Esses defeitos podem estar localizados em um único dente ou estender-se a vários dentes. Se o defeito for horizontal pode ocorrer exposição das roscas do implante, deiscências ou fenestrações. Idealmente, a largura do rebordo residual não deve ser inferior a 6 mm para um implante de diâmetro de 4 mm.[14] Se o defeito for vertical pode induzir à instalação de implantes mais curtos do que o desejado, coroas clínicas longas e resultados sem estética. Relatos sobre o ganho ósseo após procedimentos de ROG são escassos. Para ROG vertical, o aumento do osso pode variar de 2 a 7 mm, e para ROG horizontal, de 2 a 4,5 mm.[15]

Contraindicações e Limitações

Como qualquer procedimento cirúrgico, as limitações são determinadas pela própria biologia. Os mecanismos de reparação após o trauma cirúrgico (neste caso, os procedimentos de aumento de rebordo) são muito semelhantes de paciente para paciente. A diferença está na capacidade do indivíduo para a cicatrização. Idade, certas doenças sistêmicas, medicamentos, hábitos sociais e hábitos de higiene bucal desempenham papéis fundamentais no potencial de cicatrização individual. Os profissionais devem considerar esses fatores antes de recomendar o tratamento a seus pacientes. Além disso, algumas limitações aplicam-se ao próprio processo. O preenchimento do alvéolo pós-exodontia não impede a remodelação, mas pode minimizá-la. Procedimentos de ROG são limitados na quantidade de osso que podem ser gerados. Quando a ROG por si só não pode cumprir os requisitos do defeito, uma técnica alternativa deve ser selecionada.

O manejo do tecido mole é a chave para a regeneração óssea bem-sucedida. Uma faixa adequada da mucosa queratinizada e fechamento sem tensão das margens de retalho minimizam ou previnem a deiscência da sutura. Os tecidos moles devem ser cuidadosamente avaliados antes dos procedimentos de ROG. Em alguns casos, pode ser necessário melhorar a qualidade e a quantidade dos tecidos moles previamente à ROG.

TÉCNICA: Preenchimento do Alvéolo Pós-exodontia

PASSO 1: Extração de Dente
Sob anestesia local, o dente deve ser removido com tão pouco trauma quanto possível. Um periótomo pode ser utilizado para luxar cuidadosamente o dente (Fig. 20-1, *A*). O periótomo deve ser usado apenas nos espaços interproximais, para evitar danos à tábua óssea vestibular. Um movimento suave de pêndulo com o ponto fixo no ápice, mas firme no sentido vestíbulo-lingual deve ser aplicado para alargar o espaço do ligamento periodontal (PDL). Se necessário, um elevador pode ser utilizado para luxar mais do dente. Após luxação adequada, um fórceps pode ser usado a fim de remover o dente. Para os dentes anteriores superiores, pressão apical e rotação cuidadosa permitem uma extração bem-sucedida, mantendo a tábua óssea vestibular intacta. Uma vez que o dente tenha sido removido, o alvéolo deve ser curetado e irrigado para remoção de qualquer tecido de granulação remanescente.

PASSO 2: Colocação do Enxerto
A seleção do material de enxerto é a critério do cirurgião. O material deve ser distribuído uniformemente na cavidade e levemente condensado. Deve-se ter cuidado para não esmagar o material, pois isso pode alterar suas propriedades.

PASSO 3: Fechamento
Uma celulose reabsorvível ou um plugue de colágeno podem ser utilizados como curativo para facilitar o fechamento da ferida e evitar a saída do material de enxerto. Uma sutura em "8" com catgut cromado 4-0 é realizada para proteger o enxerto e o curativo (Fig. 20-1, *B*).

186 PARTE III Cirurgia de Implante

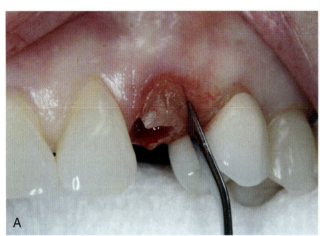 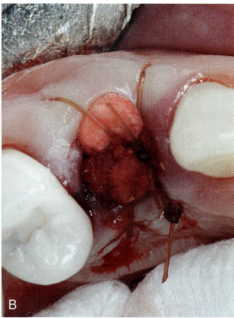

Figura 20-1 **A**, Um periótomo é usado nas regiões interproximais para luxar cuidadosamente o dente. **B**, Um plug de colágeno e uma sutura em "8" são realizadas para conter o material de enxerto.

TÉCNICA: Regeneração Óssea Guiada para Defeitos Horizontais

PASSO 1: Desenho do Retalho
Antes da cirurgia, deve-se ter cuidadosa atenção com o desenho do retalho. Como mencionado, um fator-chave para a regeneração óssea bem-sucedida em procedimentos de aumento do rebordo é o fechamento primário. O retalho deve ter relaxamento suficiente para permitir o fechamento sem tensão. Do mesmo modo, o suprimento sanguíneo desempenha um papel fundamental na cicatrização de feridas e deve ser levado em consideração. Para esse efeito, é recomendado um retalho em forma de trapézio com uma base larga.

PASSO 2: Incisão
Sob anestesia local, uma incisão crestal de espessura total é feita sobre a gengiva queratinizada. A incisão é estendida intrassulcular pelo menos a um dente adjacente em ambos os lados do defeito ou para a extremidade distal em um espaço desdentado. Incisões verticais de alívio são feitas nos ângulos mesiovestibulares e distovestibulares ou na face distal da incisão crestal num espaço desdentado. Em áreas estéticas, incisões preservando as papilas podem ser feitas para evitar a perda de tecido mole interproximal ao redor de coroas totais (Fig. 20-2, *A*). Em seguida, a divulsão do retalho começa com um descolador Woodson na crista e nos ângulos mesial e distal, seguida pela liberação do periósteo com um descolador periosteal. Deve-se ter cuidado para não danificar os vasos adjacentes ou nervos ou o próprio retalho.

PASSO 3: Preparo do Leito Receptor
A exposição de canais vasculares do leito receptor é a chave para assegurar um fluxo adequado de nutrientes para o enxerto. Um raspador de osso pode ser usado para descorticalização do leito receptor e recolher osso particulado autógeno que podem ser misturado com o material do enxerto. Em seguida, uma broca n° 701 pode ser usada para criar canais vasculares. A distribuição desses canais deve proporcionar o fornecimento máximo de sangue para o enxerto. Novamente, deve-se ter cuidado para não danificar os dentes adjacentes, vasos, nervos ou o próprio rebordo (Fig. 20-2, *B*).

PASSO 4: Introdução do Enxerto
O enxerto deve ser aplicado em pequenas quantidades para permitir acomodação apropriada e prevenir a saída de quaisquer partículas de enxerto para o retalho. Partículas soltas dentro dos limites do retalho podem desencadear uma reação inflamatória que poderia ser prejudicial ao processo de cicatrização. O material de enxerto deve ser levemente condensado, com cuidado para evitar o esmagamento das partículas, pois isso pode alterar suas propriedades (Fig. 20-2, *C*).

TÉCNICA: Regeneração Óssea Guiada para Defeitos Horizontais *(Cont.)*

PASSO 5: Fixação da Membrana
A fixação da membrana permite uma melhor acomodação e proteção do material de enxerto. A membrana deve ser recortada para que se adapte ao leito receptor, e o cirurgião deve certificar-se de que as bordas não entram em contato com as incisões verticais de alívio. As arestas da membrana devem ser de 2 mm a partir de tais incisões.

Pinos de fixação, tachas ou parafusos podem ser usados para impedir o movimento da membrana durante o período de cicatrização. O número de pinos de fixação utilizado depende das dimensões e do desenho da membrana. Membranas maiores podem requerer de três a cinco pinos, enquanto dois ou três dos pinos podem ser suficientes para as membranas menores (Fig. 20-2, *D*).

PASSO 6: Fechamento da Ferida
O fechamento adequado da ferida é de extrema importância para melhores resultados. O fechamento sem tensão deve ser realizado de modo a evitar deiscência da ferida e infecção. Para isso, pode-se fazer incisões horizontais de alívio no periósteo, tendo em conta os vasos adjacentes ou nervos. Em seguida, são realizadas suturas em colchoeiro horizontal ou interrompidas simples com fio Catgut cromado ou fio de Vicryl® 4-0 sobre a crista do rebordo para permitir aproximação adequada das bordas do retalho. As incisões verticais de alívio podem ser fechadas com suturas interrompidas simples ou contínuas festonadas com fio Catgut cromado 5-0. Suturas de pequeno calibre na mucosa alveolar podem aliviar o desconforto pós-operatório (Fig. 20-2, *E*).

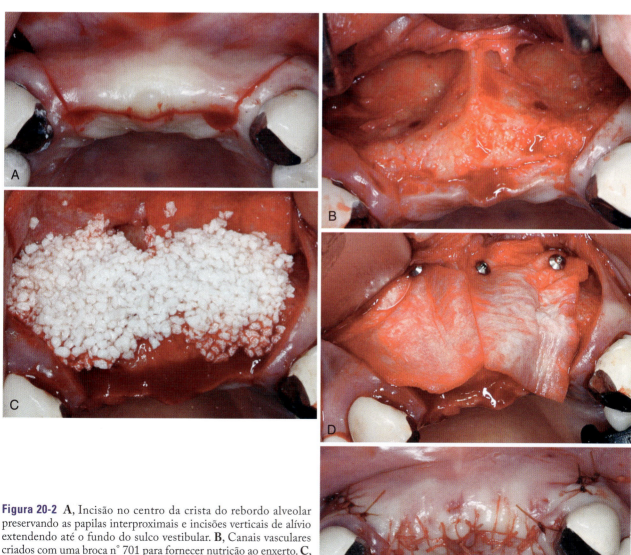

Figura 20-2 **A**, Incisão no centro da crista do rebordo alveolar preservando as papilas interproximais e incisões verticais de alívio estendendo até o fundo do sulco vestibular. **B**, Canais vasculares criados com uma broca n° 701 para fornecer nutrição ao enxerto. **C**, Material de enxerto posicionado. **D**, Duas membranas reabsorvíveis foram fixadas com tachas para conter o material de enxerto. **E**, O fechamento é obtido com suturas em colchoeiro horizontal Vicryl® 4-0 e suturas simples interrompidas com Catgut cromado 4-0 e 5-0.

TÉCNICA ALTERNATIVA 1: Regeneração Óssea Guiada para Defeitos Verticais

A regeneração óssea guiada para defeitos verticais pode ser necessária quando as estruturas anatômicas vitais limitam a instalação de implantes de comprimento adequado. Isso pode resultar em proporção entre o comprimento do implante e a coroa biomecanicamente desfavorável, além de comprometimento estético. A ROG para aumento vertical pode ser alcançada por si só ou em instalação simultânea do implante. Os mesmos princípios descritos nos passos 1, 2 e 3 podem ser aplicados nesta modificação. Para a regeneração vertical, um efeito de tenda é necessário de modo a proporcionar espaço para a nova formação óssea. Isso evita que a membrana entre em colapso devido à pressão exercida pelos tecidos moles. O efeito pode ser conseguido quer pelo próprio implante (proporcionando colocação supracrestal para um efeito de cobertura) ou por meio de parafusos apropriados (Fig. 20-3).

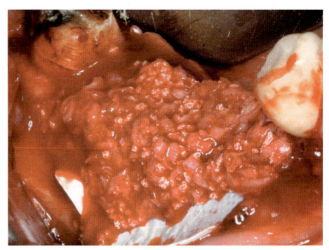

Figura 20-3 Regeneração óssea guiada vertical. Os implantes foram instalados para proporcionar um efeito de tenda. O local é enxertado com uma combinação de osso autógeno e material aloplástico.

TÉCNICA ALTERNATIVA 2: Regeneração Óssea Guiada com Colocação de Implantes

A regeneração óssea guiada também pode ser realizada simultaneamente com a instalação do implante. Para determinar se esses dois procedimentos podem ser combinados, o cirurgião deve avaliar o rebordo residual. Se não for possível conseguir estabilidade primária do implante, deve ser utilizada uma abordagem por etapas. Os canais vasculares devem ser criados antes da colocação do implante para evitar danos no próprio implante. O fechamento primário do retalho é uma exigência para a regeneração bem-sucedida. Portanto, deve-se considerar uma abordagem de dois estágios. Resultados de estudos realizados recomendam que o material de enxerto seja acomodado em duas camadas.[16] Para melhores resultados em longo prazo, a camada em contato direto com a superfície do implante deve ser de osso autógeno colhido do local. A camada superficial deve ser do substituto ósseo de eleição (Fig. 20-4).

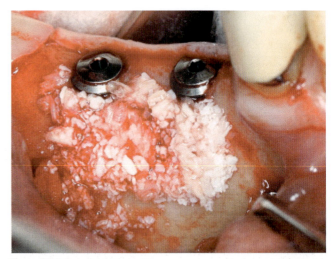

Figura 20-4 Instalação de implantes e regeneração óssea guiada simultânea (ROG). Partículas de osso autógeno obtidas a partir de um raspador de osso são colocadas em contato com a superfície do implante exposto. Um xenoenxerto é colocado superficialmente para fornecer estabilidade em longo prazo.

Prevenção e Manejo de Complicações Intraoperatórias

O fator mais importante para obtenção de resultados previsíveis com a regeneração óssea guiada é o fechamento primário da ferida. A deiscência é a complicação mais comumente relatada.[17] A fim de evitá-la, deve-se considerar diversos fatores do pré-operatório, intraoperatório e pós-operatório.

Fatores Pré-operatórios

Algumas doenças sistêmicas, como diabetes e terapia crônica com corticoesteroides, podem comprometer a cicatrização de feridas. Hábitos sociais, como o tabagismo, o consumo excessivo de álcool e o uso de drogas também podem interferir no processo de cicatrização de feridas. Hábitos adequados de higiene oral antes da cirurgia podem ajudar a minimizar o acúmulo de biofilme e contaminação bacteriana.

Fatores Intraoperatórios

Assim como acontece com qualquer outro procedimento cirúrgico, um desenho adequado do retalho e incisões retilíneas e precisas devem ser consideradas. A liberação adequada da musculatura e do retalho deve permitir elasticidade suficiente para alcançar o fechamento sem tensão. Os tecidos moles devem ser tratados com delicadeza, e deve-se tomar cuidado especial quando liberar os tecidos moles na vestibular da mandíbula para evitar a lesão do nervo mentual. A fixação adequada da membrana e suturas em colchoeiro evitam o deslocamento da membrana e a deiscência da ferida cirúrgica.

Fatores Pós-operatórios

Orientar o paciente com hábitos apropriados de higiene bucal pode ajudar a minimizar o acúmulo de biofilme e contaminação bacteriana durante o período pós-operatório. Medicamentos antibióticos e anti-inflamatórios podem diminuir as chances de infecção, além de reduzirem a tensão da ferida. As próteses removíveis devem ser evitadas, a fim de prevenir a exposição da membrana.

Considerações Pós-operatórias

Os antibióticos orais e a medicação para dor devem ser prescritos de modo a prevenir a infecção e controlar a dor pós-operatória. Edema pós-operatório, hematoma e sangramento são comuns após esses procedimentos, e os pacientes devem ser devidamente orientados. Os pacientes também devem ser aconselhados a não usar uma escova de dente em torno da ferida por pelo menos uma semana para evitar a deiscência. Bochechos leves com um agente bacteriostático/bactericida são recomendados para minimizar o acúmulo de bactérias nas suturas. Uma dieta sem mastigação deve ser recomendada.

O uso de uma prótese removível sobre o local enxertado é proibido. A menos que indicado de outra forma, as consultas de controle devem ser agendadas em uma ou duas semanas após a cirurgia para monitorização da cicatrização das feridas cirúrgicas. As suturas não devem ser removidas antes de uma semana, e recomenda-se que sejam deixadas no lugar por duas semanas, sempre que possível.

Referências

1. Euler H: Die Heilung von Extraktionswunden, *Deut Mschr Zahnk* 41:685, 1923.
2. Claffin RS: Healing of disturbed and undisturbed extraction wounds, *J Am Dent Assoc* 23:945, 1936.
3. Pietrokovski J, Massler M: Alveolar ridge resorption following tooth extraction, *J Prosthet Dent* 17:21, 1967.
4. Araujo MG, Lindhe J: Dimensional ridge alterations following tooth extraction: an experimental study in the dog, *J Clin Periodontol* 32:212, 2005.
5. Cohen ES: Socket preservation. In Cohen ES, editor: *Atlas of cosmetic and reconstructive periodontal surgery*, Philadelphia, 1988, Lippincott Williams & Wilkins.
6. Vignoletti F, Matesanz P, Rodrigo D, et al: Surgical protocols for ridge preservation after tooth extraction: a systematic review, *Clin Oral Implants Res* 23(Suppl 5):22, 2012.
7. Melcher AH: On the repair of potential periodontal tissues, *J Periodontol* 47:256, 1976.
8. Nyman S, Lindhe J, Karring T, Rylander H: New attachment following surgical treatment of human periodontal disease, *J Clin Periodontol* 9:290, 1982.
9. Dwi Rakhmatia Y, Ayukawa Y, Furuhashi A, Koyano K: Current barrier membranes: titanium mesh and other membranes for guided bone regeneration in dental applications, *J Prosthodont Res* 57:3, 2013 (Epub January 21, 2013; doi: 10.1016/j.jpor.2012.12.001)..
10. Dahlin C, Lekholm U, Linde A: Membrane-induced bone augmentation at titanium implants: a report on ten fixtures followed from 1 to 3 years after loading, *Int J Periodontics Restorative Dent* 11:273, 1991.
11. Simion M, Trisi P, Piattelli A: Vertical ridge augmentation using a membrane technique associated with osseointegrated implants, *Int J Periodontics Restorative Dent* 14:496, 1994.
12. Buser D, Dula K, Belser U, et al: Localized ridge augmentation using guided bone regeneration. Part 1. Surgical procedure in the maxilla, *Int J Periodontics Restorative Dent* 13:29, 1993.
13. Cardaropoli G, Araujo M, Hayacibara R, et al: Healing of extraction sockets and surgically produced—augmented and non-augmented—defects in the alveolar ridge: an experimental study in the dog, *J Clin Periodontol* 32:435, 2005.
14. Buser D, Martin W, Belser UC: Optimizing esthetics for implant restorations in the anterior maxilla: anatomic and surgical considerations, *Int J Oral Maxillofac Implants* 19(Suppl):43, 2004.
15. Chiapasco M, Zaniboni M, Boisco M: Augmentation procedures for the rehabilitation of deficient edentulous ridges with oral implants, *Clin Oral Implants Res* 17(Suppl 2):136, 2006.
16. Buser D, Chappuis V, Bornstein MM et al: Long-term stability of contour augmentation with early implant placement following single tooth extraction in the esthetic zone: a prospective, cross-sectional study in 41 patients with a 5- to 9-year follow-up, J Periodontol.(Epub January 24, 2013, ahead of print; doi:10.1902/jop.2013.120635).
17. Hitti R, Kerns D: Guided bone regeneration in the oral cavity: a review, *Open Pathol J* 5:33, 2011.

CAPÍTULO 21

Distração Osteogênica Vertical e Horizontal do Rebordo Alveolar

Zyi Laster e Ole T. Jensen

Material Necessário

Descolador periostal nº 9
Lâmina de bisturi nº 15
Fios de sutura
Distrator de crista bidimensional
Haste ativação de distrator bidimensional

Substitutos ósseos (alógeno, xenógeno, aloplástico ou osso autógeno)
Expansor de rebordo
Anestésico local com vasoconstritor
Afastador Minnesota
Porta-agulha

Osteótomos
Lâmina piezocirúrgica
Broca de tungstênio fina
Pinça
Fio de titânio
Descolador de Woodson

Histórico do Procedimento

O desenvolvimento da distração osteogênica (DO) está intimamente relacionado aos princípios de reparo ósseo pós-traumático, e recebeu notável contribuição a partir dos estudos de Ilizarov[1]. O cirurgião russo desenvolveu dispositivos inovadores para técnicas de osteotomia e fixação esquelética que oferecem trauma mínimo ao periósteo e à medula óssea. Seu conjunto relevante de experimentos clínicos levou à descoberta das bases biológicas da distração óssea, os efeitos de Ilizarov, que sugerem que a tração gradual aplicada nos tecidos vivos pode estimular e manter a regeneração e o crescimento ativo, e que a massa e o formato dos ossos e articulações dependem de seu suprimento sanguíneo e de suas cargas funcionais. Seus estudos mais tarde determinaram os protocolos das técnica para DO e ainda são usados como referência básica para estudos nesta área.

Aplicações em cirurgia craniofacial foram primeiramente vistas em 1973, quando Snyder *et al.*[2] utilizaram a técnica para alongamento mandibular em um modelo animal canino. Quase 20 anos após, McCarthy *et al.*,[3] em 1992, publicaram o primeiro relatório de alongamento mandibular em crianças com deficiência mandibular congênita. A partir disso, a indicação da DO rapidamente se expandiu para o terço médio da face e quase todas as abordagens clássicas de reconstrução craniofacial. Em humanos, a DO tem sido utilizada para expansão rápida palatal cirurgicamente assistida,[4] expansão da sínfise mandibular,[5] correção de anormalidades faciais congênitas,[6] tratamento de condições de fissura,[7] reparação de defeitos de continuidade da região mandibular, aumento do rebordo alveolar,[8] além de reconstrução da região mandibular após ressecção de tumor.[8,9]

Desde o primeiro relato de caso de DO alveolar na literatura, apresentado por Chin e Toth,[10] foram publicadas diversas séries de casos[11-16] e investigações clínicas,[17-19] além de dois estudos clínicos prospectivos.[20,21]

Indicações

Após exodontias ocorre um processo rápido de reabsorção da tábua óssea vestibular. Consequentemente, é muito frequente o cirurgião encontrar o rebordo alveolar com altura óssea suficiente, mas muito estreito para inserção do implante. Além dos procedimentos de aumento de espessura pela expansão cirúrgica do rebordo alveolar, enxerto em bloco tipo *onlay* ou regeneração óssea guiada (ROG), a distração osteogênica também pode ser usada para esse ganho horizontal do rebordo.[22-26] A vantagem dessa técnica é *distração histogênica* dos tecidos moles associados, que fornece cobertura de tecido queratinizado suficiente sobre o volume expandido do rebordo alveolar.

A reabsorção do rebordo alveolar acontece em todas as dimensões, mas pode geralmente ser observada como bidimensional – vertical e horizontal.[27-29] Em geral, a perda de osso vertical ocorre com perda considerável de osso na dimensão horizontal, com uma consequente migração da massa do osso alveolar para a lingual.[30] Com frequência, tanto para maxila quanto mandíbula, a perda de massa de osso em espessura ocorre inicialmente, incluindo a tábua óssea vestibular. Com a progressão da reabsorção, a tábua óssea lingual é envolvida, e a perda de osso vertical alveolar se estabelece. Quando a perda em altura é de 5 mm ou mais, a distração vertical é indicada.[10,31,32] No entanto, devido aos problemas de controle de vetores, a distração vertical de um segmento alveolar típico desloca ainda mais a massa de osso alveolar para a lingual.[33-35] Portanto, a distração unidirecional pode melhorar a altura da crista, mas compromete a posição alveolar, impossibilitando a instalação de implante na posição ideal. Durante o curso da distração, a tração a partir do periósteo lingual/palatal, músculos e da gengiva inserida impede a manutenção de um vetor axial. Uma solução para esse problema técnico é usar um dispositivo bidirecional que mova o segmento tanto verticalmente quanto para a vestibular.[35]

O uso de dispositivos pequenos de perfil baixo, que podem ser utilizados sem interferir na oclusão e sem comprometer substancialmente os requerimentos estético-funcionais, habilita o cirurgião a manipular pequenos segmentos de osso osteotomizados em posições mais ideais para a instalação de implante dental.[36] Um dispositivo bidirecional, o distrator de rebordo bidimensional (2DCD; Surgi-Tec®, Bruges, Bélgica), foi desenvolvido para permitir ambas as distrações, verticais e horizontais.[35] O dispositivo funciona em sequência, primeiro por distração vertical e depois por distração horizontal, para corrigir a deflexão horizontal.

substituído por osteotomias locais feitas ou na parte posterior ou anterior das arcadas para evitar maior morbidade cirúrgica.[37-40]

O cirurgião deve compreender que o formato do rebordo na condição após a distração nunca é o ideal. O processo alveolar ainda precisará de maior reconstrução com material de enxerto ósseo para se tornar adequado à instalação de implantes dentais.[31] Na maioria das vezes, o enxerto ósseo pode ser feito simultaneamente à instalação do implante; no entanto, em alguns casos, a distração é feita previamente, como forma de preparar os tecidos moles para um procedimento de enxerto em definitivo.[41]

Após ter sido utilizada extensivamente, a distração alveolar tornou-se menos comum com o desenvolvimento de procedimentos de retalhos osteoperiostais, particularmente a divisão e expansão cirúrgica do rebordo alveolar (*split crest* ou retalho osteoperiostal em livro) e o procedimento de osteotomia para enxerto interposicional em sanduíche.[42,43] O uso de proteína morfogenética óssea-2 (BMP-2) tem aumentado a capacidade de regeneração tanto dos retalhos osteoperiostais fixos quanto dos sítios submetidos à distração osteogênica.[44,45]

Limitações e Contraindicações

Embora a distração alveolar em forma de ferradura tanto da maxila como da mandíbula desdentadas totais tenha sido usada para ganho vertical, esse procedimento está sendo amplamente substituído por osteotomias locais feitas ou na parte posterior ou anterior das arcadas para evitar maior morbidade cirúrgica.

TÉCNICA: Distração Alveolar Horizontal

Um homem de 67 anos de idade foi encaminhado para aumento ósseo da maxila superior esquerda. O exame de tomografia computadorizada (TC) revelou um rebordo residual de 2,6 mm de espessura. Um dispositivo de distração horizontal, ou expansor de rebordo (expansor de rebordo Laster ®; M.I.S®, de Shlomi, Israel), foi usado para expandir crista do rebordo alveolar. O dispositivo consiste em quatro braços associados, cada par se afastando para separar o osso quando ativado. A vantagem do expansor de rebordo é que o periósteo não é descolado; então, o suprimento sanguíneo ao segmento da distração não é comprometido (Fig. 21-1, *A* a *C*).

PASSO 1: Desenho do Retalho e Incisão
Sob anestesia local, são realizadas três incisões mucoperiostais — duas verticais e uma sobre a crista deslocada 1mm para o palato — o que define as bordas do segmento de transporte vestibular (Fig. 21-1, *D*).

PASSO 2: Osteotomias
Uma broca de tungstênio muito fina é usada para fazer as osteotomias através das incisões mucoperiostais sem descolar o periósteo; os cortes são realizados até a metade da espessura da crista. Sobre a crista, um corte vertical que divide o alvéolo pode se aprofundar em até 10 mm. Esses cortes ósseos podem também ser feitos usando uma lâmina de piezo (Fig. 21-1, *E*).

PASSO 3: Fratura do Segmento de Transporte Vestibular
Um osteótomo é usado para dividir o segmento de transporte com uma fratura incompleta em "galho verde" para a vestibular (*Split crest* ou retalho em livro) (Fig. 21-1, *F*).

PASSO 4: Inserção de um Expansor de Rebordo
O expansor é inserido na crista do rebordo dividido e fixado ao dente adjacente por um fio de segurança de titânio (Fig. 21-1, *G*).

PASSO 5: Fechamento da Ferida Cirúrgica
Deve ser realizado fechamento livre de tensão para prevenir a deiscência da sutura e infecção. Suturas (Catgut cromado 4-0) em colchoeiro horizontal ou interrompida simples são feitas nas incisões de alívio e, onde possível, na porção da crista (sob o distrator) do retalho para permitir a aproximação adequada das margens. As incisões verticais de alívio podem ser fechadas com fio Catgut cromado 5-0 interrompida simples ou contínua festonada.

(Continua)

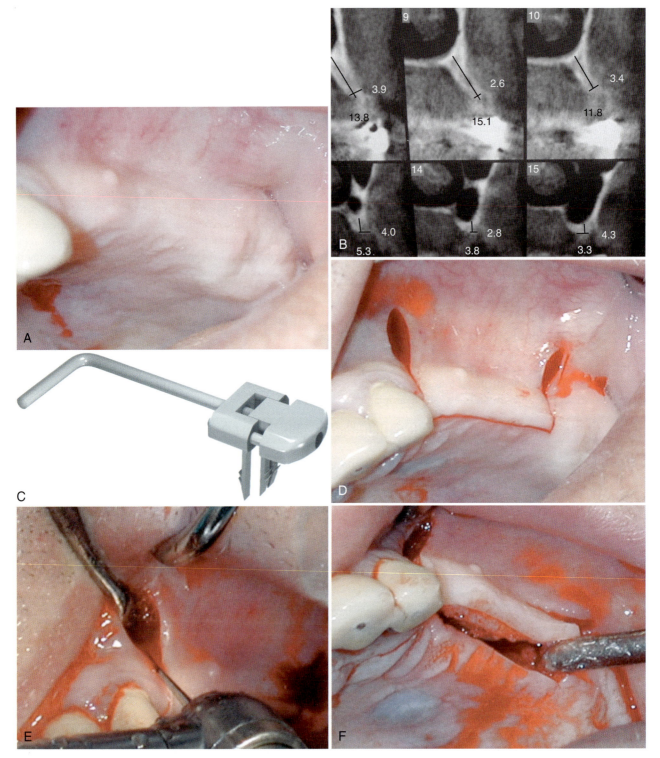

Figura 21-1 A, Exame clínico pré-operatório indica formato estreito do rebordo. **B,** Imagem da TC revela espessura de 2,6 mm de rebordo residual. **C,** Expansor de crista. **D,** Três incisões definem o segmento vestibular a ser transportado. **E,** Cortes ósseos são feitos usando uma broca fina de tungstênio. **F,** Fratura incompleta da tábua óssea vestibular.

(Continua)

TÉCNICA: Distração Alveolar Horizontal *(Cont.)*

PASSO 6: Períodos de Latência e Ativação
Após o período de latência de 1 semana, o paciente é instruído a iniciar a ativação do distrator a um quarto de rotação (0,3 mm) por dia. Após alcançar expansão suficiente dentro de 14 dias, a ativação é interrompida (Fig. 21-1, *H*).

PASSO 7: Período de Consolidação
A ativação é interrompida por um período de consolidação de 2 semanas. O expansor de rebordo é então removido sob anestesia local, e o tecido mole cicatriza espontaneamente em 2 semanas (Fig. 21-1, *I*).

PASSO 8: Avaliação Pós-operatória
O paciente é encaminhado para uma TC pós-operatória antes da instalação do implante dentário. A imagem deve revelar uma ampla crista com a tábua óssea deslocada para vestibular e um calo ainda não calcificado ao meio (Fig. 21-1, *J* a *L*).

PASSO 9: Instalação do Implante
O rebordo expandido é agora amplo o suficiente para inserção transmucosa de implantes dentários de 4,2 mm. Um levantamento indireto do assoalho do seio maxilar é realizado ao mesmo tempo. Oito meses depois, a reabilitação é finalizada (Fig. 21-1, *M* a *O*).

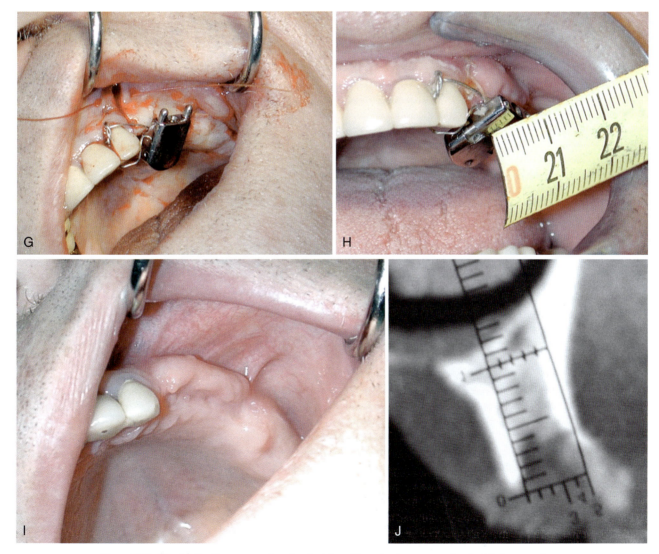

Figura 21-1 *(Cont.)* **G,** O expansor de rebordo é inserido e fixado com um fio de titânio a um dente adjacente. **H,** A espessura suficiente é alcançada dentro de 14 dias. **I,** O local da distração 2 semanas após a remoção do dispositivo. **J,** TC da crista alveolar aumentada.

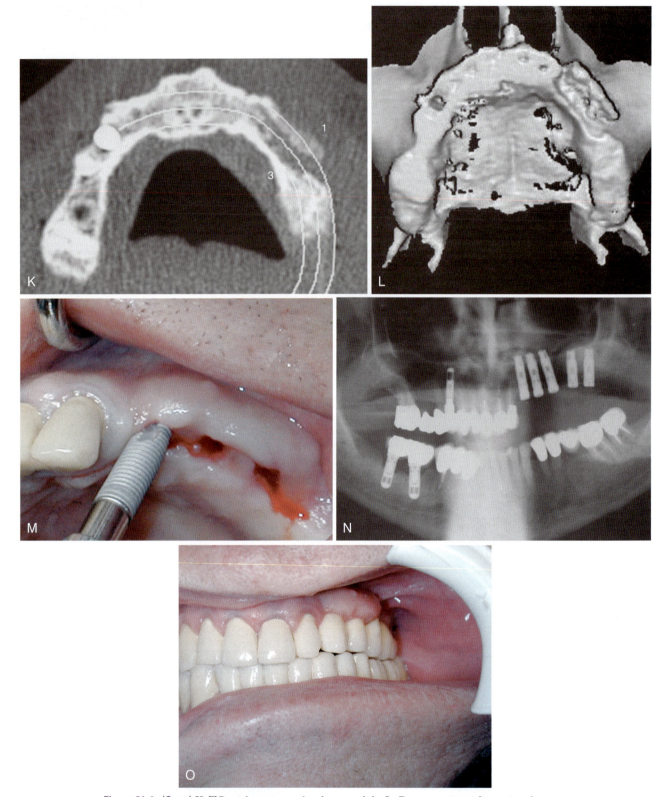

Figura 21-1 *(Cont.)* **K,** TC axial mostra o rebordo expandido. **L,** Reconstrução tridimensional mostra a tábua óssea vestibular transportada com tecido ósseo não calcificado interposto. **M,** Implantes de 4,2 mm de diâmetro são inseridos no rebordo expandido. **N,** Radiografia após o implante e levantamento do seio maxilar. **O,** Reabilitação final. (**C,** Corteria da Cortex Dental Implants Industries, Ltda.)

CAPÍTULO 21 Distração Osteogênica Vertical e Horizontal do Rebordo Alveolar

TÉCNICA MODIFICADA: Distração Bidimensional

Um paciente do sexo masculino de 35 anos de idade foi encaminhado após duas tentativas sem sucesso de aumento do rebordo alveolar, que foi perdido devido a um trauma após acidente automobilístico. O tecido mole foi manipulado duas vezes sobre o local, indicando que a falta de tecido mole viável é um fator importante para a falha do enxerto. A distração osteogênica foi eleita como a melhor opção para tratamento dessa situação altamente comprometida (Fig. 21-2, *A*).

PASSO 1: Osteotomia e Instalação do Distrator
Sob anestesia geral, uma osteotomia segmentar é realizada através de incisão em fundo de sulco vestibular e um distrator bidirecional (Surgi-Tec®, Bruxelas, Bélgica) é fixado em posição. O dispositivo tem uma haste de ativação que é inserida através de um orifício no topo do dispositivo. Uma volta completa da haste de ativação equivale a 0,8 mm de distração vertical. As porcas nos parafusos que fixam o segmento distal, quando apertadas, movem o segmento para vestibular (Fig. 21-2, *B*).

PASSO 2: Período de Latência
Após um período de latência de 1 semana é realizada uma radiografia panorâmica (Fig. 21-2, *C*).

PASSO 3: Período de Ativação Vertical
O distrator é então ativado a 0,8 mm por dia (uma volta completa). Após 18 dias de ativação, aproximadamente 15 mm de altura vertical foram alcançados (Fig. 21-2, *D*).

(Continua)

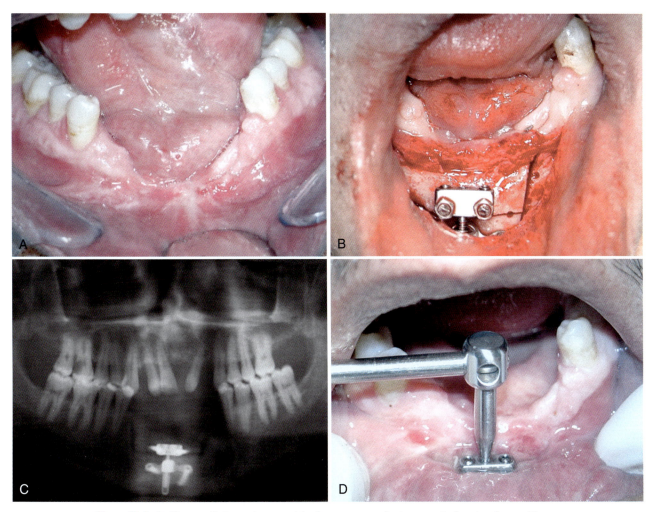

Figura 21-2 A, Exame clínico pré-operatório demonstra perda óssea vertical maior do que 10 mm e tecidos moles deficientes e com cicatrizes. **B,** O distrator bidirecional é fixado na vestibular. **C,** A radiografia panorâmica mostra a posição inicial do segmento de transporte. **D,** Distração horizontal.

TÉCNICA MODIFICADA: Distração Bidimensional *(Cont.)*

PASSO 4: **Período de Ativação Horizontal**
Devido à tração lingual, o segmento é então distraído para vestibular (horizontalmente) pela rotação das porcas horizontais sobre os parafusos de fixação durante um período de 5 dias. O alinhamento suficiente é alcançado dentro de 23 dias de ativação. Uma radiografia panorâmica pós-distração é então obtida (Fig. 21-2, *E* a *G*).

PASSO 5: **Período de Consolidação**
Após 2 meses de consolidação, o distrator é removido sob anestesia local. Três semanas depois, os implantes são inseridos, e o paciente é encaminhado de volta ao protesista para a reabilitação final (Fig. 21-2, *H*).

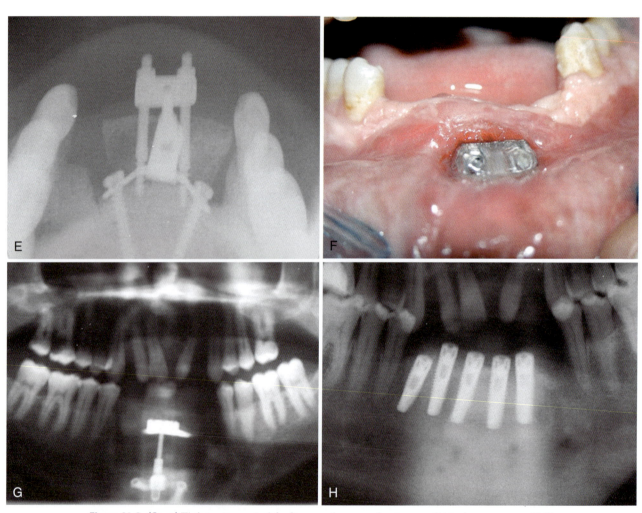

Figura 21-2 *(Cont.)* **E,** Ativação vertical do distrator durante a fase intermediária do tratamento. **F,** O alinhamento total é alcançado dentro de 23 dias de ativação. **G,** Radiografia panorâmica mostrando que a altura máxima foi atingida. **H,** Cinco implantes são inseridos no osso transportado.

Prevenção e Tratamento das Complicações Intraoperatórias

É importante não descolar a mucosa da crista alveolar residual ou a mucosa lingual durante a realização da osteotomia ou instalação do dispositivo de distração.[35,43,46] Além disso, é importante evitar traumatismos na mucosa lingual quando os cortes de osteotomia são feitos; lesões no pedículo lingual são menos propensas se uma serra sagital for usada. Embora a lâmina piezoelétrica possa cortar o osso bem e seja não traumática aos tecidos moles, cortes ósseos mais profundos podem realmente queimar o osso como resultado de uma irrigação inadequada do dispositivo em tal profundidade.[47] Uma abordagem é usar a lâmina de piezo a fim de definir o corte exterior, para então fazer cortes ósseos mais profundos com uma serra ou broca, e, finalmente, completar a separação com osteótomos.[48]

Recomendações Pós-operatórias

Uma orientação cuidadosa sobre como e quando ativar o dispositivo de distração é necessária para assegurar o momento adequado e a direção da distração. Os pacientes devem entender que eles vão sentir leve dor na região após a ativação. Antibióticos orais e medicação para dor devem ser prescritos para prevenir a infecção e tratar a dor pós-operatória. O edema pós-operatório é comum para esses procedimentos, e os pacientes devem ser devidamente orientados. Os pacientes não devem usar escova de dentes em torno na ferida por ao menos 1 semana para prevenir a deiscência da ferida. Bochechos leves com um agente bacteriostático/bactericida são recomendados de modo a minimizar a acumulação bacteriana no dispositivo. Salvo indicação contrária, consultas de controle devem ser agendadas para 1 semana e 2 semanas após a cirurgia para monitoramento da cicatrização da ferida.

Referências

1. Ilizarov GA: The principles of the Ilizarov method, *Bull Hosp Joint Dis Orthop Inst* 48:1, 1988.
2. Snyder CC, Levine GA, Swanson HM, Browne EZ: Mandibular lengthening by gradual distraction. Preliminary report, *Plast Reconstr Surg* 51:506-508, 1973.
3. McCarthy JG, Schreiber J, Karp N: Lengthening the human mandible by gradual distraction, *Plast Reconstr Surg* 89:1, 1992, discussion, 9-10.
4. Bell WH, Epker BN: Surgical orthodontic expansion of the maxilla, *Am J Orthod* 70:517, 1976.
5. Bell WH, Harper RP, Gonzalez M, et al: Distraction osteogenesis to widen the mandible, *Br J Maxillofac Surg* 35:41, 1997.
6. Chin M: Distraction osteogenesis in maxillofacial surgery. In Lynch SE, Genco RJ, Marx RE, editors: *Tissue engineering: applications in maxillofacial surgery and periodontics*, Chicago, 1999, Quintessence.
7. Ko EWC, Figueroa AA, Polley JW: Maxillary advancement with distraction osteogenesis by use of a rigid external distraction device: a 1-year follow up, *J Oral Maxillofac Surg* 58:959, 2000.
8. Chiapasco M, Brusai R, Galioto S: Distraction osteogenesis of a fibular revascularized flap for improvement of oral implant positioning in a tumor patient: a case report, *J Oral Maxillofac Surg* 58:1434, 2000.
9. Fukuda M, Iino M, Yamaoka K, et al: Two-stage distraction osteogenesis for mandibular segmental defect, *J Oral Maxillofac Surg* 62:1164, 2004.
10. Chin M, Toth BA: Distraction osteogenesis in maxillofacial surgery using internal devices: review of five cases, *J Oral Maxillofac Surg* 54:45, 1996.
11. Zaffe D, Bertoldi C, Palumbo C, et al: Morphofunctional and clinical study on mandibular alveolar distraction osteogenesis, *Clin Oral Implants Res* 13:550, 2002.
12. McAllister BS: Histologic and radiographic evidence of vertical ridge augmentation utilizing distraction osteogenesis: 10 consecutively placed distractors, *J Periodontol* 72:1767, 2001.
13. Rachmiel A, Srouji S, Peled M: Alveolar ridge augmentation by distraction osteogenesis, *Int J Oral Maxillofac Surg* 30:510, 2001.
14. Uckan S, Haydar SG, Dolanmaz D: Alveolar distraction: analysis of 10 cases, *Oral Surg Oral Med Oral Pathol Oral Radiol Endod* 94:561, 2002.
15. Raghoebar GM, Liem RS, Vissink A: Vertical distraction of the severely resorbed edentulous mandible: a clinical, histological and electron microscopic study of 10 treated cases, *Clin Oral Implants Res* 13:558, 2002.
16. Kunkel M, Wahlmann U, Reichert TE, et al: Reconstruction of mandibular defects following tumor ablation by vertical distraction osteogenesis using intraosseous distraction devices, *Clin Oral Implants Res* 16:89, 2005.
17. Enislidis G, Fock N, Millesi-Schobel G, et al: Analysis of complications following alveolar distraction osteogenesis and implant placement in the partially edentulous mandibles, *Oral Surg Oral Med Oral Pathol Oral Radiol Endod* 100:25, 2005.
18. Mazzonetto R, Serra E, Silva FM, et al: Clinical assessment of 40 patients subjected to alveolar distraction osteogenesis, *Implant Dent* 14:149, 2005.
19. Gaggl A, Schultes G, Karcher H: Vertical alveolar ridge distraction with prosthetic treatable distractors: a clinical investigation, *Int J Oral Maxillofac Implants* 15:701, 2000.
20. Jensen OT, Cockrell R, Kuhike L, et al: Anterior maxillary alveolar distraction osteogenesis: a prospective 5-year clinical study, *Int J Oral Maxillofac Implants* 17:52, 2002.
21. Chiapasco M, Consolo U, Bianchi A, et al: Alveolar distraction osteogenesis for the correction of vertically deficient edentulous ridges: a multicenter prospective study on humans, *Int J Oral Maxillofac Implants* 19:399, 2004.
22. Jensen OT: Distraction osteogenesis and its use with dental implants, *Dental Implantol Update* 10:33, 1999.
23. Khojasteh A, Behnia H, Shayesteh YS, et al: Localized bone augmentation with cortical bone blocks tented over different particulate bone substitutes: a retrospective study, *Int J Oral Maxillofac Implants* 27:1481, 2012.
24. Block MS, Ducote CW, Mercante DE: Horizontal augmentation in thin maxillary ridge with bovine particulate xenograft is stable during 500 days of follow-up: preliminary results of 12 consecutive patients, *J Oral Maxillofac Surg* 70:132, 2012.
25. Jensen OT, Ellis E III: The book bone flap: a technical note, *J Oral Maxillofac Surg* 66(Suppl):43, 2008.
26. Langer B, Langer L, Sullivan RM: Planned labial plate advancement with simultaneous single implant placement for narrow anterior ridges followed by reentry confirmation, *Int J Periodontics Restorative Dent* 32:509, 2012.
27. Sun Z, Herring SW, Tee BC, Gales J: Alveolar ridge reduction after tooth extraction in adolescents: an animal study, *Arch Oral Biol* 58(7):813-825, 2013.
28. Farmer M, Darby I: Ridge dimensional changes following single-tooth extraction in the aesthetic zone, *Clin Oral Implants Res* 25(2):272-277, 2013.
29. Vera C, De Kok IJ, Chen W, et al: Evaluation of post-implant buccal bone resorption using cone beam tomography: a clinical pilot study, *Int J Oral Maxillofac Implants* 27:1249, 2012.
30. Barone A, Ricci M, Tonelli P, et al: Tissue changes of extraction sockets in humans: a comparison of spontaneous healing versus ridge preservation with secondary soft tissue healing, *Clin Oral Implants Res* 24(11):1231-1237, 2012.
31. Jensen OT, Cockrell R, Kuhlke L, Reed C: Anterior maxillary alveolar distraction osteogenesis: a prospective 5 year clinical study, *In J Oral Maxillofac Implants* 17:52, 2002.

32. Jensen OT, Block M: Alveolar modification by distraction osteogenesis, *Atlas Oral Maxillofac Surg Clin North Am* 16:185, 2008.
33. Chiapasco M, Romeo E, Casentini P, Rimondini L: Alveolar distraction osteogenesis vs vertical guided bone regeneration for correction of vertically deficient edentulous ridges: a 1-3 year prospective study in humans, *Clin Oral Implants Res* 15:82, 2004.
34. Chin M: Distraction osteogenesis for dental implants, *Atlas Oral Maxillofac Surg Clin North Am* 7:41, 1999.
35. Gaggl A, Schultes G, Karcher H: Distraction implants: a new operative technique for alveolar ridge augmentation, *J Craniomaxillofac Surg* 27:214, 1999.
36. Stucki-McCormick SU, Moses JJ, Robinson R, et al: Alveolar distraction devices. In Jensen OT, editor: *Alveolar distraction osteogensis*, Chicago, 2002, Quintessence.
37. Soares M, Bauer J: Increase of the mandibular alveolar ridge with internal distraction osteogenesis device, *Int J Oral Maxillofac Surg* 28(Suppl):43, 1999.
38. Jensen OT, Leopardi A, Gallegos L: The case for bone graft reconstruction including sinus grafting and distraction osteogenesis for the atrophic edentulous maxilla, *J Oral Maxillofac Surg* 62:1423, 2004.
39. Jensen OT, Kuhlke L, Bedard JF, White D: Alveolar segmental sandwich osteotomy for anterior maxillary vertical augmentation prior to implant placement, *J Oral Maxillofac Surg* 64:290, 2006.
40. Jensen OT, Cottam JR: Posterior maxillary sandwich osteotomy combined with sinus grafting with bone morphogenetic protein-2 for alveolar reconstruction for dental implants: report of four cases, *Oral and Craniofacial Tissue Engineering* 1:227, 2011.
41. Block MS, Baughman DG: Reconstruction of severe anterior maxillary defects using distraction osteogenesis, bone grafts, and implants, *J Oral Maxillofac Surg* 63:291, 2005.
42. Jensen OT, Kuhlke L: Maxillary full arch alveolar split osteotomy with island ostetoperisoteal flaps and sinus grafting using morphogenetic protein-2 and retrofitting for immediate loading with a provisional: surgical and prosthetic procedures and case report, *Oral and Craniofacial Tissue Engineering* 1:50, 2011.
43. Jensen OT, Ringemen JL, Cottam JR, Casap N: Orthognathic and osteoperiosteal flap augmentation strategies for maxillary dental implant reconstruction, *Oral Maxillofac Surg Clin North Am* 23:301, 2011.
44. Rachmiel A, Aizenbud D, Peled M: Enhancement of bone formation by bone morphogenetic protein-2 during alveolar distraction: an experimental study in sheep, *J Periodontol* 75:1524, 2004.
45. Jensen OT: Sandwich osteotomy bone graft in the anterior mandible. In Jensen OT, editor: *The osteoperiosteal flap*, Chicago, 2010, Quintessence.
46. Laster Z, Rachmiel A: Alveolar distraction osteogenesis. In Jensen OT, editor: *The osteoperiosteal flap*, Chicago, 2010, Quintessence.
47. Jensen OT, Bell W, Cottam J: Osteoperiosteal flaps and local osteotomies for alveolar reconstruction (review), *Oral Maxillofac Surg Clin North Am* 22:331, 2010.
48. Jensen OT: Alveolar segmental "sandwich" osteotomies for posterior edentulous mandibular sites for dental implants, *J Oral Maxillofac Surg* 64:471, 2006.

CAPÍTULO 22

O Levantamento de Seio Maxilar

Patrick J. Louis

Material Necessário

Lâmina de bisturi nº 15
Fios de sutura
Kit de fresas para implante
Osteótomos para implante
Anestésico local com vasoconstritor
Afastador Minnesota
Porta-agulha
Descolador periostal
Curetas de levantamento de seio maxilar de tamanhos diversos
Peça de mão cirúrgica com broca esférica (3 mm)
Pinça

Instrumentos Alternativos

Peça manual piezoelétrica com ponta de corte redonda
Peça manual piezoelétrica com curetas de levantamento de seio maxilar
Peça manual piezoelétrica com ponta de levantamento de seio maxilar

Histórico do Procedimento

O procedimento de levantamento de seio maxilar é uma técnica de reconstrução óssea ao longo do assoalho do seio maxilar. É designado para aumentar a dimensão alveolar maxilar posterior verticalmente para a instalação de implantes dentais. Dr. O. Hilt Tatum[1] propôs o primeiro procedimento para levantamento de seio maxilar em 1976, em um fórum de implantodontia em Birmingham, Alabama.[2,3] No entanto, em 1980, Boyne e James[4] foram os primeiros a publicar essa técnica cirúrgica, seguidos por Tatum,[1] também em 1980. A técnica de levantamento de seio maxilar foi submetida a inúmeras modificações desde sua introdução. Esses procedimentos são rotineiramente realizados em ambulatório, sem necessidade de internação hospitalar.

Com a evolução dos métodos de levantamento de seio maxilar e de sua previsibilidade, essa técnica tornou-se uma das principais opções cirúrgicas que permite a instalação de implantes dentais na região posterior da maxila. Os princípios da cirurgia de levantamento de seio são simples, no entanto devem ser consideradas as possíveis variações anatômicas e diferentes técnicas para se atingirem bons resultados a longo prazo.

O ápice do seio maxilar estende-se ao processo zigomático da maxila. O assoalho do seio maxilar está aproximadamente a 1cm abaixo do assoalho nasal em adultos dentados.[5] A base da pirâmide corresponde à parede lateral da cavidade nasal. As três paredes inclinadas da pirâmide são formadas pelo assoalho orbital e as paredes anterior e lateral do seio maxilar. Os seios maxilares teoricamente atuam reduzindo o peso do crânio, fornecendo função ressonante, regulando a umidade do ar inalada e pneumatizam com a idade.[6,7] Adultos do sexo masculino têm seios maxilares maiores do que do sexo feminino.[8,9] As dimensões aproximadas do seio maxilar em adultos masculinos são de 21 a 29 mm em largura, 39 a 49 mm em altura, e 36 a 43 mm em comprimento. Em adultos femininos, essas dimensões são de 19 a 27 mm em largura, 35 a 45 mm em altura e 33 a 41 mm em comprimento. O volume do seio maxilar é de aproximadamente 5 a 35mL, dependendo da referência na literatura.[9-11]

O seio maxilar é revestido por células epiteliais colunares ciliadas, que drenam secreções em direção ao óstio. Essa membrana fina é também chamada de *membrana schneideriana*. A parede medial do seio maxilar tem uma abertura (óstio) que conecta o seio ao nariz. A abertura está situada no hiato semilunar, que drena para o meato médio da cavidade nasal. Gosau *et al.*[11] reportaram que a localização do hiato semilunar varia de aproximadamente 18 a 35mm (média de 25,6 mm) acima do assoalho nasal. O assoalho da órbita da maxila contém vasos sanguíneos e o nervo infraorbital. O seio maxilar recebe seu suprimento sanguíneo a partir de ramos da artéria maxilar interna, incluindo as artérias alveolares, palatina maior, esfenopalatina e infraorbital.[12]

Indicações

A principal indicação para o procedimento de levantamento de seio maxilar é sua pneumatização, que impossibilita a instalação de implantes dentais na região posterior da maxila. Outra indicação é a qualidade do osso trabeculado que impossibilita a estabilização inicial adequada durante a instalação do implante. A extração dental na região posterior da maxila parece ser parcialmente responsável pela pneumatização em pacientes idosos. O processo alveolar forma o assoalho do seio, que é situado abaixo do nível do assoalho nasal. A sinuosidade do assoalho do seio maxilar acompanha os ápices de raízes cônicas dos dentes posteriores da maxila. McGowan e James[5] demonstraram a ocorrência de pneumatização dos seios maxilares em relação a extração dentária e idade. Sharan e Madjar[13] relataram que a pneumatização do seio ocorreu em uma direção inferior após a extração de dentes posteriores da maxila.

O planejamento pré-operatório é essencial para o sucesso do tratamento. Isso inclui anamnese e exame físico bem cuidadosos, além de avaliação radiográfica pré-operatória, que pode incluir radiografias convencionais do seio maxilar, radiografia panorâmica e/ou tomografia computadorizada (TC) para avaliar e descartar qualquer contraindicação ao procedimento de levantamento de seio maxilar.

Contraindicações e Limitações

As principais contraindicações ao procedimento de levantamento de seio são condições de obstrução da ventilação e da drenagem do seio maxilar. Muitas dessas condições são reversíveis e devem ser tratadas antes do procedimento de levantamento de seio.[14,15] Na avaliação pré-operatória, deve-se fazer perguntas para elucidar riscos à obstrução do seio. Esses riscos podem incluir histórico de tabagismo; rinite alérgica; cirurgia nasal ou trauma anterior; histórico de sinusite crônica e/ou recorrente (a crônica é definida como infecção do seio maxilar durante mais do que 4 semanas, e a recorrente como pelo menos quatro episódios de sinusite aguda nos últimos 12 meses ou ao menos três episódios nos últimos 6 meses); uso crônico de esteroides nasais e/ou vasoconstritores; obstrução nasal crônica e/ou rinorreia; hiposmia e/ou hipogeusia crônica; tratamento prévio para neoplasias da cabeça e pescoço; e comorbidades, particularmente doenças e patologias sistêmicas que interferem na composição da mucosa ou nos movimentos ciliares (p. ex., imunodeficiências primárias ou secundárias, fibrose cística, síndromes de Kartagener e Mounier-Kuhn, desidratação, drogas ciliostáticas, hipereosinofilia periférica, asma, doença pulmonar crônica e hipersensibilidade ao ácido acetilsalicílico).[14]

A cavidade do seio maxilar é frequentemente composta de septos e cristas ósseas. A incidência de septos no seio maxilar foi relatada como sendo de 14% a 33%.[11,16-20] A principal localização dos septos foi a região do primeiro e segundo molares.[11,17] Quando os septos foram identificados em um dos seios maxilares, houve uma chance de 66% a 70% da mesma configuração do seio no lado contralateral.[17,21] Isso pode dificultar a realização do levantamento de seio maxilar. Uma tomografia computadorizada de feixe cônico (TCFC) pode ser útil no planejamento da cirurgia e na determinação da melhor escolha pela abordagem lateral ou transalveolar.

O tamanho dos seios maxilares interfere substancialmente na espessura da parede do seio. Se este é largo, as paredes podem ser finas, e o contrário também é frequente. Seios pequenos também podem ter lamelas ósseas espessas. Yang et al.[22] relataram que a parede lateral do seio maxilar inicia como uma tábua cortical espessa na região de primeiro pré-molar, torna-se mais fina na direção posterior, e então aumenta em espessura na região do primeiro molar em crânios dentados. Zijderveld et al.[23] relataram que 78% das paredes do seio lateral eram finas, e 48% dos seios maxilares tinham septos. A espessura média do seio maxilar variou de 0,5 a 2 mm.[22] Amin e Hassan[24] e Yang et al.[22] mostraram que não havia diferenças significativas na espessura da parede lateral de acordo com a idade do paciente. Esses resultados também sugerem que a pneumatização lateral não tem relação com idade, ao contrário das descobertas de Lee et al.,[25] que descreveram um aumento gradual no volume dos seios paranasais com a idade.

Se a parede lateral do seio é espessa, a janela inteira do seio deve ser desgastada e removida para auxiliar no levantamento da membrana schneideriana e evitar sua perfuração. A membrana schneideriana deve ser mantida intacta para conter o material de enxerto e fornecer um leito vascular para o mesmo. A avaliação clínica da parede lateral do seio pode fornecer informação útil durante a cirurgia. Se a parede lateral do seio é fina e parece azul acinzentada, o contorno do seio pode ser determinado facilmente. A iluminação transpalatina também pode ajudar a determinar a localização do seio.

TÉCNICA: Levantamento de Seio – Abordagem Lateral

PASSO 1: Incisão
Uma incisão sobre a crista ou ligeiramente deslocada para o palato é feita na mucosa queratinizada do rebordo alveolar. O restante da incisão depende da presença ou ausência de dentes. Quando o rebordo é desdentado e está planejado levantamento de seios bilaterais, a incisão sobre a crista estende-se anteriormente, cruzando a linha média para o lado oposto. Incisões de alívio são feitas posteriormente à tuberosidade. Quando os dentes estão presentes ou é planejado levantamento de seio unilateral, a incisão sobre a crista estende-se sobre a região desdentada posterior, com duas incisões de alívio, uma posterior à tuberosidade e outra que começa anterior à extensão anterior do seio maxilar, normalmente na região canina. Esse retalho trapezoidal com base ampla permite suprimento sanguíneo adequado, cobertura suficiente da ferida cirúrgica e amplo acesso à osteotomia lateral do seio, com colocação de enxerto e instalação de implante simultâneo, se indicado.

PASSO 2: Exposição
Um retalho de espessura total é elevado, expondo a parede lateral do seio maxilar (Fig. 22-1, A). O feixe neurovascular infraorbitário é normalmente identificado ântero-superiormente e protegido.

TÉCNICA: Levantamento de Seio – Abordagem Lateral *(Cont.)*

PASSO 3: Osteotomia

A osteotomia da parede lateral do seio é feita no formato de uma janela de base curva, seguindo o assoalho e a parede anterior do seio maxilar. O aspecto posterior da osteotomia estende-se à região molar, subindo verticalmente. O aspecto superior da osteotomia pode ser uma linha horizontal completa ou interrompida. O desenho da janela permite uma ampla dobradiça no sentido cranial com base e cantos arredondados. Ela é feita inicialmente com uma broca esférica de corte de 3 mm de diâmetro ou peça manual piezoelétrica com ponta redonda. A janela do levantamento de seio deve ser ampla o suficiente para acomodar os instrumentos com facilidade (Fig. 22-1, *B* e *C*).

PASSO 4: Levantamento da Membrana do Seio

O levantamento da membrana schneideriana começa pela face inferior da janela. Após o levantamento inicial da membrana junto aos aspectos inferior, anterior e posterior, a janela óssea é luxada para dentro do seio maxilar e para cima com pressão suave e com a fratura no aspecto superior atuando como dobradiça. Os instrumentos para levantamento de seio são utilizados para cuidadosamente levantar a membrana enquanto trazem o alçapão a uma posição horizontal (Fig. 22-1, *D* e *E*).

(Continua)

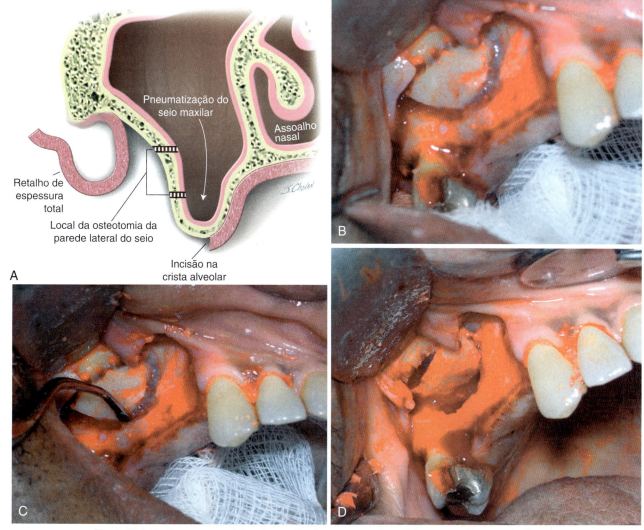

Figura 22-1 A, Secção coronal do seio maxilar; levantamento lateral do seio maxilar, mostrando uma incisão na crista e osteotomia lateral. **B,** Criação de uma osteotomia ao longo da parede lateral do seio maxilar direito. **C,** Cureta em posição, iniciando o levantamento da membrana do seio. **D,** A membrana do seio foi levantada, e a janela lateral foi fraturada para dentro da cavidade.

TÉCNICA: Levantamento de Seio – Abordagem Lateral *(Cont.)*

PASSO 5: Enxerto

O espaço abaixo desta parede elevada e da mucosa do seio pode ser preenchido com material de enxerto. Múltiplos estudos têm mostrado que os materiais de enxerto de osso autógeno, osso alógeno e osso xenógeno funcionam bem sobre o assoalho do seio.[26-28] Alternativamente, biomateriais, como proteínas ósseas morfogenéticas, também têm sido bem-sucedidos (Fig. 22-1, *F* e *G*).

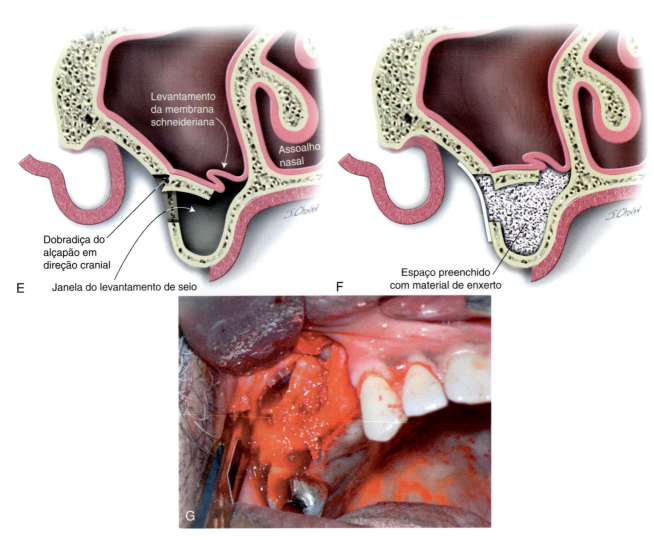

Figura 22-1 *(Cont.)* **E,** Fratura da janela lateral do seio com levantamento da membrana. **F,** Enxerto ósseo particulado em posição. **G,** Enxerto ósseo alógeno particulado colocado ao longo do assoalho do seio do seio maxilar direito. O procedimento foi realizado bilateralmente.

TÉCNICA: Levantamento de Seio – Abordagem Lateral *(Cont.)*

PASSO 6: Instalação do Implante
A decisão de inserir o implante simultaneamente com o procedimento de levantamento de seio ou em uma segunda etapa depende da possibilidade de estabilização primária do implante. A quantidade e a qualidade óssea suficientes são essenciais para a instalação de implantes dentais. A reabsorção do osso alveolar na região posterior da maxila e a pneumatização do seio maxilar frequentemente restringem a instalação de implantes dentais. Se a altura óssea for suficiente para a estabilização primária (maior do que 4 mm),[29] é possível a instalação de implantes na região posterior da maxila com ou sem enxerto ósseo A estabilização primária do implante dental pode não ser possível quando a altura do osso é menor do que 4 mm. O implante dental pode ser instalado na segunda fase, após o enxerto do assoalho do seio, em 4 a 6 meses.[30-33] A espessura do rebordo alveolar também é importante para a longevidade e estabilidade dos implantes dentais. Se a espessura do rebordo é menor do que 5 mm, o aumento deve ser considerado ou uma técnica de expansão do rebordo pode ser utilizada (Fig. 22-1, *H* a *J*).[34]

PASSO 7: Fechamento da Ferida
O fechamento da ferida é realizado com sutura reabsorvível.

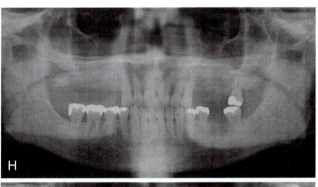
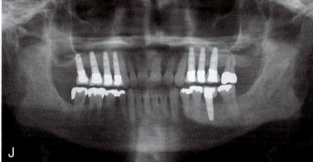
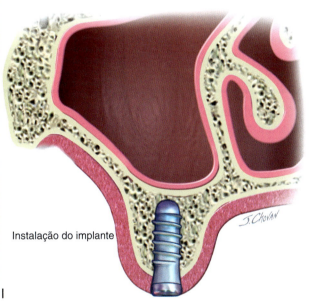

Instalação do implante

Figura 22-1 *(Cont.)* **H,** Radiografia panorâmica aproximadamente 6 meses após a remoção do dente 17 e 8 meses após o levantamento do seio. Observe a quantidade excelente de osso na região posterior da maxila bilateralmente. **I,** Segunda fase cirúrgica com enxerto de osso maduro e implante no local. **J,** Radiografia panorâmica pós-operatória mostrando implantes em boa posição. Pós-operatório de 5 anos com resultado estável.

TÉCNICA ALTERNATIVA 1: Levantamento de Seio – Abordagem Transalveolar

O levantamento do assoalho do seio usando a abordagem transalveolar (também conhecida como uma abordagem interna, ou de Summer) pode ser realizada se a espessura do rebordo alveolar for suficiente e a altura do osso inicial for de 5 mm ou mais.[35,36] O assoalho do seio pode ser levantado em cerca de 4 a 6 mm com a técnica transalveolar.[37] A estabilização primária do implante é um requisito para esta técnica.

PASSO 1: Incisão e Elevação do Retalho
Uma incisão no centro da crista deve ser realizada para a elevação do retalho sem incisões verticais de alívio (Fig. 22-2, *A*).

PASSO 2: Perfuração Inicial com Fresa Piloto
A marcação do osso cortical para posicionamento do implante é iniciada com fresa piloto inicial de 1,4 mm de diâmetro. A profundidade da perfuração deve ser até 2 mm aquém do assoalho do seio maxilar (Fig. 22-2, *B*).

PASSO 3: Osteotomia
A osteotomia transalveolar é continuada com três fresas piloto sequenciais ou osteótomos de diâmetros crescentes de 1,4 a 3,1 mm. O osteótomo do seio maxilar de 2,8 mm de diâmetro é então inserido para empurrar o assoalho do seio superiormente cerca de 3 a 5 mm. O local é preparado sequencialmente com osteótomos de seio maxilar (Osteótomos de Summer) para ampliar a osteotomia. O diâmetro final da osteotomia é inferior ao diâmetro do implante para assegurar sua estabilização inicial (Fig. 22-2, *C*).

PASSO 4: Enxerto
O material de enxerto particulado é gradualmente inserido no local da osteotomia e empurrado para dentro do assoalho do seio com o osteótomo.

PASSO 5: Colocação do Implante
O implante é inserido no local da osteotomia de diâmetro reduzido (Fig. 22-2, *D*).

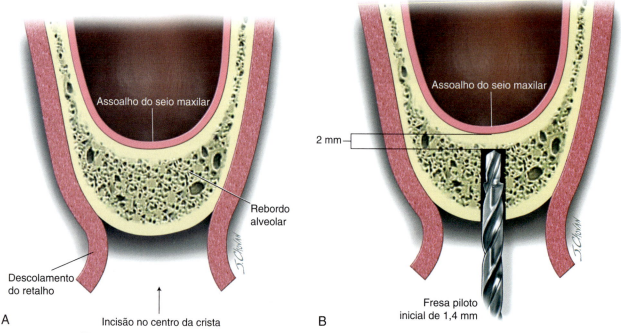

Figura 22-2 **A**, Secção coronal do seio maxilar; levantamento do seio maxilar transalveolar, mostrando a incisão sobre a crista e descolamento dos retalhos vestibular e palatino. **B**, A fresa piloto perfura até cerca de 2 mm aquém do assoalho do seio maxilar.

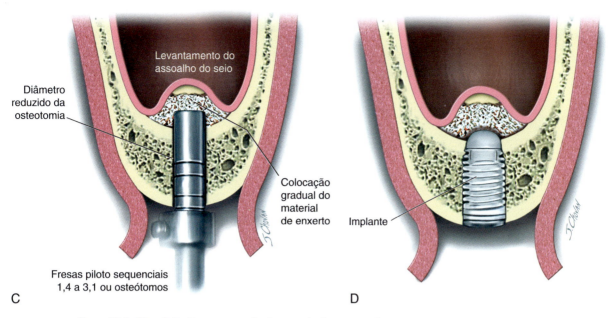

Figura 22-2 *(Cont.)* **C,** O osteótomo final, que é de diâmetro inferior para garantir a estabilidade do implante inicial, é utilizado para pressionar o assoalho do seio para cima. Isso também pode ser feito inserindo o osso alógeno na osteotomia e pressionando-o para cima a fim de começar a levantar o assoalho do seio. **D,** O implante é instalado e auxilia a levantar o assoalho do seio em cerca de 3 a 5 mm, mantendo a membrana do seio superiormente.

TÉCNICA ALTERNATIVA 2: Abordagem Transalveolar com Separação da Crista

Quando altura e espessura alveolares são deficientes, uma abordagem transalveolar modificada pode ser utilizada. Esta técnica envolve a criação de uma osteotomia de separação de crista, após a qual os princípios e a sequência da abordagem transalveolar são realizados. Separadores de crista, expansores ou cinzéis são inseridos através da ostetomia na crista do rebordo para expandir suavemente e mobilizar lateralmente a tábua óssea vestibular. O enxerto ósseo é então aplicado internamente, com ou sem instalação de implante imediato (Fig. 22-3).

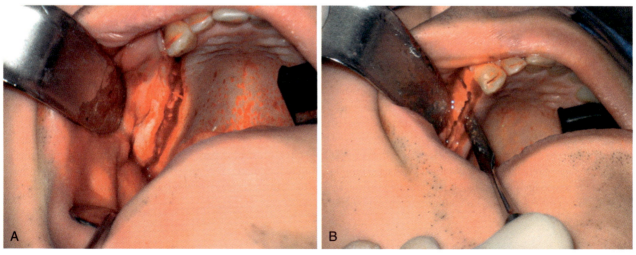

Figura 22-3 A, Incisão sobre a crista com elevação mínima do retalho. **B,** Um osteótomo espátula é usado para aprofundar a osteotomia, mas permanecendo cerca de 2 mm abaixo do assoalho do seio maxilar.

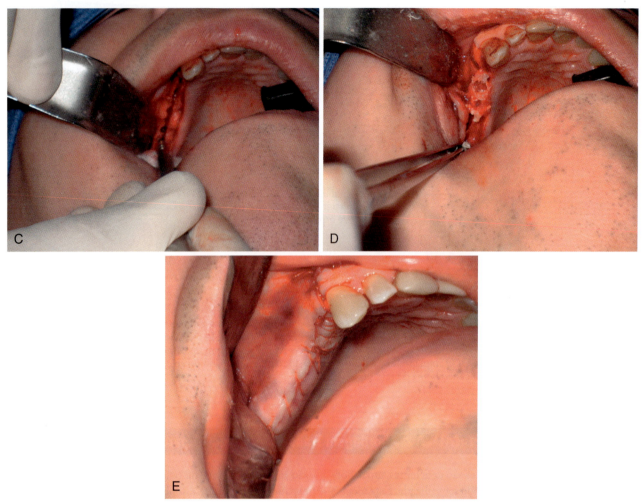

Figura 22-3 *(Cont.)* **C,** Um osteótomo é utilizado para começar a expansão da crista e levantar o assoalho do seio. **D,** O enxerto ósseo é posicionado e empurrado para o local da osteotomia. **E,** Fechamento da ferida; observe o aumento da espessura da crista.

TÉCNICA ALTERNATIVA 3: Levantamento de Seio Maxilar sem Enxerto

De acordo com o princípio da regeneração tecidual guiada, ocorre formação óssea quando a membrana do seio é levantada e mantida pela colocação do implante. O levantamento da membrana do seio sem o uso de material adicional de enxerto é relatado como técnica previsível para aumento do osso do assoalho do seio maxilar. Palma *et al.*[38] relataram não haver diferença, após 6 meses de cicatrização, na quantidade de tecido ósseo formado no seio maxilar após o levantamento da membrana com ou sem enxerto ósseo autógeno adjuvante. No entanto, essa técnica é difícil de gerenciar se a membrana do seio é perfurada. Na técnica de abordagem transalveolar, quando a perfuração da membrana ocorre no ápice do implante com exposição menor que 4 mm das roscas, a membrana pode cicatrizar sem intercorrências.[39] Uma perfuração ampla da membrana do seio pode precisar de tratamento com a abordagem lateral de levantamento de seio.

Muitos estudos mostraram grande potencial para cicatrização e formação óssea no seio maxilar sem o uso de enxertos ósseos ou substitutos ósseos adicionais.[29,37,40-43] Sul *et al.*[44] relataram que os implantes dentais instalados na cavidade do seio e utilizados para levantar a membrana, sem a adição de qualquer material de enxerto, parecem ter tido pouca influência nas características histológicas da membrana do seio.

Prevenção e Tratamento das Complicações

O levantamento do assoalho do seio maxilar com ou sem material de enxerto provou ser um método confiável que permite a inserção de implantes dentais em pacientes com maxila severamente reabsorvida. As complicações dos procedimentos de levantamento de seio maxilar incluem perfuração da membrana do seio, perda de implantes, deiscência local da ferida, hemorragia intraoperatória, infecção do enxerto, sinusite maxilar pós-operatória e perda do enxerto.[23,45,46] Uma avaliação pré-operatória minuciosa é importante para avaliar qualquer patologia prévia do seio maxilar.

A perfuração da membrana schneideriana é uma complicação que prejudica a cobertura do enxerto ósseo (Fig. 22-4). A perfuração inesperada da membrana do seio com extrusão do material de enxerto no antro pode iniciar uma sinusite crônica em reação ao material de enxerto particulado. Timmenga et al.,[47] Bhattacharyya,[48] e Jensen et al.[49] relataram que a perfuração da mucosa do seio representa a complicação mais comum, com uma prevalência de aproximadamente 35%. Essas perfurações têm maior probabilidade de ocorrer em regiões de bordas afiadas e septos do seio maxilar.[2]

Se a perfuração da membrana do seio não é ampla e está próxima da dobra da mucosa elevada, ela pode ser coberta com um material reabsorvível (p. ex., membrana e colas biológicas) para prevenir a perda do enxerto. A membrana do seio deve ser cuidadosamente elevada e liberada das paredes em torno da perfuração. Isso pode reduzir o tamanho da perfuração. Uma membrana reabsorvível pode ser recortada e moldada para cobrir e reforçar a perfuração. O material do enxerto pode ser simultaneamente colocado sob a cobertura da perfuração da membrana do seio. Quando a perfuração é muito ampla em uma área não favorável, o levantamento de seio em outro tempo cirúrgico deve ser considerado. A reentrada para levantamento de seio deve ser aguardada por 6 a 8 semanas após a primeira tentativa cirúrgica.[2,34]

Os diâmetros máximos das artérias alveolar superior posterior e infraorbitais podem alcançar 2 e 2,7 mm.[50] O risco de sangramento durante o procedimento de levantamento de seio é maior quando vasos mais calibrosos estão presentes. Ronsano et al.,[12] Solar et al.[50] e Traxler et al.[51] relataram uma anastomose endóssea entre as artérias alveolar superior posterior e infraorbital em 100% dos cadáveres. Em um estudo de TC,[52] a artéria foi detectada em uma distância média de 18 mm (± 4,9) da crista alveolar. Em estudos anatômicos em cadáveres, essa distância foi de 18,9 a 19,6 mm.[50,51] Portanto, essa artéria é provavelmente mais encontrada em rebordos atróficos devido à linha de osteotomia superior ser posicionada mais superiormente do que em rebordos dentados (Fig. 22-5).[52,53] O sangramento

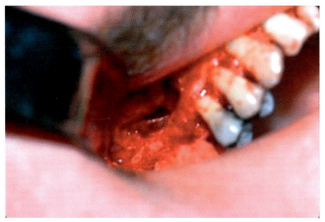

Figura 22-4 Perfuração da membrana do seio maxilar.

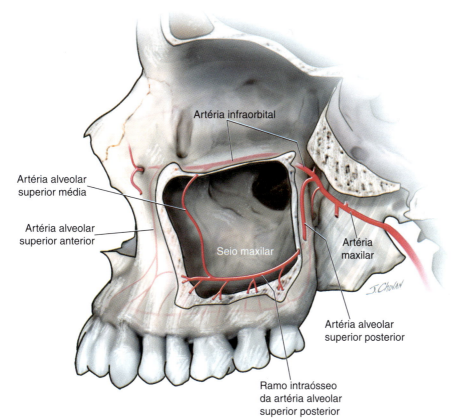

Figura 22-5 O ramo intraósseo da artéria alveolar superior posterior ou a artéria alveolar superior média podem ser encontrados durante a abordagem lateral ao seio maxilar.

normalmente pode ser controlado por pressão com uma gaze embebida em soro fisiológico; eletrocautério deve ser evitado devido ao risco de perfurar a membrana schneideriana.

Recomendações Pós-operatórias

Os pacientes são prescritos com antibióticos e enxágue bucal de clorexidina no pós-operatório. As precauções quanto ao seio maxilar são explicadas (p. ex., não assoar o nariz, uso de descongestionantes nasais). A sinusite pós-operatória deve ser avaliada com uma TC para avaliar a permeabilidade do óstio do seio maxilar. O tratamento medicamentoso é recomendado inicialmente (antibióticos, descongestionantes e spray nasal salino). Se isso não for bem-sucedido, deve-se considerar a cirurgia nasal ou do seio.

Referências

1. Tatum H Jr: Maxillary and sinus implant reconstructions, *Dent Clin North Am* 30:207, 1986.
2. Chanavaz M: Maxillary sinus: anatomy, physiology, surgery, and bone grafting related to implantology—eleven years of surgical experience (1979-1990), *J Oral Implantol* 16:199, 1990.
3. Chanavaz M, Francke JP, Donazzan M: [The maxillary sinus and implantology], *Chir Dent Fr* 60:45, 1990.
4. Boyne PJ, James RA: Grafting of the maxillary sinus floor with autogenous marrow and bone, *J Oral Surg* 38:613, 1980.
5. McGowan DA, Baxter PW, James J: *The maxillary sinus and its dental implications*, Oxford, UK, 1993, John Wright.
6. Ritter FN: *The paranasal sinuses: anatomy and surgical technique*, St Louis, 1978, Mosby.
7. Blanton PL, Biggs NL: Eighteen hundred years of controversy: the paranasal sinuses, *Am J Anat* 124:135, 1969.
8. Uthman AT, Al-Rawi NH, Al-Naaimi AS, Al-Timimi JF: Evaluation of maxillary sinus dimensions in gender determination using helical CT scanning, *J Forensic Sci* 56:403, 2011.
9. Ikeda A: [Volumetric measurement of the maxillary sinus by coronal CT scan], *Nihon Jibiinkoka Gakkai Kaiho* 99:1136, 1996.
10. Ariji Y, Kuroki T, Moriguchi S, et al: Age changes in the volume of the human maxillary sinus: a study using computed tomography, *Dentomaxillofac Radiol* 23:163, 1994.
11. Gosau M, Rink D, Driemel O, Draenert FG: Maxillary sinus anatomy: a cadaveric study with clinical implications, *Anat Rec* 292:352, 2009.
12. Rosano G, Taschieri S, Gaudy JF, Del Fabbro M: Maxillary sinus vascularization: a cadaveric study, *J Craniofac Surg* 20:940, 2009.
13. Sharan A, Madjar D: Maxillary sinus pneumatization following extractions: a radiographic study, *Int J Oral Maxillofac Implants* 23:48, 2008.
14. Torretta S, Mantovani M, Testori T, et al: Importance of ENT assessment in stratifying candidates for sinus floor elevation: a prospective clinical study, *Clin Oral Implants Res* 24 Suppl A 100:57-62, 2013.
15. Pignataro L, Mantovani M, Torretta S, et al: ENT assessment in the integrated management of candidates for (maxillary) sinus lift, *Acta Otorhinolaryngol Ital* 28:110, 2008.
16. Rosano G, Gaudy JF, Chaumanet G, et al: [Maxillary sinus septa: prevalence and anatomy], *Rev Stomatol Chir Maxillofac* 113:32, 2012.
17. Rosano G, Taschieri S, Gaudy JF, et al: Maxillary sinus septa: a cadaveric study, *J Oral Maxillofac Surg* 68:1360, 2010.
18. Krennmair G, Ulm CW, Lugmayr H, Solar P: The incidence, location, and height of maxillary sinus septa in the edentulous and dentate maxilla, *J Oral Maxillofac Surg* 57: 667, discussion, 71; 1999.
19. Velasquez-Plata D, Hovey LR, Peach CC, Alder ME: Maxillary sinus septa: a 3-dimensional computerized tomographic scan analysis, *Int J Oral Maxillofac Implants* 17:854, 2002.
20. Kim MJ, Jung UW, Kim CS, et al: Maxillary sinus septa: prevalence, height, location, and morphology—a reformatted computed tomography scan analysis, *J Periodontol* 77:903, 2006.
21. Ella B, Noble Rda C, Lauverjat Y, et al: Septa within the sinus: effect on elevation of the sinus floor, *Br J Oral Maxillofac Surg* 46:464, 2008.
22. Yang HM, Bae HE, Won SY, et al: The buccofacial wall of maxillary sinus: an anatomical consideration for sinus augmentation, *Clin Implant Dent Relat Res* 11(Suppl 1):e2, 2009.
23. Zijderveld SA, van den Bergh JP, Schulten EA, ten Bruggenkate CM: Anatomical and surgical findings and complications in 100 consecutive maxillary sinus floor elevation procedures, *J Oral Maxillofac Surg* 66:1426, 2008.
24. Amin MF, Hassan EI: Sex identification in Egyptian population using multidetector computed tomography of the maxillary sinus, *J Forensic Leg Med* 19:65, 2012.
25. Lee DH, Shin JH, Lee DC: Three-dimensional morphometric analysis of paranasal sinuses and mastoid air cell system using computed tomography in pediatric population, *Int J Pediatr Otorhinolaryngol* 76:1642, 2012.
26. Froum SJ, Tarnow DP, Wallace SS, et al: Sinus floor elevation using anorganic bovine bone matrix (OsteoGraf/N) with and without autogenous bone: a clinical, histologic, radiographic, and histomorphometric analysis. Part 2, *Int J Periodontics Restorative Dent* 18:528, 1998.
27. Hallman M, Hedin M, Sennerby L, Lundgren S: A prospective 1-year clinical and radiographic study of implants placed after maxillary sinus floor augmentation with bovine hydroxyapatite and autogenous bone, *J Oral Maxillofac Surg* 60:277, discussion, 85; 2002.
28. Hising P, Bolin A, Branting C: Reconstruction of severely resorbed alveolar ridge crests with dental implants using a bovine bone mineral for augmentation, *Int J Oral Maxillofac Implants* 16:90, 2001.
29. Lundgren S, Andersson S, Gualini F, Sennerby L: Bone reformation with sinus membrane elevation: a new surgical technique for maxillary sinus floor augmentation, *Clin Implant Dent Relat Res* 6:165, 2004.
30. Misch CE: Maxillary sinus augmentation for endosteal implants: organized alternative treatment plans, *Int J Oral Implantol* 4:49, 1987.
31. ten Bruggenkate CM, van den Bergh JP: Maxillary sinus floor elevation: a valuable preprosthetic procedure, *Periodontol 2000* 17:176, 1998.
32. van den Bergh JP, ten Bruggenkate CM, Krekeler G, Tuinzing DB: Sinus floor elevation and grafting with autogenous iliac crest bone, *Clin Oral Implants Res* 9:429, 1998.
33. Hirsch JM, Ericsson I: Maxillary sinus augmentation using mandibular bone grafts and simultaneous installation of implants: a surgical technique, *Clin Oral Implants Res* 2:91, 1991.
34. van den Bergh JP, ten Bruggenkate CM, Disch FJ, Tuinzing DB: Anatomical aspects of sinus floor elevations, *Clin Oral Implants Res* 11:256, 2000.
35. Chen ST, Beagle J, Jensen SS, Chiapasco M, Darby I: Consensus statements and recommended clinical procedures regarding surgical techniques, *Int J Oral Maxillofac Implants* 24 suppl:272, 2009.
36. He L, Chang X, Liu Y: Sinus floor elevation using osteotome technique without grafting materials: a 2-year retrospective study, *Clin Oral Impl Res* 24:63, 2013.
37. Nedir R, Nurdin N, Szmukler-Moncler S, Bischof M: Osteotome sinus floor elevation technique without grafting material and immediate implant placement in atrophic posterior maxilla: report of 2 cases, *J Oral Maxillofac Surg* 67:1098, 2009.
38. Palma VC, Magro-Filho O, de Oliveria JA, et al: Bone reformation and implant integration following maxillary sinus membrane elevation: an experimental study in primates, *Clin Implant Dent Relat Res* 8:11, 2006.
39. Jung JH, Choi BH, Zhu SJ, et al: The effects of exposing dental implants to the maxillary sinus cavity on sinus complications, *Oral Surg Oral Med Oral Pathol Oral Radiol Endod* 102:602, 2006.
40. Hatano N, Sennerby L, Lundgren S: Maxillary sinus augmentation using sinus membrane elevation and peripheral venous blood for implant-supported rehabilitation of the atrophic posterior maxilla: case series, *Clin Implant Dent Relat Res* 9:150, 2007.

41. Sohn DS, Lee JS, Ahn MR, Shin HI: New bone formation in the maxillary sinus without bone grafts, *Implant Dent* 17:321, 2008.
42. Nedir R, Bischof M, Vazquez L, et al: Osteotome sinus floor elevation technique without grafting material: 3-year results of a prospective pilot study, *Clin Oral Implants Res* 20:701, 2009.
43. Schlegel A, Hamel J, Wichmann M, Eitner S: Comparative clinical results after implant placement in the posterior maxilla with and without sinus augmentation, *Int J Oral Maxillofac Implants* 23:289, 2008.
44. Sul SH, Choi BH, Li J, et al: Histologic changes in the maxillary sinus membrane after sinus membrane elevation and the simultaneous insertion of dental implants without the use of grafting materials, *Oral Surg Oral Med Oral Pathol Oral Radiol Endod* 105:e1, 2008.
45. Ziccardi MH: *Complications of maxillary sinus augmentation: the sinus bone graft*, Chicago, 1999, Quintessence.
46. Wannfors K, Johansson B, Hallman M, Strandkvist T: A prospective randomized study of 1- and 2-stage sinus inlay bone grafts: 1-year follow-up, *Int J Oral Maxillofac Implants* 15:625, 2000.
47. Timmenga NM, Raghoebar GM, Boering G, van Weissenbruch R: Maxillary sinus function after sinus lifts for the insertion of dental implants, *J Oral Maxillofac Surg* 55:936, discussion, 40; 1997.
48. Bhattacharyya N: Bilateral chronic maxillary sinusitis after the sinus-lift procedure, *Am J Otolaryngol* 20:133, 1999.
49. Jensen J, Sindet-Pedersen S, Oliver AJ: Varying treatment strategies for reconstruction of maxillary atrophy with implants: results in 98 patients, *J Oral Maxillofac Surg* 52:210, discussion, 16; 1994.
50. Solar P, Geyerhofer U, Traxler H, et al: Blood supply to the maxillary sinus relevant to sinus floor elevation procedures, *Clin Oral Implants Res* 10:34, 1999.
51. Traxler H, Windisch A, Geyerhofer U, et al: Arterial blood supply of the maxillary sinus, *Clin Anat* 12:417, 1999.
52. Guncu GN, Yildirim YD, Wang HL, Tozum TF: Location of posterior superior alveolar artery and evaluation of maxillary sinus anatomy with computerized tomography: a clinical study, *Clin Oral Implants Res* 22:1164, 2011.
53. Mardinger O, Abba M, Hirshberg A, Schwartz-Arad D: Prevalence, diameter and course of the maxillary intraosseous vascular canal with relation to sinus augmentation procedure: a radiographic study, *Int J Oral Maxillofac Surg* 36:735, 2007.

CAPÍTULO 23

Implantes Endo-ósseos Craniofaciais

Bong Joon Jang, Jack H. Koumjian e Sabine C. Girod

Material Necessário

Elevador de periósteo n° 9
Lâmina de bisturi n° 15
Fios de sutura
Implante extraoral
Fresa com perfil para implante extraoral (2,8 mm)
Fresa com Limitador de profundidade para implante extraoral (2,8 mm)

Peça manual e unidade de motor
Tampa de cicatrização
Chave de inserção de implante
Anestésico local com vasoconstritor
Tesoura de mayo
Ponta de eletrocautério
Indicador de paralelismo
Catraca com torquímetro

Broca redonda (2,3 mm)
Chave de fenda SCS
Afastadores de pele
Pinças com e sem revestimento de plasma de titânio nas extremidades

Histórico do Procedimento

Tradicionalmente, as próteses craniofaciais têm sido usadas para recobrir defeitos faciais nos casos em que a reconstrução cirúrgica não é uma opção. A partir de 1965, foram sugeridos implantes subperiostais para a retenção de próteses extraorais.[1] Devido a inflamação local e soltura dos implantes, a aplicação clínica desses dispositivos era imprevisível e com altos índices de insucesso.

Em 1969, Dr. Per-Ingvar Branemark *et al.* foram os primeiros a noticiar o contato direto de longa duração do osso com um implante metálico sob carga funcional.[2] Nos anos que se seguiram, implantes endo-ósseos na cavidade oral revolucionaram o tratamento para mandíbula desdentada.[3] Com base nesse trabalho, os primeiros testes clínicos com implantes transcutâneos no processo mastoide começaram em 1977. Cinco anos depois, foram relatados resultados favoráveis e uma baixa taxa de complicações para implantes endo-ósseos transcutâneos como elementos de retenção para próteses faciais.[4,5] Desde então, diversas publicações e relatos de caso demonstraram a reabilitação craniofacial bem-sucedida de pacientes que, com frequência, não apenas são confrontados com uma doença letal, mas também têm de se submeter a tratamentos potencialmente desfiguradores.[6,7]

Indicações para Uso dos Procedimentos

Técnicas microcirúrgicas superaram muitos problemas tradicionais na cirurgia reconstrutiva craniofacial e, sempre que possível, a reconstrução cirúrgica é o tratamento de eleição. Entretanto, em alguns casos, a reconstrução primária de tecidos moles e defeitos ósseos tem poucas chances de sucesso, ou então não é desejável nem possível de ser realizada. Geralmente, a idade avançada e os problemas de saúde correlatos são fatores limitantes para reconstruções cirúrgicas extensas, visto que os riscos associados à anestesia crescem, e a imobilização e a reabilitação pós-operatórias tornam-se problemas. Nesses casos, a reconstrução secundária, incluindo implantes endo-ósseos craniofaciais, passam a ser a opção preferida. Em alguns casos, tais como ablação auricular ou certos defeitos orbitais nos quais faltam as pálpebras superior e inferior, as próteses implanto-suportadas podem ser a única opção ou podem proporcionar resultados mais simples, mais seguros e esteticamente superiores do que cirurgia plástica reconstrutiva.

A reabilitação bem-sucedida de pacientes com defeitos craniofaciais depende de motivação do paciente, cuidadoso planejamento pré-operatório, cooperação interdisciplinar e técnicas cirúrgicas e protéticas adequadas. O ideal é que cirurgião, protesista e anaplastologista discutam todas as opções terapêuticas, incluindo a reconstrução cirúrgica e a ancoragem com implantes, antes de qualquer cirurgia. Se os implantes endo-ósseos craniofaciais e uma reabilitação com prótese são consideradas (p. ex., antes de uma remoção auricular), uma moldagem da orelha pode ser feita e o modelo usado como referência para a prótese. Além disso, os tecidos moles podem ser preparados como leito receptor para receber os implantes extraorais durante a cirurgia ablativa. Quando possível, o osso pode ser preservado ou reconstruído em áreas estratégicas para inserção de implantes endo-ósseos em outra etapa cirúrgica; em alguns casos, a implantação imediata pode ser considerada. O tecido mole também pode ser preparado para implantação; por exemplo, enxertos de espessura parcial de pele podem ser transplantados para criar uma área de pele fina e sem pelos no local pretendido de implantação.[8]

Para cada caso, a reabilitação de defeitos craniofaciais com uso de implantes endo-ósseos deve ser individualmente planejada, com implantes sendo colocados onde quer que haja osso disponível. Em geral, o osso temporal, a margem supraorbital, o zigoma, a abertura piriforme e o processo pterigoide possuem osso suficiente para a instalação de implantes.

Planejamento Pré-operatório

A reconstrução funcional e estética dos defeitos craniofaciais exige planejamento e preparo pré-operatório minuciosos, com avaliação cuidadosa da situação clínica específica. A espessura e a mobilidade dos tecido moles nas margens do defeito são muito importantes para o resultado estético, pois o limite da prótese extraoral geralmente fica em áreas onde o tecido ao redor é móvel devido aos movimentos musculares no rosto (p. ex., nas bochechas). Portanto, indicações ideais são a substituição da orelha, do olho e do nariz. Nos locais de implantação, a espessura e a mobilidade da pele são ainda mais importantes. Uma área de pele fina e sem pelos deve ser criada ao redor dos implantes para evitar reações inflamatórias e perda dos implantes.[9]

A avaliação do osso disponível para implantação é essencial no planejamento pré-operatório. A introdução de exames de imagens melhorados, como tomografia computadorizada (CT), permite a visualização da extensão anatômica dos defeitos craniofaciais dos tecidos duro e mole, da estrutura e da espessura do osso disponível para a colocação de implante.[10-12] A navegação cirúrgica foi introduzida na implantodontia. Uma vantagem substancial da navegação é a precisão do planejamento pré-operatório, que é otimizado por levar em consideração aspectos anatômicos e protéticos. Ao usar essa tecnologia, um suporte de plástico da posição ideal dos implantes é feito com marcadores radiopacos, e o paciente é examinado com o suporte. O osso disponível pode, então, ser acessado, e a colocação do implante pode ser planejada de tal modo que danos na estrutura anatômica sejam evitados, melhorando a segurança intraoperatória (Fig. 23-1).[13,14] Por exemplo, em casos nos quais a orelha externa, o processo mastoide e seu sistema de células aéreas são substituídos, a posição do seio sigmoide e o nível da fossa craniana média podem ser observados para evitar penetração durante a implantação.

Se nenhum osso for removido durante a cirurgia, a tomografia computadorizada do osso temporal não é necessária. Entretanto, se uma prótese orbital, nasal ou de terço médio da face for planejada, a tomografia computadorizada será necessária para selecionar o local de implantação ideal em relação a quantidade e qualidade do osso disponível. Além disso, implantes na margem orbital são difíceis de posicionar, visto que eles precisam emergir dentro da órbita, e é preciso que haja osso suficiente para tal. Tomografia computadorizada e navegação cirúrgica permitem o planejamento preciso do local de implantação e a angulação dos implantes necessária para a camuflagem proporcionada pela prótese posteriormente.

Métodos de Prótese Intraoral em Implantes Endo-ósseos Craniofaciais

Os requisitos protéticos do tratamento com dispositivos extraorais ou de combinações complexas diferem muito daqueles para próteses intraorais. Em todos os casos de defeitos craniofaciais resultantes de cirurgia para ressecção de tumor, a equipe cirúrgica e de protesistas devem discutir a abordagem utilizada para reabilitação. As indicações gerais seguidas na reabilitação intraoral convencional são difíceis de estabelecer devido a grandes diferenças interindividuais de tamanho e localização do defeito, a quantidade e qualidade de osso disponível e a espessura e mobilidade dos tecidos moles. Consequentemente, o número e local dos implantes a serem instalados variam muito e dependem bastante da situação individual. Por exemplo, para a retenção de uma prótese auricular, dois implantes podem ser suficientes, enquanto em defeitos extensos no terço médio da face, o máximo de implantes possível deve ser instalado para distribuir a carga. Se necessário, defeitos craniofaciais decorrentes de cirurgia de ressecção de tumor maligno podem ser minimizados por técnicas de cirurgia plástica sem obstrução de potenciais locais de implantação (Fig. 23-2).

A avaliação protética dos locais de implantação deve levar em conta diversos princípios fundamentais. Primeiro, a retenção e o suporte para a prótese devem repousar dentro das margens da prótese. Preferencialmente, as margens da prótese devem estender-se sobre áreas de mobilidade limitada do tecido mole. Sobrextensões de prótese, especialmente no terço médio da face, são, portanto, limitadas.

Implantes devem ser posicionados de forma que emerjam internamente, o que pode ser particularmente difícil na órbita. O posicionamento externo pode dificultar o recobrimento dos pilares e implantes necessários para reter a prótese. O sistema de retenção precisa também ser posicionado em profundidade suficientemente para permitir uma espessura adequada do material protético. Um guia cirúrgico transparente é útil para avaliar a relação dimensional entre a superfície da prótese e o local planejado de implantação. O sistema de retenção deve ser desenhado de acordo com as necessidades individuais, sendo firme e rígido, flexível ou uma combinação de ambos, dependendo do tamanho e localização do defeito e das áreas a serem cobertas. Dispositivos flexíveis têm a vantagem de poderem ser estendidos na base para estabilidade adicional.

A princípio, retenção mecânica ou magnética ou uma combinação de ambos pode ser usada para reter a prótese. É necessário mais espaço para retentores magnéticos do que para aparelhos mecânicos, e eles exigem menos força na remoção da prótese, minimizando a carga sobre os implantes.

O sistema de suporte deve ser projetado de modo que a concentração de carga seja evitada e que as forças sejam distribuídas uniformemente para assegurar a longevidade dos implantes. Embora isso seja muito prejudicial em próteses auriculares, orbitais ou próteses simples de terço médio da face, problemas decorrentes de dificuldade de planejamento podem ocorrer em defeitos intra e extraorais combinados. Sistemas de barra projetados individualmente podem preencher esses requisitos de engenharia. Nesses casos, angulação e direção dos implantes são secundárias, porque um sistema de retenção personalizado pode compensar os problemas. É de suma importância instalar um número suficiente de implantes no osso remanescente para distribuir a carga e alcançar o máximo de rigidez do sistema. Em defeitos combinados nos quais a maxila foi ressecada, o objetivo principal é o restabelecimento das funções mastigatória

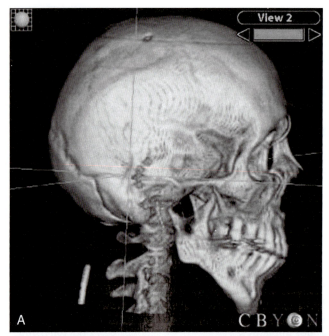
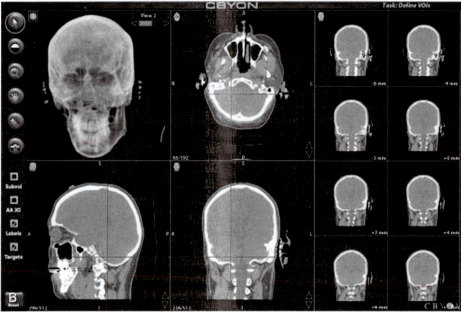

Figura 23-1 A, Tomografia computadorizada pré-operatória para planejamento de navegação cirúrgica. **B,** Visualizações multiplanares permitem a avaliação do osso disponível para implantação. A posição dos modelos de orelha de plástico com marcadores radiopacos é visível em todos os cortes.

e fonatória.[15] Para a adaptação da prótese maxilar, é importante estabelecer um sistema de fixação horizontal; então a parte facial da prótese pode ser apoiada em barras verticais.

Contraindicações e Limitações

A fixação de implantes endo-ósseos para regeneração de defeitos craniofaciais é limitada por três fatores: a disponibilidade de osso, a extensão da prótese e a qualidade do leito receptor. O primeiro desafio na confecção de uma prótese retida em implantes endo-ósseos é a disponibilidade do osso adequado para a fixação. Além disso, o prognóstico da osseointegração pode ser comprometido em pacientes que passaram por radioterapia – por exemplo, depois de uma remoção de tumor.[16] Depois da irradiação, o corpo gradualmente torna-se isquêmico devido a uma arterite que consequentemente leva à perda das ramificações arteriais finais. Esse processo é acompanhado por mudanças histológicas como osteólise e infiltração do tecido fibroso. Apesar de a osseointegração ser possível em ossos irradiados, uma maior porcentagem de falha neste processo é esperada. Essa porcentagem é especialmente alta quando a instalação do implante é realizada logo após a radioterapia. Ainda não há informações clínicas e biológicas suficientes para

CAPÍTULO 23 Implantes Endo-ósseos Craniofaciais 213

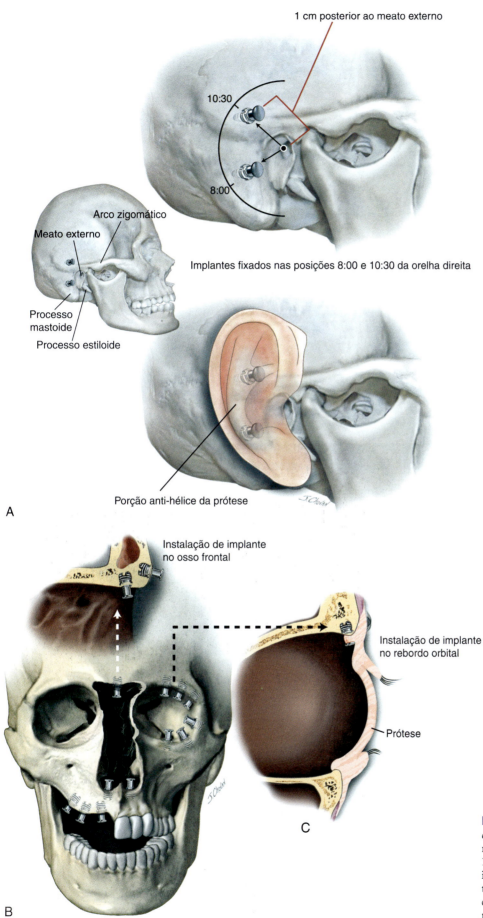

Figura 23-2 A, Para uma prótese auricular, dois a três implantes são inseridos no osso temporal, aproximadamente 1 cm posterior ao meato externo. O ideal é que os implantes sejam instalados em forma semilunar. Instalação de implantes no osso frontal (**B**) e na margem orbital (**C**).

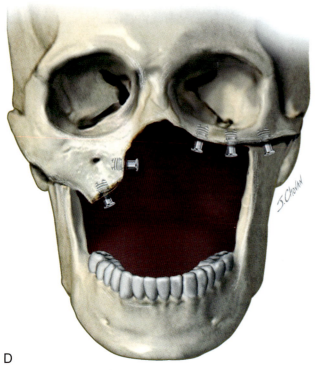

D

Figura 23-2 *(Cont.)* **D**, Áreas apropriadas para instalação de implantes em defeitos de combinados intra e extraorais.

TÉCNICA: Implantes Endo-ósseos Craniofaciais

sugerir o estabelecimento de um prazo para a instalação de implantes endo-ósseos em ossos irradiados, porque a capacidade de regeneração do osso pode variar dependendo do período de irradiação, do local e da complementação com quimioterapia.[17] Oxigênio hiperbárico pré-operatório pode ser considerado como uma terapia auxiliar para melhorar a oxigenação e a neovascularização do osso irradiado. Estudos mostram que a sobrevivência em longo prazo de implantes craniofaciais colocados em ossos irradiados de pacientes tratados com oxigênio hiperbárico pré-operatório é bastante melhorada comparada a pacientes sem tratamento com oxigênio hiperbárico pré-operatório.[18-22]

O pré-requisito para retenção à base de implante de próteses orbital, auricular ou terço médio da face é o estabelecimento da osseointegração.[23] Para uma colocação de prótese extraoral estável, há disponíveis implantes de titânio especialmente projetados em extensões curtas (p. ex., 3 e 4 mm). Uma flange é projetada nesses implantes para evitar deslocamento em compartimentos interiores. Ao usá-los, muitas das limitações passadas das próteses projetadas para cobrir defeitos depois de uma remoção de tumor no rosto são eliminadas. Próteses extraorais podem agora ser diretamente fixadas no osso subjacente com melhorias funcionais e estéticas e resultados duradouros (Fig. 23-3, *A*).

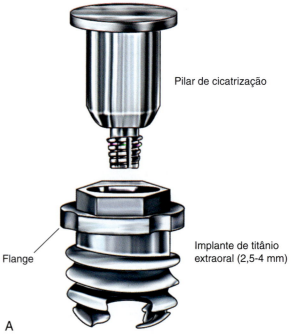

A

Figura 23-3 A, Implantes extraorais e tampa de cicatrização.

TÉCNICA: Implantes Endo-ósseos Craniofaciais *(Cont.)*

PASSO 1: Posicionamento dos Implantes
Para posicionar os implantes, é interessante realizar um enceramento da prótese, que também pode ser usada na construção de um guia cirúrgico. Em próteses auriculares, o meato externo pode ser incorporado na guia cirúrgica e usado como ponto de referência durante a cirurgia. Se nenhum modelo for usado, a posição dos implantes deve ser marcada previamente à cirurgia com uma caneta ou uma agulha, pois os melhores locais de implantação são difíceis de determinar na sala de operação quando o paciente está vestido para cirurgia, devido à falta de pontos de referência visíveis.

PASSO 2: Preparação do Local de Implante
Para instalar os implantes craniofaciais, os sítios de implantação são expostos através de um retalho de pele de espessura total com a linha de incisão a uma distância segura dos locais de implantação pretendidos.[25] Margens ósseas cortantes ou irregularidades devem ser evitadas ou suavizadas. É importante usar instrumentos de perfuração afiados e irrigação suficiente para evitar aquecimento excessivo no osso e não prejudicar a regeneração óssea.

PASSO 3: Inserção do Implante
Para a inserção de implantes craniofaciais, uma fresa-guia é usada inicialmente para dar a profundidade e a posição do local de implantação, e depois uma fresa espiral é usada para dar o diâmetro final exato e a direção do implante. Para implantação no osso temporal, é utilizado formador de rosca após o término das perfurações. Em outros sítios craniofaciais, o formador de rosca não é necessário devido à densidade mais baixa do osso. Por fim, o implante é inserido suavemente, de preferência com um baixo torque de inserção. Um parafuso de cobertura é colocado sobre o implante para evitar o crescimento do tecido mole durante o período de cicatrização.

Convencionalmente, um procedimento de duas fases é usado. Os implantes podem ser expostos depois de um período de cicatrização de 3 a 4 meses. No osso irradiado é recomendado um período de cicatrização mais longo. Especialmente no terço médio da face e em regiões orbitais, os implantes não são expostos até 6 a 12 meses depois da instalação, devido a menores taxas de sobrevivência de implantes osseointegrados nessas áreas.

PASSO 4: Redução do Tecido Subcutâneo
O passo mais importante na segunda fase do procedimento é a redução do tecido subcutâneo. Idealmente, 10 mm de pele em volta do pilar devem estar livres de folículos capilares e imóveis; além disso, uma pele mais fina e livre de gordura é necessária para evitar a formação do tecido de granulação que leva a uma taxa mais alta de insucesso dos implantes.[26] Em pilares trancutâneos, é importante que a interface do pilar com o cilindro de ouro esteja no mínimo 2 mm e no máximo 5 mm acima da superfície do tecido.[27] Margens subcutâneas do pilar e exposição da flange do implante podem levar a inflamação e perda do implante. Quando os implantes estão ativados, se o tecido circunjacente for espesso e instável demais, resultando em irritação crônica, então uma revisão cirúrgica precisará ser considerada. Isso também pode ser evitado através do transplante de enxertos de pele sem pelos, que pode ser combinado com a segunda fase do procedimento na qual os pilares são anexados. Para sítios extraorais, enxertos parciais de pele com espessura de 7 a 8 mm podem ser extraídos da região atrás da orelha, onde a pele é fina, a textura é ideal e a cicatriz não é visível. Alternativamente, um enxerto parcial de pele pode ser extraído da coxa ou da região interna do braço, que é geralmente mais conveniente aos pacientes. Para locais intranasais ou intraorais, enxertos de mucosa (p. ex., do palato duro) são preferidos, pois o risco de inflamação é menor do que para os enxertos de pele. O tecido pode ser extraído paramarginalmente com um bisturi ou um mucótomo pequeno. A espessura do retalho mucoso deve ser de 0,5 para 1 mm. Na área doadora, a cicatrização da ferida através de granulação livre do tecido geralmente é rápida (Fig. 23-3, *B* e *C*).

PASSO 5: Moldagens
As moldagens dos defeitos craniofaciais são feitas com o paciente em posição vertical, sentado. Em próteses combinadas intra e extraoral ou nasais, o defeito deve ser cuidadosamente tamponado com gaze para evitar que o material de moldagem escoe para a garganta. Transferentes de moldagem são colocados em cada pilar para garantir a transferência correta para a moldagem principal. É utilizado alginato sobre o defeito ao redor dos transferentes de moldagem. É colocada gaze sobre o alginato para retenção, e a moldagem é sustentada com gesso de presa rápida e depois o conjunto é removido. Frequentemente, precisam ser feitas moldagens em vários segmentos e depois remontadas. Um modelo principal é produzido com réplicas de bronze na posição correta e usado para fabricação da estrutura de retenção.

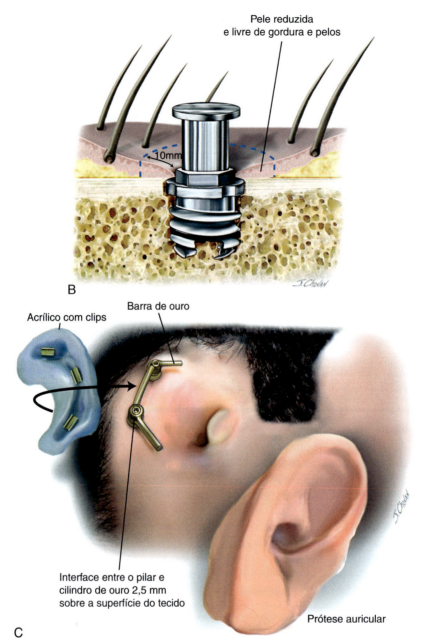

Figura 23-3 *(Cont.)* **B**, Redução do tecido subcutâneo. **C**, Com pilares de penetração de pele, é importante que a interface entre o pilar e o cilindro de ouro esteja em um mínimo de 2 mm e em um máximo de 5 mm acima da superfície do tecido.

Prevenção e Tratamento das Complicações

O sucesso em longo prazo de uma prótese facial, orbital ou auricular depende da manutenção da função de retenção. A viabilidade de todos os componentes da prótese deve ser avaliada por exame clínico dos implantes e do sistema de retenção pelo menos a cada seis meses. Radiografias não precisam ser feitas rotineiramente, porque uma projeção perpendicular, que permite avaliação da interface osso-implante, em geral não é possível para implantes extraorais. Avaliação clínica da estabilidade do implante e do estado dos tecidos circunjacentes são fundamentais. A integridade da prótese e o acompanhamento pós-cirúrgico devem inicialmente ser agendados de forma alternada, de modo que o paciente seja visto a cada três meses. Depois, ambas as consultas podem ser combinadas em uma revisão semestral.

As taxas de sobrevivência de implantes extraorais dependem do local de implantação, variando de 73,2% para 78,8% no osso irradiado e 95,2% no osso não irradiado depois de cinco anos.[7,28] As taxas de insucesso mais altas são observadas no osso frontal, zigoma, mandíbula e região nasal da maxila.[29] A taxa de insucesso de implantes extraorais colocados no osso irradiado aparentemente é ainda maior e também depende do sistema de retenção da prótese. Sistemas de retenção fixos têm a maior taxa de sobrevivência do implante, e sistemas de retenção removíveis, que são combinações de clips e magnetos em extensões de cantiléver, têm menor taxa de sobrevivência do implante.[30] O período de espera para a cirurgia de segundo estágio, quando os pilares transcutâneos são conectados ao implante, precisa ser ajustado adequadamente para permitir a regeneração óssea adequada. No mastoide, onde a taxa de sucesso de implantes osseointegrados é alta, o procedimento de segundo estágio é realizado depois de 3 a 4 meses. Alternativamente, um procedimento de único estágio pode ser usado. Em todos os outros locais craniofaciais e no osso irradiado, é aconselhado um período de cicatrização de 6 meses, pois experiências clínicas mostram que a integração óssea parece ser mais lenta, provavelmente devido a diferenças de qualidade dos ossos. No geral, os intervalos entre a implantação e a restauração protética podem ser encurtados em pacientes com prognóstico pobre do tumor, para uma maximização na melhoria de qualidade de vida.[31]

Inflamação e invaginação do tecido mole podem levar à perda de um implante extraoral e podem ser evitados na maioria dos casos através da preparação adequada do sítio de implantação e de cuidados pós-operatórios adequados. A inflamação pode ser causada por tecidos circunjacentes que estejam muito espessos e com mobilidade. Portanto, é melhor que a pele esteja fina e firmemente anexada ao osso subjacente. Para isso, a pele pode ser reduzida em espessura na área onde o implante é inserido no momento da implantação.

A invaginação de tecido mole também pode causar a perda de um implante. Para evitar esse problema, é importante verificar a interface entre implante, osso e tecido mole regularmente durante o acompanhamento. Em caso de detecção de crescimento do tecido mole, este tem de ser cuidadosamente removido; não é suficiente apenas excisar a pele ao redor do implante. Nessas situações, um enxerto de pele de espessura parcial deve ser transplantado como um segundo procedimento, pois os implantes já estão em posição. Os enxertos realizados na cavidade nasal ou oral devem ser transplantes de mucosa. No geral, é melhor evitar esses problemas preparando o sítio várias semanas antes da implantação com enxerto de pele, em casos nos quais o tecido mole disponível não esteja adequadamente fino e imóvel para margear o implante.

Além disso, aparentemente há uma correlação direta entre o nível de higienização e as reações inflamatórias do tecido mole da pele nos locais de implantação extraoral. Depois de uma cirurgia de ressecção de tumor e de um esvaziamento cervical radical, o paciente pode ficar com seus movimentos debilitados ou não conseguir enxergar os locais de implantes. Implantes orbitais são mais difíceis para o paciente limpar, e a taxa de falha é a maior entre todos os locais da face. O assoalho nasal é a parte mais fácil de limpar e tem a menor taxa de reações do tecido mole que levam à perda do implante. Com higienização adequada, a reação inflamatória do tecido mole pode ser revertida. O acompanhamento do paciente deve, portanto, ser ajustado às necessidades individuais. Se reações do tecido mole são observadas e o paciente é incapaz de limpar os locais de implante, uma revisão diária pode ser necessária até que a inflamação diminua.

Recomendações Pós-operatórias

Uma prótese craniofacial exige compromisso e cooperação por parte do paciente durante toda a vida. Para a sobrevivência de implantes endo-ósseos craniofaciais, é especialmente importante que o paciente esteja disposto e fisicamente capaz de limpar a pele ao redor dos implantes diariamente. No geral, pacientes com deficiências físicas podem ter problemas ao limpar os locais de implantes. Depois de um derrame ou de uma cirurgia de tumor com esvaziamento cervical radical, a mobilidade de um dos braços e da cabeça pode ficar comprometida. Além disso, implantes no osso temporal e na órbita são difíceis de visualizar para fins de limpeza. Os pacientes devem ser informados de que as próteses devem ser substituídas em certos intervalos de tempo, porque o material sofre alterações de cor e da aparência estética com perda da flexibilidade devido a exposição ao meio ambiente. Os pacientes também podem requerer próteses diferentes, visto que a cor de sua pele muda devido a diferentes graus de bronzeamento.

Referências

1. Köle H: Erfahrungen mit Gerüstimplantaten unter der Sdchleimhaut und Haut zur Befestigung von Prothesen und Epithesen, *Fortschr Kiefer Gesichtschir* 10:76, 1965.
2. Branemark P-I, Hansson B-O, Adell R, et al: Osseointegrated implants in the treatment of the edentulous jaw, *Scand J Plast Reconstr Surg* 111:1, 1977.
3. Branemark P-I, Adell R, Breine U, et al: Intra-osseous anchorage of dental prosthesis, *Scand J Plast Reconstr Surg* 3:81, 1969.
4. Branemark P-I, Albrektsson T: Titanium implants permanently penetrating human skin, *Scand J Plast Surg Reconstr* 16:17, 1982.
5. Tjellström A, Rosnehall U, Lindström J, et al: Five-year experience with skin-penetrating boneanchored implants in the temporal bone, *Acta Otolaryngol* 95:568, 1983.
6. Ariani N, Visser A, van Oort RP, Kusdhany L: Current state of craniofacial prosthetic rehabilitation, *Int J Prosthodont* 26:57, 2013.
7. Visser A, Raghoebar GM, van Oort RP, Vissink A: Fate of implant-retained craniofacial prostheses: life span and aftercare, *Int J Oral Maxillofac Implants* 23:89, 2008.
8. Neukam FW, Scheller H, Schmelzeisen R: Perkutane Verankerung von Gesichtsepithesen. In Haneke E, editor: *Fortschritte der operativen Dermatologie*, Berlin, 1988, Springer.
9. Reyes RA, Tjellström A, Granström G: Evaluation of implant losses and skin reactions around extraoral bone-anchored implants: a 0- to 8-year follow-up, *Otolaryngol Head Neck Surg* 122:272, 2000.
10. Schwarz MS, Rothman SL, Rhodes ML, Chafetz N: Computed tomography: part I. Preoperative assessment of the mandible for endosseus implant surgery, *Int J Oral Maxillofacial Implants* 2:137, 1987.
11. Schwarz MS, Rothman SL, Rhodes ML, Chafetz N: Computed tomography: part II. Preoperative assessment of the maxilla for endosseus implant surgery, *Int J Oral Maxillofacial Implants* 2:143, 1987.
12. Andersson L, Kurol M: CT scan prior to installation of osseointegrated implants in the maxilla, *Int J Oral Maxillofac Surg* 16:50, 1987.
13. Girod SC, Rohlfing T, Maurer CR Jr: Image-guided surgical navigation in implant-based auricular reconstruction, *J Oral Maxillofac Surg* 66:1302, 2008.
14. Thimmappa B, Girod SC: Principles of implant-based reconstruction and rehabilitation of craniofacial defects, *Craniomaxillofac Trauma Reconstr* 3:33, 2010.

15. Neukam FW, Schmelzeisen R, Schliephake H, Scheller H: Epithetische und defektprothetische Versorgung mit osteointegrierten Implantaten als Halteelementen zur funktionellen und ästhetischen Rehabilitation nach Tumorresektion. In Rahmanzadeh R, Scheller EE, editors: *Alloplastische Verfahren und mikrochirurgische Maßnahmen*, Reinbek, 1994, Einhorn.
16. Jacobsson M, Tjellström A, Thomsen P, Turesson I: Integration of titanium implants in irradiated bone: histologic and clinical study, *Ann Oto Rhino Laryng* 97:337, 1988.
17. Jegoux F, Malard O, Goyenvalle E, et al: Radiation effects on bone healing and reconstruction: interpretation of the literature, *Oral Surg Oral Med Oral Pathol Oral Radiol Endod* 109:173, 2010.
18. Granström G: Placement of dental implants in irradiated bone: the case for using hyperbaric oxygen, *J Oral Maxillofac Surg* 64:812, 2006.
19. Larsen PE: Placement of dental implants in the irradiated mandible: a protocol involving adjunctive hyperbaric oxygen, *J Oral Maxillofac Surg* 55:967, 1997.
20. Granström G, Bertsröm K, Tjellström A, Branemark P-I: A detailed analysis of titanium implants lost in irradiated tissues, *Int J Oral Maxillofac Implants* 9:653, 1994.
21. Nimii A, Fujimoto T, Nosaka Y, Ueda M: A Japanese multicenter study of osseointegrated implants placed in irradiated tissues: a preliminary report, *Int J Oral Maxillofac Implants* 12:259, 1997.
22. Franzen L, Rosenquist JB, Rosenquist KI, Gustaffson I: Oral implant rehabilitation of patients with oral malignancies treated with radiotherapy and surgery without adjunctive hyperbaric oxygen, *Int J Oral Maxillofac Implants* 10:183, 1995.
23. Branemark P-I, Hansson B-O, Adell R, et al: Osseointegrated implants in the treatment of the edentulous jaw, *Scand J Plast Reconstr Surg* 111:1, 1977.
24. Ciocca L, Mingucci R, Bacci G, Scotti R: CAD–CAM construction of an auricular template for craniofacial implant positioning: a novel approach to diagnosis, *Eur J Radiol* 71:253, 2009.
25. Tjellström A: Osseointegrated system and their applications in the head and neck, *Adv Otolaryngol Head Neck Surg* 3:39, 1989.
26. Curi MM1, Oliveira MF, Molina G, et al: Extraoral implants in the rehabilitation of craniofacial defects: implant and prosthesis survival rates and peri-implant soft tissue evaluation, *J Oral Maxillofac Surg* 70:1551, 2012.
27. Petrovic L, Schlegel KA, Wiltfang J, et al: Preclinical animal study and clinical trial of modified extraoral craniofacial implants, *J Plast Reconstr Aesthet Surg* 60:615, 2007.
28. Toljanic JA, Eckert SE, Roumanas E: Osseointegrated craniofacial implants in the rehabilitation of orbital defects: an update of a retrospective experience in the United States, *J Prosthet Dent* 94:177, 2005.
29. Granström G: Osseointegration in irradiated cancer patients: an analysis with respect to implant failures, *J Oral Maxillofac Surg* 63:579, 2005.
30. Granström G: Craniofacial osseointegration, *Oral Dis* 13:261, 2007.
31. Karayazgan B, Gunay Y, Atay A, et al: Facial defects restored with extraoral implant-supported prostheses, *J Craniofac Surg* 18:1086, 2007.

CAPÍTULO 24

Reabilitação de Implantes e Reconstrução Maxilomandibular por Retalho Livre

Devin Joseph Okay e Daniel Buchbinder

Material Necessário

- Abutments cicatrizadores
- Anestésico local com vasoconstritor
- Conjunto de brocas para implante dentário
- Elevador periosteal Molt nº 9
- Fios de suturas apropriados
- Guias cirúrgicos específicos do paciente projetados e fabricados por computação (CAD-CAM)
- Implantes dentários
- *Kit* de implante dentário
- Lâmina de bisturi Bard Parker nº 15
- Parafusos de cobertura de implantes
- Porta-agulhas
- Régua
- Software de planejamento
- Soro fisiológico a 0,9%
- Tesoura Dean

Histórico do Procedimento

Os objetivos da reparação na oncologia de cabeça e pescoço podem variar de paciente para paciente devido às comorbidades envolvidas na reconstrução cirúrgica e na motivação do paciente. A transferência microvascular de tecidos livres revolucionou a forma como os cirurgiões tratam as deficiências compostas da cirurgia ablativa de grandes tumores em um procedimento de estágio único. Além disso, o tratamento atual dos pacientes com câncer de cabeça e pescoço integra essas técnicas cirúrgicas reconstrutivas com a reabilitação protética para o aperfeiçoamento da estética e da função.[1-3] A biologia da doença e as propriedades de cicatrização de feridas do sítio receptor de terapia anterior, posteriormente, afetarão o plano para reconstrução.

A complexidade da reabilitação para pacientes com defeitos maxilomandibulares, reconstruídos por retalhos ósseos vascularizados, faz-se necessária para planejar estratégias de tratamento que atendam as expectativas do paciente em termos de função, estética e aspectos psicológicos e sociais. Pacientes edêntulos com câncer que não conseguem a reabilitação oral após a cirurgia ressectiva podem apresentar uma significativa morbidade psicológica.[4] Os grandes avanços nas técnicas cirúrgicas reconstrutivas e as novas abordagens das deficiências maxilomandibulares proveem uma configuração mais convencional para a reconstrução protética da arcada dentoalveolar e as estruturas próximas.

Indicações para Uso dos Procedimentos

Os retalhos ósseos da fíbula, crista ilíaca e regiões da escápula são desenhados e colhidos para direcionar a perda volumétrica de tecido na restauração da continuidade mandibular e para separar a cavidade oral das cavidades nasossinusais.[5-8] Defeitos do tecido mole envolvendo a pele, defeitos na mucosa envolvendo o lábio ou região malar e deficiências nervosas motoras e sensoriais definem qual a melhor opção para reconstrução e recuperação funcional. A preservação do movimento da língua e a restauração de seu volume são fatores críticos para se obter um resultado funcional favorável caso o tumor se estenda por uma parte significativa da língua ou pelo soalho da boca.[9] O retalho ósseo vascularizado (VBFF) tanto restaura os defeitos de continuidade da região mandibular quanto reproduz a base estável da maxila. Os retalhos ósseos vascularizados provenientes da fíbula ou da crista ilíaca proveem uma qualidade e volume ósseo de bom a excelente, o que é esperado para uma osteointegração visando melhorar a reabilitação protética. Os retalhos ósseos da escápula são indicados quando as necessidades de tecido mole dos defeitos são significativas, ou quando o sítio de extração da fíbula é contraindicado devido a uma fraca vascularização na extremidade inferior ou à idade avançada do paciente. Entretanto, esse retalho tem relativamente um baixo volume ósseo para osteointegração (Tabela 24-1). Se for selecionado, de dois a quatro implantes, não maiores que 10 mm em comprimento, podem ser colocados ao longo do aspecto medial do rebordo

Tabela 24-1	Comparação dos Atributos dos Sítios Doadores para a Reconstrução dos Defeitos Maxilomandibulares			
	Fíbula*	**Crista Ilíaca**	**Escápula**	**Rádio**
Volume ósseo	+++	++++	+++	+
Osteointegração	+++	+++	++	
Tecido mole	+++	+++[†]	++++	++
Morbidade do sítio doador	++	+++	++	+

*As características, em maioria favoráveis do sítio de doação fibular, fazem dessa composição de retalho livre o "padrão" para reconstruções mandibulares em comparação com outros sítios de doação.
[†]Com o músculo oblíquo interno.

do osso escapular para uma prótese removível.[10,11] A orientação dessa área como superfície de suporte para dentadura pode ser um grande desafio. Posteriormente, uma plastia do tecido mole sobreposto certamente será necessária.

O fato de que um retalho ósseo livre possua seu próprio suprimento sanguíneo fornece estratégias adicionais para uma reabilitação protética assistida por implante dos defeitos adquiridos como resultado do tratamento de grandes tumores benignos ou malignos nas regiões mandibulares. Uma dessas estratégias consiste em tirar vantagem do rico leito vascular para osteointegração antes da realização da terapia de radiação adjunta. O posicionamento do implante no momento do procedimento de reconstrução inicial também abrevia o tempo de tratamento total para uma restauração protética definitiva. Uma vez que o osso foi fixado à placa de reconstrução e a anastomose dos vasos do leito receptor estiver completa, o posicionamento do implante pode ser realizado antes da inserção do tecido mole utilizado para restaurar o defeito intraoral. Após o posicionamento do implante primário, a equipe de reabilitação deve aguardar de 12 a 16 semanas para uma cicatrização não conturbada e para a osteointegração dos implantes.[12] Quando o paciente tiver completado a radioterapia após a reconstrução e o posicionamento primário do implante, os mesmos são reabertos, uma vez que a reação dos tecidos moles à radioterapia deverá ter diminuído. Nesse momento, a alteração do tecido mole (p. ex., a plastia do retalho ou os procedimentos de vestibuloplastia) pode ser realizada. Um guia cirúrgico pode ser utilizado e fixado aos implantes para propósitos de cicatrização, antes da fabricação da prótese definitiva. O guia cirúrgico pode ser feito com ou sem dentes, dependendo da situação clínica e da vontade do paciente. O guia prove uma cicatrização não conturbada, mantém a altura vestibular e melhora a função e a aparência dos lábios e da boca.

O posicionamento primário do implante é a chave para desenvolver uma abordagem compresiva na cirurgia ablativa, posteriormente reconstrução e reabilitação protética com radiação adjunta. Ele também é válido para implantes no osso nativo, no momento da ressecção do tumor, para facilitar a reabilitação protética sem procedimentos cirúrgicos reconstrutivos adicionais. O posicionamento primário do implante pode burlar a necessidade de oxigênio hiperbárico antes do posicionamento secundário de implantes nos pacientes que irão receber radioterapia após a reconstrução.[13] Além disso, o posicionamento primário do implante minimiza o tempo com uma prótese instável e de função comprometida no paciente edêntulo. Em 1998, os autores relataram o sucesso de implantes colocados em VBFF de maneira primária e posteriormente irradiada em 86% (n = 81 implantes). Essa informação foi parte de uma coorte de pacientes de 210 casos utilizando retalhos microvasculares compostos para a reconstrução oromandibular.[14]

Contraindicações e Limitações

Se o paciente recebeu a terapia de radiação para a região de cabeça e pescoço, uma análise do plano de simulação, incluindo dosimetria e campos, se faz necessária para determinar se o osso nativo ou o VBFF foi afetado, resultando em um comprometimento da situação para a osteointegração. Pacientes que se submeteram ao protocolo de oxigênio hiperbárico[15,16] devem melhorar a vascularidade do leito receptor antes da cirurgia de implante. Foi relatado que o oxigênio hiperbárico é benéfico para a região mandibular nativa pós-irradiada[17,18] e retalhos livres da fíbula.[19,20]

A decisão da restauração protética fixa ou removível depende de fatores clínicos como a disponibilidade do osso, o número e a posição dos implantes para auxiliar ou permitir a restauração, a manutenção da higiene oral e a destreza manual do paciente. Além desses fatores clínicos, outras considerações, como as implicações psicossociais e de conforto, afetam o planejamento protético. Quando a reconstrução da arcada dentária é feita com implantes osseointegrados, nossa preferência é prover aos pacientes próteses fixas implantossuportadas. Quando a arcada remanescente é edêntula e uma reconstrução da região mandibular lateral por retalho livre é realizada, os implantes devem ser feitos na região mandibular nativa anterior. Essa é a localização ideal para o posicionamento do implante em pacientes que sofrem uma ressecção lateral da região mandibular, tumores alveolares posteriores, soalho de boca/lateral da língua, ou tonsilar primário, porque essa área é geralmente livre de radiação. Um mínimo de quatro ou cinco implantes, com a maior distância anteroposterior possível para minimizar as forças de resistência da extensão distal da prótese, é recomendado para recuperar a arcada dentária completa. O posicionamento posterior do implante distal no lado contralateral da região mandibular é potencialmente limitado pelo feixe alveolar neurovascular inferior e o nervo mental. Esses pontos de referência precisam ser identificados, tomando o devido cuidado para não os lesionar. Para defeitos unilaterais maxilomandibulares, são recomendados três ou quatro implantes colocados no VBFF.

Quando o defeito cruza a linha média, mais implantes são necessários para sustentar a prótese. Cerca de seis implantes são necessários a fim de sustentar uma prótese fixa.[21]

Problemas acerca da manutenção do tecido mole peri-implantar também surgem. Quando o músculo do retalho livre é utilizado para revestir a cavidade oral, na neomucosa circunjacente aos implantes, pode ser necessário o desbridamento cirúrgico repetido do tecido inflamatório hiperplástico, circunjacente aos pilares transmucosos. Esse problema pode exigir desde uma excisão e simples reparo até um possível enxerto de pele (STSG), caso o crescimento repetido e robusto desse tecido indesejável continue a ser um problema.

TÉCNICA: Reconstrução da Região Mandibular

A colocação de implantes dentários na VBFF não é muito diferente do princípio ou do método utilizado para implantes no osso nativo da maxila e da região mandibular. O leitor é incentivado a revisar o Capítulo 19 para informações técnicas sobre o real sequenciamento e os detalhes da colocação do implante.

Diferenças relevantes na técnica cirúrgica e no planejamento para a colocação de implante em reconstruções VBFF de defeitos mandibulares e maxilares são mostradas nas seguintes seções.

PASSO 1: Modelo de Incisão
Para retalhos microvasculares com camada da pele intraoral, a incisão deve ser feita na transição entre a mucosa oral nativa e a pele do retalho livre.

PASSO 2: Retração do Retalho
O plano de dissecção deve avançar ao nível da base óssea. O cirurgião deve estar ciente da localização dos vasos sanguíneos perfurantes no retalho livre. Um Doppler pode ser utilizado para ajudar na localização desses vasos.

PASSO 3: Colocação do Implante
A colocação do implante é conforme descrito previamente (Cap. 19).

PASSO 4: Fechamento e Manuseio do Tecido Mole
Em casos de reconstrução maxilofacial por retalho livre, podem ser necessários procedimentos secundários de tecido mole como a plastia ou desepitelização da camada da pele, em conjunto com a colocação do implante, para facilitar uma emergência tecidual favorável dos implantes dentários. Esses procedimentos adjuntos podem ser necessários antes da colocação do implante dentário para obter o recorte apropriado do tecido mole.

As vantagens dos retalhos livres da fíbula tornaram esse procedimento padrão para a reconstrução de defeitos de continuidade mandibular. O comprimento do osso que poderá ser coletado permite uma reconstrução mandibular quase completa (da cabeça da mandíbula à cabeça da mandíbula). A morbidade do sítio doador inferior e sua distância para a área cirúrgica primária permitem uma abordagem de duas equipes, reduzindo o tempo total da cirurgia e morbidades associadas. Adicionalmente, o estoque ósseo para a osteointegração vai de bom a excelente. A natureza bicortical da fíbula fornece aproximadamente de 12 a 15 mm de altura óssea para a colocação de implante intraósseo.[22] Diferentemente dos retalhos livres da escápula ou da crista ilíaca, que são monocorticais em termos de fixação do implante, os implantes localizados da fíbula devem envolver ambas corticais para melhorar a estabilidade inicial, a osteointegração e a capacidade de resistir às forças.[23]

A fíbula é tubular e triangular na seção transversal, e as três superfícies têm características particulares. Uma superfície tem perfuradores cutâneos surgindo da artéria fibular e veia; a outra superfície é onde o pedículo vascular se encontra; o aspecto lateral é utilizado para a fixação interna rígida que irá garantir o retalho na posição e permitir uma cicatrização não conturbada da fíbula osteotomizada e união aos cotos remanescentes da região mandibular original. A orientação da pele irá determinar se a base ou o vértice do triângulo é orientado como a nova crista do maxilar ou região mandibular.[24] Esses fatores têm implicações significativas para determinar se os implantes podem ser colocados de imediato, no momento da reconstrução cirúrgica.

A utilização da fíbula em vez da crista ilíaca pode apresentar um desafio geométrico para uma reconstrução protética. Como mencionado, a fíbula é melhor posicionada na borda inferior da região mandibular para reproduzir os contornos no terço inferior da face. Isso pode ocasionar uma discrepância na altura intraoral com a região mandibular nativa. Adicionalmente, devido ao alvéolo ser naturalmente posicionado de forma lingual à borda inferior, a nova região mandibular criada pelo posicionamento do osso na borda inferior pode resultar em implantes vestibularizados em relação à dentição na arcada oposta. Nesses casos, uma prótese removível sobre implantes (*overdenture*) pode ser construída para que seja promovido o suporte dos lábios, da região malar e a competência oral. A utilização de uma barra posicionada de forma lingual aos implantes pode superar a discrepância da altura e da posição lateral. A *overdenture* tem pequenas fenestrações na base do rebordo lateral, superando assim a posição vestibularizada dos implantes. Os contornos da prótese da região mandibular podem prover suporte ao lábio inferior para restaurar a projeção e a simetria da face inferior. A perda da função motora decorrente de lesão no ramo marginal mandibular do nervo facial pode melhorar com essa forma de suporte labial.

A restauração dos contatos oclusais bilaterais, em que a guia oclusal e os esquemas de proteção são restaurados à condição de

(Continua)

TÉCNICA: Reconstrução da Região Mandibular *(Cont.)*

dentição completa, é uma importante etapa para a reabilitação funcional perfeita. A posição mandibular é determinada tanto por elementos condilares quanto pela oclusão dentária. A reconstrução do defeito de região mandibular descontinuada com VBFF permite que ambos os determinantes condilares funcionem normalmente. A condição da oclusão e da dentição tem um efeito na função. A natureza não sensitiva da reconstrução VBFF, outras deficiências sensoriais e nervo motor latente nos lábios e na região malar fazem da reabilitação oclusal uma variável restaurável. É preciso distinguir os contatos oclusais mucossuportados dos contatos dentais implantossuportados e seu resultado funcional. Uma distinção posterior é feita entre as próteses sobre implantes fixas e removíveis. A reabilitação com uma prótese dentária fixa (FDP) tem melhores resultados na capacidade de mastigação e na estética, resultando em desconforto fisiológico e deficiência física menores do que os equivalentes removíveis protéticos.[25-28] A rigidez de uma FDP, com uma reabilitação da dentição com rebordo alveolar, tem um desenho quase que "natural", sem o lembrete diário de uma prótese removível. Essas próteses são conectadas por parafusos, em que a prótese é recuperável, em vez de uma prótese cimentada. O formato e o desenho são importantes fatores a serem considerados no caso de a visualização constante do tecido se fazer necessária.

O planejamento do tratamento envolve mais implantes em vez do número mínimo de suportes para uma restauração fixa. No caso de uma falha no implante, o êxito protético ainda é possível por meio de uma curta restauração da arcada dentária ou uma *overdenture* assistida por implante, sem tempo ou cirurgia adicionais.

Outras abordagens têm sido utilizadas para superar essa discrepância na altura do retalho livre da fíbula na reconstrução da região mandibular. Uma delas é posicionar a fíbula de forma mais superior e utilizar o sistema de reconstrução por placas para reproduzir os contornos da borda inferior. Outra opção é a técnica de "barreira dupla", a qual a fíbula é dobrada para aumentar a altura do osso e reduzir a discrepância entre o plano oclusal e a reconstrução.[29,30]

Outra técnica cirúrgica é a distração osteogênica da fíbula para superar a discrepância de altura. Um estudo relatou uma altura média do osso vertical de 13,58 mm em cinco pacientes que tiveram 22 implantes e restaurações dentárias. Entretanto, a infecção na haste de distração foi uma complicação em potencial mencionada.[31]

Recentemente, os autores relataram um estudo retrospectivo de casos ($n = 28$ pacientes) no qual o critério de inclusão para todos os pacientes era a reabilitação por VBFF e o planejamento virtualmente assistido para a restauração FDP e na preparação para a cirurgia de implante. O êxito do implante com carga imediata (IL), provisório e restaurações definitivas de FDP na VBFF foi relatado pela primeira vez em uma coorte de pacientes. Pacientes foram avaliados quanto a: êxito no implante, modelos cirúrgicos por tomografia computadorizada (TC), próteses imediatas provisórias e estrutura de planejamento protético.

Dos 116 implantes osteointegrados colocados, 99 foram utilizados para restaurações protéticas, alcançando 85,4% de taxa de sucesso. Cento e dois implantes atingiram a osteointegração (87,1%). Dos 28 pacientes, 25 (89,3%) receberam próteses definitivas de implante FDP. Dois pacientes receberam próteses removíveis implantossuportadas, e um paciente não completou a reabilitação devido a falha do implante. Treze dos 28 pacientes receberam próteses fixas imediatas ou precoces no primeiro estágio da cirurgia de implante. A taxa de sucesso para implantes no grupo de restauração imediata foi de 89,3% (50/56). Todos os 13 pacientes com restaurações imediatas tiveram modelos cirúrgicos de TC em suas cirurgias de implante. Das 13 próteses imediatas, 12 tiveram sucesso. A recuperação funcional para pacientes que passaram pela reconstrução maxilomandibular com VBFF é potencialmente mais adequada com a reabilitação de implante auxiliada por planejamento virtual. Embora o tempo total de tratamento possa ser similar ao dos pacientes sem próteses imediatas, descobrimos o potencial de possibilitar aos pacientes próteses fixas provisórias durante o tempo necessário para a osteointegração e a fabricação da FDP definitiva (Fig. 24-1).[32]

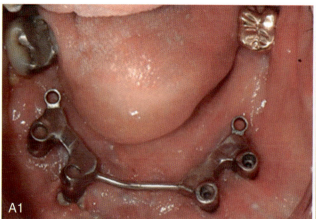
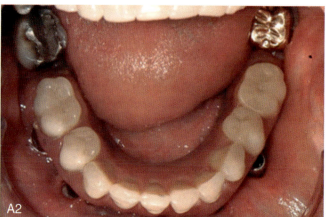

Figura 24-1 Como parte do quebra-cabeça geométrico na reconstrução mandibular, a arcada dentária assenta anatomicamente dentro da arcada mandibular. O planejamento de enquadramento da barra de implante para uma prótese dentária removível (RDP) compensa essa diferença. **A1,** O suporte do implante é centralizado para uma reabilitação oclusal pelo posicionamento lingual da barra na fíbula e nos implantes. **A2,** A reconstrução da região mandibular por retalho livre da fíbula cria uma discrepância significativa na altura entre a região mandibular nativa e a fíbula, caso a borda inferior e o contorno do terço inferior da face sejam restaurados.

CAPÍTULO 24 Reabilitação de Implantes e Reconstrução Maxilomandibular por Retalho Livre **223**

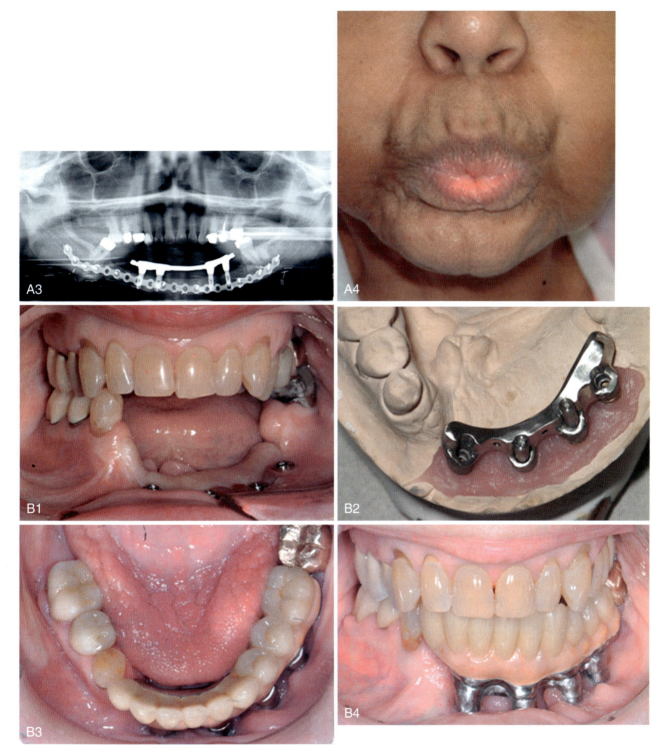

Figura 24-1 *(Cont.)* **A3**, O enquadramento do implante e o planejamento protético são essenciais para alcançar a competência oral (**A4**). **B1**, Visão frontal da discrepância de altura entre a região mandibular nativa e o plano oclusal à reconstrução por retalho livre da fíbula e implantes. **B2**, A discrepância entre altura/posição lateral do implante é superada com a estrutura média conectando os implantes e fresando a superestrutura correspondente da prótese dentária fixada (FDP). **B3**, Nesse caso, um sistema metalocerâmico é utilizado para a superestrutura e é fixado por um conjunto de parafusos linguais. **B4**, A função e a estética são otimizadas por meio de considerações cuidadosas no planejamento protético desta restauração fixa.

TÉCNICA: Reconstrução Palatomaxilar

A reconstrução cirúrgica de defeitos palatomaxilares também evoluiu durante a década passada, e surgiu como uma opção viável para pacientes que sofrem ressecção de grandes tumores, resultando em defeitos significantes na arcada. Apesar de a utilização de retalhos de tecido mole para o fechamento de grandes defeitos palatomaxilares prover o fechamento da cavidade oral, problemas são encontrados com grandes retalhos de tecido mole que ocupam o espaço funcional na língua que não possibilitam uma reconstrução dentária. Obturadores podem ser uma forma efetiva e segura de restaurar efetivamente os defeitos, e permanecem como padrão da reabilitação protética maxilofacial porque, conforme os defeitos aumentam, o escape nasal pode comprometer a fala e a deglutição. Esses efeitos colaterais podem também influenciar o conforto e a interação psicossocial, fazendo da reconstrução cirúrgica dos defeitos palatomaxilares uma abordagem para alcançar uma reabilitação funcional aprimorada.[33,34]

A utilização de retalhos ósseos vascularizados para reconstruir grandes falhas palatomaxilares possibilita o fechamento cirúrgico, corrige o defeito alveolar e fornece um meio para a colocação dos implantes osteointegrados.

Essencialmente, nosso sistema de classificação trata o tamanho e a localização dos defeitos palatomaxilares, considerando as propriedades biomecânicas que contribuem para instabilidade protética e função comprometida.[35] A arcada dentária remanescente, o arcabouço palatino e outros componentes para uma retenção anatômica, como a formação de cicatrizes com um enxerto de pele de espessura dividida, têm sido fatores de prognóstico úteis para os algoritmos de tratamento e, em particular, indicações para a reconstrução por VBFF. Conforme a arcada dentária remanescente encurta e a superfície palatina diminui, é mais provável que ocorra instabilidade protética. Três classificações de defeito descrevem a natureza horizontal dos defeitos palatais. Se um defeito orbital está ligado com um defeito de maxilectomia, a reconstrução cirúrgica deverá separar o defeito combinado. Os defeitos da maxilectomia têm subscritos *o* (assoalho orbital) e *z* (zigoma) para tratar essas áreas no processo de planejamento restaurador. O defeito de classe I é o de maxilectomia subtotal, no qual há perda de alvéolo posterior ao dente canino. Esse tipo de defeito é caracterizado por retenção remanescente suficiente e componentes estabilizadores. Os defeitos de classe I, portanto, são passíveis tanto de obturação protética quanto de reconstrução cirúrgica com retalho livre radial do antebraço ou retalho palatino em ilha. A arcada dentária remanescente e o palato são utilizados para fornecer restauração à arcada dentária com uma prótese mucossuportada. Os implantes na maxila nativa remanescente são necessários para reabilitação caso a dentição não tenha reparação, ou se o paciente for edêntulo. Um defeito de classe II é um defeito de hemimaxilectomia estendendo-se até a linha média. Em defeitos de classe II, o tamanho elevado do defeito e a perda do canino ipsilateral e a dentição molar tornam importante o uso da reconstrução VBFF, caso o cirurgião e o protesista decidam não usar obturador. Essa abordagem otimiza a função e trata as desvantagens de um obturador.

A complexidade anatômica da maxila está relacionada à sua construção tridimensional (3D), uma estrutura do tipo grade que é sustentada por três pilares separados. Esses pilares, que formam uma adaptação as forças verticais da mastigação, são o pilar nasomaxilar, o pilar zigomaticomaxilar e pilar pterigomaxilar. A integridade dessas estruturas é essencial para fornecer uma superfície oclusal estável à região mandibular. Além disso, elas permitem uma distribuição uniforme das forças pela base craniana.[36,37] Um possível desafio na reconstrução da arcada dentária surge quando os pilares nasomaxilar e zigomaticomaxilar são utilizados para fixar o osso vascularizado subjacente. A posição da fíbula não deve ser usada como projeção final e suporte do lábio. Essa função será feita pela prótese definitiva e a reposição do dente. A fixação interna rígida VBFF no pilar nasomaxilar é posicionada logo sob a espinha nasal anterior, a abertura periforme e a soleira nasal. Os dentes maxilares anteriores estão à frente dessa área, de forma que a colocação do implante será favorável para uma restauração protética. Se for utilizado um retalho livre da fíbula, há uma tendência de que a disponibilidade óssea seja mais lateral conforme a reconstrução avançar posteriormente no sentido do zigoma. Isso pode ocasionar implantes em uma posição lateral à arcada dentária, rodeado por mucosa jugal móvel, tornando-os inapropriados para uma reabilitação protética. O planejamento virtualmente assistido com o uso de escaneamento radiográfico pode melhorar a posição do implante, superando essa relação. Osso vascularizado oferece a capacidade de reestabelecer a arcada dentária óssea para a colocação de implantes osteointegrados. Isso possibilita a distribuição das forças mastigatórias por toda a arcada maxilar intacta, reestabilizando, assim, a condição biomecânica favorável à maxila.

A preferência por próteses dentárias fixas é clara nessa classificação. A reconstrução cirúrgica com retalhos livres da fíbula ou da crista ilíaca e próteses dentárias fixas suportadas por implantes substituem as estruturas análogas de um complexo palato maxilar estável. Uma restauração FDP para um defeito de classe II reconstruído com VBFF deixa exposta uma mucosa do palato remanescente à língua, promovendo uma resposta palato/lingual durante a função. Além disso, o VBFF proporciona a reconstrução primária da borda orbital e a proeminência do corpo zigomático com o tecido autólogo. Os defeitos de classe II são, talvez, melhores reconstruídos e reabilitados por meio do VBFF para otimizar a função.[38]

Um defeito de classe III se estende além da linha média. O defeito envolve ambos os caninos e a dentição molar ipsilateral, resultando em um defeito bilateral com um prognóstico prostodôntico desfavorável, que afeta gravemente a fala e a deglutição. Os defeitos de classe III são melhores restaurados

TÉCNICA: Reconstrução Palatomaxilar *(Cont.)*

com o VBFF, desde que os fatores do paciente permitam tal procedimento. Como um defeito de maxilectomia aumenta em tamanho e a dentição remanescente e o palato diminuem, um VBFF é claramente preferível em vez de um retalho livre fasciocutâneo, para uma recuperação funcional. Embora a reconstrução de tecido mole em defeito de classe III sirva para dividir efetivamente a cavidade oral das cavidades sinonasais, a reabilitação orodentária não é tratada com um retalho de tecido mole. A reconstrução VBFF, a osteointegração e a prótese dentária fixa podem restaurar as estruturas dentoalveolares estáveis e os contatos oclusais para melhorar as funções da fala e deglutição (Fig. 24-2).

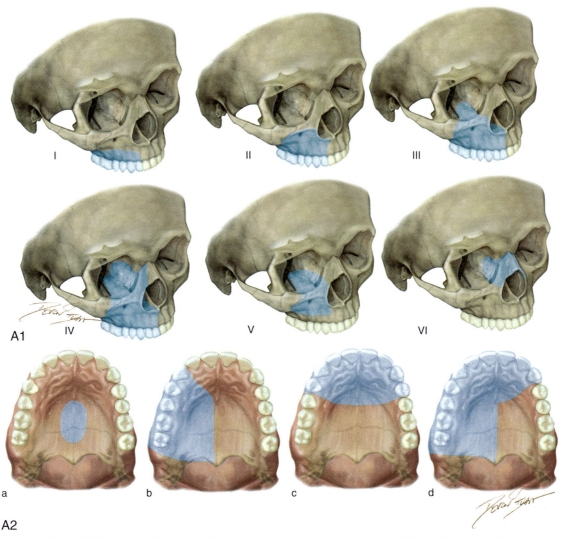

Figura 24-2 **2A1-3**, Classificação da maxilectomia vertical e horizontal e defeitos do terço médio. Classificação vertical: I— maxilectomia que não causa uma fístula oronasal; II— não envolve a órbita; III— envolvendo a órbita anexa com retenção orbital; IV— com a enucleação orbital ou exenteração; V— defeito orbitomaxilar; VI— defeito nasomaxilar. Classificação horizontal: a— somente o defeito palatino, sem envolver o alvéolo dentário; b—menor ou igual a metade unilateral; c—menor ou igual a metade bilateral ou anterior transversa; d—maior que metade da maxilectomia. As letras referem a crescente complexidade do defeito dentoalveolar e de palato, e qualificam a dimensão vertical. (Reescrito de Brown JS, Shaw RJ: Reconstruction of the maxilla and midface: introducing a new classification, Lancet Oncol 11:1002, 2010.)

(Continua)

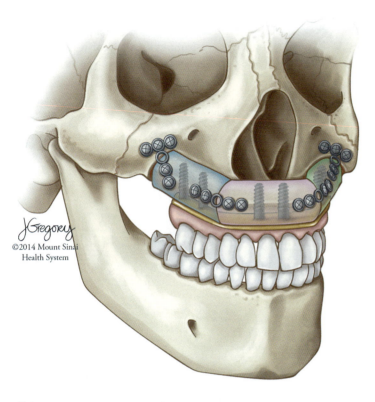
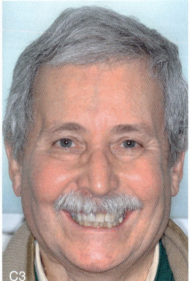

Figura 24-2 *(Cont.)* Reconstrução do defeito de classe III com fíbula e implantes (**B1**) utilizando guias e planejamento CAS (**B2**). **C1**, Recriação 3D assistida por computação após a colocação virtual do implante na reconstrução por retalho livre da fíbula de um defeito maxilar de classe II. Aparelho protético para escaneamento radiográfico (verde) permite angulação e posição de implante favoráveis. **C2**, Reconstrução radiográfica panorâmica de VBFF e reabilitação de implante com prótese dentária fixada aparafusada. **C3**, Visão frontal do paciente pós-tratamento. Este paciente de 56 anos de idade na situação pós-reconstrução por retalho livre da fíbula de um defeito de Classe III. (B, direitos autorais: 2014 Mount Sinai Health Systems.)

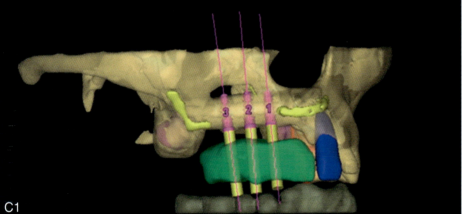
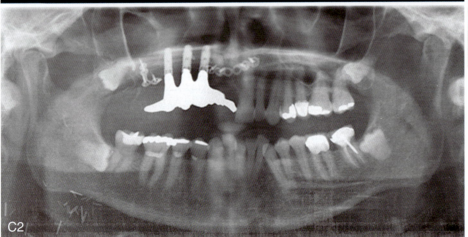

CAPÍTULO 24 Reabilitação de Implantes e Reconstrução Maxilomandibular por Retalho Livre   227

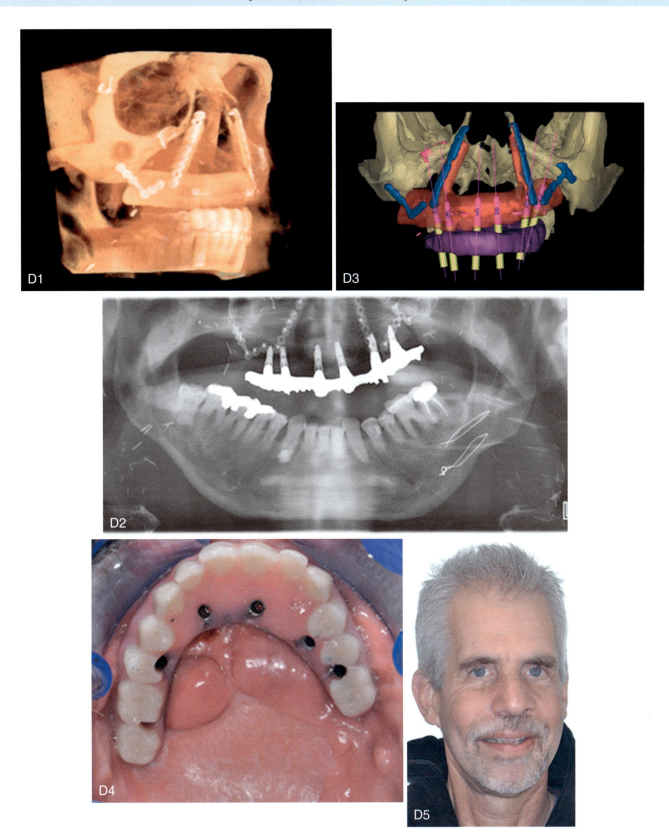

Figura 24-2 *(Cont.)* D1 e **D2,** Escaneamento em TC *cone beam* com aparelho protético para escaneamento radiográfico utilizado para o planejamento do implante antes do primeiro estágio da cirurgia. **D3,** Os implantes (*rosa*) são representados dentro do retalho livre da fíbula (*vermelho*) para evitar o sistema de reconstrução por placas (*azul*), sendo posicionados corretamente com a ajuda do aparelho protético para escaneamento (*roxo*). Esse paciente posteriormente submeteu-se ao primeiro estágio da cirurgia de implante com uma restauração imediata provisória. Após cerca de 5 a 6 meses, a reabilitação protética definitiva estava completa. **D4,** Repare na posição dos forames de acesso dos parafusos, que evitam as superfícies vestibulares da prótese dentária fixa (FDP). **D5,** Visão frontal do paciente.

Prevenção e Tratamento das Complicações

O planejamento auxiliado por computador (CP) é a ferramenta da próxima geração na reconstrução cirúrgica e na colocação de implantes. Em nossa configuração clínica, sua aplicação é considerada rotineira para pacientes com reconstrução cirúrgica VBFF dos defeitos maxilomandibulares. Na ausência de irradiação pós-operatória, uma colocação secundária de implantes com CP é uma abordagem progressiva na reabilitação prostética. O CP pode ser utilizado com precisão de quatro a seis semanas após a reconstrução por VBFF. Parafusos de placa podem ser evitados com a cirurgia virtual de implante, ou pode ser tomada uma decisão de modificar a fixação interna que poderá interferir na colocação do número suficiente de implantes para uma restauração fixa. Nessa situação, a cirurgia de implante é realizada quando a união óssea da osteotomia VBFF estiver completa, aproximadamente de seis a oito semanas após a cirurgia de reconstrução. Os avanços no tratamento da reconstrução e reabilitação dos pacientes com câncer de cabeça e pescoço envolvem a utilização de *softwares* de computador para planejamento com concepção e produção assistida por computador (CAD-CAM). Essa abordagem introduziu uma nova maneira de pensar a respeito da reabilitação protética assistida por implante.

A prototipagem rápida é um processo automatizado no qual a construção é alcançada com uma impressora 3D ou por máquinas de estereolitografia (polimerização controlada por laser). A tecnologia digital pode criar modelos precisos a partir dos dados de imagens 3D ou pode ser aplicada para a fabricação de modelos cirúrgicos com o auxílio de programas de computador. Os programas de computador permitem a cirurgia virtual no planejamento pré-operatório, e então os dados gerados são levados para a cirurgia por um modelo. Para a colocação de implantes, essa abordagem é conduzida proteticamente, considerando que há um estudo de TC em que o escaneamento radiográfico é feito com o aparelho protético em sítio. O aparelho é fabricado de forma que a posição da dentição e suas superfícies oclusais são capturadas pelo escaneamento do TC. O aparelho protético para escaneamento é processado com o material radiopaco ou com marcadores fiduciais. O aplicativo tridimensional fornece os planos panorâmicos, axial e horizontal, para realizar uma perfeita colocação virtual de implante, de acordo com a disponibilidade óssea e a posição do dente.[39] A angulação das instalações é feita de forma que o acesso aos seus parafusos é restrito a superfície oclusal, em vez de perfurar as superfícies estéticas vestibulares, uma forma aconselhável para uma restauração aparafusada.

Os modelos cirúrgicos entregues pela TC podem reduzir o tempo operatório e melhorar a precisão da colocação dos implantes.[40,41] No entanto, o uso desses modelos, embora sejam úteis, tem algumas desvantagens. Os guias podem ser fixados à região mandibular, repousar na borda edêntula ou ser apoiados pelos dentes. Se o guia for fixado, não será possível realizar o exame de osteotomia até sua conclusão antes da colocação dos implantes. Verificar a sequência de preparação da osteotomia pode ser útil com um modelo cirúrgico removível. A estabilização bicortical é essencial para o êxito da colocação do implante na fíbula, e o volume ósseo é limitante. A visualização direta da osteotomia de implante é por vezes necessária para a verificação e deve ser uma opção durante a cirurgia.

Estudos clínicos descrevem o planejamento virtual para a reconstrução maxilomandibular, no sítio de extração da fíbula, utilizando-se guias de ostectomia e modelagem rápida de protótipo para a adaptação das placas de reconstrução.[42,43] Essa abordagem de reconstrução baseia-se, principalmente, no planejamento assistido por computador e nas técnicas de estereolitografia, antes de procedimentos ablativos e reconstrutivos. A tecnologia CAD-CAM e a modelagem rápida de protótipo têm a vantagem de economizar tempo operatório e melhorar a precisão da reconstrução cirúrgica. Esse dado pode ser útil especialmente em casos nos quais a arquitetura original da região mandibular foi distorcida ou destruída pela extensão do tumor além da margem cortical da região mandibular.[44] Há margem para a reconstrução por retalho ósseo ser modelada e fixada com implantes colocados no sítio de extração, antes da transferência, anastomose e fixação ao sítio de destino. Melhorias futuras das técnicas podem fazer que as próteses sobre implantes CAD-CAM sejam feitas em conjunto com essa abordagem, antes da transferência, na cirurgia imediata.[45]

Recomendações Pós-operatórias

Um equívoco sobre a reabilitação protética e a reconstrução da região mandibular por retalho livre da fíbula é de que as grandes forças de alavanca resultantes de uma alta dimensão vertical da prótese suportada por implantes possam resultar em uma sobrecarga dos implantes, prejudicando sua vida útil. Os autores descobriram não ser esse o caso, e a discrepância na altura pode também ser atribuída ao planejamento protético.

Uma discrepância excessiva na altura da fíbula, com relação ao plano oclusal, pode ser superada pela utilização de uma estrutura fundida média-grande, para uma prótese fixa aparafusada. A estrutura média é fresada de forma que o suporte do implante seja centralizado sobre a nova crista mandibular e a superestrutura correspondente atua como um conjunto dentário parcialmente fixado por parafusos dentro da estrutura média. Esse tipo de restauração protética permite que a significativa discrepância da altura, desde o topo do implante até o plano oclusal, seja compensada por duas estruturas fresadas de enquadramento correspondentes. O planejamento de enquadramento também supera a distância intermaxilar limitada na abertura e instrumentação para fabricar uma FDP. Um planejamento de enquadramento protético com o uso da CP melhora a previsibilidade da reabilitação do implante após a reconstrução cirúrgica de VBFF. A posição do implante e a angulação são determinadas por escaneamentos de TC, nos quais a posição do dente é visualizada (Fig. 24-3).

Considerações sobre o planejamento protético são parte do estágio de planejamento computadorizado devido à possibilidade da visualização da posição do dente. Um modelo cirúrgico CAD-CAM é fabricado por estereolitografia e técnicas de prototipagem rápida. Modelos cirúrgicos de implantes podem ser desenvolvidos para serem compatíveis com dentes, mucosa ou osso. A confiança na precisão e na posição dos implantes

CAPÍTULO 24 Reabilitação de Implantes e Reconstrução Maxilomandibular por Retalho Livre

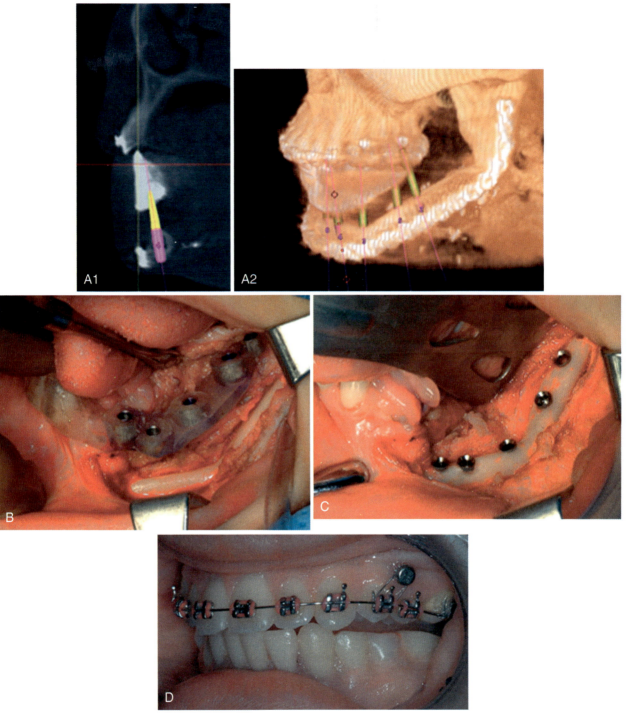

Figura 24-3 **A**, Visão sagital do aplicativo de planejamento (**A1**) e recriação 3D (**A2**) de um paciente com 23 anos de idade após a reconstrução da região mandibular por retalho livre da fíbula. O aparelho protético para escaneamento radiográfico no sítio demonstra a discrepância significante de altura da reconstrução VBFF e a região mandibular nativa. **B**, A espessura da camada de pele da fíbula é vista como um espaço entre o aparelho e a fíbula. **C**, Um modelo de implante cirúrgico CAD-CAM no sítio antes da colocação. **C**, Restauração imediata representada em infraoclusão. **D**, O tratamento ortodôntico com ancoragem óssea para a intrusão da dentição esquerda maxilar melhora o nível do plano de oclusão.

(Continua)

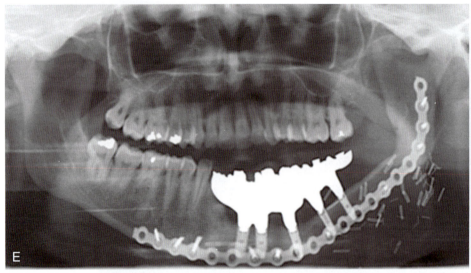
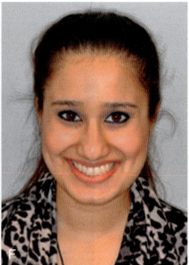

Figura 24-3 *(Cont.)* **E,** Radiografia panorâmica da paciente, restaurada posteriormente com a prótese dentária fixa (FDP), utilizando um planejamento de estrutura média e superestrutura. **F,** Visão frontal da paciente após o tratamento.

também permite que sua colocação ocorra sem a elevação do periósteo (sem retalho). Clinicamente, o fato de que o suprimento sanguíneo periosteal não precisa ser prejudicado com essa abordagem transmucosa é muito importante em pacientes que passaram por radioterapia. Além disso, a dor pós-operatória e o edema podem ser suavizados com essa cirurgia menos invasiva.[46] Se a angulação e a posição dos implantes forem precisas, uma restauração imediata pode ser fabricada para uma reconstrução protética, propiciando que a restauração esteja protegida de forças oclusais e a estabilidade primária do implante exceda 20 Ncm.[47-52] Esse procedimento pode ser realizado devido à ausência de campo com sangue e à angulação predeterminada do implante orientada à dentadura. A seleção dos pacientes é essencial para o êxito. Pacientes com qualidade óssea ou disponibilidade proveniente da reconstrução por retalho livre questionáveis não devem ser escolhidos para este procedimento.[53,54]

Referências

1. Urken ML, Buchbinder D, Weinberg H, et al: Functional evaluation following microvascular oromandibular reconstruction of the oral cancer patient: a comparative study of reconstructed and nonreconstructed patients, *Laryngoscope* 101:935, 1991.
2. Leung AC, Cheung LK: Dental implants in reconstructed jaws: patients' evaluation of functional and quality-of-life outcomes, *Int J Oral Maxillofac Implants* 18:127, 2003.
3. Schmelzeisen R, Neukam FW, Shirota T, et al: Postoperative function after implant insertion in vascularized bone grafts in maxilla and mandible, *Plast Reconstr Surg* 97:719, 1996.
4. Rogers SN, McNally D, Mahmoud M, et al: Psychologic response of the edentulous patient after primary surgery for oral cancer: a cross-sectional study, *J Prosthet Dent* 82:c317, 1999.
5. Urken ML, Bridger AG, Zur KB: The scapular osteofasciocutaneous flap: a 12-year experience, *Arch Otolaryngol Head Neck Surg* c127:862, 2001.
6. Hidalgo DA: Fibula free flap: a new method for mandible reconstruction, *Plast Reconstruct Surg* 84:71, 1989.
7. Brown J: Deep circumflex iliac artery free flap with internal oblique muscle as a new method of immediate reconstruction of the maxillectomy defect, *Head Neck* 18:412, 1996.
8. Futran N, Wadsworth J, Villaret D, Farwell G: Midface reconstruction with the fibula free flap, *Arch Otolaryngol Head Neck Surg* 128:161, 2002.
9. Genden EM, Okay D, Buchbinder D, et al: Iliac crest internal oblique osteomusculocutaneous free-flap reconstruction of the post-ablative palatomaxillary defect, *Otolaryngol Head Neck* 127:854, 2001.
10. Frodel JL, Funk GF, Capper DT, et al: Osseointegrated implants: a comparative study of bone thickness in four vascularized bone flaps, *Plast Reconstr Surg* 92:449, 1993.
11. Urken ML, Weinberg H, Vickery C, et al: Oromandibular reconstruction using microvascular composite free flaps: report of 71 cases and a new classification scheme for bony, soft-tissue, and neurologic defects, *Arch Otolaryngol Head Neck Surg* 117:733, 1991.
12. Brånemark PI: Osseointegration and its experimental background, *J Prosthet Dent* 50:399, 1983.
13. Urken ML, Buchbinder D, Weinberg H, et al: Primary placement of osseointegrated implants in microvascular mandibular reconstruction, *Otolaryngol Head Neck Surg* 101:56, 1989.
14. Urken ML, Buchbinder D, Costantino PD, et al: Oromandibular reconstruction using microvascular composite flaps: report of 210 cases, *Arch Otolaryngol Head Neck Surg* 124:46, 1998.
15. Marx RE: A new concept in the treatment of osteoradionecrosis, *J Oral Maxillofac Surg* 41:351, 1983.
16. Granstrom G, Jacobsson M, Tjellstrom A: Titanium implants in irradiated tissue: benefits from hyperbaric oxygen, *Int J Oral Maxillofac Surg* 7:15, 1992.
17. Arcuri MR, Fridrich KL, Funk GF, et al: Titanium osseointegrated implants combined with hyperbaric oxygen therapy in previously irradiated mandibles, *J Prosthet Dent* 77:177, 1997.
18. Granström G, Tjellström A, Brånemark PI: Osseointegrated implants in irradiated bone: a case-controlled study using adjunctive hyperbaric oxygen therapy, *J Oral Maxillofac Surg* 57:493, 1999.
19. Barber HD, Seckinger RJ, Hayden RE, Weinstein GS: Evaluation of osseointegration of endosseous implants in radiated, vascularized fibula flaps to the mandible: a pilot study, *J Oral Maxillofac Surg* 53:640, 1995.
20. Salinas T, Desa V, Katsnelson A, Miloro M: Clinical evaluation of implants in radiated fibula flaps, *J Oral Maxillofac Surg* 68:524, 2010.
21. Buchbinder D, Okay D, Urken M: Oromandibular reconstruction. In Urken M, editor: *Multidisciplinary head and neck reconstruction: a defect-oriented approach*, New York, 2010, Lippincott Williams & Wilkins.

22. Moscoso JF, et al: Vascularized bone flaps in oromandibular reconstruction: a comparative anatomic study of bone stock from various donor sites to assess suitability for endosseous dental implants, *Arch Otolaryngol Head Neck Surg* 120:36, 1994.
23. Rohner D, Meng CS, Hutmacher DW, Tsai KT: Bone response to unloaded titanium implants in the fibula, iliac crest, and scapula: an animal study in the Yorkshire pig, *Int J Oral Maxillofac Surg* 32:383, 2003.
24. Futran N, Urken M: Fibula free flap. In Urken M, editor: *Atlas of regional and free flaps for head and neck reconstruction*, ed 2, New York, 2012, Wolters Kluwer/Lippincott Williams & Wilkins.
25. Brennan M, Houston F, O'Sullivan M, O'Connell B: Patient satisfaction and oral health-related quality of life outcomes of implant overdentures and fixed complete dentures, *Int J Oral Maxillofac Implants* 25:791, 2010.
26. Roumanas ED, Garrett N, Blackwell KE, et al: Masticatory and swallowing threshold performances with conventional and implant-supported prostheses after mandibular fibula free-flap reconstruction, *J Prosthet Dent* 96:289, 2006.
27. Raoul G, Ruhin B, Briki S, et al: Microsurgical reconstruction of the jaw with fibular grafts and implants, *J Craniofac Surg* 20:2105, 2009.
28. Smolka K, Kraehenbuehl M, Eggensperger N, et al: Fibula free flap reconstruction of the mandible in cancer patients: evaluation of a combined surgical and prosthodontic treatment concept, *Oral Oncol* 44:571, 2008.
29. Bahr W, Stoll P, Wachter R: Use of the "double barrel" free vascularized fibula for mandible reconstruction, *J Oral Maxillofac Surg* 56:38, 1998.
30. He Y, Zhang ZY, Zhu HG, et al: Double-barrel fibula vascularized free flap with dental rehabilitation for mandibular reconstruction, *J Oral Maxillofac Surg* 69:2663, 2011.
31. Zhang C, Ruan M, Xu L, et al: Dental implant distractor combined with free fibular flap: a new design for simultaneous functional mandibular reconstruction, *J Oral Maxillofac Surg* 70:2687, 2012.
32. Okay DJ, Buchbinder D, Urken M, et al: Computer-assisted implant rehabilitation of maxillomandibular defects reconstructed with vascularized bone free flaps, *JAMA Otolaryngol Head Neck Surg* 139:371, 2013.
33. Rieger J, Wolfaardt J, Jha N, et al: Maxillary obturators: the relationship between patient satisfaction and speech outcome, *Head Neck* 25:895, 2003.
34. Rieger J, Wolfaardt J, Seikaly H, et al: Speech outcomes in patients rehabilitated with maxillary obturator prostheses after maxillectomy: a prospective study, *Int J Prosthodont* 15:139, 2002.
35. Okay DJ, Genden E, Buchbinder D, et al: Prosthodontic guidelines for surgical reconstruction of the maxilla: a classification system of defects, *J Prosthet Dent* 86:352, 2001.
36. Larabee WF, Makielski KH: *Surgical anatomy of the face*, New York, 1993, Raven Press.
37. Yamamoto Y, Kawashima K, Sugihara T, et al: Surgical management of maxillectomy defects based on the concept of buttress reconstruction, *Head Neck* 26:247, 2004.
38. Genden EM, Okay D, Stepp MT, et al: Comparison of functional and quality of life outcomes in patients with and without palatomaxillary reconstruction: a preliminary report, *Arch Otolaryngol Head Neck Surg* 129:775, 2003.
39. DiGiacomo GA, Cury PR, de Arajo N, et al: Clinical application of stereolithographic surgical guides for implant placement: preliminary results, *J Periodontol* 76:503, 2005.
40. Cassetta M, Stefanelli LV, Giansanti M, Calasso S: Accuracy of implant placement with a stereolithographic surgical template, *Int J Oral Maxillofac Implants* 27:655, 2012.
41. Soares MM, Harari ND, Cardoso ES, et al: An in vitro model to evaluate the accuracy of guided surgery systems, *Int J Oral Maxillofac Implants* 27:824, 2012.
42. Roser SM, Ramachandra S, Blair H, et al: The accuracy of virtual surgical planning in free fibula mandibular reconstruction: comparison of planned and final results, *J Oral Maxillofac Surg* 68:2824, 2010.
43. Foley BD, Thayer WP, Honeybrook A, et al: Mandibular reconstruction using computer-aided design and computer-aided manufacturing: an analysis of surgical results, *J Oral Maxillofac Surg* 71:e111, 2013.
44. Hanasono MM, Skoracki RJ: Computer-assisted design and rapid prototype modeling in microvascular mandible reconstruction, *Laryngoscope* 123:597, 2013.
45. Rohner D, Guijarro-Martínez R, Bucher P, Hammer B: Importance of patient-specific intraoperative guides in complex maxillofacial reconstruction, *J Craniomaxillofac Surg* 41:382, 2013.
46. Okay D, Buchbinder D: Implant assisted prosthetic reconstruction after tumor ablation. In Bagheri S, Bell RB, Khan H, editors: *Current therapy in oral and maxillofacial surgery*, St Louis, 2012, Saunders.
47. Nkenke E, Eitner S, Radespiel-Tröger M, et al: Patient-centered outcomes comparing transmucosal implant placement with an open approach in the maxilla: a prospective, non-randomized pilot study, *Clin Oral Implants Res* 18:197, 2007.
48. Luongo G, Di Raimondo R, Fillippini P, et al: Early loading of sandblasted, acid etched implants in the posterior maxilla and mandible: a 1 year follow-up report from a multicenter 3 year prospective study, *Int J Oral Maxillofac Implants* 20:84, 2005.
49. VandenBogaerde L, Peddretti G, Dellacasa P, et al: Early function of splinted implants in maxillas and posterior mandibles using Brånemark Ti-Unite implants: an 18 month prospective clinical multicenter study, *Clin Implant Dent Relat Res* 6:121, 2004.
50. Cornelini R, Cangini F, Covani U, et al: Immediate loading of implants with 3 unit fixed partial dentures: 12 month clinical study, *Int J Oral Maxilofac Implants* 21:914, 2006.
51. Schincaglia G, Marzola R, Scapoli C, Scotti R: Immediate loading of dental implants supporting fixed partial dentures in the posterior mandible: a randomized controlled split mouth study-machined versus titanium oxide implant surface, *Int J Oral Maxillofac Implants* 22:35, 2007.
52. Del Fabbreo M, Testori T, Francettti L, et al: Systemic review of survival rates for immediately loaded dental implants, *Int J Periodontics Restorative Dent* 26:249, 2006.
53. Odin G, Balaguer T, Savoldelli C, Scortecci G: Immediate functional loading of an implant-supported fixed prosthesis at the time of ablative surgery and mandibular reconstruction for squamous cell carcinoma, *J Oral Implantol* 36:225, 2010.
54. Chiapasco M, Gatti C: Immediate loading of dental implants placed in revascularized fibula free flaps: a clinical report on 2 consecutive patients, *Int J Oral Maxillofac Implants* 19:906, 2004.

CAPÍTULO 25

Procedimentos de Recuperação de Implantes

Christian A. Loetscher

Material Necessário

Descolador de periósteo n°9
Bolinhas de algodão
Plasma rico em plaquetas
Bisturi n°15
Seringas de irrigação
Escovas rotatórias de titânio

Pinça Adson com dentes
Anestésico local com vasoconstritor
Curetas de titânio
Fios de sutura
Afastador Minnesota
Afastador de língua

Recipiente para osso
Pinça hemostática tipo mosquito
Descolador de Woodson
Ácido cítrico
Coletor de osso Mx-Grafter

Histórico do Procedimento

Os implantes dentais osseointegrados obtiveram um sucesso extraordinário[1], desde sua introdução na Europa nos anos 1960 e na América do Norte nos anos 1980. Entretanto, na década passada, tem-se tornado evidente que o mesmo processo de desenvolvimento de doenças periodontais que afeta os dentes também afeta os implantes.

A peri-implantite é definida como um processo inflamatório que atinge os tecidos ao redor de um implante osseointegrado, resultando na perda do osso alveolar de suporte[2,3]. Clinicamente, encontra-se presente quando três condições são observadas: evidência radiográfica de perda do osso superior à típica remodelação anatômica, profundidades de bolsa maiores do que 5 mm e sangramento ou supuração na sondagem (Fig. 25-1, *A* e *B*). O precursor da peri-implantite chama-se *mucosite peri-implantar* (Fig. 25-1, *C*), que é basicamente a peri-implantite sem perda do osso concomitante e que pode ser reversível com tratamento apropriado. Estima-se que, depois de 5 anos, quase 50% dos locais de implantes podem desenvolver mucosite peri-implantar.[4] A mucosite peri-implantar tipicamente é tratada sem cirurgia, com curetagem, bochecho de clorexidina e antibioticoterapia.

Os procedimentos para recuperar implantes dentais estão evoluindo. Um estudo de Ross-Jansaker *et al.*[5] em 2006 revelou uma incidência de peri-implantite de 12% depois de 10 anos em uma população europeia. Estudos recentes confirmam a prevalência inegável desse problema.[2] Em uma análise epidemiológica da peri-implantite, Mombelli *et al.*[6] relatam que a prevalência de peri-implantite está na ordem de 10% dos implantes e 20% dos pacientes depois de 5 a 10 anos. A maioria dos estudos também conclui que o tabagismo e um histórico de periodontite afetam significativamente a predisposição do paciente para desenvolver peri-implantite.[7]

A peri-implantite resulta na perda do osso de suporte e do tecido mole. O tratamento pode envolver a remoção do implante, procedimentos de debridamento e procedimentos regenerativos em conjunção com debridamento. Nos anos 1990 e no início dos anos 2000, muitos dos estudos sobre peri-implantite foram feitos em cães através de peri-implantite induzida por ligaduras[8]. Entretanto, ao longo da década passada, foram instalados implantes suficientes na população geral para permitir estudos com o uso de implantes em pacientes.

Foi demonstrado que a reosseointegração pode ocorrer em uma superfície reparada.[9,10] A reintegração pode consistir na readesão do tecido mole, readesão óssea ou uma combinação dos dois. Os protocolos para procedimentos regenerativos estão evoluindo, e incluem materiais de enxerto ósseo alógeno, autógeno e produtos de engenharia de tecidos comercialmente disponíveis, tais como proteína morfogenética óssea humana recombinante (rhBMP) e fator de crescimento derivado de plaquetas recombinante (rhPDGF). As taxas de sucesso variam, dependendo da anatomia e da quantidade de perda ósseapreexistente, mas em geral estão entre 60% e 70%.[11,12] Quando há uma situação de reparação ideal, as taxas de sucesso aproximam-se de 100%.[11] Em 2012, Heitz-Mayfield *et al.*[13] apresentaram um índice de eliminação do sangramento em 47% e um nível de resolução de perda óssea em 92% depois de 12 meses de tratamento antimicrobiano combinado com debridamento em campo aberto.

A etiologia da peri-implantite é multifatorial. Uma das causas mais comuns é o cimento extravasado retido decorrente da cimentação de uma prótese.[14,15] Se uma inflamação se desenvolve dentro de semanas ou meses depois da cimentação da coroa, a exploração cirúrgica do cimento retido está indicada (Fig. 25-2).

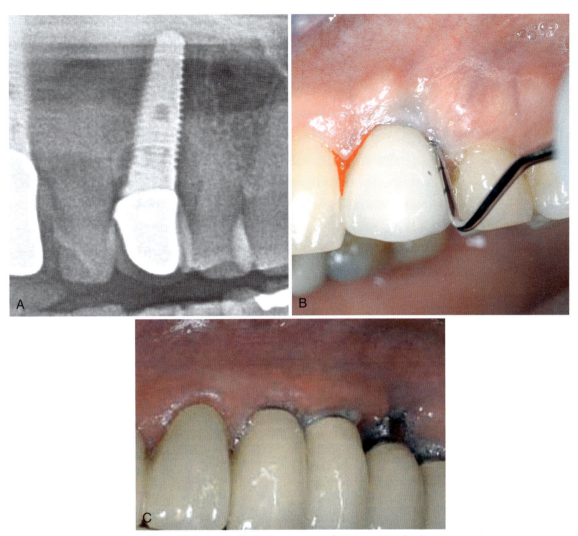

Figura 25-1 A a C, Perda óssea provocada por peri-implantite.

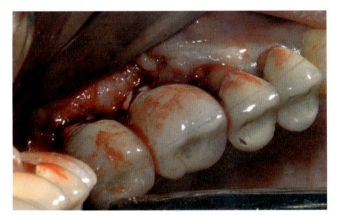

Figura 25-2 Perimucosite secundária ao cimento extravasado retido.

Outra causa comum é o comprometimento periodontal dos dentes em outros sítios.[16]. Estudos mostram que profundidades de bolsa de 6 mm ou mais em volta dos dentes causam contaminação dos implantes com patógenos periodontais; a peri-implantite se apresenta com um tempo de atraso de aproximadamente 2 a 3 anos depois do desenvolvimento da bolsa.[17] Está sendo realizada uma intensa pesquisa em relação a um componente genético relacionado à suscetibilidade individual à perda do implante.[18] Os genes interleucina 1 e interleucina 6 têm sido estudados e podem oferecer uma explicação para o fenômeno de clusterização, no qual certos indivíduos aparentam ser suscetíveis à periodontite crônica e à peri-implantite, resultando em uma elevada incidência de perda de implantes.[18,19]

Outros fatores causadores comuns incluem uma prótese mal projetada que restringe a higiene, qualidade e quantidade insuficientes de mucosa inserida, defeitos endodônticos nos dentes adjacentes e problemas sistêmicos, como tabagismo e diabetes.[20] Esses problemas precisam ser tratados e eliminados quando possível, antes que o procedimento de recuperação seja realizado.

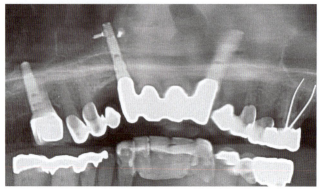

Figura 25-3 Peri-implantite afetando um implante fundamental para sobrevivência da prótese.

É interessante notar que quando Brånemark *et al.* originalmente apresentaram os resultados a longo prazo, suas taxas de sucesso após 15 anos eram altas, e a peri-implantite não era o problema principal naquela população de pacientes. Isso provavelmente deve-se ao fato de que a maioria de seus pacientes originais era desdentada e foi reabilitada com próteses aparafusadas. Assim, o protocolo de tratamento utilizado eliminou as duas causas mais comuns de peri-implantite: cimento retido e patógenos periodontais associados a dentes naturais periodontalmente comprometidos.

A prevenção da peri-implantite começa com o preparo do sítio de implantação, obtenção de volume ósseo e tecido mole adequados e subsequente instalação do implante na posição tridimensional ideal. Prevenção de doença periodontal em outros sítios, prótese adequada projetada para facilitar higienização adequada, prevenção de cimento retido e consultas regulares de controle de higiene para detecção precoce de sinais de peri-implantite são necessários a fim de minimizar o risco de doenças peri-implantares.

Indicações

Uma vez feito o diagnóstico de inflamação com perda óssea, o clínico deve determinar se o implante é tratável. Ao contrário dos dentes, quando os implantes são removidos, eles tipicamente deixam um defeito considerável que não tem quatro paredes. A regeneração óssea resultante em geral é mínima, e normalmente é necessário enxerto ósseo acentuado de modo a regenerar o local para um novo implante. Por essa razão, um procedimento de recuperação de implante é normalmente de interesse pelo melhor prognóstico do paciente.

Em geral, defeitos ósseos verticais de 5 a 6 mm ou menos ao longo do implante são passíveis de tratamento. Defeitos maiores podem ser tratados se os implantes estão em posição estratégica no suporte da prótese e a remoção pode resultar em perda de suporte de uma reabilitação importante. No caso ilustrado pela Figura 25-3, o implante na região do elemento 22 foi vital para a prótese, e uma reparação foi feita, apesar de apresentar mais de 50% de perda óssea. Os defeitos mais favoráveis ao tratamento aparentam ser as lesões do tipo cratera circunferenciais causadas por cimento retido, que de perto assemelham-se com um defeito periodontal de três ou quatro paredes (Fig. 25-4).

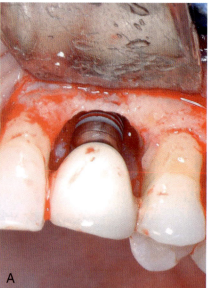
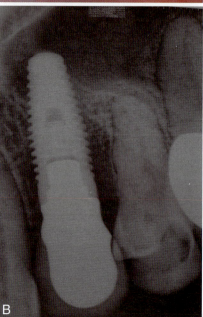

Figura 25-4 **A** e **B**, Defeito em formato de cratera de quatro paredes causado por peri-implantite.

Contraindicações e Limitações

O tratamento e a resolução da inflamação associada a doença peri-implantar frequentemente resultam em algum grau de recessão gengival. Isso se torna uma preocupação maior na questão estética, na qual uma ligeira quantidade de recessão gengival pode afetar adversamente a estética dental. Nessas situações de demanda estética, obtêm-se melhores resultados do tratamento com a remoção da prótese, colocação de parafusos de cobertura e o tratamento sendo realizado 8 a 10 semanas depois. Isso pode resultar no uso de próteses provisórias de 3 a 9 meses. Por essa razão, o ideal é a prevenção de doença peri-implantar em primeiro lugar, mas quando ela ocorre, o tratamento deve ser iniciado assim que o diagnóstico é feito.

Quando há menos de 2 a 3 mm de osso de suporte ao redor do implante ou se o implante apresentar mobilidade, deve ser removido. Em geral, quando a perda óssea se aproxima de 50% do tamanho do implante, a remoção do mesmo deve ser altamente considerada. Exceções podem ser feitas se o implante for um pilar fundamental de uma prótese e o clínico acreditar que a saúde dos tecidos pode ser restaurada, especialmente em implantes mais longos.

A causa da peri-implantite também precisa ser tratada antes que a terapia seja iniciada. Se a causa for uma prótese mal projetada que resulta em impossibilidade de higienização, deve ser realizado novo desenho protético. Se a causa for contaminação bacteriana proveniente de dentes periodontalmente envolvidos em outros sítios, estes precisam ser tratados ou removidos.

Os implantes que são instalados atualmente possuem superfícies tratadas com rugosidades para melhorar a osseointegração. Na teoria, eles são projetados para que a superfície rugosa esteja sempre no interior da crista óssea e não esteja exposta ao ambiente oral. Porém, à medida que a idade do paciente e a doença peri-implantar avançam, essas superfícies tratadas e as roscas de parafuso ficam expostas, dentro da bolsa ou visivelmente. Isso contribui para a dificuldade na remoção de placa bacteriana aderente e do biofilme.[21] Técnicas de debridamento devem levar isso em consideração.

A inflamação associada a peri-implantite causa uma perda secundária de mucosa aderida. Frequentemente, quando a peri-implantite é deixada sem tratamento por períodos prolongados, a mucosa aderida perde-se por completo devido à inflamação. Uma faixa adequada de tecido queratinizado é necessária para a manutenção a longo prazo da saúde peri-implantar. Isso deve ser tratado cirurgicamente, ao mesmo tempo ou após os procedimentos de recuperação. A inflamação presente no leito receptor dificulta o sucesso do enxerto de tecido queratinizado antes da recuperação do implante.

TÉCNICA: Recuperação de Implante

Recuperação e reparação de implantes dentais exigem primeiro a remoção do tecido mole com infecção granulomatosa, remoção do biofilme no implante infectado (descontaminação da superfície) e, em seguida, procedimentos regenerativos quando a anatomia do defeito permitir. Os microrganismos dão início à doença peri-implantar, e sua remoção e prevenção da recolonização são essenciais para o sucesso da reparação e da regeneração da adesão. As duas categorias de recuperação de implante e procedimentos reparadores são terapia de debridamento não regenerativa e terapia regenerativa.

Terapia de Debridamento não Regenerativa
A técnica de debridamento não regenerativa é indicada em áreas não estéticas para implantes que exibem defeito de deiscência óssea e não apresentem defeito de várias paredes ósseas que podem conter material para enxerto ósseo. Esta terapia consiste em debridar e limpar o sítio do implante, descontaminação da superfície do implante e eliminação da bolsa via gengivectomia ou retalhos posicionados apicalmente.

Terapia Regenerativa
A técnica regenerativa pode ser executada quando um defeito tem duas ou mais paredes, permitindo a contenção do material de enxerto. Este é normalmente o tratamento ideal para o tipo mais comum de defeito de peri-implantite, em formato de cratera ao redor do implante. Parma-Benfenati et al.[22] classificaram esse tipo de defeito ósseo vertical em duas morfologias: um defeito infraósseo retentivo (que ele denominou de funil, ou defeito de três paredes) e um defeito não retentivo, que é um defeito de uma ou duas paredes.

A técnica de Parma-Benfenati para o defeito não retentivo usa uma membrana para a contenção do material de enxerto. Nessa técnica, o sítio do implante é tratado como na técnica de debridamento não regenerativo, com a adição de enxerto ósseo na área. O objetivo é obter readesão óssea e do tecido mole ao longo da superfície do implante, reduzindo a profundidade de bolsa e obtendo uma condição adequada para higienização.

Em ambas as categorias, tratamento regenerativo e não regenerativo, a enxertia de tecido mole para obtenção de faixa queratinizada adequada pode ser realizada como um procedimento cirúrgico simultâneo.

PASSO 1: Antibioticoterapia Pré-operatória
O controle da infecção inicia dois dias antes do procedimento de recuperação. É iniciado um regime de antibioticoterapia para controlar os patógenos periodontais comuns e anaeróbios. Dois dias antes da cirurgia, inicia-se a administração de 500 mg de amoxicilina/ácido clavulânico (Augmentin®) três vezes por dia e 500 mg de metronidazol três vezes por dia, por um período de 14 dias. Uso de colutório de clorexidina 0,12% duas vezes por dia também é iniciado dois dias antes de cirurgia, por um período de 14 dias. Antibióticos como 500 mg de cefalexina quatro vezes por dia ou 300 mg de clindamicina três vezes por dia podem substituir a amoxicilina/ácido clavulânico se o paciente tiver alergia à penicilina.

(Continua)

TÉCNICA: Recuperação de Implante *(Cont.)*

PASSO 2: Acesso Cirúrgico
Sob sedação apropriada e/ou anestesia geral, associada à anestesia local, o paciente é preparado com um esfoliante facial Betadine® e campos estéreis são posicionados em volta da cavidade oral. A lâmina de bisturi número 15 é usada para fazer uma incisão sulcular em volta da coroa do implante dental, estendendo por um dente em cada lado. Retalhos mucoperiosteais de espessura total são rebatidos para obter visualização vestibular e lingual do defeito. Em certos casos, uma incisão de alívio é feita distalmente para proporcionar melhor acesso. Durante essa etapa, uma observação cuidadosa do retalho é necessária para evitar dilacerações em virtude do estado friável do tecido devido à inflamação prolongada (Fig. 25-5, *A*).

PASSO 3: Debridamento Mecânico
O defeito é visualizado. É necessário acesso completo à porção infectada do implante. Normalmente há tecido de granulação, que é removido com curetas. Instrumentos de fibra de carbono ou de titânio são os preferidos. Escovas rotatórias de titânio (Salvin Dental®, Charlotte®, North Caroline®) são úteis. O objetivo é debridar e limpar o implante e os defeitos ósseos da placa, cálculo, cimento ou outro material de corpo estranho. O debridamento mecânico também pode ser facilitado pelo uso de brocas redondas de número 8 e abrasão a ar com pó de bicarbonato usando um jato de profilaxia (Fig. 25-5, *B* e *C*).

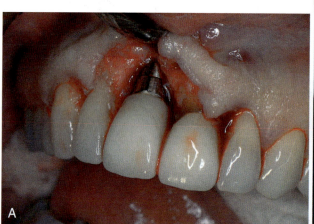
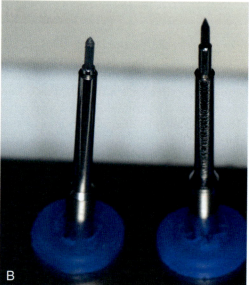
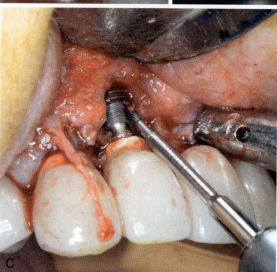

Figura 25-5 A, Uma elevação cuidadosa do retalho, expondo o defeito causado pela peri-implantite. **B**, Escovas de titânio– Salvin Dental®. **C**, Escovas de titânio removendo mecanicamente biofilme.

TÉCNICA: Recuperação de Implante *(Cont.)*

PASSO 4: Debridamento Químico

É realizada a descontaminação química da superfície exposta do implante com objetivo de remover o biofilme. Bolinhas de algodão encharcadas com ácido cítrico são friccionadas sobre a superfície e fixadas por 5 minutos (Fig. 25-5, *D*).

As bolinhas de algodão são contadas antes de serem colocadas e depois de serem removidas para evitar que fique um corpo estranho na ferida. Depois, o local é completamente irrigado com solução salina estéril. Pode-se considerar também a irrigação com clorexidina 0,12%.

Estudos mostram igual eficácia do debridamento na reintegração para o ácido cítrico, jato de bicarbonato e terapia a laser/fotodinâmica.[23,24] Para terapia fotodinâmica, lasers Er:YAG, Nd:YAG e CO_2 mostraram ser mais eficazes na remoção de contaminação bacteriana de implantes infectados sem danificar a superfície do implante. O laser de díodo mostrou-se capaz de reduzir a contaminação bacteriana, mas não de eliminá-la por completo.[26] Do ponto de vista prático, lasers não ficam amplamente disponíveis nos consultórios, e o tratamento com ácido cítrico depois de debridamento mecânico do biofilme é aparentemente mais efetivo.

PASSO 5: Coleta de Enxerto Ósseo

Para terapia regenerativa, é removido osso autógeno. Uma incisão de 1,5 cm é feita ao longo da crista oblíqua externa da mandíbula e do ramo ascendente, expondo a lateral da mandíbula. Aproximadamente 1 a 2 cc de osso é coletado usando um raspador de osso (KLS Martin®) e misturado com plasma rico em plaquetas (PRP) previamente preparado.

O sítio doador da mandíbula é completamente irrigado com solução salina estéril e fechado com uma sutura simples de Catgut cromado 3-0 no centro da incisão, seguida de uma sutura contínua de Catgut cromado 3-0. A realização dessa sutura interrompida central reduz bastante o risco de abertura de feridas ou deiscência durante o período inicial de cicatrização (Fig. 25-5, *E* a *G*).

PASSO 6: Enxerto no Local do Defeito

O local agora está enxertado com osso. O material está densamente compactado no defeito, e o PRP é borrifado na ferida e no enxerto ósseo. Materiais de enxerto alternativos incluem aloenxertos liofilizados mineralizados, osso bovino, proteína morfogenética óssea (BMP-2; Medtronic®, Minneapolis®, Minnesota®) ou um produto comercializado como Gem 21S® (Osteohealth®, Shirley®, Nova York®), uma mistura de beta fosfato tricálcio e rhPDGF-BB. Existem poucos estudos comparativos de materiais de enxerto ósseo no presente. Portanto, em função das propriedades osseoindutoras somente encontradas no osso autógeno e na BMP-2, um desses dois materiais é recomendado.

PASSO 7: Fechamento do Retalho

O sítio é fechado usando suturas em colchoeiro verticalCatgut cromado 4-0. Alternativamente, suturas Gore-Tex® ou Vicryl® 5-0 com agulha cônica funcionam bem (as suturas são removidas em 2 ou 3 semanas).

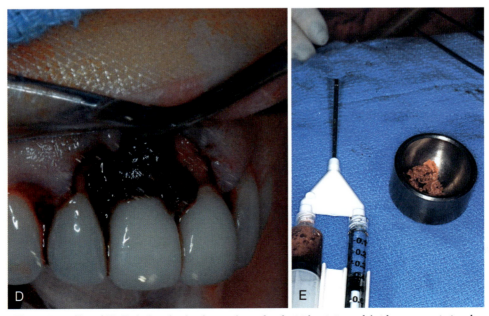

Figura 25-5 *(Cont.)* **D**, Bolinhas de algodão encharcadas de ácido cítrico – debridamento químico de biofilme. **E**, PRP a ser misturado com osso autógeno obtido de raspador de osso.

(Continua)

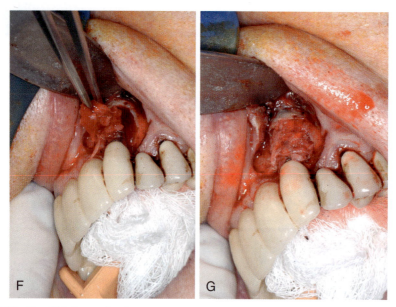

Figura 25-5 *(Cont.)* **F,** Acomodando a mistura de osso autógeno e PRP no defeito da peri-implantite. **G,** Enxerto ósseo para regeneração posicionado

TÉCNICA ALTERNATIVA 1: Abordagem Regenerativa em um Defeito de uma Parede – Contenção do Enxerto através da Membrana

A abordagem regenerativa em um defeito de uma parede com uma contenção de enxerto via membrana é indicada quando a anatomia óssea não permite contenção do enxerto e debridamento com retalho posicionado apicalmente resulta em roscas expostas do implante, o que é esteticamente inaceitável.

A prótese é removida, e parafusos de cobertura são colocados. A mesma técnica regenerativa descrita anteriormente é executada. Entretanto, regeneração óssea guiada é executada usando material de enxerto ósseo particulado sobre o implante, que é coberto por uma membrana reabsorvível ou não reabsorvível. Calcula-se que a área se consolidará de 6 a 9 meses, dependendo do material de enxerto.[22] Esta técnica é um desafio do ponto de vista biológico por conta do uso de uma membrana sob um tecido inflamado, e consequentemente é menos previsível. Isso deve ser discutido com o paciente antes da cirurgia. A chance de recuperação bem-sucedida aumenta ao remover a prótese, debridar o local de peri-implantite e colocar um parafuso de cobertura nos implantes envolvidos oito semanas antes do procedimento regenerativo (Fig. 25-6).

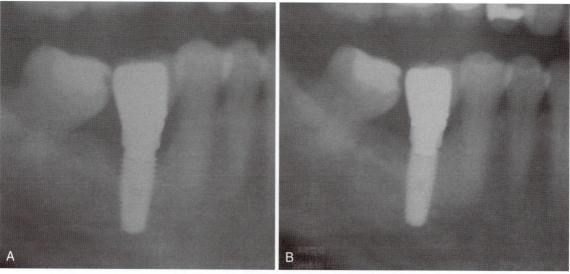

Figura 25-6 Regeneração óssea guiada.

CAPÍTULO 25 Procedimentos de Recuperação de Implantes 239

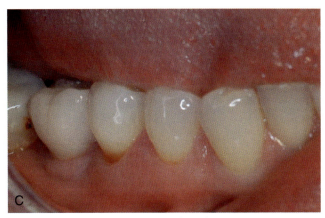

Figura 25-6 *(Cont.)*

TÉCNICA ALTERNATIVA 2: Debridamento com Enxerto de Tecido Mole

É realizado posicionamento apical do retalho posicionado com enxerto gengival livre.

Indicações

Está indicado debridamento com enxerto de tecido mole em áreas não estéticas e em sítios de implante onde defeitos do tipo cratera não estão presentes para conter material de enxerto ósseo. A perda de mucosa inserida é um fator para a indicação do enxerto gengival livre.

Debridamento sem procedimento regenerativo ósseo é indicado quando a anatomia consiste principalmente em perda óssea, sem um defeito de parede para conter o material de enxerto, e por isso não é receptivo a procedimentos regenerativos de enxerto ósseo. Os objetivos são:
- Posicionar o retalho apicalmente, eliminando bolsas e melhorando as condições de higienização
- Quando faltar mucosa inserida, enxertá-la para proporcionar proteção aos tecidos mole e duro peri-implantares

O tecido é movido apicalmente ao longo do implante para reduzir a profundidade de bolsa, deixando a superfície do implante exposta. Na maxila, gengivectomias palatinas podem ser feitas a fim de reduzir também a profundidade de bolsa no palato. Enxertos gengivais livres ou enxertos de tecido conjuntivo subepiteliais podem ser realizados para aumentar a faixa de tecido queratinizado. Alternativamente, enxertos alógenos de tecido conjuntivo podem ser utilizados.

A Figura 25-7 mostra uma prótese híbrida com 19 anos em função (Fig. 25-7, *A* e *B*). Há um implante infectado não recuperável na região do dente 23, e uma peri-implantite avançada causou perda óssea extensa ao longo dos seis implantes restantes. A inflamação crônica nos tecidos moles da maxila resultou em perda da maior parte da mucosa inserida do paciente, deixando principalmente mucosa alveolar ao redor dos implantes.

PASSO 1: Acesso Cirúrgico

É realizado um retalho combinado. Este consiste em incisões sulculares ao redor do implante e uma incisão no centro da crista do rebordo, permanecendo subperiosteal até a extensão das roscas expostas ser alcançada. Em seguida, é realizada dissecção supraperiostal até de 8 a 10 mm apicalmente. A dissecção supraperiostal atua como o leito receptor do enxerto gengival livre, que em última análise torna-se a nova mucosa inserida. Incisões vestibulares de alívio posteriores são feitas; com retalho combinado elas são normalmente mínimas (Fig. 25-7, *C*).

PASSO 2: Preparação dos Sítios Doador e Receptor

Enxertos epitelizados palatinos são coletados do palato e suturados em posição com fios de Catgut cromado 4-0 ou 5-0, separadas de 4 a 5 mm. Uma vez que a sutura é completada, deve-se fazer pressão firme com gaze umedecida sobre o local do enxerto por 10 minutos para obtenção do coágulo inicial e da aderência ao periósteo, e também de modo a minimizar o risco de formação de hematoma.

O enxerto inicialmente sobrevive através de circulação plasmática. Oito semanas depois, o tecido fica saudável, livre de inflamação e encontra-se uma faixa adequada de mucosa inserida. No entanto, perceba que a margem livre da mucosa peri-implantar apresentou recessão, expondo o corpo do implante secundariamente ao tecido posicionado apicalmente (Fig. 25-7, *D* e *E*).

PASSO 3: Placa Palatina

Placas de cobertura palatina pós-operatórias, feitas a partir de lâminas de polipropileno de 0,02 polegadas, funcionam como um curativo palatino. Elas são usadas o tempo inteiro durante a primeira semana, removidas somente para higiene. Essas placas palatinas ajudam na hemostasia e reduzem significativamente o desconforto pós-operatório, tornando o sítio doador bastante tolerável (Fig. 25-7, *F*).

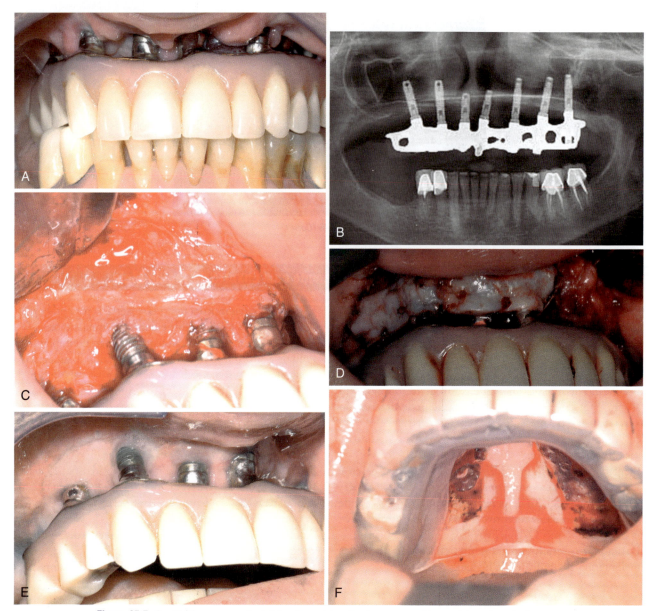

Figura 25-7 A a F, Tratamento de defeito de peri-implantite com retalho posicionado apicalmente e reparação de enxerto gengival livre.

Prevenção e Tratamento das Complicações

Quando possível, é ideal que a prótese seja removida entre 6 e 8 semanas antes do procedimento de recuperação, considerando a colocação de um parafuso de cobertura no implante. Isso permite um melhor acesso e melhor saúde dos tecidos moles no momento do procedimento de recuperação.[9] Frequentemente, no entanto, a prótese é cimentada, de difícil remoção, ou removê-la pode danificá-la total ou parcialmente. Nesses casos o profissional deve atuar em torno da prótese, o que é tecnicamente mais difícil.

Complicações no Sítio Doador

Pode ocorrer sangramento do sítio doador no tecido do palato mole (artéria palatina maior) ou do sítio doador no enxerto ósseo mandibular (artéria bucal). Em ambos os casos, o uso do eletrocautério pode ser necessário para obter hemostasia adequada. Parestesia da mucosa vestibular também pode ocorrer devido ao rompimento do nervo bucal pela incisão de acesso durante a coleta de enxerto ósseo ao longo da superfície lateral da mandíbula. O paciente deve ser avisado sobre essa potencial complicação.

Recomendações Pós-operatórias

Antibióticos pós-operatórios e bochechos com clorexidina são usados durante 10 a 12 dias. Uma dieta simples e não abrasiva também é necessária para evitar o trauma no local da sutura. Cimentos cirúrgicos periodontais não são muito utilizados. Após seis meses, o sucesso do procedimento normalmente pode ser avaliado.[12] O cirurgião deve acompanhar o paciente até que esteja livre de sinais e sintomas por 9 a 12 meses.

O período total de 14 dias de terapia antimicrobiana agressiva pode ter efeitos adversos em alguns pacientes. Os mais comuns desses efeitos são distúrbios gastrointestinais. Isso deve ser discutido com o paciente antes da cirurgia, e um plano de ação deve ser traçado para o caso de surgimento de efeitos adversos (p. ex., descontinuação de um antibiótico específico), dependendo do efeito adverso.

Cirurgia de acesso e descolamento do retalho resultam em recessão do tecido de 1 mm ou mais.[13] Este é um problema óbvio na zona estética e deve ser discutido com o paciente antes da cirurgia. Quando a plastia óssea e o recontorno do implante também são feitos, a recessão pode ser muito maior. Além disso, retalhos posicionados apicalmente e gengivectomias palatinas frequentemente modificam os contornos normais do tecido abaixo da prótese, e os pacientes relatam acúmulo de alimentos nestas áreas. Com o tempo (6 a 12 meses) muito disso se reorganiza, o que ajuda um pouco na autocorreção do problema. Entretanto, se a impacção de alimentos continua a ser um problema, a prótese pode precisar ser replanejada e refabricada.

Higiene do Paciente

Depois da cirurgia, os hábitos de higiene bucal do paciente devem ser definidos no sentido de evitar recorrência da doença peri-implantar. Comunicação com o dentista e o higienista do paciente é importante para os cuidados de acompanhamento, manutenção da recuperação e monitoramento de sinais de recorrência.

Referências

1. Adell R, Lekholm U, Rockler B, Brånemark PI: A 15-year study of osseointegrated implants in the treatment of the edentulous jaw, *Int J Oral Surgery* 10:387, 1981.
2. Zitzmann NU, Berglundh T: Definition and prevalence of peri-implant diseases, *J Clin Periodontol* 35(Suppl 8):286, 2008.
3. Albrektsson T, Isidor F: Consensus report: implant therapy. In Lang NP, Karring T, editors: In *Proceedings of the First European Workshop on Periodontology*, Berlin, 1994, Quintessence.
4. Pjeturrson BE, et al: A systematic review of the survival and complication rates of fixed partial dentures (FPDs) after at least 5 years, *Clin Oral Implants Res* 15:625, 2004.
5. Roos-Jansaker AM, Lindahl C, Renvert H, Renvert S: Nine- to 14-year follow-up of implant treatment. II. Presence of peri-implant lesions, *J Clin Periodontol* 33:290, 2008.
6. Mombelli A, Muller N, Cionca N: The epidemiology of peri-implantitis, *Clin Oral Implants Res* 23(Suppl 6):67, 2012.
7. Heitz-Mayfield LJA: Peri-implant diseases: diagnosis and risk indicators, *J Clin Periodontol* 35:292, 2008.
8. Schwartz F, Herten M, Sager M, et al: Comparison of naturally occurring and ligature-induced peri-implantitis bone defects in humans and dogs, *Clin Oral Implants Res* 18:161, 2007.
9. Kolonidis SG, Renvert S, Hammerle CHF, et al: Osseointegration on implant surfaces previously contaminated with plaque, *Clin Oral Implants Res* 14:273, 2003.
10. Renvert S, Polyzois I, Maguire R: Re-osseointegration on previously contaminated surfaces: a systematic review, *Clin Oral Implants Res* 20(Suppl 4):216, 2009.
11. Froum SJ, Froum SH, Rosen PS: Successful management of peri-implantitis with a regenerative approach: a consecutive series of 51 treated implants with 3- to 7.5-year follow-up, *Int J Periodontics Restorative Dent* 32:11, 2012.
12. Serino G, Turri A: Outcome of surgical treatment of peri-implantitis: results from a 2 year prospective clinical study in humans, *Clin Oral Implant Res* 22:1214, 2011.
13. Heitz-Mayfield LJA, Salvi GE, Mombelli A, et al: Anti-infective therapy of peri-implantitis: a 12-month prospective clinical study, *Clin Oral Implants Res* 23:205, 2012.
14. Wilson TG: The positive relationship between excess cement and peri-implant disease: a prospective clinical endoscopic study, *J Periodontol* 80:1388, 2009.
15. Wadhwani C, Pineyro A, Hess T, et al: Effect of implant abutment modification on the extrusion of excess cement at the crown-abutment margin for cement-retained implant restorations, *Int J Oral Maxillofac Implants* 26:1241, 2011.
16. Rocuzzo M, Bonino F, Aglietta M, Dalmasso P: Ten-year results of a three arms prospective cohort study on implants in periodontally compromised patients. Part 2. Clinical results, *Clin Oral Implants Res* 23:389, 2012.
17. Cho-Yan Lee J, Mattheos N, Nixon KC, Ivanovski S: Residual periodontal pockets are a risk indicator for peri-implantitis in patients treated for periodontitis, *Clin Oral Implants Res* 23:325, 2012.
18. Dirschnabel AJ, Alvim-Pereira F, Alvim-Pereira CC, et al: Analysis of the association of IL1B(C-511T) polymorphism with dental implant loss and clusterization phenomenon, *Clin Oral Implants Res* 22:1235, 2011.
19. Casado PL, Villas-Boas R, de Mello W, et al: Peri-implant disease and chronic periodontitis: Is interleukin-6 gene promoter polymorphism the common risk factor in a Brazilian population? *Oral Maxillofac Implants* 28:35, 2013.
20. Moy PK, Medina D, Shetty V, Aghaloo TL: Dental implant failure rates and associated risk factors, *Int J Oral Maxillofac Implants* 20:569, 2005.
21. Renvert S, Giovannoli JL: Peri-implantitis, *Treatments*, Paris, 2012, Quintessence.
22. Parma-Benfenati S, Roncate M, Tinti C: Treatment of peri-implantitis: surgical therapeutic approaches based on peri-implantitis defects, *Int J Periodontics Restorative Dent* 33:627, 2013.
23. Ntrouka V, Hoogenkamp M, Zaura E, Van der Weijden F: The effect of chemotherapeutic agents on titanium-adherent biofilms, *Clin Oral Implants Res* 22:1227, 2011.
24. Krisler M, Kohnen W, Marinello C, et al: Bacterial effect of the Er:YAG laser on dental implant surfaces: an in vitro study, *J Periodontol* 73:1292, 2002.
25. Yamamoto A: Predictable treatment of peri-implantitis using erbium laser microexplosion, *Eleventh International Symposium on Periodontics and Restorative Dentistry*, Boston, 2013.
26. Suarez F, Monje S, Galindo-Moreno P, Wang H: Implant surface detoxification: a comprehensive review, *Implant Dent* 22:465, 2013.

Procedimentos de Temporização em Prótese Sobreimplantes

Edward R. Schlissel

CAPÍTULO 27

Cirurgia de Aumento de Tecidos Moles para Implantes Dentais

James E. Hinrichs, Georgios A. Kotsakis e Donald E. Lareau

Material Necessário

Fios de sutura
Porta-agulha Castroviejo
Cianoacrilato com pipeta
Porta-agulhas DeBakey
Espelho odontológico
Gazes: 2 × 2 e 3 × 3
Pinça Gerald ou alicate de algodão

Gengivótomo Kirkland
Alicates Korn
Tesouras LaGrange
Anestésico local com vasoconstritor
Afastador Minnesota
Sonda periodontal Carolina do Norte
Gengivótomo Orban

Placa palatina (se necessário)
Lâminas de bisturi: nº 12 ou nº 12B e nº15 ou nº15C
Ponta de aspiração cirúrgica
Tesoura de sutura
Descolador Woodson

Histórico do Procedimento

O uso de um enxerto de tecido mole autógeno que não inclui a camada de epitélio foi relatado pela primeira vez em 1974 por Alan Edel. Edel[1] fixou o tecido em um leito receptor de tecido conjuntivo, semelhante a uma técnica de enxerto gengival livre, e deixou-o exposto ao meio oral para aumentar a espessura do tecido queratinizado. Langer e Calagna[2] introduziram pela primeira vez o termo "enxerto de tecido conjuntivo subepitelial" (ETCS). Eles coletaram tecido conjuntivo autógeno do palato e o fixaram sob um retalho de espessura parcial para reabilitar esteticamente as irregularidades dos tecidos moles e as concavidades dos rebordos edêntulos reabsorvidos. Durante os anos 1980, muitos autores tentaram desenvolver técnicas de enxerto de tecidos moles que poderiam melhorar a estética anterior em áreas edêntulas, proporcionando um perfil de emergência natural para pônticos de próteses parciais fixas.

Evoluiu, em seguida, uma corrente de pensamento que um sorriso esteticamente agradável era resultado da estética rosa e branca em harmonia; isto é, o perfil dos tecidos moles é tão importante quanto as proporções, forma e cor dos dentes e das próteses dentais na formulação de um sorriso atraente. Posteriormente, clínicos de renome, como Shapiro,[3] Miller,[4] e Langer[5] usaram o ETCS a fim de desenvolver técnicas de cirurgia plástica periodontal para tratar recessões gengivais e deformidades da crista do rebordo. O uso do ETCS tornou-se desde então o padrão de tratamento para recobrimento radicular das recessões gengivais na prática clínica.

Apenas em meados dos anos 1990, o ETCS foi usado em conjunto com casos de implantes dentais para melhorar a estética.[6] Desde então, diversas publicações têm comprovado a previsibilidade dos enxertos autógenos de tecidos moles ao redor de implantes, incluindo os seus excelentes resultados clínicos e sua estabilidade em longo prazo. O objetivo deste capítulo é melhorar o arsenal do implantodontista com técnicas que vão além da reabilitação funcional em um sítio edêntulo para o restabelecimento da harmonia dos tecidos moles de modo que a prótese implantossuportada seja indiscernível de um dente natural. Os implantodontistas devem considerar visar mais do que apenas a osseointegração do implante para alcançar um resultado esteticamente bem-sucedido.[7] O sucesso estético de um caso de implante é decorrente da atenção a detalhes finos, por meio dos quais o tecido conjuntivo adequado pode (1) fornecer um perfil de emergência natural para a prótese através da mucosa peri-implantar saudável; (2) criar um perfil vestibular sobre o osso e corpo do implante similar à proeminência da raiz de um dente natural; e (3) dar suporte às papilas, preencher os espaços interdentais, além de ocultar os componentes protéticos da reabilitação com implante (Fig. 27-1).

Indicações

Praticamente toda instalação de implante, especialmente na região estética, constitui uma indicação para enxerto de tecido mole. A alteração inevitável das dimensões da crista alveolar que segue cada extração dental resulta na instalação do implante em um local que sofreu uma redução no volume de tecido, em comparação com os locais vizinhos dentados.[8-10] Essa discrepância é mais acentuada em locais de implante unitário, onde uma concavidade é formada entre o sítio edêntulo e a

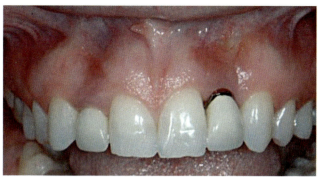

Figura 27-1 Observe a margem de metal exposta no elemento 22. As mucosas vestibulares descoloridas para os implantes nos locais 12 e 22 foram atribuídas a um biótipo gengival fino, o que permite a transiluminação da cor escura do colar cervical metálico e do corpo do implante através da mucosa de revestimento. Observe também a concavidade do rebordo nesses locais. As alturas assimétricas da coroa clínica e dos contornos gengivais desarranjam a harmonia dos complexos dentogengival e mucosa peri-implantar. Este caso constitui uma falha de estética, apesar da osseointegração bem-sucedida dos implantes.

proeminência da raiz dos locais dentados vizinhos (Fig. 27-2). Os ETCSs podem ser utilizados em casos de reconstrução das dimensões gengivais do local, para criar a ilusão de destaque da raiz e melhorar a qualidade da mucosa peri-implantar da crista, fornecendo tecido suficiente para uma reabilitação que se assemelha à de um dente natural.

A estabilidade em longo prazo da estética rosa em torno de uma prótese sobreimplante tem sido fortemente correlacionada com uma espessura de tecido mole adequada ao redor do implante, ou seja, um biótipo peri-implantar espesso.[11,12] Quando um biótipo fino é diagnosticado, um enxerto de tecido conjuntivo subepitelial pode ser utilizado para prevenir uma potencial recessão em longo prazo da margem vestibular da mucosa peri-implantar.[13-15]

Os fatores que devem ser considerados quando se avalia a necessidade de enxerto de tecido mole incluem:[16,17]

1. O nível de inserção clínica nos dentes adjacentes para dar suporte à altura da papila
2. A espessura da margem de tecido mole coronal para assegurar um perfil de emergência adequado
3. A espessura do tecido mole vestibular para simular a eminência da raiz e evitar a transiluminação da estrutura metálica subjacente
4. A posição da junção mucogengival e a quantidade de tecido queratinizado, que deve permitir uma combinação harmoniosa com os dentes adjacentes

Enxerto de Tecido Conjuntivo durante a Cirurgia de Implante

A avaliação tridimensional pré-operatória completa do local edêntulo é fundamental para planejar adequadamente um caso de implante que irá gerar um resultado estético agradável. As duas variáveis de diagnóstico que devem ser levadas em consideração no pré-operatório são o volume ósseo e o volume dos tecidos moles.[18] A estabilidade em longo prazo da estética ao redor de um implante requer que o implante seja margeado por cerca de 1,5 a 2 mm de osso vital.[19] Um local que apresenta uma espessura óssea adequada para a instalação na posição tridimensional ideal de um implante também deve ser avaliado quanto ao perfil dostecidos moles e a necessidade de aumento dos mesmos. O enxerto de tecido mole pode ser realizado simultaneamente com a instalação do implante e/ou durante a cirurgia de segunda fase (tal como descrito posteriormente na seção de técnica). Não há evidência na literatura que indique qualquer vantagem do aumento de tecido mole simultâneo ou durante a cirurgia de segundo estágio. Ambas as modalidades de tratamento têm mostrado uma melhora estética e um aumento da espessura do tecido mole.[20] Apesar de ambas as técnicas produzirem estéticas favoráveis, de acordo com a experiência dos autores, quanto mais cedo a intervenção for realizada, mais opções o clínico tem para controlar melhor o resultado final. Por exemplo, quando o rebordo residual sofreu uma atrofia significativa, o aumento de tecido mole simultâneo em conjunto com a cirurgia de primeira fase permite um tempo de cicatrização suficiente para abordar adequadamente a área no momento da cirurgia de segundo estágio. O aumento adicional de tecido mole, em seguida, pode ser realizado simultaneamente com a descoberta do(s) implante(s) para alcançar um resultado mais favorável.

Manejo de Falhas Estéticas

O enxerto de tecido conjuntivo também pode ser utilizado como um "procedimento de recuperação" para tratar as complicações estéticas associadas aos implantes. A inclinação e/ou instalação vestibular dos implantes contribui para um biótipo de tecido fino; isso pode resultar em uma sombra acinzentada da estrutura do implante aparecendo através do tecido, em recessão e na exposição do colo de titânio do implante e em um perfil de emergência não harmonioso da prótese implantossuportada. Essas complicações produzem uma aparência alterada do sorriso.[21,22] O enxerto de tecido mole após a colocação do implante é uma técnica relativamente pouco invasiva que pode ser utilizada para corrigir as complicações associadas à incompatibilidade da cor do tecido mole a um nível imperceptível clinicamente.[23]

Contraindicações e Limitações

Há limitações gerais e específicas que se aplicam ao uso desta técnica de aumento do tecido mole ao redor de implantes dentais. As condições médicas correlatas que se apresentam como contraindicações a intervenção cirúrgica são contraindicações gerais. As condições médicas associadas às doenças do colágeno, como líquen plano erosivo ou penfigoide, podem representar um risco para a viabilidade do enxerto de tecido conjuntivo autógeno fixado sobre um leito receptor que exibe um mecanismo de cicatrização patológica. Não há qualquer evidência publicada para apoiar a utilização desta técnica em tais casos.

Um fator determinante no sucesso desta técnica é a revascularização do enxerto. O fumo pode ter um efeito deletério sobre a sobrevivência do tecido mole enxertado por produzir vasoconstrição gengival que muitas vezes resulta em necrose do enxerto de tecido mole.[24] A vasoconstrição associada à nicotina,

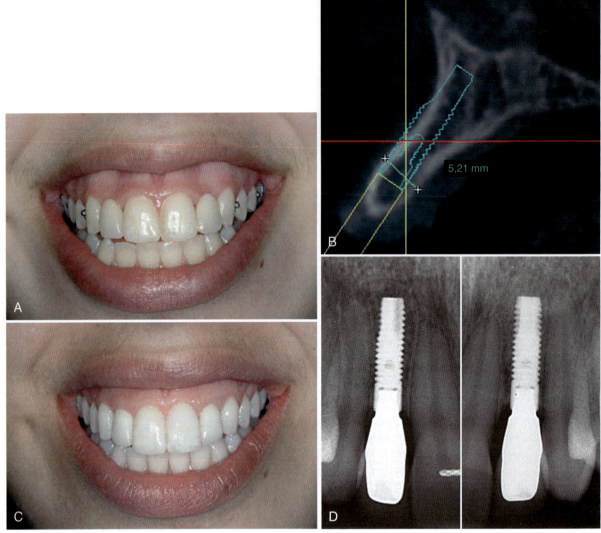

Figura 27-2 Fotografias clínicas e radiografias pré-operatórias e pós-operatórias de um paciente do sexo feminino com uma linha de sorriso alta e agenesia dos incisivos laterais. A avaliação pré-operatória revelou um perfil côncavo na vestibular dos locais edêntulos devido a uma quantidade insuficiente de tecidos duros e moles. A prótese pré-operatória utilizou pônticos que repousavam sobre concavidades da crista nos locais edêntulos. Os blocos de enxertos autógenos foram usados para aumentar o rebordo horizontal do tecido duro de modo a estabelecer o posicionamento tridimensional ideal dos implantes. Foram necessárias duas intervenções para o enxerto de tecido conjuntivo a fim de alcançar um resultado esteticamente agradável. Observe os contornos da mucosa cervical vestibular, o perfil de emergência natural das coroas e a ilusão de uma proeminência da raiz. O paciente ficou muito satisfeito com a estética gengival rosa e procurou clareamento dental para o aprimoramento estético adicional.

em conjunto com a falta de aderência dos fibroblastos[24] e uma alteração na resposta imunitária,[25,26] diminui a probabilidade de um resultado positivo. Avaliação pré-operatória deve tentar identificar esses pacientes, e o clínico deve informá-los sobre os potenciais efeitos adversos associados ao tabagismo. O ideal é que, em primeiro lugar, o cirurgião faça o paciente participar de um programa de controle do tabagismo eretornar posteriormente para a cirurgia. No entanto, na realidade clínica, isso nem sempre é uma opção. O cirurgião deve tomar a decisão final sobre se deve continuar com um procedimento delicado em um fumante, tendo em conta que a seleção adequada dos pacientes é imprescindível para alcançar o resultado desejado do tratamento. A interrupção pré-operatória do hábito de fumar, seguida por um período livre de fumo durante os estágios críticos de revascularização inicial, e as medidas adjuvantes (p. ex., o uso de adesivos de nicotina) devem ser os cuidados mínimos tomados antes de submeter um fumante ao enxerto de tecido mole. Fatores locais que também podem limitar a seleção de pacientes incluem a falta de espessura adequada dos tecidos na área doadora palatina e o acesso cirúrgico restrito às áreas doadoras intraorais, tais como a região posterior do palato duro ou da tuberosidade.

CAPÍTULO 27 Cirurgia de Aumento de Tecidos Moles para Implantes Dentais

TÉCNICA: Enxerto de Tecido Conjuntivo Subepitelial (ETCS)

PASSO 1: Plano de Tratamento
Tal como acontece com todos os procedimentos cirúrgicos, o planejamento do tratamento é a pedra fundamental do sucesso. A identificação pré-operatória de potenciais deficiências dos tecidos moles e/ou duros permite a confecção de uma prótese sobreimplante que mimetiza o complexo dentogengival natural e o harmoniza com o restante da dentição de uma forma esteticamente agradável. O cirurgião deve decidir no pré-operatório se o aumento de tecido mole por si só será suficiente para desenvolver o resultado de tratamento desejado ou se o aumento de osso também será necessário para alcançar o posicionamento do implante e a estética ideal dos tecidos moles.

PASSO 2: Enxerto Ósseo
Em alguns casos, é necessário o aumento de tecido duro, além do enxerto de tecido mole. A morfologia existente do tecido duro subjacente deve ser avaliada radiograficamente. O posicionamento tridimensional do implante deve permitir que a fixação seja margeada por pelo menos 1,5 mm de osso perifericamente. Ao planejar o tratamento para um caso estético, o dentista deve ter em mente que são necessários tanto tecido ósseo quanto tecido mole adequados para um resultado esteticamente agradável. As alternativas de tratamento para o aumento ósseo de defeitos da crista do rebordo são discutidas no Capítulo 20 (Fig. 27-3, *A*).

(Continua)

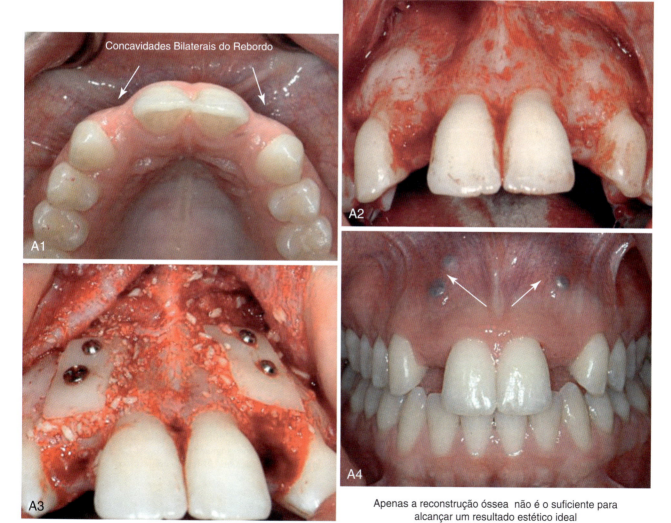

Figura 27-3 **A1,** Concavidades no perfil do tecido mole nos locais dos incisivos laterais superiores ausentes congênitos. **A2,** Concavidades no perfil do osso. **A3,** Fixação de blocos de enxertos de ramos autógenos para reconstruir o osso alveolar. **A4,** Fotografia pós-operatória após quatro meses com os parafusos de fixação aparentes através da camada fina de mucosa.

TÉCNICA: Enxerto de Tecido Conjuntivo Subepitelial (ETCS) (Cont.)

PASSO 3: Anestesia

Os procedimentos cirúrgicos de tecidos moles são, de modo geral, minimamente invasivos e realizados em caráter ambulatorial. Vários modos de sedação consciente podem ser utilizados, tais como sedação oral com uma benzodiazepina, inalação de óxido nitroso ou sedação endovenosa, dependendo do nível de ansiedade do paciente e da preferência do cirurgião. Os pacientes devem ser instruídos a fazer bochecho no pré-operatório por 60 segundos com 0,12% clorexidina para antissepsia da área cirúrgica. É realizado bloqueio regional com anestésico local com epinefrina a 1:100.000, seguido por infiltrações locais para a hemostasia. Para uma maior eficiência, o anestésico é administrado em primeiro lugar no sítio doador do enxerto, de modo que a hemostasia possa ser verificada, para melhorar a visualização do enxerto durante a coleta; o sítio receptor é anestesiado em seguida.

PASSO 4: Coletando o ETCS

Os três sítios doadores intrabucais mais utilizados e os tipos de coletas para a obtenção de enxertos de tecidos conjuntivos são:
- Coleta da tuberosidade[27]
- Coleta por incisão única (palato profundo)[28]
- Coleta através do método de enxerto gengival livre (palato superficial)[29]

A quantidade e qualidade do tecido conjuntivo que pode ser coletado varia, dependendo se o sítio doador é a tuberosidade ou o palato. A tuberosidade geralmente fornece tecido suficiente a fim de cobrir um local único de implante ou um local de dois implantes; para utilização em múltiplos locais uma quantidade adequada de tecido pode ser obtida a partir do palato. A qualidade do tecido captado a partir da tuberosidade e do palato superficial é superior à do tecido obtido do sítio palatino profundo, porque os primeiros são predominantemente compostos de tecido conjuntivo denso com pouco tecido adiposo. Os tecidos obtidos a partir da tuberosidade permitem a captação de um enxerto significativamente mais espesso do que do tecido do palato.[30] Essa peça espessa da tuberosidade pode ser seccionada longitudinalmente de modo a aumentar a quantidade de tecido doador disponível para enxerto (Fig. 27-3, *B*).

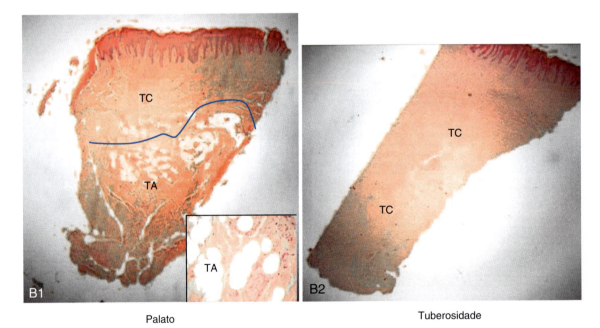

Palato — Tuberosidade

Figura 27-3 *(Cont.)* **B1,** Corte histológico de um enxerto de tecido de espessura total colhido do palato duro. Um volume limitado de tecido conjuntivo (TC) está disponível entre a linha de incisão de uma coleta palatina profunda e a camada do tecido adiposo (TA). **B2,** Corte histológico de um enxerto de tecido de espessura total coletado a partir da tuberosidade do mesmo paciente. O tecido conjuntivo denso é visto ao longo do volume do enxerto.

TÉCNICA: Enxerto de Tecido Conjuntivo Subepitelial (ETCS) *(Cont.)*

PASSO 4A: Coletando o ETCS: Coleta da Tuberosidade

Na face distal da tuberosidade, é feita uma única incisão em bisel na crista a partir da junção mucogengival até o ângulo distovestibular do dente mais distal. A incisão é localizada na face vestibular da crista do rebordo, em vez de no meio da crista, e está conectada à superfície distal do dente mais posterior pela incisão sulcular. O uso de gengivótomo Orban melhora o acesso para essa incisão sulcular. Neste ponto, o retalho palatino é descolado até que a face disto-palatina do dente mais distal seja exposta. Posteriormente, uma nova lâmina n° 15C é usada para dissecar meticulosamente o tecido conjuntivo entre o retalho e o periósteo subjacente. Uma pinça e a ponta de aspiração devem ser usadas delicadamente durante a remoção do enxerto para minimizar o trauma para o tecido doador e garantir que o enxerto não se perca com a sucção, respectivamente. Uma vez obtido o enxerto de tecido conjuntivo (TC), ele deve ser armazenado entre duas gazes embebidas com solução salina para evitar a desidratação, enquanto o leito receptor é preparado. O retalho do sítio doador é fechado neste momento, de preferência com sutura contínua festonada de Catgut cromado 4-0 (Fig. 27-3, *C*).

PASSO 4B: Coletando o ETCS: Coleta do Palato Profundo

Quando é selecionado um sítio doador palatino profundo para a coleta do enxerto de TC, deve ser feita sondagem periodontal na área doadoraquanto à presença de osso de suporte de modo a verificar que a incisão não implicará em bolsa periodontal de uma raiz palatina; isso previne a recessão pós-operatória. A incisão única horizontal de espessura total é feita em um ângulo reto ao osso alveolar, na mucosa palatina queratinizada, cerca de 3 mm a partir da margem gengival livre dos dentes superiores. Essa incisão se estende desde a face mesial da raiz palatina do primeiro molar superior até onde for necessário na direção anterior, dependendo da quantidade necessária de tecido doador. Uma segunda incisão é feita paralelamente ao osso subjacente, de modo que um retalho fino de espessura parcial seja criado para separar o tecido conjuntivo subjacente do retalho superficial. Logo que tenha sido identificado o volume desejado de ETCS, a lâmina é voltada para o osso nas margens do enxerto de modo que o ETCS fique livre, exceto pela sua fixação perióstea. Um elevador Woodson é deslizado por baixo do retalho de espessura parcial para separar o enxerto do osso subjacente. O enxerto obtido é mantido em gazes embebidas com solução salina até ser utilizado. O retalho palatino pode ser fechado tanto com suturas interrompidas simples ou suturas em alça ao redor dos dentes superiores quanto com uma combinação dos dois tipos de suturas (Fig. 27-3, *D*).

É importante que o clínico esteja familiarizado com a anatomia do palato para minimizar o risco de hemorragia associado a traumas da artéria palatina durante a coleta do enxerto. O tronco vascular arterial normalmente está localizado cerca de 12 a 17 mm a partir da junção cemento-esmalte (JCE) dos dentes posteriores em pacientes com uma abóbada palatina média ou alta; a artéria está localizada geralmente a cerca de 7 mm da JCE em pacientes com uma abóbada palatina rasa.[31]

(Continua)

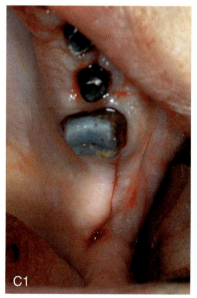 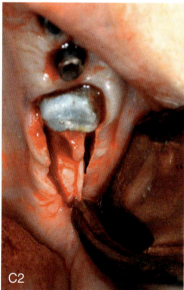

Figura 27-3 *(Cont.)* **C,** Um enxerto de tecido conjuntivo subepitelial (ETCS) é colhido da tuberosidade usando uma incisão na crista até a face distal do dente mais posterior.

TÉCNICA: Enxerto de Tecido Conjuntivo Subepitelial (ETCS) *(Cont.)*

PASSO 4C: Coletando o ETCS: Coleta do Palato Superficial

A técnica para uma coleta palatina superficial é muito semelhante à de uma coleta de enxerto gengival livre. A indicação para o uso desta técnica é quando a avaliação do palato revela uma quantidade limitada de tecido conjuntivo sob a mucosa palatina. Ao contrário da área da tuberosidade, onde o tecido conjuntivo ocupa todo o volume do tecido abaixo do epitélio, existe uma quantidade limitada de tecido conjuntivo entre o epitélio coronal e tecido adiposo apical (Fig. 27-3, *B*). A utilização da técnica de coleta palatina profunda (como no Passo 4B) é muitas vezes contraindicada em pacientes com mucosa fina do palato, uma vez que podem não produzir um volume e uma espessura de tecido conjuntivo adequada após a remoção do tecido adiposo. Na técnica de coleta palatina superficial, uma incisão ântero-posterior horizontal é feita a cerca de 3 mm dos dentes superiores (tal como descrito no Passo 4B), e apenas cerca de 1,5 a 2 mm de espessura de tecido conjuntivo são obtidos por meio de uma incisão de espessura parcial; o periósteo é deixado intacto. Uma segunda incisão anteroposterior horizontal de espessura parcial é traçada paralelamente à primeira incisão em uma posição mais próxima da linha mediana. A distância entre essas duas incisões é baseada na quantidade estimada de ETCS necessária para a enxertia. As duas incisões horizontais são conectadas via incisões verticais anterior e posterior de espessura parcial nas faces mesial e distal do enxerto. Tanto um gengivótomo afiado quanto uma lâmina n° 15C são usados para separar o enxerto a partir do tecido subjacente, para uma espessura ideal de 1,5 a 2 mm. Subsequentemente, o enxerto é colocado sobre uma superfície estéril úmida e o epitélio superficial é removido por dissecção cortante. O tecido adiposo é removido a partir do lado periosteal do enxerto com auxílio de uma lâmina ou tesoura LaGrange até que o enxerto coletado consista apenas em tecido conjuntivo. O ETCS é

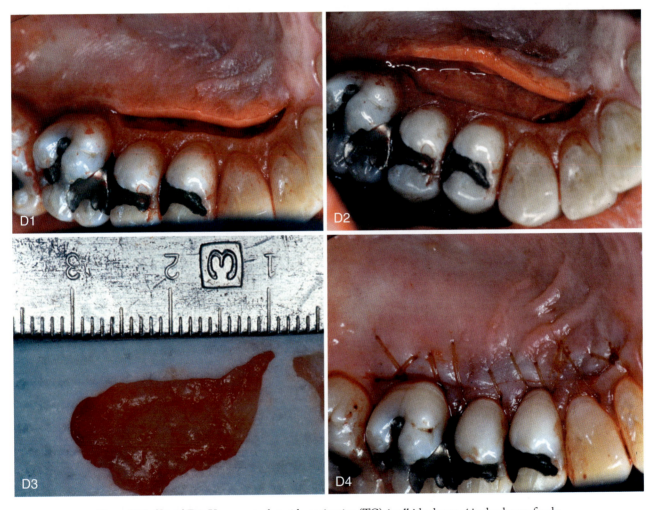

Figura 27-3 *(Cont.)* **D1,** Um enxerto de tecido conjuntivo (TC) é colhido de um sítio doador profundo do palato; uma incisão anteroposterior foi iniciada a cerca de 3 mm palatalmente à gengiva marginal no primeiro molar e direcionada para a região do incisivo lateral. **D2,** A dissecção com lâmina afiada é usada para obter o enxerto de TC da face interna do retalho palatino. **D3,** Uma peça de tecido conjuntivo de aproximadamente 2 cm de comprimento foi coletada a partir do sítio doador palatino para o transplante em um local que exibe uma deficiência de tecido mole. **D4,** Sítio doador do palato fechado utilizando suturas de fio Catgut cromado 4-0.

CAPÍTULO 27 Cirurgia de Aumento de Tecidos Moles para Implantes Dentais 257

TÉCNICA: Enxerto de Tecido Conjuntivo Subepitelial (ETCS) *(Cont.)*

utilizado como um molde para cortar um biomaterial de colágeno nas dimensões adequadas de modo a cobrir o ferimento do sítio doador. Após a hemostasia adequada ter sido alcançada no sítio doador desnudado pela aplicação de pressão digital com gaze durante 5 a 10 minutos, o biomaterial de colágeno é colocado sobre a ferida e preso pela aplicação de cianoacrilato com uma pipeta (Fig. 27-3, *E* e *F*).

Sempre que esta técnica é utilizada, uma placa de acrílico deve ser fabricada no pré-operatório para cobrir o local doador e protegê-lo de estímulos mecânicos e térmicos e para ajudar a minimizar o desconforto pós-operatório.

(Continua)

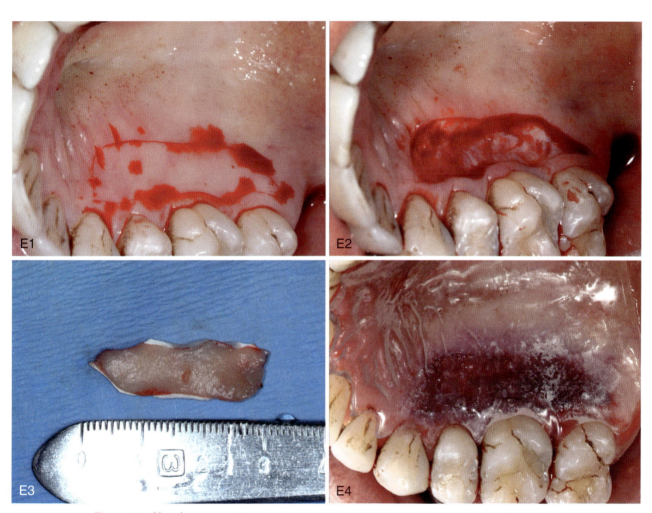

Figura 27-3 *(Cont.)* **E1,** Um ETCS é coletado a partir da área superficial palatina. **E2,** O ETCS mede aproximadamente 1,5 a 2 mm de espessura. **E3,** O ETCS é usado como um modelo a fim de recortar um biomaterial de colágeno para colocação no sítio doador de modo a melhorar a hemostasia. **E4,** O cianoacrilato é aplicado com uma pipeta para prender o biomaterial de colágeno e é coberto com uma placa.

TÉCNICA: Enxerto de Tecido Conjuntivo Subepitelial (ETCS) *(Cont.)*

PASSO 5: Incisão na Área Receptora

Uma incisão de espessura total é posicionada ligeiramente palatinizada à crista edêntula do rebordo para manter uma faixa de mucosa queratinizada na região vestibular do retalho, de acordo com a colocação do implante planejada. A incisão na crista é estendida sob a forma de incisões sulculares para os dentes vizinhos adjacentes ou sob a forma de incisões verticais de alívio, poupando as papilas até o nível da junção mucogengival ou além. O comprimento de cada incisão depende do plano de tratamento individualizado. O retalho de espessura total é elevado a fim de permitir o acesso para a instalação cirúrgica do(s) implante(s). A incorporação bem-sucedida de um ETCS não depende da espessura da incisão porque a combinação de um ETCS tanto com um retalho de espessura total quanto parcial produz resultados clínicos semelhantes.[32] O leito receptor deve ser mantido bem hidratado com irrigação frequente durante todo o procedimento (Fig. 27-3, *G*).

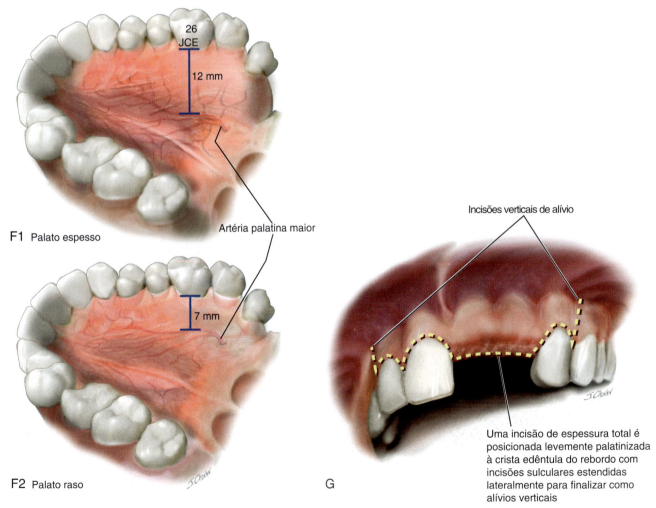

Figura 27-3 *(Cont.)* **F1 e F2,** Localização da artéria palatina maior em relação aos dentes. Os cirurgiões devem estar cientes das variações na posição da artéria para minimizar o risco de, inadvertidamente, dilacerar o vaso quando for coletar um ETCS do palato. **G,** Vista vestibular e oclusal das incisões posicionadas ligeiramente palatinizadas em uma área edêntula; as incisões sulculares são estendidas sobre os dentes adjacentes e finalizadas como incisões verticais de alívio.

TÉCNICA: Enxerto de Tecido Conjuntivo Subepitelial (ETCS) *(Cont.)*

PASSO 6: Adaptação do ETCS

Após instalado(s) o(s) implante(s), o ETCS obtido é adaptado para a região. As dimensões do ETCS devem ser adequadas para proporcionar grandes quantidades de tecido mole ao nível do colo do implante de modo a assegurar um perfil de emergência estético para a prótese e simular uma proeminência de raiz para o dente perdido. O ETCS deve ser recortado a fim de se assemelhar a um cone semicircular de modo que o aspecto apical não abranja as superfícies proximais dos dentes vizinhos. Esse tecido mole excessivo cria a aparência de tecido conjuntivo volumoso, em vez dos contornos naturais gengivais nos dentes adjacentes. Não há qualquer diferença clínica significativa no que diz respeito à orientação do ETCS durante a sua colocação no local receptor. Mesmo se o lado periostal do enxerto estiver voltado para o retalho, em vez do leito receptor, o êxito do resultado não é comprometido (Fig. 27-3, *H*).[33]

PASSO 7: Estabilização do ETCS

Após o enxerto ter sido recortado com as dimensões adequadas, ele é fixado no leito receptor por uma sutura de bloqueio palatina. A agulha de sutura inicialmente penetra no tecido queratinizado palatino em uma direção palatino-vestibular. A agulha, em seguida, passa através da face mesial do enxerto num sentido vestíbulo-palatino. A sequência se repete para a parte distal do enxerto, e quando a agulha sai do retalho do palato pela segunda vez, um ponto é dado no lado palatino.

Embora o aspecto coronal do retalho vestibular tenha sido realizado com espessura total para permitir a instalação do implante, a porção apical do retalho deve ser de espessura parcial, deixando cerca de 2 mm de tecido conjuntivo e periósteo intactos. As incisões horizontais de alívio vestibular são realizadas na base do pedículo do retalho vestibular usando uma lâmina nova nº 15C para garantir que a adaptação livre de tensão e o fechamento do retalho possam ser realizados. O ápice do ETCS é suturado ao tecido conjuntivo e ao periósteo da base do retalho de modo que o enxerto seja suavemente esticado e bem adaptado no leito receptor. Deve-se enfatizar a importância da adaptação e da adesão uniforme do ETCS ao leito receptor, e sua adaptação final deve ser verificada com uma sonda periodontal. A margem coronal do retalho pediculado é posicionada sobre o ETCS e fixada à gengiva marginal palatina com suturas interrompidas de fios 4-0 ou 5-0 (Fig. 27-3, *I*).

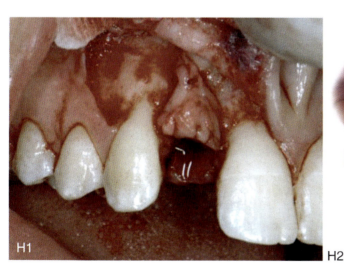 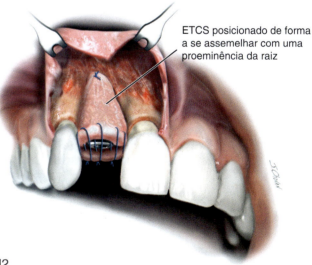

Figura 27-3 *(Cont.)* **H,** O ETCS é recortado de uma forma cônica triangular e suturado na margem coronal e na base apical para simular o perfil de uma proeminência de raiz.

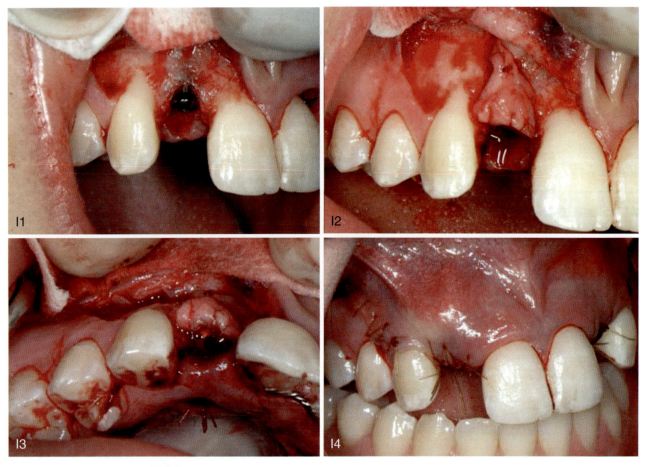

Figura 27-3 *(Cont.)* **I1,** O osso vestibular fino e o perfil plano permitem uma transiluminação da cor metálica do implante. **I2** e **I3,** A peça cônica triangular de ETCS recortada é suturada na margem coronal e na base apical para simular o perfil de uma proeminência de raiz. **I4,** O retalho vestibular é reposicionado sobre o ETCS. (**B**, Cortesia de Dr. K. Tosios, University of Athens, Department of Oral Pathology.)

TÉCNICA ALTERNATIVA: Técnica Modificada do Retalho Pediculad opara o Segundo Estágio

Uma ampla variedade de técnicas têm sido propostas para aumentar o perfil de tecidos moles ao redor de implantes em cirurgias de segundo estágio. O ideal é que a cirurgia de segundo estágio seja um procedimento minimamente invasivo, em que pequenas revisões na arquitetura do tecido mole possam ser realizadas, resultando em um perfil de emergência natural para o pilar de cicatrização, a prótese final, ou ambos. Um retalho pediculado invertido em "rolo" frequentemente pode ser usado para aumentar o tecido conjuntivo que cobre a porção coronária de um implante submerso. Uma sondagem do tecido é feita para localizar o ombro palatino do parafuso de cobertura, seguida de uma incisão inclinada na crista de espessura parcialem torno do aspecto palatino do parafuso de cobertura. As incisões de alívio mesial e distal, poupando as papilas, são posicionadas, deixando o retalho pediculado vestibular intacto. Uma lâmina nº 15C é usada para remover o epitélio da camada superficial do retalho vestibular. O pedículo vestibularé elevado como um retalho mucoperiosteal de espessura total, e um descolador de Woodson é usado para criar um pequeno túnel abaixo do pedículo vestibular. Em seguida, uma sutura com fio de Catgut cromado 5-0 ou Vicryl é passada a partir da base do túnel verticalmente para cima e, em seguida, através da margem coronal do retalho pediculado sem epitélio como uma sutura colchoeiro horizontal e de volta para baixo apicalmente através da base do túnel para inverter o pedículo sem epitélio abaixo da gengiva marginalvestibular. Um ponto é dado até verificar ligeira isquemia na área, para prender o retalho pediculadoinvertido em "rolo" invertido abaixo do túnel vestibular. O paciente é orientado a evitar trauma mecânico na área pelas próximas duas semanas e usar apenas uma lavagem de clorexidina na área, enquanto o retalho pediculado sem epitélio cicatriza.

A confecção de uma prótese com bom perfil de emergência é crítica para a manutenção de um perfil desejável de tecidos moles e um resultado estético aceitável. Uma prótese com sobrecontorno ou retenção de cimento na interface da coroa com o pilar pode acabar resultando em inflamação e perda de espessura da gengiva marginal, que, posteriormente, leva à recessão (Fig. 27-4).

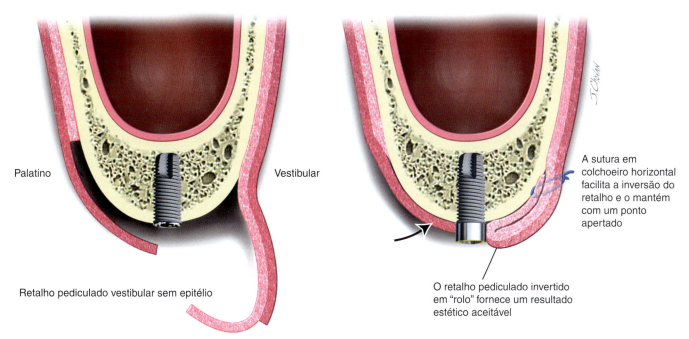

Figura 27-4 Um retalho pediculado é obtido a partir da superfície oclusal do parafuso de cobertura. O epitélio do retalho é removido e este é invertido em "rolo" sobre a vestibular para aumentar a espessura da mucosa marginal periimplantar, mascarar a cor subjacente do implante e criar a ilusão de uma proeminência de raiz.

Prevenção e Tratamento das Complicações

As complicações intraoperatórias mais perigosas associadas ao enxerto de tecido mole dos implantes dentais são potenciais sangramentos pós-operatórios a partir do sítio doador palatino lateral e recessão gengival acentuada na face lingual dos dentes superiores adjacentes ao sítio doador. Quando se faz a coleta de tecido conjuntivo do palato duro posterior, o cirurgião deve estar ciente da anatomia normal e das variações individuais para minimizar o risco de danos involuntários na artéria palatina maior. Muitos clínicos defendem a palpação da artéria palatina maior no ponto onde ela sai do forame palatino maior. No entanto, a palpação do forame fornece pouca informação sobre o curso do vaso ao atravessar o palato. Reiser et al.[31] sugeriram que a posição da artéria palatina maior está relacionada com a inclinação da abóbada palatina do paciente. Os pacientes com uma abóbada palatina plana ou superficial estão em maior risco de danos involuntários ao feixe neurovascular (Passo 4B). A consciência das variações na anatomia do palato e a utilização de técnicas de dissecação meticulosa podem minimizar o risco de complicações intraoperatórias.[34]

O sucesso desta técnica depende de não traumatizar excessivamente o tecido doador durante a coleta e da adaptação firme do enxerto no leito receptor. A imobilização do enxerto é fundamental para a revascularização do ETCS. Após o enxerto ter sido assegurado com suturas (consulte a seção Técnica), o cirurgião deve verificar a estabilidade do enxerto pela palpação com uma sonda periodontal. Se houver dúvida sobre se o enxerto está suficientemente preso, outras suturas devem ser realizadas até obter estabilidade satisfatória. O uso de incisões horizontais de alívio vestibular também é fundamental para criar um fechamento sem tensão do retalho mucoso sobre o ETCS.

Recomendações Pós-operatórias

É esperado um pequeno desconforto após a cirurgia periodontal, mas dor é raramente relatada. O regime pós-operatório em geral inclui fármacos anti-inflamatórios não esteroidais (AINEs) durante cerca de 5 dias e um enxaguante bucal antimicrobiano (0,12% de clorexidina). Dependendo do limiar de dor do paciente, um analgésico opioide pós-operatório pode ser prescrito conforme necessário. Os pacientes são rotineiramente pré-medicados com uma dose oral decrescente de esteroides por 5 dias, começando no dia da cirurgia, para minimizar o inchaço pós-operatório e o desconforto.

Os antibióticos não são normalmente prescritos para procedimentos de enxerto de tecido mole. No entanto, alguns cirurgiões podem preferir usar antibióticos, embora os ensaios clínicos não tenham demonstrado qualquer benefício adicional. Antibióticos profiláticos também podem ser apropriados para pacientes que estão em alto risco de infecção pós-operatória, tais como indivíduos com diabetes mal controlado e imunossuprimidos. Pode ser prescrito o uso criterioso de um antibiótico apropriado (p. ex., amoxicilina) para tais pacientes. A clindamicina pode ser utilizada como alternativa para os indivíduos que são alérgicos à penicilina.

O fechamento apropriado do sítio doador é crítico para minimizar o risco de hemorragia pós-operatória. O cirurgião deve sempre verificar se a hemostasia foi alcançada antes de liberar o paciente. Quando uma coleta palatina superficial for realizada e área doadora deixada sem epitélio, deve ser aplicado um curativo de colágeno, fixado com cianoacrilato. Uma placa de acrílico individualizada pode ser colocada sobre o curativo e usada por até 3 a 4 semanas para tratar o paciente de sintomas pós-operatórios e proteger o local doador. Os pacientes devem ser instruídos a se abster de escovar os dentes ou de qualquer trauma mecânico ao local receptor durante pelo menos 2 semanas após a cirurgia.

Referências

1. Edel A: Clinical evaluation of free connective tissue grafts used to increase the width of keratinised gingiva, *J Clin Periodontol* 1:185, 1974.
2. Langer B, Calagna L: The subepithelial connective tissue graft, *J Prosthet Dent* 44:363, 1980.
3. Shapiro A: Subepithelial connective tissue autografts to correct deformed partially edentulous ridges, *J Dent Que* 23:49, 1986.
4. Miller PD Jr: Ridge augmentation under existing fixed prosthesis: simplified technique, *J Periodontol* 57:742, 1986.
5. Langer B, Langer L: Subepithelial connective tissue graft technique for root coverage, *J Periodontol* 56:715, 1985.
6. Silverstein LH, Kurtzman D, Garnick JJ, et al: Connective tissue grafting for improved implant esthetics: clinical technique, *Implant Dent* 3:231, 1994.
7. Garber DA, Belser UC: Restoration-driven implant placement with restoration-generated site development, *Compend Contin Educ Dent* 16:796, 798-802, 804; 1995.
8. Pietrokovski J, Massler M: Alveolar ridge resorption following tooth extraction, *J Prosthet Dent* 17:21, 1967.
9. Farmer M, Darby I. Ridge dimensional changes following single-tooth extraction in the aesthetic zone, *Clin Oral Implants Res* (Epub ahead of print, January 25, 2013).
10. Schropp L, Wenzel A, Kostopoulos L, Karring T: Bone healing and soft tissue contour changes following single-tooth extraction: a clinical and radiographic 12-month prospective study, *Int J Periodontics Restorative Dent* 23:313, 2003.
11. Geurs NC, Vassilopoulos PJ, Reddy MS: Soft tissue considerations in implant site development, *Oral Maxillofac Surg Clin North Am* 22:387, 2010.
12. Fu JH, Lee A, Wang HL: Influence of tissue biotype on implant esthetics, *Int J Oral Maxillofac Implants* 26:499, 2011.
13. Kan JY, Rungcharassaeng K, Lozada JL, Zimmerman G: Facial gingival tissue stability following immediate placement and provisionalization of maxillary anterior single implants: a 2- to 8-year follow-up, *Int J Oral Maxillofac Implants* 26:179, 2011.
14. Hsu YT, Shieh CH, Wang HL: Using soft tissue graft to prevent mid-facial mucosal recession following immediate implant placement, *J Int Acad Periodontol* 14:76, 2012.
15. Cosyn J, Hooghe N, De Bruyn H: A systematic review on the frequency of advanced recession following single immediate implant treatment, *J Clin Periodontol* 39:582, 2012.
16. Nisapakultorn K, Suphanantachat S, Silkosessak O, Rattanamongkolgul S: Factors affecting soft tissue level around anterior maxillary single-tooth implants, *Clin Oral Implants Res* 21:662, 2010.
17. Lai HC, Zhang ZY, Wang F, et al: Evaluation of soft-tissue alteration around implant-supported single-tooth restoration in the anterior maxilla: the pink esthetic score, *Clin Oral Implants Res* 19:560, 2008.
18. Phillips K, Kois JC: Aesthetic peri-implant site development: the restorative connection, *Dent Clin North Am* 42:57, 1998.
19. Spray JR, Black CG, Morris HF, Ochi S: The influence of bone thickness on facial marginal bone response: stage 1 placement through stage 2 uncovering, *Ann Periodontol* 5:119, 2000.
20. Esposito M, Maghaireh H, Grusovin MG, et al: Soft tissue management for dental implants—what are the most effective techniques? A Cochrane systematic review, *Eur J Oral Implantol* 5:221, 2012.
21. Al-Sabbagh M: Implants in the esthetic zone, *Dent Clin North Am* 50:391, 2006.
22. Goldberg PV, Higginbottom FL, Wilson TG: Periodontal considerations in restorative and implant therapy, *Periodontol 2000* 25:100, 2001.
23. Happe A, Stimmelmayr M, Schlee M, Rothamel D: Surgical management of peri-implant soft tissue color mismatch caused by shine-through effects of restorative materials: one-year follow-up, *Int J Periodontics Restorative Dent* 33:81, 2013.
24. Tipton DA, Dabbous MK: Effects of nicotine on proliferation and extracellular matrix production of human gingival fibroblasts in vitro, *J Periodontol* 66:1056, 1995.
25. Cheung WS, Griffin TJ: A comparative study of root coverage with connective tissue and platelet concentrate grafts: 8-month results, *J Periodontol* 75:1678, 2004.
26. Saadoun AP. Current trends in gingival recession coverage–part I: the tunnel connective tissue graft, *Pract Proced Aesthet Dent* Aug;18:433, 2006.
27. Hirsch A, Attal U, Chai E, Goultschin J, Boyan BD, Schwartz Z: Root coverage and pocket reduction as combined surgical procedures, *J Periodontol* 72:1572, 2001.
28. Hürzeler MB, Weng D: A single-incision technique to harvest subepithelial connective tissue grafts from the palate, *Int J Periodontics Restorative Dent* 19:279, 1999.
29. Harris RJ: A comparison of two techniques for obtaining a connective tissue graft from the palate, *Int J Periodontics Restorative Dent* 17:260, 1997.
30. Studer SP, Allen EP, Rees TC, Kouba A: The thickness of masticatory mucosa in the human hard palate and tuberosity as potential donor sites for ridge augmentation procedures, *J Periodontol* 68:145, 1997.
31. Reiser GM, Bruno JF, Mahan PE, Larkin LH: The subepithelial connective tissue graft palatal donor site: anatomic considerations for surgeons, *Int J Periodontics Restorative Dent* 16:130, 1996.
32. Mazzocco F, Comuzzi L, Stefani R, et al: Coronally advanced flap combined with a subepithelial connective tissue graft using full- or partial-thickness flap reflection, *J Periodontol* 82:1524, 2011.
33. Al-Zahrani MS, Bissada NF, Ficara AJ, Cole B: Effect of connective tissue graft orientation on root coverage and gingival augmentation, *Int J Periodontics Restorative Dent* 24:65, 2004.
34. Monnet-Corti V, Santini A, Glise JM, Fouque-Deruelle C, et al: Connective tissue graft for gingival recession treatment: assessment of the maximum graft dimensions at the palatal vault as a donor site, *J Periodontol* 77:899, 2006.

PARTE IV Cirurgia Ortognática e Craniofacial

CAPÍTULO 28

Planejamento Virtual em Cirurgia Ortognática

Stephanie Joy Drew

Material Necessário

Material para registro de mordida
Digitalização dos modelos dentais por tomografia computadorizada (TC)
Aquisição de dados em formato DICOM: feixe cônico ou TC médica
Fotografias da face
Medidas dos tecidos moles da face
Nível em *laser*
Anestésico local com vasoconstritor
Posição natural da cabeça
Marcadores radiográficos na pele
Hardware e *software* para registro de giroscópio digital
Modelos de gesso da maxila e da mandíbula
Marcadores radiográficos VSP

Histórico do Procedimento

A modelagem médica e a simulação virtual foram desenvolvidas ao longo dos últimos 20 anos por engenheiros de software em parceria com profissionais da área da saúde para possibilitar a transferência das informações clínicas para programas de planejamento computadorizado. Os avanços tecnológicos permitiram que profissionais da área da saúde se tornassem mais precisos, mais didáticos e que melhorassem o nível de atendimento da população. Essa tecnologia é usada não somente pela cirurgia oral e maxilofacial, mas também por outras especialidades, como a neurocirurgia e a otorrinolaringologia.

Em 2003, Gateno et al.[1,2] publicaram dois artigos sobre o uso do planejamento cirúrgico virtual tridimensional (3D) para cirurgia nos maxilares, além de técnicas para criação de um modelo de crânio composto em 3D. Em 2007, os mesmos pesquisadores publicaram um trabalho sobre estudos da viabilidade para o uso de sistemas de simulação cirúrgica assistida por computador para tratamento de deformidades dentofaciais.[3] Em 2013, Hsu et al[4] publicaram os dados de três grupos de pesquisa em um estudo multicêntrico avaliando a precisão do planejamento auxiliado pelo computador para cirurgia ortognática e encontraram que os protocolos e os procedimentos produziram resultados precisos.

O uso de plataformas digitais para o planejamento e a execução dos movimentos dos ossos da face se tornou rapidamente uma metodologia de tratamento rotineira. Entretanto, embora tenha tido uma aceitação rápida, essa tecnologia não é uma substituição para o ritual do plano de tratamento tradicional que incorpora o entendimento do cirurgião sobre a função dos maxilares, estabilidade em longo prazo e estética facial. Todos esses fatores devem ser incluídos no processo do plano de tratamento, independentemente se o cirurgião usa as técnicas de cirurgia de modelo tradicional ou as plataformas de cirurgia de modelo virtual.

Indicações para Uso dos Procedimentos

O planejamento virtual e o design computadorizado são usados na cirurgia bucomaxilofacial para planejar as osteotomias na cirurgia ortognática, na cirurgia de distração, *debulking* de tumores e cirurgia de ressecção/reconstrução. O planejamento virtual também é utilizado para criar modelos estereolitográficos para o planejamento e a criação de guias usados na sala de cirurgia de modo a direcionar o cirurgião ao resultado planejado virtualmente. Além disso, o planejamento virtual é usado em cirurgia estereotáxica, para navegação durante movimento 3D com alto grau de dificuldade ou em cirurgia reconstrutiva.[5-20]

Contraindicações e Limitações

Não se tem conhecimento de contraindicações para o planejamento virtual. Entretanto, restrições financeiras podem ser um fator. Esses problemas financeiros abrangem a compra do equipamento necessário, incluindo o hardware e o software, e os custos de processamento de informação e fabricação dos modelos e guias cirúrgicos.

A menos que os conjuntos de dados enviados às companhias de planejamento virtual em formato DICOM tenham uma qualidade adequada, um modelo preciso e os guias cirúrgicos não podem ser fabricados. Os registros clínicos devem ser, também, excelentes para que haja a correta transferência das informações ao "montar" o caso em posição natural de cabeça (PNC) no computador.

TÉCNICA: Registro da Relação Cêntrica (RC) e do Arco Facial Digital

PASSO 1: Trabalhe com o Jig de Mordida (Garfo) e Giroscópio Digital: Registro da Mordida
Obtenha o registro de mordida em RC com um material rígido no garfo fornecido pela companhia de planejamento virtual. Tome cuidado de registrar apenas a parte anterior da dentição na mordida, de pré-molares a pré-molares.

Leve os dentes na oclusão em RC na região posterior de modo a não rotacionar e abrir a mordida na tomada tomográfica ou isso irá alterar a posição condilar. Além disso, o material para o registro da mordida deve ter mínima distorção (Fig. 28-1, *A* a *G*).

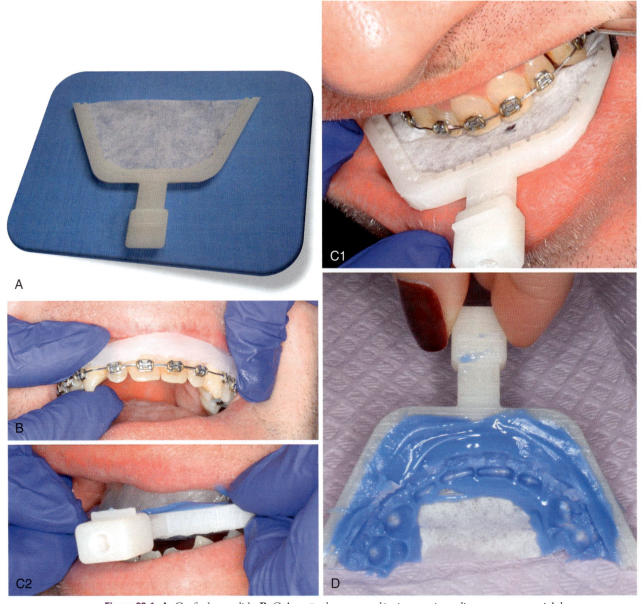

Figura 28-1 **A,** Garfo de mordida. **B,** Colocação de cera ortodôntica para impedir cortes no material de registro. **C1,** Teste o garfo para ter certeza de que os dentes não toquem na borda do garfo de mordida e gerem mordida aberta. **C2,** Registre primeiro os dentes superiores; neste momento leve o paciente para relação cêntrica (RC). **D,** Confira as marcas das edentações de pré-molares a pré-molares.

(Continua)

CAPÍTULO 28 Planejamento Virtual em Cirurgia Ortognática

TÉCNICA: Registro da Relação Cêntrica (RC) e do Arco Facial Digital *(Cont.)*

PASSO 2: Registro da Posição Natural de Cabeça
Registre a PNC com um giroscópio digital; pegue três registros e grave-os. O garfo de mordida é conectado aos marcadores fiduciais radiográficos do arco facial digital. O arco é conectado ao giroscópio, que está ligado diretamente ao computador por um cabo. Os ângulos de Euler (*pitch*, *roll* e *yaw*) são registrados três vezes. Os engenheiros usam a média desses três registros para definir a posição da cabeça (Fig. 28-1, *H* a *L*).

(Continua)

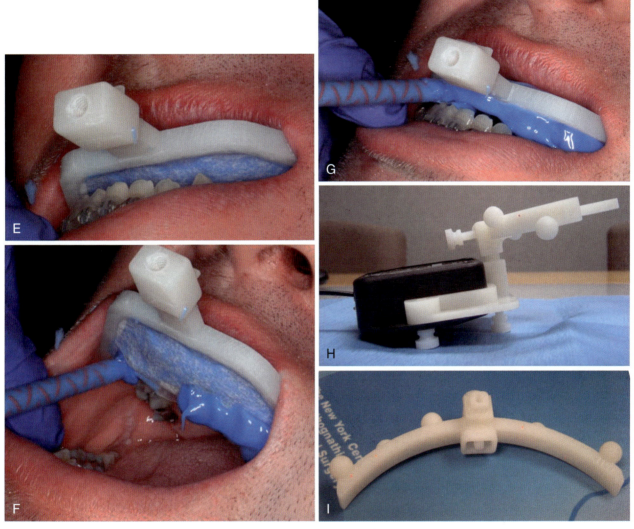

Figura 28-1 *(Cont.)* **E** a **G,** Posicione novamente nos dentes superiores e coloque material de impressão onde os dentes inferiores irão tocar. Este material pode ser construído sobre grandes mordidas abertas. **H,** Garfo de mordida, arco facial e giroscópio digital unidos. **I,** Arco facial com marcadores fiduciais.

TÉCNICA: Registro da Relação Cêntrica (RC) e do Arco Facial Digital *(Cont.)*

PASSO 3: Obtenção da TC
Faça uma tomada tomográfica computadorizada com o registro de mordida em RC no garfo conectado aos marcadores fiduciais posicionados no paciente. Note que o giroscópio não está conectado mais ao garfo de mordida uma vez que os registros foram realizados no Passo 2 (Fig. 28-1, *M*).

Cada máquina de TC requer um protocolo diferente. Esses protocolos devem ser estudados previamente para garantir captura adequada das informações digitais (Fig. 28-1, *M*).

PASSO 4: Medidas Faciais
Obtenha as medidas dos tecidos moles da face e as registre. Elas são usadas para o planejamento cirúrgico, juntamente com a análise cefalométrica, antes da fase de cirurgia de modelo virtual. Os engenheiros também precisam avaliar esses dados para fazerem a montagem digital mais precisa.

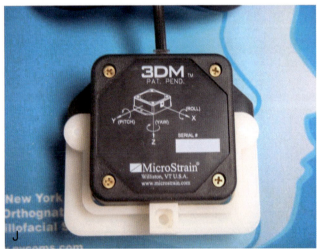

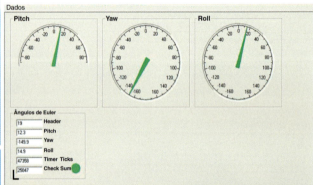

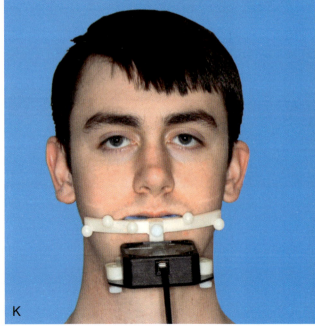

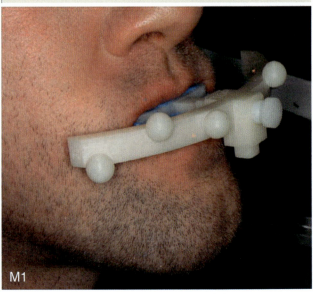

Figura 28-1 *(Cont.)* **J,** Giroscópio digital. **K,** Paciente mordendo o garfo após o registro da mordida com Luxabite, capturando a posição natural da cabeça(PNC) conectado ao computador como na imagem H. **L,** Ângulos de Euler registrados. **M1,** Paciente no tomógrafo com o garfo de mordida e marcadores fiduciaais no arco facial.

CAPÍTULO 28 Planejamento Virtual em Cirurgia Ortognática 267

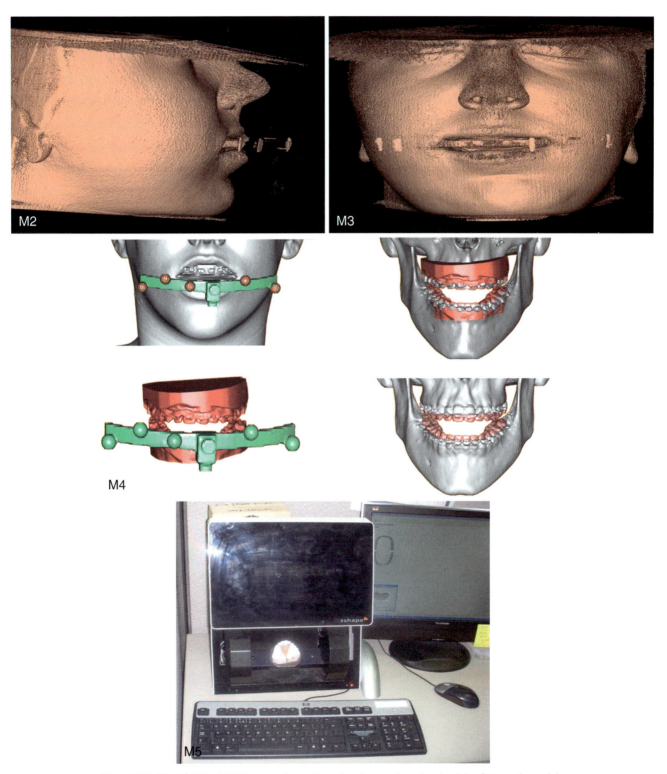

Figura 28-1 *(Cont.)* **M2** e **M3,** Imagem do tecido mole e do arco digitalizados. **M4,** Criação do modelo de crânio composto pela companhia de planejamento virtual. **M5,** Os modelos são digitalizados inicialmente a laser.

TÉCNICA: Registro da Relação Cêntrica (RC) e do Arco Facial Digital (Cont.)

PASSO 5: Transmissão de Dados aos Engenheiros
Envie o planejamento inicial preliminar para os engenheiros. Ele é baseado na avaliação clínica inicial do cirurgião, processo pelo qual depende da filosofia e do plano de tratamento adotado por cada um. Por exemplo, o planejamento preliminar pode ser: "Le Fort I com avanço de 5 mm, subindo 2 mm no incisivo e 4 mm no primeiro molar. A linha média vai 3 mm para direita. Osteotomia sagital bilateral dos ramos para recuo mandibular de 5mm no incisivo. Sem mentoplastia." Se necessário, esse plano de tratamento pode ser alterado ao longo da cirurgia de modelos virtuais, uma vez que é realizada online.

PASSO 6: Impressões e Modelos
Obtenha dois pares de impressões da maxila e da mandíbula. Esses modelos de gesso são enviados para os engenheiros escanearem a laser a superfície dos dentes. Primeiro, coloque os modelos em oclusão final e faça marcações da posição. Depois fotografe-os pelas vistas s frontal e laterais. Se a oclusão deve ser ajustada, marque os pontos e fotografe-os também. Em seguida, registre a mordida na oclusão final para enviar juntamente com os modelos. (Passo 8; Fig. 28-1, *O*).

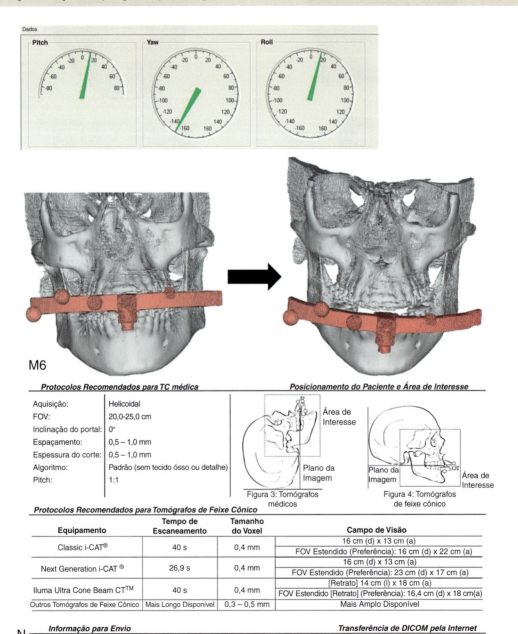

Figura 28-1 *(Cont.)* **M6,** Os registros dos marcadores fiduciais e do giroscópio são usados para posicionar o crânio na PNC antes da sessão de videoconferência. **N,** Protocolos de TC. (Cortesia Medical Modeling/3D Systems.)

CAPÍTULO 28 Planejamento Virtual em Cirurgia Ortognática

TÉCNICA: Registro da Relação Cêntrica (RC) e do Arco Facial Digital *(Cont.)*

PASSO 7: Necessidade de Trabalho Laboratorial apenas para Casos de Segmentação
Se cirurgia de segmentação da maxila está planejada, é necessário algum trabalho laboratorial para estabelecer a oclusão final. *Portanto, tanto a maxila (ou mandíbula) segmentada e a não segmentada devem ser enviadas.* Para a osteotomia da maxila (ou mandíbula), a oclusão final deve ser marcada e fotografada. Isso permite que os engenheiros possam reproduzir as alterações transversais e de torque dos segmentos precisamente.

PASSO 8: Estabelecimento da Oclusão Final
Defina a oclusão final e fotografe a mordida. Se possível, ajuste a oclusão nos modelos antes de enviá-los. Quando forem enviados os modelos, use um material firme de registro para estabelecer a oclusão final desejada de modo que os engenheiros do software possam visualizar o resultado final almejado.

PASSO 9: Informações e Materiais que Devem ser Enviados para a Companhia de Planejamento Virtual
Pelo computador, envie os dados no formato DICOM da tomografia computadorizada do paciente, fotografias do paciente, registros do giroscópio e o plano de tratamento inicial. Por correio, envie os modelos com o *jig* de mordida e o registro da oclusão final.

PASSO 10: Análise Cefalométrica e Planejamento dos Movimentos Cirúrgicos
Realize o plano de tratamento dos movimentos cirúrgicos a partir das análises cefalométricas e de tecidos moles. Agende uma videoconferência para a cirurgia de modelo virtual.

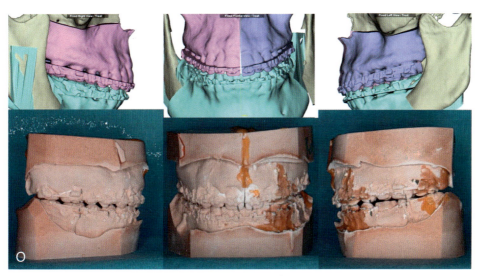

Figura 28-1 *(Cont.)* **O,** Imagem dos modelos de gesso comparados com os modelos virtuais em oclusão.

TÉCNICA ALTERNATIVA: Processo de Modelo Digital

O processo de modelo digital para os registros de PNC e RC elimina o jig de mordida, que pode distorcer os tecidos moles. Nesta técnica, um nível a laser é usado para obter a linha média e linhas horizontais na face. Posicione os marcadores radiopacos radiográficos (adesivos com uma pequena bola radiográfica) na pele ao longo dessas linhas para definir os planos da PNC e da linha média do tecido mole. Mantenha o paciente parado com a cabeça na PNC e então posicione as linhas (Fig. 28-1, *A* e *B*).

PASSO 1: Registro de Mordida
Use uma placa de cera rosa com um marcador radiográfico VSP na região palatina para capturar o registro da RC. Recorte a cera para que não ultrapasse as superfícies vestibulares e palatinas dos dentes (Fig. 28-2, *C* e *D*).

(Continua)

TÉCNICA ALTERNATIVA: Processo de Modelo Digital *(Cont.)*

PASSO 2: **Captura das Imagens de TC**
Diversas tomadas tomográficas devem ser realizadas para enviar os dados digitalizados à companhia de planejamento virtual. Entretanto, o paciente é submetido a apenas uma tomada. Isso elimina a necessidade de envio dos modelos e acelera o processo de aquisição dos dados para a companhia de planejamento virtual.

PASSO 3: **Imagens do Paciente e dos Modelos**
Primeiro, faça a tomada tomográfica do paciente com os marcadores na pele e o registro da mordida em cera posicionado na boca em RC. O protocolo da TC depende do tipo de máquina usado e dos requisitos da companhia de planejamento virtual. Em seguida, os modelos são digitalizados de três maneiras diferentes:

1. Digitalize os modelos com o registro de cera em RC entre eles (oclusão pré-operatória). O marcador VSP está moldado na cera de mordida. Com isso, os engenheiros de software podem alinhar os dentes com a TC digitalizada para criar o modelo composto.
2. Digitalize os modelos separados para visualizar cada modelo ao mesmo tempo; isso permite que os engenheiros possam ver as superfícies dos dentes e, consequentemente, faz que os guias sejam mais precisos.
3. Digitalize os modelos na oclusão final.

Fotografe a oclusão final dos modelos e envie as imagens para os engenheiros. Em seguida, envie todos os dados digitalmente aos engenheiros do software (Fig. 28-2, *E*)

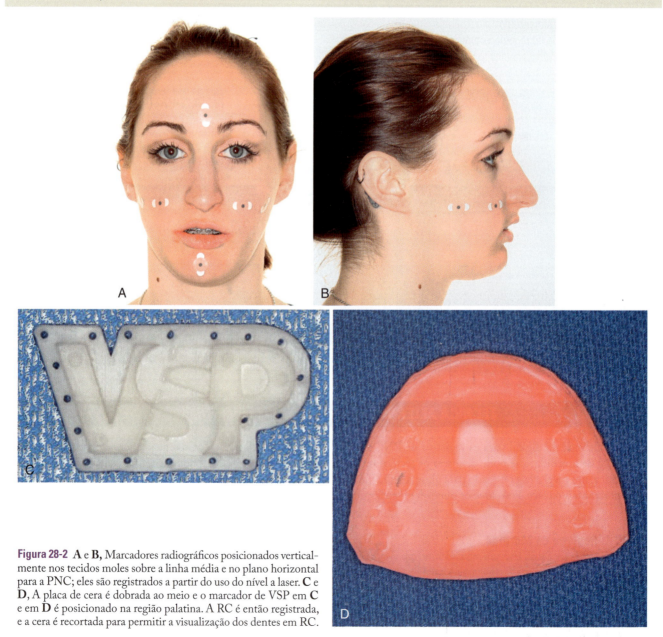

Figura 28-2 **A** e **B,** Marcadores radiográficos posicionados verticalmente nos tecidos moles sobre a linha média e no plano horizontal para a PNC; eles são registrados a partir do uso do nível a laser. **C** e **D,** A placa de cera é dobrada ao meio e o marcador de VSP em **C** e em **D** é posicionado na região palatina. A RC é então registrada, e a cera é recortada para permitir a visualização dos dentes em RC.

Formulário de Pedido
Para guias CAD/CAM e Modelos Cirúrgicos

Informações do Cirurgião

Nome de Cirurgião: _____

Número de Telefone: _____

Endereço de E-mail: _____

Contato Adicional: _____

Data: _____

Informações do Paciente

Nome do Paciente/Identificador: _____

Data da Cirurgia: _____

Hospital: _____

Diagnóstico: _____

Fornecedor do Material de Fixação: _____

Medidas Clínicas

Anexe medidas clínicas da ficha de avaliação ou complete esta seção:

Desvio da linha média dental superior: _____mm ☐ Direita ☐ Esquerda

Exposição do Incisivo em Repouso: _____mm

Distopia Ocular: ☐ Sim ☐ Não   Se sim: ☐ Olho D Mais Alto ☐ Olho E Mais Alto

Distopia das Orelhas: ☐ Sim ☐ Não   Se sim: ☐ Olho D Mais Alto ☐ Orelha E Mais Alta

Notas _____

Procedimento Cirúrgico Planejado

☐ Cirurgia monomaxilar ☐ Cirurgia bimaxilar   Se for bimaxilar, qual deles será realizado primeiro? ☐ Maxila ☐ Mandíbula

Cirurgia na Maxila
- ☐ Le Fort I
- ☐ Le Fort II
- ☐ Le Fort III

☐ 1 Segmento ☐ 2 Segmentos ☐ 3 Segmentos

Cirurgia na Mandíbula

Esquerdo
- ☐ Osteotomia Sagital
- ☐ Osteotomia Vertical do Ramo
- ☐ L Invertido

Direito
- ☐ Osteotomia Sagital
- ☐ Osteotomia Vertical do Ramo
- ☐ L Invertido

Cirurgia no Mento

Mentoplastia
- ☐ Sim ☐ Não

Notas _____

Plano de Tratamento Cirúrgico Inicial para a Osteotomia de Maxila

Alteração Vertical da Borda do Incisivo Central: ____ mm
- ☐ Impactação
- ☐ Reposição Inferior
- ☐ Sem Alteração

Correção da Linha Média: _____mm
- ☐ Lado D do Paciente
- ☐ Lado E do Paciente
- ☐ Sem Alteração

Movimento da Maxila: _____mm
- ☐ Avanço
- ☐ Recuo
- ☐ Sem Alteração

Correção do Plano Oclusal:
Aumentar _____graus
Diminuir _____graus
Impactação Posterior em 1º Molar _____mm
Reposição Inferior Posterior em 1º Molar _____mm

Notas _____

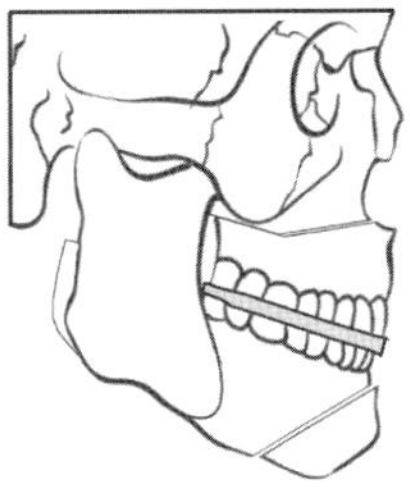

E

Figura 28-2 *(Cont.)* **E,** Plano de tratamento inicial e medidas necessárias para a companhia de planejamento virtual. (Cortesia Medical Modeling/3D Systems.)

TÉCNICA: Cirurgia de Modelo Virtual: 12 Passos do Planejamento Virtual

As videoconferências devem ser organizadas para seguirem uma série de passos. Dessa forma, enquanto a cirurgia de modelos é realizada virtualmente, os participantes podem acompanhar os movimentos e observar a anatomia enquanto os segmentos osteotomizados são reposicionados até o resultado final. O plano de tratamento realizado a partir da análise cefalométrica e das informações clínicas deve ser finalizado antes dessa sessão online. Todos os movimentos são localizados a partir do "ponto inicial", ou zero, de posição e mensurados (Fig. 28-3, *A* a *E*). Além disso, o cirurgião consegue visualizar os tecidos moles quando os movimentos forem finalizados, bastando solicitar aos engenheiros do software.

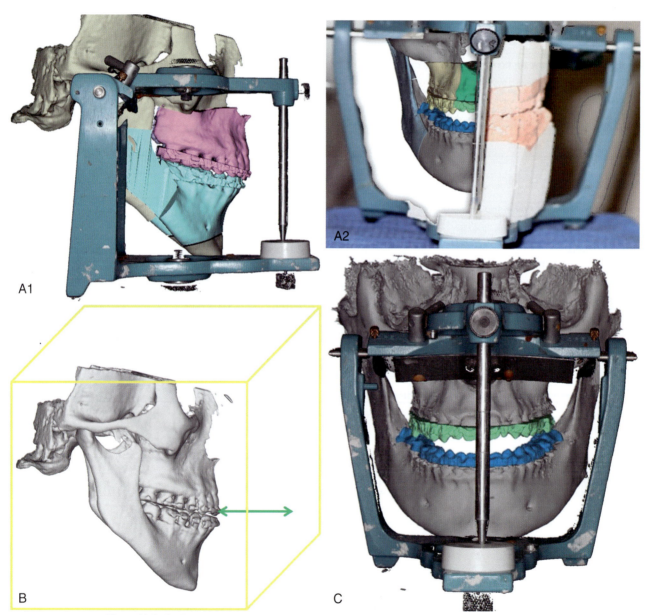

Figura 28-3 **A** a **E**, Imagens do articulador virtual comparado com aquelas do articulador convencional. As medidas são feitas virtualmente a partir do ponto zero.

CAPÍTULO 28 Planejamento Virtual em Cirurgia Ortognática   273

TÉCNICA: Cirurgia de Modelo Virtual: 12 Passos do Planejamento Virtual *(Cont.)*

PASSO 1: Linhas de Osteotomia
Ajuste das linhas de osteotomia: os engenheiros terão preparado os segmentos para os tipos de osteotomia que o cirurgião enviou como plano de tratamento inicial (Fig. 28-3, *F* a *I*).

(Continua)

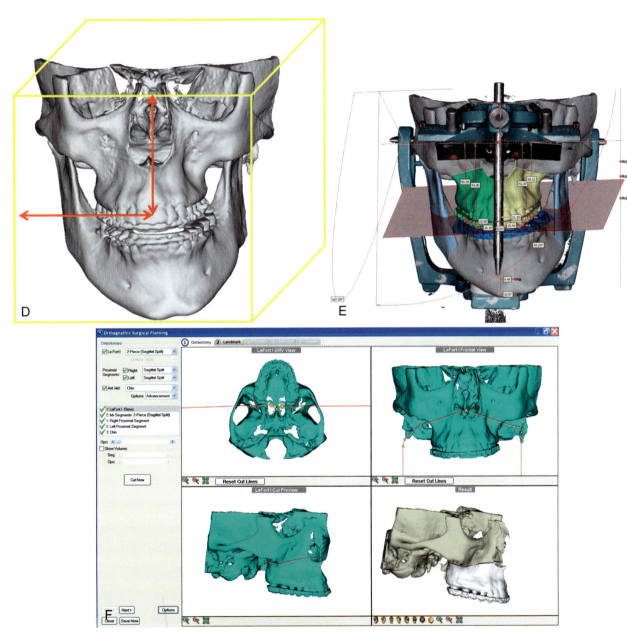

Figura 28-3 *(Cont.)* **F** a **I**, Passo 1: Antes da cirurgia de modelo, os engenheiros marcam os planos e cortes da osteotomia em uma linha que pode ser ajustada para se adaptar às necessidades do paciente (F, G, H Cortesia Medical Modeling/ 3D Systems.)

274 PARTE IV Cirurgia Ortognática e Craniofacial

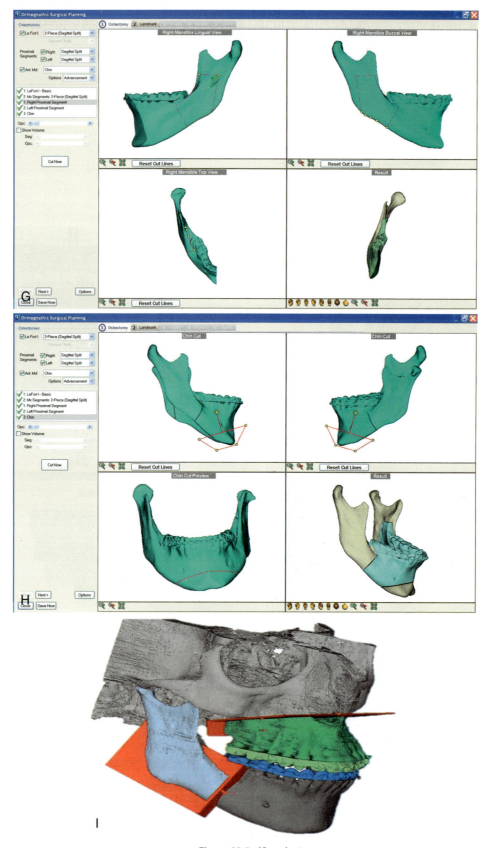

Figura 28-3 *(Cont.)*

CAPÍTULO 28 Planejamento Virtual em Cirurgia Ortognática

TÉCNICA: Cirurgia de Modelo Virtual: 12 Passos do Planejamento Virtual *(Cont.)*

PASSO 2: Movimentos Transversais
Se for realizada segmentação cirúrgica, ajuste as dimensões transversais do arco e confira os movimentos. Cheque o torque nos segmentos para visualizar a geometria dos movimentos superiormente. Em geral, as mudanças na largura não são lineares e criam inclinação ou torques na osteotomia.

PASSO 3: Compare as Fotografias dos Modelos em Oclusão Final com a Oclusão Final Virtual
Antes de continuar, confira a oclusão final no modelo virtual com as fotografias dos modelos ou com os modelos de gesso se foram digitalizados (Técnica Alternativa 2) (Fig. 28-1, *O*).

PASSO 4: Ajuste do Plano Transversal
Corrija o desnivelamento do plano oclusal na direção transversal (movimento *roll*). Nivele de acordo com o planejamento cirúrgico (Fig. 28-3, *J*).

PASSO 5: Ajuste da Linha Média
Corrija a linha média da maxila (Fig. 28-3, *K*).

(Continua)

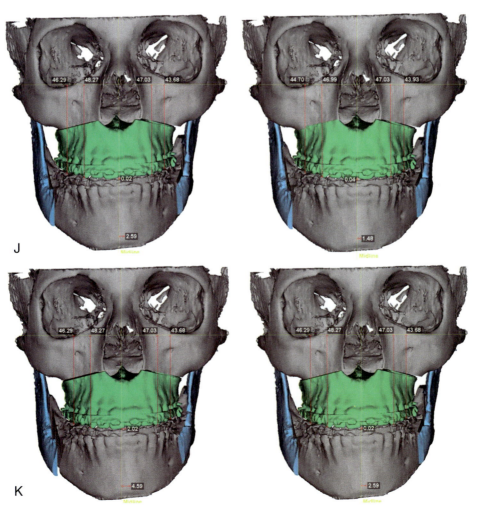

Figura 28-3 *(Cont.)* **J,** Passo 4: Ajuste o plano transversal da maxila. **K,** Passo 5: Corrija a linha média da maxila.

TÉCNICA: Cirurgia de Modelo Virtual: 12 Passos do Planejamento Virtual (Cont.)

PASSO 6: Ajuste Anteroposterior
Movimente a maxila até a posição anteroposterior determinada (Fig. 28-3, *L*).

PASSO 7: Movimento Vertical
Movimente a maxila verticalmente pelo incisivo. Examine as modificações no tecido mole e a posição do pogônio (Fig. 28-3, *M*).

PASSO 8: Rotação do Plano Oclusal
Modifique o plano oclusal (altere o *pitch*). As rotações nos sentidos horário ou anti-horário são realizadas neste passo. A linha média dos incisivos é o ponto de rotação. A região posterior da maxila é movimentada para alterar o ângulo do plano (Fig. 28-3, *N*).

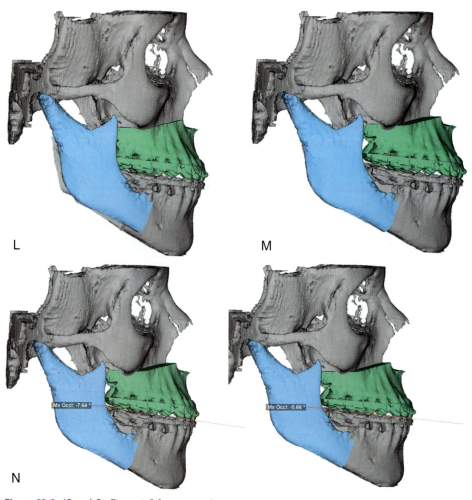

Figura 28-3 *(Cont.)* **L**, Passo 6: Mova a maxila para a posição anteroposterior planejada. **M**, Passo 7: Mova a maxila verticalmente pelo incisivo. **N**, Passo 8: Modifique o *pitch* com a rotação do plano oclusal.

TÉCNICA: Cirurgia de Modelo Virtual: 12 Passos do Planejamento Virtual *(Cont.)*

PASSO 9: Yaw
A maxila está agora quase completamente posicionada. Coloque a mandíbula na oclusão final e examine os movimentos de *yaw*. A linha média dos incisivos superiores deve estar na posição final, e os movimentos devem ser realizados com fulcro neste ponto. Ajuste o *yaw* da mandíbula para corrigir o torque dos segmentos osteomizados do ramo mandibular. Uma vez que isso tenha sido feito, verifique o *yaw* dos caninos superiores. Todas as linhas médias devem estar corretas neste passo, com exceção talvez da região mentoniana. Isso depende da severidade de assimetria (Fig. 28-3, *O* e *P*).

PASSO 10: Segmentos Proximais da Mandíbula
Ajuste os segmentos proximais da mandíbula. Pode ser visualizado tanto na dimensão vertical quanto transversal. Determine o contato do segmento osteotomizado e a posição condilar. O desenho da osteotomia na mandíbula pode ser alterado se for necessário (Fig. 28-3, *Q* e *R*).

PASSO 11: Mentoplastia (se necessário)
Planeje a mentoplastia, se necessário. O desenho da osteotomia pode ser modificado se for necessário realizar um movimento complexo. Se preciso, podem ser fabricados guias para osteotomia e de reposicionamento a fim de aumentar a precisão do que foi planejado de modo que possa ser empregado na sala de cirurgia.

PASSO 12: Revisão do Planejamento
Reveja as medidas finais.

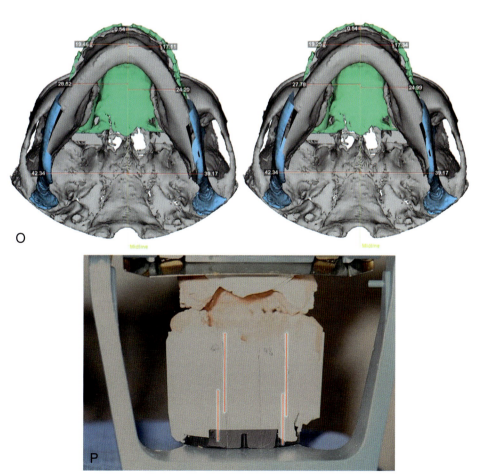

Figura 28-3 *(Cont.)* **O e P,** Passo 9: Avalie o *yaw* da mandíbula antes e ajuste com fulcro na linha média dos incisivos superiores, em seguida confira os caninos superiores.

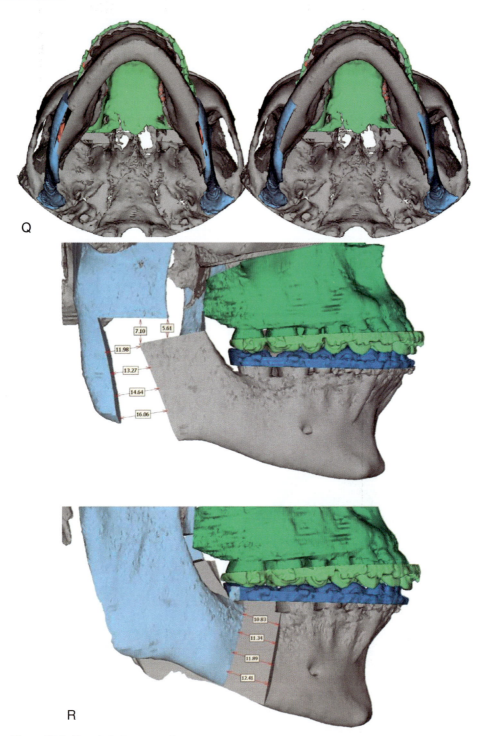

Figura 28-3 (Cont.) Q, Passo 10: Ajuste os segmentos proximais osteotomizados da mandíbula. **R,** Compare diferentes tipos de osteotomia, se necessário.

Prevenção e Manejo das Complicações Intraoperatórias

Posição da ATM na Tomada da TC

Confirme o posicionamento condilar no escaneamento final antes de liberar o paciente durante a consulta pré-cirúrgica. A posição da mandíbula durante o registro de mordida em relação cêntrica pode ser uma preocupação e pode induzir erro (Fig. 28-4).

Jigs de Mordida (Método 1)

Os jigs podem ser de difícil execução se muito material para o registro for utilizado. Isso causa a rotação e o deslocamento dos côndilos e pode alterar a posição da ATM, desse modo a posição intermediária do segmento ficará incorreta durante a cirurgia. O jig ou o registro de mordida devem ser finos o suficiente e estar bem encaixados nos dentes anteriores.

Registro da RC (Método 2)

Se a placa de cera rosa for usada, é importante cortá-la em volta para permitir a visualização da oclusão. Confirme que o registro está correto e que não interfere na posição condilar.

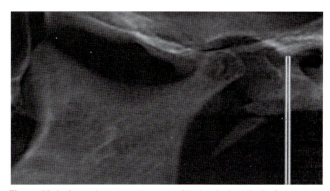

Figura 28-4 Articulação temporomandibular deslocada da fossa, como é visualizado na imagem de i-CAT.

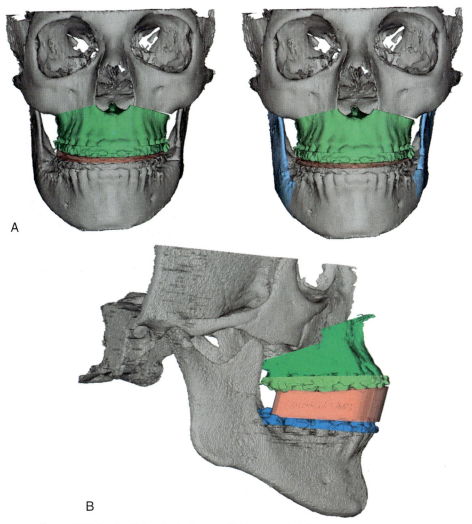

Figura 28-5 **A** e **B**, Guias final e intermediário; guia cirúrgico extremamente espesso.

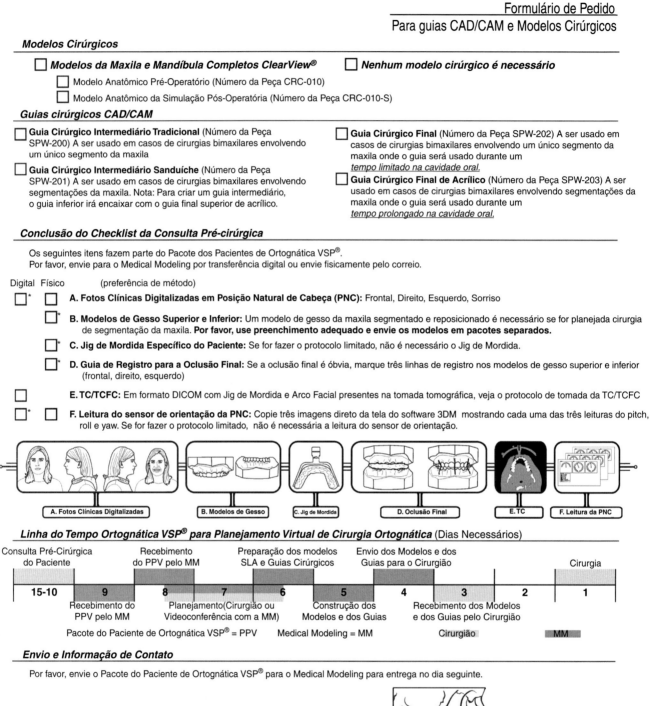

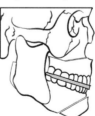

Figura 28-6 Linha do tempo para o trabalho e para a cirurgia de modelo virtual. (Cortesia Medical Modelin/3D Systems.)

Guias cirúrgicos espessos dificultam o encaixe dos dentes. Podem ser feitos apoios para estabilidade adicional na região palatina. Confirme a posição intermediária das osteotomias durante o período do planejamento online. Guias cirúrgicos finos (se possível) permitem um encaixe mais preciso dos dentes (Fig. 28-5).

Recomendações Pós-operatórias

Maloclusão

Ao menos que se confirme falha do material de fixação, a maloclusão é criada tanto por não posicionar a oclusão corretamente na fase de planejamento do tratamento, quanto por não controlar a oclusão na sala cirúrgica. A sessão de planejamento virtual permite a confirmação da oclusão final antes que o planejamento digital seja aprovado. Fotografias da oclusão final também auxiliam o planejador virtual com precisão antes de os segmentos serem manipulados.

Guias Cirúrgicos

Diversos materiais são usados na fabricação dos guias. A seleção do material apropriado pelo cirurgião deve levar em conta o período de tempo que o guia será utilizado no pós-operatório, pois cada material tem suas características variáveis que podem alterar o período de tempo que pode ser deixado na boca do paciente.

Confirme a precisão do guia no pré-operatório, especialmente se não for planejada cirurgia de segmentação. As interferências do aparelho ortodôntico nos guias cirúrgicos devem ser ajustadas.

Tempo

Embora a incorporação da tecnologia digital tenha reduzido o trabalho do cirurgião, o tempo ainda permanece uma consideração importante. Essa tecnologia requer pelo menos 2 semanas para execução, especialmente com a primeira técnica (Fig. 28-6). Portanto, os arcos ortodônticos cirúrgicos devem ser instalados com a posição estável dos dentes por pelo menos 1 mês antes da data planejada para a cirurgia. O cirurgião deve se certificar de que os modelos não foram danificados ou perdidos quando enviados pelos correios.

Em geral, os engenheiros de software precisam de vários dias para preparar precisamente os dados da TC enviados de modo a tornar a informação digital utilizável para as sessões do planejamento virtual. Eles entram em contato com o cirurgião uma vez que todas as informações estejam no banco de dados e agendam uma sessão de videoconferência. A fase do planejamento virtual deve acontecer não menos que 2 semanas antes da data da cirurgia.

Referências

1. Gateno J, Xia J, Teichgraeber JF, Rosen A: A new technique for the creation of a computerized composite skull model, *J Oral Maxillofac Surg* 61:222, 2003.
2. Gateno J, Xia J, Teichgraeber JF: The precision of computer generated surgical splints, *J Oral Maxillofac Surg* 61:814, 2003.
3. Xia JJ, McGrory JK, Gateno J: A new method to orient 3-dimensional computed tomography models to the natural head position: a clinical feasibility study, *J Oral Maxillofac Surg* 69:584, 2011.
4. Hsu SS, Gateno J, Bell RB, et al: Accuracy of a computer aided surgical simulation protocol for orthognathic surgery: a prospective multicenter study, *J Oral Maxillofac Surg* 71:128, 2013.
5. Song KG, Baek SH: Comparison of the accuracy of the three-dimensional virtual method and the conventional manual method for model surgery and intermediate wafer fabrication, *Oral Surg Oral Med Oral Pathol Oral Radiol Endod* 107:13, 2009.
6. Tucker S, Cevidanes LH, Styner M: Comparison of actual surgical outcomes and 3-dimensional surgical simulations, *J Oral Maxillofac Surg* 68:2412, 2010.
7. Gateno J, Xia JJ, Teichgraeber JF: Clinical feasibility of computer-aided surgical simulation (CASS) in the treatment of complex cranio-maxillofacial deformities, *J Oral Maxillofac Surg* 65:728, 2007.
8. Orentlicher G, Goldsmith D, Horowitz A: Applications of 3-dimensional virtual computerized tomography technology in oral and maxillofacial surgery: current therapy, *J Oral Maxillofac Surg* 68:1933, 2010.
9. Xia J, Gateno J, Teichgraeber JF: Accuracy of the computer-aided surgical simulation (CASS) system in the treatment of patients with complex craniomaxillofacial deformity: a pilot study, *J Oral Maxillofac Surg* 65:248, 2007.
10. Kaipatur N, Al-Thomali Y, Flores-Mir C: Accuracy of computer programs in predicting orthognathic surgery hard tissue response, *J Oral Maxillofac Surg* 67:1628, 2009.
11. McCormick S, Drew S: Virtual model surgery for efficient planning and surgical performance, *J Oral Maxillofac Surg* 69:638, 2011.
12. Swennen GR, Mollemans W, Schutyser F: Three-dimensional treatment planning of orthognathic surgery in the era of virtual imaging, *J Oral Maxillofac Surg* 67:2080, 2009.
13. Xia J, Gateno J, Teichgraeber JF: Three-dimensional computer-aided surgical simulation for maxillofacial surgery, *Atlas Oral Maxillofac Surg Clin* 13:25, 2005.
14. Schatz EC, Xia JJ, Gateno J: Development of a technique for recording and transferring natural head position in 3 dimensions, *J Craniofac Surg* 21:1452, 2010.
15. Xia JJ, Phillips CV, Gateno J: Cost-effectiveness analysis for computer-aided surgical simulation in complex cranio-maxillofacial surgery, *J Oral Maxillofac Surg* 64:1780, 2006.
16. Bell RB: Computer planning and intraoperative navigation in orthognathic surgery, *J Oral Maxillofac Surg* 69:592, 2011.
17. Bell RB: Computer planning and intraoperative navigation in cranio-maxillofacial surgery, *Oral Maxillofac Surg Clin North Am* 22:135, 2010.
18. Xia JJ, Gateno J, Teichgraeber JF: A new paradigm for complex midface reconstruction: a reversed approach, *J Oral Maxillofac Surg* 67:693, 2009.
19. Xia JJ, Gateno J, Teichgraeber JF: A new clinical protocol to evaluate cranio-maxillofacial deformity and to plan surgical correction, *J Oral Maxillofac Surg* 67:2093, 2009.
20. Swennen GJ, Mollemans W, De Clercq C: A cone-beam computed tomography triple scan procedure to obtain a three-dimensional augmented virtual skull model appropriate for orthognathic surgery planning, *J Craniofac Surg* 20:297, 2009.

Mentoplastia

Ron Caloss

Material Necessário

Descolador de periósteo n° 9
Lâmina de bisturi n° 15
Broca n° 701
6,5 cm de micropore
Fio de aço de calibre 24
Suturas apropriadas
Afastador de Aufrecht
Descolador de Cobb
Ganchos duplos para pele
Conjunto de placas e parafusos de fixação
Curativo Tegaderm grande
Lidocaína com epinefrina
Anestésico local com vasoconstritor
Adesivo líquido
Ponta fina do bisturi elétrico
Afastador Obwegeser
Abridor de boca
Lâmina de serra reciprocante fina
Porta-agulha para fio de aço

Histórico do Procedimento

A mentoplastia a partir da osteotomia deslizante pelo acesso intraoral foi introduzida há mais de 50 anos. Trauner e Obwegeser[1] e Conerse e Wood-Smith[2] descreveram a técnica para correção de microgenia em 1957 e 1964, respectivamente. Isso ocorreu junto com o desenvolvimento das osteotomias maxilares e mandibulares para cirurgia ortognática. Mais tarde, a atenção foi voltada para as pequenas modificações, com as osteotomias realizadas para correção de macrogenia. Foi introduzida nos anos 1980 a fixação com placa e parafuso. Esta foi uma evolução em relação à fixação prévia com fios de aço para a estabilização dos segmentos.[3]

A mentoplastia usando implantes aloplásticos se tornou um método alternativo para aumentar a projeção do mento, com diversas publicações dessa técnica a partir dos anos 1970 até os anos 1990. Diversos biomateriais para implantes foram introduzidos, entre os quais: silicone sólido (Silastic), polietileno poroso (Medpor), mistura de polímeros (Dacron, Mersilene, Supramid), politetrafluoretileno e fibra de carbono (Proplast), politetrafluoretileno expandido (Gore-Tex), além de hidroxiapatita.[4-6] Implantes de silicone e polietileno poroso pré-moldados são os principais usados nos dias de hoje. No futuro, a engenharia de tecidos pode oferecer a capacidade de criar contornos de implantes faciais compostos de células imunocompatíveis em uma matriz como estrutura.[6]

Recentemente, foram desenvolvidos programas de planejamento virtual para as imagens digitais em duas e três dimensões (p. ex.: Dolphin Imaging). Essa tecnologia aumenta as habilidades do cirurgião para planejar o tratamento e comunicá-lo ao paciente. O cirurgião realiza os objetivos do tratamento virtual em um computador, e o paciente visualiza a transformação em seu perfil. Como o paciente vê a simulação da alteração do seu perfil, ele pode gostar e participar nas escolhas do tratamento.

Indicações para Uso dos Procedimentos

A mentoplastia é realizada para melhorar a harmonia facial e/ou rejuvenescer o terço inferior da face. A avaliação do mento em três dimensões é importante para o diagnóstico e o plano de tratamento adequado. Na vista frontal, o mento e a borda inferior da mandíbula devem estar bem definidos e prover uma separação entre o terço inferior da face e o pescoço. A largura do mento deve estar em equilíbrio com a largura bizigomática e bigoniana facial. Um mento estreito ou um paciente com papada e interrupção de uma linha regular da mandíbula poderia se beneficiar com um implante aloplástico para aumento lateral.[7]

A dimensão vertical do mento influencia no equilíbrio vertical da face. A altura do terço médio (glabela até subnasal) e do terço inferior da face (subnasal até o tecido mole do mento) devem ser aproximadamente iguais. O terço inferior pode ainda ser subdividido. O comprimento do lábio superior (subnasal até o estômio superior) deve ter cerca de metade do comprimento do lábio inferior (estômio inferior até o tecido mole do mento). O comprimento do lábio inferior é de 40 mm (± 2) em mulheres e de 44 mm (± 2) nos homens. A altura óssea normal do mento ou a altura dos dentes anteriores é medida desde a ponta do incisivo inferior até a borda inferior da mandíbula. A altura média é de 40 mm (± 2) em mulheres e de 44 mm (± 2) nos homens.

Se há um excesso na altura do terço inferior da face (na presença de uma posição vertical da maxila normal), pode ser indicada a osteotomia de mentoplastia para redução vertical. Inversamente, se existe uma deficiência da altura, um aumento vertical do mento pode ser indicado com uma osteotomia e interposição de enxerto ósseo. A assimetria da altura vertical pode requisitar uma combinação de osteotomia mais excessiva em um lado e a utilização do osso removido como um enxerto para o lado deficiente.[8]

A projeção do mento deve estar em harmonia com todo o perfil. A projeção anteroposterior do mento pode ser avaliada na análise cefalométrica. A posição óssea do mento pode ser aferida pelo NB:pogônio e A:pogônio em relação ao incisivo inferior. A relação da ponta do incisivo inferior e do pogônio com a linha NB deve ser de 2:1 a 1:1. A ponta do incisivo inferior deve ser de 1 a 2 mm posterior à linha que passa pelo A:pogônio. Essa análise presume que a maxila e a mandíbula estão na relação ântero-posterior adequada entre elas e que a inclinação do incisivo inferior está normal. Uma linha perpendicular à região subnasal pode ser usada para aferir a posição do tecido mole do mento. O pogônio mole deve estar 3 mm (± 3) atrás dessa linha. Geralmente, um mento forte é considerado masculino, e um mento retruso, feminino.

As análises cefalométricas proveem apenas alguns parâmetros. É importante avaliar a projeção do mento com outros fatores, como o formato do mento, a profundidade do sulco mentolabial, a posição do lábio inferior e a posição anteroposterior da mandíbula. Também é importante considerar as diferenças culturais e de tendências. Por exemplo, um mento bem definido e uma linha mandibular bem projetada geralmente são vistos como estético em mulheres da cultura ocidental. Um mento mais fraco é considerado mais estético na cultura Asiática.[8]

A osteotomia é mais versátil que o implante para alterar a posição tridimensional do mento. Ela pode tratar deficiências e excessos no sentido sagital e vertical. Além disso, pode também corrigir assimetria no mento, como é visto em casos de hiperplasia hemifacial. A osteotomia é mais utilizada em associação à cirurgia ortognática.[9] Se a cirurgia bimaxilar for realizada, a projeção do mento pode ser influenciada pela rotação horária ou anti-horária do complexo maxilomandibular. Isso pode ajudar a evitar um procedimento completo com mentoplastia, especialmente se o paciente apresenta no pré-operatório um mento com um bom formato.

Implantes aloplásticos são limitados para a correção de deficiência transversa e/ou sagital do mento. Os implantes oferecem diversas vantagens, incluindo instalação fácil, melhora estética na projeção do mento e do contorno da linha da mandíbula (por alterar o sulco pré-papada), além de estabilidade estrutural. É tecnicamente mais fácil alargar o mento com um implante do que com uma osteotomia e um enxerto ósseo. Normalmente o aumento aloplástico é usado no contexto de cirurgia facial cosmética. Por exemplo, um implante pode ser usado para aumentar um mento deficiente ao mesmo tempo em que uma redução da giba dorsal do nariz é realizada. O implante com extensão geniana pode ser usado no rejuvenescimento do terço inferior da face, seja sozinho ou como um procedimento adjunto à ritidectomia, plicatura do platisma ou lipoaspiração do pescoço. Um implante melhora as estruturas de suporte dos tecidos moles sobrejacentes flácidos ou com ptose. Isso causa um efeito de melhorar a relação estética do mento e do pescoço e alterar a profundidade do sulco pré-papada.[4,7] O paciente mostrado na Figura 29-1 tinha um implante geniano estendido de silicone instalado no mesmo procedimento onde foi realizada lipoaspiração da região submentual e lifting facial.

Contraindicações e Limitações

As limitações anatômicas, fisiológicas e psicológicas devem ser consideradas quando um paciente está sendo avaliado para o procedimento de mentoplastia.

A localização do nervo alveolar inferior e dos ápices das raízes dos caninos, além da dimensão vertical do mento, precisam ser avaliados quando está planejada uma osteotomia. Um nervo alveolar inferior bem baixo, raízes longas dos caninos, e um mento curto verticalmente tornam mais difícil realizar uma osteotomia e ter um segmento mentual de tamanho suficiente para avançar. A osteotomia de deslizamento pode levar à formação de um degrau na borda inferior da mandíbula nessas situações.[10] Em pacientes de mais idade com papadas proeminentes, uma osteotomia deslizante podem também aprofundar o sulco pré-papada e piorar os efeitos da idade nessa região. Um implante com extensão para pré-papada é provável que seja a melhor escolha nessas situações.

Em algumas situações, os implantes podem não ser a melhor opção. Em indivíduos jovens, um implante pode contribuir para uma reabsorção sobre o osso subjacente ao longo do tempo. Pacientes que apresentam incompetência labial e tensão labial ou hiperatividade da musculatura do mento podem ser mais propensos a reabsorção óssea sob o implante ou o deslocamento do implante por forças excessivas. Alguns autores acreditam que grandes aumentos apresentam melhores resultados por osteotomias do que por um implante.[5,11,12]

Devem ser consideradas as condições médicas que podem contribuir para complicações. Os pacientes imunocomprometidos não devem ser candidatos para cirurgia eletiva. O controle das diabetes deve ser otimizado antes do procedimento cirúrgico. Se o paciente é anticoagulado, isso pode representar um problema se a medicação não puder ser descontinuada de maneira segura antes da cirurgia. O uso de tabaco pode comprometer o processo de cicatrização e esse hábito deve ser descontinuado. Infecções nos tecidos moles circunjacentes, odontogênicas ou periodontais devem ser tratadas antecipadamente.

Em qualquer cirurgia eletiva, a queixa principal do paciente deve ser completamente compreendida e anotada. Os riscos do procedimento e as alternativas de tratamento devem ser discutidos e informados em um termo de consentimento. Se o paciente é emocional ou mentalmente instável, ele ou ela não devem ser candidatos à cirurgia. Além disso, se o adolescente não apresenta o suporte familiar adequado e possui pobre motivação de cuidados, o procedimento não deve ser realizado.

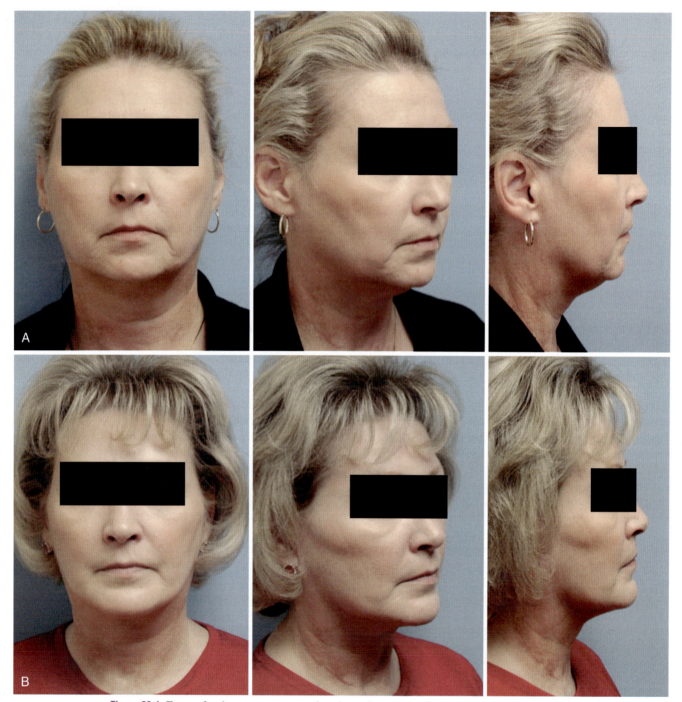

Figura 29-1 Fotografias de uma paciente que foi submetida a mini *lift* facial, lipoaspiração submentual, e instalação de implante de silicone estendido a região geniana, pré-operatório (**A**) e pós-operatório (**B**). Além de melhorar a projeção do mento, o implante melhorou o suporte dos tecidos moles flácidos e a definição da borda lateral da mandíbula.

CAPÍTULO 29 Mentoplastia

TÉCNICA: Osteotomia Deslizante para Avanço

PASSO 1: Incisão e Divulsão
É infiltrado anestésico local com vasoconstritor no tecido submucoso do mento. É de grande auxílio realizar bloqueio maxilomandibular com elásticos para estabilizar a mandíbula durante o procedimento. Inicialmente dois ganchos para pele são usados de modo a afastar o lábio inferior. Algumas vezes um afastador de bochecha pode ser útil como alternativa para afastar o lábio.

Após a vasoconstrição ter ocorrido, uma incisão é feita através da mucosa do lábio de canino a canino, na metade da distância entre o fundo do vestíbulo e o bordo úmido-seco, usando uma lâmina de bisturi n°15 e/ou ponta fina do bisturi elétrico. A incisão deve atravessar o músculo mentual em um ângulo oblíquo a fim de que deixe uma porção adequada unida ao periósteo para ressuspensão muscular ou para fechamento.

Uma divulsão subperiosteal é realizada com um descolador de periósteo n° 9 ou o descolador largo de Cobb para exposição total da sínfise para baixo até a borda inferior. Eleve o periósteo e a musculatura que recobre a raiz dos incisivos na região anterior da mandíbula de modo a facilitar a ressuspensão da musculatura quando for realizado o fechamento do acesso. A divulsão subperiosteal é então caminhada posteriormente em direção à região dos molares, mantendo o descolador ao longo da borda inferior bem abaixo do nervo mentual. A divulsão é finalmente direcionada para cima a fim de identificar e expor o nervo mentual por onde ele sai do forame. Evite divulsão excessiva ao longo da borda inferior. É importante manter uma adequada quantidade de tecido mole aderida para dar suprimento sanguíneo ao segmento mentual avançado. Com isso, esperamos que minimize reabsorção óssea em longo prazo (Fig. 29-2, A e B).

PASSO 2: Marcação da Linha Média
Uma broca 701 é usada para marcar a linha média sinfisária acima e abaixo da osteotomia planejada. Isso ajuda a manter o reposicionamento do segmento mentual orientado em relação à linha média.

Posicione-se diretamente acima da cabeça do paciente quando for marcar a cortical para ajudar a manter a orientação da linha média. Fica mais fácil inicialmente fazer uma série de furos com a ponta da broca e em seguida conectá-los em uma linha vertical reta (Fig. 29-1, C).

(Continua)

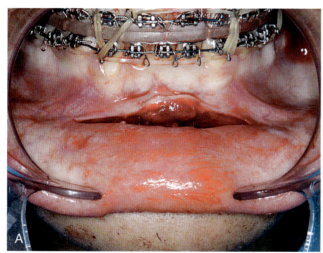
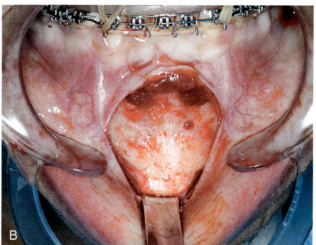
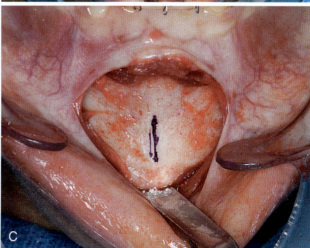

Figura 29-2 **A,** A incisão é realizada através da mucosa de canino a canino, na metade da distância entre o fundo de vestíbulo e o bordo úmido-seco do lábio. **B,** Divulsão subperiosteal é direcionada para baixo da borda inferior. **C,** A linha média é marcada por uma linha vertical na cortical com uma broca 701. Esta linha é ressaltada com uma caneta dermatográfica cirúrgica.

> **TÉCNICA: Osteotomia Deslizante para Avanço** *(Cont.)*

PASSO 3: Osteotomia

Deve-se ter cuidado com o posicionamento e a angulação da osteotomia. A osteotomia deve ser pelo menos 5 mm abaixo dos ápices dos caninos e 6 mm abaixo dos forames mentuais. Isso para evitar a perda de vitalidade dos dentes e lesão ao nervo que pode correr anterior e inferiormente ao forame. Outro aspecto importante é a angulação da osteotomia de modo que se estenda posteriormente até a região do primeiro molar. Isso previne degraus excessivos da borda inferior e a redução da altura após o avanço, como ocorre com um segmento mentual encurtado anteroposteriormente. Normalmente, a osteotomia será de cerca de 12 mm acima da borda inferior na linha média. Entretanto, em um paciente com um forame mentual baixo, ou uma altura dentária anterior curta, a osteotomia pode ficar próxima da borda inferior.

Os afastadores de Obwegeser podem ser utilizados pelo assistente para afastar e proteger o tecido mole adjacente durante a osteotomia. Um afastador de Aufricht pode ser usado pelo cirurgião ajudando a afastar os tecidos moles e a orientar a lâmina da serra reciprocante adequadamente. O afastador é segurado pelo dedo indicador e o polegar da mão não dominante do cirurgião e interposto à ferida. A ponta do afastador é posicionada na borda inferior da região do primeiro molar e palpada pelo dedo anelar. A lâmina da serra reciprocante é levada para dentro da ferida, e a ponta é sentida, junto com a ponta da haste do afastador na borda inferior da mandíbula. A haste do afastador e a serra reciprocante estão alinhados juntos, garantido a angulação adequada da osteotomia, como mencionado anteriormente.

A osteotomia é realizada perpendicular à cortical externa do osso. É iniciada posteriormente através das duas corticais da borda inferior. Conforme a serra vai avançando anteriormente, ela deve ser verticalizada, garantido-se que a lâmina esteja cortando através das duas corticais. A serra deve ser orientada em 90° na mandíbula no momento em que alcançar a linha média. Evite inserir excessivamente a lâmina para minimizar traumas nos músculos milo-hióideo e genioglosso e para prevenir sangramento excessivo. Quando é alcançada a linha média, a serra é removida, e a mesma osteotomia é realizada pelo lado oposto.

Se o segmento mentual não for facilmente mobilizado, a osteotomia deve ser refeita com a serra para garantir que ambas as corticais tenham sido completamente cortadas. Isso previne que uma ponta irregular de osso seja fraturada ao longo da borda da osteotomia, que acontece com mais frequência no aspecto lingual do segmento mentual. Qualquer ponta ou borda irregular pode ser aplainada com uma broca esférica para que o segmento fique bem nivelado mesmo quando avançado. Deve-se ter cuidado para afastar e proteger os tecidos moles do assoalho bucal quando for feita essa manobra (Fig. 29-2, *D* e *E*).

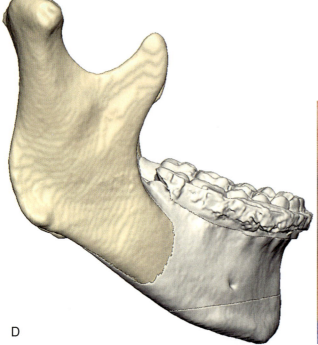
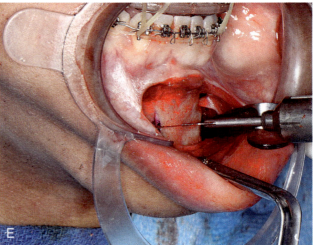

Figura 29-2 *(Cont.)* **D,** A osteotomia deve ser angulada de forma que se estenda posteriormente na região do primeiro molar e que se encontre a 6 mm abaixo do forame mentual. **E,** O afastador de Aufricht pode ser usado para afastar os tecidos moles e auxiliar na orientação da lâmina da serra reciprocante na angulação adequada, como demonstrado aqui.

TÉCNICA: Osteotomia Deslizante para Avanço *(Cont.)*

PASSO 4: Avanço e Fixação

O segmento mentual é avançado em linha reta, mantendo alinhamento adequado com a marcação da linha média feita previamente. A cortical lingual do segmento mentoniano não deve ser avançada além da cortical vestibular do corpo da mandíbula para poder garantir uma estabilidade e união. Deve apresentar mínimo espaço entre o segmento avançado e o corpo mandibular. Se estiver presente um pequeno espaço entre as osteotomias, pode ser realizado um enxerto com osso autógeno ou alógeno.

Vários designs de placas pré-dobradas de mentoplastia estão disponíveis para a fixação do segmento mentual. Elas vêm com 2 mm de espessura e com parafusos de diâmetro de 1,7 ou 2,0 mm de tamanho. O desenho com formato em "H" permite fácil visualização e alinhamento do segmento mentual com a marcação da linha média, pois ambos os braços pré-dobrados da placa estão localizados fora do centro da linha média dela.

Um fio de aço é posicionado no segmento mentual para auxiliar no avanço e na estabilização enquanto os parafusos de fixação são instalados. Uma perfuração é realizada de maneira oblíqua através da borda da cortical vestibular na marca da linha média. Um fio de aço de calibre 24 é então passado através dessa perfuração e torcido com um porta-agulha para fio de aço. É importante fazer uma perfuração que seja afastada o suficiente da borda da osteotomia de modo que o fio não saia através do osso.

É escolhido o tamanho apropriado da placa (baseado nos objetivos do tratamento virtual planejado no pré-operatório). Uma alteração na quantidade de avanço pode ser apropriada de acordo com a avaliação estética na mesa de cirurgia. Todos os quatro furos da placa são dobrados para a adaptação correta no osso subjacente. Os furos superiores da placa são fixados antes no corpo da mandíbula. O fio de aço é tracionado por entre os dois braços da placa. O segmento mentoniano é então avançado e estabilizado com o fio. Também é importante apalpar e estabilizar manualmente as extremidades do segmento avançado para garantir que ambos os lados estejam simétricos. Finalmente, os parafusos são fixados através dos furos inferiores para estabilizar o segmento. Normalmente são usados parafusos de 10 a 12 mm de comprimento (Fig. 29-2, *F* a *H*).

(Continua)

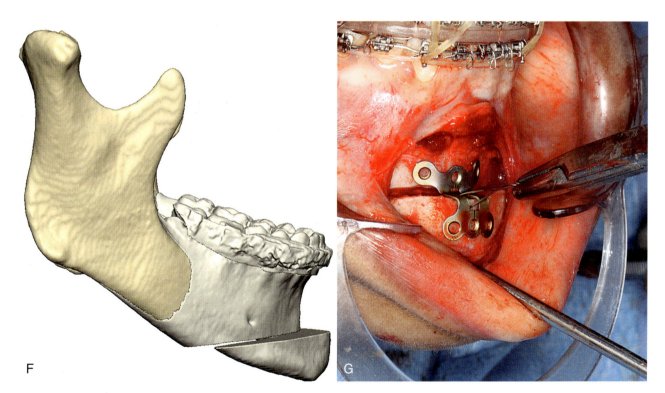

Figura 29-2 *(Cont.)* **F,** O avanço em linha reta do mento com mínimo espaço entre as osteotomias. **G,** O fio de aço para posicionamento ajuda a avançar o segmento mentual e a estabilizá-lo enquanto os parafusos de fixação são instalados.

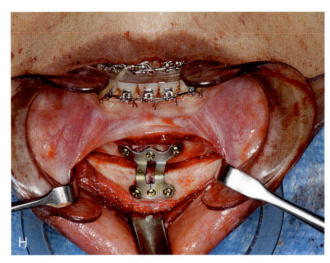

Figura 29-2 *(Cont.)* **H,** Segmento avançado e estabilizado com uma placa pré-dobrada com formato em "H" para mentoplastia.

TÉCNICA: Osteotomia Deslizante para Avanço *(Cont.)*

PASSO 5: Fechamento

O acesso é fechado em dois planos. O músculo mentual é ressuspenso usando três pontos simples de sutura com fio Vicryl 3-0. Isso é importante para manter o contorno do tecido mole e evitar ptose do mento. A mucosa é suturada em seguida com pontos contínuos com catgut cromado 4-0. Um curativo compressivo é posicionado na pele para dar suporte prolongado aos tecidos moles, minimizar o edema e prevenir a formação de hematoma. O adesivo líquido é aplicado na pele na região submentual e no mento. Em seguida, tiras de 6 cm de micropore são aplicadas vertical e horizontalmente em todo o mento em três camadas. Um curativo oclusivo de Tegaderm é posicionado depois para minimizar a chance de sujar as tiras. O Tegaderm pode ser removido dentro de 5 a 7 dias.

A Figura 29-2, *L*, mostra as radiografias pós-operatórias de um paciente que foi submetido à Le Fort I para impactação posterior e autorrotação da mandíbula para fechar a mordida aberta anterior e mentoplastia para avanço concomitante (Fig. 29-2, *I* a *L*).

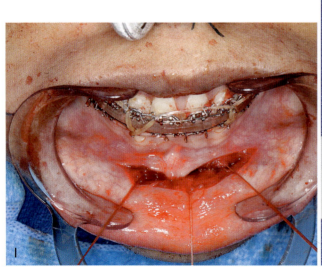
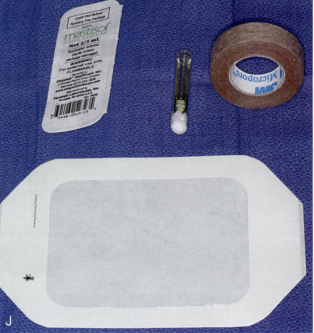

Figura 29-2 *(Cont.)* **I,** O músculo mentual é ressuspenso com sutura de Vicryl para ajudar a prevenir ptose do tecido mole. **J,** Adesivo líquido, 6 cm de micropore, e Tegaderm são usados para o curativo do mento.

CAPÍTULO 29 Mentoplastia 289

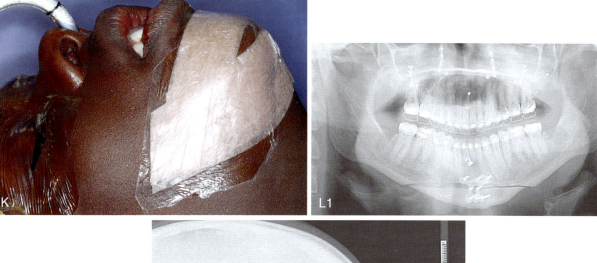
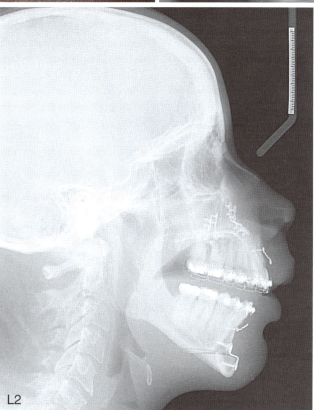

Figura 29-2 *(Cont.)* **K,** Três camadas de micropore são cruzadas nas direções vertical e horizontal. **L,** Radiografias panorâmica e normal lateral pós-operatória após a osteotomia de deslizamento para avanço. A osteotomia estende-se posteriormente até o primeiro molar. Uma placa pré-dobrada em formato "H" de 6 mm foi utilizada.

TÉCNICA ALTERNATIVA 1: Alteração Vertical

O mento pode ser aumentado ou reduzido verticalmente para melhorar a harmonia da estética facial. Isso inclui a correção de assimetrias em pacientes com hiperplasia hemimandibular.

Para o aumento vertical, a osteotomia é realizada como descrita previamente, e o segmento mentual é mobilizado. Se for realizado avanço concomitante, uma placa pré-dobrada para mentoplastia pode ser utilizada. Caso contrário, duas placas retas com dois furos em cada segmento são usadas e posicionadas fora da linha média. As partes posteriores das laterais do segmento mentual são mantidas em contato com o corpo da mandíbula a fim de dar estabilidade para que a porção anterior possa ser rebaixada e enxertada na quantidade desejada e fixada com placa. Enxerto ósseo autógeno ou alógeno deve ser colocado no espaço entre as osteotomias para contribuir no processo de união óssea do segmento. São preferidos blocos de enxerto se houver a existência de um espaço grande entre os segmentos. Enxertos particulados são fáceis de serem posicionados em defeitos menores (Fig. 29-3, *A*).

Para a redução, duas osteotomias devem ser realizadas. Uma osteotomia inferior é realizada primeiro, como foi descrito previamente. A segunda osteotomia acima desta é feita para efetuar adequadamente a redução óssea como foi planejado nos objetivos do tratamento virtual. É importante executar a osteotomia inferior primeiro para que a segunda osteotomia não seja realizada no segmento mentual solto. É importante estar de 5 a 6 mm abaixo das raízes dos caninos e dos forames mentuais quando estiver sendo planejada a posição da osteotomia superior. Tanto a placa pré-dobrada quanto duas placas retas posicionadas fora da linha média são usadas para fixar o segmento mentual (Fig. 29-3, *B*).

Na assimetria vertical do mento que está presente na hiperplasia hemimandibular, marque a linha média do mento (segmento mentual) e separadamente marque a linha média da face na mandíbula acima das osteotomias. A osteotomia inferior é realizada primeiro, paralela à borda inferior do mento. A segunda, sendo uma osteotomia superior a esta, é realizada paralela à linha horizontal verdadeira. O segmento ósseo assimétrico é liberado. Pode ser girado em 180° e posicionado no lado oposto como um enxerto livre ou mantido aderido ao músculo. O segmento mentual é alinhado à linha média da face e em seguida fixado rigidamente (Fig. 29-3, *C*).

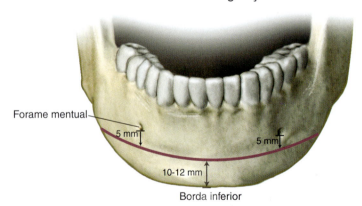

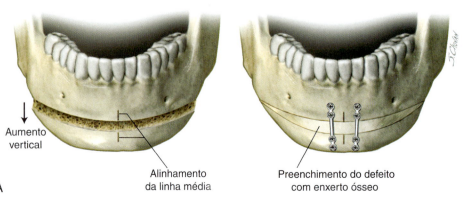

Figura 29-3 A, Aumento vertical do mento. O espaço das osteotomias é enxertado com osso autógeno ou alógeno.

(Continua)

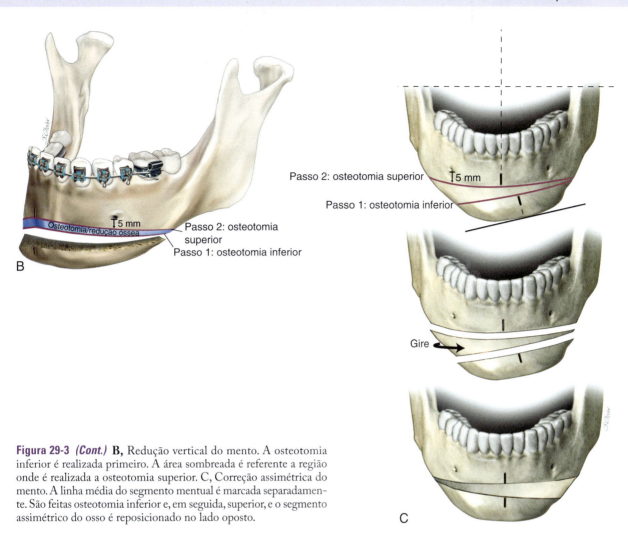

Figura 29-3 *(Cont.)* **B,** Redução vertical do mento. A osteotomia inferior é realizada primeiro. A área sombreada é referente a região onde é realizada a osteotomia superior. C, Correção assimétrica do mento. A linha média do segmento mentual é marcada separadamente. São feitas osteotomia inferior e, em seguida, superior, e o segmento assimétrico do osso é reposicionado no lado oposto.

TÉCNICA ALTERNATIVA 2: Aumento com Implante Aloplástico

O aumento do mento com implantes aloplásticos pode ser realizado sob anestesia local com sedação. Implantes pré-fabricados estendidos de silicone são um design e material comuns. Eles criam um aumento sutil de volume nas laterais para distender o sulco pré-papada, além de aumentar a projeção do mento (Fig. 29-4, *A* e *B*). Implantes pré-fabricados vêm em tamanhos pequeno, médio e grande, que variam principalmente na quantidade de aumento na região anterior. Normalmente eles são instalados em conjunto com outros procedimento estéticos, como na ritidectomia e na lipoaspiração no pescoço (Fig. 29-1).

O mento é marcado para auxiliar no correto posicionamento do implante. Também são feitas linhas paramedianas, sendo correspondentes com a extensão posterior do implante e da divulsão. Um acesso submental extraoral é ideal se for realizado concomitantemente um procedimento de rejuvenescimento no pescoço. Uma incisão de 2 a 2,5 mm é feita próxima à dobra submentual por posterior. Isso previne o aprofundamento da ruga com uma contratura da cicatriz. O bloqueio bilateral do nervo alveolar inferior é feito com de lidocaína a 2% com epinefrina 1:100.00. A incisão submentual e toda a área de divulsão subperiosteal do mento é infiltrada com o anestésico local.

É administrada infiltração tumescente na região do pescoço, quando tiver indicado um procedimento na região do pescoço (Fig. 29-4, *C*). Deve ser aguardado aproximadamente 10 minutos após a infiltração com vasoconstrição.

A incisão é feita através da pele e do tecido subcutâneo. Um pequeno retalho da pele é suspendido em direção a borda inferior superficialmente ao músculo platisma. O bisturi elétrico é usado para incisar o periósteo logo anteriormente à inserção do músculo platisma na região sinfisária (Fig. 29-4, *D*). Isso minimiza o sangramento transoperatório e previne a formação potencial de um hematoma. Um descolador de periósteo n° 9 é em seguida utilizado para divulsão do plano subperiosteal, ao longo de toda a borda inferior em cada lado. A dissecção se direciona superiormente no aspecto frontal da região da sínfise e do corpo. Toma-se cuidado para identificar e evitar manipulação excessiva nos nervos mentuais. O acesso deve ser amplo o suficiente de modo a permitir a adaptação passiva do implante ao longo de todo o aspecto frontal da borda inferior da mandíbula, porém não deve ser sobre-estendido, para garantir o posicionamento correto do implante. Um conjunto de prova correspondente com os tamanhos reais dos implantes pré-fabricados (p. ex., pequeno, médio, grande) pode ser usado para

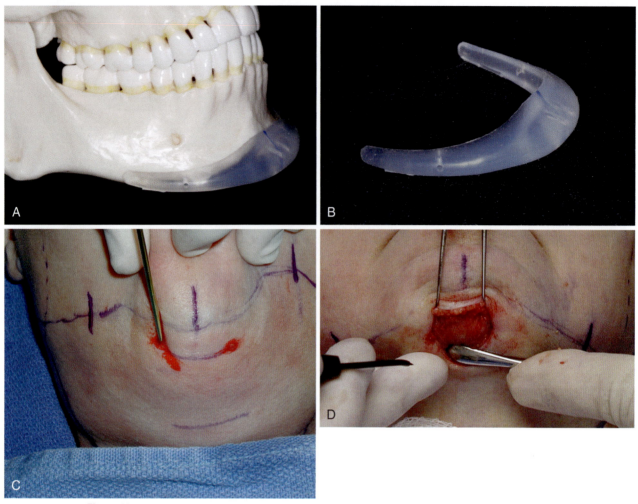

Figura 29-4 **A** e **B**, Implante de silicone mentual estendido (Mittelman Pre-Jowl-Chin implant; Implantech, Ventura, Calif.). **C**, Marcações na borda inferior da mandíbula, na linha média da face e para a incisão na dobra submentual. Infiltração tumescente é administrada neste caso para lipoaspiração no pescoço concomitantemente. **D**, Divulsão subperiosteal é realizada ao longo de toda a face frontal da borda da mandíbula.

ajudar a determinar o melhor tamanho. Se foram planejados os objetivos do tratamento virtual, podem também auxiliar na seleção do tamanho apropriado. Podem ser feitos pequenos contornos no implante com o uso de tesouras afiadas ou com lâmina de bisturi n° 10.

Após a instalação do implante de tamanho correto, a linha média marcada no implante deve ser alinhada com a marcação prévia da linha média no tecido mole do mento do paciente. O implante deve ser instalado passivamente ao longo de todo o aspecto frontal da borda inferior sem qualquer contato com os nervos mentuais. Uma vez que a posição correta tenha sido verificada, o implante deve ser fixado para prevenir seu deslocamento. Fixação estável pode minimizar mobilidade e reabsorção óssea em longo prazo. Dois parafusos monocorticais de 1,7 mm são instalados fora da linha média para manter o posicionamento do implante. São necessários dois parafusos para prevenir movimento de rotação.

Alternativamente, o implante pode ser suturado ao periósteo com um fio de sutura de polidioxanona (PDS) 3-0. Por fim, se desenvolve uma cápsula em volta do implante para ajudar posteriormente na estabilização da posição. A ferida é irrigada com soro fisiológico e em seguida é fechada por planos. O periósteo é fechado com fio Vicryl 3-0. O plano subcutâneo é fechado com fio Monocryl 4-0. Finalmente a pele é fechada com fio catgut 5-0 ou 6-0 de rápida reabsorção. Podem ser colocados steri-strips ao longo da área da incisão. Um curativo compressivo em múltiplas camadas é aplicado, como descrito previamente (Fig. 29-2, *K*). Um curativo compressivo mais extenso na região submentual e no pescoço pode ser posicionado se também for realizado um procedimento no pescoço.

Prevenção e Tratamento das Complicações

A mentoplastia envolvendo a osteotomia é tecnicamente mais desafiadora do que o implante, portanto tem um potencial maior para complicações. Um problema comum é o encurtamento da osteotomia por não estendê-la o mais posteriormente possível. Quando o segmento mental encurtado é avançado, ele gera um defeito maior ao longo da borda inferior que interrompe a linha suave da mandíbula (Figs. 29-5 e 29-6). Pode também aprofundar o sulco pré-papada com a remodelação e com o

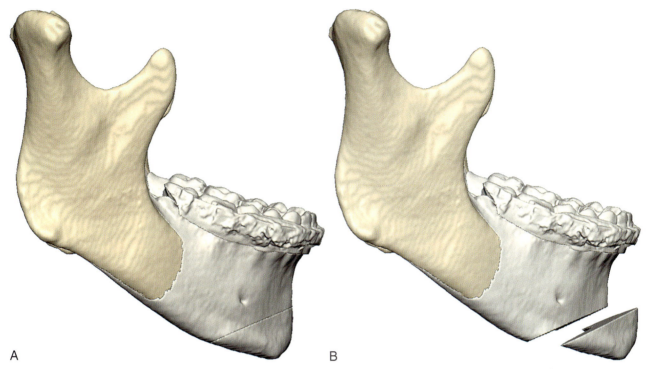

Figura 29-5 A, Osteotomia encurtada que não se estende posteriormente em direção à região do primeiro molar. **B,** Representa a relação do segmento com um avanço puro do mento. Se o segmento mentual estiver posicionado superiormente para obter contato ósseo, será criado um defeito antiestético no contorno de toda a borda inferior da mandíbula, além da redução da altura do mento.

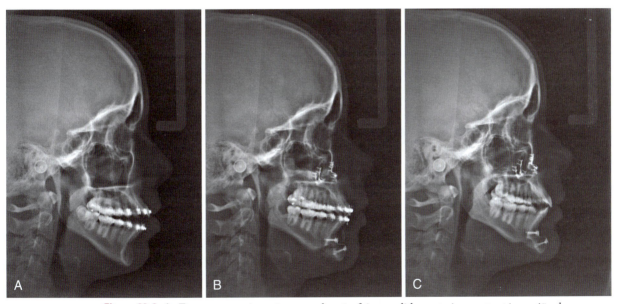

Figura 29-6 A, Essa osteotomia está encurtada; não foi estendida posteriormente até a região do primeiro molar. **B** e **C,** Radiografias do pós-operatório imediato e de 1 ano de pós-operatório, respectivamente.

294 PARTE IV Cirurgia Ortognática e Craniofacial

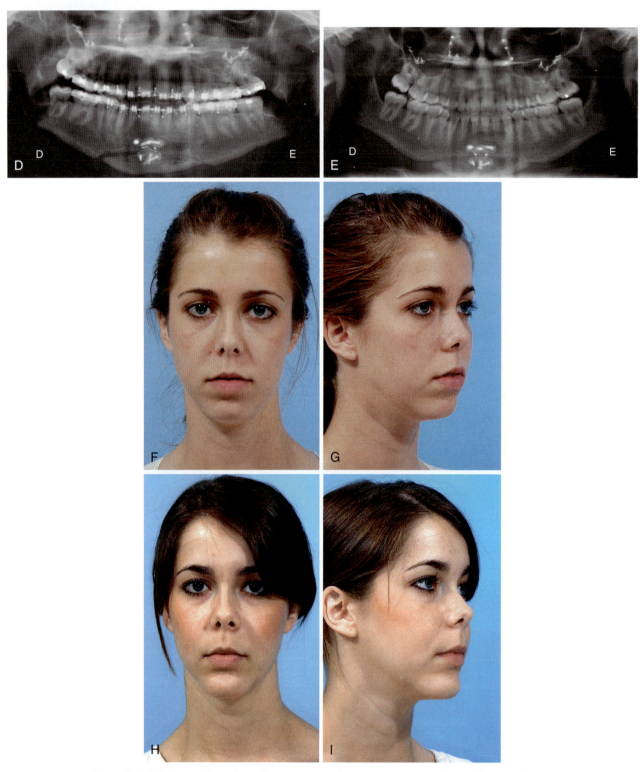

Figura 29-6 (Cont.) D e E, Radiografias panorâmicas do pós-operatório imediato e de 1 ano de pós--operatório, respectivamente. Note a reabsorção da região posterior do segmento mentual ao longo do tempo, que contribuiu para o degrau da borda inferior da mandíbula. Fotografias pré-operatórias (F e G) e fotografias de 1 ano de pós-operatório (H e I) mostrando o defeito do contorno da borda inferior devido à osteotomia encurtada.

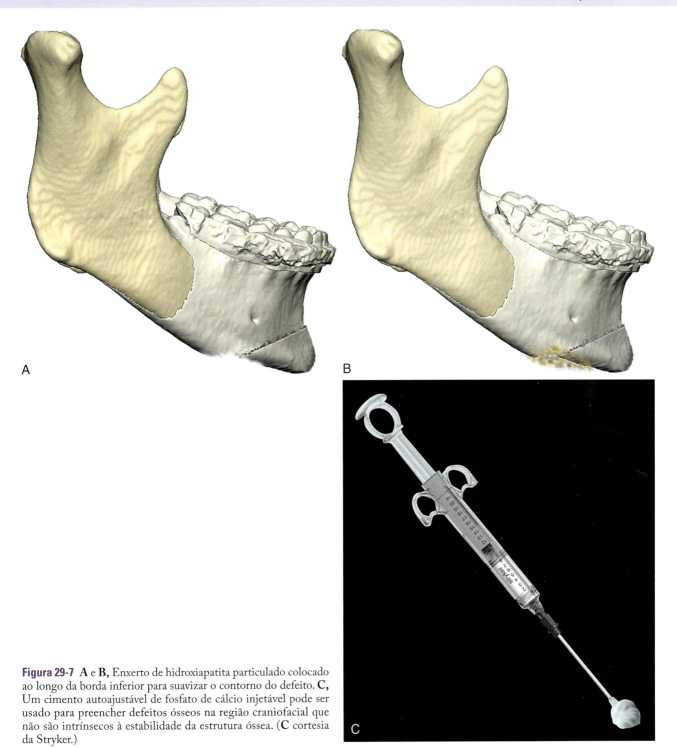

Figura 29-7 **A** e **B,** Enxerto de hidroxiapatita particulado colocado ao longo da borda inferior para suavizar o contorno do defeito. **C,** Um cimento autoajustável de fosfato de cálcio injetável pode ser usado para preencher defeitos ósseos na região craniofacial que não são intrínsecos à estabilidade da estrutura óssea. (**C** cortesia da Stryker.)

envelhecimento. Para se evitar esse problema, a osteotomia deve ser estendida posteriormente até o primeiro molar, como já descrito. Se a osteotomia for encurtada, pode-se minimizar o avanço do segmento mentual ou enxertar com partículas de hidroxiapatita ao longo do defeito da borda inferior no momento da cirurgia (Fig. 29-7).

A lesão no nervo alveolar inferior é outra complicação transoperatória potencial. Isso acontece quando o nervo apresenta um trajeto mais baixo em relação à borda inferior da mandíbula e não foi levado em consideração no pré-operatório, mas somente durante a cirurgia. O mento que é curto verticalmente também pode contribuir para esse problema. É importante revisar as radiografias com cuidado antes da cirurgia para avaliar a posição do nervo. A fim de minimizar o risco de secção do nervo, a osteotomia deve ser realizada 6 mm abaixo do forame mentual, devido ao trajeto inferior do nervo.[13,14] Se o nervo é seccionado, um procedimento de neurorrafia usando o fio Nurolon 7-0 ou sutura com Prolene pode ser tentado. Entretanto, pode ser difícil de liberar suficientemente os segmentos proximal e distal para reaproximação passiva. Pode ser mais exequível apenas posicionar o final do nervo seccionado em íntima proximidade com a outra extremidade ao longo do canal alveolar.

O hematoma no assoalho da boca é uma complicação transoperatória rara.[4] Isso pode acontecer por um trauma indevido nos músculos presentes no assoalho de boca durante as osteotomias. Além disso, o paciente pode estar fazendo uso de medicações anticoagulantes (p. ex., aspirina) ou ervas (p. ex., alho, ginkgo biloba). O paciente também pode apresentar uma coagulopatia não diagnosticada. É importante obter uma história médica minuciosa no pré-operatório. Além disso, o cirurgião deve evitar inserir excessivamente a serra reciprocante através da cortical lingual. Se um hematoma é notado, deveria ser eliminado e a origem do sangramento ser controlada. A injeção de anestésico local com vasoconstritor ou a colocação de agentes hemostáticos (p. ex., Surgicel) é de grande auxílio para o controle do sangramento. A drenagem também pode ser feita. Acompanhamento no pós-operatório com monitorização intensiva da via aérea é indicado.

Para evitar a ptose do mento ou a deformidade de "queixo de bruxa", o cirurgião deveria evitar o excesso de divulsão do músculo mental. Além disso, não se deve economizar tempo para reaproximar adequadamente o músculo mental no momento da sutura.[15] Além disso, um curativo compressivo adequado deve ser utilizado.

Recomendações Pós-operatórias

Profilaxia antibiótica e corticosteroides são normalmente prescritos no pré-operatório. Uso continuado de antibiótico e corticoides pode ser considerado para um período curto. O paciente deve manter uma dieta macia, sem mastigar por 1 a 2 semanas e em seguida ir aumentando a consistência conforme a tolerância. O curativo compressivo pode ser removido em 5 a 7 dias.

Os déficits neurossensoriais devem ser monitorados e documentados em um formulário padrão. O teste deve incluir dois pontos de distinção, leve toque estático, pincelada direcional, picada de agulha e distinção térmica. Se houver uma persistência anestésica, hiperestesia/disestesia ou hipoestesia perturbadora, pode ser oferecido ao paciente um encaminhamento para microcirurgia reparadora.[16] A não ser que o paciente tenha disestesia, o reparo pode oferecer pouco benefício.

Um estudo encontrou degrau da borda inferior em 72,5% dos pacientes.[10] Se isso criar um resultado estético inaceitável, pode ser corrigido por enxerto ou instalação de implante. A hidroxiapatita é um bom material de enxerto por ser biocompatível e ter uma estabilidade estrutural. O HydroSet é um substituto de osso de hidroxiapatita injetável que pode ser utilizado (Fig. 29-7). Um implante de pré-papada também pode ser instalado. Eles estão disponíveis tanto em silicone quanto em polietileno poroso (Fig. 29-8).

A reabsorção óssea contribui para degraus na borda inferior. Também pode contribuir para o relapso na região do pogônio. Também tem sido relatada necrose avascular quando o mento é avançado como um enxerto livre.[17,18] É importante manter o máximo possível de tecido mole aderido para o avanço do segmento mental a fim de minimizar tais complicações.

Dor secundária a infecção ou união incompleta da área da osteotomia são raros. Pode acontecer pela falha do material de fixação ou por formação de fibrose cicatricial ao longo do espaço da osteotomia. Uma radiografia panorâmica e/ou uma tomografia computadorizada (TC) devem ser obtidas para fins de diagnóstico. Deve ser realizada cirurgia para a remoção do sistema de fixação que falhou. Se houver uma união incompleta do espaço da osteotomia associado a dor, a reoperação deve ser indicada para exploração da ferida, debridamento dos tecidos moles e colocação de enxerto ósseo no defeito. A fim de evitar essa complicação, o segmento mental não deve ser avançado além do ponto onde a cortical lingual se sobrepõe à cortical vestibular da mandíbula. Um espaço maior da osteotomia deve ser enxertado para ajudar a prevenir uma união incompleta.

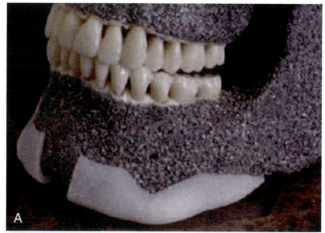
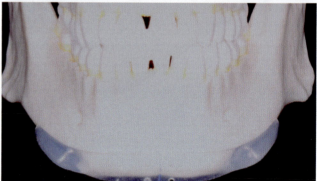
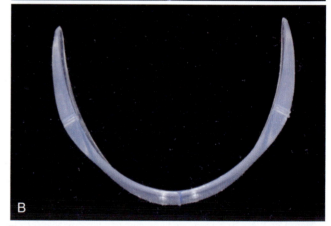

Figura 29-8 **A,** Implante Medpor sulco geniomandibular instalado ao longo da borda inferior para corrigir um defeito do contorno. **B,** Implante Mittelman Pre Jowl-Chin distende o sulco pré-papada sem aumentar a projeção do mento. Ambos os implantes podem corrigir o contorno do defeito lateral da borda inferior da mandíbula.

Os implantes aloplásticos podem também desenvolver problemas ao longo do tempo, os quais incluem deslocamento do implante, reabsorção do osso subjacente e infecção. Tais problemas podem ser oriundos de uma técnica cirúrgica pobre ou pelo design do implante. Por exemplo, se o implante não é preso à borda inferior por suturas no periósteo ou por parafusos, é mais propenso a deslocar da borda inferior da mandíbula espessa e causar reabsorção óssea. É também importante manter uma divulsão limitada e uma tunelização ao longo da borda inferior. A reabsorção era mais comumente vista no passado com o uso de próteses com design do tipo *chin button*, em que o implante recobre apenas a sínfise. Isso parece ocorrer com menos frequência atualmente, com o uso dos implantes de design extenso para o mento, talvez devido a uma distribuição mais difusa da pressão.[4]

Infecção associada a implantes aloplásticos é rara. Cuidados locais da ferida e terapia antibiótica agressiva geralmente não são eficazes em resolver essa complicação. Na maioria das situações o implante deve ser removido.[3] É importante orientar o paciente sobre a necessidade de tratamento proativo de infecções em volta da pele ou de infecções odontogênicas, que, se não tratadas, eventualmente podem comprometer o implante.

Referências

1. Trauner R, Obwegeser H: The surgical correction of mandibular prognathism and retrognathia with consideration of genioplasty, *I. Surgical procedures to correct mandibular prognathism and reshaping of the chin*, Oral Surg Oral Med Oral Pathol 10:677, 1957.
2. Converse JM, Wood-Smith D: Horizontal osteotomy of the mandible, *Plast Reconstr Surg* 34:464, 1964.
3. Strauss RA, Abubaker AO: Genioplasty: a case for advancement osteotomy, *J Oral Maxillofac Surg* 58:783, 2000.
4. Reed EH, Smith RG: Genioplasty: a case for alloplastic chin augmentation, *J Oral Maxillofac Surg* 58:788, 2000.
5. Binder WJ, Kamer FM, Parkes ML: Mentoplasty: a clinical analysis of alloplastic implants, *Laryngoscope* 91:383, 1981.
6. Binder WJ: Aesthetic facial implants, in cosmesis of the mouth, face and jaws. In S.A. Guttenberg SA, editor: *Cosmesis of the mouth, face and jaws*, West Sussex, UK, 2012, Wiley-Blackwell.
7. Epker BN: Alloplastic esthetic facial augmentation. In Miloro M, editor: *Peterson's principles of oral and maxillofacial surgery*, ed 2, Hamilton, Ontario, 2004, Decker.
8. Reyneke JP: Systematic patient evaluation. In Reyneke JP, editor: *Essentials of orthognathic surgery*, ed 2, Hanover Park, Ill, 2010, Quintessence.
9. Reyneke JP: Surgical technique: genioplasty. In Reyneke JP, editor: *Essentials of orthognathic surgery*, ed 2, Hanover Park, Ill, 2010, Quintessence.
10. Lindquist CC, Obeid G: Complications of genioplasty done alone or in combination with sagittal split-ramus osteotomy, *Oral Surg Oral Med Oral Pathol* 66:13, 1988.
11. Matarasso A, Elias AC, Elias RL: Labial incompetence: a marker for progressive bone resorption in Silastic chin augmentation, *Plast Reconstr Surg* 98:1007, 1996, discussion 1015.
12. McKinney P, Cunningham BL: *Aesthetic facial surgery*, New York, 1992, Churchill Livingstone.
13. Ousterhout DK: Sliding genioplasty: avoiding mental nerve injuries, *J Craniofac Surg* 7:297, 1996.
14. Ritter EF, et al: The course of the inferior alveolar neurovascular canal in relation to sliding genioplasty, *J Craniofac Surg* 3:20, 1992.
15. Rubens BC, West RA: Ptosis of the chin and lip incompetence: consequences of lost mentalis muscle support, *J Oral Maxillofac Surg* 47:359, 1989.
16. Ghali GE, Epker BN: Clinical neurosensory testing: practical applications, *J Oral Maxillofac Surg* 47:1074, 1989.
17. Ellis E III, et al: Advancement genioplasty with and without soft tissue pedicle: an experimental investigation, *J Oral Maxillofac Surg* 42:637, 1984.
18. Mercuri LG, Laskin DM: Avascular necrosis after anterior horizontal augmentation genioplasty, *J Oral Surg* 35:296, 1977.

CAPÍTULO 30

Osteotomias Mandibulares Subapicais

Paulo Jose Medeiros e Fabio G. Ritto

Material Necessário

Lâmina de bisturi n°15
Fios de suturas apropriados
Bloco de mordida
Cinzéis (espátulas finas e largas)
Pinças hemostáticas curvas
Pinça Dietrich
Bisturi elétrico
Ponta de aspiração Frasier

Peça de mão e brocas n° 701, 702 e 703
Pinça Kocher
Anestésico local com vasoconstrição
Martelo
Tesouras Metzenbaum
Afastador Minnesota
Porta-agulhas
Afastador de canal Obwegeser

Afastadores Obwegeser (para cima, para baixo e de ramo)
Descolador de periósteo
Separador de Cavidade Smith
Afastador Weider
Cortador de fio de aço
Fio de aço (calibre 24 a 26)

Histórico do Procedimento

As cirurgias nos segmentos alveolares foram, provavelmente, uma das primeiras técnicas descritas para a correção das deformidades oclusais. Kostecka[1] e Wassmund[2] foram os pioneiros dessa técnica, e outros cirurgiões, como Bell e Dann[3] e Kent e Hinds,[4] estabeleceram os detalhes quanto às suas indicações e ao manejo. Mais relevantes, Bell e Levy,[5] Catelli et al.,[6] Hellem e Ostrup[7] estudaram o suprimento sanguíneo dos segmentos osteotomizados. Epker[8] também destacou alguns detalhes importantes que devem ser levados em consideração para evitar a perda de dentes e de necrose avascular, que ele considera como a complicação mais devastadora.

Hofer[9] e Köle[10] foram provavelmente os primeiros a descreverem a técnica de osteotomia mandibular subapical. Eles recomendavam realizar as osteotomias nos modelos de gesso antes da cirurgia em si para alcançar a oclusão favorável e para fabricação do guia cirúrgico. Hofer[9] propôs a técnica a fim de tratar o prognatismo com a incisão localizada na gengiva vestibular. Não era uma preocupação lesionar o nervo mental, e a correção da oclusão era limitada a inclinar o segmento alveolar. Por sua vez, Köle[10] posicionou a incisão anterior no fundo de vestíbulo para que o segmento mobilizado pudesse permanecer recoberto por mucosa e o nervo se mantivesse intacto. A porção posterior da incisão era realizada sobre o processo alveolar e ao longo da margem gengival lingual até o triângulo retromandibular, com extensão vertical medialmente. De acordo com o autor, essa extensão da incisão permitia a distensão da mucosa mobilizada, possibilitando a protrusão, e não apenas a inclinação, do segmento ósseo osteotomizado.

Em 1974, MacIntosh[11] foi o primeiro a descrever a osteotomia mandibular subapical total. Nessa descrição, o autor recomendava o acesso extraoral para realizar o corte ósseo vertical atrás do último molar em casos de micrognatia complicada pela limitação da abertura de boca. Em 1980, Epker e Wolford[12] publicaram um livro que apresentava uma grande melhoria dessa técnica, combinando a osteotomia sagital com a osteotomia mandibular subapical total.

Indicações para o Uso dos Procedimentos

As osteotomias mandibulares subapicais não são as escolhas mais comuns para tratar pacientes com deformidade dentofacial. Entretanto, a osteotomia subapical anterior é uma técnica muito versátil que permite a mobilização do segmento osteotomizado em direções diferentes. É possível posicionar o segmento anterior para trás, para frente, para cima e para baixo, dependendo da necessidade. Além disso, esse tipo de osteotomia pode ser realizada em conjunto com a osteotomia sagital bilateral dos ramos mandibulares (OSBRM). De acordo com Bell e Legan,[13] Wolford e Moenning,[14] a osteotomia mandibular subapical anterior pode ser indicada para (1) nivelar a oclusão, (2) produzir alterações anteroposteriores do segmento osteotomizado, (3) corrigir o apinhamento na região anterior do arco inferior, (4) corrigir assimetrias dentoalveolares anteriores, (5) alterar a inclinação axial dos dentes anteriores, (6) reduzir o tempo do tratamento e (7) melhorar a estabilidade do tratamento.

Como descrito por MacIntosh[11] em 1974, a osteotomia mandibular subapical total era indicada principalmente para tratar a mordida aberta infantil. Outras indicações apontadas por MacIntosh[11] incluíam o tratamento para retrognatismo devido a recidiva de cirurgia prévia no ramo e tratamento de agenesia/hipoplasia condilar. Atualmente, a principal indicação para a técnica é a correção da retrusão dentoalveolar em uma mandíbula "normal". Com essa técnica, é possível corrigir uma discrepância de *overjet* sem afetar a posição do pogônio. Entretanto, a técnica é extremamente prejudicial ao feixe neurovascular do alveolar inferior, em geral acarretando disestesia e parestesia. Além disso, representa uma ameaça ao suprimento sanguíneo do osso osteotomizado.[14]

Finalmente, a osteotomia mandibular subapical posterior apresenta uma única indicação de reposicionar um segmento posterior extruído em uma relação adequada com a oclusão remanescente. No passado, essa osteotomia era também indicada para fechar os espaços dentoalveolares, na ausência de um pré-molar ou molar, ao avançar o segmento mobilizado. Entretanto, com o avanço dos implantes dentários, essas ausências são mais bem tratadas pela reabilitação por implante. Por ser necessário descolar grande parte da mucosa vestibular para expor o osso e por causa da mucosa firme que recobre o osso na face lingual dessa região, há um grande risco de necrose avascular. Por essas razões, a técnica deve ser evitada na maioria dos casos.

Contraindicações e Limitações

Todas as osteotomias de segmentação nos ossos maxilares apresentam algumas complicações potenciais, que podem ser leve, moderada ou severa. Como proposto por Epker,[8] as complicações leves incluem defeitos periodontais, necrose pulpar, infecção e atraso na união. As complicações moderadas incluem infecções, atraso na união ou má-união. As complicações severas incluem a não união e a perda de dente e/ou óssea.

Pelo fato de a mandíbula apresentar uma cortical óssea espessa, o suprimento sanguíneo pode estar ameaçado após o descolamento do tecido mole. Portanto, as osteotomias que envolvem pequenos segmentos ósseos, com um ou dois dentes mobilizados, devem ser desencorajadas. Além disso, pela razão de o pedículo do tecido mole aderido ao segmento mobilizado ser a única fonte de suporte sanguíneo, quanto mais mobilizado ou manipulado cirurgicamente e quanto maior o reposicionamento, maior é o potencial de descolamento do pedículo e do comprometimento da vascularização.[14]

A osteotomia subapical anterior é altamente contraindicada quando a região anterior da mandíbula é deficiente em altura. Em alguns casos, os ápices dos dentes anteriores, especialmente os caninos, estão próximos da borda inferior da mandíbula, impedindo a realização da osteotomia. Mesmo que tenha espaço suficiente para completar a osteotomia, pelo menos 1 cm de osso basal deve permanecer para garantir a integridade da mandíbula.

TÉCNICA: Osteotomia Subapical Anterior

PASSO 1: Incisão
Antes de a incisão ser feita, o cirurgião deve infiltrar anestésico local com vasoconstritor. Isso reduz tanto o estímulo ao paciente quanto o sangramento durante a cirurgia. A incisão começa em direção ao lábio e geralmente se estende de canino a canino, deixando pelo menos 15 mm de mucosa aderida à gengiva. Quando o músculo mentual é alcançado, ele é seccionado, e a incisão é direcionada ao osso, deixando parte do músculo mentual aderido à mandíbula. Isso permite suturar o músculo para evitar ptose do lábio.

PASSO 2: Dissecção do Mucoperiósteo
O osso é exposto de acordo com o quanto a osteotomia for se estender posteriormente. Apenas a quantidade de osso suficiente para completar a osteotomia é exposta, mantendo o máximo possível de tecido mole aderido. Isso minimiza o risco de complicações avasculares. Em alguns casos, pode ser necessário expor e dissecar o feixe neurovascular de modo que fique melhor protegido. Isso pode ser realizado pela divulsão do mucoperiósteo circunjacente ao forame mentual e por uma incisão longitudinal no periósteo em volta do nervo.

PASSO 3: Osteotomia
É essencial estudar a tomografia do paciente cuidadosamente antes de realizar as osteotomias. A osteotomia horizontal é feita pelo menos 5 mm abaixo dos ápices dos dentes e deve ir o máximo possível em profundidade para deixar apenas uma fina camada de osso na cortical lingual. Deve-se ter cuidado para não lesionar a mucosa lingual. Um cinzel é então usado para finalizar a osteotomia. Essas medidas podem ser mensuradas na tomografia e então transferidas para a cirurgia. Se a osteotomia vertical é realizada sem extração dental, o ortodontista deve separar as raízes do dentes adjacentes ao corte antes da cirurgia. Como na osteotomia horizontal, os cortes verticais devem deixar uma fina camada de osso na cortical lingual, e a separação final é concluída com um cinzel fino. Se o forame mentual está próximo do corte da osteotomia, pode ser necessária a reposição do feixe neurovascular (Fig. 30-1, *A*).

Se extrações estão planejadas e o espaço é fechado por posicionamento posterior do segmento anterior (Fig. 30-1, *B a E*), deve-se ter cuidado especial para não remover osso em excesso. Após o segmento anterior ter sido mobilizado e posicionado o guia oclusal, as interferências ósseas são removidas. É mais seguro passar algum tempo removendo as interferências nesse momento do que tentar remover grandes quantidades de osso inicialmente. A ausência de osso entre os dentes pode resultar tanto em defeito periodontal ou em pobre contato ósseo, que pode comprometer a cicatrização óssea e influenciar a estabilidade.

(Continua)

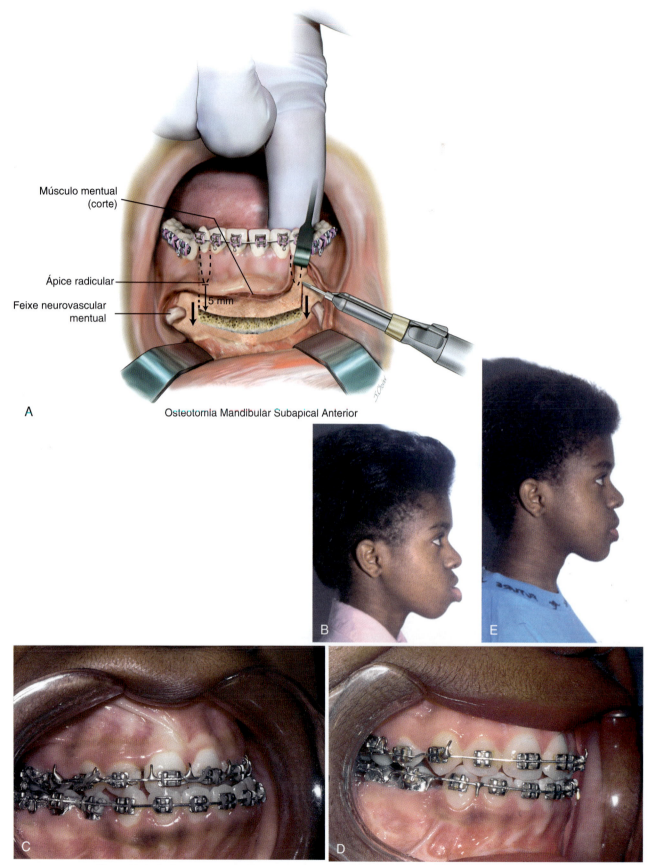

Figura 30-1 **A,** Osteotomia interdental com o posicionamento de um dedo sobre a mucosa lingual. **B a E,** A paciente foi submetida a osteotomia subapical anterior para reposicionamento posterior do segmento anterior da mandíbula.

CAPÍTULO 30 Osteotomias Mandibulares Subapicais

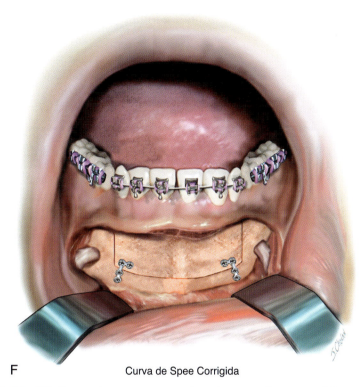

F   Curva de Spee Corrigida

Figura 30-1 *(Cont.)* **F,** Fixação da osteotomia com duas placas com formato em "L".

TÉCNICA: Osteotomia Subapical Anterior *(Cont.)*

PASSO 4: Fixação
Embora possa ser fácil executar as osteotomias subapicais anteriores, a fixação do segmento anterior para a nova posição pode ser bastante desafiadora. Isso acontece porque pode ser necessário remover grandes quantidades de interferências, especialmente quando o propósito da cirurgia for a correção da curva de Spee. Após todas as interferências ósseas terem sido removidas, um guia oclusal pré-fabricado é posicionado para recompor o arco inferior. Então a fixação é completada com duas placas em formato em "L" do sistema 1.6 mm (Fig. 30-1, *F*). Na maioria dos casos, é também aconselhável instalar fios de aço de amarrilhoao redor dos dentes adjacentes à osteotomia na região cervical. Isso controla a tensão sobre os segmentos osteotomizados e permite uma remoção precoce do guia acrilizado. A remoção desse guia torna mais fácil controlar a oclusão e facilita a higiene oral.

PASSO 5: Sutura
O fechamento começa na camada muscular com suturas no músculo mentual. Isso é muito importante para evitar a ptose do lábio. Pelo menos três suturas são feitas no tecido muscular. A sutura da mucosa deve começar pela reaproximação da linha média, a fim de evitar a criação de assimetria labial. A mucosa remanescente então é fechada com suturas contínuas. Um curativo compressivo é aplicado para ajudar a manter o lábio e o tecido mole do mento suspensos, sendo mantido por 5 a 7 dias.

TÉCNICA: Osteotomia Subapical Total

PASSO 1: Incisão
Antes de a incisão ser feita, deve ser infiltrado anestésico local com vasoconstritor. Isso reduz tanto o estímulo ao paciente quanto o sangramento durante a cirurgia. A parte anterior da incisão é a mesma descrita previamente para a osteotomia subapical anterior. Essa incisão é estendida posteriormente até a metade do ramo mandibular bilateralmente.

PASSO 2: Dissecção do Mucoperiósteo
Após a sínfise ter sido exposta, a dissecção continua posteriormente para expor todo o corpo da mandíbula. O feixe neurovascular do mento é dissecado com incisões longitudinais através do periósteo. O processo coronoide é praticamente exposto de forma total com a ajuda do afastador Obwegeser de ramo, e o periósteo medial é exposto para revelar a língula; dessa maneira, o forame mandibular pode ser localizado. O máximo possível de tecido mole deve ser mantido aderido à face lateral do ramo.

PASSO 3: Osteotomia
Antes de a osteotomia ser realizada, é importante registrar a referência vertical do pogônio em relação a uma marcação na maxila. Todo o processo alveolar com os dentes serão mobilizados; portanto, o cirurgião deve saber a posição vertical da mandíbula para que a altura facial final seja a mesma que foi planejada. Análise cuidadosa da tomografia também é importante para mensurar a altura do feixe neurovascular do alveolar inferior no corpo da mandíbula. Em alguns casos, há uma distância confortável entre o nervo e o osso basal, e a osteotomia horizontal pode ser realizada com um risco mínimo para o nervo. Entretanto, na maioria dos casos é aconselhável expor o feixe removendo a cortical externa ao longo do canal. Essa exposição pode ser realizada de forma segura com uma broca n° 701. Uma osteotomia linear é feita superiormente e outra inferiormente ao canal alveolar inferior, desde a região retromolar até o forame mentual anteriormente. Essas linhas são unidas por osteotomias perpendiculares anterior e posteriormente, também através da cortical vestibular. Linhas perpendiculares adicionais podem ser realizadas para facilitar a remoção da cortical óssea vestibular com um cinzel de modo a expor o feixe neurovascular (Fig. 30-2, A). Todo osso removido da cortical lateral deve ser guardado em uma solução fisiológica em caso de necessidade de enxerto ósseo após o segmento ser posicionado.

Quando a exposição estiver completa, o feixe deve ser solto do canal apenas se estiver no caminho ou muito próximo à osteotomia. Osteotomias horizontais podem ser realizadas tanto com broca ou serra, começando anteriormente na sínfise e prosseguindo até o último molar. Pelo menos 1 cm de osso deve permanecer na borda inferior para minimizar o risco de fratura. Enquanto o corte horizontal estiver sendo realizado, o cirurgião deve posicionar um dedo no assoalho da boca para sentir a cortical óssea lingual de modo que o osso possa ser cortado sem causar dano à mucosa lingual. A osteotomia final da cortical lingual deve ser concluída com cinzel (Fig. 30-2, B).

A osteotomia do ramo começa na cortical lingual por uma osteotomia horizontal, similar à osteotomia sagital do ramo. Após a divulsão completa do processo coronoide, a pinça Kocher é usada para manter os tecidos moles afastados. O afastador de periósteo é posicionado subperiostealmente para expor a língula, e a serra reciprocante é usada para o corte da cortical medial do ramo apenas superiormente e posteriormente a língula e paralela ao plano oclusal. É importante posicionar a serra a 45° da superfície medial do ramo a fim de facilitar o corte apenas da cortical lingual, preservando a cortical vestibular. Esse corte sagital percorre até encontrar o corte subapical.

Um cinzel grande é usado para alavancar o segmento distal e completar a osteotomia subapical. Deve-se evitar força excessiva para que a borda inferior da mandíbula permaneça íntegra. No ramo medial, a separação deve ser completada com o auxílio do separador sagital de cavidade Smith. Após o segmento distal ter sido mobilizado, pode ser necessária mobilização adicional a fim de completar o movimento desejado. Uma vez que a separação esteja completa, o guia de acrílico pré-fabricado é instalado para guiar o movimento.

Quando esta técnica foi descrita por MacIntosh,[11] a osteotomia posterior era realizada posteriormente e próxima ao último molar, em uma direção vertical. Entretanto, a osteotomia vertical traz um risco maior ao feixe neurovascular do alveolar inferior, tanto durante o corte ósseo como após a mobilização do segmento.

PASSO 4: Fixação
Após o bloqueio maxilomandibular ter sido feito, com ou sem o guia final em posição, a referência vertical mensurada no início do procedimento é checada para ver se coincidiu com a posição planejada. Os côndilos mandibulares devem estar acomodados na fossa mandibular sem força extrema. Isso pode ser concluído com um suporte tripoidal, com o polegar do cirurgião posicionado sobre o mento do paciente e o primeiro e segundo dedos sobre o ângulo mandibular bilateralmente; o cirurgião então empurra a mandíbula para trás e para cima até alcançar a altura vertical pré-planejada (Fig. 30-2, C).

Na osteotomia subapical total, é aconselhável o uso do sistema de fixação de 2,0 mm porque toda a mandíbula deve estar segura. Uma placa dupla em formato de "duplo T" é instalada em cada lado do corpo mandibular, posteriormente ao forame mentual, e uma placa com o formato em "L" é posicionada em cada lado, entre os forames mentuais (Fig. 30-2, D).

CAPÍTULO 30 Osteotomias Mandibulares Subapicais

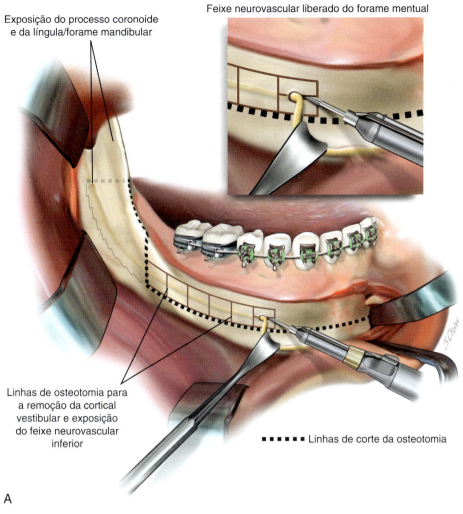

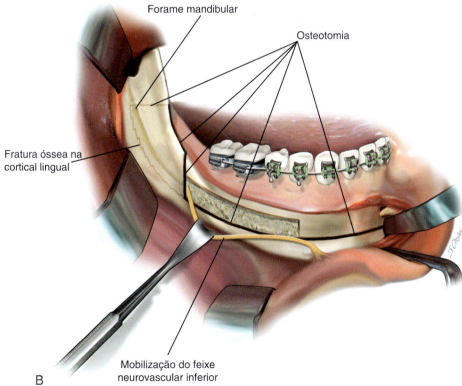

Figura 30-2 A, Remoção da cortical vestibular para visualizar o nervo. **B,** Dissecção do nervo para fora do canal.

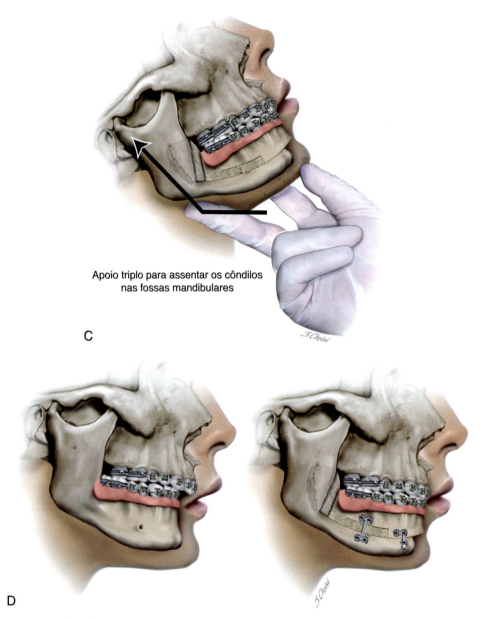

Apoio triplo para assentar os côndilos nas fossas mandibulares

Figura 30-2 *(Cont.)* **C,** Posicionamento do segmento proximal, que envolve pressão gentil dos côndilos empurrando para cima e para trás. **D,** Fixação e mudança no perfil.

TÉCNICA: Osteotomia Subapical Total *(Cont.)*

PASSO 5: Sutura

O fechamento começa na camada muscular com suturas no músculo mentual. Isso é muito importante para evitar a ptose de lábio. Pelo menos três suturas são feitas no tecido muscular. As suturas da mucosa devem começar reaproximando a linha média, para evitar a criação de assimetria labial. O remanescente de mucosa é então fechado por sutura contínua. Se é usado enxerto, uma sutura em dois planos deveria ser realizada, começando pela camada muscular e terminando com uma sutura contínua na mucosa. Um curativo compressivo é então aplicado na região anterior para segurar o lábio e o tecido mole do mento para cima, devendo ser mantido por 5 a 7 dias.

TÉCNICA: Osteotomia Subapical Posterior

PASSO 1: Incisão
Antes de a incisão ser feita, deve ser infiltrado anestésico local com vasoconstritor. Isso reduz tanto o estímulo ao paciente quanto o sangramento durante a cirurgia. A incisão inicia na mucosa abaixo da gengiva, deixando pelo menos 10 mm de tecido mole aderido ao segmento a ser mobilizado. A incisão deve ser estendida anteriormente o suficiente para expor o feixe neurovascular mental, e posteriormente o suficiente para expor o nervo posterior ao último molar.

PASSO 2: Dissecção do Mucoperiósteo
Deve-se ter cuidado para evitar a divulsão desnecessária de tecido mole do segmento mobilizado. Isso minimiza o risco de complicações vasculares. O forame mental e a borda inferior da mandíbula são expostos.

PASSO 3: Osteotomia
É essencial estudar a tomografia do paciente cuidadosamente antes de realizar as osteotomias. A osteotomia horizontal é feita pelo menos 5 mm abaixo dos ápices radiculares e deve ir o máximo possível em profundidade para deixar apenas uma fina camada de osso na cortical lingual, a fim de evitar lesionar a mucosa lingual. Um cinzel é então usado para finalizar a osteotomia. Essas medidas podem ser mensuradas na tomografia e então transferidas à cirurgia. Se a osteotomia vertical é realizada sem extração dentária, o ortodontista deve separar as raízes do dentes adjacentes ao corte antes da cirurgia. Como na osteotomia horizontal, os cortes verticais devem deixar uma fina camada de osso na cortical lingual. A separação final é concluída com um cinzel fino.

A posição do feixe neurovascular do alveolar inferior, determinado previamente pela tomografia computadorizada (TC), determina se a osteotomia horizontal é realizada superior ou inferiormente ao canal. Em alguns casos, há espaço suficiente abaixo dos ápices dos dentes para realizar a osteotomia horizontal abaixo do canal sem risco ao nervo. Na maioria dos casos, entretanto, é aconselhável remover a cortical lateral para expor o feixe neurovascular. Essa remoção é feita inicialmente com uma broca, para cortar a cortical lateral, e deve ser finalizada com cinzéis. Em geral, o corte é estendido poucos milímetros posteriormente ao último molar para facilitar o procedimento. Todo o osso removido da cortical lateral deve ser mantido em solução fisiológica caso seja necessário enxertar após o posicionamento do segmento.

Após essa janela ter sido aberta e o feixe dissecado para fora da mandíbula, a osteotomia horizontal pode ser realizada com segurança. Enquanto é realizado o corte horizontal, o cirurgião deve posicionar seu dedo no assoalho da boca para sentir a cortical óssea lingual e assegurar que está cortando sem causar danos na mucosa lingual. A osteotomia final da cortical lingual pode ser concluída com um cinzel.

O corte vertical anterior é feito entre as raízes dos dentes adjacentes ou pela broca n° 701 na peça reta ou pela serra sagital. Os dentes adjacentes devem ter sido separados previamente pela mecânica ortodôntica. A osteotomia vertical posterior é realizada pelo menos 5 mm posterior ao último molar. Isso mantém uma grande quantidade de tecido mole aderido ao segmento mobilizado e previne defeitos periodontais em volta do último molar.

O guia final pode ser posicionado sustentando o segmento com um cinzel; deve-se tomar cuidado para não fraturar a borda inferior pelo uso de força excessiva. Uma osteotomia adicional é realizada no segmento fixo para acomodar o movimento necessário do segmento mobilizado (Fig. 30-3).

PASSO 4: Fixação
Efetuar a osteotomia subapical posterior pode ser difícil, e a fixação do segmento mobilizado para a sua nova posição pode ser ainda mais difícil. Isso acontece porque as interferências precisam ser removidas para acomodar o segmento em sua nova posição, pois a principal indicação deste procedimento é a intrusão do segmento posterior. Após todas as interferências ósseas terem sido removidas, o guia oclusal pré-fabricado é colocado para recompor o arco inferior. A fixação é então concluída com uma placa do sistema de 2,0 mm com o formato em "X".

PASSO 5: Sutura
As suturas podem ser realizadas em um ou em dois planos. Se um enxerto é usado, é preferível a realização da sutura em dois planos, começando no plano muscular e finalizando com uma sutura contínua na mucosa.

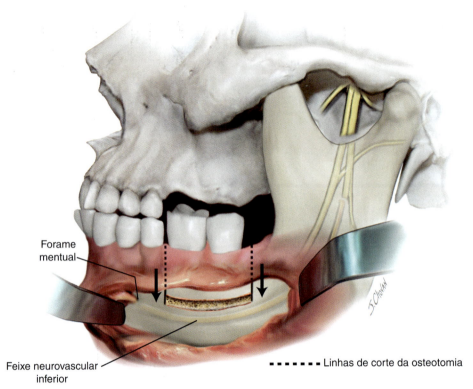

Figura 30-3 Osteotomia subapical posterior para intrusão do segmento.

TÉCNICA ALTERNATIVA: Combinação de Osteotomia Sagital e Mentoplastia para Recuo

A osteotomia mandibular subapical tem uma indicação bem específica, que é posicionar o segmento alveolar anteriormente enquanto mantém o pogônio na mesma posição. Entretanto, esta é uma técnica muito sensível que representa um risco considerável ao feixe neurovascular do alveolar inferior. Portanto, em alguns casos, especialmente quando o nervo alveolar inferior estiver posicionado próximo à borda inferior da mandíbula, é melhor realizar a osteotomia sagital da mandíbula para avanço, combinado com uma mentoplastia para recuo do mento. Essa abordagem mantém o pogônio em sua posição original. Alguns podem argumentar que a mentoplastia para recuo produz um excesso de tecido na região submental, que pode ser antiestético. Isso nem sempre é verdade, como demonstrado na Figura 30-4, pois o pogônio foi recuado nesses casos, mas mantido na posição pré-cirúrgica. Se esse procedimento resultar em um excesso de tecido antiestético na região submental, pode ser realizada lipoaspiração para resolver a questão.

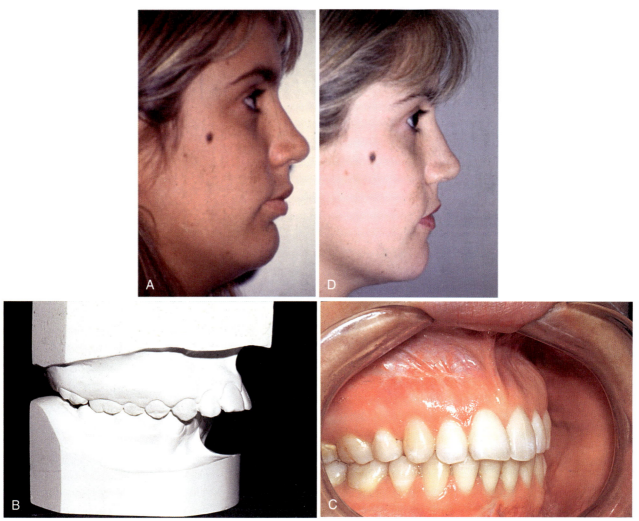

Figura 30-4 **A** a **D**, Uma paciente Classe II que foi submetida a osteotomia sagital bilateral dos ramos para avanço da mandíbula, em associação a uma mentoplastia para recuo do mento.

Prevenção e Tratamento das Complicações

Diversas complicações transoperatórias podem surgir nas osteotomias mandibulares subapicais.
- Lesão nos dentes. Deve haver espaço adequado entre as raízes dos dentes para realizar a osteotomia interdental de maneira segura. O ortodontista deve separar os dentes de 2 a 3 mm, e apenas um cinzel fino deve ser usado na crista alveolar. Além disso, pelo menos 5 mm de osso intacto deve ser deixado entre os ápices dos dentes e a osteotomia horizontal inferior.
- Lesão ao nervo. A dissecção do nervo mentual do periósteo facilita a visualização e permite movimentar o nervo anterior ou posteriormente para protegê-lo da broca durante a osteotomia. É de extrema importância estudar as TC e mensurar a distância do feixe neurovascular do alveolar inferior ao longo de todo o trajeto da osteotomia. Além disso, também é importante observar a proximidade do feixe neurovascular à cortical vestibular ou lingual do osso durante seu trajeto intraósseo.
- Fratura da borda inferior da mandíbula. Embora rara, esta fratura pode acontecer quando os ápices dos dentes estão próximos a borda inferior. Placas de reconstrução são a melhor indicação para fixar os segmentos fraturados e recompor a continuidade da borda inferior. Após a redução e a fixação, a cirurgia continua a sequência normal.

Recomendações Pós-operatórias

A remoção precoce do guia oclusal deve sempre ser almejada, pois facilita a higiene oral e permite um controle oclusal mais confiável pelo cirurgião. Na osteotomia subapical anterior, isso pode ser concluído de maneira segura usando um fio de amarrilho na zona de tensão e também pela instalação precoce de um fio ortodôntico contínuo.

Referências

1. Kostecka F: Surgical correction of protrusion of the lower and upper jaws, *J Am Dent Assoc* 12:362, 1928.
2. Wassmund M: *Frakturen und Luxationen des Gesichtsschgdels*, Leipzig, 1927, Hermann Meusser.
3. Bell WH, Dann JJ: Correction of dentofacial deformities by surgery in the anterior part of the jaws, *Am J Orthod* 64:162, 1973.
4. Kent JN, Hinds EC: Management of dental facial deformities by anterior alveolar surgery, *J Oral Surg* 29:13, 1971.
5. Bell WH, Levy BM: Revascularization and bone healing after anterior mandibular osteotomy, *J Oral Surg* 28:196, 1970.
6. Castelli WA, Nasjleti CE, Diaz-Perez R: Interruption of the anterior inferior alveolar flow and its effects on mandibular collateral circulation and dental tissues, *J Dent Res* 54:708, 1975.
7. Hellem S, Ostrup LT: Normal and retrograde blood supply to the body of the mandible in the dog. II, *Int J Oral Surg* 10:31, 1981.
8. Epker BN: Vascular considerations in orthognathic surgery. I. Mandibular osteotomies, *Oral Surg Oral Med Oral Pathol* 57:467, 1984.
9. Hofer O: Operation der prognathie und mikrogenie, *Deutsche Zahn Mund Kieferh* 9:121, 1942.
10. Köle H: Surgical operations on the alveolar ridge to correct occlusal deformities, *Oral Surg Oral Med Oral Pathol* 12:277, 1959.
11. MacIntosh RB: Total mandibular alveolar osteotomy, *J Maxillofac Surg* 4:210, 1974.
12. Epker BN, Wolford LM: Mandibular osteotomies. In Epker BN, Wolford LM, editors: *Dentofacial deformities: surgical-orthodontic correction*, St Louis, 1980, Mosby.
13. Bell WH, Legan HL: Treatment of Class II deep bite by orthodontic and surgical means, *Am J Orthod* 85:1, 1984.
14. Wolford LM, Moenning JE: Diagnosis and treatment planning for mandibular subapical osteotomies with new surgical modifications, *Oral Surg Oral Med Oral Pathol* 68:541, 1989.

CAPÍTULO 31

Osteotomia Vertical do Ramo por Via Intraoral

Samuel J. McKenna e James B. Lewallen

Material Necessário

Descolador de periósteo n° 9
Lâmina de bisturi n° 15
Fio de aço
Fios de suturas apropriados
Afastadores de Bauer

Descolador Freer curvo
Afastadores Langenbeck
Espelho laríngeo ou endoscópio com ótica de 30 graus
Anestésico local com vasoconstrição

Microsserra oscilatória, lâmina de 11,5 × 7 mm
Instrumento de mensuração do ramo
Peça de mão rotatória, broca esférica de 4 mm

Histórico do Procedimento

Esforços em recuar a mandíbula para corrigir o excesso e/ou a assimetria mandibular produziram uma variedade de designs de osteotomia e de instrumentos cirúrgicos. Limberg[1] descreveu a osteotomia subcondilar oblíqua em 1925. Posteriormente, Moose[2-4] e outros descreveram procedimentos intraorais para o recuo mandibular. A osteotomia vertical do ramo popularizada em 1954 por Caldwell e Letterman[5] requeria um acesso extraoral. A osteotomia sagital do ramo (OSR) descrita por Trauner e Obwegeser[6] em 1957 foi a primeira osteotomia do ramo intraoral que permitiu o recuo mandibular. Em 1968, Winstanley[7] relatou a primeira osteotomia vertical do ramo por via intraoral (OVRI), realizada com brocas de dentista. Um avanço significativo na técnica de OVRI foi relatada por Herbert et al.[8] em 1970 com o uso da serra oscilatória motorizada. O trabalho de Hall et al.[9] e McKenna[10] nos anos 1970 popularizou ainda mais o procedimento, e o trabalho de Hall nos anos 1980 ajudou a quantificar os resultados clínicos e o refinamento da técnica proposta para minimizar o *sag* dos segmentos proximais.

Indicações para o Uso dos Procedimentos

A osteotomia vertical do ramo por via intraoral é indicada para o manejo do excesso mandibular horizontal.[11] Além disso, avanços pequenos do segmento distal (menos de 2 mm) são compatíveis com a OVRI. A osteotomia vertical do ramo por via intraoral é também ideal para o manejo de assimetria mandibular com rotação planejada de um dos ramos.

Para desordens temporomandibulares sintomáticas, a OVRI pode ser preferida à OSR, pois os côndilos são posicionados passivamente, com menores chances de forçar o côndilo em uma posição não fisiológica. Além disso, experiências com condilectomia mandibular modificada sugeriram que a OVRI pode, na verdade, melhorar os sintomas articulares.[12-14]

Contraindicações e Limitações

As críticas à OVRI inicialmente destacaram uma estabilidade imprevisível. Hall e McKenna[10] descreveram um *sag* condilar causado pela desinserção dos músculos masseter e pterigóideo medial, que levou a uma incidência de 14% de mordida aberta no momento em que o bloqueio maxilomandibular (BMM) foi lançado. Posteriormente, esses pesquisadores descreveram a modificação da técnica de OVRI para preservar o músculo pterigóideo medial aderido.[10] A osteotomia vertical do ramo intraoral deve ser usada com cuidado, especialmente, quando são necessárias a rotação anti-horária do segmento distal e o aumento vertical do ramo. Pequenas rotações para o fechamento da mandíbula podem ser consideradas com OVRI, como as relações em topo dos incisivos. O aumento vertical do ramo cria uma força de distração no segmento proximal e predispõe ao *sag* condilar e à instabilidade esquelética. As mesmas forças indesejáveis podem resultar das cirurgias bimaxilares em que o aumento vertical da maxila é combinado com a OVRI. Como foi observado, pequenas quantidades de avanço mandibular podem ser consideradas com a OVRI. É menos provável o avanço do segmento distal resultar em *sag* condilar se o encurtamento vertical simultâneo é planejado. O encurtamento vertical do ramo favorece o assentamento condilar (e rotação anterior do segmento proximal).

Em geral, é possível mais de 10 mm de recuo da mandíbula com a OVRI. É muito importante preservar o máximo possível de músculo pterigóideo medial aderido. Portanto, a magnitude do recuo deve não exceder o comprimento do músculo pterigóideo medial aderido ao segmento proximal. Se o movimento posterior do segmento distal exceder esse comprimento, haverá pouca ou nenhuma inserção do músculo pterigóideo medial ao segmento proximal. Isso promove *sag* condilar e até mesmo subluxação condilar devido à atividade do músculo pterigóideo lateral sem oposição do músculo pterigóideo medial. Inversamente, se uma quantidade insuficiente do músculo pterigóideo medial é desinserida do segmento proximal, uma rotação para posterior do segmento acontece conforme o segmento distal move posteriormente, predispondo uma recidiva para frente no pós-operatório.

A fixação interna é mais difícil tecnicamente na OVRI devido a visualização e acesso limitados dos instrumentos de fixação. Entretanto, instrumentos de perfuração e de aparafusamento em ângulo reto expandiram a oportunidade de fixação interna "rígida" por acesso intraoral. Na ausência de fixação interna, um período de bloqueio maxilomandibular é necessário.

Pelo fato de a OVRI geralmente ser usada no manejo de excesso mandibular horizontal, é prudente considerar qualquer história de síndrome da apneia obstrutiva do sono (SAOS) antes do recuo cirúrgico da mandíbula. Se há a suspeita de SAOS, uma polissonografia deve ser obtida antes da cirurgia de recuo mandibular. Deve-se considerar o potencial de a redução mandibular exacerbar a SAOS.

Finalmente, na cirurgia bimaxilar em que o cirurgião prefere realizar primeiro a cirurgia na mandíbula, a OSR geralmente prove fixação interna superior e estabilidade na osteotomia para permitir a cirurgia na mandíbula primeiro.

TÉCNICA: Osteotomia Vertical do Ramo por Via Intraoral

PASSO 1: Incisão/ Divulsão Subperiosteal

É necessária intubação nasotraqueal. É infiltrado anestésico local com epinefrina na região da linha oblíqua externa. Em raras circunstâncias em que o tratamento ortodôntico pré-operatório não é necessário, são instaladas barras de Erich na maxila e na mandíbula de primeiro molar a primeiro molar, com fio de aço em todos os dentes. O acesso ao ramo é feito por meio de uma incisão de exposição do mesmo, 2 a 3 mm lateralmente à junção mucogengival e tem extensão desde o nível do plano oclusal até o primeiro molar. Incisões posicionadas a mais de 2 a 3 mm da junção mucogengival geralmente criam uma cicatriz inaceitável que delimita uma área de retenção para alimentos e incômodo na higiene. O periósteo lateral é divulsionado desde a borda inferior até a incisura mandibular. O retalho periosteal ainda é liberado pela desinserção do tendão temporal da borda anterior da mandíbula. O periósteo da porção posterior dos ramos não deve ser divulsionado, e a inserção mais firme do músculo masseter deve ser preservada na borda inferior. O uso do afastador Levasseur Merril é desencorajado, pois requer divulsão da borda posterior. Um afastador de Bauer é posicionado na incisura mandibular. Um segundo afastador de Bauer deve ser posicionado na borda inferior, embora geralmente apenas um afastador de Bauer seja suficiente para a porção superior da osteotomia.

PASSO 2: Determinação da Localização da Osteotomia

Uma vez exposta, a região lateral do ramo é inspecionada cuidadosamente. Uma referência útil, porém não inteiramente confiável é a proeminência da antilíngula, uma protuberância óssea lateral que estima a posição da língula na superfície medial do ramo. Usando uma microsserra oscilatória e uma lâmina de 11,5 x 7 mm, o cirurgião marca a localização da osteotomia de 7 a 8 mm anterior à borda posterior da mandíbula aproximadamente na altura do forame mandibular. Um descolador Freer bem curvado é usado para estimar a distância da borda posterior até a osteotomia inicial. Alternativamente, um instrumento de medição do ramo e um espelho laríngeo ou endoscópio com ótica de 30° podem ser usados para visualizar a osteotomia planejada. A osteotomia inicial deve estar justamente atrás da proeminência da antilíngula. Se a osteotomia estiver na proeminência da antilíngula ou anterior ela, o forame mandibular ou o canal podem ser violados (Fig. 31-1, *A*).

PASSO 3: Realização da Osteotomia Superior

Com a localização confirmada da osteotomia inicial, a lâmina da microsserra oscilatória é reintroduzida, e a osteotomia inicial é realizada na cortical medial. Se a lâmina de 11,5 x 7 mm for muito curta para realizar a osteotomia através da cortical medial, a osteotomia está provavelmente muito anteriorizada, e a posição anteroposterior deve ser reconfirmada. A ponta da lâmina é então direcionada cefalicamente, para a incisura mandibular, com a haste da lâmina repousando contra a lateral do ramo. Como alternativa, a osteotomia inferior pode ser completada primeiro. A microsserra deve ser usada levemente, com rotações para frente e para trás do eixo do motor resultando em "ranger" da lâmina. Conforme a aproximação a incisura mandibular, a profundidade da lâmina é diminuída para se acomodar à região mais fina do ramo e minimizar a chance de trauma às estruturas presentes na região medial do ramo.

CAPÍTULO 31 Osteotomia Vertical do Ramo por Via Intraoral

TÉCNICA: Osteotomia Vertical do Ramo por Via Intraoral *(Cont.)*

PASSO 4: Realização da Osteotomia Inferior

Sem remover a microsserra após completar a parte superior da osteotomia, o cirurgião rotaciona a lâmina, direcionando a ponta de corte inferiormente. O afastador de Bauer superior é removido, e o Bauer inferior é posicionado. Novamente, a osteotomia deveria ser realizada com os dois afastadores de Bauer em posição; entretanto, a peça de mão/motor da serra afasta adequadamente o retalho enquanto a osteotomia inferior é realizada. Conforme a osteotomia inferior é progredida, a distância da borda posterior é reavaliada com o descolador Freer curvado. É muito importante preservar uma quantidade generosa de músculo pterigóideo medial aderido no segmento proximal. Portanto, a osteotomia abaixo da proeminência da antilíngula é direcionada anteriormente, afastada da borda posterior. Uma osteotomia direcionada posteriormente resulta em um segmento proximal estreito com pouco ou nenhum músculo pterigóideo medial aderido. No pior cenário, uma osteotomia mal direcionada deixa de fora a borda posterior da mandíbula, criando um segmento proximal bem curto com mínima quantidade de músculo pterigóideo medial aderido.

Para determinar se haverá inserção suficiente disponível do músculo pterigóideo medial, é importante ter em conta a quantidade de recuo planejado e de sobreposição do segmento. Métodos de planejamento virtual são particularmente úteis para visualizar a magnitude da sobreposição. Quanto maior for o recuo e a sobreposição, mais anterior o corte inferior deve ser direcionado.

Uma vez completa a osteotomia inferior o cirurgião verifica se a osteotomia foi concluída ao confirmar que o segmento proximal pode ser mobilizado lateralmente ao segmento distal por toda a extensão da osteotomia. A área mais comum para uma osteotomia incompleta é a incisura mandibular e/ou o centro do ramo. Se a lâmina de 11,5 x 7 mm é muito curta para completar a osteotomia na região do centro do ramo, a lâmina de 11,5 x 12 mm pode ser usada com cuidado para concluir a osteotomia na cortical medial. Essa lâmina mais longa não deve ser usada na altura da região da incisura mandibular devido ao risco de lesão das estruturas vasculares da região infratemporal (Fig. 31-1, *B.*)

(Continua)

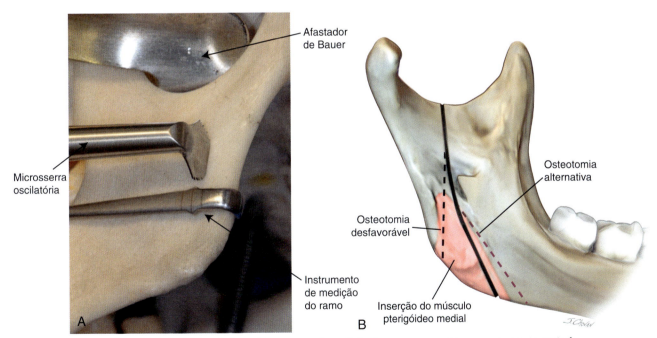

Figura 31-1 A, Utilização de um instrumento de medição do ramo para posicionar a osteotomia vertical de 7 a 8 mm anteriormente à borda posterior do ramo. **B,** Vista medial da osteotomia preservando a inserção do músculo pterigóideo medial. Uma osteotomia desfavorável compromete esta inserção. Uma alternativa é uma osteotomia direcionada anteriormente otimizando a inserção muscular do segmento proximal em recuos maiores.

TÉCNICA: Osteotomia Vertical do Ramo por Via Intraoral (Cont.)

PASSO 5: Desgaste Preliminar do Segmento Proximal
Dependendo da quantidade de sobreposição, o aspecto medial do segmento proximal é previamente desgastado, e um entalhe é realizado com um instrumento rotatório e uma broca esférica. Se existe qualquer componente de rotação para fechamento do segmento distal (quase sempre nos casos de pacientes Classe III), o cirurgião deve antecipar grande sobreposição superiormente e desgastar adequadamente o segmento proximal. É importante que o segmento proximal não seja rotacionado posteriormente (sentido horário) pois isso predispõe futuramente a uma recidiva em uma correção de Classe III. No caso de um pequeno avanço ou de uma rotação horária da mandíbula, contato prematuro inferior é esperado (Fig. 31-1, C).

PASSO 6: Estabelecimento da Fixação Maxilomandibular e Verificação da Posição do Segmento Proximal
Após ambas as osteotomias nos ramos terem sido concluídas, a oclusão planejada é estabelecida, e o BMM é feito. As osteotomias são criteriosamente avaliadas em relação a sobreposição lateral e posicionamento passivo do segmento proximal. Com a força de assentamento condilar aplicada no segmento proximal, o aspecto inferior da osteotomia é inspecionado. Um *gap* inferior pode ser abordado com algum desgaste adicional criterioso superiormente (veja mais à frente, neste capítulo, a Técnica Alternativa 2). Se a ponta do segmento proximal é palpável na região submandibular, ela pode ser ressecada com uma pinça Kerrison. Isso é mais comum em pacientes com tecidos submandibulares finos e pelo movimento superior do segmento distal. Os acessos são irrigados e fechados com sutura contínua de Catgut cromado.

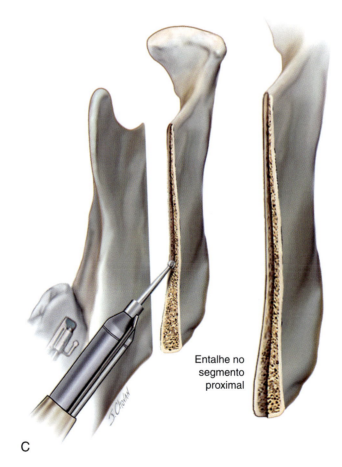

Figura 31-1 *(Cont.)* **C,** Borda medial do segmento proximal desgastada com um instrumento rotatório para garantir a sobreposição passiva dos segmentos e contato ósseo próximo.

TÉCNICA ALTERNATIVA 1: Coronoidectomia Simultânea

Em recuos mandibulares extensos (p. ex., 10 mm), o processo coronoide pode ser colidido pelo segmento proximal. Isso pode ser solucionado pela coronoidectomia. Defensores dessa modificação mencionam menos interferência óssea, melhora na visibilidade da incisura mandibular e melhor estabilidade pós-operatória.[15,16] Na experiência do autor, pelo menos na população caucasiana Classe III, o recuo mandibular dessa magnitude é incomum e sugere um elemento de deficiência maxilar que deveria ser resolvido com um avanço maxilar simultâneo.

TÉCNICA ALTERNATIVA 2: Modificação no Segmento Distal para Interferência Superior

A correção do excesso mandibular horizontal é normalmente associada a alguma rotação anti-horária do segmento distal e maior interferência óssea na altura da incisura mandibular. Falha na resolução dessa interferência superior resulta em rotação posterior do segmento proximal e um *gap* inferiormente. Em vez de fazer um corte adicional no aspecto medial do segmento proximal, um pequeno pedaço triangular do segmento distal pode ser removido a partir do aspecto superior do segmento distal (Fig. 31-2).

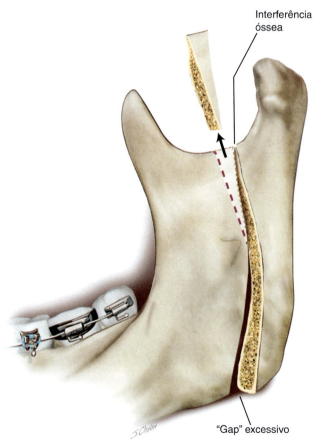

Figura 31-2 Interferência superior decorrente do movimento de rotação para fechamento do segmento distal aliviada por remoção de uma cunha do segmento distal.

TÉCNICA ALTERNATIVA 3: Modificação no Segmento Distal para Interferência Inferior

Quando a maxila e a mandíbula são reposicionados pela rotação horária do complexo maxilomandibular, os segmentos devem entrar em contato prematuramente no aspecto inferior da OVRI. Essa interferência pode também surgir quando houver uma pequena quantidade de avanço mandibular, e o contato prematuro acontece inferiormente conforme o segmento proximal é rotacionado anteriormente para fazer contato com o segmento distal. Essa interferência pode ser resolvida por uma segunda osteotomia para remover um pequeno triângulo do segmento distal, evitando divulsão adicional indesejável do músculo pterigóideo medial e desgaste no segmento proximal (Fig. 31-3).

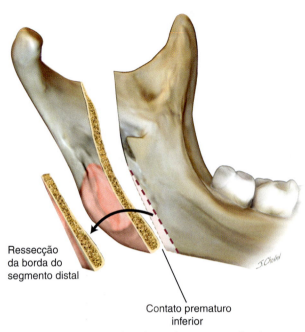

Figura 31-3 Ressecção de cunha na borda inferior do segmento distal para remover interferência inferior e evitar divulsão do músculo pterigóideo medial e desgaste adicional no segmento proximal.

TÉCNICA ALTERNATIVA 4: Fixação Interna

A osteotomia vertical do ramo é normalmente realizada sem fixação interna. Com a criação de um segmento proximal longo e preservação da inserção do músculo pterigóideo medial, o assentamento condilar é garantido, e a fixação óssea direta é desnecessária além do BMM. Quando ocorre o alongamento do ramo há uma tendência de ocorrer *sag* condilar. Além disso, uma osteotomia pobremente desenhada e um segmento proximal curto com pouca ou nenhuma inserção do músculo pterigóideo pode levar ao *sag* condilar ou até subluxação.[17] Nessas situações, a fixação interna é aconselhável para garantir o assentamento condilar. Em raras circunstâncias em que o BMM é contraindicado, placas ou parafusos de fixação podem evitar o BMM com fio de aço.

Fixação direta por fio de aço pode ser usada para resolver o *sag* condilar. Isso é feito a partir de uma perfuração do aspecto lateral do segmento distal até a borda osteotomizada do segmento distal. Com um leve deslocamento lateral do segmento proximal, uma segunda perfuração é feita da borda osteotomizada do segmento proximal até a borda posterior do segmento proximal. A posição da perfuração do segmento proximal ligeiramente abaixo da perfuração do segmento distal fornece um vetor de assentamento condilar conforme o fio é apertado. Um fio de aço é passado de anterior para posterior e recuperado atrás da borda posterior da mandíbula com uma pequena pinça Mixter. A fixação direta por fio de aço soluciona o *sag* condilar, porém não evita o BMM.

A fixação interna com placas pode ser realizada usando miniplacas com formato em "L" ou possivelmente por placa em formato de escada. Duas placas são preferidas se for evitado o BMM. Com sobreposição suficiente do segmento proximal e distal, a fixação interna pode ser alcançada com a instalação de pelo menos dois parafusos posicionais. A instalação dos parafusos pode ser realizada tanto pelo acesso intraoral, usando o perfurador e o sistema de chave em ângulo reto, ou percutaneamente, usando um trocarte e sistema de guias de perfuração (Fig. 31-4).

CAPÍTULO 31 Osteotomia Vertical do Ramo por Via Intraoral

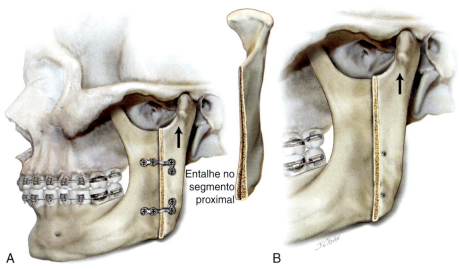

Figura 31-4 Instalação de fio de aço oblíquo para garantir o assentamento condilar. **A,** Fixação interna com placa. **B,** Fixação interna com parafusos.

TÉCNICA ALTERNATIVA 5: Acesso Extraoral

Um acesso extraoral para o ramo pode ser aconselhável em casos com anatomia e ou visibilidade comprometida. Exemplos incluem recuos que requerem uma grande quantidade de remoção óssea do segmento proximal, deformidade no ramo que pode confundir os pontos de referências comuns, e casos que requerem fixação interna com acesso limitado e/ou instrumentos limitados a serem usados na fixação interna pelo acesso intraoral. Alguns defendem que o uso de endoscópio pode melhorar a visualização intraoral.[18] Na experiência do autor, é bastante incomum ter de recorrer a uma abordagem extraoral para osteotomia vertical dos ramos.

Prevenção e Tratamento das Complicações

Os riscos da OVRI incluem lesão aos nervos lingual e alveolar inferior, *sagging* condilar, subluxação condilar, recidiva esquelética, hemorragia, infecção e união fibrosa. Enquanto a alteração sensorial temporária do nervo alveolar é uma consequência da OSR, qualquer alteração sensorial é incomum na OVRI.[19,20] Lesão no nervo alveolar inferior é reduzida por posicionar cuidadosamente a osteotomia inicial. Apesar de a proeminência da antilíngula não ser uma referência infalível, com uma avaliação cuidadosa da posição da osteotomia relativa à borda posterior da mandíbula e da proeminência da antilíngula, pode ser evitada uma lesão no nervo alveolar inferior.

Outra fonte de lesão para o nervo alveolar inferior, que acontece de 3% a 8% dos casos de OVRI, é o deslocamento medial do segmento proximal.[21,22] Nessa situação, a ação muscular rotaciona o segmento proximal para frente, com o aprisionamento do nervo alveolar inferior na altura em que entra no forame mandibular. O paciente experimenta repentina perda sensorial nos primeiros dias após a cirurgia. O reposicionamento do segmento proximal deve ser realizado imediatamente para evitar alteração sensorial de longo prazo.

O *sagging* condilar e a subluxação podem ser prevenidos com a criação de uma osteotomia extensa, bem anterior à borda posterior da mandíbula e justamente atrás do forame mandibular. Uma osteotomia pobremente executada que passa através da borda posterior da mandíbula sacrifica a inserção do músculo pterigóideo medial. Vigilância constante é necessária para evitar esse erro conforme a porção inferior da osteotomia é desenvolvida. No pior cenário, um segmento proximal curto com pouco remanescente de inserção do músculo pterigóideo medial está sujeito a ação do músculo pterigóideo lateral sem oposição com subluxação condilar. Se isso for identificado durante a cirurgia, o segmento proximal deve ter uma fixação interna para garantir o assentamento condilar e para resistir à atividade sem resistência do músculo pterigóideo lateral.

Pode ocorrer hemorragia excessiva durante a OVRI, pela lesão das estruturas na incisura mandibular (p. ex., artéria massetérica) ou a estruturas vasculares na região medial do ramo (p. ex., a artéria maxilar e seus ramos). De um modo geral, a aba do afastador de Bauer, posicionado adequadamente na incisura mandibular, minimiza lesão a estruturas vasculares nessa região. .Outro método para minimizar o risco de lesão vascular é diminuir a profundidade da lâmina oscilatória, especialmente na incisura mandibular. Se a lâmina 11,5 × 7 mm é muito curta para completar a osteotomia na parte lingual na altura da proeminência da antilíngula (geralmente a porção mais espessa do ramo), o cirurgião deve ter certeza de que a osteotomia não foi posicionada muito anteriormente, e a lâmina 11,5 × 12 mm deve ser evitada no corte superior da OVRI.

Lesões nas artérias facial, alveolar inferior e na veia retromandibular são raras com a técnica adequada. Lesão no ramo marginal da mandíbula do nervo facial pode ocorrer enquanto o corte inferior da OVRI é completado. O periósteo deve ser divulsionado da borda inferior para minimizar o risco de trauma no tecido mole pela lâmina oscilatória. União fibrosa é extremamente incomum, mesmo com nenhuma fixação interna. Entretanto, uma suficiente imobilização mandibular é necessária na ausência de fixação interna.

Recomendações Pós-operatórias

A posição do segmento proximal deve ser confirmada pela radiografia panorâmica pós-operatória. Se não foram utilizados placas ou parafusos de fixação, um leve *sagging* condilar pode ser efetivamente resolvido pelo exercício de apertamento durante as duas primeiras semanas de BMM. Se tiver sido preservada uma ampla inserção do músculo pterigóideo medial, a atividade muscular irá garantir o posicionamento condilar fisiológico. Semelhantemente, se é notado o "gap" na borda inferior, ele é geralmente fechado pelos exercícios de apertamento no pós-operatório. Se a fixação interna com placa ou parafuso não for usada, 2 a 3 semanas de BMM é recomendado. Isto é seguido por 3 a 4 semanas de dieta líquida e o uso de elásticos de treinamento durante 22 horas por dia. Exercícios ativos de amplitude de movimento são iniciados durante a quarta semana de pós-operatório. Exercícios passivos de amplitude de movimento são raramente necessários para restaurar a amplitude de movimento mandibular após a OVRI. Os pacientes podem retomar a dieta normal e retornar para o ortodontista para iniciar a finalização do tratamento ortodôntico após a sexta semana.

Referências

1. Limberg A: Treatment of the open bite by means of plastic oblique osteotomy of the ascending rami of the mandible, *Dental Cosmos* 67:1191, 1925.
2. Moose SM: Correction of abnormal mandibular protrusion by intraoral operation, *J Oral Surg* 3:304, 1945.
3. Moose SM: Surgical correction of mandibular prognathism by intraoral subcondylar osteotomy, *J Oral Surg* 22:197, 1964.
4. Moose SM: Surgical correction of mandibular prognathism by intraoral sub-condylar osteotomy, *Br J Oral Surg* 1:172, 1964.
5. Caldwell JB, Letterman GS: Vertical osteotomy in the mandibular rami for correction of prognathism, *J Oral Surg* 12:185, 1954.
6. Trauner R, Obwegeser H: The surgical correction of mandibular prognathism and retrognathia with consideration of genioplasty. I. Surgical procedures to correct mandibular prognathism and reshaping of the chin, *Oral Surg Oral Med Oral Pathol* 10:677, 1957.
7. Winstanley RP: Subcondylar osteotomy of the mandible and the intraoral approach, *Br J Oral Surg* 6:134, 1968.
8. Hebert JM, Kent JN, Hinds EC: Correction of prognathism by an intraoral vertical subcondylar osteotomy, *J Oral Surg* 28:651, 1970.
9. Hall HD, Chase DC, Payor LG: Evaluation and refinement of the intraoral vertical subcondylar osteotomy, *J Oral Surg* 33:333, 1975.
10. Hall HD, McKenna SJ: Further refinement and evaluation of intraoral vertical ramus osteotomy, *J Oral Maxillofac Surg* 45:684, 1987.
11. Ghali GE, Sikes JW Jr: Intraoral vertical ramus osteotomy as the preferred treatment for mandibular prognathism, *J Oral Maxillofac Surg* 58:313, 2000.
12. Bell WH, Yamaguchi Y, Poor MR: Treatment of temporomandibular joint dysfunction by intraoral vertical ramus osteotomy, *Int J Adult Orthodon Orthognath Surg* 5:9, 1990.
13. Nickerson JW, Veaco NS: Condylotomy in surgery of the temporomandibular joint, *Oral Maxfac Clin North Am* 4:303, 1989.
14. Hall HD, Navarro ZE, Gibbs JS: One and 3-year prospective outcome study of modified condylotomy for treatment of reducing disc displacement, *J Oral Maxillofac Surg* 58:7, 2000.
15. Epker BN, Wolford L: *Dentofacial deformities: surgical-orthodontic correction*, St Louis, 1980, Mosby.
16. Talesh KT, Motamedi MH, Yazdani J, et al: Prevention of relapse following intraoral vertical ramus osteotomy mandibular setback: Can coronoidotomy help? *Oral Surg Oral Med Oral Pathol Oral Radiol Endod* 111:557, 2011.
17. Yamauchi K, Takenobu T, Takahashi T: Condylar luxation following bilateral intraoral vertical ramus osteotomy, *Oral Surg Oral Med Oral Pathol Oral Radiol Endod* 104:747, 2007.
18. Gonzalez-Garcia R: Endoscopically assisted subcondylar and vertical ramus osteotomies for the treatment of symmetrical mandibular prognathism, *J Craniomaxillofac Surg* 40:393, 2012.
19. Westermark A, Bystedt H, von Konow L: Inferior alveolar nerve function after mandibular osteotomies, *Br J Oral Maxillofac Surg* 36:425, 1998.
20. Zaytoun HS, Phillips C, Terry BC: Long-term neurosensory deficits following transoral vertical ramus osteotmy and sagittal split osteotomies for mandibular prognathism, *J Oral Maxillofac Surg* 44:193, 1986.
21. Blinder D, Peleg O, Yoffe T, et al: Intraoral vertical ramus osteotomy: a simple method to prevent medial trapping of the proximal fragment, *Int J Oral Maxillofac Surg* 39:289, 2010.
22. Tuinzing DB, Greebe RB: Complications related to the intraoral vertical ramus osteotomy, *Int J Oral Surg* 14:319, 1985.

CAPÍTULO 32

Osteotomia Mandibular em "L" Invertido

Albert D. Oliphant e Joseph E. Van Sickels

Material Necessário

A osteotomia em "L" invertido pode ser realizada tanto pelo acesso intraoral quanto pelo extraoral. O equipamento para essas duas opções difere ligeiramente. Para o propósito deste capítulo, os instrumentos para o acesso extraoral são listados primeiro e em seguida os instrumentos em separado usados para o procedimento intraoral.

Acesso Extraoral

Descolador de periósteo Molt n° 9 (dois)
Lâmina de bisturi n° 15
Broca 703
Pinça Adson com dente ou pinça Cushing para osso
Fios de suturas apropriados
Afastadores Langenbeck (*toe in* e *toe out*)
Anestésico local com vasoconstritor
Tesouras Metzembaum
Afastador de Minnesota
Ponta do bisturi elétrico
Estimulador de nervo
Sistema de fixação de escolha do cirurgião
Afastador de Rake
Microsserra reciprocante/oscilatória
Afastadores de Seen
Pinça hemostática (uma ou duas)
Porta-agulha e cortador para fio de aço

Acesso Intraoral

Descolador de periósteo Molt n° 9 (dois)
Fios de suturas apropriados
Afastador de Bauer (opcional)
Afastador de coronoide
Descolador-J
Pinça Kelly
Pinça Kocher com fita umbilical
Afastador LeVasseur Merrill
Anestésico local com vasoconstritor
Afastador Minnesota
Ponta do bisturi elétrico
Microsserra oscilatória
Sistema de fixação de escolha do cirurgião
Microsserra reciprocante

Histórico do Procedimento

De acordo com Steinhauser,[1] a osteotomia em "L" invertido foi descrita primeiro por Trauner em 1955. Em 1957 e em 1958, Schuchardt e em seguida Immenkamp sugeriram o uso de enxerto ósseo córtico esponjoso autógeno entre os segmentos distal e proximal. A técnica extraoral descrita por Speissl[2] em 1989 em seu livro é bastante similar à que é usada nos dias de hoje.

Em 1990, Van Sickels *et al.*[3] estudaram a fixação interna rígida na osteotomia em "L" invertido por via intraoral. Apesar de este não ter sido o primeiro relato de osteotomia em "L" invertido por via intraoral (OLI), parece ter sido o relato mais antigo de utilização da fixação rígida na OLI, que reduziu a necessidade de bloqueio maxilomandibular por períodos longos. A técnica da fixação interna descrita por Van Sickels *et al.*[3] foi usada para recuos mandibulares. Ele costumava utilizar um dispositivo para posicionamento condilar a fim de controlar o segmento proximal durante a cirurgia.[3] Em 1999, McMilan *et al.*[4] publicaram um artigo sobre a osteotomia em "L" invertido por via intraoral e citaram a a conferência de 1993 na Austrália, onde a técnica foi apresentada.[4] A técnica também foi apresentada como uma opção para avançar a mandíbula.

Indicações para o Uso dos Procedimentos

A osteotomia em "L" invertido pode ser a técnica de escolha para avanços extensos (maiores do que 12 mm) com rotação anti-horária ou para grandes recuos (maiores do que 10 mm).[5] Também é uma boa opção para casos de reoperação resultantes de alterações da morfologia do ramo e em pacientes com hipertrofia de masseter com uma cortical óssea subjacente densa.

Acesso Extraoral

A osteotomia em "L" invertido por via extraoral (e sua prima mais próxima, a osteotomia em arco em "C") pode ser usada para avanços ou recuos. Entretanto, atualmente é usada para grandes avanços complexos ou quando não é possível realizar um procedimento alternativo pelo acesso intraoral ou porque a mandíbula apresenta uma anatomia incomum (p. ex., um ramo fino ou uma deficiência severa na altura do corpo posterior da mandíbula).[6] Frequentemente um *gap* é criado entre os segmentos, havendo a necessidade de enxerto autógeno ou alógeno para preencher o espaço criado pela quantidade do movimento. Casos específicos de assimetria mandibular significantes podem ser tratados melhor com uma osteotomia vertical do ramo ou em "L" invertido por via extraoral do que por via intraoral.

Acesso Intraoral

A maior vantagem do acesso intraoral em relação ao extraoral é evitar uma incisão na pele, pois elimina uma cicatriz na face e reduz significativamente os riscos de lesão ao ramo marginal da mandíbula do nervo facial. A osteotomia em "L" invertido por via intraoral envolve algumas considerações,[3,4,7,8] entre as quais a possibilidade de realizar ambas as divulsões medial e lateral, a decisão do quanto de bisel fazer entre a região medial e lateral, e a escolha do melhor tipo de fixação interna para fixar esses segmentos.[3,4,7,8] A osteotomia em "L" invertido por via intraoral pode ser usada para pequenos recuos mandibulares e grandes recuos em casos específicos. Como na osteotomia por via extraoral, ela também pode ser usada em assimetrias e avanços mandibulares. Diversos autores defenderam o seu uso tanto para avanços quanto recuos quando o risco de lesão ao nervo alveolar inferior é uma preocupação em especial.[3,4] Pode ser igualmente vantajoso para casos em que a tomografia computadorizada pré-operatória demonstre um ramo fino.

Contraindicações e Limitações

Há apenas poucas limitações e contraindicações para o uso da osteotomia em "L" invertido. O acesso extraoral inclui incisão na pele, que pode resultar em uma cicatriz e possível lesão ao nervo facial. Lesão ao nervo alveolar inferior é muito menos provável no procedimento vertical no ramo do que na osteotomia sagital bilateral da mandíbula (OSBM), porém não é eliminado.[9,10] Kobayashi *et al.*[10] compararam o distúrbio neurossensorial em pacientes que foram submetidos ou a osteotomia em "L" invertido ou a OSBM. Eles concluíram que o prognóstico em longo prazo para resolução de distúrbios neurossensoriais pós-cirúrgico foi melhor para pacientes que foram submetidos a osteotomia em "L" invertido. Também notaram que a magnitude da movimentação entre os segmentos influencia os distúrbios neurossensoriais no pós-cirúrgico imediato após a osteotomia em "L" invertido, porém essa relação diminui com o tempo.

Outras limitações e contraindicações podem acontecer em avanços mandibulares sem enxerto ósseo. Essa técnica pode ser menos estável e pode resultar em não união se o *gap* ósseo for muito extenso.

TÉCNICA: Osteotomia em "L" Invertido por Via Extraoral

PASSO 1: Incisão e Dissecção do Tecido Mole
Uma incisão submandibular padrão ou o acesso de Risdon é usado para conseguir acesso à lateral do ramo da mandíbula. Uma vez incisados a pele e o tecido subcutâneo, um estimulador de nervo é usado para prevenir lesão ao ramo marginal da mandíbula do nervo facial. O músculo masseter é incisado e afastado, e a incisura mandibular, o ramo anterior e a borda posterior da mandíbula são visualizados (Fig. 32-1, *A*).

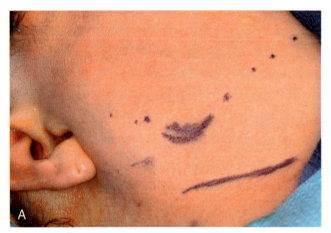

Figura 32-1 A, Marcação da incisão na pele.

TÉCNICA: Osteotomia em "L" Invertido por Via Extraoral *(Cont.)*

PASSO 2: Osteotomia
O corte no osso é feito com uma broca 703 ou com uma microsserra reciprocante desde o ramo até um ponto ligeiramente posterior e superior à localização estimada do forame mandibular. A partir desse ponto, a osteotomia é estendida inferiormente em uma direção vertical à borda inferior do ramo. Geralmente um cinzel fino é usado para separar os segmentos gentilmente. O procedimento em seguida é realizado no lado oposto (Fig. 32-1, *B*).

PASSO 3: Instalação de Placas e Parafusos
Os dentes são posicionados em oclusão ou no guia cirúrgico. Os segmentos são fixados com placas e parafusos. Normalmente a placa é instalada primeiro no segmento proximal. Em seguida, enquanto o côndilo é posicionado dentro da fossa e o *gap* pré-planejado entre os segmentos é mantido, o segmento distal é fixado (Fig. 32-1, *C*).

PASSO 4: Colocação do Material de Enxertia
Material de enxerto ósseo autógeno, alógeno ou sintético podem ser colocados no *gap* criado entre os segmentos para preencher a lacuna óssea e ajudar na estabilidade (Fig. 32-1, *D*).

(Continua)

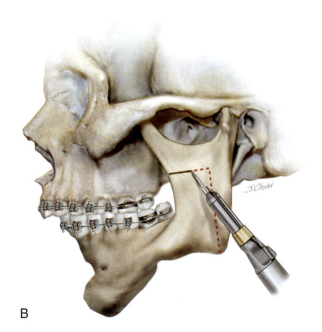
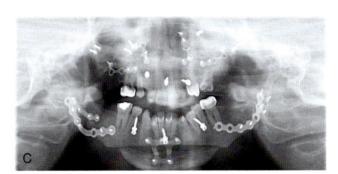
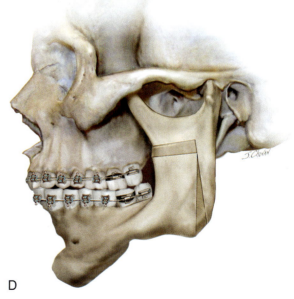

Figura 32-1 *(Cont.)* **B,** Osteotomia extraoral projetada. **C,** Radiografia panorâmica pós-operatória mostrando as placas em posição em um extenso avanço mandibular. **D,** Colocação de enxerto ósseo para preencher o espaço.

TÉCNICA: Osteotomia em "L" Invertido por Via Extraoral *(Cont.)*

PASSO 5: Uso do Bloqueio Maxilomandibular
O bloqueio maxilomandibular (BMM) pode ou não ser necessário, dependendo da estabilidade das placas.

PASSO 6: Conclusão do Procedimento
O acesso extraoral é fechado (Fig. 32-1, *E*).

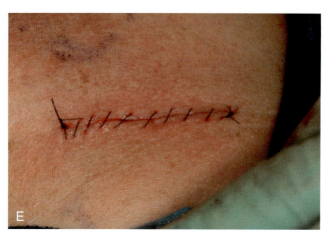

Figura 32-1 *(Cont.)* **E,** Fechamento da ferida.

TÉCNICA ALTERNATIVA 1: Osteotomia em "L" Invertido por Via Intraoral

PASSO 1: Incisão do Tecido Mole
Uma incisão intraoral é feita ao longo da linha oblíqua externa, similar à tradicional incisão para OSBM. Divulsão subperiosteal é realizada até o ramo ascendente para expor o processo coronoide. Uma pinça Kocher com fita umbilical é posicionada no ápice do coronoide para auxiliar no afastamento.

PASSO 2: Divulsão no Aspecto Lateral da Mandíbula
Com descoladores de periósteo, a divulsão é continuada lateralmente à borda posterior da mandíbula. Um descolador-J posicionado na borda posterior do ramo na metade entre o ângulo e o processo condilar é usado para divulsionar o periósteo e a inserção muscular da borda posterior. Um afastador de LeVasseur Merrill é posicionado para garantir visualização adequada do aspecto lateral do ramo e em seguida é removido.

PASSO 3: Divulsão no Aspecto Medial da Mandíbula
A divulsão é em seguida continuada no aspecto medial da mandíbula com um descolador de periósteo similar ao que é usado na OSRM. O descolador de periósteo é direcionado posteriormente lingual à entrada do nervo alveolar inferior.

PASSO 4: Osteotomia Inicial no Aspecto Medial da Mandíbula
Com a microsserra reciprocante, um corte horizontal é feito acima da língula, biselando de medial até a face lateral e ultrapassando completamente para a superfície lateral, desde a borda anterior do ramo até justamente posterior ao nervo (Fig. 32-2).

CAPÍTULO 32 Osteotomia Mandibular em "L" Invertido

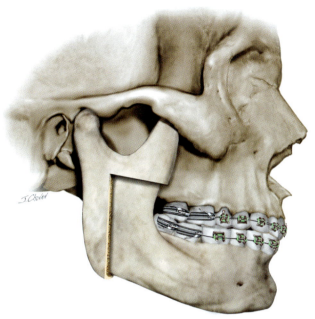

Figura 32-2 Osteotomia completada, antes da fixação.

TÉCNICA ALTERNATIVA 1: Osteotomia em "L" Invertido por Via Intraoral *(Cont.)*

PASSO 5: Osteotomia no Aspecto Lateral da Mandíbula
O afastador de LeVasseur Merrill é reposicionado, e a microsserra oscilatória é usada, conectando com a osteotomia horizontal e estendendo imediatamente anterior ao ângulo da mandíbula. Os segmentos são então separados. O procedimento é repetido no lado oposto.

PASSO 6: Alinhamento dos Segmentos
É realizado bloqueio maxilomandibular. O segmento proximal é manipulado para repousar lateralmente ao segmento distal; qualquer interferência entre os segmentos podem ser removidos com uma broca. (É importante notar que a mordida aberta posterior é um indicativo de interferências.) Uma variedade de diferentes esquemas de fixação podem ser usados. McMilan et al.[4] usam duas placas em "L" para segurar os segmentos.[4] Uma é posicionada na borda anterior do segmento distal e a outra na borda inferior. Van Sickels et al.[3] posiciona uma única placa de sete furos angulada próxima ao aspecto anterior do segmento distal.

PASSO 7: Instalação de Placas e Parafusos
Com a técnica de uma placa de sete furos, o furo mais anterior próximo ao segmento proximal é o primeiro a ser perfurado. O trocarte é usado para a instalação perpendicular do parafuso. Em seguida, a placa com o parafuso no furo mais anterior e superior é posicionada, e o parafuso é acoplado à chave e é parcialmente apertado. O aspecto inferior da placa pode então ser manipulado no segmento distal para alcançar a melhor posição. Em seguida, é feita uma perfuração na posição mais conveniente, e um parafuso bicortical é instalado (um parafuso monocortical pode ser instalado se estiver localizado próximo do canal do nervo alveolar inferior). Todas as outras perfurações são realizadas, e os parafusos são firmemente instalados.

PASSO 8: Conclusão do Procedimento
Após o procedimento ser concluído em ambos os lados, os acessos são fechados. Elásticos Classe III curtos são usados frequentemente após a cirurgia por 4 a 6 semanas.

(Continua)

TÉCNICA ALTERNATIVA 2: Placas de Posicionamento Usada em Osteotomia em "L" Invertido

Uma placa para posicionamento pode ser de grande auxílio a fim de assegurar um controle melhor dos segmentos.

PASSO 1: Instalação de Placas de Controle
É realizado BMM após o corte horizontal ser feito na mandíbula. Antes do corte vertical ser concluído, uma placa curva de nove furos é posicionada desde o processo coronoide acima do corte horizontal até o pilar zigomático da maxila. Essa placa mantém o controle sobre o segmento proximal e garante que o côndilo permaneça assentado. Para fixar a placa de posicionamento na maxila, uma incisão vestibular maxilar é feita, e o pilar zigomático maxilar é exposto bilateralmente (Fig. 32-3, *A*).

PASSO 2: Instalação de Placas de Posicionamento
É necessário um acesso transcutâneo para instalar os parafusos perpendicularmente ao coronoide com uso de trocarte. Dois parafusos são instalados no processo coronoide e dois parafusos na maxila em cada lado. É importante prover espaço suficiente entre a osteotomia horizontal e essa placa de modo a permitir espaço suficiente para uma placa adicional de fixação dos segmentos.

PASSO 3: Instalação de Placas de Fixação os Segmentos
O corte vertical do ramo é completado. O segmento distal é movido posteriormente, e as interferências são removidas. Em seguida, uma placa de sete furos é instalada bilateralmente (Fig. 32-3, *B*).

PASSO 4: Remoção das Placas de Posicionamento
A placa de nove furos temporária é removida, e os acessos são irrigados e fechados com fio de sutura Vicryl 3-0.

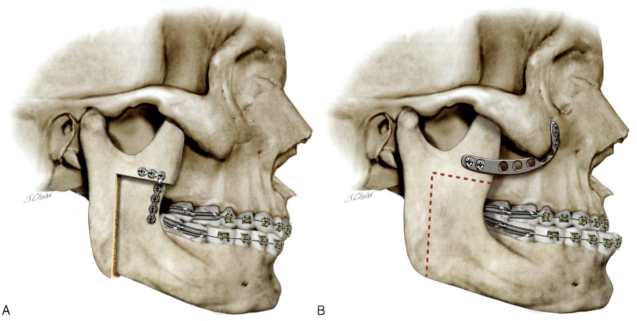

A   B

Figura 32-3 **A,** Fixação de osteotomia em "L" invertido intraoral. **B,** Uso de placa de posicionamento.

Prevenção e Tratamento das Complicações

Uma série de complicações transoperatórias é possível.
- Osteotomia desfavorável. Se a osteotomia horizontal é estendida muito posteriormente, há um risco de fratura do processo condilar com ambos os acessos intraoral e extraoral. Isso complica a cirurgia por tornar a fixação interna muito mais desafiadora.[11]
- Lesão a nervo sensitivo. Se a osteotomia horizontal é muito curta no sentido anteroposterior, é provável que a osteotomia vertical que se conecta no aspecto posterior dessa osteotomia lesione as estruturas neurovasculares do alveolar inferior. Isso é particularmente verdadeiro com o acesso extraoral, pois não existem boas orientações para indicar onde o nervo alveolar inferior está em relação à superfície lateral da mandíbula.[12-14]
- Lesão a nervo motor. Pelo acesso extraoral, há um risco de lesão ao ramo marginal da mandíbula do nervo facial, embora esse risco possa ser reduzido pelo uso do estimulador de nervo.
- Sangramento. Sangramento ativo no transoperatório pode ocorrer e normalmente resulta pela transecção das artérias alveolar inferior, massetérica ou maxilar. Se o sangramento ocorrer, é comum que possa ser controlado com tamponamento. A artéria massetérica está apenas a 8 mm da incisura mandibular.[15]

Recomendações Pós-operatórias

Algumas complicações pós-operatórias incluem edema excessivo, hemorragia ou hematoma, náusea e vômito pós-operatório, infecção, disfunção mandibular e recidiva.

Edema pós-operatório está relacionado ao tipo e à duração da cirurgia, fatores específicos do paciente e medicações administradas. O resultado temido do edema excessivo é o comprometimento da via aérea. A menos que contraindicado, pode ser administrada uma dose de dexametasona no pré-operatório e no pós-operatório (reduzida ao longo das 24 horas), em associação a um curativo compressivo universal na cabeça, para prevenir o edema e o hematoma.

Hematoma pós-operatório é possível, porém geralmente é uma complicação menor. Esta sequela pode ser prevenida por completo controle do sangramento transoperatório e o uso de curativo compressivo por 24 horas. Na maioria das vezes, o sangramento pós-operatório está relacionado à veia retromandibular. Entretanto, é possível haver sangramento arterial abundante, e pode requerer ligação ou embolização da artéria carótida externa.[11]

Náusea e vômito pós-operatório (N/V) e desidratação podem ocorrer por várias razões. Alguns gatilhos para N/V incluem agentes anestésicos, dor, narcóticos analgésicos e ingestão de sangue. A administração de fármacos antieméticos é importante no manejo dessas complicações.[11]

Infecção é um risco em qualquer cirurgia, particularmente quando o cirurgião está trabalhando na cavidade oral e realizando uma técnica transcutânea. A prevenção de infecções após a cirurgia ortognática é afetada por fatores como a idade do paciente, o status da imunidade e a experiência do cirurgião (que interfere na duração do procedimento e na manipulação dos tecidos). Uso rotineiro de antibióticos no pré-operatório por 24 horas e antibióticos no pós-operatório deve minimizar essa complicação.

Referências

1. Steinhauser EW: Historical development of orthognathic surgery, *J Craniomaxillofac Surg* 24:195, 1996.
2. Spiessl B: *Internal fixation of the mandible: a manual of AO/ASIF principles*, Berlin, 1989, Springer-Verlag.
3. Van Sickels JE, Tiner BD, Jeter TS: Rigid fixation of the intraoral inverted L osteotomy, *J Oral Maxillofac Surg* 48:894, 1990.
4. McMillan B, Jones R, Ward-Booth P, Goss A: Technique for intraoral inverted L osteotomy, *Br J Oral Maxillofac Surg* 37:324, 1999.
5. Medeiros PJ, Ritto F: Indications for the inverted L osteotomy: report of three cases, *J Oral Maxillofac Surg* 67:435, 2009.
6. Booth PW, Schendel SA, Hausamen JE: ed 2, Maxillofacial surgery vol 2, St Louis, 2007, Churchill Livingstone.
7. Muto T, Akizuki K, Tsuchida N, Sato Y: Modified intraoral inverted L osteotomy: a technique for good visibility, greater bony overlap, and rigid fixation, *J Oral Maxillofac Surg* 66:1309, 2008.
8. Aymach Z, Nei H, Kawamura H, Van Sickels J: Evaluation of skeletal stability after surgical-orthodontic correction of skeletal open bite with mandibular counterclockwise rotation using modified inverted L osteotomy, *J Oral Maxillofac Surg* 69:853, 2011.
9. Karas ND, Boyd SB, Sinn DP: Recovery of neurosensory function following orthognathic surgery, *J Oral Maxillofac Surg* 48:124, 1990.
10. Kobayashi A, Yoshimasu H, Kobayashi J, Amagasa T: Neurosensory alteration in the lower lip and chin area after orthognathic surgery: bilateral sagittal split osteotomy versus inverted L ramus osteotomy, *J Oral Maxillofac Surg* 64:778, 2006.
11. Fonseca RJ, Marciani RD, Turvey TA: ed 2, Oral and maxillofacial surgery vol 3, St Louis, 2009, Saunders.
12. Hogan G, Ellis E. III: The "antilingula": fact or fiction? *J Oral Maxillofac Surg* 64:1248, 2006.
13. Aziz SR, Dorfman BJ, Ziccardi VB, Janal M: Accuracy of using the antilingula as a sole determinant of vertical ramus osteotomy position, *J Oral Maxillofac Surg* 65:859, 2007.
14. Monnazzi MS, Passeri LA, Gabrielli MF, et al: Anatomic study of the mandibular foramen, lingula and antilingula in dry mandibles and the statistical relationship between the true lingula and the antilingula, *Int J Oral Maxillofac Surg* 41:74, 2012.
15. Hwang K, Kim YJ, Chung IH, et al: Course of the masseteric nerve in masseter muscle, *J Craniofac Surg* 16:197, 2005.

CAPÍTULO 33

Osteotomia Sagital Bilateral dos Ramos Mandibulares

Joseph E. Van Sickels

Material Necessário

Descolador de periósteo Molt n° 9 (dois)
Série de cinzéis e um cinzel curvo
Fios de suturas apropriados
Bisturi elétrico bipolar (se necessário)
Afastador de coronoide
Pinça Kocher com fita umbilical

Brocas com fissura transversal multilaminadas (se terceiros molares estiverem presentes)
Afastadores Hargis
Descolador-J
Pinça Kelly hemostática
Anestésico local com vasoconstritor

Afastador Minnesota
Ponta do bisturi elétrico
Broca esférica ou pera (se a mandíbula for recuada)
Serra reciprocante
Dobrador de fio de aço Sputnik

Introdução

A descrição original da osteotomia sagital bilateral dos ramos mandibulares (OSBRM) é creditada a Trauner e Obwegeser.[1] Embora várias modificações tenham sido desenvolvidas para aprimorar o procedimento, duas das primeiras foram sugeridas por Hunsunk[2] e Dal Pont.[3] Essas duas modificações combinadas estabeleceram a osteotomia básica como um procedimento em que o corte ósseo no aspecto medial da mandíbula termina na fossa lingual e no aspecto lateral, se estende para a parte anterior ao longo da linha oblíqua externa.[1,2] Entre muitos outros autores adicionais que sugeriram mudanças no *design* básico, Epker,[4] em 1977, publicou um trabalho mostrando diversas modificações e enfatizando a necessidade de manter o suprimento sanguíneo no segmento proximal. O aumento da estabilidade e mobilização precoce do paciente após a OSBRM foram introduzidos quando Spiessl[5] demonstrou que três parafusos bicorticais de 2,7 mm poderiam ser utilizados para fixar os segmentos proximais e distais. Desde a sua publicação em 1988, muitas alternativas foram utilizadas na aplicação de parafusos e/ou placas para fixar os segmentos.[6,7] A maioria dessas modificações ilustrou o uso de sistemas menores para alcançar estabilidade e funcionalidade precoce. Atualmente, a osteotomia sagital bilateral dos ramos mandibulares, em suas múltiplas interações, é a osteotomia mais usada comumente para movimentar a mandíbula.[8] As variações mais frequentes consistem no comprimento e no *design* da osteotomia no segmento proximal e o tipo de fixação utilizada.

Indicações

A osteotomia sagital bilateral dos ramos mandibulares é um procedimento extremamente versátil que pode ser usado para o avanço da mandíbula, para recuo ou para correção de assimetria.[8,9] Existe controvérsia sobre o seu uso para fechamento de mordida aberta.[10-14] Diversos grupos demonstraram que o fechamento de mordida aberta com um avanço mandibular (movimento anti-horário) é menos estável do que avanços com movimento horário.[10-12] Outros demonstraram que, embora o fechamento de mordida aberta apresente menor estabilidade, pode ser utilizado em alguns casos selecionados.[13,14]

O tempo para a remoção do terceiro molar também é controverso. Diversos autores sugeriram que eles devem ser removidos de seis a nove meses antes da osteotomia sagital bilateral dos ramos mandibulares ser realizada para reduzir a incidência de fraturas desfavoráveis.[15-16] Outros afirmaram que os terceiros molares podem ser removidos no momento da cirurgia com risco mínimo no resultado da cirurgia.[17,18] Está claro que a remoção do terceiro molar durante a osteotomia sagital consome tempo cirúrgico e também que vários fatores podem contribuir para uma fratura desfavorável, e a presença do terceiro molar é um deles.[19] Se o terceiro molar deve ou não ser removido antes da cirurgia, vai depender de vários fatores e da experiência do cirurgião.

Contraindicações e Limitações

Como notado previamente, existem várias áreas controversas sobre o uso da osteotomia sagital bilateral dos ramos mandibulares. Elas incluem o seu uso para fechamento de mordida aberta e se os terceiros molares devem ser removidos antes ou no momento do procedimento. Há um alto índice de lesão ao nervo alveolar inferior com a osteotomia sagital bilateral comparado à osteotomia vertical do ramo quando usado para o recuo de mandíbula. Entretanto, a osteotomia sagital bilateral pode ser fixada mais consistentemente com placas e parafusos e, portanto, permite ao paciente função precoce. Outras áreas de controvérsia e de limitações têm relação com a extensão dos avanços ou dos recuos. A mandíbula pode ser avançada 10 mm na maioria dos casos, e em muitos casos um avanço adicional pode ser alcançado, dependendo da anatomia do paciente. Entretanto, em alguns momentos, outros procedimentos devem ser usados para avançar a mandíbula, como uma osteotomia por via extra-oral, usando enxerto ósseo ou distração para alongar a mandíbula gradualmente.

Para avanços extensos que podem ser alcançados com a osteotomia sagital, estratégias diferentes podem ser usadas para otimizar a sobreposição óssea e estabilidade. Elas incluem a extensão um pouco mais para anterior pela modificação de Dal Pont e a utilização de formas mais rígidas de estabilização para a osteotomia. Um período de bloqueio maxilomandibular com estabilização esquelética na forma de fios de aços circunferenciais provou ter sucesso quando grandes avanços são feitos.[20] O quanto a mandíbula pode ser avançada com a OSBRM depende do conhecimento do cirurgião e do caso individualmente.

Grandes recuos com a osteotomia sagital bilateral são instáveis.[21,22] Quanto mais a mandíbula for recuada, mais ela tende a ir para frente no período pós-operatório. Essa instabilidade ou recidiva pode se dever a diversos fatores.[21-24] Embora diferentes *designs* de osteotomias ou estratégias de fixação possam ser usados, na maioria das vezes, se um grande recuo é necessário para alcançar um resultado oclusal ideal, um componente de hipoplasia maxilar geralmente está presente. Com isso, o paciente teria uma estabilidade maior e um melhor resultado estético com a cirurgia bimaxilar.

TÉCNICA: Osteotomia Sagital Bilateral dos Ramos Mandibulares para Avanço da Mandíbula

PASSO 1: Incisão
Com um abridor de boca no lado oposto, o afastador Minnesota é posicionado justamente lateral à linha obliqua externa. Com a ponta do bisturi elétrico, uma incisão é feita diretamente sobre a linha oblíqua externa aproximadamente na altura do nível oclusal e, em seguida, estendida inferiormente e lateralmente aos dentes, deixando de 5 a 6 mm de faixa de tecido mole (Fig. 33-1, *A*).

PASSO 2: Dissecção
Divulsione a mucosa e o tecido conjuntivo o suficiente para expor a linha oblíqua externa e posicione o afastador de coronoide. Desinsira os tecidos em um plano subperiosteal até o ápice do processo coronoide. Posicione a pinça de Kocher curva no processo coronoide e estabilize com a fita umbilical presa no campo. Divulsione o tecido ao longo do aspecto medial da mandíbula para expor a fossa lingual (Fig. 33-1, *B*).

(Continua)

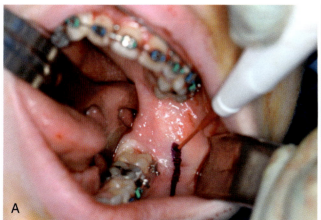 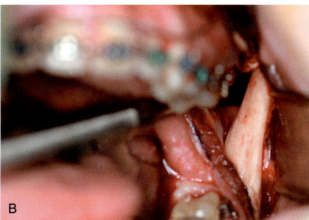

Figura 33-1 **A,** Imediatamente antes da incisão, o afastador de Minnesota é posicionado e a incisão é delineada. **B,** A pinça Kocher é posicionada; o descolador de periósteo está no aspecto medial da mandíbula imediatamente distal ao feixe neurovascular.

TÉCNICA: Osteotomia Sagital Bilateral dos Ramos Mandibulares para Avanço da Mandíbula (Cont.)

PASSO 3: Osteotomia Medial
Use uma serra reciprocante a 45 graus para cortar o osso em bisel da fossa lingual até a região anterior do ramo. O corte é estendido inferiormente, na região anterior do ramo, paralelo à borda lateral da mandíbula e seguindo a linha oblíqua externa. Esse corte ósseo é normalmente estendido até a região distal do segundo molar (Fig. 33-1, *C*).

PASSO 4: Osteotomia Lateral
O abridor de boca que tinha sido posicionado nas superfícies oclusais no lado oposto é removido e os tecidos moles na região lateral são dissecados. Dependendo da quantidade de avanço necessário, o corte lateral do osso é feito onde a linha oblíqua externa se encontra com o corpo da mandíbula, que normalmente ocorre na mesial do segundo molar. O cirurgião deve ter certeza de que o corte ósseo está completo e está biselado aproximadamente a 45 graus em relação à borda inferior (Fig. 33-1, *D*).

PASSO 5: Separação da Mandíbula
O abridor de boca é recolocado no lado oposto e o descolador de periósteo é usado para afastar o tecido lingual no aspecto medial da mandíbula. Um cinzel espátula ou um cinzel biselado pequeno é usado para checar o corte medial do osso e a separação é iniciada com batidas gentis e progressivas no cinzel ao longo de toda a distância do ramo. A separação progressiva dos segmentos é alcançada com essa manobra. Se os segmentos não se separarem simetricamente, pode ser necessário usar a serra para redefinir os cortes ósseos. Um movimento gentil de alavanca no osso deve resultar em uma expansão simétrica da linha de osteotomia. Diversos instrumentos podem ser usados para separar os segmentos; a técnica de preferência do autor é usar diversos cinzéis para lentamente fazer uma alavanca separando os segmentos. Frequentemente, um cinzel curvo pequeno é usado na borda inferior da mandíbula para iniciar a separação nessa região, garantindo que irá se propagar ao longo da borda inferior (Fig. 33-1, *E*).

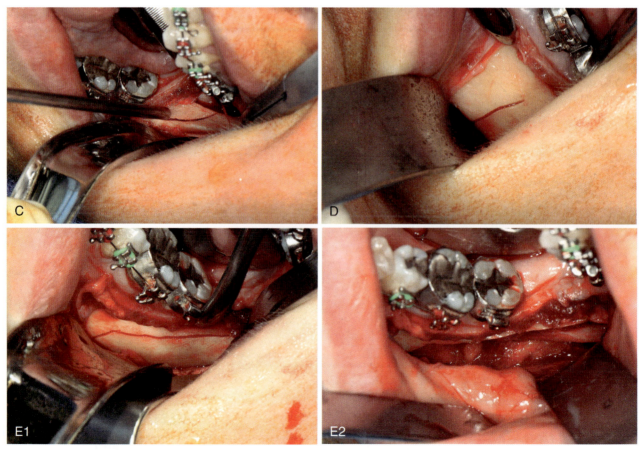

Figura 33-1, *(Cont.)* **C,** O corte da serra biselado no aspecto medial, estendendo para o ramo próximo ao segundo molar. **D,** O corte lateral a 45 graus na borda inferior, estendendo para cima aproximadamente no aspecto mesial do segundo molar. **E1,** Imediatamente antes da separação. **E2,** Após a separação ter sido completada, o nervo é visualizado.

TÉCNICA: Osteotomia Sagital Bilateral dos Ramos Mandibulares para Avanço da Mandíbula (Cont.)

PASSO 6: Estabilização Inicial
Uma vez que a separação está completa em ambos os lados, a mandíbula é levada para a posição planejada e é realizado o bloqueio maxilomandibular. Cuida-se para posicionar o segmento proximal para posterior em direção à fossa mandibular e em alinhar a borda inferior do segmento proximal com o segmento distal. Os segmentos são temporariamente mantidos na posição com uma pinça para osso Jeter-Van Sickels. Antes de posicionar a pinça, qualquer interferência que impeça que os segmentos repousem passivamente um contra o outro é removida. Um dobrador de fio de aço "Sputinik" é usado para firmemente assentar o segmento proximal e as bordas inferiores normalmente são alinhadas antes da colocação da pinça (Fig. 33-1, *F*).

PASSO 7: Fixação
Uma variedade de técnicas pode ser usada para fixar os segmentos proximal e distal. Para movimentos de até 7 mm, o autor usa uma placa deslizante ajustável. Para avanços maiores, uma placa mais rígida é usada. Uma vez que ambos os lados tenham sido fixados temporariamente, o bloqueio maxilomandibular é removido e a oclusão é checada. Se ela não encaixar no guia cirúrgico, a mandíbula é posicionada novamente em bloqueio, a fixação é liberada e o Passo 6 é repetido até que a oclusão seja a desejada. Quando isso tiver sido alcançado, parafusos bicorticais adicionais são instalados normalmente através do acesso transcutâneo (Fig. 33-1, *G*).

PASSO 8: Fechamento
Os acessos são fechados, e dependendo da intercuspidação dos dentes, o guia cirúrgico pode ou não ser removido.

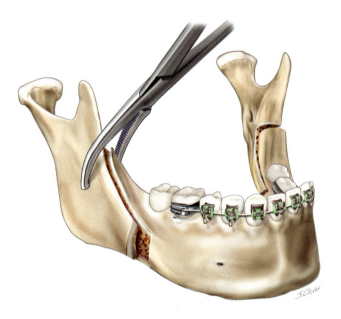

F

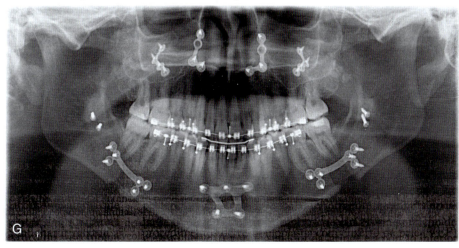

Figura 33-1, *(Cont.)* **F,** Esquema da estabilização temporária. Note que as bordas inferiores estão alinhadas. **G,** Radiografia panorâmica de um avanço assimétrico. No lado esquerdo está uma placa mais rígida; no lado direito, uma placa menos rígida ajustável foi usada. Parafusos bicorticais são usados em ambos os lados em complemento às placas.

TÉCNICA ALTERNATIVA 1: Osteotomia Sagital Bilateral dos Ramos Mandibulares para Recuo

Os passos 1 até o 5 são os mesmos que os para avanço da mandíbula. Em seguida os passos seguintes são realizados.

PASSO 6: Osteotomia
Uma vez que a mandíbula tenha sido posicionada em oclusão, a sobreposição entre os segmentos proximal e distal é observada. Uma porção do segmento proximal é removida para que os segmentos se encaixem. Remover um pouco além de modo que fique um "gap" entre os segmentos proximal e distal não é um problema. Novamente, as bordas inferiores devem estar alinhadas uma com a outra. Frequentemente haverá uma ponta de osso na borda inferior que deve ser removida. Uma pinça para osso Jeter-Van Sickels é usada novamente para uma fixação temporária. O ramo do segmento proximal geralmente deve ser reduzido até o nível do segmento distal. A borda inferior do segmento proximal pode precisar ser reduzida para permitir que os segmentos se encaixem passivamente antes da fixação (Fig. 33-2, *A*).

PASSO 7: Fixação
Os segmentos são fixados como descrito previamente. Quando os parafusos bicorticais são colocados, o cirurgião deve estar ciente sobre a relação entre os segmentos proximal e distal. Para o avanço da mandíbula, pode ser necessário angular os parafusos levemente para anterior vindo do segmento proximal para o distal. Para os recuos, a angulação deve ser ligeiramente para posterior para garantir o envolvimento bicortical (Fig. 33-2, *B*).

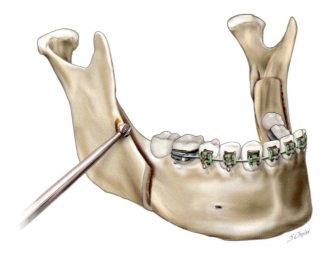

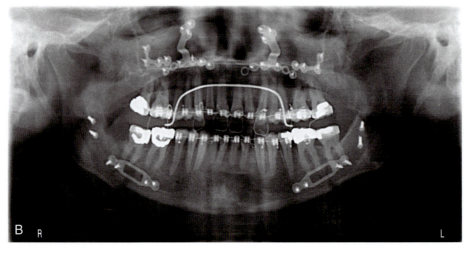

Figura 33-2 A, Esquema da osteotomia sagital bilateral dos ramos mandibulares (OSBRM) para recuo com contorno do ramo ascendente. **B,** Radiografia panorâmica do recuo com a OSBRM; ambos os ramos foram contornados.

TÉCNICA ALTERNATIVA 2: Osteotomia Sagital Bilateral dos Ramos Mandibulares com Presença dos Terceiros Molares

Os passos 1 até o 3 são similares àqueles da técnica principal, exceto durante o corte na região do terceiro molar. Em alguns casos, pode ser necessário cortar através do terceiro molar com a serra, entretanto ele geralmente é encontrado na profundidade do corte da serra e é necessário parar próximo da região do segundo molar. O corte lateral é feito como descrito previamente. Uma broca de fissura transversal é usada para cortar profundamente na região do terceiro molar na direção desejada para a separação sagital. Geralmente, uma série de "pontos" são feitos e então conectados. A separação é completada com cinzéis como descrito anteriormente. Após os segmentos terem sido separados, o terceiro molar é removido. Com frequência, deve ser separado e removido em fragmentos para minimizar as forças de alavanca sobre o segmento distal enfraquecido. Se for utilizar parafusos posicionais para fixação dos segmentos, é necessário modificar a posição deles para alcançar os segmentos de forma bicortical (Fig. 33-3).

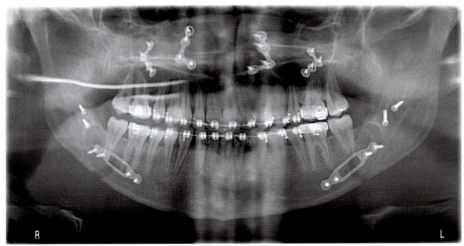

Figura 33-3 Radiografia panorâmica de um recuo com a OSBRM. Terceiros molares com formação incompleta foram removidos durante a cirurgia. Parafusos corticais foram colocados justamente superiormente à região dos terceiros molares.

Prevenção e Tratamento das Complicações

Uma série de complicações pode ocorrer na osteotomia sagital bilateral dos ramos mandibulares. Elas incluem infecção, lesão sensorial nervosa, lesão motora nervosa, maloclusão pós-operatória, disfunção da articulação temporomandibular pós-operatória, recidiva (precoce e tardia), fratura desfavorável e lesão vascular. Como notado previamente, a recidiva é comum em grandes avanços ou recuos. Sobre o restante das outras complicações, provavelmente as mais comuns são as lesões neurossensoriais e fraturas desfavoráveis tanto do segmento proximal quanto do distal.

Lesões Neurossensoriais

Como discutido previamente, diversos fatores podem contribuir para distúrbios neurossensoriais após a OSBRM, incluindo a presença ou ausência dos terceiros molares. Variações anatômicas de um paciente para o outro podem aumentar o risco de lesão.[19,25] Recentemente, com a disponibilidade das modalidades de imagens como a tomografia computadorizada cone beam, casos em que uma anatomia incomum está presente podem ser previstos e as adaptações serem feitas antes do momento da cirurgia. Variações na técnica cirúrgica usada para a separação dos segmentos podem aumentar ou reduzir a incidência de lesões neurossensoriais.[25,26] Aqueles que defendem o uso do movimento gentil de alavanca para separar os segmentos, ao invés de conduzir os cinzéis para perto do feixe neurovascular, acreditam que a primeira técnica resulte em uma baixa incidência de lesão do nervo.[26] Como descrito anteriormente, o autor usa a técnica em que os segmentos são separados por movimentos de alavanca.

O retreinamento sensorial após a cirurgia tem mostrado ser promissor em ajudar pacientes a se recuperarem de lesões neurossensoriais.[27] Em um estudo clínico randomizado de dois anos no qual 186 pacientes foram submetidos a osteotomia sagital bilateral dos ramos mandibulares, Philips et al.[27] encontraram que aqueles submetidos a retreinamento sensorial eram menos propensos a apresentar interferências nas atividades diárias relacionadas à dormência e à perda de sensibilidade do lábio.

Fraturas Desfavoráveis

Como mencionado previamente, há diversas causas para as fraturas desfavoráveis. Elas podem ocorrer tanto no segmento proximal quanto distal. Problemas anatômicos podem predispor a uma linha de fratura numa posição não ideal.

Fratura do Fragmento Proximal

Fraturas no segmento proximal podem resultar em fragmentos pequenos ou grandes de osso. Um problema técnico que pode causar a fratura é a falha em completar o corte do osso na borda inferior. Normalmente, o primeiro sinal de dificuldade é que, conforme os cinzéis são usados para forçar os segmentos a se separarem, o aspecto superior da osteotomia próximo ao primeiro ou segundo molar se separa flexionando, enquanto que a borda inferior não. Nesse momento, o cirurgião deve parar e usar a serra para garantir que a osteotomia esteja profunda o suficiente, ou, em alguns casos, usar um cinzel curvo apontando para a lingual para forçar a fratura mais para lingual.

A falha ao tomar esses passos e avaliar que o corte inferior não está profundo o suficiente conduz ao próximo sinal: a fratura abre-se ao longo da borda superior de maneira irregular. Isso é causado pela fratura que corre ao longo da borda inferior em direção à vestibular. Quando isso ocorre, muitas vezes é tarde demais. Normalmente, o melhor é completar a fratura desfavorável do segmento e, em seguida, determinar como ele pode ser melhor aproximado do segmento remanescente com uma pequena placa. Após esse passo, o segmento é totalmente removido. A borda inferior está intacta e o cirurgião tem visão da medula óssea exposta. Normalmente, um segundo corte ósseo na borda inferior pode ser feito 5 mm posteriormente em relação a primeira tentativa. Com a serra e/ou a broca, a separação é tentada novamente. Isso geralmente resulta em sucesso da separação da mandíbula. Após ter sido realizado bloqueio maxilomandibular, os segmentos distal e proximal podem ou não estar sobrepostos, dependendo do tamanho do segmento livre. Se eles se sobrepuserem, um ou mais parafusos bicorticais podem ser instalados entre os segmentos proximal residual e o distal. O segmento livre deve fixado ao segmento proximal com a placa que foi usada como orientação. Se os segmentos não se sobrepuserem, o segmento livre deve ser fixado no segmento proximal. Uma vez que isso tenha sido realizado, o côndilo pode ser assentado e o segmento proximal reunido é fixado ao segmento distal.

Fratura do Fragmento Distal

Na prática do autor, a fratura do segmento distal acontece mais frequentemente quando um terceiro molar completamente formado está presente e está inclinado para a lingual. Outra causa é tentar forçar a separação dos segmentos imediatamente na distal do segundo molar quando a borda inferior não foi adequadamente cortada e não está se movimentando. Essas fraturas normalmente ocorrem imediatamente na distal do segundo molar. A prevenção do primeiro caso é a remoção do terceiro molar completamente formado seis a nove meses antes da realização da osteotomia sagital bilateral dos ramos mandibulares. Como notado previamente, se o paciente apresenta um terceiro molar completamente formado e está "pronto" para a cirurgia, técnicas alternativas podem ser usadas para completar a separação. A prevenção da segunda causa é garantir que o corte medial foi completado e algum movimento deve ser observado antes de se fazer uma alavanca na distal do segundo molar com qualquer força.

O manejo da fratura do segmento distal pode ser difícil se a separação do segmento distal remanescente não tiver sido pelo menos iniciada antes da propagação da fratura adversa. A fratura deve ser completada com serra ou cinzéis, criando um segmento proximal e distal e um segmento "livre". O segmento distal com a dentição intacta é posicionado em oclusão. Pode ser necessária a remoção de osso se a mandíbula estiver sendo recuada. Tanto para avanço como para recuo, uma placa monocortical é fixada ao segmento proximal com uma extensão anterior com pelo menos dois furos na placa que se sobrepõem ao segmento distal. De um modo geral, dois indivíduos são necessários neste momento. Conforme o primeiro cirurgião usa a pressão digital e um dobrador de fio de aço "sputinik" no segmento proximal para posicionar o côndilo e ainda alinhar a borda inferior, o segundo cirurgião fixa a placa ao segmento distal. A oclusão é checada, assegurando posicionamento adequado da mandíbula. A atenção é então direcionada ao segmento "livre". Pelo fato de estar aderido ao tecido lingual, normalmente existe um "gap" entre o segmento livre e o segmento distal. Descoladores de periósteo são usados para posicionar o segmento livre, garantindo que fique próximo ao segundo molar antes do segmento ser fixado com um ou dois parafusos bicorticais. Dependendo da estabilidade da fixação, pode ser permitida a função ao paciente.

Recomendações Pós-operatórias

Um curativo compressivo é aplicado na sala de cirurgia; entretanto, podem ocorrer hematomas no período precoce do pós-operatório. Dependendo do tamanho do hematoma, pode ser prudente observar o paciente e garantir que tenha cobertura antibiótica adequada. Em outros casos, pode ser necessário drenar o hematoma por meio de uma incisão, seguida da colocação de um curativo compressivo.

A infecção pode acontecer e é mais frequente devido a um hematoma infectado.[28] Geralmente, uma incisão intra-oral e a drenagem podem solucionar esse problema. Em alguns casos, pode ser necessária a remoção das placas e parafusos que foram instalados. Alpha et al.[28] notaram uma incidência de 6,5% de infecção no sistema de fixação, o que requisitou a remoção das placas e parafusos em sua casuística.

Os elásticos são usados na sala de cirurgia e nas semanas após a cirurgia. Eles são usados na mesma direção que o movimento pretendido. Sua função é auxiliar a treinar o paciente em sua nova posição mandibular e ajudar a prevenir recidiva. Especialmente quando guias cirúrgicos não são usadas após a cirurgia, é importante acompanhar de perto o paciente para checar por interferências da oclusão. Interferências oclusais podem levar o paciente a posicionar a boca de um lado ou do outro, possivelmente alterando o resultado cirúrgico.

Referências

1. Trauner R, Obwegeser H: The surgical correction of mandibular prognathism and retrognathia with consideration of genioplasty. II. Operating methods for microgenia and distoclusion, *Oral Surg Oral Med Oral Pathol* 10:899, 1957.
2. Hunsuck EE: A modified intraoral sagittal splitting technic for correction of mandibular prognathism, *J Oral Surg* 26:250, 1968.
3. Dal Pont G: Retromolar osteotomy for the correction of prognathism, *J Oral Surg Anesth Hosp Dent Serv* 19:42, 1961.
4. Epker BN: Modifications in the sagittal osteotomy of the mandible, *J Oral Surg* 35:157, 1977.
5. Spiessl B: Osteotomies. In Spiessl B, editor: *Internal fixation of the Mandible: a manual of AO/ASIF principles*, Heidelberg, 1988, Springer-Verlag.
6. Jeter TS: Van Sickels JE, Dolwick MF: Modified techniques for internal fixation of sagittal ramus osteotomies, *J Oral Maxillofac Surg* 42:270, 1984.
7. Peterson GP, Haug RH, Van Sickels J: A biomechanical evaluation of bilateral sagittal ramus osteotomy fixation techniques, *J Oral Maxillofac Surg* 63:1317, 2005.
8. Ochs MW: Bicortical screw stabilization of sagittal split osteotomies, *J Oral Maxillofac Surg* 61:1477, 2003.
9. Bloomquist DS, Lee JS: Mandibular osteotomies. In Miloro M, Ghali GE, Larsen P, Waite P, editors: *Peterson's principles of oral and maxillofacial surgery*, ed 3, Shelton, Conn, 2012, Peoples Publishing House.
10. Proffit WR, Turvey TA, Phillips C: Orthognathic surgery: a hierarchy of stability, *Int J Adult Orthodon Orthognath Surg* 11:191, 1996.
11. Proffit WR, Turvey TA, Phillips C: The hierarchy of stability and predictability in orthognathic surgery with rigid fixation: an update and extension, *Head Face Med* 30:3, 2007.
12. Frey DR, Hatch JP, Van Sickels JE, et al: Alteration of the mandibular plane during sagittal split advancement: short- and long-term stability, *Oral Surg Oral Med Oral Pathol Oral Radiol Endod* 104:160, 2007.
13. Fontes AM, Joondeph DR, Bloomquist DS, et al: Long-term stability of anterior open-bite closure with bilateral sagittal split osteotomy, *Am J Orthod Dentofacial Orthop* 142:792, 2012.
14. Van Sickels JE, Wallender A: Closure of anterior open bites with mandibular surgery: advantages and disadvantages of this approach, *Oral Maxillofac Surg* 16:361, 2012.
15. Van Sickels JE, Jeter TS, Theriot BA: Management of an unfavorable lingual fracture during a sagittal split osteotomy, *J Oral Maxillofac Surg* 43:808, 1985.
16. Schwartz HC: Simultaneous removal of third molars during sagittal split osteotomies: the case against, *J Oral Maxillofac Surg* 6:1147, 2004.
17. Doucet JC, Morrison AD, Davis BR, et al: The presence of mandibular third molars during sagittal split osteotomies does not increase the risk of complications, *J Oral Maxillofac Surg* 70:1935, 2012.
18. Mehra P, Castro V, Freitas RZ, Wolford LM: Complications of the mandibular sagittal ramus osteotomy associated with the presence or absence of third molars, *J Oral Maxillofac Surg* 59:854, 2001.
19. Chrcanovic BR, Freire-Maia B: Risk factors and prevention of bad splits during sagittal split osteotomy, *Oral Maxillofac Surg* 16:19, 2012.
20. Van Sickels JE: A comparative study of bicortical screws and suspension wires versus bicortical screws in large mandibular advancements, *J Oral Maxillofac Surg* 49:1293, 1991.
21. McHugh M, Van Sickels JE: Effect of stabilization of a bilateral sagittal split on orthodontic finishing after mandibular setback: a case for bicortical fixation, *J Oral Maxillofac Surg* 70:e301, 2012.
22. Proffit WR, Phillips C, Turvey TA: Stability after mandibular setback: mandible-only versus two-jaw surgery, *J Oral Maxillofac Surg* 70:e408, 2012.
23. Politi M, Costa F, Cian R, et al: Stability of skeletal Class III malocclusion after combined maxillary and mandibular procedures: rigid internal fixation versus wire osteosynthesis of the mandible, *J Oral Maxillofac Surg* 62:169, 2004.
24. Tselnik M, Pogrel MA: Assessment of the pharyngeal airway space after mandibular setback surgery, *J Oral Maxillofac Surg* 58:282, 2000.
25. Yamauchi K, Takahashi T, Kaneuji T, et al: Risk factors for neurosensory disturbance after bilateral sagittal split osteotomy based on position of mandibular canal and morphology of mandibular angle, *J Oral Maxillofac Surg* 70:401, 2012.
26. Schoen P, Frotscher M, Eggeler G, et al: Modification of the bilateral sagittal split osteotomy (BSSO) in a study using pig mandibles, *Int J Oral Maxillofac Surg* 40:516, 2011.
27. Phillips C, Kim SH, Tucker M, Turvey TA: Sensory retraining: burden in daily life related to altered sensation after orthognathic surgery—a randomized clinical trial, *Orthod Craniofac Res* 13:169, 2010.
28. Alpha C, O'Ryan F, Silva A, Poor D: The incidence of postoperative wound healing problems following sagittal ramus osteotomies stabilized with miniplates and monocortical screws, *J Oral Maxillofac Surg* 64:659, 2006.

CAPÍTULO 34

Distração Mandibular em Crianças com Obstrução das Vias Aéreas

Jocelyn M. Shand

Material Necessário

- Lâmina de bisturi n° 15
- Curativo Allevyn
- Fios de sutura apropriados
- Afastadores Cat's paw
- Kit de distrator e de chave de ativação
- Afastadores Langenbeck
- Anestésico local com vasoconstritor
- Aparelho distrator mandibular pediátrico
- Tesouras Metzenbaum
- Pinça mosquito
- Ponta bipolar de bisturi elétrico
- Osteótomos finos
- Rodilha pediátrica em gel formato de ferradura e coxim para os ombros
- Descoladores de periósteo
- Steri-Strips
- Peça de mão cirúrgica com broca fina (101)
- Curativo Tegaderm
- Tesouras de tenotomia
- Estimulador de nervo

Introdução

A distração osteogênica se tornou uma técnica útil no arsenal para a correção de anomalias esqueléticas. Em 1992, McCarthy e colaboradores descreveram o uso de um aparelho distrator externo para avanço mandibular no tratamento de microssomia hemifacial.[1] Sua aplicação no tratamento de obstrução de via aérea pediátrica apareceu poucos anos depois. Em 1994, Moore e associados relataram o tratamento de apneia obstrutiva do sono com alongamento mandibular por distração osteogênica em um paciente de seis anos de idade dependente da traqueostomia com síndrome de Treacher Collins, obtendo sucesso na decanulação.[2] Desde então, muitos relatos documentaram o uso de distração mandibular para solucionar a obstrução das vias aéreas, alcançando uma decanulação precoce em crianças traqueostomizadas e melhorando a alimentação por via oral.[3-6]

Em 1998, Cohen e colaboradores relataram 16 pacientes que foram submetidos à distração osteogênica mandibular externa em conjunto com procedimentos nos tecidos moles para tratar a apneia obstrutiva do sono refratária. Em um grupo de oito pacientes dependentes da traqueostomia, sete foram decanulados com êxito e a necessidade de traqueostomia foi evitada nos oito pacientes.[3]

Conforme a experiência com a técnica aumentou, o uso da distração osteogênica evoluiu desde alcançar a decanulação em pacientes dependentes da traqueostomia até a prevenção do uso em longo prazo do suporte da via aérea com o CPAP (pressão positiva contínua na via aérea), tubos nasofaríngeos ou realização da traqueostomia. Morovic e Monasterio realizaram distração mandibular em sete pacientes, com média de idade de um a dezoito meses, apresentando apneia obstrutiva severa secundária à hipoplasia mandibular, dos quais dois pacientes apresentavam traqueostomia. Eles relataram a prevenção de traqueostomia nos cinco pacientes e alcançaram uma decanulação precoce nos dois pacientes traqueostomizados em um grupo com malformações craniofaciais congênitas (cinco com a sequência de Pierre-Robin e dois com a síndrome de Treacher-Collins).[5] Denny e colaboradores descreveram suas experiências com distração osteogênica em neonatais; eles relataram a resolução para a obstrução das vias aéreas superiores e notaram a importância de uma seleção criteriosa dos pacientes.[4,7,8] Com o tempo, os dispositivos continuaram a ser desenvolvidos com a introdução de pequenos aparelhos para distração mandibular pediátrica por via intra-oral. Na primeira década do século XXI, diversos cirurgiões pediátricos, como Denny, Sidman, Smith, Chigurapati e Monasterio, relataram os resultados sobre o uso desses dispositivos em neonatais e crianças.[4,7,-12] A distração mandibular desde então se tornou uma abordagem reconhecida em neonatais e crianças selecionadas criteriosamente com obstrução das vias aéreas superiores secundária a micrognatia.[13-15]

Indicações

Bebês e crianças com síndromes craniofaciais, como a sequência de Pierre Robin, síndrome de Treacher Collins ou microssomia craniofacial e craniossinostoses sindrômicas geralmente apresentam uma grande variedade de graus de obstrução das vias aéreas superiores (OVAS). Nessas anomalias, a mandíbula micrognata está retroposicionada, causando um deslocamento posterior da língua e concomitantemente a redução da orofaringe, o que leva à obstrução das vias aéreas superiores (Fig. 34-1). O grau de comprometimento respiratório pode variar de nenhum a significante com potencial de morbidade e mortalidade.[16-19] Abramson e colaboradores demonstraram por tomografia computadorizada (TC) 3D que a distração osteogênica para o tratamento da micrognatia aumenta o tamanho, diminuindo o comprimento e alterando o formato das vias aéreas.[20] A obstrução das vias aéreas pode resultar em distúrbio no sono, sonolência ao longo do dia, e apneia obstrutiva do sono com desenvolvimento de *cor pulmonale* e insuficiência cardíaca. Uma importante relação entre a obstrução das vias aéreas e o aumento da pressão intracraniana (PIC) é também reconhecida. Os estudos demonstraram que durante a apneia, elevações na PIC foram observadas relacionadas aos episódios de apneia. A PIC, a pressão de perfusão central e a obstrução respiratória parecem interagir em um ciclo vicioso.[21,22] A apneia obstrutiva do sono (AOS) é também associada à redução do desempenho neurocognitivo em crianças; entretanto, a etiologia não está completamente elucidada.[23-27] Tem sido proposto que o déficit neurocognitivo se deve a AOS crônica que ocorre na fase do rápido desenvolvimento neurológico. Tem sido reportado que os bebês com apneia obstrutiva possuem uma maior incidência de desenvolvimento neurológico anormal no primeiro ano de vida.[25] Em um estudo em crianças mais velhas (três a sete anos), uma relação entre os distúrbios de respiração no sono, aumento do fluxo sanguíneo cerebral, índices de cognição e talvez a função comportamental foram sugeridos, porém a relação causal exata precisa ainda ser estabelecida.[23]

Esses bebês geralmente possuem uma falha concomitante no crescimento e a relação entre a dificuldade de se alimentar, falha no desenvolvimento e a obstrução nas vias aéreas é atualmente bem conhecida.[28,29] Pacientes com síndromes craniofaciais podem apresentar múltiplas anomalias das vias aéreas envolvendo diferentes partes do trato respiratório. Essas anormalidades podem incluir a glossoptose, hipertrofia de tonsilas ou adenoide, estreitamento da nasofaringe, desvio de septo, atresia ou estenose de coanas, macroglossia laringotraqueaomalacia, estenose subglótica e anomalias traqueais.[30] Além disso, o papel da apneia central precisa ser definido criteriosamente. O aumento da sofisticação das investigações de polissonografia tem sido importante em distinguir o papel da apneia central na apneia obstrutiva do sono para alguns pacientes e eles não podem ser candidatos para distração já que a condição sistêmica subjacente irá persistir apesar da intervenção cirúrgica.

Enquanto o comprometimento respiratório pode ter causas multifatoriais, a abordagem de uma equipe multidisciplinar é essencial para a avaliação compreensiva da via aérea. Isso normalmente envolve a avaliação de um especialista na área de medicina pediátrica e de neonatais e da cirurgia craniomaxilofacial. Investigações potenciais podem incluir polissonografia, endoscopia ou broncoscopia, imagens radiográficas, TC, estudos de refluxo e investigação cardíaca, assim como um eletrocardiograma (ECG) e ecocardiograma. Dependendo da severidade da OVAS, o tubo nasofaríngeo (TNF), que se estende ultrapassando o nível da base da língua na orofaringe, pode ser inserido (Fig. 34-2). Normalmente

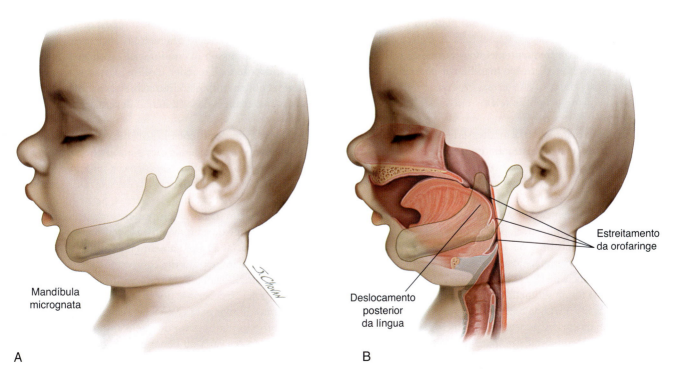

Figura 34-1 Micrognatia e o posicionamento posterior da língua mostrando o estreitamento da orofaringe.

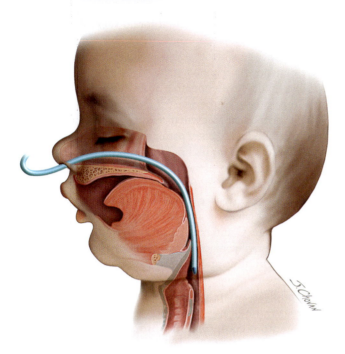

Figura 34-2 Um tubo nasofaríngeo (TNF) posicionado na faringe abaixo do nível de obstrução da base da língua.

é feita uma tentativa de extubação do TNF e, se a OVAS persistir, o bebê pode ser candidato a distração mandibular (Fig. 34-3).

Em um pequeno grupo de pacientes com a sequência de Pierre Robin, a obstrução das vias aéreas superiores pode se desenvolver após o fechamento da fenda palatina. É especulado que esses são os pacientes "borderline" que apenas são capazes de manter as vias aéreas pérvias com a fenda palatina não reparada. Entretanto, após a reparação do palato e a modificação resultante da anatomia das vias aéreas, desenvolvem-se sintomas de apneia obstrutiva do sono, com um platô ou redução no ganho de peso e isso requer tratamento.[31] A exérese de tonsilas e de adenoide são frequentemente as primeiras na lista de intervenções, porém a distração mandibular pode precisar ser considerada para tratar OVAS nessas crianças.

Há um pequeno grupo de relatos em anestesiologia para manejo das vias aéreas de pacientes com OVAS e micrognatia após a distração mandibular. Em uma série de 51 casos, Frawley e colaboradores demonstraram uma redução significativa na incidência de manejo de vias aéreas difíceis em bebês com hipoplasia mandibular (micrognatia) após distração. O benefício da distração mandibular foi mais nítido em pacientes isolados versus pacientes com sequência sindrômica de Pierre Robin e de outras síndromes, porém foi menos evidenciado naqueles com a síndrome de Treacher Collins.[32] Brooker e Cooper descreveram o manejo anestésico em sete bebês, sendo seis com a sequência de Pierre Robin e um com a síndrome de Goldenhar, que foram submetidos à distração mandibular para tratamento da OVAS. Uma melhora nos graus laringoscópicos foi documentada em cinco casos de sequência de Pierre Robin, porém não foi documentada no paciente com a síndrome de Goldenhar.[33] Hosking e colaboradores relataram 240 casos de anestesia em 35 crianças com a síndrome de Treacher Collins (STC). Foi notado nessa série de casos que o índice de falha na intubação foi de 5% das intubações planejadas. Tem sido sugerido que a intubação em pacientes com STC pode se tornar mais difícil conforme a idade do paciente e que os problemas das vias aéreas nestes pacientes aumentam com a idade.[34]

Neonatais ou bebês que estão intubados, dependentes do tubo nasofaríngeo, ou que precisavam de suporte das vias aéreas com CPAP secundário à severa hipoplasia/micrognatia mandibular são candidatos potenciais para alongamento mandibular com técnicas de distração. Similarmente, pacientes dependentes de traqueostomia podem também ser decanulados após o avanço da base da língua. Resultados previsíveis foram alcançados em pacientes com a sequência de Pierre Robin, visto que a AOS foi resolvida e a alimentação melhorou com esta abordagem (Fig. 34-4). Contudo, em bebês que possuem múltiplas anomalias ou outras condições como a síndrome de Treacher Collins ou microssomia craniofacial, há uma possibilidade de que os sintomas de obstrução possam recidivar em alguns anos e necessitar de tratamento adicional.

Contraindicações e Limitações

Há algumas limitações de resultados que são alcançados com a distração osteogênica para hipoplasia mandibular em certos grupos de pacientes. Para evitar a traqueostomia ou decanular um paciente dependente da traqueostomia com a síndrome de Treacher Collins ou com microssomia craniofacial, a distração mandibular permanece uma opção de tratamento em casos específicos. Essa opção requer exames de imagem apropriados para assegurar o volume ósseo adequado para acomodar os aparelhos. Vários desses pacientes podem apresentar alterações em suas mandíbulas com ausência ou má formação do ramo/ côndilo, particularmente em pacientes com o tipo IIB e III de microssomia craniofacial, síndrome de Goldenhar e síndrome de Treacher Collins. Essas considerações anatômicas podem impossibilitar a distração e métodos alternativos para o manejo das vias aéreas devem ser considerados nesses bebês.

Pacientes com condições hipotônicas ou neurológicas concomitantes permanecem difíceis em manejar, na medida em que, apesar das tentativas de correção cirúrgica de hipoplasia mandibular essas crianças, muitas vezes, apresentam persistência da obstrução das vias aéreas. Semelhantemente, pacientes com um grande componente de apneia central resultando em hipóxia e hipoventilação terão melhora limitada em suas respostas ao alongamento mandibular. A avaliação individual do paciente por uma equipe multidisciplinar para determinar o melhor plano de tratamento permanece indispensável. A seleção criteriosa dos casos antes da realização da distração mandibular para OVAS resulta em bons resultados e deve haver o entendimento de que o alongamento mandibular pode não ter valia ou benefício em certos casos, mesmo se a micrognatia for uma característica da condição do paciente.

CAPÍTULO 34 Distração Mandibular em Crianças com Obstrução das Vias Aéreas   **335**

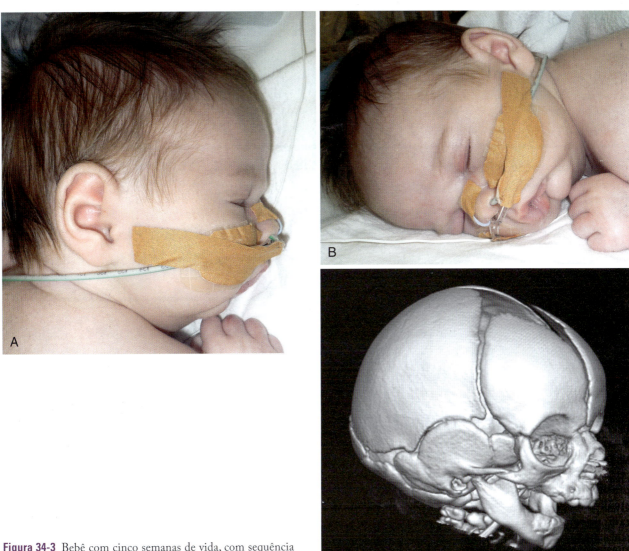

Figura 34-3 Bebê com cinco semanas de vida, com sequência de Pierre Robin e severa micrognatia, dependente do tubo nasofaríngeo e TC mostrando evidente hipoplasia mandibular.

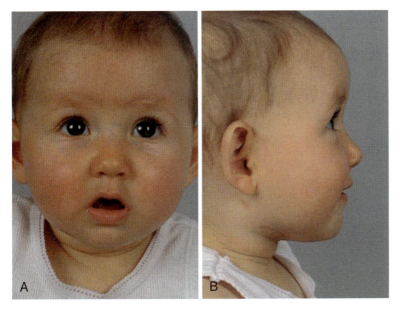

Figura 34-4 Vista frontal e lateral de um bebê com a sequência de Pierre Robin seis meses após a distração mandibular.

TÉCNICA: Osteotomia do Corpo Posterior para Distração Mandibular

PASSO 1: Intubação
Intubação nasotraqueal com o tubo posicionado superiormente sobre a cabeça é a posição preferida, embora a maioria das unidades de cuidado intensivo prefere um tubo nasal para longos períodos de intubação. O bebê submetido ao procedimento de distração osteogênica geralmente possui uma via aérea difícil (graus III e IV) e pode necessitar de um vídeo laringoscópio ou de broncofibroscópio para auxiliar na intubação. O tubo é fixado e protegido. A cabeça é posicionada sobre a rodilha e o coxim é posicionado sob os ombros (Fig. 34-5, *A*).

PASSO 2: Dissecção Submandibular
A pele é preparada com iodopovidona. É feita a marcação na pele da altura da borda inferior da mandíbula e, em seguida, a dobra na pele é identificada na região submandibular para a marcação da incisão. Infiltra-se anestésico local com adrenalina na região submandibular e no aspecto vestibular da mandíbula.
A incisão submandibular é feita por dissecção através de camadas com o uso do estimulador de nervo e a hemostasia dos vasos é realizada com bisturi elétrico. A dissecção vai até o periósteo e uma incisão horizontal é feita através do periósteo na mandíbula. Usando descoladores de periósteo, o cirurgião expõe a região vestibular do corpo posterior e do ramo da mandíbula. O retalho lingual do periósteo é então elevado para expor a região inferior da borda.

PASSO 3: Instalação do Dispositivo de Distração
O aparelho de distração é posicionado na mandíbula com a haste posicionada abaixo do nível da borda inferior. É marcado na região retromandibular o local da incisão do ponto de saída do braço de ativação através da pele. Uma incisão linear é feita com o bisturi e a pinça mosquito é usada para dissecar direto para o sítio cirúrgico. O braço de ativação é puxado através da incisão da pele com a pinça mosquito e o dispositivo de distração é posicionado sobre a superfície da mandíbula. São colocados parafusos autoperfurantes temporários em ambas as hastes com dois parafusos em cada uma (Fig. 34-5, *B*).

PASSO 4: Corticotomia
A margem superior da corticotomia é realizada curvilínea com uma broca fina em um formato de "C" a partir da junção da posterior do corpo com o ramo. A corticotomia é realizada até alcançar o dispositivo. Os parafusos são removidos, o aparelho é girado inferiormente para fora do caminho e a corticotomia é continuada inferiormente. O corte do osso é feito com espessura total na borda inferior da mandíbula (Fig. 34-5, *B*).

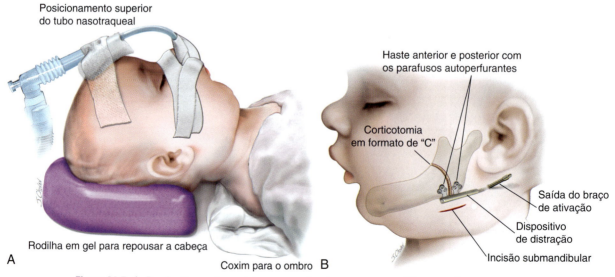

Figura 34-5 **A,** Intubação nasal e posicionamento da cabeça em uma rodilha em gel e um coxim para o ombro. **B,** Instalação do dispositivo de distração no corpo posterior da mandíbula, corticotomia e a saída do braço de ativação na região retromandibular.

TÉCNICA: Osteotomia do Corpo Posterior para Distração Mandibular *(Cont.)*

PASSO 5: Mobilização da Corticotomia

Usando os osteótomos na região das bordas inferiores e superiores, a corticotomia é mobilizada e a mandíbula é separada enquanto preserva o tecido medular em volta do feixe do nervo alveolar inferior. Pode ser necessário martelar gentilmente um osteótomo na cortical lingual para alcançar a mobilização adequada e deve-se cuidar para não lacerar o periósteo lingual. O dispositivo de distração é girado superiormente e reposicionado sobre o osso. Os parafusos autoperfurantes são reposicionados nos furos originais da placa e os parafusos remanescentes são instalados nas hastes anterior e posterior. A chave de ativação do distrator é usada para ativar o dispositivo com dois ou três giros para garantir que a região da corticotomia esteja aberta e o aparelho não esteja separado do osso. O dispositivo é, então, retornado para a posição fechada (Fig. 34-5, *C*).

PASSO 6: Sutura e Curativo

O acesso submandibular é suturado em camadas; Vicryl 3-0 para o periósteo e os tecidos que recobrem o dispositivo, Vicryl 4-0 para o subcutâneo e, por fim, sutura contínua com Monocryl 5-0 na pele. Curativo de Steri-Strip é aplicado na pele, coberto por curativo plástico à prova de água (por exemplo, Tegaderm). Em volta do braço de ativação, um curativo não absorvente, não adesivo e antimicrobiano é colocado na pele (por exemplo, Allevyn). Uma sonda nasogástrica deve estar in situ, o paciente permanece com a intubação nasal e é transferido para a unidade de tratamento intensivo.

PASSO 7: Ativação do Dispositivo de Distração

Cada dispositivo é ativado no primeiro dia de pós-operatório. A abordagem da nossa equipe é de fazer uma volta completa em cada aparelho (0,5 mm/ giro) três vezes por dia (1,5 mm/dia) e ativar o aparelho até a distância completa de 15 mm. Esse processo normalmente leva de nove a dez dias (Fig. 34-5, *D* e *E*).

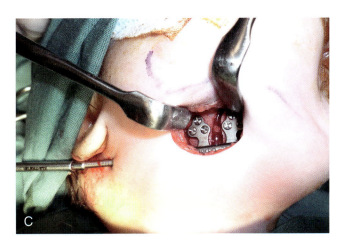

Figura 34-5, *(Cont.)* **C,** Imagem transoperatória mostrando a abertura da corticotomia mandibular com a ativação do dispositivo distrator e o feixe do nervo alveolar inferior preservado.

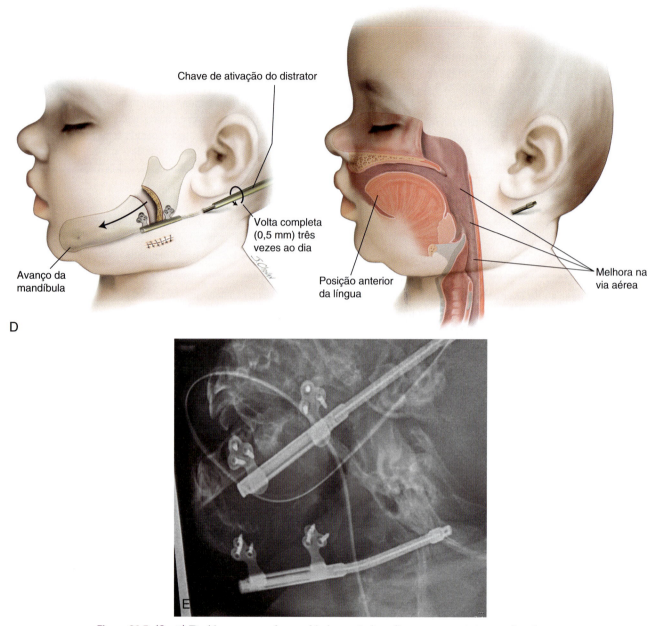

Figura 34-5, *(Cont.)* D, Alongamento da mandíbula seguindo o distrator osteogênico resultando em posição anterior da língua e melhora na via aérea. **E,** Radiografia lateral oblíqua da mandíbula após distração demonstrando um alongamento do corpo da mandíbula.

TÉCNICA ALTERNATIVA: Osteotomia Vertical do Ramo para Distração Mandibular

Há alguns relatos sobre o uso de uma osteotomia vertical sub incisura mandibular como uma alternativa para a corticotomia do corpo posterior para distração mandibular. A vantagem dessa abordagem é que não há o risco de lesão aos germes dentais. Entretanto, essa abordagem parece apresentar um índice muito alto de trismo em longo prazo, o que é difícil de tratar ao longo do tempo, uma vez que o segmento avançado contém o processo coronoide e a região anterior da mandíbula.

Prevenção e Tratamento das Complicações

Em neonatais e em bebês, a dissecção submandibular metódica e o controle de qualquer sangramento são essenciais para reduzir a necessidade de transfusão. O corte da corticotomia deve ser no formato em C e curvo posteriormente distante dos germes dentais que possivelmente se encontram no interior do processo alveolar. Os cortes ósseos devem ser monocorticais na região vestibular e lingual da mandíbula, para preservar o feixe do nervo alveolar inferior (NAI) que se encontra no interior da mandíbula. A manipulação excessiva dos instrumentos na borda superior da mandíbula para a mobilização dos segmentos deve ser evitada para minimizar o trauma aos germes dentais em desenvolvimento.

Nos neonatais em particular, a mandíbula é relativamente resiliente por natureza e, em vez de uma mobilização evidente dos segmentos, as bordas da corticotomia podem dobrar ou distorcer sem a separação dos segmentos. A mobilização definitiva das osteotomias deve ser realizada para evitar este resultado. Os segmentos mandibulares devem ser movidos antes da instalação do dispositivo para garantir que a distração não esteja sendo impedida por adesão óssea persistente, particularmente na região lingual.

Recomendações Pós-operatórias

O bebê permanece com a intubação nasal e é transferido para a unidade intensiva de tratamento para o manejo pós-operatório. Os pacientes são extubados entre o quarto dia e o sexto dia de pós-operatório. Antibióticos intravenosos, geralmente cefalosporina, são administrados no momento da indução e continuados nas primeiras 48 horas, para serem alterados em seguida para a via nasogástrica por mais dois a três dias. Os dispositivos de distração são ativados no primeiro dia de pós-operatório, com uma volta completa em cada dispositivo três vezes ao dia até cada dispositivo estar completamente ativado com a distância completa, geralmente de 15 mm. Há dispositivos de distração pediátricos mais longos (20 a 25 mm) para serem selecionados em casos individuais. A região dos braços de ativação é cuidada com lavagem por solução salina em volta das margens da pele e um curativo de Allevyn (ou um curativo de natureza similar) é posicionado em volta do braço de ativação contra a pele.

Quando extubado, a equipe de fonoaudiologia deve avaliar o bebê e iniciar tentativas para alimentação por via oral. A fase de alimentação oral com alimentação nasogástrica suplementar deve ser necessária e a duração dessa fase varia entre os pacientes, porém pode variar de semanas a meses. Em pacientes com outras condições craniofaciais, tais como a síndrome de Treacher Collins e microssomia craniofacial, outros fatores podem influenciar na habilidade de alimentação por via oral, e alguns desses pacientes podem precisar de alimentação nasogástrica em longo prazo ou a inserção de uma sonda de gastrostomia endoscópica percutânea.

O Steri-Strip e o curativo plástico à prova de água são removidos com sete a dez dias de pós-operatório. Se uma infecção local se desenvolver em volta dos braços de ativação, pode ser tratada com antibióticos por via oral. Os dispositivos de distração são removidos com seis a oito semanas de pós-operatório via incisão submandibular prévia.

Referências

1. McCarthy JG, Schreiber J, Karp N, et al: Lengthening the human mandible by gradual distraction, *Plast Reconstr Surg* 89:1, 1992.
2. Moore MH, Guzman-Stein G, Proudman TW, et al: Mandibular lengthening by distraction for airway obstruction in Treacher-Collins syndrome, *J Craniofac Surg* 5:22, 1994.
3. Cohen SR, Simms C, Burstein FD: Mandibular distraction osteogenesis in the treatment of upper airway obstruction in children with craniofacial deformities, *Plast Reconstr Surg* 101:312, 1998.
4. Denny AD, Kalantarian B: Mandibular distraction in neonates: a strategy to avoid tracheostomy, *Plast Reconstr Surg* 109:896, 2002.
5. Morovic CG, Monasterio L: Distraction osteogenesis for obstructive apneas in patients with congenital craniofacial malformations, *Plast Reconstr Surg* 105:2324, 2000.
6. Williams JK, Maull D, Grayson BH, et al: Early decannulation with bilateral mandibular distraction for tracheostomy-dependent patients, *Plast Reconstr Surg* 103:48, 1999.
7. Denny A, Talisman R, Hanson P, Recinos R: Mandibular distraction osteogenesis in very young patients to correct airway obstruction, *Plast Reconstr Surg* 108:302, 2001.
8. Denny A, Amm C: New techniques for airway correction in neonates with severe Pierre Robin sequence, *J Pediatr* 147:97, 2005.
9. Sidman JD, Sampson D, Templeton B: Distraction osteogenesis of the mandible for airway obstruction in children, *Laryngoscope* 111:1137, 2001.
10. Smith K, Harnish M: Pediatric sleep apnoea treated with distraction osteogenesis. In Samchukov ML, Cope JB, Cherkashin AM, editors: *Craniofacial distraction osteogenesis*, St Louis, 2001, Mosby, pp 213-224.
11. Chigurupati R, Massie J, Dargaville P, Heggie AA: Internal mandibular distraction to relieve airway obstruction in infants and young children with micrognathia, *Pediatr Pulmonol* 37:230, 2004.
12. Monasterio FO, Drucker M, Molina F, Ysunza A: Distraction osteogenesis in Pierre Robin sequence and related respiratory problems in children, *J Craniofac Surg* 13:79, 2002.
13. Shand JM, Smith KS, Heggie AA: The role of distraction osteogenesis in the management of craniofacial syndromes, *Oral Maxillofac Surg Clin North Am* 16:525, 2004.
14. Mandell DL, Yellon RF, Bradley JP, et al: Mandibular distraction for micrognathia and severe upper airway obstruction, *Arch Otolaryngol Head Neck Surg* 130:344, 2004.
15. Cicchetti R, Cascone P, Caresta E, et al: Mandibular distraction osteogenesis for neonates with Pierre Robin sequence and airway obstruction, *J Matern Fetal Neonatal Med* 25:141, 2012.
16. Carroll JL, Loughlin G: Obstructive sleep apnea syndrome in infants and children: diagnosis and management. In Ferber NR, Kryger M, editors: *Principles and practice of sleep medicine in the child*, Philadelphia, 1995, WB Saunders, pp 193-216.
17. Leonardis RL, Robinson JG, Otteson TD: Evaluating the management of obstructive sleep apnea in neonates and infants, *JAMA Otolaryngol Head Neck Surg* 139:139, 2013.
18. Perkins JA, Sie KCY, Milczuk H, Richardson MA: Airway management in children with craniofacial anomalies, *Cleft Palate Craniofac J* 34:135, 1997.
19. Marcus CL, Loughlin GM: Obstructive sleep apnea in children, *Semin Pediatr Neurol* 3:23, 1996.
20. Abramson ZR, Susaria SM, Lawler ME, et al: Effects of mandibular distraction osteogenesis on three-dimensional airway anatomy in children with congenital micrognathia, *J Oral Maxillofac Surg* 71:90, 2013.

21. Gonsalez S, Hayward R, Jones B, Lane R: Upper airway obstruction and raised intracranial pressure in children with craniosynotosis, *Eur Resp J* 10:367, 1997.
22. Hayward R, Gonsalez S: How low can you go? Intracranial pressure, cerebral perfusion pressure, and respiratory obstruction in children with complex craniosynostosis, *J Neurosurg* 102:16, 2005.
23. Hill CM, Hogan AM, Onugha N, et al: Increased cerebral blood flow in children with mild sleep disordered breathing: a possible association with abnormal neuropsychological function, *Pediatrics* 118:1100, 2006.
24. Kennedy JD, Blunden S, Hirte C, et al: Reduced neurocognition in children who snore, *Pediatr Pulmonol* 37:330, 2004.
25. Butcher-Puech MC, Henderson-Smart DJ, Holley D, et al: Relation between apnoea duration and type and neurological status of preterm infants, *Arch Dis Child* 60:953, 1985.
26. Piteo AM, Kennedy JD, Roberts RM, et al: Snoring and cognitive development in infancy, *Sleep Med* 12:981, 2011.
27. Spicuzza L, Leonardi S, La Rosa M: Pediatric sleep apnea: early onset of the "syndrome"? *Sleep Med Rev* 13:111, 2009.
28. Smith MC, Senders CW: Prognosis of airway obstruction and feeding difficulty in Robin sequence, *Int J Pediatr Otorhinolaryngol* 70:319, 2006.
29. Cruz MJ, Kerschner JE, Beste DJ, Conley SF: Pierre Robin sequence: secondary difficulties and intrinsic feeding abnormalities, *Laryngoscope* 109:1632, 1999.
30. Burstein FD, Cohen SR, Scott PH, et al: Surgical therapy for severe refractory sleep apnea in infants and children: application of the airway zone concept, *Plast Reconstr Surg* 96:34, 1995.
31. Smith D, Abdullah SE, Moores A, Wynne DM: Post-operative respiratory distress following primary cleft repair, *J Laryngol Otol* 127:65, 2013.
32. Frawley G, Espenell A, Howe P, et al: Anesthetic implications of infants with mandibular hypoplasia treated with mandibular distraction osteogenesis, *Paediatr Anaesth* 3:342, 2013.
33. Brooker GE, Cooper MG: Airway management for infants with severe micrognathia having mandibular distraction osteogenesis, *Anaesth Intensive Care* 38:43, 2010.
34. Hosking J, Zoanetti D, Carlyle A, et al: Anesthesia for Treacher Collins syndrome: a review of airway management in 240 pediatric cases, *Paediatr Anaesth* 22:752, 2012.

CAPÍTULO 35

Distração Osteogênica Mandibular em Deformidades Craniofaciais

Cesar A. Guerrero, Marianela Gonzalez e Elena Mujica

Material Necessário

Descoladores de periósteo Molt n° 9 (dois)
Lâminas de bisturi n° 15
Conjunto de cinzéis e um cinzel curvo
Curativo Allevyn Ag
Fios de sutura
Eletrocauterizador bipolar (se necessário)
Afastadores Cat's paw
Afastador da incisurada mandíbula
Kocher curvo com fita umbilical
Kit de distração e chave de inserção de parafuso
Brocas *carbide* se terceiros molares estiverem presentes
Afastador Hargis
Descoladores "J"
Pinça óssea Jeter-Van Sickels
Pinça hemostática Kelly
Afastadores de Langenbeck
Anestésico local com vasoconstritor
Martelo
Dispositivos de distração pediátrica mandibular
Tesouras Metzenbaum
Afastador Minnesota
Pinça mosquito
Eletrocauterizador com ponta agulha
Eletrocauterizador com ponta agulha, bipolar
Osteótomos, delicados
Almofada pediátrica com gel em forma de ferradura para descanso de cabeça e coxim para os ombros
Broca em forma de pera ou broca esférica se houver recuo mandibular
Descoladores de periósteo
Serras reciprocantes
Fitas adesivas Steri-Strips
Peça de mão reta com broca fina (101)
Curativos Tegaderm
Tesouras de tenotomia
Estimulador de nervo Vari-Stim
Instrumento de manipulação de fio metálico *pickle fork*

Histórico do Procedimento

Tradicionalmente, os pacientes com deficiência mandibular severa foram tratados somente com cirurgia ou cirurgia combinada com extrações dentais e ortodontia.[1-5] Os indivíduos que foram submetidos a grandes movimentos cirúrgicos apresentaram resultados limitados, grave recidiva, reabsorção condilar, desarranjos nas articulações temporomandibulares, apneia do sono pós-operatória e fracassos. O cirurgião experiente conhece as limitações da cirurgia ortognática em diversas situações clínicas, especialmente em grandes movimentos e, particularmente, em pacientes sindrômicos.

Outra questão limitante é a correção das deficiências de dimensões transversais. O ortodontista normalmente tenta aumentar a distância intercanina com métodos mecânicos, confrontando tanto com a recidiva quanto com problemas periodontais graves secundários por movimentar os dentes para fora do osso alveolar e produzir recessões gengivais secundárias.[5] A distração osteogênica extraoral tem sido amplamente utilizada no tratamento das principais deficiências mandibulares, mas esse método tem levado a cicatrizes faciais e inconvenientes sociais.[6] As mais recentes tecnologias em distração osteogênica intraoral evoluíram para oferecer uma técnica cirúrgica amigável e confortável.[7-13] O obstetra, o pediatra e o odontopediatra são os primeiros profissionais a avaliar pacientes com deficiências mandibulares tridimensionais graves, com uma grave má oclusão de classe II e apinhamento dos dentes anteriores, com ou sem simetria. Eles devem lidar com essas informações para orientar os pacientes de acordo com a tecnologia mais avançada vigente.

Indicações para o Uso dos Procedimentos

Esta tecnologia é indicada para pacientes que se apresentam com severa deficiência mandibular (mais de 10 mm), artrite das articulações temporomandibulares, apneia do sono, falhas prévias no avanço da mandíbula e anatomia inadequada (mandíbulas sindrômicas).[14,15]

Contraindicações e Limitações

A biologia da distração osteogênica intraoral é baseada em bons princípios cirúrgicos que dependem da vascularização e da quantidade e qualidade óssea. Ela não deve ser aplicada após radioterapia ou em condições envolvendo ossos muito fracos. Além disso, esta tecnologia requer colaboração do paciente e da família.[14,15]

TÉCNICA: Expansão Mandibular

PASSO 1: Incisão e Dissecção
A incisão é feita de 4 a 6 mm. anteriormente ao fundo de sulco vestibular mandibular através do músculo orbicular. Após o músculo ser seccionado, a dissecção é dirigida obliquamente através do músculo mental até que seja feito contato com a sínfise mandibular.

O periósteo é responsável pela câmara de regeneração da distração e deve ser descolado com cuidado inferiormente à borda inferior da mandíbula; um pequeno afastador é posicionado para protegê-lo durante todo o processo da osteotomia

PASSO 2: Osteotomia
A osteotomia é realizada a partir da borda inferior até os ápices com uma serra reciprocante, o tecido mole entre os incisivos centrais inferiores é cuidadosamente descolado superiormente até a crista alveolar, e um gancho de pele é usado para afastar e proteger os tecidos moles, enquanto a osteotomia interdental é completada. O procedimento se inicia com uma broca 701 montada em uma peça manual reta; apenas a cortical externa e a separação são finalizados com um cinzel reto abaixo dos dentes, e o melhor espaço interdental anterior é selecionado para a osteotomia. Pode ser necessário um degrau para iniciar na linha média da sínfise e terminar entre o lateral e o canino, evitandouma assimetria pós-cirúrgica do mento. Além disso, nos pacientes que necessitam de uma grande expansão (mais de 8 mm) deve ser realizada uma osteotomia para mentoplastia simultaneamente, de modo a não alargar a região inferior da face, uma característica indesejável na maioria das mulheres[16-18] (Fig. 35-1).

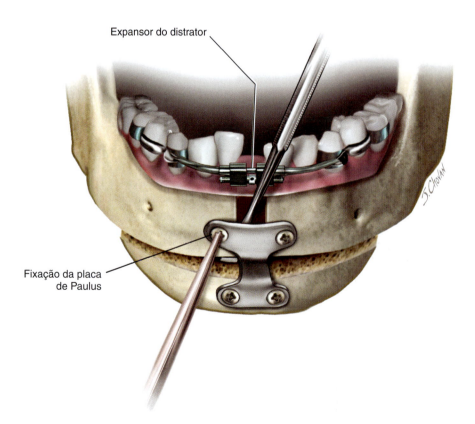

Figura 35-1 Expansão mandibular com mentoplastia simultânea.

TÉCNICA: Expansão Mandibular (Cont.)

PASSO 3: Instalação do Distrator
Dispositivos apoiados em dentes são comumente usados porque são menos dispendiosos e economizam tempo durante a cirurgia. Se for utilizado um dispositivo apoiado ao osso, deve ser fixado antes de a osteotomia ser concluída. Os braços superiores pré-dobrados do dispositivo apoiado ao osso são conectados aos dentes de ancoragem com um fio de calibre de 0,024 polegadas, e um parafuso bicortical transmucoso de 2 mm é usado em cada lado para fixar os braços inferiores. O acrílico é colocado por cima dos fios em torno dos dentes para proporcionar uma maior rigidez. A expansão obtida é semelhante à que se obtém com qualquer distrator, mas o dispositivo apoiado em dentes é mais fácil de ativar e remover.[11,15]

A maioria dos pacientes requer uma mentoplastia de avanço com o aumento vertical para corrigir a deformidade tridimensionalmente de forma ideal. Isso pode ser feito, simultaneamente, por uma expansão do osso basal mandibular com um instrumento, fixação do segmento do queixo, e por fim liberação do instrumento do local da osteotomia.

Neste momento, um fio de calibre de 0,026 polegadas poderia ser usado para unir cada um dos incisivos centrais com o incisivo lateral consecutivo ou canino de modo a evitar que os dentes movimentem para o local da distração em resposta ao alongamento das fibras transeptais durante o período de ativação. Uma vez realizadas a osteotomia e a ativação de 2 mm, os planos do periósteo, dos músculos e da mucosa são meticulosamente fechados com uma sutura de Catgut cromado 3-0.

PASSO 4: Protocolo de Distração
A ativação é iniciada após 7 dias, a uma velocidade de 1 mm por dia e uma frequência de ativação de uma vez por dia. Uma vez obtida a expansão pretendida, o acrílico é colocado sobre o parafuso de ativação para estabilizá-lo, e o paciente é orientado a uma dieta pastosa. A fase de consolidação ou mineralização geralmente dura 60 dias para cada centímetro de distração. As radiografias são utilizadas para confirmação e, em seguida, o cirurgião remove o distrator para seguir com a mecânica ortodôntica.[15,17,18] Após a remoção do dispositivo, o ortodontista coloca um pôntico ou um dente de estoque fixado com um braquete no arco ortodôntico. Isso mantém o espaço aberto por algumas semanas à medida que os dentes se movimentam lentamente a 1 mm por mês de cada lado, até que haja o fechamento completo. Movimentos mais rápidos em uma área óssea não consolidada podem criar defeitos periodontais e recessões gengivais.

TÉCNICA: Alongamento Mandibular Bilateral

Osteotomia Posterior do Corpo
Esta osteotomia é projetada para deficiências mandibulares que apresentam planos oclusais ideais. Embora a maioria dos pacientes com classe II grave mostre uma curva de Spee acentuada com apinhamento dental, esse problema secundário deve ser abordado por ortodontia, osteotomia subapical de reposicionamento inferior ou uma combinação de expansão mandibular com o avanço para corrigir o apinhamento anterior ou a discrepância transversa. O objetivo do tratamento é a obtenção de uma relação de oclusão classe I canino e molar ideal com um plano oclusal nivelado.[19,20]

O posicionamento adequado do distrator é fundamental para alcançar o vetor de distração correto, e as diferentes variáveis são levadas em consideração para o planejamento e a fixação adequada. Obviamente, a opção de alterar o vetor de distração após a cirurgia é algumas vezes empregada para um resultado estético-funcional ideal.

O ortodontista e o cirurgião devem planejar o posicionamento distrator com base em fotografias, radiografias, modelos odontológicos montados em um articulador e exame clínico, por vezes necessitando de um modelo 3D. Os distratores precisam estar paralelos ao plano oclusal, para evitar o desenvolvimento de uma mordida aberta posterior ou anterior.[15]

Além disso, como a mandíbula é transversalmente mais larga na parte posterior e mais estreita na porção anterior, os distratores precisam ser ajustados através da criação de um degrau de 5 a 8 mm nos braços de fixação anteriores, permitindo que a haste de distração seja colocada paralela ao eixo de distração para compensar essa variação importante na largura mandibular. Se isto for subestimado, as forças recíprocas exercidas na mandíbula pelo dispositivo irão avançar a mandíbula, movendo o segmento proximal não só posteriormente (isto pode ser solucionado com a utilização de elásticos pesados classe II), mas também lateralmente, exercendo forças prejudiciais para a articulação temporomandibular (ATM), causando dor, disfunção e danos às articulações, bem como força de torque lateral no côndilo, que pode afrouxar os parafusos e dobrar o aparelho.[20,21]

O avanço mandibular precisa ser alcançado pelo transporte do segmento anterior para frente em oclusão ideal de classe I, eliminando as forças recíprocas posteriores com elásticos pesados de classe II (226 a 340 gramas de cada lado por 3 meses).[15,20,21]

(Continua)

TÉCNICA: Alongamento Mandibular Bilateral (Cont.)

PASSO 1: Incisão e Divulsão
Uma incisão de espessura total de 2,5 cm é feita ao longo da linha oblíqua externa, que se estende inferiormente sobre a crista do rebordo alveolar até a região do primeiro molar. A divulsão subperiostal por tunelização é realizada para expor a crista do rebordo alveolar e a cortical vestibular até a base da borda inferior da mandíbula entre os segundos e terceiros molares, onde um pequeno afastador é posicionado para proteger os tecidos moles durante a osteotomia. O periósteo, os músculos e os tecidos moles são minimamente descolados, mantendo o melhor suprimento sanguíneo possível na área.

PASSO 2: Osteotomia
Uma serra reciprocante é usada para o corte da borda inferior da mandíbula bicorticalmente em um ângulo de 45 graus de modo a aumentar as superfícies ósseas, até 3 mm de distância do nervo alveolar inferior e continuando na cortical lateral mandibular, superiormente. Um descolador de periósteo é colocado entre os tecidos moles linguais e a mandíbula para proteger contra lesões do nervo lingual enquanto a área alveolar é segmentada bicorticalmente a partir do topo até a área do nervo alveolar inferior a 3 ou 4 mm de distância, com a serra voltada para baixo e em um ângulo de 45 graus. A irrigação abundante é usada em toda a osteotomia para evitar o superaquecimento do osso.

PASSO 3: Instalação do Distrator
Neste momento, o osso intacto está a apenas 6 mm em torno do nervo mandibular, os retalhos estão suturados, e o distrator está fixado com parafusos bicorticais transmucosos acima e abaixo do nervo; um fio metálico interdental poderia ser utilizado para evitar a necessidade de parafusos interdentais. Uma pequena incisão é deixada em aberto de modo que um movimento de torque possa ser aplicado com um cinzel para completar a osteotomia mandibular, e uma única sutura em colchoeiro é realizada de modo a fechar o restante do retalho. Essa manobra garante o fechamento primário sobre a osteotomia, eliminando a contaminação da câmara de regeneração e mantendo a integridade do periósteo. Quando a operação envolve ambos os lados, o corte final do ramo é realizado somente após a osteotomia do lado oposto ser concluída. A osteotomia sagital do ramo também poderia ser utilizada para obter maior superfície óssea se houver espessura óssea adequada; essa abordagem é benéfica na medida em que permite que o cirurgião evite estirar o nervo mandibular, especialmente em grandes avanços nos quais o nervo é alongado de 20% a 30% do seu comprimento, causando parestesia[15,19-21] (Fig. 35-2).

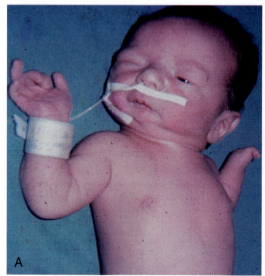
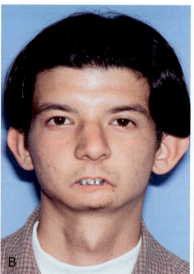
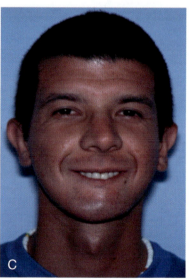

Figura 35-2 **A-O,** Um paciente com síndrome da hipoglossia-sindactilia passou por procedimento em duas fases. Na primeira, uma expansão mandibular intraoral e um alongamento do corpo com distratores feitos sob medida para ampliar 20 mm e alongar 15 mm. Na segunda, os dispositivos foram removidos, e a distração vertical de 9 mm do mento foi executada. O acompanhamento por 10 anos mostra uma oclusão estável, apesar das ausências dentais e mudanças na face e na dentição. A combinação da expansão maxilomandibular e do alongamento do corpo ocorreram antes que os distratores comerciais estivessem disponíveis. Auriculoplastias também foram realizadas na segunda fase cirúrgica. Essa tecnologia não estava disponível quando o paciente nasceu, e osteotomias tradicionais só permitiram movimentos menores.

CAPÍTULO 35 Distração Osteogênica Mandibular em Deformidades Craniofaciais **345**

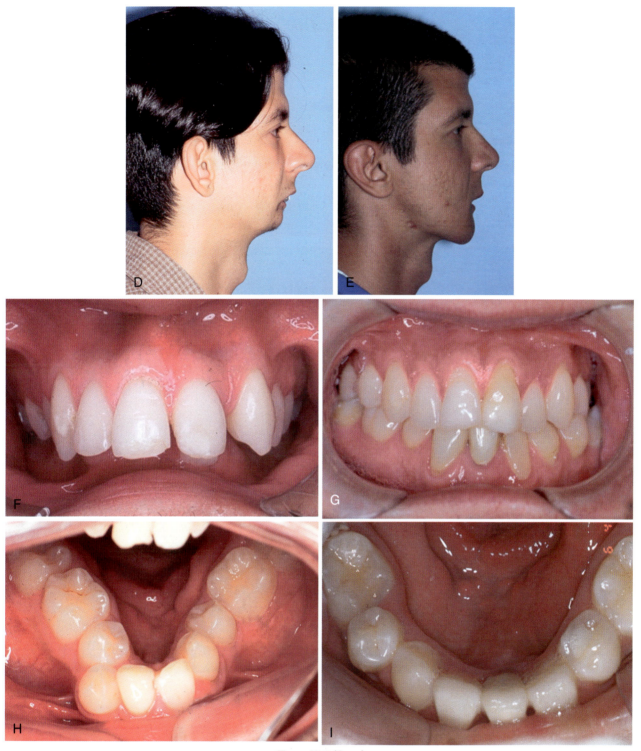

Figura 35-2 *(Cont.)*

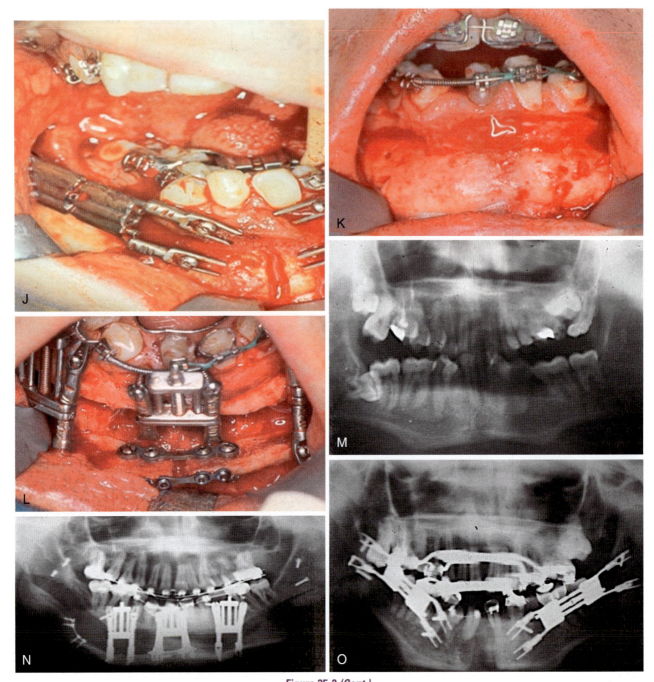

Figura 35-2 *(Cont.)*

TÉCNICA ALTERNATIVA 1: Osteotomia Parassinfisal

Esta opção é indicada a pacientes com a anatomia inadequada na região do ângulo mandibular, que normalmente se apresenta com uma mordida aberta anterior grave e apinhamento dental severo. Essa área mandibular possui o melhor volume ósseo, com mais de 3 cm de altura e 1 cm de largura óssea basal. Esta é uma osteotomia interdental, o que pode exigir ortodontia pré-cirúrgica para criar espaço interdental. O espaço criado após a distração é utilizado para alinhar e nivelar a oclusão pós-cirurgicamente, ou podem ser inseridos implantes dentais. Esta técnica também é ideal para grandes movimentos, já que é anterior ao nervo mentual, e o nervo mandibular não é esticado ou danificado.[15,19-21]

TÉCNICA ALTERNATIVA 1: Osteotomia Parassinfisal *(Cont.)*

PASSO 1: Incisão e Dissecção
Uma incisão de 3 cm é feita de 4 a 6 mm inferiormente à gengiva inserida, bem acima do nervo mental. É realizada divulsão subperiostal, expondo o nervo mental e a borda inferior da mandíbula para posicionar um afastador.

PASSO 2: Osteotomia
A osteotomia é executada a partir da borda inferior até o nível das raízes dentais, sob irrigação abundante para evitar o superaquecimento do osso. Em seguida, uma broca 701 montada em peça reta manual é utilizada para completar a seção da cortical óssea externa entre os dentes, e um cinzel linear é utilizado para completar a osteotomia.

PASSO 3: Posicionamento do Distrator
O distrator é fixado com parafusos bicorticais inferiores, fios interdentais são usados ao redor dos dentes, e o acrílico é aplicado em cima para aumentar a rigidez e evitar danificar as raízes com o calor e a colocação do parafuso.[15,19-21] Idealmente, a ferida é fechada antes de o distrator ser fixado de modo que exista uma câmara de regeneração fechada sem contaminação de alimentos e saliva.

O protocolo de distração é similar; no entanto, com o alongamento da câmara de regeneração, a mordida aberta aumenta; isso é determinado nas fases predictivas de planejamento. O paciente requer um grande avanço na base inferior e alguns milímetros entre os dentes quando a maior parte da ativação tenha sido concluída. O paciente é levado à sala de cirurgia para que o cirurgião possa mudar o vetor mandibular, eliminando os fios e o acrílico do braço anterossuperior do distrator, mantendo apenas um único parafuso bicortical ínfero-anterior; bilateralmente, a mandíbula gira em sentido anti-horário, fechando a mordida aberta. É importante ter deixado milímetros extras na haste do distrator para acomodar a linha média e fazer os ajustes finais na oclusão.[15,19-21]

Crianças com a primeira dentição que requerem um alongamento mandibular precisam de barras de Erich durante a cirurgia para a colocação de elásticos classe II ao longo das fases de ativação e de consolidação e para controle da oclusão no pós-cirúrgico. O clínico precisa monitorar a quantidade de abertura e evitar o desvio mandibular durante a função; a fisioterapia é obrigatória para obter uma abertura de no mínimo 40 mm sem desvios.[15,19-21]

O cirurgião fixa os distratores utilizando parafusos bicorticais, evitando dentes e o nervo alveolar. Quando um parafuso bicortical não pode ser colocado sem danificar a estrutura dentária, um fio metálico de calibre 0,024 polegadas pode ser usado para fixar o distrator.

Um trocarte transcutâneo pode ser utilizado para colocar os parafusos posteriores do distrator, especialmente em crianças pequenas, pacientes com pequenas comissuras orais ou casos em que a osteotomia vertical está localizada muito posteriormente.[15,19-21]

PASSO 4: Protocolo da Distração
Após a cirurgia, há um período de latência de 7 dias, que permite às fibras de colágeno tipo I se desenvolverem, aos tecidos moles primários cicatrizarem e ao edema cirúrgico inicial reduzir. O próximo passo é a ativação, a uma taxa de 1 mm e uma frequência de uma vez por dia até que a distração pretendida esteja completa. Enquanto o paciente está ativando os distratores, deve ser monitorado constantemente para evitar desvios da linha média devido à rotação anti-horária inadequada ou ativação desigual dos dispositivos de distração. Se necessário, a ativação assimétrica deve ser realizada para corrigir uma discrepância da linha média.[15,19]

Uma questão importante é a ATM. A fase ortodôntica pré-cirúrgica deve incluir arcos ortodônticos cirúrgicos retangulares com pinos verticais soldados para colocação de elásticos de classe II durante os 3 meses após a cirurgia até que os músculos se ampliem e se adaptem.

Após a ativação total ser alcançada, o acrílico é colocado ao longo da haste de distração para fins de estabilização, e os aparelhos são usados durante todo o período de consolidação, tal como um sistema de fixação. São obtidas radiografias a fim de verificar a ossificação da câmara de distração para a remoção do aparelho.

Uma dieta líquida, incluindo os suplementos ricos em proteína, é recomendada durante o período de ativação, seguida de uma dieta leve, uma vez que o elemento de distração seja estabilizado com acrílico até a consolidação, tipicamente, entre 2 a 12 meses, de acordo com a magnitude do movimento[15,19,21] (Fig. 35-2).

TÉCNICA ALTERNATIVA 2: Alongamento Mandibular Unilateral

Pacientes com microssomia unilateral craniofacial, síndrome de Treacher Collins unilateral ou outras formas de micrognatismo unilateral podem se apresentar com um volume ósseo mínimo nas regiões retromolar e de ângulo mandibular, comprometendo a possibilidade de realizar qualquer cirurgia tradicional ou distração osteogênica; frequentemente, esses pacientes necessitam de grandes movimentos. Nesses casos clínicos, é aconselhável programar a cirurgia ao longo do corpo da mandíbula entre os pré-molares, anterior ao nervo mental, devido a massa óssea e para evitar parestesia labial. Alguns pacientes se beneficiam do alongamento vertical do ramo e horizontal do corpo realizados simultaneamente.[22,23]

TÉCNICA: Procedimento de Alongamento do Ramo

Quando se aumenta a altura do ramo mandibular, o bom funcionamento da articulação temporomandibular é fundamental. As forças recíprocas exercidas em direção à fossa mandibular secundárias ao alongamento do feixe muscular pterigóideo-massetérico irão manter uma pressão contínua e provocar o deslocamento do disco, a reabsorção do côndilo e a artrose da ATM. O processo é semelhante ao que é utilizado para alongar o fêmur: o cirurgião ortopédico coloca dois anéis no fêmur com parafusos expansíveis e um outro anel através da tíbia e da fíbula, com barras de manutenção, a fim de evitar as forças prejudiciais no joelho, esmagando as cartilagens e produzindo artrose.[22-24]

Há três cenários diferentes para o alongamento do ramo mandibular: uma deficiência mandibular unilateral com um côndilo funcional, uma deficiência mandibular unilateral com uma lacuna entre o côndilo malformado e a fossa mandibular e anquilose da articulação temporomandibular. Cada grupo deve ser tratado diferentemente para obter um contorno mandibular simétrico e articulações temporomandibulares funcionais, tal como pretendido pela função, estética e a estabilidade ao longo do tempo. São pacientes complexos, e muitos deles vão apresentar posteriormente inúmeras falhas cirúrgicas. O cirurgião deve realizar todos os procedimentos cirúrgicos em uma fase, se possível, ou realizar tantas quantas estiverem indicadas em cada fase cirúrgica.[23,24]

TÉCNICA: Procedimento do Ramo com um Côndilo Funcional

PASSO 1: Incisão e Dissecção
Uma incisão de 3 cm é feita na área retromolar lateral para permitir uma ampla elevação do periósteo da lateral do ramo mandibular, até o processo coronoide.

PASSO 2: Desenho da Osteotomia
A osteotomia horizontal é realizada acima da antilíngula para garantir que não haja danos ao nervo mandibular e aos vasos. Antes de completar o corte, uma fixação rígida é colocada do corpo do zigoma até o segmento superior do ramo da mandíbula para estabilizá-lo no crânio. Uma incisão horizontal na área molar superior, seguida pela exposição do zigoma, permite que pelo menos três parafusos sejam inseridos no corpo, e o restante da placa é inserido através do tecido mole para a área lateral da mandíbula; mais três parafusos são inseridos na área vizinha ao coronoide.

PASSO 3: Posicionamento do Distrator
A osteotomia mandibular é completada após distrator ser fixado em ambos os segmentos inferiores e um conector extraoral emergir através de uma incisão de 2 mm. O conector irá permitir a ativação e deve ser removido uma vez que o clínico tenha completado os objetivos. Os distratores permanecem no local até que ocorra uma consolidação adequada; isso pode ser observado radiograficamente. Sob sedação endovenosa ou anestesia geral, o distrator é removido por via intraoral, e a placa de fixação rígida é removida através da incisão retromolar e da incisão maxilar para chegar ao corpo do zigoma (Fig. 35-3).

CAPÍTULO 35   Distração Osteogênica Mandibular em Deformidades Craniofaciais   **349**

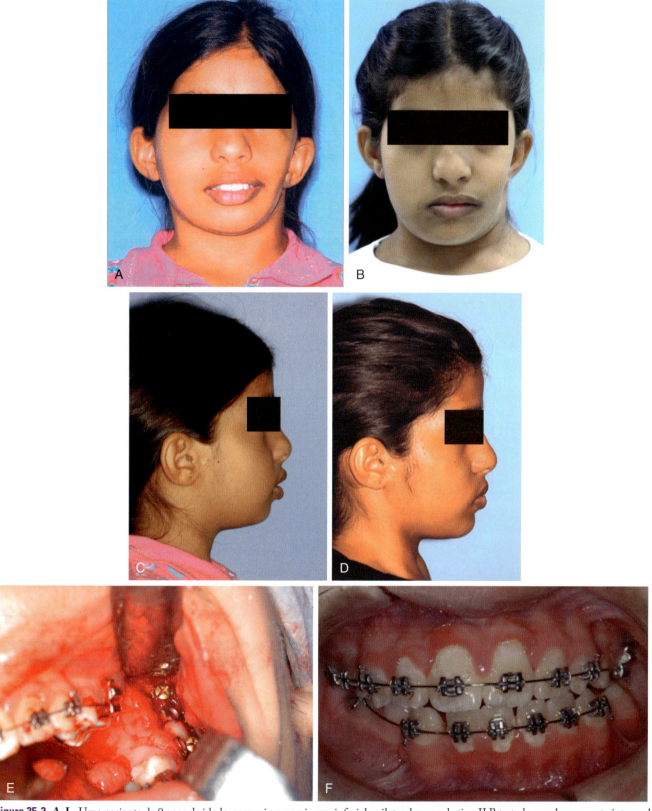

Figura 35-3 A-L, Uma paciente de 9 anos de idade, com microssomia craniofacial unilateral esquerda tipo II B tratada por alongamento intraoral do ramo mandibular. . É feita uma incisão para expor o zigoma, a inserção do músculo masseter no arco zigomático é cortada e separada para permitir a fixação de uma placa tipo "Y" 2.0 com parafusos de 8 mm de comprimento no corpo do zigoma posterior e, em seguida, a placa é conectada ao segmento superior da mandíbula no processo coronoide com parafusos inseridos através da lateral do ramo da mandíbula para evitar a compressão e danos à ATM. O alongamento do ramo continua com a utilização de um distrator intraoral com um conector externo. Esse procedimento é realizado por via intraoral, usando apenas uma incisão a fim de trazer o conector para fora e permitir que ele seja ativado. Uma vez que a câmara de regeneração esteja cicatrizada, o distrator e a fixação rígida são removidos. O tratamento ortodôntico é realizado após a cirurgia. Um aumento de tecidos moles por meio de enxerto de gordura livre deve ser realizado no futuro.

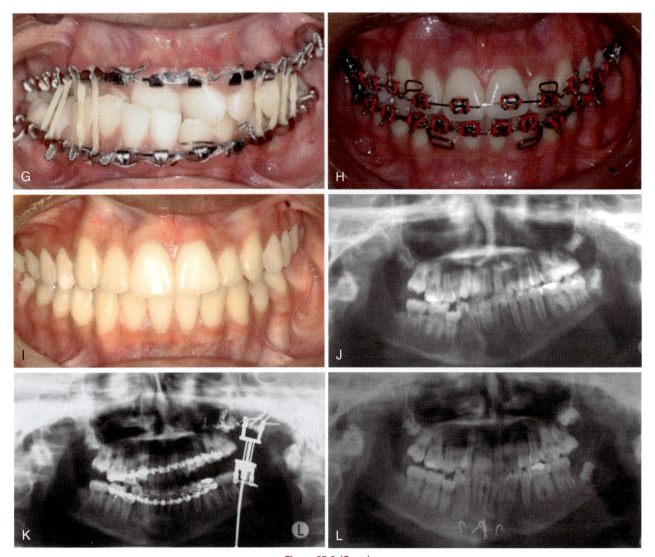

Figura 35-3 *(Cont.)*

TÉCNICA: Transporte Ósseo Condilar para Alongar o Ramo e Preencher a Lacuna

Após os registros do paciente terem sido cuidadosamente avaliados e os modelos 3D desenvolvidos, os distratores são cortados no comprimento, dobrados e adaptados à situação clínica. Os distratores são fixados ao modelo de acrílico seccionado para simular a cirurgia real. O comprimento e o posicionamento dos parafusos são selecionados, e eles devem estar prontos na ordem exata necessária para a intervenção cirúrgica. Esta é uma forma de economia de tempo que precisa ser feita com cuidado e meticulosamente para garantir o resultado cirúrgico.

PASSO 1: Incisão e Dissecção

Uma incisão de 3 cm é feita na área lateral da mandíbula, permitindo a exposição lateral do ângulo e da tuberosidade massetérica da mandíbula, e os tecidos moles e mediais posteriores são deixados intactos para garantir a vascularização. Este é um segmento pediculado a ser transportado, não um enxerto livre.

CAPÍTULO 35 Distração Osteogênica Mandibular em Deformidades Craniofaciais 351

TÉCNICA: Transporte Ósseo Condilar para Alongar o Ramo e Preencher a Lacuna *(Cont.)*

PASSO 2: Osteotomia
A osteotomia é executada com uma serra reciprocante sob irrigação abundante em uma angulação de 15 a 20 graus para aumentar a superfície do osso.

PASSO 3: Posicionamento do Distrator
Antes que a osteotomia tenha sido concluída, uma incisão de 2 mm é feita na pele do ângulo da mandíbula de modo a inserir o conector do distrator de dentro para fora e para localizar o distrator selecionado, que é fixado com três parafusos (utilizando o conceito do tripodismo) em ambos os lados da osteotomia; em seguida, o corte é concluído. Um segundo distrator geralmente é colocado no corpo da mandíbula para o alongamento horizontal. Esse segundo distrator é colocado após a cirurgia do ramo ter sido concluída[22-24] (Fig. 35-4).

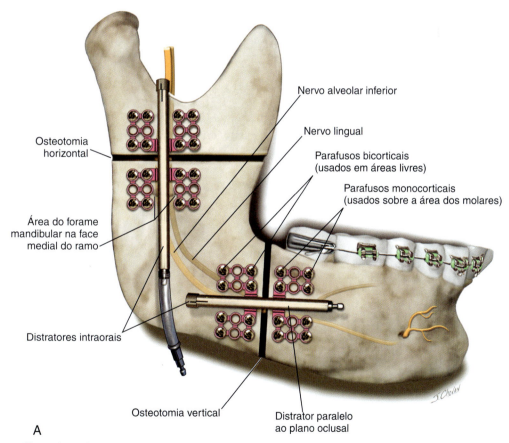

Figura 35-4 A, Osteotomias horizontais e verticais para a instalação do distrator.

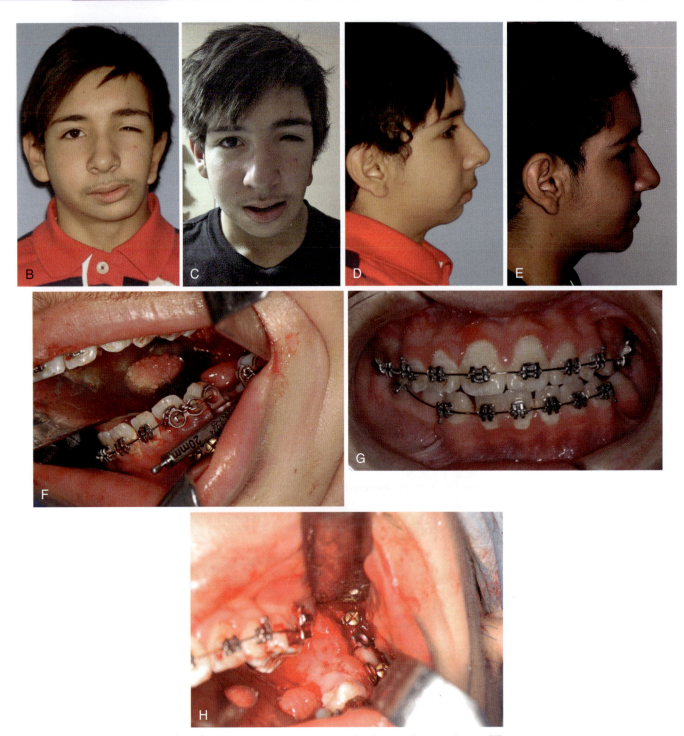

Figura 35-4, (Cont.) **B-O,** Uma microssomia craniofacial esquerda grave de grau III em um paciente de 12 anos de idade, com o subdesenvolvimento do corpo mandibular esquerdo tratado por ortodontia combinada com distração osteogênica simultânea intraoral de corpo e ramo mandibulares. Um conector removível foi usado para ativar o aparelho verticalmente e permitir o transporte ósseo em direção à fossa mandibular. Os segmentos ósseos foram aumentados para criar simetria com o lado contralateral, a oclusão restante foi tratada ortodonticamente, e o espaço interdental criado no corpo mandibular direito foi finalizado com implantes dentais.

CAPÍTULO 35 Distração Osteogênica Mandibular em Deformidades Craniofaciais

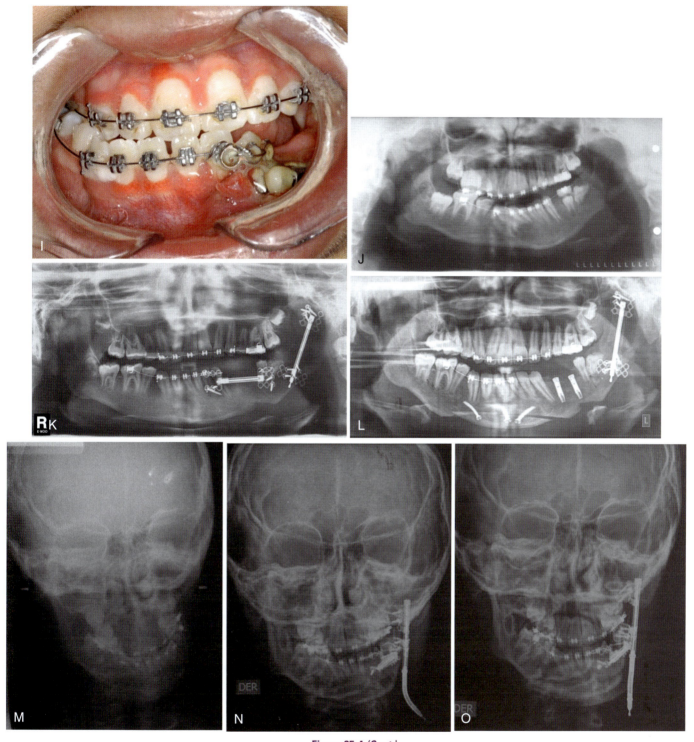

Figura 35-4 *(Cont.)*

TÉCNICA: Alongamento do Ramo na Anquilose da ATM

Historicamente, a anquilose de longo prazo em crianças envolve a interrupção severa do crescimento mandibular e a apneia do sono. A maioria dos procedimentos cirúrgicos era indevidamente planejada para liberar a anquilose em primeiro lugar e em um estágio cirúrgico secundário melhorar a forma e o tamanho mandibular, frequentemente resultando em reanquilose.[23]

O paciente com anquilose da ATM vai necessitar dois estágios cirúrgicos e fisioterapia em longo prazo para a reabilitação da articulação. A primeira etapa inclui a ampliação do perímetro da mandíbula por alongamento do ramo e do corpo mandibular, bem como uma grande mentoplastia. Esses três procedimentos aumentam o contorno da mandíbula e alongam os músculos perimandibulares; os distratores são deixados no local até a consolidação completa. Não há nenhuma recidiva porque os músculos e ossos maturaram em uma nova posição por mais de 6 meses. Na segunda etapa cirúrgica, por meio do mesmo acesso de Risdon, o aparelho de distração é removido e a artroplastia da ATM é realizada, associada a uma osteotomia Le Fort I ou uma osteotomia maxilar parcial para fechar a mordida aberta lateral e eliminar a inclinação maxilar, se necessário (em crianças mais novas, meios ortodônticos são suficientes). Uma mentoplastia secundária é realizada para obter uma simetria anterior ideal.

A mentoplastia secundária, ao contrário da primária, abrange pequenos movimentos e não gera muita pressão dos músculos contra a artroplastia recém-realizada, evitando a recorrência da anquilose. O aumento da estrutura mandibular na primeira etapa cirúrgica cria um ambiente muscular estável que permite uma estabilidade das osteotomias durante a segunda fase.

Pode haver uma necessidade de aumento lateral do ramo sobre o lado afetado. Quando necessário, esse procedimento é realizado um ano depois de os músculos faciais terem cicatrizado e estabilizado, a fisioterapia ter sido concluída e os bráquetes ortodônticos terem sido removidos. Uma prótese pré-moldada do ângulo mandibular está indicada.

PASSO 1: Incisão e Osteotomia

Utilizando o acesso submandibular de Risdon, uma incisão de 3 cm é feita através da pele, do músculo platisma e do periósteo. O ângulo mandibular e o ramo são completamente expostos, a área da anquilose é identificada, e uma osteotomia horizontal é realizada acima da antilíngula utilizando uma serra reciprocante, evitando o feixe mandibular medialmente. Afastadores protegem os tecidos moles nas regiões anterior e posterior.

PASSO 2: Posicionamento do Distrator

Uma vez mobilizado o segmento, um distrator pré-moldado e pré-dobrado é fixado com parafusos medidos a partir do modelo 3D. O cirurgião verifica cuidadosamente o vetor de distração para garantir que ele é semelhante ao do lado não afetado.

O distrator interno possui um conector para ser exposto extraoralmente no local da incisão submandibular. A área é copiosamente irrigada, e a ferida é fechada por planos. O aparelho é ativado no intraoperatório de 2 ou 3 mm para evitar a consolidação prematura. Este é provavelmente o melhor ambiente para distração osteogênica, pois envolve uma câmara fechada e o melhor suprimento sanguíneo com um vastocontato ósseo — especialmente porque a osteotomia é realizada de forma diagonal (em um ângulo de 15 a 25 graus), devido à inclinação de trabalho de baixo para cima através da incisão de Risdon (Fig. 35-5, A-C).

PASSO 3: Protocolo de Distração

Sete dias após a cirurgia, a ativação começa em 1 mm por dia até que a distração pretendida seja obtida. Nesse ponto, novas radiografias são obtidas a fim de medir em detalhes o esqueleto facial, e, em seguida, o paciente é agendado para a remoção do conector. O conector é removido girando a chave na direção contrária (se a cabeça do conector tem um sistema duplo, interno para a ativação e externo para a remoção) e ele é liberado do distrator ou é cortado sob a pele. Curativos com Steri-Strips são colocados sobre a pequena ferida, e durante a segunda fase cirúrgica, a cicatriz deve ser removida, e um fechamento cosmético é realizado. O paciente retoma as atividades regulares, sem quaisquer limitações, enquanto estiver usando o distrator interno.[23] Uma vez que a consolidação adequada seja observada nas radiografias, geralmente 8 a 12 meses após a primeira fase cirúrgica, o paciente é submetido a cirurgia para remoção do distrator, artroplastia da ATM e osteotomia Le Fort I a fim de corrigir a inclinação da maxila[2,22] (Fig. 35-5).

CAPÍTULO 35 Distração Osteogênica Mandibular em Deformidades Craniofaciais

Osteotomia Parassinfisal de Alongamento Mandibular Associada a Mentoplastia

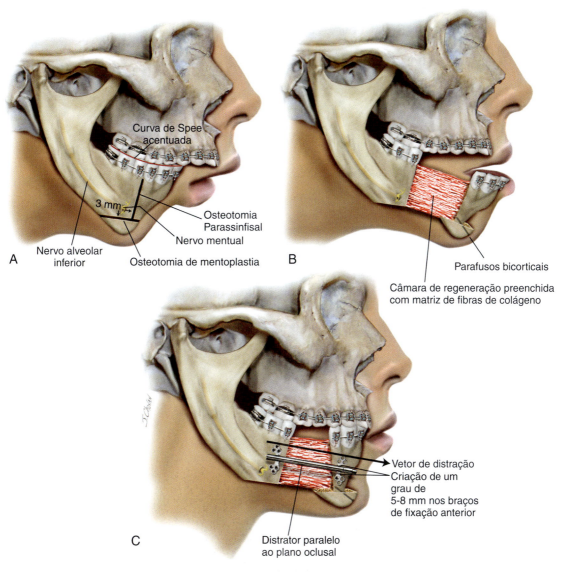

Figura 35-5 A-C, Osteotomia parassinfisal de alongamento mandibular associada a mentoplastia.

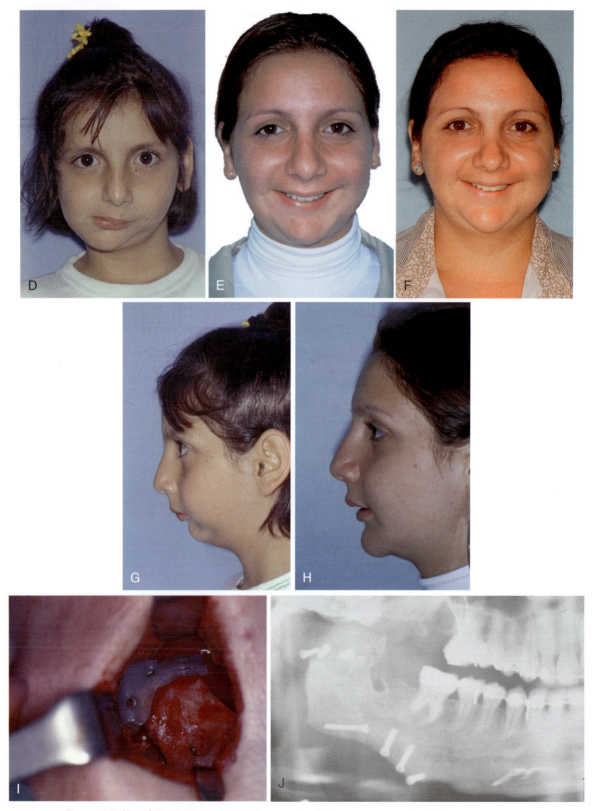

Figura 35-5, (Cont.) **D-N,** Uma paciente de 6 anos de idade, com anquilose da ATM direita, após histórico de queda de uma árvore. Ela passou por duas cirurgias, ortodontia e fisioterapia para reabilitação mandibular. Este é o acompanhamento de 20 anos. A primeira cirurgia foi realizada para alongar o corpo e o ramo da mandíbula com distratores intraorais. Uma vez que a paciente consolidou as câmaras de regeneração, uma segunda cirurgia foi realizada para corrigir o posicionamento do mento e para uma artroplastia da lacuna com silicone fixada com parafusos bicorticais. **O-R,** Fotografias faciais e telerradiografias laterais antes e depois.

CAPÍTULO 35 Distração Osteogênica Mandibular em Deformidades Craniofaciais

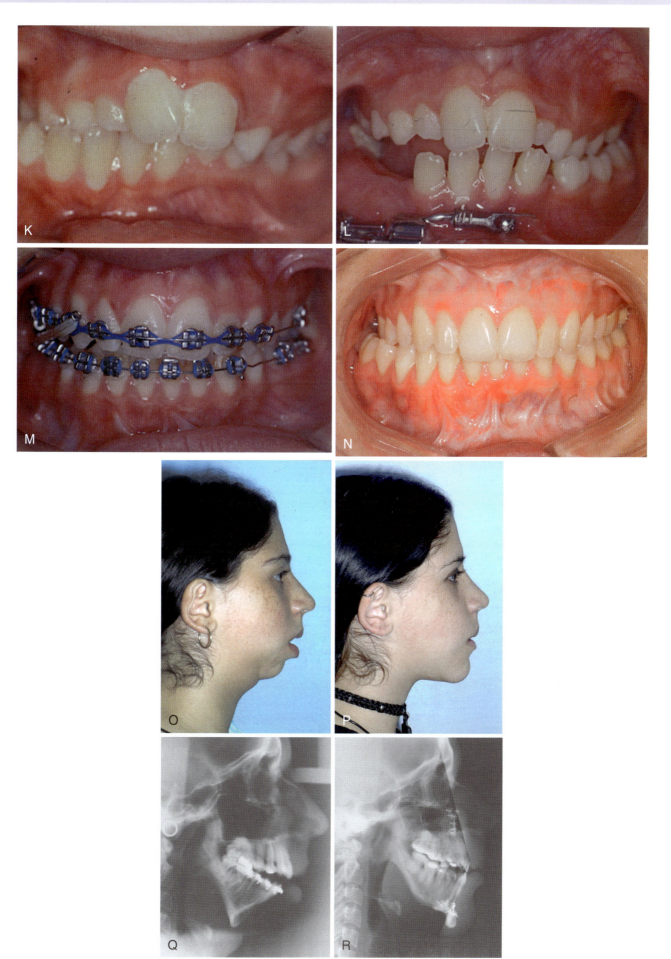

Figura 35-5 *(Cont.)*

Considerações Pós-operatórias

Os distratores devem ser removidos após a ossificação adequada ter ocorrido, tal como confirmado por uma avaliação radiográfica e considerando as diferentes variáveis envolvidas no processo de cicatrização, tais como a idade do paciente, a quantidade de movimento, a qualidade e quantidade de osso, infecção, estabilidade inadequada durante a consolidação, aseleção inadequada de pacientes e algumas doenças sistêmicas.

Se o cirurgião remover os dispositivos antes da ossificação adequada, os músculos perimandibulares irão forçar os segmentos para fora do reposicionamento planejado, com o consequente desenvolvimento de uma mordida aberta, rotação anterior do ramo da mandíbula (rotação anti-horária do fragmento proximal), desaparecimento da projeção do ângulo mandibular e dor e disfunção da ATM. O uso de elásticos maxilomandibulares para fechar a mordida aberta não é indicado porque a extrusão dos incisivos superiores fará que a mordida aberta anterior retorne, prolongará a ortodontia pós-cirúrgica, e a oclusão final será instável, levando àrecidiva e aos sintomas de disfunção da ATM. Uma vez que o período de estabilização adequado tenha decorrido, geralmente 60 dias para cada centímetro de alongamento, o distrator é removido.[15,21]

A distração osteogênica intraoral permite o alongamento mandibular com finalização oclusal meticuloso de uma forma previsível e estável que mantém a ATM estável e conserva suas características anatômicas pré-operatórias. A técnica cirúrgica permite o aumento progressivo dos tecidos duros e moles em uma oclusão ideal. O procedimento requer que um ortodontista prepare a dentição pré-cirurgicamente em um arco ideal e mantenha o posicionamento dental com arcos retangulares pesados. Esse passo irá permitir a utilização de elásticos intermaxilares pesados precocemente durante o período pós-cirúrgico, e permitirá a descompressão completa da articulação durante as fases de ativação e de consolidação.

Referências

1. Obwegeser H, Trauner R: Zur Operationstechnik bei der Progenie und anderen Unterkieferanomalien, *Dtsch Zahn Mund Kieferheilkd* 23:1, 1955.
2. Bell W, Epker B: Surgical-orthodontic expansion of the maxilla, *Am J Orthod* 70:517, 1976.
3. Epker B: Distraction osteogenesis for mandibular widening, *Atlas Oral Maxillofac Surg Clin North Am* 7:29, 1999.
4. Schendel S, Wolford L, Epker B: Mandibular deficiency syndrome III. Surgical advancement of the deficient mandible in growing children: treatment results in twelve patients, *Oral Surg Oral Med Oral Pathol* 45:364, 1978.
5. Little R, Wallen T, Riedel R: Stability and relapse of mandibular anterior alignment—first premolar extraction cases treated by traditional edgewise orthodontics, *Am J Orthod* 80:349, 1981.
6. Little R, Riedel R, Artun J: An evaluation of changes in mandibular anterior alignment from 10 to 20 years post-retention, *Am J Orthod Dentofac Orthop* 93:423, 1988.
7. McCarthy J, Schreiber J, Karp N, et al: Lengthening the human mandible by gradual distraction, *Plast Reconstr Surg* 89:1, 1992.
8. Diner P, Kollar E, Martinez H, Vazquez M: Intraoral distraction for mandibular lengthening—a technical innovation, *J Craniomaxillofac Surg* 24:92, 1996.
9. Wangerin K, Gropp H: Die intraorale Distraktionsosteotomie des mikrogenen Unterkiefers zur Beseitigung der Atemwegsobstruktion, *Dtsch Z Mund Kiefer Gesichtschir* 18:236, 1994.
10. Chin M, Toth B: Distraction osteogenesis in maxillofacial surgery using internal devices: review of five cases, *J Oral Maxillofac Surg* 54:45, 1996.
11. Guerrero C: Rapid mandibular expansion, *Rev Venez Ortod* 48:1, 1990.
12. Triaca A, Minoretti R, Dimai W, et al: Multiaxis intraoral distraction of the mandible. In Samchukov ML, Cope JB, Cheraskin AM, editors: *Craniofacial distraction osteogenesis*, St. Louis, 2001, Mosby, pp 323-333.
13. Razdolsky Y, Dessner S, El-Bialy T: Correction of alveolar ridge deficiency using the ROD-5 distraction device: a case report. In Samchukov ML, Cope JB, Cherkashin AM, editors: *Craniofacial distraction osteogenesis*, St. Louis, 2001, Mosby, pp 454-458.
14. Guerrero C, Bell W, Dominguez E: Intraoral distraction osteogenesis versus sagittal split osteotomy to lengthen the mandible. In Arnaud E, Diner PA, editors: *Proceedings of the 4th International Congress of Maxillofacial, Craniofacial Distraction, Paris, France, July 2-5*. Bologna: Monduzzi Editore 133, 2003.
15. Guerrero C, Figueroa F, Bell W, et al: Surgical orthodontics in mandibular lengthening. In Bell W, Guerrero C, editors: *Distraction osteogenesis of the facial skeleton*, Hamilton, Ontario, 2007, BC Decker, pp 501-519.
16. Guerrero C, Bell W, Contasti G, Rodriguez A: Mandibular widening by intraoral distraction osteogenesis, *Br J Oral Maxillofac Surg* 35:383, 1997.
17. Guerrero C, Contasti G: Transverse mandibular deficiency. In Bell WH, editor: *Modern practice in orthognathic and reconstructive surgery*, Philadelphia, 1992, WB Saunders, pp 2383-2397.
18. Contasti G, Rodriguez A, Guerrero C: Orthodontic mandibular widening by distraction osteogenesis, *Orthod Cyber J* 35(3):165, 2001.
19. Gonzalez M, Bell W, Guerrero C, et al: Positional changes and stability of bone segments during simultaneous bilateral mandibular lengthening and widening by distraction osteogenesis, *Br J Oral Maxillofac Surg* 39:169, 2001.
20. Guerrero C, Bell W, Gonzalez M: Mandibular remodeling: the fifth stage in distraction osteogenesis healing. In Arnaud E, Diner PA, editors: *Proceedings of the 3rd International Congress on Facial Distraction Processes, Paris, France*. Bologna: Monduzzi Editore 267, 2001.
21. Guerrero C, Rivera H, Mujica E, et al: Principles of distraction osteogenesis. In Bagheri S, Bell B, Khan H, editors: *Current therapy in oral and maxillofacial surgery*, St Louis, 2012, Elsevier, pp 101-111.
22. Gonzalez M, Guerrero CA, Figueroa F: Predictable mandibular ramus lengthening in TMJ ankylosis. In Arnaud E, Diner PA, editors: *Proceedings of the 4th International Congress of Maxillofacial and Craniofacial Distraction, July 2, 2003, Paris, France*. Bologna, Italy: Monduzzi Editore 169, 2003.
23. Gonzalez M, Egbert M, Guerrero C, Van Sickels J: Vertical and horizontal mandibular lengthening of the ramus and body, *Atlas Oral Maxillofac Surg Clin North Am* 16:215, 2008.
24. Stucki-McCormick SU: Reconstruction of the mandibular condyle using transport distraction osteogenesis, *J Craniofac Surg* 8:4, 1997.

CAPÍTULO 36

Osteotomia Segmentar Maxilar Anterior

Dror M. Allon e Neeraj Panchal

Material Necessário

Descolador de periósteo n° 9
Lâmina de bisturi n° 15
Broca n° 701
Fio de aço
Fios de sutura apropriados
Barras de Erich
Gancho de osso

Tesouras de Mayo curvas
Cinzel em "V" para o septo nasal
Dispositivos de fixação (P&E)
Fio de Kirchner
Anestésico local com vasoconstritor
Afastadores maleáveis
Ponta do bisturi elétrico

Afastadores Obwegeser
Serra reciprocante e/ou serra piezo cirúrgica
Afastador Seldin
Cinzéis retos

Introdução

A primeira osteotomia segmentar maxilar anterior (OSMA) foi relatada no início do século XX. Günther Cohn-Stock[1] tentou cirurgicamente "corrigir um overjet e um overbite acentuado de um incisivo central da maxila". Em seu artigo pioneiro de 1921, ele descreveu a evolução de sua ideia de realizar a osteotomia do segmento anterior da maxila enquanto preservasse o pedículo vestibular e, em um outro design, também a artéria palatina.[1]

Cohn-Stock apresentou dois casos cirúrgicos realizados sob anestesia local em sua clínica em Berlin nos meses de maio e junho de 1920. Em sua versão definitiva, "Cohn III", ele descreveu uma osteotomia palatina em cunha transversa palatinamente aos dentes anteriores, realizada através de uma tunelização subperiosteal, seguida de manipulação manual para criar uma fratura em "galho verde" na região da osteotomia para retrair a parte anterior da maxila. Autores contemporâneos sugeriram que o método de fratura em "galho verde" de Cohn-Stock resultou em uma recidiva significante após a remoção da guia de fixação, pois a região anterior da maxila não estava mobilizada adequadamente.

Após o relato original de Cohn-Stock, três variações do procedimento foram desenvolvidas por Wassmund,[4] Wunderer,[8] e Cupar.[7] Essas variações foram projetadas para manter um suprimento sanguíneo da maxila suficiente enquanto permitisse acesso adequado para instrumentação.[2,3]

Em 1927, Wassmund[4] melhorou o design de Cohn-Stock criando uma abordagem direta à cortical vestibular da pré-maxila usando três incisões verticais e tunelização subperiosteal para a realização da osteotomia vestibular sem elevar retalhos por vestibular ou palatino. Ambos os suprimentos sanguíneos vestibular e palatino são mantidos; entretanto, a osteotomia é realizada de uma maneira relativamente cega. Esse método pode ser indicado para o fechamento de múltiplos espaços interdentais[3] e para o reposicionamento ântero-posterior da pré-maxila.[5] Foi descoberto que se manteve a melhor vascularização do segmento reposicionado em comparação com os outros métodos de OSMA.[6]

Em 1954 Cupar[7] descreveu uma abordagem diferente para o "down-fracture" da maxila anterior: exposição da região vestibular da maxila por uma incisão circunferencial e um retalho vestibular para facilitar a osteotomia nesta região sob visão direta. A osteotomia palatina foi realizada através de uma tunelização, mantendo o suprimento sanguíneo palatino. Essa técnica é indicada para o reposicionamento superior da região anterior da maxila em casos de excesso vertical maxilar.

Em 1963 Wunderer[8] defendeu o rebatimento do retalho palatino com "out-fracturing" da maxila anterior e a manutenção do suprimento sanguíneo vestibular. A principal vantagem dessa técnica é o acesso direto para a osteotomia palatina, especialmente se os segmentos posteriores da pré-maxila tiverem de ser removidos. Portanto, essa técnica pode ser indicada para recuo da porção anterior da maxila. Estudos de perfusão sanguínea têm demonstrado que a abordagem transpalatina causa a maior redução de suprimento sanguíneo da região anterior da maxila.[9] A incisão transpalatina do tecido mole e as osteotomias vestibulares prejudicam o suprimento sanguíneo da maxila anterior proveniente dos vasos palatinos maiores e dos vasos alveolares superiores, respectivamente, restando os vasos colaterais vestibulares como os únicos suprimentos sanguíneos para a maxila anterior.[11]

Em 1977, Epker modificou a técnica de Cupar para o "down-fracture" da maxila anterior. Ele usou apenas um retalho vestibular com tunelizações verticais por vestibular dos dentes a serem extraídos, que normalmente eram os pré-molares dos dois lados (esta técnica é descrita em detalhes mais adiante neste capítulo).[12] A modificação de Epker permite o reposicionamento da região anterior da maxila superiormente, posteriormente e inferiormente. As principais vantagens da modificação de Epker incluem a preservação do pedículo palatino, facilidade para fixação interna, acesso a estruturas do septo nasal para prevenir desvio de septo pelo reposicionamento superior da maxila e a abordagem direta para a remoção do osso palatino. Quando necessário, também pode ser feito um enxerto ósseo para estabilização da maxila anterior posicionada inferiormente usando essa técnica.

Indicações

1. Excesso vertical anterior da maxila em casos com oclusão posterior aceitável
2. Excesso sagital da maxila com oclusão posterior aceitável
3. Protrusão dos dentes anteriores superiores com inclinação axial normal dos incisivos em relação à base óssea e oclusão posterior aceitável
4. Excessiva inclinação vestibular dos dentes anteriores
5. Protrusão bimaxilar dentoalveolar quando uma oclusão posterior aceitável é alcançada em associação à osteotomia mandibular subapical
6. Mordida aberta anterior sem excesso maxilar vertical e oclusão posterior normal
7. Quando está indicada a retração dos dentes anteriores, mas não pode ser realizada com o tratamento ortodôntico convencional (por exemplo, devido à reabsorção radicular como resultado de tratamento ortodôntico prévio, anquilose dental, implantes dentais mal posicionados)
8. Redução da proeminência do lábio superior em relação ao nariz e ao terço inferior da face
9. Excesso maxilar combinado com amplos espaços interdentais (malformação de dentes, oligodontia)
10. Procedimentos pré-protéticos: aumento e reposição do rebordo maxilar anterior edêntulo atrófico para instalação de implantes dentais
11. Apinhamento dental e hipoplasia maxilar anterior

Contraindicações e Limitações

Os mesmos princípios para todos os procedimentos de cirurgia ortognática são aplicados à osteotomia maxilar anterior. A maioria dos autores defende o adiamento da cirurgia até que o esqueleto craniofacial alcance sua maturidade completa. Consulta e o tratamento ortodôntico pré-cirúrgico devem ser realizados com bastante antecedência (normalmente de 9 a 12 meses) para preparar a oclusão para a posição pós-operatória planejada do segmento anterior e das regiões interdentais ou de extração. Uma aplicação útil para conseguir planejar os objetivos é a manipulação em três dimensões (3D) por tomografia computadorizada (TC), que pode ser usada para prever os movimentos ortodônticos dos dentes, subsequente reposicionamento do segmento e as mudanças nos tecidos moles.

A cooperação do paciente e o cumprimento da manutenção de uma boa condição periodontal durante o tratamento ortodôntico pré-operatório são cruciais. Descuido com os dentes, gengivite e periodontite devem ser bem controlados antes da cirurgia. A falha com relação a isso é uma contraindicação relativa e afeta adversamente a qualidade do resultado final. Fatores locais e hábitos, tais como interposição lingual e sucção do dedo, também prejudicam o resultado do tratamento se não forem diagnosticados e abordados antes da intervenção.

Outros fatores a serem considerados incluem a qualidade óssea, anatomia da maxila anterior, estrutura da abóbada palatina, septo nasal e das conchas nasais (quando a impactação maxilar está planejada). A escolha da técnica cirúrgica depende dos objetivos do tratamento e da direção do movimento de reposição da maxila anterior. Em casos específicos com uma mordida aberta anterior, o segmento anterior é rotacionado no sentido horário e para baixo após as osteotomias interdentais. Nesses casos, o "down-fracture" é o método preferido. Inversamente, se a extração dos pré-molares é planejada para o recuo da maxila anterior, a visualização direta das osteotomias palatinas é necessária e a técnica de Wunderer deve ser considerada. A vantagem é a incisão palatina transversa, o que permite instrumentação direta; a principal desvantagem é o comprometimento na perfusão sanguínea pelo pedículo dos tecidos moles vestibulares intactos.

TÉCNICA: Osteotomia Segmentar Maxilar Anterior

PASSO 1: Intubação

Anestesia geral hipotensiva é administrada via intubação nasotraqueal com um tubo reforçado, o qual é posicionado superiormente ao longo da face. O tubo é mantido com esparadrapo e pequena esponja na região frontal. A intubação orotraqueal é menos desejável e deve ser evitada, pois é necessária fixação intermaxilar para estabelecer a posição pós-operatória da maxila anterior. O comprimento do tubo endotraqueal deve ser o suficiente abaixo do nível das pregas vocais, para prevenir um deslocamento não intencional durante a manipulação da pré-maxila.

CAPÍTULO 36 Osteotomia Segmentar Maxilar Anterior 361

TÉCNICA: Osteotomia Segmentar Maxilar Anterior *(Cont.)*

PASSO 2: Preparação
A mucosa vestibular e palatina da maxila são infiltradas com 3,6 mL de solução de anestésico local (lidocaína a 2% com epinefrina 1:100.000) para vasoconstrição e mínimo sangramento transoperatório. A face, a cabeça e a cavidade oral são então preparadas por antissepsia com iodopovidona. Todo o campo operatório é centralizado, expondo a cavidade oral, o nariz e a testa.

PASSO 3: Exposição
Uma incisão horizontal é feita por diatermia ou por lâmina de bisturi n° 15 diretamente ao osso na profundidade do fundo de vestíbulo, circunferencialmente do pré-molar do lado direito até o do lado esquerdo. Em seguida, o periósteo é divulsionado superiormente para expor toda a fossa canina e a abertura da cavidade piriforme bilateralmente. Inferiormente, deve-se cuidar para evitar divulsão periosteal desnecessária, para maximizar o suprimento sanguíneo ao segmento osteotomizado da maxila. O mucoperiósteo alveolar deve ser tunelizado até a crista alveolar apenas nas regiões das osteotomias ou ostectomias planejadas. O mucoperiósteo nasal deve ser cuidadosamente separado do assoalho da cavidade nasal para prevenir sangramento transoperatório, comunicação bucosinusal pós-operatória e formação de fístula. O septo nasal cartilaginoso é separado do sulco nasal da maxila para facilitar a manipulação mais adiante.

PASSO 4: Extrações e Osteotomias Horizontais
Se indicado, um ou dois pré-molares superiores são extraídos em cada lado. Em seguida, a serra reciprocante ou a serra piezo cirúrgica é usada para realizar as osteotomias horizontais. Esses cortes ósseos devem ir em direção posterior a partir de cada lado da cavidade piriforme, incluindo as paredes laterais da maxila e as paredes laterais da cavidade nasal; a mucosa nasal é protegida com um descolador de periósteo curvo. Deve-se cuidar para evitar uma lesão do nervo infraorbital durante o afastamento do retalho muco-periosteal superior. O limite posterior para essas osteotomias horizontais são as osteotomias/ostectomias verticais planejadas, normalmente na região do primeiro ou segundo pré-molar (Fig. 36-1, *A* e *B*).

(Continua)

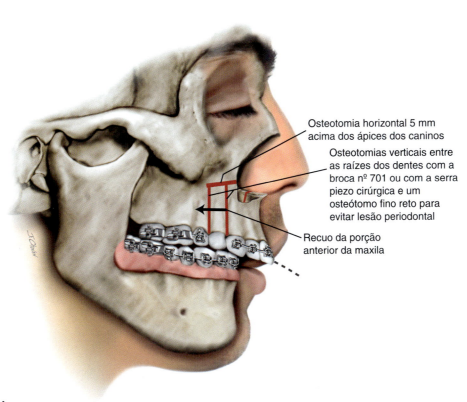

A

Figura 36-1 A modificação de Epker da osteotomia de Cupar de "down-fracture" maxilar anterior. **A** e **B,** Osteotomias horizontais são realizadas usando broca n° 701 ou serra piezo cirúrgica.

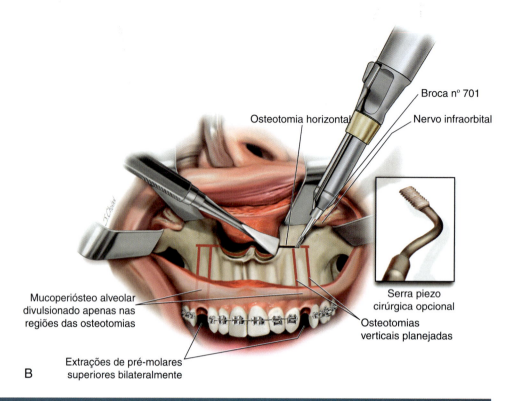

Figura 36-1, *(Cont.)*

TÉCNICA: Osteotomia Segmentar Maxilar Anterior *(Cont.)*

PASSO 5: Osteotomias/Ostectomias Verticais

A remoção óssea deve ser feita de forma precisa para garantir uma posição pós-operatória acurada e contato ósseo suficiente entre os segmentos. A manipulação meticulosa dos tecidos é de suma importância nessa fase. A falha em preservar a mucosa vestibular pode levar a um comprometimento no suprimento sanguíneo da maxila mobilizada após o "down-fracture" ou o estabelecimento de uma fístula bucosinusal, adicionalmente ao comprometimento periodontal dos dentes adjacentes (Fig. 36-1, *C* a *E*).

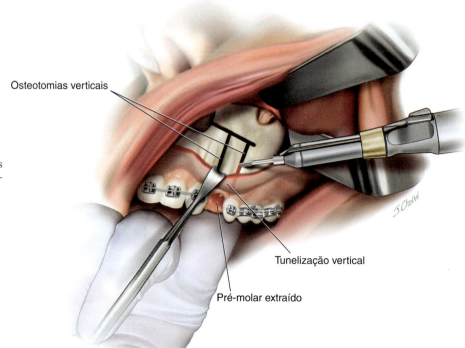

Figura 36-1, *(Cont.)* **C-E,** As osteotomias e ostectomias verticais devem ser realizadas cuidadosamente.

CAPÍTULO 36 Osteotomia Segmentar Maxilar Anterior · **363**

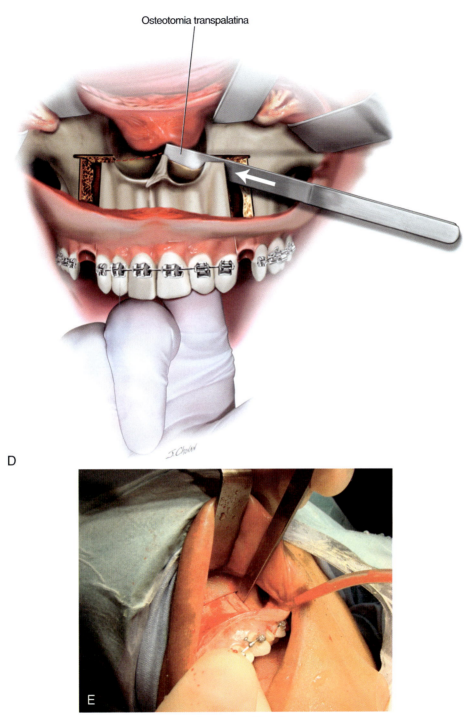

Figura 36-1, *(Cont.)*

TÉCNICA: Osteotomia Segmentar Maxilar Anterior *(Cont.)*

PASSO 6: Osteotomia Final e o "Down-fracture" da Pré-maxila

Após a realização das osteotomias e ostectomias planejadas sob visualização direta, a osteotomia final é realizada utilizando um osteótomo. Nenhuma incisão palatina ou o de liberação da mucosa é realizada nesse estágio. Um dedo é posicionado na mucosa palatina e a osteotomia transpalatina é finalizada com um osteótomo. O "down-fracture" da pré-maxila é concluído com o gancho de osso.

Ostectomias transpalatinas e nasais adicionais podem ser necessárias nesse estágio e devem ser finalizadas sob acesso direto obtido pelo aspecto nasal da pré-maxila rebaixada. A divulsão cuidadosa do mucoperiósteo do segmento posterior do palato facilita o recuo do segmento anterior e o impede de se desinserir do segmento anterior, comprometendo o suprimento sanguíneo (Fig. 36-1, *F*).

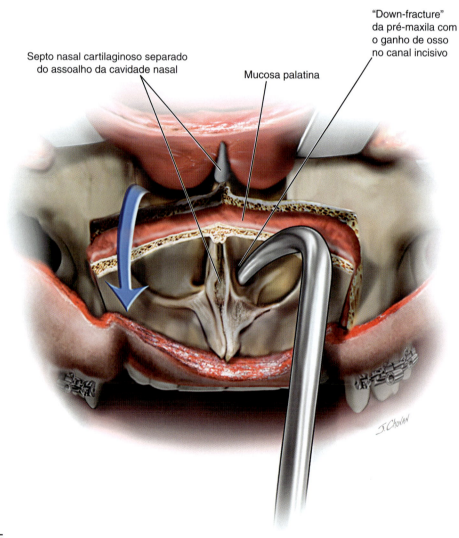

F

Figura 36-1, *(Cont.)* **F,** Osteotomia final e "down-fracture" da pré-maxila.

CAPÍTULO 36 Osteotomia Segmentar Maxilar Anterior   **365**

TÉCNICA: Osteotomia Segmentar Maxilar Anterior *(Cont.)*

PASSO 7: Osteotomia Palatina Mediana
Se estiver indicada para expansão ou contração transversa da pré-maxila ou para fechamento de diastema, a osteotomia palatina mediana é realizada com um osteótomo ou uma serra de piezo cirúrgica (Fig. 36-1, *G*).

(Continua)

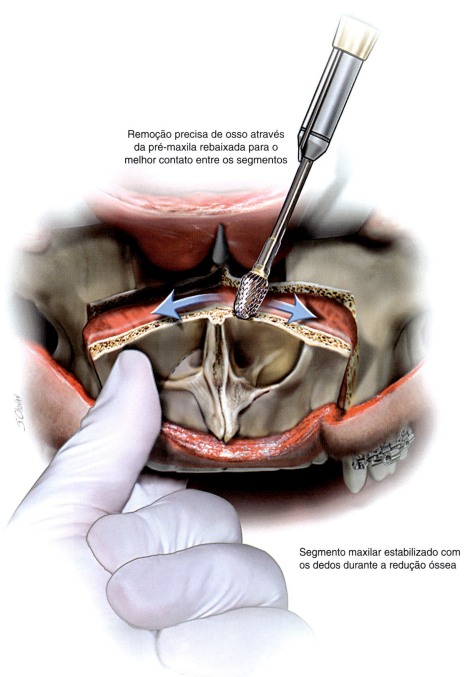

G

Figura 36-1, *(Cont.)* **G,** A osteotomia palatina mediana é realizada com um osteótomo ou com a serra piezo cirúrgica.

TÉCNICA: Osteotomia Segmentar Maxilar Anterior *(Cont.)*

PASSO 8: Fixação

Após a conclusão das osteotomias, os dentes superiores são posicionados na guia cirúrgica oclusal pré-fabricada de acrílico e a guia é fixada aos dentes por fio de aço. Então é realizado o bloqueio maxilomandibular temporário e o sistema de placas para maxila de 1.5 ou 2.0 é utilizado nos pilares da maxila para fixar os segmentos ósseos em sua posição pós-operatória planejada (Fig. 36-1, *H* e *I*).

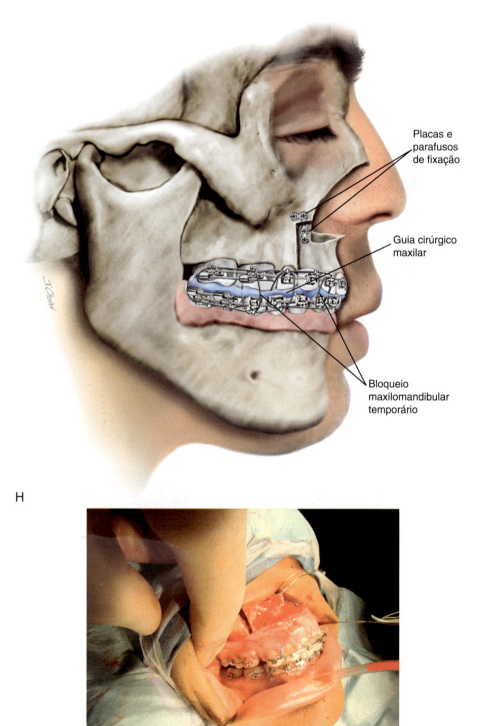

Figura 36-1, *(Cont.)* **H,** Os dentes superiores são posicionados na guia cirúrgica oclusal pré-fabricada em acrílico e a guia é fixada aos dentes por fios de aço. **I,** Fotografia transoperatória do bloqueio maxilomandibular.

CAPÍTULO 36 Osteotomia Segmentar Maxilar Anterior

TÉCNICA: Osteotomia Segmentar Maxilar Anterior *(Cont.)*

PASSO 9: Fechamento

Após intensa irrigação do sítio cirúrgico com solução salina, as incisões na mucosa são fechadas com fio de sutura 3-0 cromado. Se indicado, sutura das bases alares do nariz e sutura em V-Y da incisão vestibular são realizadas nesse passo. O bloqueio maxilomandibular pode ser removido ao final do procedimento. A guia maxilar deve ser mantida na posição por seis semanas para estabilidade adicional dos segmentos maxilares e para guiar a oclusão (Fig. 36-1, *J* e *K*).

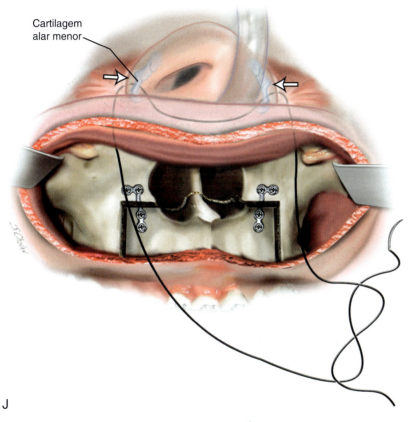

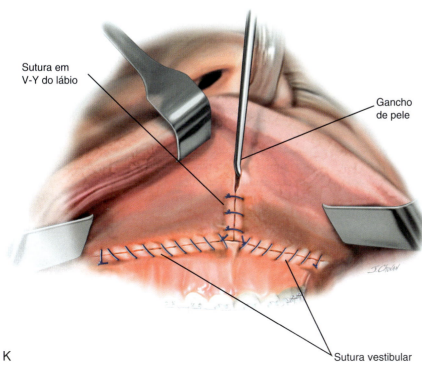

Figura 36-1, *(Cont.)* **J** e **K,** Sutura das bases alares e fechamento em V-Y da incisão vestibular são realizados com fio de sutura 3-0.

Prevenção e Tratamento das Complicações

Complicações na OSMA podem ser divididas entre problemas das vias aéreas, dificuldades mecânicas, sangramento, complicações vasculares e lesões nos tecidos moles. Ao contrário do relato de caso descrito por Cohn-Stock,[1] mencionado anteriormente neste capítulo, a maioria dos procedimentos de OSMA é realizada sob anestesia geral usando a intubação nasotraqueal. As fresagens do osso palatino, que são feitas de acordo com algumas modificações através da tunelização tanto do lado vestibular quanto palatino, podem perfurar o tubo.[5] O cirurgião deve ter muito cuidado durante essa abordagem relativamente cega. O anestesista deve estar preparado para a possibilidade de troca do tubo no transoperatório.

Dificuldades mecânicas incluem a dificuldade no "down-fracture" em decorrência da separação óssea insuficiente, especialmente na osteotomia palatina. Aplicação excessiva de força para realizar o "down-fracture" de um segmento maxilar não mobilizado pode resultar em linha de fratura sem controle.

Sangramento excessivo transoperatório é extremamente raro em OSMA. Vários estudos analisaram o sangramento transoperatório e a necessidade de transfusão de sangue. Em um estudo, a média geral de perda sanguínea foi de 250 ml.[16]

Complicações dentais incluem hipersensibilidade dos dentes do segmento anterior da maxila, limiar inferior para o teste elétrico de vitalidade pulpar[5] e dano direto aos dentes na área da osteotomia ("shaving").[13] Complicações periodontais nas osteotomias interdentais incluem ligeira diminuição de suporte ósseo e da faixa da gengiva inserida adjacente aos locais de osteotomia. Nenhuma mudança significativa nas estruturas periodontais é esperada,[14] desde que as osteotomias interdentais sejam realizadas na distância apropriada (pelo menos 5 mm) apicalmente ao dente envolvido (atenção especial deve ser dada à região do canino) e em relação ao ligamento periodontal dos dentes adjacentes à osteotomia vertical. Como em qualquer cirurgia ortognática, o ortodontista deve estar ciente do planejamento cirúrgico e preparar a região da osteotomia interdental fazendo a divergência das raízes dos dentes adjacentes. A complicação mais comum encontrada em um estudo foi a lesão dos tecidos moles.[5] Neste estudo particular, 11 dos 103 pacientes apresentaram lesão nos tecidos moles. Laceração na mucosa palatina pode ser causada pela tunelização palatina ou pode ocorrer durante a osteotomia como resultado de uma instrumentação traumática por um osteótomo, por uma broca ou pela serra. Uma fístula bucosinusal ou buconasal pode ser estabelecida se a laceração estiver localizada sobre a região da osteotomia, especialmente em casos de avanço, porém isso é raro (relatado apenas um caso em uma série de 1133 procedimentos de OSMA).[13] Todo esforço deve ser feito para não perfurar a mucosa palatina quando houver segmentação da maxila. Perfurações horizontais significantes no palato parecem comprometer definitivamente o já fragilizado suprimento sanguíneo da maxila anterior.[15] Necrose parcial dos tecidos moles da região da osteotomia pode resultar tanto de uma retração agressiva do retalho vestibular ou de incisões verticais de alívio pobremente localizados, e essas devem ser evitadas sempre que possível. Quando requisitadas, as incisões verticais de alívio não devem ser feitas diretamente sobre a região da osteotomia vertical planejada ou do dente a ser extraído. Hematomas são comuns, resolvem-se espontaneamente e não devem ser considerados uma complicação.

A não-união ou o atraso da união dos segmentos é muito menos comum nas publicações recentes, conforme o uso rotineiro de sistema de fixação interna se tornou mais disseminado. Fixação adequada (preferencialmente, parafusos de 1,5 a 2,0 mm, miniplacas de 1 mm e espessura), interface óssea entre os segmentos, uso de enxerto ósseo em casos de reposicionamento inferior do segmento maxilar anterior mobilizado, uso adequado da guia cirúrgica quando necessário no pós-operatório e um retorno gradual da dieta normal contribuem para uma rápida e ininterrupta cicatrização óssea.

Três casos de necrose asséptica pós-operatória da maxila anterior como resultado da OSMA foram relatados por Lanigan e colaboradores.[15] O fluxo sanguíneo geralmente tem sido estudado na técnica de "down-fracture" e foi verificado ser melhor do que no procedimento de Wassmund e de Wunderer.[9] Em todos os três casos, a falha em preservar a integridade da mucosa palatina levou a necrose parcial do segmento anterior após cinco a dez dias. Mobilidade dental, desinserção da gengiva e rápida reabsorção óssea foram os achados mais comuns. O tratamento consistiu em debridamento conservativo e remoção do osso necrótico até o sangramento ocorrer, extração dos dentes móveis e, depois, reparo das fístulas antral e nasal com retalhos locais.

A complicação mais devastadora reportada de OSMA é a necrose total da maxila anterior. Isso foi visto em um paciente masculino de 13 anos de idade três meses após o procedimento.[17] Consequentemente, todo o segmento teve que ser removido. Entretanto, nesse raro caso, ocorreram desvios óbvios dos métodos usuais descritos neste capítulo; o suprimento sanguíneo não foi preservado (retalhos vestibular e palatino foram rebatidos usando a abordagem periodontal) e a fixação rígida não foi utilizada.

Embora muito popular nos primeiros anos da cirurgia ortognática, a OSMA foi lentamente entrando em desuso. Para a maior parte, isso foi decorrência dos avanços da capacidade da equipe ortocirúrgica e dos resultados melhores com osteotomias Le Fort planejadas. Apesar de raramente utilizada, com planejamento, execução e acompanhamento adequados, a OSMA é um procedimento confiável, seguro e previsível. Com completa mobilização do segmento anterior, boa viabilidade vascular, design adequado e objetivos cirúrgicos exequíveis, a OSMA deve fazer parte das opções de tratamento do cirurgião maxilofacial em deformidades dentofaciais específicas (Figs. 36-2 a 36-4).

CAPÍTULO 36 Osteotomia Segmentar Maxilar Anterior **369**

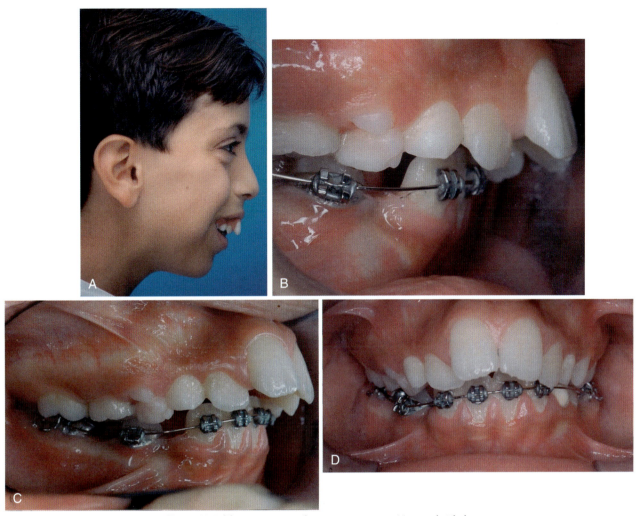

Figura 36-2 Tratamento ortodôntico precoce aos 11 anos de idade.

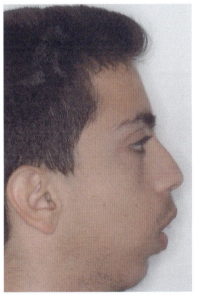

Figura 36-3 Antes da cirurgia aos 18 anos de idade.

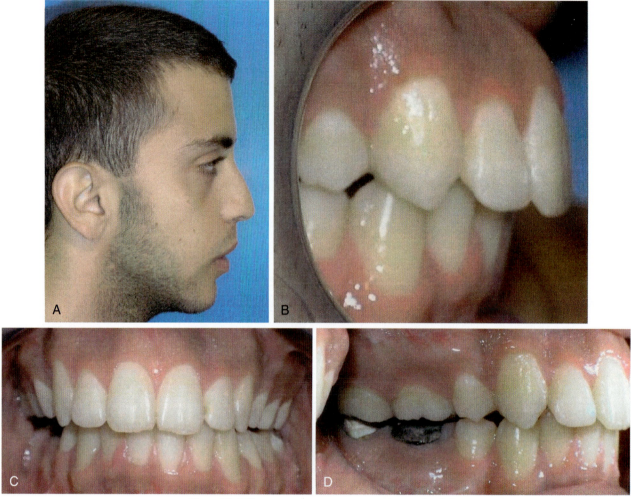

Figura 36-4 Três anos após a cirurgia aos 21 anos de idade.

O capítulo é dedicado ao meu mentor, Prof. Shlomo Calderon.

Referências

1. Cohn-Stock G: Die Chirurgische Immediatregulierung der Kiefer, Speziell die Chirurgische Behandlung der Prognathie, *Vjschr Zahnheilk* 37:320, 1921.
2. Bell WH: Revascularization and bone healing after anterior maxillary ostectomy, *J Oral Surg* 27:249, 1969.
3. Bell WH: Correction of maxillary excess by anterior maxillary osteotomy, *Oral Surg Oral Med Oral Pathol* 43:323, 1977.
4. Wassmund M: *Frakturen und luxationen des gesichtsschadels*, Leipzig, 1927, Meusser.
5. Gunaseelan R, Anantanarayanan P, Veerabahu M, et al: Intraoperative and perioperative complications in anterior maxillary osteotomy: a retrospective evaluation of 103 patients, *J Oral Maxillofac Surg* 67:1269, 2009.
6. Rosenquist B: Anterior segmental maxillary osteotomy: a 24-month follow-up, *Int J Oral Maxillofac Surg* 22:210, 1993.
7. Cupar I: Die chirurgisehe Behandlung der Form- und Stellungs-veranderungen des Oberkiefers, *Ost Z Stomatol* 51:565, 1954.
8. Wunderer S: Erfahrungen mit der Operativen Behandlung Hochgradiger Prognathien, *Dtsch Zahn-Mund-Kieferheilkd* 39:451, 1963.
9. Meyer MW, Cavanaugh CD: Blood flow changes after orthognathic surgery: maxillary and mandibular subapical ostectomy, *J Oral Surg* 34:495, 1976.
10. Poulton DR: Surgical orthodontics: maxillary procedures, *Angle Orthod* 46:312, 1976.
11. Epker NB: Vascular considerations in orthognathic surgery: maxillary osteotomies, *J Oral Surg* 57:473, 1984.
12. Epker NB: A modified anterior maxillary ostectomy, *J Maxillofac Surg* 5:35, 1977.
13. Sher MR: A survey of complications in segmental orthognathic surgical procedures, *Oral Surg* 58:537, 1984.
14. Kwon HJ, Pihlstrom B, Waite DE: Effects on the periodontium of vertical bone cutting for segmental osteotomy, *J Oral Maxillofac Surg* 43:952, 1985.
15. Lanigan DT, Hey JH, West RA: Aseptic necrosis following maxillary osteotomies: report of 36 cases, *J Oral Maxillofac Surg* 48:142, 1990.
16. Yu CN, Chow TK, Kwan AS, Wong SL, Fung SC: Intra-operative blood loss and operating time in orthognathic surgery using induced hypotensive general anaesthesia: prospective study, *Hong Kong Med J* 6(3):307-311, 2000.
17. Parftes EI, Becker ML: Necrosis of the anterior maxilla following osteotomy: report of a case, *Oral Surg* 33:326, 1972.

CAPÍTULO 37

Expansão Rápida da Maxila Assistida Cirurgicamente

Jessica J. Lee

Material Necessário

Descolador de periósteo n°9
Lâmina de bisturi n° 15
Fios de suturas apropriados
Afastadores Army/Navy
Bisturi elétrico
Descolador Cottle

Osteótomo reto fino (ou osteótomo espátula)
Expansor de Hyrax e chave de ativação (fornecido pelo ortodontista se não estiver cimentado previamente)
Anestésico local com vasoconstritor

Afastador de Minnesota
Cotonoides neurocirúrgicos
Solução de oximetazolina
Lâminas da serra reciprocante
Afastador Langenback reverso

Introdução

O procedimento para expansão transversa maxilar pela abertura da sutura palatina mediana usando um aparelho ortodôntico foi descrito primeiro por Angell há mais de um século.[1] Inicialmente, esse conceito foi recebido com ceticismo, porém, mais tarde, foi popularizado novamente através de trabalhos de vários clínicos, incluindo Issacson e Ingram[2] e Haas,[3] como um método viável para tratamento de deficiência transversa da maxila. Foi notado que a expansão palatina pode resultar em um movimento de avanço e de rebaixamento da maxila, em decorrência da resistência não inteiramente da sutura palatina mediana, como foi pensado inicialmente, mas também das estruturas ósseas envoltas, como os pilares zigomáticos intactos, as placas pterigóideas e a abertura piriforme. As descobertas sobre a resistência aumentada do esqueleto facial para expansão nas articulações zigomaticotemporal, zigomaticofrontal e zigomaticomaxilar levaram a uma melhor compreensão das barreiras anatômicas para a expansão através da sutura palatina mediana (Fig. 37-1).[2,4]

A identificação das áreas de resistência do esqueleto facial promoveu o desenvolvimento de várias osteotomias para expandir a maxila em conjunto com o uso de aparelho ortodôntico para expansão. Uma técnica cirúrgica para separação da sutura palatina mediana foi descrita inicialmente por Brown.[5] Steinhauser[6] relatou uma osteotomia de expansão maxilar sem o uso de aparelho distrator, porém com a colocação de enxerto ósseo de crista ilíaca no "gap" da expansão. Em 1999, foi introduzida a distração transpalatina apoiada em ósseo, sugerindo que os aparelhos de suporte ósseo podem superar algumas desvantagens potenciais de aparelhos de suporte dental, como os movimentos indesejáveis dos dentes apoiados pelo aparelho durante a expansão.

Ao longo dos anos, várias modificações da técnica foram introduzidas, com ênfase nos procedimentos que podem ser realizados em ambiente ambulatorial.[8] Alguns cirurgiões defendem a separação completa de todas as articulações maxilares e de áreas de resistência,[9] enquanto outros desaconselham a separação da junção pterigomaxilar para evitar potencial fratura da placa pterigóidea e complicações subsequentes.[8,10]

Os argumentos a favor de deixar as placas pterigomaxilares intactas foram baseadas em dois princípios: primeiro, que a separação cirúrgica das placas pterigóideas não demonstrou melhorar a capacidade de expansão da maxila ou de prevenir a recidiva de uma maneira consistente; e segundo, que a expansão rápida da maxila assistida cirurgicamente (ERMAC) não deve ser feita em um ambiente de consultório sob sedação venosa se o cirurgião decidir realizar a separação cirúrgica das placas pterigóideas ou do septo nasal, pois essas manobras podem aumentar significativamente o risco de sangramento, sem nenhum benefício comprovado.

Como uma medida para garantir a mobilidade dos segmentos maxilares e a expansão simétrica, alguns autores propuseram o uso de duas osteotomias palatinas paramedianas, em adição às osteotomias na linha média e nas laterais. Os cortes da osteotomia palatina paramediana são feitos desde a espinha nasal posterior até um ponto posterior ao canal incisivo.[11] A questão sobre qual é o procedimento mínimo necessário para produzir

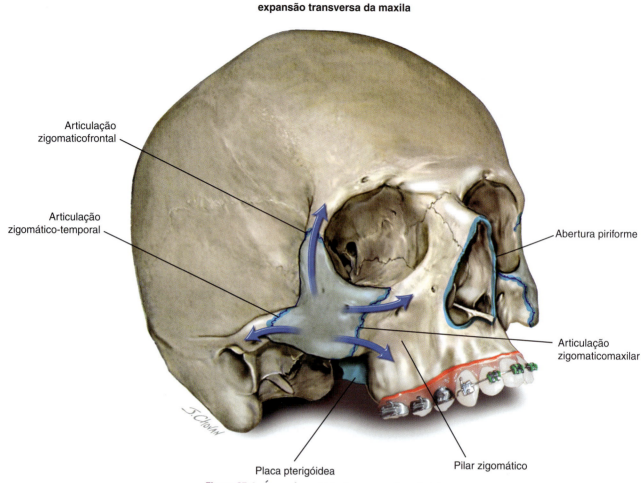

Figura 37-1 Áreas de resistência no esqueleto facial.

uma expansão maxilar estável e consistente em adultos ainda não foi respondida.[12] Independentemente de qual modificação cirúrgica é utilizada, baseada no treinamento e na preferência do cirurgião, a ERMAC se tornou uma mobilidade de tratamento importante para o manejo das deficiências transversas de maxila em todos os tipos de maloclusão.

Indicações

As indicações gerais para a ERMAC são a maturidade esquelética, a deficiência maxilar transversa, a exposição excessiva do corredor bucal quando sorri e o apinhamento dental anterior. Qualquer situação clínica em que a expansão ortodôntica tenha falhado deve ser avaliada para resistência potencial de expansão das suturas. Para muitos clínicos, a idade do paciente e o grau de maturidade esquelética são as bases para considerar expansão não cirúrgica ao invés da ERMAC. Foi demonstrado que a ossificação da sutura palatina mediana tem grande variação em vários grupos de faixas etárias.[13] De um modo geral, a ERMAC é recomendada para pacientes acima dos 16 anos de idade.[14] A expansão não cirúrgica pode ser considerada de forma sensata para pacientes mais jovens que 12 anos de idade. Entretanto, para pacientes com mais de 14 anos de idade, corticotomias cirúrgicas são essenciais para direcionar as áreas de resistência para expansão.[7] A ERMAC é também indicada como a primeira fase de cirurgia no estágio inicial de alinhamento do arco ortodôntico e em preparação para osteotomias maxilares futuros para outras discrepâncias verticais e anteroposteriores (AP). Além disso, pode ajudar a prevenir a necessidade de segmentações complexas da maxila, e consequentemente, evitar complicações associadas às osteotomias de segmentação.

Resumindo, as indicações para ERMAC incluem:
1. Aumento do perímetro do arco maxilar, como também a correção da mordida cruzada unilateral ou bilateral, com ou sem procedimento cirúrgico adicional para outras discrepâncias.
2. Aumento da dimensão transversal da maxila, especialmente quando a discrepância transversa é maior que 5 mm.
3. Suavização do apinhamento dental quando não está indicada a extração de pré-molares.
4. Redução da proeminência excessiva e da visibilidade do corredor bucal durante o sorriso.
5. Superação da resistência das suturas e articulações ósseas quando a expansão maxilar ortopédica tenha falhado.

A determinação da discrepância transversa é baseada na identificação do problema como absoluto ou relativo. Uma discrepância transversa absoluta é uma deficiência da largura horizontal verdadeira da maxila, enquanto que a discrepância transversa relativa é um resultado da discrepância na maxila ou em ambas as arcadas no plano AP. Posicionar os modelos de diagnóstico em oclusão Classe I pode ser útil para a diferenciação entre a discrepância transversa absoluta e relativa. Também pode fornecer informações valiosas sobre a localização e a natureza da atresia maxilar transversa.

Para diagnosticar corretamente a hipoplasia maxilar, um exame clínico detalhado é realizado e mensurações são registradas. Além disso, radiografias cefalométricas póstero-anteriores (PA) podem ser usadas para identificar discrepâncias transversais esqueléticas entre a maxila e a mandíbula.[15] Com o advento das técnicas de imagem tridimensionais (3D) e a disponibilidade da tomografia computadorizada cone beam nos consultórios cirúrgicos, os clínicos agora podem avaliar as dimensões reais das bases apicais em diferentes níveis do rebordo alveolar na maxila. Um levantamento radiográfico, o exame clínico, as análises dos modelos diagnósticos em oclusão Classe I e uma análise detalhada do comprimento do arco fornecida pelos ortodontistas podem oferecer os meios para quantificar os parâmetros para expansão.

A expansão maxilar ortopédica em um paciente esqueleticamente maduro pode levar a efeitos indesejáveis nos tecidos moles e duros circunjacentes, além de compensações dentais instáveis em decorrência da inclinação alveolar, para não mencionar a falha total na expansão. Portanto, é prudente determinar a maturidade esquelética do paciente e monitorar a reposta inicial a uma expansão ortopédica e a força de aplicação. Uma decisão rápida deve ser feita para prosseguir com a expansão cirurgicamente assistida se houver suspeita de resistência à expansão por causa da maturação esquelética.

Contraindicações e Limitações

Não existe contraindicação absoluta para ERMAC. Entretanto, o procedimento é relativamente contraindicado em pacientes com coagulopatias significantes, que podem aumentar o risco severo de sangramento. Assim como em qualquer procedimento cirúrgico, medidas são tomadas para corrigir as alterações de coagulação e para otimizar a condição médica do paciente antes da cirurgia. Pacientes com doença periodontal generalizada e com hábito de fumar bastante devem ser informados sobre a possibilidade de perda da gengiva inserida na região anterior da maxila. A seleção do paciente é importante para determinar o tipo de anestesia a ser utilizada (por exemplo: anestesia endovenosa ou geral); o desenho da osteotomia (osteotomia pterigóidea e/ou do septo nasal) também deve influenciar a decisão do tipo de anestesia que é apropriada para o procedimento.

Assim como em qualquer outro procedimento cirúrgico, a ERMAC tem um índice de recidiva de 5% a 28%,[7,8,16,17] e algumas sobre-expansões devem ser consideradas para contabilizar as recidivas. Defensores dos distratores transpalatinos apoiados em osso sugerem que a sobre-expansão não é necessária, pois seus estudos demonstraram nenhuma recidiva no período de acompanhamento, um achado que eles atribuem à aplicação das forças do distrator à base óssea.[7] Entretanto, outros estudos são necessários para justificar a eficácia e superioridade do distrator transpalatino apoiado em osso em relação ao apoiado em dentes.

TÉCNICA: Expansão Rápida da Maxila Assistida Cirurgicamente

Tanto a intubação oral endotraqueal quanto a intubação nasotraqueal podem ser usadas. Se a osteotomia palatina está planejada, a intubação oral endotraqueal com o tubo preso na comissura labial proporciona o melhor acesso e reduz o risco de cortar inadvertidamente o tubo nasal quando estiver fazendo o corte no meio do palato. Cotonoides neurocirúrgicos são encharcados em solução de oximetazolina e posicionados bilateralmente nas narinas para hemostasia.

PASSO 1: Incisão

Infiltrações de anestésico local com vasoconstritor são realizadas no vestibular da maxila e também o bloqueio dos feixes nervosos palatinos maiores, infraorbitais e nasopalatino. Uma incisão vestibular é feita na mucosa alveolar aproximadamente 2 a 3 mm da junção mucogengival. A incisão é realizada a partir do primeiro molar até o canino (a mesma incisão é feita no lado contralateral) deixando um pedículo de mucosa não manipulado na linha média. A divulsão subperiosteal é realizada, tunelizando anteriormente em direção à cavidade piriforme e estendendo posteriormente até a junção pterigomaxilar. Um descolador periosteal n° 9 é posicionado medialmente ao rebordo piriforme e um afastador Langenbeck reverso é posicionado na fissura pterigomaxilar para proteger os tecidos moles.

PASSO 2: Osteotomia Vestibular

Uma serra reciprocante é usada para fazer a osteotomia horizontal através da parede anterior da maxila até a parede posterior lateral da maxila. O corte deve ser feito 4 a 5 mm acima dos ápices dos dentes maxilares e paralelo ao plano oclusal (Fig. 37-2, A).

(Continua)

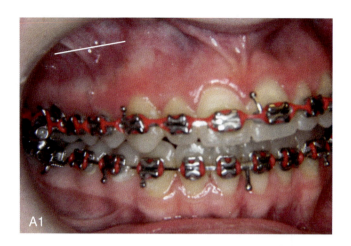
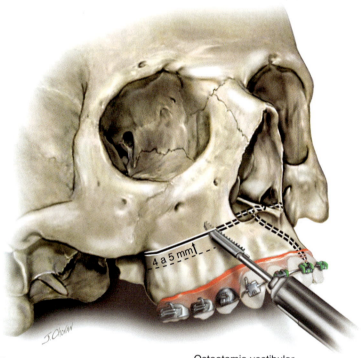

Osteotomia vestibular

Figura 37-2 **A1** e **A2,** A osteotomia vestibular é feita desde a junção pterigomaxilar até a abertura piriforme anteriormente, usando uma serra reciprocante.

TÉCNICA: Expansão Rápida da Maxila Assistida Cirurgicamente *(Cont.)*

PASSO 3: Incisão Palatina
Uma incisão na linha média é feita sobre a sutura palatina mediana, estendendo desde o aspecto posterior do canal incisivo até próximo à margem posterior do palato duro. Um descolador Cottle é usado para divulsionar a mucosa palatina e o mesmo instrumento é justaposto posteriormente à borda óssea do palato duro para proteger o tecido mole (Fig. 37-2, *B*).

PASSO 4: Osteotomia Palatina
Iniciando desde a borda posterior do palato duro, a serra reciprocante é empunhada para fazer um corte palatino de aproximadamente 2 mm lateralmente à sutura palatina mediana, por todo o caminho até o ponto imediatamente posterior ao canal incisivo. No lado contralateral, um segundo corte paramediano é feito aproximadamente 2 mm lateralmente a sutura palatina mediana. Os dois cortes são unidos na linha média no ponto posterior ao canal incisivo (Fig. 37-2, *C*).

CAPÍTULO 37 Expansão Rápida da Maxila Assistida Cirurgicamente 375

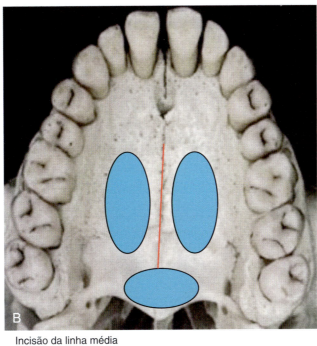

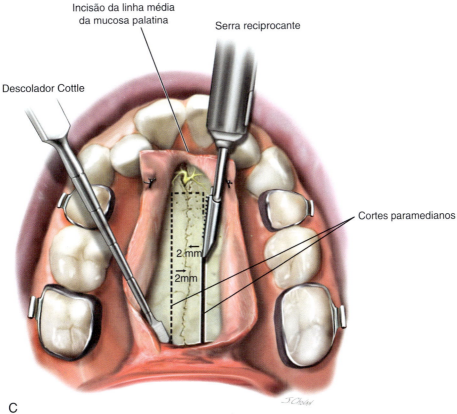

Figura 37-2 (Cont.) B, Incisão na linha média do palato (linha vermelha) e divulsão mucoperiosteal (área sombreada). **C,** Uma osteotomia palatina paramediana é realizada aproximadamente a 2 mm lateralmente à sutura palatina mediana. Os dois cortes são unidos na linha média em um ponto posterior ao canal incisivo. Obs.: alguns cirurgiões podem preferir não fazer a incisão na mucosa palatina e usar um cinzel para separar a sutura palatina mediana pela abordagem vestibular da maxila. Uma osteotomia mediana é feita.

TÉCNICA: Expansão Rápida da Maxila Assistida Cirurgicamente (Cont.)

PASSO 5: Osteotomia na Linha Média

Uma incisão vertical na linha média é feita na mucosa alveolar entre os incisivos centrais superiores e um descolador de periósteo n° 9 é usado para divulsionar o tecido mole imediatamente abaixo da espinha nasal anterior. Um osteótomo reto fino é gentilmente posicionado no osso interseptal entre os dois incisivos superiores enquanto o dedo indicador da mão não dominante é posicionado na cavidade oral sobre a pré-maxila para sentir a ponta ativa do osteótomo através da cortical do osso palatino. Para garantir a completa mobilização dos segmentos maxilares, uma rotação gentil do osteótomo reto fino resulta em mobilidade simétrica e separação entre os incisivos centrais superiores (Fig. 37-2, *D* a *F*).

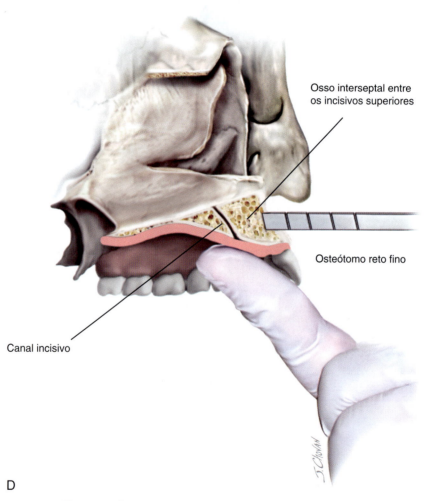

D

Figura 37-2 *(Cont.)* **(D)**, seguida por uma osteotomia na linha média.

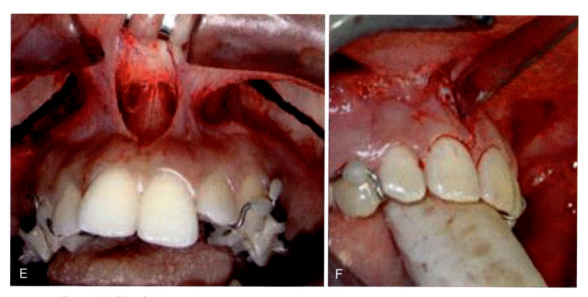

Figura 37-2 (Cont.) (E), usando um osteótomo reto fino. **F,** O osteótomo é direcionado posteriormente em direção à sutura palatina mediana.

TÉCNICA: Expansão Rápida da Maxila Assistida Cirurgicamente (Cont.)

PASSO 6: Fechamento do Acesso
Todos os acessos são irrigados, deixados livres de resíduos e fechados com suturas de poligliconato 3-0 para as incisões vestibulares e da linha média. A incisão palatina é fechada com sutura de poligliconato 4-0 em colchoeiro horizontal.

PASSO 7: Ativação do Expansor
O expansor de Hyrax é cimentado usando um ionômero de vidro para cimentação. O expansor é ativado com um ou dois quartos de giro para certificar que a ativação aconteceu sem resistência.

Dependendo da preferência e da experiência do cirurgião, o período de latência pode ser eliminado ou pode durar até cinco dias. É necessária consideração especial para pacientes com osso interseptal muito escasso radiograficamente e com aqueles que apresentam papila gengival fina entre os incisivos centrais superiores. Quando o suporte periodontal menor do que o ideal é um fator, um período mais longo de latência e uma ativação mais lenta podem ser mais benéficas do que uma ativação imediata e uma média de 1 mm de expansão regular por dia.

NOTA: Se o paciente possui um expansor cimentado na posição antes da cirurgia e o cirurgião decidir não fazer a osteotomia palatina, os passos 3, 4 e a cimentação do expansor de Hyrax podem ser omitidos (Fig. 37-2, G).

(Continua)

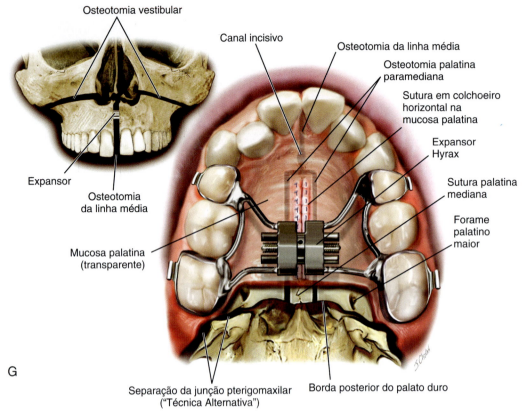

Figura 37-2 (Cont.) G, O aparelho expansor é ativado para a expansão da maxila.

TÉCNICA ALTERNATIVA: Disjunção Pterigóidea e ERMAC Unilateral

À critério do cirurgião, um osteótomo curvo pode ser usado para separar a junção pterigomaxilar (Fig. 37-3). Um osteótomo reto fino pode ser usado para garantir separação adequada do osso na borda piriforme e na parede lateral e posterior da maxila.

Se o paciente tem uma deficiência maxilar transversa unilateral, a ERMAC unilateral pode ser usada. Uma osteotomia vertical interdental é feita na borda anterior do segmento a ser expandido, usando um osteótomo espátula direcionado à sutura palatina mediana. Uma osteotomia vestibular horizontal é feita para conectar a osteotomia vertical. Os passos remanescentes são os mesmos para a ERMAC bilateral.

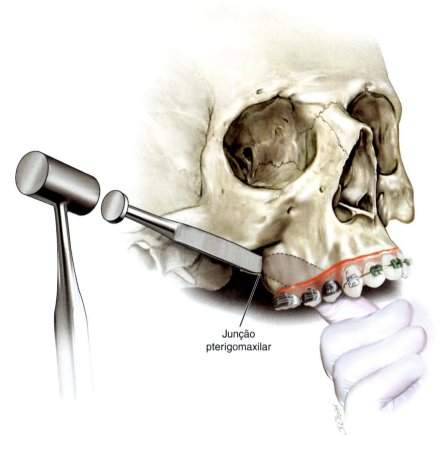

Figura 37-3 Um osteótomo curvo pode ser usado para separar a junção pterigomaxilar.

Prevenção e Tratamento das Complicações

A mobilização adequada dos segmentos maxilares é crucial para o sucesso da expansão óssea livre e simétrica. Falha na expansão e retorno subsequente para a sala de cirurgia podem ser um grande transtorno para todas as partes; portanto, não pode ser subestimado que a mobilidade adequada e a confirmação da ativação do aparelho antes da conclusão da cirurgia são de importância primordial. Além disso, o corte da linha média entre os incisivos centrais superiores deve ser feito com o máximo de cuidado para garantir separação adequada dentro do osso interseptal sem comprometer a vitalidade das estruturas radiculares. O uso de um osteótomo espátula ultrafino deve ser considerado, especialmente quando o osso interseptal entre duas raízes é de espessura mínima. A expansão assimétrica e/ou inadequada é relatada como sendo a complicação cirúrgica mais comum (13,3%), enquanto a recessão gengival é a complicação dental mais frequente (8,3%). Felizmente, um defeito periodontal devastador que resulta em perda dental é relatado como sendo raro e é visto menos frequentemente do que nas osteotomias Le Fort I segmentares.[18]

Recomendações Pós-operatórias

A ERMAC pode resultar em complicações como sangramento, infecção, inclinação vestibular dos dentes posteriores, recessão gengival, perda de inserção da papila da linha média entre os incisivos centrais superiores, fístula buconasal, necrose do tecido palatino, falha da expansão, expansão assimétrica indesejada e dor. Quando a incisão palatina é feita, o paciente deve receber instruções de cuidados sinusais, como evitar assoar o nariz com força. Uma fístula buconasal é rara mesmo com a osteotomia da sutura palatina mediana e tende a fechar espontaneamente sem cirurgia adicional de reparo. Um pequeno filete de sangramento nasal é comum após a cirurgia, porém sangramento significante

380 PARTE IV Cirurgia Ortognática e Craniofacial

pode ser controlado com a colocação de tampão nasal, controle adequado da pressão sanguínea e infiltração criteriosa de anestésico local com vasoconstritor.

Normalmente o edema é mínimo a moderado (Fig. 37-4). O paciente é instruído, preferencialmente na consulta pré-operatória, sobre o uso adequado da chave de ativação e do cronograma de ativação apropriado. Na conclusão da expansão planejada, o aparelho deve ser deixado em posição por aproximadamente 12 semanas como um aparelho de contenção. Normalmente não é necessário passar um fio através do orifício da chave, embora isso seja recomendado por alguns cirurgiões.

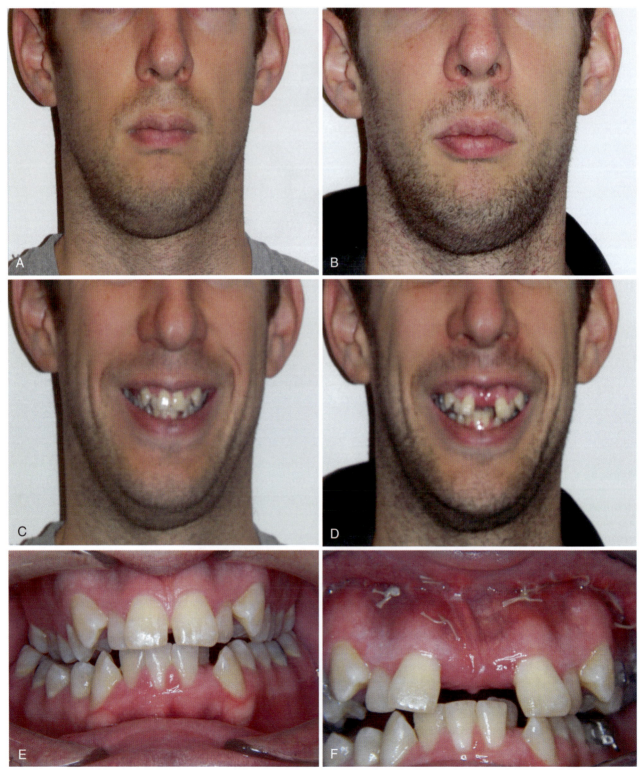

Figura 37-4 A a J, Paciente adulto antes da cirurgia (**A, C, E, G, I**) e 14 dias após a cirurgia (**B, D, F, H, J**).

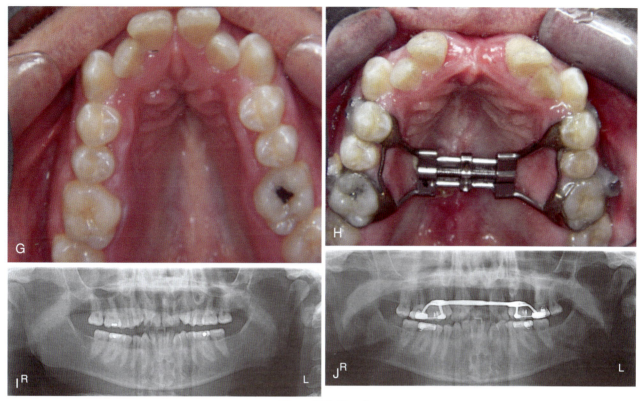

Figura 37-4 *(Cont.)*

Referências

1. Angell EH: Treatment of irregularity of permanent adult teeth, *Dental Cosmos* 1:540, 1860.
2. Issacson R, Ingram A: Forces produced by rapid maxillary expansion: forces present during treatment, *Angle Orthod* 34:256, 1964.
3. Haas AJ: The treatment of maxillary deficiency by opening the midpalatal suture, *Angle Orthod* 35:200, 1965.
4. Bell WH, Epker BN: Surgical-orthodontic expansion of the maxilla, *Am J Orthod* 70:517, 1976.
5. Brown GVI: *The surgery of oral and facial diseases and malformations, ed 4*, London, 1938, Lea & Febiger.
6. Steinhauser EB: Midline splitting of the maxilla for correction of malocclusion, *J Oral Surg* 30:413, 1972.
7. Mommaerts MY: Transpalatal distraction as a method of maxillary expansion, *Br J Oral Maxillofac Surg* 37:268, 1999.
8. Bays RA, Greco JM: Surgically assisted rapid palatal expansion: an outpatient technique with long-term stability, *J Oral Maxillofac Surg* 50:110, 1992.
9. Betts NJ, Ziccardi VB: Surgically assisted maxillary expansion. In Fonseca RJ, editor: *Oral and maxillofacial surgery*, Philadelphia, 2000, Saunders.
10. Marin C, Gil JN, Lima SM Jr: Surgically assisted palatine expansion in adult patients: evaluation of a conservative technique, *J Oral Maxillofac Surg* 67:1274, 2009.
11. Bierenbroodspot F, et al: Surgically assisted rapid maxillary expansion: a retrospective study, *Ned Tijdschr Tandheelkd* 109:299, 2002.
12. Pogrel MA, et al: Surgically assisted rapid maxillary expansion in adults, *Int J Adult Orthodon Orthognath Surg* 7:37, 1992.
13. Persson M, Thilander B: Palatal suture closure in man from age 15 to 35 years of age, *Am J Orthod* 72:42, 1977.
14. Epker BN, Wolford LM: *Transverse maxillary deficiency dentofacial deformities: integrated orthodontic and surgical correction*, St Louis, 1980, Mosby.
15. Betts NJ, et al: Diagnosis and treatment of transverse maxillary deficiency, *Int J Adult Orthodon Orthognath Surg* 10:75, 1995.
16. Berger JL, et al: Stability of orthopedic and surgically assisted rapid palatal expansion over time, *Am J Orthod Dentofacial Orthop* 114:638, 1998.
17. Chamberland S, Proffit WR: Short-term and long-term stability of surgically assisted rapid palatal expansion revisited, *Am J Orthod Dentofacial Orthop* 139:815, 2011.
18. Williams BJD, et al: Complications following surgically assisted rapid palatal expansion: a retrospective cohort study, *J Oral Maxillofac Surg* 70:2394, 2012.

CAPÍTULO 38

Osteotomia Le Fort I

Pushkar Mehra e David A. Cottrell

Material Necessário

Descolador de periósteo n°9
Lâmina de bisturi n° 15 Bard-Parker
Fios de sutura apropriados
Alveolótomo
Paquímetro
Cinzel em "V" para septo nasal
Sistema de fixação interna (terço médio)

Fio de Kirchner
Anestésico local com vasoconstritor
Ponta do bisturi elétrico
Afastadores de Obwegeser
Broca ovalada *carbide* (ZB-136)
Cinzel de pterigoide
Raspador reciprocante

Serra reciprocante
Afastador de Seldin
Broca carbide, 1 mm (701)
Gancho de pele simples
Osteótomo espátula
Tesoura de sutura ou Dean
Afastador Weider

Introdução

O desenvolvimento da osteotomia Le Fort I clássica usada na cirurgia ortognática para correção da maxila evoluiu através da contribuição de vários cirurgiões. A primeira descrição de uma osteotomia na maxila foi publicada por Von Langenbeck em 1859, em que ele usou essa abordagem para ter acesso a pólipos nasofaríngeos.[1] Em 1867, Cheever realizou um rebaixamento bilateral hemimaxilar conhecido como "operação dupla", que se assemelha à osteotomia Le Fort I, para remover patologia na região da nasofaringe.[2] Após a publicação clássica de Le Fort e da descrição das linhas de fraturas naturais da fratura de maxila em 1901,[3] Wassmund foi o primeiro a descrever a operação Le Fort I clássica em 1921,[4] embora ele não tenha mobilizado a osteotomia durante a cirurgia, preferindo usar a tração ortopédica no pós-operatório. Auxhausen, em 1934, realizou a osteotomia Le Fort I completa com a mobilização transoperatória e reposicionamento para correção de mordida aberta.[5] Apesar das contribuições de Schuchard,[6] Moore e Ward,[7] e Converse,[8] as dificuldades com a técnica para a separação da maxila da região da placa pterigóidea, sangramento e recidiva dificultaram a previsibilidade da cirurgia. Após 1965, quando Obwegeser sugeriu uma mobilização mais completa e estabilização da maxila sem tensões, evoluiu-se para o uso rotineiro da osteotomia Le Fort I.[9] A importância da colaboração ortodôntica durante o tratamento foi reconhecida e os estudos de Bell aprofundaram os conhecimentos sobre estabilidade, cicatrização óssea e revascularização após a osteotomia Le Fort I.[10] Com a introdução das placas de osteossíntese por Horster em 1980[11] e Drommer e Luhr em 1981,[12] a operação evoluiu para se tornar uma cirurgia de correção dentofacial rotineira.

Múltiplas nuances da cirurgia clássica foram descritas, porém os princípios básicos de um pedículo vascular viável, mobilização completa e fixação estável são fundamentais para o sucesso.

Indicações

A osteotomia Le Fort I é indicada quando o reposicionamento da maxila irá ajudar na correção das deformidades dos tecidos duros e moles ou nas desordens funcionais da região maxilofacial. As alterações dentofaciais dessa região incluem a deficiência, excesso, mal posicionamento ou assimetria maxilar, todas as quais podem resultar em uma ampla gama de problemas funcionais, incluindo mastigatório, de deglutição, fonatório, disfunção miofascial dolorosa (DMD), disfunção da articulação temporomandibular (DTM), apneia obstrutiva do sono, maloclusão, doença periodontal/ dental e problemas psicossociais.

Desordens maxilares dentofaciais podem normalmente ser divididas em quatro categorias de diagnóstico: horizontal, vertical, transversal e a combinação das alterações. Deficiência horizontal mais comumente envolve a hipoplasia maxilar horizontal e requer cirurgia de avanço. Desordem vertical da maxila pode incluir tanto a hiperplasia vertical quanto a hipoplasia e requer movimento de impactação ou de rebaixamento da maxila. Desordens transversas comumente incluem a deficiência transversa e menos comumente o excesso transverso, requerendo o alargamento ou estreitamento da maxila. A combinação das alterações pode ocorrer em qualquer plano e geralmente tem uma alteração mandibular correspondente. A mordida aberta anterior é frequentemente uma combinação de deformidades que apresenta deficiência transversa de maxila, hipoplasia maxilar horizontal e alterações verticais anterior ou posterior.

Contraindicações e Limitações

A estabilidade da maxila osteotomizada geralmente depende de vários fatores incluindo a técnica cirúrgica, qualidade óssea e contato das interfaces, fixação rígida e a severidade do reposicionamento cirúrgico. A maxila previamente operada pode necessitar de uma avaliação diagnóstica pré-cirúrgica adicional para otimizar os resultados clínicos e prevenir complicações transoperatórias ou pós-operatórias que já estão bem documentadas. Movimentos específicos são conhecidos por apresentarem maiores graus de recidiva (por exemplo, rebaixamento posterior da maxila) do que outros. O reposicionamento ideal pode ser difícil de alcançar em deformidades severas. Além das comorbidades médicas gerais conhecidas (diabetes mellitus descontrolada, comprometimento imunológico, doença óssea e das articulações etc.), contraindicações específicas da osteotomia Le Fort I incluem doença periodontal descontrolada, imaturidade esquelética e deformidade dentofacial progressiva, especialmente aquelas com etiologia da articulação temporomandibular (reabsorção ou hiperplasia). Uma contraindicação relativa no paciente com imaturidade esquelética inclui a realização da osteotomia Le Fort I em pacientes em crescimento, nos quais o crescimento anteroposterior (A-P) da maxila cessa no pós-operatório devido à separação do septo nasal da maxila.[13] O posicionamento final A-P deve ser estimado se a cirurgia for realizada em pacientes em crescimento, pois o crescimento vertical da maxila e o crescimento A-P e vertical da mandíbula continuam no pós-operatório, possivelmente resultando em uma maloclusão secundária.

TÉCNICA: Osteotomia Le Fort I

Uma intubação nasotraqueal padrão é indicada. O tubo nasotraqueal é estabilizado em uma touca na cabeça, com o tubo saindo na região frontal, fora do campo operatório. O paciente é coberto de forma estéril em uma posição supina, preferencialmente na posição reversa de Tredelenburg. Anestesia hipotensiva com a pressão sanguínea sistólica abaixo de 100 mmHg é recomendada.

PASSO 1: Ponto de Referência
Embora alguns clínicos usem marcações internas, foi demonstrado que referências externas são mais precisas.[11] Uma referência extra-oral estável é estabelecida com um fio de Kirchner de 1 mm posicionado no násio. O fio é instalado até ficar estável ou até 1 cm de profundidade e então reduzido até 3 a 4 mm acima da superfície da pele. Um paquímetro é usado para medir a distância vertical do fio de Kirchner até o bráquete do incisivo central superior e essas medidas são registradas. Desgastes em qualquer contato prematuro dental que foram notados durante a cirurgia de modelo são feitos com uma broca esférica diamantada neste momento.

PASSO 2: Exposição Cirúrgica
Anestésico local com vasoconstritor é infiltrado no lábio e no fundo de vestíbulo desde a região da placa pterigóidea, em direção à linha média bilateralmente. Uma incisão horizontal é feita com uma lâmina n° 15 ou com a ponta do bisturi elétrico, estendendo desde o primeiro molar até o primeiro molar contralateral, 3 a 4 mm acima da junção mucogengival. O afastamento é mantido com os afastadores de Obwegeser curvados para baixo e o retalho mucoperiosteal superior é divulsionado com o descolador de periósteo Molt n° 9. A espinha nasal anterior, a abertura piriforme, o forame infraorbital, a parede lateral da maxila e a junção zigomático-maxilar são expostas. Exposição da parede posterior da maxila e da junção pterigomaxilar é realizada em seguida com o descolador de periósteo Molt colocado paralelamente aos dentes superiores e avançando posteriormente sob o periósteo até a junção pterigomaxilar ser encontrada. A dissecção da mucosa nasal/septo é realizada após a osteotomia bilateral da maxila ter sido concluída e consiste na divulsão da mucosa nasal com o descolador freer curvo em direção à região posterior do osso palatino (Fig. 38-1).

(Continua)

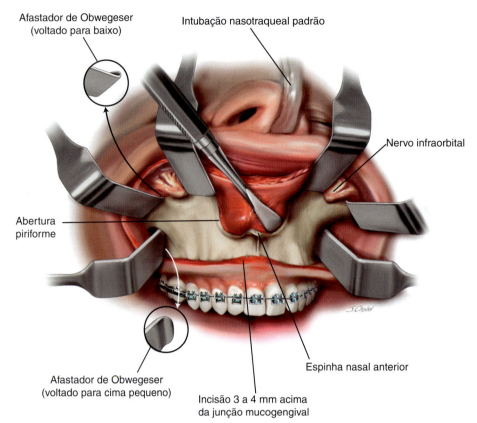

Figura 38-1 A exposição da maxila é realizada com uma incisão vestibular horizontal de espessura total superior à junção mucogengival. Com o afastamento apropriado, os nervos infraorbitários, a abertura piriforme, a região posterior da maxila e a espinha nasal anterior serão visualizadas.

TÉCNICA: Osteotomia Le Fort I *(Cont.)*

PASSO 3: Osteotomias

A osteotomia da maxila lateral desde a borda nasal lateral até a junção zigomático-maxilar é realizada com uma broca de fissura reta 701 ou uma serra reciprocante. A osteotomia começa 3 a 4 mm acima do assoalho nasal e é levada até a profundidade do seio maxilar em direção à junção pterigomaxilar, aproximadamente 30 a 35 mm acima do bráquete do primeiro molar. Os cortes são feitos pelo menos 5 mm acima dos ápices dos dentes e podem ser feitos mais alto conforme necessário. Um degrau vertical no primeiro molar é levado inferiormente de 5 a 10 mm (degrau na osteotomia permite enxerto na região da crista zigomático-maxilar, se necessário)[14] e, em seguida, é continuada em um plano horizontal para a região posterior da maxila que termina na junção pterigomaxilar (Fig. 38-2, *A*).

Separação da Placa Pterigóidea

Um osteótomo curvo de 6 a 8 mm de espessura é posicionado na junção pterigomaxilar, com a ponta em um ângulo inferior, medial e anterior. Ele é posicionado na junção com osteotomia horizontal centrado sobre o meio do osteótomo. Um dedo pode ser posicionado palatinamente na junção do hâmulo com a tuberosidade e o martelo é usado para direcionar o cinzel através da junção. O final do osteótomo deve ser apalpado no lado palatino na medida em que ele atravessa a junção, porém não deve penetrar através dos tecidos palatinos. Deve haver resistência mínima para separação e, se for encontrada resistência significativa, a posição do osteótomo deve ser avaliada e reposicionada (Fig. 38-2, *B*).

CAPÍTULO 38 Osteotomia Le Fort I 385

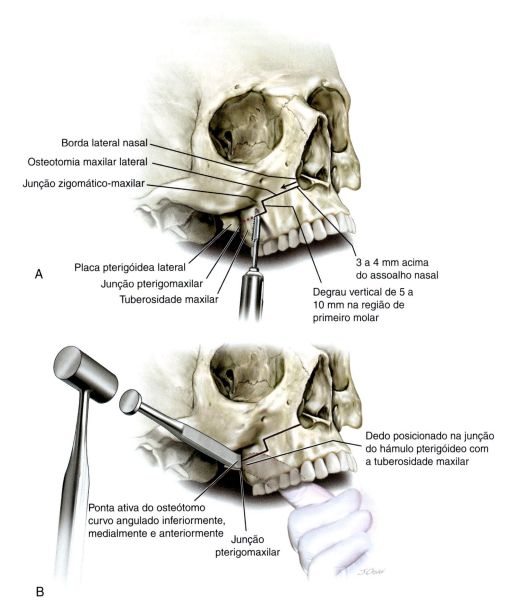

Figura 38-2 A, A osteotomia da parede lateral da maxila é levada posteriormente desde a borda piriforme até a junção pterigomaxilar, com um degrau vertical na região do primeiro molar. A osteotomia é feita pelo menos 5 mm acima dos ápices dos dentes. **B,** Um osteótomo curvo é posicionado na junção pterigomaxilar, com a borda superior do osteótomo justamente acima da osteotomia horizontal. Um dedo é posicionado no lado palatino da junção e o osteótomo é batido gentilmente através da junção até ser palpado no lado palatino, sem perfurar o tecido mole.

TÉCNICA: Osteotomia Le Fort I *(Cont.)*

Osteotomias da Parede Lateral Nasal e do Septo Nasal

Um pequeno osteótomo da espátula inicia na osteotomia lateral nasal na borda da abertura piriforme na extensão anterior da osteotomia maxilar lateral. O martelo direciona o osteótomo posteriormente, paralelamente ao assoalho nasal, abaixo do corneto inferior. A parede lateral nasal diverge (alarga) posteriormente e o osteótomo deve seguir essa divergência. Um freer curvo é mantido abaixo da mucosa nasal para prevenir lesão durante as osteotomias. Mínima resistência será encontrada até que o processo piramidal do osso palatino seja encontrado. Até este ponto de resistência, o osteótomo pode ser dirigido por mais alguns milímetros para influenciar o plano de fratura através desta estrutura durante o "down-fracture". A osteotomia do septo nasal é realizada em seguida com o cinzel em "V" para septo nasal. O osteótomo é introduzido no topo da espinha nasal e é direcionado inferiormente e posteriormente ao longo do assoalho nasal para separar a maxila e o osso palatino do septo (Fig. 38-3).

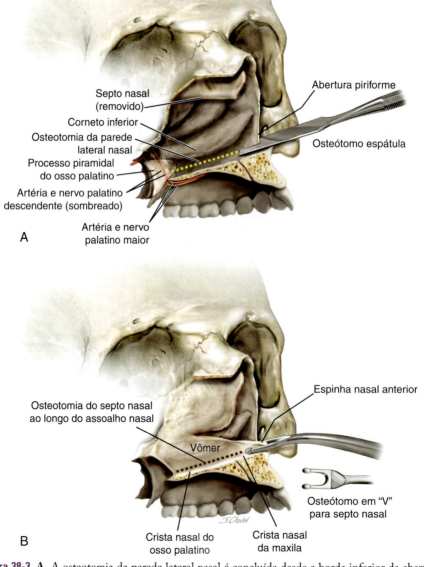

Figura 38-3 A, A osteotomia da parede lateral nasal é concluída desde a borda inferior da abertura piriforme até a porção anterior do processo piramidal do osso palatino. É tomado cuidado para evitar uma osteotomia completa através do processo piramidal com o intuito de prevenir lesão na artéria e no nervo palatino maior. **B,** A osteotomia do septo é concluída desde a espinha nasal anterior através do osso vômer posteriormente, com os pinos do osteótomo de septo angulados inferiormente. Deve-se ter cuidado em afastar a mucosa nasal para minimizar lesões e sangramento aos tecidos moles.

TÉCNICA: Osteotomia Le Fort I *(Cont.)*

PASSO 4: "Down-fracture" e Mobilização

Uma vez que os cortes da osteotomia tenham sido concluídos, alguma mobilidade deve ser evidente de imediato. O "down-fracture" não deve necessitar de muita pressão e pode ser facilmente realizado tanto com pressão digital manual bilateral na fossa canina quanto com instrumentos apoiados na abertura piriforme. Separe lentamente a maxila ao puxar a porção anterior inferiormente, enquanto observa a mucosa nasal para evitar lacerações. Se for encontrada resistência significativa, tente descobrir onde está ocorrendo a resistência e realize as osteotomias novamente nesta região. Se ainda houver mobilização mínima, reavalie todas as osteotomias minuciosamente para garantir completa separação. Uma vez que o "down-fracture" esteja completo, coloque o descolador de Seldin atrás da tuberosidade e puxe a região posterior da maxila para frente. Isso irá mobilizar completamente a maxila de suas aderências. Para grandes avanços, a liberação dos tecidos do lado nasal da região posterior da maxila na região do palato mole irá fornecer significativamente maior mobilização para frente. Além disso, em reoperações de cirurgia na maxila, a mobilização da maxila provavelmente será mais difícil e será necessário consumir tempo durante a cirurgia para liberar os tecidos moles e duros aderidos para garantir movimentos passivos e estabilidade cirúrgica (Fig. 38-4).

(Continua)

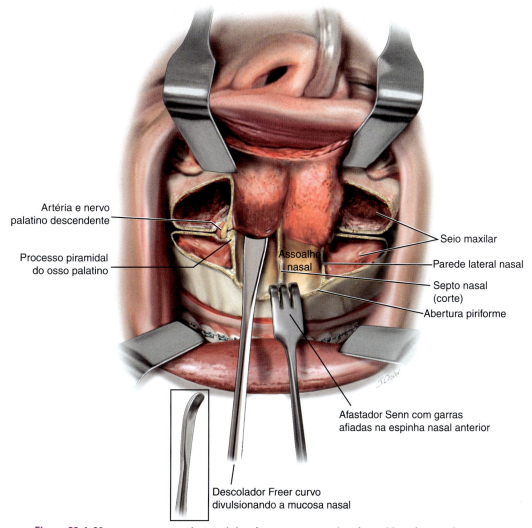

Figura 38-4 Uma vez que a maxila é mobilizada, a mucosa nasal pode ser liberada completamente da maxila na região da abertura piriforme. O nervo e artéria palatina maior podem ser visualizados e protegidos durante remoção de osso na região posterior da parede lateral nasal.

TÉCNICA: Osteotomia Le Fort I *(Cont.)*

PASSO 5: Remoção das Interferências na Região Posterior

Na maioria dos casos, a remoção de interferências posteriores será necessária e pode ser feita imediatamente após o "down-fracture". Ao remover primeiro as interferências posteriores, será mais fácil definir a posição da maxila depois. O septo do osso maxilar é reduzido mais facilmente com uma broca. A parede lateral nasal pode ser reduzida com uma goiva, broca ou com raspador reciprocante. Enquanto se protege a artéria e o nervo palatino descendente com uma freer curva, o processo piramidal do osso palatino é mais seguramente reduzido com o raspador reciprocante. Algumas vezes um cinzel de espátula fino pode ser usado. Finalmente, a tuberosidade posterior, a placa pterigóidea anterior e a parede maxilar lateral podem ser reduzidas com uma broca ou com um raspador reciprocante. Se o movimento superior da maxila for maior do que 6 mm ou 7 mm, uma turbinectomia inferior parcial pode ser indicada para permitir uma impactação passiva. A mucosa nasal é incisada com a lâmina de bisturi ao longo da superfície inferior em uma direção anteroposterior. A metade inferior do corneto é apreendida com uma pinça hemostática curva comprida e uma tesoura de Dean é usada para remover essa porção. A remoção completa do corneto inferior raramente é necessária e pode resultar em um efeito colateral clínico desagradável. O bisturi elétrico é usado para coagular as bordas incisadas do corneto para minimizar o sangramento. A mucosa nasal é em seguida fechada com sutura contínua de catgut cromado 4-0 (Fig. 38-5).

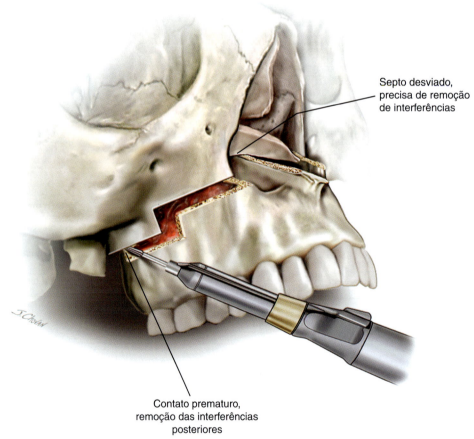

Figura 38-5 Interferências nas regiões posteriores são removidas inicialmente do septo nasal posterior, paredes laterais nasais, processo piramidal dos ossos palatinos e paredes laterais da maxila. Isso permite posicionamento passivo da maxila sem eixo de giro posterior.

TÉCNICA: Osteotomia Le Fort I *(Cont.)*

PASSO 6: Colocação do Guia Cirúrgico
É necessário um guia cirúrgico pré-fabricado para garantir o posicionamento preciso da maxila. O guia normalmente é fixado aos dentes superiores com fio de aço. Os dentes superiores e inferiores são, em seguida, bloqueados com fios de aço ou por elásticos.

PASSO 7: Remoção das Interferências na Região Anterior
Com a maxila fixada à mandíbula, a maxila é rotacionada para a posição com uma pressão posterior e superior sobre a mandíbula. Para rotacionar a mandíbula devidamente, o cirurgião posiciona dois dedos na região goníaca da mandíbula e o polegar da mesma mão no mento. Uma pressão é exercida superiormente com os dois dedos na região goníaca, enquanto o polegar exerce uma pressão posterior e para baixo. Essa formação "triangular" dos dedos garante completa acomodação dos côndilos durante a rotação da mandíbula e posicionamento da maxila. O cirurgião, então, rotaciona a mandíbula e a maxila para cima, mantendo pressão nos dois dedos e no polegar. A rotação superior é paralisada assim que o primeiro contato é detectado e essa interferência é reduzida adequadamente. Se uma redução adequada na região posterior foi completada como descrito no passo 5, esse contato provavelmente será na região anterior e facilmente visualizado. Interferências anteriores podem ser facilmente reduzidas com a broca. O paquímetro é usado para verificar a distância vertical do bráquete anterior até o fio de Kirchner e as interferências são reduzidas adequadamente. Observe atentamente o septo nasal para interferências precoces e desvio. Quando todas as interferências ósseas tiverem sido completamente removidas, utilizando a formação "triangular" dos dedos, a mandíbula e a maxila podem ser rotacionadas facilmente para cima em uma posição reprodutível e estável, com os côndilos completamente assentados (Fig. 38-6).

(Continua)

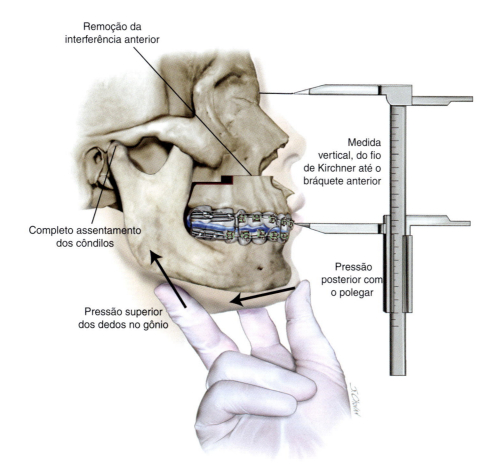

Figura 38-6 A maxila é rotacionada na posição e interferências anteriores são removidas para garantir completo assentamento dos côndilos na posição vertical desejada. O assentamento dos côndilos mandibulares é alcançado com a pressão superior no gônio e pressão posterior no mento. Uma vez que o posicionamento maxilar vertical correto é alcançado, o complexo maxilomandibular pode ser rotacionado de forma reprodutível com os côndilos na fossa sem qualquer interferência em osso ou tecido mole.

TÉCNICA: Osteotomia Le Fort I (Cont.)

PASSO 8: Fixação, Enxerto e Medidas Finais
Com a maxila posicionada, quatro miniplacas são dobradas precisamente para se adaptarem passivamente ao longo da osteotomia nas regiões da abertura piriforme e na região anterior dos pilares da maxila. Normalmente, existem dois orifícios para fixação acima e abaixo da osteotomia em cada placa óssea, para a instalação de quatro parafusos. Pequenos ou extensos "gaps" ósseos podem necessitar de mais parafusos de fixação em cada placa ou até requerer placas adicionais. Enxertos ósseos podem ser adaptados dentro dos "gaps" da osteotomia, e encaixados sob pressão na posição ou fixados rigidamente se necessário.[15] Uma vez que a fixação tenha sido concluída, medidas finais com o paquímetro são feitas para confirmar o posicionamento vertical apropriado (Fig. 38-7).

PASSO 9: Verificação da Oclusão
A confirmação da oclusão final é uma vantagem que a fixação rígida fornece à cirurgia de reposicionamento maxilar. Uma vez que a fixação maxilar está concluída, o bloqueio maxilomandibular é liberado. A mandíbula é articulada com os côndilos completamente assentados usando a formação "triangular" dos dedos. Afastadores devem ser usados para retrair a bochecha dos dentes posteriores, e a mandíbula é rotacionada para o guia maxilar. A língua também é afastada do caminho se estiver interferindo com o fechamento. Deve ocorrer um fechamento suave para o guia cirúrgico sem qualquer deslocamento ou desvio da oclusão. Os contatos devem acontecer simultaneamente nas regiões anteriores e posteriores.

PASSO 10: Fechamento
O fechamento adequado acontece em três passos.

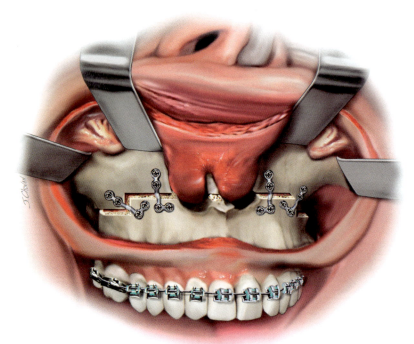

A

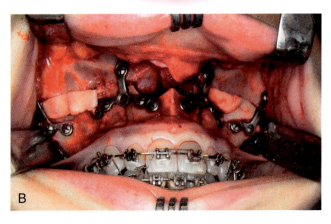

B

Figura 38-7 **A,** Fixação rígida com quatro placas fornece estabilidade vertical e horizontal da maxila. O septo nasal deve estar livre de desvio e a oclusão deve ser reproduzível uma vez que o bloqueio maxilomandibular é liberado. **B,** Enxertos ósseos autógenos foram adaptados e fixados nos "gaps" ósseos para otimizar a cicatrização óssea e minimizar recidiva cirúrgica. Enxerto pode ser indicado em movimentos complexos, especialmente em casos de grandes avanços e de rebaixamento. Placas ósseas são usadas para estabilizar a osteotomia bilateralmente nas áreas dos pilares caninos e zigomático-maxilares.

TÉCNICA: Osteotomia Le Fort I *(Cont.)*

Sutura Nasal em Cinta (Sutura da Base Alar)[16]

Com a dissecção e exposição da musculatura paranasal durante a osteotomia Le Fort I, a sutura nasal em cinta fornece reposicionamento adequado dos tecidos moles para minimizar o alargamento da base nasal no pós-operatório. Uma sutura de reabsorção lenta (por exemplo, ácido poliglicólico 2-0) é realizada pelo acesso intra-oral nas bases alares bilateralmente, puxando-as uma contra a outra enquanto a sutura é apertada. Se realizada adequadamente, a tensão pode resultar em uma largura igual ou encurtada da base alar quando comparado com a largura do pré-operatório. Isso irá frequentemente resultar em uma imediata aparência arrebitada do nariz, uma posição projetada do lábio superior e edema. Essas modificações imediatas são passageiras e irão desaparecer dentro de poucas semanas. Na sequência da cicatrização, o procedimento resulta em mínimo alargamento da base alar comparado às medidas pré-operatórias (Fig. 38-8).

(Continua)

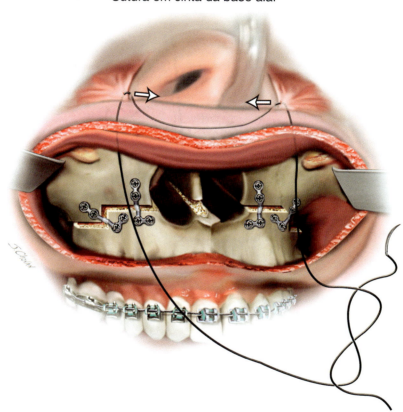

Figura 38-8 A sutura em cinta da base alar ajuda a controlar sua largura e a contrair seu alargamento no pós-cirúrgico. Deve se cuidar para posicionar corretamente a sutura no tecido fibroadiposo e nos músculos nasais transversos na base nasal lateral, permitindo posicionamento medial da base alar durante o apertamento do nó da sutura.

TÉCNICA: Osteotomia Le Fort I (Cont.)

Sutura em V-Y
Movimentos característicos da maxila e cicatrização normal da incisão circumvestibular podem resultar em encurtamento e afinamento do lábio com redução da exposição do vermelhão. O fechamento em V-Y é realizado para prevenir essas modificações indesejáveis. Com o uso de um gancho de pele, o tecido da incisão vestibular é apreendido na linha média e puxado superiormente. Usando uma sutura reabsorvível (por exemplo, catgut cromado 4-0), a incisão é fechada verticalmente pela apreensão de 1 cm de tecido afastado da linha média em ambos os lados do gancho de pele e aproximação das bordas pelo apertamento da sutura. Isso proporciona um fechamento em V-Y de 1 cm. O fechamento remanescente é concluído tanto com sutura contínua ou sutura simples. O fechamento normalmente precisa de quatro a cinco voltas da sutura (Fig. 38-9).

Fechamento Vestibular
O fechamento vestibular remanescente continua desde a porção posterior da incisão. É realizada uma sutura contínua simples com fio reabsorvível (por exemplo, catgut cromado 4-0).

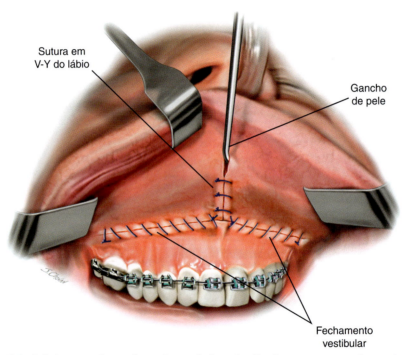

Figura 38-9 O fechamento dos tecidos moles vestibulares é realizado com sutura contínua reabsorvível. Um fechamento em V-Y na linha média proporciona suporte ao lábio superior e gira o vermelhão do lábio para cima e para fora. Note a direção das suturas posteriores, que trazem os tecidos superiores para frente.

Prevenção e Tratamento das Complicações

A osteotomia Le Fort I é um procedimento direto, efetivo e seguro para os pacientes. Embora a morbidade pós-operatória em longo prazo possa ser mais elevada nos procedimentos mandibulares para cirurgia ortognática, os procedimentos maxilares são associados a complicações transoperatórias mais severas. Em raros relatos, a osteotomia Le Fort I foi associada a hemorragia severa, cegueira e morte. O cumprimento rigoroso de uma técnica segura e o entendimento da anatomia relevante é crítico.

Durante a realização da incisão vestibular, deve-se ter cuidado para garantir que a incisão não esteja sendo feito curta demais, resultando em laceração durante a osteotomia ou no "down-fracture". Uma incisão levada muito posteriormente ou a laceração para posterior pode resultar em rompimento da vascularização do pedículo lateral da maxila. Não há necessidade de separar a junção pterigomaxilar acima da osteotomia horizontal, uma vez que não terá nenhum benefício para o "down-fracture" e há um aumento no risco de sangramento com uma separação mais superior. É importante notar que os ramos da artéria maxilar interna encontram-se aproximadamente 25 mm superior à base da junção da placa pterigóidea e da maxila.[18] A realização de um corte completo durante a osteotomia da parede lateral do nariz que estende-se mais posteriormente através do processo piramidal pode resultar em lesão na artéria palatina descendente (geralmente encontrada 30 a 35 mm posteriormente), causando significante hemorragia.[19]

A resistência mais comum para o "down-fracture" irá acontecer no processo piramidal do osso palatino ou na junção pterigomaxilar. Na região da parede lateral do nariz, um osteótomo espátula fino pode ser posicionado, gentilmente batido com o martelo mais alguns milímetros posteriormente através da osteotomia já existente e rotacionado para ajudar a separação do processo piramidal. Se existir resistência na junção pterigomaxilar, o cirurgião irá inserir um osteótomo curvo fino na junção, gentilmente martelar até ser palpado com o dedo na região palatina e rotacionar o osteótomo para baixo para encorajar a separação. É fundamental que o "down-fracture" seja completado com o mínimo de força possível. Força excessiva durante o "down-fracture" é sinal de osteotomia incompleta e o uso de certos instrumentos, tais como os fórceps de Rowe, ganchos de osso Tessier e separadores de osso Smith, pode estar associado a fraturas desfavoráveis da maxila, órbita e da base de crânio. Similarmente, uma maxila que teve cirurgia prévia, como uma expansão rápida da maxila assistida cirurgicamente ou osteotomia Le Fort I, pode ter uniões ósseas no processo piramidal ou na região pterigomaxilar que são incomuns, tornando o "down-fracture" difícil. Nesses casos, deve-se ter um cuidado extra para garantir a separação antes da do "down-fracture". Caso contrário, podem ocorrer complicações e fraturas incomuns.[20]

Durante a rotação do complexo maxilomandibular no estabelecimento da posição vertical da maxila, é imperativo que não seja exercida pressão superior no mento, pois isso geralmente irá encobrir uma interferência posterior levando a desvio do côndilo e a uma maloclusão pós-operatória. Além disso, a instalação imprecisa da fixação pode levar a maloclusão pós-operatória e deve-se ter cuidado para instalar os parafusos longe das raízes dos dentes.

Ocasionalmente, se o guia de oclusão apresentar diversas ondulações e impressão da anatomia, ou excesso de material, pode ocorrer um contato prematuro devido à rotação da articulação da mandíbula. Se tal contato prematuro é percebido, remova o guia cirúrgico e rotacione a mandíbula diretamente em oclusão cêntrica em relação aos dentes superiores. Com a remoção do guia, nenhum contato prematuro deve ser notado. Pequenos desvios da oclusão final planejada podem algumas vezes ser ajustados com a ortodontia pós-operatória. Tendências de mordida aberta com contatos prematuros posteriores muito provavelmente sinalizam assentamento impróprio dos côndilos durante a remoção das interferências ósseas. A fixação deve ser removida e as interferências maxilares posteriores remanescentes desgastadas. Na maioria dos casos, é melhor reposicionar a maxila para a oclusão adequada neste momento do que tentar uma correção ortodôntica no pós-operatório.

Recomendações Pós-operatórias

Antibióticos endovenosos e corticoides são sempre recomendados no pré-operatório e, embora não seja uma obrigação, eles podem ser continuados no pós-operatório, dependendo da preferência do cirurgião. Casos rotineiros são extubados na sala de cirurgia e transferidos para um quarto padrão do hospital para observação durante a noite. É recomendada a elevação da cabeceira em 45 graus. Alimentação oral é encorajada imediatamente com uma dieta líquida clara na sala de recuperação e uma dieta completamente líquida é prescrita por aproximadamente duas semanas. Os pacientes devem ser instruídos sobre os cuidados com a higiene oral rotineira com a escovação diária dos dentes e lavagem com solução salina frequentemente. Enxaguantes orais de clorexidina (0,12%), duas a três vezes por dia, também são usados como um adjuvante. Precauções com os seios nasais incluem o uso de descongestionantes orais sistêmicos e sprays nasais de solução salina conforme necessário, o uso criterioso de spray nasal descongestionante local por três dias e instruções de abrir a boca ao espirrar e evitar de assoar o nariz para prevenir enfisema de ar subcutâneo. Elásticos guias são colocados nos arcos para a manutenção da oclusão e os pacientes são instruídos sobre o seu uso e recolocação. Os pacientes são acompanhados rigorosamente no ambulatório e reavaliados na primeira, segunda, quarta e sexta semana de pós-operatório antes de prosseguir com o tratamento ortodôntico.

Referências

1. Von Langenback B: Beitrage zur Osteoplastik-Die Osteoplastische Resektion des Oberkiefers, *Dtsch Klin Berl* 48:471, 1859.
2. Cheever DW: Naso-pharyngeal polyps attached to the basilar process of occipital and body of sphenoid bone successfully removed by section, displacement, and subsequent replacement and reunion of the superior maxillary bone, *Boston Med Surg J* 8:161, 1867.
3. Le Fort R: Etude experimental sur les fractures de la machiore superiorure, *Rev Chir Paris* 23:208, 1901.
4. Wassamund M: Fracturen and luxiationen des Gesichsschadells, Berlin, 1927.
5. Axhausen G: Zur Behandlung veralteter disloseirt verheilter Oberkieferbruche, *Dtsch Zahn Mund Kieferheilkd* I:334, 1934.
6. Schuchardt D: Ein Beitrag zur chirurgeschen Kieferorthopadie unter Berucksichigungiher Bedertung fur die Behandlung angeborner und erworbener Kieferdeformitaten bei Soldaten, *Dtsch Zahn Mund Kieferheilkd* 9:73, 1942.
7. Moore FT, Ward TG: Complications and sequelae of untreated fractures of the facial bones and their treatment, *Brit J Plast Surg* 1:257, 1949.
8. Converse JM, Shapiro HH: Treatment of developmental malformations of the jaws, *Plast Surg* 10:473, 1952.
9. Obwegeser HL: Surgical correction of the small or retrodisplaced maxilla: the "dish-face" deformity, *Plast Reconstr Surg* 43:351, 1969.
10. Bell WH: Le Fort 1 osteotomy for correction of maxillary deformities, *J Oral Surg* 33:412, 1975.
11. Horster W: Experience with functionally stable plate osteosynthesis after forward displacement of the upper jaw, *J Maxillofac Surg* 8:176, 1980.
12. Drommer RB, Luhr HG: The stabilization of osteotomized maxillary segments with Lugh-miniplates in secondary cleft surgery, *J Maxillofac Surg* 9:166, 1981.
13. Wolford LM, Karras SC, Mehra P: Considerations for orthognathic surgery during growth, part 2: maxillary deformities, *Am J Orthod Dentofac Orthop* 119:102, 2001.
14. Bennett MA, Wolford LM: The maxillary step osteotomy and Steinmann pin stabilization, *J Oral Maxillofac Surg* 43:307, 1985.
15. Mehra P, Hopkin JK, Castro V, Freitas RZ: Stability of maxillary advancement using rigid fixation and bone grafting: cleft lip versus non

-cleft patients, *Int J Adult Orthod Orthognath Surg* 16:193, 2001.
16. Muradin MS, Seubring K, Stoelinga PJ, et al: A prospective study on the effect of modified alar base cinch sutures and V-Y closure versus simple closing sutures on nasolabial changes after Le Fort 1 intrusion and advancement osteotomies, *J Oral Maxillofac Surg* 69:870, 2011.
17. Peled M, Ardekian L, Krausz AA, Aizenbud D: Comparing the effects of V-Y advancement versus simple closure on upper lip esthetics after Le Fort 1 advancement, *J Oral Maxiillofac Surg* 62:315, 2004.
18. Turvey TA, Fonseca RJ: The anatomy of the internal maxillary artery in the pterygopalatine fossa: its relationship to maxillary surgery, *J Oral Surgery* 38:92, 1980.
19. Li KK, Meara JG, Alexander A Jr: Location of the descending palatine artery in relation to the Le Fort 1 osteotomy, *J Oral Maxillofac Surg* 54:826, 1996.
20. Kramer FJ, Baethge C, Swennen G, et al: Intra- and perioperative complications of Le Fort 1 osteotomy: a prospective evaluation of 1000 patients, *J Craniofac Surg* 15:971, 2004.

CAPÍTULO 39

Osteotomia Le Fort I Segmentada

Lewis C. Jones e Peter Waite

Material Necessário

Descolador de periósteo n°9
Lâmina de bisturi n° 15
Fios de sutura apropriados
Tesouras Mayo curvas
Osteótomo de septo com haste dupla
Descolador de Freer
Fio de Kirschner
Anestésico local com vasoconstritor

Martelo
Dois Afastadores Langenbeck médios (*toe-in*)
Bisturi elétrico monopolar
Porta-agulha
Cinzel de pterigoide
Brocas esféricas
Serra sem corte nas bordas

Serra sagital
Afastador de Seldin
Osteótomo espátula
Osteótomo reto
Tesouras para sutura
Descolador Woodson

Introdução

Compreender a história da osteotomia Le Fort I requer uma apreciação de diversos aspectos da cirurgia na maxila, incluindo a história da osteotomia, o suprimento sanguíneo associado que mantém a maxila viável e os métodos de fixação usados para estabilizar o segmento ou os segmentos e minimizar a recidiva. Em 1859, von Langenbeck descreveu a osteotomia maxilar para acessar pólipos nasofaríngeos.[1] Sete anos depois, Cheever[2] realizou a primeira fratura de rebaixamento maxilar nos Estados Unidos, para abordar uma obstrução nasal completa. Embora René Le Fort tenha publicado seu notório trabalho em 1901 descrevendo os planos naturais das fraturas maxilares, foi apenas em 1927 que Wassmund descreveu pela primeira vez o uso da osteotomia Le Fort I para a correção de deformidades do terço médio da face (usando aparelhos ortopédicos em vez de mobilização/fixação transoperatória).[3,4] Várias modificações da cirurgia Le Fort I foram produzidas por diversos cirurgiões, incluindo Axhausen[5] (completa mobilização e reposicionamento em 1934) e Schuchardt[6] (separação das placas pterigóideas da maxila em 1942); importantes contribuições adicionais foram feitas por Obwegeser[7] em 1965 com sua implementação de mobilização bimaxilar com reposicionamento para alcançar melhores resultados estéticos.

O cirurgião maxilofacial deve também estar familiarizado com estudos que suportam a viabilidade de a maxila ser tratada cirurgicamente. Artigos históricos de Bell[8] em 1975 elucidaram o suporte vascular para a fratura de rebaixamento da maxila, demonstrando a importância dos pedículos dos tecidos moles vestibulares e palatinos e acompanhamento da vascularização. Ele também documentou a viabilidade de sacrificar os vasos palatinos descendentes enquanto o suporte sanguíneo apropriado é mantido. De igual importância são os estudos que demonstram a viabilidade de dentição após a osteotomia subapical. Ao longo dos anos que se seguiram, várias modificações das osteotomias, em associação aos métodos de fixação e enxerto ósseo para a maxila mobilizada continuaram a evoluir e progredir.

Indicações

As osteotomias Le Fort I (única ou segmentada) são realizadas para corrigir as deformidades ósseas que resultam em maloclusões e problemas estéticos e, menos frequentemente, para acesso a condições patológicas. Deficiências severas do terço médio da face, desnivelamento da maxila, exposição excessiva/inadequada da gengiva e/ou dentes, deficiências transversas, mordida aberta e maloclusões têm sido citados como indicações para a osteotomia Le Fort I. A segmentação da osteotomia Le Fort I é realizada para a correção de maloclusões em que as discrepâncias transversas existem em complemento à necessidade de correção anteroposterior.

Contraindicações e Limitações

Contraindicações para realizar a osteotomia Le Fort I incluem desordens ósseas (por exemplo: osteogênese imperfeita, doença óssea de Paget), que prejudicariam a capacidade do cirurgião para conseguir fraturas desejáveis e também atrasam o processo de cicatrização. As limitações da cirurgia Le Fort I decorrem da estabilidade dos movimentos. Movimentos de avanço maiores que de 10 mm tornam-se cada vez mais instáveis pela redução de sobreposição óssea conforme a maxila avança. A tensão do tecido mole, conforme a maxila é trazida para frente, pode também aumentar a propensão para recidiva ou falha do sistema de fixação. No geral, os movimentos transversos alcançados com osteotomias Le Fort I segmentados com uma única separação paramediana devem ser limitados a expansão de 2 a 4 mm; uma segunda separação paramediana do lado contralateral deve permitir movimentos de 4 a 6 mm. Para expansões transversais maiores que 6 mm, a expansão rápida da maxila assistida cirurgicamente com o uso de expansores palatinos deve ser considerada. Exceder os limites dos tecidos moles pode levar a problemas como fístulas oronasais, que podem ser difíceis de ser corrigidas.

TÉCNICA: Osteotomia Le Fort I Segmentada

PASSO 1: Touca

Após a intubação nasotraqueal com uma sonda RAE (Ring-Adair-Elwyn), o tubo deve ser fixado na touca. Deve-se ter cuidado para evitar qualquer pressão do tubo nasotraqueal à asa do nariz ao fixar o circuito no topo da touca na cabeça. Atenção especial para prevenir necrose por pressão na testa na conexão desde o tubo endotraqueal (TET) até o circuito é também indispensável; isso pode ser feito posicionando compressa entre a conexão e a pele. O tempo necessário para fixar o tubo antes de preparar o paciente e posicionar os campos é bem gasto e ajuda a evitar riscos e inconveniência de deslocamento do TET durante o procedimento. A cabeça do paciente é, em seguida, posicionada em uma rodilha em gel para estabilização. Um anestésico local de lidocaína a 1% com epinefrina 1:100.000 pode ser injetado ao longo de todo o vestíbulo da maxila. O paciente é, em seguida, preparado e os campos são posicionados de uma maneira estéril. No início do processo, um fio de Kirchner pode ser colocado na região do násio, e medidas da maxila não operada podem ser feitas para ser uma referência para o movimento vertical planejado (Fig. 39-1, *A*).

PASSO 2: Design da Incisão

A incisão vestibular deve ser posicionada pelo menos 5 mm superior à junção mucogengival para permitir facilidade no fechamento da mucosa vestibular desinserida. A incisão é feita com o bisturi ou com o bisturi elétrico. Um simples método para determinar o nível da incisão é marcar tanto a junção mucogengival quanto a altura superior do vestíbulo; a incisão deve ser uma bissetriz entre esses pontos. (Os cirurgiões iniciantes devem lembrar que o que se formará, a bainha gengival inferior, está tensionado quando a incisão é feita e aparece bem menor no momento do fechamento, quando já não está sob tensão). Essa incisão é estendida desde a linha média para posterior até região dos pré-molares bilateralmente com uma relaxante ligeiramente lateral e superior posteriormente. Isso aumenta o pedículo vascular posterior. O cirurgião deve sempre estar atento à localização do ducto de Stensen para evitar a transecção ou traumatismo levando à estenose, embora essa estrutura deva estar um pouco posterior à extensão posterior da incisão. Uma incisão conservativa permite um pedículo de tecido mole maior na maxila, porém deve permitir um acesso adequado à maxila e às placas pterigóideas (Fig. 39-1, *B*).

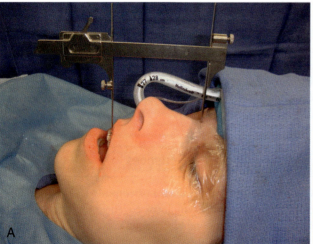
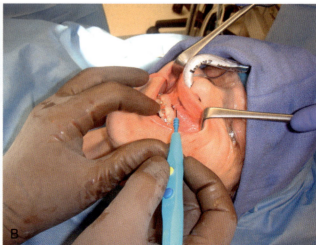

Figura 39-1 **A,** O tubo nasal é fixado à touca e, neste caso, o fio de Kirchner é colocado para medir precisamente a altura vertical. **B,** A incisão é feita com uma lâmina de bisturi ou com a ponta do bisturi elétrico. Um método simples para determinar a altura da incisão é marcar tanto a junção mucogengival quanto o fundo de vestíbulo; a incisão deve ser a bissetriz entre esses pontos.

TÉCNICA: Osteotomia Le Fort I Segmentada *(Cont.)*

PASSO 3: Dissecção/Exposição

Os tecidos mucoperiostais devem ser divulsionados com o descolador de Molt n° 9 para expor a maxila desde a abertura piriforme até o pilar zigomático-maxilar médio-lateralmente. Superiormente, os tecidos devem ser rebatidos na altura do nervo infraorbital. Deve se cuidar para evitar a colocação dos afastadores diretamente sobre o nervo infraorbitário durante a exposição e osteotomia. Inferiormente, o tecido deve ser divulsionado até a junção mucogengival. Isso auxilia a visualização das proeminências das raízes dentais antes da osteotomia e facilita o fechamento por prover uma bainha inferior de tecido. A divulsão subperiosteal deve também se estender ao longo do aspecto lateral da maxila até as placas pterigóideas. Finalmente, a mucosa nasal é divulsionada com o descolador Freer ao longo do assoalho nasal, do aspecto inferior da parede medial (septo) e da lateral do nariz até uma altura superior à osteotomia planejada. Se as osteotomias interdentais estão planejadas para serem feitas na cirurgia da maxila segmentada, a mucosa deve também ser divulsionada, estendendo em direção à papila interdental, porém não a incluindo pois isso pode levar à necrose dela no período pós-operatório (Fig. 39-1, *C*).

PASSO 4: Osteotomia Maxilar

O afastador de Seldin é posicionado na extensão lateral da incisão maxilar com a ponta em contato com a lateral da placa pterigóidea. Um descolador de Molt n° 9 ou Freer é posicionado dentro da abertura piriforme entre a mucosa nasal e a parede lateral do nariz. Ambos são colocados para proteger os tecidos moles durante a osteotomia. Antes de qualquer corte horizontal ser feito, o cirurgião deve visualizar (e se necessário, desenhar) a osteotomia planejada em uma altura que permita um mínimo de 5 mm de osso acima de todos os ápices dentais. Uma serra reciprocante ou sagital é usada em seguida para criar a osteotomia maxilar horizontal, começando no aspecto lateral ao longo do pilar zigomático-maxilar. O corte inicial na lateral da maxila é feito em uma direção anteroposterior, garantindo que a osteotomia se estenda até as placas pterigóideas. A osteotomia horizontal é, então, conduzida desde o aspecto lateral até o aspecto medial da maxila. A ponta do aspecto medial da serra deve ser exposta conforme a lâmina caminha medialmente; isso facilita tanto o corte da parede anterior quanto permite que o cirurgião visualize mais precisamente a direção da osteotomia (Fig. 39-1, *D* e *E*).

(Continua)

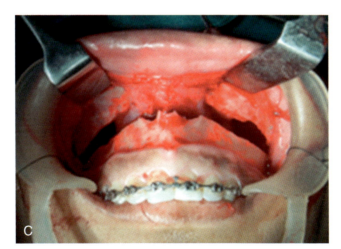

Figura 39-1 *(Cont.)* **C,** A maxila exposta com os pilares zigomáticos, pilares caninos e o nervo infraorbitário.

398 PARTE IV Cirurgia Ortognática e Craniofacial

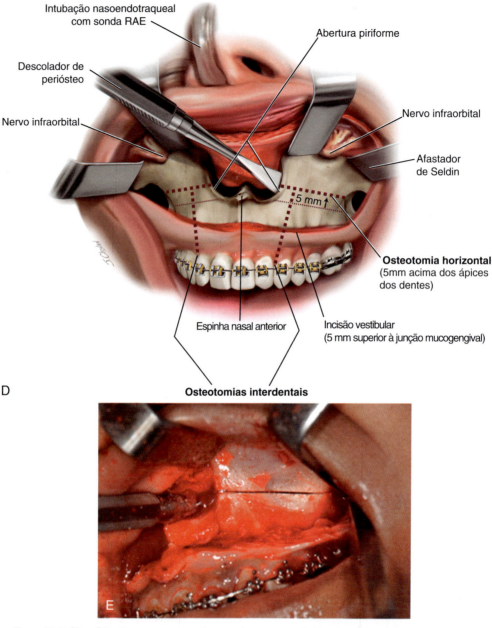

Figura 39-1 *(Cont.)* **D,** Osteotomias interdentais e horizontais. **E,** Serra sagital ou reciprocante é usada para realizar a osteotomia horizontal maxilar. A mucosa nasal é divulsionada com o descolador Freer ao longo do assoalho nasal e dos aspectos inferiores da parede medial (septo) e lateral do nariz até uma altura superior à osteotomia planejada.

TÉCNICA: Osteotomia Le Fort I Segmentada *(Cont.)*

PASSO 5: Osteotomias Interdentais
As osteotomias interdentais para o procedimento de segmentação da Le Fort I são realizadas com a lâmina oscilatória sem corte nas bordas. Deve-se ter cuidado para evitar trauma aos dentes e aos tecidos moles de suporte quando essas osteotomias são realizadas. A osteotomia não precisa se estender através da extensão total do aspecto coronal da maxila nas regiões interdentais. Embora essas osteotomias sejam concluídas após o "down-fracture", iniciar os cortes antes de mobilizar a maxila facilita a finalização da segmentação. Não leva muito tempo para o cirurgião iniciante perceber que muitas das dores de cabeça da cirurgia maxilar de segmentação podem ser evitadas através do planejamento adequado e precoce e comunicação com o ortodontista referido. Isso permite movimentos ortodônticos para criar divergência entre as raízes dentais antes da osteotomia (Fig. 39-1, *F* e *G*).

(Continua)

CAPÍTULO 39 Osteotomia Le Fort I Segmentada   399

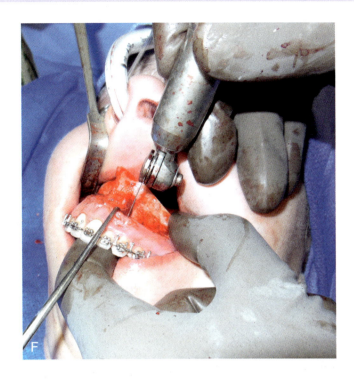

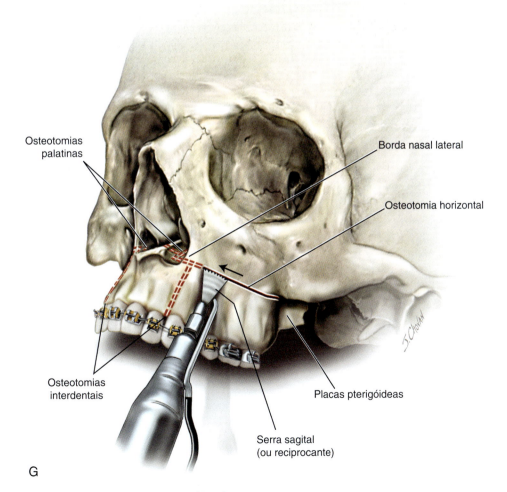

Figura 39-1 *(Cont.)* **F** e **G**, Osteotomias interdentais.

TÉCNICA: Osteotomia Le Fort I Segmentada *(Cont.)*

PASSO 6: Fratura do Septo/Pterigoide

Os osteótomo de septo (haste dupla) é em seguida posicionado no aspecto anterior do septo nasal; a mão não dominante deve ter um dedo estendido na cavidade bucal e em direção à nasofaringe para sentir o osteótomo à medida que atravessa o aspecto posterior do septo nasal. O osteótomo é batido firmemente pelo martelo conforme isso é realizado, enquanto o cirurgião que segura o osteótomo de septo se assegura que está posicionado o mais inferiormente possível ao nível da crista maxilar. Uma tesoura grande curva pode também ser usada para cortar o septo da crista nasomaxilar e elevar bilateralmente a mucosa do assoalho nasal.

As fraturas pterigóideas são o passo final antes do "down-fracture". Elas são realizadas com os cinzéis de pterigoide curvos, que devem ser posicionados na extensão anterior da placa pterigóidea lateral, na junção com a região posterior da maxila. A mão não dominante do cirurgião novamente é colocada na cavidade oral, dessa vez no palato mole na região do hâmulo, para sentir a conclusão das fraturas das placas pterigóideas. O cinzel de pterigoide ou o osteótomo devem ser angulados inferiormente durante este momento do procedimento. Isso evita o deslocamento do instrumento em direção ao aspecto superior da fissura pterigomaxilar, onde a artéria maxilar interna está localizada; isso também previne a propagação da fratura em direção à região posterior da órbita (Fig. 39-1, *H* e *I*).

PASSO 7: "Down-fracture"/Mobilização

Antes do "down-fracture", o anestesista deve ser avisado para permitir uma anestesia hipotensiva com uma relação média de 55 mmHg. Isso minimiza a perda sanguínea oriunda da grande vascularização maxilar. Um osteótomo reto pode ser usado ao longo da borda piriforme bilateralmente e, uma vez que o movimento é visualizado, a maxila pode ser rebaixada com uma pressão para baixo na região anterior da maxila, com a extremidade afiada do descolador de periósteo. Se resistência for sentida, o cirurgião deve inspecionar por regiões com osteotomias incompletas. As áreas problemáticas tendem a estar na região posterior perto da artéria palatina, onde o corte do osso raramente é completado. A maxila rebaixada permite acesso à mucosa nasal e as lacerações que ocorrem devem ser fechadas por primeira intenção com sutura reabsorvível. A maxila rebaixada deve, em seguida, ser completamente mobilizada. Para realizar isso, o cirurgião posiciona os afastadores de Obwegeser no aspecto póstero-lateral da maxila rebaixada e gentilmente aplica pressão para deslocar anteriormente. Isso é feito gradativamente, com força controlada, até a maxila poder ser posicionada livremente. Falha na mobilização da maxila geralmente resulta em recidiva esquelética.

Os vasos palatinos descendentes são agora facilmente acessíveis e visualizados. Ligadura e secção do feixe neurovascular palatino descendente não são necessárias em todos os casos. Entretanto, alguns cirurgiões escolhem fazer isso rotineiramente. Estudos demonstraram que o sacrifício desses vasos não afeta significativamente a perfusão da maxila, devido a múltiplas colaterais. Se avanço significativo da maxila é planejado, ligaduração e secção do feixe neurovascular palatino descendente são recomendadas pois o alongamento excessivo dessas estruturas pode levar a isquemia das paredes dos vasos e, subsequentemente, a injúria, resultando em hemorragia incontrolável.

As osteotomias segmentadas e subapicais estão agora concluídas. Existem diversas opções para a porção palatina. O cirurgião

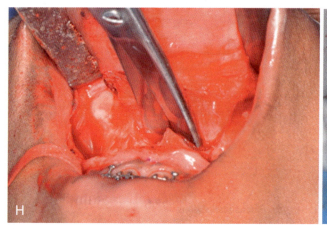
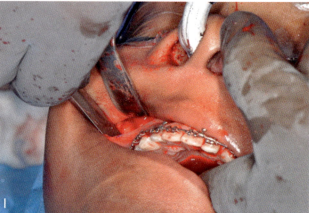

Figura 39-1 *(Cont.)* **F,** Uma serra pequena sem cortes nas bordas é usada para cuidadosa osteotomia entre os dentes 22 e 23 sem perfurar a mucosa do palato. **H,** Uma tesoura grande curva ou um cinzel para septo em forma de "garfo" são usados para separar o septo nasal da maxila. **I,** Um cinzel de pterigoide é usado para separar a junção pterigomaxilar.

CAPÍTULO 39 Osteotomia Le Fort I Segmentada

TÉCNICA: Osteotomia Le Fort I Segmentada (Cont.)

pode fazer osteotomias parassagitais bilaterais que estendem desde a região posterior do palato duro até a região anterior imediatamente posterior ao canal incisivo. Elas são então unidas, cruzando a linha média anteriormente para formar uma ilha palatina. Em seguida, esse segmento ósseo é mobilizado com o descolador de periósteo. Uma serra reciprocante ou pequena broca fina fissurada é usada sob irrigação para a osteotomia. Deve-se ter cuidado para não perfurar a mucosa palatina. As osteotomias interdentais previamente realizadas são então concluídas em cada canto anterior da ilha palatina ou, em casos de segmentação na linha média, diretamente no centro anterior da ilha palatina. São usados osteótomos para mobilizar a maxila segmentada a fim de permitir colocação passiva do guia cirúrgico.

Métodos adicionais para osteotomia palatina incluem uma única osteotomia parassagital e uma única osteotomia na linha média com incisões palatinas de alívio. A técnica da ilha palatina tem vários benefícios: a tensão dos segmentos maxilares expandidos é espalhada através das duas linhas de osteotomias; é preservado o osso vascularizado abaixo do assoalho nasal, limitando a chance de fístula nasal pós-operatória; e a osteotomia é feita através do palato nas regiões de maior espessura do tecido (Fig. 39-1, *J* a *L*).

PASSO 8: Posicionamento/Contorno Ósseo/Enxerto

Contorno ósseo e a necessidade de enxerto dependem dos movimentos planejados para cada cirurgia. A posição final da maxila tratada cirurgicamente deve incluir cuidadosa atenção para garantir correlação entre as linhas médias dental e facial, além dos movimentos planejados baseados no exame físico, dos modelos e da análise cefalométrica. Para medição dos movimentos verticais, um paquímetro de Boley (ou Perkins) pode ser posicionado no fio de Kirchner e medido até um ponto fixo, como o fio do arco (Fig. 39-1, *A*). Medidas também podem ser feitas do rebordo orbital até os caninos ou até o plano de Fox (supondo que exista simetria facial) durante a verificação da correção do desnivelamento. Esses pontos usados para mensuração devem ser extra-orais pois as marcações intraorais demonstraram prover medidas menos precisas.

Independentemente dos movimentos planejados, interferências ósseas que impedem estabilização e fixação da maxila devem ser removidas tanto com a goiva ou com uma broca esférica grande.

O avanço e/ou o rebaixamento da maxila geralmente se beneficia de estabilização adicional com interposição de enxerto antes da fixação. Existem várias opções de material de enxertia e podem ser usadas em diversas situações. Ossos autógenos coletados de uma região dedicada (p. ex., crânio, ilíaco ou mandíbula) podem ser usados para reforço estrutural do avanço e são fixados rigidamente em posição. Osso oriundo de uma osteotomia de maxila normalmente não é rígido ou espesso o suficiente para permitir enxerto de grandes defeitos para estabilidade, porém pode ser usado para preencher defeitos menores nas áreas de osteotomias interproximais. Alguns cirurgiões incorporam blocos de hidroxiapatita ou osso de banco de ossos, que são esculpidos para encaixar nos defeitos conforme necessário.

(Continua)

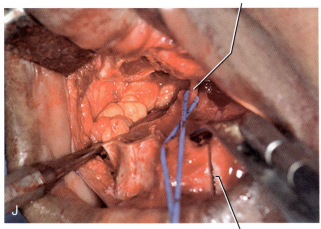
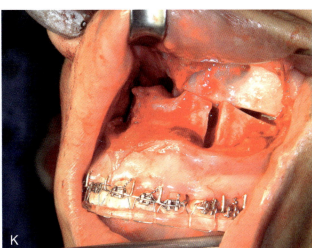

Figura 39-1 *(Cont.)* **J,** Maxila rebaixada com artéria palatina descendente ligada. Note a osteotomia paramediana palatina em direção à osteotomia interdental. **K,** Colocação passiva do guia cirúrgico.

402 PARTE IV Cirurgia Ortognática e Craniofacial

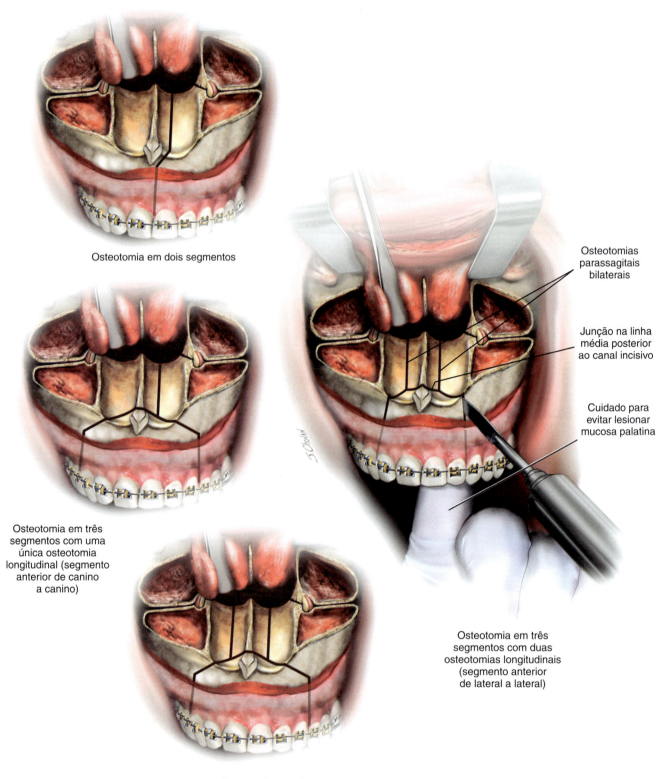

Figura 39-1 *(Cont.)* **L,** Opções de osteotomia palatina.

TÉCNICA: Osteotomia Le Fort I Segmentada (Cont.)

PASSO 9: Fixação
O uso dos pilares na fixação da maxila é imperativo. O osso mais espesso está presente nas regiões da abertura piriforme e do pilar zigomático-maxilar e permite instalação estável das placas e parafusos. As placas de fixação devem ser escolhidas baseadas no paciente e no movimento da maxila. Grandes avanços (p. ex., avanços maxilo-mandibulares) requerem placas mais pesadas; placas pré-dobradas de avanço de 0,6 mm de espessura com parafusos de 2 mm podem ser usadas para estabilizar grandes avanços, como as usadas para apneia do sono. Irrigação intensa com solução salina estéril com bacitracina deve ser usada para todas as perfurações e para remover resíduos ósseos antes do fechamento (Fig. 39-1, *M*).

PASSO 10: Fechamento
Uma fresa passadora de fio é usada para realizar uma perfuração orientada horizontalmente na espinha nasal anterior. O septo é fixado à espinha nasal anterior através dessa perfuração com o fio de sutura Vicryl 3-0. A sutura em cinta da base alar é realizada em seguida com o fio de sutura Vicryl 3-0 passado através do levantador do lábio superior na base alar direita ou esquerda, através da espinha nasal anterior e através do levantador do lábio superior na base alar contralateral. O nó é apertado conforme o cirurgião observa as narinas e as fixa em uma tensão com atenção para a estética da base nasal (Fig. 39-1, *N*).

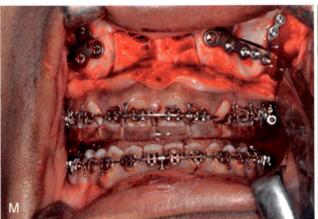
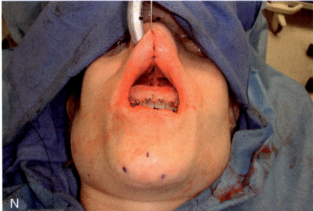

Figura 39-1 *(Cont.)* **M,** Os pilares zigomáticos e caninos são os pontos mais estáveis para fixação. **N,** Fechamento dos tecidos moles geralmente envolve suturar o septo a espinha nasal anterior, a sutura em cinta da base alar, e fechamento da mucosa em V-Y.

Prevenção e Tratamento das Complicações

Complicações transoperatórias incluem sangramento severo, trauma nos dentes e fratura desfavorável.

Complicações de sangramento de natureza grave, embora raras, são relatadas com lesões nas artérias esfenopalatinas e palatina descendente. Isso acontece mais frequentemente durante a fratura das placas pterigóideas, é por isso que essa parte da osteotomia deve ser realizada por último, antes da fratura de rebaixamento. Isso permite que o cirurgião tenha um acesso rápido para controlar o sangramento. Também pode acontecer sangramento dentro das primeiras duas semanas em decorrência de falsos aneurismas, ou pseudoaneurismas. Se não for possível controle local, pode ser realizada embolização dos vasos lesionados para conter o sangramento de outra forma incontrolável. Pode ser necessária transfusão para pacientes sintomáticos após hemorragia significativa.

A vitalidade da dentição é mantida ao evitar osteotomias a 5 mm dos ápices dentários. O cirurgião iniciante pode optar por medir e marcar a maxila antes de realizar a osteotomia. Assistência ortodôntica pré-operatória adequada para obter divergência das raízes nas áreas da osteotomia interdental é fundamental. Deve-se ter muita atenção também para manter o suprimento sanguíneo dos tecidos moles dos pedículos laterais e do palato mole. Grandes lacerações podem comprometer a vascularização do segmento, e isso ocorre mais frequentemente se for usada força indiscriminada durante a segmentação após uma osteotomia incompleta. "Gaps" ósseos nas regiões das osteotomias interdentais devem ser enxertados, com cuidado para não criar defeito periodontal significante.

A complicação precoce mais temida é a necrose de parte ou de toda a maxila. Uma maxila de aparência escurecida no período pós-operatório inicial deve ser retornada para a sala de cirurgia e a fixação deve ser removida em uma tentativa de aliviar qualquer pinçamento no suprimento arterial ou na drenagem venosa para permitir perfusão da maxila. Terapia com oxigênio hiperbárico pode ser usada para a maxila comprometida na tentativa de limitar a extensão da necrose e delimitar o segmento necrosado.

Recomendações Pós-operatórias

Elásticos, embora frequentemente usados na cirurgia ortognática, devem ser usados com cuidado no ajuste de uma maxila operada em oposição de uma mandíbula não operada, pois o paciente é susceptível de gerar força significativa que será transferida para a maxila operada com risco de afrouxamento da fixação.

Referências

1. von Langenbeck B: Beitrange zur Osteoplastik. In Goschen A, editor: *Die osteoplastiche Resektion des Oberkierers*, Berlin, 1859, Reimer.
2. Cheever DW: *Surgical cases*, Boston, 1869, David Clapp (privately printed).
3. Le Fort R: Fractures de la machoire superieure, *Rev Chir* 4:360, 1901.
4. Wassmund M: *Frakturen und Lurationen des Gesichtsschadels*, Berlin, 1927.
5. Axhausen G: Zur Behandlung veralteter disloziert verheilter Oberkieferbrüche, *Dtsch Zahn Mund Kieferheilk* 1:334, 1934.
6. Schuchardt KD: Ein Beitrag zur chirugeschen Kieferorthopadie unter Berucksichtigung ihrer Bedertung fur die Behandlung angeborener und erworbener Keiferdeformitaten bei Soldaten, *Dtsch Zahn Mund Keiferheilkd* 9:73, 1942.
7. Obwegeser H: Eingriffe an Oberkeifer zur Korrektur des progenen, *Zahnbheilk* 75:356, 1965.
8. Bell WH: Bone healing and revascularization after total maxillary osteotomy, *J Oral Surg* 33:253, 1975.

CAPÍTULO 40

Distração Osteogênica Maxilar por Via Intraoral

Cesar A. Guerrero, Marianela Gonzalez e Mariana Henriquez

Material Necessário

Descolador de periósteo Molt n° 9 (dois)
Lâmina de bisturi n° 15
Uma série de cinzéis e um cinzel curvo
Fios de suturas apropriados
Instrumentos básicos para cirurgia oral
Bisturi elétrico bipolar (se necessário)
Afastadores Cat's paw
Kit de distrator e chave
Instrumentos para distração osteogênica maxilar por via intraoral
Pinça Kelly hemostática

Afastadores Langenbeck
Anestésico local com vasoconstritor
Martelo
Tesouras Metzenbaum
Afastador Minnesota
Pinça Hemostática
Ponta do bisturi elétrico
Ponta do bisturi elétrico, bipolar
Osteótomos finos
Set de cirurgia ortognática

Broca em formato de pera ou esférica se a mandíbula for recuada
Rodilha pediátrica em gel e coxim para os ombros
Descoladores de periósteo
Serra reciprocante
Sistema de fixação rígida
Motor cirúrgico com broca fina
Tesouras de tenotomia
Instrumento de dobra de fio "Sputinik"

Introdução

A deficiência maxilar em três dimensões (3D) pode estar presente em uma variedade de síndromes craniofaciais, fissuras e em algumas situações clínicas idiopáticas. A deficiência pode estar presente em diferentes níveis maxilares e deve ser tratada adequadamente. Esses níveis podem incluir o nível Le Fort I, tanto alto quanto baixo (Figs. 40-1 e 40-2); nível Le Fort I quadrangular. Este capítulo abrange apenas os dispositivos intraorais; não inclui a resolução dos problemas das deficiências completas do terço médio ou frontal da face.

A cirurgia tradicional possui algumas limitações em termos de quantidade de movimento, necessidade de enxerto ósseo de crista ilíaca e estabilidade e qualidade do osso. Os tecidos moles também podem ter limitações, especialmente nas fissuras palatinas e nos tecidos de cicatrização oriundos de múltiplas cirurgias. A distração osteogênica intraoral pode ser uma melhor escolha como um método alternativo; fornece melhor estabilidade e uma cirurgia mais fácil (baseada em realizar as osteotomias e fixar os dispositivos); não há necessidade de enxerto ósseo e os custos são reduzidos, pois o paciente é liberado do hospital mais cedo e é capaz de retomar suas atividades em uma semana. Ao longo dos anos, dois acessos diferentes foram publicados para distração osteogênica na região craniofacial: distratores extraorais ou intraorais. Distratores extraorais envolvem uma estrutura metálica semicircular fixada ao crânio por múltiplos parafusos com uma barra vertical conectada às placas faciais por fios e molas para exercer pressão anteroposterior e avanço do terço médio.[1-5] Houve modificações e aprimoramentos para garantir a estabilidade no crânio e controle do vetor, além disso, acessórios e conectores estão disponíveis por várias empresas. Os problemas comuns são a inconveniência social, cicatriz facial e, mais importante, todos os pacientes têm os distratores removidos antes de completarem a fase de consolidação da distração (em grandes movimentos, isso exigiria até um ano); consequentemente, a estabilidade fica comprometida.[2-5]

Distratores maxilares internos são baseados em um corpo sólido com uma barra para ser ativada entre as placas para fixação óssea anteriores e posteriores. Diferentes designs foram publicados para melhorar a ancoragem óssea, facilitar a ativação, controlar o vetor e facilitar a remoção. Um entendimento da biologia e da biomecânica é fundamental para corrigir anomalias faciais de forma previsível. O protocolo de distração é baseado na quantidade de movimento, na idade do paciente e na qualidade e quantidade óssea; deformidades menores ou padrão são corrigidas com cirurgia tradicional.[6-12]

Para obter melhores resultados, idealmente será utilizada a ortodontia para correção das discrepâncias faciais e oclusais. A cirurgia deve ser planejada em modelos 3D para realizar a cirurgia de modelo; os distratores são pré-dobrados, pré-moldados e ativados para movimento completo; e o vetor é planejado de acordo com o objetivo do movimento. Uma vez que o dispositivo tenha sido ativado e a oclusão ideal tenha sido obtida no modelo, a cirurgia real é realizada com os vetores adequados; o tamanho do distrator (p. ex., 15, 20, 25 mm) e o comprimento dos parafusos são medidos e estarão prontos para a cirurgia. Todo esse trabalho é feito antes da intervenção cirúrgica e deve ser supervisionado pelo grupo especializado e discutido com o ortodontista. O cirurgião deve garantir que o posicionamento final do terço médio fique estável na oclusão e deve ser mantido até que a cicatrização óssea ocorra, após a fase de consolidação da distração. Isso pode levar de três a doze meses, dependendo de variáveis da quantidade de movimento, idade do paciente e quantidade e qualidade óssea.[12,13] Os dispositivos de distração são fáceis para o paciente usar e podem permanecer em posição confortável por muito tempo, com o paciente retornando às suas atividades regulares poucos dias após a cirurgia.[12-14]

Alguns pacientes mostram divergências em relação ao plano de tratamento, apesar de os dispositivos terem sido preparados para alcançar a melhor oclusão possível. Em alguns casos, o cirurgião precisa instalar um método secundário para fazer modificações pós-operatórias no vetor, tais como fios de suspensão circunferencial vertical anterior, ou deve-se mudar a posição da placa anterior trocando os parafusos sob sedação intravenosa. Sob nenhuma circunstância, o cirurgião deve remover o aparelho de distração e esperar que os elásticos guiem para melhorar ou manter a oclusão. As fibras colágenas na câmara de distração estão sob tensão, aguardando a mineralização no estágio de consolidação; se a rigidez do dispositivo colapsa ou ele é removido, as fibras irão contrair, o segmento se tornará instável e resultará em completa recidiva.[10,13,15]

Chin, Guerrero, Salyer, Wangerin e Kessler foram pioneiros no desenvolvimento de aparelhos internos ou no uso de tecnologia mandibular existente para avançar a maxila em diferentes níveis, seguindo as verdadeiras indicações para a distração osteogênica.[16-22]

Indicações

A distração osteogênica por via intraoral é indicada para pacientes que possuem deficiência maxilar severa (mais de 10 mm), apneia do sono, falha prévia em avanço da maxila, anatomia inadequada para cirurgia tradicional e em situações de deficiência sindrômica.

Contraindicações e Limitações

A distração osteogênica é baseada em princípios cirúrgicos sólidos que dependem da vascularização e da qualidade óssea. Não deveria ser usada após radioterapia ou em condições envolvendo qualidade e quantidade óssea extremamente pobre. Também requer a colaboração do paciente e da família.

TÉCNICA: Avanço Maxilar Nível Le Fort I

Dispositivos intraorais são meios ideais para tratar as deficiências maxilares de forma bi ou tridimensional. Em uma situação específica em que há uma falta de tecidos moles e duros, diferentes técnicas de distração osteogênica podem ser combinadas para resolver deficiências secundárias a trauma ou síndromes. Essa abordagem cirúrgica elimina a necessidade de enxerto ósseo ou de dispositivos intraorais. A seleção do momento e da técnica cirúrgica corretos evita dano cirúrgico aos dentes, nervos e aos ductos lacrimais.[12-14,23]

PASSO 1: Preparação do Paciente

Tanto as barras de Erich (em crianças) ou o aparelho ortodôntico completo (na dentição mista ou permanente) são usados para controlar a oclusão pós-operatória. Uma vez que os objetivos dentais foram cumpridos na fase pré-cirúrgica, o fio retangular é passado nos bráquetes ortodônticos. Elásticos guias são usados após a cirurgia para melhorar a oclusão.

Modelos 3D podem ser usados para o planejamento, seleção do aparelho distrator e pré-adaptação. Além disso, um guia interdental em acrílico deve ser fabricado para ser usado no bloqueio maxilomandibular após o "down-fracture" da maxila. O guia mantém a posição enquanto os dispositivos de distração são firmemente fixados. O cirurgião deve garantir mobilização total da maxila na cirurgia; exercer muita pressão nos distratores e nos parafusos de fixação para o avanço pode ser prejudicial para o dispositivo, afrouxar os parafusos ósseos, criar movimento assimétricos e causar instabilidade.[23,24]

Sob anestesia geral com intubação nasotraqueal e hipotensão controlada, o anestésico local é infiltrado.

PASSO 2: Incisão e Dissecção

Uma incisão é feita de pré-molar a pré-molar através da mucosa, músculos e periósteo. Os tecidos são divulsionados superiormente com dois descoladores de Molt nº 9 anterior e posterior ao nervo infraorbitário e posteriormente para cima na junção pterigomaxilar através de um túnel, mantendo o suprimento sanguíneo lateral tanto quanto possível.

PASSO 3: Osteotomia e Fratura de Rebaixamento

Paquímetros são usados para medir a altura dos caninos e molares e a osteotomia é realizada 5 mm acima deles. Dependendo das características clínicas individuais, o design da osteotomia pode variar. Uma dissecção medial cuidadosa é realizada e o descolador de periósteo é colocado entre a mucosa nasal divulsionada e a borda piriforme. Linhas de referência são desenhadas na parede lateral da maxila anterior e posterior bilateralmente. Todos os tecidos moles são divulsionados meticulosamente e separados para completar a osteotomia sem lacerações. Afastadores Langenbeck de Obwegeser

TÉCNICA: Avanço Maxilar Nível Le Fort I (Cont.)

são posicionados anteriormente e posteriormente aos nervos infraorbitários. Através da linha da osteotomia da parede lateral, um osteótomo de espátula é usado para enfraquecer a parede medial do seio maxilar, para evitar fraturas irregulares até a órbita. Uma segunda incisão é feita na região da tuberosidade para posicionar um cinzel curvo para separar a tuberosidade até o osso palatino; trabalhando através da tunelização, é mantido melhor suprimento sanguíneo, reduz edema e melhora a cicatrização óssea.[12-14,23] A maxila é rebaixada e liberada da união maxilar posterior usando um descolador de periósteo pesado. A via aérea nasal é abordada e tratada se necessário (por exemplo, septo, corneto, desvios, remoção de cistos). A mucosa nasal é fechada e a atenção é direcionada para a instalação dos distratores.

PASSO 4: Instalação do Distrator

O posicionamento dos distratores é importante. Ambos os distratores são instalados em posição antes da manobra de "down-fracture", com os parafusos instalados para servirem como guia uma vez que a maxila foi liberada (os parafusos não são apertados para evitar afrouxar durante a fixação final), ou os distratores são fixados após a mobilização da maxila, usando as linhas de referência para evitar o posicionamento incorreto. Em ambas as situações, o cirurgião precisa ter um modelo em 3D para pré-moldar, pré-dobrar e adaptar o distrator; medir a distância da movimentação e criar o vetor de movimento correto. O distrator é fixado com três ou quatro parafusos em cada placa, a superior e a inferior, para garantir estabilidade; as hastes de ativação devem estar paralelas o quanto possível. Os distratores oferecem uma maneira excelente e segura para avançar a maxila. Em grandes movimentos, mínimas discrepâncias no sentido vertical podem criar tanto uma mordida aberta anterior ou posterior; a solução para muitos cirurgiões é remover o distrator e colocar placas rígidas de fixação, com a inconveniência de uma segunda cirurgia maior e também instabilidade causada pela desorganização da câmara de distração secundária à contração do calo imaturo em formação.[15] Uma solução alternativa é criar um mecanismo secundário para controlar o vetor do distrator. O cirurgião pode colocar um fio desde o osso nasal até a maxila anterior, usando uma broca longa para perfurar por via transcutânea na região do osso nasal da direita para esquerda. O fio é passado através do furo e um passador de agulha de Obwegeser é usado desde a maxila anterior no lado direito, emergindo através do furo na pele e repetindo essa manobra no lado esquerdo. Os fios emergem na maxila anterior e abraçam a maxila; esse fio é instalado frouxo no momento da cirurgia, porém pode ser apertado ou liberado no caso de desenvolvimento de mordida aberta, tanto anterior quanto posterior.[24]

PASSO 5: Fechamento

Os tecidos moles são fechados cuidadosamente avançando a musculatura facial anteriormente. Um fechamento em V-Y no lábio é usado após uma sutura em cinta nasal adequada ter sido apertada.[25] Uma vez que tenha evidência de mineralização, o distrator é removido sob sedação endovenosa no consultório através de pequenas incisões maxilares laterais e os parafusos são recuperados. A placa supero-posterior pode ser cortada e deixada na posição. São usadas suturas reabsorvíveis para fechar os acessos.[13]

TÉCNICA: Avanço Maxilar Nível Le Fort I em Fissuras Palatinas

A maioria dos pacientes fissurados, após múltiplas cirurgias, tem uma grave falta de crescimento 3D da maxila. O cirurgião confrontando este problema deve criar um plano ortocirúrgico que inclua a expansão maxilar e movimentos vertical e anteroposterior.

O único aspecto importante é transformar a maxila de dois ou três pedaços (tanto fissura unilateral quanto bilateral) em uma única unidade. Uma vez que isso esteja completo, o desafio remanescente é colocar a maxila na melhor oclusão possível para continuar a ortodontia pós-cirúrgica. O cirurgião deve entender os princípios de *roll*, *yaw* e *pitch* para o reposicionamento adequado da maxila. A correção transversa deve ser tratada mediante a expansão rápida da maxila cirurgicamente assistida em um estágio cirúrgico prévio, indicada para expansões maiores do que 4 mm ou expansões menores imediatas com o reposicionamento anteroposterior e vertical da maxila.[24,26-30]

Após o diagnóstico e o plano de tratamento, são criados modelos 3D e os dispositivos distratores são pré-desenhados, pré-dobrados e pré-adaptados. Um guia palatino também é fabricado, com múltiplas perfurações para fios interdentais e uma estrutura metálica interna para evitar fraturas transoperatórias do guia.[24] O guia deve ser feito a partir da cirurgia de modelo e inclui mínima expansão maxilar. O paciente é submetido à cirurgia, em que basicamente a mesma técnica é utilizada; a única diferença é a necessidade de criar três retalhos (nasal, camada palatina, e camada vestibular) para enxertos ósseos alveolares simultaneamente ao reposicionamento maxilar. Paciente com fissuras palatinas bilaterais precisam igualmente de manejo do tecido mole no lado direito e esquerdo, porém nenhuma incisão é feita na região vestibular da pré-maxila, que contém o único suprimento vascular. O septo nasal pode ser fraturado ou parcialmente ressecado posterior à da pré-maxila, porém o suprimento sanguíneo vestibular da pré-maxila deve ser mantido.

Uma vez realizado o "down-fracture" dos dois ou três segmentos maxilares e as áreas de enxerto alveolar 3D tenham sido preparadas, as camadas palatina e nasal são minuciosamente fechadas. Os segmentos maxilares são posicionados

TÉCNICA: Avanço Maxilar Nível Le Fort I em Fissuras Palatinas *(Cont.)*

cuidadosamente em um guia de acrílico com fios interdentais, e uma placa longa de titânio de 2 mm de espessura é colocada acima do nível dos dentes e fixada com miniparafusos de 6 a 8 mm de comprimento para estabelecer rigidez óssea. O arco ortodôntico retangular, a placa rígida de fixação e o guia de acrílico oferecem rigidez maxilar estável, criando uma unidade maxilar de uma única peça para ser fixada na parte superior do terço médio com os distratores maxilares e suspensão anterior por fio de aço envolta dos ossos nasais e da região anterior da maxila.[24] Enxertos ósseos são colocados dentro das fissuras alveolares e o fechamento cuidadoso e meticuloso dos tecidos moles é realizado. Exposição das raízes dos dentes próximos à fissura pode indicar a necessidade da remoção do dente para evitar contaminação e perda do enxerto ósseo; o ligamento periodontal é uma via para a contaminação bacteriana em direção à área fechada do enxerto ósseo alveolar.[13,24]

Um período de sete dias precede a ativação do aparelho. Em seguida, a maxila é avançada 1 mm por dia até ser obtida oclusão em Classe I de caninos e molares; não há necessidade para sobrecorreção. Deve ocorrer completa mineralização antes da remoção do dispositivo de distração. Uma vez que o posicionamento ideal tenha sido obtido, a linha média é monitorada criteriosamente; mais ativação em um lado pode ser necessária para obter o posicionamento perfeito. Se uma mordida aberta anterior ou posterior se desenvolver, o fio suspenso vertical anterior é ajustado para controlar o posicionamento vertical final (Figs. 40-1 e 40-2).

Protocolo de Distração

Um período de latência de sete dias é seguido por ativação de 1 mm por dia até que a distração esteja completa; em seguida, um período de consolidação de 60 a 90 dias para cada centímetro ganho na distração é indicado. Um distrator pode ser ativado mais que o outro para obter simetria e posicionamento adequado da linha média.

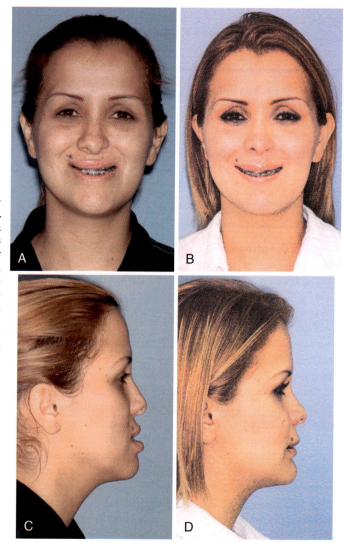

Figura 40-1 A a N, Uma paciente de 30 anos de idade após a reparação da fissura labial e palatina unilateral e da hipoplasia de maxila. A paciente foi tratada com avanço maxilar intraoral, osteotomia mandibular subapical e ortodontia. Radiografias mostram distratores intraorais, vetor de avanço e fio de suspensão anterior para controlar o movimento vertical. Uma fissura unilateral ou bilateral da maxila foi transformada em uma única unidade ao fixar dois ou três segmentos com múltiplos fios interdentais no guia palatino acrílico-metálico obtido da cirurgia de modelo. A maxila fissurada é convertida em uma única unidade pelo uso e uma placa longa, de 2 mm de espessura ao longo da fissura, fixada com múltiplos parafusos acima do nível dos dentes; a placa foi pré-dobrada, pré-adaptada, e pré-medida e um modelo 3D. Um arco ortocirúrgico é passado nos bráquetes. A fissura alveolar poderia receber enxerto ósseo, em uma câmara obtida de um retalho de três camadas, simultaneamente. Os distratores são instalados e um fio de suspensão anterior controla o movimento vertical da maxila conforme a maxila é avançada. Uma osteotomia maxilar no nível Le Fort I foi realizada, e a maxila em bloco único foi avançada na oclusão progressivamente após o período de latência de sete dias, período de ativação de 1 mm por dia e o período de consolidação de seis meses. Para evitar a incompetência velofaríngea, uma osteotomia mandibular subapical foi realizada, dividindo a discrepância severa entre os dois maxilares. Além disso, uma osteotomia maxilar posterior direita foi usada para fechar o espaço edêntulo. O paciente retornou para finalização ortodôntica e instalação de implante dental na região do enxerto ósseo alveolar.

CAPÍTULO 40 Distração Osteogênica Maxilar por Via Intraoral

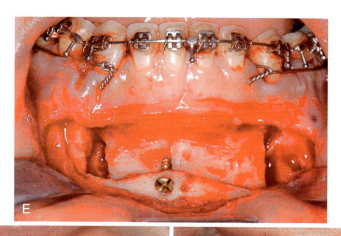
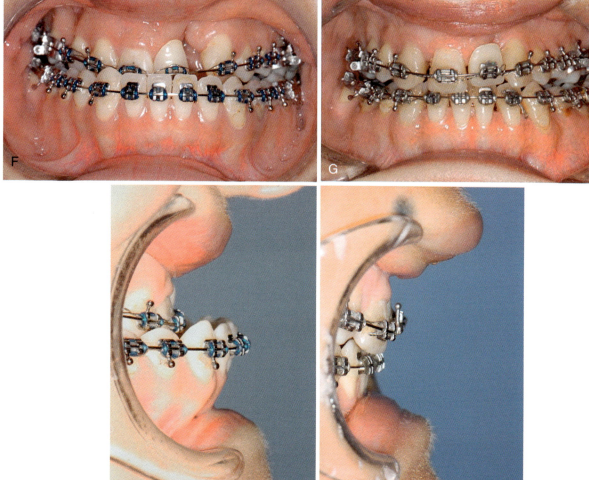

Figura 40-1 *(Cont.)*

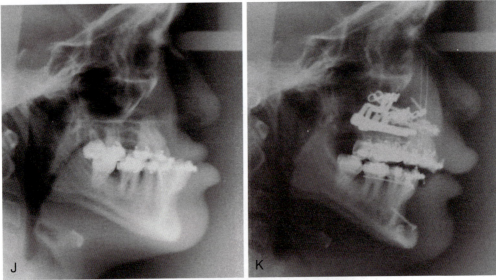
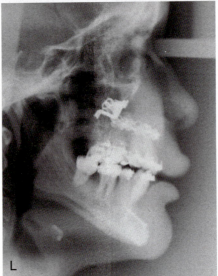

Figura 40-1 *(Cont.)*

CAPÍTULO 40 Distração Osteogênica Maxilar por Via Intraoral

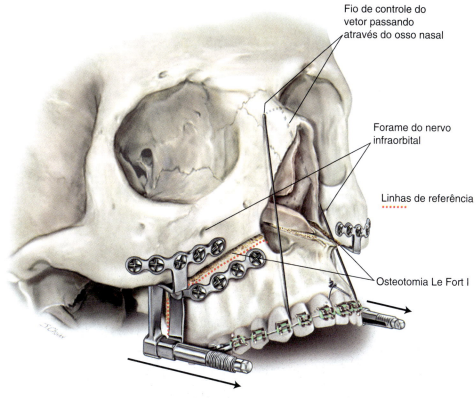

M

Distração osteogênica por via intraoral

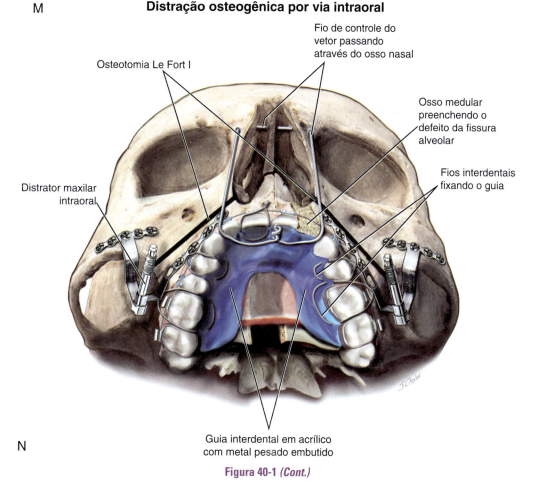

N

Figura 40-1 *(Cont.)*

412 PARTE IV Cirurgia Ortognática e Craniofacial

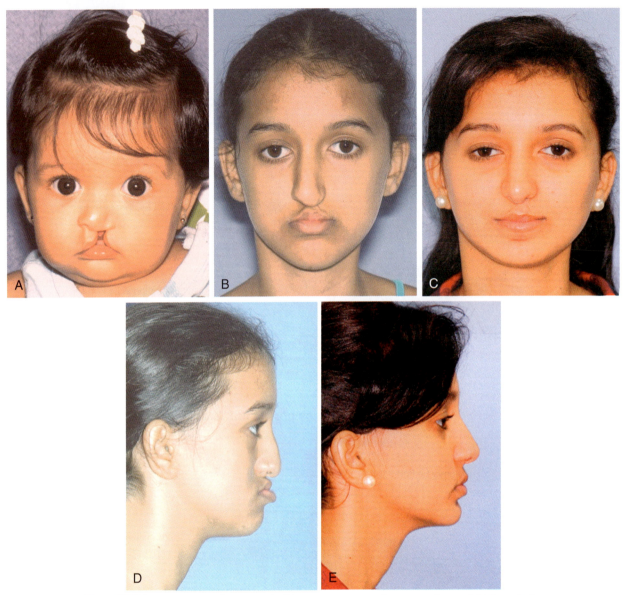

Figura 40-2 Longo acompanhamento de 20 anos em uma paciente com fissura labial e palatina unilateral. Tratamento envolveu rotação de Millard e queiloplastia de avanço, seguida de palatoplastia "push-back" de Veau. No final do crescimento, a paciente apresentou uma deficiência maxilar severa e compensações oclusais. Ela foi depois tratada com osteotomia mandibular subapical para nivelar o plano oclusal e fechar os espaços temporários das extrações dentais, permitindo correção parcial da Classe III. Além disso, o avanço maxilar via distração osteogênica e a expansão foram realizados, seguidos pela finalização ortodôntica e implante dental no incisivo lateral. A rinoplastia foi realizada quando os distratores internos foram removidos. Note que os distratores foram fixados cuidadosamente com o vetor ideal, entretanto, no controle pós-operatório, o fio de suspensão piramidal vertical foi usado para controlar o posicionamento final vertical da maxila. **A,** Quatro meses de idade. **B,** Final do crescimento. **C,** Após rinoplastia. **D** e **E,** O design da osteotomia incluiu Le Fort I alta para projetar as regiões paranasais e o lábio inferior foi melhorado após uma osteotomia mandibular subapical de reposicionamento posterior.

CAPÍTULO 40 Distração Osteogênica Maxilar por Via Intraoral **413**

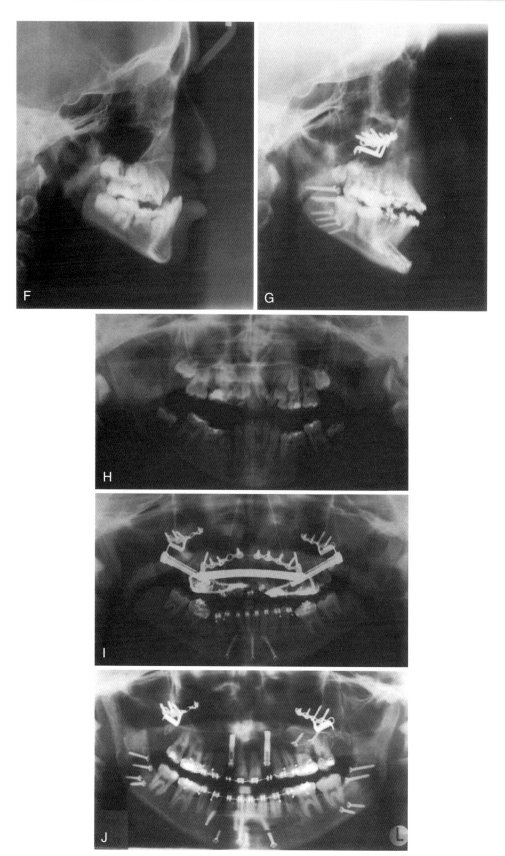

Figura 40-2 *(Cont.)* Incidências radiográficas cefálicas. Pré-operatório **(F)** e após a remoção dos distratores (seis meses após a cirurgia) **(G)**. Incidência panorâmica. Pré-operatório **(H)**, durante o protocolo de distração **(I)** e seis meses após a cirurgia com implantes dentais em posição **(J)**.

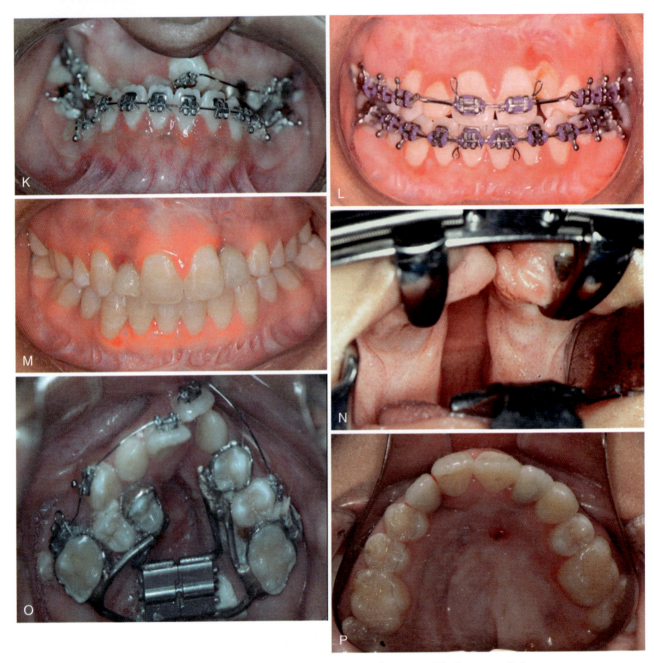

Figura 40-2 *(Cont.)* Vistas intraorais. Vistas frontais: antes da cirurgia **(K)**, durante o alinhamento ortodôntico **(L)** e fotografias finais após 20 anos de acompanhamento **(M)**. Vista oclusal: fissura labial e palatina unilateral **(N)**. Após o final do crescimento, a paciente apresentou deficiência maxilar transversa severa **(O)**. Após distração osteogênica e cirurgia de expansão **(P)**.

Prevenção e Tratamento das Complicações

Complicações transoperatórias associadas à distração osteogênica intraoral não são diferentes daquelas notadas na osteotomia Le Fort I clássica previamente descrita. Significativa atenção deve ser tomada para a instalação apropriada do distrator para auxiliar o avanço maxilar.

Recomendações Pós-operatória

O paciente pode retornar às atividades regulares poucos dias após a cirurgia. As ativações devem ser feitas de manhã, antes de ir para o colégio ou trabalho, e é indicada uma dieta líquida para o período de ativação. Uma vez que o terço médio esteja na posição adequada e tenha sido ajustado com o fio de suspensão ou reposicionado sob sedação endovenosa no consultório, a dieta do paciente é melhorada para alimentos pastosos. O liquidificador é útil; qualquer alimento que o paciente possa querer ou o que a família esteja comendo deve ser passada no processo de trituração, colocado em um copo ou em uma colher de sopa e dado ao paciente.

Após a total ativação ter sido conseguida e o período de consolidação estar completo, radiografias são feitas para verificar a ossificação da câmara de distração. Uma vez que seja observada a radiopacidade adequada, o paciente é levado à sala de cirurgia e, sob sedação endovenosa, as placas anteriores do dispositivo são soltas removendo-se os diversos parafusos. A mobilidade é checada e é feita a decisão de continuar ou não removendo as placas posteriores e o fio de suspensão anterior.

Os distratores devem ser removidos após ter ocorrido apropriada ossificação confirmada pela avaliação radiográfica e as diferentes variáveis envolvidas no processo de cicatrização devem ser levadas em consideração, tais como a idade do paciente, quantidade de movimento, qualidade e quantidade de osso, infecção, estabilidade inadequada durante a consolidação, seleção pobre do paciente e algumas doenças sistêmicas.

A distração osteogênica intraoral permite o avanço maxilar com finalização oclusal meticulosa de uma maneira previsível e estável. A técnica cirúrgica permite aumento progressivo nos tecidos duros e moles em uma oclusão dental ideal. O ortodontista deve ter preparado a oclusão antes da cirurgia em uma situação ideal do arco e fixado a posição dos dentes com fios retangulares pesados para que elásticos intermaxilares pesados possam ser usados durante o período pós-cirúrgico precoce, ainda permitindo completo alívio da carga nas articulações durante as fases de ativação e consolidação.

Referências

1. Ilizarov G: The tension-stress effect on the genesis and growth of tissues, *Clin Orthop Relat Res* 239:263, 1989.
2. Polley J, Figueroa A: Maxillary distraction osteogenesis with rigid external distraction, *Atlas Oral Maxillofac Surg Clin North Am* 7:15, 1999.
3. Figueroa A, Polley J: Management of the severe cleft and syndromic midface hypoplasia, *Orthod Craniofac Res* 3:167, 2007.
4. Figueroa A, Polley J: Introduction of a new removable adjustable intraoral maxillary distraction system for correction of maxillary hypoplasia, *J Craniofac Surg* 2:1776, 2009.
5. Ching E, Figueroa A, Polley J: Soft tissue profile changes after maxillary advancement with distraction osteogenesis by use of rigid external distraction device: a 1-year follow-up, *J Oral Maxillofac Surg* 58:959, 2000.
6. Ilizarov G: The principles of the Ilizarov methods, *Bull Hosp Joint Dis Orthop Inst* 48:1, 1988.
7. Ilizarov G: The tension-stress effect on the genesis and growth of tissues. I. The influence of stability on fixation and soft tissue preservation, *Clin Orthop* 238:249, 1989.
8. Ilizarov G: The tension-stress effect on the genesis and growth of tissues. II. The influence of the rate and frequency of distraction, *Clin Orthop* 239:263, 1989.
9. Samchukov M, Cherkashin A, Makarov M et al. Muscle adaptation during single and double level tibial lengthening. In Stein H, Suk S, Leung P et al, editors: SIROT 99 International Research Society of Orthopaedic Surgery and Traumatology, Sydney, Australia, April 16-19, 1999, Tel Aviv, 1999, Freund.
10. Samchukov M, Cope J, Cherkashin A: *Craniofacial distraction osteogenesis*, St Louis, 2001, Mosby.
11. Bell W, Gonzalez M, Samchukov M, Guerrero C: Intraoral widening and lengthening the mandible by distraction osteogenesis and histogenesis, *J Oral Maxillofac Surg* 57:548, 1999.
12. Guerrero C, Bell W, Meza L: Intraoral distraction osteogenesis: maxillary and mandibular lengthening, *Atlas Oral Maxillofac Surg Clin North Am* 7(1):111, 1999.
13. Guerrero C, Gonzalez M, Dominguez E: Bone transport by distraction osteogenesis for maxillomandibular reconstruction. In Bell W, Guerrero C, editors: *Distraction osteogenesis of the facial skeleton*, Hamilton, Ontario, 2007, Decker.
14. Guerrero C, Bell W: Intraoral distraction. In McCarthy JG, editor: *Distraction of the craniofacial skeleton*, New York, 1999, Springer-Verlag.
15. Guerrero C, Rivera H, Mujica E, et al: Principles of distraction osteogenesis. In Bagheri S, Bell B, Khan H, editors: *Current therapy in oral and maxillofacial surgery*, St Louis, 2012, Mosby.
16. Chin M, Toth B Le Fort III: advancement with gradual distraction using internal devices, *Plast Reconstr Surg* 100:819, 1997.
17. Guerrero C: Rapid mandibular expansion, *Rev Venez Ortod* 48:1, 1990.
18. Wangerin K, Gropp H: Die intraorale Distraktionsosteotomie des mikrogenen Unterkiefers zur Beseitigung der Atemwegsobstruktion, *Dtsch Z Mund Kiefer Gesichtschir* 18:236, 1994.
19. Shokirov S, Wangerin K: Transantral distraction device in correction of severe maxillary deformity in cleft patients, *Stomatologija* 13:25, 2011.
20. Kessler P, Wiltfang J, Schultze-Mosgau S, et al: Distraction osteogenesis of the maxilla and midface using a subcutaneous device: report of four cases, *Br J Oral Maxillofac Surg* 39:13, 2001.
21. Cheung LK, Lo J: Distraction of Le Fort II osteotomy by intraoral distractor: a case report, *J Oral Maxillofac Surg* 64:856, 2006.
22. Gonzalez M, Guerrero C, Ding M: Distraction osteogenesis. In Bagheri S, Bell B, Khan H, editors: *Current therapy in oral and maxillofacial surgery*, St Louis, 2012, Mosby.
23. Guerrero C, Bell W, Gonzalez M, Meza L: Intraoral distraction osteogenesis. In Fonseca RJ, editor: *Oral and maxillofacial surgery*, Philadelphia, 2000, Saunders.
24. Schendel S, Delaire J: Facials muscles: form, function and reconstruction in dentofacial deformities. In Bell W, Proffit W, White R, editors: *Surgical correction in dentofacial deformities*, Philadelphia, 1984, Saunders.
25. Guerrero C: Intraoral bone transport in clefting, *Oral Maxillofac Surg Clin North Am* 14:509, 2002.
26. Guerrero C: Intraoral distraction osteogenesis. In Selected readings in oral, maxillofacial, surgery., Vol, 10., Dallas, University of Texas Southwestern Medical Center at Dallas 10:1, 2002.,
27. Guerrero C, Bell W, Gonzalez M, Meza L: Intraoral distraction osteogenesis, Fonseca RJ, editor: *Oral and maxillofacial surgery*, vol 2, Philadelphia, 2002, Saunders.
28. Cohen S, Burstein F, Stewart M, Rathburn M: Maxillary-midface distraction in children with cleft lip and palate: a preliminary report, *Plast Reconstr Surg* 99:1421, 1997.
29. Guerrero C, Bell W, Gonzalez M, Rojas A: Maxillary advancement combined with posterior palate reposition via distraction osteogenesis: a case report. In Samchukov ML, Cope JB, Cherkashin AM, editors: *Craniofacial distraction osteogenesis*, St Louis, 2001, Mosby.
30. Guerrero C: Maxillary intraoral distraction osteogenesis. In Arnaud E, Diner PA, editors: Proceedings of the Third International Congress on Facial Distraction Processes, June 14-16, 2001; Paris. Bologna, 2001, Monduzzi Editore.

Cirurgia de Modelo

Joseph J. Fantuzzo e Andrew J. Langston

Material Necessário

- Broca para desgastar acrílico
- Resina acrílica pó e líquido (rosa, transparente)
- Alginato
- Garfo de mordida
- Paquímetro (medidas faciais)
- Registro de mordida em relação cêntrica (cera)
- Gesso
- Serra fina
- Plataforma de Erickson para cirurgia de modelo
- Arco facial
- Pistola de cola quente
- Faca de laboratório
- Cera de laboratório
- Torno
- Anestésico local com vasoconstritor
- Canetas marcadoras (preta e vermelha)
- Recortador de Modelo
- Vaselina
- Gesso
- Pedra-pomes e polidora
- Tesouras
- Articulador semiajustável
- Broca reta ou esférica (para perfurações de 1 mm nos guias)

Introdução

Desde a primeira osteotomia de mandíbula (Hullihen, 1849), as técnicas de cirurgia ortognática se desenvolveram a partir da abordagem cirúrgica mais comumente usada para a correção de deformidades crânio-maxilofaciais. A aplicação das técnicas de cirurgia ortognática envolve movimentos tridimensionais e complexos, que necessitam de planejamento pré-operatório bem estudado. No início, os cirurgiões se baseavam unicamente em suas experiências clínicas e cirúrgicas para realizar osteotomias de mandíbula (Hullihen, 1849: Blair, 1907). Em 1935, Wassmund planejou uma cirurgia fabricando guias cirúrgicos de liga de prata a partir de segmentos de modelos dentais seccionados posicionados manualmente. O uso de transferência arbitrária do arco facial ganhou apoio após Shallhorn[1] demonstrar que o eixo arbitrário de rotação intercondilar está dentro de um raio de 5 mm do eixo de rotação verdadeiro. Na década de 1960 e no início da década de 1970, Obwegeser usou a combinação dos modelos posicionados manualmente e montados no articulador para preparar osteotomias bimaxilares. Lockwood[2] desenvolveu um sistema de chave espaçadora para cirurgia de modelos que usava uma linha do plano de rotação do articulador. Hohl[3] defendeu o uso de um articulador anatômico e de transferência do arco facial em cirurgias de segmentação maxilar. Medidas da cirurgia de modelo usando réguas milimétricas manuais abriram caminho para a plataforma de Erickson para cirurgia de modelos (Great Lakes Orthodontics, Tonawanda, New York), permitindo planejamento mais preciso das cirurgias de modelos. Heggie[4] desafiou a precisão da cirurgia modelo sozinho e sugeriu a utilização de um calibrador (Paquímetro modificado Vernier) para registrar a distância entre o násio (rhinion) e um ponto arbitrário no nariz e a linha média da borda dos incisivos, para avaliar a posição vertical da maxila durante a cirurgia.

A sequência tradicional de cirurgia ortognática bimaxilar, mais comumente utilizada pelos cirurgiões ortognáticos, reposiciona a maxila primeiro, usando a mandíbula sem cortes como uma referência. A mandíbula é então reposicionada em oclusão com a maxila reposicionada. Ao contrário da prática estabelecida, Lindorf e Steinhauser,[5] Buckley *et al.*,[6] Cottrell e Wolford,[7] e Psnick[8] sugeriram alteração na sequência do planejamento da cirurgia de modelo bimaxilar e do passo-a-passo do procedimento cirúrgico. A abordagem modificada por eles reposiciona primeiro a mandíbula, e a maxila é então colocada sobre a relação oclusal mais ideal com a mandíbula. Apenas a posição vertical do incisivo precisa ser definida no reposicionamento cirúrgico da maxila. Esta sequência reduz o tempo de laboratório e evita o deslocamento potencial da maxila reposicionada durante a cirurgia na mandíbula, principalmente nos casos pouco confiáveis de relação cêntrica devido a côndilo (ou côndilos) mandibular malformado ou ausente, grandes avanços mandibulares, segmentação maxilar e/ou paredes maxilares finas.[6-8]

Tanto o método tradicional e "reverso" de planejamento obtém resultados clínicos aceitáveis, e ambos dependem das demandas do problema clínico, além de conhecimento do cirurgião, formação, experiência e preferência pessoal. Planejamento de cirurgia de modelo padrão, embora demorado no laboratório, ainda é um método previsível e confiável para conseguir o reposicionamento cirúrgico apurado na sala de cirurgia. Recentemente, o planejamento cirúrgico de modelo virtual ganhou popularidade, e os proponentes têm mostrado que é uma alternativa eficiente e precisa para o planejamento da cirurgia modelo padrão.[9] A curva de aprendizagem e custo da tecnologia para planejamento virtual podem ser fatores limitantes. Certamente um exame clínico apurado deve ser realizado e o plano cirúrgico bem estudado deve ser desenvolvido antes do planejamento no software de computador.

Indicações

Deformidades crânio-maxilofaciais envolvem tanto os tecidos moles e duros em todos os três planos do espaço. Traçados preditivos fornecem uma quantidade estimada e direção do movimento maxilar e/ou mandibular, porém apenas em duas dimensões e de uma vista de perfil. A cirurgia de modelo definitiva fornece uma avaliação mais precisa dos movimentos da cirurgia planejada projetados para estabelecer uma oclusão ideal e funcional, com os côndilos posicionados adequadamente na fossa e com o reposicionamento simultâneo dos maxilares em todos os três planos do espaço para garantir a estética facial.[10,11] A cirurgia de modelo por fim permite o cirurgião levar estes objetivos, baseado na avaliação clínica e radiográfica, para a sala de cirurgia. Razões para realizar a cirurgia de modelo incluem (1) determinar a magnitude e direção dos movimentos esqueléticos; (2) avaliar a posição das osteotomias planejadas, especialmente das interdentais. (3) confirmação do planejamento cirúrgico; (4) permitir a fabricação dos guias cirúrgicos, para serem usados no momento da cirurgia, baseado na função condilar; e (5) fornecer uma referência comparativa do resultado oclusal realmente alcançado após a liberação do bloqueio maxilomandibular.[12]

A transferência do arco facial e a montagem no articulador não são necessárias em uma cirurgia de mandíbula isolada. Em uma cirurgia de mandíbula isolada, ela é reposicionada em oclusão com a maxila. O cirurgião determinou que a maxila está idealmente posicionada. Portanto, a maxila é usada como um guia. O planejamento cirúrgico da mandíbula pode ser facilmente realizado em um articulador tipo charneira (Galetti). Apenas um único guia (final) é necessário, que é fabricado da relação oclusal ideal planejada.

A cirurgia de modelo é especialmente importante no planejamento da cirurgia bimaxilar. Quando a cirurgia bimaxilar é planejada, o reposicionamento preciso da maxila é crítico, pois a maxila deve ser idealmente reposicionada baseada na avaliação clínica e radiográfica e usando o posicionamento presente da mandíbula como um guia.[13]

Guias cirúrgicos tornam o reposicionamento cirúrgico da maxila e da mandíbula relativamente fácil, rápido, preciso e previsível no trans-cirúrgico.[14,15] Tendo em conta a complexidade tridimensional de reposicionamento maxilar, o guia intermediário considera o posicionamento anteroposterior e médio-lateral, além de "pitch", "roll" e "yaw". Apenas a posição vertical dos incisivos superiores precisa ser planejada e abordada na cirurgia. A posição vertical do incisivo é baseada na avaliação clínica pré-cirúrgica. Embora o planejamento da cirurgia de modelo e a fabricação de guias sejam demorados, permitem que o cirurgião entre na sala de cirurgia com confiança no planejamento cirúrgico.

Contraindicações e Limitações

Embora o planejamento da cirurgia de modelo possa fornecer resultados consistentes confiáveis durante a cirurgia, existem muitos passos ao longo do caminho. Cada passo possui um potencial para introduzir imprecisões que poderiam no fim das contas afetar o resultado final.[16,17] Lapp[17] descreveu um número de argumentos contra o planejamento de modelo e a fabricação de guias, tais como distorção das impressões com alginato, transferência imprecisa do arco facial, montagem incorreta dos modelos de estudo, distorção dimensional dos guias em acrílico, e um guia intermediário fino ou demasiadamente espesso atuando como um fator potencial no reposicionamento mandibular. Um guia intermediário fino feito sem manter uma posição neutra no pino do articulador leva a excesso de confiança na autorrotação condilar. Um guia que é muito espesso pode causar um deslocamento condilar durante o reposicionamento maxilar. Lapp sugere que o planejamento de modelo e a fabricação do guia dão ao cirurgião uma "falsa sensação de segurança".[18]

TÉCNICA: Planejamento da Cirurgia de Modelo

PASSO 1: Planejamento Pré-cirúrgico: Avaliação e Documentação Clínica e Radiográfica do Paciente

Uma história completa e uma avaliação clínica devem sempre ser obtidas. Medidas faciais (em milímetros) são documentadas e incluem a linha média da maxila em relação a linha média da face; linha média da mandíbula com a linha média da face e em relação a linha média da maxila; presença ou ausência de desnivelamento maxilar; e posição vertical do incisivo superior em relação ao lábio superior em repouso e no sorriso.[19] O cirurgião deve avaliar e planejar por mudanças na dimensão transversa da maxila (corredor bucal), posição maxilar anteroposterior, e plano maxilar e mandibular (rotação do "pitch"). A rotação do plano maxilofacial pode ter uma influência positiva na relação do incisivo superior com o lábio inferior, na inclinação do incisivo, na estética do sulco nasolabial e do perfil.

Uma série de radiografias deve ser obtida (radiografias cefalométrica lateral, cefalométrica posteroanterior e panorâmica), e análises cefalométricas devem ser realizadas usando os traçados manuais ou por software de computador. Estas devem estar disponíveis, mesmo que como uma orientação, no momento do exame clínico e planejamento

O reposicionamento preferencial da maxila, da mandíbula, e do mento é determinado de acordo com o desejo do paciente e com a preferência do cirurgião, baseado na avaliação clínica geral (por exemplo, os objetivos do paciente, a avaliação da estética facial e do sorriso, limitações esqueléticas morfológicas e dentais, e análise cefalométrica).

(Continua)

TÉCNICA: Planejamento da Cirurgia de Modelo (Cont.)

PASSO 2: Registro de Mordida em Relação Cêntrica

Como definido no Glossário de Termos Protéticos,[19] a relação cêntrica (RC) é a relação maxilomandibular em que os côndilos articulam com a porção mais avascular dos seus respectivos discos com o complexo na porção anterossuperior contra o corpo das eminências articulares. Esta posição é independente do contato dos dentes.[20] A relação cêntrica é clinicamente discernível quando a mandíbula é direcionada superiormente e posteriormente. Ela é restrita a um movimento puramente rotativo em torno do eixo transversal horizontal. Para registrar a mordida em RC, coloque uma cera macia na oclusal da maxila. Em seguida registre a oclusal da maxila contra a cera mole. É importante que o cirurgião seja capaz de reproduzir essa mordida em relação cêntrica com o paciente em uma posição neutra da cabeça e com a mandíbula relaxada. A mordida em relação cêntrica deve ser reprodutível com precisão com o paciente sob anestesia geral na mesa de operação (Fig. 41-1, *A* e *B*).[21-27]

PASSO 3: Transferência do Arco Facial para o Articulador

Uma transferência precisa do arco facial permite o registro de pontos importantes para o estabelecimento da relação precisa entre os côndilos, a maxila e a base do crânio.[28-30] Primeiro, posicione o lado de cima do garfo, com godiva plastificada, na oclusal da maxila, tomando cuidado para centralizar o garfo de mordida entre os incisivos centrais superiores. Os pinos do ouvido da porção do "arco" são em seguida posicionados em cada conduto auditivo e segurados pelo paciente nas extensões temporais para garantir até mesmo a pressão medial, superiormente, e para frente em cada canal auditivo. Em seguida, coloque o garfo de mordida (com a godiva registrada com os dentes superiores do paciente) no dispositivo do arco facial. De perfil, ajuste a extensão temporal do arco facial para coincidir com o plano horizontal de Frankfurt. Na vista frontal, ajuste o arco facial para ficar paralelo às pupilas. A porção nasal deve repousar passivamente no násio (rhinion). Aperte o parafuso borboleta arco facial, e aperte o parafuso para prender o garfo de mordida para a parte vertical do aparelho arco facial. Após a confirmação dos três pontos de referência, solte os pinos da orelha, soltando os parafusos nas extensões temporais e remova o arco facial do paciente (Fig. 41-1, *C* a *E*).

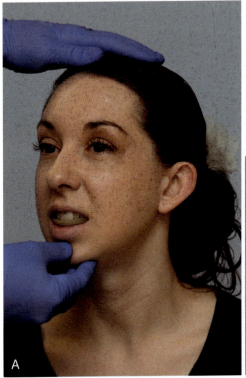
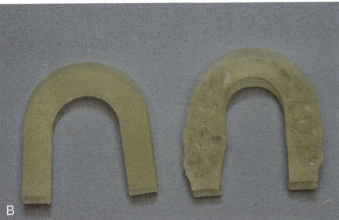

Figura 41-1 A, Capturando a relação cêntrica com a cera de mordida. **B**, Cera de mordida com registro da relação cêntrica.

CAPÍTULO 41 Cirurgia de Modelo

TÉCNICA: Planejamento da Cirurgia de Modelo *(Cont.)*

PASSO 4: Montagem dos Modelos

Como parte do registro pré-cirúrgico, impressões com alginato dos arcos dentais maxilar e mandibular são obtidos. As impressões de alginato são vertidas em gesso. Tenha certeza de remover todas as bolhas oclusais. Além disso, é útil incorporar uma base adequada usando formas de base, medindo da ponta da cúspide molar até a base e ponta da cúspide do canino até a base. Os modelos são precisamente desgastados usando um recortador de modelo de gesso. Em seguida, monte o modelo superior no articulador com gesso branco, utilizando o arco facial e a peça de suporte do garfo de mordida para prevenir o rebaixamento do modelo maxilar. É útil colocar uma camada fina (diâmetro de uma moeda de dez centavos) de vaselina sobre o centro da base do molde maxilar antes de adicionar a base de gesso; isso ajuda a facilitar a separação mais tarde. Quando se utiliza cola quente durante o planejamento da cirurgia de modelo, o gesso deve ser deixado para secar durante a noite. Após secar, articular o modelo inferior em RC ao superior montado usando a cera de mordida em RC e fixe a oclusão na posição com cola quente. Em seguida, monte o modelo inferior no articulador com gesso branco. Uma vez que o gesso esteja seco, desgaste cada modelo maxilar e mandibular montados com gesso de montagem, tudo como uma unidade. Deixe o gesso usado para montar o modelo mandibular secar durante a noite (Fig. 41-1, *F*).

(Continua)

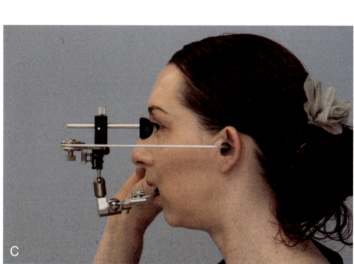
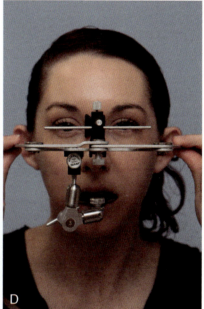
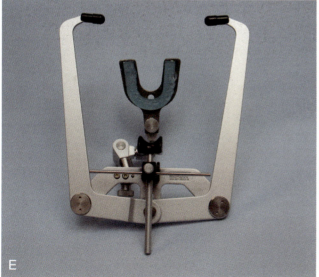
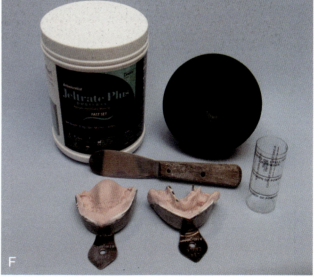

Figura 41-1 *(Cont.)* **C** e **D,** Transferência do arco facial (vista frontal e de perfil). **E,** Arco facial pronto para ser montado no articulador. **F,** Impressões com alginato.

TÉCNICA: Planejamento da Cirurgia de Modelo (Cont.)

PASSO 5: Linhas de Referência/Marcação dos Modelos

Depois que os modelos montados secaram durante a noite, use uma caneta de marcação preta para marcar duas linhas de referência circunferenciais horizontal na unidade do maxilar. Coloque a primeira linha horizontal inteiramente em pedra verde. Em seguida, meça e coloque a segunda linha horizontal inteiramente em gesso branco. As linhas de referência são marcadas com uma separação de 20 mm. Em seguida, marque as linhas de referência verticais no sulco mésio-vestibular de cada primeiro molar, entre os incisivos centrais (na linha média dental), em cada ponta de cúspide do canino e na tuberosidade posterior/região retromolar (centro do rebordo) bilateralmente. Estas linhas de referência permitem fácil visualização das mudanças alcançadas durante a cirurgia modelo. Usando uma caneta preta de marcação, coloque um ponto na ponta da cúspide mésio-vestibular de cada primeiro molar superior, em cada canino superior, e no ponto médio da borda incisal de cada incisivo central superior (Fig. 41-1, *G a I*).

PASSO 6: Utilização da Plataforma de Erickson para Cirurgia de Modelo

Documente (em milímetros) as medidas pré-operatórias feitas da plataforma de Erickson para cirurgia de modelo. Meça a medida vertical atual com o bloco do modelo em sua base. A plataforma é usada para medir a distância (em milímetros) da borda incisal da maxila marcada em cada incisivo central superior e ponta da cúspide mésio-vestibular marcada de cada molar superior e de canino. Em seguida, meça a posição anteroposterior (horizontal) atual com o bloco do modelo em pé. O paquímetro é usado para medir a distância (em milímetros) da borda incisal marcada de cada incisivo central superior. Em seguida, meça a largura transversal atual (cúspide mésio-vestibular do molar superior a molar superior e canino a canino marcada) e a linha média da maxila com o bloco de modelo de cada lado. A atual posição maxila, com base nestas medições, é gravada na planilha de planejamento da cirurgia de modelo (Fig. 41-1, *J*).

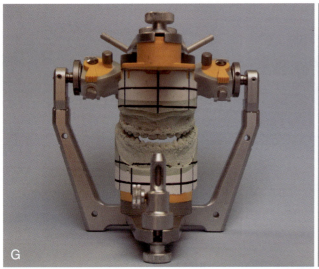
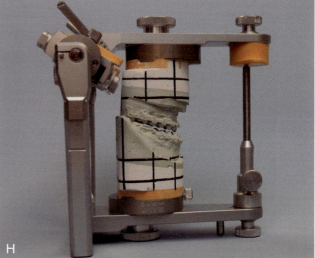
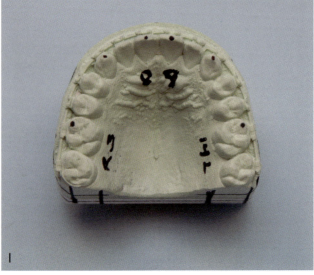

Figura 41-1 *(Cont.)* **G** e **H,** Modelos montados e referenciados (não cortados). **I,** Modelo marcados e referenciados (vista oclusal).

TÉCNICA: Planejamento da Cirurgia de Modelo (Cont.)

PASSO 7: Posicionando a Oclusão e Reposicionando a Maxila

Para reposicionar a maxila, remova a maxila montada do articulador e separe o modelo superior da base de gesso sobre uma superfície de proteção usando uma serra fina e uma de faca laboratório. Usando uma técnica manual, determine a oclusão planejada. Segmente a maxila em dois ou três segmentos, se indicado, utilizando uma serra fina como planejado. Em seguida, alinhe a maxila (ou segmentos maxilares) sobre o arco mandibular para a oclusão ideal. Se são necessários ajustes nas cúspides dos dentes (ameloplastia), para ajudar a estabelecer a oclusão mais ideal, isso pode ser realizado nos modelos através da remoção de gesso verde onde indicado usando a faca laboratório. Marque as áreas onde são reduzidas as cúspides no gesso verde com uma caneta vermelha, para referência futura e reprodução na sala de cirurgia. Se for necessária a segmentação, crie uma maxila de uma peça, segurando os segmentos maxilares juntos na oclusão planejada com cola quente. Leve o modelo maxilar de volta ao articulador. A maxila é reposicionada, conforme determinado durante o exame clínico e radiográfico realizado com a presença do paciente. A posição final maxila é determinada de acordo com o planejamento, utilizando a plataforma de Erickson (AP, vertical, transversal). Mantendo o pino incisal do articulador numa posição neutra, utilize cera para facilitar o reposicionamento do modelo superior à base de gesso montada no articulador. Em seguida, prenda o molde maxilar na posição final à base gesso com cola quente (Fig. 41-1, *K* e *L*).

(Continua)

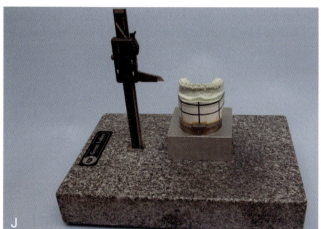
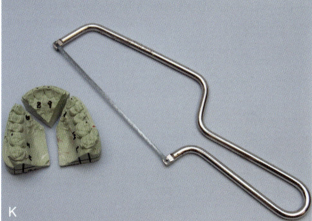
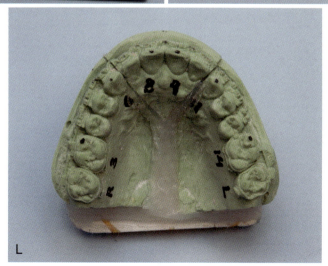

Figura 41-1 *(Cont.)* **J**, Plataforma de Erickson para de cirurgia de modelo. **K**, Modelo cortado em segmentos. **L**, Três pedaços de modelo posicionados na oclusão planejada.

TÉCNICA: Planejamento da Cirurgia de Modelo *(Cont.)*

PASSO 8: Confecção do Guia Intermediário e Manutenção da Posição Neutra do Pino Incisal do Articulador

Agora que a maxila foi colocada na posição planejada e sem alterar o modelo da mandíbula montado, confeccione o guia intermediário. Para garantir que o acrílico não fique aderido aos dentes dos modelos de gesso, aplique uma fina camada de vaselina nos dentes superiores e inferiores, utilizando uma escova de dente. Usando líquido acrílico rosa e pó branco, misture o acrílico até que a massa pare de escoar. Uma porção do acrílico pode ser enrolada em uma tábua de madeira e desgastada para aproximar a oclusão. Aplique vaselina em suas mãos e adapte a massa na superfície oclusal maxilar. Feche o articulador até que o pino toque; isto resulta em uma impressão da oclusão de cada lado. Para evitar escavações no acrílico, mantenha o nível do acrílico abaixo do nível da base dos bráquetes ortodônticos da maxila e acima da base dos bráquetes ortodônticos mandibular. Utilize uma tesoura afiada para remover qualquer excesso de acrílico conforme necessário. Para ajudar a garantir que não tenha retenções remanescentes, abra e feche o articulador na oclusão intermediária até que o acrílico finalmente se acomode. Uma vez que o guia intermediário em acrílico tenha tomado presa, use um torno com uma broca de acrílico para desgastar o excesso. Para evitar um efeito de rampa lingual, remover o excesso de acrílico na região dos dentes inferiores de forma que previna interferências devido ao arco de rotação da mandíbula que ocorre durante a abertura e o fechamento.

PASSO 9: Reposicionamento da Mandíbula

Para reposicionar a mandíbula, primeiro marque as linhas de referência vertical e horizontal no modelo mandibular montado conforme o da maxila com uma caneta de marcação preta. A posição atual do modelo mandibular pode ser referenciado e documentado como no modelo superior, utilizando a plataforma de Erickson para cirurgia de modelo. Separe o modelo mandibular a partir da base gesso, como foi feito no modelo maxilar, e coloque o modelo inferior na oclusão "final" preferida com a maxila e prenda com cola quente. Alinhe o modelo inferior colado com cola quente na oclusão final com o modelo superior montado na base gesso com o pino do articulador mantido em uma posição neutra. Depois retire qualquer interferência na base de gesso. Em seguida, prenda o modelo inferior à base de gesso com cola quente. Remova a cola de fixação dos modelos da maxila e da mandíbula e confirme que a oclusão final está conforme a planejada. A nova posição mandibular pode ser determinada medindo-a na plataforma de Erickson para cirurgia de modelo e o resultado é documentado em milímetros (Fig. 41-1, *M* e *N*).

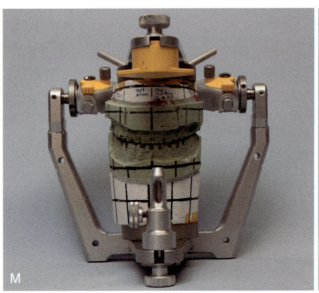
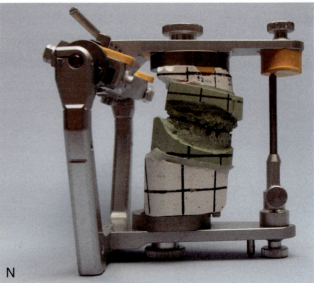

Figura 41-1 *(Cont.)* **M** e **N,** Modelos finais marcados e montados; cirurgia de modelos concluída.

TÉCNICA: Planejamento da Cirurgia de Modelo (Cont.)

PASSO 10: Confecção do Guia Final

O guia final é fabricado da mesma forma que o guia intermediário. Previna que o acrílico fique aderido nos modelos reaplicando vaselina nos dentes superiores e inferiores, utilizando uma escova de dente. Em seguida, misture o líquido acrílico transparente e pó branco até que não esteja escoando. Aplique vaselina e suas mãos e enrole o acrílico em um cilindro. Enrole a peça de acrílico sobre uma tábua de madeira e pré-corte o acrílico, aproximando a superfície oclusal dos dentes. Em seguida, adapte e readapte o acrílico como no guia intermediário. Desgaste o guia final da mesma forma que guia intermediário. Uma vez que o acrílico tenha tomado presa e resfriado, coloque o guia no modelo maxilar e, para permitir a fácil passagem de fios utilizados no transcirúrgico para segurar o guia nos bráquetes ortodônticos superiores, marque a localização e direção ideal dos orifícios interdentais com um lápis. Perfure orifícios com 1 mm de diâmetro em ambas os guias final e intermediário. Em seguida, dê polimento nos guias em um torno com uma politriz usando pedra-pomes e pasta de polimento (Fig. 41-1, *O*).

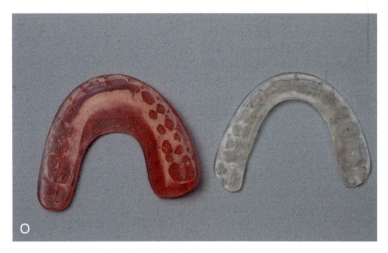

Figura 41-1 *(Cont.)* **O,** Guias intermediário e final.

Prevenção e Tratamento das Complicações

Cuidar para assegurar que as etapas importantes estão sendo realizadas ao longo do caminho confere precisão e ajuda a reduzir o risco de complicações. Os guias oclusais determinam a posição final da maxila e da mandíbula no momento da cirurgia. Apenas a posição vertical do incisivo superior, determinado durante o exame clínico pré-operatório, é definida um pouco independente do planejamento cirúrgico modelo. Portanto, o planejamento do modelo preciso é crítico. A importância de registrar uma mordida em cera em RC reprodutível e registrar precisamente o arco facial não pode ser subestimada. Considere ter o retorno do paciente no consultório depois do planejamento do modelo e antes da cirurgia para uma visita pré-operatória final. A precisão da cirurgia de modelo e de todo o plano cirúrgico podem ser confirmados neste momento. Isso permite uma abordagem de "medir duas vezes, cortar uma vez".

No momento da tentativa do reposicionamento adequado da maxila e da mandíbula, podem ocorrer complicações transcirúrgicas como resultado de uma falha ao acomodar os côndilos corretamente nas fossas, remoção inadequada das interferências ósseas, reposicionamento vertical impreciso e da oclusão não estar posicionada nos guias oclusais.

Quando a maxila é reposicionada, medir um ponto de referência vertical é importante para evitar a remoção inadequada de interferências ósseas e posicionamento vertical impreciso. A utilização de uma referência externa (por exemplo, um fio de Kirschner colocado na ponte nasal óssea) tem demonstrado ser mais precisa e confiável durante o reposicionamento maxilar vertical do que os pontos de referência intraorais.[31]

Antes de fixar a maxila no momento do reposicionamento da Le Fort I, certifique-se de verificar as linhas medianas e toda a posição da maxila por deformidade não intencional de inclinação linha média ("roll") ou rotação do arco ("yaw"). A posição da maxila e da mandíbula deve ser reavaliada depois do reposicionamento mandibular para garantir que nenhuma discrepância na linha média, inclinação oclusal ("cant"), ou erro na rotação do arco foi introduzido. Uma "deformidade no yaw" ocorre com a oscilação da maxila ao longo do longo eixo no plano horizontal. Prestar atenção para mudanças nas linhas de referência verticais posteriores colocadas nos modelos dentais podem ajudar a prevenir a rotação não intencional da maxila no reposicionamento maxilar durante a cirurgia de modelo. Uma deformidade de "yaw" na maxila também leva a um erro de reposicionamento mandibular secundário. Pode causar a assimetria e/ou proeminência não intencional do ângulo da mandíbula de um lado.

Após o reposicionamento e fixação da maxila e da mandíbula, confirmar que os côndilos estão acomodados corretamente em cada fossa, verificando a oclusão. Se não é encontrada a oclusão reprodutível, como previsto pelos guias, o cirurgião deve remover as fixações e repetir o reposicionamento e a fixação, de forma gradual, até que a oclusão planejada seja alcançada. Se isso não for realizado, o resultado é reposicionamento impreciso dos maxilares e maloclusão.

A expansão transversal da maxila é inerentemente instável. Quando estão previstas osteotomias maxilares segmentares, o guia oclusal final é usado para manter a expansão transversal pós-operatória durante a cicatrização inicial (quatro a seis semanas). A largura transversal adquirida na cirurgia deve ser mantida pelo ortodontista usando um aparelho transpalatino ou fio de arco pesado. Normalmente, o guia final é fixado à dentição maxilar com fios retos que são inseridos através de perfurações prévias e são apertados em torno dos bráquetes ortodônticos. Portanto, o guia deve ter a durabilidade e rigidez adequadas, mas ao mesmo tempo ser suave e fino para a tolerância e conforto do paciente durante a fase de recuperação pós-operatória (período de cicatrização inicial). Isso pode enfraquecer o guia final, que deve ser reforçado com um fio de aço inoxidável ou clipe de papel. A fratura do guia pode ser um transtorno transoperatório se ocorrer em médio prazo, o que pode resultar em recidiva da expansão maxilar transversal e comprometimento da oclusão final.

Recomendações Pós-operatórias

É importante que o paciente mantenha uma boa higiene oral durante o período pós-operatório. Visitas regulares pós-operatórias são agendadas para que o cirurgião possa monitorar o nível de atividade e encorajar a hidratação, ingestão de calorias e higiene. A cada visita pós-operatória, o cirurgião deve prestar atenção para preocupações pós-operatórias, monitorar a cicatrização e checar a reprodutibilidade da oclusão do paciente. "Guias" elásticos pós-operatórios são mantidos durante todo o período inicial de cicatrização. Dieta, higiene e instruções de nível de atividade são revisadas e avançadas, conforme apropriado. A dieta líquida (triturados no liquidificador) é tolerada durante as semanas iniciais após a cirurgia. Dentro de três a seis semanas, o paciente pode passar para uma dieta macia e, eventualmente, a uma dieta regular.

Os modelos criados durante o trabalho de cirurgia de modelo pré-cirúrgico devem ser mantidos como parte do registro do paciente. Fotografias faciais e oclusais são feitos para documentar o progresso do paciente antes de um retorno ao ortodontista para o tratamento ortodôntico. O cirurgião deve permanecer disponível se preocupações surgirem e para monitorar a estabilidade do resultado ortodôntico e cirúrgico.

Agradecimentos

O autor gostaria de agradecer a Keith Bullis (fotógrafa médica) por dar assistência no preparo das fotografias para este capítulo.

Referências

1. Schallhorn RG: A study of the arbitrary center and the kinematic center of rotation for face-bow mountings, *J Prosthet Dent* 7:162, 1957.
2. Lockwood H: A planning technique for segmental osteotomies, *Br J Oral Surg* 12:102, 1974.
3. Hohl TH: The use of an anatomic articulator in segmental orthognathic surgery, *Am J Orthod* 73:428, 1978.
4. Heggie AA: A calibrator for monitoring maxillary incisor position during orthognathic surgery, *Oral Surg Oral Med Oral Pathol* 64:671, 1987.
5. Lindorf HH, Steinhauser EW: Correction of jaw deformities involving simultaneous osteotomy of the mandible and maxilla, *J Maxillofac Surg* 6:239, 1978.
6. Buckley MJ, Tucker MR, Fedette SA: An alternative approach for staging simultaneous maxillary and mandibular osteotomies, *Int J Adult Orthod Orthognath Surg* 2:75, 1987.
7. Cottrell DA, Wolford LM: Altered orthognathic surgical sequencing and a modified approach to model surgery, *J Oral Maxillofac Surg* 52:1010, 1994.
8. Posnick JC, Ricalde P, Ng P: A modified approach to "model planning" in orthognathic surgery for patients without a reliable centric relation, *J Oral Maxillofac Surg* 64:347, 2006.
9. Anwar M, Harris M: Model surgery for orthognathic planning, *Br J Oral Maxillofac Surg* 28:393, 1990.
10. Bamber MA, Harris M, Nacher C: A validation of two orthognathic model surgery techniques, *J Orthod* 28:135, 2001.
11. Epker BN, Fish LC: Definitive model surgery and surgical occlusal splint construction, Epker BN, Stella JP, Fish LC, editors: *Dentofacial deformities: integrated orthodontic and surgical correction*, vol 1, St Louis, 1995, Mosby.
12. Marko JV: Simple hinge and semiadjustable articulators in orthognathic surgery, *Am J Orthod Dentofac Orthop* 90:37, 1986.
13. Ellis E: Bimaxillary surgery using an intermediate splint to position the maxilla, *J Oral Maxillofac Surg* 57:53, 1999.
14. Bouchard C, Landry P: Precision of maxillary repositioning during orthognathic surgery: a prospective study, *Int J Oral Maxillofac Surg* 42:592, 2013.
15. Ellis E: Accuracy of model surgery: evaluation of an old technique and introduction of a new one, *J Oral Maxillofac Surg* 48:1161, 1990.
16. Ellis E, Tharanon W, Gambrell K: Accuracy of face-bow transfer: effect on surgical prediction and postsurgical result, *J Oral Maxillofac Surg* 50:562, 1992.
17. Lapp TH: Bimaxillary surgery without the use of an intermediate splint to position the maxilla, *J Oral Maxillofac Surg* 57:57, 1999.
18. Bell W, Proffit W, White R: Treatment planning for dentofacial deformities, Bell W, editor: *Surgical correction of dentofacial deformities*, vol 1, Philadelphia, 1980, Saunders.
19. The glossary of prosthodontics terms, *J Prosthet Dent* 94:10, 2005.
20. Jasinevicius TR, Yellowitz JA, Vaughan GG, et al: Centric relation definitions taught in 7 dental schools: results of faculty and student surveys, *J Prosthodont* 9:87, 2000.
21. Keshvad A, Winstanley RB: An appraisal of the literature on centric relation. I, *J Oral Rehabil* 27:823, 2000.
22. Keshvad A, Winstanley RB: An appraisal of the literature on centric relation. II, *J Oral Rehabil* 27:1013, 2000.
23. Keshvad A, Winstanley RB: An appraisal of the literature on centric relation. III, *J Oral Rehabil* 28:55, 2001.

24. Campos AA, Nathanson D, Rose L: Reproducibility and condylar position of a physiologic maxillomandibular centric relation in upright and supine body position, *J Prosthet Dent* 76:282, 1996.
25. Hellsing G, McWilliam JS: Repeatability of the mandibular retruded position, *J Oral Rehabil* 12:1, 1985.
26. Tarantola GJ, Becker IM, Gremillion H: The reproducibility of centric relation: a clinical approach, *J Am Dent Assoc* 128:1245, 1997.
27. Adrien P, Schouver J: Methods for minimizing the errors in mandibular model mounting on an articulator, *J Oral Rehabil* 24:929, 1997.
28. O'Malley IS, Milosevic A: Comparison of three face bow/semi-adjustable articulator systems for planning orthognathic surgery, *Br J Oral Maxillofac Surg* 38:185, 2000.
29. Mayrink G, Sawazaki R, Asprino L, et al: Comparative study between two methods of mounting models in semi-adjustable articulator for orthognathic surgery, *J Oral Maxillofac Surg* 69:2879, 2011.
30. Stanchina R, Ellis E, Gallo WJ, Fonseca RJ: A comparison of two measures for repositioning the maxilla during orthognathic surgery, *Int J Adult Orthodon Orthognath Surg* 3:149, 1988.
31. Bamber MA, Harris M: The role of the occlusal wafer in orthognathic surgery: a comparison of thick and thin intermediate osteotomy wafers, *J Craniomaxillofac Surg* 23:396, 1995.

CAPÍTULO 42

Cirurgia Ortognática Bimaxilar

Vincent J. Perciaccante e Robert A. Bays

Material Necessário

Descolador de periósteo Molt n° 9 (dois)
Lâmina de bisturi n° 15
Uma série de cinzéis e um cinzel curvo
Fios de sutura apropriados
Bisturi elétrico bipolar (se necessário)
Goivas
Paquímetro
Afastador de coronoide
Pinça Kocher curva com fita umbilical
Tesouras Dean de sutura
Cinzel em V para septo nasal

Brocas de fissura se terceiros molares estiverem presentes
Afastador de Hargis
Sistema de fixação interna (terço médio)
Descolador J
Braçadeira de osso Jeter-Van Sickels
Pinça Kelly hemostática
Fios de Kirschner
Anestésico local com vasoconstritor
Afastador Minnesota
Ponta do bisturi elétrico
Afastador de Obwegeser

Broca ovalada *carbide* (ZB-136)
Broca em formato de pera, ou broca esférica se a mandíbula for recuada
Cinzel de pterigoide
Raspador reciprocante
Serra reciprocante
Afastador Seldin
Broca carbide, 1 mm (701)
Gancho de pele simples
Osteótomos espátula
Afastador de Weider
Dobrador de fio de aço "Sputinik"

Os materiais necessários para a cirurgia ortognática bimaxilar são essencialmente a combinação dos materiais usados para os procedimentos ortognáticos para maxila e mandíbula. Entretanto, a necessidade de registros precisos é ampliada pelo fato de ambas as arcadas serem reposicionadas de uma só vez e, portanto, quando a segunda arcada é reposicionada, ela está indexada pela outra arcada recém-reposicionada. Se a nova posição da primeira arcada operada é ligeiramente fora em qualquer um dos três planos do espaço que pode não ser claramente aparente no momento, isso pode resultar em um posicionamento completamente insatisfatório da segunda arcada. O exame pré-operatório tridimensional (Fig. 42-1), estudo cefalométrico (Fig. 42-2), registro de mordida e montagem em articulador (Fig. 42-3), todos desempenham um papel crucial na realização de forma satisfatória da cirurgia de duas arcadas. Uma observação: fotos pré-operatórias não substituem um bom exame clínico, realizado pessoalmente para avaliar áreas críticas como a relação do dente-lábio (repouso e em função), desnivelamento e linhas medianas.

Introdução

A história da cirurgia ortognática maxilar e mandibular simultânea é desconhecida. É provável que cirurgias bimaxilares fossem realizadas muitos anos antes de quaisquer relatos publicados.[1,2]

Cirurgias subapicais segmentares, como as que foram publicadas por Hullihen em 1849, foram provavelmente combinadas com cirurgia subapical da maxila anterior para o tratamento de protrusão bimaxilar e mordida aberta anterior.[3,4]

Indicações

A cirurgia ortognática bimaxilar está indicada sob as seguintes condições:

- A magnitude do movimento para uma cirurgia ortognática monomaxilar é irreal.
- Assimetrias que precisam de reposicionamento tridimensional de ambas as arcadas (geralmente, desvio da linha média dental maxilar de 1,5 a 2 mm ou menos da linha média da face é considerável aceitável; entretanto, a decisão sobre operar ou não a maxila deve ser tomada com parecer e consentimento do paciente, da família e do ortodontista[5]).
- Existe um significante desnivelamento de uma ou de ambas as arcadas.
- Cirurgia telegnática está sendo executada para síndrome da apneia obstrutiva do sono.
- Cirurgia mandibular é necessária e a dimensão transversa da maxila requer expansão, e não está indicada a expansão rápida maxilar assistida cirurgicamente.

Banco de dados Exame Físico para Cirurgia Ortognática			
Transverso	Data:	Data:	Data:
Maxila com a face			
Mandíbula com a maxila			
Mento com a maxila			
Plano oclusal			
Ângulos mandibulares			
Largura do arco			
Vertical			
Altura da coroa			
Comprimento do lábio superior			
Lábio superior – Repouso			
Lábio superior – Fala			
Lábio superior – Sorrindo			
Mordida Aberta/ Sobremordida			
Ântero-posterior			
Sobressalência			
Ângulo nasolabial			
Contorno nasal			
Sulco mento-labial			
Mento			

Figura 42-1 Exemplo simples de banco de dados clínico para cirurgia ortognática que inclui medidas essenciais nos três planos do espaço.

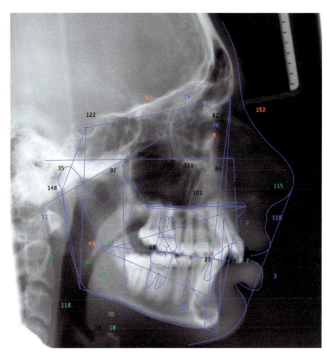

Figura 42-2 Radiografia cefalométrica e análise.

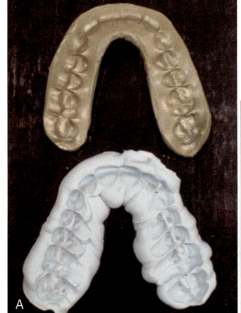
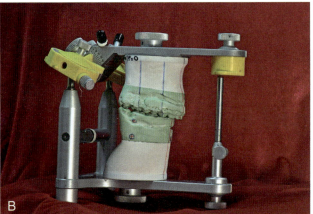

Figura 42-3 A, Registro da mordida em relação cêntrica em cera e polivinilsiloxano. **B-D,** Modelos cirúrgicos montados em relação cêntrica em um articulador semiajustável. (*A,* Extraído de Steed MB, Bays RA, Perciaccante VJ: Model surgery and virtual planning for orthognathics. Em Miloro M, Larsen P, Ghali G, Waite P, editors: Peterson's principles of oral and maxillofacial surgery, 3rd ed. Shelton, CT, 2012, People's Medical Publishing House, pág 1295-1316.)

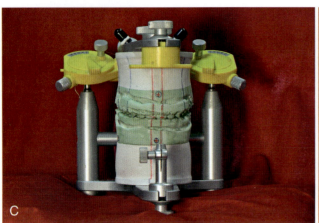
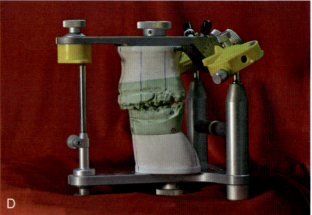

Figura 42-3 (Cont.)

Contraindicações e Limitações

A cirurgia ortognática bimaxilar é contraindicada quando um resultado cirúrgico aceitável pode ser alcançado com uma cirurgia de um único maxilar, quando fatores médicos limitam a duração da anestesia geral, quando desordens hematológicas impedem vários procedimentos cirúrgicos e quando possíveis transfusões sanguíneas são recusadas ou contraindicadas.

TÉCNICA: Cirurgia Ortognática Bimaxilar

Na avaliação inicial do paciente antes de qualquer tratamento, é necessário prever a possibilidade de a cirurgia nas duas arcadas ser necessária. Se for óbvio que apenas a cirurgia mandibular seja necessária, então nenhuma outra consideração é necessária nessa fase inicial. No entanto, se a cirurgia maxilar é considerada, a cirurgia de modelo é necessária para avaliar o impacto da cirurgia maxilar na posição de autorrotação da mandíbula e, subsequentemente, na nova posição da maxila. Embora as avaliações clínicas e cefalométricas sejam importantes, a cirurgia de modelo ou a cirurgia virtual computadorizada com modelos posicionados em relação cêntrica são os únicos métodos precisos para determinar a autorrotação da mandíbula após o reposicionamento da maxila. Esse exercício pode revelar que a maxila será posicionada mais posteriormente do que o desejado ou que a maxila será desviada lateralmente quando os côndilos estiverem assentados. Em tais casos, a cirurgia nas duas arcadas pode ser a única alternativa para corrigir todas as discrepâncias. Esse conhecimento é importante para planejar adequadamente o tratamento ortocirúrgico combinado com o ortodontista, para informar ao paciente do plano de tratamento prévio e para submeter a pré-autorização necessária ao plano de saúde.

PASSO 1: Avaliação Pré-cirúrgica
Avaliação pré-operatória é fundamental em todas as cirurgias ortognáticas. A preparação para a cirurgia ortognática bimaxilar precisa ser mais detalhada do que para cirurgia maxilar ou mandibular isolada, pois a mobilização das duas arcadas dá mais liberdade no posicionamento tridimensional. Com mais liberdade neste posicionamento, há uma maior necessidade de medidas pré-operatórias detalhadas para alcançar o resultado da posição desejada. Avaliação radiográfica padrão inclui radiografias laterais cefalométricas e análises, radiografia ântero-posterior (AP) e análises, e uma radiografia panorâmica (Fig. 42-2). A coleta da base de dados faciais deve incluir a avaliação das dimensões verticais, AP e transversais, assim como da oclusão (Fig. 42-1).

PASSO 2: Estabelecimento Aproximado dos Objetivos de Movimentação
Com base nos resultados da avaliação pré-operatória, é preciso definir objetivos e estabelecer os movimentos do plano de tratamento inicial. Isso será modificado conforme necessário durante a simulação cirúrgica. Independentemente da sequência cirúrgica pretendida, os objetivos do movimento começam com a maxila. Embora muito tenha sido escrito sobre medidas verticais, o valor mais importante é a relação lábio-dente. Como não existem regras rígidas e rápidas para seguir aqui, nossas experiências clínicas recomendam sempre errar no lado de expor mais dente e, pelo fato de a maioria das cirurgias ortognáticas ser realizada em jovens, deve-se considerar flacidez do tecido mole facial com a idade (ou seja, exposição dos dentes diminui com a idade). Além disso, quando há um conflito entre a posição de repouso e sorrindo, a de repouso deve prevalecer. Se a demonstração do dente é favorável em repouso, mas mostra

TÉCNICA: Cirurgia Ortognática Bimaxilar *(Cont.)*

excesso de gengiva durante a função, a posição de repouso deve ser respeitada.

A posição AP da maxila é determinada pela análise clínica e cefalométrica, assim como pelas considerações do paciente.

Linhas médias e desnivelamentos são corrigidos com um olhar para seu efeito sobre a posição final da mandíbula (descrito mais tarde).

PASSO 3: Determinação da Sequência Cirúrgica

A cirurgia bimaxilar pode ser realizada operando-se primeiro a maxila ou a mandíbula. Embora existam certas vantagens tanto ao realizar a cirurgia maxilar ou a mandibular primeiro, essa decisão é amplamente baseada na preferência pessoal.[6,7]

Maxila Primeiro

As vantagens em realizar a cirurgia maxilar primeiro podem incluir a realização da osteotomia como previsto, perda sanguínea mais significativa em primeiro lugar e, nos casos em que o bloqueio maxilomandibular (BMM) está previsto após a cirurgia mandibular (por exemplo, uma osteotomia vertical do ramo intraoral [OVRI] sem fixação rígida). Outra vantagem de realizar a cirurgia maxilar primeiro refere-se AA redução das consequências de uma eventual fratura desfavorável da mandíbula ao realizar uma osteotomia sagital, que pode precisar de BMM no pós-operatório.

Mandíbula Primeiro

As vantagens de realizar a cirurgia mandibular primeiro incluem diminuição da natureza crítica do registro de mordida pré-operatório. Ao realizar primeiro a cirurgia na maxila, o registro de mordida pré-operatório é fundamental. Devido ao fato de que os guias fabricados contra uma mandíbula não operada irão ditar a posição da maxila operada, é necessário um registro exato entre os arcos em relação cêntrica. Realizar primeiro a cirurgia na mandíbula elimina isso como um fator crítico. Certas situações são simplificadas ao realizar a cirurgia mandibular primeiro. A rotação anti-horária do complexo maxilomandibular é uma dessas situações. Ao realizar uma rotação anti-horária, o guia intermediário pode ser complicado quando a cirurgia maxilar é realizada em primeiro lugar. Outra situação em que a cirurgia mandibular antes da cirurgia maxilar pode ser prudente ocorre quando a cirurgia ortognática está sendo realizada após a cirurgia da articulação temporomandibular (ATM) concomitante. Isso elimina a variabilidade provocada por uma mudança na posição da mandíbula em uma cirurgia da ATM. Outra justificativa publicada para a realização primeiro da cirurgia mandibular envolve casos nos quais a cirurgia na maxila será segmentada e, portanto, a rigidez de sua estabilização mais questionável.

Como convenção, os autores executam mais frequentemente a cirurgia maxilar em primeiro lugar. No entanto, isso é decidido em uma base caso a caso determinada pelos méritos do caso individualmente. Historicamente, em casos que começam com o posicionamento da maxila, as osteotomias da mandíbula eram iniciadas e, em seguida, finalizadas após a conclusão da cirurgia maxilar. Com a fixação rígida, estável da maxila, esse passo parece ser desnecessário, deixando a ferida mandibular aberta por um longo período de tempo (Fig. 42-4, *A*).

(Continua)

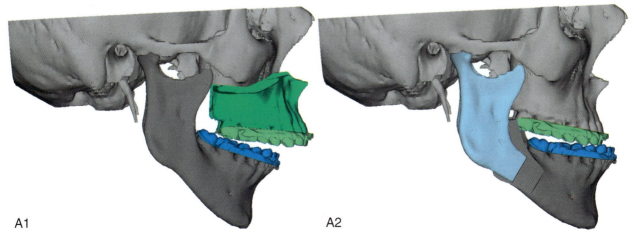

Figura 42-4 Planejamento cirúrgico de avanço bimaxilar de 10 mm com rotação anti-horária para o tratamento da apneia obstrutiva do sono. **A1,** Posição intermediária se a cirurgia maxilar é feita primeiro. **A2,** Mesmo caso. Posição intermediária se a mandíbula é feita primeiro.

TÉCNICA: Cirurgia Ortognática Bimaxilar *(Cont.)*

PASSO 4: Simulação Cirúrgica
A simulação cirúrgica para a fabricação do guia pode ser realizada tanto pela cirurgia de modelo analítica tradicional quanto pelo planejamento cirúrgico virtual baseado em computador.[8]

Cirurgia de Modelo Tradicional
Modelos da maxila e da mandíbula devem ser marcados de acordo com métodos descritos anteriormente (Cap. 37) para que quaisquer movimentos feitos possam ser avaliados em todos os três planos do espaço. Além disso, um mecanismo deve ser planejado para retornar a arcada (modelo) que será operada depois para a sua posição pré-operatória visando a fabricação de um guia intermediário.

Maxila Primeiro
O modelo da maxila é movido para a posição desejada e fixado à base. O modelo inferior é, em seguida, movido para a oclusão pretendida e temporariamente fixado à base. Se essa posição faz que o modelo da mandíbula esteja em uma posição ligeiramente indesejável, ambos os modelos podem ser fixados em conjunto na oclusão final e ajustados como uma unidade até que ambos estejam em uma posição ideal. O guia final é fabricado. É útil ter uma segunda base mandibular ou modelo montado de forma que a mandíbula possa ser retornada para a posição pré-operatória para a confecção do guia intermediário. Nos casos em que a cirurgia segmentar maxilar está prevista como parte de um caso bimaxilar e a cirurgia maxilar é realizada primeiro, o guia intermediário deve ser um guia "*piggyback*" dentro do guia final. Pelo fato de o posicionamento cirúrgico da maxila depender da exatidão dessa posição intermediária, a montagem do articulador deve ser tão precisa quanto possível.

Mandíbula Primeiro
O modelo da maxila é movido primeiro para a posição desejada, tal como descrito anteriormente, e fixada à base. O modelo mandibular é, então, movimentado para a oclusão desejada e o guia final é confeccionado. O modelo da maxila é então transferido de volta para a posição pré-operatória através da utilização de uma segunda base ou modelo montado e o guia intermediário é construído. Não há necessidade de um guia *piggyback*.

Apesar de os guias para cirurgia da maxila segmentada deverem ser rígidos, tais como aqueles feitos com acrílico, pode ser usado polivinilsiloxano para ambos os guias intermediário e final para cirurgias envolvendo um único maxilar ou para um guia *piggyback* em um caso de segmentação.

Planejamento Cirúrgico Virtual Baseado em Computador
Quando o planejamento cirúrgico virtual baseado em computador e fabricação do guia é realizado, não é necessário ter uma decisão final sobre qual maxilar será operado primeiro até a conclusão da simulação cirúrgica e antes da fabricação do guia (Fig. 42-4, *B* a *J*).

(Continua)

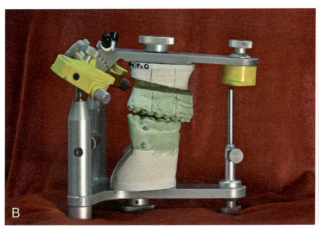 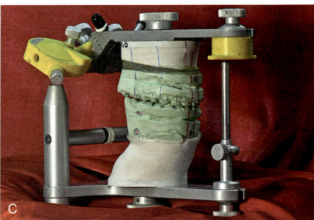

Figura 42-4, *(Cont.)* **B,** Caso bimaxilar na posição intermediária após movimentação da maxila. **C,** Caso bimaxilar na posição final após movimentar ambos os maxilares.

CAPÍTULO 42 Cirurgia Ortognática Bimaxilar 431

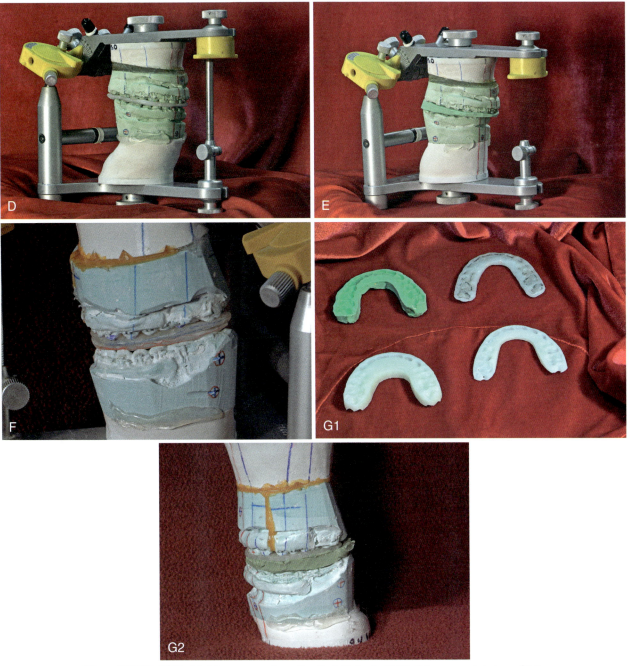

Figura 42-4, (Cont.) **D,** Modelos com o guia acrílico final fabricado. **E,** Modelos com guia intermediário fabricado em polivinilsiloxano. **F,** Caso bimaxilar com maxila segmentada mostrando guias PIGGY-BACK. Marcas a lápis no guia para demarcar o guia final (*azul*) e o guia piggyback intermediário (*vermelho*). **G1,** Guias para o primeiro caso demonstrado na Figura 42-3. Cirurgia de modelo tradicional (*topo*). Planejamento cirúrgico virtual (inferior). Guia intermediário tradicional é em polivinilsiloxano e o final é em acrílico. Guias planejados no computador são fabricados por *computer aided design* e *computer aided manufactoring* (CAD-CAM). **G2,** Caso bimaxilar com maxila segmentada mostrando guias *piggyback*. O guia final é em acrílico e o guia intermediário é em polivinilsiloxano.

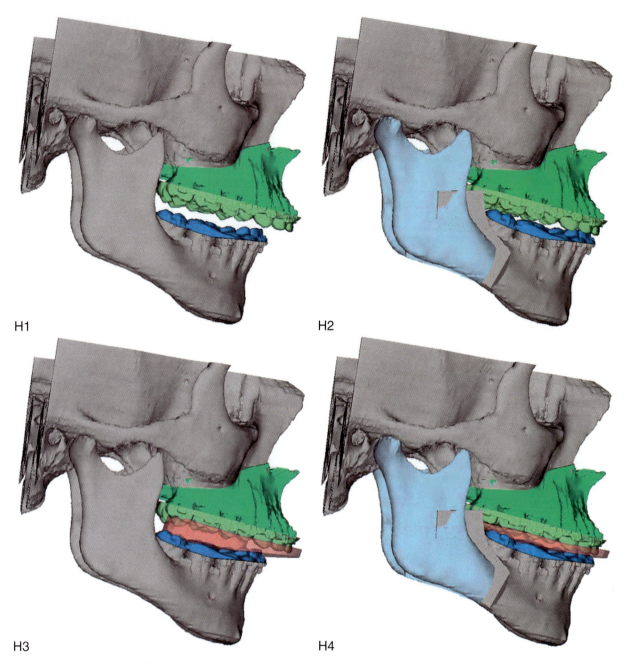

Figura 42-4, *(Cont.)* H1-4, Caso bimaxilar da Figura 42-3 planejado com cirurgia virtual.

CAPÍTULO 42 Cirurgia Ortognática Bimaxilar

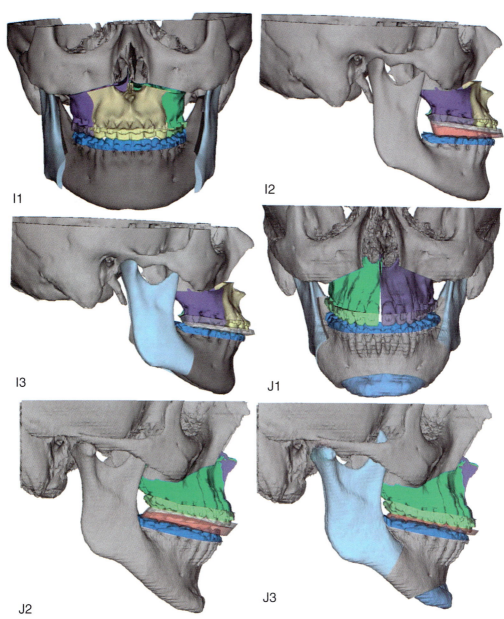

Figura 42-4, *(Cont.)* **I,** Planejamento cirúrgico virtual para caso bimaxilar com a maxila em três segmentos. Posição final; posição intermediária com guia CAD intermediário em posição; posição final com guia CAD intermediário em posição. **J,** Planejamento virtual da cirurgia para caso bimaxilar com a maxila em dois segmentos. Posição final; posição intermediária com guia CAD intermediário em posição; posição final com guia CAD intermediário em posição. (**F** e **G2** extraídos de Steed MB, Bays RA, Perciaccante VJ: Model surgery and virtual planning for orthognathics. In Miloro M, Larsen P, Ghali G, Waite P, editors: Peterson's principles of oral and maxillofacial surgery, 3rd ed. Shelton, CT, 2012, People's Medical Publishing House, pág 1295-1316.)

TÉCNICA: Cirurgia Ortognática Bimaxilar *(Cont.)*

PASSO 5: Manejo do Sangramento

Manejo do sangramento transoperatório é mais importante na cirurgia bimaxilar do que na cirurgia monomaxilar, devido ao potencial para uma maior perda de sangue.[9] Anestesia hipotensiva, pelo menos na parte do procedimento na maxila, é recomendada com uma pressão arterial média de aproximadamente 60 mmHg, bem como o posicionamento do paciente em uma posição de Trendelenburg reversa tipo "cadeira de praia".[10-12] Outras preparações que foram sugeridas incluem a doação pré-operatória, doação de reposição e hemodiluição normovolêmica aguda. A literatura sobre o assunto parece não apoiar a doação pré-operatória.[13] Doação pré-operatória não elimina o risco de

(Continua)

TÉCNICA: Cirurgia Ortognática Bimaxilar (Cont.)

erro burocrático ou de contaminação do sangue, que são fontes comuns de complicações relacionadas à transfusão.[13] Hemodiluição normovolêmica aguda é provavelmente uma escolha melhor em casos de grande preocupação para grande perda de sangue, pois os produtos derivados do sangue não se degradam significativamente ao longo do tempo e os produtos não deixam a sala de cirurgia; contudo, seu benefício pode ser questionável.[14] Tipicamente, o manejo do sangramento dos autores envolve anestesia hipotensiva, posicionamento adequado do paciente e cirurgia rápida com a técnica cuidadosa.

PASSO 6: Osteotomia
As técnicas para realizar as osteotomias são bem descritas em outros capítulos (Caps. 31, 32, 33 e 38).

Prevenção e Tratamento das Complicações

A maioria das complicações transoperatórias associadas às cirurgias bimaxilares é semelhante às das cirurgias monomaxilares. Um mau posicionamento transoperatório das duas arcadas resulta de erros do banco de dados de medições pré-operatórias, erros nas medições da cirurgia de modelo ou de posicionamento, e também de erros no registro de mordida. A oclusão pode ser perfeita, porém ambos os maxilares estão mal posicionados como resultado desses erros de planejamento pré-operatório. Planejamento pré-operatório meticuloso, usando medições que são checadas e verificadas na fase de coleta de dados, deve ser feito de modo que quase sempre é uma má decisão fazer uma mudança transoperatória no planejamento. Se as medições pré-operatórias e os movimentos simulados são meticulosamente feitos e marcados, desvios aparentes do planejamento são atribuíveis mais a questões como o desvio da ponta do nariz ou do lábio causado pelo tubo nasoendotraqueal.

Recomendações Pós-operatórias

Os cuidados pós-operatórios para a cirurgia ortognática bimaxilar consistem numa ampla combinação do que já são para os procedimentos individuais. Pacientes submetidos à cirurgia bimaxilar têm geralmente sido submetidos a uma cirurgia mais extensa com maior perda de sangue e experiência de maior desconforto e inchaço do que os pacientes com cirurgia em uma das arcadas; portanto, a intensidade da recuperação é maior. A duração da recuperação é geralmente inalterada ou ligeiramente prolongada. A maioria dos pacientes submetidos à cirurgia bimaxilar ainda pode ser liberada do hospital ou do centro cirúrgico após uma observação de 23 horas.

A estabilidade dos procedimentos cirúrgicos ortognáticos tem mostrado seguir uma hierarquia previsível. Essa hierarquia tem sido bem descrita na literatura.[15,16] É notável como procedimentos superior e inferior das arcadas combinados se encaixam dentro dessa hierarquia comparados com os seus homólogos similares da cirurgia em um único maxilar. Por exemplo, uma cirurgia de maxila avançada combinada com uma mandíbula recuada é mais estável do que a mandíbula recuada sozinha, mas é menos estável do que a maxila avançada sozinha.

Referências

1. Gross BD, James RB: The surgical sequence of combined total maxillary and mandibular osteotomies, *J Oral Surg* 36:513, 1978.
2. Epker BN, Turvey T, Fish LC: Indications for simultaneous mobilization of the maxilla and mandible for the correction of dentofacial deformities, *Oral Surg Oral Med Oral Pathol* 54:369, 1982.
3. Hullihan SP: Case of elongation of the under jaw and distortion of the face and neck, caused by a burn, successful treated, *Am J Dent Sci* 9:157, 1849.
4. Wassmund M: *Frakturen und Lurationen des Gesichtsschadels.* Berlin, 1927.
5. Cardash HS, Ormanier Z, Laufer BZ: Observable deviation of the facial and anterior tooth midlines, *J Prosthet Dent* 89:282, 2003.
6. Perez D, Ellis E III: Sequencing bimaxillary surgery: mandible first, *J Oral Maxillofac Surg* 69:2217, 2011.
7. Turvey T: Sequencing of two-jaw surgery: the case for operating on the maxilla first, *J Oral Maxillofac Surg* 69:2225, 2011.
8. Steed MB, Bays RA, Perciaccante VJ: Model surgery and virtual planning for orthognathics. In Miloro M, Larsen P, Ghali G, Waite P, editors: *Peterson's principles of oral and maxillofacial surgery*, ed 3, Shelton, CT, 2012, People's Medical Publishing House, pp 1295-1316.
9. Kretschmer W, Koster U, Dietz K, et al: Factors for intraoperative blood loss in bimaxillary osteotomies, *J Oral Maxillofac Surg* 66:1399, 2008.
10. Samman N, Choi WS: Risk and benefits of deliberate hypotension in anaesthesia: a systematic review, *Int J Oral Maxillofac Surg* 37:687, 2008.
11. Rohling RG, Zimmermann AP, Biro P, et al: Alternative methods for reduction of blood loss during elective orthognathic surgery, *Int J Adult Orthod Orthognath Surg* 14:77, 1999.
12. Gong SG, Krishnan V, Waack D: Blood transfusions in bimaxillary orthognathic surgery: are they necessary? *Int J Adult Orthod Orthognath Surg* 17:314, 2002.
13. Kessler P, Hegewald J, Zimmermann R, et al: Is there a need for autogenous blood donation in orthognathic surgery? *Plast Reconstr Surg* 117:571, 2006.
14. Ervens J, Marks C, Hechler M, et al: Effect of induced hypotensive anaesthesia vs isovolaemic haemodilution on blood loss and transfusion requirements in orthognathic surgery: a prospective, single-blinded, randomized, controlled clinical study, *Int J Oral Maxillofac Surg* 39:1168, 2010.
15. Proffit WR, Turvey TA, Phillips C: Orthognathic surgery: a hierarchy of stability, *Int J Adult Orthod Orthognath Surg* 11:191, 1996.
16. Proffit WR, Turvey TA, Phillips C: The hierarchy of stability and predictability in orthognathic surgery with rigid fixation: an update and extension, *Head Face Med* 3:21, 2007.

CAPÍTULO 43

Avanço Fronto-orbital e Reconstrução da Porção Anterior da Abóbada Craniana

Ramon L. Ruiz, Paul W. Tiwana e David C. Trent

CAPÍTULO 44

Remodelação da Porção Posterior da Abóbada Craniana

Douglas P. Sinn, Patrick S. Dalton e Paul S. Tiwana

CAPÍTULO 45

Remodelação Total da Calota Craniana

Andrew A. Heggie e Anthony D. Holmes

CAPÍTULO 46

A Osteotomia Le Fort III

Paul W. Tiwana e Timothy A. Turvey

Material Necessário

Afastadores maleáveis
Afastadores Obwegeser
Anestésico local com vasoconstritor
Apoio de cabeça Mayfield
Arcos barra e fios de aço calibres 24 e 26
Broca n° 701
Cinzel curvo
Dispositivos de distração osteogênica

Dispositivos de fixação: P&S ou internos/externos
Elásticos para o cabelo
Eletrocautério bipolar
Eletrocautério com ponta de agulha
Elevador periosteal n° 9
Fios de Kirschner
Fórceps de Rowe
Grampos de Raney

Lâminas de bisturi n°s 10 e 15
Osteótomo de septo nasal com proteção dupla
Retrator de Austin
Retrator do canal mandibular
Seldin
Serra reciprocante
Suturas apropriadas
Tesoura Mayo curva

Histórico do Procedimento

O anatomista francês René Le Fort publicou o seu clássico tratado sobre a descrição de padrões comuns de fratura no terço médio da face em 1901.[1] A ocorrência subsequente das guerras mundiais produziu horrendas fatalidades em massa que levaram cirurgiões especializados em reconstrução facial, como Kazanjian,[2] a conduzir seus esforços no sentido de tratar lesões do terço médio da face. Tomando por base os conhecimentos e as habilidades adquiridos a partir desses conflitos, o otorrinolaringologista Sir Harold Gillies foi o primeiro cirurgião a publicar uma tentativa de mobilização do terço médio da face no tratamento de um paciente com disostose craniofacial.[3] O processo não obteve êxito, e Gillies mais tarde o abandonou. Subsequentemente, Longacre realizou uma tentativa de reconstrução do terço médio da face com enxerto autógeno de costela.[4] Entretanto, esse procedimento em nada contribuiu para corrigir o comprometimento funcional associado à deficiência total do terço médio da face. Além disso, do ponto de vista estético, a estabilidade da reconstrução em longo prazo era questionável. Em 1967, os esforços pioneiros de Tessier revolucionaram o tratamento dos pacientes com deficiência total do terço médio da face.[5-13] Suas históricas apresentações e publicações envolvendo a mobilização completa do terço médio da face através do conceito das abordagens combinadas intracraniana e extracraniana de maneira segura e consistente foram consideradas totalmente inovadoras. As modificações e extensões desse conceito de Tessier e outros cirurgiões levaram à criação de técnicas cirúrgicas que promoveram a atenuação do comprometimento funcional e a melhora da estabilidade da estética facial de modo a beneficiar o paciente com deficiência total do terço médio da face. A primeira cirurgia do gênero nos Estados Unidos foi realizada por Robert V. Walker em 1967, pouco depois da apresentação de Tessier em Roma.

Indicações para Uso dos Procedimentos

As anomalias craniofaciais, por sua própria natureza, são padrões repetitivos de deformidade que afetam diferentes subunidades estéticas e funcionais dos tecidos duros e moles da face. Talvez a sua única característica comum seja o grau de expressividade variável da deformidade dentro de cada subtipo de anomalia.[14-17] O tratamento cirúrgico de todo o espectro das anomalias craniofaciais que afetam o esqueleto facial subcraniano foge ao escopo deste capítulo.

Disostose Craniofacial

As síndromes de disostose craniofacial – Apert, Crouzon, Pfeiffer e Saethre-Chotzen – caracterizam-se pelo envolvimento sutural que inclui não apenas a abóbada craniana, mas também se estende para a base do crânio e as estruturas esqueléticas do terço médio da face.[18] Embora a abóbada craniana e a base do crânio sejam consideradas as regiões de envolvimento primário, existe também um impacto significativo no crescimento e desenvolvimento do terço médio da face. Além da dismorfologia da abóbada craniana, os pacientes com essas condições hereditárias apresentam uma deficiência "total do terço médio da face" que deve ser tratada como parte da abordagem de reconstrução por etapas. Embora exista alguma similaridade entre o padrão de crescimento e desenvolvimento facial nesses pacientes, existe uma alta variação de expressividade em cada um, independentemente da síndrome. Trata-se de um aspecto a ser considerado no planejamento e na execução da correção cirúrgica dessas deformidades.[19-25]

Deficiência Total do Terço Médio da Face

A função da face humana é significativa tanto em termos diretos quanto indiretos por razões que vão além das considerações puramente estéticas. Estas tornam-se secundárias às funções especializadas e altamente desenvolvidas da face, como visão, respiração, produção da fala, olfato, audição, entre outros. Em pacientes com disostose craniofacial, além dos possíveis déficits neurológicos, geralmente existe uma fusão variável das suturas menores da base do crânio.[26-28] Em geral, isso resulta em achados oftalmológicos anormais, como exorbitismo, exotropia, distopia orbital e ptose decorrente da falta de profundidade e diâmetro orbital, bem como prolapso dos seios etmoidais através das paredes mediais da órbita. As severas discrepâncias oclusais encontradas nesse grupo de pacientes caracterizam-se por condições como hipoplasia generalizada da maxila, deficiência transversa, má oclusão de classe III e mordida aberta anterior. Todas essas anomalias contribuem para prejudicar a articulação da fala e a mastigação. Além disso, a fissura palatina, quando presente, pode produzir incompetência velofaríngea. A severa retrusão do terço médio da face também pode interferir na respiração nasal e produzir obstrução nasal crônica. Acometimento variável por hipertelorismo orbital (HTO) pode estar presente. A extensão dessa alteração pode influenciar consideravelmente no tipo de correção cirúrgica necessária para a deficiência total do terço médio da face (Fig. 46-1, *A-H*).

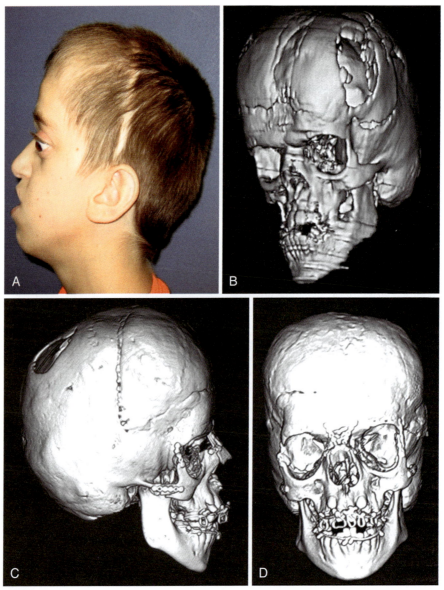

Figura 46-1 **A** e **B,** Imagens do perfil facial e da TC em 3D prévias à osteotomia subcraniana Le Fort III. Observa-se a presença de defeitos no crânio resultantes da descompressão crânio-orbital realizada anteriormente por outro cirurgião. **C** e **D,** Exames de TC em 3D realizados após a osteotomia subcraniana Le Fort III e reparo dos defeitos do crânio com malha absorvível e cimento ósseo.

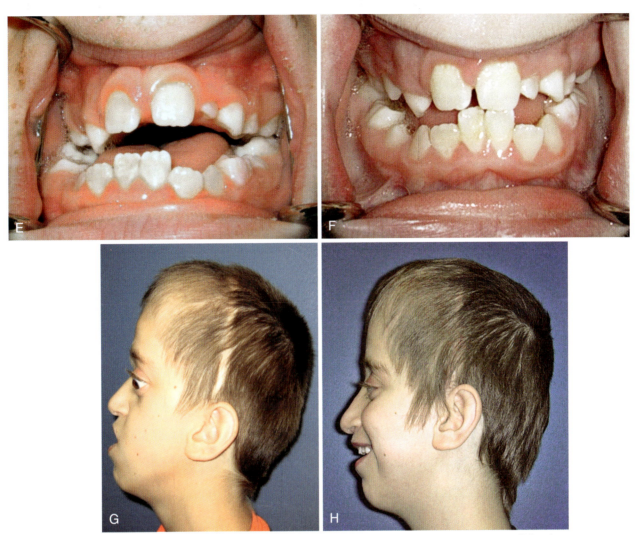

Figura 46-1 *(Cont.)* **E** e **F**, Oclusão pré-operatória e pós-operatória de 6 meses. Imagens do perfil facial no pré-operatório e pós-operatória de 6 meses. (Extraído de Fonseca RJ et al: *Oral and maxillofacial surgery*, Filadélfia, ed 2, Saunders, 2009.)

A presença de deficiência total do terço médio da face não atenua a coexistência de outras anomalias esqueleticofaciais, como excesso mandibular e retrognatismo. Além disso, geralmente existem irregularidades da fronte e a presença de bossa frontal. Em geral, a extensão nasal é curta e a projeção é deficiente, o que resulta em uma depressão ou um aplainamento exagerado da região nasofrontal. Devido à deficiência de profundidade e diâmetro orbitais produzindo exoftalmia, uma excessiva exposição da esclera pode estar presente. Normalmente há presença de ptose das pálpebras e distopia cantal lateral. O ângulo nasolabial costuma ser inferior a 90 graus devido à deficiência nasal e à projeção excessiva dos dentes superiores.

É possível obter uma medição mais precisa do grau de exorbitismo com o auxílio do exoftalmômetro de Hertel ou com análise por tomografia computadorizada (TC) da posição do globo ocular em relação ao olho e à parte superior do esqueleto facial em relação aos valores normativos originalmente publicados por Posnick *et al*.

Contraindicações e Limitações

Entretanto, o uso dessa manobra cirúrgica envolve algumas limitações específicas. As estruturas ósseas do terço médio da face são contíguas à base do crânio no plano superior. A transgressão dessa barreira natural é necessária na correção cirúrgica de algumas anomalias craniofaciais. Se a deformidade presente estender-se a uma distância interorbital excessiva ou se houver uma alteração significativa da subunidade supraorbital/frontal, deve-se considerar o uso de uma abordagem combinada intracraniana e extracraniana, como a osteotomia de bipartição facial ou em monobloco.[29] Além disso, a osteotomia subcraniana Le Fort III não aborda a inclinação vertical tridimensional das metades faciais ou o arco convexo de rotação da face, conforme observado em alguns pacientes com disostose craniofacial, a qual só pode ser tratada adequadamente com uma osteotomia de bipartição facial.[30]

O cirurgião deve refletir cuidadosamente sobre a dismorfologia presente no intuito de melhorar a estética geral e os aspectos funcionais do paciente, levando em consideração possíveis complicações e benefícios inerentes ao uso de uma abordagem intracraniana. O tratamento do paciente esqueleticamente imaturo, como veremos mais adiante, requer uma intervenção cirúrgica baseada no complexo equilíbrio entre a estabilidade da correção em longo prazo e as demandas funcionais, psicológicas e estéticas mais imediatas de cada paciente. Como em todo procedimento craniofacial, a seleção do paciente é fundamental para um resultado bem-sucedido.

TÉCNICA: Osteotomia Le Fort III

PASSO 1: Intubação
A intubação nasotraqueal com um tubo reforçado que percorre inferiormente a boca, o pescoço e o tórax é preferível. O tubo é fixado com suturas ao septo membranoso e à columela. Como a fixação intermaxilar é necessária para criar a projeção do terço médio da face, a intubação oral é menos indicada e deve ser evitada, a menos que se possa modificar o *splint* para acomodar a posição do tubo. A extensão do tubo endotraqueal deve ficar em um nível suficientemente abaixo das cordas vocais para evitar o desalojamento involuntário durante a desimpactação e o avanço do terço médio da face (Fig. 46-2, *A*).

PASSO 2: Sutura de Tarsorrafia
Utiliza-se uma sutura de tarsorrafia (6-0 de seda) para fixar as pálpebras após a aplicação do lubrificante oftálmico. O cabelo não é lavado, mas partido e unido com elásticos ao longo da linha de incisão selecionada no couro cabeludo. Infiltra-se a linha de incisão com lidocaína a 2% e epinefrina 1:100.000 para controlar o sangramento durante a dissecção. O couro cabeludo e a parte superior da fronte são generosamente infiltrados com solução salina injetável (aproximadamente 100 cc) acima do pericrânio a fim de auxiliar a dissecção e controlar o sangramento do tecido conjuntivo frouxo logo acima do periósteo. A face, a cabeça e a cavidade oral são preparadas com antisséptico Betadine. O campo cirúrgico inteiro é preparado, expondo a cavidade oral, as orelhas e o couro cabeludo na região posterior à planejada para a incisão.

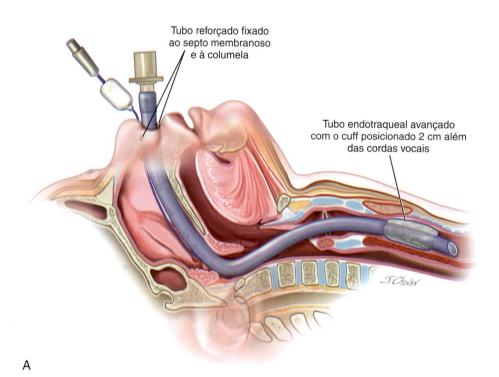

Figura 46-2 A, Tubo endotraqueal (através do nariz) evidenciando o *cuff* que estende-se pelo menos 2 cm abaixo das cordas vocais.

TÉCNICA: Osteotomia Le Fort III *(Cont.)*

PASSO 3: Incisão

Faz-se uma incisão a partir da região medioauricular do couro cabeludo, atravessando a parte superior da cabeça até o lado oposto. A incisão atravessa as camadas do couro cabeludo até alcançar o pericrânio. Obtém-se a hemostasia adequada com o auxílio de um cautério bipolar, elevando-se um retalho no plano supraperiosteal até alcançar um ponto localizado cerca de 2 cm atrás da borda supraorbital. Nesse ponto, faz-se uma incisão através do periósteo e a dissecção subperiostal continua de modo a expor as bordas supraorbitais, os ossos nasais, as bordas orbitais laterais, os ossos zigomáticos e as regiões infraorbitais bilateralmente. Os nervos supraorbitais são liberados bilateralmente do forame supraorbital. Em seguida, executa-se a dissecção periorbital no plano subperiosteal, com o cuidado de não desinserir o ligamento cantal medial e de dissecar a região posterior ao aparelho lacrimal. Manter a posição sob o periósteo durante a dissecção facial é fundamental para a preservação da função do nervo facial. Após a dissecção de todos os tecidos do esqueleto do terço médio da face, inicia-se a osteotomia (Fig. 46-2, *B*).

(Continua)

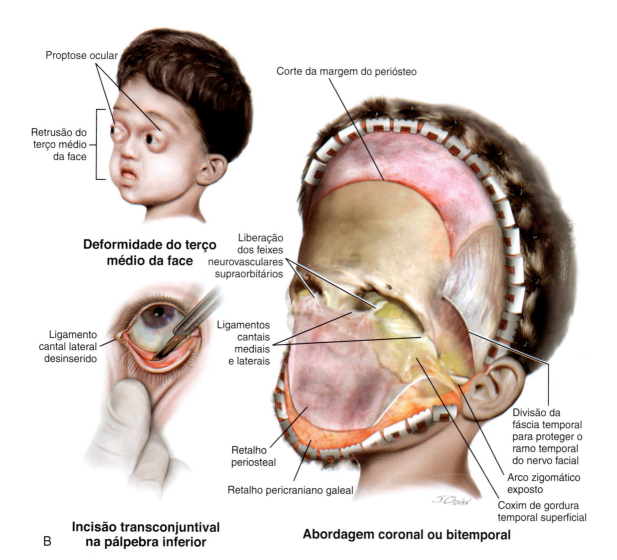

Figura 46-2 *(Cont.)* **B,** Retalho coronal.

TÉCNICA: Osteotomia Le Fort III *(Cont.)*

PASSO 4: Osteotomia Inicial

A osteotomia inicial é realizada verticalmente percorrendo o arco zigomático com uma serra reciprocante. Os tecidos moles são protegidos com a utilização do afastador de canal mandibular abaixo do arco zigomático. Após a identificação da sutura frontozigomática, dá-se início à osteotomia para separar a parede lateral da órbita e a região da sutura inferiormente à fissura infraorbital com uma profundidade de aproximadamente 1 cm a partir da borda orbital. Um perfurador com uma pequena broca para fissuras é utilizado a fim de seccionar o assoalho da órbita da fissura infraorbital medialmente, percorrendo a região posterior ao aparelho lacrimal. A ferida cirúrgica é tamponada, e a atenção se volta para a região frontonasal (Fig. 46-2, *C*).

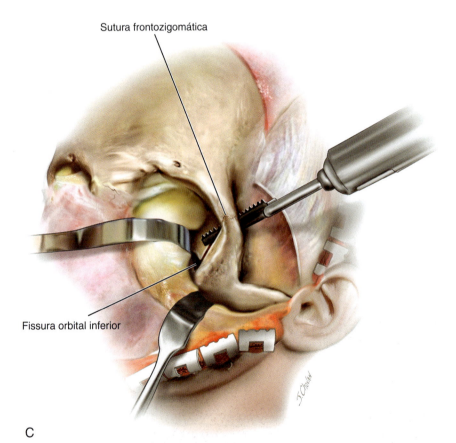

Figura 46-2 *(Cont.)* **C,** Serra reciprocante percorrendo a fissura orbital inferior através da sutura frontozigomática.

TÉCNICA: Osteotomia Le Fort III *(Cont.)*

PASSO 5: Secção da Placa Pterigoide

Após a execução desse procedimento bilateralmente, as feridas cirúrgicas são tamponadas, e o retalho do couro cabeludo retorna à sua posição original. A cavidade oral é infiltrada com lidocaína a 2% e epinefrina 1:100.000 no tecido que recobre a porção posterior da maxila. A parede posterior da maxila e as placas pterigoides são abordadas por meio de duas incisões subperiosteais horizontais. A dissecção subperiosteal às placas pterigoides e superior à fossa infratemporal expõe a região do terço médio da face, que deve ser seccionada em seguida. Secciona-se a placa pterigoide em sua junção com a parede posterior da maxila, seguindo superiormente até a região da fissura infraorbital. A manutenção subperiosteal é fundamental para limitar a possibilidade de hemorragia proveniente da artéria maxilar interna e de seus ramos terminais. Essas feridas são tamponadas, e o retalho do couro cabeludo é novamente refletido de modo a expor as osteotomias superiormente (Fig. 46-2, *D*).

(Continua)

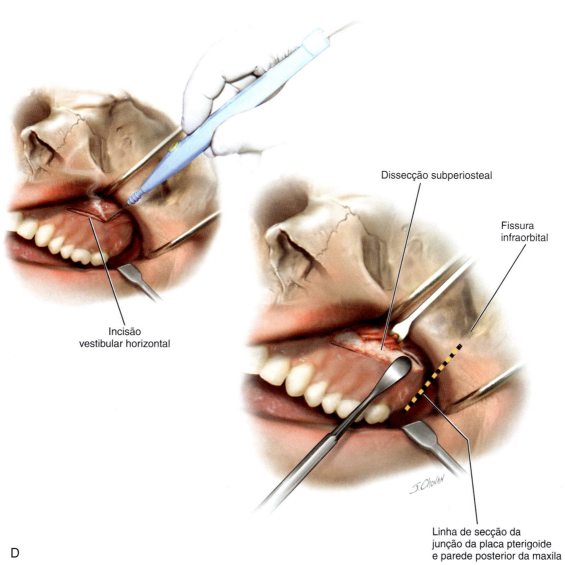

Figura 46-2 *(Cont.)* D, Osteotomia da placa pterigoide através de uma incisão vestibular horizontal ou através do retalho coronal.

TÉCNICA: Osteotomia Le Fort III *(Cont.)*

PASSO 6: Osteotomia Final
A osteotomia final consiste na separação do vômer, realizada com a aplicação de um osteótomo fino na osteotomia nasofrontal, direcionado nos sentidos inferior e posterior. Deve-se ter o cuidado de manter a posição anterior à base do crânio. Fórceps de desimpactação do tipo Rowe modificados são inseridos no nariz e intraoralmente através da incisão maxilar na região do assoalho nasal. A mobilização é iniciada aplicando uma força descendente com a devida estabilização da cabeça e o cuidado de minimizar o risco de deslocamento do tubo endotraqueal (Fig. 46-2, *E*).

PASSO 7: Avanço do Terço Médio da Face
Após a mobilização adequada do terço médio da face, realiza-se o avanço para a posição predeterminada utilizando o *splint* oclusal pré-fabricado como referência. Deve-se utilizar também uma referência vertical para controlar a altura da face. Às vezes, isso requer a colocação de um pino na cortical externa do osso frontal na região do seio frontal. A fixação intermaxilar é então aplicada.

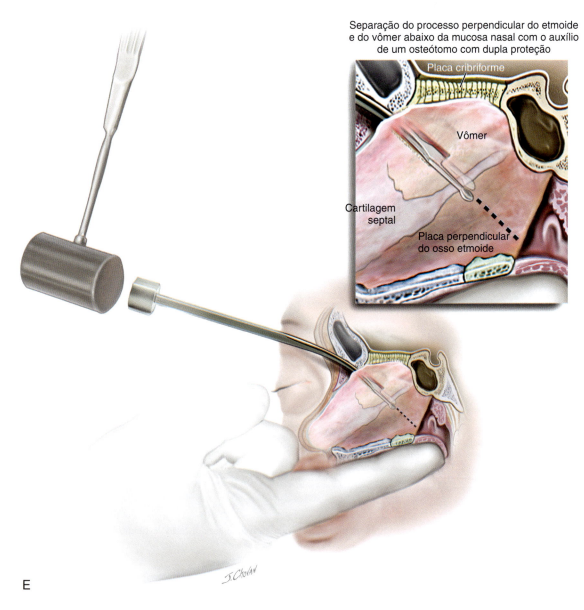

Figura 46-2 *(Cont.)* **E,** Osteotomia nasofrontal (cinzel inserido através da junção nasofrontal em direção à espinha nasal posterior com o dedo do cirurgião posicionado na espinha nasal posterior através da boca).

TÉCNICA: Osteotomia Le Fort III *(Cont.)*

PASSO 8: Estabilização da Placa Óssea
Para estabilização do tecido ósseo, placas e parafusos biodegradáveis são posicionados nas regiões zigomática e borda orbital lateral, bem como placas adicionais na região nasofrontal. Os defeitos ósseos são preenchidos com enxertos do crânio ou ilíaco. Além disso, quase sempre se utiliza osso autógeno para melhorar o contorno e o refinamento da morfologia do esqueleto facial. Raramente os autores realizam essa operação sem a utilização de enxertos ósseos para obter um melhor contorno da face. Todos os enxertos ósseos devem ser adaptados ou adequadamente estabilizados com parafusos para evitar o deslocamento e aumentar a revascularização (Fig. 46-3, *F*).

(Continua)

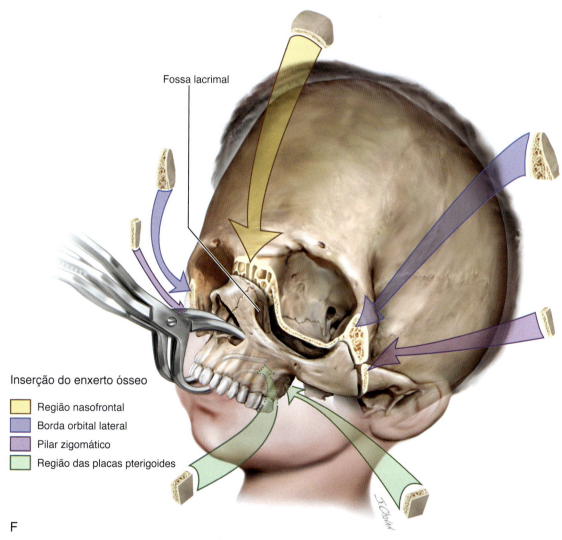

Figura 46-2 *(Cont.)* **F,** A osteotomia Le Fort III.

TÉCNICA: Osteotomia Le Fort III *(Cont.)*

PASSO 9: Irrigação, Ressuspensão e Fechamento do Couro Cabeludo

Todas as osteotomias são conduzidas sob irrigação copiosa. Ao final da cirurgia, todos os sítios cirúrgicos são amplamente irrigados. O canto lateral e o músculo temporal são reposicionados com uma sutura absorvível 3-0. A suspensão superior e posterior das camadas profundas do retalho também devem ser realizadas com sutura absorvível, a fim de minimizar a formação de espaço morto e induzir o restabelecimento da camada musculoaponeurótica superficial. Normalmente, não há colocação de drenos. Fecha-se o couro cabeludo com duas camadas de poliglicolato 3-0 nos tecidos mais profundos e catgut cromado 3-0 nas regiões que contêm pelos. Os tecidos orais e o sítio cirúrgico são irrigados e suturados com catgut cromado 3-0 (Fig. 46-2, *G*).

PASSO 10: Remoção das Suturas de Tarsorrafia

As suturas de tarsorrafia são removidas, fazendo-se a ducção forçada do globo bilateralmente para garantir a motilidade ocular.

Insere-se cuidadosamente uma sonda nasogástrica ao final da cirurgia, mantendo-a em modo de baixa sucção durante a noite. A extubação após a cirurgia é uma prática comum (Fig. 46-1, *F* a *H*).

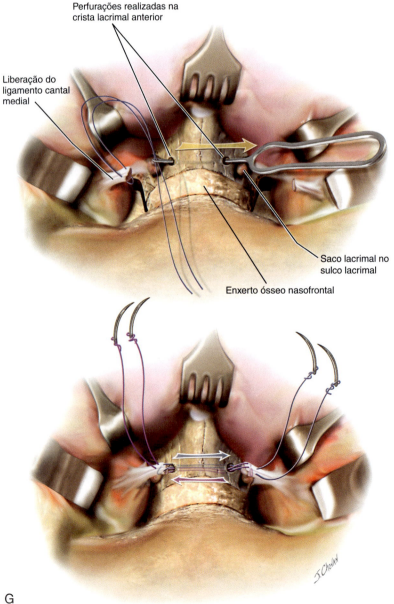

Figura 46-2 *(Cont.)* **G,** Cantopexia medial.

TÉCNICA ALTERNATIVA 1: Modificações da Osteotomia Le Fort III

Embora existam vários procedimentos para o tratamento de diversas malformações craniofaciais no terço médio do esqueleto facial, somente a osteotomia subcraniana Le Fort III[31] abrange todos os componentes funcionais e estéticos da deficiência total do terço médio da face quando uma abordagem extracraniana é considerada para a correção cirúrgica da deformidade. Isso não significa que, dentro do contexto de um procedimento extracraniano, a osteotomia Le Fort III seja inflexível; pelo contrário. As modificações da osteotomia Le Fort III, como a operação de Kufner, são possíveis, sendo utilizadas para corrigir deformidades que não envolvam a subunidade nasal.[32] Além disso, os autores documentaram a estabilidade desse procedimento em longo prazo tanto em pacientes sindrômicos quanto não sindrômicos.[33,34] Os cortes do assoalho orbital estendem-se nos sentidos medial e inferior sobre a borda orbital em direção à abertura piriforme e adentram a cavidade nasal na mesma altura que a osteotomia Le Fort tradicional. A separação do septo e do vômer também é a mesma normalmente observada durante a osteotomia Le Fort I, assim como a separação da parede nasal lateral (Fig. 46-3).

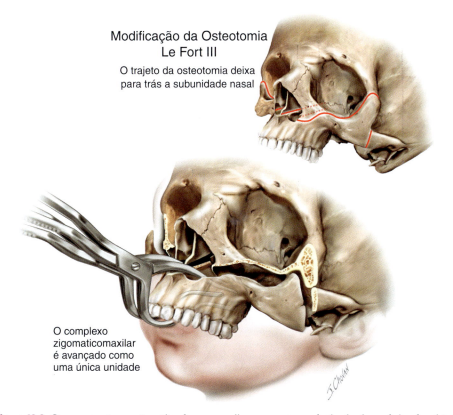

Figura 46-3 Os enxertos ósseos são utilizados para melhorar o contorno das bochechas e da borda orbital.

TÉCNICA ALTERNATIVA 2: Osteotomias Le Fort III/I Simultâneas

O acréscimo de osteotomias Le Fort I simultâneas pode ser útil no tratamento de pacientes que apresentam uma desproporção específica entre a deficiência do nível Le Fort III (borda orbital inferior) e do nível Le Fort I (base nasal e dentição maxilar anterior).

Combinada com o procedimento Le Fort III (ou Le Fort III modificado), a osteotomia Le Fort I se faz com duas incisões horizontais na mucosa, preservando um pedículo anterior à maxila livremente móvel. Utiliza-se também a estabilização com placas ósseas e enxertos ósseos autógenos.

A osteotomia Le Fort I deve ser realizada após a fixação da região superior da osteotomia Le Fort III. Normalmente, após a mobilização total do terço médio da face, uma osteotomia com serra através das paredes lateral e anterior da maxila é suficiente para mobilizar a maxila no nível inferior. Dois *splints* de referência são idealmente utilizados nesta técnica, o primeiro para determinar a posição da borda orbital inferior à medida que todo o terço médio da face se movimenta anteriormente, e o segundo para determinar a oclusão final no nível Le Fort I, exceto quando são planejadas também osteotomias mandibulares simultâneas, neste caso este passa a ser *splint* intermediário. As recomendações óbvias em relação à maturidade esquelética e o estado de erupção da dentição permanente também devem ser levadas em consideração durante o planejamento da osteotomia Le Fort I simultânea (Fig. 46-4).

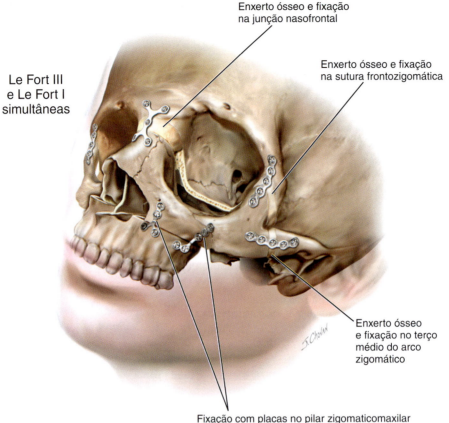

Figura 46-4 Osteotomia Le Fort III combinada a uma osteotomia Le Fort I para avanço simultâneo devidamente fixadas.

TÉCNICA ALTERNATIVA 3: Distração Osteogênica Interna/Externa da Osteotomia Le Fort III

Outra técnica utilizada para auxiliar no avanço e na fixação da osteotomia Le Fort III consiste no uso da distração osteogênica (DO). A distração externa no nível Le Fort III, popularizada inicialmente por Polley *et al.*, é extensamente utilizada. A osteotomia deve ser realizada exatamente conforme observado anteriormente e requer a *mobilização completa* do segmento a ser distraído.

O procedimento consiste na cuidadosa aplicação de pinos cranianos à estrutura da cabeça durante a cirurgia (pelo menos três de cada lado), com cuidado para não penetrar a região intracraniana e serem posicionados à estrutura da cabeça da forma mais simétrica possível. Coloca-se a haste vertical e prepara-se o dispositivo para ser ativado carregando o distrator em, pelo menos, dois níveis: na região zigomática e na região piriforme. A fixação no nível do zigoma é realizada com uma placa óssea e um fio transcutâneo conectado ao distrator. No nível Le Fort I, existem duas opções, o uso de uma placa óssea com um fio transcutâneo na borda piriforme bilateralmente ou o uso de um *splint* dental, sendo esta a opção preferida. O uso de placas ósseas pode ser problemático, dada a quantidade de força contínua necessária durante o processo de distração para permitir a translação anterior da face. A estabilização com um *splint* dental aplicado aos primeiros molares permanentes com cobertura vestibular e palatina permite um resultado mais previsível. O vetor de distração tem um ângulo mais inferior para evitar a formação de uma grande mordida aberta anterior. Os elásticos de orientação também podem ser úteis no tratamento da oclusão durante a distração. O ritmo de distração já foi substancialmente modificado por diversos pesquisadores, mas a experiência do autor mostra que, normalmente, 0,5 mm é suficiente.

Existe ainda outra técnica que exige a colocação de distratores internos posteriormente à região de osteotomias zigomáticas, com a colocação de distratores adicionais no nível dos pilares da osteotomia Le Fort I se necessário, ou regiões que não interfiram na erupção da dentição permanente. Esses distratores são ativados de modo semelhante àquele anteriormente descrito; entretanto, o nível de controle vetorial é pequeno ou inexistente, uma vez que os dispositivos são fixados internamente. A oclusão também pode ser modificada com auxílio de elásticos. É possível que seja necessário um segundo procedimento para remover os dispositivos, conforme indicado. Por fim, o trabalho de Padwa *et al.* descreve o uso da técnica de "empurrar e puxar". Nessa aplicação, utiliza-se uma combinação de distração interna e externa para avançar o terço médio da face.

As técnicas de distração osteogênica têm a vantagem de permitir o avanço gradual da face quando comparadas à osteotomia convencional, apresentando melhor estabilidade em longo

TÉCNICA ALTERNATIVA 3: Distração Osteogênica Interna/Externa da Osteotomia Le Fort III *(Cont.)*

prazo. Entretanto, a precisão torna-se difícil pela complexidade dos ajustes vetoriais. Os fios percutâneos provocam a formação de cicatrizes faciais antiestéticas. Além disso, geralmente observa-se uma grande depressão no nariz após a distração. Por fim, a região do canto lateral dos olhos quase sempre é deslocada inferiormente.

Embora a distração osteogênica tenha lugar no arsenal do cirurgião para a correção de deformidades severas do terço médio da face, as desvantagens características de sua imprecisão inerente combinadas à natureza invasiva dos dispositivos para o paciente/criança a tornam uma opção não tão ideal em algumas circunstâncias (Fig. 46-5).

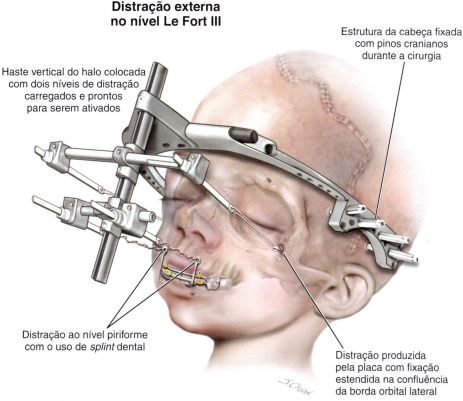

Figura 46-5 Osteotomia Le Fort III com um halo de tração (distração externa) colocado.

Prevenção e Tratamento das Complicações

A mobilização adequada do esqueleto facial é fundamental para o sucesso do tratamento. O movimento rotacional, anterior e descendente é necessário para a completa liberação da face. O cuidado para que todos os sítios de osteotomia se movimentem de forma semelhante reduzirá as chances de fraturas inadvertidas, especialmente das órbitas. Às vezes, é necessário e importante repassar as osteotomias novamente nas áreas de resistência.

Identifica-se a sutura frontonasal, devendo-se confirmar radiograficamente se o nível da placa cribriforme encontra-se situado acima da junção nasofrontal. Caso a placa esteja abaixo dessa junção, deve-se modificar o procedimento de modo a assegurar a posição inferior da osteotomia em relação à placa cribriforme, ou considerar a realização de uma craniotomia como forma de proteger o conteúdo intracraniano. Da mesma forma, deve-se identificar radiograficamente a extensão anterior dos lobos temporais antes da osteotomia das bordas orbitais laterais, em especial em pacientes com síndrome de Apert, nos quais os lobos temporais podem estar localizados em uma posição mais anterior dentro das bordas orbitais laterais.

Durante o processo de mobilização, deve-se designar um assistente para vigiar a posição da sutura anteriormente colocada de modo a fixar o tubo nasoendotraqueal, evitando seu deslocamento durante esse processo crítico.

Recomendações Pós-operatórias

Corticoides e antibióticos sempre são utilizados de forma profilática antes do início da cirurgia. Altas doses de corticoides são administradas por via intravenosa a cada 4 horas no decorrer da cirurgia e durante as primeiras 24 horas após o procedimento. Antes que o paciente deixe a sala de operação, administra-se mais uma dose de corticoide intramuscular de liberação lenta. Uma dosagem de cefalosporina adequada ao peso do paciente também é administrada por via intravenosa a cada 4 horas no decorrer da cirurgia e durante as primeiras 24 horas após o procedimento. Os antibióticos orais continuam a ser administrados por 10 dias.

Normalmente, as vias aéreas melhoram em consequência da cirurgia, não havendo justificativa para a intubação prolongada após a realização do procedimento. No início do período pós-operatório, a deambulação e a ingestão oral são práticas incentivadas. Embora alguns pacientes possam apresentar suspeita de rinorreia do líquido cefalorraquidiano, não se recomenda o repouso prolongado no leito. O ato de assoar o nariz, manobras de Valsalva e outros procedimentos afins não são recomendáveis. Tamponamento nasal não é realizado, embora o uso de absorventes nasais seja comum. *Spray* nasal com vasoconstritores para congestão são utilizados durante duas semanas. Durante seis semanas, a alimentação permanece restrita a alimentos de consistência macia e não mastigáveis. Os elásticos de orientação são úteis para reduzir o desconforto do paciente e controlar a oclusão.

A ocorrência de perturbação visual, incluindo diplopia, não é comum, embora todo paciente deva ser alertado para essa possibilidade antes da cirurgia. A anosmia também é uma condição incomum, mas convém informar o paciente da possibilidade de eventuais ocorrências. A alteração da sensibilidade de testa, bochechas, face lateral do nariz, gengiva e palato é comum, e os pacientes devem ser orientados de acordo com a condição. Feridas envolvendo o nervo facial não são esperadas, especialmente com a realização de dissecção subperiosteal.

Referências

1. Converse JM, Kazanjian VH: *Surgical treatment of facial injuries*, Baltimore, 1949, Williams & Wilkins.
2. Le Fort R: Experimental study of fractures of the upper jaw: parts 1 and 2, *Rev Chir Paris* 23:208, 1901, 360.
3. Gillies H, Harrison SH: Operative correction by osteotomy of recessed malar maxillary compound in case of oxycephaly, *Br J Plast Surg* 3:123, 1950.
4. Longacre JJ: Further observations of the behavior of autogenous split-rib grafts in reconstruction of extensive defects of the cranium and face, *Plast Reconstr Surg* 20:281, 1957.
5. Tessier P: Osteotomies totales de la face: syndrome de Crouzon, syndrome d'Apert: oxycephalies, scaphocephalies, turricephalies, *Ann Chir Plast* 12:273, 1967.
6. Tessier P: The definitive plastic surgical treatment of the severe facial deformities of craniofacial dysostosis: Crouzon and Apert diseases, *Plast Reconstr Surg* 48:419, 1971.
7. Tessier P: Dysostoses cranio-faciales (syndromes de Crouzon et d'Apert): osteotomies totales de la face. In *Transactions of the Fourth International Congress of Plastic and Reconstructive Surgery*, 1969, Amsterdam, p 774.
8. Tessier P: Relationship of craniosynostosis to craniofacial dysostosis and to faciosynostosis: a study with therapeutic implications, *Clin Plast Surg* 9:531, 1982.
9. Tessier P: Autogenous bone grafts taken from the calvarium for facial and cranial applications, *Plast Reconstr Surg* 48:224, 1971.
10. Tessier P: Total osteotomy of the middle third of the face for faciostenosis or for sequelae of the Le Fort III fractures, *Plast Reconstr Surg* 48:533, 1971.
11. Tessier P: Traitement des dysmorphies faciales propres aux dysostoses craniofaciales (DGF), maladies de Crouzon et d'Apert, *Neurochirurgie* 17:295, 1971.
12. Tessier P: *Craniofacial surgery in syndromic craniosynostosis: craniosynostosis, diagnosis, evaluation and management*, New York, 1986, Raven Press, p 321.
13. Tessier P: Recent improvement in the treatment of facial and cranial deformities in Crouzon disease and Apert syndrome. In *Symposium of Plastic Surgery of the Orbital, Region*. St Louis, CV Mosby, 1976, p 271.
14. Farkas LG, Posnick JC: Growth and development of regional units in the head and face based on anthropometric measurements, *Cleft Palate Craniofac J* 29:301, 1992.
15. Farkas LG, Posnick JC, Hreczko T: Anthropometric growth study of the head, *Cleft Palate Craniofac J* 29:303, 1992.
16. Farkas LG, Posnick JC, Hreczko T: Growth patterns in the orbital region: a morphometric study, *Cleft Palate Craniofac J* 29:315, 1992.
17. Cohen MM Jr: Sutural biology and the correlates of craniosynostosis, *Am J Med Genet* 47:581, 1993.
18. Cohen MM Jr: An etiologic and nosologic overview of craniosynostosis syndromes, *Birth Defects Orig Artic Ser* 11:137, 1975.
19. Whitaker LA, Munro IR, Sayler KE, et al: Combined report of problems and complications in 793 craniofacial operations, *Plast Reconstr Surg* 64:198, 1979.
20. Posnick JC: Craniofacial dysostosis syndromes: a staged reconstructive approach. In Turvey TA, Vig KWL, Fonseca RJ, editors: *Facial clefts and craniosynostosis: principles and management*, Philadelphia, 1996, WB Saunders, pp 630-685.
21. Posnick JC, Ruiz RL: The craniofacial dysostosis syndromes: current surgical thinking and future directions, *Cleft Palate Craniofac J* 37:433, 2000.
22. Posnick JC: Craniofacial dysostosis: staging of reconstruction and management of the midface deformity, *Neurosurg Clin N Am* 2:683, 1991.
23. Turvey TA, Gudeman SK: Nonsyndromic craniosynostosis. In Turvey TA, Vig KWL, Fonseca RJ, editors: *Facial clefts and craniosynostosis: principles and management*, Philadelphia, 1996, WB Saunders, pp 596-629.
24. Renier D: Intracranial pressure in craniosynostosis: pre- and postoperative recordings: correlation with functional results. In Persing JA, Jane JA, Edgerton MT, editors: *Scientific foundations and surgical treatment of craniosynostosis*, Baltimore, 1989, Williams & Wilkins, pp 263-269.
25. Gault DT, Renier D, Marchac D, Jones BM: Intracranial pressure and intracranial volume in children with craniosynostosis, *Plast Reconstr Surg* 90:230, 1992.
26. Hogeman KE, Willmar K: On Le Fort III osteotomy for Crouzon disease in children: report of a four year follow-up in one patient, *Scand J Plast Reconstr Surg* 8:169, 1974.
27. Epker BN, Turvey TA: The surgical correction of craniofacial synostosis and craniosynostosis. In Peterson LJ, et al, editor: *Principles of oral and maxillofacial surgery*, Philadelphia, 1992, Lippincott-Raven, pp 1489-1530.
28. Posnick JC: Craniofacial dysostosis: management of the midface deformity. In Bell WH, editor: *Orthognathic and reconstructive surgery*, Philadelphia, 1992, WB Saunders, pp 1888.
29. Ortiz-Monasterio F, Fuente del Campo A, Carillo A: Advancement of the orbits and the midface in one piece, combined with frontal repositioning for the correction of Crouzon syndrome, *Plast Reconstr Surg* 61:507, 1978.
30. Van der Meulen JC: Medial faciotomy, *Br J Plast Surg* 32:339, 1979.
31. Turvey TA, Hall DJ: *The Le Fort III osteotomy: surgical correction of dentofacial deformities*. Bell, Proffit, White, editors: Philadelphia, 1980, WB Saunders, pp 644-679.
32. Kufner J: Four years experience with major maxillary osteotomy for retrusion, *J Oral Surg* 29:549, 1971.
33. Tiwana PS, Turvey TA, Ruiz RL: Long-term stability of subcranial Lefort III osteotomy in syndromic and non-syndromic patients, *J Oral Maxillofac Surg* 58(Suppl):50, 2000.
34. Kaban LB, Conover M, Mulliken J: Midface position after LeFort III advancement: a long-term follow-up study, *Cleft Palate J* 23(Suppl):75, 1986.

Osteotomia da Cavidade Orbitária

Likith Reddy e Srinivas Gosla

CAPÍTULO 48

Osteotomias em Monobloco e de Bipartição Facial para a Reconstrução de Síndromes de Craniossinostose

Jeffrey C. Posnik e Paul S. Tiwana

Material Necessário

Lâminas de bisturi nº 15
Suturas apropriadas
Fios em arco (calibres 24 e 26)
Craniótomo
Eletrocautério bipolar
Instrumentos para corte de ossos
Cotonoides, cola biológica, suturas (agulhas de tamanho adequado e material)
Pinças Kocher (retas e curvas)

Anestésico local com vasoconstritor
Afastadores maleáveis
Suporte de cabeça Mayfield
Fórceps de Rowe
Eletrocautério com ponta agulhada
Serra reciprocante (com lâminas apropriadas)
Osteótomos (tamanhos apropriados)
Descoladores periosteais (retos e curvos)

Fórceps para expansão pterigomaxilar
Sistema de perfuração (com brocas apropriadas)
Serra sagital (com lâminas apropriadas)
Tesouras (Stevens, Metzenbaum, Mayo)
Placas de titânio e parafusos de fixação (placas e parafusos de tamanho apropriado)
Dobradores e cortadores de fio

Introdução/Histórico

Os cirurgiões craniofaciais utilizam diversas abordagens reconstrutivas para corrigir as deformidades da parte superior do terço médio da face observadas nas síndromes de craniossinostose, displasias frontonasais, fissuras crânio-orbitais medianas e hipertelorismo orbital isolado. Em 1971, Tessier descreveu um avanço frontofacial em monobloco no qual se avançava a região fronto-orbital como um bloco separado juntamente com o complexo Le Fort III abaixo e os ossos frontais acima.[1] Sete anos depois, Ortiz-Monasterio et al. desenvolveram a osteotomia em monobloco com reposicionamento da fronte para a correção da deformidade da síndrome de Crouzon.[2,3] Em 1979, van der Meulen descreveu a "fasciotomia mediana" para a correção de fissuras faciais medianas.[4] Van der Meulen dividiu a osteotomia em monobloco verticalmente na linha mediana, removeu os ossos nasal e etmoide centralmente e deslocou os dois lados da face juntos para correção do hipertelorismo orbital. Para corrigir a displasia do terço médio da face e o hipertelorismo em pacientes com síndrome de Apert, Tessier refinou a divisão vertical e a remodelação do segmento em monobloco, corrigindo, desse modo, a deformidade da linha mediana em três dimensões, em um procedimento hoje conhecido como bipartição facial.

Indicações

A craniossinostose, ou fusão prematura das suturas cranianas, afeta aproximadamente 1 em cada 2.500 crianças. Os pacientes podem apresentar uma ampla variedade de deformidades fenotípicas e funcionais, etiologicamente heterogêneas e patogeneticamente variáveis.[5] A *craniossinostose complexa*, definida como a fusão de múltiplas suturas cranianas, ocorre em cerca de 5% dos casos não sindrômicos.[6] Os *crânios em trevo*, que representam os extremos da severidade fenotípica, são patogeneticamente variáveis. A sinostose pode envolver as suturas coronal, lambdoide e metópica, caracterizadas pela protrusão do cérebro através de uma sutura sagital aberta ou, em alguns casos, através de suturas escamosas patentes. O crânio em trevo isolado ocorre em cerca de 20% dos casos. A *síndrome de Apert* caracteriza-se por condições como craniossinostose, deficiência do terço médio da face, sindactilia simétrica das mãos e dos pés e outras anomalias.[7,24] A *síndrome de Crouzon* caracteriza-se pela presença de condições como craniossinostose, hipoplasia maxilar, órbitas rasas e proptose ocular.[4,19,25-48] A *síndrome de Pfeiffer* caracteriza-se pela presença de craniossinostose, deficiência do terço médio da face, polegares largos e/ou artelhos (dedos dos pés) grandes, braquidactilia, sindactilia variável dos tecidos moles e outras anomalias.[49,50] A *síndrome de Saethre-Chotzen* caracteriza-se pela manifestação fenotípica heterogênea que envolve condições como craniossinostose, implantação capilar frontal baixa, assimetria facial, ptose das pálpebras, desvio do septo nasal, braquidactilia, sindactilia parcial dos tecidos moles dos dedos indicador e médio, além de diversas anomalias esqueléticas.[51-54]

Considerações Morfológicas

O exame de toda a região craniofacial do paciente deve ser meticuloso e sistemático. O esqueleto e os tecidos moles são avaliados de maneira padronizada para que se identifique toda a anatomia normal e a anormal.[55-66] Achados específicos tendem a ocorrer no caso de malformações específicas, mas cada paciente é único. A obtenção de proporções simétricas e normais e a reconstrução de unidades estéticas específicas são essenciais para a formação de um rosto discreto em uma criança nascida com uma das síndromes de craniossinostose.

Unidade Estética na Região Frontal

A região frontal é dismórfica em um bebê com síndrome de craniossinostose. O estabelecimento da posição normal da fronte é fundamental para a simetria e o equilíbrio faciais como um todo. A fronte pode ser considerada como dois componentes estéticos distintos: a crista supraorbital/região da borda lateral da órbita e a parte superior da fronte. A unidade da crista supraorbital/borda lateral da órbita inclui o processo nasofrontal e as margens supraorbitais que se estendem inferiormente através da sutura frontozigomática em direção à margem infraorbital e, posteriormente, ao longo da região temporoparietal. A forma e a posição da crista supraorbital/região da margem lateral da órbita são elementos fundamentais da estética da parte superior da face. Em uma fronte normal, no nível da sutura nasofrontal, a margem supraorbital e os ossos nasais formam um ângulo que varia de 90 a 110 graus quando vistos de perfil. Além disso, as sobrancelhas, que recobrem a margem supraorbital, devem estar posicionadas anteriormente à córnea. Vendo-se a margem supraorbital de cima para baixo, a borda deve arquear-se posteriormente de modo a formar na fossa temporal um suave ângulo de 90 graus com um ponto central do arco no nível de cada sutura frontozigomática. O componente superior da fronte, cerca de 1 a 1,5 cm acima da margem supraorbital, deve apresentar-se sob uma suave curvatura posterior de aproximadamente 60 graus, nivelando-se na região da sutura coronal quando visto de perfil.

Unidade Estética Naso-órbito-zigomática

Nas síndromes de craniossinostose, o dismorfismo regional naso-órbito-zigomático é um reflexo da malformação da base do crânio. Na síndrome de Crouzon, na qual a sinostose bilateral da sutura coronal apresenta-se combinada à deficiência da base do crânio e do terço médio da face, a região naso-órbito-zigomática é dismórfica, juntamente com a região anterior da base do crânio curta (anteroposterior) e larga (transverso). Na síndrome de Apert, os ossos nasais, as órbitas e os zigomas, assim como a região anterior da base do crânio, são transversalmente largos a partir da protuberância anterolateral dos lobos temporais do cérebro e horizontalmente curtos (retroposicionados), resultando em uma aparência rasa e hipertelórica, em "curva reversa", do terço médio superior da face. O avanço cirúrgico do terço médio da face sem envolver simultaneamente a largura transversa aumentada e a curva reversa não produzirá a correção adequada da dismorfologia.

Unidade Estética da Base Maxilonasal

No paciente com síndrome de craniossinostose e deficiência do terço médio da face, a parte anterossuperior da face é verticalmente curta (do násio ao inciso superior), com ausência de projeção horizontal (A-P). Esses achados podem ser confirmados através de análise cefalométrica, que indica um ângulo SNA deficiente e uma menor altura anterossuperior (do násio à espinha nasal anterior). A largura da maxila na região dentoalveolar geralmente é constrita, com um palato altamente arqueado. Para normalizar a região da base maxilonasal, geralmente fazem-se necessárias a expansão e remodelação cirúrgicas multidirecionais. É possível melhorar a relação anormal entre o lábio e os dentes maxilares e a oclusão de Classe III através de osteotomias segmentares de Le Fort I e tratamento ortodôntico como parte da reconstrução. A mandíbula e o mento geralmente são envolvidos secundariamente, podendo ser melhorados com o reposicionamento cirúrgico como parte da correção ortognática.

Considerações sobre a Idade para as Reconstruções

Ao considerar o momento e o tipo de intervenção, o cirurgião experiente leva em consideração várias realidades de natureza biológica, como o curso natural da malformação (i.e., dismorfologia progressivamente agravada ou anomalia craniofacial não progressiva); a tendência de restrição que a cirurgia pode ocasionar ao crescimento ósseo (i.e., semelhante à hipoplasia maxilar que ocorre após a correção de fissura de palato); a relação entre as vísceras subjacentes em desenvolvimento (i.e., o cérebro) e o esqueleto congenitamente afetado e/ou cirurgicamente alterado (i.e., compressão cerebral se não houver expansão da abóbada); e as necessidades de manutenção das vias aéreas da criança (i.e., deficiência do terço médio da face que resulta em apneia obstrutiva do sono [OSA, na sigla em inglês]).

Para limitar a deficiência e obter, ao mesmo tempo, a estética facial e a função da cabeça e do pescoço desejadas, o cirurgião deve fazer uma pergunta essencial: No decorrer do desenvolvimento craniofacial, o esqueleto facial operado de uma criança com síndrome de craniossinostose tende a crescer de maneira anormal, resultando em maiores distorções e dismorfologia, ou as alterações esqueléticas positivas inicialmente obtidas (na cirurgia) mantiveram-se durante o crescimento contínuo? Infelizmente, a teoria proposta de que os procedimentos craniofaciais realizados no início da primeira infância "desencadeiam o crescimento" não foi comprovada através do método científico.[58-60,67-73]

Limitações, Contraindicações e Alternativas

Tratamento da Deformidade do Terço Superior da Face

Opções de Reconstrução do Terço Superior da Face

A abordagem selecionada para tratar a deficiência e anomalias do "terço superior da face" e a displasia residual da abóbada craniana na criança com síndrome de craniossinostose deve proporcionar correções definitivas. Um dos principais objetivos dessa fase da reconstrução é "normalizar" as órbitas, os zigomas e a abóbada craniana. A correção da deformidade maxilomandibular requer cirurgia ortognática, inclusive uma osteotomia Le Fort I. A seleção de um monobloco (com ou sem segmentação orbital adicional), uma bipartição facial (com ou sem segmentação orbital) ou uma osteotomia Le Fort III para o tratamento das deficiências e anomalias básicas horizontais, transversas e verticais dos terços médio e superior da face deve depender da morfologia específica do paciente. A dismorfologia presente é determinada pela malformação, pelos procedimentos anteriores realizados e pelos efeitos desses procedimentos sobre o crescimento (Figs. 48-1 a 48-3).

Ao avaliar a morfologia dos terços médio e superior da face da criança com dentição mista ou do jovem adulto nascido com síndrome de Crouzon, o cirurgião deve observar (1) se a crista supraorbital se apresenta bem posicionada quando vista no plano sagital (a profundidade das órbitas superiores é adequada?); (2) se o terço médio da face e a fronte apresenta uma angulação aceitável no plano transverso (o terço médio da face é côncavo?); e (3) se a raiz do nariz e as órbitas são de largura normal (existe hipertelorismo orbital?). Caso se confirme que essas estruturas apresentam a morfologia aceitável, não há necessidade de reconstruir a fronte e as órbitas superiores. Aqueles poucos pacientes com síndrome de craniossinostose aos quais a deformidade residual afeta apenas na parte inferior das órbitas, o pilar zigomático e a maxila, é provável que uma osteotomia Le Fort III extracraniana seja um tratamento eficaz.

Se a região supraorbital, a base craniana anterior, os zigomas e a raiz do nariz – além das partes inferiores das órbitas e da maxila – continuarem deficientes no plano sagital (retrusão horizontal), indica-se um avanço em monobloco. Nesses pacientes, a fronte geralmente é plana e retrusa, razão pela qual necessita ser remodelada e avançada. Na eventual presença de hipertelorismo do terço médio superior da face (largura transversa aumentada) com aplainamento do terço médio da face (retrusão horizontal) e ângulo facial côncavo (arco facial reverso), divide-se o monobloco na linha mediana vertical (bipartição facial). Remove-se uma cunha óssea interorbital (nasal e etmoidal), reposicionando-se as órbitas e os zigomas medialmente e alargando o arco maxilar. Raramente há necessidade de uma bipartição facial (FB, na sigla em inglês) na síndrome de Crouzon, mas o avanço em monobloco (MB, na sigla em inglês) é necessário. Quando se realiza uma osteotomia de MB ou FB no terço médio superior da face, é possível que a segmentação adicional das regiões superior e lateral das órbitas também seja necessária para a normalização da morfologia estética orbital.

Para quase todo paciente com síndrome de Apert, as osteotomias de bipartição facial combinadas à remodelação da abóbada craniana permitem uma melhor correção da dismorfologia que se pode alcançar através de qualquer outro procedimento realizado no terço médio superior da face (i.e., monobloco ou Le Fort III). Quando se utilizam as osteotomias, a correção do ângulo facial côncavo do terço médio da face também é possível, o que reduz ainda mais o estigma da aparência facial plana, larga e retrusa decorrente da síndrome de Apert. O procedimento de FB permite que as órbitas e os zigomas se aproximem da linha média (correção do hipertelorismo) como unidades, enquanto a maxila é simultaneamente alargada (i.e., atenuação do rosto em forma de V). Desse modo, é possível realizar o avanço horizontal do terço médio superior da face a fim de melhorar a profundidade orbital e o comprimento zigomático. Em geral, a fronte é plana, alta e retrusa, com uma área constrita pouco acima da crista supraorbital. Simultaneamente, realiza-se também a remodelação da região anterior da abóbada craniana. Uma osteotomia Le Fort III, na síndrome de Apert, praticamente nunca é adequada para uma correção ideal das anomalias residuais do terço médio superior da face.

Um estudo conduzido por McCarthy confirma que a osteotomia Le Fort III não é eficaz como opção estética para o tratamento de deformidades do terço médio superior da face na maioria dos pacientes com síndrome de craniossinostose.[74] Pela configuração anatômica, um procedimento único Le Fort III impede o tratamento da unidade estética orbital. Portanto, uma grande deficiência estética da osteotomia Le Fort III, quando a sua indicação não é adequada, é a formação de degraus irregulares nas margens laterais das orbitas. Isso ocorre mesmo quando se trata apenas de um avanço moderado Le Fort III. Esses degraus nas laterais das órbitas são visíveis para um observador comum pouco atraente a uma distância conversacional e as tentativas cirúrgicas de modificação posterior produzem resultados que deixam a desejar. Outro problema com a osteotomia Le Fort III é a dificuldade de julgar uma profundidade orbital ideal, o que geralmente resulta em proptose residual ou enoftalmos. Além disso, a correção simultânea do hipertelorismo da região superior da face (orbital) e do perfil côncavo do terço médio da face, típico da síndrome de Apert, não é possível com o procedimento Le Fort III. O alongamento excessivo do nariz, acompanhado pelo aplainamento do ângulo nasofrontal ocorre se a osteotomia Le Fort III for selecionada quando a dismorfologia esquelética favorece um procedimento de MB ou FB. Infelizmente, não é possível depois corrigir o nariz alongado ou o ângulo nasofrontal aplainado. Evitar essas deficiências não é uma questão de aperfeiçoamento da técnica de osteotomia Le Fort III ou simplesmente de tratar os tecidos moles subjacentes de outra maneira (i.e., cantopexias ou elevação (*lifting*) do terço médio da face). A osteotomia Le Fort III não é compatível com a dismorfologia presente na maioria dos pacientes com síndrome de craniossinostose e, portanto, não oferece a oportunidade de se obter o resultado estético desejado. Todavia, o procedimento geralmente é considerado a abordagem preferida pelos cirurgiões por (1) ser um procedimento extracraniano; (2) exigir menos habilidade e experiência cirúrgicas; (3) ter menos probabilidade de resultar em perda sanguínea significativa; e (4) ter menos probabilidade de resultar em complicações perioperatórias (i.e., fístula cranionasal, abscesso intracraniano, reabsorção óssea).

A osteotomia selecionada para tratar a dismorfologia do terço médio superior da face no paciente com síndrome de craniossinostose (i.e., Le Fort III, MB, FB) deve refletir as deformidades esqueléticas presentes e oferecer uma oportunidade realista de melhoria estética da região do terço médio superior da face (naso-orbitomalar) em longo prazo.

O texto continua na p. 506

CAPÍTULO 48 Osteotomias em Monobloco e de Bipartição Facial para a Reconstrução de Síndromes de Craniossinostose

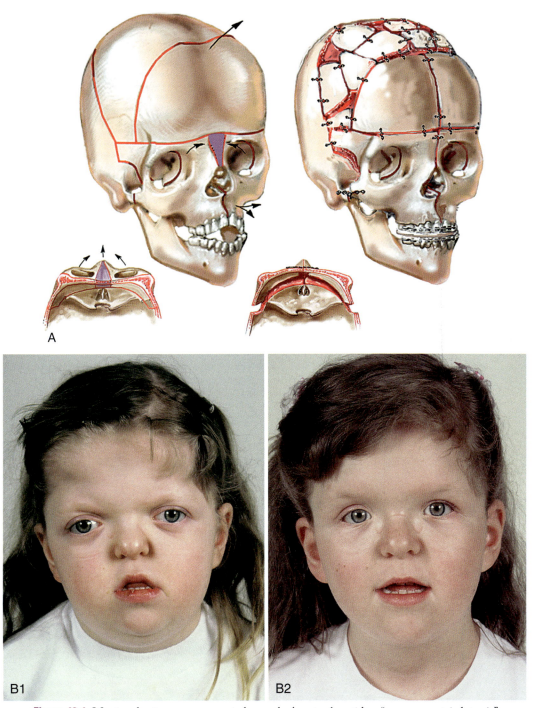

Figura 48-1 Menina de cinco anos com síndrome de Apert submetida a "avanços cantais laterais" realizados por um neurocirurgião aos seis meses de idade. Posteriormente, ela apresentou deformidades craniofaciais residuais que exigiram osteotomias da região anterior da abóbada craniana e de bipartição facial com remodelação. A paciente precisará submeter-se a uma cirurgia ortognática e um tratamento ortodôntico durante a adolescência para concluir a reconstrução. **A**, Ilustração da morfologia craniofacial antes da cirurgia. A figura mostra também as osteotomias planejadas da abóbada craniana e bipartição facial (FB) e a remodelação. **B**, Vistas frontais da face antes e depois da reconstrução da região anterior da abóbada craniana e de FB. (**B1, B2** Extraído de Posnick JC: *Orthognathic surgery: principles and practice*, St. Louis, 2014, Saunders.)

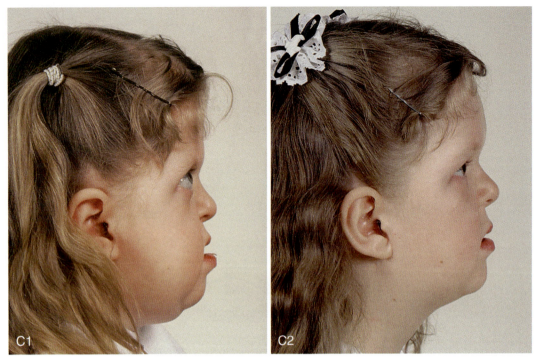

Figura 48-1 *(Cont.)* **C**, Vistas de perfil antes e depois da reconstrução de FB. (**A** e **C1** Extraído de Posnick JC: Craniofacial dysostosis: staging of reconstruction management of the midface deformity – disorders craniofacial, *Neurosurg Clin North Am* 2:683, 1991.)

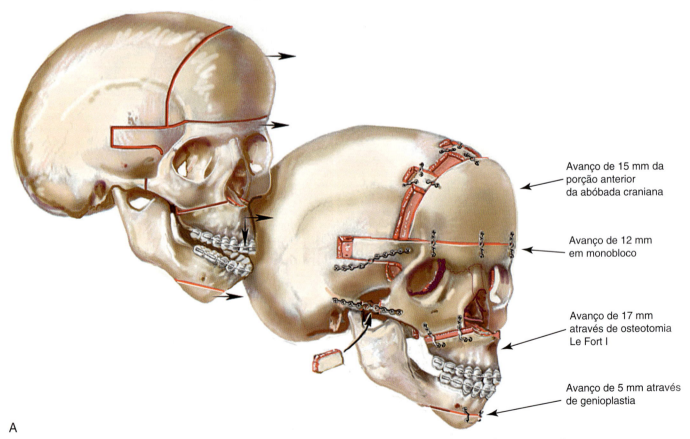

Figura 48-2 Criança nascida com síndrome de Crouzon submetida a procedimento de osteotomia da sutura coronal bilateral aos três meses de idade, bem como a craniotomia e remodelação da abóbada craniana aos nove meses. Aos dois anos, ela passou por osteotomia Le Fort III (terço médio da face) e por procedimento de avanço da fronte através de uma abordagem intracraniana. Aos 14 anos, a paciente apresentava deformidades residuais, razão pela qual foi submetida a osteotomias da porção anterior da abóbada craniana, em monobloco, Le Fort I e do queixo, com avanço independente de cada segmento. **A**, Ilustração das osteotomias planejadas e realizadas da porção anterior da abóbada craniana, em monobloco, Le Fort I e do queixo.

CAPÍTULO 48 Osteotomias em Monobloco e de Bipartição Facial para a Reconstrução de Síndromes de Craniossinostose 503

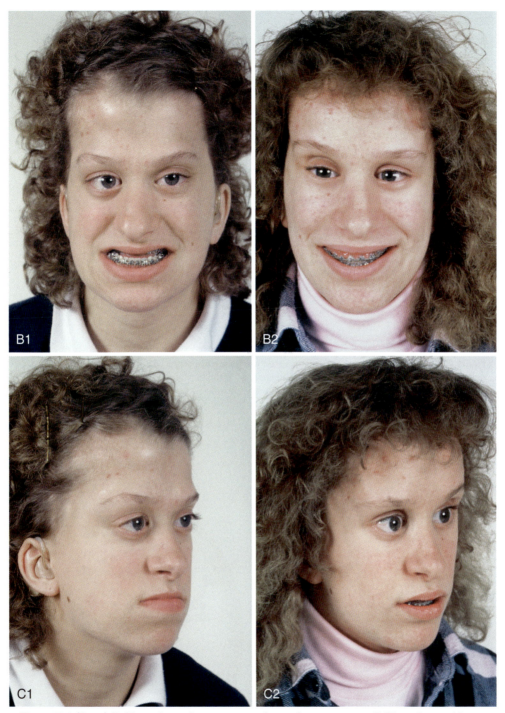

Figura 48-2 *(Cont.)* **B**, Vistas faciais frontais antes e depois da reconstrução. **C**, Vistas faciais oblíquas antes e depois da reconstrução.

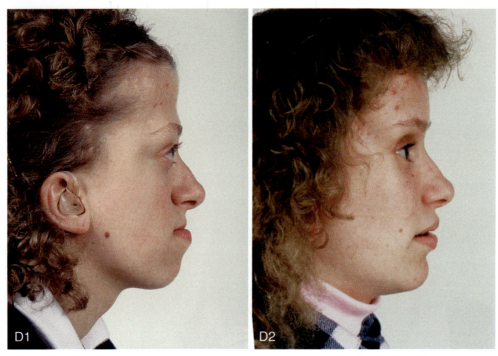

Figura 48-2 *(Cont.)* D, Vistas de perfil antes e depois da reconstrução. (**A, C1, C2, D1 e D2** extraídos de Posnick JC: Craniosynostosis: surgical management of the midface deformity. Em Bell WH, editor: *Orthognathic and reconstructive surgery,* vol. 3, Philadelphia, 1992, Saunders; **B1 e B2** extraídos de Posnick JC: *Orthognathic surgery: principles and practice,* St. Louis, 2014, Saunders.)

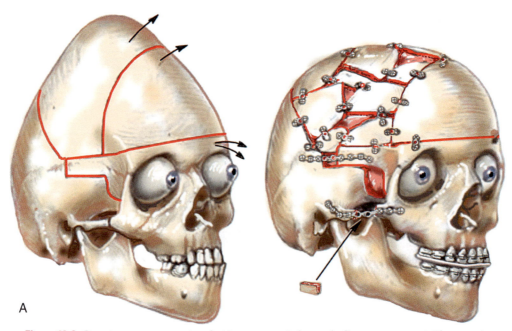

Figura 48-3 O paciente era um menino de 12 anos com síndrome de Crouzon não corrigida encaminhado para avaliação e submetido a osteotomia total da abóbada craniana e osteotomia em monobloco com remodelação e avanço. **A**, Ilustrações da morfologia craniofacial do paciente com as indicações das osteotomias planejadas. Uma segunda ilustração mostra o resultado após as osteotomias com remodelação e avanço.

CAPÍTULO 48 Osteotomias em Monobloco e de Bipartição Facial para a Reconstrução de Síndromes de Craniossinostose

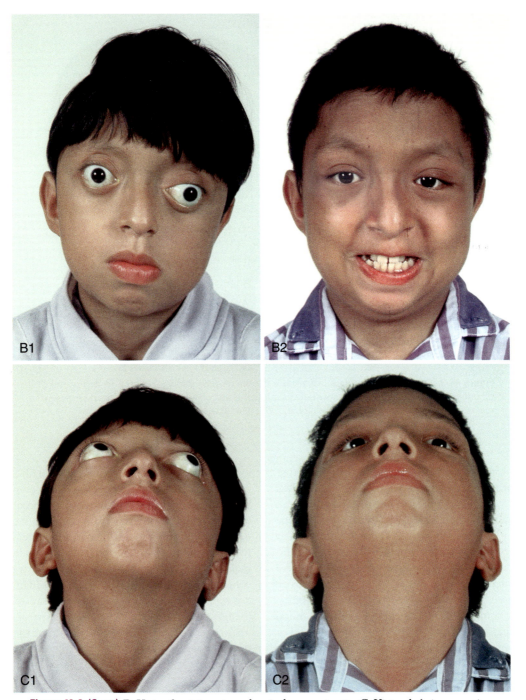

Figura 48-3 *(Cont.)* **B**, Vistas frontais antes e depois da reconstrução. **C**, Vistas de baixo para cima antes e depois da reconstrução.

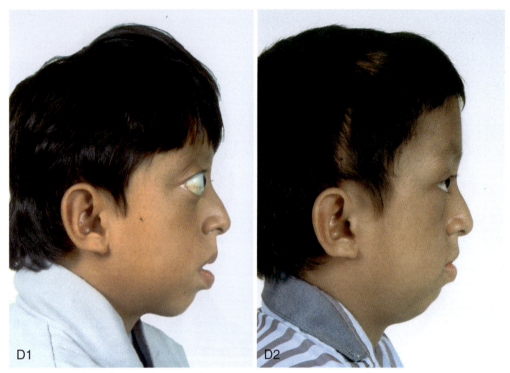

Figura 48-3 (Cont.) D, Vistas de perfil antes e depois da reconstrução. (Extraído de Posnick JC: Craniosynostosis: surgical management of the midface deformity. Em Bell WH, editor: *Orthognathic and reconstructive surgery,* vol. 3, Philadelphia, 1992, Saunders.)

Na maioria dos pacientes com síndrome de craniossinostose, o resultado estético deixa a desejar se o cirurgião tentar ajustar simultaneamente as órbitas e a oclusão utilizando a osteotomia Le Fort III, em monobloco ou de bipartição facial, sem executar uma osteotomia Le Fort I separada. O grau de deficiência horizontal observado nas órbitas e na dentição maxilar raramente é uniforme. Se não for feita uma osteotomia Le Fort I para separar o terço inferior da face do complexo superior do terço médio da face, provavelmente ocorrerá um avanço excessivo das órbitas, com enoftalmos, quando o cirurgião tentar alcançar um trespasse horizontal (*overjet*) positivo nos incisivos. Em geral, *não* se faz a osteotomia Le Fort I juntamente com o mesmo procedimento realizado no terço médio superior da face; aguarda-se a maturidade esquelética para combinar a osteotomia com o tratamento ortodôntico. Até lá, continua a existir um certo grau de má oclusão Classe III de Angle com trespasse horizontal negativo e mordida aberta anterior. Quando o paciente adolescente ou adulto apresenta-se para a correção cirúrgica e necessita de tratamento tanto do terço médio superior (i.e., naso-órbito-zigomático) quanto do terço médio inferior (i.e., maxila) da face, os procedimentos podem ser realizados simultaneamente.

A reconstrução final das deformidades do terço médio superior da face naqueles nascidos com uma síndrome de craniossinostose pode ser feita dos sete aos dez anos de idade. Nessa idade, a abóbada craniana e as órbitas normalmente alcançam aproximadamente 85 a 90% de seu tamanho adulto. Sempre que viável, é preferível também aguardar a erupção dos molares superiores. Quando a reconstrução do terço médio superior da face é realizada após aproximadamente sete anos de idade, o objetivo é obter a morfologia adulta na região crânio-órbito-zigomática com a expectativa de um resultado estável (não mais influenciado pelo crescimento) após a cicatrização. As considerações psicossociais também respaldam a faixa de idade dos sete aos dez anos para o procedimento realizado no terço médio superior da face. Quando a reconstrução nessa idade é bem-sucedida, a criança pode progredir na escola com a oportunidade de desfrutar uma imagem corporal saudável e boa autoestima.[38,75-116]

Osteotomias em Monobloco e de Bipartição Facial

A falta de consenso em relação ao momento e às técnicas ideais para o tratamento de malformações e deformidades complexas do terço médio da face nas síndromes de craniossinostose reflete não apenas a incerteza em relação aos possíveis resultados com qualquer abordagem de tratamento, mas também a confusão em relação à forma de execução desses procedimentos tecnicamente sensíveis.

A seguir oferece-se ao cirurgião uma descrição técnica passo a passo das osteotomias em monobloco e de bipartição facial.

CAPÍTULO 48 Osteotomias em Monobloco e de Bipartição Facial para a Reconstrução de Síndromes de Craniossinostose

TÉCNICA: Osteotomias em Monobloco e de Bipartição Facial

PASSO 1: Tratamento das Vias Aéreas

O tratamento adequado das vias aéreas em um paciente submetido a uma osteotomia em monobloco e de bipartição facial é essencial. O método utilizado pelos autores é um tubo orotraqueal fixado com um fio de aço adjacente aos incisivos centrais inferiores. Após a realização das osteotomias em monobloco e de bipartição facial e a desimpactação, insere-se um tubo nasotraqueal e retira-se o tubo orotraqueal. Com essa abordagem controlada, é possível evitar a lesão causada pelo tubo endotraqueal (durante a realização das osteotomias) e/ou a mobilização (durante a desimpactação). Além disso, pode-se obter o contato direto entre os dentes maxilares e mandibulares para um melhor controle da oclusão. O tubo nasotraqueal permanece instalado ao final do procedimento para permitir o implante de endoprótese (*stent*) na mucosa nasal no início do período pós-operatório. Outras abordagens de tratamento das vias aéreas já foram descritas e efetivamente utilizadas (i.e., traqueostomia, intubação submental e intubação orotraqueal sem troca) (Fig. 48-4, *A*).

PASSO 2: Instalação de um Tubo no Ducto Nasolacrimal e Tarsorrafia Temporária

Quando viável, recomenda-se a colocação de um tubo no duto nasolacrimal com sonda de Crawford para proteger o aparelho nasolacrimal durante a cirurgia. Dilatam-se os pontos (*puncta*), inserindo uma sonda através de cada ponto para confirmar a entrada no nariz. Insere-se a sonda de Crawford através de cada ponto, puxando-a pelo nariz. No interior do nariz, retiram-se as folhas de Silastic; os tubos são amarrados dentro do nariz, e o excesso é cortado com uma tesoura.

As tarsorrafias temporárias são colocadas com sutura de nylon 6-0, de fio cinza, lateralmente à pupila de cada olho. Como alternativa, é possível utilizar protetores de córneas, mas isso impede o exame direto das pupilas durante a cirurgia (Fig. 48-4, *B*).

(Continua)

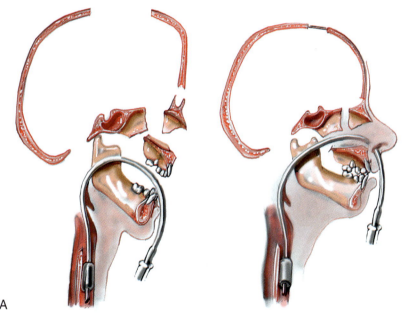

Figura 48-4 A, Gerenciamento da sonda entrotraqueal durante a osteotomia em monobloco ou de bipartição facial.

508 PARTE IV Cirurgia Ortognática e Craniofacial

TÉCNICA: Osteotomias em Monobloco e de Bipartição Facial *(Cont.)*

PASSO 3: Instalação de Barra de Erich
As barras de Erich são comumente usadas na prática da cirurgia bucomaxilofacial. Coloca-se um tampão orofaríngeo e faz-se a limpeza da boca. Instalam-se as barras de Erich aos dentes maxilares e mandibulares. Passa-se fio de aço tangente à borda mandibular para estabilizar melhor o arco mandibular e a sonda orotraqueal é fixada na barra com um arame na região de sínfise (Fig. 48-4, *C*).

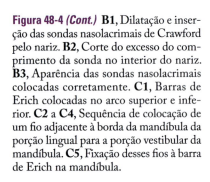

Figura 48-4 *(Cont.)* **B1,** Dilatação e inserção das sondas nasolacrimais de Crawford pelo nariz. **B2,** Corte do excesso do comprimento da sonda no interior do nariz. **B3,** Aparência das sondas nasolacrimais colocadas corretamente. **C1,** Barras de Erich colocadas no arco superior e inferior. **C2** a **C4,** Sequência de colocação de um fio adjacente à borda da mandíbula da porção lingual para a porção vestibular da mandíbula. **C5,** Fixação desses fios à barra de Erich na mandíbula.

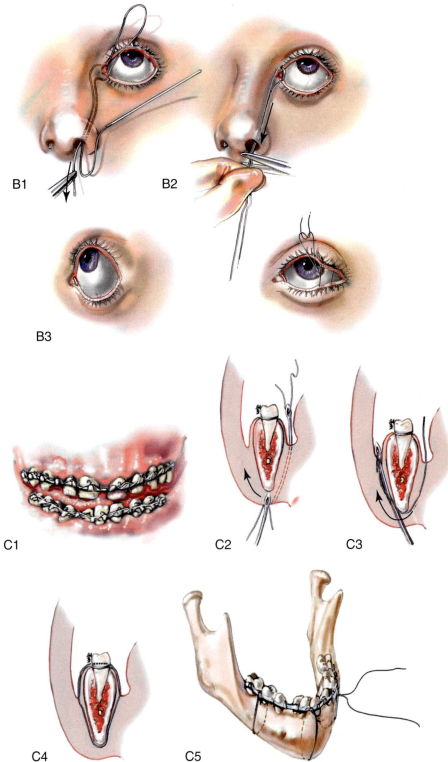

CAPÍTULO 48 Osteotomias em Monobloco e de Bipartição Facial para a Reconstrução de Síndromes de Craniossinostose

TÉCNICA: Osteotomias em Monobloco e de Bipartição Facial *(Cont.)*

PASSO 4: Preparação do Paciente
O paciente é preparado e coberto. Coloca-se a cabeça do paciente em um suporte de cabeça Mayfield com o pescoço em uma posição neutra. Limpa-se todo o couro cabeludo com sabonete de iodopovidona (Betadine). Depois enxagua-se com água estéril. Em seguida, aplica-se a solução de iodopovidona ao couro cabeludo, rosto e pescoço. Isola-se o campo cirúrgico de modo a expor o pescoço até as clavículas; todo o rosto, inclusive os ouvidos externos; e a parte anterior do couro cabeludo até o local planejado da incisão. Separa-se a boca/nariz dos olhos/testa com uma toalha cirúrgica estéril adicional. Esse procedimento limita a contaminação da cavidade intracraniana pelas floras oral e nasal.

PASSO 5: Incisão
Realiza-se a incisão coronal convencional (cutânea) na região pós-auricular e do couro cabeludo. Outras modificações da incisão têm sido descritas (p. ex., Z-plastia nas regiões temporais). Mistura de lidocaína com epinefrina é infiltrada para facilitar a hemostasia (Fig. 48-4, *D*)

PASSO 6: Dissecção
O retalho anterior é divulsionado até a camada superficial da fáscia temporal profunda sobre o músculo temporal; sob o plano subperiosteal na região mediana da fronte; subperiosteal na região da bordas orbitais laterais; subperiosteal com exposição da região anterior da maxila; subperiosteal até a exposição dos arcos zigomáticos; e subperiosteal no dorso do nariz. Descolam-se e afastam-se então os músculos temporais, separando-os da superfície óssea dos ossos temporais (região escamosa) (Fig. 48-4, *E*).

(Continua)

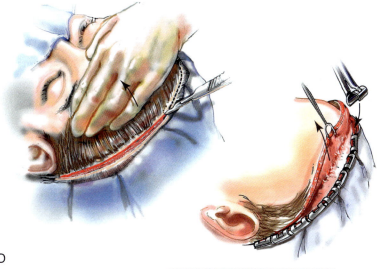

Figura 48-4 *(Cont.)* **D**, Incisão pós-auricular do couro cabeludo e colocação de grampos de Raney para facilitar a hemostasia. **E**, Afastamento e dissecção dos músculos nasais, orbitais e temporais.

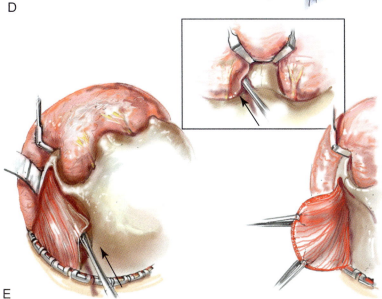

TÉCNICA: Osteotomias em Monobloco e de Bipartição Facial *(Cont.)*

PASSO 7: Craniotomia
Executa-se a craniotomia bifrontal. As linhas da craniotomia são traçadas com um marcador estéril e os furos, feitos com perfurador, conforme necessário. Realiza-se a craniotomia com um craniótomo. Os ossos frontais são separados da dura-máter subjacente e depois removidos. Procede-se com o afastamento adequado dos lobos frontal e temporal do cérebro para realizar as osteotomias com segurança. O cérebro é protegido com cotonoides (Fig. 48-4, *F*).

PASSO 8: Osteotomia do Arco Zigomático
Osteotomiza-se o arco zigomático. Colocam-se os afastadores e a osteotomia é realizada em cada lado através na porção mediana do arco zigomático com uma serra reciprocante (Fig. 48-4, *G*).

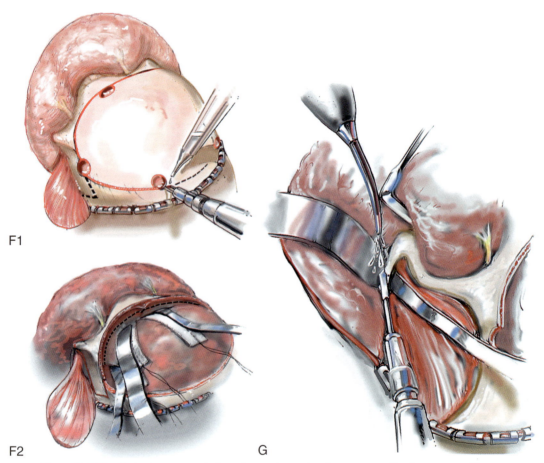

Figura 48-4 *(Cont.)* **F1,** Craniotomia bifrontal marcada e realizada com um perfurador e um craniótomo. **F2,** Dissecção e afastamento do conteúdo da porção anterior da base do crânio. O cérebro é protegido com cotonoides. **G,** Osteotomia do terço médio do arco zigomático com serra reciprocante.

CAPÍTULO 48 Osteotomias em Monobloco e de Bipartição Facial para a Reconstrução de Síndromes de Craniossinostose

TÉCNICA: Osteotomias em Monobloco e de Bipartição Facial *(Cont.)*

PASSO 9: Osteotomia da Parede Lateral da Órbita
Com a serra reciprocante, inicia-se a osteotomia da parede lateral da órbita adentrando a fissura orbital inferior. A osteotomia estende-se superiormente através da parede lateral da órbita (Fig. 48-4, *H*).

PASSO 10: Osteotomia da Base do Crânio
Continuando com o uso da serra reciprocante, realiza-se a osteotomia na extensão lateral através da parte escamosa do osso temporal e da base do crânio (Fig. 48-4, *I*).

PASSO 11: Osteotomia do Teto Orbital
A osteotomia do teto orbital é realizada com a serra sagital através da porção anterior da base do crânio (Fig. 48-4, *J*).

(Continua)

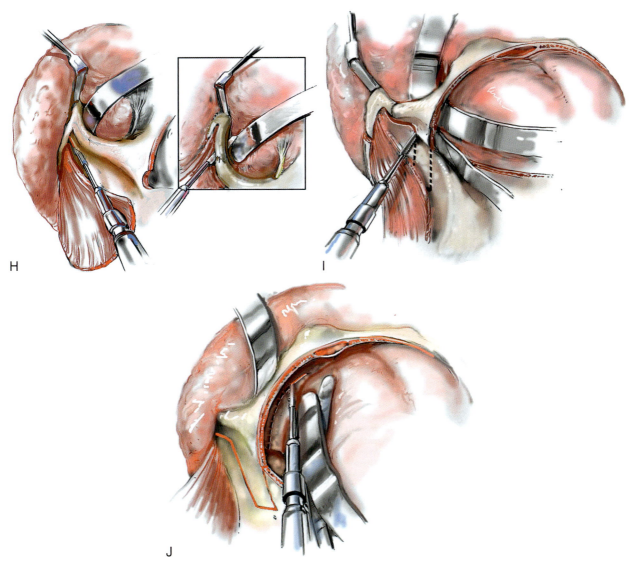

Figura 48-4 *(Cont.)* **H**, Osteotomia da parede lateral da órbita com serra reciprocante e proteção do conteúdo orbital. **I**, Continuação da osteotomia da parede lateral da órbita, adentrando a extensão escamosa do temporal e proteção do conteúdo intracraniano. **J**, Osteotomia da porção anterior da base do crânio e do teto orbital.

TÉCNICA: Osteotomias em Monobloco e de Bipartição Facial *(Cont.)*

PASSO 12: Osteotomia da Parede Lateral da Base do Crânio
A osteotomia do teto orbital continua lateralmente através da asa do esfenoide. Essa osteotomia une-se à realizada sob a parte escamosa do osso temporal em cada lado (Fig. 48-4, *K*).

PASSO 13: Confirmação da Osteotomia
Um cinzel fino, colocado através da região anterior da base do crânio, é usado para confirmar a conclusão da osteotomia da asa do esfenoide e a continuidade da extensão até o osso temporal (Fig. 48-4, *L*).

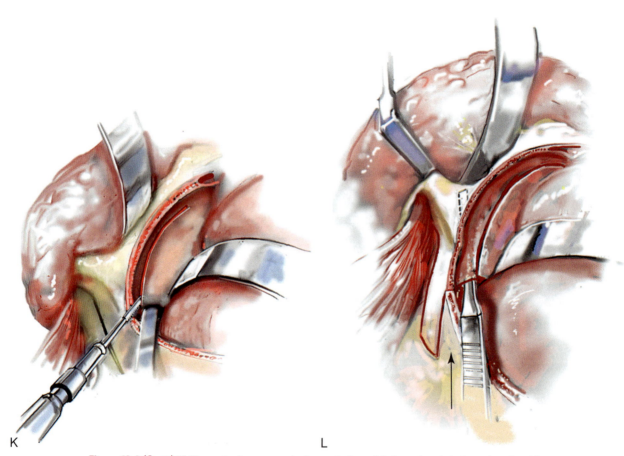

Figura 48-4 *(Cont.)* **K**, Extensão da osteotomia da porção lateral da base do crânio à asa do esfenoide e à osteotomia do osso temporal anteriormente realizada. **L**, Uso de um osteótomo fino para confirmar a separação na asa do esfenoide.

CAPÍTULO 48 Osteotomias em Monobloco e de Bipartição Facial para a Reconstrução de Síndromes de Craniossinostose

TÉCNICA: Osteotomias em Monobloco e de Bipartição Facial *(Cont.)*

PASSO 14: Osteotomia da Parede Medial da Órbita
Com um cinzel fino, trabalha-se através da base do crânio, realizando a osteotomia da parede medial da órbita posteriormente ao ligamento cantal medial e ao aparelho nasolacrimal e adentrando inferiormente a fissura orbitária inferior (Fig. 48-4, *M*).

PASSO 15: Osteotomia do Septo Nasal
Separa-se a porção anterior do septo nasal da base do crânio. Um cinzel reto (15 mm de largura) é inserido na porção anterior da base do crânio rente anteriormente à crista galli para realizar essa osteotomia e separar o terço médio da face (da base do crânio) (Fig. 48-4, *N*).

PASSO 16: Osteotomia da Sutura Pterigomaxilar
A separação das suturas pterigomaxilares é realizada. Insere-se um cinzel longo (10 mm de largura) através do acesso coronal e da fossa infratemporal até alcançar a sutura pterigomaxilar. Coloca-se uma das mãos (protegida por luvas duplas) na boca do paciente e, com a outra, segura-se o cinzel na fossa infratemporal através do acesso coronal. Com o martelo, separa-se a sutura pterigomaxilar com o cinzel. Confirma-se o sucesso da separação com o fórceps de afastamento de suturas pterigomaxilares (Fig. 48-4, *O*).

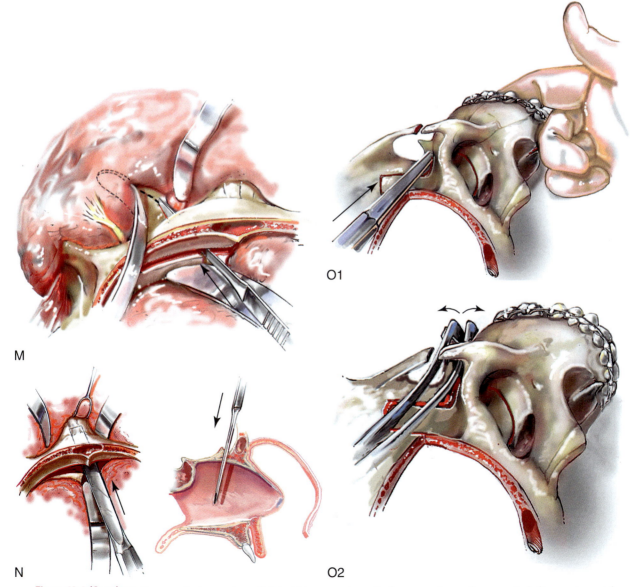

Figura 48-4 *(Cont.)* **M**, Osteotomia da parede medial da órbita com a inserção de um osteótomo fino por trás do ligamento cantal medial e do aparelho lacrimal até a fissura orbital inferior, com proteção do conteúdo orbital. **N**, Osteotomia do septo nasal com a inserção de um cinzel anteriormente à crista galli através da porção anterior da base do crânio. **O1**, Osteotomia das suturas pterigomaxilares através do acesso coronal direcionada inferiormente. **O2**, Confirmação da disjunção da sutura pterigomaxilar.

TÉCNICA: Osteotomias em Monobloco e de Bipartição Facial *(Cont.)*

PASSO 17: Desimpactação
Desimpacta-se o terço médio da face (monobloco) com dois fórceps de Rowe apoiando-os no nariz e na boca. Simultaneamente, inserem-se os fórceps de afastamento de suturas pterigomaxilares através da incisão coronal de cada lado. O terço médio da face é então mobilizado para a frente para confirmar o avanço adequado no nível oclusal. Em seguida, conclui-se a troca das vias aéreas endotraqueais. Colocam-se toalhas cirúrgicas estéreis sobre as regiões do couro cabeludo e da face/pescoço. Retira-se o tampão orofaríngeo da garganta. O cirurgião insere a sonda nasotraqueal na orofaringe através do nariz. O anestesista então remove a sonda orotraqueal e conclui a inserção da sonda nasotraqueal pela laringe utilizando a técnica laringoscópica GlideScope. (Para osteotomia apenas em monobloco, prosseguir para o passo 21. Para continuar a bipartição facial, prosseguir para o passo 18) (Fig. 48-4, *P*).

PASSO 18: Osteotomia do Terço Médio Nasal
Para a bipartição facial, realiza-se a osteotomia (ostectomia) do terço médio nasal (ostectomia). Trabalhando através do acesso coronal, o cirurgião marca a respectiva osteotomia do terço médio nasal com um paquímetro e um lápis e executa o procedimento com uma serra reciprocante. Concluída a osteotomia, procede-se a remoção do septo nasal cartilaginoso subjacente (Fig. 48-4, *Q*).

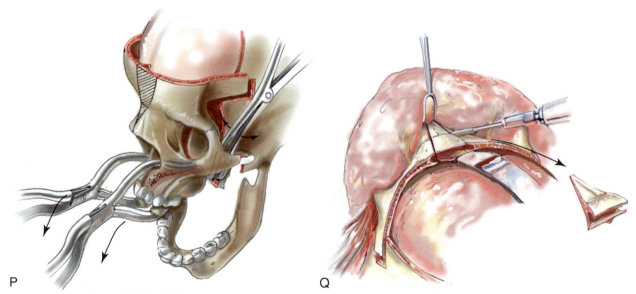

Figura 48-4 *(Cont.)* **P,** Desimpactação dos terços médio e superior da face em bloco mediante a inserção de fórceps de Rowe e afastadores de ossos na junção das suturas pterigomaxilares. **Q,** Osteotomia do terço médio nasal.

CAPÍTULO 48 Osteotomias em Monobloco e de Bipartição Facial para a Reconstrução de Síndromes de Craniossinostose

TÉCNICA: Osteotomias em Monobloco e de Bipartição Facial *(Cont.)*

PASSO 19: Segmentação da Maxila

Para a bipartição facial, são utilizados instrumentos orais estéreis até então não utilizados na cirurgia (evitar contaminação) para dividir a maxila em dois segmentos. Faz-se uma incisão vestibular intraoral na maxila, seguido pelo descolamento subperiosteal da região anterior da maxila, da espinha nasal anterior e do assoalho nasal. Com uma serra sagital, executa-se a osteotomia na linha mediana entre os incisivos centrais, estendida parassagitalmente pelo palato duro (deve-se preservar a mucosa palatina). A separação segmentar é feita com um cinzel fino (5 mm de largura), inserido entre os incisivos centrais. A barra de Erich também é cortada entre os incisivos. A separação da região posterior da maxila é feita com um fórceps de afastamento, conforme necessário. Fecha-se a ferida bucal. Descartam-se os instrumentos usados intraorais e colocam-se novas luvas (Fig. 48-4, *R*).

(Continua)

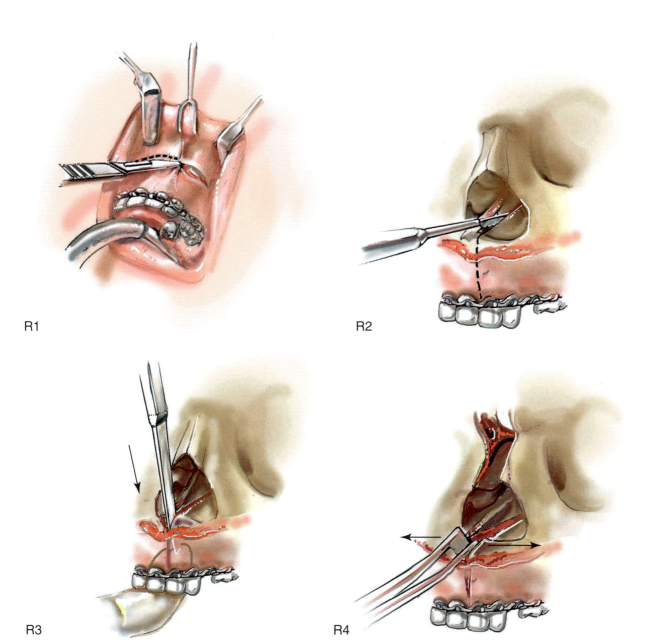

R1   R2

R3   R4

Figura 48-4 *(Cont.)* **R1**, Incisão vestibular na região anterior da maxila. **R2**, Osteotomia parassagital da maxila com serra reciprocante. **R3**, Osteotomia fina para concluir a osteotomia interdental entre as raízes dos dentes incisivos centrais. **R4**, Confirmação e expansão da maxila segmentada.

TÉCNICA: Osteotomias em Monobloco e de Bipartição Facial *(Cont.)*

PASSO 20: Rotação Facial
Para a bipartição facial, executa-se, em seguida, a estabilização das órbitas superiores e dos ossos nasais, reposicionando medialmente os dois lados da face com a correção do perímetro e do contorno do terço médio da face; isso requer um acabamento com uma broca de desgaste. As órbitas superiores e os ossos nasais são fixados com uma placa e parafusos de titânio. Pode-se utilizar também uma broca rotatória para cranializar o seio frontal, se necessário (Fig. 48-4, *S*).

PASSO 21: Avanço Facial
Executa-se o avanço do terço médio da face no nível da dentição maxilar. Trabalhando através do acesso coronal (couro cabeludo), o cirurgião avança o terço médio da face. Utilizando instrumentos orais estéreis, os assistentes realizam o bloqueio maxilomandibular com fios de aço (Fig. 48-4, *T*).

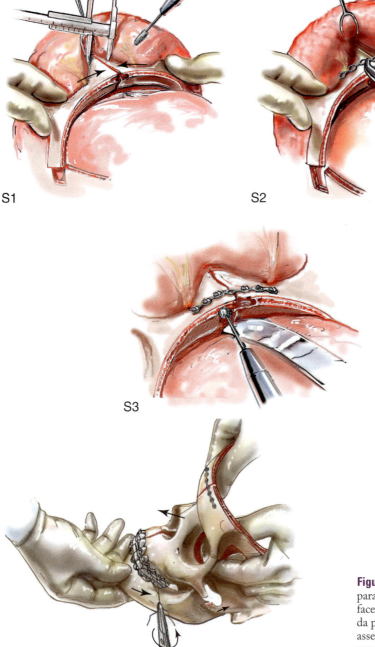

Figura 48-4 *(Cont.)* **S1,** Paquímetro e broca de desgaste utilizadas para ajustar à posição previamente planejada a porção superior da face segmentada medialmente. **S2,** Fixação com placa e parafuso da porção superior da face na linha mediana osteotomizada para assegurar a sua nova posição. **S3,** Cranialização da mucosa e da parede posterior restantes do seio frontal. **T,** Avanço de toda a unidade facial juntamente com o bloqueio maxilomandibular.

CAPÍTULO 48 Osteotomias em Monobloco e de Bipartição Facial para a Reconstrução de Síndromes de Craniossinostose

TÉCNICA: Osteotomias em Monobloco e de Bipartição Facial *(Cont.)*

PASSO 22: Fixação do Arco Zigomático
Executa-se o avanço do terço médio superior da face nos arcos zigomáticos, medindo o grau de avanço em cada arco com um paquímetro. Molda-se uma placa de titânio que se estende da região anterior da maxila, cruza o arco, o gap ósseo e alcança a parte posterior do zigoma em cada lado. A placa é fixada com parafusos de titânio (Fig. 48-4, *U*).

PASSO 23: Segmentação e Remodelamento Orbital
É possível observar as osteotomias segmentares adicionais das órbitas. Ocasionalmente, as paredes laterais (porção superior) das órbitas apresentam displasia e requerem segmentação para sua remodelação para que se faça a reconstrução. Nesse caso, os segmentos orbitais laterais são removidos com uma serra reciprocante. As osteotomias segmentares adicionais das órbitas geralmente são realizadas com uma serra reciprocante. Os segmentos das margens orbitais lateral e superior são remodeladas com uma broca de desgaste, fixando-se os segmentos com placas e parafusos de titânio (Fig. 48-4, *V*).

PASSO 24: Fixação da Porção Escamosa do Temporal
Realiza-se o procedimento de estabilização do avanço do terço médio da face na extensão da órbita superior. Mede-se o avanço desejado com um paquímetro, adaptando uma miniplaca de modo a manter o gap entre a distância obtida na fossa infratemporal e a abóbada craniana. Utilizam-se parafusos de titânio para estabilizar a placa (Fig. 48-4, *W*).

(Continua)

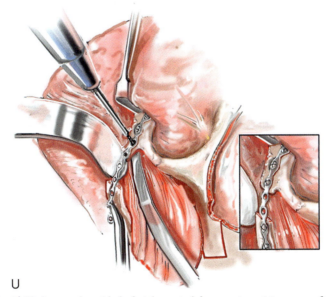

U

Figura 48-4 *(Cont.)* **U,** Avanço da unidade facial no nível do arco zigomático, com a fixação com placa e parafuso para assegurar o avanço pré-planejado.

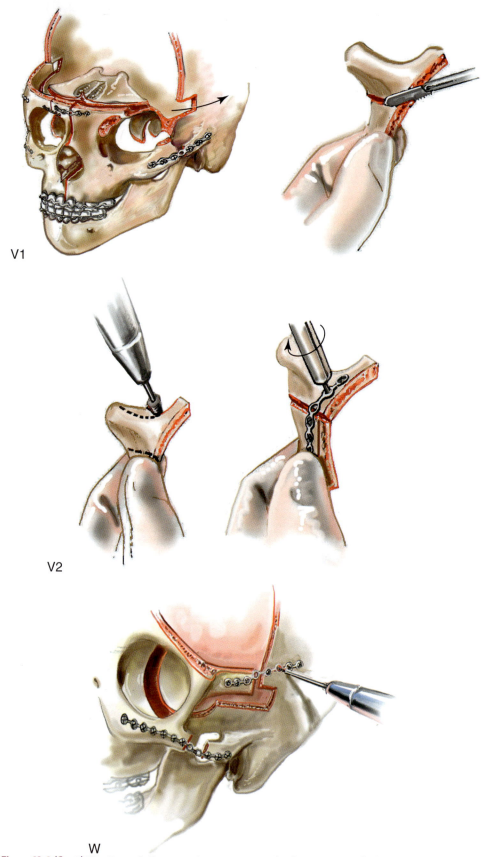

Figura 48-4 (Cont.) **V1**, *Esquerda*, Remoção do componente orbital superior para facilitar a remodelação. *Direita*, Osteotomia do processo escamoso do temporal para facilitar a remodelação da unidade orbital superior. **V2**, *Esquerda*, Uso da broca de desgaste para remodelação da unidade orbital superior. *Direita*, Fixação da unidade orbital recém-remodelada. **W**, Fixação da porção superior da parede lateral da órbita na porção estável da abóboda craniana.

CAPÍTULO 48 Osteotomias em Monobloco e de Bipartição Facial para a Reconstrução de Síndromes de Craniossinostose   **519**

TÉCNICA: Osteotomias em Monobloco e de Bipartição Facial *(Cont.)*

PASSO 25: Manipulação das Células Etmoidais
As células etmoidais hiperplásicas são desbridadas de acordo com a necessidade em pacientes com hipertelorismo orbital. Através da região anterior da base do crânio, utiliza-se osteótomo tipo Goiva para desbridar as células de ar etmoidais e reduzir o hipertelorismo (Fig. 48-4, *X*).

PASSO 26: Manipulação da Base do Crânio
A abertura entre a porção anterior da fossa craniana e a cavidade nasal é manipulada. O cirurgião irriga e aspira a cavidade intranasal através da parte exposta da região anterior da base do crânio. Aplica-se uma lâmina de Gelfoam para separar a abertura entre as duas cavidades. Em seguida, injeta-se cola de fibrina sobre o Gelfoam para vedar a separação. É possível utilizar outros métodos para vedar esta separação entre a cavidade nasal e a porção anterior da fossa craniana, dependendo das circunstâncias clínicas (p. ex., enxertos ósseos cranianos, abas de tecido mole) (Fig. 48-4, *Y*).

PASSO 27: Reconstrução da Região Anterior da Abóbada Craniana
A fronte (porção anterior da abóbada craniana) é remodelada, avançada e fixada no lugar. Com uma serra reciprocante, realizam-se as osteotomias da porção anterior removida da abóbada craniana. Com uma broca de desgaste, refaz-se o contorno para obter a forma desejada. Colhe-se o enxerto ósseo craniano mono ou bicortical, utilizando-o, conforme necessário, para preencher os defeitos. A fixação se faz com placas e parafusos. O enxerto ósseo craniano de espessura parcial é colocado e fixado também nos defeitos segmentares do arco zigomático (Fig. 48-4, *Z*).

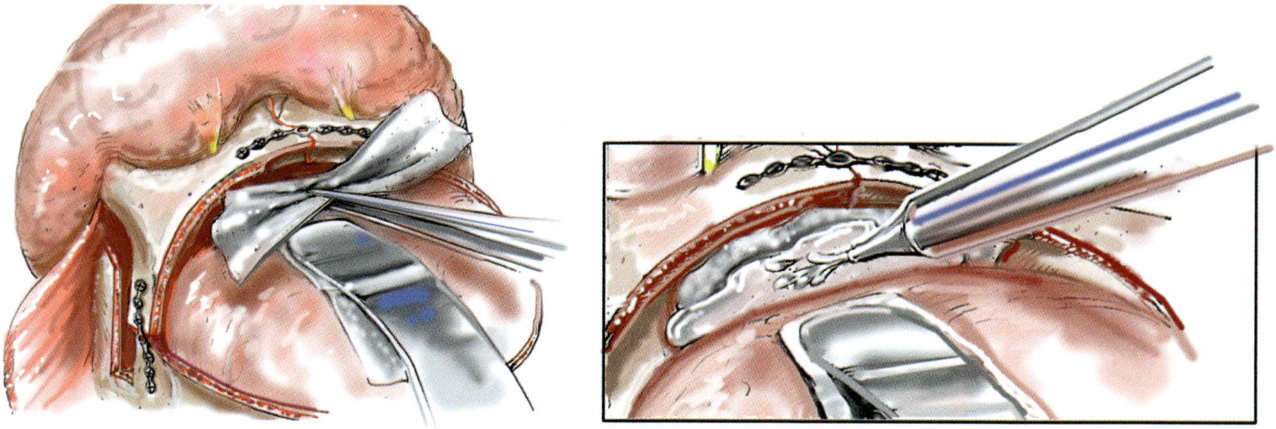

(Continua)

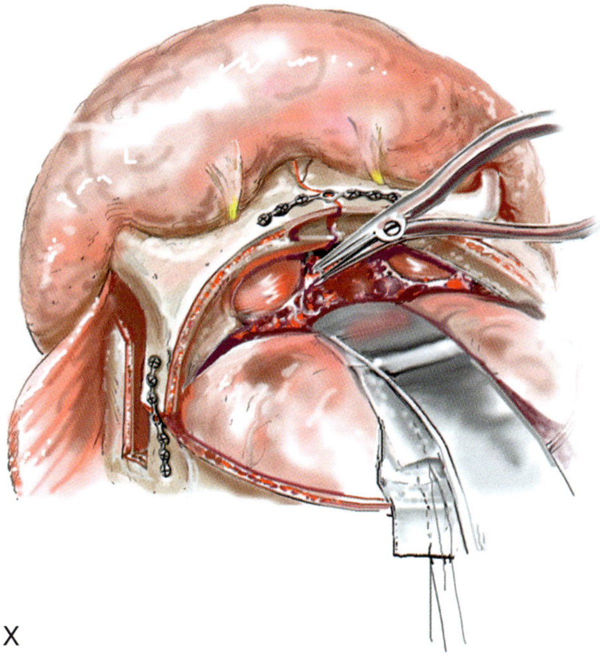

Figura 48-4 *(Cont.)* **X**, Debridamento das células etmoidais através da região anterior da base do crânio. **Y**, Aplicação de Gelfoam e cola de fibrina para isolar a fossa craniana anterior do nariz.

TÉCNICA: Osteotomias em Monobloco e de Bipartição Facial (Cont.)

PASSO 28: Suspensão do Canto Lateral
Executam-se as cantopexias laterais fazendo dois furos na região de cada (nova) sutura frontozigomática (FZ, na sigla em inglês). Os ligamentos laterais são identificados com um gancho de pele através do acesso coronal. Aplica-se uma sutura com fio de aço "8" através de cada ligamento lateral (através do acesso coronal). Fixa-se cada ligamento lateral passando o fio de aço através dos furos da sutura FZ (Fig. 48-4, *AA*).

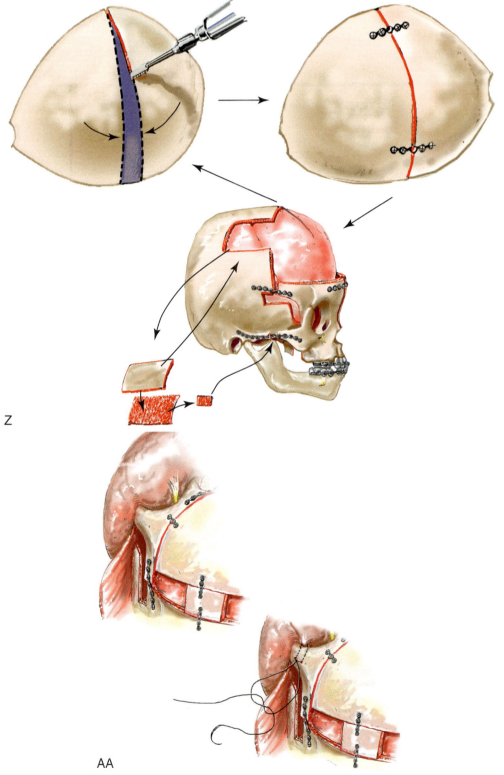

Figura 48-4 *(Cont.)* **Z**, Remodelação e fixação da porção anterior da abóbada craniana com colocação de enxertos ósseos cranianos adicionais. **AA**, Cantopexia do ligamento lateral na borda lateral já avançada.

TÉCNICA: Osteotomias em Monobloco e de Bipartição Facial *(Cont.)*

PASSO 29: **Reposicionamento dos Músculos Temporais**
Procede-se ao reposicionamento de cada músculo temporal ao osso. Os músculos temporais são reposicionados anteriormente e fixados às bordas orbitais laterais e aos ossos temporais com suturas simples (Fig. 48-4, *BB*).

PASSO 30: **Fechamento**
Fecha-se a ferida cirúrgica do couro cabeludo. Os drenos de sucção são posicionados na parte posterior do couro cabeludo (um de cada lado). Coloca-se um dreno no retalho anterior e o outro abaixo do retalho posterior. O fechamento da gálea é feito com suturas simples e o da camada de pele, com grampos ou suturas absorvíveis, de acordo com a preferência do cirurgião (Fig. 48-4, *CC*). É possível ter uma visão geral da morfologia esquelética antes e depois das osteotomias de bipartição facial e da remodelação/reposicionamento e estabilização da porção anterior da abóbada craniana, com indicação dos locais das osteotomias em questão (Fig. 48-4, *DD*).

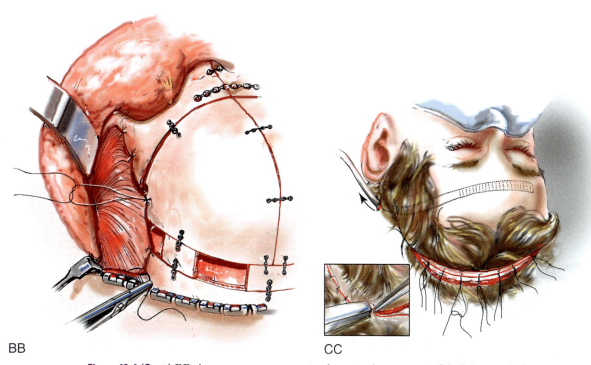

Figura 48-4 *(Cont.)* **BB,** Ancoragem supero-anterior dos músculos temporais. **CC,** Colocação de drenos e fechamento do couro cabeludo.

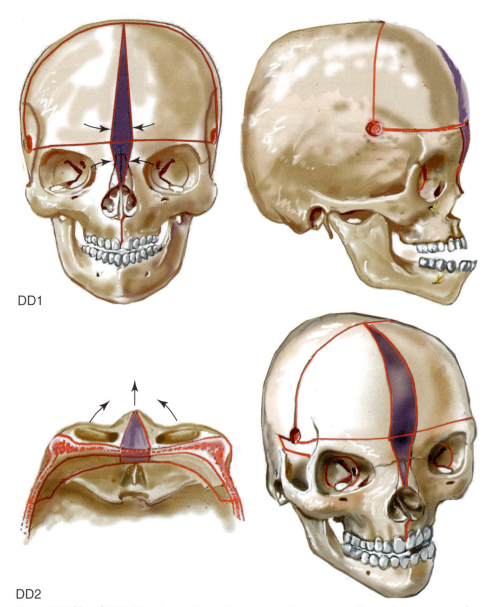

Figura 48-4 (Cont.) **DD**, Visão geral da morfologia esquelética antes e depois da osteotomia de bipartição facial com reposicionamento e estabilização. (Extraído de Posnick JC: *Orthognathic surgery: principles and practices*, St Louis, 2014, Saunders.)

CAPÍTULO 48 Osteotomias em Monobloco e de Bipartição Facial para a Reconstrução de Síndromes de Craniossinostose   523

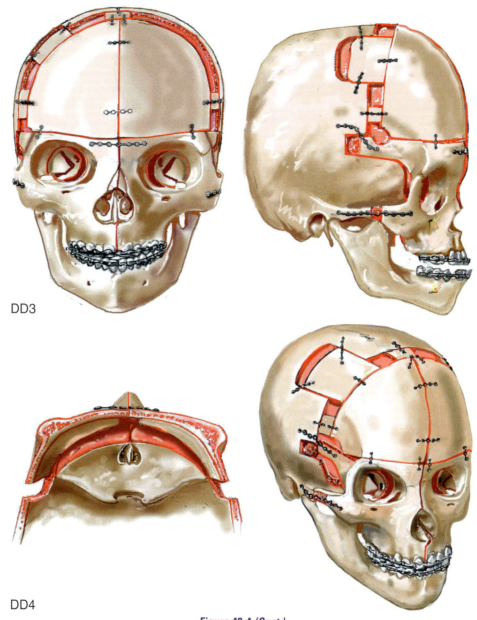

DD3

DD4

Figura 48-4 *(Cont.)*

Prevenção e Tratamento das Complicações

A reconstrução da abóbada craniana na criança com síndrome de craniossinostose deve permitir espaço para a expansão do cérebro comprimido. Imediatamente após a realização da osteotomia da abóbada craniana e das osteotomias em monobloco e de bipartição facial com avanço, o espaço morto extradural (retrofrontal) permanece na fossa craniana anterior, acima da base do crânio criada pela osteotomia.[117] O gap ósseo da base do crânio está em comunicação direta com a cavidade nasal. Consequentemente, a recuperação pós-operatória está sujeita a complicações causadas pela ocorrência de extravasamento de líquido cefalorraquidiano (CSF, na sigla em inglês) por todo gap ósseo da base do crânio e, subsequentemente, de infecção, formação de fístulas e reabsorção óssea na região da glabela. Após o avanço da fronte através da osteotomia em monobloco ou de bipartição facial, deve-se manter o cuidado quanto à comunicação entre a cavidade nasal e a fossa nasal para limitar essas possíveis complicações. O método mais eficaz para fazer isso ainda é uma incógnita, mas todos concordam que é um aspecto fundamental de uma reconstrução bem-sucedida.

Os aspectos técnicos desse processo incluem (1) cuidadosa manipulação dos tecidos, (2) obtenção de uma hemostasia satisfatória, (3) reparo eficaz de rupturas durais, (4) evitar o avanço excessivo, (5) boa dissecção entre os planos da dura-máter e dos tecidos da mucosa nasal (i.e., tecido interposto, como enxertos ósseos, selantes teciduais e abas), (6) fixação estável (placa e parafuso) das osteotomias e segmentos ósseos, (7) evitar a variação de pressão na cavidade nasal para facilitar a cicatrização da mucosa nasal, e (8) evitar um fechamento excessivo ou insuficiente ventriculoperitoneal.

Após a reconstrução crânio-orbital no recém-nascido com síndrome de craniossinostose, observou-se o rápido preenchimento do volume intracraniano expandido pelos lobos frontais anteriormente comprimidos.[117] Isso ocorreu também após o avanço em monobloco ou por bipartição facial em crianças e jovens adultos.[118] Acredita-se que o preenchimento do espaço em adultos mais velhos ocorra de forma mais gradual. Na ocasião das osteotomias em monobloco ou de bipartição facial, a cavidade nasal pode ser isolada da fossa craniana com (1) a inserção de tecido pericraniano, (2) a colocação de enxertos ósseos para fechar as osteotomias e (3) o uso de selantes de tecidos. Isso permite tempo para a reepitelização (cicatrização) da mucosa nasal. Até a cicatrização da mucosa, a comunicação entre a cavidade nasal e a cavidade craniana anterior pode resultar na transferência de ar, líquido e bactérias, seguida por infecção e formação de fístulas nasocranianas. A manutenção da intubação nasotraqueal por vários dias após o período pós-operatório e a colocação de sonda nasofaríngea após a extubação também se mostraram úteis como uma maneira de limitar os gradientes de pressão na comunicação. A prevenção da ventilação com pressão positiva, observância dos cuidados com os seios paranasais e restrição quanto ao ato de assoar o nariz contribuem para limitar o refluxo de ar, líquido e bactérias logo após a cirurgia.

Quatro estudos clínicos de referência esclarecem as questões de morbidade relacionadas às osteotomias em monobloco e de bipartição facial para a reconstrução de paciente com uma síndrome de craniossinostose. Posnick *et al.* estudaram as questões do espaço morto retrofrontal, do gap ósseo na osteotomia da base do crânio e da morbidade correlata em uma série consecutiva de crianças com dentição mista e jovens adultos com dentição permanente ($n = 23$) submetidos a osteotomias em monobloco ou de bipartição facial combinadas com expansão da abóbada craniana.[117] Os procedimentos foram realizados por um único cirurgião craniofacial (Posnick) e um dos três neurocirurgiões durante um período de quatro anos (1987 a 1991) em um único hospital terciário. O espaço morto extradural (retrofrontal) foi medido a partir de imagens de exame de tomografia computadorizada (TC) em intervalos específicos durante o pós-operatório (imediato, seis a oito semanas e um ano). O estudo confirmou a presença de um espaço morto retrofrontal imediato geralmente preenchido pelo cérebro/dura-máter em expansão no espaço de seis a oito semanas após a cirurgia. Os cirurgiões realizaram manobras intraoperatórias específicas para fechar (selar) a comunicação nasofrontal, inclusive com retalhos, cola de fibrina, enxertos ósseos e Gelfoam. Após a cirurgia, houve o cuidado de limitar um gradiente de pressão na comunicação (reparo de rupturas durais, cuidados com os seios paranasais e implante de endoprótese (*stent*) nasal), com o objetivo de permitir tempo para a cicatrização da mucosa nasal. A taxa de incidência de infecção nesse grupo de estudo limitou-se a 2 de 23 pacientes (9%). Nos dois pacientes que desenvolveram infecção, observou-se um acúmulo retrofrontal (extradural) de líquido, com drenagem para o nariz através da comunicação nasofrontal residual. Ambos os pacientes se curaram sem qualquer comorbidade significativa (i.e., lesão cerebral ou ocular), mas tiveram que se submeter a uma reconstrução das áreas reabsorvidas da porção anterior da abóbada craniana e das cristas supraorbitais.

Wolfe conduziu uma análise crítica de 81 avanços em monobloco realizados durante um período de 27 anos.[119] Este foi um estudo retrospectivo de uma série de pacientes submetidos a osteotomia de avanço em monobloco (frontofacial) (MFFA, na sigla em inglês) ou bipartição facial (MFFA com FB, na sigla em inglês). As cirurgias foram realizadas em sete centros craniofaciais diferentes e consistiram em 49 procedimentos de MFFA e 32 procedimentos de MFFA com FB. As osteotomias de MFFA e MFFA com FB foram colocadas nos locais de preferência na sala de cirurgia (abordagem padrão) ou gradativamente distraídas (técnica de distração osteogênica [DO, na sigla em inglês]) com dispositivos internos e não externos. As complicações envolveram duas mortes (parada cardíaca em um paciente e complicações decorrentes de hipovolemia em outro). Um caso foi abortado devido à grande perda sanguínea; houve três infecções; e um vazamento persistente de líquido cefalorraquidiano (CSF, na sigla em inglês) (sem presença de meningite). Observaram-se complicações significativas no grupo distraído e em menor número no grupo não distraído. A perda de sangue e o tempo de cirurgia foram equivalentes para a técnica convencional de distração. É interessante observar que a incidência de infecção e de vazamento de CSF não diminuiu com a abordagem alternativa da distração (DO). O autor concluiu também que, no caso da maioria dos pacientes, a abordagem padrão produziu melhores resultados morfológicos. Os autores, então, compararam os resultados morfológicos do MFFA e do MFFA com FB com a osteotomia Le Fort III e concluíram que a abordagem Le Fort III era menos favorável. Independente da técnica, a cirurgia ortognática (no nível Le Fort I) foi considerada necessária para todos os pacientes para a realização da reconstrução.

Bradley *et al.* conduziram um estudo retrospectivo em um único centro, comparando as diferenças do nível de morbidade em uma série de pacientes nascidos com uma síndrome de craniossinostose submetidos a osteotomia em monobloco para correção de anomalias/hipoplasia dos terços superior e médio da face.[120] Eles descreveram três abordagens sequenciais de tratamento diferentes (grupos) durante um período de 23 anos. Os pacientes do grupo I (1979 a 1989; $n = 12$) submeteram-se a osteotomias em monobloco sem qualquer atenção especial ao espaço morto retrofrontal ou à comunicação entre a fossa craniana anterior e a cavidade nasal. Os pacientes do grupo II (1989 a 1995; $n = 11$) submeteram-se a osteotomias em monobloco com várias tentativas de fechamento do gap ósseo da base do crânio com retalhos pericranianos e adesivo de fibrina. Os pacientes do grupo III (1995 a 2002; $n = 24$) submeteram-se a osteotomias em monobloco sem avanço imediato. Colocou-se um dispositivo interno de distração de cada lado transversalmente ao arco zigomático osteotomizado de cada lado. Após um período de latência de sete dias, teve início o avanço do MB e da unidade da fronte na proporção de 1 mm por dia durante aproximadamente duas a quatro semanas. A taxa de incidência de infecção para os pacientes do grupo III foi significativamente mais baixa (2 em 24 pacientes, ou 80%) do que aquela verificada nos grupos I e II. Nem uma das duas infecções ocorridas no grupo III resultou em perda óssea. Os pacientes do grupo I, devido à técnica de fixação limitada das décadas de 1970 e 1980, foram os que apresentaram a maior taxa de morbidade.

Conforme descrito por Bradley *et al.*, a técnica da DO permite mais tempo para que o cérebro se expanda para o espaço morto retrofrontal após a realização de uma osteotomia em monobloco (i.e., prorrogada por sete dias) antes do avanço dos terços superior/médio da face.[120] Teoricamente, isso deveria facilitar a rápida cicatrização da mucosa nasal e, consequentemente, limitar a comunicação de líquor, ar e bactérias no gap criado cirurgicamente na base do crânio. Essa situação provavelmente explica a queda da taxa de incidência de infecção entre os pacientes dos grupos II e III. A incidência de infecção nos pacientes do grupo III (técnica de DO) corresponde essencialmente àquela descrita por Posnick *et al.* com o uso de uma abordagem convencional (8 de 9%, respectivamente).

Bradley *et al.* descreveram também um maior avanço nos pacientes do grupo III (abordagem da DO) em comparação com os pacientes dos grupos I e II.[120] A intercorrelação das variáveis pode explicar essas diferenças, inclusive a maior experiência cirúrgica nos últimos anos do estudo (pacientes do grupo III) e o impacto das complicações nos primeiros anos do estudo (taxa de incidência de infecção extremamente alta nos grupos I e II), o que provavelmente prejudicou o prognóstico e limitou o avanço do terço médio da face em longo prazo. O mais importante foi que não houve qualquer correlação entre o avanço proporcionado pela osteotomia em MB e benefícios funcionais ou a estética facial obtida.

Comentário: Com uma osteotomia em monobloco, os danos estéticos causados pelo avanço excessivo (enoftalmos) é tão grande quanto aqueles provocados pelo avanço insuficiente (proptose ocular residual). Além disso, a obtenção de uma oclusão "classe I" normalmente não é um objetivo do tratamento na ocasião do avanço em monobloco. A obtenção de uma oclusão ideal sem criar enoftalmos geralmente exige uma osteotomia Le For I separada para o reposicionamento diferencial da maxila.

Um quarto estudo clínico mais recentemente veio esclarecer melhor esse assunto. Ahmad *et al.* relatou uma série de 12 crianças nascidas com síndrome de craniossinostose que sofriam de vários problemas funcionais, entre os quais, (1) pressão intracraniana elevada em decorrência do volume reduzido da abóbada craniana, (2) exposição dos olhos (i.e., irritação córnea) devido às órbitas rasas, (3) obstrução das vias aéreas resultante do espaço reduzido das vias aéreas superiores (i.e., OSA), e (4) dificuldade de alimentação.[121] Cada paciente participante do estudo submeteu-se a um avanço frontofacial em monobloco com o uso de técnicas de DO. A idade média na ocasião da cirurgia foi de 18 meses (faixa de 4 a 30 meses). O avanço médio foi de 16,6 mm no nível da fronte e de 17 mm no nível do terço médio da face. A proteção ocular e a redução da pressão intracraniana (quando elevada) foram condições alcançadas em todas as crianças. Todas as crianças – exceto uma – apresentaram, pelo menos, um grau de melhoria das vias aéreas. Os autores afirmaram subjetivamente que todos os pacientes apresentaram acentuada melhoria da aparência. As complicações consistiram em extravasamento de CSF (2 entre 16 pacientes [16,6%]), infecções nos locais de instalação do material de fixação (3 em 12 pacientes [25%]), deslocamento da estrutura do dispositivo externo de DO (2 entre 12 pacientes [16,6%]) e avanço excessivo com consequente enoftalmos (1 entre 12 pacientes [8,3%]). Um paciente morreu nove meses após o procedimento combinado à reconstrução da traqueia. O artigo publicado foi discutido por Hopper,[122] que recomendou que os médicos considerem uma abordagem menos onerosa, aceitando um padrão estético inferior para limitar a morbidade perioperatória. Ele sugeriu uma abordagem que inclui (1) expansão da porção anterior ou da porção posterior da abóbada craniana para aliviar a pressão intracraniana sem o avanço simultâneo do terço médio da face (ICP, na sigla em inglês); (2) avanço extracraniano Le Fort III sem a expansão simultânea da abóbada craniana para abrir as vias aéreas superiores; (3) tarsorrafias – e não a expansão das órbitas – para proteção os olhos ; e (4) traqueostomia contínua – e não o avanço do terço médio da face – para o tratamento das vias aéreas.

Comentário: Os quatro estudos revisados e a discussão de Hopper demonstram a variação de opiniões sobre a melhor forma de reconstrução de pacientes com síndrome de craniossinostose. Em nossa opinião, para a maioria dessas crianças, somente as osteotomias em monobloco e de bipartição facial oferecem uma oportunidade realista de alcançar uma morfologia normal ou quase normal e de permitir que a criança desenvolva um sentido saudável de autoestima. A função craniofacial favorável segue a forma facial melhorada alcançada com a expansão da abóbada craniana (i.e., alívio da ICP), a expansão orbital (alívio da proptose e proteção ocular) e a expansão das vias aéreas superiores (i.e., alívio da OSA e melhora da respiração durante o dia). É de se esperar melhoras na mastigação, no mecanismo da deglutição, na articulação da fala, na respiração, na visão e na função cognitiva.

Para alcançar a harmonia facial e as funções da cabeça e do pescoço desejadas no paciente com síndrome de craniossinostose, o cirurgião precisa ter senso estético e qualificação técnica para executar procedimentos cirúrgicos eficazes nos terços superior e médio da face. Eis alguns dos vários aspectos essenciais dessa qualificação:

1. Capacidade de remover, segmentar, remodelar e estabilizar a abóbada craniana.
2. Capacidade de separar as órbitas da base do crânio e o terço médio da face como uma unidade (monobloco).
3. Capacidade de segmentar e remodelar a porção superior das órbitas do monobloco, inclusive interpondo enxertos ósseos, conforme necessário, para reconstruir cada órbita de acordo com sua necessidade estética durante uma única sessão cirúrgica.
4. Capacidade de separar o monobloco em duas bandas (bipartição facial) e reposicionar e estabilizar tridimensionalmente os dois lados da face (fixação com placas e parafusos) para alcançar a morfologia mais favorável nos três planos (i.e., orientação *pitch*, *roll* e *yaw*). Isso geralmente requer o aumento transversal da maxila (i.e., expansão da arcada) e a diminuição da largura da porção superior da face (i.e., correção do hipertelorismo das órbitas, zigomas e regiões bitemporais). A bipartição facial proporciona também a capacidade de corrigir o perfil facial, como o perfil côncavo da face (i.e., orientação *yaw*) na síndrome de Apert.

Recomendações Pós-operatórias

Na prática clínica atual, ao selecionar a osteotomia em monobloco ou de bipartição facial, utiliza-se com frequência a técnica de distração para o avanço gradual do terço superior/médio da face após o fechamento das feridas. Deveria-se considerar qualquer possibilidade de reduzir infecção na base do crânio em razão das limitações para alcançar os objetivos estéticos anteriormente citados (ver pontos 1 a 4 na seção anterior). Ao mesmo tempo, os médicos devem levar em consideração a morbidade específica associada à técnica de DO, como (1) infecção na fixação; (2) formação de cicatrizes nos tecidos moles; (3) falha da fixação, exigindo reintervenção; (4) traumatismo craniano causado pela penetração dos parafusos; e (5) necessidade de remoção do dispositivo. Além disso, a técnica de DO eficaz depende de um compromisso contínuo do paciente, da família e do médico em seguir o rumo traçado até o fim, mesmo após a cirurgia (aproximadamente quatro meses).

A esperança é de que, no futuro, os médicos dominem as técnicas cirúrgicas conhecidas e encontrem novas soluções para o tratamento da potencial morbidade associada às osteotomias em monobloco e de bipartição facial (i.e., extravasamento de CSF, abscesso intracraniano e reabsorção óssea), mas que também sejam capazes de se concentrar nos detalhes estéticos para que os pacientes com uma síndrome de craniossinostose possam beneficiar-se com mais frequência das vantagens inerentes aos procedimentos.

A abordagem preferida ao tratamento do paciente com uma síndrome de craniossinostose é o escalonamento da reconstrução de modo a coincidir com os padrões de crescimento craniofacial, as necessidades viscerais funcionais e as necessidades psicossociais. O reconhecimento das vantagens de uma abordagem de reconstrução escalonada esclarece os objetivos de cada fase do tratamento ao cirurgião, à equipe craniofacial e à família. Para a maioria daqueles nascidos com síndrome de craniossinostose, o tratamento preferido da deformidade do terço médio superior da face é a osteotomia em monobloco ou de bipartição facial realizada na infância.

Referências

1. Tessier P: The definitive plastic surgical treatment of the severe facial deformities of craniofacial synostosis: Crouzon and Apert diseases, *Plast Reconstr Surg* 48:419, 1971.
2. Ortiz-Monasterio F, Fuente del Campo A: Refinements on the monobloc orbitofacial advancement. In Caronni EP, editor: *Craniofacial surgery*, Boston, 1985, Little, Brown, pp 263.
3. Ortiz-Monasterio F, Fuente del Campo A, Carillo A: Advancement of the orbits and the midface in one piece, combined with frontal repositioning for the correction of Crouzon syndrome, *Plast Reconstr Surg* 61:507-516, 1978.
4. Tessier P: Osteotomies totales de la face. Syndrome de Crouzon, syndrome d'Apert: Oxycephalies, scaphocephalies, turricephalies, *Ann Chir Plast* 12:273, 1967.
5. Gorlin RJ, Cohen MM Jr, Levin LS: *Syndromes of the head and neck*, ed 3, New York, 1990, Oxford University Press, pp 524–525.
6. Cohen MM Jr: No man's craniosynostosis: The arcane of sutural knowledge, *J Craniofac Surg* 23:338-348, 2012.
7. Apert E: De l'acrocephalosyndactlie, *Bull Mem Soc Med Hop Paris* 23:1310, 1906.
8. Barr M Jr, Kreiborg S: The cervical spine in the Apert syndrome, *Am J Med Genet* 43:704, 1992.
9. Bigot C: *L'acrocephalo-syndactylie (these pour le doctorat en medicine)*. Paris, Faculte de Medicine 1922.
10. Cruveiller J: *La Maladie d'Apert-Crouzon (these medicale)*. Paris 1954.
11. Genest P, Mortezai MA, Tremblay M: Le syndrome d'Apert (acrocephalosyndactyly), *Arch Fr Pediatr* 23:887, 1966.
12. Gray TL, Casey T, Selva D, et al: Ophthalmic sequelae of Crouzon syndrome, *Ophthalmology* 112:1129, 2005.
13. Green SM: Pathological anatomy of the hands in Apert syndrome, *J Hand Surg* 7:450, 1982.
14. Harris V, Beligere N, Pruzansky S: Progressive generalized bony dysplasia in Apert syndrome, *Birth Defects* 14:175, 1977.
15. Kaloust S, Ishii K, Vargervik K: Dental development in Apert syndrome, *Cleft Palate Craniofac J* 34:117, 1997.
16. Kasser J, Upton J: The shoulder, elbow, and forearm in Apert syndrome, *Clin Plast Surg* 18:381, 1991.
17. Khong JJ, Anderson P, Gray TL, et al: Ophthalmic findings in Apert syndrome prior to craniofacial surgery, *Am J Ophthalmol* 142:328, 2006.
18. Kreiborg S, Barr M Jr, Cohen M Jr: Cervical spine in the Apert syndrome, *Am J Med Genet* 43:704, 1992.
19. Kreiborg S, Cohen MM Jr: The oral manifestations of the Apert syndrome, *J Craniofac Genet Dev Biol* 12:41, 1992.
20. Kreiborg S, Prydsoe U, Dahl E, Fogh-Anderson P: Calvarium and cranial base in Apert syndrome: An autopsy report, *Cleft Palate J* 13:296-303, 1976.
21. Mah J, Kasser J, Upton J: The foot in Apert syndrome, *Clin Plast Surg* 18:391, 1991.
22. Marsh JL, Galic M, Vannier MW: Surgical correction of craniofacial dysmorphology of Apert syndrome, *Clin Plast Surg* 18:251, 1991.
23. McCarthy JG, Coccaro PJ, Eptstein F, Converse JM: Early skeletal release in the infant with craniofacial dysostosis: The role of the sphenozygomatic suture, *Plast Reconstr Surg* 62:335-346, 1978.
24. Peterson SJ, Pruzansky S: Palatal anomalies in the syndromes of Apert and Crouzon, *Cleft Palate J* 11:394, 1974.
25. Atkins FRB: Herediatry craniofacial dysostosis or Crouzon disease, *Med Press Circ* 195:118, 1937.
26. Baldwin JL: Dysostosis craniofacialis of Crouzon: A summary of recent literature and case reports with involvement of the ear, *Laryngoscope* 78:1660, 1968.
27. Carinci F, Pezzetti F, Locci P, et al: Apert and Crouzon syndromes: Clinical findings, genes and extracellular matrix, *J Craniofac Surg* 16:361, 2005.
28. Crouzon O: Une nouvelle famille atteinte de dysostose craniofaciale hereditaire, *Arch Med Enfant* 18:540, 1915.
29. Crouzon O: Sur la dysostose cranio-faciale hereditaire et sur les rapports avec l'acrocephalosyndactylie, *Bull Mem Soc Med Hop Paris* 48:1568, 1932.
30. Crouzon O: Les dysostose prechordales, *Bull Acad Med* 115:696, 1936.
31. DeGunten P: Contribution a l'etude des malformations de la face et des maxillaires dans la dysostose craniofaciale, *Ann Otolaryngol* 57:1056, 1938.
32. Devine P, Bhan I, Feingold M, et al: Completely cartilaginous trachea in a child with Crouzon syndrome, *Am J Dis Child* 138:40, 1984.
33. Flippen JH Jr: Craniofacial dysostosis of Crouzon: Report of a case in which the malformation occurred in four generations, *Pediatrics* 5:90, 1950.
34. Funato N, Nohtomi-Ohyama J, Ohyama K: Monozygotic twins concordant for Crouzon syndrome, *Am J Med Genet A* 133:225, 2005.
35. Garcin M, Thurel R, Rudeaux P: Sur en cas asole de dysostose craniofaciale (maladie de Crouzon) avec extradactylie, *Bull Soc Med Hop* 56:1458, 1932.
36. Golabi M, Chierici G, Ousterhout DK, et al: Radiographic abnormalities of Crouzon syndrome: A survey of 23 cases, *Proc Greenwood Genet Center* 3:102, 1984.
37. Gorry MC, Preston RA, White GJ, et al: Crouzon syndrome: Mutations in two splice forms of FGFR2 and a common point mutation shared with Jackson-Weiss syndrome, *Hum Mol Genet* 4:1387, 1995.
38. Gosain AK, Santoro TD, Havlik RJ, Cohen SR, Holmes RE: Midface distraction following Le Fort III and monobloc osteotomies: Problems and solutions, *Plast Reconstr Surg* 109:1797, 2002.
39. Grenet H, Leveuf J, Issac G: Etude anatomique de la maladie de Crouzon, *Bull Soc Pediatr* 32:343, 1934.
40. Juberg RC, Chambers SR: An autosomal recessive form of craniofacial dysostosis (the Crouzon syndrome), *J Med Genet* 10:89, 1973.

41. Kolar JC, Munro IR, Farkas LG: Patterns of dysmorphology in Crouzon syndrome: An anthropometric study, *Cleft Palate J* 25:235-244, 1988.
42. Kreiborg S: Crouzon syndrome: A clinical and roentgencephalometric study, *Scand J Plast Reconstr Surg* 18(Suppl):1, 1981.
43. Moretti G, Sraeffen J: Dysostose craniofaciale de Crouzon et syringomyelie: Association chez le frere et la soeur, *Presse Med* 67:376, 1959.
44. Reddy BSN: An unusual association of acanthosis nigricans and Crouzon disease, *J Dermatol* 12:85, 1985.
45. Regnault F, Crouzon O: Etude sur un cas de dysostose craniofaciale hereditaire, *Ann Med Enfant* 43:676, 1927.
46. Schiller JG: Craniofacial dysostosis of Crouzon: A case report and pedigree with emphasis on hereditary, *Pediatrics* 23:107, 1959.
47. Seruya M, Oh A, Boyajian M, et al: Long-term outcomes of primary craniofacial reconstruction for craniosynostosis: A 12-year experience, *Plast Reconstr Surg* 127:2397, 2011.
48. Vuilliamy DG, Normandale PA: Craniofacial dysostosis in a Dorset family, *Arch Dis Child* 41:275, 1966.
49. Pfeiffer RA: Dominant erbliche akrocephalosyndaktylie, *Z Kinderheilkd* 90:301-320, 1964.
50. Robin NH, Scott JA, Arnold JE, et al: Favorable prognosis for children with Pfeiffer syndrome types 2 and 3: Implications for classification, *Am J Med Genet* 75:240, 1998.
51. Anderson PJ, Hall CM, Evans RD, et al: The cervical spine in Saethre–Chotzen syndrome, *Cleft Palate Craniofac J* 34:79, 1997.
52. Chotzen F: Eine eigenartige familiare entwicklungsstorung. (Akrocephalosyndaktylie, dystosis craniofacialis und hypertelorismus), *Monatschr Kinderheilkd* 55:97, 1932.
53. Cohen MM Jr: Saethre-Chotzen syndrome, ed 2, Cohen MM Jr, MacLean RE, editors: *Craniosynostosis: Diagnosis, evaluation and management*, 28, New York, 2000, Oxford University Press, pp 374-376.
54. Saethre H: Ein beitrag zum turmschadelproblem (pathogenese, erblichkeit und symptomatologie), *Deutsche Zeitschrift fur Nervenheilkunde* 117:533, 1931.
55. Farkas LG, Posnick JC: Growth and development of regional units in the head and face based on anthropometric measurements, *Cleft Palate Craniofac J* 29:301-302, 1992.
56. Farkas LG, Posnick JC, Hreczko T: Anthropometric growth study of the head, *Cleft Palate Craniofac J* 29:303-307, 1992.
57. Farkas LG, Posnick JC, Hreczko T: Growth patterns of the face: a morphometric study, *Cleft Palate Craniofac J* 29:308-314, 1992.
58. Posnick JC: Apert syndrome: Evaluation and staging of reconstruction. In Posnick JC, editor: *Craniofacial and maxillofacial surgery in children and young adults*, Philadelphia, 2000, WB Saunders Co, pp 308-342.
59. Posnick JC: Crouzon syndrome: Evaluation and staging of reconstruction. In Posnick JC, editor: *Craniofacial and maxillofacial surgery in children and young adults*, Philadelphia, 2000, WB Saunders Co, pp 271-307.
60. Posnick JC: Pfeiffer syndrome: Evaluation and staging of reconstruction, Posnick JC, editor: *Craniofacial and maxillofacial surgery in children and young adults*, 16, Philadelphia, 2000, WB Saunders Co, pp 343-353.
61. Posnick JC, Farkas LG: The application of anthropometric surface measurements in craniomaxillofacial surgery. In Farkas LG, editor: *Anthropometry of the head and face*, New York, 1994, Raven Press.
62. Posnick JC, Farkas LG: Anthropometric surface measurements in the analysis of craniomaxillofacial deformities: Normal values and growth trends. In Posnick JC, editor: *Craniofacial and maxillofacial surgery in children and young adults*, Philadelphia, 2000, WB Saunders Co, pp 55-79.
63. Posnick JC, Lin KY, Jhawar BJ, Armstrong D: Crouzon syndrome: Quantitative assessment of presenting deformity and surgical results based on CT scans, *Plastic and Reconstructive Surgery* 92(6):1027-1037, 1993.
64. Posnick JC, Lin KY, Jhawar BJ, Armstrong D: Apert syndrome: Quantitative assessment in presenting deformity and surgical results after first-stage reconstruction by CT scan, *Plast Reconstr Surg* 93:489-497, 1994.
65. Waitzman AA, Posnick JC, Armstrong D, Pron GE: Craniofacial skeletal measurements based on computed tomography: Part I. Accuracy and reproducibility, *Cleft Palate Craniofac J* 29:112-117, 1992.
66. Waitzman AA, Posnick JC, Armstrong D, Pron GE: Craniofacial skeletal measurements based on computed tomography. Part II. Normal values and growth trends, *Cleft Palate Craniofac J* 29:118-128, 1992.
67. Posnick JC: Craniofacial dysostosis: Staging of reconstruction and management of the midface deformity, *Neurosurg Clin North Am* 2:683-702, 1991.
68. Posnick JC: Crouzon syndrome: Basic dysmorphology and staging of reconstruction, *Techniques in Neurosurgery* 3:216-229, 1997.
69. Posnick JC: The craniofacial dysostosis syndromes: Staging of reconstruction and management of secondary deformities, *Clin Plast Surg* 24(3):429-446, 1997.
70. Posnick JC: Brachycephaly: Bilateral coronal synostosis without midface deficiency. In Posnick JC, editor: *Craniofacial and maxillofacial surgery in children and young adults*, Philadelphia, 2000, WB Saunders Co, pp 249-268.
71. Posnick JC: Cloverleaf skull anomalies: Evaluation and staging reconstruction, Posnick JC, editor: *Craniofacial and maxillofacial surgery in children and young adults*, 17, Philadelphia, 2000, WB Saunders Co, pp 354-366.
72. Posnick JC, Ruiz R: The craniofacial dysostosis syndromes: Current surgical thinking and future directions, *Cleft Palate Craniofac J* 37(5):433, 2000.
73. Posnick JC, Ruiz R, Tiwana P: The craniofacial dysostosis syndromes: Stages of reconstruction, *Oral Maxillofac Surg Clin North Am*:475-491, 2004.
74. Warren SM, Shetye PR, Obaid SI, et al: Long-term evaluation of midface position after Le Fort III advancement: A 20-plus-year follow-up, *Plast Reconst Surg* 129:234-242, 2012.
75. Arnaud E, Marchac D, Renier D: Reduction of morbidity of the frontofacial monobloc advancement in children by the use of internal distraction, *Plast Reconstr Surg* 120:1009-1026, 2007.
76. Bachmayer DI, Ross RB: Stability of Le Fort III advancement surgery in children with Crouzon, Apert, and Pfeiffer syndromes, *Cleft Palate J* 23(Suppl 1):69-74, 1986.
77. Bachmayer DI, Ross RB, Munro IR: Maxillary groth following Le Fort III advancement surgery in Crouzon, Apert, and Pfeiffer syndromes, *Am J Orthod Dentofacial Orhthop* 90:420-430, 1986.
78. Bu BH, Kaban LB, Vargervik K: Effect of Le Fort III osteotomy on mandibular growth in patients with Crouzon and Apert syndrome, *J Oral Maxillofac Surg* 47:666, 1989.
79. Chin M, Toth BA: Le Fort III advancement with gradual distraction using internal devices, *Plast Reconstr Surg* 100:819, 1997.
80. Coccaro PJ, McCarthy JG, Epstein FJ, et al: Early and late surgery in craniofacial dysostosis: A longitudinal cephalometric study, *Am J Orthod* 77:421-436, 1980.
81. David DJ, Cooter RD: Craniofacial infections in 10 years of transcranial surgery, *Plast Reconstr Surg* 80:213, 1987.
82. David DJ, Sheen R: Surgical correction of Crouzon syndrome, *Plast Reconstr Surg* 85:344, 1990.
83. Diner PA: Le Fort III advancement with gradual distraction using internal devices [discussion], *Plast Reconstr Surg* 100:831, 1997.
84. Fearon JA: The Le Fort III osteotomy: To distract or not to distract? *Plast Reconstr Surg* 107:1091-1103, 2001, discussion 1104-1096.
85. Fearon JA: Halo distraction of the Le Fort III in syndromic craniosynostosis: A long-term assessment, *Plast Reconstr Surg* 115:1524, 2005.
86. Fearon JA, Whitaker LA: Complications with facial advancement: A comparison between the Le Fort III and monobloc advancements, *Plast Reconstr Surg* 91:990, 1993.
87. Fearon JA, Yu J, Bartlett SP, et al: Infections in craniofacial surgery: A combined report of 567 procedures from two centers, *Plast Reconstr Surg* 100:862, 1997.
88. Gillies HD, Harrison SH: Operative correction by osteotomy of recessed malar maxillary compound in case of oxycephaly, *Br J Plast Surg* 3:123, 1950.
89. Hogeman KE, Willmar K: On Le Fort III osteotomy for Crouzon disease in children: Report of a four-year follow-up in one patient, *Scand J Plast Reconstr Surg* 8:169-172, 1974.
90. Hollier L, Kelly P, Babigumira E, et al: Minimally invasive Le Fort III distraction, *J Craniofac Surg* 13:44, 2002.
91. Iannetti G, Fadda T, Agrillo A, et al: Le Fort III advancement with and without osteogenesis distraction, *J Craniofac Surg* 17:536-543, 2006.
92. Jensen JN, McCarthy JG, Grayson BH, et al: Bone deposition/generation with Le Fort III (midface) distraction, *Plast Reconstr Surg* 119:298-307, 2007.
93. Kaban LB, Conover M, Mulliken J: Midface position after Le Fort III advancement: A long-term follow-up study, *Cleft Palate J* 23(Suppl):75-77, 1986.

94. Kaban LB, West B, Conover M, et al: Midface position after Le Fort III advancement, *Plast Reconstr Surg* 73:758-767, 1984.
95. Lee Y, Kim WJ: How to make the blockage between the nasal cavity and intracranial space using a four-layer sealing technique, *Plast Reconstr Surg* 117:233, 2006.
96. Mathijssen I, Arnaud E, Marchac D, et al: Respiratory outcome of midface advancement with distraction: A comparison between Le Fort III and frontofacial monobloc, *J Craniofac Surg* 17:880-882, 2006.
97. Matsumoto K, Nakanishi H, Koizumi Y, et al: Segmental distraction of the midface in a patient with Crouzon syndrome, *J Craniofac Surg* 13:273, 2002.
98. Mavili ME, Tuncbilek G, Vargel I: Rigid external distraction of the midface with direct wiring of the distraction unit in patients with craniofacial dysplasia, *J Craniofac Surg* 14:783, 2003.
99. McCarthy JG, Grayson B, Bookstein F, et al: Le Fort III advancement osteotomy in the growing child, *Plast Reconstr Surg* 74:343, 1984.
100. McCarthy JG, La Trenta GS, Breitbart AS, et al: The Le Fort III advancement osteotomy in the child under 7 years of age, *Plast Reconstr Surg* 86:633-646, 1990, discussion 647-649.
101. Meazzini MC, Mazzoleni F, Caronni E, Bozzetti A: Le Fort III advancement osteotomy in the growing child affected by Crouzon and Apert syndromes: Presurgical and postsurgical growth, *J Craniofac Surg* 16:369, 2005.
102. Meling TR, Hans-Erik H, Per S, Due-Tonnessen BJ: Le Fort III distraction osteogenesis in syndromal craniosynostosis, *J Craniofac Surg* 17:28, 2006.
103. Mulliken JB, Godwin SL, Pracharktam N, et al: The concept of the sagittal orbital-globe relationship in craniofacial surgery, *Plast Reconstr Surg* 97:700, 1996.
104. Murray JE, Swanson LT: Midface osteotomy and advancement for craniosynostosis, *Plast Reconstr Surg* 41:299-306, 1968.
105. Nout E, Cesteleyn LL, Van der Wal KG, Van Adrichem LN, Mathijssen IM, Wolvius EB: Advancement of the midface, from conventional Le Fort III osteotomy to Le Fort III distraction: Review of the literature, *Int J Oral Maxillofac Surg* 37:781-789, 2008.
106. Ousterhout DK, Vargervik K, Clark S: Stability of the maxilla after Le Fort III advancement in craniosynostosis syndromes, *Cleft Palate J* 23(Suppl 1):91-101, 1986.
107. Phillips JH, George AK, Tompson B: Le Fort III osteotomy or distraction osteogenesis imperfecta: Your choice, *Plast Reconstr Surg* 117:1255-1260, 2006.
108. Polley JW, Figueroa AA: Management of severe maxillary deficiency in childhood and adolescence through distraction osteogenesis with an external, adjustable, rigid distraction device, *J Craniofac Surg* 8:181-185, 1997, discussion 186.
109. Posnick JC: The craniofacial dysostosis syndromes: Current reconstructive strategies, *Clin Plast Surg* 21(4):585-598, 1994.
110. Posnick JC: Craniofacial dysostosis syndromes: A staged reconstructive approach. In Turvey TA, Vig KWL, Fonseca RJ, editors: *Facial clefts and craniosynostosis: Principles and management*, Philadelphia, 1996, WB Saunders.
111. Posnick JC, Goldstein JA, Clokie C: Refinements in pterygomaxillary dissociation for total midface osteotomies: Instrumentation, technique and CT scan analysis, *Plast Reconstr Surg* 91(1):167-172, 1993.
112. Satoh K, Mitsukawa N, Hosaka Y: Dual midfacial distraction osteogenesis: Le Fort III minus I and Le Fort I for syndromic craniosynostosis, *Plast Reconstr Surg* 111:1019, 2003.
113. Shetye PR, Boutros S, Grayson BH, et al: Midterm follow-up of midface distraction for syndromic craniosynostosis: A clinical and cephalometric study, *Plast Reconstr Surg* 120:1621-1632, 2007.
114. Shetye PR, Grayson BH, McCarthy JG: Le Fort III distraction: Controlling position and path of the osteotomized midface segment on a rigid platform, *J Craniofac Surg* 21:1118-1121, 2010.
115. Shin JH, Duncan CC, Persing J: Monobloc distraction: Technical modification and considerations, *J Craniofac Surg* 14:763, 2003.
116. Whitaker LA, Bartlett SP, Schut L, et al: Craniosynostosis: An analysis of the timing, treatment and complications in 164 consecutive patients, *Plast Reconstr Surg* 80:195, 1987.
117. Posnick JC, Al-Qattan MM, Armstrong D: Monobloc and facial bipartition osteotomies reconstruction of craniofacial malformations: A study of extradural dead space, *Plast Reconstr Surg* 97(6):1118-1128, 1996.
118. Spinelli HM, Irizarry D, McCarthy JG, et al: An analysis of extradural dead space after fronto-orbital surgery, *Plast Reconstr Surg* 93:1372, 1994.
119. Wolfe, SA: *Critical analysis of 81 monobloc frontofacial advancements over a 27-year period: Should they all be distracted, or not?* Abstract Presentation, 88th Annual Meeting, American Association of Plastic Surgeons. Rancho Mirage, CA, p 200-201, 2009.
120. Bradley JP, Gabbay JS: Monobloc advancement by distraction osteogenesis decreases morbidity and relapse, *Plast Reconstr Surg* 118:1585, 2006.
121. Ahmad F, Cobb AR, Mills C, Jones BM, Hayward RD, Dunaway DJ: Frontofacial monoblock distraction in the very young: A review of 12 consecutive cases, *Plast Reconstr Surg* 129:488E, 2012.
122. Hopper RA: Frontofacial Monobloc distraction in the very young: A review of 12 consecutive cases, *Plast Reconstr Surg* 129(3):498e-501e, 2012.

CAPÍTULO 49

Técnicas de Acesso à Base do Crânio e à Região Cervical da Coluna Vertebral

James B. Holton

PARTE V   Fenda Labial e Palatina

CAPÍTULO
50

Queilorrinoplastia Unilateral

David S. Precious

Material Necessário

Ponta de aspiração n° 10
Lâminas de bisturi n° 15, n° 15c, n° 12 e n° 11
Agulha longa
Pinça de Adson
Descolador periosteal angulado
Fios de sutura apropriados
Afastador Bishop
Descolador de Cottle
Afastador Dingman

Ganchos de pele duplos
Retentor nasal Koken ou endotubos pequenos para imobilização nasal
Anestésico local com vasoconstritor
Pinça longa e fina com dentes
Pinça longa e fina sem dentes
Porta agulha longo e fino
Cabo de bisturi longo, cabo de bisturi curto
Descolador periosteal de Molt

Pinça mosquito
Caneta dermatográfica
Afastadores Senn
Tesoura reta delicada
Ganchos de pele simples
Tesouras curvas pequenas
Porta-agulha pequeno
Tesouras pequenas
Elevador de Woodson

Histórico do Procedimento

As primeiras tentativas de abordagem da fenda utilizaram a simples coaptação das margens da fenda após suas exposições cirúrgicas. Os resultados obtidos com essas técnicas infelizmente foram consistentemente ruins, por muitos motivos, mas em especial devido à reconstrução cirúrgica inadequada da musculatura labial. Foi na reconstrução muscular que Victor Veau se concentrou em seu livro *Cleft Lip, Clinical-Surgical Forms*, publicado em 1938.[1] Através dos princípios expostos por Veau e mais recentemente por Delaire,[2] a abordagem moderna da fenda passou a reconhecer a importância (e incorporá-la nas abordagens cirúrgicas) de: (1) ampla exposição por dissecação cirúrgica dos músculos do lábio, columela e assoalho do nariz; (2) reconstrução detalhada do plano mucoperiosteal da face nasal do palato primário; (3) sólida ancoragem dos músculos do assoalho nasal e columela à região da espina nasal anterior; e (4) sutura progressiva e sistemática dos músculos orbiculares do lábio superior, que foram cirurgicamente definidos em ambos os lados da fenda.[3]

Indicações para Uso dos Procedimentos

As fendas labiomaxilares congênitas resultam da ausência de fusão ou da fusão incompleta dos processos maxilar e nasal medial. Os músculos superficiais da face, que se originam do segundo arco branquial, migram lateral e medialmente entre a epiderme e o ectomesênquima subjacente e, em geral, chegam à linha média na semana após a fusão dos processos faciais. Em uma fenda labiomaxilar completa, os músculos do assoalho nasal e lábio superior não podem cobrir o espaço da fenda, nem podem se juntar aos músculos no lado oposto ao da fenda. A integridade muscular da região está consideravelmente comprometida, o que tem um profundo efeito sobre o esqueleto subjacente. Há uma arquitetura muscular anormal durante a formação óssea, e praticamente toda a formação óssea na fenda do feto ocorre na direção e sob a influência das forças musculares dissimétricas e destorcidas. Para obter uma posição apropriada na linha média e do septo nasal, o cirurgião deve realizar uma ampla dissecação subpericondral do lado da fenda do septo. Isso permite a criação de um assoalho nasal vedado, preservando a integridade do freio labial maxilar, que, como descrito anteriormente, é um constituinte importante do sistema de tração septo pré-maxilar. É necessário reconstruir os músculos nasolabiais da fenda de modo que o resultado seja uma influência simétrica sobre o septo nasal a partir dos músculos que fazem parte da fenda e dos outros músculos também. O reparo bem-sucedido do lábio/nariz estabelece um septo nasal reto posicionado na linha média facial; e a reconstrução simétrica dos músculos nasolabiais, ausência de uma comunicação vestibular oral-nasal e uma narina funcional patente no lado da fenda são fatores essenciais para um bom crescimento facial subsequente.

Contraindicações e Limitações

Não existem contraindicações para este procedimento, exceto a saúde geral do bebê. O fator mais significativo é a extensão do conhecimento do cirurgião sobre a anatomia funcional relevante e o crescimento facial subsequente.

TÉCNICA: Queilorrinoplastia de Delaire

PASSO 1: Abordagem Cirúrgica
No início da cirurgia, o cirurgião deve adotar uma abordagem cirúrgica que se baseie na anatomia funcional. O cirurgião deve evitar seguir um plano geométrico (Fig. 50-1, *A*).

PASSO 2: Formato da Incisão
O formato da incisão é o descrito por Delaire, no qual nenhuma medida absoluta é feita. Todo o plano de incisão se baseia na anatomia existente do bebê (Fig. 50-1, *B*).

PASSO 3: Linhas de Incisão
Uma linha imaginária é traçada através do ápice de cada narina, unindo o ponto A ao A'. Uma linha imaginária secundária é traçada em paralelo à primeira através da junção entre a columela e o filtro na base medial da narina (ponto B) e depois estendida até o lado da fenda em um ponto similar ao do lado em que não existe a fenda (ponto 1) (Fig. 50.1, *C*).

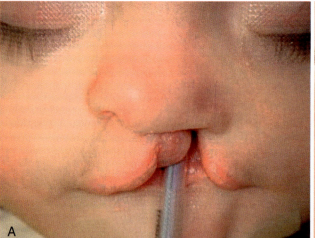
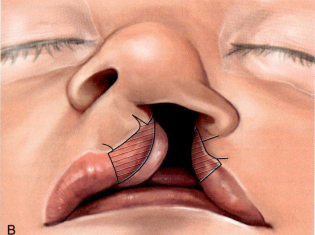
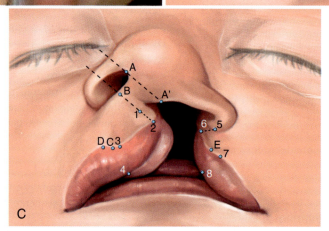

Figura 50-1 **A,** O cirurgião deve adotar uma abordagem cirúrgica que se baseie na anatomia funcional. **B,** O formato da incisão de acordo com Delaire. **C,** Avaliação do grau de distorção da região média da face.

TÉCNICA: Queilorrinoplastia de Delaire *(Cont.)*

PASSO 4: Marcando as Linhas de Incisão
Uma linha é traçada com caneta dermatográfica do ponto 1 para o ponto 2 como extensão da linha imaginária inferior, na junção mucocutânea. Uma linha arciforme é então traçada do ponto 1 ao ponto 3, que será a futura face medial do arco do cupido. Observe que a distância do ponto 3 para o ponto C (a linha média anatômica) é ligeiramente menor do que entre o ponto C e D. Uma linha não é traçada do ponto 3 para o ponto 4 perpendicular à junção entre as mucosas úmida e seca do lábio. Essa pequena peça triangular de mucosa por fim é ressecada. Na face lateral da fenda, uma linha é traçada do ponto 5 (o ponto de implantação da raiz da narina) em ângulos retos com a junção mucocutânea (ponto 6). Uma linha feita na pele, logo acima da junção mucocutânea, é estendida até o ponto 7, aproximadamente 1,5 mm laterais ao desaparecimento da porção clara da pele (ponto E). Agora uma linha é traçada do ponto 7 para o ponto 8 de modo similar ao da linha traçada do ponto 3 para o ponto 4. O pequeno triângulo lateral de mucosa, por fim, também é ressecado. Após a injeção de anestésico local com vasoconstritor em ambos os lados do lábio, as incisões relevantes são feitas, primeiro na face medial da fenda e depois na face lateral (Fig. 50-1, *D*).

PASSO 5: Dissecação Subperiosteal
Na face lateral da maxila, a mucosa é incisada da futura área da decídua molar até a abertura piriforme de modo que uma dissecação subperiosteal muito ampla possa ser feita na parte lateral da cavidade nasal e sobre toda a superfície facial da maxila, incluindo a região do nervo infraorbital. Isso é necessário de modo que todos os músculos nasofaríngeos sejam avançados no momento da sutura (Fig. 50-1, *E*).

(Continua)

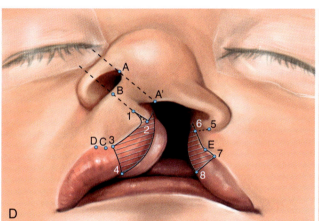
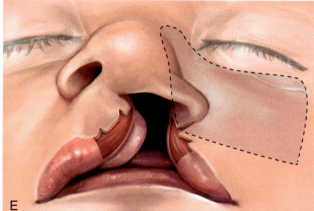

Figura 50-1 *(Cont.)* **D,** Detalhes do formato da incisão demonstrando a quantidade de ressecção da mucosa. **E,** Dissecação subperiosteal muito ampla feita na parte lateral da cavidade nasal e sobre toda a superfície facial da maxila, incluindo a região do nervo infraorbital.

TÉCNICA: Queilorrinoplastia de Delaire (Cont.)

PASSO 6: Dissecções
Através da incisão feita do ponto 5 para o 6, que agora é estendido de modo a chegar até a incisão intraoral maxilar lateral, uma dissecação subcutânea suprapericondrial é feita sobre a cartilagem lateral inferior do nariz e estendida superiormente até a linha média. Similarmente, através da mesma incisão, uma dissecação submucosa é feita na face medial da cartilagem lateral inferior e estendida superiormente para encontrar a dissecação lateral, liberando por completo a parte inferior da cartilagem lateral inferior (Fig. 50-1, F).

PASSO 7: Preparação para Sutura
Agora uma incisão é cuidadosamente feita na base do septo nasal para incluir somente o pericôndrio. A incisão é levada até os pontos de encontro 1 e 2 de modo que o septo nasal possa ser liberado por completo do pericôndrio sobrejacente e tecidos mole, permitindo que o cirurgião alinhe fisicamente o septo nasal na preparação para a sutura. Através da mesma incisão, uma dissecação subcutânea libera o septo nasal dos tecidos moles da columela; isso proporciona a liberação final do septo nasal (Fig. 50-1, G).

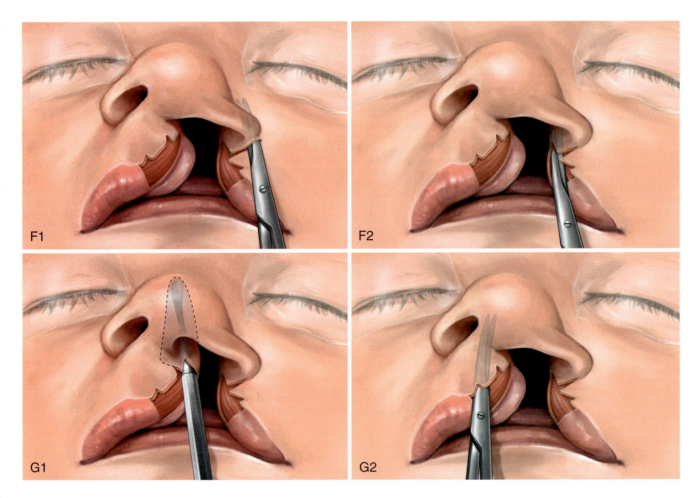

Figura 50-1 *(Cont.)* **F1,** Dissecação subcutânea, subpericondral na face lateral do nariz. **F2,** Dissecação submucosa na face medial do nariz. **G1,** Dissecação subpericondral do septo nasal. **G2,** Dissecação subcutânea da columela.

TÉCNICA: Queilorrinoplastia de Delaire *(Cont.)*

PASSO 8: Suturando a Mucosa Nasal
A sutura começa na região profunda do assoalho da narina e progride até que a mucosa nasal apresente um fechamento completo e vedado (Fig. 50-1, *H*).

PASSO 9: Suturando os Músculos Nasolabiais
Todos os músculos nasolabiais agora são suturados com fios de nylon não absorvíveis. Isso é feito de modo sistemático e progressivo, com a primeira sutura feita entre o músculo e o periósteo de modo que a face lateral do nariz seja elevada e trazida medialmente para a linha média. Observe que não são feitas suturas na pele até que a reconstrução muscular esteja completa e a pele fique passivamente coaptada (Fig. 50-1, *I*).

PASSO 10: Sutura da Pele
Finalmente, a sutura da pele é feita com fios 6-0 ou 7-0, e um retentor nasal é suturado ao local e mantido por 1 semana para suportar a forma quase perfeita da narina recém-construída. Os pais são orientados a manter o retentor nasal durante 1 ano após a cirurgia (Fig. 50-1, *J*).

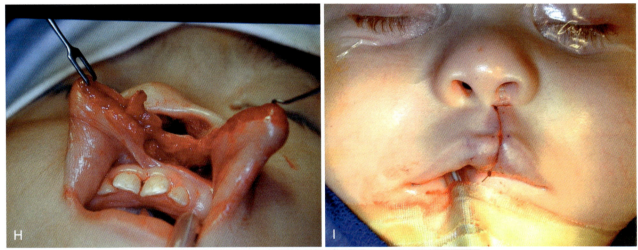

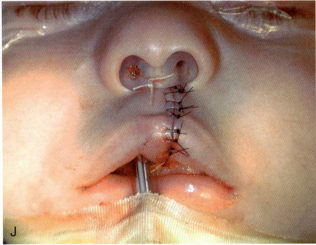

Figura 50-1 *(Cont.)* **H,** Fechamento completo e vedado do assoalho nasal. **I,** A cirurgia muscular é mais importante do que a cirurgia na pele. Esta fotografia demonstra uma boa reconstrução muscular e a coaptação passiva da pele. **J,** Fechamento final da pele e colocação do retentor nasal.

TÉCNICA ALTERNATIVA 1: Queilorrinoplastia Unilateral Completa à Direita

A técnica primária pode ser aplicada de modo igualmente bem-sucedido para a fenda labial/nasal completa unilateral. Os princípios são idênticos, mas a cirurgia, é claro, é inversa. A fenda labial/nasal completa unilateral (com ou sem fenda do palato) no lado esquerdo é mais comum do que a mesma deformidade no lado direito; portanto, alguns cirurgiões consideram que resultados excelentes são mais difíceis de obter no lado direito. Resultados igualmente bons podem ser obtidos nas formas direita e esquerda da deformidade aplicando-se, de forma estrita, os princípios da anatomia funcional e identificação meticulosa dos pontos anatômicos sobre os quais a criação da incisão se baseia (Fig. 50-2).

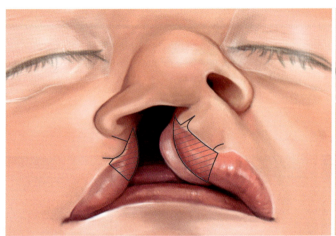 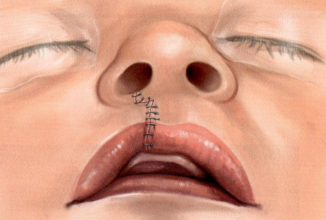

Figura 50-2 Fenda labial unilateral completa à direita antes e após a cirurgia.

TÉCNICA ALTERNATIVA 2: Queilorrinoplastia Unilateral Incompleta

A abordagem da forma incompleta de fenda labial/nasal unilateral requer cuidado especial porque somente uma cirurgia "completa" permite ao cirurgião realizar uma reconstrução muscular "completa", sem a qual os resultados serão desapontadores. Os pais de um bebê com fenda labial/nasal incompleta geralmente acreditam que uma cirurgia parcial com uma "cicatriz menor" é tudo que precisa ser feito. Antes da cirurgia, o cirurgião deve explicar aos pais que, para obter os melhores resultados possíveis, tanto funcionais como estéticos, a reconstrução muscular deve ser a mais perfeita possível (Fig. 50-3).

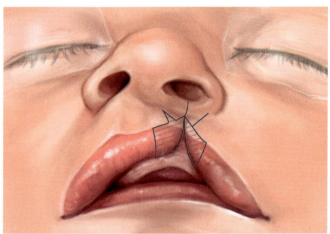 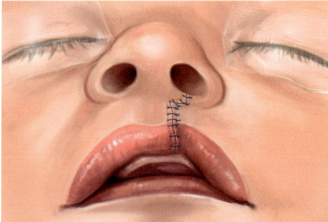

Figura 50-3 Fenda labial unilateral incompleta antes e após a cirurgia.

Prevenção e Tratamento das Complicações

São possíveis quatro complicações intraoperatórias principais, cada uma delas afetando o crescimento facial subsequente.

1. Falha em obter um fechamento completo do assoalho nasal na porção alveolar da pré-maxila e da porção lateral da maxila. Isso resulta em uma fístula oronasal. Esse problema pode ser evitado utilizando dissecções subperiosteal e subpericondral adequadas de modo que o fechamento meticuloso da mucosa nasal seja realizado.
2. Falha em obter um septo nasal reto ao término da cirurgia. O cirurgião nunca deve adotar uma estratégia de lidar com esse problema em uma cirurgia subsequente. O objetivo da cirurgia primária é minimizar a necessidade de uma nova cirurgia.
3. Falha em obter uma reconstrução completa e simétrica da musculatura nasolabial. A maior causa isolada desta complicação é evitável se o cirurgião possui um conhecimento detalhado da anatomia funcional e da fisiologia desses músculos. A criança nunca se recupera de uma reconstrução nasolabial inadequada ou imprecisa; de fato, pequenas dissimetrias simplesmente se tornam maiores conforme a criança cresce.
4. Falha em obter uma narina patente e funcional no lado da fenda. A cirurgia cria a narina do paciente, e o retentor (molde) nasal suporta essa criação. O molde nasal nunca pode criar uma patência nasal na ausência de uma cirurgia precisa. O retentor nasal deve ser suturado em seu lugar ao final da cirurgia e permanecer nesse local por 1 semana, após a qual a sutura é removida. Os pais devem ser cuidadosamente orientados de que o bebê utilize o molde o máximo de tempo possível durante 1 ano após a cirurgia.

Recomendações Pós-operatórias

Três avaliações devem ser feitas como requisitos para o acompanhamento da queilorrinoplastia unilateral primária.

1. Presença de fístula oral nasal (FON). Existem dois tipos de FON. A FON palatal ocorre entre a região palatal da pré-maxila/maxila e o nariz. Essa condição não é bem uma complicação, mas sim uma falha do cirurgião em obter os objetivos da cirurgia. A FON palatal requer uma reoperação palatal no momento da enxertia óssea alveolar, por volta dos 5,5 a 6 anos de idade. A FON vestibular pode ser vista no vestíbulo oral e representa, entre outras coisas, uma falha em reconstruir adequadamente os músculos nasolabiais. A correção da FON vestibular requer uma queilorrinoplastia funcional secundária.
2. Desvio do septo nasal para o lado oposto ao da fenda. Esta é a prova de que o septo nasal foi posicionado inadequadamente durante a queilorrinoplastia primária; mais, com frequência, esse achado também está relacionado a uma falha em obter uma reconstrução simétrica da musculatura nasolabial. A correção requer uma queilorrinoplastia funcional secundária.
3. Incapacidade de projetar simetricamente os lábios. Este problema deriva diretamente de uma reconstrução assimétrica da musculatura nasolabial durante a cirurgia primária. Para corrigir o problema, uma queilorrinoplastia funcional secundária é necessária.

Referências

1. Veau V: *Cleft lip, clinical surgical forms*, 1938.
2. Delaire J, Markus AF: Functional primary closure of cleft lip, *Br J Oral Maxillofac Surg* 31(5):281-291, 1993.
3. Precious DS, Delaire J: Clinical observations of cleft lip and palate, *Oral Surg Oral Med Oral Pathol* 75(2):141-151, 1993.

CAPÍTULO 51

Queilorrinoplastia Bilateral

Ghali Ghali e Jennifer E. Woerner

Material Necessário

Descolador periostal nº 9
Lâminas de Bisturi nº 11 e nº 15
Ponta de aspiração delicada
Suturas apropriadas
Cabo de bisturi de Bard Parker
Pinça com dentes de Bishop Harmon

Compassos de calibre de Castroviejo
Pinça 0,5 de Castroviejo (duas)
Ganchos duplos de liberação (dois)
Osteótomo de padrão French
Tesouras Jeter Baby-Dean (duas)
Anestésico local com vasoconstrictor

Tesouras de Mayo
Eletrocautério com ponta em agulha
Ganchos de Salyer nº 2 (dois)
Ganchos de Salyer nº 3 (dois)
Porta-agulhas de Webster

Histórico do Procedimento

Por muitos anos, o reparo da deformidade da fenda labial bilateral tem encontrado muita controvérsia. A evolução desta técnica tem sido lenta, e muitas das técnicas originais se baseavam no reparo de uma deformidade em fenda labial unilateral.[1] O destino do prolábio sempre foi uma preocupação. Durante o final dos anos 1600, houve muito debate se o prolábio deveria ser usado no reparo final. Um inglês chamado James Cooke foi um dos primeiros a advogar a salvação do prolábio. Mesmo até o final dos anos 1970, ainda havia especulações sobre se o prolábio poderia sobreviver ao trauma cirúrgico pelo fechamento de ambos os lados da fissura labial durante a mesma cirurgia. Nessa época, nos Estados Unidos, os cirurgiões de lábio leporino estavam divididos, com 60% preferindo reparar ambos os lados ao mesmo tempo e 40% advogando uma técnica em estágios, primeiramente reparando o lado mais afetado.[2] Mesmo os cirurgiões que preferiam o fechamento simultâneo baseavam os seus projetos na ideia de que o prolábio tem um potencial de crescimento limitado. Com isso em mente, as técnicas originais se baseavam principalmente em retalhos triangulares, retalhos retangulares ou variantes de fechamento em linha reta. Muitas das técnicas levavam a grandes filtros labiais, lábios anormalmente longos ou cicatrizes irregulares, e nenhum desses reparos iniciais abordava o músculo orbicular da boca. Durante a última parte do século XX começaram a emergir relatos sobre a reconstrução desse músculo, e a técnica foi denominada *reparo funcional da fenda labial*.[1]

Indicações para o Uso dos Procedimentos

Antes do reparo cirúrgico da deformidade da fenda labial bilateral, deve-se ter bastante atenção com o aconselhamento da família sobre como cuidar de uma criança com essa patologia, a resolução das questões da alimentação, um ganho adequado de peso e a saúde geral do recém-nascido. O momento apropriado do reparo bilateral da fenda labial historicamente tem seguido a "regra dos 10", exigindo que a criança tenha pelo menos 10 semanas de vida, pese pelo menos 10 libras (aproximadamente 5 quilos) e tenha um nível mínimo de hemoglobina de 10 mg/dL.[3] Com os avanços na anestesia pediátrica e na monitorização intraoperatória, a anestesia geral pode ser administrada bem precocemente. Independente dessa capacidade, não houve qualquer benefício no reparo da deformidade da fenda labial antes dos 3 meses de idade.[4-6] As vantagens de se esperar até as 10 semanas de idade incluem maior facilidade do reparo com os pontos de referência anatômicos ligeiramente maiores, e um tempo adequado para o profissional de cuidados primários avaliar o paciente quanto a outras anomalias congênitas.[7]

Contraindicações e Limitações

O cirurgião deve estar consciente das preocupações médicas que podem limitar a capacidade de se realizar o procedimento com segurança no bebê/criança.

TÉCNICA: Millard Modificado para o Reparo da Fenda Labial Bilateral

PASSO 1: Intubação e Organização

O paciente é colocado em decúbito dorsal na mesa de cirurgia com um pequeno coxim embaixo dos ombros. Administra-se um antibiótico de amplo espectro, tipicamente uma cefalosporina, antes da cirurgia como profilaxia. Antes do procedimento, para reduzir a fase inflamatória pós-operatória, administra-se uma combinação de esteroides de ação curta e longa, a menos que isso seja contraindicado. Após a indução, é fixado um tubo endotraqueal ao queixo do paciente na linha média. Após o preparo cirúrgico, as estruturas anatômicas são palpadas e marcadas com uma caneta dermatográfica.

PASSO 2: Marcações e Anestesia Local
Lábio Anterior

As incisões são marcadas, começando com o prolábio. Ao nível da dobra lábio-columela, na linha média, são colocados dois pontos com um espaço de aproximadamente 2 a 2,5 mm. O comprimento da coluna do filtro labial é então estabelecido marcando-se um ponto 6 mm inferior à dobra lábio-columela. O ponto mais largo na coluna do filtro labial, estabelecido 1,5 mm superior ao ponto inferior, tem 3 a 3,5 mm de largura e forma os picos do arco de Cupido. Esses pontos são conectados para produzir o projeto final da coluna do filtro labial. A largura do arco de Cupido e o comprimento da coluna do filtro labial estão diretamente relacionados com a idade do paciente. Os reparos em pacientes mais velhos têm uma menor tendência a alargar-se com o passar do tempo. As medidas usadas para projetar a coluna do filtro labial devem ser ligeiramente alargadas em pacientes mais velhos para compensar essa quantidade diminuída de potencial de crescimento (Fig. 51-1, *A* a *C*).

(Continua)

Figura 51-1 **A,** Marcação da incisão. **B,** Marcação das incisões prolabial, pré-maxilar e no lábio lateral. **C,** Medidas utilizadas para o prolábio.

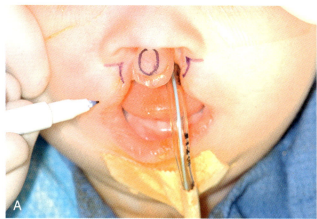

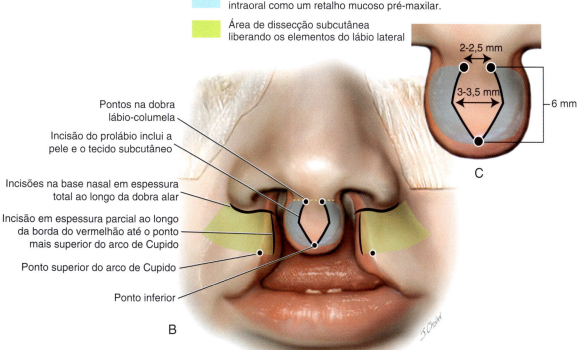

TÉCNICA: Millard Modificado para o Reparo da Fenda Labial Bilateral *(Cont.)*

Lábio Lateral

As incisões na base do nariz são marcadas bilateralmente, criando uma linha curvilinear ao longo da dobra alar. Isso forma as incisões de liberação que ajudam no avanço dos elementos do lábio lateral. Os picos do arco de Cupido são então marcados e posicionados na linha mucocutânea, onde a borda do vermelhão do lábio e a porção cutânea começam a convergir. As marcas podem então ser ajustadas para criar uma distância igual bilateralmente a partir da comissura da boca até os pontos marcados. Uma linha perpendicular à linha tangencial na linha mucocutânea então é marcada através do vermelhão. Após as marcas, realiza-se bloqueio nervoso infraorbitário bilateral e infiltra-se a porção anterior e lateral do lábio e as bases alares com lidocaína a 1% e uma mistura com adrenalina a 1:100.000 (Fig. 51-1, *D*).

PASSO 3: Incisão

Após a colocação de tampão orofaríngeo, a primeira incisão é iniciada no prolábio. Essa incisão inclui a pele e o tecido subcutâneo. O retalho deve ser descolado a partir da curvatura do filtro labial, progredindo superiormente e gradualmente aumentando a espessura do retalho para preservar o suprimento sanguíneo para a columela. O vermelhão e a pele remanescentes são refletidos e virados para o interior da boca como um retalho com base na pré-maxila. Esse tecido ajuda no fechamento intraoral da superfície mucosa.

As bases alares são então liberadas dos elementos do lábio lateral ao longo da linha curvilínea. A borda do vermelhão é incisada em espessura parcial até o ponto que marca o pico do arco de Cupido. A preservação dos retalhos mucosos laterais do vermelhão inferior até o pico do arco de Cupido é essencial à reconstrução da região central do lábio. A dissecção para liberar os elementos do lábio lateral da maxila é feita com tesouras delicadas em um plano submucoso. Os elementos do lábio lateral precisam ser completamente separados da mucosa intraoral. Essa dissecção geralmente é realizada nas proeminências do zigoma para uma mobilização adequada. O orbicular da boca é separado dos retalhos laterais dos lábios no plano subdérmico. Os feixes musculares são separados do maxilar anterior na base alar para reorientar as fibras em uma direção horizontal. A porção nasovestibular é liberada das suas inserções na margem piriforme. Essa liberação permite o avanço em uma direção anteromedial, corrigindo a largura da base alar (Fig. 51-1, *E a I*).

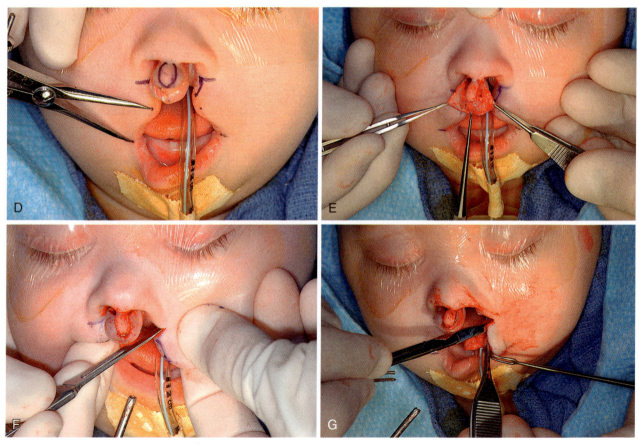

Figura 51-1 *(Cont.)* **D,** É utilizado um calibrador para assegurar que a altura do arco de Cupido está equidistante das comissuras. **E,** A dissecção do prolábio e a identificação de um vermelhão residual para o fechamento da mucosa. **F,** Incisões em espessura total ao longo da base alar. **G,** O orbicular da boca é dissecado circunferencialmente usando tesouras delicadas.

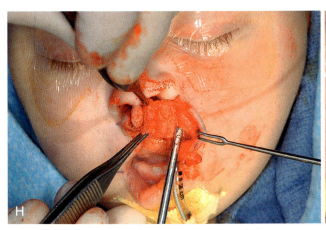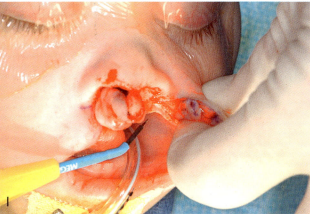

Figura 51-1 *(Cont.)* **H,** Dissecção do músculo orbicular da boca. **I,** Liberação da mucosa nasovestibular usando-se o eletrocautério.

TÉCNICA: Millard Modificado para o Reparo da Fenda Labial Bilateral *(Cont.)*

PASSO 4: Fechamento

O assoalho nasal é reconstruído a partir de retalhos criados da pré-maxila e da porção nasovestibular liberada. As bordas das margens do vermelhão são aproximadas e temporariamente suturadas na posição para ajudar na montagem inicial do lábio. Uma vez que a margem do vermelhão esteja na posição correta, começa o fechamento da mucosa. Recomenda-se uma sutura de reabsorção lenta, como a poliglactina 910 4-0, nessas áreas. A mucosa do lábio lateral é avançada e suturada à mucosa pré-maxilar. Pode ser necessário aparar a borda do lábio lateral ou a mucosa pré-maxilar antes da sutura.

Após o fechamento intraoral, a atenção se volta para a construção de um músculo orbicular contínuo. As extremidades reorientadas do músculo são avançadas horizontalmente e suturadas em posição usando-se suturas horizontais acolchoadas (captonadas), começando na borda inferior e seguindo na direção superior. Recomenda-se uma sutura de reabsorção mais lenta poliglactina 910 3-0 ou polidioxanone em uma agulha triangular delicada nessa área. Uma vez na borda superior, o músculo orbicular da boca é suturado profundamente à base da columela junto à espinha nasal anterior para manter a sua posição.

As bordas de pele do lábio lateral são avançadas após a inserção da coluna do filtro labial recém-criadas. O fechamento é obtido com uma sutura simples, em pontos separados, com fio delicado não reabsorvível, para prevenir danos ao retalho do filtro labial. As suturas de pele nas bases alares completam o fechamento (Fig. 51-1, *J* a *O*).

PASSO 5: Cuidado Pós-operatório

Faixas de tensoplast são aplicadas após uma aplicação de curativo adesivo para reduzir a tensão colocada sobre o fechamento. O paciente é mantido monitorizado durante a noite e, em geral, é liberado no 1° ou 2° dia após a cirurgia. A ferida cirúrgica é mantida seca durante pelo menos 48 horas, e as tiras de tensoplast são retiradas no momento da remoção das suturas, após 5 a 7 dias. O paciente é alimentado por meio de uma seringa durante o período pós-operatório inicial, mas a maioria dos pacientes retorna ao uso de mamadeira no primeiro dia de pós-operatório (Fig. 51-1, *P*).

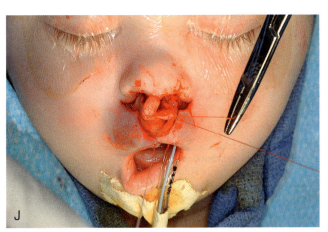

Figura 51-1 *(Cont.)* **J,** Sutura da mucosa do lábio lateral ao segmento pré-maxilar.

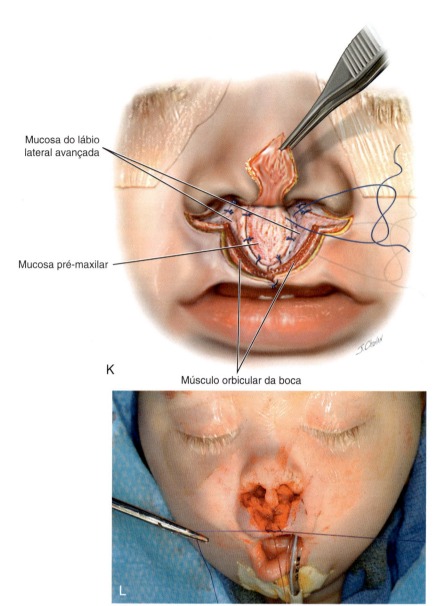

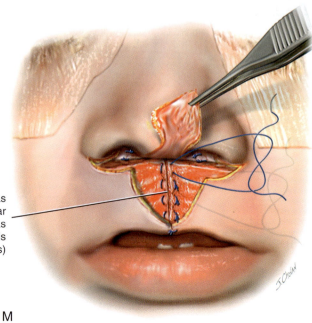

Figura 51-1 (Cont.) K, Diagrama do avanço da mucosa lateral do lábio. L, Reconstrução do orbicular da boca. M, Diagrama da reconstrução muscular.

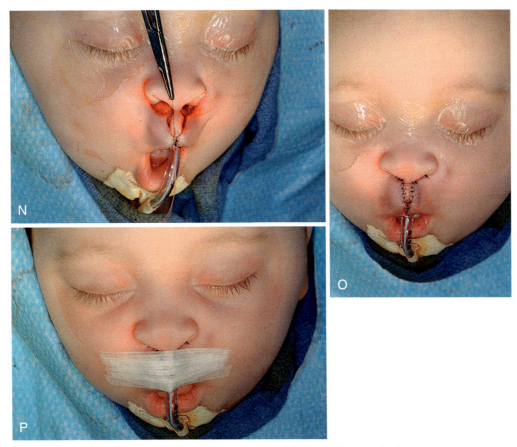

Figura 51-1 (Cont.) **N,** Inserção da coluna do filtro labial. **O,** Término do fechamento cutâneo. **P,** A ferida cirúrgica é coberta com Steri-Strips. (Partes A, D-J, L, N-P de Ghali GE, Ringerman JL: Primary bilateral cleft lip/nose repair using a modified Millard technique, *Atlas Oral Maxillofacial Surg Clin North Am* 17:117, 2009.)

Evitando e Lidando com as Complicações Intraoperatórias

Existe pouco material na literatura que trate das complicações cirúrgicas intraoperatórias durante o reparo da fenda labial. A maioria das complicações enfoca a morbidade e a mortalidade decorrentes de anestesia geral, obstrução das vias aéreas ou outras anomalias congênitas. Antes de meados dos anos 1950, a anestesia local e intubação endotraqueal não eram empregadas regularmente, portanto, obstrução das vias aéreas e hemorragia intraoperatória eram fenômenos mais comuns. A regra dos 10 ajudou a diminuir muitas das complicações anestésicas previamente encontradas, especialmente em pacientes com outras anomalias congênitas associadas. Exigir que o bebê tenha pelo menos 10 semanas de vida e tenha um peso adequado reduz a incidência de uma laringoscopia difícil, permite tempo para que se identifiquem outras anomalias congênitas ou patologias clínicas e reduz a percentagem de perda sanguínea intraoperatória em comparação ao volume sanguíneo total.[8] Em um estudo realizado pela Universidade de Pittsburgh, pesquisadores revisaram 585 reparos de lábios leporinos realizados de 1950 a 1964 e constataram que as complicações relacionadas ao reparo da fenda labial eram cinco vezes mais prevalentes quando não se aderia estritamente à regra dos 10.[9]

Recomendações Pós-operatórias

As complicações pós-operatórias podem variar desde questões mínimas, diretamente relacionadas com a ferida, como formação de hematomas, abertura da ferida cirúrgica e infecção, até sequelas mais graves, como obstrução das vias aéreas, infecções adquiridas no hospital e desvitalização do prolábio. A maioria dos relatos na literatura descreve a formação de hematomas como uma complicação rara, ocorrendo em menos de 1% das vezes, e que pode ser facilmente tratada com compressão local e raramente requer uma reoperação.[10-12] É importante assegurar uma hemostasia adequada antes do fechamento de modo a reduzir esse risco. A infecção pós-operatória e a deiscência da ferida cirúrgica são complicações incomuns também, com uma incidência entre 1% e 7,4%, e mais encontradas em casos de lábios leporinos bilaterais.[10] Ambas as complicações podem ser minimizadas com o uso de antibióticos intravenosos antes do início da cirurgia, manuseio apropriado do tecido mole, evitando-se a tensão durante o fechamento da pele, e cuidado adequado da ferida cirúrgica no pós-operatório.

No que concerne a uma complicação importante, como obstrução das vias aéreas, deve-se tomar cuidado em crianças com lábios leporinos bilaterais e fendas palatinas durante o pós--operatório imediato. Essas crianças podem apresentar angústia respiratória após o fechamento apenas do lábio. Isso deve ser comunicado à equipe de anestesia para que proporcione um tempo adequado de recuperação anestésica antes que se proceda à extubação. Na nossa instituição, pacientes submetidos ao reparo de grandes lábios leporinos bilaterais são monitorizados na unidade de terapia intensiva pediátrica durante pelo menos 24 horas após a cirurgia.

A taxa de complicações não diretamente relacionadas com o procedimento cirúrgico, como infecções do trato respiratório superior, pneumonia ou infecções gastrointestinais, em geral está diretamente relacionada com a duração da estadia hospitalar.[11,13] Por esse motivo, é importante minimizar a estadia hospitalar do bebê, se possível. Na nossa instituição, a maioria dos pacientes recebe alta 24 a 48 horas após a cirurgia, contanto que a criança esteja recebendo uma ingesta oral adequada. Essa redução na estadia hospitalar minimiza o risco de infecções adquiridas no hospital. A necessidade de história e exame físico detalhados antes da cirurgia não pode ser desprezada. Isso assegura que o paciente não tenha sinais precoces de infecção que possam complicar ainda mais o curso pós-operatório.

A desvitalização do prolábio é uma complicação temida que impulsionou muito debate durante a história do reparo da fenda labial bilateral. Conforme discutido previamente, antes se supunha que o reparo da fenda labial bilateral requeria um fechamento estagiado, pois o prolábio não podia suportar o trauma cirúrgico de uma técnica em estágio único.[2] Apesar de a verdadeira incidência ser desconhecida, o medo da necrose do prolábio ainda existe. Quando se emprega a técnica cirúrgica descrita neste capítulo, o autor não pode deixar de frisar a importância de se aumentar a espessura do retalho prolabial, conforme este é elevado da chanfradura do filtro labial e assegurando-se um fechamento final livre de tensão. Se ambas as condições forem satisfeitas, o prolábio deve permanecer viável com a preservação do suprimento de sangue para a columela. A coloração, conjuntamente com o enchimento capilar do filtro labial, deve ser checada durante o procedimento e durante o período pós-operatório.

Referências

1. Ghali GE, Ringeman JL: Primary bilateral cleft lip/nose repair using a modified Millard technique, *Atlas of Oral Maxillofacial Surg Clin N Am* 17:117, 2009.
2. Millard DR: Cleft craft: The evolution of surgery, Millard DR, editor: *Bilateral and rare deformities*, vol 2, Boston, 1977, Little Brown.
3. Thompson JE: An artistic and mathematically accurate method of repairing the defect in cases of harelip, *Surg Gynecol Obstet* 14:498, 1912.
4. Marsh JL: Craniofacial surgery: the experiment on the experiment of nature, *Cleft Palate Craniofac J* 33:1, 1996.
5. Eaton AC, Marsh JL, Pigram TK: Does reduced hospital stay affect morbidity and mortality rates following cleft lip and palate repair in infancy? *Plast Reconstr Surg* 94:916, 1994.
6. Field TM, Vega-Lahr N: Early interactions between infants with craniofacial anomalies and their mothers, *Infant Behav Dev* 7:527, 1884.
7. Costello BJ, Ruiz RL: Cleft lip and palate, Miloro M, Ghali GE, Larsen P, Waite P, editors: *Peterson's principles of oral and maxillofacial surgery*, vol 2, Shelton, CT, 2012, People's Medical Publishing House, pp 945-964.
8. Fillies T, Homann C, Meyer U, et al: Perioperative complications in infant cleft repair, *Head Face Med* 3:9, 2007.
9. Wilhelmsen HR, Musgrave RH: *Complications of cleft lip surgery*, San Francisco, 1964, American Society of Plastic Surgeons.
10. Dingman RO, Ricker L, Iob V: Blood loss in infant cleft lip and palate surgery, *Plast Reconstr Surg* 4:333, 1949.
11. Holdworth WG: *Cleft lip and palate*, ed 2, London, 1957, Heinemann, p 145.
12. Tempest MN: Some observations on blood loss in harelip and cleft palate surgery, *Br J Plast Surg* 11:34, 1958.
13. Oldfield MC: Modern trends in harelip and cleft palate surgery, with review of 500 cases, *Br J Surg* 37:178, 1949.

CAPÍTULO 52

Fenda Palatina

David Gailey e Kevin Smith

Material Necessário

Cabo de bisturi n° 7
Aspirador Frazier n° 8
Fios de sutura adequados
Cabo de bisturi Beaver
Tesoura cirúrgica de Dean
Pinça de DeBakey
Afastador de boca de Dingman
Porta agulha IMA
Anestésico local com vasoconstritor
Agulha em anzol PSC 4

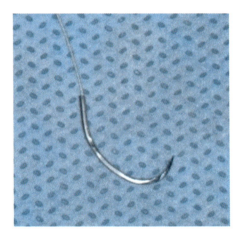

Lâminas de bisturi (n° 11, n° 15c, n° 69 de Beaver)

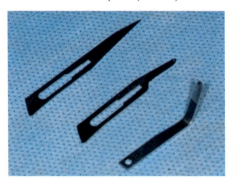

Elevadores de assoalho sinusal de Tatum

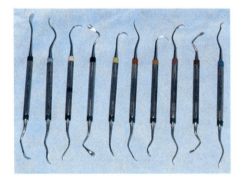

Introdução/Histórico

O diagnóstico das deformidades de fenda labial e palatina remonta aos tempos primordiais. Evidências arqueológicas das civilizações antigas "Schonwerda" e peruanas descrevem indivíduos que viviam até a vida adulta com deformidades fissurais não tratadas.[1] Embora o diagnóstico da fenda labial e palatina exista há séculos, o tratamento de tais defeitos congênitos teve pouco desenvolvimento até a idade moderna. Foi durante a dinastia Chin, no quarto século d.C., que aparece a primeira descrição da correção cirúrgica e é abordada somente para a fenda labial.[2] As fendas palatinas eram deixadas sem reparação cirúrgica. Ocluir o defeito com rolos de algodão ou placas de metal feitas de prata ou chumbo era o tratamento para a fenda palatina. Por muitos anos, o único tratamento para fendas palatinas envolvia o uso de obturadores, pois a reparação era um procedimento que exigia demais da técnica e não existia uma técnica anestésica adequada.[3]

Em 1764, o dentista francês Le Monnier realizou a primeira reparação cirúrgica de uma fenda no palato mole. A técnica de Le Monnier envolvia três etapas: aproximar os bordos da fenda com uma sutura, cauterizar os bordos da fenda e então realinhar os bordos cruentos.[4] A reparação do palato mole bem-sucedida mais antiga foi relatada por Von Graefe em

1816 e Philibert Roux em 1819.[5,6] As técnicas cirúrgicas para o fechamento da fenda palatina continuaram a evoluir, com desenvolvimentos adicionais contando com a contribuição de vários cirurgiões, entre eles incluindo-se von Langenbeck[7] em 1859, Veau[8] em 1931 e Kilner e Wardill[9] em 1937. Ocorreram várias modificações na técnica da palatoplastia desde que elas foram descritas pela primeira vez. A mais popular foi descrita por Bardach em 1967. A maioria das modificações é sutil em relação às técnicas cirúrgicas descritas originalmente.

Indicações

Os objetivos da palatoplastia são o desenvolvimento da dicção normal, a separação das cavidades bucal e nasal, a criação de um mecanismo de deglutição funcional e a melhora da função da tuba auditiva. O palato mole desempenha um papel essencial em todas essas funções. Durante a fonação, o músculo elevador do véu palatino eleva o palato mole para ocluir sobre a parede faríngea posterior. Esse movimento posterior, juntamente com a constrição faríngea lateral pelo músculo constritor superior, sela a orofaringe em relação à nasofaringe. Esse fechamento dirige o fluxo de ar da laringe para fora da boca. A fonação é produzida com a coordenação da laringe (especificamente, as pregas vocais), constritores da faringe, palato mole, língua, lábios e dentes. O processo de desenvolvimento da fonação é um conjunto complexo e organizado dos músculos e tecidos duros e moles que permitem a comunicação.

No caso das fendas palatinas, o paciente é incapaz de selar a orofaringe em relação à nasofaringe. Grandes volumes de ar escapam pelas passagens aéreas nasais, resultando em uma fonação com hipernasalidade, juntamente com um grande número de anormalidades fonéticas secundárias. Existe muita controvérsia em relação à cronologia cirúrgica adequada para reparar a fenda palatina. Estudos têm demonstrado os efeitos negativos do fechamento palatino precoce sobre o crescimento da face.[10,11] Cirurgiões e clínicos devem equilibrar os benefícios da intervenção cirúrgica precoce para a melhora da evolução da dicção contra os efeitos negativos no crescimento facial.

O palato mole intacto é igualmente importante para a deglutição normal, que previne a regurgitação de alimentos pelo nariz. Embora a regurgitação nasal possa ser um inconveniente, a falta de uma dicção inteligível é extremamente prejudicial para o paciente. A disfunção da tuba auditiva é quase universal nos pacientes com palato fendido. O conduto auditivo é a única saída direta da orelha média. O equilíbrio da pressão através da membrana timpânica ocorre por essa saída. Nos pacientes com fenda palatina, tanto o tamanho quanto o formato do conduto auditivo, juntamente com a inserção muscular na cartilagem, são anormais. Como resultado disso, a orelha média é incapaz de igualar as diferenças de pressão através da membrana timpânica. O aumento na pressão na orelha média resulta em derrame interno na orelha, causando perda de audição.[4] A audição normal é essencial para o desenvolvimento de uma fala normal. As diferenças de pressão na orelha média são facilmente corrigidas pela colocação cirúrgica de tubo de miringotomia. Os pacientes com fenda palatina devem ser acompanhados rigorosamente para pesquisa de doenças da orelha média. Embora todas as indicações sejam importantes quando se está tratando pacientes com fenda palatina, o desenvolvimento de uma dicção adequada é o objetivo central da criação de uma função normal para o palato mole.

A maioria dos centros recomenda o fechamento em torno de oito a 12 meses de idade, correlacionando com o tempo de aquisição das habilidades de linguagem.[12] Alguns cirurgiões defendem a reparação precoce com uma técnica em dois estágios. Isso envolve o fechamento da fenda no palato mole entre quatro a seis meses, adiando a reparação do palato duro até 15 a 18 meses de idade, permitindo o desenvolvimento adicional da face.

Embora, em teoria, a reparação do palato em estágios pareça ser vantajosa, estudos clínicos têm demonstrado um efeito negativo sobre o desenvolvimento da dicção e os benefícios sobre o crescimento maxilar são questionáveis.[13] A técnica de palatoplastia com dois retalhos tem uma taxa de sucesso de 80% a 90% para obter o fechamento palatino sem uma hipernasalidade secundária.[14]

Contraindicações e Limitações

As técnicas atuais de fechamento da fenda palatina permitem uma ampla variação em sua formação. A técnica com dois retalhos pediculados é a comumente usada para corrigir a fenda palatina. A capacidade de mobilizar retalhos mucosos, obtendo um fechamento sem tensão com uma irrigação vascular confiável, permite o fechamento da maioria das fendas palatinas. As limitações da técnica são relacionadas com a capacidade de mobilizar o tecido adequadamente para obter um fechamento sem tensão. Quando a fenda palatina parece ser excessivamente ampla ou existe uma deficiência inerente do tecido palatino, deve-se considerar adiar a reparação para permitir um maior crescimento. Deve-se tomar cuidado ao fechar as fendas palatinas amplas com tensão excessiva, o que levaria à formação de deiscências mucosas ou completa necrose do retalho. A reparação secundária da falha da palatoplastia pode ser ainda mais desafiadora e é melhor ser evitada.

Assim como ocorre com as indicações para reparação, as contraindicações para a palatoplastia são relacionadas com a capacidade de o paciente manter uma ventilação adequada e o desenvolvimento da dicção. Com pacientes que tem transtornos sindrômicos, traqueostomias, desenvolvimento tardio da fala ou incapacidade mental, adiar a reparação deve ser considerado até que o paciente seja capaz de se beneficiar com a reconstrução do palato mole.

TÉCNICA: Palatoplastia com Dois Retalhos

PASSO 1: Intubação e Montagem
O paciente é transferido para a mesa cirúrgica e anestesia geral é induzida. Assim que for obtido um bom nível de anestesia e um acesso endovenoso (EV), o paciente é posicionado adequadamente com a cabeça na ponta da mesa cirúrgica. Deve ser usado um rolete de tecido para alcançar a máxima extensão do pescoço. A mesa é posicionada na posição de Trendelemburg leve para maximizar a visualização. Com o paciente posicionado corretamente, posiciona-se o afastador bucal de Dingiman na boca do paciente para a visualização do palato. Quando o afastador é colocado, é fundamental tomar cuidado para não deslocar nem dobrar o tubo endotraqueal. Também se deve tomar cuidado para garantir que a parte anterior do afastador seja posicionada sobre o rebordo alveolar e que o lábio superior não seja pinçado abaixo do retrator, o que poderia causar danos.

PASSO 2: Posicionamento do Afastador
Uma vez que o afastador bucal de Dingman tenha sido posicionado, injeta-se Marcaína a 0,25% com epinefrina 1: 200.000 no palato duro e mole. Isso é feito antes da preparação para permitir um tempo suficiente para a ação do vasoconstritor. O paciente é, então, preparado juntamente com o afastador e os campos cirúrgicos são colocados, isolando o leito cirúrgico.

PASSO 3: Incisão
O tamponamento da faringe é realizado para manter o isolamento da cavidade bucal, e a boca é enxaguada com solução de gluconato de clorexidina. O procedimento cirúrgico é iniciado com uma incisão, feita com bisturi lâmina 11, na face medial da fenda palatina. A incisão é feita 1 a 2 mm lateral à junção da mucosa oral com a nasal.

Deve-se tomar cuidado para fazer uma incisão somente através da mucosa para evitar a perfuração inadvertida da mucosa nasal. A incisão medial começa na face anterior da fenda palatina e é estendida distalmente até a hemiúvula. Um bisturi com lâmina número 15 é usada para a incisão lateral alveolar. A incisão é iniciada distalmente à tuberosidade maxilar. A incisão nesse ponto é realizada somente através da mucosa, permitindo acesso ao espaço de Ernst. A incisão avança anteriormente, curvando-se sobre a tuberosidade. Uma vez que a lâmina certamente esteja sobre o palato duro, ela é rodada perpendicularmente ao palato e a incisão é realizada até o periósteo. A incisão é feita a aproximadamente 2 a 3 milímetros inferior à base da crista alveolar e é realizada anteriormente e medialmente, conectando-se com a incisão medial (Fig. 52-1, *A*).

(Continua)

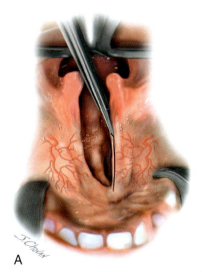

Figura 52-1 A, Uma lâmina número 11 é usada para fazer a incisão mesial. A incisão mucosa é feita 1 a 2 mm lateral à junção mucosa oronasal para possibilitar um tecido adequado para fechamento primário. A incisão é iniciada anteriormente e se estende distalmente até a ponta da hemiúvula. A incisão mucosa lateral é feita utilizando uma lâmina número 15c. A incisão começa distalmente à tuberosidade maxilar e é feita somente através da mucosa bucal nessa área. Então é ampliada anteriormente em direção à crista alveolar. Uma vez que esteja sobre o palato duro ósseo, a incisão se estende com espessura total para possibilitar a dissecção subperiosteal.

TÉCNICA: Palatoplastia com Dois Retalhos (Cont.)

PASSO 4: Dissecção

O cirurgião agora eleva o retalho mucoso em um plano subperiosteal. A cureta sinusal 5093 é movimentada na face lateral da incisão mucosa em uma camada subperiosteal. A cureta é movimentada medialmente, saindo pela incisão da fenda mucosa. Isso garante um afastamento seguro das camadas mucosas bucal e nasal. O retalho mucoperiosteal é elevado. A dissecção continua posteriormente, com a cureta sinusal expondo e isolando o feixe vasculonervoso palatino maior. O cautério de Bovie é usado para obter a hemostasia na face lateral do retalho pediculado elevado. A face lateral do retalho elevado é o sítio mais comum de sangramento tanto no intraoperatório quanto no pós-operatório (Fig. 52-1, *B* e *C*).

PASSO 5: Elevação do Retalho

Com o retalho mucoso elevado, o cirurgião agora eleva a mucosa nasal. A cureta sinusal é movimentada cuidadosamente na face medial da placa óssea em um plano subperiosteal, elevando a mucosa nasal. Uma vez no plano subperiosteal, a cureta é movimentada distalmente, elevando a mucosa nasal juntamente com os músculos levantadores do véu palatino inseridos anormalmente na face distal do palato duro. Deve-se tomar cuidado para remover a inserção muscular enquanto se evita as perfurações da mucosa nasal. Curetas maiores são usadas para dissecar a mucosa nasal anteriormente às paredes nasais laterais. As curetas sinusais são usadas para dissecar circunferencialmente ao redor do feixe neurovascular e ao longo do palato duro distal. No caso de fendas palatinas amplas, a dissecção pode continuar distalmente na face lateral até o espaço de Ernest para a liberação do palato mole, e o gancho pode ser fraturado para uma melhor mobilização do retalho (Fig. 52-1, *D* e *E*).

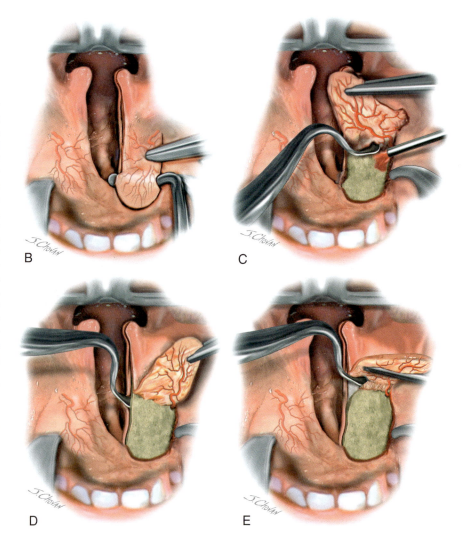

Figura 52-1 *(Cont.)* **B,** Incisões mucosas completas. Uma cureta sinusal é utilizada para desenvolver uma dissecção subperiosteal. A dissecção começa lateralmente e a cureta é avançada medialmente, saindo pela incisão da fenda mucosa, assegurando uma separação segura das camadas mucosas oral e nasal. **C,** Com várias curetas sinusais, o retalho mucoso é levantado de anterior para posterior, expondo o pedículo neurovascular palatino maior. Deve-se tomar cuidado durante a dissecção ao redor do pedículo para evitar lesão inadvertida. **D,** Uma vez que o retalho mucoso tenha sido levantado, a cureta é utilizada para dissecar a mucosa nasal. A cureta é movimentada cuidadosamente na face medial da concha óssea, assegurando um plano subperiosteal. Então, ela é movimentada lateralmente e distalmente, obtendo liberação adequada da mucosa nasal. **E,** A cureta é movimentada distalmente, removendo os músculos levantadores anormalmente inseridos do palato duro. O músculo deve ser removido cuidadosamente. A perfuração inadvertida da mucosa nasal é mais comum durante essa fase da dissecção.

CAPÍTULO 52 Fenda Palatina

TÉCNICA: Palatoplastia com Dois Retalhos *(Cont.)*

PASSO 6: Mobilização do Retalho
Uma vez que o retalho mucoso tenha sido elevado e a mobilização adequada tenha sido obtida por medicalização, uma sutura de retração é feita através do retalho e é segura com o retrator de Dingman. A dissecção cirúrgica continua por isolamento do músculo levantador do véu palatino para permitir sua reorientação cirúrgica. Um bisturi de Beaver angulado à direita é usado para dissecção cortante do músculo a partir da mucosa sobrejacente. As pinças de DeBakey são usadas para segurar a mucosa bucal. O bisturi de Beaver é introduzido em uma movimentação de vai e vem fazendo uma dissecção cortante do músculo levantador, afastando-o da mucosa bucal. Nessa fase da dissecção, é extremamente comum perfurar a mucosa bucal, aumentando as possibilidades de desenvolvimento de fístula e deiscência da ferida (Fig. 52-1, *F*).

PASSO 7: Dissecção Nasal
Com a mucosa bucal afastada do músculo levantador, uma lâmina número 15c é usada para dissecar o músculo da mucosa nasal. Uma movimentação de corte e pressão é usada para liberar o músculo da mucosa nasal. Mais uma vez, deve-se tomar cuidado para prevenir a perfuração da mucosa nasal. Com o músculo levantador do véu palatino elevado, a dissecção cirúrgica está concluída. O procedimento é repetido na face contralateral. Uma vez que a dissecção esteja completa bilateralmente, a boca é irrigada com solução salina e a hemostasia é verificada antes do fechamento (Fig. 52-1, *G*).

(Continua)

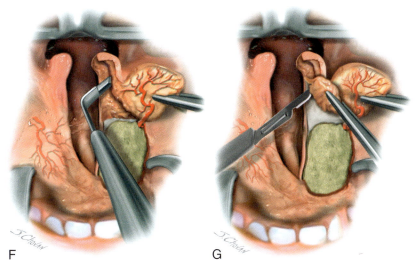

Figura 52-1 *(Cont.)* **F,** O músculo levantador é dissecado com bisturi, afastando-o da mucosa bucal suprajacente com uma lâmina Beaver número 69 usada em um movimento de vai e vem. Uma dissecção cuidadosa é fundamental durante essa fase, pela facilidade de perfuração da mucosa bucal. **G,** Uma lâmina número 15c é usada para dissecção cortante do músculo levantador desde a mucosa nasal subjacente. Com a parte convexa da lâmina, um movimento de pressão é usado para liberar o músculo da mucosa nasal, para concluir a dissecção.

TÉCNICA: Palatoplastia com Dois Retalhos (Cont.)

PASSO 8: Dissecção Muscular
Com os retalhos mucosos pediculados elevados e os músculos levantadores isolados bilateralmente, volta-se a atenção para o fechamento em camadas da fenda palatina. Medializando-se a mucosa nasal elevada em direção à linha mediana, a mucosa nasal é fechada primeiramente. O fechamento da camada nasal é concluído, iniciando na face anterior da fenda e prosseguindo distalmente. Diversos pontos interrompidos profundos são feitos aproximadamente com 2 a 3 mm de distância, usando fio de sutura Vicryl 4-0 montado em uma agulha PS-4C. Uma vez que o fechamento tenha sido obtido distalmente, volta-se a atenção para a reorientação dos músculos levantadores do véu palatino. O cirurgião segura o músculo levantador e coloca um ou dois pontos de sutura contínua horizontal através do músculo, redirecionando-o na posição horizontal adequada através do palato mole (Fig. 52-1, *H* e *I*).

PASSO 9: Fechamento
Os retalhos pediculados mucosos são liberados pela remoção das suturas de retração do retrator bucal de Dingman. Os segmentos da úvula são reaproximados com cuidado para garantir que as pontas estejam em níveis iguais. O fechamento continua seguindo uma direção de posterior para anterior. Os pontos de sutura são colocados com 3 a 4 mm de distância, com pontos alternados incluindo a mucosa nasal para eliminar o espaço morto entre o retalho mucoso e a mucosa nasal. Uma vez que os retalhos mucosos tenham sido fixados um ao outro na linha mediana, quatro ou cinco pontos de sutura são dados ao longo da face lateral do retalho, fixando-o à crista alveolar e diminuindo a quantidade de osso exposto (Fig. 52-1, *J*). A boca do paciente é irrigada novamente com solução salina, e a hemostasia é verificada. O tamponamento faríngeo é removido juntamente com o retrator de Dingman. É fundamental que se remova o retrator com cuidado para evitar extubar prematuramente o paciente durante a retirada. O paciente é girado para que a equipe de anestesia possa realizar a extubação e a recuperação. Os pacientes permanecem no hospital até o dia seguinte para a avaliação das vias aéreas e o manejo fluídico. A maioria dos pacientes pode receber alta na manhã seguinte. Contenções para os braços são usadas durante a primeira semana após a cirurgia. Os pacientes são alimentados com uma seringa com bulbo de borracha pelos primeiros três dias após a reparação e então progridem para os copos de treinamento e alimentos infantis tipo 2. Os pacientes são examinados uma semana após a reparação.

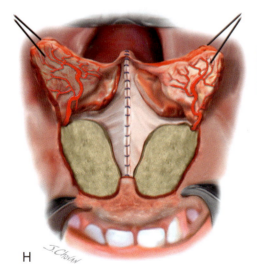
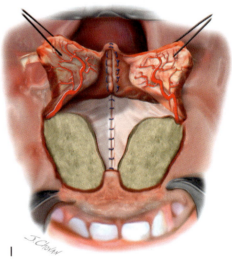
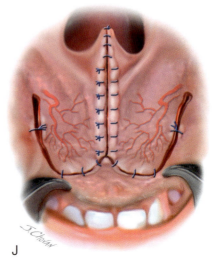

Figura 52-1 *(Cont.)* **H,** Dissecção completa dos retalhos mucosos bilaterais e dos músculos levantadores; também o fechamento primário da mucosa nasal. **I,** Os músculos levantadores são reorientados em uma direção horizontal e suturados utilizando uma técnica de pontos contínuos horizontais, concluindo a veloplastia intravelar. **J,** Os retalhos de pedículo mucoso são medializados para obter o fechamento primário e concluir o fechamento da fenda palatina. Pontos superficiais laterais são colocados para fixar os retalhos à crista alveolar.

TÉCNICA ALTERNATIVA 1: Retalho de Vômer

A cirurgia da fenda pode ser muito desafiadora porque não existem duas fendas iguais. Essa é uma razão pela qual o cirurgião que realiza o procedimento deve ter experiência e conhecimento para modificar as técnicas para alcançar desfechos bem-sucedidos. Nas fendas palatinas amplas, as incisões cirúrgicas podem precisar ser modificadas para que se obtenha um fechamento sem tensão. Algumas das modificações que podem ser usadas para obter uma maior mobilidade incluem a dissecção em direção ao espaço de Ernst, a liberação do tensor, a fratura do gancho e uma incisão de liberação da mucosa nasal lateral. Essas modificações são usadas frequentemente para aumentar a mobilidade, mas poucos estudos demonstram os benefícios e alguns estudos demonstram a morbidade aumentada associada às manobras.[15]

Uma modificação usada comumente para fendas anteriores amplas é o desenvolvimento de um retalho de vômer anterior. Quando a fenda palatina é ampla o suficiente de modo que a mucosa nasal não é suficiente para recobrir a fenda, a mucosa vomeriana é usada para dividir a distância da fenda. Isso é realizado fazendo-se retalhos mucosos de vômer com base superior. Uma lâmina número 15c é usada para fazer uma incisão linear no processo vomeriano. Um levantador de periósteo é, então, usado para dissecar em um plano subperiosteal, elevando a mucosa vomeriana. A mucosa é movimentada lateralmente em direção à mucosa nasal já elevada procedente das incisões mediais da fenda. Estudos não têm demonstrado restrições de crescimento significativas no terço médio da face com o retalho de vômer de base superior e demonstraram uma redução significativa na incidência de fístulas buconasais anteriores.[15]

TÉCNICA ALTERNATIVA 2: Técnica de Furlow

Zetaplastia Dupla Reversa

A técnica de zetaplastia dupla reversa, também conhecida como técnica de Furlow, é uma técnica cirúrgica alternativa usada no fechamento das fendas palatinas. A técnica de zetaplastia foi desenvolvida pelo Dr. Lenard Furlow em 1978. Ela foi desenvolvida com a vantagem teórica de aumentar o comprimento do palato, reorientando a alça muscular sem a necessidade de uma dissecção muscular formal e eliminando a linha de cicatriz reta, reduzindo assim a contração cicatricial. A técnica de zetaplastia reversa pode ser muito desafiadora para o cirurgião iniciante e pode ter uma curva de aprendizado mais longa do que a técnica de retalho duplo tradicional.

PASSO 1: Incisões do Retalho Triangular e Elevação

A reparação é concluída criando quatro retalhos triangulares do tecido palatino. No lado direito da fenda, é elevado um retalho mucoso triangular de base anterior. Os músculos levantadores permanecem inseridos à mucosa nasal. Após a criação do retalho mucoso, é criado um retalho triangular de base posterior através de uma incisão da mucosa nasal e do músculo palatino 2 a 3 mm distal à junção palato duro-palato mole. É importante deixar mucosa nasal suficiente adjacente à junção palato duro-palato mole para permitir que haja tecido suficiente no momento do fechamento. Uma vez que a dissecção do lado direito esteja completa, retalhos triangulares são elevados no lado esquerdo da fenda. No lado esquerdo, o primeiro retalho triangular é elevado com uma inserção de base posterior. Esse retalho inclui tanto a mucosa bucal quanto o músculo levantador, em contraste com o lado direito, onde o músculo levantador permaneceu com a mucosa nasal. Uma vez elevado, um retalho mucoso nasal de base anterior é então liberado por incisão através da face distal da mucosa nasal.

PASSO 2: Rotação e Fechamento do Retalho

Com a criação de quatro retalhos triangulares, volta-se a atenção para o avanço rotacional, para obter o fechamento. O retalho de base posterior do lado direito da fenda, que é composto de mucosa nasal e do músculo levantador, é rodado e avançado em direção à base do retalho de base anterior do lado esquerdo da fenda. O retalho de base anterior do lado esquerdo, composto somente de mucosa nasal, é também avançado em direção à base do retalho de base posterior do lado direito da fenda. Diversos pontos interrompidos são dados com 2 a 3 mm de distância, unindo os dois retalhos e criando o fechamento da camada nasal. Os retalhos mucosos são então abordados, rodando o retalho de base anterior sobre o lado direito da fenda em direção à base do retalho de mucosa/levantado de base posterior. O retalho mucosa/levantador à esquerda é rodado de forma similar em posição e suturado no local. Diversos pontos interrompidos são dados aproximadamente com 2 a 3 mm de distância para fixar os retalhos rodados. Assim como os outros fechamentos palatinos, é essencial para a reparação que se consiga um fechamento sem tensão.

Os estudos demonstram taxas similares de formação de fístula e de evolução da fonação com a técnica de zetaplastia dupla reversa.[16,17] Como descrito originalmente, a técnica mostrou ser difícil em fendas palatinas amplas com retalhos mucosos curtos. As modificações da técnica, incluindo incisões de liberação lateral, já foram estudadas, com desfechos bem-sucedidos em fendas palatinas como uma amplitude de até 14 mm.[18] Em nossa prática, reservamos o uso da técnica de zetaplastia oposta para fendas palatinas isoladas mais estreitas, fendas submucosas com insuficiência velofaríngea concomitante ou pacientes com insuficiência velofaríngea leve com movimentação adequada do palato mole.

Prevenção e Tratamento das Complicações

Assim como ocorre com muitos outros procedimentos cirúrgicos, a experiência do cirurgião é fundamental para evitar e reduzir a probabilidade de complicações intraoperatórias. Contudo, mesmo com um cirurgião habilidoso e experiente, as complicações podem ocorrer. Uma das complicações mais comuns são as perfurações da mucosa bucal ou nasal. A prevenção é ideal, mas, quando as perfurações ocorrem, elas podem ser tratadas por uma tentativa de fechamento com suturas ou pela colocação de uma membrana de colágeno sobre a perfuração para ajudar a prevenir a formação de uma fístula.

Outras complicações intraoperatórias incluem sangramento, lesão do pedículo vascular e deslocamento do tubo endotraqueal. Essas complicações não são comuns, mas têm alta morbidade e associações com risco de mortalidade. A maioria delas pode ser evitada pelo uso de uma técnica cirúrgica cuidadosa.

Complicações Pós-operatórias

As complicações pós-operatórias na reparação da cirurgia de fenda palatina podem ser muito desafiadoras tanto para o cirurgião quanto para o paciente. Muitos estudos demonstram uma correlação direta entre uma menor incidência de complicações pós-operatórias e a experiência do cirurgião.[19] Isso enfatiza a necessidade de treinamento e experiência antes que um cirurgião decida tratar esses pacientes.

A complicação pós-operatória mais comum na reparação da fenda palatina é o desenvolvimento de fístulas palatinas. Isso inclui todas as técnicas (até mesmo a zetaplastia). As taxas de fístula palatina variam de 12% a 45%, dependendo da técnica cirúrgica e da experiência do cirurgião.[20] As incidências de fístulas com a técnica de dois retalhos são muito mais baixas, variando de 3,4% a 10%.[21] As fístulas geralmente tornam-se aparentes precocemente após a reparação e são um resultado da epitelização inadequada sobre o defeito da fenda. As fístulas palatinas podem ou não ser funcionalmente problemáticas, dependendo do tamanho e da localização da fístula e até qual extensão ela afeta a fonação. A evolução da fonação e a função do palato mole decorrentes da palatoplastia não são evidentes até muito mais tarde no crescimento da criança. A função do palato mole não pode ser avaliada completamente antes de a criança atingir o desenvolvimento fonológico completo, que ocorre geralmente em torno de quatro anos de idade. A insuficiência velofaríngea, resultando em um fechamento completo do palato mole e hipernasalidade é relatada em 6,4% a 10,9% dos pacientes submetidos à técnica de dois retalhos.[14] As cirurgias secundárias, incluindo os retalhos faríngeos, são usadas para abordar essa complicação.

Referências

1. Bill J, et al: Treatment of patients with cleft lip, alveolus and palate: a short outline of history and current interdisciplinary treatment approach, *J Craniomaxillofac Surg* 34:17, 2006.
2. Boo-Chai K: An ancient Chinese text on a cleft lip, *Plast Reconstr Surg* 38:89, 1966.
3. Rogers BO: History of cleft lip and palate treatment. In Grabb WC, editor: *Cleft lip and palate*, Boston, 1971, Little, Brown.
4. Millard DR: Alveolar and palatal deformities: cleft craft—the evolution of its surgery vol 3, Boston, 1980, Little, Brown.
5. McDowell F: The classic reprint: Graefe's first closure of a cleft palate, *Plast Reconstr Surg* 47:375, 1971.
6. Roux PJ: Memoire sur la staphylorapphe, ou il sutre a loile du palais, *Arch Sci Med* 7:516, 1925.
7. Goldwyn RM: Bernhard von Langenbeck: his life and legacy, *Plast Reconstr Surg* 44:248, 1969.
8. Veau V: *La division palatine*, Paris, 1931, Masson.
9. Wallace AF: A history of the repair of cleft lip and palate in Britain before World War II, *Ann Plast Surg* 19:266, 1987.
10. Xue X, et al: Timing of palate repair affecting growth in complete unilateral cleft lip and palate, *J Craniomaxillofac Surg* 40:e358, 2012.
11. Nollet PJ, et al: Treatment outcome in unilateral cleft lip and palate evaluated with the GOSLON yardstick: a meta-analysis of 1236 patients, *Plast Reconstr Surg* 116:1255, 2005.
12. Dorf DS, Curtin JW: Early cleft palate repair and speech outcome, *Plast Reconstr Surg* 70:74, 1982.
13. Yang L: The effect of 1-stage versus 2-stage palate repair on facial growth in patients with cleft lip and palate: a review, *Int J Oral Maxillofac Surg* 39:945, 2010.
14. Salyer KE, et al: Two-flap palatoplasty: 20-year experience and evolution of surgical technique, *Plast Reconstr Surg* 118:193, 2006.
15. Bardach J, Salyer KE: *Surgical techniques in cleft lip and palate*, ed 2, St Louis, 1991, Mosby.
16. Jackson O et al: The Children's Hospital of Philadelphia modification of the Furlow double-opposing Z-palatoplasty: 30-year experience and long term speech outcomes, *Plast Reconstr Surg* Sep;132(3):613-22, 2013. doi: 10.1097/PRS.0b013e31829ad109. *Plast Reconstructive Surg* May 14, 2013.(Epub ahead of print).
17. Boseley M, Bevans SE: Double-reversing Z-plasty (Furlow palatoplasty), *Adv Otorhinolaryngol* 73:145, 2012.
18. Elbestar MF, Hassan MA: Furlow palatoplasty: a preliminary study, *Egypt J Plast Reconstr Surg* 29:55, 2005.
19. Ross RB: Treatment variables affecting growth in cleft lip and palate. Part 6. Techniques of palate repair, *Cleft Palate J* 24:64, 1987.
20. Wilhelmi BJ, et al: Palatal fistulas: rare with the two-flap palatoplasty repair, *Plast Reconstr Surg* 107:315, 2001.
21. Murthy AS, et al: Fistula after 2-flap palatoplasty: a 20-year review, *Ann Plast Surg* 63:632, 2009.

Técnicas no Enxerto Ósseo da Fenda Maxilar

Timothy A. Turvey, Brent Golden e Carolyn Brookes

Material Necessário

Lâmina nº 15, cabo de bisturi
Seringa de 10 mL para transferência do enxerto ósseo
Pinça de Adson com dentes
Suturas apropriadas
Enxerto de osso trabecular e cortical
Afastadores de boca
Tesouras de íris
Anestésico local com vasoconstrictor
Tesouras de Metzenbaum
Porta-agulhas (convencional e de Castroviejo)
Descolador de periósteo
Abaixador de língua
Descolador de Woodson

Histórico do Procedimento

O enxerto ósseo na fenda maxilar foi primeiramente descrito no começo do século XX[1-3]; no entanto, a técnica não obteve popularidade até os anos 1950, quando Auxhausen desafiou a comunidade cirúrgica maxilofacial declarando que obter uma continuidade óssea entre a pré-maxila e os segmentos laterais era o desafio final com o qual os cirurgiões que tratavam de pacientes com fenda palatina se defrontavam.[4] Os pacientes que não haviam se submetido ao enxerto ósseo experimentavam: fístulas oronasais persistentes ao fechamento do tecido mole, deterioração periodontal dos dentes adjacentes à fenda, estigmas do lábio leporino e da fenda palatina atribuíveis a um suporte ósseo insuficiente para o lábio e a base nasal, além de uma desafiadora reabilitação protética que tinha tendência a fracassar. As respostas iniciais ao desafio de Auxhausen enfocaram o enxerto ósseo primário conforme desenvolvido por Schmid.[4,5] Conforme cresceu a experiência com a técnica, emergiram relatos descrevendo efeitos adversos significativos no crescimento mesofacial; e apesar de alguns centros continuarem a realizar o enxerto ósseo em bebês, a maioria dos centros no mundo inteiro abandonou o procedimento.[6-11]

Skoog introduziu o conceito de gengivoperiosteoplastia em meados dos anos 1960 e demonstrou sucesso na formação de uma ponte óssea através da fenda na direção do lado nasal apenas com a reconstrução dos tecidos moles.[12] Os dispositivos ortopédicos pré-cirúrgicos, desde a aplicação de Latham com retenção do pino aos dispositivos de moldagem nasoalveolar sustentados pelo tecido mole, foram desenvolvidos como esforço para alinhar os segmentos da fenda, de modo que a gengivoperiosteoplastia poderia ser realizada com menos dissecção subperiostal e, presumivelmente, menos efeitos negativos sobre o crescimento. Infelizmente, mesmo quando bem-sucedidos em criar osso, esses enxertos fornecem um suporte insuficiente para a dentição em erupção na maioria dos pacientes. Como resultado, em geral são necessários procedimentos de enxertos secundários, e o espectro dos efeitos negativos sobre o crescimento permanece.[11-14]

Nos anos 1970, Boyne e Sands[15,16] introduziram o enxerto ósseo secundário ou enxerto durante a dentição mista. A sua proposta era baseada no conceito de que o crescimento maxilar estava 80% completado por volta dos 8 anos de idade; portanto, intervenções após esse período levariam a um distúrbio mínimo no crescimento, mas ainda assim proporcionariam os benefícios apregoados pelos que advogavam a favor do enxerto primário. Pelo fato de os objetivos da construção maxilar serem mais previsivelmente atingidos com essa técnica, a instalação do enxerto ósseo no momento apropriado do desenvolvimento, durante a dentição mista, permanece sendo o procedimento de escolha na maioria dos centros.[7,17]

Os melhores resultados foram relatados quando os enxertos foram implantados durante a dentição mista e antes da erupção das cúspides; a taxa de sucesso é maior do que 90% quando se usa nesse período.[18,19] Inicialmente, a sobrevivência do canino era o foco dentário primário após o enxerto. Atualmente, no entanto, o momento ideal se baseia na avaliação de todos os dentes permanentes adjacentes à fenda que podem ser salvos, incluindo não apenas o canino, mas também o incisivo lateral.[20] O ideal é que o enxerto seja realizado quando dois terços do desenvolvimento da raiz estiverem completados para o dente em questão. Esse grau de formação da raiz permite a erupção do dente através do local do enxerto no momento apropriado, estimulando o enxerto e intensificando o sucesso. Além disso, isso deve permitir que o enxerto preceda a entrada da coroa do dente dentro da fenda, pois qualquer enxerto colocado adjacente a uma coroa já em erupção será perdido, comprometendo o resultado final.[21]

Apesar da descrição de muitas fontes de ossos para a realização do enxerto ósseo secundário na fenda palatina, incluindo a calvária, a sínfise mandibular, a costela, a tíbia, o osso alogênico e a proteína morfogenética do osso (BMP-2), o osso trabecular do ilíaco permanece sendo o padrão ouro.[16,22,23]

Indicações para o Uso dos Procedimentos

O enxerto ósseo da fenda palatina é uma parte integral da reabilitação dos pacientes com lábio leporino e fenda palatina. Existem cinco objetivos específicos a serem obtidos quando se implanta um enxerto na fenda maxilar.[15,19,20,24] Primeiro, proporcionar o suporte ósseo e uma largura gengival firme, adequada aos dentes adjacentes à fenda. Isso é essencial para a saúde periodontal em longo prazo e a manutenção da dentição adjacente à fenda. Segundo, para fechamento da fístula oronasal remanescente. Os defeitos mais anteriores, menores, associados a procedimentos de enxertos secundários, geralmente não causam distúrbios significativos na fala, mas são um problema no que concerne a higiene oral e do trato respiratório superior. Terceiro, para melhorar o suporte da base alar nasal e do lábio do(s) lado(s) afetado(s). Isso permitirá a formação de um fundamento ósseo apropriado para intensificar os procedimentos secundários no tecido mole relacionado à fenda. Em quarto lugar, para criar um formato em crista apropriado a fim de otimizar o cuidado ortodôntico e o alinhamento dentário. Por fim, no caso de um paciente com fenda palatina bilateral, para permitir a estabilização do segmento pré-maxilar e proporcionar a continuidade do maxilar como um todo.

Contraindicações e Limitações

Existem poucas contraindicações absolutas para o enxerto na fenda maxilar fora das preocupações relacionadas à exequibilidade médica geral quanto ao paciente se submeter à anestesia geral e a um procedimento cirúrgico com segurança. As contraindicações relativas incluem tabagismo, que prejudica a cicatrização da ferida. A interrupção do uso do tabaco antes da cirurgia é amplamente recomendada e, para muitos cirurgiões, é mandatório. Além disso, uma higiene oral significativamente ruim pode levar a um aumento na taxa de infecção pós-operatória.

O cirurgião também precisa considerar com cuidado as forças oclusais, que levam ao movimento do pré-maxilar durante a função de mastigação, especialmente no paciente com fenda maxilar bilateral. O movimento do pré-maxilar no período pós-operatório imediato pode reduzir muito a chance de sucesso do enxerto ósseo. Essas forças podem ser reduzidas pelo tratamento ortodôntico dos dentes fora da oclusão traumática, aplicando-se uma imobilização intermaxilar ou pelo reposicionamento cirúrgico do pré-maxilar para fora da oclusão traumática por osteotomia.

Idealmente, para minimizar as intervenções em uma população sujeita a uma miríade de procedimentos, os dentes supranumerários ou malformados na região da fenda devem ser removidos no momento do enxerto ósseo. Além disso, os dentes com alterações periodontais no local da fenda precisam ser abordados no momento da cirurgia. Nas raras circunstâncias, como quando os dentes que não podem ser salvos estão localizados muito superiormente, esses dentes devem ser removidos poucos meses antes do procedimento, pois podem impedir a vedação da mucosa nasal.

Uma vez que o canino maxilar no(s) lado(s) afetado(s) tenha aparecido completamente, o enxerto tardio pode ainda assim ser realizado compreendendo-se que a taxa de sucesso é menor e os objetivos são alterados. O processo de erupção da dentição permanente através do osso enxertado é essencial para o desenvolvimento da largura apropriada do enxerto e da altura do ancoramento periodôntico da dentição afetada.

TÉCNICA: Enxerto Ósseo da Fenda Maxilar

Prefere-se a intubação nasotraqueal no lado sem a fenda, se possível, nos casos unilaterais; outra opção é usar um tubo oral Ring-Adair-Elwyn (RAE) fixado na linha média. Anestésico local com adrenalina 1:100.000 é usado para infiltrar a área a ser operada. Para a realização técnica do enxerto ósseo autógeno, veja os capítulos sobre coleta de osso mandibular, tibial, da calvária, costocondral e da crista ilíaca. Deve-se notar que os autores preferem a coleta do osso para enxerto da crista ilíaca anterior na reconstrução secundária precoce da fenda maxilar na dentição mista.

PASSO 1: Incisão

Com uma lâmina nº 15, faz-se uma incisão ao longo da margem da fenda, separando os tecidos gengivais associados da região da fenda; executar essa incisão para longe da fenda de uma maneira sulcular ao redor dos dentes imediatamente adjacentes. Esse tecido gengival associado deve ser refletido e preservado. Continuar a incisão verticalmente ao longo da margem da fenda superiormente à profundidade da prega mucosa; a incisão é executada através do periósteo medial e lateralmente, mas ela precisa ser mais rasa superiormente, pois será usada para separar as camadas oral e nasal, que não têm osso interposto nessa área. A incisão deve ser continuada na direção do palato ao redor da margem da fenda; em geral, isso é mais fácil de ser realizado a partir da porção facial da fenda. As incisões ao redor da margem da fenda devem ser colocadas de tal maneira que haja tecido adequado para facilitar o fechamento da camada nasal (Fig. 53-1, *A* e *B*).

(Continua)

CAPÍTULO 53 Técnicas no Enxerto Ósseo da Fenda Maxilar 571

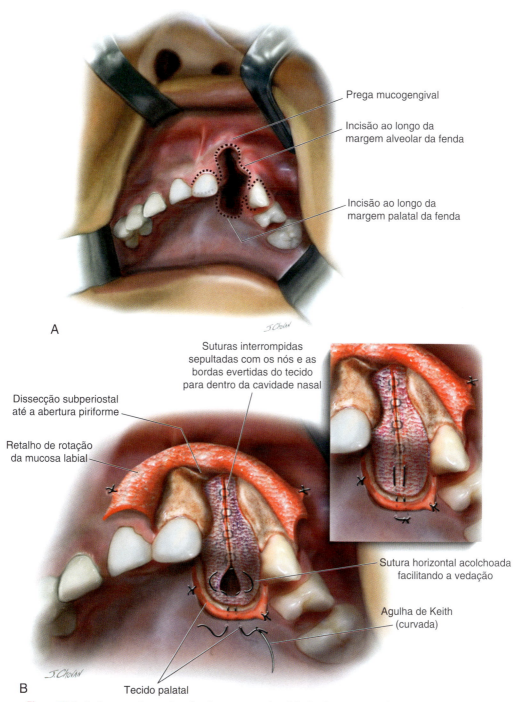

Figura 53-1 A, Incisão planejada a fim de preparar o local da fenda para a instalação do enxerto ósseo. **B,** O projeto da incisão deve permitir a presença de tecido suficiente para o fechamento da camada nasal.

TÉCNICA: Enxerto Ósseo da Fenda Maxilar (Cont.)

PASSO 2: Elevação de Retalho
A dissecção periostal é executada começando na crista do alvéolo. Superiormente, a dissecção ao redor da fístula é realizada com uma combinação de dissecção romba e com instrumentos usando-se tesouras íris ou de Metzenbaum. A mucosa labial então é separada do lado nasal para criar um retalho de rotação. É essencial que o osso adjacente à fenda seja completamente exposto ao nível da abertura piriforme, não apenas para criar um leito adequado, mas também para permitir o preenchimento da borda nasal e da construção do assoalho.

PASSO 3: Fechamento da Camada Nasal
Usam-se suturas reabsorvíveis com uma pequena agulha para fechar a camada nasal no aspecto mais superior da prega mucosa até a porção palatal da fenda. A camada nasal de tecidos moles precisa estar acima do assoalho nasal do lado sem a fenda para permitir uma reconstrução nasal óssea adequada.[20,24] Suturas simples invertidas são preferidas, de tal modo que os nós se encontrem dentro da cavidade nasal com a eversão da dobra de tecido para dentro da cavidade nasal. Um porta-agulhas de Castroviejo pode ajudar a manobrar nessa área.

Selar o aspecto posterior do assoalho nasal pode ser um desafio. Se a fenda continua posteriormente ao longo do palato, uma sutura horizontal acolchoada passada através da camada nasal anteriormente, logo posterior à margem da fenda, pode facilitar a vedação dessa porção da camada nasal. Uma agulha reta de Keith pode ser dobrada para passar a sutura através da fenda e do tecido palatal mais facilmente. A porção palatal da camada oral é fechada primariamente. Algumas vezes um retalho palatal precisa ser rodado sobre a fenda para que se consiga um fechamento (Fig. 53-1, C e D).

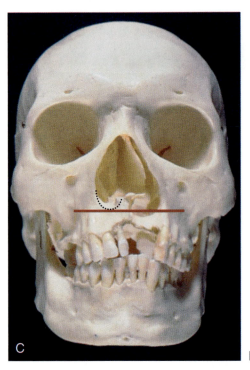
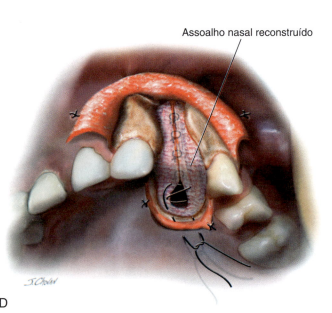

Figura 53-1 (Cont.) C, O fechamento do tecido mole nasal precisa ser superior ao assoalho nasal sem fenda, de modo que se obtenha uma construção óssea adequada. **D,** Pode ser passada uma sutura de tração através do assoalho nasal reconstruído até o tecido palatal, para facilitar a criação de uma vedação posterior.

TÉCNICA: Enxerto Ósseo da Fenda Maxilar *(Cont.)*

PASSO 4: Colocação do Enxerto Ósseo

Assegure-se de que as margens ósseas da fenda estejam completamente livres do tecido mole; a dissecção deve revelar a espinha nasal anterior e o assoalho nasal e a margem da abertura piriforme.

Um fino enxerto cortical é cortado sob medida para reconstruir o assoalho nasal e para suporte do fechamento do tecido mole.[20] Antes da colocação o enxerto é perfurado em múltiplos lugares com uma broca 701 a fim de facilitar o crescimento vascular para dentro do osso trabecular.

O osso trabecular armazenado após a coleta[25] é compactado densamente dentro do defeito da fenda a partir da borda alveolar até a margem da abertura piriforme, com um ligeiro excesso. A dimensão anteroposterior do osso imediatamente adjacente à fenda sempre é diminuída; portanto, o enxerto deve se superpor às margens para criar uma morfologia alveolar normal. Uma faixa cortical perfurada secundária é colocada sobre a superfície bucal do enxerto trabecular; a escora estende-se superiormente a partir da espinha nasal superior até a região piriforme lateral de tal modo que forneça suporte à base alar. Geralmente ela é autorretentiva e não precisa de fixação com parafusos (Fig. 53-1, *F*).

(Continua)

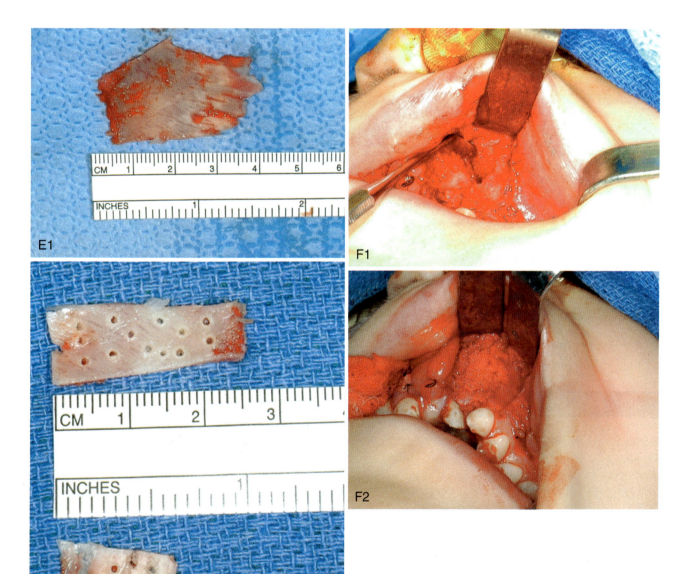

Figura 53-1 *(Cont.)* **E1,** Osso cortical retirado da crista ilíaca anterior. **E2,** Osso tecortical perfurado. **F1,** Osso cortical perfurado no local para construir o assoalho nasal. O lado trabecular fica de frente para o defeito. **F2,** Osso trabecular no local.

Figura 53-1 *(Cont.)* **F3,** Segunda cortical em posição superior para dar apoio à base alar. **G,** Um retalho gengival deslizante bucal é avançado sobre o enxerto ósseo; o fechamento livre de tensão é facilitado pela liberação periostal.

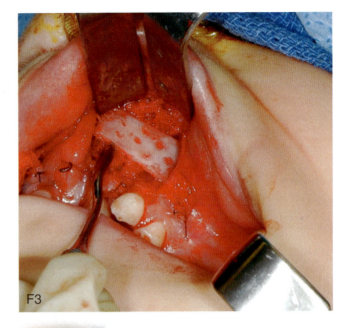

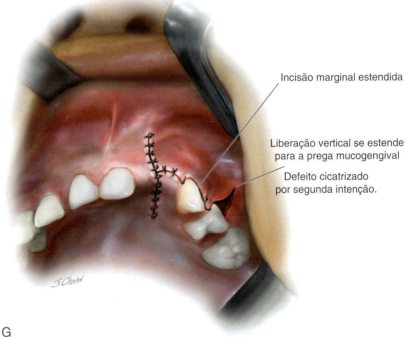

TÉCNICA: Enxerto Ósseo da Fenda Maxilar *(Cont.)*

PASSO 5: Fechamento da Camada Mucosa do Vestíbulo Maxilar

Podem ser usados vários retalhos para fechar o lado oral do defeito; o fechamento livre de tensão é primordial para se evitar tanto a deiscência quanto a reabsorção excessiva do enxerto.

O retalho de avanço e deslizamento bucal é uma técnica bastante empregada. A incisão marginal no aspecto vestibular do dente posterior à fenda é executada posteriormente pelo menos até o primeiro molar, com uma incisão relaxante inclinada obliquamente estendendo-se superiormente até o fundo de sulco, dividindo a largura da banda de tecido queratinizado conforme a incisão progride posteriormente, o máximo possível. Com a incisão progredindo superiormente dentro de uma banda de gengiva queratinizada, conforme o retalho é avançado, o tecido queratinizado é trazido ao mesmo tempo para frente até um suporte periodontal. A dissecção subperiostal então é realizada a partir da incisão superiormente em direção à margem orbital. A liberação periosteal com uma lamina n° 15 facilita o avanço do retalho. O retalho então é avançado e fixado à mucosa oral adjacente no lado sem a fenda, ou no segmento pré-maxilar nos pacientes com fenda maxilar bilateral, com suturas reabsorvíveis interrompidas evertidas.

As vantagens técnicas desse retalho incluem um suprimento sanguíneo previsível e a manutenção da gengiva fixada anteriormente. No entanto, deixa-se um defeito posterior que precisa ser cicatrizado por segunda intenção. Isso combinado com a ampla dissecção subperiostal inerente a esta técnica leva a uma preocupação quanto a um prejuízo adicional ao crescimento no maxilar esqueleticamente imaturo (Fig. 53-1, *G*).

TÉCNICAS ALTERNATIVAS

FECHAMENTO DA CAMADA DA MUCOSA ORAL

1. **Fechamento do Palato**
A elevação do retalho do palato pode ser necessária para obter a cobertura adequada do palato. Se for esse o caso, uma incisão de liberação lateral pode ser necessária para fechar a porção oral da ferida cirúrgica. Se o defeito for maior, faz-se uma incisão vários milímetros além da margem gengival a partir da região do primeiro molar até a margem da fenda. O retalho é descolado em espessura total e rodado para facilitar o fechamento da camada oral do lado palatal da fenda. Se o avanço obtido for inadequado com essa manobra, pode ser executada uma incisão de relaxamento no primeiro molar para facilitar a rotação do retalho, tomando-se cuidado em não violar o feixe neurovascular palatino maior.

2. **Retalho em Dedo da Mucosa Bucal Anterior**
Na profundidade do vestíbulo, são feitas incisões relativamente paralelas começando na porção superior da fenda e estendendo-se posteriormente na mucosa bucal, onde elas convergem. O cirurgião deve permanecer conhecedor da relação comprimento/largura do retalho; idealmente o comprimento não deve exceder três vezes a largura. O retalho é elevado no plano submucoso, e a base é desbastada para permitir a rotação para dentro do defeito. O retalho é suturado no local com suturas reabsorvíveis evertidas, começando com a fixação da ponta ao tecido palatal. Para maximizar o tecido gengival fixado na crista alveolar, o retalho é desepitelizado usando-se uma lamina nº 15 na região subjacente aos retalhos gengivais girados no início do procedimento. Esses retalhos queratinizados são suturados sobre o retalho da mucosa bucal. Se for a cobertura mucosa fixada obtida for inadequada, é deixado um defeito no tecido queratinizado, sabendo-se que os enxertos palatais podem ser colocados mais tarde, quando o paciente estiver mais velho, se necessário. As vantagens mais significativas incluem tensão mínima, e ampla dissecção subperiostal é evitada, com os seus efeitos deletérios sobre o crescimento maxilar. Além disso, o retalho pode ser trazido até o palato para ajudar no fechamento de defeitos maiores. As desvantagens incluem a transferência de uma mucosa não fixada para dentro da região com a fenda, o que pode comprometer a saúde periodontal no futuro. Isso é reduzido pelo fechamento dos retalhos queratinizados gengivais fixos sobre o retalho rotacional desepitelizado.

3. **Considerações Técnicas na Fenda Maxilar Bilateral**
Em geral, a execução técnica do enxerto ósseo no paciente com fenda maxilar bilateral é semelhante à deformidade unilateral. A realização dos enxertos em diferentes estágios não é necessária, e fazer isso impõe um ônus desnecessário ao paciente. Raramente nos casos bilaterais pode ser necessária uma elevação da mucosa do vômer para fechar o assoalho nasal. Se isso for realizado, o enxerto ósseo precisa ser estendido até o vômer. O reposicionamento pré-maxilar em geral é realizado ortodonticamente antes da cirurgia. Em casos raros, o pré-maxilar precisa ser reposicionado cirurgicamente.[26] Uma tala de acrílico interoclusal maxilar e um fio em arco bucal de 0,091 cm pode ser usado para ajudar na estabilização da pré-maxila. O enxerto é realizado concomitantemente com a colocação da tala. A estabilização é um passo crítico para o enxerto bem-sucedido na fenda maxilar bilateral. Se houver mobilidade ou oclusão traumática, ela deve ser abordada como descrito. O projeto do retalho também é essencial para um enxerto bem-sucedido nesse subgrupo de pacientes. Os retalhos palatais frequentemente são necessários para facilitar o fechamento da camada oral; isto é realizado conforme descrito. Os retalhos bucais são avançados até o retalho do palato usando qualquer um dos métodos explicados (Fig. 53-2). Deve ser evitada uma incisão horizontal através do pedículo de tecidos moles faciais pré-maxilares devido ao comprometimento associado da vascularização do segmento. Ocasionalmente é necessária a osteotomia pré-maxilar para o posicionamento apropriado do segmento pelas razões apontadas. A osteotomia é obtida por meio de duas manobras cirúrgicas. É feita uma pequena incisão vertical no pedículo do tecido mole facial pré-maxilar para facilitar a colocação de um pequeno formão acima da espinha nasal anterior a fim de desarticular o segmento. Alternativamente, pode ser usado um pequeno formão curvo através dos locais da fenda que ainda não receberam o enxerto para seccionar o pré-maxilar do vômer por trás do segmento pré-maxilar. O pré-maxilar então é fraturado para fora com a pressão digital e posicionado de acordo com um pedículo intacto de tecido mole de mucosa bucal.

4. **Considerações sobre o Melhor Momento para Enxertias na Dentição Permanente**
A taxa global de sucesso diminui quando o enxerto é feito durante a dentição permanente. Esses pacientes experimentam um aumento na taxa de fístulas, reduções no suporte ósseo dentário e aumento do risco de reabsorção da raiz.[18,27] Com frequência, é observada a perda do osso periodontal sobre os dentes adjacentes à fenda no pré-operatório. O local da fenda também geralmente é maior nesse grupo de pacientes. Um bloco corticotrabecular é muitas vezes usado, pois os objetivos da cirurgia são fornecer um suporte para os implantes endo-ósseos e a reabilitação protética.[16] A fim de maximizar o sucesso, são considerados cuidadosamente os seguintes princípios.[17] A terapia periodontal deve ser realizada pelo menos 6 a 8 semanas antes do enxerto para minimizar a inflamação na região da cirurgia. Se necessário, realiza-se a remoção dos dentes comprometidos, adjacentes à fenda, pelo menos 2 meses antes do enxerto para permitir a resolução da inflamação e a cicatrização dos tecidos moles. O tamanho do defeito ósseo pode precisar ser reduzido pelas osteotomias e pelos avanços dos segmentos posteriores que suportam o dente para dentro da fenda. Isso é obtido usando-se a tradicional técnica de cirurgia maxilar segmentar. O avanço dos segmentos que suportam os dentes também facilita vedação do assoalho nasal. No defeito residual, usa-se um enxerto em bloco corticomedular para facilitar a instalação de implante dentário, e o osso é estabilizado, de preferência com placas reabsorvíveis e/ou parafusos de modo que a sua remoção não seja necessária antes da colocação do

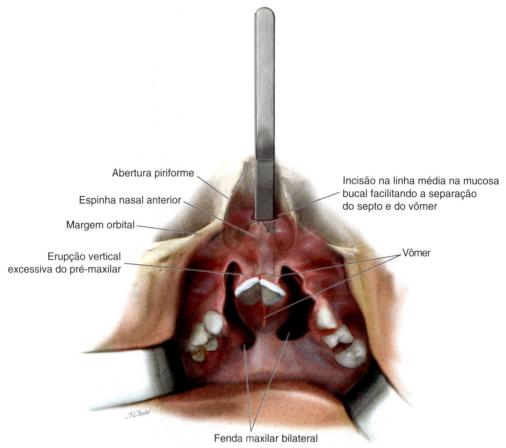

Figura 53-2 Separação com um osteótomo do pré-maxilar durante o reposicionamento cirúrgico.

TÉCNICAS ALTERNATIVAS (Cont.)

implante dentário. O fechamento do tecido mole sempre é realizado com retalhos mucoperiosteais em espessura completa. Quando se realizam osteotomias simultâneas, as incisões e os retalhos precisam ser cuidadosamente projetados para assegurar uma perfusão adequada dos segmentos e a nutrição dos enxertos. Os implantes dentários devem ser colocados 6 meses após a cirurgia; de outro modo, o enxerto previsivelmente começa a reabsorver.

da borda nasal reconstruída. Um erro claro de julgamento ocorre quando o cirurgião considera apenas a colocação de um enxerto "alveolar" ou um enxerto do "assoalho nasal". A partir de uma perspectiva tridimensional, o enxerto deve envolver a área de toda a fenda maxilar para solucionar completamente a todos os objetivos desafiadores da reconstrução nessa deformidade. Fazer isso apropriadamente também facilita o futuro tratamento ortodôntico e ortognático.

Prevenção e Tratamento das Complicações

Conforme ocorre com qualquer procedimento cirúrgico, o manuseio e o fechamento meticuloso dos tecidos moles são de importância primordial. Durante a incisão, é essencial planejar a criação de um tecido adequado para o fechamento do forro nasal fim de obter um fechamento livre de tensão. A importância da vedação do assoalho nasal não pode ser excessivamente enfatizada. O vazamento do líquido nasal para dentro da área de enxerto previsivelmente reduz o sucesso. Além disso, durante a elevação do retalho, deve-se tomar cuidado em se preservar o fino osso sobrejacente às raízes dentárias e evitar-se a criação de um defeito periodontal ou uma predisposição à reabsorção externa da raiz. Por fim, o enxerto bem compactado precisa preencher o volume do espaço, desde o alvéolo superiormente até a posição

Recomendações Pós-operatórias

Os antibióticos são administrados antes que seja feita a incisão e são continuados por uma semana no pós-operatório em crianças e por 7 a 10 dias em adultos. Colutórios com antibióticos são usados por 10 a 14 dias no pós-operatório. Corticosteroides intravenosos devem ser administrados antes que seja feita a incisão, e uma nova dose deve ser aplicada segundo a preferência do cirurgião para reduzir o edema. No pós-operatório encoraja-se a higiene oral e boa nutrição. A dieta deve ser pastosa para que não exija esforço mastigatório excessivo. Os pacientes são instruídos a evitarem comidas duras e abrasivas durante 2 semanas. Eles também são instruídos a evitar trauma ao local, sugar com força e hábitos como forçar líquidos através da fenda. O movimento ortodôntico do dente pode ser iniciado precocemente, até 3 semanas após a colocação do enxerto, e o movimento do dente através do enxerto facilita a maturação do mesmo. Durante a ortodontia pré-cirúrgica, um discreto desalinhamento do dente é útil; no entanto, o movimento do dente para dentro da fenda cria defeitos periodontais recalcitrantes ao enxerto ósseo. A expansão pré-cirúrgica do arco é útil para alinhar os segmentos maior e menor da fenda, assim como remover a mordida cruzada traumática com os dentes inferiores. No entanto, ela pode criar um defeito maior, precisando de maior mobilização de tecidos moles e uma maior quantidade de osso, levando a um sucesso menos previsível no enxerto. A expansão pós-enxerto deve ser adiada até que a mucosa esteja completamente cicatrizada. O ideal é que comece 6 semanas após a cirurgia, pois ela facilita a maturação do enxerto através do estresse sobre o enxerto.[16] O grau de expansão deve, por fim, corrigir a relativa discrepância transversal. Deve-se considerar a deficiência maxilar anteroposterior, de modo que uma vez que o maxilar seja avançado, a largura do arco seja coordenada. Deve-se tomar cuidado para evitar a hipercorreção da largura maxilar, o que pode levar a uma segmentação desnecessária durante o avanço maxilar em um segmento esquelético previamente operado, com o seu inerente comprometimento vascular e do envoltório de tecidos moles.

Ocasionalmente pode ocorrer uma pequena deiscência e/ou a extrusão de pequenas porções do enxerto. Um desbridamento mínimo deve ser executado. Um enxaguatório bucal antimicrobiano e uma dieta líquida/pastosa são prescritas, conjuntamente com uma meticulosa higiene oral. A irrigação frequente do local, pode ser útil. O uso de antibióticos sistêmicos por via oral também pode ser prescrito. Embora a deiscência completa seja rara, é manuseada da mesma maneira, apesar de poder ser necessário um desbridamento mais extenso. Não se recomenda uma tentativa de fechamento sobre um enxerto contaminado.

A infecção é rara, e antibióticos orais devem ser prescritos se ocorrer. O desbridamento conservador deve então ser considerado, se indicado. Curativos locais e irrigação diária são encorajados, semelhante ao paciente no qual ocorreu uma deiscência parcial.

As fístulas bucais quase sempre permanecem fechadas após o enxerto alveolar. Podem ocorrer fístulas palatais persistentes e elas podem ser fechadas em um procedimento subsequente. Apesar de as taxas relatadas de erupção dentária variarem bastante, os autores observaram que a erupção dentária espontânea quase sempre ocorre, e muito raramente é necessária a exposição cirúrgica dos dentes que não fizeram a erupção após ter sido realizado o enxerto.

Referências

1. Von Eiselsberg TW: Zur technik der uranoplastik, *Arch Klin Chir* 64:509, 1901.
2. Lexer E: Die verwendung der freien knochenplastik nebst versucler uber gelenentransplantation, *Arch Klin Chir* 86:942, 1908.
3. Drachter R: Die gaumenpalate und cherenoperative berandlung, *Dtach Zachr Chir* 134:2, 1914.
4. Koberg WR: Present view on bone grafting in cleft palate: a review of the literature, *J Maxillofac Surg* 1:185, 1973.
5. Schmid E: Die Annaherung der Kieferstempfebei Lippen-Kiefer. Gaumensplaten: Ihre schadlichen Folgen und Vermeidung, *Forschr Keifer Gesichtschir* 1:168, 1955.
6. Pruzansky S: Pre-surgical orthopedics and bone grafting for infants with cleft lip and palate: a dissent. Presented at the 1963 Convention of the American Cleft Lip and Palate Association, Washington, DC. Accessed March 4, 2013, at: digital.library.pitt.edu/c/cleftpalate/pdf/e20986v01n2.03.pdf.
7. Berkowitz S: Gingivoperiosteoplasty as well as early palatal cleft closure is unproductive, *J Craniofac Surg* 20:1747, 2009.
8. Pickrell K, Quinn G, Massengill R: Primary bone grafting of the maxilla in clefts of the lip and palate: a four year study, *Plast Reconstr Surg* 41:438, 1968.
9. Robertson NRE, Jolleys A: Effects of early bone grafting in complete clefts of lip and palate, *Plast Reconstr Surg* 42:414, 1968.
10. Kuijpers-Jagtman AM, Long RE: The influence of surgery and orthopedic treatment on maxillofacial growth and maxillary arch development in patients treated for orofacial clefts, *Cleft Palate Craniofac J* 37:527, 2000.
11. Rehrmann AH, Koberg WR, Koch H: Long-term postoperative results of primary and secondary bone grafting in complete clefts of lip and palate, *Cleft Palate J* 7:206, 1970.
12. Skoog T: The management of the bilateral cleft of the primary palate (lip and alveolus), *Plast Reconstr Surg* 35:34, 1965.
13. Matic DB, Power SM: The effects of gingivoperiosteoplasty following alveolar molding with a pin-retained Latham appliance versus secondary bone grafting on midfacial growth in patients with unilateral clefts, *Plast Reconstr Surg* 122:863, 2008.
14. Grayson BH, Cutting CB, Wood R: Preoperative columella lengthening in bilateral cleft lip and palate, *Plast Reconstr Surg* 92:1422, 1993.
15. Boyne PJ, Sands NE: Secondary bone grafting of residual alveolar and palatal clefts, *J Oral Surg* 30:87, 1972.
16. Boyne PJ, Sands NE: Combined orthodontic-surgical management of residual palate-alveolar cleft defect, *J Orthod Res* 70:20, 1976.
17. Turvey TA, Ruiz RL, Tiwana PS: Bone graft construction of the cleft maxilla and palate. In Losee JE, Kirschner RE, editors: *Comprehensive cleft care*, New York, 2009, McGraw-Hill.
18. Abyholm FE, Bergland O, Semb G: Secondary bone grafting of alveolar clefts, *Scand J Plastic Reconstr Surg* 15:127, 1981.
19. Turvey TA, Vig K, Moriarty J, Hoke J: Delayed bone grafting in the cleft maxilla and palate: a retrospective multidisciplinary analysis, *Am J Orthod* 86:244, 1984.
20. Precious DS: A new reliable method for alveolar bone grafting at about 6 years of age, *J Oral Maxillofac Surg* 67:2045, 2009.
21. Horswell BB, Henderson JM: Secondary osteoplasty of the alveolar cleft defect, *J Oral Maxillofac Surg* 61:1082, 2003.
22. Rawashdeh MA, Telfah H: Secondary alveolar bone grafting: the dilemma of donor site selection and morbidity, *Br J Oral Maxillofac Surg* 46:665, 2008.
23. Boyne PJ: Use of marrow-cancellous bone grafts in maxillary alveolar and palatal clefts, *J Dent Res* 53:821, 1974.
24. Salyer KE, Jackson IT, Bardach J: Correction of skeletal defects in secondary cleft lip and palate deformities. In Bardach J, Salyer KE, editors: *Surgical techniques in cleft lip and palate*, ed 2, St Louis, 1991, Mosby.
25. Hassanein AH, Greene AK, Arany PR, Padwa BL: Intraoperative cooling of iliac bone graft: an experimental evaluation of cell viability, *J Oral Maxillofac Surg* 70:1633, 2012.
26. Bardach J, Salyer KE, Noordhoff MS: Bilateral cleft lip repair. In Bardach J, Salyer KE, editors: *Surgical techniques in cleft lip and palate*, ed 2, St Louis, 1991, Mosby.
27. Dempf R, Teltzrow T, Kramer FJ, et al: Alveolar bone grafting in patients with complete clefts: a comparative study between secondary and tertiary bone grafting, *Cleft Palate Craniofac J* 39:18, 2002.

CAPÍTULO 54

Faringoplastia para Incompetência Velofaríngea

Bernard J. Costello e Ramon L. Ruiz

Material Necessário

Abridor de boca autostático
Anestésico local com vasoconstritor
Caneta dermatográfica
Cautério bipolar e monopolar com ponta de agulha
Descolador de Freer curvo grande
Elevador descolador de periósteo nº 9

Descolador de periósteo de Woodson
Ganchos de pele simples
Gaze amendoim em uma pinça de tonsila ou pinça de Kitnermontada
Lâmina nº 15c com cabo longo
Lâmina angulada
Pinça de Gerald com dentes

Proteção ocular
Restrições de braço
Suturas apropriadas
Tamponamento nasal
Tesoura de Stevens

Histórico do Procedimento

Problemas com o selamento velofaríngeo podem afetar grandemente a produção da fala e criar graus variados de dificuldade com a produção de sons-chave. Os pacientes mais frequentemente afetados por esse problema são aqueles com fendas palatinas. O procedimento de retalho faríngeo é o tratamento cirúrgico mais amplamente usado para insuficiência ou incompetência velofaríngea (VPI). O procedimento foi descrito pela primeira vez por Schoenborn em 1876.[1-3] Quando aplicado ao acaso nos pacientes com VPI, o procedimento de retalho faríngeo com base superior é efetivo em 80% das vezes.[4] Quando o retalho é aplicado usando-se avaliações objetivas e cuidadosas no pré-operatório, foram descritas taxas de sucesso tão altas quanto 95% a 97%.[5,6] Shprintzen[4] e Shprintzen et al.[7] advogaram o ajuste sob medida da largura e posição do retalho faríngeo baseado na características particulares de cada paciente conforme observado na nasofaringoscopia.

A alta taxa de sucesso global e a flexibilidade para desenhar as dimensões e posição do próprio retalho são suas principais vantagens. As desvantagens do procedimento de retalho faríngeo são principalmente relacionadas com a possibilidade de obstrução nasal grave, resultando em retenção de muco e apneia obstrutiva do sono pós-operatória (SAOS). Retalhos faríngeos baseados inferiormente para o tratamento de VPI foram usados no passado, mas raramente são efetuados hoje. Relatos precedentes documentaram uma morbidade aumentada sem melhores resultados de fala associados aos retalhos de base inferior.[8] Além disso, esses retalhos tendem a causar tração do palato mole para baixo após cura e contratura do retalho. O resultado pode ser um palato preso com capacidade diminuída de se elevar durante a formação dos sons durante a fala.

A faringoplastia de esfíncter é outra opção para o tratamento cirúrgico de VPI. Esse procedimento foi descrito por Hynes em 1951 e desde então foi modificado por vários outros autores.[9-14] O aumento da parede faríngea posterior foi tentado para facilitar o fechamento da via aérea nasal. Vários materiais autógenos e aloplásticos foram usados, incluindo tecido local, cartilagem costal, injeções de Teflon, silicone, Silastic, Proplast e colágeno.[15,16] A melhora da fala após o aumento da parede faríngea posterior é imprevisível. Dificuldades com migração ou extrusão do material implantado e uma taxa aumentada de infecção agravam os problemas dessas técnicas. Por tais razões, implantes na parede faríngea são raramente usados atualmente.

Indicações para o Uso do Procedimento

O palato secundário é composto de um palato duro (ósseo) anteriormente e um palato mole, ou véu, posteriormente. Dentro do palato mole, o músculo levantador do véu palatino forma um suspensório dinâmico que eleva o véu na direção da parede faríngea posterior durante a produção de certos sons. Outros grupos musculares dentro do véu, na região dos pilares amigdalianos e nas paredes faríngeas, também afetam a qualidade da ressonância durante a formação da fala. A combinação da musculatura do palato mole e a parede faríngea forma o que é descrito como o mecanismo velofaríngeo (Fig. 54-1, *A*), o qual funciona como uma válvula esfincteriana complexa para

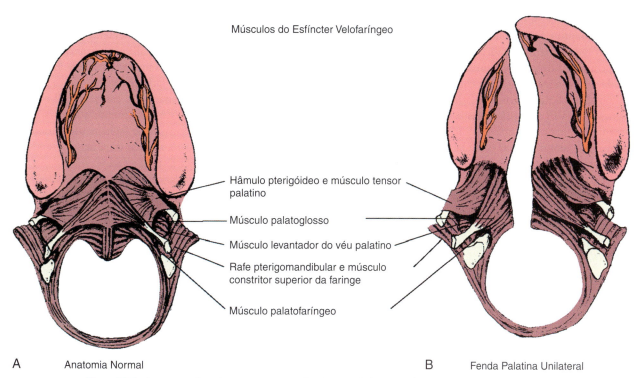

Figura 54-1 Anatomia do palato e mecanismo de válvula velofaríngea. **A,** Anatomia normal. **B,** Fenda unilateral do palato primário e secundário com anormalidades anatômicas associadas. (De Myers E: *Operative otolaryngology: head and neck surgery.* St. Louis, 2009, Saunders.)

regular o fluxo aéreo entre as cavidades oral e nasal e criar uma combinação de sons baseados na boca e no nariz.

Por definição, as crianças nascidas com fenda palatina têm uma malformação que afeta dramaticamente os componentes anatômicos do mecanismo velofaríngeo. A fenda no palato secundário causa divisão da musculatura do véu em ventres musculares separados com inserções anormais ao longo da margem posterior do palato duro (Fig. 54-1, *B*). A palatoplastia inicial, conforme descrito anteriormente, não é efetuada simplesmente para fechamento do próprio defeito palatal (comunicação oronasal), mas tem o objetivo de lidar com a deformidade anatômica muscular subjacente. Durante a palatoplastia de dois retalhos, cuidado precisa ser tomado para separar os ventres musculares levantadores tirando-os das lâminas palatais, realinhá-los, e estabelecer continuidade para criar uma cinta muscular elevadora do palato.

Alguns descrevem este reparo primário da musculatura palatal como uma veloplastia intravelar. Embora esta descrição ajude a esclarecer a importância de tratar o músculo levantador, ela pode confundir alguns clínicos ao sugerir que o reparo muscular, ou veloplastia intravelar, é um procedimento separado. O grau de retroposicionamento agressivo da musculatura levantadora pode variar entre os cirurgiões. Independentemente da técnica usada de reparo da fenda palatina (p. ex., von Langenbeck, Bardach, Furlow), a liberação meticulosa das inserções anormais dos músculos levantadores com reconstrução muscular velar deve ser incorporada como um elemento crítico do procedimento cirúrgico.

A maioria das crianças que são submetidas a reparo bem-sucedido de fenda palatina enquanto bebês (9 a 18 meses)

progride para desenvolver uma fala normal ou demonstra pequenas anormalidades da fala que se prestam à terapia fonoaudiológica. Em um segmento menor dessa população de pacientes, o mecanismo velofaríngeo não demonstra função normal apesar do fechamento cirúrgico do palato.[17,18] VPI é definida como fechamento inadequado da via aérea nasofaríngea durante a produção da fala. A causa exata da VPI após o reparo "bem-sucedido" de fenda palatina é um problema complexo que permanece difícil de definir e quantificar. O reparo cirúrgico inadequado da musculatura é uma causa potencial de VPI. O papel da formação cicatricial pós-cirúrgica e seu impacto sobre a função muscular e movimento palatal estão precariamente compreendidos. As vantagens teóricas de usar um procedimento de dupla zetaplastia de oposição de Furlow para o reparo inicial do palato incluem melhor realinhamento dos músculos palatais e alongamento do palato mole. Esses benefícios podem ser negativamente balanceados por um véu que demonstra menos mobilidade secundariamente a cicatrização associada a duas incisões de zetaplastia separadas.

Mesmo os músculos que são apropriadamente realinhados e reconstruídos podem deixar de cicatrizar normalmente e funcionar apropriadamente por causa de defeitos congênitos que têm a ver com a sua inervação. Além disso, uma fenda palatina reparada é apenas um fator contribuindo para a função velofaríngea. A dinâmica da via aérea nasal e anormalidades relacionadas com a morfologia do trato vocal e movimento das paredes faríngeas laterais e posterior podem contribuir para disfunção velofaríngea. Certamente, essas outras estruturas também podem desempenhar um papel positivo de compensação da deformidade palatal. Por exemplo, um palato mole cicatrizado curto que não se eleva muito bem pode ser compensado por recrutamento e hipertrofia de tecido muscular dentro da parede faríngea posterior (ativação da crista de Passavant).[19-21] O escape audível de ar nasal que resulta em fala hipernasal associada a VPI constitui talvez a consequência mais debilitadora da malformação de fenda palatina. Um número variável de crianças com VPI após palatoplastia acabam necessitando de tratamento que inclui cirurgia adicional palatal e faríngea.[18] A porcentagem é muito variável e não há acordo universalmente, mas em geral é 15% a 40% em pacientes não sindrômicos. Os pacientes com síndromes conhecidas e identificáveis têm taxas mais altas de VPI, mas estas são geralmente devidas a outros fatores associados, tais como o *status* cognitivo ou a inervação neural. Outros estudos afirmam taxas muito mais baixas de VPI, mas medição e relato não são nem uniformes nem validados nesses estudos publicados. Sem uma medida verdadeiramente objetiva da fala nessa população de pacientes, é difícil saber a incidência verdadeira de VPI após reparo.

Se não tratados, os problemas de ressonância relacionados com o escape de ar nasal levam a outras anormalidades da fala e erros de articulação compensatórios. A teoria de demanda aerodinâmica proposta por Warren[22] oferece a melhor explicação do que ocorre com VPI grave. Sua teoria afirma que o escape nasal de ar devido a fechamento velofaríngeo inadequado faz o paciente articular consoantes de pressão ao nível da laringe ou faringe em vez da cavidade oral. Essas más articulações compensatórias complicam ainda mais os problemas com a formação da fala e reduzem a inteligibilidade da fala em pacientes com VPI relacionada com fenda palatina.

Indicações e Cronologia da Cirurgia

Depois do reparo inicial da fenda palatina, avaliações periódicas são essenciais para apreciar o desenvolvimento de fala e linguagem de cada criança. Tipicamente, isso inclui um exame de triagem padronizado realizado por um foniatra como parte de uma visita à equipe de fenda palatina. Nos pacientes com VPI, estudos mais detalhados podem ser indicados, tais como o uso de videofluoroscopia e nasofaringoscopia. Estudos videofluoroscópicos são usados para examinar radiograficamente a via aérea superior com a ajuda de um material de contraste oral. Essas técnicas permitem testagem dinâmica do mecanismo velofaríngeo com vistas da musculatura em ação. Além disso, detalhes da anatomia da via aérea superior, incluindo fístulas palatais residuais, podem ser visualizados e avaliada sua contribuição para disfunção da fala. Para que um estudo de videofluoroscopia seja de valor diagnóstico, ele deve incluir múltiplas vistas do mecanismo velofaríngeo. O foniatra deve estar presente para testar verbalmente o paciente no serviço de radiologia.

Nasofaringoscopia com um pequeno endoscópio fibroscópico flexível é rotineiramente usada para a avaliação de pacientes com VPI. Nasofaringoscopia permite visualização direta da via aérea superior e, especificamente, do mecanismo velofaríngeo, a partir da nasofaringe. Essa técnica evita exposição à radiação associada a videofluoroscopia, mas exige preparação do nariz com um anestésico tópico e um paciente obediente. Uma vez que o endoscópio tenha sido inserido, observações da função palatal, morfologia da via aérea e movimento da parede faríngea são feitas enquanto o paciente é verbalmente testado pelo foniatra.[23] A oportunidade para visualização direta do mecanismo velofaríngeo em ação durante formação de fala fornece informação que é crítica para tomada de decisão clínica relacionada com cirurgia palatal secundária em casos de VPI confirmada ou suspeitada. O padrão de fechamento e as características de quaisquer padrões anormais de fechamento durante certos sons da fala podem ajudar a adaptar tratamento e tendem a ser informação valiosa para otimizar a fala.

Cirurgia palatal secundária em crianças pequenas é indicada quando VPI causa fala hipernasal constantemente e é relacionada com um problema anatômico definido.[24-26] A cronologia da cirurgia para VPI permanece controversa. As recomendações tipicamente variam de 3 a 5 anos. Em crianças jovens, deve-se obter suficiente informação diagnóstica para tomar uma decisão definitiva sobre tratamento, e isso é frequentemente difícil. Nesse grupo etário jovem, variáveis tais como o desenvolvimento da linguagem, articulação da criança e uma falta de obediência durante a avaliação da fala comprometem a precisão diagnóstica das avaliações pré-operatórias.[27-29]

Pela época em que uma criança atinge 5 anos, a complacência com a nasofaringoscopia é melhor, e há suficiente desenvolvimento da linguagem para permitir uma avaliação perceptual mais completa da fala. Esses fatores permitem conclusões mais definitivas a respeito da situação da função ou disfunção velofaríngea na criança com uma fenda palatina reparada. Também é importante notar que decisões sobre a conveniência de cirurgia para VPI são usualmente tomadas após colaboração estreita com um foniatra experiente. O cirurgião e o foniatra devem tomar essa decisão juntos e procurar adaptar o tratamento às necessidades dessa criança particular

Para resolver esta questão, as manobras cirúrgicas são dirigidas para recrutar o tecido desenvolvendo um retalho de tecido mole com base superior da parede faríngea posterior. O palato mole é então dividido ao longo do plano sagital médio desde a junção dos palatos duro e mole até a úvula, e o retalho da parede faríngea posterior é inserido dentro da camada nasal do palato mole. Como resultado, uma grande abertura nasofaríngea que não pode ser completamente fechada pelo mecanismo velofaríngeo do paciente é convertida em duas portas faríngeas laterais (direita e esquerda). O fechamento dessas portas é mais fácil para o paciente realizar, contanto que esteja presente o movimento adequado da parede faríngea lateral. A principal vantagem da faringoplastia de esfíncter sobre o retalho de base superior é a taxa mais baixa percebida de complicações relacionadas com obstrução da via aérea nasal.[30-32] Apesar dessa vantagem percebida, não há evidência de que os procedimentos de faringoplastia alcancem resultados superiores na resolução de VPI.

VPI e a fala hipernasal podem também ser encontradas em pacientes mais velhos na época de cirurgia ortognática para o tratamento de deformidade maxilar relacionada com a fenda. Aproximadamente 25% dos pacientes que receberam reparo da fenda palatina quando bebês necessitam de cirurgia adicional para o tratamento da deficiência mediofacial durante a adolescência, quando eles estão se aproximando da maturidade esquelética.[33] Isso usualmente envolve avanço no nível de Le Fort I com ou sem cirurgia mandibular para restaurar as proporções esqueléticas, tratar a má oclusão e melhorar o equilíbrio facial. Avanços da maxila em pacientes com uma fenda palatina reparada podem piorar VPI existente ou podem ser a causa de VPI de início novo.[34-36] Uma minoria de pacientes com fechamento velofaríngeo fronteiriço pré-operatoriamente desenvolvem fala hipernasal mesmo após graus relativamente pequenos de avanço maxilar. Uma vez que é difícil predizer exatamente como cada paciente responderá ao avanço maxilar, avaliação formal da fala e aconselhamento detalhado do paciente e da família a respeito do possível desenvolvimento de VPI pós-operatória é recomendada antes que qualquer cirurgia ortognática seja empreendida. Felizmente, a maioria dos pacientes que desenvolvem VPI após avanço maxilar recupera o adequado fechamento velofaríngeo sem a necessidade de cirurgia palatal adicional dentro de aproximadamente 6 meses do procedimento ortognático. É importante assinalar que nenhuma diferença significativa nos resultados de fala foi convincentemente documentada entre as técnicas de distração osteogênica para avanço mediofacial e cirurgia ortognática convencional.

Contraindicações e Limitações

Procedimentos destinados a fornecer um fechamento mais efetivo do véu não tendem a ajudar pacientes com causas neurogênicas ou outras formas de incompetência velofaríngea. Esses procedimentos são também altamente conjugados com a terapia da fala cuidadosamente dirigida. Pacientes com apneia obstrutiva do sono podem não ser candidatos a procedimentos que obstruam ainda mais a via aérea. Pacientes com síndrome velocardiofacial ou aqueles com anatomia vascular aberrante podem ter artérias carótidas medialmente desviadas que estarão em risco de lesão com as incisões tipicamente usadas nos procedimentos de retalho faríngeo e faringoplastia. Um estudo apropriado é necessário nesses pacientes para localizar os vasos. Isso pode incluir angiografia-padrão baseada em fluoroscopia, angiotomografia computadorizada ou angioressonância magnética.

TÉCNICA: Retalho Faríngeo com Base Superior

PASSO 1: Intubação

Intubação oral e endotraqueal com um tubo RAE oral é efetuada antes de ser colocado um abridor de boca autostático. O tubo é fixado à linha mediana com proteção para a dentição anterior em alguns casos. O abridor de boca deve ser liberado aproximadamente a cada 20 a 30 minutos para permitir influxo arterial e efluxo venoso. Se não for dado tempo adequado para isso durante todo o curso do procedimento mais longo, poderá ocorrer edema indevido na língua e estruturas faríngeas, obstruindo a via aérea em alguns casos.

PASSO 2: Desenho da Incisão

As manobras cirúrgicas usadas para recrutar tecido para um retalho faríngeo com base superior são dirigidas à obtenção de tecido da parede faríngea posterior acima do nível da fáscia pré-vertebral (Fig. 54-2). A extensão superior dessas incisões é o ponto mais alto possível no/acima do plano horizontal de junção do palato duro e palato mole. A extensão lateral deve permitir um retalho com base larga que possa ser ajustado sob medida às necessidades do paciente. Isso permite que incisões verticais sejam feitas na parede faríngea lateral imediatamente por dentro da junção da parede faríngea posterior no começo dos tecidos laterais mais frouxos da parede faríngea. Cuidado deve ser tomado para evitar envolver a dissecção perto dos grandes vasos mais profundamente, dentro desses planos fasciais. Em certas condições sindrômicas, estes podem ser mais superficiais.

Assim sendo, as marcas são colocadas na parede faríngea posterior para evitar estruturas vitais, e o retalho é desenhado para ser adequadamente longo com uma incisão horizontal inferiormente que permite dissecção até o nível da fáscia pré-vertebral. O anestésico local é injetado dentro desta área. Tipicamente, lidocaína 0,5% com epinefrina 1:200.000 fornece boa anestesia e hemostasia adequada a essas áreas. A injeção é feita na área da fáscia pré-vertebral e a seguir no tecido mole imediatamente superficial a isto. Injeta-se também no palato mole.

A linha de incisão para o palato mole é tipicamente feita com uma incisão divisória mediana, com dissecção ligeiramente mais deslocada para a face oral que no lado nasal em relação à extensão anterior dessa incisão. Isso possibilita abertura dos tecidos do palato mole para encaixe do retalho, uma vez ele tenha sido levantado da parede faríngea posterior, e permite a realização mais fácil de suturas. É útil ter uma compreensão superior de habilidades no posicionamento de agulha quando se realiza a sutura no palato posterior e faringe.

A incisão é feita com uma lâmina n°15c, e pinça de Gerald com dentes é usada para afastar delicadamente o tecido para medial. É útil executar este procedimento de uma maneira ambidestra. Uma vez que a incisão mucosa adicional tenha sido feita, a tesoura de Stevens de cabo longo pode ser usada para uma dissecção romba até o nível da fáscia pré-vertebral. Gazes montadas são usadas para dissecar de maneira romba esse plano superficial à fáscia pré-vertebral, inferior e superiormente, bem como medialmente para conectar o lado direito com o lado esquerdo. O retalho é dividido na sua base inferior com tesoura curva ou, se esta não estiver disponível, tesoura de Dean. Uma vez que o retalho tenha sido des-

(Continua)

TÉCNICA: Retalho Faríngeo com Base Superior (Cont.)

colado à sua posição mais superior, a hemostasia é obtida com um eletrocautério bipolar. Grande cuidado é tomado para ganhar excelente hemostasia, porque sangramento pós-operatório é a complicação mais comum. O palato mole é então dividido de acordo com uma quantidade limitada de dissecção para o encaixe do retalho. O tecido da parede faríngea posterior no seu aspecto mais inferior é suturado dentro do lado nasal na porção mais anterior do palato dividido com suturas de ácido poliglicólico 4-0. As suturas restantes são colocadas lateralmente de uma maneira interrompida, como colchoeiro, barra grega ou em "U". Tendo completado isso, o tamanho da passagem nasofaríngea pode ser ajustado com o último par de suturas; uma sonda nasal pode também ser útil para ajustar o tamanho da passagem. Quanto mais longe o palato mole dividido for suturado ao longo da margem lateral do retalho faríngeo posterior, menor será a passagem. O lado oral é então fechado por cima disso para o fechamento primário. Suturas de colchoeiro de ácido poliglicólico são usadas de modo semelhante.

Em alguns casos, a parede faríngea posterior pode ser fechada. Alguns cirurgiões preferem deixar para cicatrizar por segunda intenção; outros preferem fechar primariamente. Pode ser usada sutura de ácido poliglicólico 2-0 interrompida. O tecido é bastante móvel e fácil de fechar sem tensão. Cuidado deve ser tomado para não passar suturas profundas, porque a carótida interna esta imediatamente lateral ao campo de dissecção.

Estando isso completado, irrigação é usada para checar a hemostasia. O ponto típico de sangramento capilar ou arterial é ao longo da parte baseada superiormente do retalho na extensão mais superior das incisões laterais. O cautério monopolar não deve ser usado, pois a corrente pode ser transmitida ao longo do retalho.

Um ponto na língua pode ser colocado em pacientes que podem ter um problema com obstrução pós-operatória da via aérea. Uma ou duas sondas nasais são colocadas. Se for colocada uma, o bisel deverá ser posto na direção da via aérea em vez da parede faríngea lateral. Estas são tipicamente fixadas em posição com Steri-Strips em criança mais nova para evitar deslocamento. O paciente é avaliado quanto à formação de edema do soalho da boca e da língua antes da extubação.

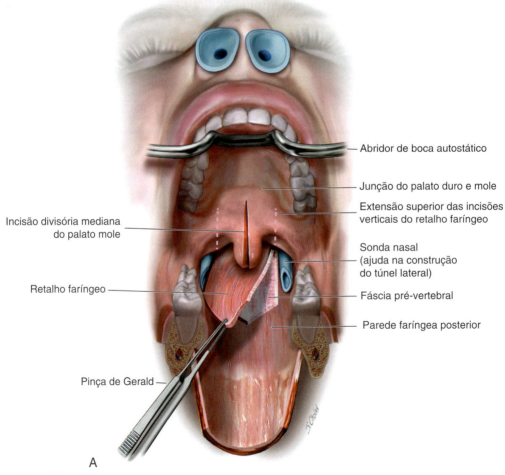

Figura 54-2 A, Elevação de um retalho faríngeo de base superior com incisão mediana no palato mole.

CAPÍTULO 54 Faringoplastia para Incompetência Velofaríngea 583

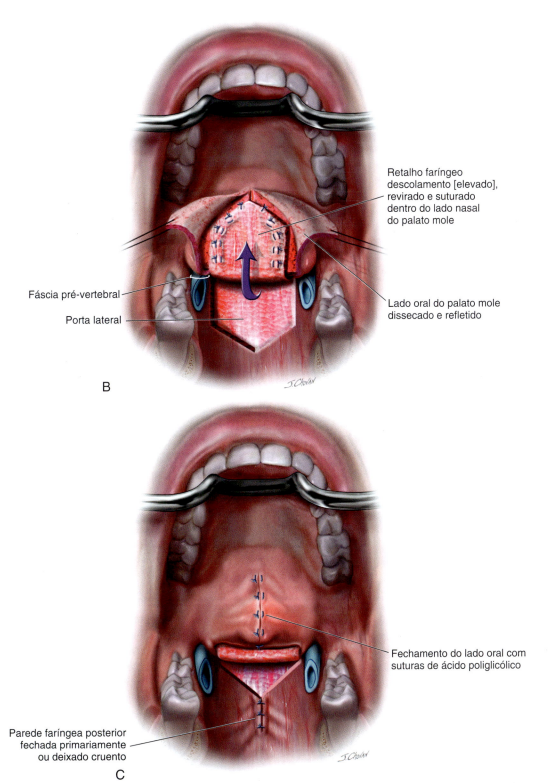

Figura 54-2 *(Cont.)* **B,** Detalhe do retalho de base superior para o palato mole. **C,** Fechamento faríngeo e do palato mole.

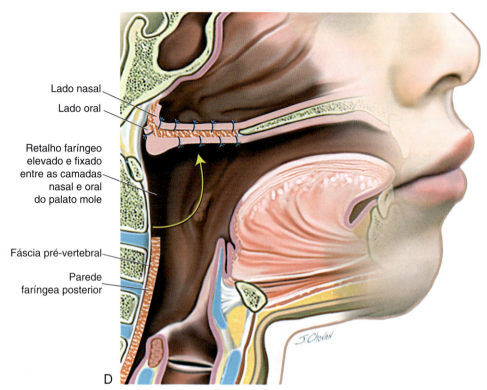

Figura 54-2 *(Cont.)* **D,** Vista lateral demonstrando posição do retalho entre as camadas do lado oral e do lado nasal do palato mole.

TÉCNICA ALTERNATIVA 1: Faringoplastia

PASSO 1: Intubação
Intubação orotraqueal com um tubo RAE oral é efetuada com o tubo colocado na linha mediana. O tubo é mantido no lugar na parte média do mento com esparadrapo e ocasionalmente uma substância adesiva adicional. O tubo deve ser colocado na linha média da língua para que ele não [*head down*] as calhas laterais, tanto à direita ou à esquerda, e o paciente deve ser posicionado com um rolo de ombro no lugar para permitir a extensão do pescoço e visualização da faringe posterior.

PASSO 2: Colocação do Abridor de Boca Autostático
Abridores de boca autostáticos de diversas variedades podem ser usados, com o espaço destinado ao tubo endotraqueal colocado delicadamente sobre esta área. Ocasionalmente, cirurgiões podem usar gaze ou outro material protetor exatamente sobre os dentes incisivos inferiores para prevenir dano aos tecidos moles ou dobra do tubo endotraqueal abaixo do abridor de boca. Esse abridor de boca é ativado com os afastadores de bochecha laterais no lugar e com os acessórios de posicionamento do maxilar superior fora dos incisivos centrais para evitar subluxação dos dentes ou dano a estruturas dentárias. Os acessórios de posicionamento tipicamente são colocados para a área lateral e pré-molar ou sobre a crista alveolar no paciente sem dentes. O abridor de boca autostático deve ser liberado aproximadamente a cada 20 minutos mais ou menos para permitir efluxo venoso e influxo arterial da língua e tecidos circundantes. Tempo adequado deve ser concedido para essa revascularização e efluxo venoso. Ocasionalmente, um importante edema da língua pode ser visto se a liberação da língua e tecidos faríngeos não ocorrer no curso de um procedimento mais longo.

PASSO 3: Fazendo a Incisão
A faringoplastia de esfíncter dinâmico é uma opção para o tratamento cirúrgico de insuficiência velofaríngea. Ela envolve a criação de dois retalhos de mucosa com base superior dentro de cada pilar tonsilar (Fig. 54-3). Esses retalhos são marcados inferiormente com uma caneta marcadora, e a parede faríngea posterior é marcada no alto ou acima do nível do palato mole no plano horizontal. Nessas áreas, é injetada lidocaína 0,5% com epinefrina 1:200.000, cuidando para aspirar durante este processo. A solução é injetada dentro do plano fascial pré-vertebral, e os tecidos superficiais a isto para injeção ao longo da parede faríngea posterior. Após terem decorridos aproximadamente 7 minutos para permitir que a solução faça efeito, o retalho é elevado de inferior a superior, com cuidado tomado para incluir tanto quanto possível uma porção do músculo

(Continua)

CAPÍTULO 54 Faringoplastia para Incompetência Velofaríngea **585**

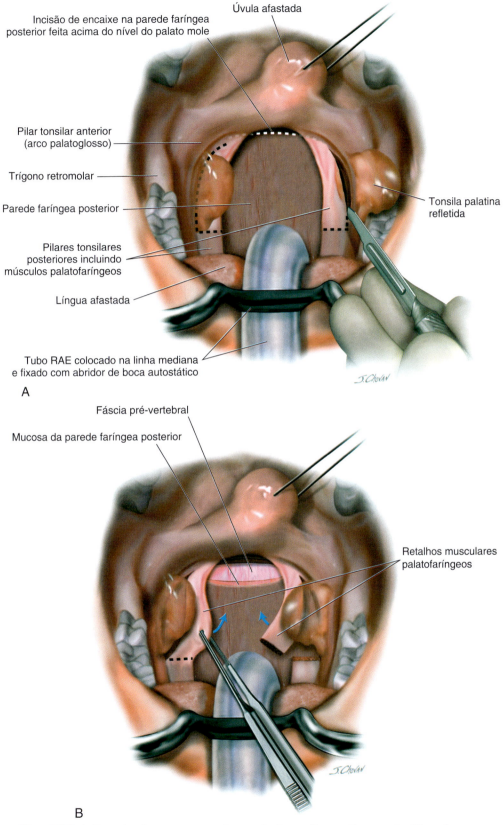

Figura 54-3 A, Desenho da incisão para esfincteroplastia no pilar tonsilar posterior bilateralmente e cruzando a parede faríngea posterior. **B,** Elevação e rotação medial dos retalhos.

586 PARTE V Fenda Labial e Palatina

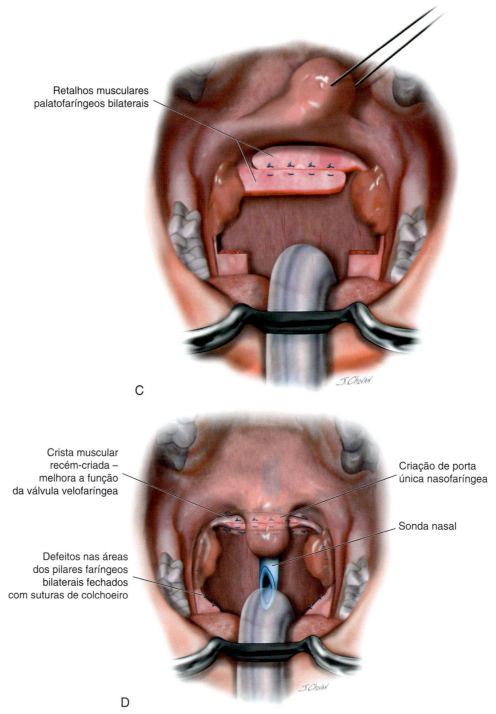

Figura 54-3 *(Cont.)* **C,** Retalhos reposicionados medialmente e superiormente para formar esfíncter. **D,** Criação de porta única nasofaríngea e fechamento das feridas mucosas.

TÉCNICA ALTERNATIVA 1: Faringoplastia (Cont.)

palatofaríngeo. Os retalhos são então fixados em encaixe cruzando a incisão horizontal feita ao alto na parede faríngea posterior. Isso é feito perto do nível da fáscia pré-vertebral e dissecado de modo suave, inferior e superiormente, com uma gaze montada para permitir o encaixe do retalho. Um eletrocautério bipolar é usado para obter hemostasia. Cuidado é tomado para usar um eletrocautério bipolar a fim de evitar lesar as estruturas mucosas circunvizinhas e a comissura oral.

O objetivo do encaixe dos retalhos bilateralmente é cruzar sobre a musculatura e criar uma única porta nasofaríngea em vez das duas portas vistas com um retalho faríngeo com base superior. Em teoria, a crista criada posteriormente tem a capacidade de se contrair e melhorar a função da válvula velofaríngea durante o fechamento, para certos sons da fala. Assim, a abertura pode ser controlada pelo comprimento dos retalhos e o encaixe particular dos retalhos e é desenhada especificamente para indivíduos com um defeito central velofaríngeo, defeito lateral, ou outros achados específicos na fala na nasofaringoscopia ou videofluoroscopia pré-operatória. A passagem é ajustada sob medida para permitir essa colocação. Os retalhos são encaixados com suturas de ácido poliglicólico 4-0 em uma agulha afilada; são preferidas suturas de colchoeiro horizontais. Os retalhos podem ser amarrados borda a borda ou cruzados, baseando-se na necessidade do tamanho particular da passagem nasofaríngea. Os defeitos deixados ao longo das áreas dos pilares faríngeos podem ser fechados com suturas de colchoeiro interrompidas, mas boa hemostasia deve ser assegurada com o eletrocautério bipolar. Uma sonda nasal pode ser colocada. Ocasionalmente, um ponto na língua pode ser usado para facilitar o avanço da língua em pacientes obnubilados se isso se tornar um problema no pós-operatório.

TÉCNICA ALTERNATIVA 2: Revisão de Palatoplastia

Alguns cirurgiões defendem o uso de uma revisão da palatoplastia em vez de um retalho faríngeo ou faringoplastia no tratamento de pacientes com VPI, após reparo de fenda palatina em bebê.[17] Alguma experiência inicial mostrou que isso é efetivo em um grupo selecionado de pacientes que podem ter tido reparos musculares incompletos ou menos agressivos. A técnica pode ser realizada usando ou uma dupla zetaplastia de oposição ou uma palatoplastia com dois retalhos através do retroposicionamento da musculatura elevadora do palato. Infelizmente, até agora os benefícios previstos dessas palatoplastias secundárias não foram estabelecidos objetivamente.

O clínico deve considerar as desvantagens desse tipo de procedimento cirúrgico e ponderá-las em relação aos benefícios potenciais. O procedimento de dupla zetaplastia em oposição exige uma desmontagem mais agressiva do palato que aquele necessário durante um procedimento convencional de retalho faríngeo. O resultado pode ser um palato ligeiramente mais longo, porém com cicatrização mais extensa e movimento menos fisiológico. Outra consideração é a taxa significantemente mais alta de formação de fístula associada a esse tipo de reparo. Isso pode ser aliviado com o uso de matriz dérmica acelular como um material de enxerto interposicional.

Prevenção e Tratamento de Complicações Intraoperatórias

Grande cuidado deve ser tomado para evitar os grandes vasos que passam lateral e profundamente às estruturas faríngeas. Em pacientes com certos diagnósticos sindrômicos, esses vasos podem correr mais medialmente que o esperado. Nesses termos, a incisão horizontal ao longo da parede posterior deve ser feita cuidadosamente em tais indivíduos, e a dissecção romba deve ser efetuada com a gaze montada ou tesoura de Stevens para evitar lesão a estruturas. Cuidado deve ser tomado para assegurar hemostasia, porque sangramento pós-operatório é uma complicação relativamente comum.

Recomendações Pós-operatórias

Observação da via aérea é importante, porque problemas da via aérea podem ser uma questão mais comum em pacientes que se submeteram a procedimentos faríngeos. Esteroides são dados muitas vezes para prevenir problemas da via aérea; entretanto, cuidado precisa também ser tomado ao prescrever medicações narcóticas para dor, ou outros agentes que possam deprimir o sistema respiratório. Avaliações cuidadosas, regulares, pela equipe de saúde e monitoramento apropriado, podem ajudar a evitar episódios de depressão respiratória. Medicação para dor é usada, mas deve ser cuidadosamente controlada.

O paciente deve obedecer a uma dieta líquida durante aproximadamente 2 semanas e deve evitar atividades vigorosas ou esportivas durante 4 semanas. Fonoterapia pode ser reassumida dentro de 1 a 3 meses. Uma avaliação formal da fala deve ser realizada aos 3 a 6 meses para avaliar progresso.

Referências

1. Bernstein L: Treatment of velopharyngeal incompetence, *Arch Otolaryngol* 85:67, 1967.
2. Rosseli S: Divisione palatine 3 sua aura chirurgico, *Alu Congr Internaz Stomatal*:391, 1935.
3. Schoenborn D: Uber eine neue Methode der Staphylorraphies, *Arch Klin Chirurgie* 19:528, 1876.
4. Shprintzen RJ: The use of multiview videofluoroscopy and flexible fiberoptic nasopharyngoscopy as a predictor of success with pharyngeal flap surgery. In Ellis F, Flack E, editors: *Diagnosis and treatment of palatoglossal malfunction*, London, 1979, College of Speech Therapists.
5. Argamaso RV, Levandowski G, Golding-Kushner KJ, Shprintzen RJ: Treatment of asymmetric velopharyngeal insufficiency with skewed pharyngeal flap, *Cleft Palate Craniofac J* 31:287, 1994.
6. Shprintzen RJ, Lewin ML, Croft CB, et al: A comprehensive study of pharyngeal flap surgery: tailor-made flaps, *Cleft Palate J* 16:46, 1979.
7. Shprintzen RJ, McCall GN, Skolnick ML, Lencione RM: Selective movement of the lateral aspects of the pharyngeal walls during velopharyngeal closure for speech, blowing, and whistling in normals, *Cleft Palate J* 12:51, 1975.
8. Randall P, Whitaker LA, Noone RB, Jones WD: The case for the inferiorly based pharyngeal flap, *Cleft Palate Craniofac J* 15:262, 1978.
9. Hynes W: Pharyngoplasty by muscle transplantation, *Br J Plast Surg* 3:128, 1951.
10. Hynes W: The results of pharyngoplasty by muscle transplantation in "failed cleft palate" cases, with special reference to the influence of the pharynx on voice production, *Ann R Coll Surg Engl* 13:17, 1953.
11. Orticochea M: Physiopathology of the dynamic muscular sphincter of the pharynx, *Plast Reconstr Surg* 100:1918, 1997.
12. Orticochea M: Constriction of a dynamic muscle sphincter in cleft palates, *Plast Reconstr Surg* 41:323, 1968.
13. Jackson I, Silverton JS: The sphincter pharyngoplasty as a secondary procedure in cleft palates, *Plast Reconstr Surg* 71:180, 1983.
14. Jackson IT: Sphincter pharyngoplasty, *Clin Plast Surg* 12:711, 1985.
15. Bluestone CD, Musgrave RH, McWilliams BJ: Teflon injection pharyngoplasty—status 1968, *Laryngoscope* 78:558, 1968.
16. Smith JK, McCabe DF: Teflon injection in the nasopharynx to improve velopharyngeal closure, *Ann Otol Rhinol Laryngol* 86:559, 1977.
17. Chen PK, Wu JT, Chen YR, Noordhoff MS: Correction of secondary velopharyngeal insufficiency in cleft palate patients with the Furlow palatoplasty, *Plast Reconstr Surg* 94:933, 1994.
18. Costello BJ, Ruiz RL, Turvey TA: Velopharyngeal insufficiency in patients with cleft palate, *Oral Maxillofac Surg Clin* 14:539, 2002.
19. Glaser ER, Skolnick ML, McWilliams BJ, Shprintzen RJ: The dynamics of Passavant's ridge in subjects with and without velopharyngeal insufficiency: a multiview videofluoroscopic study, *Cleft Palate J* 16:24, 1979.
20. Passavant G: On the closure of the pharynx in speech, *Archiv Heilk* 3:305, 1863.
21. Passavant G: On the closure of pharynx in speech, *Virchows Arch* 46:1, 1869.
22. Warren DW: Compensatory speech behaviors in cleft palate: a regulation/control phenomenon, *Cleft Palate J* 23:251, 1986.
23. Posnick JC: The staging of cleft lip and palate reconstruction: infancy through adolescence. *Craniofacial and maxillofacial surgery in children and young adults*, Philadelphia, 2000, Saunders.
24. Henningsson G, Isberg A: Velopharyngeal movements in patients alternating between oral and glottal articulation: a clinical and cineradiographical study, *Cleft Palate J* 23:1, 1986.
25. Isberg A, Henningsson G: Influence of palatal fistula on velopharyngeal movements: a cineradiographic study, *Plast Reconstr Surg* 79:525, 1987.
26. Lohmander-Agerskov A, Dotevall H, Lith A, Söderpalm E: Speech and velopharyngeal function in children with an open residual cleft in the hard palate, and the influence of temporary covering, *Cleft Palate Craniofac J* 33:324, 1996.
27. Shprintzen RJ, Bardach J: The use of information obtained from speech and instrumental evaluations in treatment planning for velopharyngeal insufficiency. *Cleft palate speech management: a multidisciplinary approach*, St Louis, 1995, Mosby.
28. Golding-Kushner KJ, Argamaso RV, Cotton RT, et al: Standardization for the reporting of nasopharyngoscopy and multi-view videofluoroscopy: a report from an international working group, *Cleft Palate J* 27:337, 1990.
29. Warren DW, Dalston RM, Mayo R: Hypernasality and velopharyngeal impairment, *Cleft Palate Craniofac J* 31:257, 1994.
30. Guilleminault C, Stoohs R: Chronic snoring and obstructive sleep apnea syndrome in children, *Lung* 168:912, 1990.
31. Sirois M, Caouette-Laberge L, Spier S, et al: Sleep apnea following a pharyngeal flap: a feared complication, *Plast Reconstr Surg* 93:943, 1994.
32. Ysunza A, Garcia-Velasco M, Garcia-Garcia M, et al: Obstructive sleep apnea secondary to surgery for velopharyngeal insufficiency, *Cleft Palate Craniofac J* 30:387, 1993.
33. Turvey TA, Ruiz RL, Costello BJ: Surgical correction of midface deficiency in the cleft lip and palate malformation, *Oral Maxillofac Surg Clin* 14:491, 2002.
34. Fonseca RJ, Turvey TA, Wolford LM: Orthognathic surgery in the cleft patient. In Fonseca RJ, Baker SJ, Wolford LM, editors: *Oral and maxillofacial surgery*, Philadelphia, 2000, Saunders.
35. Posnick JC, Tompson B: Cleft-orthognatic surgery: complications and long-term results, *Plast Reconstr Surg* 96:255, 1995.
36. Posnick JC, Ruiz RL: Discussion of management of secondary orofacial cleft deformities. In Goldwyn RM, Cohen MM, editors: *The unfavorable result in plastic surgery: avoidance and treatment*, ed 3, Philadelphia, 2000, Lippincott Williams & Wilkins.

CAPÍTULO 55

Rinoplastia (Secundária) em Paciente Adulto Fissurado

Andrew A. Heggie

Osteotomia de Le Fort I em Fissurados

Nabil Samman

Material Necessário

Afastadores de Langenbeck
Afastadores maleáveis
Anestésico local com vasoconstritor
Apoio para cabeça (rodilha)
Bisturi elétrico monopolar e bipolar
Brocas de Lindeman
Compassos

Descolador/afastador de Freer com dupla haste
Descoladores de periósteo de Obwegeser
Lâminas nºs 15 e 10
Osteótomo nasal
Osteótomo pterigóideo curvo
Osteótomos retos de 7 mm e 10 mm

Pinça de Rowe
Placas e parafusos
Saca-bocados de ação dupla
Serra reciprocante
Suturas apropriadas
Tesouras de Metzenbaum e de Mayo curvas

Histórico do Procedimento

A osteotomia de Le Fort I para a correção da hipoplasia maxilar em um paciente com fenda palatina está descrita como tendo sido efetuada pela primeira vez por Asxhausen em 1939, mas a operação foi aperfeiçoada por Schuchardt, que acrescentou o procedimento de disjunção posterior o qual possibilitou a mobilização necessária da maxila pediculada.[1] Formação de cicatriz e possível obliteração das artérias palatinas maiores como resultado de reparo precedente de fenda palatina deram origem a preocupações acerca do suprimento sanguíneo da maxila fendida fraturada para baixo através de uma incisão bucal, mas o trabalho de William H. Bell demonstrou a segurança da osteotomia de Le Fort I.[2] Modificações da técnica de Le Fort I foram desenvolvidas para capacitar movimento diferencial dos segmentos maxilares e fechamento de espaços dentários tanto em fendas unilaterais quanto bilaterais[3-6] e enxerto simultâneo nas fendas alveolares.[7] Quando está presente a hipoplasia nasomaxilar, Henderson e Jackson propuseram uma osteotomia tipo Le Fort II.[8]

Indicações para Uso dos Procedimentos

Uma proporção apreciável de pacientes de fenda labial e palatina reparados — pacientes de fenda labial e palatina unilateral (UCLP), fenda labial e palatina bilateral (BCLP) e fenda palatina isolada — se apresentam com graus variados de deficiência de crescimento maxilar ou hipoplasia maxilar. A correção dessas deformidades por cirurgia ortognática é um padrão de tratamento, mas muitos consideram como sendo difícil de realizar determinados movimentos cirúrgicos devido à formação cicatricial e aos riscos para o suprimento sanguíneo dos segmentos mobilizados. Este capítulo lida com descrições específicas da cirurgia maxilar e mediofacial em pacientes fissurados; entretanto, considerações concernentes à mandíbula em casos de correções esqueléticas bimaxilares situam-se além do escopo deste capítulo.

Hipoplasia Maxilar

A hipoplasia maxilar comumente encontrada é uma deformidade tridimensional: retrusão (plano horizontal), encurtamento (plano vertical) e atresia (plano transverso). Fendas alveolares unilaterais ou bilaterais estarão presentes em UCLP e BCLP, respectivamente, e podem ou não ter recebido enxerto ósseo antes da cirurgia ortognática. Uma osteotomia Le Fort I com modificações relevantes está indicada.

Hipoplasia Nasomaxilar

Em alguns pacientes, a pirâmide nasal é deficiente em comprimento, projeção ou ambas; isso ocorre em adição à hipoplasia do complexo dentoalveolar. Uma osteotomia de Le Fort II com modificações está indicada nesses casos. Quando a correção prevista da pirâmide nasal e complexo dentoalveolar exige movimento diferencial para alcançar correção facial global, é planejado um procedimento em dois estádios (Le Fort II seguido alguns meses mais tarde por Le Fort I).

Contraindicações e Limitações

O movimento cirúrgico da fenda maxilar após osteotomia é limitada por um grau variável de tecido cicatricial no palato reparado. A mobilização adequada da maxila é por essa razão essencial e exige paciência para alcançar o estiramento máximo possível dos tecidos sem laceração. Se o movimento cirúrgico necessário for extenso e considerado além do alcance, um protocolo de distração gradual da osteotomia Le Fort I pode ser planejado[9] (descrição além do escopo deste capítulo).

A utilização de enxerto nas fendas alveolares durante a dentição mista permite alinhamento do arco e eliminação de espaços interdentários ortodonticamente antes da cirurgia ortognática.[10-11] Se a enxertia resultar em uma ponte óssea adequada com boa cobertura de tecido mole e sem fístula oronasal, uma osteotomia Le Fort I sem modificações pode ser utilizada. Contudo, se o resultado dessa enxertia for inadequado e permanecer um espaço dentário ou fístula, a osteotomia e movimento diferencial segmentar para fechar ou controlar a dimensão do espaço dentário, com enxertia simultânea na fenda alveolar, são possíveis tanto na situação de fenda unilateral quanto bilateral.

Se as fendas alveolares bilaterais exibirem uma ponte óssea inadequada após enxerto, ou se uma fístula estiver presente na face palatina em associação às fendas alveolares, uma osteotomia Le Fort I convencional por meio de uma incisão bucal é contraindicada, por proporcionar perigo ao suprimento vascular da pré-maxila. Nesse caso, é empregada uma modificação da técnica.

Entretanto, essas osteotomias e enxertos simultâneos nas fendas alveolares só podem ser feitas ao nível da osteotomia Le Fort I. Se a deformidade esquelética exigir uma operação de Le Fort II, o enxerto na fenda alveolar é preferido antes do procedimento.

TÉCNICA: Osteotomia Le Fort I — Fenda Labial e Palatina Unilateral (UCLP) e Fenda Alveolar não Enxertada

PASSO 1: Incisão

Após infiltração da mucosa com xilocaína com epinefrina, uma incisão é feita na mucosa labial superior ao nível do músculo orbicular. A lâmina é então angulada paralela ao músculo e levada através do tecido submucoso e periósteo até o osso. A incisão se estende do segundo pré-molar ao equivalente contralateral, mas afunda na região da fenda alveolar para possibilitar acesso às margens ósseas da fenda. Exposição subperiosteal do osso se estende de uma tuberosidade à outra. A abertura piriforme e a base do septo nasal são expostas. A mucosa nasal é descolada afora da fenda alveolar para expor as margens ósseas (Fig. 56-1, A).

(Continua)

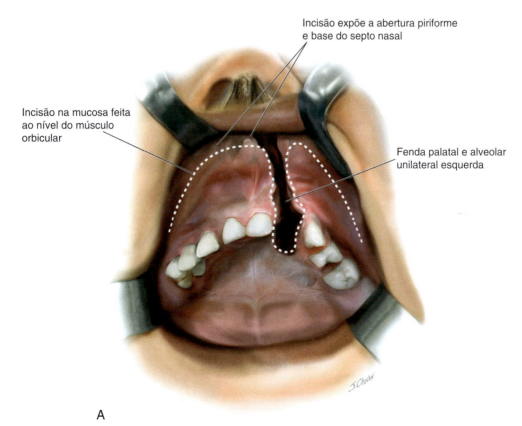

Figura 56-1 A, Incisão na mucosa de pré-molares a pré-molares aprofunda-se na fenda alveolar para expor as margens ósseas alveolares.

TÉCNICA: Osteotomia Le Fort I — Fenda Labial e Palatina Unilateral (UCLP) e Fenda Alveolar não Enxertada *(Cont.)*

PASSO 2: Osteotomia
Com a serra oscilante, um corte ósseo de Le Fort I padrão é feito na superfície óssea bucal do segmento principal e do segmento secundário. Osteotomias nas paredes nasais laterais são completadas com um osteótomo reto de 7 mm. O septo nasal é destacado da crista maxilar com o osteótomo nasal. A disjunção da tuberosidade posterior é completada usando-se o osteótomo pterigóideo curvo (Fig. 56-1, *B*).

PASSO 3: Fratura para Baixo
A maxila é fraturada para baixo em dois segmentos após separação da mucosa nasal reparada, da mucosa palatal na região das porções ósseas palatais deficientes. Cuidado é tomado para assegurar que a mucosa palatal reparada não seja perfurada (Fig. 56-1, *C*).

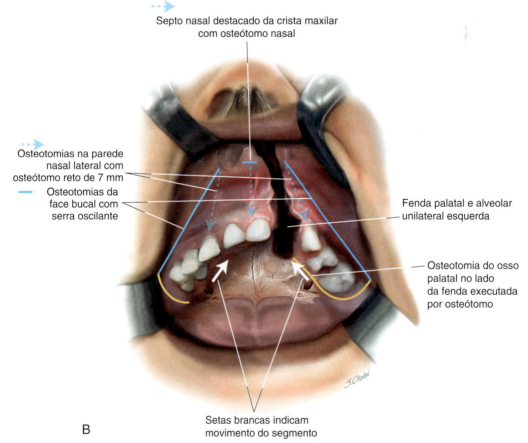

Figura 56-1 *(Cont.)* **B,** Osteotomias maxilares ao nível de Le Fort I e base do septo.

CAPÍTULO 56 Osteotomia de Le Fort I em Fissurados 605

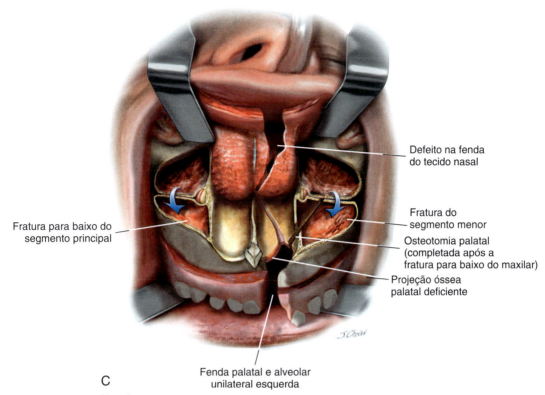

Figura 56-1 *(Cont.)* **C,** Maxila fraturada para baixo após separar cuidadosamente a mucosa nasal da mucosa do palato reparado.

TÉCNICA : Osteotomia Le Fort I — Fenda Labial e Palatina Unilateral (UCLP) e Fenda Alveolar não Enxertada *(Cont.)*

PASSO 4: Mobilização
O osteótomo pterigóideo curvo é inserido no local de disjunção da tuberosidade com uma mão enquanto o polegar e o dedo médio da outra mão são colocados na região canina contralateral. Força é aplicada através do osteótomo curvo para frente e para baixo para estirar o tecido e lentamente mobilizar a maxila contra o suporte protetor dos dedos da outra mão. A ação é repetida várias vezes em cada lado até que o movimento requerido seja realizado sem tensão. Pinça de Rowe raramente é usada por causa do perigo de lacerar a mucosa palatal (Fig. 56-1, *D*).

PASSO 5: Fixação
Uma vez que os segmentos maxilares alcancem e se encaixem dentro do guia cirúrgico, a mucosa nasal é suturada e a fixação intermaxilar temporária possibilita instalar as placas de fixação na maxila na posição planejada.

PASSO 6: Enxerto e Fechamento
Com a mucosa nasal fechada e os segmentos ósseos fixados em posição, a fenda alveolar é enxertada com um enxerto ósseo autógeno adequado e coletado de um local capaz de fornecer o volume requerido de enxerto. Fechamento da mucosa é completado com atenção dada a cobrir o enxerto ósseo (Fig. 56-1, *E* a *G*).

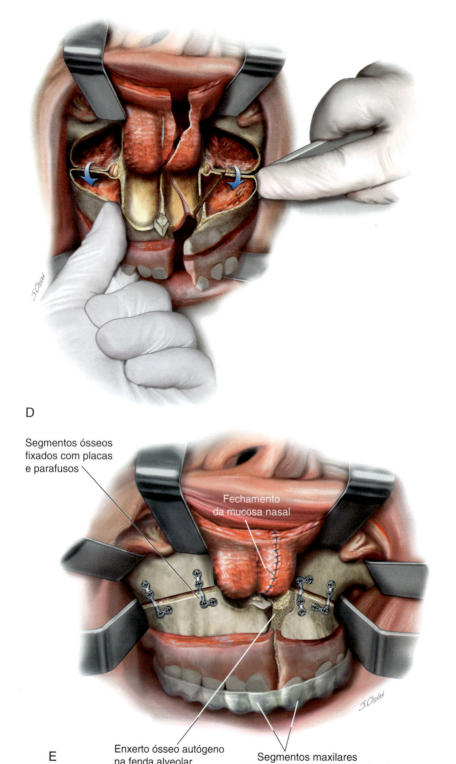

Figura 56-1 *(Cont.)* **D**, Segmento(s) mobilizado lentamente usando o osteótomo pterigóideo (curvo) posteriormente e os dedos do cirurgião anteriormente para estirar os tecidos moles. **E** a **G**. Movimento diferencial dos segmentos permite controle do espaço dentário (fechamento completo ou diminuição).

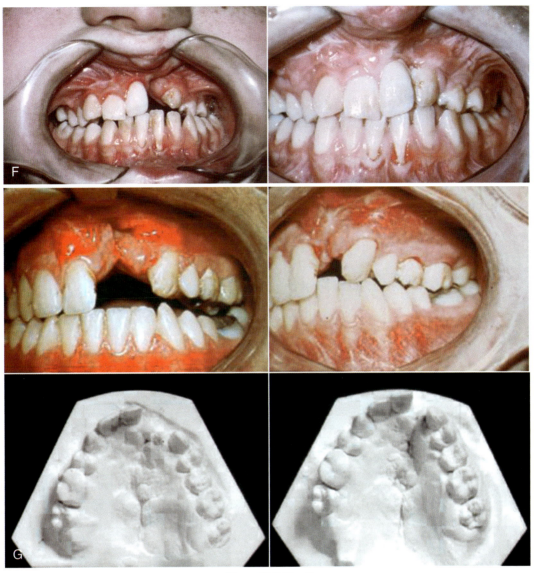

Figura 56-1 *(Cont.)*

TÉCNICA: Osteotomia de Le Fort I — Fenda Labial e Palatina Bilateral (BCLP) e Fendas Alveolares não Enxertadas

PASSO 1: Incisão
Visto que o suprimento sanguíneo à pré-maxila a partir da mucosa palatal isoladamente tende a ser inadequado, a incisão bucal total previamente descrita é feita deslocada para a face palatal posterior à pré-maxila cruzando o aspecto bucal da pré-maxila. Isso garante fixação completa da pré-maxila ao pedículo de tecido mole bucal (Fig. 56-1, *A*).

PASSO 2: Osteotomia
O segmento pré-maxilar é fraturado para fora por um osteótomo curvo colocado atrás da área do forame incisivo contra o osso vômer e percutido em um ângulo para realizar uma fratura do segmento pré-maxilar, que permanece bem pediculado nos tecidos moles bucais. Esse segmento é fraturado para fora e mantido assim enquanto as osteotomias do segmento posterior são completadas em cada lado de uma maneira semelhante àquela usada para o segmento menor da fenda unilateral (Fig. 56-2, *B*).

(Continua)

608 PARTE V Fenda Labial e Palatina

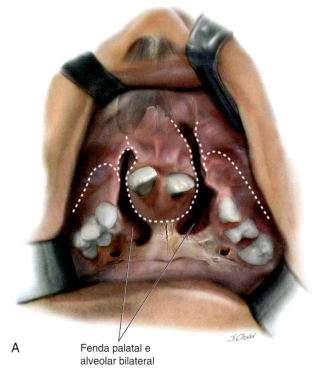

A — Fenda palatal e alveolar bilateral

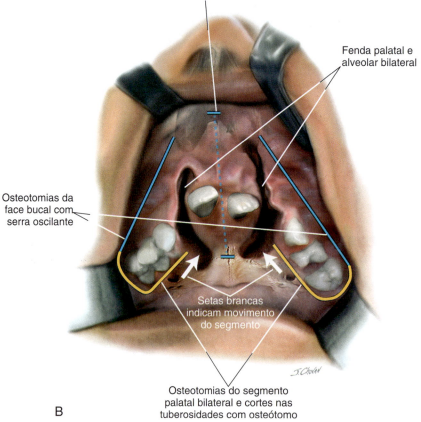

Osteotomia do vômer com osteótomo curvo deixando segmento fraturado para fora pediculado na mucosa bucal

Fenda palatal e alveolar bilateral

Osteotomias da face bucal com serra oscilante

Setas brancas indicam movimento do segmento

Osteotomias do segmento palatal bilateral e cortes nas tuberosidades com osteótomo

B

Figura 56-2 **A,** Incisão nos tecidos moles desde o segundo pré-molar ao segundo pré-molar passando posterior (distal) à pré-maxila para reter um pedículo mucoso bucal intacto. **B,** Osteotomia pré-maxilar e fratura para fora retendo a inserção do pedículo bucal do segmento da pré-maxila.

TÉCNICA: Osteotomia de Le Fort I — Fenda Labial e Palatina Bilateral (BCLP) e Fendas Alveolares não Enxertadas *(Cont.)*

PASSO 3: Mobilização da Maxila
Com a pré-maxila afastada para cima, ambos os segmentos posteriores são fraturados para baixo como previamente descrito e mobilizados separadamente para a posição desejada no guia cirúrgico (Fig. 56-2, *C*).

PASSO 4: Fixação
Depois de suturar a mucosa nasal em ambos os lados, os segmentos posteriores são colocados no guia cirúrgico oclusal e o segmento pré-maxilar é trazido de volta da sua posição fraturada para fora para o guia completar o arco. Segmentos posteriores são fixados; na pré-maxila não é utilizada a fixação com placas, mas, em vez disso, fixada através de bráquetes e arco de fio metálico ao guia cirúrgico oclusal, que é ligado aos dentes e mantido no mesmo lugar por 4 a 6 semanas (Fig. 56-2, *D*).

(Continua)

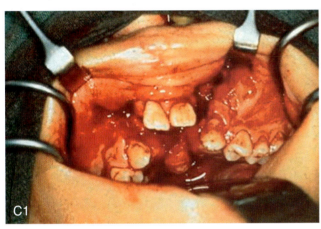
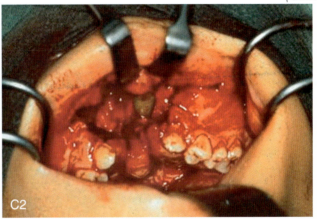

Figura 56-2 *(Cont.)* **C**, Com a pré-maxila afastada, os segmentos posteriores são fraturados e mobilizados. **D**, Maxila em três segmentos colocada no guia cirúrgico e fixação intermaxilar temporária para possibilitar a fixação interna rígida.

Defeitos de tecido nasal bilaterais
Mucosa bucal pré-maxilar intacta
Pré-maxila fraturada e afastada para cima
Fratura para baixo do segmento posterior direito
Fratura para baixo do segmento posterior esquerdo
Fenda palatal bilateral com mucosa intacta no lado oral
Osteotomias palatais com osteótomo após fratura para baixo dos segmentos posteriores

TÉCNICA: Osteotomia de Le Fort I — Fenda Labial e Palatina Bilateral (BCLP) e Fendas Alveolares não Enxertadas *(Cont.)*

PASSO 5: Enxerto e Fechamento
Com a mucosa nasal fechada e os dois segmentos ósseos laterais postos em posição, as fendas alveolares são enxertadas com um enxerto ósseo autógeno adequado coletado de um local capaz de fornecer o volume requerido de enxerto. Fechamento mucoso é completado com atenção, sendo dedicado a cobrir os enxertos ósseos (Fig. 56-2, *E* e *F*).

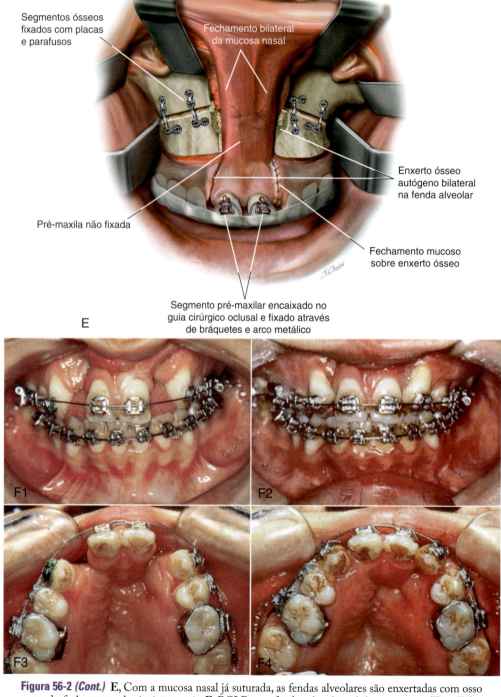

Figura 56-2 *(Cont.)* **E,** Com a mucosa nasal já suturada, as fendas alveolares são enxertadas com osso antes do fechamento das incisões orais. **F,** BCLP com fendas alveolares bilaterais antes (**F1** e **F2**) e depois (**F3** e **F4**) da osteotomia e fechamento do espaço dentário.

TÉCNICA: Osteotomia Le Fort II — UCLP ou BCLP Fendas Alveolares Enxertadas

PASSO 1: Incisão

Uma incisão bicoronal é feita, começando no topo da área auricular de um lado e indo sobre a área frontal dentro da linha do cabelo para alcançar o local equivalente da área auricular contralateral. Dissecção do couro cabeludo prossegue até a camada acima do pericrânio, sem sangramento, quando o retalho coronal é levantado e descolado até a região supraorbital. Cerca de 2 cm acima das margens orbitais superiores, o periósteo é dividido com bisturi, e o levantamento do retalho prossegue subperiosteal para expor ambas as margens orbitais superiores. Os nervos supraorbitais são liberados dos seus forames para permitir exposição adicional da área frontonasal, e a dissecção subperiosteal é estendida para o aspecto medial de cada órbita e região do saco lacrimal. O ramo anterior do ligamento cantal medial é dividido, e o saco lacrimal é afastado para permitir osteotomia mais tarde.

Depois de completar as osteotomias pela via de acesso coronal, uma incisão intraoral é feita no sulco bucal lateral. Dissecção subperiosteal prossegue para cima e medialmente para se conectar com o túnel subperiosteal no aspecto medial da órbita e lateralmente para a região da tuberosidade (Fig. 56-3, *A*).

PASSO 2: Osteotomia

Uma osteotomia horizontal é feita com uma broca de Lindeman cerca de 1 cm superior à sutura frontonasal. A direção da broca é mudada para uma osteotomia vertical levada para baixo no aspecto medial da parede orbital no soalho da fossa lacrimal. Essa osteotomia é feita com o saco lacrimal afastado posteriormente junto com o ramo posterior intacto do ligamento cantal medial e globo ocular. A osteotomia continua verticalmente cruzando a margem orbital inferior medial ao forame e nervo infraorbital. Uma broca de Lindeman longa é usada para estender essa osteotomia desde o lado do retalho coronal até ao longo do osso maxilar para possibilitar acesso mais tarde ao mesmo corte ósseo através da incisão intraoral. O procedimento é repetido no lado contralateral.

Pelo acesso intraoral, a osteotomia é continuada posteriormente abaixo do nervo e forame infraorbital e lateralmente através do seio maxilar para alcançar a tuberosidade. O procedimento é repetido no outro lado. Disjunção pterigomaxilar é obtida em ambos os lados usando o osteótomo pterigóideo curvo.

Osteotomia e separação do septo nasal é realizada usando-se o osteótomo nasal inserido através da osteotomia frontonasal e angulando o instrumento curvo em uma direção inferoposterior e com um dedo sobre a superfície palatal mirando a junção do palato mole e duro (Fig. 56-3, *B* e *C*).

(Continua)

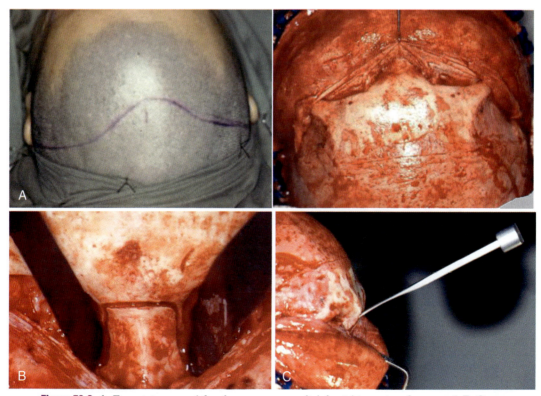

Figura 56-3 **A**, Exposição coronal focada no aspecto medial das órbitas e área frontonasal. **B**, Corte ósseo frontonasal horizontal é continuado verticalmente até a fossa lacrimal e cruzando a margem orbital inferior medial ao forame infraorbital para alcançar a parede anterior do seio maxilar e possibilitar osteotomia transoral adicional.

TÉCNICA: Osteotomia Le Fort II — UCLP ou BCLP Fendas Alveolares Enxertadas (Cont.)

PASSO 3: Mobilização
As pinças de desimpactação de Rowe são usadas bilateralmente e sob adequada estabilização da cabeça para exercer uma ação simétrica com ambos os instrumentos a fim de mobilizar o complexo maxilar osteotomizado e mover para frente e lateralmente para um lado e depois o outro até que o movimento planejado seja realizado sem tensão. Fixação intermaxilar temporária é aplicada usando barras de arcos pré-flexionadas sob medida ou bráquetes ortodônticos existentes (Fig. 56-3, D).

PASSO 4: Enxerto e Fixação
Bloco corticoesponjoso e enxerto de osso esponjoso são necessários e obtidos do ílio anterior para uso na osteotomia frontonasal e osteotomias da parede maxilar lateral. Um bloco interposicional é inserido na osteotomia frontonasal para eliminar o efeito de degrau do movimento para frente e para baixo do complexo do terço médio da face. Aumento adicional do dorso nasal por um enxerto de bloco é realizado se necessário para projeção adicional do nariz. Fixação por miniplaca e parafuso é aplicada. Um enxerto esponjoso interposicional é colocado nas osteotomias laterais antes que as miniplacas sejam fixadas com parafusos em cada lado (Fig. 56-3, E a G).

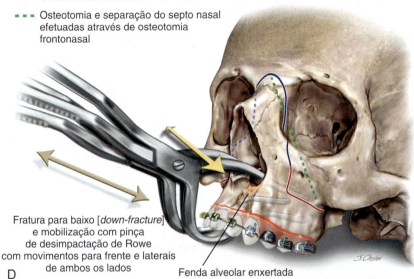

Figura 56-2 (Cont.) C, Osteotomia nasal angulada para baixo na direção do palato mole e duro. D, Pinça de desimpactação de Rowe no lugar para mobilizar o segmento de Le Fort II. E, Espaço ósseo criado na área frontonasal por movimento cirúrgico após mobilização da osteotomia LF2. F, Enxerto interposicional e, neste caso, também dorsal para projeção nasal adicionada, fixado com placa e parafusos. G, Aspecto intraoral da osteotomia com espaço ósseo enxertado e fixação com placa aplicada.

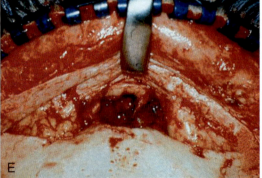
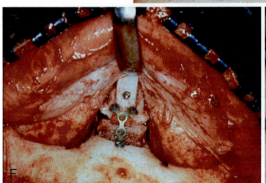
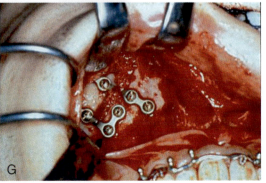

CAPÍTULO 56 Osteotomia de Le Fort I em Fissurados **613**

TÉCNICA ALTERNATIVA 1: Le Fort I Modificado para UCLP

As alterações são concernentes aos seguintes passos.

A incisão é modificada no lado do segmento menor virando o bisturi para cima ao nível do canino e estendendo o corte desde a margem da fenda alveolar para o sulco. Tunelização subperiosteal é usada para acessar a superfície óssea e alcançar a tuberosidade. A incisão e o túnel devem possibilitar um acesso seguro e adequado para ambos, a osteotomia e a fixação das osteotomias, enquanto mantêm um pedículo bucal largo para o segmento menor (Fig. 56-4, A).

A modificação se aplica apenas ao segmento menor. Uma osteotomia adicional é feita na porção palatal perto da sua junção com o processo alveolar e continuada através do soalho do seio maxilar lateral ao forame palatino maior. Essa osteotomia é iniciada com um corte de broca na margem anterior

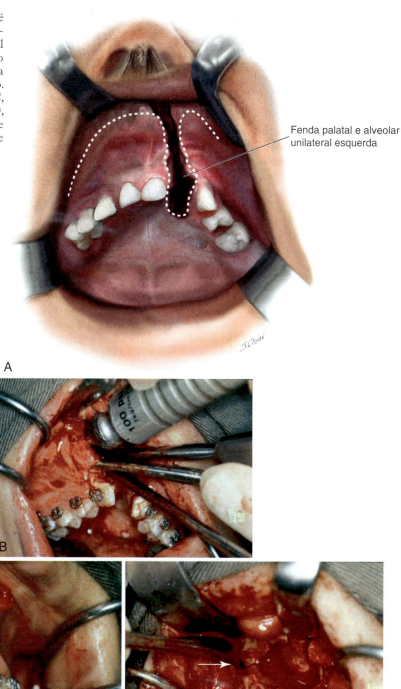

Figura 56-4 **A**, Incisão na mucosa no segmento menor é mais curta, exigindo tunelização para possibilitar osteotomia. Osteotomia adicional é feita no aspecto palatal do segmento menor através da porção palatal lateral ao forame palatino maior, permitindo liberdade aumentada de movimento do segmento menor quando necessário. **B**, Osteotomia bucal através de um túnel na mucosa. **C**, Osteotomia adicional da face palatal (soalho do seio). **D**, Vista coronal da osteotomia segmentar mostrando corte ósseo bucal de LF1 *(seta branca)* e corte ósseo na face palatal *(seta amarela)*.

Fenda palatal e alveolar unilateral esquerda

da projeção do palato ao lado do dente canino e é completada com um osteótomo reto de 7 mm com um dedo indicador protegendo a mucosa palatal enquanto um assistente percute o martelo e suporta o segmento contra a força do osteótomo. Essa osteotomia adicional permite mobilização adicional do segmento menor se necessária para movimento cirúrgico diferencial adicionado com a finalidade de fechar espaços dentários (Fig. 56-4, *B* a *D*).

As alterações descritas na técnica alternativa 1 são aplicadas bilateralmente.

Prevenção e Tratamento de Complicações

As complicações específicas das osteotomias de Le Fort I são concernentes à mobilização de segmentos e laceração de pedículos mucosos. Dificuldade de mobilização é decorrente da formação cicatricial, que é variável, e o esforço necessário para obter o movimento desejado teria que corresponder à dificuldade encontrada. Em princípio, a ênfase na mobilização deve ser em ação lenta, deliberada e repetida usando um instrumento apropriado que permita estiramento do tecido sem laceração. Cortes ósseos podem ter de ser revistos para assegurar mobilidade antes que seja continuado mais estiramento tecidual.

Contanto que o movimento planejado esteja dentro da faixa geralmente aceita de exequibilidade (8 a 10 mm), paciência é uma chave para mobilização segura e adequada. Movimento além da faixa de 8 a 10 mm é difícil de alcançar e requer o uso de um protocolo de distração. Portanto, isso necessita ser reconhecido e planejado pré-operatoriamente.

Recomendações Pós-operatórias

O uso de esteroides perioperatórios e antibióticos profiláticos constitui uma prática aceita e útil. Dexametasona é dada por via intravenosa durante 48 horas começando na indução anestésica. Uma cefalosporina é escolhida e usada por via intravenosa em uma dose adequada começando quando anestesia é induzida e continuando durante 48 horas pós-operatórias. Extensão da cobertura antimicrobiana profilática por administração oral durante 1 semana ou 10 dias é uma prática controversa mas comum. Uma dieta pastosa é prescrita por 1 semana ou 10 dias. O uso de elásticos de direcionamento é usualmente necessário, e isso é iniciado 5 a 7 dias no pós-operatório quando a osteólise necessária em torno dos parafusos ósseos tiver começado, assim possibilitando o direcionamento elástico requerido.

Referências

1. Drommer RB: The history of the Le Fort I osteotomy, *J MaxFac Surg* 14:119, 1986.
2. Bell WH, Fonseca RJ, Kenneky JW, Levy BM: Bone healing and revascularization after total maxillary osteotomy, *J Oral Surg* 33:253, 1975.
3. Tideman H, Stoelinga P, Gallia L: Le Fort I advancement with segmental palatal osteotomies in patients with cleft palates, *J Oral Surg* 38:196, 1980.
4. Posnick JC, Tompson B: Modification of the maxillary Le Fort I osteotomy in cleft orthognathic surgery: the unilateral cleft deformity, *J Oral Maxillofac Surg* 50:666, 1992, discussion, 675.
5. Posnick JC, Tompson B: Modification of the maxillary Le Fort I osteotomy in cleft orthognathic surgery: the bilateral cleft deformity, *J Oral Maxillofac Surg* 1:2, 1993.
6. Westbrook MT, West RA, McNeill RW: Simultaneous maxillary advancement and closure of bilateral alveolar clefts and oronasal fistulas, *J Oral Maxillofac Surg* 41:257, 1983.
7. Samman N, Cheung LK, Tideman H: A comparison of alveolar bone grafting with and without simultaneous maxillary osteotomies in cleft palate patients, *Int J Oral Maxillofac Surg* 23:65, 1994.
8. Henderson D, Jackson IT: Naso-maxillary hypoplasia: the Le Fort II osteotomy, *Br J Oral Maxillofac Surg* 11:77, 1973.
9. Molina F, Ortiz-Monasterio F, de la Paz Aguilar M, Barrera J: Maxillary distraction: aesthetic and functional benefits in cleft lip–palate and prognathic patients during mixed dentition, *Plast Reconstr Surg* 101:951, 1998.
10. Bergland O, Semb G, Abyholm FE: Elimination of the residual alveolar cleft by secondary bone grafting and subsequent orthodontic treatment, *Cleft Palate J* 23:175, 1896.
11. Posnick JC: Cleft lip and palate: bone grafting and management of residual oronasal fistula. In Posnick JC, editor: *Craniofacial and maxillofacial surgery in children and young adults*, Philadelphia, 2000, WB Saunders, pp 827-859.

CAPÍTULO 57

Cirurgia Secundária Complementar em Pacientes Fissurados

John F. Caccamese, Jr.

Material Necessário

Afastador de boca de armação universal com lâminas laterais (de Dingman)
Afastador de fissura palatina de Magee
Anestésico local com vasoconstritor
Eletrocautério com ponta de agulha para dissecção tipo Colorado
Compasso de Castroviejo
Elevadores e pegadores de destaca periósteo (preferência do cirurgião)
Gancho de pele de uma ponta
Ganchos de pele de gancho duplo de Guthrie
Lâmina nº 15 com cabos de bisturi nº 3 e de Dautrey (15,5 cm)
Lâminas de Beaver nº 67 e nº 69
Microcautério bipolar
Microscópio cirúrgico ou lupas cirúrgicas (mínimo 2,5 ×)
Pinça de Adson
Pinça de sutura de Castroviejo 0,5 mm
Pinça de DeBakey de Leibinger
Porta-agulha de Webster
Fios de suturas apropriados
Tesoura de íris
Tesoura de Potts
Tesoura de Stevens

A revisão das cirurgias de fissuras pode apresentar dificuldades reconstrutivas peculiares que às vezes são mais difíceis de tratar do que aquelas da deformidade de fissura inicial. O cirurgião frequentemente é requisitado para tratar problemas pós-cirúrgicos, mesmo que tenha pouco ou nada a ver com o procedimento primário. Além disso, uma vez que o lábio e nariz tenham sido malposicionados na infância, o crescimento pode exacerbar mais a deformidade. Cirurgia do palato que resulta em grandes áreas de osso exposto no pós-operatório pode também resultar em restrição de crescimento em ambos nos planos sagital e transversal. Posicionamento ou reconstrução muscular inadequados no reparo labial ou do palato podem deixar o paciente com deficiências estéticas e funcionais que prejudicam a autoestima do indivíduo. Os cirurgiões de fissura precisam estudar a fundo os vários protocolos e técnicas dos anos passados, além dos procedimentos mais novos, de modo a que possam satisfazer os desafios peculiares da revisão impostos pela cicatrização e pelo suprimento sanguíneo comprometido em pacientes que se submeteram a cirurgias prévias.

Indicações, Limitações e Contraindicações para Uso dos Procedimentos

A aparência e a função do lábio e nariz reparados são amplamente determinados pelo reparo primário durante a infância. A construção simultânea de músculos nasais e labiais funcionais determinam o crescimento e o desenvolvimento do esqueleto facial subjacente e a aparência do lábio.[1,2] A forma estética do lábio e do nariz é o resultado de um cuidadoso desenho da incisão na pele, dissecção de músculo e cartilagem, e reparo muscular e nasal durante a cirurgia inicial. Das múltiplas incisões na pele que podem ser usadas, as incisões geométricas triangular e quadrangular violam as subunidades do lábio superior. O reparo de subunidade anatômica e o avanço rotacional, juntamente com suas modificações, reproduzem mais precisamente as estruturas anatômicas normais e são mais favoráveis para a revisão.[3-6] Outras desvantagens dos reparos geométricos incluem a tendência a criar um lábio longo que pode ser difícil de corrigir secundariamente e a dificuldade para converter a incisão geométrica em uma incisão cutânea mais apropriada anatomicamente se a revisão acabar sendo necessária.

A habilitação da fissura labial e palatina consiste em uma série de procedimentos, cuja cronologia depende de marcos temporais e de desenvolvimento durante toda a vida. Por essas razões, o reparo labial e nasal, o qual muitas vezes é a primeira de muitas intervenções, dá o tom para muitos dos procedimentos posteriores. Muita atenção é dedicada ao lábio no reparo primário; entretanto, o posicionamento nasal, especialmente a posição sagital e vertical da asa/soalho da narina, pode ter implicações mais significativas para as revisões futuras. Também é importante ter em mente que a reconstrução em vários tempos desses pacientes constitui um processo gradativo, e que deve-se ter cuidado a cada procedimento e aos seus efeitos consecutivos sobre o crescimento e os procedimentos subsequentes.

Embora a construção dos anéis musculares labiais e nasais resultam na aparência e a simetria finais de lábios e nariz, a capacidade inata do indivíduo de se curar e as tendências a formar cicatriz também desempenham um papel-chave no aspecto estético do reparo.[1,2] Infecção, trauma pós-cirúrgico e erro técnico podem contribuir para resultados não tão ideais.

A base esquelética subjacente deve ser considerada quando se planeja revisão labial porque a presença ou a ausência de fissura óssea maxiloalveolar ou hipoplasia maxilar afetam a aparência das estruturas nasolabiais à medida que a criança cresce. Independentemente da tentativa de correção dos tecidos moles e das técnicas de camuflagem, harmonia facial só pode ser realizada quando a fissura e a hipoplasia de tecidos duros tiverem sido resolvidas. Portanto, recomenda-se que, dependendo da idade da criança e do grau de displasia esquelética, grandes revisões de tecidos moles sejam adiadas até que enxerto ósseo ou osteotomia de Le Fort tenham sido realizados, quando possível. Ocasionalmente, problemas graves de tecidos moles e autoestima prejudicada obrigam a intervir mais cedo, com a compreensão de que pode haver a necessidade de uma nova cirurgia revisional no futuro.

Ao tentar determinar se é necessária uma revisão subtotal ou total do lábio, o cirurgião precisa ter uma compreensão da deformidade inicial e os objetivos da cirurgia primária. Uma compreensão da deformidade secundária e suas implicações globais funcionais e estéticas também é crucial. Preenchimentos teciduais (autólogos, alogênicos e aloplásticos), Z-plastias e revisões simples de cicatrizes podem ser usados para tratar pequenas desigualdades de altura do pilar do filtro, incisura no vermelhão ou excesso do vermelhão quando o músculo é funcionalmente diferente e unido através da fissura. Se aplicados inapropriadamente, no entanto, esses procedimentos "menores" podem servir apenas para acentuar a deformidade, aumentar cicatriz ou deixar o paciente bem longe de uma correção completa. Deve-se considerar uma revisão total do lábio e do nariz se houver problemas importantes de altura ou simetria do lábio ou simetria nasal, desequilíbrios substanciais do vermelhão/pilar do filtro desencontrado, ou um orbicular da boca deiscente. Reabertura do lábio pode ser vantajosa pelo fato de que ela oferece uma excelente oportunidade (e acesso adicional) para tratar deformidades residuais nasais e septais ou problemas de conchas. Em alguns casos, a revisão total pode ser realizada com enxerto ósseo maxilar. Quando há importante dano e cicatriz do tecido adjacente à fissura, especialmente com a fissura labial bilateral, o cirurgião pode necessitar de tecido vizinho para reconstituir o filtro e reconstruir o anel muscular bucal.

Análise/lista de problemas:
- Tipo de reparo primário
- Deficiência esquelética subjacente (fissura óssea ou hipoplasia maxilar)
- Deficiência de tecido mole
- Presença de assimetria
- Condição do músculo
- Problemas de pele (marcas anatômicas do tecido mole e avaliação de cicatrizes)
  - Pilares do filtro
  - Linha úmida-seca
- Grau de assimetria nasal

Técnicas

Lábio Superior Longo

O lábio superior longo não é visto com frequência com a predominância dos reparos de avanço rotação efetuados hoje em dia; de fato, lábios curtos são muito mais comuns. Comprimento labial excessivo era principalmente um problema de reparos triangulares e quadrangulares, mas também pode ser encontrado com outras técnicas. O lábio longo pode ser um problema difícil de corrigir, exigindo excisão horizontal de tecido no nível supravermelhão ou na região subalar. As cicatrizes deixadas por essas revisões podem ser disfarçadas pelo pilar do filtro e o sulco alar, respectivamente, embora eles não tenham a aparência ideal. O lábio longo assimétrico pode ser ainda mais difícil, exigindo uma revisão completa da cirurgia primária, possivelmente junto com uma das excisões mencionadas de tecido aplicadas unilateralmente. O cirurgião deve também ter certeza de que a aparência de um lábio superior longo não é na realidade hipoplasia da maxila com exibição inadequada dos incisivos. Nesse caso, a solução reside não em uma revisão de tecido mole, mas sim no posicionamento apropriado da maxila por meio de uma osteotomia de Le Fort.

Redução da Altura do Lábio

Excisões subalares ou supravermelhão podem ser usadas a fim de ajustar a altura do lábio por comprimento labial excessivo. Qualquer das duas formas de excisão pode ser combinada com modificações do filtro conforme necessário, e ambas geralmente requerem a remoção tanto de pele quanto de músculo. Excisões subalares e supravermelhão podem ser desenhadas simétrica ou assimetricamente para lidar com problemas específicos de comprimento.

Lábio Superior Estreito/Filtro Mutilado

O lábio superior retesado pode se originar de excisão excessivamente agressiva de tecido mole ao tempo do reparo primário ou secundário, ou pode ser o resultado de uma pré-maxila protuberante. A aparência de deficiência de tecido pode ser ainda mais acentuada por hipoplasia maxilar ou um lábio inferior cheio. Revisão labial adicional que inclua excisão de tecido mole pode servir apenas para aumentar o problema, a menos que tecido vizinho seja recrutado na forma de um retalho de Abbe. Esse retalho pediculado transposto de lábio, baseado na artéria labial inferior, acrescenta largura e volume apropriado enquanto reduz a diferença de largura entre o lábio superior e o inferior. O retalho de Abbe também pode ser de valor quando o tecido prolabial foi gravemente danificado por formação de cicatriz. Antes que uma reconstrução como esta seja empreendida, é melhor ter a maxila ou pré-maxila já na posição esquelética apropriada.

Retalho de Abbe

Quando a região do filtro foi afetada por cicatrização ou quando há uma deficiência importante de tecido em espessura total do lábio superior, um retalho pediculado de Abbe pode ser desenhado baseado no pedículo arterial labial inferior do lábio inferior. O retalho e o defeito de encaixe podem ser individualizados com base nos requisitos do local receptor quanto a altura e estética (Fig. 57-1, *A*).[4]

- A incisão no lábio superior pode ser desenhada de modo a permitir rotação para baixo dos elementos do lábio lateral. Ela pode envolver uma excisão de espessura total de tecido danificado ou cicatricial.

CAPÍTULO 57 Cirurgia Secundária Complementar em Pacientes Fissurados

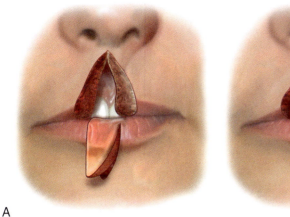
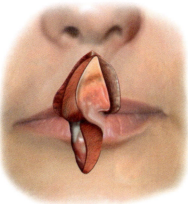
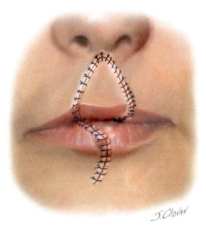

Figura 57-1 A, Desenho e tempos da reconstrução do lábio superior com retalho de Abbe.

- Um retalho de espessura total, em forma de "**W**" ou retangular é desenhado no lábio inferior, incluindo pele, vermelhão e mucosa.
- Um lado do retalho permanece pediculado no vermelhão, baseado na artéria labial que corre dentro do músculo do vermelhão.
- O retalho é rodado 180 graus.
- Encaixe é realizado por fechamento em três camadas (mucosa, seguida por músculo e pele).
- O local doador é fechado similarmente.
- O pedículo é dividido após 14 dias, e o restante do retalho é aparado e encaixado.

Lábio Superior Curto

O lábio superior curto pode ocorrer por várias razões, incluindo erro técnico no reparo labial primário. Mais comumente ele é o resultado de formação cicatricial, um retalho mal rotacionado do elemento labial medial, reparo inadequado e/ou incompleto, um músculo orbicular descente, ou um erro no planejamento de comprimento quando foi desenhada a incisão do elemento lateral labial. Além disso, a largura da fissura pode contribuir para essa situação difícil. Na maior parte, estes são problemas de espessura total e exigem uma revisão do lábio. Nesse caso, a cicatriz do reparo original pode ser usada a fim de acessar os músculos nasais e labiais para um reparo funcional preciso. Se for viável a conversão para um avanço rotação a partir de um reparo geométrico, deve ser considerada porque isso coloca as cicatrizes cutâneas em uma posição mais natural. Contração cicatricial vertical poderia também ter uma função no lábio curto em desenhos de reparo labial em linha reta.

Se o músculo for encontrado intacto e for dinamicamente simétrico e a discrepância de altura ou contratura comprometer apenas um aspecto do lábio (p. ex., o vermelhão ou a junção vermelhão – cutânea), o problema às vezes pode ser corrigido com uma revisão mais limitada cutânea ou musculocutânea.

Pequenos Defeitos do Vermelhão

Z-Plastia do Vermelhão. Retalhos musculares do vermelhão são criados no local do entalhe e transpostos para encher o defeito. Uma vez que os retalhos tenham sido levantados, eles podem ser transpostos com ganchos de pele; as incisões então são mais especificamente prolongadas ou aparadas para preencher o defeito criado.

V-Y Plastia do Vermelhão. Uma incisão intrabucal musculomucosa em forma de V é criada abordando o entalhe no vermelhão com o ápice do V dirigido para o vestíbulo maxilar. A incisão então é fechada como um Y, avançando a margem de linha de frente da incisão para dentro do entalhe, para adicionar volume tecidual (Fig. 57-1, *B*).

Assimetrias e/ou Desalinhamento do Pilar do Filtro

Linha de Excisão Ondulada. Uma linha de excisão ondulada de uma cicatriz antiestética pode ser usada para criar simetria do arco de Cupido quando ele está elevado e de outra forma não há entalhe do lábio. Essa técnica é baseada no fechamento labial em linha ondulada de Pfeiffer, no qual a linha ondulada ajuda a alongar a pele do lábio através do pilar do filtro (Fig. 57-1, *C*).[7]

Excisão em Losango. Similarmente à linha ondulada, uma excisão em forma de losango pode ser usada para eliminar desalinhamento do pilar do filtro e assimetria do arco de Cupido, com base na sua geometria e na capacidade de se alongar. É preciso tomar cuidado para não criar uma saliência não intencional no vermelhão. A excisão é fechada como uma linha reta, no entanto, ela é suscetível a contração vertical. Um triângulo horizontal ou uma seta podem ser acrescentados acima do vermelhão para comprimento adicional ou a fim de quebrar a cicatriz. Isso também pode ser executado no vermelhão se houver um desalinhamento da linha úmido-seco.

Z-Plastia. Quando o defeito envolve simplesmente um desalinhamento do pilar do filtro, uma Z-plastia simples pode ser efetuada para posicionar a junção vermelhão-cutânea mais favoravelmente (Fig. 57-1, *D*).

Revisão Completa. A deformidade da fissura é recriada, e uma reconstrução muscular completa e revisão cutânea são realizadas. Pontos anatômicos são marcados como seriam para um reparo labial primário. Deve-se tomar cuidado para definir e reconstruir os grupos musculares nasais e orbiculares de modo a alcançar exatidão anatômica do nariz e lábio, juntamente com a melhor função (Fig. 57-1, *E* e *F*).

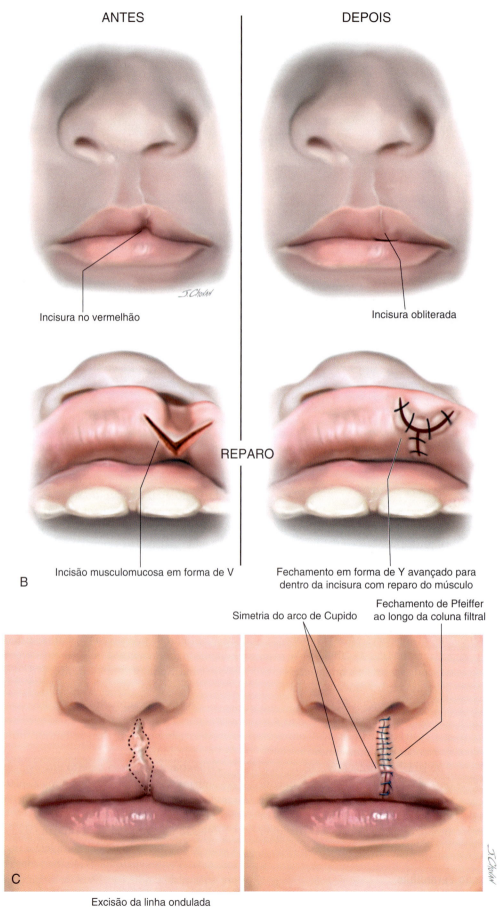

Figura 57-1 *(Cont.)* **B,** V-Y plastia do vermelhão. **C,** Excisão da linha ondulada.

CAPÍTULO 57 Cirurgia Secundária Complementar em Pacientes Fissurados

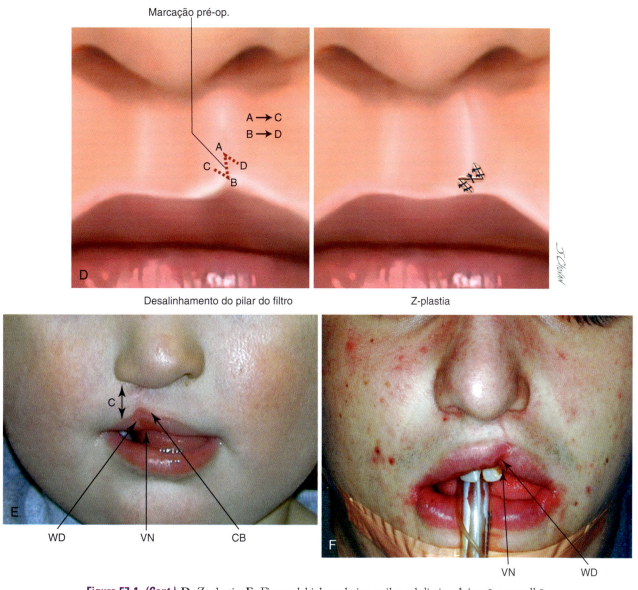

Figura 57-1 *(Cont.)* **D,** Z-plastia. **E,** Fissura labial e palatina unilateral direita. A junção vermelhão cutânea é marcada por um arco de Cupido *(CV)* com um pico no lado da fissura. Há também um desencontro no vermelhão úmido-seco *(WD)* e um lábio cutâneo *(C)* curto. Incisura branda no vermelhão *(VN)* pode ser vista na margem labial. O paciente poderia se beneficiar com uma revisão completa do lábio e nariz. **F,** Fissura labial unilateral esquerda. O lábio inteiro é ligeiramente curto no lado esquerdo. Há incisura do vermelhão *(VN)* e um arco de Cupido elevado, apesar de um pilar do filtro bem alinhado. Há também uma descombinação da linha úmido-seca *(WD)*. Isto provavelmente se beneficiaria mais de uma revisão completa com rotação adicional do segmento medial e um retalho/Z-plastia do vermelhão seco do elemento lateral para alinhar melhor a linha úmido-seca.

Fissura Unilateral. A pele é marcada de modo similar a um reparo primário. A preferência são as marcações de Delaire para um reparo muscular funcional.[3]

A — Ângulo interno superior da narina sem fissura
A' — Ângulo interno superior da narina com fissura
B — Base da columela sem fissura
B' — Base da columela com fissura
C — Fundo do arco de Cupido
D — Pico sem fissura do arco de Cupido

E — Extremidade do pilar do filtro no lado da fissura
1 — Aspecto medial da columela da narina
2 — Ponto desde B-1 prolongado para a melhor pele adjacente à cicatriz (separa pele nasal de pele labial)
3 — Ponto marca melhor pele labial adjacente à cicatriz para o pico do retalho de avanço
4 — Corte no lado sem fissura do lábio para comprimento adicional conforme necessário
5 — Seta/triângulo cutâneo para adicionar comprimento no lado sem fissura do lábio

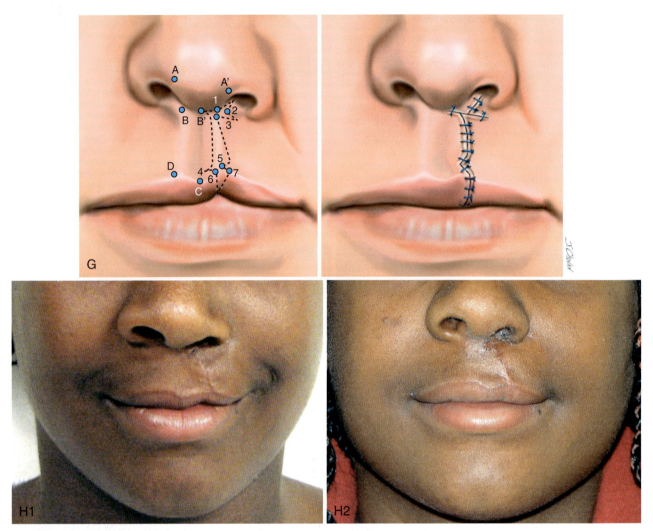

Figura 57-1 *(Cont.)* **G,** Fissura unilateral. **H,** Fissura labial e palatina unilateral esquerda. Note, à esquerda, a asa posicionada profundamente, caindo bruscamente, junto com incisura no vermelhão, pico do arco de Cupido mal definido e enchimento inadequado no lado da fissura. A fotografia à direita é pós-revisão com reconstrução muscular funcional nasal e labial. Uma rinoplastia reconstrutiva final pode ajudar com definição e simetria da ponta nasal.

6 — Ponto marca a melhor cicatriz adjacente ao pilar do filtro no lado sem fissura

7 — Ponto marca a melhor cicatriz adjacente ao pilar do filtro no lado com fissura

Para ganhar comprimento adicional no reparo cria-se um pequeno retalho triangular a partir do lado da fissura para ser inserido dentro de um alívio linear acima do pilar do filtro. Isso deve tornar 1-3 igual a B-D em comprimento.

Deve-se ter atenção cuidadosa ao dissecar e reconstruir os músculos nasal transverso e orbicular da boca. Efetue descolamento subperióstico amplo de maxila anterior, zigoma e ossos nasais conforme necessário para facilitar avanço. Divulsão periostal adicional também pode ser necessária. Todo esforço deve ser feito para deixar o fechamento de pele sem tensão de modo a minimizar alargamento de cicatriz cutânea (Fig. 57-1, *G* e *H*).

Fissura Bilateral. A pele é marcada de uma maneira semelhante àquela para um reparo primário. Para isso prefiro uma modificação das marcações na pele de Millard para reparo muscular oronasal funcional.[3] Deve-se tomar cuidado para não ressecar muito e criar um lábio superior excessivamente apertado (Fig. 57-1, *I*).

A — Junção da base alar e lábio

B — Linha desde A-B delineia a pele nasal da pele labial

C — Extensão do retrocorte (C-D) superior a e incluindo o melhor/mais grosso pilar do filtro (D); também contribuição lateral para o pico do arco de Cupido

D — Melhor/mais grosso pilar do filtro; também a contribuição lateral para a profundidade do arco de Cupido

E — Maior largura da linha úmido-seca, perpendicular desde a linha D (esses retalhos de virar para baixo, C-D-E, formam o lábio lateral que será usado de modo a reconstruir o vermelhão central)

Marcações cutâneas de Millard (modificado)

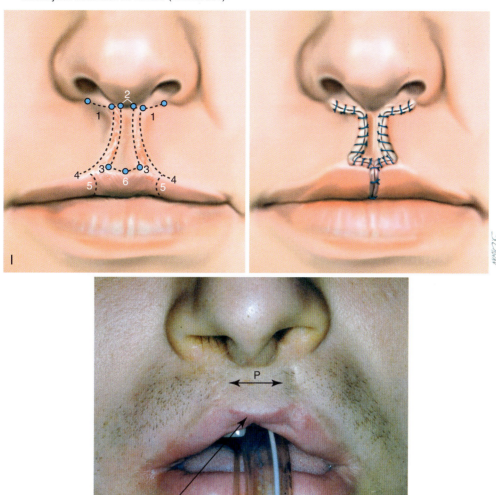

Figura 57-1 (Cont.) **I**, Fissura bilateral. **J**, Fissura labial e palatina bilateral. Neste caso, o vermelhão prolabial foi usado para construir o vermelhão central *(CV)* do lábio; note o volume tecidual inadequado e a deformidade de assobiar. O filtro *(P)* também foi deixado largo demais. A leve saliência em cada lado do reparo provavelmente indica que o músculo não foi reparado na linha mediana. Isto exige uma revisão e reconstrução completa.

1 — Ponto marca a melhor pele cicatriz adjacente para o retalho de avanço dos elementos laterais do lábio
2 — Ponto marca a melhor pele cicatriz adjacente na base da columela, tendo suprimento sanguíneo adequado. Isso deve se aproximar da largura da própria columela
3 — Ponto marca melhor pele na base do filtro/pico eventual do arco de Cupido
4 — Retrocorte no lábio cutâneo, acima do rolo branco de modo a desenvolver retalhos de virar para baixo musculomucosos para reconstruir o lábio central/tubérculo bem como reconstruir o componente labial lateral dos picos do arco de Cupido
5 — Retalhos de virar para baixo musculomucosos para reconstruir o lábio central/tubérculo. Tomar cuidado de manter o aspecto cutâneo desses retalhos simétricos em altura
6 — Ápice do filtro/profundidade do arco de Cupido

A reconstrução muscular, como acontece com o vermelhão, é realizada com os elementos nasolabiais laterais. Novamente, descolamento subperióstico amplo e riscagem perióstica devem ser efetuados para facilitar esse processo (Fig. 57-1, *J*).

Problemas de Filtro

Perda de definição da covinha filtral e assimetrias do arco de Cupido são vistos ocasionalmente após reparo primário do lábio. Um arco de Cupido achatado é às vezes o resultado de um reparo triangular no lábio unilateral, mas é visto mais frequentemente no reparo bilateral. A covinha filtral pode muitas vezes ser preservada em fissuras unilaterais e é mais bem respeitada no reparo primário descolando-se minimamente a margem da ferida cutânea do lado sem fissura. Relevo natural de covinha é difícil de restaurar secundariamente. Do mesmo modo, relevo normal do arco de Cupido é um desafio de se recriar. Em contraposição, alargamento da cicatriz na posição da coluna filtral que ocorre como resultado de tensão da ferida inicial, má sutura ou deiscência da ferida nos reparos iniciais frequentemente pode ser tratado por simples excisão, juntamente com outros tratamentos de superfície, como laser de CO_2 ou dermabrasão.

A coluna ou colunas filtrais são também muitas vezes deixadas planas no local do reparo em fissuras unilaterais e bilaterais. Isso é em grande parte devido ao fato de que as inserções dérmicas do músculo orbicular não podem ser recriadas cirurgicamente. Por essa razão, o cirurgião deve prover camuflagem cirúrgica para levantar as colunas, usando margens de pele cuidadosamente evertidas, enxertos dérmicos ou retalhos locais subcutâneos, dérmicos ou musculares.

Outros Problemas Cutâneos

Cicatrização labial cutânea inestética isolada pode ser tratada similarmente a outras cicatrizes faciais (p. ex., excisão, dermabrasão e assim por diante). O cirurgião deve lembrar-se da orientação da coluna filtral em relação a outras estruturas labiais locais. Por exemplo, a orientação horizontal de uma W-plastia contínua pode não se adaptar a essa área tão bem quanto uma excisão em linha ondulada para redefinir a coluna filtral. O cirurgião precisa também ter em mente que a pele do nariz interno e a pele do lábio são de diferentes qualidades, muito como acontece com a pele do lábio branco e do vermelho. Se a pele do nariz tiver sangrado dentro da pele do lábio superior (vibrissas visíveis) ou, opostamente, a pele do vermelhão tiver sangrado dentro do lábio cutâneo, isso precisa ser considerado e provavelmente ditará a revisão.

Cirurgia Secundária de Fissura Palatina

A fala e o crescimento facial são as principais medidas de resultado de cirurgia de fissura palatina. Ambos são altamente dependentes do tipo e da cronologia do reparo inicial, além da largura da fissura e da presença de síndromes concomitantes. Apesar de intervenções apropriadas na época correta, hipoplasia maxilar, disfunção velofaríngea (VPD) e fístulas oronasais podem ocorrer. Para identificar aqueles que necessitam de cirurgia de revisão, os pacientes devem ser acompanhados e avaliados por uma equipe interdisciplinar que forneça avaliação a intervalos de palato, fala, dentição e audição. Para as finalidades deste capítulo, a discussão a seguir é limitada a fístulas oronasais e VPD.

Fístulas Oronasais

Fístulas oronasais foram descritas com uma larga faixa de ocorrência. Com frequência, elas são deixadas intencionalmente no alvéolo para reparo na época do enxerto ósseo secundário. Entretanto, elas podem ocorrer em qualquer local ao longo do fechamento palatal, e muitas vezes ocorrem no meio do palato duro ou na junção palato duro–palato mole. A probabilidade de sucesso em reparo de fístula declina com cada tentativa malsucedida de revisão porque o tecido se torna cada vez mais cicatricial e menos flexível. Muitas técnicas para reparo de fístula foram descritas, incluindo a aplicação de retalhos locais, retalhos de língua, retalhos pediculados, transferência de tecido livre e aumento com derme acelular.[8,9]

Reparo de Fístula Palatal Média e Juncional

Para reparo de fístula palatal, levantar os retalhos de palato duro originais e, se necessário, efetuar uma revisão funcional do músculo do palato mole são extremamente úteis na maioria das circunstâncias. Essa técnica é aplicável a todas que não as maiores fístulas. Para grandes fístulas, derme acelular pode ser útil como uma camada intermediária adicional e poderia facilitar a cura na eventualidade de deiscência oral ou nasal (Fig. 57-1, *K* e *L*). De outra forma, tecido adicional precisa ser recrutado da mucosa bucal ou da língua ou distantemente.

- Incisões são feitas na mucosa ao redor da fístula, e suas margens são viradas na direção do lado nasal para permitir criação de uma camada nasal (margens da ferida evertidas e suturas amarradas ao lado nasal). Descolamento subperióstico amplo deve ser efetuado para facilitar fechamento isento de tensão.
- Birretalhos (de Bardach) ou retalhos palatais de von Langenbeck são levantados na mucosa restante do palato duro. Liberação é efetuada lateralmente e em torno do feixe neurovascular, conforme necessário, para mobilizar a mucosa medialmente. A ferida deve ficar sem tensão ao fechamento.
- Derme acelular ou gordura bucal pediculada podem ser interpostas e fixadas entre os retalhos orais e nasais conforme necessário.
- Os retalhos são suturados na linha mediana.
- Se o palato mole for incluído na revisão para finalidades de VPD e uma revisão muscular for executada, uma veloplastia intravelar pode ser feita de acordo com o método de Sommerlad ou usando a técnica de Furlow (apresentada mais adiante).

Disfunção Velofaríngea

Avaliação perceptual da fala contínua é a ferramenta principal para avaliação de VPD. A avaliação longitudinal da inteligibilidade da fala pode começar após reparo primário do palato quando a criança for capaz de dar uma amostra adequada da fala. Identificação precoce e correção da VPD ajuda a evitar o desenvolvimento de defeitos de articulação compensatórios. É importante determinar se o problema de fala é o resultado de erro de aprendizado, insuficiência velofaríngea ou incompetência velofaríngea. As características da VPD incluem ressonância hipernasal, escape nasal, turbulência nasal e pressão de ar intraoral inadequada.[10] Além da avaliação perceptual da fala, videofluoroscopia e endoscopia nasal poderiam ser úteis em identificar o tamanho e a natureza do defeito velofaríngeo.

O tratamento cirúrgico, em geral, consiste em três modalidades: veloplastia de revisão, um retalho faríngeo de base superior e esfincterofaringoplastia. Recentemente, foi descrito o uso de retalhos miomucosos bucais de interposição, com bom sucesso.[11] Todos são dirigidos para alongar funcionalmente o palato ou obturar parcialmente a porta velar a fim de melhorar a fala.

CAPÍTULO 57 Cirurgia Secundária Complementar em Pacientes Fissurados 623

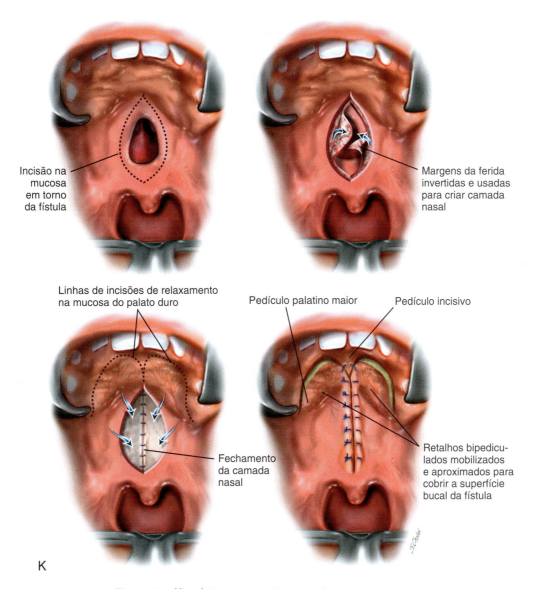

Figura 57-1 (Cont.) K, Reparo de fístula mediopalatal e juncional.

Veloplastia de Revisão

Veloplastia de revisão ou novo reparo do palato no sentido de evitar a morbidade da faringoplastia é um esforço para restaurar a continuidade funcional nos músculos palatais e comprimento do palato, especialmente em pacientes que receberam pouca ou nenhuma dissecção dos músculos velares no momento do reparo inicial. Esta é também uma técnica útil em pacientes com fissura palatina submucosa. Nesse grupo, quando se olha intrabucalmente, os feixes musculares velares são vistos orientados sagitalmente em vez de transversalmente. As técnicas descritas para tratamento desta condição incluem veloplastia intravelar radical com retroposicionamento da funda muscular e palatoplastia de Furlow.[12-14] Ambas realizam retroposicionamento da funda velar e demonstraram eficácia em coortes limitadas. Esses procedimentos de revisão são considerados mais fisiológicos do que faringoplastia e são mais bem usados para pacientes que demonstram pequenos a moderados espaços anteroposteriores quando vistos por nasoendoscopia ou videofluroscopia. Caso VPD persista após 6 a 12 meses de fonoaudiologia adicional, faringoplastia ainda constitui uma opção. Um argumento também pode ser sustentado no sentido de que mesmo em pacientes com um espaço maior, quando o músculo é posicionado mais anatomicamente (transversal em vez de sagitalmente) e posteriormente, uma faringoplastia menos obstrutiva pode ser efetuada, desse modo reduzindo o risco de respiração transtornada pelo sono (Fig. 57-1, M).

Retalho Faríngeo de Base Superior e Faringoplastia de Esfíncter

Tanto o retalho faríngeo quanto a faringoplastia de esfíncter demonstraram valor no tratamento de VPD. Entretanto, mais do que o tipo de procedimento efetuado, o tamanho do espaço de VPD tende a influenciar o resultado da operação. Apesar de múltiplas tentativas na literatura a fim

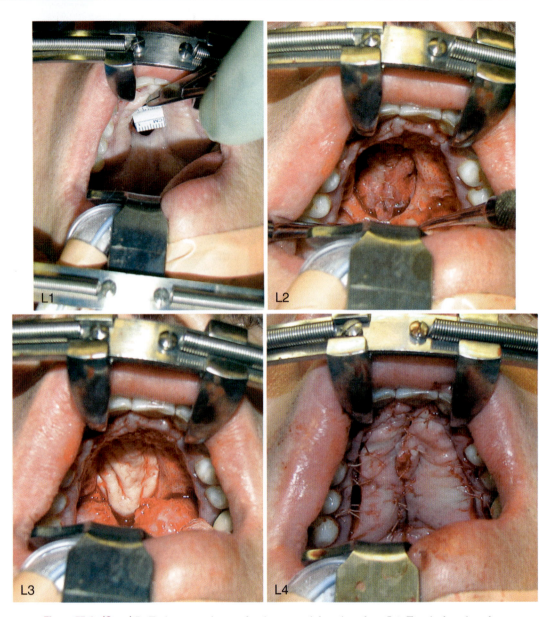

Figura 57-1 *(Cont.)* **L,** Fechamento de uma fístula oronasal do palato duro. **L1,** Fístula do palato duro de 9 × 12 mm medida na mucosa. **L2,** Fístula óssea consideravelmente maior, uma vez que as margens tenham sido definidas e a mucosa nasal virada para cima e fechada. **L3,** Colocação de um enxerto dérmico acelular interposicional posicionado entre o soalho nasal e o palato ósseo. **L4,** Fechamento da mucosa bucal usando uma técnica de palatoplastia com dois retalhos convencional.

de delinear a melhor operação para defeitos VP específicos (coronais, sagitais, circulares), comparações controladas randomizadas recentes de faringoplastia de esfíncter e retalho faríngeo para VPD demonstraram ausência de diferença nos resultados de fala em longo prazo.[10,15] Portanto, o cirurgião deve considerar fatores específicos dos pacientes e as morbidades potenciais da operação ao selecionar uma técnica para VPD.

Retalho Faríngeo

- O palato é dividido na linha mediana a alguns milímetros do palato duro através da úvula. Incisões laterais (retalhos de mucosa nasal) são feitas no ápice da incisão e estendidos na direção das paredes faríngeas (estes têm forma de T quando vistos pelo lado nasal), e os retalhos mucosos nasais são elevados e separados do músculo.
- Um retalho faríngeo de base superior é elevado na profundidade da fáscia pré-vertebral aproximadamente com dois terços da largura da parede faríngea posterior, longo o suficiente para alcançar o ápice da incisão palatal sem tensão. A forma do retalho faríngeo é um *chevron* invertido no seu aspecto mais distal.
- A extremidade do retalho (o *chevron* invertido) é encaixada dentro do ápice da incisão palatal, e o aspecto lateral do retalho é suturado às margens laterais dos retalhos do palato mole.

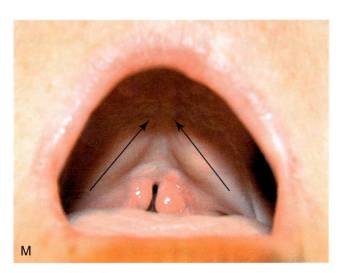

Figura 57-1 (Cont.) M, Reparo de fissura palatina sem veloplastia intravelar. Os feixes musculares têm uma orientação sagital *(setas)*.

- Os retalhos nasais são fechados sobre a superfície cruenta do retalho faríngeo.
- O retalho é fechado na linha mediana.

Faringoplastia de Hynes Modificada[16]

- O palato é afastado superiormente com um instrumento ou por um cateter de aspiração passado através do nariz e suturado ao palato.
- Incisões verticais são feitas ao longo do aspecto anterior dos pilares tonsilares posteriores em uma direção cefalocaudal.
- Uma incisão similar é feita no aspecto posterior dos pilares tonsilares, capturando o músculo palatofaríngeo em um retalho de base superior.
- Os retalhos são transeccionados tão baixo quanto possível no pilar próximo da língua para permitir aposição livre de tensão.
- O aspecto superior das incisões tonsilares posteriores são unidas transversalmente cruzando a faringe posterior na profundidade da fáscia pré-vertebral e em uma localização onde foi determinado que o *genu* ou "joelho" do véu deve fazer contado com a faringe posterior.

- Os relhos dos pilares são transpostos e suturados terminoterminalmente ou de uma maneira superposta laterolateralmente (para ajustar o tamanho da porta).
- As incisões transversas superiores e inferiores são fechadas.
- O defeito no pilar tonsilar é fechado.

Recomendações Pós-operatórias

Antibióticos perioperatórios que cubram flora bucal e da pele são usados rotineiramente para cirurgia de revisão de lábio e palato, mas a administração para com 24 horas, exceto sob circunstâncias exclusivas. Antibióticos tópicos podem ser aplicados pelos pais, quando a ferida é deixada sem curativo, para manter um ambiente úmido, prevenir infecção e promover a cura. Limpeza delicada diária da ferida também é incentivada. Quando a ferida envolve o nariz, soro fisiológico nasal pode ser usado para molhar e limpar a narina, especialmente quando um molde nasal é deixado no lugar.

Felizmente, os pacientes tendem a estar mais velhos na época da revisão e podem mais facilmente cumprir as instruções pós-operatórias para assegurar um resultado ótimo. Suturas cutâneas são removidas 5 dias após cirurgia quando não é usado categute rápido. Pacientes e pais são aconselhados a respeito de tratamento de ferida e maturação de cicatriz, incluindo massagem e exposição ao sol. Eles também são informados de que alargamento e hipertrofia de cicatriz não são incomuns na criança em crescimento, mas devem diminuir com o tempo.

Após cirurgia do palato, é recomendada uma dieta líquida ou sem mastigação. Precauções nasais também são adotadas. Embora alguns autores tenham advogado o uso de restrições de braços ou alimentação com xícara pós-operatoriamente para bebês com reparos de fissura palatina, não há evidência de que qualquer das duas reduza a taxa de complicações.[17,18] Edema da língua após uso prolongado do abridor de boca foi descrito, e por essa razão, os pacientes que foram submetidos a revisão de palato são rotineiramente retidos pelo menos de um dia para outro para observação, especialmente aqueles que são muito jovens e não são capazes de verbalizar interesses ou dificuldades.[19]

Referências

1. Markus AF, Delaire J, Smith WP: Facial balance in cleft lip and palate. I. Normal development and cleft palate, *Br J Oral Maxillofac Surg* 30:287, 1992.
2. Markus AF, Delaire J, Smith WP: Facial balance in cleft lip and palate. II. Cleft lip and palate and secondary deformities, *Br J Oral Maxillofac Surg* 30:296, 1992.
3. Markus AF, Delaire J: Functional primary closure of cleft lip, *Br J Oral Maxillofac Surg* 31:281, 1993.
4. Millard D. Cleft craft: the evolution of its surgery, vol I, The unilateral deformity, Boston, 1976, Little, Brown.
5. Millard DR Jr: A radical rotation in single harelip, *Am J Surg* 95:318, 1958.
6. Fisher DM, Sommerlad BC: Cleft lip, cleft palate, and velopharyngeal insufficiency, *Plast Reconstr Surg* 128:342e, 2011.
7. Pfeifer G, Schmitz R, Herwerth-Lenck M, Gundlach KKH. Long term results following primary lifting of the nose and labioplasty according to the wave line procedure in unilateral complete clefts. In Pfeifer G, editor: Craniofacial anomalies and clefts of the lip, alveolus and palate: Fourth Hamburg International Symposium, New York, 1991, Thieme.
8. Kirschner RE, et al: Repair of oronasal fistulae with acellular dermal matrices, *Plast Reconstr Surg* 118:1431, 2006.
9. Eufinger H, Machtens E: Microsurgical tissue transfer for rehabilitation of the patient with cleft lip and palate, *Cleft Palate Craniofac J* 39:560, 2002.
10. Abyholm F, et al: Pharyngeal flap and sphincterplasty for velopharyngeal insufficiency have equal outcome at 1 year postoperatively: results of a randomized trial, *Cleft Palate Craniofac J* 42:501, 2005.
11. Hens G, et al: Palate lengthening by buccinator myomucosal flaps for velopharyngeal insufficiency, *Cleft Palate Craniofac J*, Dec 13, 2012 (Epub.).
12. Perkins JA, et al: Furlow palatoplasty for management of velopharyngeal insufficiency: a prospective study of 148 consecutive patients, *Plast Reconstr Surg* 116:72, 2005, discussion, 81.

13. Sommerlad BC, et al: Palate re-repair revisited, *Cleft Palate Craniofac J* 39:295, 2002.
14. Noorchashm N, et al: Conversion Furlow palatoplasty: salvage of speech after straight-line palatoplasty and "incomplete intravelar veloplasty,", *Ann Plast Surg* 56:505, 2006.
15. Ysunza A, et al: Velopharyngeal surgery: a prospective randomized study of pharyngeal flaps and sphincter pharyngoplasties, *Plast Reconstr Surg* 110:1401, 2002.
16. Hynes W: Observations on pharyngoplasty, *Br J Plast Surg* 20:244, 1967.
17. Kim E, et al: Effect of unrestricted bottle-feeding on early postoperative course after cleft palate repair, *J Craniofac Surg* 20(Suppl 2):1886, 2009.
18. Michelotti B, et al: Should surgeons use arm restraints after cleft surgery? *Ann Plast Surg* 69:387, 2012.
19. Mukozawa M, et al: Late onset tongue edema after palatoplasty, *Acta Anaesthesiol Taiwan* 49:29, 2011.

PARTE VI Trauma Craniomaxilofacial

CAPÍTULO 58

Reparo de Laceração Facial

Trevor E. Treasure

Material Necessário

Lâminas de bisturi n°s 15 e 11
Angiocateter de calibre 18
Suturas adequadas
Pinça de tecido Bishop-Harman
Pinça de tecido Brown-Adson
Dreno de aspiração fechada (tipo Jackson-Pratt chato de 10 mm)
Tricotomizador
Seringa para irrigação (ampola/seringa de 20 cc)
Sondas lacrimais
Anestésico local com e sem vasoconstritor
Posicionador de cabeça em ferradura Mayfield (apenas procedimentos no centro cirúrgico)
Esponjas úmidas
Pinça hemostática mosquito
Eletrocautério com agulha (apenas procedimentos no centro cirúrgico)
Irrigação com solução salina
Ganchos para a pele (simples e duplos)
Grampeador de pele
Tesoura de sutura pequena
Campos estéreis
Tesouras Stevens de tenotomia
Suporte de agulha Webster

Histórico do Procedimento

Um texto antigo do Egito, escrito por volta de 1600 a.C., é mantido em um cofre na New York Academy of Medicine. Esse papiro foi copiado de uma versão ainda mais antiga que remonta a 3000 a.C. Ele contém informações sobre 48 casos cirúrgicos e inclui observações clínicas bem descritas. O documento é chamado de *papiro Edwin Smith*, ou "livro das feridas".[1] Edwin Smith era um arqueólogo americano do século XIX que comprou os papiros de um negociante de antiguidades em Luxor em 1862. O papiro, que foi traduzido depois da morte de Smith, ampliou nosso conhecimento sobre história antiga da cirurgia.

Os egípcios foram a primeira cultura a descrever suturas. A técnica de sutura foi utilizada no embalsamamento de cadáveres após evisceração dos órgãos do corpo. As suturas podem ser observadas em múmias que remontam a 1100 a.C. A primeira descrição de cautério foi recomendada pelos egípcios para controlar a hemorragia. Óleo fervente era aplicado em feridas sangrantes em uma tentativa de cauterizá-las. Demonstrou-se que na Índia antiga os médicos praticavam sutura entre 800 e 600 a.C. Os materiais que descreveram eram fio de algodão, cânhamo, tiras de crina de cavalo, couro e tendões de animais. Naquela época, o médico indiano Susruta descreveu quatro classes de feridas, por incisão, contusão, esmagamento e laceração. Isso corresponde às feridas que observamos hoje. *Feridas por incisão* resultam de objetos cortantes passados através da pele. *Lacerações*, por outro lado, ocorrem quando a pele é rasgada por trauma de força bruta. Susruta recomendava a remoção de todos os corpos estranhos de uma ferida e acreditava que as feridas infectadas não deviam ser fechadas. Mais tarde, os gregos antigos observaram que as feridas faciais cicatrizavam mais rapidamente que as feridas das extremidades. Eles reservavam as suturas para feridas de cicatrização rápida e deixavam feridas grandes abertas para "supuração." Hipócrates (460-377 a.C.), o "pai da Medicina", escreveu que as feridas devem ser limpas e secas e que os cirurgiões devem lavar as mãos. Nossos antepassados tinham consciência de que as feridas cicatrizavam de maneira diferente sob determinadas condições. Eles observaram que bordas da ferida em grande proximidade cicatrizavam mais rapidamente do que feridas que ficavam abertas; este é o princípio da cicatrização por intenção primária ou secundária. O médico romano Celsus (25-50 d.C.) descreveu esta e a técnica de uso de ligaduras para amarrar os vasos sanguíneos. Celsus também inventou uma pequena pinça de artérias e usou a técnica de torniquete nas feridas de membro. Outras enormes contribuições para a ciência em desenvolvimento foram feitas por Galen, Paré, Pasteur, Lister e Kocher.[1]

As contribuições de William S. Halsted (1852-1922) não podem ser subestimadas na discussão da história da cirurgia americana. Halsted foi aluno de Theodor Billroth (1829-1894), em Viena, Áustria. Depois de viajar pela Europa, Halsted se tornou fundamental no desenvolvimento de um modelo alemão de rigoroso treinamento em residência cirúrgica formalizado, nos Estados Unidos. No recém-inaugurado Johns Hopkins Hospital, Halsted revolucionou a cirurgia com o uso de luvas de borracha, condições assépticas na sala de cirurgia e aventais cirúrgicos impermeáveis. Os princípios cirúrgicos básicos de Halsted eram a manipulação suave de tecidos, hemostasia cuidadosa e irrigação apropriada de feridas.[1] Sir Harold Gilles (1882-1960), um otorrinolaringologista nascido na Nova Zelândia, foi influente no desenvolvimento da especialidade de cirurgia plástica. Na Inglaterra, Gilles tratou milhares de lesões faciais durante e após a Primeira Guerra Mundial. Ele publicou suas técnicas e resultados no texto de referência *Plastic Surgery of the Face* em 1920.[2]

Indicações para Uso dos Procedimentos

No reparo de lacerações faciais, devemos estar preocupados tanto com a pele como com o que se encontra abaixo. Feridas profundas podem lesionar nervos, vasos sanguíneos, glândulas salivares/ductos, músculo, osso ou o globo (Fig. 58-1). A penetração em várias cavidades corporais ou seios também pode ocorrer. A reconstrução de uma lesão de tecido mole é realizada por dois motivos: para restaurar a função da parte danificada e recuperar a sua forma física.

Funções especiais na face incluem abertura e fechamento dos olhos. Portanto, deve ser avaliado o estado de ambos os músculos orbicular e levantador da pálpebra. Um sistema lacrimal em funcionamento é necessário para evitar epífora. É importante mover os músculos da face para nos comunicarmos e nos expressarmos. A função secretora da glândula parótida requer um ducto patente desde a glândula até a cavidade oral. A respiração nasal é importante para aquecer, umidificar e limpar o ar antes de chegar aos pulmões. Estenose nasal ou aderências após laceração podem obliterar a válvula nasal interna. Isso impede a respiração nasal do lado acometido. A função do orbicular da boca é importante por proporcionar um selamento labial competente. As lacerações da área do modíolo da comissura podem produzir microstomia, limitando a higiene bucal e os cuidados odontológicos.[3]

A segunda razão importante para intervir é restaurar a forma física da face. Cicatrizes proeminentes podem ter um efeito profundo sobre a autoestima e o bem-estar psicológico.[4] Infelizmente, para os seres humanos, a pele como um tecido

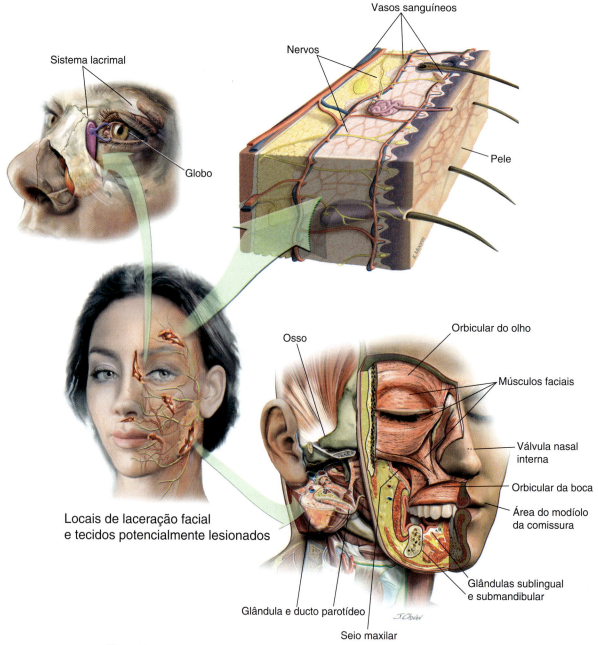

Figura 58-1 Feridas profundas da pele podem lesionar múltiplas estruturas na face.

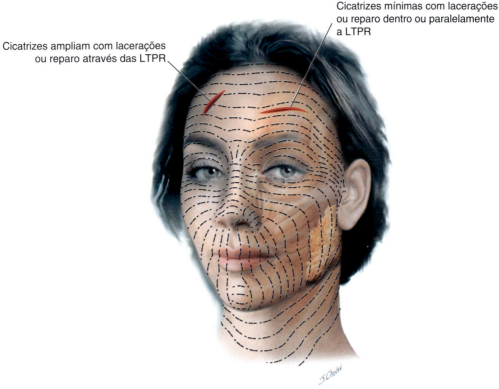

Figura 58-2 Linhas de tensão da pele relaxada (LTPR) da face. Lesões paralelas às LTPR que produzem uma cicatriz menos visível. Lesões que cruzam as LTPR tendem a produzir uma cicatriz maior.

composto cicatriza por meio de reparo, não por regeneração.[5,6] Apenas o epitélio da pele regenera. Portanto, a formação de cicatrizes através da derme é inevitável.

Ao contrário das incisões eletivas, não podemos controlar a direção de uma laceração facial. Um conceito importante a ser compreendido tanto em incisões eletivas como em lacerações é o princípio das linhas de tensão da pele relaxadas (LTPR) (Fig. 58-2). As lacerações paralelas às LTPR ou que ocorrem em pregas naturais da pele em geral produzem uma cicatriz mais esteticamente atraente. As cicatrizes tendem a alargar se cruzarem as LTPR. Portanto, é importante fornecer um bom suporte dérmico no fechamento, especialmente quando lacerações atravessam as LTPR. Não se deve colocar tensão nas suturas superficiais da pele. Lacerações irregulares devem ser excisadas (minimamente) em uma tentativa de produzir uma cicatriz linear. O objetivo final é produzir uma cicatriz mais estreita, mais plana, e mais discreta possível.

Contraindicações e Limitações

As feridas faciais devem ser reparadas *primariamente* em quase todas as situações.[7] O fechamento precoce dos tecidos faciais bem vascularizados possibilita a cicatrização por intenção primária.[8] (Feridas faciais avulsivas não são abordadas neste capítulo.) Quando há danos às estruturas subjacentes, um curto período pode ser observado antes do fechamento de feridas sem o risco aumentado de infecção, desde que o ferimento seja adequadamente limpo e receba um curativo.[9] A exposição de fraturas faciais através da laceração deve sempre ser tentada para que incisões faciais adicionais possam ser evitadas.

As feridas contaminadas ou infectadas são tratadas de outra maneira. Se houve atraso significativo na apresentação ao setor de emergência (PS), as feridas abertas podem tornar-se colonizadas com flora nativa. *Staphylococcus epidermidis* é uma flora normal da pele que pode obter acesso após esta ser violada. Feridas traumáticas também podem ter presença de *Streptococcus pyogenes* e *Staphylococcus aureus*. As feridas contaminadas podem ser fechadas principalmente se uma descontaminação for realizada.[8] (Irrigação e desbridamento são discutidos na próxima técnica.) Se tecidos desvitalizados e corpos estranhos estiverem presentes na ferida, é necessário um menor número de organismos bacterianos para causar uma infecção da ferida.[7,10,11] A única contraindicação para o fechamento primário de lacerações é a presença de infecção macroscópica. Nessa situação, a laceração deve receber curativo, que deve ser trocado regularmente e, por fim, ser fechada por intenção terciária (isto é, fechamento primário tardio).

TÉCNICA: Fechamento de Ferida

PASSO 1: Avaliação da Ferida

Tal como acontece com todos os pacientes, uma história completa e detalhada deve ser levantada e um exame físico realizado em uma sala bem iluminada. Para a anamnese, o mecanismo de lesão e o tempo desde a lesão são fatos importantes.[7,12] Se o paciente não pode fornecer uma história, observadores ou testemunhas da lesão devem ser procurados. O mecanismo da lesão fornece pistas quanto à força aplicada ao corpo, se pode haver presença de lesões associadas e se são necessários exames especializados (isto é, angiografia). Geralmente, trauma contundente produz lacerações, enquanto objetos afiados produzem uma ferida com incisão. É importante diferenciar entre uma laceração e uma ferida por incisão para fins forenses. Verificar a condição antitetânica do paciente sempre no pré-operatório.[7] As profundidades da ferida devem ser cuidadosamente exploradas, e os detritos removidos para determinar o estado do osso, músculo, vasos sanguíneos, nervos, glândulas salivares, aparelho lacrimal e globo subjacentes. O exame físico deve determinar se há presença de déficits nervosos sensoriais ou motores *antes* do fechamento da ferida. Um paciente intoxicado ou em coma não pode cooperar facilmente com um exame físico regular. Nesse caso, a inspeção cuidadosa da ferida na sala de cirurgia é necessária para identificar as estruturas vitais profundas lesionadas. Estudos de imagem podem ser solicitados para a identificação de fraturas. Feridas profundas penetrantes por arma branca podem exigir exames de angiografia carotídea ou angiotomografia (ATC).

PASSO 2: Documentação

Recomenda-se que fotografias faciais digitais de boa qualidade sejam tiradas no pré-operatório para documentar os ferimentos do paciente de maneira objetiva. Isso é importante por diversas razões. A fotografia digital colorida é importante por razões médico-legais. Pode proporcionar a melhor documentação para provar que os *deficits* não eram iatrogênicos. Se um paciente for cooperativo, fotografias animadas são tiradas para demonstrar potencial paralisia/paresia dos músculos faciais. Déficits motores devem ser fotografados antes de anestesia local ser injetada perto da ferida. As fotografias também dão ao paciente e ao cirurgião uma base com a qual comparar o desfecho da cicatriz final (Fig. 58-3, *A* e *B*).

PASSO 3: Anestesia Local

Anestesia local é necessária caso a lesão dos tecidos moles seja reparada no PS.[7] A anestesia local profunda é menos importante se o paciente for tratado sob anestesia geral em uma sala de cirurgia. A anestesia local com vasoconstritor pode promover tanto hemostasia como analgesia pós-operatória. Em áreas onde o suprimento vascular do tecido mole encontra-se comprometido (p. ex., pequenos pedículos na orelha), anestésico local simples é usado. A colocação de solução anestésica local é importante do ponto de vista técnico. A infiltração da margem da ferida, embora proporcione hemostasia, distorce os marcos devido à expansão do tecido a partir do volume líquido. Isso é relevante em várias áreas importantes, tais como a linha mucocutânea do vermelhão labial, sobrancelha, margem palpebral e asa do nariz. Bloqueios com anestésicos locais podem ser utilizados em locais distantes da ferida. Isso mantém mínima a distorção das bordas da ferida.

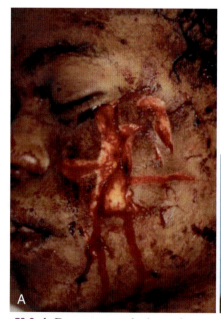
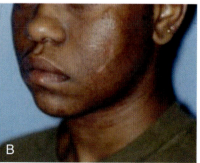

Figura 58-3 **A**, Documentação das lesões do paciente deve ser feita antes do fechamento da ferida. Este paciente sofreu várias facadas na face envolvendo estruturas mais profundas. **B**, Desfecho final do paciente em **A**. Feridas bem cicatrizadas sem *deficit* dos músculos faciais.

TÉCNICA: Fechamento de Ferida *(Cont.)*

PASSO 4: Hemostasia
O sangramento facial significativo é revisado no Capítulo 61. Resumindo, o sangramento a partir da borda da ferida é geralmente melhorado com pressão e anestesia local com vasoconstritor. Vasos mais profundos e maiores devem ser identificados por meio da exploração da ferida. Vasos identificáveis devem ser ligados proximal e distalmente. Os vasos específicos que podem ser problemáticos são a artéria temporal superficial e a artéria facial. As veias maiores também podem precisar de ligadura. Os vasos do pescoço da zona III não são discutidos aqui. No entanto, um índice de suspeita é necessário com todas as feridas penetrantes profundas (isto é, abaixo do platisma), entre o ramo mandibular e o processo mastoide. Os hematomas devem ser drenados para prevenir infecção e ruptura da ferida. Geralmente, há um eletrocautério disponível na sala de cirurgia para promover hemostasia. O eletrocautério deve ser usado com cuidado de modo a evitar lesão aos folículos pilosos na sobrancelha, pálpebra e couro cabeludo. Pode haver desenvolvimento de alopecia após a perda dos folículos pilosos. As feridas no couro cabeludo podem sangrar excessivamente devido a espessura e presença de colágeno denso na camada dérmica. Esse padrão específico de colágeno não permite facilmente a contração imediata dos vasos sanguíneos.

PASSO 5: Descontaminação
A limpeza da ferida é importante para reduzir a contagem de bactérias, remover corpos estranhos/detritos e possibilitar a inspeção clara das bordas e profundidades da ferida. A irrigação com soro fisiológico fornece excelente limpeza da ferida. A irrigação por pressão é necessária com feridas altamente contaminadas. Uma seringa de 20 cc com jelco calibre 18 é suficiente na maior parte das vezes para feridas faciais. A irrigação pulsátil com grandes volumes pode ser necessária com lacerações do couro cabeludo extensas e altamente contaminadas.[7,13]

PASSO 6: Desbridamento
O desbridamento cuidadoso de corpos estranhos pode ajudar a evitar infecções pós-operatórias.[7] Se o paciente estiver consciente, uma boa anestesia local é fundamental para a limpeza adequada da ferida. Detritos de corpos estranhos deixados em uma ferida podem produzir a chamada "tatuagem traumática". Essa condição é difícil de tratar no pós-operatório. Para evitar esta e outras complicações, uma lâmina nº 15 ou 11 pode ser utilizada para excisar e raspar o material estranho. Uma escova também pode ser usada com sabão neutro para remover os detritos macroscópicos. Na face, apenas o tecido desvitalizado é excisado. É importante excisar o tecido perpendicularmente à pele e paralelo aos folículos pilosos. Pelos nas bordas da ferida devem ser cortados, não raspados. Pelos da sobrancelha não devem ser removidos.[7]

PASSO 7: Fechamento da Ferida
O passo mais importante ao fechar lacerações faciais é produzir excelente suporte *dérmico* à ferida. Qualquer tensão sobre a laceração deve ser corrigida no nível da derme reticular. Uma sutura monofilamentar absorvível ou trançada absorvível pode ser usada nas camadas dérmicas profundas.[7] No fechamento das feridas faciais, outros traumas do tecido devem ser minimizados durante o reparo. Instrumentos finos, como pinça Adson ou Bishop para tecido e ganchos para a pele, facilitam trauma tecidual mínimo. A pinça Adson é utilizada para fechar as camadas profundas. A pinça Bishop não deve segurar a borda da pele diretamente; em vez disso, a derme superior deve ser segurada de modo a evitar marcas de perfuração e lesões por esmagamento. Os ganchos de pele podem ser utilizados para afastar as bordas da pele. Demonstrou-se que aumento é útil no fechamento de feridas faciais.[14]

Marcos-chave importantes devem ser primeiramente alinhados. Isso inclui o vermelhão (borda mucocutânea), borda alar, borda helicoidal, sobrancelha, margem palpebral e linha de implantação dos cabelos. As lacerações faciais devem ser fechadas em camadas. Se o músculo estiver envolvido, deve ser fechado por sutura da fáscia muscular. O uso de sutura no ventre muscular é ineficaz porque esse tecido é principalmente celular, e não um tecido fibroso. Isso também é verdadeiro para o tecido adiposo. O fechamento do músculo profundo é eficaz na redução do espaço morto.[7] Em seguida, a derme reticular é usada para proporcionar o suporte dérmico mencionado anteriormente. Essas suturas dérmicas devem ser realizadas com nó invertido. Um solapamento mínimo da borda da ferida pode ajudar no fechamento. As suturas da pele devem, então, ser colocadas para nivelar e everter a borda da ferida. Suturas simples e interrompidas são usadas na maioria das vezes. Alternativamente, suturas horizontais ou verticais em colchoeiro podem ser usadas para everter as bordas da ferida. Um fio monofilamentar pequena (5-0 ou 6-0) é habitual para as bordas da pele.[15] As suturas excessivas da pele são desnecessárias e podem ser prejudiciais. A agulha deve entrar na pele em um ângulo de 90 graus e posicionando aproximadamente 2 mm a partir da borda da ferida. A borda da pele não deve ter suturas amarradas firmemente. É possível estrangular a borda da ferida, e isquemia na região será observada. As suturas soltas ajudam a neutralizar o edema esperado no pós-operatório na pele. Suturas simples, interrompidas, são recomendadas para feridas irregulares. As feridas lineares podem ser fechadas com uma sutura simples ou contínua. Uma sutura contínua poupa tempo e material de sutura. As suturas de pele não devem ser realizadas nas pontas de retalhos de pele pequenos. Em lacerações estreladas, retalhos pequenos devem ser aparados apenas se tiverem um suprimento de sangue tênue.

No couro cabeludo, a sutura de suporte é colocada na gálea. Suturas intradérmicas no couro cabeludo podem prejudicar folículos pilosos. Grampos de pele ou suturas podem em seguida ser colocadas em um tipo de reparo de duas camadas. Na pálpebra, a placa

(Continua)

632 PARTE VI Trauma Craniomaxilofacial

> ### TÉCNICA: Fechamento de Ferida *(Cont.)*
>
> tarsal deve ser reparada juntamente com a conjuntiva, a pele e o músculo. O cirurgião deve ter um índice de suspeita para lesões do levantador na pálpebra superior e para o septo orbital na pálpebra inferior. Se violado, o septo orbital não deve ser suturado. Lacerações da orelha são fechadas em uma única camada. Não é necessário suturar a cartilagem da orelha. O ponto-chave na reconstrução da orelha é alinhar pontos de referência conhecidos, como a borda helicoidal. Lacerações do lábio devem ser fechadas em camadas com a sutura principal colocada primeiro na borda mucocutânea. Uma compreensão completa e detalhada da anatomia facial é vital para uma técnica bem-sucedida (Fig. 58-3, *C* a *G*).

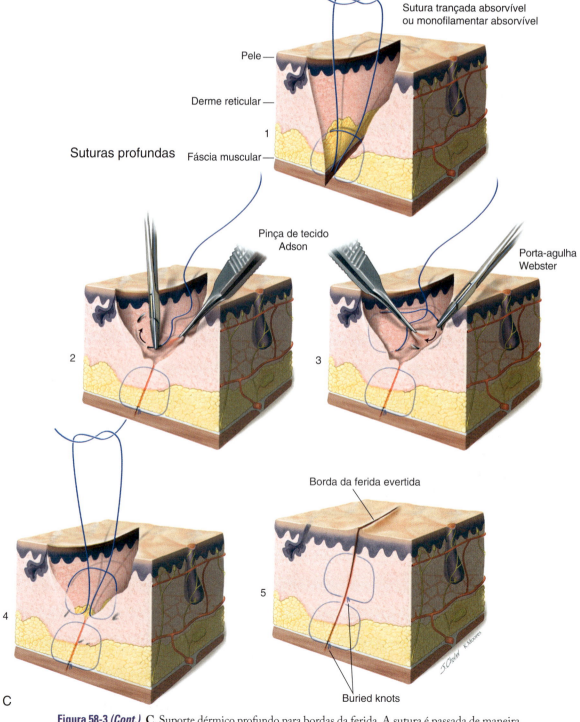

Figura 58-3 *(Cont.)* **C**, Suporte dérmico profundo para bordas da ferida. A sutura é passada de maneira a enterrar o nó profundo nos tecidos (sutura invertida).

CAPÍTULO 58 Reparo de Laceração Facial 633

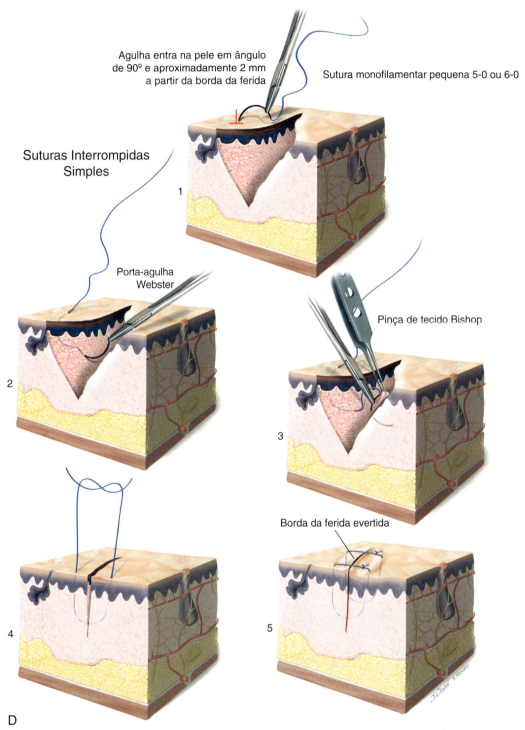

Figura 58-3 (Cont.) D, Sutura da pele simples interrompida passada através da derme superficial e epitélio para everter bordas da ferida.

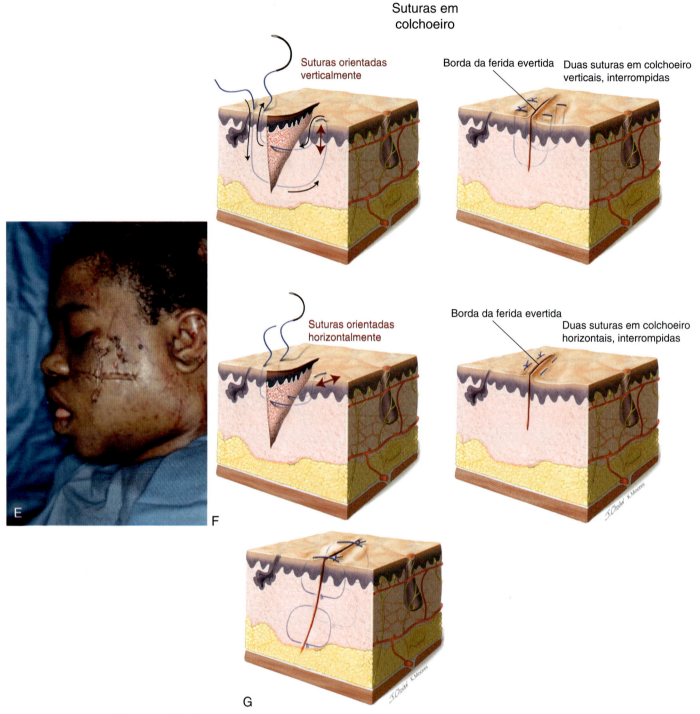

Figura 58-3 *(Cont.)* **E,** Suturas horizontais da pele em colchoeiro para everter as bordas da ferida. Essas suturas devem ser combinadas com o suporte dérmico para remover a tensão nas bordas da pele. **F,** Suturas em colchoeiro verticais e horizontais colocadas para everter as bordas da ferida. **G,** Fechamento em duas camadas da laceração da pele. Observe o fechamento da camada dérmica profunda com o nó invertido e a sutura superficial que sofre eversão da margem da ferida.

TÉCNICA ALTERNATIVA: Colas de Tecidos

Colas de cianoacrilato (CA) para tecido podem ter um papel no reparo de lacerações faciais.[16] Por exemplo, octil-cianoacrilato, que foi aprovado pela U.S. Food and Drug Administration (FDA), está atualmente no mercado como Dermabond (Ethicon, New Jersey). As indicações para uso de CA são simples: feridas lineares com bordas da pele viáveis. Ainda é necessário suporte dérmico excelente quando colas de tecido de CA são utilizadas.[17] As vantagens de colas de tecido incluem fechamento mais rápido e menos dor.

Além disso, octil-cianoacrilato tem propriedades antimicrobianas contra micro-organismos Gram-positivos.[7] Um método menos doloroso de fechamento, sem um segundo procedimento para remover suturas, parece vantajoso para uso em crianças. Os resultados estéticos e as taxas de infecção são comparáveis àquelas para suturas em estudos.[16,18] As taxas de deiscência da ferida também são semelhantes para suturas e colas de CA.[19,20]

Prevenção e Tratamento das Complicações

Várias complicações potenciais devem ser evitadas durante o fechamento. Provavelmente, a consideração mais importante não é a identificação de danos a uma estrutura vital profunda na face. Negligenciar uma lesão é o dilema de cirurgiões de trauma em todas as especialidades. O exame físico pré-operatório deve ser minucioso e detalhado. Se o paciente está em coma ou intoxicado, esse exame pode ser difícil. As lesões negligenciadas podem ser minimizadas pela exploração completa das profundezas da ferida em uma sala com excelente iluminação e utilização de bom afastamento. A documentação rigorosa das lesões no prontuário é obrigatória. A hemostasia foi discutida anteriormente. Fraturas do osso subjacente às vees são diagnosticadas por meio das lacerações quando exames de imagem não são obtidos. Os déficits nervosos sensoriais podem estar presentes em qualquer um dos três ramos do nervo trigêmeo, mas o paciente deve estar acordado. As lesões do nervo facial podem ser documentadas pelo exame físico. Qualquer laceração que penetra a fáscia da glândula parótida deve ser cuidadosamente explorada para procurar ramos do VII nervo craniano (NC). As lacerações profundas mais próximas da orelha podem envolver o ramo nervoso principal depois de sair do forame estilomastóideo (Fig. 58-4, *A*). Os ramos nervosos maiores são passíveis de reparo epineural (Fig. 58-4, *B* e *C*). O acompanhamento em longo prazo deve documentar quaisquer déficits motores (Fig. 58-4, *D*). O fechamento estanque da fáscia parotídea é necessário para evitar o desenvolvimento de uma sialocele pós-operatória ou fístula salivar. O ducto parotídeo é vulnerável na bochecha quando cruza o músculo masseter antes de virar para perfurar o músculo bucinador. Normalmente, o ramo bucal do nervo facial também fica nessa área. A retração completa do coxim gorduroso bucal é necessária para a visualização adequada e o reparo. Com lacerações palpebrais o cirurgião deve estar sempre vigilante para detecção de lesões no globo ou levantadores. As lacerações perto do tendão do canto medial podem produzir lesões no aparelho nasolacrimal. Uma consulta oftalmológica é valiosa se o cirurgião suspeita de lesões além de seu âmbito de prática.

Caso uma lesão parotídea ou lacrimal seja encontrada, pode-se introduzir uma sonda de metal no lúmen/canalículos para auxiliar no tratamento (Fig. 58-5, *A*). O reparo do ducto pode ser realizado pela técnica "ao longo de um cateter" (Fig. 58-5, *B* e *C*). Os detalhes do reparo lacrimal, parotídeo e facial não são discutidos aqui. As lacerações no couro cabeludo transversais podem se separar devido à contração dos músculos occipitais/frontais. Assim, o reparo galeal é muito importante. Em algumas lacerações no couro cabeludo, devido ao solapamento na camada areolar frouxa (isto é, "escalpelamento"), um grande espaço morto é criado. Um dreno de aspiração fechada pode ser colocado sob a gálea até o espaço subgaleal para evacuar possíveis hematomas. Os hematomas nesse espaço podem tornar-se infectados tanto em pacientes normais como nos imunocomprometidos.[21] A infecção presente no espaço subgaleal pode espalhar intracranialmente para o espaço peridural através de veias emissárias. As veias emissárias não possuem válvulas e, portanto, fluem em ambos os sentidos, e possivelmente levando bactérias intracranialmente.

Recomendações Pós-operatórias

O tratamento regular de feridas é importante para todas as lacerações faciais. Com a cicatrização de intenção primária, a epitelialização é rápida. As suturas faciais devem ser mantidas limpas de sangue ou detritos. Pode-se usar peróxido de hidrogênio para limpar as bordas da laceração. Os antibióticos tópicos (p. ex., bacitracina) não melhoram o aspecto da cicatriz final, mas podem reduzir a contaminação bacteriana. A mupirocina pode ser uma opção melhor para evitar infecções. Com o excelente suprimento vascular para a face e o fechamento dérmico firme, suturas faciais podem ser removidas em 5-7 dias. Um curativo do tipo compressivo pode ser usado em lesões do couro cabeludo com solapamento de grande porte. Suturas ou grampos no couro cabeludo devem permanecer no lugar por períodos mais longos do que os da pele facial. Depois da remoção da sutura, as bordas da pele podem ser sustentadas por fitas adesivas. A revisão da cicatriz não é abordada neste capítulo. Curativos oclusivos, tais como Tegaderm (3M Health Care, St Paul, Minnesota), podem ter um papel de manter a ferida úmida, limpa e sem dor, e ajudar a reduzir a formação de cicatrizes.[22,23] A aplicação de pomada antibiótica para a pele antes de um curativo oclusivo não revelou ser importante.[24]

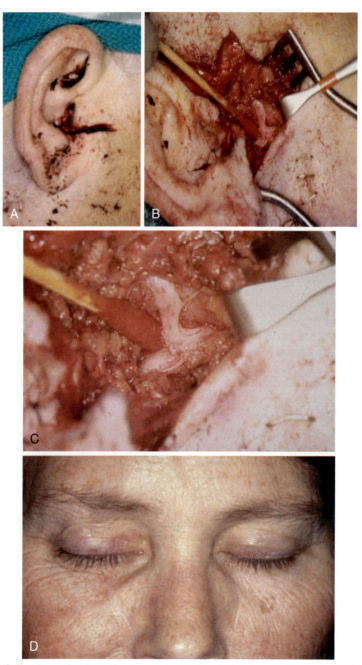

Figura 58-4 A, Ferida por facada profunda na região pré-auricular. O cirurgião deve suspeitar de lesões da parótida e/ou do nervo facial. **B,** Transecção do ramo principal do VII NC na bifurcação do nervo facial dentro da glândula parótida. Reparo epineural de transecção de VII NC. **C,** Detalhe do reparo epineural de VII NC. **D,** Função motora aceitável de VII NC seccionado na avaliação de 1 ano.

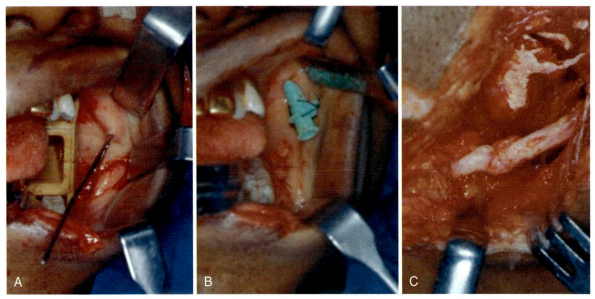

Figura 58-5 A, Canulação com sonda lacrimal do ducto da parótida no paciente da Figura 58-3, *A*, para facilitar o reparo do ducto seccionado causado por uma ferida na bochecha. **B**, Canulação com cateter IV (calibre 18) do ducto parotídeo proximal à transecção para facilitar o reparo sobre o cateter. O cateter é preso à bochecha com sutura não reabsorvível. **C**, Detalhe do ducto da parótida reparado pela técnica sobre cateter.

Referências

1. Porter R: *The greatest benefit to mankind: a medical history of humanity*, New York, 1997, Norton.
2. A B. Sir Harold Gilles: surgical pioneer. Bamji A. *Trauma* 8:143, 2006.
3. Berlet AC, Ablaza VJ, Servidio P: A refined technique for oral commissurotomy, *J Oral Maxillofac Surg* 51:1400, 1993.
4. Tebble NJ, Adams R, Thomas DW, Price P: Anxiety and self-consciousness in patients with facial lacerations one week and six months later, *Br J Oral Maxillofac Surg* 44:520, 2006.
5. Atiyeh BS IJ, Al-Amm CA, El-Musa KA, Dham R: Improving scar quality: a prospective clinical study, *Aesthetic Plast Surg* 26:470, 2002.
6. Cohen KI: The biology of wound healing, *Contemp Surg*(Suppl):4, 2000.
7. Hollander JE, Singer AJ: Laceration management, *Ann Emerg Med* 34:356, 1999.
8. Zehtabchi S, Tan A, Yadav K, et al: The impact of wound age on the infection rate of simple lacerations repaired in the emergency department, *Injury* 43:1793, 2012.
9. Ong TK, Dudley M: Craniofacial trauma presenting at an adult accident and emergency department with an emphasis on soft tissue injuries, *Injury* 30:357, 1999.
10. Morgan JP III, Haug RH, Kosman JW: Antimicrobial skin preparations for the maxillofacial region, *J Oral Maxillofac Surg* 54:89, 1996.
11. Avery CME, Ameerally P, Castling B, Swann RA: Infection of surgical wounds in the maxillofacial region and free flap donor sites with methicillin-resistant *Staphylococcus aureus*, *Br J Oral Maxillofac Surg* 44:217, 2006.
12. DeBoard RH, Rondeau DF, Kang CS, et al: Principles of basic wound evaluation and management in the emergency department, *Emerg Med Clin North Am* 25:23, 2007.
13. Hollander JE, Richman PB, Werblud M, et al: Irrigation in facial and scalp lacerations: Does it alter outcome? *Ann Emerg Med* 31:73, 1998.
14. Key SJ, Thomas DW, Shepherd JP: The management of soft tissue facial wounds, *Br J Oral Maxillofac Surg* 33:76, 1995.
15. Petri WH III: Intradermal skin wound closure in guinea pigs, *J Oral Maxillofac Surg* 41:421, 1983.
16. Holger JS, Wandersee SC, Hale DB: Cosmetic outcomes of facial lacerations repaired with tissue-adhesive, absorbable, and nonabsorbable sutures, *Am J Emerg Med* 22:254, 2004.
17. Eaglstein WH, Sullivan T: Cyanoacrylates for skin closure, *Dermatol Clin* 23:193, 2005.
18. Quinn JV, Drzewiecki A, Li MM, et al: A randomized, controlled trial comparing a tissue adhesive with suturing in the repair of pediatric facial lacerations, *Ann Emerg Med* 22:1130, 1993.
19. Singer AJ, Quinn JV, Clark RE, Hollander JE: Closure of lacerations and incisions with octylcyanoacrylate: a multicenter randomized controlled trial, *Surgery* 131:270, 2002.
20. Toriumi DM, O'Grady K, Desai D, Bagal A: Use of octyl-2-cyanoacrylate for skin closure in facial plastic surgery, *Plast Reconstr Surg* 102:2209, 1998.
21. Granick MS, Conklin W, Ramasastry S, Talamo TS: Devastating scalp infections, *Am J Emerg Med* 4:136, 1986.
22. Hultén L: Dressings for surgical wounds, *Am J Surg* 167(Suppl 1):S42, 1994.
23. Helfman T, Ovington L, Falanga V: Occlusive dressings and wound healing, *Clin Dermatol* 12:121, 1994.
24. Dixon AJ, Dixon JB: Randomized clinical trial of the effect of applying ointment to surgical wounds before occlusive dressings, *Br J Surg* 93:937, 2006.

CAPÍTULO 59

Técnicas de Fixação Maxilomandibular

Duke Yamashita e Nam Cho

Material Necessário

Destaca periósteo de Molt nº 9
Fio de aço inoxidável de calibres 24 e 26
Fios de sutura adequados
Bloco de mordida
Seringa, agulha e anestésico odontológicos
Barra de Erich
Anestésico local com vasoconstritor
Afastador de Minnesota ou Ronneau
Alicates de fio
Dobrador de fio (dois)

Histórico do Procedimento

O conceito de imobilização para o tratamento de fraturas ósseas remonta aos tempos da Grécia Antiga, como documentado por Hipócrates.[1] Métodos de fixação têm evoluído ao longo do tempo pelo uso da bandagem de Barton (Fig. 59-1) e goteiras de Gunning.[2,3] Guglielmo Salicetti e Gilmer acreditavam estar entre os primeiros a fazer uso de fios intermaxilares para o tratamento de fraturas mandibulares.[4] Embora o advento das placas ósseas rígidas tenha mudado radicalmente a forma como as fraturas mandibulares e faciais são tratadas, o uso da fixação intermaxilar continua a ser um complemento testado pelo tempo e muitas vezes de valor inestimável no tratamento do trauma facial.[5]

Indicações para Uso dos Procedimentos

A fixação intermaxilar (FIM) é indicada para qualquer procedimento em que a dentição intacta ou mandíbula pode ser usada para ajudar na redução ou no realinhamento da dentição e do arco opostos. Ela pode ser utilizada tanto como um auxiliar para a redução aberta das fraturas mandibulares ou como tratamento definitivo das fraturas mandibulares não passíveis de redução aberta. Essas situações incluem fraturas minimamente deslocadas favoráveis, fraturas grosseiramente cominutivas, fraturas mandibulares em crianças e fraturas condilares intracapsulares.[6] Embora os maxilares dentados sejam ideais, a FIM pode também ser realizada em arcos desdentados utilizando-se goteiras de Gunning ou dentaduras existentes. FIM também é indicada para a reaproximação e redução de fraturas panfaciais a fim de que a dentição possa ser usada como um guia para o tratamento definitivo. Além disso, a FIM é um tratamento intermediário útil para procedimentos reconstrutivos e de cirurgia ortognática (Fig. 59-2).

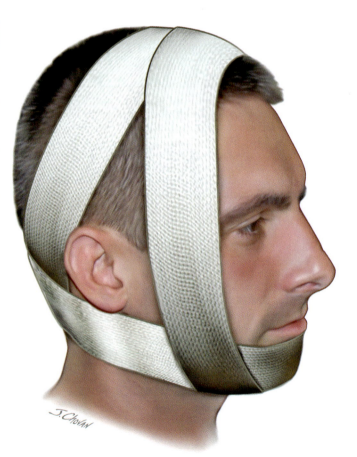

Figura 59-1 Bandagem de Barton.

CAPÍTULO 59 Técnicas de Fixação Maxilomandibular **643**

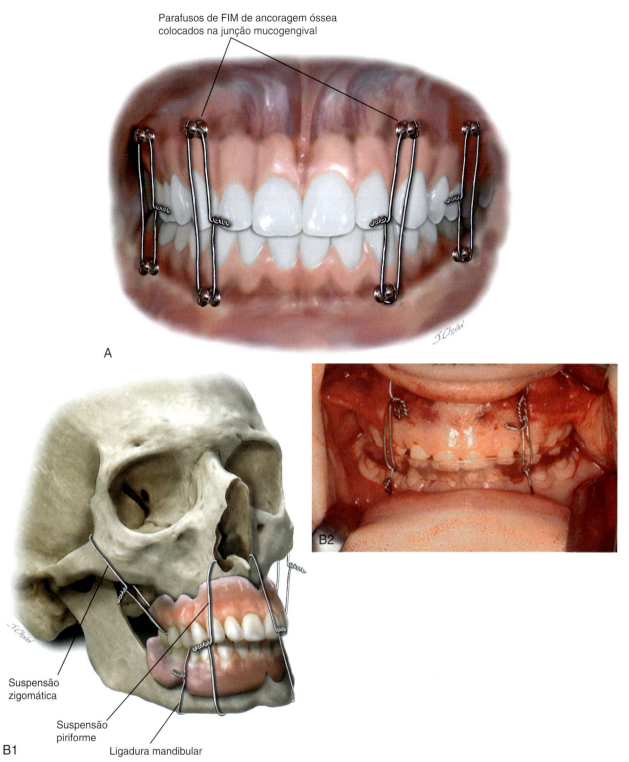

Figura 59-5 A, Parafusos de FIM usados para redução. **B1,** Dentaduras fixadas à maxila e mandíbula. **B2,** Fio de fixação esquelética segurando o esplinte interoclusal. (**B2,** Extraído de Myers E: *Operative otolaryngology: head and neck surgery,* ed 2, Philadelphia, 2009, Saunders.)

Prevenção e Tratamento das Complicações

O cirurgião que utiliza técnicas de fixação maxilomandibular deve estar ciente da necessidade de evitar lesões intraoperatórias do tecido mole/duro e lesões dentárias. É também importante notar que a colocação do fio intraoral representa um risco de ferimento por agulha entre o paciente e o cirurgião. Tesouras de corte de fio devem sempre acompanhar o paciente com fixação maxilomandibular no caso de a fixação precisar ser urgentemente removida, como em casos de vômitos no estado pós-anestésico. Deve-se tomar cuidado para evitar as raízes dentárias e lesão nervosa durante a colocação do parafuso de fixação maxilomandibular. Deve-se ter atenção ao estatuto nutricional geral de todos os pacientes com fixação maxilomandibular.

Recomendações Pós-operatórias

Independentemente do método de FIM escolhido, a oclusão pós-operatória e a amplitude de movimento devem ser avaliadas de forma crítica. A dor persistente no local da fratura merece avaliação radiográfica adicional e consideração de um período mais longo de FIM. Elásticos devem ser utilizados para guiar a oclusão, bem como para superar quaisquer discrepâncias oclusais. Se a discrepância é suficientemente grande, terapia ortodôntica ou osteotomias podem ser consideradas após a consolidação óssea completa. Durante o período de tempo pós-fixação imediato, é importante manter a amplitude máxima de movimento dentro da ATM. Isso pode ser alcançado por meio de exercícios, abaixadores de língua ou uso de dispositivos passivos de amplitude de movimento.

Um princípio comum realizado por cirurgiões é tratar o processo subjacente pelos meios mais simples e menos invasivos disponíveis. De acordo com esse ponto de vista, a maioria das fraturas mandibulares pode ser adequadamente tratada com redução fechada. Na verdade, estudos têm mostrado que as taxas de infecção pós-redução são maiores em pacientes tratados com redução aberta *versus* aqueles tratados apenas com FIM.[13,14] Infecções nos sítios de fratura durante ou após a FIM devem ser tratadas com drenagem dependente, maior tempo de imobilização e antibioticoterapia.

Pseudoartrose é uma falha da consolidação óssea após um período adequado de fixação e imobilização. A taxa de não união da mandíbula e do resto do esqueleto facial é baixa em comparação com os índices no resto do corpo. A menor incidência de pseudoartrose mandibular ocorreu nas fraturas tratadas apenas com FIM.[15] Fraturas complicadas por não união são normalmente tratadas de forma aberta com o uso de enxertos ósseos e placas de reconstrução maiores.

Referências

1. Hippocrates: *Oeuvres completes*. English translation by ET Withington, 1928, Cambridge, MA, 1928.
2. Barton JR: A systemic bandage for fractures of the lower jaw, *Am Med Recorder Phila* 2:153, 1819.
3. Gunning TB: Treatment of fractures of the lower jaw by interdental splints, *Br J Dent Sci* 9:481, 1866.
4. Salicetti G (William of Saliceto): 125, Cirurgia.
5. Winstanley RP: The management of fractures of the mandible, *BR J Oral Maxillofac Surg* 22:170, 1984.
6. Barber HD, Bahram R, Woodbury SC, et al: Mandibular fractures, ed 3, Fonseca RJ, editor: *Oral and maxillofacial trauma*, vol 1, St Louis, MO, 2005, Elsevier, Saunders, pp 497-499.
7. Topazian R: Etiology of ankylosis of the temporomandibular joint: analysis of 44 cases, *J Oral Surg* 22:227, 1964.
8. Ellis E: Outcome of patients with teeth in the line of mandibular angle fractures treated with stable internal fixation, *J Oral Maxillofac Surg* 60:863, 2002.
9. Maw RB: A new look at maxillo-mandibular fixation of mandibular fractures, *J Oral Surg* 29:189, 1981.
10. Amaratunga NA: The relation of age to the immobilization period required for healing of mandibular fractures, *J Oral Maxillofac Surg* 45:111, 1987.
11. Zallen RD, Curry JT: A study of antibiotic usage in compound mandibular fractures, *J Oral Surg* 33:431, 1975.
12. Karlis V: An alternative to arch bar maxillomandibular fixation, *Plast Reconstr Surg* 99:1758, 1997.
13. Terris DJ, Lalakea ML, Tuffo KM, Shinn JB: Mandible fracture repair: specific indications for newer techniques, *Otolaryngol Head Neck Surg* 111:751, 1994.
14. Leach J, Truelson J: Traditional methods vs rigid internal fixation of mandible fractures, *Arch Otolaryngol Head Neck Surg* 121:750, 1995.
15. Bochlogyros PN: Non-union of fractures of the mandible, *J Maxillofac Surg* 13:189, 1985.

CAPÍTULO 60

Correção Cirúrgica das Lesões do Sistema Nasolacrimal

John Vorrasi e Radhika Chigurupati

Material Necessário

Fios de sutura apropriados
Solução salina estéril balanceada e corante de fluoresceína
Cabo de bisturi Bard-Parker e lâminas (n°s 15, 11, 12)
Sondas lacrimais de Bowman
Protetores de córnea
Aplicadores com ponta de algodão e cotonoides
Eletrocautério (pinças bipolares)
Cânula ocular com seringa de 3 mL para irrigação

Gancho simples
Rugina de Kerrison
Dilatadores lacrimais
Anestésico local com vasoconstritor
Óculos com lentes de aumento
Solução de mitomicina C a 0,5% e espéculo nasal
Solução oftálmica estéril de betadina a 5%
Spray nasal de oximetazolina (Affrin ou cocaína a 4%)

Elevadores de periósteo (Molt n° 9 e de Freer curvo)
Instrumentos rotatórios (brocas redondas, aspirador ultrassônico Sonopet)
Afastadores de Senn
Tubo de silicone com sondas de aço inoxidável (ou seja, tubos de Quickert-Dryden ou Crawford)
Tesouras de Stevens para tenotomia
Tesoura de Westcott

Histórico do Procedimento

A correção de distúrbios do sistema nasolacrimal remonta ao primeiro século, quando Cornelius Celsus (25 a.C a 50 d.C) e Claudius Galenus (130 a 200 d.C) descreveram seu trabalho original sobre dacriocistorrinostomia (DCR).[1] Em 1904, Addeo Toti, uma rinologista italiano, descreveu a técnica formal da dacriocistorrinostomia externa. Essa técnica cirúrgica foi posteriormente modificada e popularizada por Dutemps, Bourguet, Ohm e Iliff, tornando este procedimento o padrão ouro para o tratamento da obstrução do sistema do ducto nasolacrimal.[1-4] Em 1893, Caldwell foi o primeiro a descrever a abordagem endonasal ao saco lacrimal; no entanto, a dificuldade de acesso limitou a utilização dessa abordagem até os últimos avanços nas técnicas cirúrgicas endoscópicas. Em 1989, McDonough e Meiring documentaram a primeira série clínica de estudos sobre a abordagem endoscópica intranasal para dacriocistorrinostomia.[1,5] Os instrumentos, *stents* e tubos utilizados para manter a patência do sistema nasolacrimal (NL) também evoluíram. Henderson inicialmente descreveu o uso de tubos de polietileno de 1 mm para o tratamento das estenoses dos canalículos lacrimais. Mais tarde, Gibbs introduziu tubos de silicone para manter a patência do sistema de drenagem nasolacrimal.[2,6] Crawford posteriormente adicionou a sonda de aço inoxidável ao tubo de silicone, que é o instrumento mais comum usado hoje em dia. Mais recentemente, o aparelho de ultrassom de neurocirurgia (Sonopet OMNI; Stryker, Kalamazoo, Michigan), que utiliza tanto o movimento longitudinal quanto torsional da ponta, tem sido usado para a remoção do osso.[2]

Indicações para Uso dos Procedimentos

O sistema de ductos NL, ou o componente excretor do aparelho lacrimal, é composto por: (1) pontos lacrimais superior e inferior; (2) canalículos superior e inferior, com ou sem o canalículo comum; (3) saco nasolacrimal; e (4) ducto nasolacrimal (Fig. 60-1). O sintoma de epífora devido à drenagem inadequada de lágrimas é a indicação mais comum para avaliação e/ou correção cirúrgica do sistema nasolacrimal. Dor, inchaço e secreção mucopurulenta dos pontos lacrimais são outros sintomas e sinais que podem indicar uma necessidade para esses procedimentos. O momento da intervenção e a escolha do procedimento para corrigir distúrbios do sistema de ductos NL dependem de vários fatores, como a causa da obstrução, o local anatômico da obstrução e a duração dos sintomas (Quadro 60-1). As causas mais comuns de obstrução do sistema de ductos NL incluem envelhecimento, fraturas naso-órbito-etmoidais (NOE), lacerações de tecidos moles faciais envolvendo as pálpebras, e infecções da região periorbital

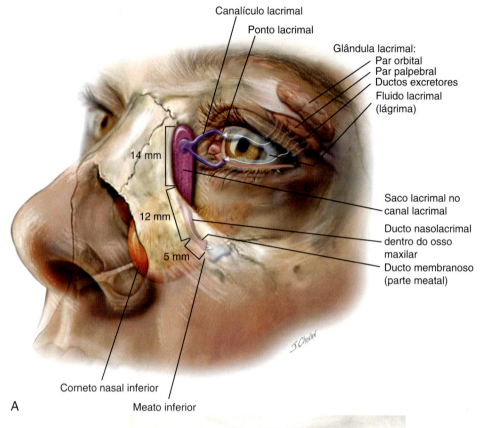
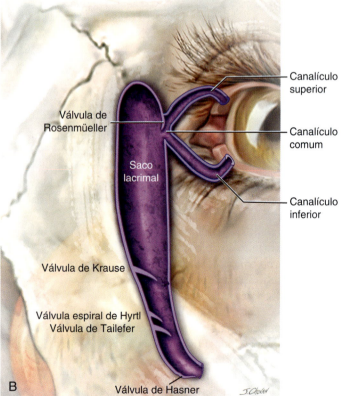

Figura 60-1 A, O fluido lacrimal, ou lágrima secretada pela glândula lacrimal e pelas glândulas acessórias, flui para o ângulo medial do olho e entra nos canalículos lacrimais através do ponto lacrimal. Os canalículos descarregam dentro do saco lacrimal, que transmite o fluido para dentro do nariz através do ducto nasolacrimal, que se abre no meato inferior. O ducto nasolacrimal corre inferiormente encaixado no osso maxilar por cerca de 12 mm e, em seguida, atravessa como um ducto membranoso numa direção lateral e posterior antes de sair por baixo do rebordo horizontal ósseo do meato inferior. **B,** Várias pregas membranosas dentro do saco e ducto nasolacrimal funcionam como válvulas para impedir o movimento retrógrado da lágrima. As válvulas podem ser pontos de estenose ou obstrução. A válvula mais superior de Rosenmüeller junta o saco com o canalículo comum. A prega mucosa inferior forma a válvula de Hasner. O tendão do canto medial encontra-se anterior aos canalículos e insere-se na crista lacrimal anterior. Os canalículos são cercados por fibras do par lacrimal (músculo de Horner) do orbicular do olho, que comprimem o canalículo comum quando a pálpebra se fecha para facilitar a drenagem lacrimal para o interior do ducto nasolacrimal (NL).

QUADRO 60-1 Causas da Obstrução do Sistema do Ducto Nasolacrimal

- Envelhecimento
- Trauma
  - Lesões do terço médio da face: fraturas da parede medial da órbita, naso-órbito-etmoidal e Le Fort II e III
  - Lesão térmica ou química, resultando em cicatrizes
  - Lacerações dos tecidos moles faciais ou pálpebras (p. ex., mordidas de cão em crianças)
- Infecção
  - Sinusite paranasal ou infecções periorbitárias, dacriólito
- Neoplasia
  - Tumores do saco lacrimal
- Iatrogênica/cirurgia
  - Ressecção de tumor do terço médio facial (p. ex., maxilectomia)
  - Cirurgia reconstrutiva craniofacial
- Idiopática
  - As mulheres são mais propensas a desenvolver a obstrução do canal nasolacrimal
- Dacriocistite congênita ou neonatal

Tabela 60-1 Resumo dos Testes do Corante de Jones

Testes de Jones Primário	Testes de Jones Secundário	Resultados
+	(+)	Sistema lacrimal patente
−	+ solução salina, corante	Obstrução incompleta ou disfunção
−	+ solução salina, sem corante	Obstrução do ponto lacrimal ou canalicular
−	− solução salina, sem corante	Obstrução completa

(+) Recuperação presumida de líquido, mas não testada.
+ Líquido recuperado na amostra nasal.
− Incapaz de recuperar líquido na amostra nasal.

ou dos seios paranasais (Fig. 60-2). Ocasionalmente, a obstrução pode ser uma consequência da cirurgia reconstrutiva craniofacial (p. ex., osteotomias frontal/terço médio da face) ou cirurgia ablativa para ressecção de tumor do terço médio da face (p. ex., maxilectomia).[7-10] Outras causas incomuns de obstrução incluem malformações do desenvolvimento no momento do nascimento, tumores do saco lacrimal e estenose devido a radioterapia ou lesão térmica ou química.[9,11]

O local mais comum de obstrução é o canalículo, seguido pelo próprio ducto NL.[1,2] O sistema canalicular inferior é mais afetado que o canalículo superior, particularmente nas lesões traumáticas contusas da face média. O tratamento no tempo correto das fraturas do complexo naso-órbito-etmoidal pode evitar cicatrizes e interferência óssea da via de drenagem lacrimal.[7,13] Inchaço e tumefação dos tecidos moles do terço médio da face podem causar obstrução transitória do sistema de ducto nasolacrimal, que pode ser tratada pelo acompanhamento rigoroso e se resolver com o tempo. A intubação nasolacrimal transoperatória durante o tratamento de fraturas NOE foi relatada e pode ser útil em determinados casos.[14,15] A intervenção cirúrgica é indicada quando há laceração canalicular óbvia, muitas vezes observada em crianças com lesões da pálpebra devido a mordidas de cão.[16-18] A avaliação do sistema de ducto nasolacrimal e, em última análise, DCR, com ou sem intubação, podem ser consideradas se os sintomas de obstrução não resolvem completamente com o tempo após acompanhamento rigoroso.

Avaliação e Investigações Diagnósticas

Uma história completa e exames intranasal e oftalmológico completos, incluindo acuidade visual, motilidade ocular, função pupilar e exame ocular com lâmpada de fenda, são recomendados antes do reparo cirúrgico de doenças do sistema de ducto NL. A aplicação de pressão sobre o saco lacrimal, sondando, avaliando e irrigando o sistema de drenagem lacrimal pode aliviar a obstrução ou ajudar a determinar o local anatômico exato de obstrução. As investigações diagnósticas mais úteis para avaliação da obstrução do sistema de ducto nasolacrimal são o teste de irrigação salina e os teste I e II de Jones usando corante de fluoresceína. Os exames de imagem, como tomografia computadorizada (TC) ou ressonância magnética (RM), são úteis para a definição de lesão aguda quando edema e tumefação podem impedir os testes mencionados anteriormente.[8,19] O teste com corante de Jones é utilizado para avaliar o funcionamento do sistema de drenagem lacrimal. Ele é concebido como um exame de duas partes (primário e secundário). Inicialmente, o corante de fluoresceína a 2% é colocado na área da prega conjuntival medial, e um aplicador com ponta de algodão é colocado sob o corneto inferior. A recuperação do corante no nariz em intervalos de 2 e 5 minutos é registada. Um resultado positivo do teste (recuperação de corante) indica um sistema nasolacrimal patente e função fisiológica suficiente. Um teste de corante de Jones primário positivo na presença de epífora indica hipersecreção pela glândula lacrimal. Se o resultado do teste preliminar é negativo (corante não é recuperado), um teste de Jones secundário pode ser realizado para avaliar a patência anatômica irrigando o sistema canalicular com solução salina e instruindo o paciente para soprar o nariz em um lenço de papel. Recuperação de corante do teste secundário, depois de um resultado negativo do teste primário, é consistente com patência grosseira, mas com disfunção relativa ou obstrução incompleta. Em um resultado de teste negativo de corante secundário, solução salina não corada pode ser recuperada a partir do meato inferior, indicando uma obstrução pontual ou canalicular. Ambos os canalículos inferior e superior devem ser investigados. A Tabela 60-1 apresenta um resumo dos testes de corante de Jones.[20,21]

Avaliação Nasolacrimal

A patência dos canalículos é avaliada quando há um alto índice de suspeita de lesão ou obstrução. Se a cirurgia for necessária, dilatação canalicular, sondagem e irrigação podem ser úteis para identificar os componentes do sistema de drenagem NL

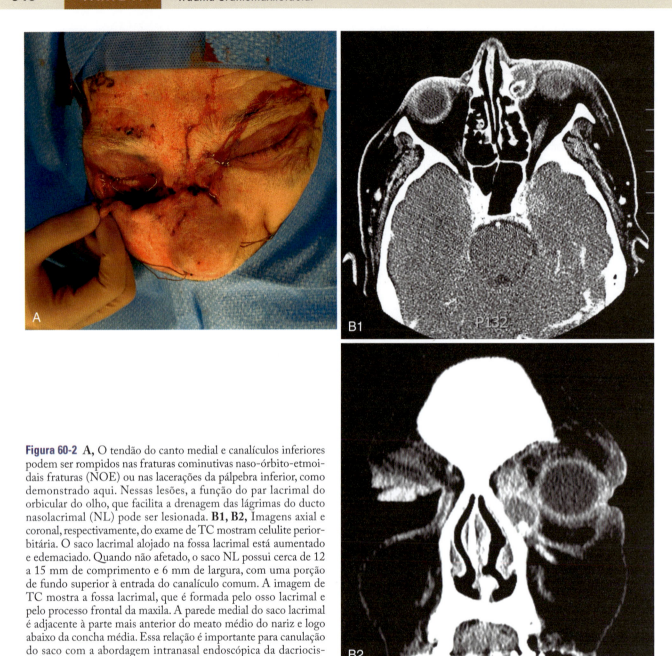

Figura 60-2 A, O tendão do canto medial e canalículos inferiores podem ser rompidos nas fraturas cominutivas naso-órbito-etmoidais fraturas (NOE) ou nas lacerações da pálpebra inferior, como demonstrado aqui. Nessas lesões, a função do par lacrimal do orbicular do olho, que facilita a drenagem das lágrimas do ducto nasolacrimal (NL) pode ser lesionada. **B1, B2,** Imagens axial e coronal, respectivamente, do exame de TC mostram celulite periorbitária. O saco lacrimal alojado na fossa lacrimal está aumentado e edemaciado. Quando não afetado, o saco NL possui cerca de 12 a 15 mm de comprimento e 6 mm de largura, com uma porção de fundo superior à entrada do canalículo comum. A imagem de TC mostra a fossa lacrimal, que é formada pelo osso lacrimal e pelo processo frontal da maxila. A parede medial do saco lacrimal é adjacente à parte mais anterior do meato médio do nariz e logo abaixo da concha média. Essa relação é importante para canulação do saco com a abordagem intranasal endoscópica da dacriocistorrinostomia (DCR).

e avaliar a extensão da lesão; em alguns casos, isso pode restaurar a função. Quando o sistema nasolacrimal é avaliado, é preciso ter cuidado para não lesionar os canalículos e ducto ou criar um falso trajeto. Procedimentos como sondagem, irrigação e intubação podem ser realizados utilizando uma anestesia local; no entanto, cirurgias mais extensas, tais como a reparação de uma laceração ou DCR, requerem anestesia geral (Fig. 60-3).

Intubação nasolacrimal é realizada, principalmente, para reduzir o risco de estenose canalicular pós-operatória e aderências.[22] A evidência atual para a realização de intubação durante a DCR é controversa, embora intubação canalicular de rotina durante a DCR externa e endoscópica seja uma prática comum.[22,24,25] A presença de doença canalicular, dacriocistite aguda prévia, saco pequeno, cirurgia de revisão ou retalhos pobres de mucosas são as razões para realizar a intubação de modo a reduzir o risco de estenose.[6,26] O tubo de silicone pode permanecer durante cerca de seis semanas ou mais (de 4 a 6 meses), dependendo da etiologia e da gravidade da obstrução. Se *stents* nasolacrimais devem ser mantidos no local por períodos prolongados ou indefinidamente, podem ser utilizados tubos de vidro Pyrex. Quando a intubação é realizada para reparar uma laceração canalicular, ambas as extremidades do canalículo devem ser identificadas. Suturas interrompidas com categute 8-0 ou Prolene 10-0 são colocadas para aproximar as extremidades cortadas do epitélio canalicular e do tarso. A extremidade exterior do tubo pode ser fixada à pele lateral ao ponto. O tubo pode ser removido 10 a 14 dias após a lesão.

CAPÍTULO 60 Correção Cirúrgica das Lesões do Sistema Nasolacrimal 649

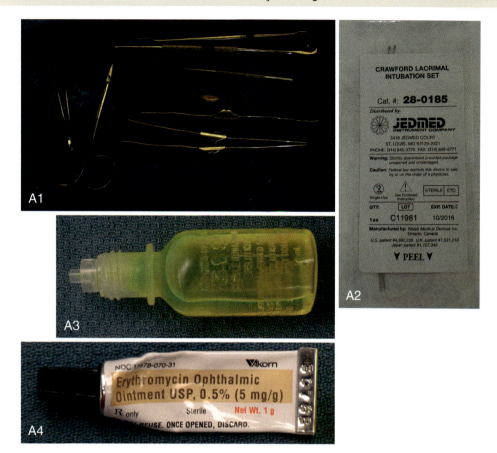

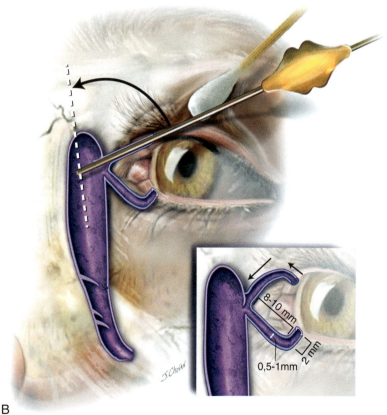

B

Figura 60-3 A, O equipamento essencial para avaliação nasolacrimal e intubação: conjunto de sondas lacrimais, tubos de Crawford, corante fluoresceína e pomada oftálmica. **B,** Diagrama esquemático mostrando a direção das sondas e da irrigação. Cuidados devem ser tomados ao inserir as sondas e seringas de irrigação para evitar mais lesões aos canalículos. Os canalículos inferiores e superiores se estendem vertical e perpendicularmente à margem da pálpebra por 2 mm dentro da ampola e depois viram de forma brusca medialmente para prosseguir numa direção horizontal paralela à margem da pálpebra por 8 a 10 mm. O diâmetro interno dos canalículos varia entre 0,5 e 1 mm.

TÉCNICA: Dacriocistorrinostomia (DCR)[2,23]

A DCR externa através de uma incisão na pele é o método mais usado. A cirurgia é realizada tipicamente com o paciente sob anestesia geral em ambiente ambulatorial (Fig. 60-4).

PASSO 1: Preparo do Paciente

O nariz é preparado com um descongestionante, tal como Afrin (cloridrato de oximetazolina a 0,04%) ou cocaína a 4% aplicado com cotonoides que são deixados no local durante 10 a 15 minutos. A pele sobre as áreas periorbital e paranasal é degermada com solução oftálmica de betadine. Injeção de anestésico local (lidocaína a 1% ou 2% com adrenalina 1:100.000) pode ser utilizada para bloqueios dos nervos infraorbital e supraorbital e infiltração na confluência nasomaxilar.

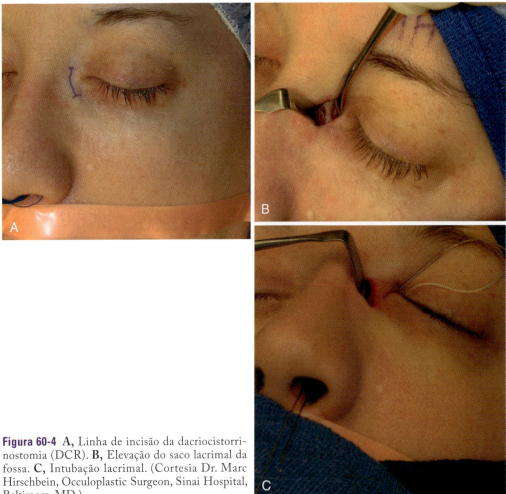

Figura 60-4 **A,** Linha de incisão da dacriocistorrinostomia (DCR). **B,** Elevação do saco lacrimal da fossa. **C,** Intubação lacrimal. (Cortesia Dr. Marc Hirschbein, Occuloplastic Surgeon, Sinai Hospital, Baltimore, MD.)

TÉCNICA: Dacriocistorrinostomia (DCR) *(Cont.)*

PASSO 2: Incisão
Uma incisão curvilínea na pele de 1 a 1,5 cm é feita na direção vertical cerca de 4 mm lateral (nasal) à comissura medial para acesso ao saco lacrimal. Dissecção romba dos tecidos subcutâneos e supraperiosteais é realizada com uma pinça hemostática ou tesoura de íris ou tesoura de tenotomia Stevens; deve-se ter cuidado para evitar a laceração ou lesão aos vasos angulares.

PASSO 3: Dissecção
A inserção anterior do tendão do canto medial pode ser liberada a partir da inserção do osso nasal para ganhar acesso, se necessário. O saco lacrimal é identificado e elevado, com um elevador Freer de modo a expor o osso lacrimal delgado.

PASSO 4: Osteotomia
O osso fino da fossa lacrimal é removido com um cinzel ou rugina de Kerrison, poupando cuidadosamente a mucosa nasal. A qualidade muito fina do osso lacrimal permite fácil acesso entre a fossa lacrimal e a cavidade nasal durante as abordagens externa e endoscópica para DCR. Instrumentos rotatórios de alta velocidade podem ser usados para remover o osso maxilar denso e o osso nasal em torno da perfuração numa direção inferomedial.

PASSO 5: Incisão do Saco Lacrimal
O saco lacrimal é insuflado com um anestésico local e, em seguida, incisado de maneira cortante para expor toda a sua extensão. Se uma abertura inadequada é feita no saco, estase de lágrima pode ocorrer dentro do saco restante, agindo potencialmente como um nicho de infecção.

PASSO 6: Retalhos Nasais
Uma incisão precisa é realizada na mucosa nasal, com uma lâmina de bisturi número 11 para estabelecer retalhos anterior e posterior, os quais são suturados aos retalhos anterior e posterior do revestimento do saco lacrimal.

PASSO 7: Fechamento do Retalho
Os retalhos posteriores do saco lacrimal e mucosa nasal podem ser fixados com sutura com poliglactina 4-0 (Vicryl) antes do estabelecimento da patência através do ducto NL.

PASSO 8: Intubação Ductal
Os canalículos são então avaliados quanto à patência. Dilatação dos pontos lacrimais é realizada com o dilatador de menor tamanho e dimensionada para adaptar uma sonda de Bowman 00 ou 0. O tubo de silicone com sondas de aço (p. ex., Quickert) pode ser inserido no canalículos superior e inferior para estabelecer a patência através da rinostomia nasolacrimal. A visualização direta pelo acesso externo confirma a passagem do tubo através da fossa lacrimal e no nariz.

PASSO 9: Recuperação do Tubo de Silicone
Um gancho simples pode então ser usado para recuperar as sondas do nariz. As extremidades do tubo podem ser fixadas na mucosa nasal interna usando fio Prolene não reabsorvível 4-0.

PASSO 10: Fechamento
Os retalhos anteriores da mucosa nasal e saco lacrimal são suturados com poliglactina 5-0. O fechamento do acesso externo aos tecidos profundos (músculo orbicular do olho) pode ser conseguido com suturas interrompidas com poliglactina 4-0. O fechamento da pele pode ser completado com categute simples 6-0 de rápida absorção.

TÉCNICA ALTERNATIVA: DCR Endoscópica

A DCR endoscópica oferece a vantagem de avaliação e tratamento de condições obstrutivas intranasais, como a doença do seio etmoidal, concha média alargada ou aderências ou tecido de cicatrização em pacientes que se submeteram a cirurgia anterior ou radioterapia. A outra vantagem é a eliminação de uma cicatriz facial.[23,27,28] Os desafios da técnica endoscópica incluem visualização limitada para inspecionar o saco lacrimal e ducto, necessidade de hemostasia meticulosa e de equipamento cirúrgico sofisticado e caro, além de pessoal auxiliar qualificado. Esta técnica é contraindicada em pacientes com neoplasia ou quando um diagnóstico de neoplasia não pode ser excluído pelo exame clínico inicial e investigações. O sucesso da DCR endoscópica depende da escolha do paciente correto e da experiência do cirurgião, que dita o resultado. A taxa de sucesso reportada na DCR endoscópica nos casos de revisão varia entre 75% a 83%.[27] Uma descrição detalhada dessa técnica está fora do escopo deste capítulo, mas pode ser obtida a partir de um atlas de cirurgia sinusal endoscópica.

Contraindicações e Limitações

Uma das principais limitações da DCR (externa ou endoscópica) é a reestenose e perda da patência do sistema de drenagem NL. A intubação NL é frequentemente realizada junto com a DCR para preservar a desobstrução do sistema de drenagem e evitar nova cirurgia.[22] Embora a intubação nasolacrimal possa resolver essa limitação, até certo ponto, é importante avaliar os riscos e os benefícios da intubação para cada caso individual. Há vários relatos de lesão iatrogênica resultante da sondagem inadequada e intubação. Outra limitação da DCR externa é cicatriz facial no local da incisão. Uma cicatriz facial pode ser evitada utilizando acesso endoscópico em casos apropriados. A anatomia cirúrgica da região apresenta alguns desafios durante o procedimento. Hemorragia transoperatória devido ao sangramento dos vasos angulares pode tornar a criação e sutura dos retalhos da mucosa muito difícil. Um desenho ineficaz do retalho de mucosa e uso excessivo de cautério podem resultar em cicatrizes e perda de permeabilidade do novo óstio. Grandes pólipos intranasais, um corneto inferior alargado ou um septo nasal extremamente desviado em casos pós-traumáticos podem apresentar problemas com a criação da abertura nasal durante a DCR. DCR é contraindicada em pacientes com dacriocistite aguda e em casos em que o diagnóstico clínico ou radiográfico indica a presença de tumores do saco lacrimal.

Prevenção e Tratamento das Complicações

Complicações após procedimentos de DCR podem ser categorizadas como imediatas ou tardias (Quadro 60-2). O resultado adverso mais comum da DCR externa e/ou endonasal é estenose da fístula e perda de patência. Isso pode ocorrer já com 4 semanas, ou mais tarde com 6 ou 8 meses. Intubação nasolacrimal e medicações tópicas como a mitomicina C (MMC) têm sido defendidas para manter a patência da neo-rinostomia. MMC, um potente ligador em cruzamento do DNA, tem sido defendida por melhorar os resultados da DCR, impedindo a obstrução fibrosa e a estenose da via de drenagem. A medicação também tem propriedades bactericidas para ajudar a prevenir infecções pós-operatórias. Em pacientes de alto risco selecionados (p. ex., pós-irradiação, com cicatrizes significativas, com comprimento canalicular reduzido), tubos de vidro Pyrex podem ser inseridos dentro do saco neolacrimal para assegurar a patência em longo prazo. O uso excessivo de eletrocauterização deve ser evitado para reduzir a formação de cicatrizes e reestenose. Sangramento da veia angular e da mucosa nasal pode tornar o procedimento cirúrgico desafiador.[27]

A hemorragia pode ser minimizada com boa técnica anestésica local e dissecção romba cuidadosa dos tecidos supraperiosteais. Penetração ou perfuração da placa cribiforme podem resultar em fístula liquórica (LCR). Consulta com um neurocirurgião experiente pode ser necessária. Perfuração das células aéreas etmoidais pode ser tratada com coxins musculares locais, como do orbicular dos olhos. Infecções do sítio cirúrgico geralmente podem ser tratadas com antibióticos e desbridamento local. A intubação de rotina dos ductos NL não é recomendada. Algumas das complicações que podem surgir a partir da intubação NL incluem fenda pontual, formação de granulomas, erosões da córnea, irritação da mucosa nasal e sangramento nasal, além de deslocamento superior dos tubos. Ao canular o ducto, é importante evitar a criação de um falso trajeto e lesão ao canalículo patente. Prolapso do tubo para dentro do olho pode ser tratado com suturas bem apertadas dos tubos na mucosa do nariz. O insucesso ao abrir a parte inferior do saco lacrimal completamente pode resultar em síndrome da fossa lacrimal. A literatura cita uma taxa de insucesso menor com

---

QUADRO 60-2 Complicações com Dacriocistorrinostomia

Complicações Imediatas (Transoperatórias)
- Hemorragia
- Fístula liquórica (LCR)
- Lesão dos canalículos resultante da sondagem inadequada
- Abrasões da córnea ou outras injúrias oculares de instrumentos
- Lesão da mucosa nasal lateral devido à remoção óssea inadequada
- Síndrome da fossa lacrimal

Complicações Tardias
- Infecção
- Melhora incompleta, lacrimejamento persistente
- Perda precoce ou prolapso do tubo de silicone
- Hemorragia
- Sinéquias entre a concha média, septo nasal, ou parede lateral
- Necessidade de cirurgia adicional

DCR externa primária (5% a 10%) em comparação com DCR endoscópica primária (10% a 33%).[29]

Recomendações Pós-operatórias

Durante as primeiras 24 horas, um leve curativo compressivo sobre o local cirúrgico pode ser utilizado para minimizar o risco de hemorragia pós-operatória. Compressas frias sobre a área das pálpebras e da ponte nasal durante as primeiras 48 horas após a cirurgia ajudam a aliviar o edema e equimoses. Spray nasal de solução salina duas a três vezes por dia durante uma semana para reduzir a formação de crosta em torno dos tubos e óstio é recomendado. Antibióticos transoperatórios (p. ex., amoxicilina com um inibidor de beta-lactamase [o ácido clavulânico]), que cobrem a flora das vias respiratórias superiores, podem ser prescritos, particularmente em pacientes que tenham traumas ou dacriocistite e submetidos a procedimentos abertos. Precauções de sinusite são recomendadas para evitar enfisema e lesões dos tecidos moles. Os pacientes também são orientados a fechar os olhos ao espirrar para evitar o deslocamento dos tubos canaliculares.

Quando a intubação canalicular é realizada para reparar os ductos lacrimais, os tubos devem ser deixados no lugar até o amadurecimento do trato. A duração pode variar de 6 semanas a 6 meses ou mais, se os tubos forem bem tolerados. Os tubos de silicone podem causar a formação de granulomas como resultado de uma reação de corpo estranho, se mantidos no lugar durante mais de 3 a 4 meses. Tubos de vidro Pyrex podem ser utilizados para manter a patência por períodos mais longos em pacientes com um elevado risco de reestenose ou obstrução. Para a remoção dos tubos, a alça é cortada perto da pálpebra interior, e o tubo é removido da cavidade nasal.

Agradecimentos: Os autores agradecem a colaboração de seus colegas de cirurgia plástica ocular, Dr. Marc Hirschbein e Dr. Rachel Sobel, com quem eles têm trabalhado na University of Maryland e na Boston University, respectivamente.

Referências

1. Harish V, Benger RS: The origins of lacrimal surgery and evolution of dacryocystorhinostomy to the present, *Clin Experiment Ophthalmol* 42(3):284-287, 2014.
2. Yakopson VS, et al: Dacryocystorhinostomy: history, evolution and future directions, *Saudi J Ophthalmol* 25:37, 2011.
3. Chandler PA: Dacryocystorhinostomy, *Trans Am Ophthalmol Soc* 34:240, 1936.
4. Iliff CE: A simplified dacryocystorhinostomy: 1954-1970, *Arch Ophthalmol* 85:586, 1971.
5. Watkins LM, Janfaza P, Rubin PA: The evolution of endonasal dacryocystorhinostomy, *Surv Ophthalmol* 48:73, 2003.
6. Madge SN, Selva D: Intubation in routine dacryocystorhinostomy: Why we do what we do? *Clin Experiment Ophthalmol* 37:620, 2009.
7. Becelli R, et al: Posttraumatic obstruction of lacrimal pathways: a retrospective analysis of 58 consecutive naso-orbitoethmoid fractures, *J Craniofac Surg* 15:29, 2004.
8. Unger JM: Fractures of the nasolacrimal fossa and canal: a CT study of appearance, associated injuries, and significance in 25 patients, *Am J Roentgenol* 158:1321, 1992.
9. Ali MJ, et al: Acquired nasolacrimal duct obstructions secondary to naso-orbito-ethmoidal fractures: patterns and outcomes, *Ophthal Plast Reconstr Surg* 28:242, 2012.
10. Zapala J, Bartkowski AM, Bartkowski SB: Lacrimal drainage system obstruction: management and results obtained in 70 patients, *J Craniomaxillofac Surg* 20:178, 1992.
11. Lee-Wing MW, Ashenhurst ME: Clinicopathologic analysis of 166 patients with primary acquired nasolacrimal duct obstruction, *Ophthalmology* 108:2038, 2001.
12. Fulcher T, O'Connor M, Moriarty P: Nasolacrimal intubation in adults, *Br J Ophthalmol* 82:1039, 1998.
13. Gruss JS, et al: The pattern and incidence of nasolacrimal injury in naso-orbital-ethmoid fractures: the role of delayed assessment and dacryocystorhinostomy, *Br J Plast Surg* 38:116, 1985.
14. Iwai T, et al: Intraoperative lacrimal intubation to prevent epiphora as a result of injury to the nasolacrimal system after fracture of the naso-orbitoethmoid complex, *Br J Oral Maxillofac Surg*, 2012.
15. Harris GJ, Fuerste FH: Lacrimal intubation in the primary repair of midfacial fractures, *Ophthalmology* 94:242, 1987.
16. Lee H, et al: Clinical characteristics and treatment of blow-out fracture accompanied by canalicular laceration, *J Craniofac Surg* 23:1399, 2012.
17. Savar A, Kirszrot J, Rubin PA: Canalicular involvement in dog bite related eyelid lacerations, *Ophthal Plast Reconstr Surg* 24:296, 2008.
18. Kennedy RH, et al: Canalicular laceration: an 11-year epidemiologic and clinical study, *Ophthal Plast Reconstr Surg* 6:46, 1990.
19. Groell R, et al: CT: anatomy of the nasolacrimal sac and duct, *Surg Radiol Anat* 19:189-191, 1997.
20. Lang G: *Ophthalmology: a pocket textbook atlas*, ed 2, Birmingham, UK, 2007, Thieme.
21. Cohen A, Mercandetti M, Brazzo B, editors: *The lacrimal system: diagnosis, management and surgery*, Springer Science, 2006.
22. Moscato EE, et al: Silicone intubation for the treatment of epiphora in adults with presumed functional nasolacrimal duct obstruction, *Ophthal Plast Reconstr Surg* 28:35, 2012.
23. Lee DW, Chai CH, Loon SC: Primary external dacryocystorhinostomy versus primary endonasal dacryocystorhinostomy: a review, *Clin Experiment Ophthalmol* 38:418, 2010.
24. Saiju R, et al: Prospective randomised comparison of external dacryocystorhinostomy with and without silicone intubation, *Br J Ophthalmol* 93:1220, 2009.
25. Spinelli HM, et al: The role of lacrimal intubation in the management of facial trauma and tumor resection, *Plast Reconstr Surg* 115(7):1871-1876, 2005.
26. Connell PP, et al: Long term follow up of nasolacrimal intubation in adults, *Br J Ophthalmol* 90:435, 2006.
27. Ben Simon GJ, et al: External versus endoscopic dacryocystorhinostomy for acquired nasolacrimal duct obstruction in a tertiary referral center, *Ophthalmology* 112:1463, 2005.
28. Kim DW, Choi MY, Shim WS: Endoscopic dacryocystorhinostomy with canalicular marsupialization in common canalicular obstruction, *Can J Ophthalmol* 48:335, 2013.
29. Hartikainen J, et al: Prospective randomized comparison of endonasal endoscopic DCR and external DCR, *Laryngoscope* 108:1861, 1998.

CAPÍTULO 61

Controle de Hemorragia Facial

Herman Kao

Material Necessário

Elevador periosteal nº 9
Cateter de Foley nº 14 French
Lâmina de bisturi nº 15
Tiras de gaze de 1,2 cm
Pomada antibiótica
Suturas adequadas
Pinça baioneta
Aspirador Frazier

Elevador de Freer
Luz frontal
Pinça hemostática
Anestésico local com vasoconstritor
Tesoura Metzenbaum
Espéculo nasal
Eletrocautério com ponta de agulha
Afastadores de Obwegeser

Coxim nos ombros para estender o pescoço, rodilha para estabilizar a cabeça
Clamp umbilical
Clamps vasculares
Clipes vasculares
Elásticos vasculares

Histórico do Procedimento

As primeiras operações nas artérias carótidas foram ligaduras para controlar a hemorragia pós-trauma ou lesão cirúrgica. O primeiro registro de uma ligadura de uma artéria carótida comum foi de Ambroise Paré, em 1551.[1] Em 1807, Amos Twitchell foi o primeiro cirurgião americano a ligar, de forma bem-sucedida, a artéria carótida comum de um soldado para deter a hemorragia provocada por um ferimento de projétil. Nas décadas posteriores, as ligaduras da artéria carótida comum também foram utilizadas para tratar aneurismas, fístulas arteriovenosas e neoplasias em sangramento.[2] Infelizmente, a ligadura da artéria carótida comum apresentava uma alta taxa de complicações. Em 1878, John Wyeth, cirurgião americano, relatou 898 casos de ligaduras da artéria carótida comum com uma taxa de mortalidade de 41%. Por outro lado, ele encontrou uma taxa de mortalidade de apenas 4,5%, após a ligadura da artéria carótida externa.[1] Em 1908, Barrett e Orr estavam entre os primeiros autores a relatar o uso da ligadura da artéria carótida externa para o tratamento de sangramento nasal pós-operatório.[3] Em 1963, Malcomson[4] também defendeu a ligadura cirúrgica precoce para controlar o sangramento nasal. Além de seu uso para conter a hemorragia nasal, a ligadura da artéria carótida externa foi realizada como um procedimento pré-cirúrgico para reduzir o sangramento antes da ressecção composta de carcinomas orais.[5]

Nos anos 1970 e 1980, alguns autores defendiam a ligadura de vasos mais específicos, como a artéria maxilar interna e a artéria etmoidal anterior, para controlar a epistaxe.[6-9] Embora essa técnica seja coerente com o princípio cirúrgico de ligar os vasos mais próximos ao local de sangramento, ela é tecnicamente mais difícil e pode causar mais complicações.[10] A ligadura transantral da artéria maxilar interna requer acesso com a técnica de Caldwell-Luc. Uma vez removida a parede maxilar posterior, pode ser difícil identificar a artéria maxilar interna, devido aos muitos ramos presentes na fossa pterigoide. Conforme as técnicas de radiologia intervencionista se desenvolveram nos anos 1980, a embolização arterial transcateter tornou-se uma alternativa comum para a ligadura arterial no controle das hemorragias faciais.[11] No entanto, a ligadura da artéria carótida externa e/ou de seus ramos continua a ser uma ferramenta importante quando outros métodos não se mostram bem-sucedidos.[12-15] Portanto, a ligadura arterial é uma importante técnica de emergência que todos os cirurgiões maxilofaciais deveriam saber.

Indicações para Uso dos Procedimentos

A hemorragia facial maciça é um evento raro, mas que apresenta um risco potencial de morte. Ela é frequentemente associada a trauma maxilofacial ou lesão cirúrgica, e a incidência varia de 1,25% a 9,4%.[13,16] Alguns autores tentaram classificar a quantidade de sangue perdido a fim de orientar o tratamento;[14,16] contudo, o fator crítico no controle efetivo da hemorragia facial maciça é a identificação precoce.[17]

O principal suprimento arterial da região maxilofacial é a artéria carótida, que se ramifica no pescoço e se transforma na artéria carótida interna e externa. O sangramento na região do terço médio da face provém, principalmente, da artéria carótida externa, em especial da artéria maxilar interna e seus ramos intraósseos.[13] No terço superior da face e no teto da cavidade nasal, o sangramento provém de ramos da artéria carótida interna, tais como as artérias lacrimais e as artérias etmoidais.

O tratamento da hemorragia facial depende, em grande parte, da capacidade do cirurgião de acessar a fonte do sangramento. O sangramento em consequência de ferimentos superficiais resulta de lesões de arteríolas terminais e de capilares. Isso pode ser controlado por meio da aplicação de compressão ou cauterização dos vasos causadores do sangramento. Às vezes, agentes hemostáticos, tais como a protrombina (Floseal®; Baxter, Deerfield, Illinois), podem ser aplicados para auxiliar a hemostasia. Entretanto, o sangramento de vasos profundos, como a artéria maxilar interna e seus ramos, é difícil de ser localizado e tratado. O sangramento proveniente desses vasos profundos com frequência converge para a cavidade oral e nasal.[18] Portanto, uma quantidade significativa de sangue pode ser engolida pelo paciente, e uma hemorragia grave pode facilmente passar despercebida.

São usados vários métodos para tratar hemorragias faciais maciças com origem em vasos faciais profundos. Tais métodos incluem tamponamento oronasal, a redução precoce da fratura, embolização arterial transcateter (EAT) e ligadura da artéria carótida externa.[19] É um princípio cirúrgico amplamente conhecido que o primeiro passo para o controle da hemorragia é a compressão direta sobre o vaso lesado; é possível alcançar um controle subsequente e definitivo por meio da ligadura ou cauterização do vaso. No entanto, quando a fonte do sangramento não é imediatamente identificável ou acessível, deve-se procurar realizar compressão indireta com tamponamento para bloquear o sangramento. Para a epistaxe, a cavidade nasal posterior pode ser tamponada com um cateter de Foley calibre 14 French, e a cavidade nasal anterior pode ser tamponada com tiras de gaze em "pilhas". Os tampões nasais comercialmente disponíveis (p. ex., Merocel® [Medtronic Xomed, Jacksonville, Flórida] e Rhino Rocket® [Denver Splint Corp., Englewood, Colorado]) também são úteis em proporcionar um tamponamento rápido e eficaz. A redução precoce da fratura, em especial no terço médio da face, pode ser eficaz se o sangramento tiver origem, principalmente, nos vasos intraósseos. Se o sangramento continuar, apesar do tamponamento oronasal e/ou redução precoce da fratura, a embolização arterial transcateter ou a ligadura da artéria carótida externa deve ser levada em consideração.

A decisão de se usar a embolização arterial transcateter ou a ligadura da artéria carótida externa (ACE) há muito tem sido discutida na literatura. No passado, essa escolha costumava ser determinada mais pela disponibilidade de um radiologista intervencionista qualificado que fosse especializado em angiografia e embolização, e pela capacidade do cirurgião em realizar a ligadura da ACE.[12] No entanto, devido ao aumento da disponibilidade desses profissionais e aos avanços técnicos, muitos autores atualmente preferem a EAT à ligadura arterial quando outras medidas não invasivas falham. Isso se deve, em grande parte, à especificidade e à repetibilidade da EAT. Portanto, se um paciente estiver estável e o sangramento estiver temporariamente diminuído por tamponamento, deve-se tentar a EAT primeiro. Se o sangramento não puder ser controlado e o paciente ficar instável, a ligadura arterial cirúrgica imediata deve ser considerada. A ligadura da artéria carótida externa é um procedimento relativamente simples e de baixo risco que pode ser realizado de modo rápido sob anestesia geral ou local. O acesso cirúrgico para a artéria carótida externa é simples em comparação com a artéria maxilar interna. Quando condições graves demandam o controle de emergência da hemorragia facial, a ligadura da artéria carótida externa é uma ferramenta valiosa para arsenal cirúrgico de qualquer cirurgião maxilofacial.

Contraindicações e Limitações

É de conhecimento dos cirurgiões que um vaso deve ser ligado o mais próximo possível do ponto de hemorragia e impedir que contribuições anastomóticas continuem causando o extravasamento vascular.[4] No entanto, nem sempre isso é possível na região maxilofacial devido às estruturas altamente densas e valiosas dessa área. A rica rede vascular nessa região assegura a vitalidade dos tecidos no caso de um trauma ou lesão cirúrgica. Entretanto, esse extenso suprimento vascular colateral diminui a eficácia e previsibilidade da ligadura arterial. Quanto mais distal a fonte de hemorragia, maior a probabilidade de que tenha um suprimento vascular colateral, com origem no lado ipsilateral ou até mesmo no lado contralateral. Portanto, a ligadura da artéria carótida externa nem sempre é bem-sucedida. Se o sangramento envolve o terço superior da face e a cavidade nasal, devido a irrigação pela artéria carótida interna através das artérias etmoidais, pode-se necessitar de uma ligadura combinada da artéria carótida externa e da artéria etmoidal anterior (AEA). Pela mesma razão, a embolização transcateter pode ser mais eficaz devido à sua capacidade de alcançar artérias distantes, e ela pode ser mais seletiva. Se a embolização transcateter não obtiver sucesso, a ligadura da artéria carótida externa ainda é uma opção. Por outro lado, se a artéria carótida externa é ligada primeiro, a opção de embolização através do mesmo vaso já não existe. Portanto, é importante esgotar todas as outras opções antes de se realizar a ligadura arterial.

TÉCNICA: Ligadura da Artéria Carótida Externa

PASSO 1: Intubação e/ou Via Aérea Cirúrgica
Em um paciente com hemorragia facial significativa, uma via aérea segura é obrigatória. Para os pacientes de trauma, a maioria das intubações endotraqueais ocorre em campo ou no departamento de emergência.[20] Deve haver um limiar baixo para acesso cirúrgico das vias aéreas, pois esses pacientes muitas vezes requerem cirurgia extensa e hospitalizações prolongadas. Uma traqueostomia desvia de lesões maxilofaciais, proporciona uma via aérea segura e simplifica o reparo da fratura facial.

PASSO 2: Posicionamento do Paciente
O paciente é colocado em uma posição supina com um coxim de ombro. A cabeça está virada para o lado oposto àquele onde se pretende realizar a ligadura da artéria carótida externa. Isso ajuda a acentuar a borda anterior do esternocleidomastoide ipsilateral. Rodilha é usada para estabilizar a posição da cabeça.

(Continua)

TÉCNICA: Ligadura da Artéria Carótida Externa (Cont.)

PASSO 3: Incisão
A borda anterior do músculo esternocleidomastoide é identificada. Faz-se uma incisão horizontal de 5 cm na pele, 2 cm abaixo e paralela à borda inferior da mandíbula. O terço posterior da incisão deve estar sobre o músculo esternocleidomastoide. Essa incisão passa através do tecido subcutâneo, do músculo platisma e da fáscia cervical profunda, e revela, assim, o músculo esternocleidomastoide (Fig. 61-1, A e B).

PASSO 4: Identificação da Bainha Carotídea
A borda anterior do músculo esternocleidomastoide é identificada e retraída posteriormente. Realiza-se dissecção romba na frente do músculo esternocleidomastoide com uma pinça hemostática, em posição paralela aos grandes vasos até que a bainha carotídea seja identificada. A veia jugular interna deve estar visível, já que se encontra logo abaixo da bainha carotídea. O músculo esternocleidomastoide é separado, seguindo a direção posterior, da bainha carotídea, que está solta.

PASSO 5: Identificação da Artéria Carótida Externa
Penetra-se a bainha carotídea de forma romba, a fim de revelar a veia jugular interna. A veia facial comum (ou seus ramos) e a veia tireóidea superior podem ser vistas entrando na veia jugular interna anteriormente e podem ser ligadas e divididas. A veia jugular interna é, então, retraída posteriormente, de maneira delicada, revelando a artéria carótida comum subjacente. Uma vez que a artéria carótida comum tenha sido isolada, continua-se a dissecção superiormente para alcançar o bulbo carotídeo e a bifurcação das artérias carótidas interna e externa. Deve-se tomar cuidado para identificar e proteger o nervo hipoglosso, que atravessa as artérias logo acima da bifurcação. Observe que a artéria carótida interna encontra-se em posição posterior à artéria carótida externa e não se ramifica no pescoço. Em seguida, acompanhe a artéria carótida externa desde a bifurcação e identifique o primeiro ramo (artéria tireóidea superior) e o segundo ramo (artéria lingual) anteriormente (Fig. 61-1, C).

PASSO 6: Ligadura da Artéria Carótida Externa
A artéria carótida externa é duplamente ligada entre o primeiro ramo anterior (artéria tireóidea superior) e o segundo ramo anterior (artéria lingual) com fio de sutura de seda de 2-0.[21] A ligadura da artéria carótida externa em sua raiz deve ser evitada para reduzir o risco de migração proximal de um trombo, o qual pode entrar na circulação intracerebral e causar um acidente vascular cerebral (Fig. 61-1, D).

PASSO 7: Fechamento
O fechamento do pescoço é feito em camadas. O platisma é aproximado com Vicryl 3-0 com sutura contínua. O tecido subcutâneo é fechado com Monocryl® 4-0, com suturas interrompidas, e a pele é fechada com sutura contínua com fio Prolene® 5-0. A ferida recebe um curativo com pomada antibiótica tópica.

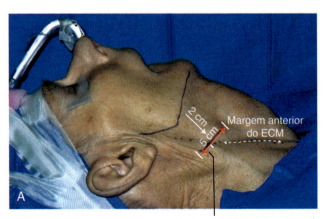

Terço posterior da incisão feito sobre o músculo esternocleidomastoide (ECM)

Figura 61-1 **A,** Posicionamento do paciente, com as linhas de incisão marcadas.

CAPÍTULO 61 Controle de Hemorragia Facial **657**

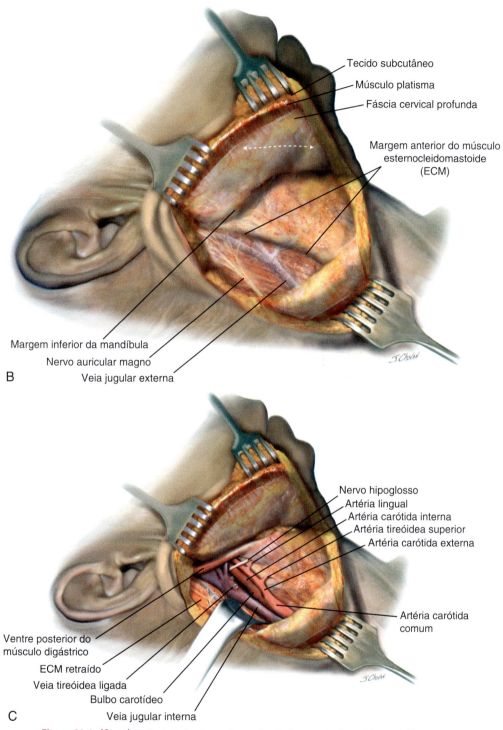

Figura 61-1, (Cont.) **B**, Incisão horizontal na pele. **C**, Anatomia da artéria carótida externa.

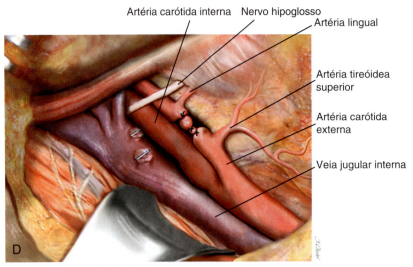

Figura 61-1, (Cont.) **D,** Ligadura da artéria carótida externa.

TÉCNICA ALTERNATIVA 1: Tamponamento Nasal

O tamponamento nasal é uma forma eficaz de controlar a epistaxe intratável. Se as cavidades nasais anteriores e posteriores precisarem ser tamponadas, um cateter Foley é utilizado para tamponar primeiro a cavidade nasal posterior. A ponta do cateter Foley é aparada para evitar pressão e ulceração da parede posterior da faringe. O cateter Foley é lubrificado com pomada antibiótica e, em seguida, inserido ao longo do assoalho da cavidade nasal até que a ponta esteja visível na orofaringe. Em seguida, 3 a 5 mL de solução salina normal são injetados para inflar o balão. O cateter é puxado de volta até que o balão obstrua a nasofaringe logo acima do palato mole. Aplica-se uma leve tensão para estabilizar a posição do balão, e um *clamp* umbilical é colocado em posição transversal ao cateter Foley nas narinas.

A cavidade nasal anterior é tamponada em camadas, com tiras de gaze de 1,2 cm impregnadas com pomada antibiótica. Uma pinça baioneta é usada para passar a ponta de uma tira de gaze ao longo do cateter Foley até que se alcance o balão inflado. A pinça é removida, e um pedaço semelhante de gaze é assentado sobre o primeiro. Esse procedimento continua superiormente até que a cavidade nasal anterior tenha sido tamponada e o sangramento tenha parado. Em seguida, uma gaze hidrófila é enrolada no cateter Foley entre as narinas e o *clamp* umbilical para evitar necrose por compressão da asa do nariz e columela. A parte restante do cateter Foley é colada com fita no rosto do paciente para evitar sua remoção acidental (Fig. 61-2).

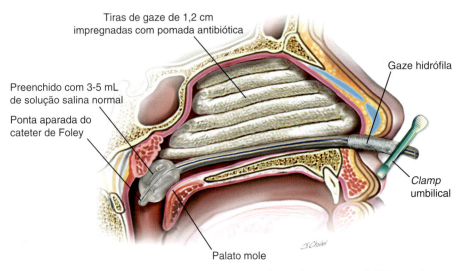

Figura 61-2 Colocação de tamponamento anterior tradicional com cateter de Foley no local.

TÉCNICA ALTERNATIVA 2: Ligadura da Artéria Etmoidal Anterior

A AEA se ramifica a partir da artéria oftálmica. Ela passa através do canal etmoidal anterior e abastece as células etmoidais anteriores e médias, o seio frontal e a parede lateral do nariz. Caso haja sangramento significativo com origem no teto da cavidade nasal, a ligadura da AEA pode ser benéfica.

A AEA pode ser alcançada através de uma incisão curvilínea sobre a porção superomedial do rebordo orbitário (incisão de Lynch). A incisão é estendida na direção da crista lacrimal anterior. A dissecção é feita posteriormente no plano subperiosteal, e a parte superior do saco lacrimal é refletida lateralmente à fossa lacrimal. À medida que a dissecção continua posteriormente, a artéria etmoidal anterior pode ser encontrada cerca de 24 mm posterior à crista lacrimal anterior. Ela pode ser vista atravessando a lâmina papirácea e entrando no periósteo orbital no nível das pupilas. Um clipe vascular é usado para ligar a artéria. A ferida pode ser fechada em uma única camada na altura da pele (Fig. 61-3).

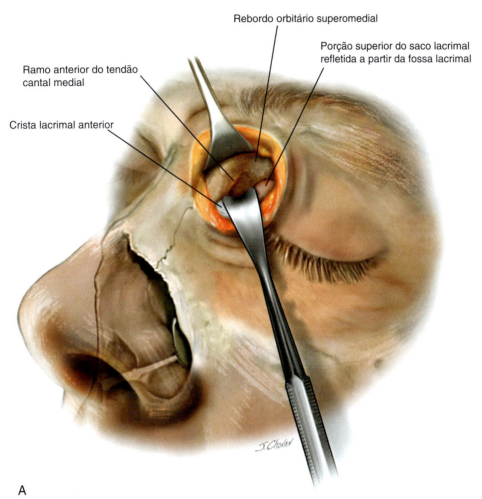

Figura 61-3 **A**, A artéria etmoidal anterior pode ser alcançada através de uma incisão curvilínea sobre porção superomedial do rebordo orbitário (incisão de Lynch).

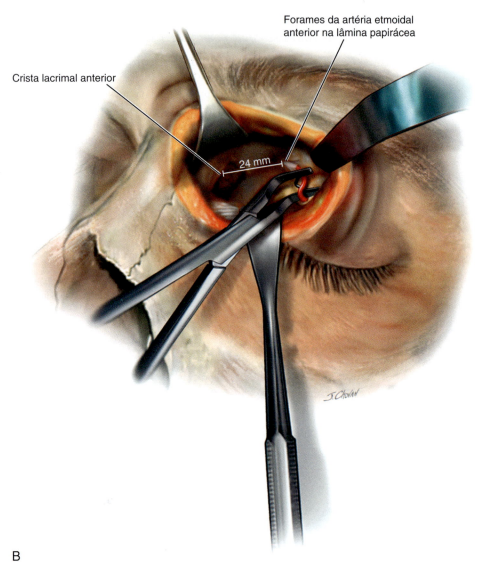

Figura 61-1, (Cont.) **B**, Clipe vascular e divisão da artéria etmoidal.

Prevenção e Tratamento das Complicações

Durante a incisão inicial na pele para acessar a artéria carótida externa, deve-se tomar cuidado para fazer a incisão, pelo menos, 2 cm abaixo da margem inferior de modo a evitar lesão do nervo mandibular marginal.

Uma vez identificada a artéria carótida comum, um elástico vascular pode ser colocado ao redor do vaso. Isso pode proporcionar controle proximal do vaso em caso de lesão iatrogênica posteriormente.

Durante a dissecção ao longo da artéria carótida comum e da bifurcação carotídea, o paciente pode ficar bradicárdico devido à manipulação do bulbo carotídeo. Caso isso ocorra, pode-se injetar lidocaína pura a 1% na adventícia do bulbo carotídeo.

Ao identificar a artéria carótida externa, o cirurgião deve certificar-se de que os ramos anteriores (p. ex., a artéria tireóidea superior e a artéria lingual) estão presentes, pois a artéria carótida interna não se ramifica no pescoço. Isso evita a ligadura da artéria carótida interna, o que pode ter consequências devastadoras. É importante, também, sempre identificar e proteger o nervo hipoglosso, que pode atravessar a artéria carótida externa em um local bastante baixo perto da bifurcação carótida.

Recomendações Pós-operatórias

As complicações pós-operatórias relacionadas à ligadura da artéria carótida externa não estão bem descritas na literatura. Em 1985, Cooke descreveu várias complicações em uma série de 43 pacientes, incluindo parestesia facial, diplopia, hemiparesia e perturbações na marcha. No entanto, seus procedimentos incluíam várias combinações com ligadura transantral das artérias maxilares internas e ligadura das artérias etmoidais anteriores. As complicações descritas não se correlacionavam com o procedimento específico.

Caso se realize o tamponamento nasal para cessar a epistaxe, é prudente garantir que as tiras de gaze estejam impregnadas de pomada antibiótica. O tamponamento deve ser removido dentro de 3 dias para evitar o risco de síndrome do choque tóxico em consequência de uma infecção por *Staphylococcus aureus*.

Uma vez que o sangramento tenha sido controlado e o paciente esteja estabilizado, deve-se considerar a possibilidade de uma coagulopatia subjacente. Um histórico médico e um exame físico completos devem ser realizados. Estudos laboratoriais adicionais, como testes de função hepática, níveis de fator e testes de função plaquetária, devem ser solicitados, se indicado. A correção imediata com transfusão de plasma fresco congelado, vitamina K, plaquetas ou concentrado de hemácias pode aumentar as chances de sobrevivência do paciente. A hipertensão, embora raramente seja a causa da hemorragia facial maciça, pode dificultar o tratamento da hemorragia. O monitoramento da pressão arterial do paciente, antes e durante o tratamento, é importante para determinar se uma intervenção farmacológica é necessária a fim de ajudar no controle da hipertensão.[10]

Referências

1. Bederson JB: *Treatment of carotid disease: a practitioner's manual*, 1998, Park Ridge, Ill, 1998, The American Association of Neurological Surgeons.
2. Bryant JD III: Ligation of the external carotid artery, with remarks on the history of the operation, *Ann Surg* 6:115, 1887.
3. Hunter K, Gibson R: Arterial ligation for severe epistaxis, *J Laryngol Otol* 83:1099, 1969.
4. Malcomson KG: The surgical management of massive epistaxis, *J Laryngol Otol* 77:299, 1963.
5. Martis C: Case for ligation of the external carotid artery in composite operations for oral carcinoma, *Int J Oral Surg* 7:95, 1978.
6. Chandler JR, Serrins AJ: Transantral ligation of the internal maxillary artery for epistaxis, *Laryngoscope* 75:1151, 1965.
7. Hassard AD, Kirkpatrick DA, Wong FS: Ligation of the external carotid and anterior ethmoidal arteries for severe or unusual epistaxis resulting from facial fractures, *Can J Surg* 29:447, 1986.
8. Cooke ET: An evaluation and clinical study of severe epistaxis treated by arterial ligation, *J Laryngol Otol* 99:745, 1985.
9. Yin NT: Effect of multiple ligations of the external carotid artery and its branches on blood flow in the internal maxillary artery in dogs, *J Oral Maxillofac Surg* 52:849, 1994.
10. Viehweg TL, Roberson JB, Hudson JW: Epistaxis: diagnosis and treatment, *J Oral Maxillofac Surg* 64:511, 2006.
11. Sakamoto T, et al: Transcatheter embolization in the treatment of massive bleeding due to maxillofacial injury, *J Trauma* 28:840, 1988.
12. Bouloux GF, Perciaccante VJ: Massive hemorrhage during oral and maxillofacial surgery: ligation of the external carotid artery or embolization? *J Oral Maxillofac Surg* 67:1547, 2009.
13. Yang WG, et al: Life-threatening bleeding in a facial fracture, *Ann Plast Surg* 46:159, 2001.
14. Dean NR, Ledgard JP, Katsaros J: Massive hemorrhage in facial fracture patients: definition, incidence, and management, *Plast Reconstr Surg* 123:680, 2009.
15. Ardekian L, et al: Life-threatening bleeding following maxillofacial trauma, *J Craniomaxillofac Surg* 21:336, 1993.
16. Khanna S, Dagum AB: A critical review of the literature and an evidence-based approach for life-threatening hemorrhage in maxillofacial surgery, *Ann Plast Surg* 69:474, 2012.
17. Shuker ST: The immediate lifesaving management of maxillofacial, life-threatening haemorrhages due to IED and/or shrapnel injuries: "When hazard is in hesitation, not in the action,", *J Craniomaxillofac Surg* 40:534, 2012.
18. Shimoyama T, Kaneko T, Horie N: Initial management of massive oral bleeding after midfacial fracture, *J Trauma* 54:332, 2003, discussion, 336.
19. Ho K, et al: The management of life-threatening haemorrhage following blunt facial trauma, *J Plast Reconstr Aesthet Surg* 59:1257, 2006.
20. Cogbill TH, et al: Management of maxillofacial injuries with severe oronasal hemorrhage: a multicenter perspective, *J Trauma* 65:994, 2008.
21. Bailey BJ: *Atlas of head and neck surgery: otolaryngology*, ed 2, Philadelphia, 2001, Lippincott Williams & Wilkins.

CAPÍTULO 62

Princípios e Biomecânica da Fixação Interna Rígida da Mandíbula

Michael R. Markiewicz e Mark Engelstad

Material Necessário

Essencial para o Reparo de Fratura
Suturas apropriadas
Barras em arco
Blocos oclusais
Elásticos
Fio de calibres 22, 24 e 26
Parafusos de fixação intermaxilar
Direcionador de fio ou dobrador de amarrilhos tipo Sputnik
Torcedor e cortador de fio

Osteossíntese
Fórceps de redução de osso
Escareador
Gabarito de profundidade
Guias de brocas
Brocas
Broca de fissura
Anestésico local com vasoconstritor
Dobradores de placa e fórceps
Cortadores de placa

Fórceps para segurar placa
Modelos de placa
Placas
Parafusos
Chave de parafuso
Trocarte transcutâneo com cânula, cobertura de broca e pinça de retenção de trocarte

Histórico do Procedimento

A fixação interna rígida da mandíbula, embora tecnicamente descrita há quase um século, só recentemente foi popularizada. O tratamento tradicional do trauma mandibular centralizou-se na utilização de redução fechada e na imobilização de maxila e mandíbula. Isso permitia a cicatrização óssea secundária com formação de calo, mas não permitia a função da mandíbula convalescente, que ficava suscetível à dificuldade de se obter a união e a uma infecção por causa de micromovimentos constantes do local da fratura.

As primeiras descrições publicadas sobre o uso de fixação interna foram de Lambotte, Warnekros e Wassmund durante os anos entre as Grandes Guerras Mundiais. No entanto, foi somente no final dos anos 1960 e início dos anos 1970 que Luhr, Schilli e Becker defenderam a fixação com placa e parafuso para o trauma mandibular utilizando parafusos bicorticais na borda inferior da mandíbula. No final dos anos 1970, o desenvolvimento adicional do conceito de fixação de miniplaca com parafusos monocorticais foi desenvolvido por Champy.

Desde esses primeiros relatos, ocorreram pesquisas substanciais e o refinamento das técnicas de materiais utilizados atualmente para a fixação interna contemporânea da mandíbula. Isso permitiu o uso rotineiro e seguro das técnicas para a melhoria da recuperação do paciente e da função durante a cicatrização.

Instrumentação

Os parafusos de fixação rígida servem para fixar placas ao osso fraturado ou comprimir os fragmentos de ossos. Os orifícios dos parafusos são geralmente pré-perfurados, e o tamanho da broca é igual ao diâmetro interno do parafuso. O diâmetro externo do parafuso é geralmente a base para o sistema de tamanhos de diversos sistemas de fixação; por exemplo, "sistema de 2.0" pode usar uma broca de 1,8 mm de diâmetro e um parafuso com diâmetro interno de 1,8 mm e diâmetro externo de 2 mm (Fig. 62-1). O diâmetro externo do parafuso é a largura da rosca, que avança o parafuso e trava no osso. O rosqueamento do osso pelo parafuso é chamado de "afunilamento" e é responsável pela sensação de resistência ao torque durante a colocação do parafuso inicial. Alguns sistemas de fixação mais antigos com parafusos não autorrosqueantes necessitavam de um instrumento adicional para "afunilar" o orifício da broca, mas os conjuntos contemporâneos são, na sua maioria, parafusos metálicos e autorrosqueantes. As roscas prendem no osso, transferindo as forças ao longo da placa e do osso, resistindo às forças de deslocamento ou de "tração". Os parafusos de diferentes sistemas têm diferentes orientações de parafusos, formas de cabeça (i.e., hexagonal, fenda, cruz) e passos (a distância entre as roscas). Alguns parafusos podem necessitar de pré-afunilamento (parafusos biodegradáveis) ou ser autoperfurantes (tal como descrito anteriormente).[1]

CAPÍTULO 62 Princípios e Biomecânica da Fixação Interna Rígida da Mandíbula

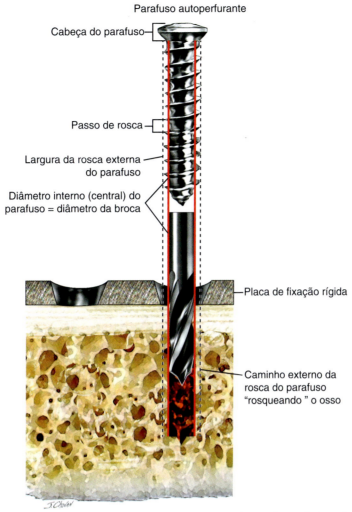

Figura 62-1 O diâmetro da broca é igual ao diâmetro interno do parafuso e define o "tamanho" do conjunto da placa. A haste do parafuso possui roscas com uma distância variável. Como o diâmetro da broca é igual ao diâmetro da haste do parafuso, as roscas travam no osso, fornecendo retenção do parafuso dentro do osso.

A função de uma placa é estabilizar os fragmentos de osso adjacentes o tempo suficiente para permitir a cicatrização ou "união". Vários desenhos incluem placas de *adaptação* (orifícios de placa redondos), *compressão* (orifícios inclinados dinâmicos, ovais), *travamento* (orifícios rosqueados) e *reconstrução* (mais largas, perfil mais alto, mais fortes). Além disso, qualquer uma dessas combinações de desenhos pode ser observada. As placas de compressão têm orifícios inclinados concebidos para causar o movimento do fragmento (compressão) quando uma cabeça de parafuso perfurada de modo excêntrico é apertada contra a placa. As placas de reconstrução são ótimas para fraturas atróficas, cominutivas ou mandibulares com defeitos em que existe pouca ou nenhuma sustentação de fragmento ósseo.[2] As placas de reconstrução mandibular são geralmente retas ou curvas mais longas, desenhadas para seguir os contornos das margens mandibulares inferior e posterior. Cada sistema inclui tamanhos de perfil menores e maiores (profundidade e largura da placa), juntamente com várias configurações para se adaptar a áreas específicas como as regiões do côndilo e do ângulo.

Princípios Biomecânicos de Fixação Rígida

Definição

A fixação interna é um processo de estabilização do fragmento ósseo conseguida por colocação interna (diretamente no osso) de implantes, tais como placas e parafusos. A fixação rígida é um tipo de fixação interna e tem várias definições, incluindo "uma forma de fixação aplicada diretamente aos ossos que é forte o suficiente para impedir o movimento interfragmentário através da fratura quando se utiliza ativamente a estrutura do esqueleto".[3] Outra definição é "qualquer forma de fixação óssea em que as forças biomecânicas deformantes são anuladas ou usadas como uma vantagem para estabilizar os fragmentos da fratura e permitir a carga do osso de tal modo a permitir o movimento ativo".[4] As formas de fixação designadas como rígida são geralmente duras e resilientes o suficiente para impedir a mobilidade interfragmentária durante a cicatrização. A fixação não rígida "estabiliza os fragmentos durante a função, mas pode permitir algum movimento interfragmentário".[4] A maioria das formas de fixação não rígida é funcionalmente estável, ou seja, elas não impede todo o movimento interfragmentário, mas, em vez disso, cria uma estrutura de placa e osso que é estável o suficiente para permitir alguma função durante a cicatrização óssea. Para a fixação não rígida ter sucesso, a fratura em si deve ser cuidadosamente selecionada, ser simples e ter bom ajuste interfragmentário e sustentação. A técnica de miniplaca de margem superior do tratamento de uma fratura de ângulo mandibular é um exemplo clássico de fixação funcionalmente estável.

Materiais

Embora estejam disponíveis materiais reabsorvíveis como implantes de poli(L-lactídeo)/ácido poliláctico, o titânio e suas ligas continuam a ser os materiais de escolha em sistemas de fixação rígida. (Este capítulo é limitado à discussão de opções de fixação não reabsorvíveis.) O titânio é inerte, não tóxico, resistente à corrosão e possui elevada força extensível.[2,5,6] A maioria dos sistemas de fixação interna comerciais contém placas e parafusos de titânio comercialmente puro ou de liga de titânio de várias dimensões e forças. Dois dos maiores benefícios do titânio são a sua elevada proporção entre força e peso e sua resistência à corrosão. Como ele é não ferromagnético (i.e., seguro para a futura ressonância magnética [RM]) e resiste a toda corrosão pelos fluidos corporais, o titânio tornou-se e continua a ser o material de implante de escolha para a fixação rígida.

A osseointegração depende da biocompatibilidade, e ela desempenha um papel na fixação interna, pois permite que o osso tolere e estabilize implantes metálicos, tais como parafusos. O titânio é um dos metais que promove a biocompatibilidade. A maioria das placas é feita de titânio comercialmente puro ou de uma liga de titânio que consiste principalmente em titânio e, em menor extensão, uma combinação de alumínio, vanádio, níquel, cromo, ferro, molibdênio e nióbio. Os parafusos em geral são feitos de titânio comercialmente puro, aço inoxidável ou uma liga de titânio.

Princípios de Consolidação da Fratura

O osso mandibular é um composto de colágeno orgânico e mineral inorgânico. O colágeno mandibular resiste a forças elásticas, e o componente mineral resiste a forças de compressão.[7] Ao longo da vida, o osso mandibular está em constante remodelamento em resposta às cargas funcionais criadas pelos músculos da mastigação.[8,9] Em resposta à fratura, ele se cura por meio de um dos dois processos: consolidação primária (contato ou direta) ou consolidação secundária (calo ou intervalo). Uma compreensão desses processos irá resultar em melhores decisões de tratamento (Fig. 62-2).[10,11] A cicatrização óssea primária ocorre quando os fragmentos de osso fraturado são bem reduzidos e então estabilizados de maneira a permitir a mobilidade mínima do fragmento, geralmente pelo uso de uma forma rígida de osteossíntese. A cicatrização primária ocorre em áreas de bom contato ósseo por remodelagem direta do sistema harvesiano, com cruzamento direto de osteoclastos e osteoblastos através do plano de fratura, sem formação de calo. Por outro lado, a consolidação óssea secundária com um calo ocorre quando alguma mobilidade permanece entre os fragmentos fraturados; por exemplo, quando uma mandíbula fraturada é tratada por fixação intermaxilar apenas ou quando existe um intervalo que deixe mobilidade entre os fragmentos. Nenhum calo é formado na consolidação óssea primária. A consolidação secundária geralmente ocorre quando um hematoma de fratura entre os fragmentos ósseos remodela-se em um calo. O calo evolui a partir de tecido de granulação para tecido conjuntivo, seguido por cartilagem mineralizada e, finalmente, formação de osso compacto.

Zonas de Osteossíntese e Profundidade do Parafuso

O conceito de linhas de osteossíntese mandibular foi introduzido por Michelet *et al.*[12] e mais tarde popularizado por Champy; esse conceito é usado principalmente em osteossíntese por miniplacas.[13,14] As linhas representam regiões mandibulares de forças de compressão ou tensão, que podem variar dependendo da função muscular e da localização da carga.[13] Pode ser útil conceituar essas linhas de osteossíntese como áreas fortes e grossas da mandíbula que resistem a estresses funcionais e que também se constituem em localizações ideais para colocar parafusos e placas menores (miniplacas) no reparo de fratura (Fig. 62-3).

Nas fraturas do ângulo e corpo posterior, a porção anterior ao local da fratura é a que recebe maior carga; portanto, a margem superior está geralmente sob forças de tensão, enquanto a margem inferior é submetida a mais forças de compressão. Nas fraturas da região da sínfise, essas forças se alternam entre as margens superior e inferior. Quando o cirurgião utiliza a fixação de fratura não rígida, miniplacas e parafusos são colocados ao longo das linhas de osteossíntese mandibular. Quando são utilizadas miniplacas e parafusos monocorticais, a parte mais fraca de todo o conjunto é geralmente a própria placa; portanto, os parafusos bicorticais não são vantajosos na fixação não rígida (i.e., no osso denso a miniplaca falhará antes dos parafusos monocorticais). Quando placas de reconstrução e parafusos maiores são usados corretamente, eles podem estabilizar a mandíbula sob qualquer força, não importando onde estejam situados ao longo da mandíbula; entretanto, como eles ganham durabilidade adicional quando são usados parafusos bicorticais, geralmente são colocados ao longo da borda inferior para evitar lesão do dente e do nervo.

Indicações para o Uso dos Procedimentos

A fixação interna da mandíbula é indicada por diversas razões, incluindo as funcionais, biomecânicas e a preferência do paciente. A fixação interna rígida da mandíbula é indicada quando a fixação não rígida é incapaz de proporcionar estabilização suficiente do fragmento para permitir a consolidação. Nos casos em que a probabilidade de consolidação é equivalente, formas rígidas de fixação podem permitir o retorno mais rápido à função. É importante compreender que a imobilização da mandíbula por meio da utilização de barras em arco e fixação intermaxilar com fio (IMF) não elimina o movimento de fragmentos fraturados; toda vez que um paciente engole, os poderosos músculos da mastigação ativam e movimentam os fragmentos de ossos soltos, mesmo quando a boca do paciente está "fechada com amarrias com fio". Se o comportamento

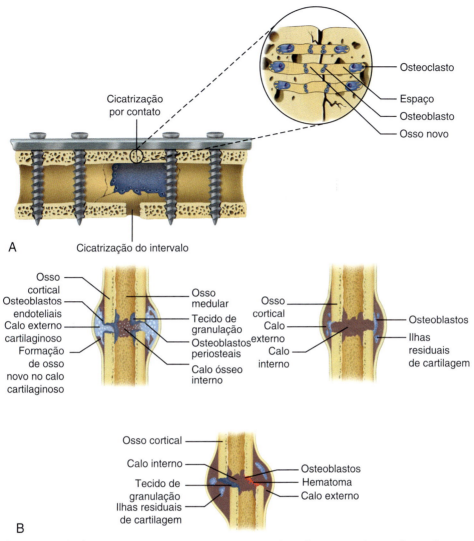

Figura 62-2 A, A cicatrização óssea primária ocorre quando os fragmentos de osso fraturados são reduzidos e então estabilizados de uma maneira que permite a mobilidade mínima do fragmento. **B,** A cicatrização óssea secundária com um calo ocorre quando permanece alguma mobilidade entre os fragmentos fraturados. (De Fonseca RJ, Barber HD, Walker RV, et al: Oral and maxillofacial trauma, ed 4, St. Louis, 2013, Saunders.)

do paciente for uma preocupação, técnicas de fixação rígida podem ser mais apropriadas do que longos períodos de IMF, porque a cura óssea pode ocorrer independentemente da adesão do paciente. Além disso, quando um paciente é colocado sob IMF, a função respiratória é diminuída, o que pode ser prejudicial em pacientes mais velhos, naqueles com comorbidades graves e em alguns pacientes psiquiátricos.

Classificações de Fixação Rígida

Suporte de Carga e Compartilhamento de Carga

O tratamento de fratura com fixação rígida também pode ser classificado como suporte de carga (*load-bearing*) ou compartilhamento de carga (*load-sharing*). A fixação de suporte de carga usa placas e parafusos de alta resistência, rígidas, fortes o suficiente para suportar toda a carga da função mandibular por um período de meses sem qualquer dependência de compartilhamento de carga entre os fragmentos ósseos; em outras palavras, não é necessária qualquer sustentação no sistema de suporte de carga. Um exemplo de um sistema de suporte de carga é uma placa de reconstrução e parafusos grandes abrangendo uma fratura cominutiva. Por outro lado, o compartilhamento de carga é um tipo de fixação em que os implantes e o osso compartilham as cargas funcionais. A fixação de compartilhamento de carga pode ser utilizada em tipos de fratura mais simples em que os fragmentos são bem reforçados um contra o outro durante a consolidação e a função. Um exemplo de fixação de compartilhamento de carga é a utilização de miniplaca e parafusos monocorticais na margem superior em uma fratura de ângulo. Como a fixação de compartilhamento de carga depende dos fragmentos da fratura para compartilhar forças por sustentação, ela não pode ser utilizada em fraturas com baixa redução interfragmentário, como fraturas antigas, cominutivas ou atróficas.

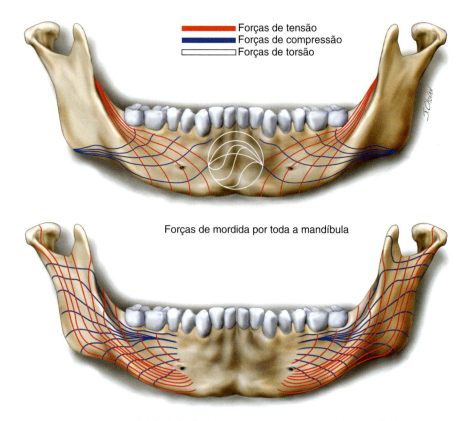

Figura 62-3 Zonas de osteossíntese.

Travamento e não Travamento

Os sistemas de placas de osso têm geralmente ambas interfaces de parafuso e placa de travamento e não travamento, e é importante compreender a diferença. As placas de travamento têm orifícios que são rosqueados ou têm um formato que permita que a cabeça do parafuso trave na placa, criando um conjunto rígido de placa e parafuso. Cada parafuso de travamento possui duas interfaces de fixação; uma interface estabiliza o parafuso dentro da placa, como mencionado, e a outra ancora, o parafuso no osso.[2] Por causa dessas características, os sistemas de travamento são mais caros de serem fabricados, porém têm vantagens importantes.

- Durante o aperto, a cabeça do parafuso trava na placa em vez de comprimi-la para baixo, contra a superfície do osso, causando distorção do fragmento, tal como ocorre em sistemas de não travamento. Em um sistema de não travamento, um parafuso colocado através de uma placa rígida adaptada imperfeitamente traciona o osso móvel para fora do alinhamento em direção à placa rígida, resultando em alinhamento errado e má oclusão. Uma vez que a placa de travamento não é puxada contra a superfície do osso, a sua adaptação (inclinação) não tem que ser tão precisa como a de placas de não travamento. Uma placa de travamento pode estar milímetros fora da superfície do osso, mas ainda manter a sua integridade estrutural.
- A interface justa entre a placa e a cabeça do parafuso reduz os micromovimentos dentro do conjunto de osso, parafuso e placa. Em contraste, os sistemas de não travamento dependem da fricção entre osso, parafuso e placa para manter o conjunto estável (Fig. 62-4).

Compressão

A compressão dos segmentos ósseos pode ser obtida por guias de brocas especialmente concebidos, parafusos e placas ou apenas com parafusos transcorticais. Com exceção de compressão do parafuso transcortical na sínfise mandibular ou a ocasional fratura de corpo tangencial, a colocação de placa de compressão geralmente não é vantajosa no trauma craniomaxilofacial e pode estar associada a maior morbidade pós-operatória, principalmente porque é uma técnica complicada e muito sensível.[15]

Os parafusos transcorticais são a forma mais simples de fixação interna. A sua utilização na mandíbula foi popularizada por Niederdellmann *et al*.[16] Esses parafusos fornecem um meio confiável e altamente estável de fixação rígida por compressão sob as condições certas. A compressão do parafuso transcortical deve ser reservada para fraturas simples, não cominutivas e com boa sustentação interfragmentária (p. ex., uma fratura de sínfise simples). Funciona de forma semelhante em todos os locais: uma cortical de um fragmento é presa pela cabeça do parafuso, mas não pelas roscas do parafuso (orifício deslizante), enquanto a cortical distal do outro fragmento está envolvida pelas roscas distais do parafuso (orifício de tração). Nessas circunstâncias, com os alinhamentos corretos das corticais e a boa sustentação interfragmentária, girar o parafuso firmemente comprime os dois fragmentos um contra o outro.

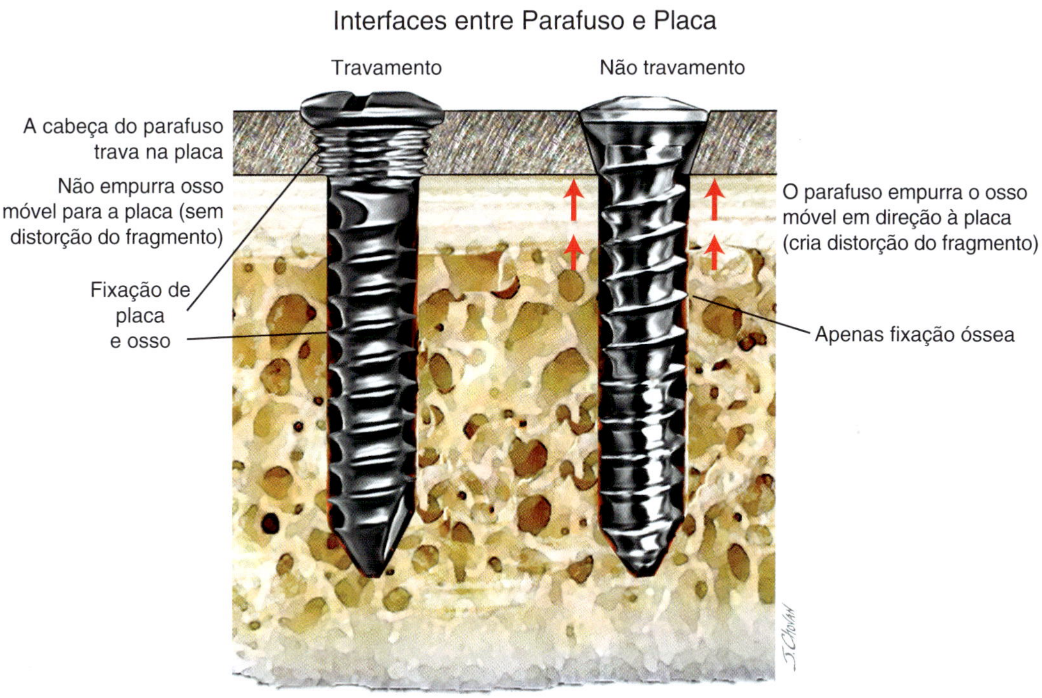

Figura 62-4 Interfaces entre parafuso e placa: travamento e não travamento.

Contraindicações e Limitações

A presença de germes dentários permanentes em desenvolvimento ou um canal do nervo alveolar inferior posicionado muito inferiormente podem contraindicar algumas formas de fixação rígida.

A fixação rígida de qualquer tipo de fratura mandibular cirúrgica ocorre em quatro passos sequenciais: acesso, redução do fragmento, fixação interna e fechamento da ferida/consolidação. Este capítulo trata da redução do fragmento e da fixação interna. Os passos de redução e fixação interna são discutidos na técnica de placa padrão.

TÉCNICA: Fixação de Placa Padrão

PASSO 1: Abordagem

A abordagem para algumas fraturas pode ser facilitada por meio da imobilização da mandíbula em primeiro lugar. Abordagens específicas não são discutidas aqui porque são tratadas em outras partes deste livro. Contudo, a abordagem cirúrgica deve permitir a visualização suficiente da fratura de modo a verificar a redução ideal; na região anterior da mandíbula, por exemplo, o cirurgião deve sempre visualizar a margem inferior para garantir o alinhamento.

Em muitas abordagens intraorais feitas através de tecidos finos, o instrumento colocado muito perto do nível de incisão pode provocar ruptura da ferida e exposição da placa, sendo necessário um procedimento adicional ou resultando em não união. Em abordagens transorais, uma única placa mais forte na margem inferior, bem longe do local da incisão, pode permitir a cicatrização mais confiável do que uma configuração de duas miniplacas "mais simples", em que a miniplaca superior torna-se frequentemente exposta, levando a consolidação retardada ou não união (Fig. 62-5, A).

PASSO 2: Imobilização

Muitas fraturas da mandíbula exigem alguma forma de imobilização de curto prazo, seja intraoperatória apenas ou intraoperatória e pós-operatória. Se nenhuma imobilização pós-operatória for necessária, existem formas de IMF intraoperatória, tais como fios de aço, que são muito baratos e levam apenas alguns minutos para serem colocados.[17] Quando são usadas barras em arco ou parafusos de IMF, o fio IMF não é autoajustável, intimidando e gerando uma preocupação nos pacientes; portanto recomendamos elásticos para imobilização mandibular. Com uma fratura de mandíbula, a força muscular é consideravelmente diminuída,[18] de modo que apenas alguns elásticos bilaterais fornecem imobilização muito firme. As fraturas simples podem ser reparadas sem IMF,[19] mas o que parece ser um atalho com frequência resulta em redução errônea ou procedimentos adicionais.

(Continua)

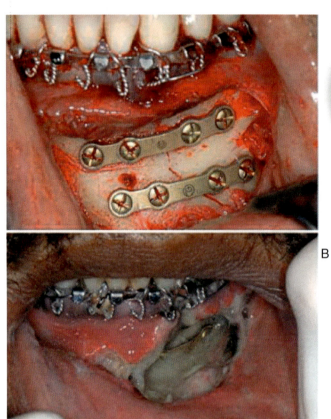
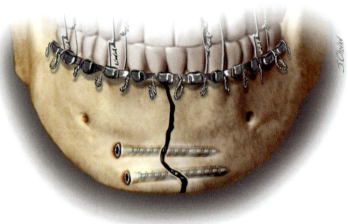

Figura 62-5 A, Incisões próximas aos materiais de síntese são mais propensas a deiscência da ferida *(A)*. As feridas cicatrizam melhor com osso hígido abaixo delas. **B,** Dois orifícios monocorticais são perfurados em ambos os lados da fratura, perpendicularmente à linha de fratura. A broca deve entrar e sair do osso em alta velocidade para minimizar a queima do osso, criar o menor orifício possível e impedir a ruptura da broca. Esses orifícios devem ser perfurados longe da colocação planejada da placa e o mais longe possível da linha de fratura (para prevenir o fechamento excessivo do córtex vestibular e a formação de lacuna no córtex lingual). Enquanto fecha o fórceps de redução, o cirurgião pode usar um periostótomo, juntamente com a manipulação digital, para alinhar adequadamente e reduzir a linha de fratura.

TÉCNICA: Fixação de Placa Padrão *(Cont.)*

PASSO 3: Redução

Encontrar e manter a oclusão correta enquanto se aplica a fixação rígida é fundamental porque as reduções errôneas e as más oclusões fixas com placas rígidas com frequência não podem ser corrigidas com tração com elástico dental. Sempre que possível, as fraturas devem ser reduzidas por meio do alinhamento da dentição e preestabelecidas usando-se um fórceps de redução. O fórceps de redução, quando utilizado corretamente, ajuda o cirurgião a obter a melhor redução óssea possível. Isto é especialmente importante em fraturas duplas, em que até mesmo uma redução errônea mínima de uma fratura pode tornar impossível o alinhamento de uma segunda fratura distante. Os fórceps de redução são bastante simples de se usar quando alguns princípios são seguidos. Dois orifícios monocorticais são perfurados em ambos os lados da fratura, perpendiculares à linha de fratura. Esses orifícios devem ser perfurados longe do local planejado para a colocação de placa e o mais longe possível da linha de fratura (para prevenir o fechamento excessivo da cortical vestibular e a formação de espaço [*gap*] na cortical lingual). Enquanto o fórceps de redução é fechado, um periostótomo, juntamente com a manipulação digital, pode ser utilizado para alinhar adequadamente e reduzir a linha de fratura (Fig. 62-5, *B*).

TÉCNICA: Fixação de Placa Padrão *(Cont.)*

PASSO 4: Sistema de Placa e Parafuso

As fraturas simples da sínfise e do corpo da mandíbula sem algum defeito ósseo ou atrofia podem ser reparadas com sucesso com vários conjuntos de placa e parafuso diferentes: uma placa única, mais rígida ao longo da borda inferior, duas placas menores colocadas superior e inferiormente, parafusos transcorticais ou até mesmo uma combinação destes (detalhado em outra parte deste atlas).

Uma variedade de forças afeta a sínfise mandibular durante a função, de modo que a fixação interna eficaz deve resistir a essas forças. No corpo da mandíbula há menos torção, e apenas uma linha de osteossíntese (que corre ao longo da parte média da mandíbula) está representada na maioria das ilustrações. Esta talvez seja uma simplificação excessiva, e usar as linhas de Champy como guia para o tratamento de fratura mandibular resulta em fracasso em muitas circunstâncias. Isso ocorre porque a abordagem de Champy não leva em consideração os efeitos de outras fraturas mandibulares simultâneas. Para a fratura de sínfise simples isolada, muitas formas de fixação são suficientes. Contudo, quando aquela fratura de sínfise simples ocorre juntamente com uma ou duas fraturas mandibulares posteriores, formas mais rígidas de fixação (parafuso transcortical/placa de reconstrução) devem ser utilizadas na sínfise.

Em geral, as fraturas com elementos mais desestabilizadores (p. ex., mais do que uma fratura, osso de pouca qualidade, atrofia, falta de sustentação, defeitos, cominuição, infecção) devem ser reparadas com construção de suporte de carga mais rígida. As fraturas sem esses fatores podem ser tratadas com sistemas menos rígidos, de compartilhamento de carga (Fig. 62-5, *C*). Para os parafusos bicorticais, um medidor de profundidade garante a seleção dos parafusos de comprimento adequado, que travam no córtex profundo sem colocar em perigo as estruturas mais profundas. Quando são utilizados parafusos de travamento, as guias de brocas especiais são necessárias para assegurar o ajuste preciso do parafuso de travamento na placa. Com poucas exceções, os parafusos devem ser colocados perpendiculares à placa. Para estabilizar os segmentos cominutivos, como um triângulo basal, os parafusos de não travamento podem ser preferíveis. O reparo bem-sucedido de fratura mandibular com fixação rígida está altamente correlacionado com a experiência profissional,[20] porque cada lesão é única e muitas variáveis devem ser consideradas. As abordagens algorítmicas ao reparo da fratura falham com frequência. A broca apropriada é escolhida (correspondendo ao diâmetro do núcleo do parafuso a ser utilizado). Quando uma broca mais longa é utilizada, deve ser estabilizada com uma guia de broca. A guia de broca e o osso devem ser arrefecidos de modo a que a temperatura permaneça abaixo de 47°C para minimizar a necrose do osso. Os fragmentos cominutivos devem ser reduzidos e temporariamente estabilizados com miniplacas em primeiro lugar, simplificando a fratura, prevenindo a mobilidade do fragmento e tornando a adaptação de placas grandes muito mais fácil e mais confiável.

(Continua)

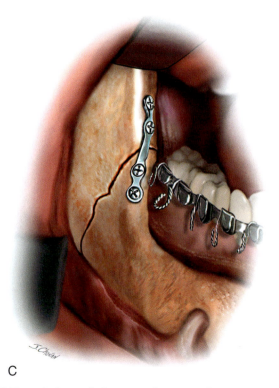

C

Figura 62-5, *(Cont.)* **C,** Exemplo de tipo de fratura simples apropriada para o suporte de carga. As fraturas com fatores mais instáveis (p. ex., mais de uma fratura, osso de qualidade ruim, atrofia, pouca sustentação, defeitos, cominuição, ausência de infecção) devem ser reparadas com mais rigidez em um sistema de suporte de carga. As fraturas sem esses fatores podem ser tratadas com sistemas menos rígidos de mais compartilhamento de carga.

TÉCNICA: Fixação de Placa Padrão (Cont.)

PASSO 5: Garantia de Qualidade
A qualidade da oclusão dentária é a avaliação de prognóstico indireta mais importante da redução e do reparo da fratura mandibular. A IMF é removida e, enquanto os côndilos são assentados em sua fossa, a oclusão é verificada em busca de quaisquer discrepâncias grosseiras. Muitos "deslizamentos" mínimos (inferiores a 1 mm) ou más oclusões podem ser geralmente compensados com elásticos de orientação pós-operatórios. Todavia, as discrepâncias grosseiras justificam a remoção dos materiais de síntese e a melhora da redução óssea. Os alinhamentos errôneos e as discrepâncias oclusais grosseiras (i.e., uma mordida aberta) são muito mais fáceis de se reparar no momento do reparo inicial do que em um procedimento posterior.

PASSO 6: Função Pós-operatória
Se o reparo for de alta qualidade e confiável (boa qualidade óssea, oclusão normal, biomecânica vantajosa), o paciente pode não precisar de imobilização pós-operatória ou guia oclusal. Se houver alguma dúvida, a redução deve ser modificada e melhorada, ou barras em arco devem ser colocadas para permitir a tração elástica pós-operatória. Os parafusos da IMF podem fornecer imobilização intraoperatória, mas, como estão muito longe da linha de oclusão e com frequência ficam recobertos por tecidos hipertróficos, são opções ruins para imobilização pós-operatória e guia oclusal em longo prazo.

TÉCNICA ALTERNATIVA 1: Fixação do Parafuso Transcortical

A técnica do parafuso transcortical é uma forma de osteossíntese de compartilhamento de carga e pode ser utilizada quando quaisquer duas superfícies ósseas planas, sólidas devem ser aproximadas (Fig. 62-6). Esta técnica é útil em fraturas oblíquas, fraturas de sínfise, fixação de enxerto ósseo e osteotomias bilaterais sagitais. Os parafusos transcorticais podem ser usados em conjunto com uma placa (essa técnica não é discutida aqui). Eles fornecem compressão travando no córtex de um fragmento com a cabeça do parafuso e no córtex do outro fragmento com as roscas do parafuso. Se a perfuração adequada tiver sido realizada, o aperto do parafuso comprime os dois fragmentos juntos.

Os fórceps de redução de osso são aplicados, e a fratura é manipulada e reduzida. A broca deve entrar e sair do osso em altas velocidades para minimizar a queima de osso, criar o menor orifício possível e impedir a quebra da broca. Os orifícios do parafuso devem ser perfurados o mais perpendiculares à fratura possível para evitar formação de telescópio ou deslizamento com o aperto do parafuso. Para fraturas sagitais da sínfise, os parafusos transcorticais são colocados entre as corticais vestibulares externas. Para uma fratura oblíqua através da sínfise ou mandíbula, os parafusos transcorticais são colocados do córtex vestibular para o lingual para manter a orientação perpendicular à fratura. Uma guia de broca para as brocas proximal e

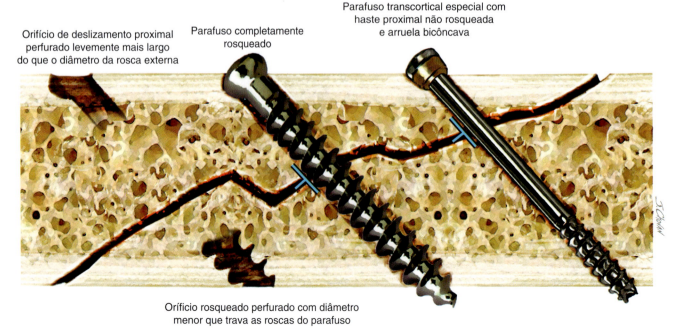

Fixação de Parafuso Transcortical

Figura 62-6 O parafuso transcortical deve ser colocado perpendicular à fratura com o orifício de deslizamento proximal e as roscas do parafuso travando no córtex distal.

distal é necessária a fim de manter a concentricidade entre os segmentos. Para evitar o deslizamento da broca sobre o córtex exterior, um orifício piloto é realizado primeiro, perpendicular à superfície do osso. A broca e a guia são então reorientadas de modo que estejam perpendiculares à fratura. Quando parafusos totalmente rosqueados são utilizados na técnica de parafuso transcortical, o orifício proximal ou deslizante é perfurado ligeiramente mais largo do que o diâmetro da rosca exterior. Em seguida, o fragmento distal ou orifício rosqueado é perfurado com uma broca de diâmetro menor que trava as roscas do parafuso. Depois de ambos os orifícios terem sido perfurados, um medidor de profundidade é usado para medir o comprimento do parafuso. Os fabricantes também produzem parafusos transcorticais especiais com uma haste proximal sem rosca e uma ponta distal com rosca. Alternativamente, uma maneira menos precisa de perfuração de um parafuso transcortical é perfurar ambas as corticais, proximal e distal, com uma broca correspondente ao diâmetro central do parafuso, e então perfurar em excesso o orifício de deslizamento proximal com uma broca maior do que o diâmetro da rosca exterior do parafuso. Entretanto, isso pode resultar em um orifício proximal localizado menos centralmente em relação ao orifício distal, e fica muito distante na perfuração do orifício-guia no segmento distal.

Para o osso cortical espesso no segmento proximal, um orifício escareador deve ser perfurado de modo a permitir o contato completo entre a cabeça do parafuso e o osso. O cirurgião deve ter cuidado com o excesso de escareador e remoção de excesso de osso cortical. O parafuso é então inserido; ele vai deslizar através do orifício proximal e "agarrar-se" no orifício rosqueado distal. Uma vez que a cabeça do parafuso trava no segmento proximal, ocorre a compressão interfragmentar. Dois parafusos transcorticais são frequentemente utilizados para proporcionar estabilização adicional. Os dois parafusos transcorticais podem ser colocados com as cabeças do mesmo lado ou em direções opostas; isso não faz qualquer diferença biomecânica. Em caso de dúvida, o cirurgião deve confirmar a redução no córtex lingual.

TÉCNICA ALTERNATIVA 2: Fixação de Placa de Reconstrução de Travamento

Geralmente é necessária uma abordagem extraoral para a aplicação de uma placa de reconstrução de travamento. Após as fraturas terem sido expostas e o paciente ter sido colocado sob IMF, uma placa de reconstrução de travamento de tamanho maior é selecionada. A fratura pode ser simplificada pela aplicação de uma a várias pequenas placas nos fragmentos cominutivos. Essas placas podem permanecer ou ser removidas após a aplicação da placa de reconstrução. A placa selecionada deve ser longa o suficiente para ter um mínimo de três ou, de preferência, quatro parafusos em cada lado dos fragmentos estáveis não cominutivos.

Para melhorar os resultados e economizar tempo e dinheiro, a inclinação da placa deve ser praticada e aperfeiçoada fora da sala de cirurgia. Em geral, as grandes placas são inclinadas em determinada sequência: primeiro inclinações no plano, seguidas por inclinações fora do plano, seguidas por inclinações de torque ou de torção (Fig. 62-7). Os modelos de placa podem ser úteis para se obterem curvaturas complexas. Usando-se o modelo como

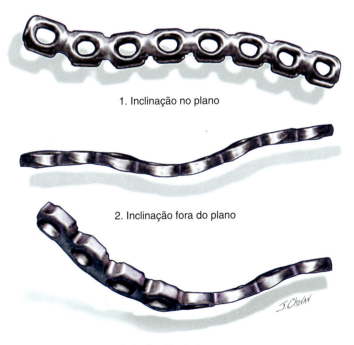

Figura 62-7 A inclinação da placa deve ser realizada em uma sequência específica: inclinações no plano, seguidas por inclinações fora do plano, seguidas por inclinações de torque.

TÉCNICA ALTERNATIVA 2: Fixação de Placa de Reconstrução de Travamento (Cont.)

guia, remova os orifícios excedentes da placa de reconstrução usando cortadores de placa. As inclinações no plano, fora do plano e o torque da placa são então realizados de forma sistemática para coincidir com o modelo. A verificação frequente no osso é recomendada porque o modelo em si é apenas uma aproximação grosseira. A placa é então adaptada à anatomia mandibular. O cirurgião deve ter em mente que as placas de travamento não precisam ser perfeitamente adaptadas; lacunas menores que 1 a 2 mm entre a placa e o osso são toleráveis.

A placa é então aplicada à mandíbula com um fórceps de retenção de placa ou guia de broca parafusado na placa para utilização como uma alça. Enquanto são realizadas as primeiras perfurações, o cirurgião deve verificar cuidadosamente a redução e a oclusão, pois, após colocarmos mais de dois parafusos, qualquer alinhamento errôneo exige a remoção de todos os parafusos e nova colocação de placas. É preferido usar parafusos de travamento, que devem ser colocados o mais perpendicular possível em relação à placa. Se um parafuso angulado for necessário (a fim de evitar um nervo ou travar em um fragmento ósseo distante), os parafusos de não travamento são vantajosos, porque podem ser colocados em uma variação angular maior em relação à placa. Os parafusos modernos são geralmente autorrosqueantes, mas em osso denso o cirurgião pode precisar preparar a rosca na perfuração; isso é especialmente verdadeiro em fraturas mandibulares atróficas e em pacientes mais velhos, pois o parafuso em si pode criar uma nova fratura se não for preparada a rosca na perfuração antes de sua colocação. Para a perfuração, um guia de perfuração para broca longa ou curta é rosqueado no orifício da placa. Um medidor de profundidade é utilizado para determinar o comprimento do parafuso, e um parafuso de tamanho e comprimento apropriados é inserido na placa e no osso. O parafuso parará de girar uma vez que esteja totalmente travado na placa; o aperto excessivo não é necessário e pode ser prejudicial.

Prevenção e Tratamento de Complicações

Na aplicação dos parafusos transcorticais (*lag screw*) ou de qualquer técnica de compressão, duas faces de fragmentos bem sustentados devem ser comprimidas uma contra a outra. Portanto, a presença de cominuição ou de qualquer mobilidade após a colocação de parafusos transcorticais deve conduzir a uma abordagem alternativa. Embora os parafusos transcorticais tenham a vantagem de absoluta estabilidade e sem necessidade de uma placa, a sua colocação deve ser precisa e a técnica não permite correção. Quando as roscas no osso estiverem espanadas ou se a perfuração estiver maior que o diâmetro do parafuso, pode ser usado um parafuso de emergência/recuperação, que é o próximo maior diâmetro exterior do parafuso.

Recomendações Pós-operatórias

Mesmo com a IMF e a colocação de fixação adequadas, os pacientes podem ter má oclusão residual. A tração por guias elásticos pode ser aplicada em barras em arco ou parafusos de IMF para corrigir a má oclusão. Os antibióticos sistêmicos pós-operatórios de rotina até agora não mostraram melhora dos prognósticos, a menos que o paciente tenha uma lesão dos tecidos moles muito grave, que permita a exposição da fratura para a cavidade oral e o ambiente externo.[21] Imagens pós-operatórias de rotina não são necessárias em absoluto, a menos que sejam indicadas clinicamente.

Referências

1. Baumgart FW, Cordey J, Morikawa K, et al: AO/ASIF self-tapping screws (STS), *Injury* 24(Suppl 1):S1, 1993.
2. Lekholm U, Adell R, Lindhe J, et al: Marginal tissue reactions at osseointegrated titanium fixtures. II. A cross-sectional retrospective study, *Int J Oral Maxillofac Surg* 15:53, 1986.
3. Ellis E III: Rigid skeletal fixation of fractures, *J Oral Maxillofac Surg* 51:163, 1993.
4. Allgower M, Spiegel PG: Internal fixation of fractures: evolution of concepts, *Clin Orthop Relat Res* 26, 1979.
5. Bahr W, Stricker A, Gutwald R, Wellens E: Biodegradable osteosynthesis material for stabilization of midface fractures: experimental investigation in sheep, *J Craniomaxillofac Surg* 27:51, 1999.
6. Dorri M, Nasser M, Oliver R: Resorbable versus titanium plates for facial fractures, *Cochrane Database Syst Rev*, 2009, CD007158.
7. Ascenzi A, Bonucci E: The tensile properties of single osteons, *Anat Rec* 158:375, 1967.
8. Moss ML: The primacy of functional matrices in orofacial growth, *Dent Pract Dent Rec* 19:65, 1968.
9. Moss ML, Rankow RM: The role of the functional matrix in mandibular growth, *Angle Orthod* 38:95, 1968.
10. Rahn BA, Gallinaro P, Baltensperger A, Perren SM: Primary bone healing: an experimental study in the rabbit, *J Bone Joint Surg Am* 53:783, 1971.
11. Reitzik M, Schoorl W: Bone repair in the mandible: a histologic and biometric comparison between rigid and semirigid fixation, *J Oral Maxillofac Surg* 41:215, 1983.
12. Michelet FX, Deymes J, Dessus B: Osteosynthesis with miniaturized screwed plates in maxillo-facial surgery, *J Maxillofac Surg* 1:79, 1973.
13. Champy M, Lodde JP, Schmitt R, et al: Mandibular osteosynthesis by miniature screwed plates via a buccal approach, *J Maxillofac Surg* 6:14, 1978.
14. Champy M, Lodde JP, Jaeger JH, Wilk A: Biomechanical basis of mandibular osteosynthesis according to the F.X. Michelet method, *Rev Stomatol Chir Maxillofac* 77:248, 1976.
15. Ellis E III, Sinn DP: Treatment of mandibular angle fractures using two 2.4-mm dynamic compression plates, *J Oral Maxillofac Surg* 51:969, 1993.
16. Niederdellmann H, Akuamoa-Boateng E: Internal fixation of fractures, *Int J Oral Surg* 7:252, 1978.
17. Engelstad ME, Kelly P: Embrasure wires for intraoperative maxillomandibular fixation are rapid and effective, *J Oral Maxillofac Surg* 69:120, 2011.
18. Talwar RM, Ellis E III, Throckmorton GS: Adaptations of the masticatory system after bilateral fractures of the mandibular condylar process, *J Oral Maxillofac Surg* 56:430, 1998.
19. Cousin GC: Wire-free fixation of jaw fractures, *Br J Oral Maxillofac Surg* 47:521, 2009.
20. Kearns GJ, Perrott DH, Kaban LB: Rigid fixation of mandibular fractures: does operator experience reduce complications? *J Oral Maxillofac Surg* 52:226, 1994, discussion, 231.
21. Kyzas PA: Use of antibiotics in the treatment of mandible fractures: a systematic review, *J Oral Maxillofac Surg* 69:1129, 2011.

CAPÍTULO 63

Trauma Dentoalveolar

Stone Thayer e Ravi Chandran

Material Necessário

Periostótomo nº 9
Suturas apropriadas
Rolo de algodão
Resina composta fluida
Peça de mão e brocas odontológicas
Espelho bucal odontológico
Barras em arco de Erich

Hemostatos
Fotopolimerizador
Anestésico local com vasoconstritor
Sistema de placas maxilofacial
Afastador de Minnesota
Clipe de papel

Retrator de Seldin
Afastadores de bochecha autorretentivos
Fios de aço inoxidável (calibres 20 e 24)
Aspirador
Cortadores de fio
Dobradores de fio

Histórico do Procedimento

O trauma maxilofacial inclui fraturas em crânio, terço médio da face, mandíbula e estruturas dentoalveolares. O trauma isolado nas estruturas dentoalveolares com frequência requer a interação entre cirurgiões bucomaxilofaciais e vários outros especialistas da odontologia. As lesões nessas áreas podem resultar em dentes fraturados e deslocados, perda de dentição juntamente com trauma de tecido mole intraoral e extraoral, além de fraturas do osso alveolar. Um cirurgião inicialmente estabiliza tais lesões, em especial quando estão envolvidas estruturas de tecidos moles e osso de suporte. Em seguida, é realizado o encaminhamento recíproco aos outros especialistas da odontologia, o que facilita a restauração adequada da dentição e a avaliação da vitalidade pulpar.

As lesões das estruturas orais podem ter um impacto deletério sobre a função, a estética e a dentição permanente, dependendo da idade do paciente. O pai da medicina, Hipócrates, da Grécia, descreveu a importância do alinhamento oclusal e utilizou fios dentais de ouro para alinhar a dentição e reduzir as fraturas mandibulares.[1]

As lesões dentoalveolares ocorrem em todas as faixas etárias. A prevalência e o tipo de lesão variam de acordo com a idade, o gênero e o mecanismo. No geral, os atendimentos de emergência resultantes de trauma às estruturas maxilofaciais representam cerca de 15% e, especificamente, as lesões de estruturas dentoalveolares são responsáveis por quase 2%.[2] No grupo pediátrico, o trauma das estruturas orais foi relatado como representando cerca de 5% de todas as fraturas faciais.[3]

Mecanismos de Lesão

As lesões na dentição, suas estruturas de suporte e tecidos moles circundantes podem ocorrer por causa de quedas, violência interpessoal e abuso, acidentes de veículos motorizados, acidentes industriais, esportes de contato, procedimentos médicos e objetos penetrantes.[4] Os pacientes que sofrem de distúrbios convulsivos e comprometimentos mentais estão sujeitos a um risco maior. Não é surpreendente que os homens sejam duas vezes mais prováveis de serem afetados do que as mulheres, devido a maior participação em esportes de contato e maior tendência a se envolver em violência interpessoal. Uma incidência aumentada de traumas orais/dentários foi correlacionada com a maior participação em esportes de contato e, além disso, maior frequência de traumas durante a primavera e o verão.

O trauma pode ocorrer diretamente nas estruturas dentárias ou secundariamente, quando a mandíbula é acelerada de modo forçado em oclusão contra a maxila. A dentição adulta anterior é mais propensa a lesões devido à sua localização proeminente.[5-7] Os fatores combinados incluem um aumento do traspasse horizontal superior a 4 mm, incisivos inclinados para vestibular e lábio superior curto, características exemplificadas em uma má oclusão classe II, divisão I.[3]

O padrão de lesões e danos estruturais pode variar entre as populações pediátrica e adulta como resultado de diferenças anatômicas e grau de desenvolvimento do tecido. O crânio é maior em relação ao terço médio da face e à mandíbula na população pediátrica, portanto as estruturas dentoalveolares são anatomicamente mais protegidas e, por isso, sustentam uma porcentagem menor de traumas. A falta de pneumatização do seio, a maior proporção de osso esponjoso para osso cortical e a dentição em desenvolvimento dentro do esqueleto facial tendem a aumentar a elasticidade dos ossos da face, tornando-os menos vulneráveis a fraturas.[8] O trauma dental nessa população pode afetar adversamente o desenvolvimento e a erupção da dentição permanente por traumatizar diretamente o folículo dental e o dente em desenvolvimento. As forças traumáticas impostas sobre a dentição primária são transferidas para as estruturas de suporte, resultando em lesões do tipo luxação, enquanto as forças traumáticas na dentição secundária são transferidas para os dentes em si, resultando em fraturas da coroa e coroa-raiz.

Crianças que estão aprendendo a andar e crianças pequenas geralmente sofrem quedas por causa da coordenação precária conforme aprendem a coordenar os movimentos esqueléticos com o suporte do peso e o equilíbrio. Parece haver uma distribuição bimodal de lesões entre os 2, 4, 8 e 10 anos de idade de acordo com Andreasen.[9] Além disso, nessa faixa demográfica, cortes e abrasões sofridos no lábio e na região mentoniana são frequentemente acompanhados por subluxação dos dentes primários ou fratura da coroa da dentição permanente. Crianças e pré-adolescentes tendem a ter maior incidência de lesões causadas por quedas e acidentes de bicicleta.[10,11] Deve-se suspeitar de abuso quando o padrão ou o grau da lesão não se correlaciona com o mecanismo de lesão explicado pelo adulto ou cuidador que supervisiona a criança. O trauma nas regiões da cabeça e do pescoço foi relatado como sendo tão alto quanto 50% em casos de abuso de crianças.[12] A maior incidência de lesões bucodentárias é observada na faixa demográfica de adolescentes mais velhos e adultos jovens entre as idades de 18 a 23 anos, decorrente de lesões esportivas e acidentes com veículos motorizados.[13] O envolvimento em esportes de contato como beisebol, basquete, futebol, hóquei e luta romana pode resultar em lesões de tecido mole intraorais e ser atenuado com o uso de protetores bucais.

Classificação das Lesões

Muitos sistemas de classificação foram propostos. Os sistemas mais comuns são aqueles desenvolvidos por Ellis, Davey e Andreasen.[1,3,8,9]

Classificação de Ellis

Este é um sistema de classificação da lesão dental simples e prático (Fig. 63-1):

Tipo I: Fraturas do esmalte
Tipo II: Fraturas envolvendo esmalte e dentina
Tipo III: Fraturas envolvendo a polpa
Tipo IV: Fraturas de raiz

Classificação de Andreasen

A classificação concebida por Andreasen e adotada pelo sistema da Organização Mundial da Saúde é simples, abrangente e fácil para se comunicar com o dentista ou odontopediatra. As lesões são divididas em tecidos dentais e polpa, tecidos periodontais e ossos de suporte (Fig. 63-2).

Lesões aos Tecidos Dentais e Polpa
Lesões da coroa (linhas de fissura sem perda de substância dentária)
Fratura complexa da coroa produzindo uma exposição pulpar
Fratura simples de coroa-raiz sem exposição pulpar
Fratura complexa de coroa-raiz com exposição pulpar
Fraturas radiculares (pode ser fratura dos terços cervical, médio ou apical e fraturas radiculares oblíquas)

Lesões aos Tecidos Periodontais
Concussão: Percussão sensível sem amolecimento de dentes
Subluxação: O dente fica amolecido, mas não deslocado
Luxação (luxações laterais, intrusivas e extrusivas): O dente é deslocado sem quaisquer fraturas ou cominuição do alvéolo
Avulsão: Perda de dentes com ou sem osso de suporte

Lesões no Osso de Suporte
Fratura de uma única parede de um alvéolo
Cominuição do compartimento alveolar observada com luxação intrusiva ou lateral
Fratura em bloco do processo alveolar, a linha de fratura não se estende necessariamente através de um alvéolo dental
Fratura envolvendo o corpo principal da mandíbula ou maxila

Lesões de Gengiva ou Regiões Mucosas
Abrasão
Contusão
Laceração

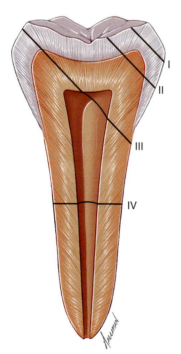

Figura 63-1 Classificação de Ellis de fraturas dentoalveolares.

Indicações para Uso dos Procedimentos

As técnicas comuns usadas para a estabilização de segmentos dentoalveolares móveis incluem esplintes de resina, barras em arco de Erich e sistemas de placas, como discutido posteriormente. Em geral, as lesões de subluxação e luxação usam um esplinte semirrígido por um período de 2 semanas, enquanto as fraturas do processo alveolar usam esplintes rígidos, por até 6 semanas para permitir a cicatrização óssea.[1,9] A Tabela 63-1 apresenta a estratégia de tratamento preferida para diferentes tipos de lesões.

CAPÍTULO 63 Trauma Dentoalveolar 675

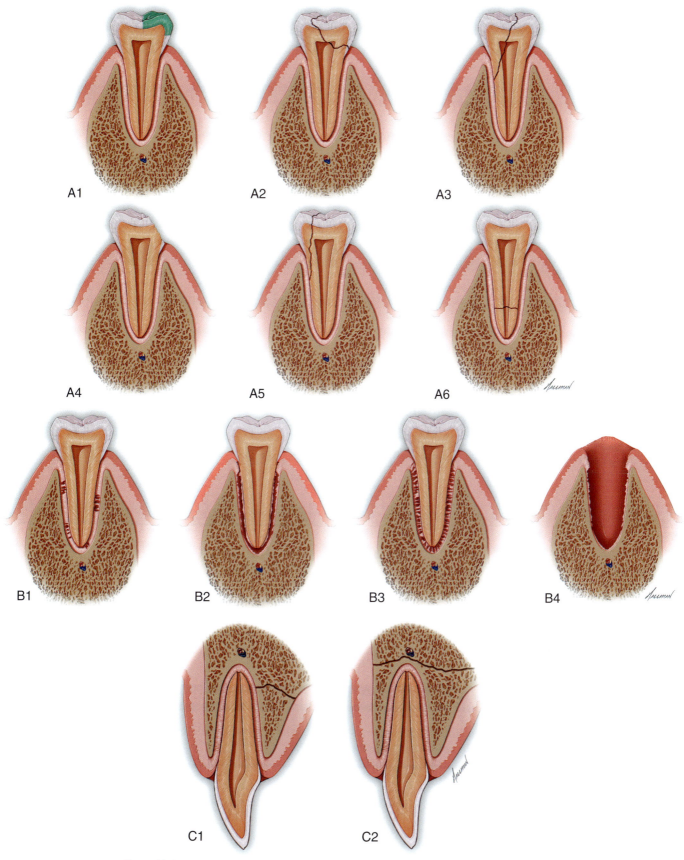

Figura 63-2 Classificação de Andreasen de lesões dentais (**A**), periodontais (**B**) e alveolares (**C**).

Tabela 63-1 Tratamento Recomendado para Lesões Dentoalveolares

Tipo de Lesão/ Indicações	Tratamento Recomendado
Fraturas de esmalte	Regularizar as bordas; teste pulpar
Fratura de coroa não complexa	Capeamento pulpar indireto envolvendo base de hidróxido de cálcio, ionômero de vidro, agente de união de dentina e cimento composto
Fratura de coroa complexa (ápice aberto)	Pequenas exposições pulpares tratadas por capeamento pulpar direto, exposições maiores de mais de 24 horas tratadas por pulpotomia com hidróxido de cálcio, seguida por terapia endodôntica convencional no término do desenvolvimento da raiz
Fratura de coroa complexa (ápice fechado)	Pequenas exposições pulpares tratadas por capeamento pulpar direto, exposições maiores com mais de 24 horas tratadas por terapia endodôntica convencional
Fratura de coroa e raiz	A maioria destas fraturas irá exigir extrações e preservação do alvéolo, todavia o tratamento conservador na forma de extrusões ortodônticas e aumento da coroa clínica pode ser utilizado em casos selecionados
Fraturas de raiz	Fraturas de terços apical e médio, se móveis, necessitam de esplintagem rígida; para fraturas cervicais com prognóstico ruim são recomendadas extrações
Concussão	Aliviar a oclusão; dieta leve
Subluxação	Similar à concussão; pode necessitar de esplintagem não rígida, se dentes com mobilidade
Intrusão	Ápice aberto; permitir que os dentes erupcionem; ápice fechado: reposicionar, estabilizar e tratar o canal por causa da alta incidência de necrose pular
Extrusão	Reposicionar, esplintagem semirrígida por 2 a 3 semanas, RCT prn
Luxação lateral	Se associados a fraturas do processo alveolar, esplintagem rígida por 2 a 8 semanas
Avulsões (< 2 horas)	Ápice aberto: transportar em solução salina balanceada de Hank ou leite, transferir para banho de doxiciclina a 1 mg/20 mL, reimplantar com esplintagem semirrígida por 2 semanas; terapia para fechamento do ápice com hidróxido de cálcio, se houver necessidade Ápice fechado: o mesmo que o anterior e tratar endodonticamente no momento da remoção da esplintagem
Avulsões (> 2 horas)	O mesmo que o anterior e tratar a superfície com ácido cítrico, fluoreto de estanho a 1% e tratar endodonticamente no reimplante
Fraturas alveolares	Esplintagens rígidas por aproximadamente 6 semanas para atingir a união óssea

Contraindicações e Limitações

Para se obter um resultado bem-sucedido, o tratamento das fraturas dentoalveolares depende do tempo.[9,14] Todavia, no quadro de politrauma com lesões de múltiplos sistemas, o tratamento das lesões dentárias não é uma preocupação primordial. Os atrasos na redução e na estabilização provavelmente irão levar ao comprometimento da vascularização. A fixação com barra em arco é contraindicada em lesões de subluxação por causa do risco inerente de força extrusiva colocada sobre os dentes durante o aperto do fio interdental. Em geral, os esplintes rígidos ou semirrígidos são contraindicados em casos de trauma agudo, higiene dental precária, tecidos comprometidos e grosseiramente contaminados e outras comorbidades significativas.

TÉCNICA: Redução Fechada de Fraturas Dentoalveolares

As fraturas do processo alveolar podem envolver um ou vários dentes e estar associadas a outras fraturas faciais. Os segmentos ósseos fraturados geralmente ocorrem nas áreas de incisivos e pré-molares.

PASSO 1: Preparação
O tratamento adequado das fraturas alveolares requer, em primeiro lugar, a redução adequada e o reposicionamento dos segmentos e, em segundo lugar, a estabilização adequada por 4 a 6 semanas para permitir a consolidação óssea.[15-17] No momento da estabilização, os dentes considerados irrecuperáveis são normalmente mantidos porque ajudam a manter o espaço e ajudam a reduzir a fratura.

PASSO 2: Redução Manual
A redução técnica fechada de fraturas dentoalveolares implica a utilização de uma leve pressão para reduzir o alvéolo fraturado e o segmento dental de volta ao arco seguida por imobilização.

TÉCNICA: Redução Fechada de Fraturas Dentoalveolares *(Cont.)*

PASSO 3: Esplintagem
A esplintagem é realizada com técnicas de ataque ácido que utilizam um fio e resina composta para imobilizar os dentes com esplinte ou barras em arco. Fazer o paciente morder um abaixador de língua em lâmina ajuda a restabelecer a oclusão e pode evitar ajustes oclusais pós-operatórios.

PASSO 4: Redução Aberta
As técnicas abertas são implementadas quando os segmentos fraturados são bastante deslocados e não podem ser adequadamente reduzidos por meio de uma técnica fechada. Assim, a técnica aberta envolve uma incisão para acesso apical e visualização das fraturas a fim de detectar interferências ósseas. Em seguida, o alinhamento ósseo adequado e a remoção de interferências ósseas podem então ser facilitados. Isso é seguido pela estabilização com a aplicação de um fio transósseo, barras em arco ou uma placa de fixação monocortical de perfil baixo.

CONSIDERAÇÕES ESPECIAIS

O esplinte não deve ser volumoso ou colidir com a gengiva para evitar cárie ou doença gengival, respectivamente. Como tal, o esplinte também deve permitir boa higiene bucal e o acesso para o tratamento endodôntico.[14] No pós-operatório, o paciente deve ser submetido a uma dieta mole durante o processo de consolidação, e uma boa higiene oral deve ser mantida. Tratamento com antibióticos deve ser avaliado dependendo da extensão da lesão. A esplintagem pode ser conseguida por ataque ácido/resina composta, barras em arco ou fixação com placa se as fraturas envolverem um grande segmento do osso.

CONSIDERAÇÕES TÉCNICAS DE ESPLINTAGEM COM RESINA COMPOSTA

A técnica de ataque ácido requer materiais restauradores, isolamento adequado da lesão e um ambiente seco para a aplicação adequada de um esplinte de resina composta. Após o desbridamento completo e o isolamento da lesão, o segmento alveolar é reduzido e os dentes são alinhados. A pressão digital é usada sobre os aspectos vestibular e lingual inicialmente para reduzir o segmento dentoalveolar e, depois, o paciente deve morder um abaixador de língua em lâmina a fim de alinhar corretamente o segmento dentro da arcada dentária. Uma vez que a oclusão e o alinhamento estejam restabelecidos, o esplinte de resina pode ser aplicado para manter o segmento na posição e permitir a consolidação óssea. O reparo do tecido mole gengival deve preceder a esplintagem dos dentes.

A fixação irá requerer a utilização de resina colada ao dente e clipe de papel ou fio de arco pesado (calibre 20) que será colado à resina. A esplintagem deve ser estendida até pelo menos dois dentes adjacentes não deslocados em ambos os lados das linhas de fratura vertical. A sequência envolve limpeza das superfícies dentais, aplicação do ataque ácido por 20 a 30 segundos, lavagem para remoção do ácido dos dentes seguida por secagem da superfície dental e aplicação de um agente de união, que é então fotopolimerizado por 15 segundos. Em seguida, a resina composta é aplicada nos dentes selecionados e o fio é fixado na resina. Agora a resina composta é fotopolimerizada por 15 a 20 segundos de modo a induzir uma reação fotoquímica para converter a resina mole em um esplinte de resina duro. O paciente deve morder um abaixador de língua em lâmina para assegurar que a oclusão está alinhada; caso contrário, serão encontrados contatos prematuros na oclusão. Uma verificação de contatos prematuros oclusais é feita, e os "pontos altos" podem ser nivelados com uma broca dental. Além disso, o uso de aspiradores e rolos de algodão para manter a área seca e isolada é fundamental a fim de se atingir um ataque ácido e adesão aceitáveis. As fraturas alveolares podem ser fixadas em geral durante 4 a 6 semanas e depois removidas com um raspador dentário ou uma broca dentária (Fig. 63-3).

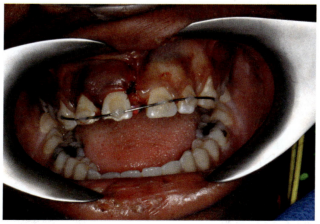

Figura 63-3 Técnica de esplintagem com ataque ácido e resina composta para o tratamento de lesões dentoalveolares.

TÉCNICA ALTERNATIVA 1: Barras em Arco de Erich

As fraturas dentoalveolares também podem ser tratadas com o uso de barras em arco. As barras em arco podem reduzir fraturas em ambos os métodos, aberto e fechado, de modalidades de tratamento. Muitas vezes elas são utilizadas quando o equipamento dental não está disponível ou acessível (tal como na sala de emergência); a fratura dentoalveolar acompanha outras fraturas faciais com a necessidade de fixação intermaxilar (IMF) ou de preferência do cirurgião. Com a técnica fechada, as barras em arco são presas à porção cervical dos dentes usando-se fio de calibre 24, que é torcido no sentido horário após a fratura ser reduzida e alinhada com pressão digital. Elas são normalmente colocadas ao longo de todo o arco, mas também podem ser usadas em intervalos mais curtos com o objetivo de conseguir estabilidade ao apertar o fio, que é colocado circunferencialmente em torno dos colos cervicais dos dentes, sobre a barra em arco, para permitir a mobilidade mínima do segmento (Fig. 63-4).

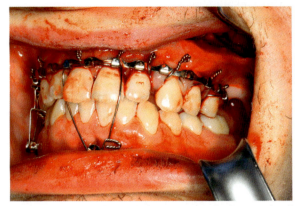

Figura 63-4 Redução e fixação de barra em arco de fraturas alveolares maxilares de segmento posterior.

TÉCNICA ALTERNATIVA 2: Colocação de Placa/Fixação

Geralmente, as fraturas mais extensas necessitam de tratamento aberto e podem precisar de fixação com placas e parafusos em conjunto com barras em arco, ou podem empregar barras em arco de forma independente. Essas técnicas com frequência são mais bem realizadas na sala de cirurgia. A técnica aberta permite o acesso para a visualização da fratura e sua redução, especialmente quando o método fechado não pode reduzir a fratura por causa de interferências ósseas. A fratura é exposta através de uma incisão marginal (envelope) ou uma incisão vestibular e incisões de relaxamento adequadas no plano vertical. Após os segmentos de fratura serem reduzidos, o paciente é colocado sob IMF ou com barras em arco ou parafusos de IMF e fios de calibre 24 para restabelecer a oclusão habitual. Em seguida, a fratura é fixada com placas e parafusos. É imperativo evitar as raízes dos dentes ao se perfurarem os orifícios para os parafusos. Após a fixação ter sido conseguida, o paciente é liberado da IMF e a oclusão é verificada. As incisões são então fechadas (Fig. 63-5).

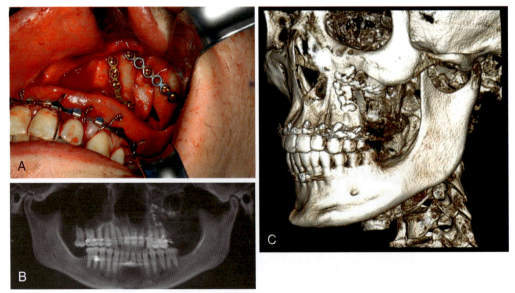

Figura 63-5 Fraturas cominutivas da parede dos seios maxilar e alveolar tratadas por redução aberta e fixação interna (**A**). Radiografia panorâmica pós-operatória (**B**) e reconstrução em tomografia computadorizada (TC) tridimensional mostrando (**C**) boa redução e fixação estável dos segmentos.

Prevenção e Tratamento das Complicações

Os resultados ruins podem ser evitados por uma análise aprofundada e um método organizado para o tratamento de lesões. A imagem radiográfica como adjuvante para um bom exame irá ajudar a diagnosticar a extensão da lesão. A seleção do paciente para tal procedimento deve levar em consideração o grau da lesão e as feridas associadas, a idade do paciente, as condições médicas de comorbidade, a capacidade do paciente para suportar o procedimento e outros ferimentos mais graves que, se presentes, podem ter prioridade. Por exemplo, a condição de uma criança pequena que ficou traumatizada por suas lesões com extensas fraturas alveolares que requerem a esplintagem e o fechamento das feridas irá ditar o tratamento em um ambiente controlado como uma sala de operação. O mesmo não ocorre com alguém de 18 anos de idade que sofreu uma fratura dentoalveolar em um dente anterior superior após jogar beisebol, que pode provavelmente ser tratado com a aplicação de um esplinte na sala de emergência sob anestesia local. Deve-se considerar a extensão dos recursos disponíveis ao profissional, como materiais de esplintagem e equipamentos odontológicos, um consultório odontológico e uma sala de cirurgia, quando se avalia se é possível ou não tratar adequadamente tais lesões. As fraturas dentoalveolares associadas a fraturas de mandíbula e outras lesões faciais são geralmente mais bem tratadas utilizando-se anestesia geral e uma via aérea protegida. Isso ajuda não somente pela imobilidade do paciente, a necessidade de isolamento específico do local, a iluminação adequada e outros equipamentos, como também as lesões podem ser tratadas de modo eficiente e preciso na sala de cirurgia, melhorando, assim, os resultados cirúrgicos. Nunca é demais enfatizar a importância de um exame adequado, exploração completa das feridas com desbridamento, esplintagem adequada e fechamento das feridas. O cuidado pós-operatório é fundamental para avaliar a consolidação e coordenar o encaminhamento adequado para prótese dentária e necessidades endodônticas.

Outras complicações que surgem são geralmente decorrentes de redução indevida que pode levar a má oclusão e mobilidade dos segmentos devido à fixação imprópria. A redução inadequada pode ser notada quando a oclusão não é habitual e o alinhamento do segmento no arco é insuficiente. Isso irá exigir o reposicionamento e a subsequente esplintagem. Os contatos prematuros menos evidentes após a estabilização podem ser ajustados com uma broca odontológica. O mau alinhamento pode levar a uma má oclusão e resultar em comprometimento vascular do segmento porque ele agora está sujeito a trauma e mobilidade pelas forças de mastigação na oclusão inadequada.

Recomendações Pós-operatórias

Por causa da presença de esplintes ou barras em arco estabilizando o segmento dentoalveolar, uma boa higiene bucal é essencial para um bom resultado. A escovação dental meticulosa, os bochechos com clorexidina e outros recursos interdentais são bastante recomendados. Isso é especialmente importante até a conclusão da cicatrização gengival. O pós-tratamento pode incluir a terapia endodôntica de dentes envolvidos que desenvolvem pulpite irreversível ou necrose pulpar. Durante a visita de acompanhamento, a oclusão deve ser verificada regularmente como um sinal de redução e fixação suficientes. Os pacientes são orientados a limitar-se a uma dieta líquida e pastosa e evitar apertar e sobrecarregar excessivamente o segmento alveolar previamente traumatizado por um período de 4 a 6 semanas após a lesão. O tratamento dentário posterior pode ser necessário para restaurar fraturas dentais, cuidar de alterações de coloração dental e confeccionar próteses fixas, entre outros.

Referências

1. Miloro M: *Peterson's principles of oral and maxillofacial Surgery*, Hamilton, Ontario, 2004, BC Decker Inc, pp 383-400.
2. Andreasen JO, Andreasen FM, Skeie A, et al: Effect of treatment delay upon pulp and periodontal healing of traumatic dental injuries: a review article, *Dent Traumatol* 18:116, 2002.
3. Williams J: *Oral and Maxillofacial Surgery*, ed 2, London UK, 1995, Churchill Livingstone.
4. Gassner R, Bösch R, Tuli T, Emshoff R: Prevalence of dental trauma in 6000 patients with facial injuries: implications for prevention, *Oral Surg Oral Med Oral Pathol Oral Radiol Endod* 87:27, 1999.
5. Berkowitz R, Ludwig S, Johnson R: Dental trauma in children and adolescents, *Clin Pediatr (Phila)* 19:166, 1980.
6. Puelacher W, Toifl F, Röthler G, Waldhart E: [Sports-related maxillofacial trauma in young patients], *Dtsch Stomatol* 41:418, 1991.
7. Moss SJ, Maccaro H, Examination: evaluation and behavior management following injury to primary incisors, *N Y State Dent J* 51:87, 1985.
8. Fonseca RM, Marciani RD, Carlson ER, Braun TW: *Fonseca's oral and maxillofacial surgery text*, ed 2, St louis, Missouri, 2009, Saunders Elsevier, pp 104-138.
9. Andreasen JO: *Traumatic injuries of teeth*, ed 2, Philadelphia, 1981, W B Saunders co, p 19.
10. Judd PL: Paediatric dental trauma: a hospital survey, *Ont Dent* 62:19, 1985.
11. Onetto JE, Flores MT, Garbarino ML: Dental trauma in children and adolescents in Valparaiso, Chile, *Endod Dent Traumatol* 10:223, 1994.
12. Bureau US: *National child abuse and neglect data system, Summary of key findings from calendar year 2000*, 2002.
13. Liew VP, Daly CG: Anterior dental trauma treated after-hours in Newcastle, Australia, *Community Dent Oral Epidemiol* 14:362, 1986.
14. Andreasen JO: *Essentials of traumatic injuries to teeth*, ed 2, , p. 25.
15. Bernstein L, KS: Dental and alveolar fractures, Otolaryngol Clin North Am 5:273, 1972.
16. Kupfer SR: Fracture of the maxillary alveolus, *Oral Surg Oral Med Oral Pathol* 7:830, 1954.
17. Wagner WF, Neal DC, Alpert B: Morbidity associated with extraoral open reduction of mandibular fractures, *J Oral Surg* 37:97, 1979.

CAPÍTULO 64

Fraturas Mandibulares Anteriores

Brian Bast e Stanley Yung-Chuan Liu

Material Necessário

Periostótomo nº 9
Lâmina de bisturi nº15
Irrigante antibacteriano
Suturas apropriadas
Curativo compressivo para o mento

Barras em arco de Erich, fio calibres 24 e 26
Dispositivo de fixação (placas, parafusos, parafuso transcortical)
Anestésico local com vasoconstritor
Afastador de Minnesota

Eletrocautério com ponta agulha
Afastadores de Obwegeser (curvado para cima e curvado para baixo)
Fórceps de redução (preso por parafuso)
Afastadores de bochecha autorretentivos

Histórico do Procedimento

Até o século XIX, quando novos métodos para as fixações interna e externa foram introduzidos, o tratamento das fraturas mandibulares seguia os princípios originais descritos por Hipócrates.[1] O método de Hipócrates para tratar as fraturas da mandíbula amarrando com fios nos dentes e imobilizando a mandíbula com redução fechada continua válido.[1,2] Ele abordou as fraturas mandibulares anteriores especificamente no Capítulo 34 de sua extensa obra *Hippocratic Collection*:

> Qualquer um pode tratar as separações da sínfise no queixo. Com as duas extremidades do osso vigorosamente separadas, a parte saliente é empurrada para dentro enquanto a parte que caiu é forçada para fora ... com a conclusão da redução, os dentes são amarrados uns aos outros ... não só os dois adjacentes, mas vários – usando fio de ouro ou, na sua falta, fio de linho até que o osso esteja consolidado.

O próximo avanço no tratamento de fraturas mandibulares veio no século XIX, quando os cirurgiões melhoraram as técnicas para fixação maxilomandibular, especialmente no desenho de vários esplintes interoclusais, tais como o esplinte de guta-percha de Hamilton, os aparelhos de Kingsley e o esplinte de Gunning.[2] O predecessor do plano de tratamento atual da cirurgia de modelo e barras em arco é creditado ao dentista londrino Gurnell Hammond, uma técnica que ele desenvolveu em 1871. Após o realinhamento dos segmentos de pedra deslocados, um fio de ferro pesado foi adaptado aos dentes no modelo. A barra foi então presa com fios aos dentes naturais do paciente.

Com o desenvolvimento da osteossíntese na traumatologia moderna, Bigelow descreveu seu primeiro uso para fraturas mandibulares em 1943. Michelet, Champy e Lodde introduziram miniplacas de osteossíntese entre 1973 e 1975. De interesse particular para fraturas mandibulares anteriores é a técnica do parafuso transcortical, que foi a primeira publicada por Boateng em 1976, embora tenha sido usada por Brons e Boering desde o início dos anos 1970. Como eles a descreveram, "Quando as condições adequadas estão presentes, é possível, apenas pela osteossíntese por parafuso transcortical, usando-se dois parafusos transcorticais, obter uma união funcionalmente estável dos fragmentos da fratura por meio da compressão interfragmentar produzida".[3] Eles não discutiram especificamente a técnica e os resultados quando usados para fraturas mandibulares anteriores. Foi somente após 1991 que Ellis e Ghali apresentaram uma série sobre a técnica de parafuso transcortical específica para a região anterior da mandíbula e defenderam posteriormente a sua utilização para fraturas nessa região, sobre a placa de osteossíntese, desde que não houvesse qualquer cominuição ou perda óssea no intervalo da fratura.[4]

Indicações para o Uso dos Procedimentos

Descrita nos AAOMS 2007 Parameters of Care, a redução fechada é apropriada em casos de fratura estável, com a possibilidade de adequada fixação maxilomandibular e contraindicações médicas para redução aberta. Outras indicações para a redução fechada podem incluir fratura mandibular edêntula atrófica, perda de cobertura de tecido mole sobre uma fratura e fraturas em crianças. A redução fechada das fraturas é mais realizada mediante aplicação de barras em arco de Erich com fios de aço inoxidável flexíveis circundentais. Outros métodos de redução fechada incluem alças de Ivy, parafusos ósseos de fixação intermaxilar e esplintes oclusais do tipo Gunning.[5]

Para a redução aberta e fixação interna (ORIF), as indicações incluem fratura instável, defeito de continuidade, preferência pela mobilização precoce ou imediata, lesões de tecido mole ou ósseo associadas e a necessidade de exploração ou reparação vascular ou neurológica.[6] Nos casos em que há demora de tratamento com tecidos moles entre a fratura, ou consolidação viciosa/não união da fratura, a ORIF também é recomendada.[5] A fixação interna semirrígida inclui o uso de miniplacas, parafuso transcortical ou parafusos de posicionamento bicorticais. A fixação rígida inclui a utilização de placa de reconstrução (travamento ou não travamento) e parafusos bicorticais. Com as fraturas mandibulares anteriores, a ORIF com a fixação com parafuso transcortical é favorecida exclusivamente devido à curvatura da mandíbula anterior, à espessura do córtex ósseo e à ausência de riscos anatômicos abaixo dos ápices dos dentes e entre os forames mentonianos.[4]

Os objetivos são os mesmos para qualquer modalidade de tratamento, que incluem a restauração de oclusão pré-trauma, dentes, estrutura do osso e função do nervo (motor e/ou sensorial).[6] Também deve haver o restabelecimento de uma amplitude de movimento adequada, forma de arco facial e mandibular, no quadro de função sem dor.[5]

Contraindicações e Limitações

Embora o tipo de fratura seja o principal determinante de tratamento fechado em comparação com o aberto de fraturas mandibulares anteriores, certos fatores do paciente e operacionais contribuem para o planejamento do tratamento. A redução aberta é preferida no cuidado de pacientes não complacentes, aqueles que necessitam de acesso precoce à cavidade oral (pacientes de UTI), pacientes com necessidades nutricionais especiais (diabéticos, alcoólatras) e aqueles com distúrbios convulsivos.[7]

Por outro lado, os cirurgiões devem estar cientes de que os pacientes infectados pelo HIV mostraram aumento do risco de infecções pós-operatórias, especialmente após o tratamento aberto.[8] Em fraturas cominutivas nas quais os fragmentos residuais da mandíbula estão associados a um suprimento de sangue tênue, há também suporte para a redução fechada.[9] Esta também é uma contraindicação para a técnica do parafuso transcortical.[4]

Nesta era do cuidado controlado, a relação custo-benefício também é considerada na escolha do tratamento. Como exemplo, embora a redução fechada seja mais barata, a redução aberta pode produzir melhores resultados em populações indigentes por razões sociais.[10] No entanto, fora das contraindicações absolutas para o tratamento aberto ou fechado, é a gravidade da fratura e os achados médicos positivos que mais contribuem para as complicações pós-operatórias, além do controle por idade, tipo de tratamento e tempo da lesão até a reparação.[11]

TÉCNICA: Redução Aberta com Fixação Interna de Fraturas Mandibulares Anteriores

PASSO 1: Intubação
O método preferido é a intubação nasoendotraqueal com uma sonda nasal Ring-Adair-Elwyn (RAE) que sai superiormente através da testa, permitindo que seja fixada a um campo cirúrgico na cabeça. A sonda endotraqueal é presa com fita adesiva ou com uma sutura septal nasal. A fixação intermaxilar é necessária para estabelecer a oclusão prévia ao trauma, e isso torna a intubação oral menos desejável. Se a intubação nasal não for possível, deve-se considerar a intubação submental ou a traqueostomia.

PASSO 2: Preparação Oral
Uma vez asseguradas as vias aéreas, o paciente é preparado com antissepsia e coberto com campo cirúrgico para a cirurgia. A faringe oral é aspirada e um tampão é colocado na orofaringe. Após isso, a cavidade oral é lavada com uma solução de clorexidina e aspirada. Um anestésico local com epinefrina é então injetado. As extrações dentárias, se necessárias, são concluídas neste ponto.

PASSO 3: Fixação Maxilomandibular
Excelentes resultados de tratamento dependem bastante do estabelecimento preciso da oclusão prévia mantida na fixação maxilomandibular firme. Muitos dispositivos permitem a colocação de fixação maxilomandibular. Os parafusos de fixação intermaxilar, alças de Ivy, dispositivos sem pontas e híbridos de barra em arco/parafuso podem ser usados para colocar em um paciente a fixação maxilomandibular. As barras em arco de Erich presas com fios interdentais calibres 24 e 26 são o padrão de excelência com o qual todos os outros métodos devem ser comparados. As barras em arco permitem a redução inicial e a estabilização de uma fratura e proporcionam uma faixa de tensão superior em todos os segmentos da fratura. As barras em arco mantêm o paciente na oclusão prévia ao trauma. A fixação maxilomandibular pode ser mantida com fio de calibre 26 ou elásticos pesados.

PASSO 4: Incisão
O lábio inferior é evertido e a área de incisão planejada é marcada na mucosa labial de canino a canino. A incisão inicial pode ser feita com eletrocautério ou um bisturi, e isso deve ser feito através da mucosa labial apenas a 1,5 a 2 cm a partir da linha mucogengival. Gaze pode ser utilizada para dissecar o tecido submucoso até que os músculos mentonianos sejam identificados. A dissecção cortante continua em direção à mandíbula. Um retalho mucoperiosteal é desenvolvido até a borda inferior da mandíbula na sínfise. Os afastadores de Obwegeser curvados para cima podem então prender na borda inferior e retrair o tecido mole (Fig. 64-1, *A* a *C*).

(Continua)

682 PARTE VI Trauma Craniomaxilofacial

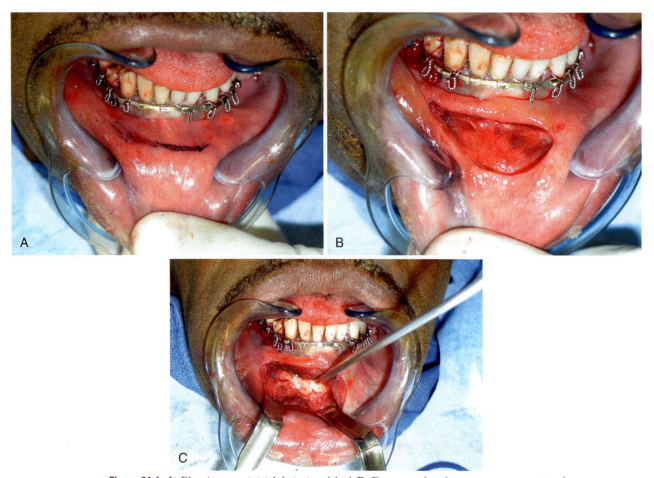

Figura 64-1 A, Planejamento inicial da incisão labial. **B,** Dissecção da submucosa com exposição do músculo mentual. **C,** Redirecionamento de dissecção com incisão através do músculo e do periósteo.

TÉCNICA: Redução Aberta com Fixação Interna de Fraturas Mandibulares Anteriores (Cont.)

PASSO 5: Identificação do Forame e dos Nervos Mentonianos

Um periostótomo nº 9 é utilizado para iniciar uma dissecção subperiosteal proximalmente logo abaixo da junção mucogengival. O tecido mole é elevado até o forame e o nervo mentoniano serem visualizados. A incisão da mucosa pode, então, ser realizada proximalmente acima do forame e do nervo. A incisão é realizada proximalmente conforme necessário para permitir a exposição da borda inferior da mandíbula. Um bisturi ou periostótomo nº 9 pode ser usado a fim de dissecar o nervo mentoniano. O nervo é esqueletizado para aliviar a tensão conforme o retalho é afastado inferiormente. A exposição adequada permite o acesso para a colocação de afastadores de Obwegeser curvados para cima na margem inferior proximal e distal à fratura (Fig. 64-1, *D* a *F*).

PASSO 6: Redução da Fratura

A redução da fratura é completada usando-se o fórceps de redução. Os fórceps de redução da mandíbula paralelos são aparafusados e permitem a manipulação em múltiplos planos e a redução da fratura (Fig. 64-1, *G*).

CAPÍTULO 64 Fraturas Mandibulares Anteriores

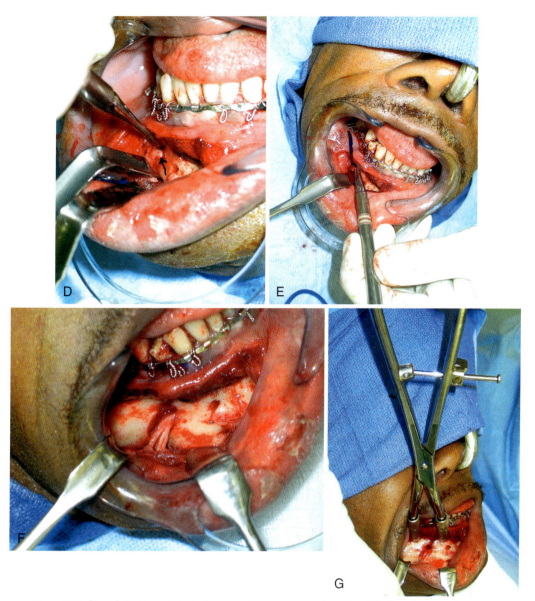

Figura 64-1, *(Cont.)* **D,** Exposição do forame e do nervo mentoniano *(seta)*. **E,** Planejamento da incisão acima do nervo mentoniano. **F,** Um bisturi ou periostótomo nº 9 pode ser utilizado para esqueletizar o nervo mentoniano. **G,** Fratura reduzida com fórceps de redução de mandíbula paralelo.

TÉCNICA: Redução Aberta com Fixação Interna de Fraturas Mandibulares Anteriores *(Cont.)*

PASSO 7: Fixação da Fratura

Uma placa de fixação é selecionada de modo a garantir a fixação rígida da fratura. Uma placa de fratura mandibular 2,0 ou 2,3 com o comprimento adequado para três orifícios em ambos os lados da fratura proporciona uma fixação rígida. Um modelo maleável da placa selecionada pode ser utilizado para capturar o contorno da mandíbula. A placa óssea deve ser posicionada na margem inferior da mandíbula, abaixo do nível do forame mentoniano. O modelo é usado como um guia para inclinar a placa de fixação. A placa de fixação deve repousar passivamente quando posicionada na mandíbula. Quando o contorno e o posicionamento da placa tiverem sido confirmados, esta é presa à mandíbula com parafusos bicorticais. Uma vez que a placa tenha sido fixada com três parafusos de ambos os lados da fratura, o fórceps de redução é removido. O paciente então deve ser retirado da fixação maxilomandibular para confirmar a oclusão. Se a oclusão estiver correta, a mandíbula é imobilizada novamente e a ferida é lavada com irrigação de infusão de antibióticos (Fig. 64-1, *H*).

(Continua)

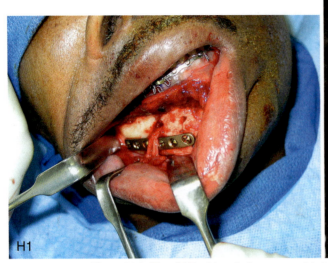
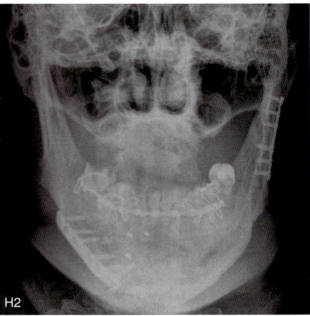

Figura 64-1, *(Cont.)* **H1,** Placa de fratura mandibular presa por três parafusos bicorticais de cada lado da fratura. **H2,** Radiografia pós-operatória mostrando a placa de fratura mandibular na borda inferior da mandíbula.

TÉCNICA: Redução Aberta com Fixação Interna de Fraturas Mandibulares Anteriores *(Cont.)*

PASSO 8: Fechamento da Ferida

O fechamento começa com ressuspensão do músculo mentual. As bordas cortadas do músculo mentual são identificadas e reaproximadas usando-se suturas de poliglactina 3-0 de colchoeiro horizontal. Uma faixa fibrosa de tecido entre os dois músculos mentuais pode ser reaproximada de forma semelhante e proporciona suporte adicional para o fechamento do tecido mole. A mucosa pode então ser suturada com sutura de poliglactina 3-0 ou 4-0 de maneira contínua ou de bloqueio contínua. O paciente é retirado da fixação maxilomandibular, a cavidade oral é aspirada e o tampão da orofaringe é removido. Uma sonda orogástrica pode ser passada e o conteúdo gástrico esvaziado. O paciente é colocado de volta sob fixação maxilomandibular (MMF) utilizando-se elásticos pesados. Um curativo elástico compressivo é aplicado no mento e deve permanecer em posição por uma semana (Fig. 64-1, *I*).

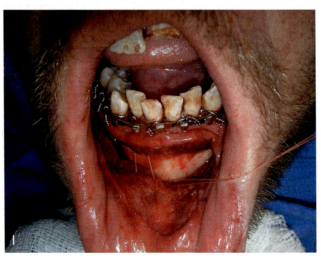

Figura 64-1, *(Cont.)* **I,** Ressuspensão do músculo mentual usando-se sutura de colchoeiro horizontal 3-0.

TÉCNICA ALTERNATIVA: Fixação de Parafuso Transcortical de Fraturas Mandibulares Anteriores

A técnica do parafuso transcortical é uma forma rígida de fixação de fraturas mandibulares anteriores que fornece compressão dos segmentos da fratura. Com esta técnica, uma perfuração maior na porção óssea proximal e uma perfuração menor são criadas na porção óssea mais distal, de modo que um parafuso passado através desses dois furos trava apenas no córtex mais distal do osso. À medida que o parafuso é apertado, ele produz compressão entre os dois segmentos de osso. As fraturas da mandíbula anterior são particularmente adequadas à técnica de parafuso transcortical por várias razões: a curvatura da mandíbula nessa região permite a colocação de parafusos transcorticais perpendiculares à linha de fratura; a espessura do osso cortical fornece uma resistência adequada à compressão com o aperto dos parafusos; e a falta de estruturas vitais nessa região garante a segurança dessa técnica. As forças que irão atuar através das fraturas na mandíbula anterior exigem consideração. A função mandibular envolve ambas as forças de cisalhamento e de torção. Qualquer forma de fixação deve ser capaz de resistir a essas forças para permitir a imobilização dos segmentos da fratura. Um parafuso transcortical único pode ainda permitir que as forças torcionais ou de torção produzam rotação dos segmentos da fratura. Recomenda-se que dois parafusos transcorticais sejam usados para fixar rigidamente as fraturas nesse local.

O acesso cirúrgico e a redução da fratura são os mesmos que para a técnica de redução aberta e fixação interna (ORIF), descrita anteriormente. O material necessário para o parafuso transcortical deve ser um componente de qualquer conjunto de fixação de fratura mandibular (Fig. 64-2, *A*). O conjunto de parafuso transcortical consiste em um guia de broca calibrada que pode conter as guias de perfuração de 1,8 mm e 2,4 mm. A maioria dos conjuntos tem um calibre que se liga ao guia de perfuração, o que permite uma estimativa do ponto de saída para a broca de 1,8 mm. Isso possibilita ao cirurgião segurar o guia de broca no local de entrada do córtex proximal e ver uma estimativa do ponto de saída da broca no córtex distal (Fig. 64-2, *B*). O primeiro parafuso transcortical a ser colocado está mais próximo da borda inferior. O caminho do parafuso deve ser perpendicular à linha de fratura. Em primeiro lugar, uma broca de 2,4 mm é usada para perfurar o córtex proximal, visando o ponto de saída desejado no segmento distal. A broca de 2,4 mm vai apenas através do córtex do segmento proximal e continua até a fratura. Então, o guia de broca de 2,4 mm é removido e um guia de broca de 1,8 mm é inserido na perfuração. A ponta do guia de broca de 1,8 mm se encaixa no orifício de broca de 2,4 mm. A ponta da broca de 1,8 mm é utilizada para continuar esse orifício da broca através da fratura e do córtex do segmento distal. Em seguida, uma broca de desgaste é usada para criar um espaço no córtex proximal para a cabeça do parafuso. Então um medidor de profundidade é usado para medir o comprimento do orifício do parafuso, e o parafuso de comprimento correto é inserido e apertado (Fig. 64-2, *C*). Uma vez bem apertado o primeiro parafuso transcortical, o fórceps de redução é removido e o local para o segundo parafuso transcortical é selecionado. O segundo parafuso transcortical é posicionado acima e paralelo ao primeiro, por baixo da dentição. Uma vez que o segundo parafuso transcortical esteja em posição, o paciente é retirado de fixação maxilomandibular para confirmar a oclusão. Se a oclusão estiver precisa, a ferida é irrigada e fechada.

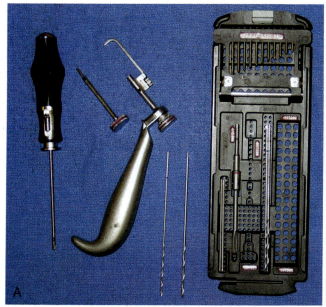
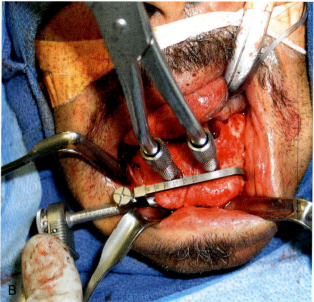

Figura 64-2 **A,** Material necessário para parafuso transcortical. **B,** Colocação de parafuso transcortical mostrando o guia de broca e o gabarito de posição.

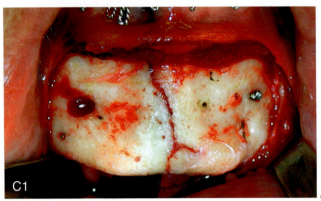
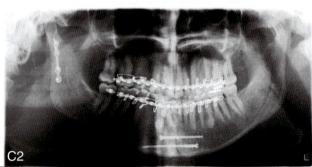

Figura 64-2, (Cont.) C1, Dois parafusos transcorticais em posição na parte anterior da mandíbula. **C2,** Radiografia pós-operatória mostrando dois parafusos transcorticais na parte anterior da mandíbula.

Prevenção e Tratamento das Complicações

Três complicações intraoperatórias comuns podem ser facilmente evitadas: fixação maxilomandibular inadequada, lesão do nervo e imediata má oclusão pós-fixação.

A fixação maxilomandibular com um controle rígido da oclusão pode ser facilmente conseguida com barras em arco. Outras formas de fixação maxilomandibular podem não proporcionar um controle rígido da oclusão. Isso pode não ser reconhecido até que tenham sido feitas tentativas de redução e fixação da fratura.

A lesão do nervo alveolar inferior à medida que ele sai do forame mentoniano pode ocorrer durante a exposição cirúrgica da fratura ou durante a retração da incisão inicial para expor a margem inferior da mandíbula. Limitar a incisão inicial à mucosa do lábio entre os dentes caninos inferiores permite o rebatimento cuidadoso do retalho mucoperiosteal. Desse modo, o nervo e os forames mentonianos podem ser identificados e a incisão realizada com segurança posteriormente, conforme necessário. Uma vez identificado, o nervo mentoniano pode ser esqueletizado para aliviar a tensão conforme o retalho é rebatido inferiormente para expor a margem inferior da mandíbula.

As placas de fixação rígida devem descansar passivamente contra a margem inferior da mandíbula. As placas rígidas que não se adaptam corretamente à mandíbula puxam o osso em direção à placa quando os parafusos bicorticais são aplicados; isso resulta em uma assimetria mandibular imediata e má oclusão. Esse problema pode ser evitado com a adaptação cuidadosa da placa de fixação ao contorno ósseo da mandíbula.

Recomendações Pós-operatórias

As principais complicações pós-operatórias para o reparo de fratura mandibular anterior tipicamente incluem infecção, osteomielite, não união, consolidação viciosa, união retardada, parestesia do nervo mentoniano e exclusivamente a "deformidade de queixo de bruxa", que consiste em ptose dos tecidos moles pré-mentonianos com uma prega submentoniana acentuada.[12]

Além das técnicas cirúrgicas adequadas conforme descrito neste capítulo, a prevenção da infecção e da consolidação viciosa também deve levar em consideração a história social do paciente. Há uma correlação significativa entre o uso de drogas ilícitas e o consumo de álcool, com o desenvolvimento de complicações pós-operatórias.[12] No nosso centro de trauma nível I, com uma alta incidência de usuários de drogas intravenosas (IVDU) e dependência de álcool, os pacientes são submetidos a 7 a 10 dias de antibioticoterapia após a cirurgia.

O acompanhamento é agendado em uma base semanal após redução aberta ou fechada. A MMF com elásticos é mantida por duas semanas de pós-operatório após ORIF, durante as quais os pacientes seguem uma dieta líquida completa. Às vezes, por vontade própria, os pacientes voltam à clínica sem os elásticos, o que pode prolongar o período de bloqueio maxilomandibular. Caso contrário, os pacientes passam para uma dieta leve e mecânica com elásticos guias na semana 3. Na semana 4, os elásticos são removidos, mas as barras em arco são mantidas em posição por mais uma semana. Há geralmente uma inflamação gengival significativa no momento em que as barras em arco são removidas e, portanto, os pacientes são orientados a receber limpeza dental.

A parestesia da distribuição do nervo mentoniano é uma sequela frequente da lesão, embora a parestesia transitória também possa resultar de procedimentos de redução aberta. Os pacientes são aconselhados apropriadamente antes da cirurgia sobre a possibilidade de parestesia prolongada. O sentido direcional é documentado durante as visitas pós-operatórias semanais para sinais de retorno à função do nervo.

A prevenção da ptose do mento começa com a ressuspensão adequada do músculo mental para o seu ponto alto apropriado conforme descrito anteriormente. Os músculos emparelhados do mento consistem em duas partes: uma parte superior horizontal que se origina abaixo da gengiva inserida e estabiliza a posição dos lábios, e uma parte oblíqua que eleva o lábio central, permitindo fazer beicinho e a competência labial apertada. A ressuspensão para elevar o lábio requer a reinserção dos músculos da parte superior para logo abaixo da gengiva inserida.[13] O curativo de queixo externo usando Elastoplast® também é aplicado no pós-operatório de modo a auxiliar na prevenção da ptose de queixo iatrogênica.

Referências

1. Gahhos F, Ariyan S: Facial fractures: Hippocratic management, *Head Neck Surg* 6:1007, 1984.
2. Mukerji R, Mukerji G, McGurk M: Mandibular fractures: Historical perspective, *Br J Oral Maxillofac Surg* 44:222, 2006.
3. Niederdellmann H, Schilli W, Duker J, Akuamoa-Boateng E: Osteosynthesis of mandibular fractures using lag screws, *Int J Oral Surg* 5:117, 1976.
4. Ellis E III, Ghali GE: Lag screw fixation of anterior mandibular fractures, *J Oral Maxillofac Surg* 49:13, 1991, discussion, 2.
5. Chung W, Costello BJ: *Oral and maxillofacial surgery*, Hoboken, N.J, 2010, Wiley-Blackwell.
6. AAOMS Parameters of Care. J Oral Maxillofac Surg 2007;.(Version 4.0).
7. Dodson TB, Perrott DH, Kaban LB, Gordon NC: Fixation of mandibular fractures: a comparative analysis of rigid internal fixation and standard fixation techniques, *J Oral Maxillofac Surg* 48:362, 1990.
8. Schmidt B, Kearns G, Perrott D, Kaban LB: Infection following treatment of mandibular fractures in human immunodeficiency virus seropositive patients, *J Oral Maxillofac Surg* 53:1134, 1995.
9. Ellis E III, Muniz O, Anand K: Treatment considerations for comminuted mandibular fractures, *J Oral Maxillofac Surg* 61:861, 2003.
10. Schmidt BL, Kearns G, Gordon N, Kaban LB: A financial analysis of maxillomandibular fixation versus rigid internal fixation for treatment of mandibular fractures, *J Oral Maxillofac Surg* 58(11):1206, 2000, discussion, 10-1.
11. Gordon PE, Lawler ME, Kaban LB, Dodson TB: Mandibular fracture severity and patient health status are associated with postoperative inflammatory complications, *J Oral Maxillofac Surg* 69:2191, 2011.
12. Serena-Gomez E, Passeri LA: Complications of mandible fractures related to substance abuse, *J Oral Maxillofac Surg* 66:2028, 2008.
13. Garfein ES, Zide BM: Chin ptosis: classification, anatomy, and correction, *Craniomaxillofac Trauma Reconstr* 1:1, 2008.

CAPÍTULO 65

Fraturas do Corpo Mandibular

Mark R. Stevens e Hany A. Emam

Material Necessário

- Periostótomo nº 9
- Lâminas de bisturi nº 15
- Broca de fissura nº 701
- Bandagem Ace®
- Pomada antibiótica
- Suturas apropriadas
- Barras em arco, fio calibres 24 e 26, direcionador de fio
- Afastadores Army/Navy
- Pinça para osso
- Cera para osso
- Jogo de extração dental
- Fórceps Dingman
- Hemostatos (mosquito, tonsilas, Kelly)
- Rolo de gaze
- Anestésico local com vasoconstritor
- Afastadores maleáveis
- Conjunto de trauma de fixação de mandíbula
- Mastisol, Steri-strips®
- Tesoura Metzenbaum
- Eletrocautério com ponta agulha
- Porta-agulhas
- Estimulador de nervo
- Afastadores de Obwegeser
- Afastador Seldin
- Afastador Senn
- Orientadores de fios e cortadores de fio

Histórico do Procedimento

As primeiras descrições de fraturas mandibulares apareceram em antigos textos egípcios. A primeira descrição de caso, em 1650 a.C., discutia o exame, o diagnóstico e o tratamento de fraturas mandibulares.

Hipócrates foi o primeiro a descrever a reaproximação e a imobilização dessas fraturas usando-se fios circundentais e bandagem externa. A importância de se estabelecer a oclusão adequada foi descrita pela primeira vez em um livro escrito em Salerno, Itália, em 1180. A utilização da fixação maxilomandibular (MMF) foi mencionada pela primeira vez em 1492, no livro *Cyrugia*, impresso em Lyons. Chopart e Desault usaram dispositivos de prótese dentária para imobilizar os segmentos fraturados. Guglielmo Salicetti usou pela primeira vez a fixação intermaxilar (IMF). Bandas ortodônticas e arcos foram usados para estabelecer a fixação. No entanto, Glimer revolucionou o tratamento de fraturas quando utilizou barras em arco completas tanto na mandíbula quanto na maxila.[1]

Gordon Buck, nos Estados Unidos, foi o primeiro a colocar um fio interósseo nas fraturas mandibulares, em 1847, logo após a introdução da anestesia com éter.[2] A fixação interna com fio nas fraturas mandibulares sempre foi suplementada com MMF. Para superar a falta de estabilidade no local da fratura, um dispositivo mais rígido e uma técnica mais nova foram desenvolvidos.

A utilização da fixação de pino externo tornou-se popular durante a Segunda Guerra Mundial no tratamento de fraturas compostas, cominutivas e infectadas. A principal vantagem da fixação externa é que ela não requer dissecção extensa e remoção de tecidos moles. A atual função reduzida dos dispositivos externos não exclui a sua utilidade. Ainda há várias indicações para sua aplicação. No entanto, os cirurgiões devem estar familiarizados com as aplicações por causa de seu uso em circunstâncias especiais. A fixação do pino externo para as aplicações maxilofaciais tornou-se sinônimo do termo "aparelho de Joe Hall Morris". O aparelho Joe Hall Morris consistia em pinos externos com um aparelho de barra de acrílico usado para redução fechada das fraturas mandibulares.[3]

A técnica de fixação interna rígida foi avançada e popularizada pela Arbeitsgemeinshaft fur Osteosynthesefragen/Association of the Study of Internal Fixation (AO/ASIF) na Europa, em 1970. Champy *et al.*[4] desenvolveram o conceito de osteossíntese adaptativa. Eles defendiam a colocação transoral de pequenas miniplacas finas e maleáveis com parafusos monocorticais ao longo das linhas ideais de osteossíntese na mandíbula (Fig. 65-1). Os locais de fixação da placa óssea devem fornecer os meios mais estáveis de fixação. As barras em arco ou uma placa colocada ao longo da borda superior da mandíbula fornecem a posição ideal para resistir a forças de tensão nas fraturas do corpo. Essa placa deve ser monocortical por causa da presença dos dentes. A fixação adicional é necessária para se alcançar a estabilidade adequada. A fixação estável funcional com fixação com miniplaca permanece controversa.[5] As placas de suporte de grande carga são recomendadas no tratamento de fraturas mandibulares, especialmente nas seguintes situações: cominuição, defeitos de continuidade e/ou infecção (Fig. 65-2).

Placas de Travamento *Versus* Placas de não Travamento

Os sistemas de placa/parafuso de travamento oferecem várias vantagens em relação ao tipo convencional:
1. Os sistemas de placa/parafuso convencionais exigem uma adaptação exata da placa ao osso subjacente. A fixação em uma placa de travamento permite que o parafuso trave na placa, estabilizando os segmentos fraturados do parafuso da placa sem alteração da redução.

2. Teoricamente, a fixação das placas de travamento também pode impedir a ruptura da perfusão óssea cortical subjacente.
3. Os parafusos inseridos inadvertidamente em um intervalo da fratura não irão afrouxar porque estão presos na placa.

Fraturas do Corpo Mandibular

As fraturas do corpo ocorrem entre a face distal dos caninos e uma linha hipotética correspondente à inserção anterior do músculo masseter, correspondente à face distal do segundo molar. A mandíbula está envolvida em 70% dos pacientes com fraturas faciais. A literatura sugere as seguintes porcentagens de frequência médias com base na localização: corpo (29%), côndilo (26%), ângulo (25%), sínfise (17%), ramo (4%) e processo coronoide (1%).[6] A mandíbula está envolvida em 70% dos pacientes com fraturas faciais. Com a carga, a mandíbula apresenta as maiores forças elásticas em toda a margem superior e compressão na margem inferior. A zona neutra encontra-se aproximadamente no nível do canal alveolar inferior (Fig. 65-3).

Princípios de Tratamento

Os princípios para o tratamento de fraturas do corpo mandibular são os mesmos que aqueles para o tratamento de fraturas em outras partes do corpo, isto é, redução, fixação e estabilização dos segmentos fraturados para permitir a consolidação do osso. Duas técnicas principais são utilizadas para tratar fraturas da mandíbula: um método fechado e redução aberta e fixação.[7]

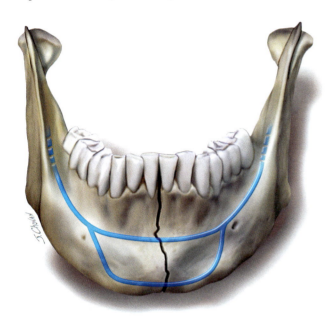

Figura 65-1 Linhas ideais de osteossíntese.

Sistema de travamento de placa/parafuso

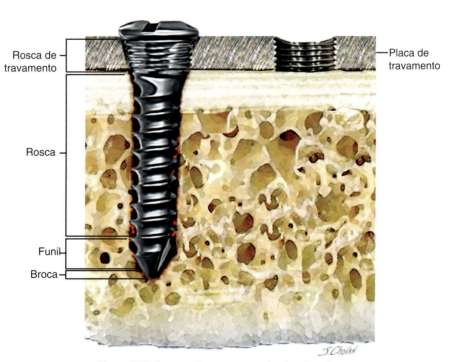

Figura 65-2 Sistema de travamento de placa/parafuso.

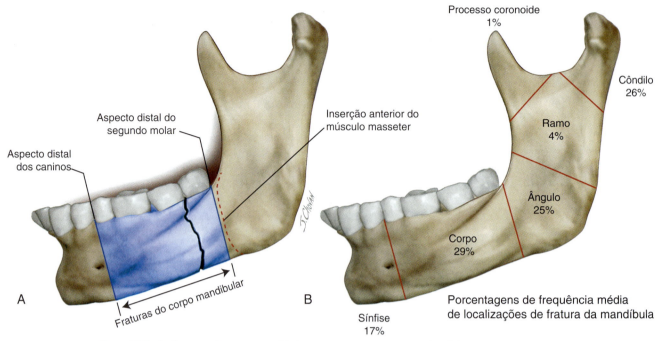

Figura 65-3 A, Fraturas do corpo mandibular ocorrem entre o aspecto distal dos caninos e o aspecto distal do segundo molar. **B,** As porcentagens de frequência média das fraturas de mandíbula.

Indicações para o Uso dos Procedimentos

1. Fratura não deslocada, favorável
2. Fratura grosseiramente cominutiva
3. Fraturas em crianças com dentição em desenvolvimento
4. Fraturas em edêntulos (usando uma prótese mandibular)

A redução fechada baseia-se na premissa de que a oclusão apropriada atua como uma guia para a redução pelo uso da maxila intacta como uma base fixa (guia) com a qual a mandíbula é colocada numa relação adequada (Fig. 65-4). As técnicas de redução fechada incluem:

- Técnica de ilhó
- Alça contínua
- Barra em arco
- Fio duplo simples
- Botão de fio
- Fio vestibular torcido

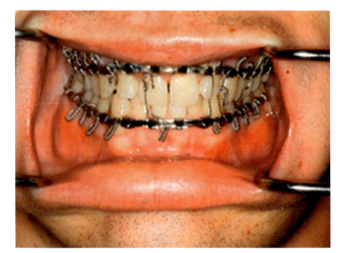

Figura 65-4 Redução fechada com barras em arco de Erich com fixação maxilomandibular.

Contraindicações e Limitações

1. Fratura deslocada, desfavorável
2. Fraturas faciais múltiplas
3. Consolidação viciosa
4. Condição sistêmica especial contraindicando IMF (p. ex., convulsões, problemas psiquiátricos/neurológicos, doença pulmonar, distúrbios gastrointestinais)
5. Tratamento tardio com interposição de tecido mole

CAPÍTULO 65 Fraturas do Corpo Mandibular

TÉCNICA: Abordagem Extraoral

PASSO 1: Incisão
A incisão na pele é feita 2 cm abaixo da margem inferior da mandíbula dentro de uma linha de tensão de pele relaxada. A incisão é realizada através do tecido subcutâneo até o nível do músculo platisma. Observe que a pele sobrepõe um plano supraplatismal em todas as direções para facilitar o fechamento. O descolamento também permite o movimento do acesso anterior ou posteriormente, aumentando a exposição sem a necessidade de alongar a incisão na pele (Fig. 65-5, *A*).

PASSO 2: Elevação do Retalho
A dissecção e o descolamento do músculo platisma são realizados com um hemostato (a tesoura Metzenbaum também pode ser usada). A divisão do músculo pode ser feita usando-se uma lâmina número 15 ou Bovie® com ponta de agulha.

A camada superficial da fáscia cervical profunda, após o músculo platisma, é dividida de modo cortante. A glândula salivar submandibular e a cápsula sobrejacente são visualizadas (Fig. 65-5, *B* e *C*).

(*Continua*)

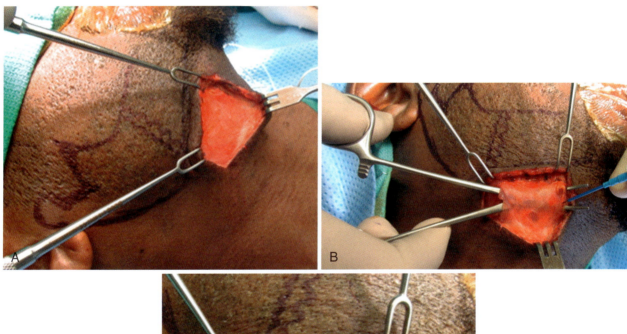
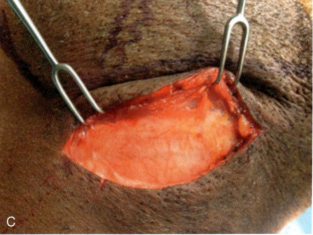

Figura 65-5 A, Dissecção e descolamento do músculo platisma. **B,** Divisão do músculo. **C,** Visualização da glândula salivar submandibular e cápsula sobrejacente.

PARTE VI Trauma Craniomaxilofacial

TÉCNICA: Abordagem Extraoral (Cont.)

PASSO 3: Dissecção
A camada superficial da fáscia cervical profunda (SLDCF) é elevada. O ramo mandibular marginal do nervo facial e os vasos faciais (artéria e veia) são encontrados quando se aborda a área da incisura pré-massetérica da mandíbula. Um estimulador de nervos é utilizado para evitar lesões do ramo mandibular marginal do nervo facial, que pode ser encontrado dentro ou imediatamente profundo à SLDCF. O nível da incisão deve ser mantido perto do terço inferior da glândula submandibular. A artéria e a veia faciais em geral são encontradas e ligadas com fios de seda 2-0. Abaixo desse nível de dissecção, o ramo marginal do nervo facial é retraído com segurança. O linfonodo submandibular (nodo de Stahr-Black) geralmente é encontrado proximal à veia facial; a sua presença alerta o cirurgião para a artéria facial imediatamente anterior ao nódulo (Fig. 65-5, D e E).

PASSO 4: Exposição da Mandíbula
A dissecção é realizada superiormente em um nível entre a margem inferior da mandíbula e a glândula salivar submandibular, atingindo o periósteo da mandíbula (anterior à incisura pré-massetérica) ou a alça pterigomassetérica. A retração simultânea dos tecidos dissecados, incluindo o ramo marginal superiormente, em combinação com a retração inferior da glândula submandibular com um afastador maleável, permite uma boa visualização da margem inferior (Fig. 65-5, F).

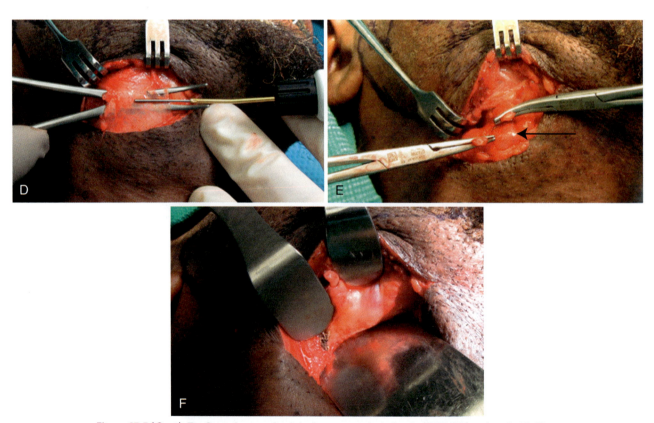

Figura 65-5 (Cont.) **D,** Camada superficial da fossa cervical profunda (SLDCR) é elevada. **E,** Uma pinça de compressão óssea *(seta)* é utilizada para alinhar e comprimir a fratura no lugar para redução anatômica quando possível. **F,** Retração dos tecidos dissecados.

TÉCNICA: Abordagem Extraoral (*Cont.*)

PASSO 5: Exposição da Fratura, Redução e Fixação
A alça pterigomassetérica/periósteo é incisada de modo cortante na margem mesoinferior, que é a porção mais avascular da alça. A incisão pode ser feita usando-se uma lâmina de bisturi ou eletrocautério. Um elevador mucoperiosteal afiado n° 9 é utilizado para rebater o periósteo na margem inferior da mandíbula. Ambos os músculos, masseter lateralmente e pterigóideo medial medialmente, são removidos para expor o local da fratura. Um bisturi elétrico pode ser usado para ajudar a cortar a inserção muscular tendinosa no osso. As pinças de compressão óssea são utilizadas a fim de alinhar e comprimir a fratura no lugar para redução anatômica quando possível. Os orifícios da pinça na margem inferior devem estar a aproximadamente 2 cm do local da fratura. Uma broca de fissura n° 702 é usada para fazer dois orifícios de broca, que são direcionados para fora. Verificar novamente a oclusão do paciente é crucial após esta etapa (Fig. 65-5, *G* a *J*).

PASSO 6: Fechamento
O fechamento é realizado em camadas. A fáscia cervical profunda superficial é fechada com sutura de Vicryl® 3-0. O tecido subcutâneo (derme) é aproximado com suturas de Vicryl® 4-0 com nós invertidos.

A pele pode ser fechada de acordo com a preferência do cirurgião. As técnicas comuns incluem sutura Prolene® 5-0 utilizada de forma contínua e sutura Monocryl® 5-0 utilizada de forma intradérmica.

Os curativos podem ser aplicados à ferida (p. ex., Mastisol®, Steri-Strips® e pomada de antibiótico) para cobrir a incisão extraoral. Um curativo de pressão composto de Kerlix® e uma bandagem Ace® são aplicados e removidos 48 horas após a cirurgia. Se a ferida cirúrgica mostrar exsudação persistente, drenos de sucção ou drenos de borracha dependentes da gravidade são utilizados para prevenir a formação de hematoma. Os drenos são removidos quando o sangramento torna-se mínimo, normalmente no segundo dia.

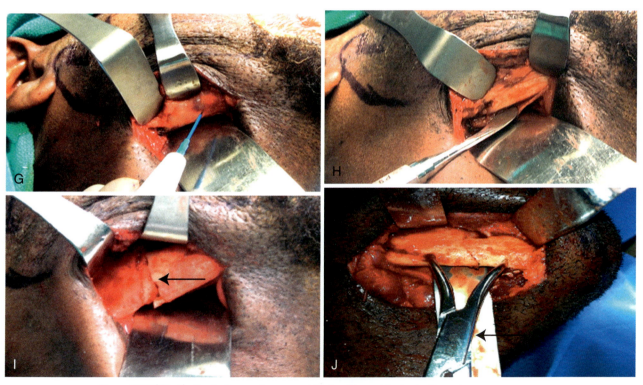

Figura 65-5 (*Cont.*) G, A alça pterigomassetérica/periósteo é incisada de modo cortante na margem mesoinferior. **H,** Um periostótomo mucoperiosteal cortante n° 9 é utilizado para destacar o periósteo na margem inferior da mandíbula. **I,** Exposição do local de fratura. **J,** Pinças de compressão óssea são utilizadas para alinhar e comprimir a fratura no local para redução anatômica quando possível.

TÉCNICA ALTERNATIVA 1: Fixação de Placa Individual

As fraturas com boa sustentação interóssea após a redução da fratura podem ser tratadas com uma placa de osso de suporte de carga na margem inferior utilizando-se parafusos bicorticais (Fig. 65-6).

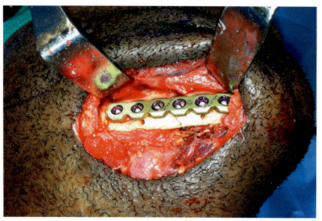

Figura 65-6 Fraturas com boa sustentação interóssea após a redução podem ser tratadas com uma placa óssea de sustentação de carga na borda inferior usando-se parafusos bicorticais.

TÉCNICA ALTERNATIVA 2: Fixação de Duas Placas

A fixação de duas placas é indicada quando existe um intervalo no local da fratura após o alinhamento. A sustentação óssea interfragmentária está perdida. A colocação de dispositivo adicional é necessária para proporcionar rigidez e estabilidade adequadas durante a consolidação da fratura. O enxerto ósseo do local da fratura depende do tamanho do defeito e da qualidade e disponibilidade dos tecidos moles (Fig. 65-7).

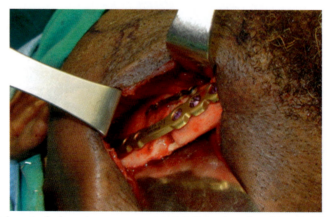

Figura 65-7 Colocação de duas placas – uma na borda inferior (parafusos bicorticais) e uma na borda superior (parafusos monocorticais) – para fixação de uma fratura de segmento de corpo mandibular.

TÉCNICA ALTERNATIVA 3: Placa de Reconstrução

Uma placa de reconstrução de suporte de carga pode ser usada para fixação de fraturas de corpo mandibular cominutivas associadas a fraturas em outros locais da mandíbula (Fig. 65-8).

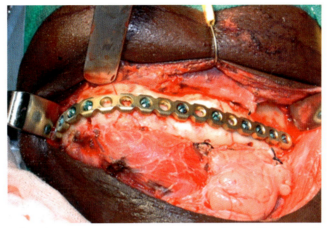

Figura 65-8 Uma placa de reconstrução de suporte de carga pode ser utilizada para fixar as fraturas de corpo mandibular cominutivas associadas a fraturas em outros locais na mandíbula.

TÉCNICA ALTERNATIVA 4: Abordagem Transoral

A abordagem transoral é indicada para fraturas de corpo mandibular minimamente deslocadas e favoráveis. Primeiro, as barras em arco são colocadas e a mandíbula é posta sob MMF. É feita uma incisão aproximadamente 5 mm abaixo da junção mucogengival no periósteo para expor o local da fratura.

Deve-se tomar cuidado para evitar a lesão do nervo mentoniano. A redução adequada dos segmentos fraturados deve ser confirmada. Um trocarte transbucal é utilizado para facilitar a colocação do dispositivo através do local da fratura, assegurando a angulação adequada durante a colocação do parafuso.

Possíveis Complicações

- Infecção
- Cicatrização tardia e não união
- Consolidação viciosa
- Lesão do nervo (sensorial e motor)

Recomendações Pós-operatórias

Se uma abordagem extraoral ou intraoral for utilizada para redução e fixação da fratura, a MMF deve ser liberada para verificar a oclusão, que deve estar intacta e reprodutível. A má oclusão pode indicar redução indevida dos segmentos fraturados com deslocamento do côndilo ou a presença de uma fratura concomitante que deve ser tratada (p. ex., uma fratura subcondilar).

A decisão de remover ou manter a MMF após a fixação depende da rigidez de fixação e da presença de lesões concomitantes. Por exemplo, nos casos que envolvem fraturas subcondilares que não são fixas rigidamente, justifica-se deixar a MMF por várias semanas.

Referências

1. Leonard MS: History of treatment of maxillofacial trauma, *Oral Maxillofac Surg Clin North Am* 2:1, 1990.
2. Gordon SD: Wire suturing in treatment of facial fractures, *J Can Med Assoc* 48:406, 1943.
3. Fonseca RJ, Marciani RD, Hendler BH: *Oral and maxillofacial surgery*, Philadelphia, 2001, Saunders.
4. Champy M, Lodde JP, Schmitt R, et al: Mandibular osteosynthesis by miniature screwed plates via a buccal approach, *J Maxillofac Surg* 6:14, 1978.
5. Ellis E III, Walker LR: Treatment of mandibular angle fractures using one noncompression miniplate, *J Oral Maxillofac Surg* 54:864, 1996, discussion, 71.
6. Fridrich KL, Pena-Velasco G, Olson RA: Changing trends with mandibular fractures: a review of 1,067 cases, *J Oral Maxillofac Surg* 50:586, 1992.
7. Chrcanovic BR: Open versus closed reduction: comminuted mandibular fractures, *Oral Maxillofac Surg* 16(3):257-265, 2012 Sep.

CAPÍTULO 66

Fraturas de Ângulo e Ramo da Mandíbula

Jayini Thakker, Rahul Tandon e Jason Rogers

Material Necessário

Periostótomo nº 9
Lâmina nº 15
Fio calibre 24
Suturas apropriadas
Cautério bipolar
Fórceps para osso

Broca 701/702
Anestésico local com vasoconstritor
Afastadores maleáveis
Dispositivos de fixação de titânio de mandíbula
Tesoura Metzenbaun

Eletrocautério de ponta agulha
Estimulador de nervos
Afastador de Obwegeser
Afastador Senn
Afastador de incisura sigmoide
Broca cirúrgica TPS

Histórico do Procedimento

O tratamento das fraturas mandibulares tem uma história longa e rica e pode ser traçado até o tempo de Hipócrates. Pela imobilização do segmento fraturado, permitindo a ele que amarrasse com fios os dentes adjacentes juntos, Hipócrates iniciou os princípios-chave no tratamento de tais fraturas.[1] Desde aquela época, os cirurgiões definiram a importância de restabelecer a oclusão adequada e manter o equilíbrio muscular adequado.[2,3] Embora as técnicas agora pareçam brutas e antiquadas, é fácil compreender o pensamento e a lógica subjacente. Variações de bandagens, aparelhos, esplintes e amarração com fios foram usadas para estabilizar a mandíbula e a maxila de modo a garantir a consolidação adequada e a restauração da função. Tanto as bandagens quanto os dispositivos externos pareciam ser promissores no tratamento de fraturas mandibulares; entretanto, ambos produziam forças direcionais posteriores indesejáveis, o que poderia acabar sendo prejudicial no tratamento de fraturas de ângulo e do ramo.[4,5] Os esplintes foram desenvolvidos no século XIX tanto para a maxila quanto para a mandíbula e proporcionaram a fixação intermaxilar estável.[6] Gilmer popularizou o uso de fios ao demonstrar a excelente fixação intermaxilar através da amarração com fios de barras em arco.[7] Com o aprimoramento dos sistemas de placas usados ao fixar segmentos ósseos móveis, apenas o refinamento adicional e tecnologias mais sofisticadas foram necessários para produzir as técnicas observadas atualmente.

Indicações para o Uso dos Procedimentos

Qualquer fratura da mandíbula deve ser bem avaliada e analisada com cuidado, tanto clínica quanto radiologicamente. Na verdade, a avaliação radiográfica é de primordial importância, e a radiografia panorâmica é uma das ferramentas mais valiosas disponíveis, especialmente em fraturas de ramo e de ângulo. No entanto, uma série completa de radiografias da mandíbula deve ser solicitada e a radiografia lateral-oblíqua deve ser incluída para avaliação mandibular e também a região do ramo, enquanto a vista anteroposterior do crânio (AP) é importante para avaliar potenciais fraturas de ângulo. Atualmente, a tomografia computadorizada (TC) também tornou-se onipresente, e permite uma visão mais detalhada de fraturas mandibulares, bem como de outras lesões faciais concomitantes. Além disso, a TC do pescoço deve ser utilizada para descartar lesões mais graves, tais como fraturas da coluna cervical, que pode ocorrer quase 10% das vezes. Essas lesões, se não forem identificadas prontamente, podem levar a consequências neurológicas graves, uma vez que C1 e C2 estão mais envolvidas.

As fraturas de ângulo e ramo da mandíbula constituem menos de metade do número total de fraturas da mandíbula em 30% (25% para o ângulo, 4% para o ramo). Embora as fraturas do ramo continuem sendo relativamente raras, as fraturas de ângulo são as terceiras mais comuns e, como tal, merecem maior atenção. A área da secção transversal do ângulo é relativamente fina, e, com a presença de terceiros molares impactados, é um local fraturado bastante comum. As estatísticas e revisões de literatura mostram que a maioria das fraturas mandibulares ocorre em incidentes acidentais ou relacionada com trauma. No entanto, quando casos de violência são posteriormente avaliados, verifica-se que as fraturas de ângulo constituem uma porcentagem elevada. A classificação geral de fraturas mandibulares é abrangente e discutida em outros capítulos; todavia, serão abordadas aquelas que se aplicam a esses padrões de fratura em particular.

As fraturas de ângulo ocorrem bastante em conjunto com outras fraturas mandibulares, mas as inserções musculares frequentemente ditam como os segmentos fraturados movimentam-se um em relação ao outro. As fraturas de ângulo são classificadas de acordo com seu deslocamento em relação à direção da força muscular: favorável ou desfavorável verticalmente e favorável ou desfavorável horizontalmente[8] (Figs. 66-1 a 66-4). As fraturas favoráveis tendem a mover os fragmentos um em direção ao outro, enquanto as fraturas desfavoráveis tendem a separar os segmentos (Figs. 66-1 e 66-4). O masseter, o temporal e o pterigóideo medial todos desempenham um papel no deslocamento dos segmentos fraturados. As fraturas que são desfavoráveis irão levar ao deslocamento do segmento proximal para cima e para medial, enquanto está impactado na direção oposta durante as fraturas favoráveis[8] (Figs. 66-2 e 66-3). Devido à gravidade das forças que ocorrem durante uma fratura de ângulo bilateral, pode causar no paciente uma

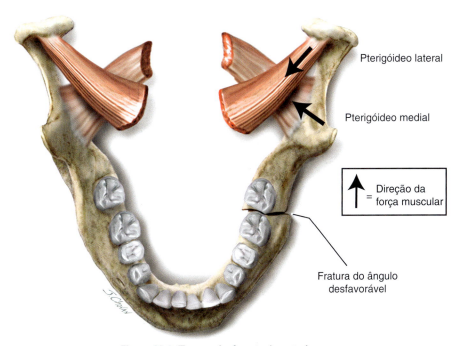

Figura 66-1 Fratura desfavorável verticalmente.

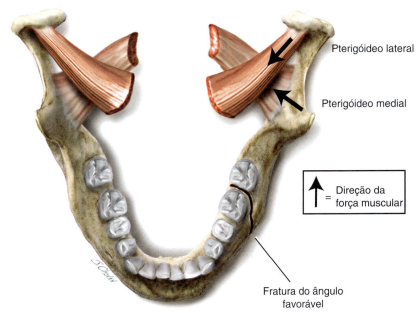

Figura 66-2 Fratura desfavorável verticalmente.

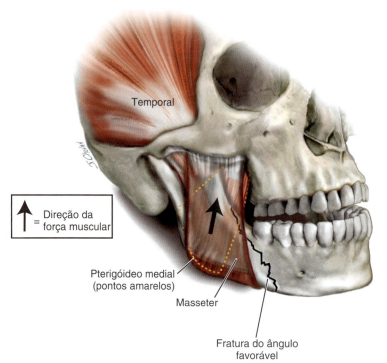

Figura 66-3 Fratura favorável horizontalmente.

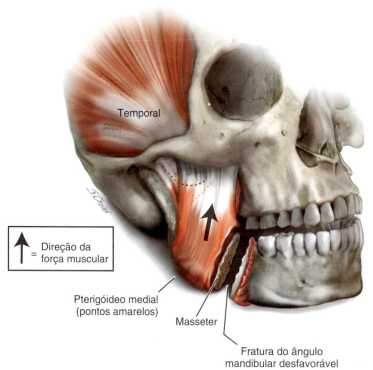

Figura 66-4 Fratura desfavorável horizontalmente.

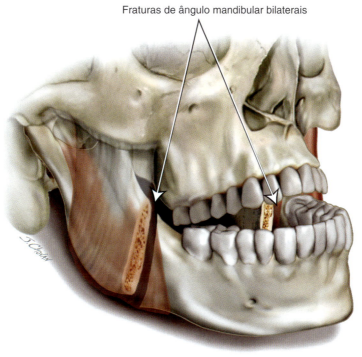

Figura 66-5 Fraturas de ângulo bilaterais podem levar a mordida aberta.

mordida aberta anterior evidente (Fig. 66-5). As fraturas de ramo são normalmente classificadas como favoráveis por causa das forças de elevação dos músculos, enquanto as fraturas de ângulo são horizontalmente desfavoráveis por causa da tração dos mesmos músculos. Essa favorabilidade das fraturas de ramo permite o tratamento com fixação maxilomandibular (MMF). No entanto, alguns estudos demonstraram que a redução aberta e a fixação interna (ORIF) de fraturas de ramo proporcionam a redução adequada funcional e anatômica.[9]

Contraindicações e Limitações

Uma vez que a história do paciente tenha sido obtida e um exame físico completo realizado, o clínico deve decidir qual o método de diagnóstico por imagem é o mais adequado para a visualização da fratura. Embora o conjunto padrão inclua uma radiografia panorâmica e uma tomografia computadorizada, ambas têm as suas limitações. Não obstante, o clínico deve suplementar os seus achados radiológicos com os achados clínicos.

As fraturas de mandíbula abertas tendem a ter um maior risco de infecção do que as fraturas fechadas ou as fraturas do terço médio da face. Os antibióticos intraoperatórios são recomendados e mostraram diminuir significativamente o risco de infecção. Entretanto, períodos prolongados de antibióticos no pós-operatório não são indicados e podem, na verdade, ser não recomendados especialmente em um ambiente hospitalar, em que há um risco aumentado de infecção por *Clostridium difficile*. Nós preferimos usar uma a duas doses de antibióticos por via intravenosa no pré-operatório e uma dose no intraoperatório (dentro de uma hora após a incisão). Além disso, a administração de clorexidina oral é útil para diminuir as contagens bacterianas presentes na cavidade oral quando as fraturas estão presentes; no entanto, ela pode aumentar a alteração de coloração de superfícies orais e alterar a percepção de paladar do paciente durante a utilização da medicação.[10] Quando uma abordagem extraoral é utilizada, alguns pacientes correm o risco de desenvolver cicatrizes pouco apresentáveis e uma chance potencial de lesão no nervo mandibular marginal.

TÉCNICA 1: Abordagem Intraoral, Técnica de Champy

Com o advento de fixação rígida com o uso de placas de titânio e parafusos, houve uma tendência crescente em direção à redução aberta e fixação interna. Uma das técnicas mais comuns é a colocação subapical de miniplaca de quatro orifícios na faixa de tensão da crista oblíqua externa. Essa técnica foi inicialmente descrita por Champy *et al.* em 1978.[11] A eficácia dessa técnica baseia-se na colocação de "fixação funcionalmente estável" ou não rígida em uma linha ideal de osteossíntese para agir contra as forças musculares que tendem a deslocar as fraturas na região de ângulo (Fig. 66-6, *A* a *C*).

(Continua)

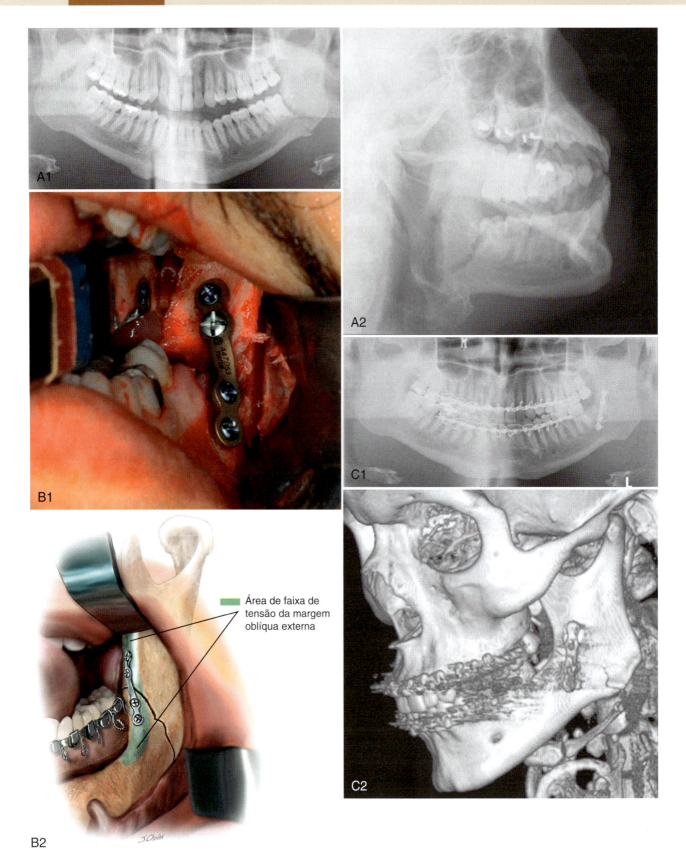

Figura 66-6 **A,** Radiografias panorâmica e oblíqua indicando uma fratura de ângulo esquerdo deslocada. **B,** Foto intraoperatória da técnica de Champy. Ilustração da técnica de Champy. **C,** Reconstrução com tomografia computadorizada em 3D e radiografia panorâmica demonstrando uma fratura de ângulo reduzida por meio do uso da técnica de Champy.

TÉCNICA 1: Abordagem Intraoral, Técnica de Champy (*Cont.*)

PASSO 1: Preparação do Sítio Cirúrgico
O paciente é preparado com antissepsia e colocação de campos cirúrgicos estéreis. Neste caso particular, o paciente é preparado com antissepsia para uma potencial abordagem transcervical ao ângulo mandibular no caso de redução intraoral difícil. Isso irá assegurar que a orelha, a linha do cabelo e a região do pescoço estejam visíveis, permitindo a visualização dos músculos da expressão facial caso a estimulação do nervo seja utilizada como adjuvante. Outras indicações para uma abordagem transcervical são fraturas grosseiramente desfavoráveis, fraturas cominutivas, mandíbula atrófica e, em casos raros, uma ferida no pescoço concomitante, tal como ferida de tiro.

PASSO 2: Anestesia Local e Incisão
Inicia-se o procedimento colocando o paciente em bloqueio intermaxilar, usando um dos seguintes materiais: barras em arco, parafusos de fixação intermaxilar (IMF) ou qualquer outra técnica aceitável. Uma solução de lidocaína a 1% com epinefrina é administrada por meio de um bloqueio do nervo alveolar inferior, bloqueio do nervo lingual, bloqueio do nervo bucal e infiltração local para fornecer hemostasia adequada. Uma lâmina número 15 ou eletrocautério monopolar com uma ponta de agulha Colorado® são então usados para fazer uma incisão vestibular bucal, deixando uma porção de 5 mm da gengiva inserida de modo a permitir a facilidade de fechamento após o procedimento. A incisão pode ser realizada superiormente ao ramo ascendente a fim de permitir uma melhor visualização e estendida o mais anteriormente conforme necessário para o acesso, geralmente no nível do primeiro molar inferior. A incisão é realizada para baixo em direção ao osso, e o periósteo é descolado até a borda inferior da mandíbula para permitir a visualização adequada e o acesso à fratura.

PASSO 3: Redução da Fratura
É importante que o cirurgião disseque apropriadamente para permitir a redução dos fragmentos, a remoção de quaisquer fragmentos de dentes ou detritos e a colocação do dispositivo de fixação. O retrator de Obwegeser curvado para fora é usado para ajudar na redução da borda inferior da mandíbula. Os terceiros molares estão com frequência na linha de fratura, e podem ser removidos se estiverem com mobilidade, se puderem ser extraídos facilmente e se não permitirem a redução adequada. Alternativamente, eles podem ser deixados na posição em que estão se estiverem totalmente impactados, não visíveis ou não impedindo a redução. Dependendo da angulação da fratura, a redução da fratura pode ser facilitada por redução manual ou fixação intermaxilar.

PASSO 4: Colocação de Placa na Fratura
Uma miniplaca de titânio de quatro orifícios é modelada para permitir a adaptação justa ao osso. Os dois orifícios proximais ficam mediais à crista oblíqua externa e os dois orifícios distais estendem-se sobre a superfície vestibular na margem superior do corpo mandibular. A placa é, dessa forma, inclinada em dois planos para permitir uma boa estabilidade e resistência às forças. A placa é fixada com quatro parafusos monocorticais autorrosqueáveis.

PASSO 5: Fechamento da Ferida
Uma vez que a estabilidade aceitável tenha sido conseguida, o paciente é retirado da fixação maxilomandibular e a oclusão é verificada como sendo estável e reprodutível. O paciente pode ser deixado na MMF se a não complacência for antecipada. Todavia, Ellis, em 2010,[12] mostrou que essa técnica ofereceu ótimos resultados com o mínimo de morbidade, mesmo quando os pacientes não foram deixados sob MMF. Se a oclusão for estável, pode-se prosseguir com o fechamento da ferida. A ferida é abundantemente irrigada com solução salina normal a 0,9% e a ferida é fechada com um Vicryl® 3-0 ou fio crômico 3-0 de forma contínua.

TÉCNICA ALTERNATIVA 1: Abordagem Intraoral, Técnica de Colocação de Placa na Margem Superior e Inferior

Outra técnica bastante utilizada envolve a colocação de duas miniplacas. A mesma técnica para IMF é empregada, além de incisão e dissecção semelhantes para se obter acesso à fratura. Contudo, esta técnica requer dissecção mais extensa até a borda inferior do ângulo mandibular. Esta pode ser uma das razões para os resultados um pouco menos favoráveis, conforme demonstrado em alguns estudos. Uma vez que a fratura está totalmente exposta e reduzida, duas miniplacas de quatro orifícios são modeladas para se adaptar estreitamente ao córtex vestibular da mandíbula. Uma é fixada na margem superior usando parafusos monocorticais a fim de evitar as raízes dos dentes. A segunda é colocada na margem inferior, abaixo do canal mandibular, e também fixada por quatro parafusos. Devido ao acesso limitado nessa localização, um trocarte transbucal pode ser necessário (Fig. 66-7, *A* a *C*).

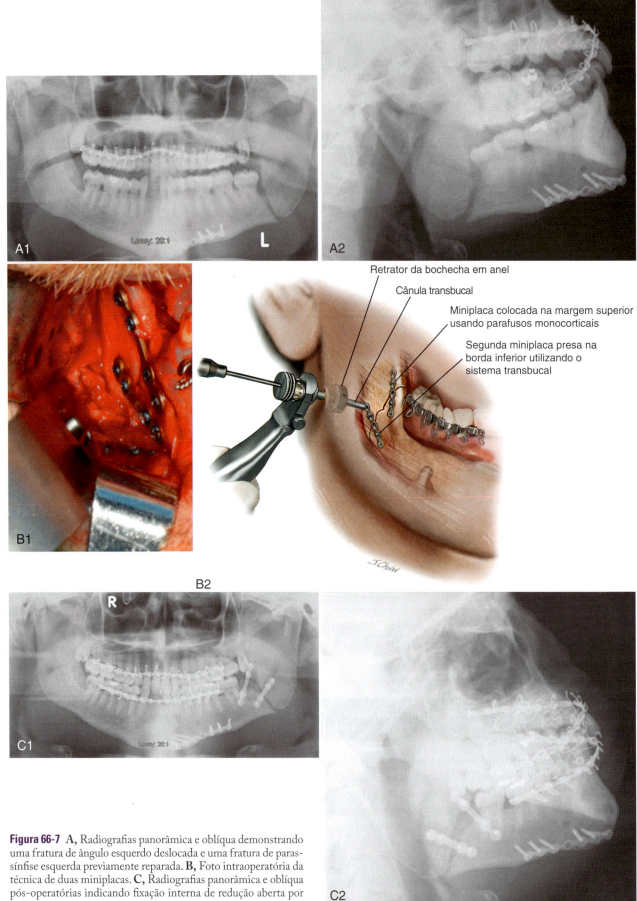

Figura 66-7 **A,** Radiografias panorâmica e oblíqua demonstrando uma fratura de ângulo esquerdo deslocada e uma fratura de parassínfise esquerda previamente reparada. **B,** Foto intraoperatória da técnica de duas miniplacas. **C,** Radiografias craniomâmica e oblíqua pós-operatórias indicando fixação interna de redução aberta por meio do uso da técnica de duas miniplacas.

TÉCNICA ALTERNATIVA 2: Abordagem Submandibular/Transcervical (Risdon)

O rosto e pescoço são preparados de modo antisséptico e envoltos com campo cirúrgico deixando a orelha, a margem inferior da mandíbula, o pescoço, a boca e o lábio inferior abertos para visualização. Uma caneta de marcação estéril é então usada para delinear a borda inferior da mandíbula, o curso do ramo mandibular marginal do nervo facial, e a incisão proposta, que deve ficar aproximadamente a dois dedos de largura abaixo da borda inferior da mandíbula e de preferência dentro de uma prega cutânea existente para prevenir danos inadvertidos ao nervo mandibular marginal. O desenho dessa incisão é baseado em estudos anatômicos que mapearam o curso do nervo mandibular com base na série de prossecções. Dingmann e Grabb mostraram que o nervo pode ter um trajeto ascendente até 1 cm abaixo da margem inferior da mandíbula, mas está sempre acima da margem inferior anterior à artéria facial.[13] Ziarah e Atkinson mostraram que o nervo estende-se até 1,2 cm abaixo da margem inferior da mandíbula e continua abaixo da margem conforme faz um percurso anteriormente à artéria facial em um número significativo de dissecções.[14] Assim, pretendemos manter a incisão numa distância segura abaixo do curso esperado do nervo. Além disso, um monitor do nervo facial pode ser utilizado com as sondas colocadas no músculo orbicular da boca. Se o monitoramento do nervo intraoperatório for usado, deve-se informar o anestesista para não paralisar o paciente ou usar um agente paralisante de curta duração. Além disso, é preciso ter cuidado para não usar anestésico local abaixo do platisma de modo a não enfraquecer a neurotransmissão do nervo mandibular marginal.

Uma incisão é então feita através da pele usando uma lâmina tamanho 15 seguida de eletrocautério para hemostasia. Os retalhos subdérmicos superiores e inferiores são elevados por 2 a 3 cm para melhorar a visualização adequada. O platisma é então cuidadosamente dividido. A próxima camada profunda ao platisma é a camada superficial da fáscia cervical profunda. O nervo mandibular marginal está localizado imediatamente superficial a isso. Note-se que essa camada é contínua com a cápsula da glândula submandibular. Assim, a cápsula da glândula é incisada e subsequentemente elevada de inferior para superior, com o nervo mandibular sendo protegido nos tecidos imediatamente superficiais a ele. A artéria e a veia faciais podem ser encontradas durante a dissecção e podem ser ligadas e divididas, se necessário. No entanto, se a fratura for posterior à glândula submandibular, os vasos faciais podem não ser encontrados. Uma vez que a margem inferior da mandíbula é abordada, a glândula submandibular é retraída inferiormente, e os músculos da alça pterigomassetérica são incisados de forma cortante com uma lâmina número 15 ou eletrocautério. A fratura de ângulo mandibular deverá ser facilmente identificada nesse momento. O periósteo é rebatido de forma adequada, e a fratura pode ser reduzida manualmente ou com um fórceps de redução de osso. A colocação de placa com fixação interna rígida então procede, de preferência com um sistema de travamento 2-0. As placas de margem superior e inferior podem ser colocadas nesse ponto. Se houver cominuição grosseira, uma placa de reconstrução pode ser preferida para estender-se sobre a fratura.

A ferida é abundantemente irrigada e fechada em camadas. Preferimos usar suturas de Vicryl® 3-0 para fechar o platisma e a camada dérmica profunda, e suturas de Prolene® ou nylon 4-0 ou 5-0 para fechar a pele. Um fechamento sintradérmico com Monocryl® 4-0 também é uma opção. Isso torna óbvia a necessidade de remoção da sutura.

TÉCNICA ALTERNATIVA 3: Redução Fechada

Embora a redução aberta e a fixação interna sejam adequadas e indicadas em muitas situações, uma abordagem mais conservadora pode ser tão eficaz quanto. Muito parecida com a redução aberta, a técnica de redução fechada baseia-se nos mesmos princípios do uso de MMF para restaurar a forma e a função. As técnicas mais utilizadas para essas abordagens incluem a colocação de barras em arco ou parafusos de IMF.

A colocação de barras em arco continua a ser a escolha mais comum entre os cirurgiões quando realizam a redução fechada com MMF. Nessa técnica, as barras em arco são fixadas aos dentes com fios circundentais. Uma vez fixado, o paciente é então guiado para a oclusão pré-trauma, que é então fixada com fios intra-arcada. Uma vantagem da utilização de barras em arco é que elas ajudam a restabelecer os segmentos de osso um contra o outro. Além disso, as barras em arco permitem a colocação de forças de direcionamento através de fios ou elásticos, ajudando a orientar o paciente para a oclusão durante o período pós-operatório. No entanto, as desvantagens do uso dessa técnica incluem o aumento do tempo cirúrgico para a colocação e posterior remoção. Além disso, as barras em arco podem aumentar o trauma ao periodonto, o que pode causar desconforto no período pós-operatório, assim como interferir na manutenção de uma boa higiene oral do paciente.

A utilização de parafusos de fixação intermaxilar já começou a ganhar mais atenção como uma alternativa ao uso de barras em arco. A técnica exige a colocação de parafusos autoperfurantes no periodonto, tanto proximal quanto distal à fratura, garantindo a estabilização adequada. Os próprios parafusos são colocados de uma forma bicortical na/ou perto da junção mucogengival. Uma vez que os parafusos estejam no lugar, o paciente é guiado para a oclusão pré-trauma, que é então fixada de forma adequada, ou por elásticos ou por fios. As vantagens desse sistema incluem tempo reduzido de operação, menos risco de lesão para o cirurgião e remoção fácil após a conclusão da terapia. No entanto, esse procedimento não está livre de inconvenientes: as complicações relatadas incluem lesão da raiz, afrouxamento do parafuso e aspiração.

Prevenção e Tratamento das Complicações

A redução adequada e a imobilização dos segmentos fraturados são fundamentais para tratar com sucesso essas fraturas. As lesões dos feixes neurovasculares que acompanham devem ser identificadas e tratadas imediatamente. Os danos à artéria alveolar inferior e ao nervo podem levar a sangramento abundante e possível neuropatia, respectivamente. Se a artéria for cortada ou rompida, a hemostasia adequada deve ser conseguida de imediato. O dano ao nervo pode ser mais difícil de se identificar inicialmente e só pode ser percebido depois que o paciente tornar-se consciente de uma perda de sensibilidade no lado tratado. Outras complicações incluem formação de abcesso, tecido de granulação perto do local da incisão com exposição óssea e material de síntese solto.[12] No caso da formação de abcessos, podem ser realizadas incisão e drenagem; com o material de síntese solto e a exposição óssea, uma segunda cirurgia pode ser necessária para remover a peça infectada/solta. Se houver consolidação viciosa da fratura, o paciente pode ser colocado sob MMF. Uma consolidação viciosa pode exigir nova exploração, desbridamento da área e substituição de fixação rígida ou IMF.

Recomendações Pós-operatórias

Quase todas as fraturas de mandíbula são consideradas abertas por causa de sua comunicação ou com pele ou com a cavidade oral; entretanto, aquelas que estão associadas ao ângulo e ramo ocorrem em áreas sem dentes, reduzindo os riscos associados a outras partes da mandíbula. No entanto, elas foram descritas como tendo a mais elevada taxa de complicações pós-cirúrgicas entre os diferentes tipos de fraturas mandibulares.[15] Ao iniciar o tratamento de fraturas de mandíbula, um reforço contra tétano pode ser indicado. Além disso, quaisquer deficiências nutricionais preexistentes devem ser tratadas e corrigidas a fim de minimizar qualquer atraso na consolidação. Embora o momento oportuno de redução e fixação possa variar, é preferível tratar a fratura o mais rapidamente possível para reduzir qualquer desconforto ao paciente. Mesmo que a fratura não possa ser reduzida de forma rápida, não há necessariamente um risco aumentado de infecção. Contudo, quando a infecção ocorre, os patógenos envolvidos incluem *Streptococcus*, *Staphylococcus* e *Bacteroides*. Assim sendo, o paciente deve ser colocado em terapia antibiótica com clindamicina ou penicilina no momento da apresentação clínica, com a terapia continuada até que a fratura seja reduzida. O paciente também deve ser instruído sobre como realizar o autocuidado com enxaguatórios bucais com clorexidina uma vez que receba alta. A colocação do material de síntese requer um exame quinzenal para avaliar o estado do material, a oclusão do paciente e o estado nutricional do paciente.

Referências

1. Hippocrates: *Oeuvres completes, English translation by ET Withington*, Cambridge, MA, 1928, Loeb Classical Library.
2. Brophy TW: *Oral surgery: a treatise on the diseases, injuries and malformations of the mouth and associated parts*, York, PA, 1915, Maple Press.
3. Chopart F, Desault PJ: *Treatment of Surgical Diseases*, Paris, 1795, Villiers.
4. Dorrance GM, Bransfield JW, editors: The history of treatment of fractured jaws, Washington, DC, 1941.
5. Schwartz L: The development of the treatment of jaw fractures, *J Oral Surg* 2:193, 1944.
6. Moon H: Mechanical appliances for treatment of fracture of the jaws, *Br J Dent Sci* 17:303, 1874.
7. Gilmer TL: Multiple fracture of the lower jaw with remarks on the treatment, *Arch Dent* 4:388, 1887.
8. Fonseca RJ, Walker RV, Barber DH, Powers MB: ed 3, Oral and maxillofacial trauma vol 1, St. Louis, MO, 2005, Saunders Elsevier.
9. Kale TP, Kotrashetti SM, Louis A, et al: Mandibular ramus fractures: a rarity, *J Contemp Dent Pract* 14:39, 2013.
10. Perez R, Oeltjen JC, Thaller SR: A review of mandibular angle fractures, *Craniomaxillofac Trauma Reconstr* 4:69, 2011.
11. Khouri M, Champy M: Results of mandibular osteosynthesis with miniaturized screwed plates: apropos of 800 fractures treated over a 10-year period, *Ann Chir Plast Esthet* 32:262, 1987.
12. Ellis E: Open reduction and internal fixation of combined angle and body/symphysis fractures of the mandible: how much fixation is enough? *J Oral Maxillofac Surg* 71:726, 2013.
13. Dingman RO, Grabb WC: Surgical anatomy of the mandibular ramus of the facial nerve based on the dissection of 100 facial halves, *Plast Reconstr Surg Transplant Bull* 29:266, 1962.
14. Ziarah HA, Atkinson ME: The surgical anatomy of the mandibular distribution of the facial nerve, *Br J Oral Surg* 19:159, 1981.
15. de Melo WM, Antunes AA, Sonoda CK, et al: Mandibular angle fracture treated with new three-dimensional grid miniplate, *J Craniofac Surg* 23:e416, 2012.

CAPÍTULO 67

Fraturas do Côndilo Mandibular

Likith Reddy e Curtis M. Bishop

Material Necessário

Periostótomos nº 9
Lâmina de bisturi nº 15
Fio calibre 24
Suturas apropriadas
Cautério bipolar
Pinça saca-bocado

Brocas 701/702 (1,2 mm)
Anestésico local com vasoconstritor
Afastadores maleáveis
Dispositivos de fixação de titânio para mandíbula
Tesouras de Metzenbaun

Eletrocautério de ponta agulha
Estimulador de nervos
Afastador de Obwegeser
Afastador Senn
Afastador de incisura sigmoide
Broca cirúrgica

Histórico do Procedimento

As fraturas do côndilo mandibular representam 25% a 35% de todas as fraturas mandibulares. A classificação e o tratamento das fraturas condilares é um tema controverso no trauma maxilofacial, devido à complexidade anatômica do côndilo, os anexos extensos e sua contribuição para a articulação temporomandibular. A classificação de Lindahl das fraturas de côndilo mandibular é um sistema complexo, mas bastante usado. Ele baseia-se no nível da fratura, na quantidade de deslocamento e no relacionamento da cabeça condilar com a fossa (Fig. 67-1).[1] Lindahl classificou as fraturas com base nos níveis: fratura de cabeça do côndilo, fratura de colo do côndilo e fratura subcondilar (Fig. 67-2). Uma fratura da cabeça do côndilo está localizada dentro da cápsula articular; uma fratura do colo do côndilo é inferior à cápsula articular e inferior à inserção do músculo pterigóideo lateral. Uma fratura subcondilar é inferior ao côndilo entre a incisura sigmoide e o aspecto posterior da mandíbula. Spiessl identificou seis tipos de fratura (1 a 6) que descreviam o deslocamento dos fragmentos da fratura e a luxação da cabeça do côndilo da fossa.[2] As classificações são: fratura sem luxação, fratura do colo do côndilo inferior com luxação, fratura do colo do côndilo superior com luxação, fratura do colo do côndilo inferior com luxação, fratura do colo do côndilo superior com luxação e fratura intracapsular.

Neff et al.[3] classificaram ainda mais as fraturas de cabeça do côndilo em três tipos. Nessa classificação, o tipo A é através da parte medial da cabeça da côndilo; o tipo B é através da parte lateral da cabeça do côndilo; e o tipo C é perto da inserção da cápsula lateral. Bhagol et al.[4] desenvolveram um sistema de classificação de fratura subcondilar com base no encurtamento da altura do ramo e no grau de deslocamento da fratura. Eles recomendaram que a classe I (minimamente deslocada) seja cuidada com tratamento conservador. A classe II (moderadamente deslocada) pode ser abordada com tratamento conservador ou cirúrgico, embora os resultados funcionais nesse grupo sejam um pouco melhores no grupo tratado cirurgicamente. As fraturas de classe III (severamente deslocadas) são tratadas cirurgicamente. Loukota et al.[5,6] desenvolveram recentemente uma subclassificação de fraturas subcondilares em fraturas de colo condilar alto, base condilar baixa e dicapitulares. Ellis et al. simplificaram ainda mais as fraturas condilares em três grupos: fraturas de cabeça, colo e base do côndilo.

O tratamento das fraturas condilares é controverso e inclui observações quanto a tratamento fechado e redução aberta com ou sem visualização endoscópica por abordagens transfaciais ou intraorais (Fig. 67-3). Os estudos publicados na década passada são mais favoráveis para o tratamento cirúrgico aberto. A fratura intracapsular isolada é tratada apenas com fisioterapia. Embora essas fraturas possam resultar em alterações anatômicas e radiológicas significativas na aparência do côndilo em si, a maioria dos pacientes fica bem se devidamente reabilitada (Fig. 67-4). Singh et al.[7] publicaram recentemente o maior estudo clínico controlado, randomizado cego, comparando as técnicas cirúrgicas (aberta) com o tratamento fechado; eles concluíram que ambas as opções de tratamento produzem resultados aceitáveis (Fig. 67-5). No entanto, o grupo tratado cirurgicamente foi superior em todos os parâmetros funcionais objetivos e subjetivos, exceto na oclusão (Fig. 67-6). Uma metanálise recente, que continha 20 estudos, incluindo quatro ensaios clínicos controlados randomizados, descobriu que o tratamento cirúrgico foi tão bom quanto ou melhor do que o tratamento conservador (Fig. 67-7).[8]

A abordagem cirúrgica ao côndilo para a redução aberta e fixação é ditada pelo nível da fratura, a experiência e o nível

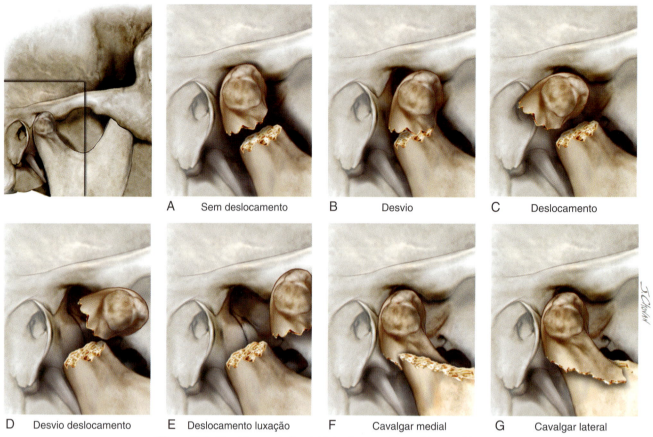

Figura 67-1 Classificação de Lindahl das fraturas do côndilo mandibular.

de habilidade do cirurgião, o grau de deslocamento da fratura ou luxação, os desejos do paciente e o risco de complicações, entre outros fatores. A abordagem retromandibular é a mais versátil para a cabeça, o colo e o ramo do côndilo. Existem duas variações dessa técnica: transparotídea e retroparotídea. A técnica transparotídea descrita por Hinds[9] com modificação por Ellis[10] fornece a distância mais curta com o acesso mais rápido a partir da pele até a mandíbula. Os ramos do nervo facial são frequentemente encontrados; todavia, as complicações com debilidade do nervo facial ou lesão ocorrem em raras ocasiões. A técnica retroparotídea requer uma incisão mais longa e está 2 cm posterior ao ramo, permitindo, assim, que a dissecção proceda profunda à glândula parótida e ao nervo facial. A desvantagem dessa abordagem é a dissecção e a distância de trabalho entre a incisão e o côndilo.

A fixação com fio, os pinos intramedulares, as miniplacas e as placas de compressão rígidas são utilizados para estabilizar as fraturas. No entanto, uma miniplaca rígida única ou duas placas semirrígidas são atualmente o tratamento de escolha (Fig. 67-8).

Indicações para Uso do Procedimento

Zide e Kent[11] descreveram as indicações absolutas e relativas para a redução aberta de fraturas de côndilo mandibular. Estas foram revistas por diversos autores, e as indicações absolutas atuais para o tratamento aberto são fraturas bilaterais, luxações consideráveis, casos em que o tratamento fechado não restabelece a oclusão, fraturas concomitantes de outras áreas da face que comprometem a oclusão e para as quais a fixação interna rígida será usada, corpos estranhos (p. ex., projéteis de arma de fogo) e luxação do côndilo para a fossa média do crânio.[12-18] Outros propuseram que as fraturas condilares com um desvio de mais de 10 graus ou um encurtamento do ramo superior a 2 mm devem ser tratadas com redução aberta independentemente do nível de fratura.[19,20] Kellman sugeriu redução aberta por técnica endoscópica para angulação significativa do segmento proximal (provavelmente mais do que 30 graus) e encurtamento significativo do ramo (provavelmente mais do que 4 a 5 mm, ou perceptível e incômodo ao paciente).[21]

A redução aberta e a fixação das fraturas de côndilo pode ser feita por abordagens transfaciais ou intraorais. A vantagem de abordagens transfaciais é a visualização melhorada e o acesso direto ao local da fratura, em comparação com as técnicas intraorais. A técnica endoscópica permite incisões menores, cicatrizes menos visíveis e menos risco de lesões do nervo facial do que aquelas que são observadas com abordagens tradicionais para fraturas condilares.[21] A técnica endoscópica pode ser realizada por via intraoral ou extraoral.[22-25]

CAPÍTULO 67 Fraturas do Côndilo Mandibular

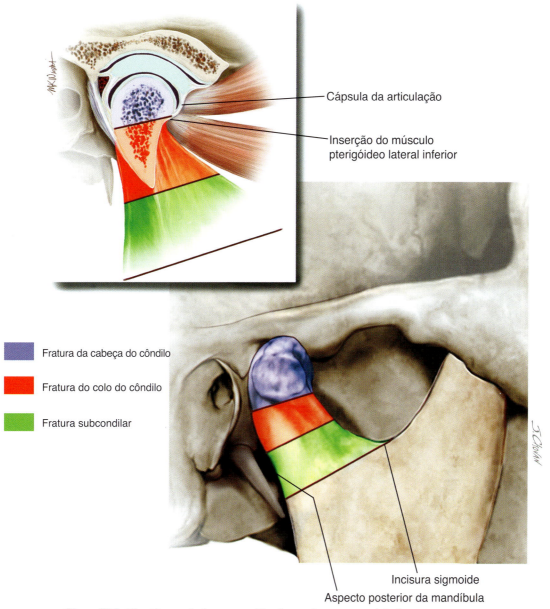

Figura 67-2 Classificação de fratura condilar de acordo com o nível de fratura anatômica.

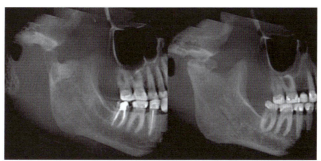

Figura 67-3 TC sagital mostrando um deslocamento da fratura da cabeça do côndilo.

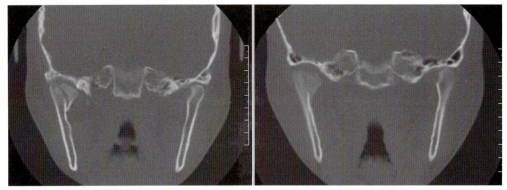

Figura 67-4 TC coronária mostrando uma fratura intercapsular isolada do côndilo mandibular direito.

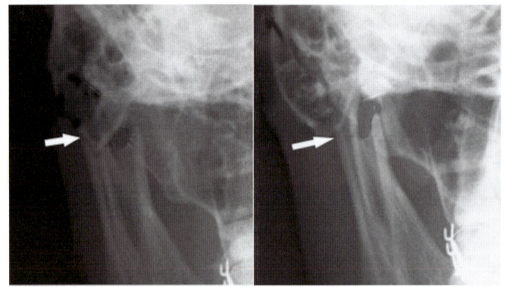

Figura 67-5 Radiografia coronária simples demonstrando uma fratura condilar cicatrizada após a reabilitação.

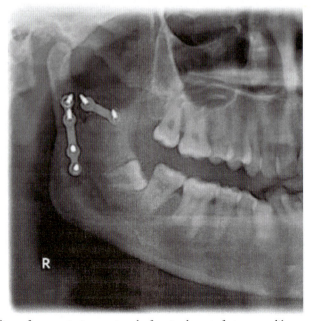

Figura 67-6 Radiografia panorâmica mostrando fixação de uma fratura condilar mandibular direita.

CAPÍTULO 67 Fraturas do Côndilo Mandibular 709

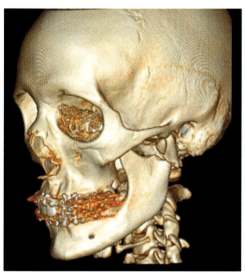
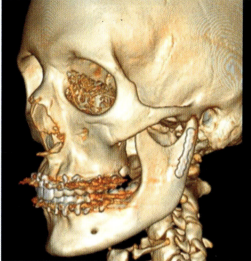

Figura 67-7 TC tridimensional após a redução e a fixação interna do côndilo mandibular.

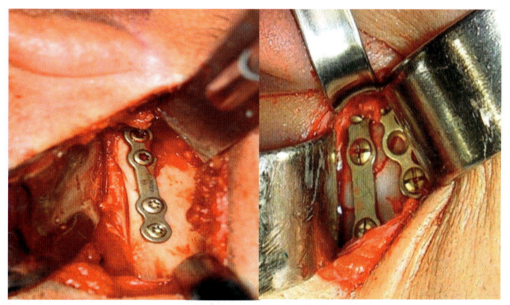

Figura 67-8 Vista intraoperatória da fixação rígida aplicada a uma fratura condilar.

Contraindicações e Limitações

A abordagem transparotídea retromandibular é usada para tratar com segurança as fraturas de todo colo do côndilo, subcôndilo e ramo. Entretanto, a visualização da cabeça do côndilo e da cápsula da articulação é limitada. A abordagem requer atravessar a parótida e com frequência encontrar um dos ramos do nervo facial. Essa abordagem é ideal para a maioria das fraturas condilares, incluindo fraturas cominutivas do côndilo. As fraturas intracapsulares são mais bem acessadas pela abordagem pré-auricular. A abordagem submandibular é ideal para fraturas subcondilares baixas e fraturas do ramo. A tração significativa ou um trocarte são necessários a fim de acessar o segmento do côndilo proximal para redução e fixação pelo acesso submandibular. Essa incisão tem uma maior incidência de debilidade ao ramo mandibular marginal em comparação com a incisão retromandibular. As abordagens endoscópicas exigem treinamento e habilidade adicionais (a curva de aprendizado pode ser árdua) além de maior tempo de operação. A abordagem endoscópica é contraindicada para fraturas cominutivas do complexo côndilo-ramo. O acesso pré-auricular é apropriado para fraturas intracapsulares e fraturas condilares altas. O trocarte é necessário com frequência para fixação do material de síntese ao segmento distal da fratura por esta abordagem.

TÉCNICA: Abordagem Retromandibular (Transparotídea)

PASSO 1: Preparação do Sítio Cirúrgico
O paciente é preparado de modo antisséptico e com campo cirúrgico estéril que garante a visibilidade de toda a orelha, linha posterior do cabelo e a face lateral desde a testa até a região do pescoço. Essa exposição facilita a observação da estimulação do nervo facial. Uma caneta de marcação estéril é utilizada para marcar o local da incisão proposta. Uma marca vertical de 3 a 4 cm, começando a 0,5 cm abaixo do lóbulo da orelha, é colocada na margem posterior da mandíbula. É crucial que nenhuma paralisia esteja presente antes de a incisão facial ser feita (Fig. 67-9).

PASSO 2: Anestesia Local e Incisão
Um anestésico local com vasoconstritor é injetado em um plano subcutâneo, ficando superficial ao platisma. Isso evita anestesia inadvertida do nervo facial. Enquanto o assistente fornece uma contratração, uma lâmina nº 15 é usada para fazer uma incisão através da pele e tecido subcutâneo de modo a expor o platisma, que é delgado nessa região. É fundamental descolar a pele em um plano subcutâneo com uma tesoura Metzenbaum nesse momento para o fechamento da pele sem tensão. Retratores Senn são usados para proporcionar a retração adequada nessa profundidade. Eletrocautério com uma ponta agulha Colorado® é utilizado para proporcionar hemostasia dos vasos subcutâneos em sangramento.

PASSO 3: Dissecção da Cápsula da Parótida
Uma lâmina nº 15 é usada para fazer uma incisão vertical na glândula parótida, paralela à incisão da pele. A camada SMAS fina e, finalmente, a cápsula da parótida são encontradas; contudo, elas são com frequência confluentes. Uma vez visualizado o tecido parotídeo amarelado glandular, uma varredura com o dedo com uma gaze úmida na superfície da glândula exposta melhora a exposição e confirma a incisão completa e libera através da fáscia da parótida. A hemostasia completa é obtida com um cautério com ponta agulha.

PASSO 4: Dissecção através da Glândula Parótida e Alça Pterigomassetérica
Depois de encontrar a parótida, o cirurgião deve estar ciente da orientação dos ramos do nervo facial. Hemostatos são usados para dissecar de modo rombo através da parótida, paralela à direção dos ramos dos nervos faciais principais. A estimulação do nervo deve ser usada conforme necessário nesse plano, com observação atenta ao canto da boca e áreas estimuladas por ramos do nervo facial marginal. Se encontrado, ele deve ser cuidadosamente dissecado livre, pelo menos por uma curta distância, para facilitar a retração, especialmente se for planejada a retração superiormente. O mais comum é que a dissecção até a mandíbula seja realizada entre os ramos bucal e o ramo mandibular marginal do nervo facial. A dissecção é continuada na alça pterigomassetérica, onde o periósteo é incisado de modo cortante diretamente sobre a margem mandibular posterior, evitando, assim, os músculos em si; isso, por sua vez, minimiza o sangramento, a dor e o inchaço pós-operatórios excessivos. A veia retromandibular é bastante encontrada nessa área e retraída posteriormente. Se necessário, ela pode ser ligada sem uma consequência significativa, tal como o ramo cervical do nervo facial pode ser sacrificado sem efeito adverso, para facilitar a retração. A dissecção subperióstea é realizada com um periostótomo nº 9. Uma grande convergência com elevação sem esforço do tecido facilita a exposição do local da fratura e minimiza a lesão de tração do nervo. Um afastador de incisura sigmoide, pinça de Dingman, ou fio calibre 24 através da borda inferior do segmento distal pode facilitar a manipulação do local da fratura e a redução.

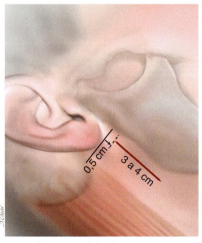

Figura 67-9 Incisão retromandibular modificada para exposição do côndilo mandibular.

TÉCNICA: Abordagem Retromandibular (Transparotídea) *(Cont.)*

PASSO 5: Paralisia do Paciente e Redução da Fratura

Após a mandíbula óssea ser encontrada, o anestesista pode administrar um agente não despolarizante de ação mais longa a fim de facilitar a manipulação e a redução dos segmentos da fratura. A chave para a redução dessas fraturas é neutralizar a força muscular que desloca os segmentos. Se a fratura for facilmente reduzida por uma pinça hemostática, uma placa pode ser fixada ao segmento proximal enquanto o segmento distal é mais manipulado para a redução precisa pela colocação de fixação intermaxilar. Uma fratura que cavalga lateralmente é mais fácil de reduzir. Contudo, o deslocamento mais comum do fragmento condilar é medial, pela força do músculo pterigóideo lateral. Se o fragmento for deslocado medialmente, o cirurgião tem de manipulá-lo e convertê-lo em uma situação de cavalgadura lateral. A placa pode ser fixada com um parafuso ao fragmento condilar e então é centralizada sobre o longo eixo e apoiada pelo ramo mandibular subjacente. Usando a placa como apoio, o fragmento condilar pode ser reduzido anatomicamente. Quando são utilizadas duas placas, a placa anterior é utilizada para reduzir e estabilizar inicialmente o fragmento condilar. A segunda placa é colocada paralela à borda posterior do ramo.

PASSO 6: Seleção de Aparelho e Fixação

A decisão de colocar uma ou duas placas baseia-se na morfologia da fratura, na quantidade de osso disponível para segurar as placas e os parafusos, e nas preferências do cirurgião. O primeiro parafuso deve ser colocado no orifício da placa adjacente ao local da fratura do segmento proximal. Isso é fundamental no controle do segmento, embora, com frequência, a redução já tenha sido estabelecida nesse momento, se tiver sido utilizada a fixação maxilomandibular (MMF). Uma única placa mais pesada pode ser usada se houver osso limitado disponível para a colocação de placa. Essa placa é colocada ao longo do grande eixo do processo condilar. Se forem utilizadas duas miniplacas, elas são aplicadas de forma triangular com uma placa abaixo da incisura sigmoide e uma placa ao longo da margem posterior.

PASSO 7: Fechamento da Incisão

A reaproximação da alça pterigomassetérica é realizada com uma sutura de reabsorção lenta (p. ex., poliglactina 3-0) de forma interrompida. A mesma sutura é então utilizada de forma contínua para fechar o platisma, o sistema musculoaponeurótico superficial (SMAS) e a cápsula da parótida em uma única camada impermeável para evitar a formação de fístula da parótida. Então, são colocadas as suturas subcutâneas interrompidas reabsorvíveis, seguidas pelo fechamento da pele. Uma sutura intradérmica com Steri-Strips® também pode ser usada.

TÉCNICAS ALTERNATIVAS

Abordagem Retromandibular (Retroparotídea)

A técnica retromandibular varia da técnica transparotídea retromandibular pelo fato de a incisão ser aproximadamente 1 cm posterior e seguir a borda anterior do músculo esternocleidomastoide. Além disso, a glândula parótida é levantada em vez de dissecada em sua extensão. A exposição da mandíbula é mais posterior, e o acesso ao aspecto anterior do ramo é difícil. Uma incisão oblíqua é feita através do SMAS. O aspecto posterior da glândula parótida é identificado e dissecado para a frente, expondo o músculo masseter. É feita uma incisão através da alça pterigomassetérica no aspecto posterior do ramo, expondo o local da fratura.

Abordagem Pré-auricular

A incisão pré-auricular é feita na prega e é marcada a partir da raiz da hélice até a junção lóbulo-facial; o cirurgião deve assegurar-se de que a incisão não está mais anterior do que 0,8 cm do canal auditivo externo para evitar a lesão do ramo temporal do nervo facial.[14] A dissecção é então continuada de modo cortante através da fáscia temporoparietal para expor a camada superficial brilhante da fáscia temporal. O arco zigomático é palpado, e a fáscia temporal é incisada obliquamente em paralelo ao ramo frontal do nervo facial, o arco zigomático. O cirurgião deve então inserir o periostótomo e ampliar a dissecção, expondo o arco zigomático, a cápsula da ATM e o colo do côndilo inferiormente. A visualização do colo e do ramo é limitada por esta técnica.

Abordagem Submandibular

Para a abordagem submandibular, uma incisão de 4 a 5 cm é situada aproximadamente 1,5 cm inferior à mandíbula dentro da prega da pele ou em paralelo com as linhas de tensão da pele em repouso a fim de evitar danos ao ramo mandibular marginal. Um anestésico local com vasoconstritor é injetado em um plano subcutâneo, com o cuidado de ficar superficial ao platisma e desse modo evitar a anestesia inadvertida do nervo facial. A estimulação do nervo normalmente deve ser feita após a incisão do platisma, começando na superfície profunda do músculo platisma e a camada superficial da fáscia cervical profunda. A incisão através da fáscia cervical deve estar no mesmo nível que a incisão na pele para evitar danos inadvertidos de estruturas neurovasculares subjacentes. Na incisura pré-massetérica, o ramo mandibular marginal do nervo facial com frequência é visualizado passando superficial à artéria e veia faciais. Se encontrados, os vasos faciais são isolados, pinçados e ligados. O eletrocautério de ponta agulha ou uma lâmina número 15 é utilizada para incisar de modo cortante através da alça pterigomassetérica avascular e o periósteo na margem mandibular inferior e posterior. Esta abordagem proporciona

(Continua)

TÉCNICAS ALTERNATIVAS (Cont.)

amplo acesso ao ramo, ângulo e colo do côndilo. O acesso e a fixação do dispositivo do segmento de fratura proximal são difíceis por essa técnica e podem necessitar de retração agressiva por um breve período.

Abordagem Intraoral
Para a abordagem intraoral, a incisão é feita superiormente ao longo da crista oblíqua externa no nível da incisura sigmoide.

O longo da incisão, o nervo bucal atravessa a região anterior nessa área e deve ser identificado se uma extensão adicional for necessária. A dissecção do subperiósteo é efetuada para expor o ramo lateral e o processo condilar. A dissecção deve ser realizada até o aspecto posterior dos segmentos distal e proximal para facilitar a colocação do retrator e o controle do segmento. Os retratores com iluminação ou visualização endoscópica podem ser valiosos durante a abordagem intraoral. A colocação de um trocarte transbucal facilita a estabilização e a fixação.

TÉCNICAS ENDOSCÓPICAS ALTERNATIVAS

Abordagem Intraoral
Uma incisão de 2 cm é feita na crista oblíqua externa, semelhante à abordagem intraoral tradicional. A dissecção subperiosteal é realizada, expondo o ramo lateral, o ângulo e o processo condilar. O afastador óptico é então colocado e fixado na margem mandibular posterior sob visualização direta. É introduzido um endoscópio de 30 graus, 4 mm. Podem ser utilizados diversos ganchos endoscópicos, elevadores retos e curvos e um parafuso de ângulo mandibular transbucal para auxiliar na redução de fratura endoscópica. Um trocarte transbucal ou a chave de parafuso em ângulo reto é usada para a colocação de parafusos para fixação.

Abordagem Extraoral
Para a abordagem extraoral, uma incisão de 1,5cm é feita com a largura de dois dedos abaixo do ângulo da mandíbula, semelhante à técnica de incisão submandibular aberta. Uma vez passado o platisma, a dissecção romba é levada até a margem inferior da mandíbula. Uma incisão cortante é feita através da alça pterigomassetérica com um cautério na margem inferior da mandíbula utilizando uma lâmina nº 15. A dissecção cortante é continuada até o osso do ângulo mandibular. Um plano subperiosteal é estabelecido com elevadores endoscópicos com auxílio de sucção; isso ajuda a criar uma cavidade óptica, auxiliando a iluminação e a visualização. Um endoscópio de 2,7 mm de diâmetro, 30 graus, é colocado através da incisão e orientado paralelamente à borda posterior com acesso direto à unidade ramo côndilo (RCU). Um retrator curvo de cabo longo é colocado para manter a cavidade óptica. Uma pinça de cabo longo e ponta estreita é usada para prender o colo do côndilo e posicionar a cabeça do côndilo na fossa. Após a redução da fratura, a mandíbula distraída é liberada, pressionando os dois segmentos juntos. Uma placa de cinco orifícios de 2 mm é posicionada, e os dois parafusos proximais são colocados percutaneamente através de um trocarte.

Prevenção e Tratamento de Complicações

A dissecção meticulosa e a manutenção do plano anatômico correto são fundamentais para minimizar a lesão neural ou vascular inadvertida. Na região pré-auricular, o ramo temporal do nervo facial atravessa o arco zigomático em um distância de 8 a 35 mm anterior ao conduto auditivo externo.[26] A incisão através da camada superficial da fáscia temporal e do periósteo na raiz do zigomático mantém uma distância segura e evita a lesão do nervo inadvertida. Além disso, a distância média do canal auditivo externo ósseo inferior e a bifurcação do nervo facial é de 2,3 cm.[26] Esta é a razão para o início da incisão retromandibular 0,5 cm abaixo do lóbulo da orelha. Também nessa região, o nervo facial atravessa imediatamente lateral à veia retromandibular. Esta está localizada posterior ao ramo mandibular, imediatamente lateral à artéria carótida externa e dentro ou exatamente profunda à glândula parótida. Se ocorrer lesão inadvertida de qualquer desses grandes vasos, o isolamento e a ligação devem ser realizados. Se for observada lesão do nervo facial intraoperatória, deve ser realizado o reparo primário. A retração gentil e a "elevação" dos tecidos é vital para maximizar a visualização dos segmentos de fratura e evitar lesões neuropráxicas. Usar um trocarte para colocar parafusos de fixação é aceitável e por vezes necessário para evitar a tensão excessiva sobre os tecidos. Quando o periósteo e a alça pterigomassetérica estão fechados, a reflexão subperiosteal do músculo pterigóideo medial de alguns milímetros facilita o fechamento e evita lesões inadvertidas de grandes vasos próximos. Passar a agulha de sutura paralelamente à direção esperada do nervo facial minimiza a ligação inadvertida do nervo facial e o mau resultado de um retorno à sala de cirurgia. O fechamento estanque da camada SMAS minimiza a chance de formação de uma fístula salivar. Um curativo compressivo bem colocado mantido por 24 horas minimiza a chance de formação pós-operatória de um hematoma ou sialocele.

Recomendações Pós-operatórias

As taxas gerais de complicação para o tratamento cirúrgico de fraturas condilares são baixas. Ellis *et al.*, encontraram cicatrizes hipertróficas ou amplas em 7,5% dos pacientes, em geral em afro-americanos. Ele também observou que 17,2% dos pacientes apresentaram debilidade do nervo facial no ponto de 6 semanas, mas em todos ela estava resolvida por volta de 6 meses.[26] A assimetria facial é uma complicação bem documentada no tratamento fechado e deve ser discutida com os pacientes antes que essa opção de tratamento seja escolhida. Hematomas ocorrem às vezes no pós-operatório e, em geral, são monitorados e tratados com pressão direta, apesar de a aspiração algumas vezes ser necessária. Se houver expansão súbita do pescoço, uma massa pulsátil ou comprometimento das vias aéreas, é necessário retornar à sala de cirurgia para isolamento e ligadura da fonte. As fístulas de parótida desenvolvem-se em menos de 3% dos casos com a abordagem transparotídea descrita anteriormente. A drenagem serosa, clara, persistente dessa incisão deve alertar o cirurgião para tal possibilidade. Esses casos muitas vezes desaparecem espontaneamente ou com a ajuda de um curativo compressivo elástico. A toxina botulínica foi descrita recentemente para o uso no tratamento de fístulas de parótida refratárias. Felizmente, a síndrome de Frey e as infecções pós-operatórias são raras.

Referências

1. Lindahl L: Condylar fractures of the mandible. I. Classification and relation to age, occlusion, and concomitant injuries of teeth-supporting structures, and fractures of the mandibular body, *Int J Oral Surg* 6:12, 1977.
2. Spiessl B: Rigid internal fixation of fractures of the lower jaw, *Reconstr Surg Traumatol* 13:124, 1972.
3. Neff A, et al: Neue Aspekte zur Indikation der operative Versorgung intraartikula rer und hoher Kiefergelenkluxationsfrakturen, *Mund Kiefer Gesichtschir* 3:24-29, 1999.
4. Bhagol A, et al: Prospective evaluation of a new classification system for the management of subcondylar fractures, *J Oral Maxillofac Surg* 69:1159, 2011.
5. Loukota RA, Eckelt U, De Bont L, Rasse M: Subclassification of fractures of the condylar process of the mandible, *Br J Oral Maxillofac Surg* 43:72, 2005.
6. Loukota RA, Neff A, Rasse M: Nomenclature/classification of fractures of the mandibular condylar head, *Br J Oral Maxillofac Surg* 48(6):477, 2009.
7. Singh V, Bhagol A, Goel M, et al: Outcomes of open versus closed treatment of mandibular subcondylar fractures: a prospective randomized study, *J Oral Maxillofac Surg* 68:1304, 2010.
8. Kyzas PA, Saeed A, Tabbenor O: The treatment of mandibular condyle fractures: a meta-analysis, *J Craniomaxillofac Surg* 40:e438, 2012.
9. Hinds EC: Correction of prognathism by subcondylar osteotomy, *J Oral Maxillofac Surg* 16:209, 1958.
10. Ellis J, Zide MF: *Surgical approaches to the facial skeleton*, ed 2, Philadelphia, 2006, Lippincott Williams & Wilkins.
11. Zide MF, Kent JN: Indications for open reduction of mandibular condyle fractures, *J Oral Maxillofac Surg* 41:89, 1983.
12. Mitchell DA: A multicentre audit of unilateral fractures of the mandibular condyle, *Br J Oral Maxillofac Surg* 35:230, 1997.
13. Banks P: A pragmatic approach to the management of condylar fractures, *Int J Oral Maxillofac Surg* 27:244, 1998.
14. Ellis E III, Simon P, Thockmorton GS: Occlusal results after open or closed treatment of fractures of the mandibular condylar process, *J Oral Maxillofac Surg* 58:260, 2000.
15. Brandt MT, Haug RH: Open versus closed reduction of adult mandibular condyle fractures: a review of the literature regarding the evolution of current thoughts on management, *J Oral Maxillofac Surg* 61:1324, 2003.
16. Terai H, Shimahara M: Closed treatment of condylar fractures by intermaxillary fixation with thermoforming plates, *Br J Oral Maxillofac Surg* 42:61, 2004.
17. Davis BR, Powell JE, Morrison AD: Free-grafting of mandibular condyle fractures: clinical outcomes in 10 consecutive patients, *Int J Oral Maxillofac Surg* 34:871, 2005.
18. Tominaga K, Habu M, Khanal A, et al: Biomechanical evaluation of different types of rigid internal fixation techniques for subcondylar fractures, *J Oral Maxillofac Surg* 64:1510, 2006.
19. Schneider M, Erasumus F, Gerlach KL, et al: Open reduction and internal fixation versus closed treatment and mandibulomaxillary fixation of fractures of the mandibular condylar process: a randomized, prospective, multicenter study with special evaluation of fracture level, *J Oral Maxillofac Surg* 66:2537, 2008.
20. Al-Kayat A, Bramley P: A modified pre-auricular approach to the temporomandibular joint and malar arch, *Br J Oral Maxillofac Surg* 17:91, 1979.
21. Kellman RM, Cienfuegos R: Endoscopic approaches to subcondylar fractures of the mandible, *Facial Plast Surg* 25:23, 2009.
22. Troulis MJ, Perrott DH, Kaban LB: Endoscopic mandibular osteotomy and placement and activation of a semiburied distractor, *J Oral Maxillofac Surg* 57:1110, 1999.
23. Schmelzeisen R, Cienfuegos-Monroy R, Schon R, et al: Patient benefit from endoscopically assisted fixation of condylar neck fractures: a randomized controlled trial, *J Oral Maxillofac Surg* 67:147, 2009.
24. Troulis M, Kaban L: Endoscopic approach to the manus/condyle unit: clinical applications, *J Oral Maxillofac Surg* 59:503, 2001.
25. Iatrou I, Theologie-Lygidakis N, Tzerbos F: Surgical protocols and outcome for the treatment of maxillofacial fractures in children: 9 years' experience, *J Craniomaxillofac Surg* 38:511, 2010.
26. Ellis E, McFadden D, Simon P, Throckmorton G: Surgical complications with open treatment of mandibular condylar process fractures, *J Oral Maxillofac Surg* 58:950, 2000.

CAPÍTULO 68

Fraturas de Mandíbula Edêntula Atrófica

Matthew Madsen, George Kushner e Brian Alpert

Material Necessário

Lâmina de bisturi nº 15 ou eletrocautério monopolar
Suturas apropriadas
Retratores Army/Navy
Fonte de enxerto ósseo autógeno com instrumentação

Pinça para osso Dingman
Autoenxerto ósseo congelado seco
Retratores em forma de ancinho grandes
Anestésico local com vasoconstritor
Unidade de estimulação de nervo

Conjunto de fixação rígida com travamento apropriado (2,3 ou maior) e placas, parafusos e instrumentais de não travamento
Cadarço vascular

Histórico do Procedimento

Embora estime-se que 8% da população dos Estados Unidos seja edêntula,[1] as fraturas mandibulares edêntulas atróficas são relativamente raras,[2] representando 1% de todas as fraturas faciais.[3] Estas são geralmente associadas a longos períodos de edentulismo e uso de prótese. Embora geralmente associada à idade avançada, a atrofia mandibular está mais relacionada com o tempo real com dentaduras do que a idade em si. Conforme as pessoas mantêm os seus dentes por mais tempo (como resultado de flúor e outras medidas preventivas), a perspectiva de edentulismo e dentaduras deve ser adiada, de modo que a ocorrência deste tipo de fratura em particular na população futura idosa em rápida expansão vai se tornar menos provável.

As fraturas mandibulares edêntulas atróficas apresentam desafios únicos. Os pacientes são com frequência idosos ou enfermos.[4] O osso tem menos potencial osteogênico e capacidade de consolidação diminuída.[5,6] Em geral, é inteiramente cortical na sua natureza, com caráter de porcelana. Para ser classificada como atrófica, a altura do osso remanescente deve ser de 15 mm ou menos. As fraturas de mandíbulas severamente atróficas têm 10 mm ou menos de altura.[7,8] Menos altura óssea traduz-se em menos área de superfície para a consolidação óssea e sustentação.[9,10] Esses fatores levam a um aumento da incidência de complicações na forma de não união, consolidação viciosa, fraturas recorrentes após o reparo, falha de aparelho, função ruim com convalescença prolongada, infecção pós-operatória, osteomielite, além da necessidade de procedimentos reconstrutivos adicionais. A incidência dessas complicações é de 10% a 20%.[9-13]

As formas históricas de tratamento foram todas direcionadas para a imobilização da fratura. As técnicas passadas podem ser vistas como desnecessárias ou obsoletas por causa de técnicas mais recentes, mais previsíveis; entretanto, pode haver indicações raras para a sua utilização. Se um paciente não pode ser submetido à anestesia geral ou a um procedimento cirúrgico longo, as técnicas de fixação de pino esquelético permanecem alternativas razoáveis.

Esplintes de Gunning

A técnica de esplintes de Gunning é creditada a Thomas Gunning, que usava esses esplintes para tratar fraturas mandibulares dentados já em 1863. G.V. Black usava esplintes maxilares e mandibulares para pacientes edêntulos. Primeiro são realizadas as moldagens dos rebordos maxilar e mandibular do paciente. O modelo inferior então é cortado e realinhado para corrigir o deslocamento da fratura. Os esplintes (uma ou duas peças) são construídos de modo a alinhar a mandíbula e a maxila em sua posição correta. Como alternativa, quando o paciente tem dentaduras existentes, estas podem ser modificadas para funcionar como esplintes. Uma abertura sempre é feita na região anterior para o alimento a ser ingerido. O(s) esplinte(s) (ou dentaduras modificadas) é(são) mantido(s) com fios de aço circunmandibular/circunzigomático/piriforme, que têm comorbidades significativas próprias. As variações posteriores dessas técnicas utilizaram parafusos para reter os esplintes. A experiência mostrou que os pacientes idosos enfermos não toleram muito bem a fixação maxilomandibular (MMF), e deterioram rapidamente (Fig. 68-1).

CAPÍTULO 68 Fraturas de Mandíbula Edêntula Atrófica   715

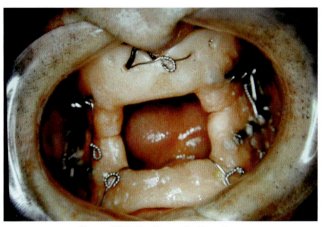

Figura 68-1 Esplintes de Gunning.

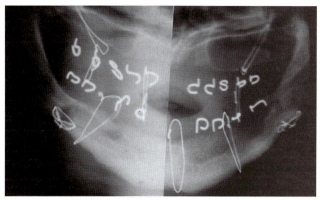

Figura 68-2 Radiografia de fios circunmandibulares mantendo a prótese no lugar.

Fixação Monomandibular/Fios Circunmandibulares ao Redor de uma Prótese Preexistente

Quando há uma prótese mandibular que se estende sobre a fratura, ela pode ser usada com fios de calibre 22 ou 24 para a redução de fraturas e estabilização. Um passa-fio é inserido por via percutânea na superfície lingual da mandíbula e introduzido no assoalho da boca. Um fio é então introduzido no orifício e o passa-fio é passado ao redor da margem inferior da mandíbula e avançado para o vestíbulo bucal. Essa técnica pode ser realizada em vários locais. O fio é então torcido para baixo sobre a prótese de modo a imobilizar a fratura. Deve-se ter cuidado para evitar a colocação de um fio no local da fratura, o que resultaria em má consolidação. Essa técnica é mais fácil em princípio do que na prática e tem resultados geralmente inferiores ao ideal (Fig. 68-2).

Fixador Externo: Fixação de Pino Esquelético

O fixador externo citado com maior frequência é o conector bifásico descrito por Morris.[14] Essa técnica baseia-se na colocação de pinos de fixação em osso saudável. Após a redução satisfatória da fratura com uma armação de metal de primeira fase, os pinos são esplintados com uma barra de acrílico que é colocada sobre os pinos de fixação e a estrutura de metal e deixados para consolidar. A armação de metal é removida, resultando em um dispositivo simples, leve. As armadilhas do procedimento incluem a colocação cega dos pinos no nervo alveolar inferior e a estabilização do pino inadequada por causa da cominuição da fratura ou do estoque ósseo inadequado para a colocação de pino (Fig. 68-3).

Fio K "Shish Kebab"

Para a técnica de fio K "Shish Kebab", um fio K é guiado no espaço medular enquanto a fratura é mantida reduzida. A fratura está exposta extraoralmente, e um fio K de 2 a 4 mm de diâmetro é conduzido através do fragmento distal e para fora através da pele que recobre o queixo. A fratura é mantida em

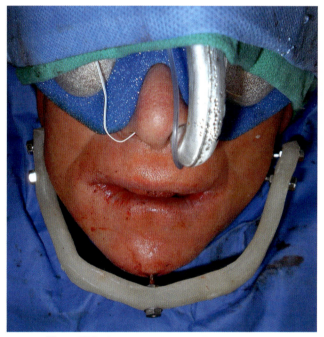

Figura 68-3 Aparelho bifásico de Joe Hall Morris.

posição reduzida, e o fio K (que sobressai através da pele) é conduzido de volta através da fratura no fragmento proximal. Esse procedimento é feito essencialmente sem qualquer dissecção periosteal e poderia ser considerado uma abordagem conservadora. No entanto, a colocação do fio K não impede o movimento rotacional dos segmentos de fratura e é uma técnica extremamente sensível (Fig. 68-4).[15]

Costelas Divididas

Várias abordagens para ganhar aumento da sustentação ou suporte do osso no local da fratura foram defendidas. Obwegeser usava costelas divididas medial e lateralmente através da fratura, que eram mantidas no local com fios circunmandibulares. Conforme a fixação interna rígida foi se desenvolvendo, foi

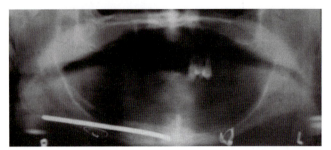

Figura 68-4 Radiografia da técnica de fio K.

defendida a abordagem tanto ao tratamento da fratura quanto à reconstrução mandibular com enxerto de costelas autógenas ou congeladas secas suplementadas com medula autógena. Essa técnica teve algum sucesso, mas as complicações pós-operatórias de pneumotórax foram potencialmente devastadoras em pacientes idosos.[3,16,17]

Malha

As malhas de titânio têm sido utilizadas para a fixação da fratura e, como parte da técnica de reconstrução. Após a redução da fratura inicial e estabilização, esta técnica tem sido utilizada para obter fixação rígida e volume. Geralmente, uma malha de titânio é colocada em torno das margens inferiores e laterais da mandíbula atrófica. O osso particulado (tipicamente autógeno) ou da crista ilíaca ou da tíbia é então colocado sob a malha. Mais recentemente, esta técnica foi descrita usando uma malha reabsorvível.[18] A vantagem da técnica mais nova é que ela deve eliminar a necessidade de uma segunda cirurgia para remover a malha uma vez que o enxerto tenha consolidado.

Redução Aberta com Fio

Antes do desenvolvimento e da utilização de parafusos e placas, esta técnica foi provavelmente a abordagem mais comum para a estabilização da fratura. Na maioria dos casos ela foi utilizada além de MMF com esplintes ou próteses. A margem inferior era abordada e os fios de aço inoxidável eram passados através do córtex inferior e torcidos para imobilizar a fratura. Esta técnica pode ainda ser usada para imobilizar temporariamente a fratura enquanto a fixação interna rígida é colocada com placas e parafusos (Fig. 68-5).

Abordagem Conservadora: Nenhum Tratamento

Embora esta não pareça ser uma opção razoável, as fraturas minimamente deslocadas que estão bastante estáveis no exame clínico podem ser tratadas de modo não cirúrgico. Um paciente confiável que esteja disposto a aderir a uma dieta líquida e função mínima da mandíbula seria um candidato para esta abordagem. Da mesma forma, isso deve ser considerado em pacientes incapazes de se submeter a um procedimento cirúrgico maior.

A fixação rígida resultou na melhoria do tratamento de fratura e convalescença simplificada. Embora o tratamento de

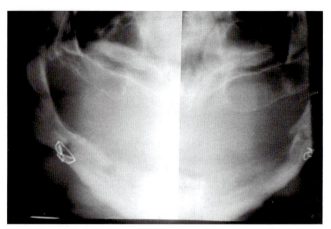

Figura 68-5 Radiografia de amarria da margem inferior.

fraturas mandibulares atróficas não seja fácil, a fixação rígida encurtou o curso do tratamento, e os resultados melhoraram.[19]

Indicações para o Uso dos Procedimentos

O diagnóstico de fraturas mandibulares edêntulas atróficas é facilmente realizado quando os corpos mandibulares bilaterais estão fraturados. Isso dá ao paciente uma aparência de fratura de "alça de balde" (Fig. 68-6, *A*). Esta geralmente é acompanhada por equimose facial ou perioral (Fig. 68-6, *B*). Em geral, o deslocamento e a mobilidade das fraturas podem ser observados facilmente no exame clínico bimanual. As fraturas não deslocadas e as fraturas unilaterais podem ser mais difíceis de diagnosticar por causa da natureza cortical densa do osso que permanece numa mandíbula (Fig. 68-6, *C*). Uma vez feito o diagnóstico, as indicações para o procedimento incluem uma ou mais das seguintes opções: evidência radiográfica e física de fratura, incapacidade para funcionar, comprometimento das vias aéreas, mobilidade mandibular visível, mal adaptação de próteses, distúrbios neurossensoriais e dor secundária à instabilidade da fratura.

Contraindicações e Limitações

Atualmente, existem dados insuficientes que sustentem uma única técnica para tratar as fraturas mandibulares edêntulas atróficas.[20] No entanto, com as técnicas de fixação modernas, a reparação dessas fraturas é ditada pelo princípio cirúrgico de fazer o que você sabe que vai funcionar e não o que você espera funcionar. As fraturas mandibulares edêntulas atróficas possuem uma área de superfície inadequada na fratura para permitir a sustentação. A osteossíntese de suporte de peso com uma placa de reconstrução (ou placa de reconstrução de travamento) fornece um conjunto rígido para essas mandíbulas debilitadas e biomecanicamente comprometidas. Este deve ser o tratamento de escolha.

A mandíbula fina como lápis é altamente sujeita a tração muscular, resultando em uma grande quantidade de estresse em qualquer sistema de fixação (Fig. 68-7, *A*).

CAPÍTULO 68 Fraturas de Mandíbula Edêntula Atrófica   **717**

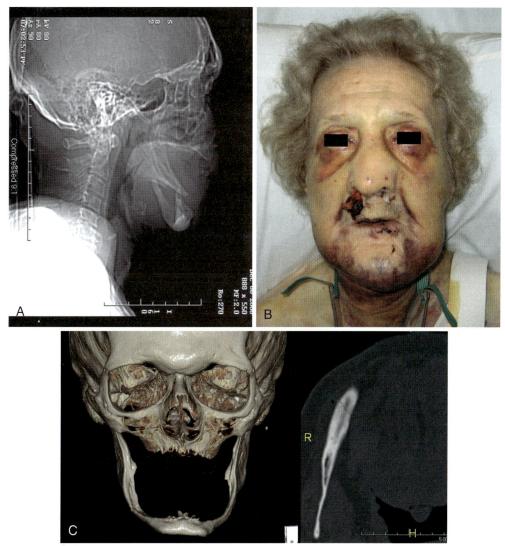

Figura 68-6 A, Radiografia de fraturas de corpo de "alça de balde" bilaterais. **B,** Equimose facial associada a lesão. **C,** Fratura unilateral, não deslocada.

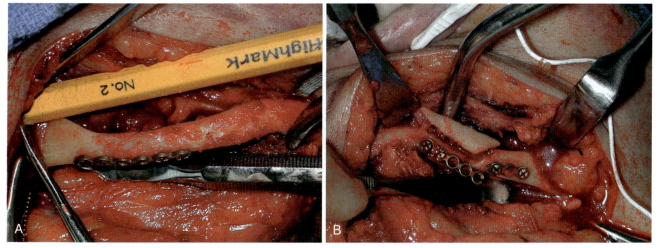

Figura 68-7 A, Fotografia mostrando a atrofia do osso remanescente. **B,** Fratura das miniplacas.

Existe muita controvérsia sobre os métodos alternativos e "menos invasivos" para reparar essas fraturas, como o uso de miniplacas. É bastante comum o argumento de que menos remoção de periósteo leva a uma melhor união óssea. Além disso, como não há qualquer oclusão, as forças de mordida são muito diminuídas, o que reduz a necessidade de fixação absolutamente rígida, desde que o paciente funcione no pós-operatório com uma dieta mole. Outros argumentos incluem a facilidade de adaptação das placas sobre o osso e a capacidade de usar parafusos monocorticais menores que se prestam à colocação em áreas ósseas menores.[21-24] Todavia, o deslocamento, a cominuição, a falta de potencial de compartilhamento de carga e a tração muscular, que caracterizam essas lesões, pedem a osteossíntese de suporte de carga. Além disso, a "formação de fúrcula" que ocorre cada vez que uma pessoa deglute leva a uma rápida fadiga e fratura das miniplacas. Por causa dessas realidades anatômicas e fisiológicas, as miniplacas são imprevisíveis em fraturas mandibulares severamente atróficas.[25] A menos que haja sustentação adequada para permitir o compartilhamento de carga, elas são contraindicadas (Fig. 68-7, *B*).

TÉCNICA: Abordagem Transcervical para a Mandíbula Atrófica

PASSO 1: Marcação de Incisão
Usando uma prega do pescoço bem definida, marcar uma incisão do tipo avental cervical que permite a adequada exposição da sínfise mandibular, corpos mandibulares bilaterais e ramos mandibulares bilaterais até aproximadamente a região dos ângulos. A injeção de um anestésico local com um vasoconstritor é preferida após a incisão ter sido marcada para evitar a distorção da anatomia cervical durante a marcação (Fig. 68-8, *A*).

PASSO 2: Incisão
A incisão é feita com uma lâmina nº 10 ou 15. Ela deve ser realizada através da pele, na gordura supraplatismal e para baixo até o platisma. A eletrocauterização pode ser utilizada para o controle de sangramento e o sangramento superficial. O platisma é dividido de forma cortante, e a dissecção é realizada até a fáscia cervical profunda. Um estimulador de nervos pode ser usado para identificar o ramo marginal mandibular do nervo facial. Se necessário, a artéria e a veia faciais são identificadas, isoladas e ligadas. A dissecção é então levada até a margem inferior da mandíbula, onde a exposição adequada é crucial. O periósteo é incisado de modo cortante com uma lâmina nº 15, e as margens inferior e lateral da mandíbula são expostas de um ângulo a outro (Fig. 68-8, *B*).

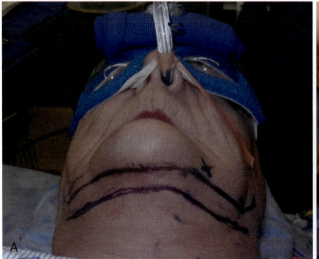
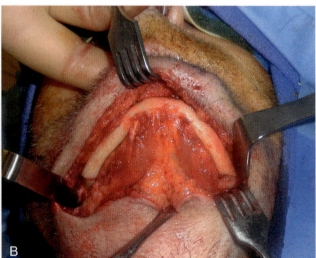

Figura 68-8 **A,** Marcando a incisão.

TÉCNICA: Abordagem Transcervical para a Mandíbula Atrófica (Cont.)

PASSO 3: Mobilização/Redução da Fratura
Com fórceps para osso de Dingman, as extremidades opostas da fratura são mobilizadas e reduzidas. É geralmente necessário paralisar o paciente para efetuar a redução, que com frequência é difícil de manter por causa da sustentação mínima. Isso em geral requer algum tipo de imobilização temporária (Fig. 68-8, C).

PASSO 4: Imobilização
A imobilização temporária é realizada utilizando miniplacas colocadas na margem inferior para manter a redução. Um molde de alumínio é então colocado ao longo da margem lateral e moldado aos contornos ósseos. Uma série de pinças de Kocher podem ser usadas para coaptar intimamente o modelo e a anatomia mandibular (Fig. 68-8, D).

PASSO 5: Placa de Reconstrução de Travamento
Com o modelo utilizado como um guia, uma placa de reconstrução de travamento (LRP) 2,4 é modelada à anatomia da margem lateral da mandíbula. Uma alternativa é usar uma placa de reconstrução de travamento 2,0 menor. Com frequência, pequenos ajustes devem ser feitos por causa do comprimento da placa (Fig. 68-8, E).

PASSO 6: Fixação Rígida
Uma vez devidamente modelada, a placa é fixada de forma rígida às áreas onde o osso é mais encontrado, na sínfise e regiões angulares bilaterais. As áreas de sela do corpo não se prestam a parafusos (Fig. 68-8, F).

(Continua)

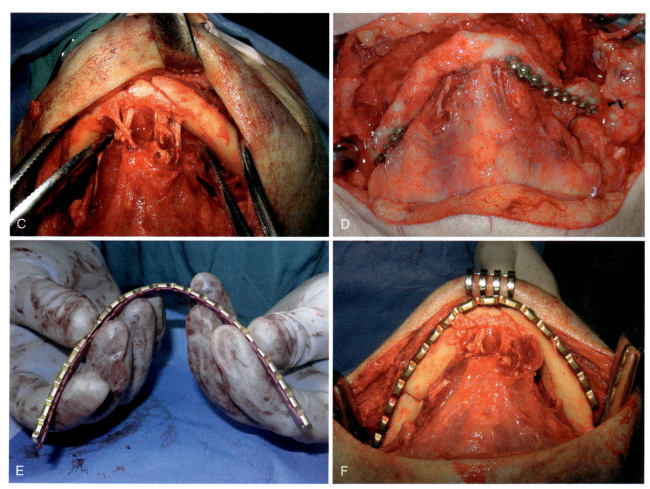

Figura 68-8, (Cont.) B, Exposição da mandíbula. C, Mobilização e redução da fratura com fórceps ósseos. D, Imobilização temporária com miniplacas. E, Placa de reconstrução de travamento grande contornada no modelo. F, Placa de reconstrução de travamento no lugar com fixação de parafuso na região de sínfise e ângulo.

TÉCNICA: Abordagem Transcervical para a Mandíbula Atrófica *(Cont.)*

PASSO 7: Aumento da Mandíbula
Uma vez que a fixação rígida tenha sido realizada, a mandíbula pode ser aumentada ou por potencial osteogênico ou posteriormente para a reconstrução com implantes usando técnicas de enxerto. O enxerto autógeno continua sendo o padrão de excelência. O enxerto ósseo tibial pode ser facilmente realizado com uma segunda equipe cirúrgica. Em pacientes idosos que têm comprometimento vascular dos membros inferiores ou uma prótese articular, impedindo a retirada de enxerto ósseo tibial, os aloenxertos de bancos continuam a ser uma opção viável. Esses enxertos podem ser aumentados utilizando plasma rico em plaquetas (PRP) e proteína-2 morfogenética óssea humana recombinante (rhBMP-2) (Fig. 68-8, *G*).

PASSO 8: Fechamento
Uma vez que a mandíbula foi estabilizada e aumentada, deve-se ter atenção cuidadosa para o fechamento. O ideal é que o fechamento de periósteo sobre o enxerto e o conjunto da placa seja realizado primeiro. Após isso, é feita a ressuspensão da musculatura dividida. O platisma é reaproximado com suturas interrompidas. A pele pode ser fechada usando-se uma sutura contínua de polipropileno 5-0. Após o fechamento da pele um curativo compressivo é colocado (Fig. 68-8, *H*).

O sequenciamento da reconstrução mandibular é uma decisão que depende em grande parte da experiência e da preferência do paciente. É difícil realizar a fixação rígida, e a decisão de prosseguir com o enxerto adicional ou a reabilitação protética pode ser omitida por causa de comprometimentos anatômicos ou problemas de saúde.[26] Foi bem documentado que, quando opções mais sofisticadas estão disponíveis, a reparação de fraturas, o enxerto de osso e a colocação do implante podem ser realizados. Os estudos mostram osseointegração previsível de implantes e boa reabilitação protética (Fig. 68-9).[27-29]

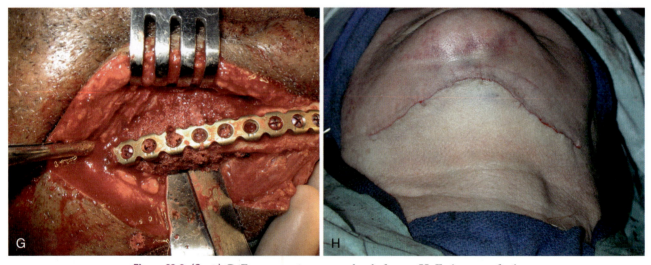

Figura 68-8, *(Cont.)* **G,** Enxerto autógeno ao redor da fratura. **H,** Fechamento final.

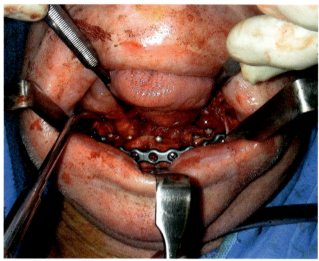

Figura 68-9 Simultânea redução aberta e fixação interna (ORIF), enxerto ósseo e colocação de implante.

TÉCNICA ALTERNATIVA 1: Colocação de Placa na Borda Inferior

As considerações anatômicas desempenham um papel importante no planejamento do tratamento de fraturas mandibulares edêntulas atróficas. Deve-se considerar os segmentos com cominuição, os implantes dentários em locais onde parafusos de travamento precisam ser colocados e os vestíbulos orais rasos em pacientes que querem usar próteses. Com frequência, uma placa de margem lateral grande e um vestíbulo raso tornam o uso da prótese quase impossível. A colocação de uma placa de reconstrução de travamento na margem inferior pode evitar alguns desses fatores. A placa tem o contorno da anatomia da margem inferior e então é fixada por meio de parafusos de travamento na forma padrão. Em teoria, essa técnica evita a deiscência e exposição da placa intraoral. Foi demonstrado que a biomecânica de uma placa de reconstrução colocada na margem inferior da mandíbula é semelhante àquela de uma placa de reconstrução colocada na margem lateral.[30] O paciente também pode continuar a usar uma prótese, o que pode estabilizar ainda mais a fratura (Fig. 68-10).

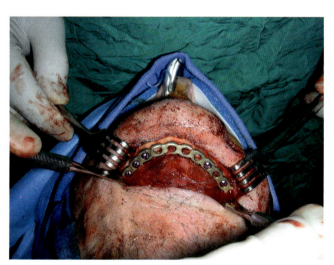

Figura 68-10 Técnica de colocação de placa na margem inferior.

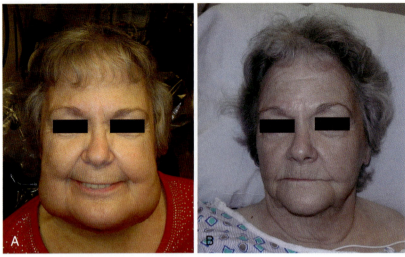

Figura 68-11 Inchaço pós-operatório associado a BMP-2.

Prevenção e Tratamento das Complicações

As complicações intraoperatórias geralmente estão relacionadas com o tratamento anestésico e os comprometimentos anatômicos. Sabe-se muito bem que os pacientes de trauma geriátricos têm complicações anestésicas maiores relacionadas com doenças pulmonares e cardíacas. Os estudos pré-operatórios devem incluir um eletrocardiograma (ECG), radiografia de tórax, hemograma completo (CBC) e estudos de coagulação. A atenção especial para a hemostasia deve evitar a perda de sangue problemática durante a cirurgia, e nossa experiência é de que as transfusões intraoperatórias são raramente necessárias.

As complicações cirúrgicas intraoperatórias algumas vezes encontradas estão relacionadas com a anatomia óssea. Manter a redução óssea é difícil e com frequência requer paralisia química. Os segmentos ósseos com cominuição também tornam a redução mais difícil. Em casos de atrofia grave, fraturas adicionais podem ocorrer durante a manipulação da fratura e a colocação de placa. O preparo da rosca no osso denso e/ou frágil é com frequência necessário antes da inserção do parafuso. Quando são realizados procedimentos adicionais, tais como colocação simultânea de implantes, deve-se tomar cuidado para fazer o preparo da rosca nas perfurações de implantes, também para evitar o estresse desnecessário adicional ao osso remanescente.

Complicações Pós-operatórias

A colocação de pacientes em MMF complica a emergência da anestesia, e o curso pós-operatório é difícil para os pacientes idosos. Com a fixação rígida essa não é uma preocupação tão grande. Apesar de hospitalizados, os pacientes devem ser encorajados a deambular o mais rapidamente possível. Quando um enxerto de osso da tíbia foi colhido, o paciente pode deambular e suportar o peso conforme tolerado nas extremidades inferiores. Apesar do sistema de placa rígido, é importante que os pacientes adiram a uma dieta mole e evitem estressar a fixação. Quando uma placa de reconstrução é colocada de ângulo a ângulo com fixação estável na sínfise, é provável que o paciente não tenha quaisquer fraturas secundárias. Se a placa for interrompida curta e terminar na região do corpo, a fixação pode enfraquecer o osso remanescente e o paciente pode desenvolver uma fratura proximal à fixação. Quando BMP-2 é usado, é prudente aconselhar o paciente de que haverá inchaço pós-operatório significativo, mas se resolverá ao longo do tempo (Fig. 68-11).

Equilibrar o tratamento médico complicado de pacientes com fraturas mandibulares edêntulas atróficas com considerações anatômicas torna essa fratura difícil de tratar. Mesmo que a fratura seja incomum, a experiência mostrou que uma abordagem agressiva inicial é muito eficaz. A redução aberta extraoral com fixação de placa de reconstrução, em combinação com enxerto de osso particulado, é o plano de tratamento de escolha.[31]

Referências

1. Beltran-Aguilar ED, Barker LD, Canto MT et al: Centers for Disease Control and Prevention: Surveillance for dental caries, dental sealants, tooth retention, edentulism, and enamel fluorosis, United States, 1988-1994 and 1999-2002. Available at http://www.cdc.gov/mmwr/preview/mmwrhtml/ss5403a1.htm. Accessed January 30, 2013.
2. Ellis E, Moos KF, El-Attar A: Ten years of mandibular fractures: an analysis of 2137 cases, *Oral Surg Oral Med Oral Pathol Oral Radiol Endod* 59:120, 1985.
3. Newman I: The role of autogenous primary rib grafts in treating fractures of the atrophic edentulous mandible, *Br J Oral Maxillofac Surg* 33:381, 1995.
4. Marciani RD, Hill O: Treatment of the fractured edentulous mandible, *J Oral Surg* 37:569, 1979.
5. McGregor AD, MacDonald DG: Age changes in the human inferior alveolar artery: a histological study, *Br J Oral Maxillofac Surg* 27:371, 1989.
6. Friedman CD, Costantino PD: Facial fractures and bone healing in the geriatric patient, *Otolaryngol Clin North Am* 23:1109, 1990.

7. Luhr HG, Cawood JI, Howell RA: A classification of the edentulous jaws, *Int J Oral Maxillofac Surg* 17:232, 1988.
8. Cawood JL, Howell RA: Reconstructive pre-prosthetic surgery: anatomic considerations, *Int J Oral Maxillofac Surg* 20:75, 1991.
9. Wittwer G, Adeyemo WL, Turbani D, et al: Fractures based on the degree of atrophy: experience with different plating systems—a retrospective study, *J Oral Maxillofac Surg* 64:230, 2006.
10. Sikes JW, Smith BR, Mukherjee DP: An in vitro study of the effect of bony buttressing on fixation strength of a fractured atrophic edentulous mandible model, *J Oral Maxillofac Surg* 58:56, 2000.
11. Bruce RA, Strachan DS: Fractures of the edentulous mandible by compression plating: a retrospective evaluation of 84 consecutive cases, *J Oral Maxillofac Surg* 54:254, 1996.
12. Bruce RA, Ellis E: The second Chalmers J. Academy study of fractures of the edentulous mandible, *J Maxillofac Surg* 51:904, 1993.
13. Luhr HG, Reidick T, Merten HA: Results of treatment of fractures of the atrophic edentulous mandible by compression plating: a retrospective evaluation of 84 cases, *J Oral Maxillofac Surg* 54:250, 1996.
14. Morris JH: Biphase connector: external skeletal splint for reduction and fixation of mandible fractures, *Oral Surg* 2:402, 1949.
15. Bisi RH: The management of mandibular fractures in edentulous patients by intramedullary pinning, *Laryngoscope* 83:22, 1973.
16. Woods WR, Hiatt WR, Borrks RL: A technique for simultaneous fracture repair and augmentation of the atrophic edentulous mandible, *J Oral Surg* 37:131, 1974.
17. Baker RD, Terry BC, Davis WH, et al: Long term results of alveolar ridge augmentations, *J Oral Surg* 37:486, 1979.
18. Louis P, Holmes J, Fernandes R: Resorbable mesh as a containment system in reconstruction of the atrophic mandible fracture, *J Oral Maxillofac Surg* 62:719, 2004.
19. Ellis E III, Price C: Treatment protocol for fractures of the atrophic mandible, *J Oral Maxillofac Surg* 66:421, 2008.
20. Nasser M, Fedorowicz Z, Ebadifar A: Management of the fractured edentulous atrophic mandible, *Cochrane Database Syst Rev* 24, 2007, CD006087.
21. Melo AR, Carneiro SA, Leal JF, Vasconcelos BC: Fracture of the atrophic mandible: case series and critical review, *J Oral Maxillofac Surg* 69:1430, 2011.
22. Clayman L, Rossi E: Fixation of atrophic edentulous mandible fractures by bone plating at the inferior border, *J Oral Maxillofac Surg* 70:883, 2012.
23. Sugiura T, Yamamoto K, Murakami K, et al: Biomechanical analysis of miniplate osteosynthesis for fractures of the atrophic mandible, *J Oral Maxillofac Surg* 67:2397, 2009.
24. Mugino H, Takagi S, Oya R, et al: Miniplate osteosynthesis of fractures of the edentulous mandible, *Clin Oral Invest* 9:58, 2005.
25. Madsen MJ, Kushner GM, Alpert B: Failed fixation in atrophic mandibular fractures: the case against miniplates, *Craniomaxillofac Trauma Reconstr* 4(3):145, 2011.
26. Van Sickels JE, Cunningham LL: Management of atrophic mandible fractures: Are bone grafts necessary? *J Oral Maxillofac Surg* 68:1392, 2010.
27. Marx RE, Shellenberger T, Wimsaat J, et al: Severely resorbed mandible: predictable reconstruction with soft tissue matrix expansion (tent pole) grafts, *J Oral Maxillofac Surg* 60:8, 2002.
28. Eyrich GK, Grätz KW, Sailer HF: Surgical treatment of fractures of the edentulous mandible, *J Oral Maxillofac Surg* 55:1081, 1997.
29. Korpi JT, Kainulainen VT, Sándor GK, et al: Long-term follow-up of severely resorbed mandibles reconstructed using tent pole technique without platelet-rich plasma, *J Oral Maxillofac Surg* 70:2543, 2012.
30. Madsen MJ, Haug RH: A biomechanical comparison of two techniques for reconstructing atrophic edentulous mandible fractures, *J Oral Maxillofac Surg* 64:457, 2006.
31. Tiwana PS, Abraham MS, Kushner GM, et al: Management of atrophic edentulous mandibular fractures: the case for primary reconstruction with immediate bone grafting, *J Oral Maxillofac Surg* 67:882, 2009.

CAPÍTULO 69

Fraturas Cominutivas Mandibulares

David B. Powers

Material Necessário

Descolador de periósteo Molt nº 9
Lâmina de bisturi nº 15
Suturas adequadas
Bisturi elétrico
Fórceps para redução óssea
Encosto de cabeça circular em gel
Estudos com exames radiográficos, de preferência com reconstrução em 3D
Elásticos odontológicos
Barra de Erich
Aparelho para fixação externa

Hemostáticos
Anestésico local com vasoconstritor
Placas de reconstrução
Placas para fixação mandibular
Miniplacas (para redução de fraturas)
Afastador de Minnesota
Abridor de boca
Porta-agulha
Ponta e agulha para eletrocauterização
Estimulador percutâneo de nervo
Garfo de Pickle

Motor para brocas
Irrigação salina
Afastadores de bochecha
Fio de aço inoxidável cirúrgico (tamanhos 24, 26, 28)
Tesoura de sutura
Placas universais
Clipes vasculares
Afastador de Weider
Cortadores de fio
Fios-guia

Histórico do Procedimento

Fraturas mandibulares cominutivas ocorrem quando as estruturas ósseas recebem forças excessivas, o que desencadeia uma transferência de energia, em geral, causada por acidentes de carro ou colisão em superfícies rígidas e estáticas. Essas fraturas são observadas na Europa desde a introdução de pólvora e de projéteis balísticos na guerra, no século XIV.[1] O histórico tratamento das fraturas mandibulares cominutivas era baseado no princípio do tratamento fechado, utilizado primeiramente para evitar a remoção do periósteo e o subsequente fornecimento de sangue para os segmentos ósseos. Uma grande variedade de técnicas cirúrgicas — como fixação maxilomandibular (MMF), contenções oclusais fabricadas por cirurgiões ou contenções de Gunning e contenções extraorais —, foi utilizada com diferentes graus de sucesso e resultados nos pacientes.[1-6] Kazanjian[7] foi o primeiro a desafiar esse princípio, com base em suas observações de lesões maxilofaciais sustentadas na Primeira Guerra Mundial. Ele observou, "A maioria das falhas de não união nas fraturas cominutivas se dava devido à imobilização inadequada de fragmentos ósseos, com subsequente infecção, em vez de perda óssea inicial". Ele acreditava que a estabilização dos segmentos ósseos foi o passo crítico na obtenção de união e consolidação dos fragmentos ósseos nas fraturas cominutivas. A teoria de Kazanjian levou ao desenvolvimento de inúmeras técnicas para redução dos fragmentos, o que acabou levando à atual fixação interna rígida aberta com placas cirúrgicas e parafusos.[8-16]

Indicações para Uso dos Procedimentos

Para os cirurgiões bucomaxilofaciais, as fraturas mandibulares ocorrem secundariamente à transferência de energia para uma região localizada da mandíbula, em geral como resultado de acidente em veículo motor, impacto de um objeto imóvel, ou de um ferimento à bala. Como observado por Alpert *et al.*,[17] cerca de 5% a 7% de todas as fraturas mandibulares apresentam fratura cominutiva; assim, o cirurgião bucomaxilofacial deve ter conhecimento da gestão adequada dessas condições. A maioria dos ferimentos à bala é causada por revólveres de baixa transferência de energia e não exibem as mesmas características de lesões em tecidos moles observados em ferimentos balísticos modernos de alta velocidade/ultra-alta velocidade, vistos em conflitos militares (Fig. 69-1).[17,18] Essas lesões podem produzir grandes avulsões de tecidos moles, com consequente necrose e contínua perda de tecido ao longo dos dias, o que complica tanto em curto quanto em longo prazo o manejo desses pacientes.[18,19] Tais lesões são observadas em pacientes que tenham tentado suicídio ou que foram baleados à queima-roupa (classe III de Sherman-Parrish), com uso de espingarda (Fig. 69-2).[20]

CAPÍTULO 69 Fraturas Cominutivas Mandibulares 725

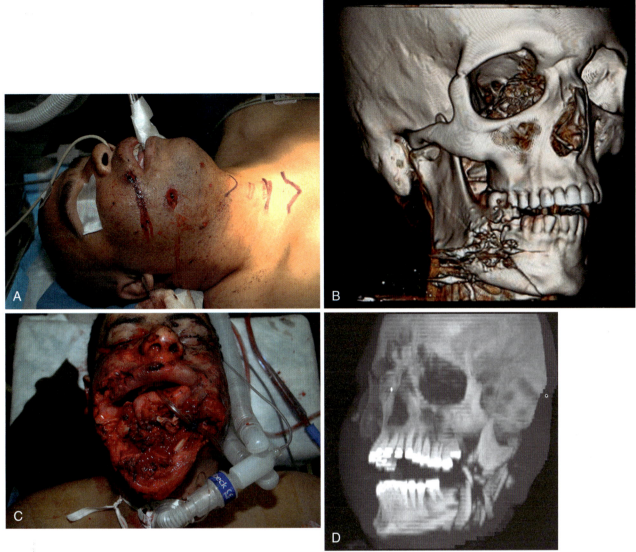

Figura 69-1 **A**, aparência clínica típica de ferida de tiro com baixa velocidade de energia na mandíbula. Observe a significante lesão com perda de tecidos moles. **B**, Reconstrução tridimensional da TC digital do mesmo paciente. Nota-se a área localizada de cominuição associada à lesão. **C**, Aparência clínica típica de uma ferida balística de alta velocidade e alta energia na mandíbula associada à lesão de tecidos moles. **D**, Característico grau de cominuição associada à ferida balística de alta energia na mandíbula. (**A** de Powers DB, Delo RI: Maxillofacial balistic and missile injuries. In Fonseca RJ et al, editors: *Maxillofacial trauma*, St Louis, 2012, Mosby.)

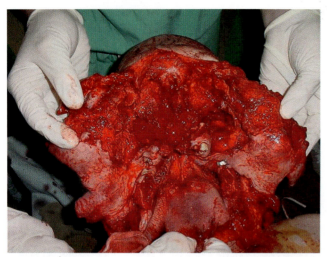

Figura 69-2 Aparência clínica de um paciente que tentou suicídio com uma espingarda. Observe a perda maciça de tecidos duros e moles associados a esse ferimento. (De Powers DB, Delo RI: Maxillofacial balistic and missile injuries. In Fonseca RJ et al, editors: *Maxillofacial trauma*, St Louis, 2012, Mosby.)

Contraindicações e Limitações

A avulsão de tecidos, que resulta em grandes exposições dos materiais de fixação, é obviamente uma limitação no manejo de fraturas cominutivas. Planos para a reconstrução do esqueleto ósseo devem ser coordenados com um planejamento simultâneo para recomposição de tecido mole no local da avulsão dos tecidos. Caso a técnica de fixação interna rígida seja a escolhida para o tratamento da fratura cominutiva, a porção da mandíbula fragmentada não pode ser submetida a cargas funcionais mastigatórias.[17,21] O cirurgião deve adequar dois princípios básicos de tratamento. Primeiro, a fixação deve suportar toda a carga funcional (isto é, o princípio de osteossíntese de carga suportada). A seleção da placa cirúrgica deve ser de um tamanho suficiente que suporte forças funcionais aplicadas a ela. Em segundo lugar, deve-se conseguir uma estabilidade absoluta da reconstrução. Nas fraturas cominutivas, os pequenos fragmentos ósseos não podem fazer parte da carga funcional, como é visto na osteossíntese de carga compartilhada, nem podem ser comprimidos devido aos riscos de sequestro e necrose óssea.

TÉCNICA: Tratamento Cirúrgico da Fratura Cominutiva Mandibular

PASSO 1: Intubação e Indução à Anestesia Geral

A coordenação com a equipe de anestesia no cenário pré-operatório é um componente importante da terapia. A intubação nasotraqueal proporciona a maior flexibilidade para estabelecer uma oclusão funcional e minimizar a interferência com o tubo endotraqueal comumente vista na intubação orotraqueal convencional. Se o paciente é parcialmente dentado ou totalmente desdentado, deve-se considerar a realização de intubação oral, em especial nos casos concomitantes de traumas em terço médio da face, em que há preocupações com o potencial de intubação nasal. Se o paciente é completamente dentado e tem concomitante trauma em terço médio da face que impede a intubação nasotraqueal, deve-se considerar a traqueostomia cirúrgica ou a técnica de derivação submentual. Se o cirurgião irá acessar a fratura cominutiva por meio de incisões percutâneas, deve haver comunicação com o anestesiologista a respeito do uso de agentes bloqueadores neuromusculares antes do início da abordagem cirúrgica para permitir a identificação do ramo marginal mandibular do nervo facial.

PASSO 2: Aplicação de Arcos e Barras e o Estabelecimento de uma Oclusão Funcional

Após a administração de um anestésico local com um vasoconstritor para estabelecer hemostasia e anestesia prolongada, o estabelecimento de barras e arcos é realizado na forma padrão com fios cirúrgicos de aço inoxidável de 24, 26 e/ou 28. O uso de fios de menor diâmetro aumenta o risco de fratura por fadiga e quebra do fio. O afastamento das bochechas pode ser facilitado com o uso de um afastador de Minnesota ou de afastadores de autorretenção de plástico. O aperto dos fios é realizado com instrumentos adequados com base na preferência do cirurgião, e a extremidade terminal do fio é posicionada com um garfo para impedir qualquer trauma na mucosa labial. A retração da língua para ter acesso às bordas linguais da mandíbula é realizada com um (delicado) afastador de Weider. O uso de abridores de boca deve ser minimizado para eliminar o potencial de alteração/deslocamento dos fragmentos da fratura. O uso de recém-comercializados sistemas de barras-arcos aparafusados é contraindicado na mandíbula devido ao rompimento da tábua oclusal e cominuição no local de colocação do parafuso; no entanto, esses sistemas podem ser considerados para uso em maxila intacta a fim de agilizar a instalação da fixação. A MMF é estabelecida tanto com elásticos odontológicos ou fios cirúrgicos por meio dos ganhos das barras do arco. Dentes instáveis ou condenados devem ser removidos nesse momento (Fig. 69-3, *A*).

CAPÍTULO 69 Fraturas Cominutivas Mandibulares

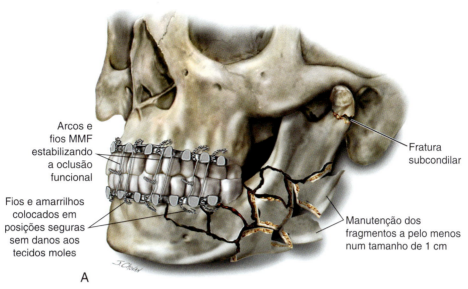

Figura 69-3 A, aplicação adequada de fixação maxilomandibular, com barra de Erich restabelecendo uma oclusão estável e funcional.

TÉCNICA: Tratamento Cirúrgico da Fratura Cominutiva Mandibular *(Cont.)*

PASSO 3: Acesso Cirúrgico

Após a administração adicional de qualquer anestesia local com vasoconstritor para estabelecer a hemostasia e anestesia prolongada, é feita uma incisão para ter acesso à área de fratura. Três abordagens clássicas têm sido usadas para acessar a mandíbula: o transcervical ou abordagem submental, a abordagem submandibular e o desenluvamento intraoral. A abordagem escolhida é determinada pela preferência e experiência do cirurgião, assim como pela localização e complexidade da fratura. Independentemente da técnica escolhida, todas as fraturas devem ser expostas, exploradas e reduzidas antes da estabilização.

As incisões percutâneas são feitas em uma prega cutânea existente a pelo menos 2 a 3 cm abaixo da borda inferior da mandíbula, com uma lâmina de bisturi n° 15. A hemostasia é obtida por meio de eletrocauterização e/ou cauterização bipolar. A dissecção é feita através da camada superficial da fáscia, do músculo platisma e superiormente até a borda inferior da mandíbula com pinças hemostáticas. A avaliação do ramo marginal mandibular do nervo facial pode ser realizada com um estimulador de nervo percutâneo. A artéria e a veia facial podem ser separadas e ligadas com suturas ou clips vasculares se interferirem no acesso. O periósteo é incisado com o bisturi ou com a ponta do bisturi cauterizador e, posteriormente, descolado com um descolador periosteal de Molt n° 9 para ter acesso ao local da fratura.

O acesso intraoral prossegue com uma incisão anterior, inicialmente através da mucosa, com uma lâmina de bisturi n° 15 ou ponta de bisturi cauterizador; a incisão é então direcionada através do músculo mentual e do periósteo. A hemostasia é obtida com ponta do bisturi elétrico e/ou cauterização bipolar. A dissecação prossegue em um plano subperiosteal inferior e posteriormente com um descolador de Molt n° 9, com cuidado para identificar e proteger bilateralmente o nervo mentual. Uma vez identificado, o nervo mentual é protegido, e o restante da liberação da mucosa ocorre superiormente/posteriormente à borda posterior da mandíbula, tanto com lâmina de bisturi ou com a ponta da agulha do cauterizador.

A maioria dos cirurgiões tem maior visualização dos sítios de fratura com as abordagens percutâneas e menos dificuldades com aplicação de placas cirúrgicas, a não ser que tenha experiência e conforto com a intervenção intraoral, associado a restrição e limitação de acesso dos tecidos moles. A escolha da abordagem percutânea é evidente: a obtenção de uma cicatriz visível e o risco de uma lesão temporária ou permanente no nervo facial (Fig. 69-3, *B a D*).

(Continua)

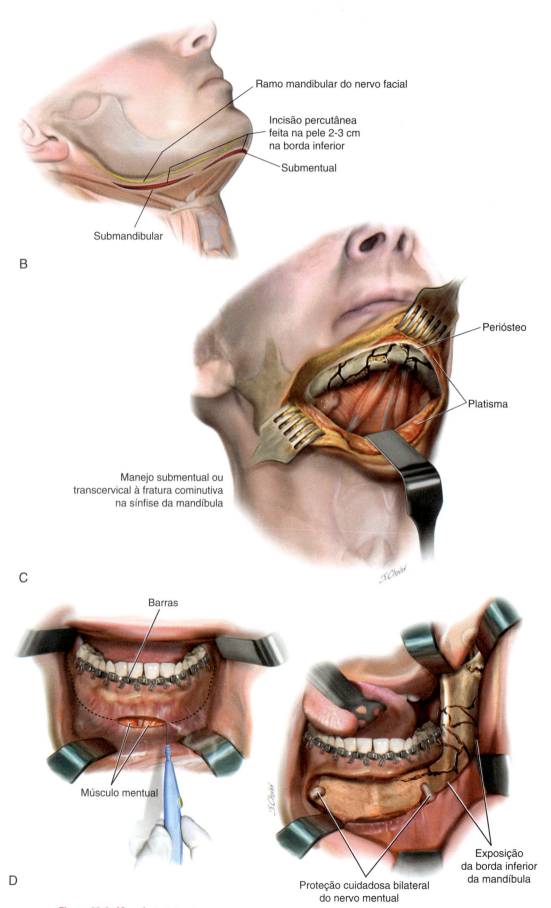

Figura 69-3, (Cont.) B, Abordagem submentual, submandibular. C, Abordagem submentual ou transcervical na mandíbula. D, Representação gráfica da abordagem intraoral para a mandíbula.

TÉCNICA: Tratamento Cirúrgico da Fratura Cominutiva Mandibular *(Cont.)*

PASSO 4: Avaliação do Local da Fratura
Irrigação com seringa de solução salina para ajudar na visualização do local da fratura e remover fragmentos ósseos soltos da fratura. Extrema cautela é necessária se o cirurgião utiliza uma combinação de alto fluxo de irrigação e aspiração, porque o dispositivo de sucção em cima dos segmentos da fratura cominutiva pode resultar em remoção excessiva e desnecessária de fragmentos de osso ou descolamento do periósteo lingual. Um bom marcador clínico é a tentativa de manter todos os segmentos, com pelo menos 1 cm de tamanho. A região do côndilo da mandíbula deve ser inspecionada porque em casos de fraturas faciais unilaterais ou bilaterais, uma fratura condilar/subcondilar são frequentes. Deve-se fazer uma estabilização simultânea de fixação do componente condilar para restabelecer a forma e a função mandibular (Fig. 69-3, *E* e *F*).

PASSO 5: Redução da Fratura
Depois da identificação dos segmentos de fratura, miniplacas cirúrgicas (1,3 a 1,5 mm) podem ser utilizadas de forma monocortical para reduzir a fratura. Uma peça de mão rotatatória/fonte com potência é utilizada com uma placa de titânio cirúrgica disponível comercialmente para estabelecer adaptação dos segmentos de fratura. Os fragmentos maiores devem ser primeiramente reduzidos e, em seguida, os segmentos menores. A ideia é conectar os componentes soltos uns aos outros na posição anatômica correta. Posicionar um grande número de fragmentos pequenos com parafusos cirúrgicos pode permitir uma maior facilidade na redução com a aplicação de uma pinça hemostática para ajudar a controlar o movimento do segmento. Deve-se tomar cuidado ao colocar as placas de modo que a sua posição não comprometa a instalação final da placa de reconstrução de carga suportada (Fig. 69-3, *G*).

PASSO 6: Instalação de Placa de Reconstrução
Após a estabilização e redução dos segmentos de fratura, a reconstrução final com a placa (2,4 a 2,7 mm) é posicionada e fixada com parafusos bicorticais na localização anatômica adequada e posição para impedir lesão iatrogênica do nervo alveolar inferior e dentição. A verificação da forma anatômica adequada da mandíbula, após a colocação da placa de reconstrução, é crítica para assegurar a função adequada da mandíbula e a mastigação de alimentos (Fig. 69-3, *H*).

(Continua)

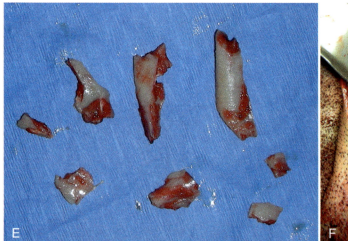
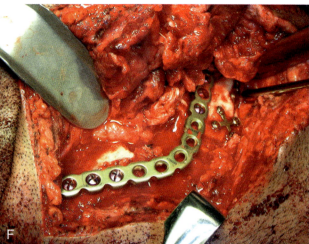

Figura 69-3, *(Cont.)* **E,** Remoção de segmentos de fratura soltos e não viáveis. Deve-se tomar cuidado durante a remoção de fragmentos ósseos para levar apenas as áreas de osso sem suporte ou pequenos fragmentos completamente interrompidos de seu suprimento periosteal. **F,** Observe a presença de uma fratura subcondilar do lado esquerdo, que foi tratada ao mesmo tempo que a colocação da barra de reconstrução no corpo mandibular esquerdo.

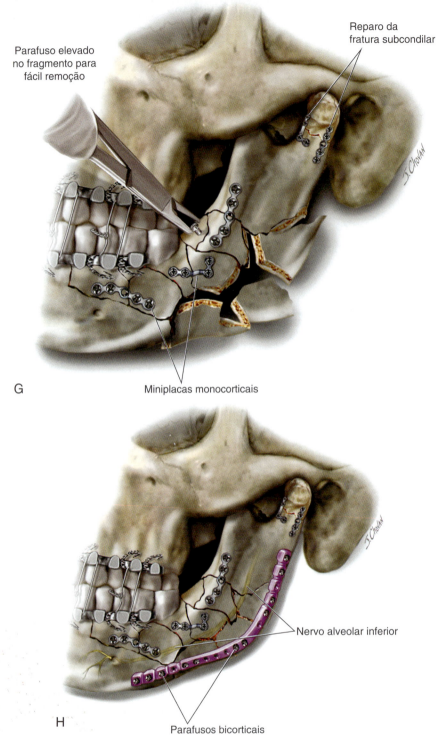

Figura 69-3, *(Cont.)* G, Representação gráfica da colocação de um parafuso cirúrgico na fratura cominutiva para auxiliar a fixação e a redução da fratura. Estabilização de vários segmentos da fratura pela técnica de simplificação. **H**, Adaptação adequada de uma placa de reconstrução de carga suportada tratando uma fratura cominutiva de corpo mandibular com placas de simplificação.

TÉCNICA: Tratamento Cirúrgico da Fratura Cominutiva Mandibular *(Cont.)*

PASSO 7: Avaliação da Oclusão

Após a colocação da placa de reconstrução, deve-se remover o MMF, e a função mandibular deve ser verificada para confirmar o posicionamento correto dos côndilos e o restabelecimento de uma oclusão funcional estável. Se a oclusão ou a função da mandíbula estiver comprometida, o cirurgião deve considerar o ajuste ou a substituição da placa de reconstrução e também deve investigar quaisquer fraturas faciais adicionais ainda não identificadas. Se a oclusão está estável e reproduzível, a decisão de remover ou manter as placas de simplificação é feita nessa hora.

PASSO 8: Avaliação da Necessidade de Enxerto Ósseo

Uma vez estabelecido o correto posicionamento anatômico e funcional da mandíbula, a eventual necessidade de enxerto ósseo para defeitos existentes ou resultantes deve ser considerada. Com uma fixação rígida da fratura, não há micromovimento para estimular a formação de um calo ósseo; consequentemente, qualquer defeito ósseo existente permanece aberto e a ser preenchido.[17,22] Áreas doadoras para os enxertos ósseo são determinadas por preferência do cirurgião, mas podem incluir o ilíaco anterior, ilíaco posterior, a tíbia ou fontes alógenas. O osso esponjoso é rapidamente revascularizado e tem o adicional benefício de ser um material autógeno, o que minimiza a potencial rejeição imunológica no local da já comprometida região traumatizada. Se a viabilidade do tecido mole ou a cobertura do defeito é uma preocupação, procedimentos de enxerto ósseo secundários podem ser realizados posteriormente, após a cicatrização primária.

PASSO 9: Encerramento

A decisão de retornar o paciente para MMF ou permitir que ele ou ela retorne à função é baseada em uma avaliação do consentimento do paciente no pré-operatório, o grau de complicação da fratura e a presença de material de enxerto ósseo. A utilização de materiais, tais como o plasma rico em plaquetas, pode ser considerada nesse momento como um adjuvante para acelerar a cicatrização óssea. Para abordagens percutâneas, é fundamental a reconstituição do periósteo com suturas com fios 3-0 ou 4-0 Vicryl. Se a preferência do cirurgião for colocar um dreno no pós-operatório para prevenir a formação de hematoma ou seroma, o dreno é posicionado nesse nível. O fechamento das camadas fascial e dérmica continua em forma de múltiplas camadas com 3-0 ou 4-0 Vicryl. Qualquer comprometimento da mucosa oral é fechado tanto com fio de sutura catgut 3-0 ou 4-0 ou com fio Vicryl 3-0 ou 4-0, de acordo com a preferência do cirurgião. A pele é fechada com fio monofilamentar 4-0 ou 5-0, e qualquer acesso percutâneo para a colocação do parafuso é fechado com o monofilamento ou fio 6-0 de rápida absorção intestinal.

Para a abordagem intraoral, a ressuspensão do músculo mentual é vital e deve ser realizada com fios de sutura Vicryl 2-0 ou 4-0. A camada mucosa é então fechada tanto com fio Vicryl 3-0 ou 4-0 quanto 3-0 ou 4-0 crômico, em colchoeiro horizontal ou com sutura oclusiva, dependendo da preferência do cirurgião. O cirurgião deve discutir com o paciente a possibilidade de usar um curativo compressivo no pós-operatório para aliviar tensões gravitacionais e funcionais no local do reparo do músculo mentual, como medida preventiva contra o desenvolvimento de uma ptose do queixo.

TÉCNICA ALTERNATIVA 1: Fixação Externa

Se um paciente enfrenta uma longa estadia hospitalar com questionável resultado funcional, tais como um indivíduo com grave lesão neurológica, ou se a condição médica geral do paciente não permitir um procedimento cirúrgico longo, ou se um tênue suprimento vascular permanece para o local da lesão que poderia estar ainda mais comprometida ou perdida, a equipe cirúrgica deve considerar a utilização da técnica de tratamento fechado, tal como uma técnica de fixação externa. Outros casos em que fixadores externos podem funcionar incluem: falta de dentição adequada, localização proximal e distal ao local da fratura cominutiva, para estabelecer a relação espacial adequada entre a maxila e da mandíbula; ferimentos de bala de baixa velocidade; perda de tecido por avulsão que exponha o equipamento cirúrgico subjacente; falha do tratamento com fixação interna ou osteomielite em atividade.[16,17,23] Historicamente, a aplicação de fixação externa ao crânio foi realizada com o clássico fixador externo bifásico Joe Hall Morris (JHM), usando resina acrílica para a barra de reconstrução.[6] Além da dificuldade na mistura da resina acrílica, a fabricação da barra e lesão térmica iatrogênica devido à reação exotérmica da resina acrílica, o JHM requer vários componentes especializados para a correta aplicação ao paciente. Como resultado dos avanços da moderna ciência metalúrgica, múltiplos fixadores externos estão disponíveis comercialmente e eliminaram a necessidade de resina acrílica, mas mantiveram a flexibilidade da clássica montagem do JHM.

O estabelecimento do MMF é realizado como anteriormente demonstrado. O acesso à mandíbula é feito por uma incisão horizontal através da pele, aproximadamente, com o comprimento da lâmina de bisturi n° 15. A incisão horizontal é preferida porque permite que a pele do rosto possa ser manipulada de uma maneira que minimize a "aglomeração" da pele no local do pino, o que cria uma cicatriz feia após a remoção. Os pinos cirúrgicos devem ser colocados a pelo menos 1 cm a partir

(Continua)

TÉCNICA ALTERNATIVA 1: Fixação Externa *(Cont.)*

de cada lado de fratura e, obviamente, não devem ser posicionados diretamente no interior do local da fratura cominutiva. O ideal é que os pinos sejam colocados cerca de 5 mm acima da borda inferior da mandíbula, o que previne uma possível fratura iatrogênica da borda inferior ou violação do complexo alveolar inferior (Fig. 69-4).

Após a estabilização do local da fratura com o fixador externo, o paciente é liberado da MMF para verificar a oclusão e a função mandibular. A necessidade de recolocação do MMF é baseada na preferência do cirurgião, mas os pacientes historicamente têm tolerado muito bem a utilização dos fixadores externos.

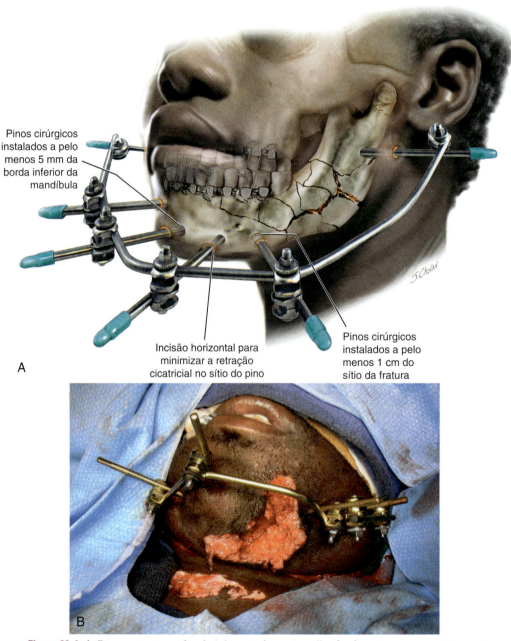

Figura 69-4 **A**, Representação gráfica da colocação de um aparelho fixador externo para o tratamento de uma fratura mandibular cominutiva. **B**, Aplicação clínica de um fixador externo para o tratamento de um ferimento cominutivo, por arma de fogo, da mandíbula esquerda. (**B** de Powers DB, Delo RI: Maxilofacial ballistic and missile injuries. In Fonseca RJ et al, editors: *Maxillofacial trauma*, St Louis, 2012, Mosby.)

TÉCNICA ALTERNATIVA 2: Fixação Maxilomandibular

Em circunstância de fratura cominutiva mandibular com pouca ou nenhuma perda de integridade do tecido mole, como é visto em trauma de força bruta e alguns acidentes automotivos, o tratamento definitivo pode ser obtido com a redução fechada e MMF exclusivamente (Fig. 69-3). O manejo fechado com MMF também deve ser considerado se o cirurgião tem pouca experiência com a aplicação da fixação rígida interna, limitado número de pessoas para apoiar no ato operatório ou se não conseguir a instrumentação cirúrgica adequada para executar a operação. Finn[1] relatou uma revisão bibliográfica dos dados históricos sobre o manejo de fraturas mandibulares cominutivas com redução fechada e concluiu que "os primeiros passos no manejo de qualquer fratura de mandíbula é a aplicação de barras de arco; estabelecimento da oclusão, simetria facial, equilíbrio e forma; e aplicação de MMF. Em fraturas mandibulares cominutivas, talvez estes devam ser os últimos passos em muitos casos".

Prevenção e Tratamento das Complicações

Praticamente todas as complicações intraoperatórias ocorrem por culpa do cirurgião, devido à inadequada avaliação e aplicação de técnicas de instrumentação, em vez de falha do próprio equipamento. O Quadro 69-1 apresenta uma lista da maioria das complicações intraoperatórias mais comuns.

Complicações Pós-operatórias

A infecção e o desenvolvimento de osteomielite são complicações devastadoras que devem ser reconhecidas e ter manejo agressivo. A adequada intervenção com antibióticos, por via oral ou intravenosa, deve ser iniciada logo no início da definição clínica da infecção de uma fratura cominutiva mandibular. No entanto, o aspecto mais importante do manejo de uma fratura mandibular cominutiva é o reconhecimento pelo cirurgião de que a causa mais comum de infecção é a instabilidade da fratura e os fragmentos cirúrgicos soltos. O manejo definitivo requer revisão cirúrgica, estabilização da fratura, remoção de qualquer fragmento de osso que esteja solto ou não viável, e provável substituição da placa de suporte. Idealmente, pelo menos três parafusos bicorticais devem ser instalados na distal do osso estável e proximal ao local da fratura cominutiva, para minimizar o potencial de perda de estabilidade da redução.

A má oclusão pode ser vista no pós-operatório, como resultado de MMF inadequado ou mal realizado durante a cirurgia, falta de reconhecimento de uma má oclusão no momento da reconstituição, ou perda de fixação da cirurgia, seja por afrouxamento dos parafusos ou falha de aparatos. Mínimas más oclusões secundárias às interferências oclusais podem ser controladas com o ajuste oclusal ou, eventualmente, tratamento protético da região incômoda. Distúrbios oclusais maiores podem resultar na eventual necessidade de tratamento ortodôntico, reabilitação protética com múltiplas coroas e pontes, cirurgia ortognática ou revisão da osteossíntese. Alterações neurosensoriais ou motoras no nervo trigêmeo ou nervo facial no pós-operatório podem ser devido a neuropraxia ou axoniopraxia secundárias à lesão de tração durante a exposição e o tratamento do local da fratura. Alternativamente, essas lesões podem ser iatrogênicas devido ao posicionamento inadequado dos parafusos cirúrgicos através do canal alveolar inferior ou à falta de reconhecimento do nervo facial durante a cirurgia e neuropraxia subsequente.

Trismo ou abertura mandibular restrita podem ser observados após períodos prolongados de imobilização, devido à contratura cicatricial ou atrofia muscular. A amplitude dos exercícios de movimento (capacidade própria para abrir a boca do paciente) deve ser instituída para praticamente todos os pacientes, uma vez liberados do bloqueio maxilomandibular. A amplitude passiva de exercícios de movimento (fisioterapia com aparelhos ou exercícios de abertura manual) deve ser realizada somente após o tempo suficiente para permitir consolidação, maturação e estabilização da fratura. O estabelecimento de pelo menos 30 a 35 mm de abertura interincisiva deve ser uma meta alcançável no pós-operatório para pacientes com fraturas cominutivas. Uma revisão retrospectiva de 198 fraturas cominutivas mandibulares feita por Ellis et al[24] confirmou a praticidade das três modalidades de tratamento descrito neste capítulo, incluindo, geralmente, uma taxa de complicação baixa, de 13%.[24] Especificadamente, esses pesquisadores observaram

QUADRO 69-1 Erros Comuns Intraoperatórios

1. Falta de estabilização rígida da fratura
2. Redução imprópria/não anatômica dos sítios de fratura
3. Posicionamento dos parafusos no canal alveolar inferior
4. O posicionamento dos parafusos através das raízes dos dentes
5. Avulsão iatrogênica dos nervos alveolar inferior ou mentual
6. A lesão iatrogênica do ramo marginal mandibular do nervo facial
7. O não reconhecimento de fraturas faciais adicionais, tais como um fratura subcondilar concomitante
8. Reprodução inadequada da oclusão com MMF
9. Aplicação de forças compressivas no local da fratura cominutiva, levando ao deslocamento dos segmentos de fratura
10. A exposição inadequada para visualizar completamente todas as áreas do local da fratura
11. Colocação de parafusos na porção cortical lingual na linha de fratura oblíqua
12. Não verificar a oclusão após a colocação da placa de reconstrução para carga suportada
13. Repetida inserção/remoção dos parafusos no mesmo furo, levando a mobilidade do equipamento e do potencial movimento do componente ósseo
14. Posicionamento dos côndilos fora da fossa articular durante a redução

uma taxa de complicação de 35,2% com fixação externa, uma taxa de 17,1% com MMF e uma taxa de 10,3% com redução e fixação aberta.[24] Embora a escolha do tratamento tenha critérios, que incluíram a gravidade das lesões ou concomitante lesões, sem dúvida, desempenhou um papel na baixa taxa global de complicações (13%), o que deve validar essas opções de tratamento. A estabilização rígida dos segmentos da fratura é a chave para o sucesso do tratamento de fraturas mandibulares cominutivas. A falta de estabilização adequada leva a uma inflamação crônica, o que prejudica o processo normal de cicatrização, resultando em consolidação retardada, consolidação fibrosa, má união ou infecção. Outros fatores críticos na determinação do sucesso das intervenções cirúrgicas é o mecanismo de lesão, o tempo de início do tratamento e da habilidade do cirurgião.

Referências

1. Finn RA: Treatment of comminuted mandibular fractures by closed reduction, *J Oral Maxillofac Surg* 54:320, 1996.
2. Gillies HD: *War injuries of the face*, London, 1920, Frowde.
3. Blair VP: Relation of the early care to the final outcome of major face wounds in war surgery, *Military Surg* 92:12, 1942.
4. Converse JM: War injuries of the face, *Trans Am Acad Ophthalmol* 46:250, 1942.
5. Ivy RH: Late results of treatment of gunshot wounds of the mandible, *J Am Med Assoc* 75:1316, 1920.
6. Morris JH: Biphase connector external skeletal splint for reduction and fixation of mandibular fractures, *Oral Surg* 2:1382, 1949.
7. Kazanjian VH: Immobilization of wartime, compound, comminuted fractures of the mandible, *Am J Orthod Oral Surg* 28:551, 1942.
8. Kazanjian VH: An outline of the treatment of extensive comminuted fractures of the mandible (based chiefly on experience gained during the last war), *Am J Orthod Oral Surg* 28:265, 1942.
9. Walker RV, Frame JW: Civilian maxillofacial gunshot injuries, *Int J Oral Surg* 13:263, 1984.
10. Osbon DB: Intermediate and reconstructive care of maxillofacial missile wounds, *J Oral Surg* 31:429, 1973.
11. Buchbinder D: Use of rigid internal fixation in the treatment of mandibular fractures, *Oral Maxillofac Surg Clin North Am* 2:41, 1990.
12. Anderson T, Alpert B: Experience with rigid fixation of mandibular fractures and immediate function, *J Oral Maxillofac Surg* 50:555, 1992.
13. Assael LA: Results in rigid internal fixation in highly comminuted fractures of the mandible, *J Oral Maxillofac Surg* 47:119, 1989.
14. Smith BR, Tennier TJ: Treatment of comminuted mandibular fractures by open reduction and rigid internal fixation, *J Oral Maxillofac Surg* 54:326, 1996.
15. Li Z, Li ZB: Clinical characteristics and treatment of multiple site comminuted mandible fractures, *J Craniomaxillofac Surg* 39:296, 2011.
16. Futran ND: Management of comminuted mandible fractures, *Oper Tech Otolaryngol* 19:113, 2008.
17. Alpert B, Tiwana PS, Kushner GM: Management of comminuted fractures of the mandible, *Oral Maxillofac Surg Clin North Am* 21:185, 2009.
18. Powers DB, Delo RI: Characteristics of ballistic and blast injuries, *Atlas Oral Maxillofac Surg Clin North Am* 21:15, 2013.
19. Robertson BC, Manson PM: High-energy ballistic and avulsive injuries: a management protocol for the next millennium, *Surg Clin North Am* 79:1489, 1999.
20. Sherman RT, Parrish RA: Management of shotgun injuries: a review of 152 cases, *J Trauma* 3:76, 1963.
21. Spiessl B: Comminuted fractures. *Internal fixation of the mandible*, Berlin, 1989, Springer-Verlag.
22. Spiessl B: *New concepts in bone surgery*, Berlin, 1976, Springer-Verlag.
23. Gibbons AJ, Mackenzie N, Breederveld RS: Use of a custom designed external fixator to treat ballistic injuries to the mandible, *Int J Oral Maxillofac Surg* 40:103, 2011.
24. Ellis E III, Muniz O, Annand K: Treatment considerations for comminuted mandibular fractures, *J Oral Maxillofac Surg* 61:861, 2003.

CAPÍTULO 70

Fraturas Mandibulares Pediátricas

Srinivas M. Susarla e Zachary S. Peacock

Material Necessário

Suturas adequadas
Barras em arco (Erich ou similar)
Material de moldagem dentária (p. ex., alginato)
Moldeiras dentárias
Modelos de gesso dental
Elásticos
Anestesia geral nasotraqueal
Intubação ou traqueostomia (para pacientes gravemente feridos)
Agulhas-guia
Anestésico local com vasoconstritor
Kit para fixação de fratura mandibular (contendo placas de fratura, miniplacas e parafusos)
Pacote orofaríngeo
Acrílico ortodôntico
Ortognática ou craniofacial
Kit de instrumental
Garfo Pickle
Afastador plástico duplo
Suturas reabsorvíveis
Retratores
Bisturi (nº 15) ou agulha com ponta de eletro cauterizador
Fio de aço inoxidável (24 e 26)

Histórico do Procedimento

As fraturas mandibulares em crianças seguem padrões diferentes daqueles observados em adultos.[1-10] Em crianças, 80% das fraturas mandibulares envolvem o côndilo ou região subcondilar (até 50%) ou o ângulo mandibular.[1-4,10] As fraturas de corpo são relativamente raras. As fraturas de sínfise e parassínfise compreendem cerca de 20% das fraturas mandibulares pediátricas.[1,8] As crianças mais jovens (com menos de 6 anos de idade) têm pescoços condilares que fraturam com menos frequência, em comparação às crianças mais velhas. As crianças pequenas têm cabeças condilares altamente vascularizadas, que são suscetíveis a lesões por esmagamento.[2,4] As decisões de tratamento devem levar em conta o potencial de crescimento mandibular e erupção dos dentes decíduos e permanentes.[11] Esse foi um princípio reconhecido desde os anos 1960.[12,13] Desde o advento da fixação rígida, houve uma discussão sobre a sua utilização na mandíbula em crescimento e também a utilização de materiais reabsorvíveis para essa finalidade.[2,5,14-16] As metas de tratamento em crianças são a obtenção da união óssea, restauração da oclusão e prevenção com subsequente controle de alterações do crescimento.[1-5]

Indicações para Uso dos Procedimentos

As fraturas mandibulares em pacientes pediátricos sempre requerem alguma forma de tratamento, que vão desde a simples observação com acompanhamento para futuras intervenções ou redução fechada com ou sem fixação maxilomandibular.

Contraindicações e Limitações

A presença de lesões toracoabdominais, no crânio, na coluna cervical ou outras que podem comprometer a probabilidade de sobrevivência devem ser avaliadas em primeiro lugar. Embora o manejo de fraturas faciais seja um aspecto importante para o atendimento do paciente pediátrico traumatizado, a avaliação geralmente ocorre como parte da pesquisa secundária e feita após a avaliação do risco de vida. Deve-se suspeitar de lesões adicionais em qualquer criança com uma fratura mandibular. É preciso força significativa para fraturar a mandíbula de crianças, dada a sua elasticidade e tendência a fraturas em galho verde em vez de fraturas completas. Exames clínicos e radiográficos são necessários para o diagnóstico de fraturas mandibulares em crianças. As queixas subjetivas de má oclusão ou disfunção do nervo alveolar inferior são limitadas em crianças, e a imagem é, muitas vezes, o melhor método de diagnóstico. Os tamanhos dos filmes são muitas vezes inadequados porque eles contam com a cooperação da criança para a exatidão. O ramo e o côndilo mais curto em crianças levam a sobreposição de estruturas em radiografias panorâmicas, e as fraturas podem passar desapercebidas. Para avaliar essa área, é necessária a tomografia computadorizada (TC), a qual está se tornando padrão em ambiente hospitalar, devido à sua maior precisão em comparação com as radiografias simples.[9]

Tal como acontece com todos os procedimentos cirúrgicos em pacientes pediátricos, deve haver comunicação entre o operador e os pais, além de explicações adequadas à idade do paciente, para a plena conformidade com o tratamento. Apesar disso, historicamente acreditava-se que as crianças não podiam tolerar a fixação maxilomandibular (MMF), mas a idade não é uma contraindicação para esta. A presença de alterações nas condições médicas (p. ex., epilepsia, coagulopatia) pode ser uma das contraindicações relativas para uma dada abordagem (isto é, redução fechada ou aberta, respectivamente).

TÉCNICA: Redução Fechada com ou sem Fixação Maxilomandibular

PASSO 1: Visão Geral
O procedimento é mais apropriado em crianças mais novas sob anestesia geral com intubação nasotraqueal. Para adolescentes, anestesia local e/ou sedação endovenosa podem ser mais apropriadas (Fig. 70-1, *A*).

PASSO 2: Redução de Fratura
Uma vez obtida anestesia adequada, a fratura é reduzida manualmente, com base no alinhamento de mandíbula, dentição e oclusão. Uma vez realizada esta etapa, barras ou arcos equivalente devem ser instalados.[16]

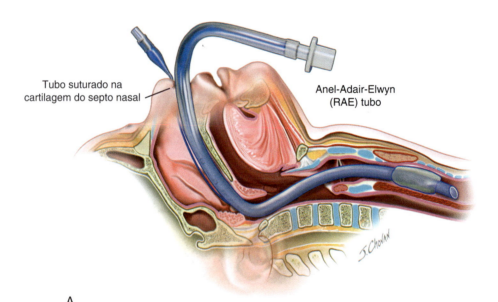

A

Figura 70-1 **A**, Diagrama esquemático de uma intubação nasotraqueal. A intubação nasotraqueal é necessária para o manejo de fraturas de mandíbula de modo a permitir a oclusão. É nossa prática usar um tubo nasal Anel-Adair-Elwyn (RAE), fixado ao septo nasal cartilaginoso usando uma sutura com Vicryl 2-0.

TÉCNICA: Redução Fechada com ou sem Fixação Maxilomandibular (*Cont.*)

PASSO 3: Colocação de Barras de Arco

A colocação de barras de arco em pacientes dentados segue os mesmos princípios gerais de em adultos: (1) Aperte os fios ao redor do colo dos dentes abaixo da altura do contorno com tensão contínua; (2) direcione apicalmente ao apertar os fios; (3) aperte todos os fios no sentido horário; (4) depois que terminar de apertar, gire meia volta de cada vez; e (5) dobre as extremidades dos fios para dentro. Quando as barras do arco não podem ser colocadas devido a dentição traumatizada ou dentição inadequada, a fratura pode ser imobilizada com uma *splint* de Gunning ou lingual (Fig. 70-1, *B*). Em tais casos, as moldagens são feitas com o paciente sob anestesia geral, e a *splint* é fabricada com base nos moldes. Um anestésico extra pode ser necessário para a redução e a inserção do *splint*a.

Apesar de as barras de arco geralmente poderem ser colocadas em crianças, as coroas curtas e bulbosas de dentes decíduos podem limitar a sua estabilidade. Fixação esquelética na forma circumandibular, circuzigomática ou de fios em abertura piriformes pode ser usada para aumentar a fixação. Deve-se tomar muito cuidado porque fios esqueléticos tendem a passar através do osso relativamente macio em crianças. Uma opção adicional é o cabo Risdon, o qual consiste em um cabo torcido de fios calibre 24 (Fig. 70-1, *C*) que se fixam através de fios circundentais. A vantagem é que o cabo tem um perfil mais baixo e pode se adaptar melhor na dentição decídua.[16,17]

A barra de arco ou equivalente devem ser adaptados estreitamente nos segmentos dentários envolvidos; deve-se tomar cuidado para abranger bem além do local da fratura (ou seja, fraturas de corpo ou sínfise) de modo a garantir a imobilização adequada. Entre pacientes com suporte dental mínimo, uma vez que a fratura tenha sido reduzida, uma *splint* de acrílico é inserida e fixada no lugar usando fios circomandibulares (um de cada lado da fratura e pelo menos dois para estabilizar o *splint*).

(*Continua*)

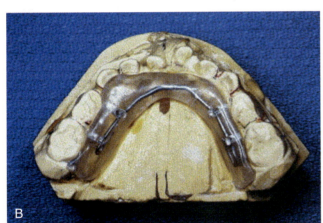
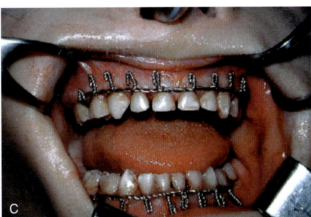

Figura 70-1 (*Cont.*) B, Quando as barras de arco não podem ser instaladas por trauma ou por forma inadequada da dentição, o local da fratura pode ser imobilizado com um splint lingual. Moldagens dentárias são feitas utilizando um material de presa rápida (p. ex., alginato). Os modelos são então vazados com gesso pedra. O modelo de cirurgia é realizado conforme necessário para realinhar quaisquer segmentos deslocadas do arco mandibular. Uma vez construída a forma de arco final com base no modelo, o esplinte pode ser fabricado utilizando acrílico ortodôntico. Um fio de aço inoxidável de diâmetro 24 pode ser incorporado para ajudar o esplinte lingual a apoiar o contorno, como pode ser visto aqui. O esplinte pode ser fixado a vários dentes sobre cada um dos lados do arco. **C**, O cabo Risdon. Um fio trançado de diâmetro 24 é adaptado às margens cervicais dos dentes através das arcadas dentárias e mantido com fios interdentais. Esta é uma alternativa adequada à colocação de barras de arco em crianças e adolescentes por ser mais fácil de se adaptar à dentição decídua. (**B,** de Zimmerman CE, Troulis MJ, Kaban LB: Pediatric facial fractures: recent advances in prevention, diagnosis and management, *Int J Oral Maxillofac Surg* 35: 2, de 2006; **C,** de Kushner GM, Tiwana PS: Fractures of the growing mandible, *Atlas Oral Maxillofac Surg Clin North Am* 17:81, 2009.)

TÉCNICA: Redução Fechada com ou sem Fixação Maxilomandibular (*Cont.*)

PASSO 4: Fixação Maxilomandibular
Uma vez adaptada e fixada a barra de arco ou equivalente, o paciente pode ser colocado em fixação maxilomandibular, conforme necessário, usando o fio de calibre 26, amarrilhos ou elásticos. Se MMF for necessária quando um esplinte tipo Gunning for usado, os fios podem ser amarrados a partir dos fios que circundam a mandibular para fios que circundam o zigomático ou fios piriformes.

PASSO 5: Imagem Pós-operatória
Após a recuperação da anestesia, é feita a imagem do pós-operatório (uma radiografia panorâmica e/ou séries mandibulares).

PASSO 6: Fechamento
A ferida é irrigada completamente e fechada com fio de sutura reabsorvível. Se o músculo do mento foi incisado, ele é ressuspenso com fio de sutura Vicryl. Um curativo externo no queixo deve ser aplicado para suporte adicional.

PASSO 7: Fixação Maxilomandibular
O paciente é colocado em fixação maxilomandibular (conforme necessário) e deixa-se recuperar da anestesia.

TÉCNICA ALTERNATIVA 1: Redução Aberta com ou sem Fixação Interna

PASSO 1: Visão Geral
O procedimento é mais apropriado para crianças mais novas sob anestesia geral e intubação nasotraqueal. Para adolescentes, anestesia local e/ou sedação endovenosa podem ser mais apropriadas.

PASSO 2: Redução de Fratura
Uma vez obtida anestesia adequada, a fratura é reduzida manualmente, com base no alinhamento da mandíbula, da dentição e da oclusão. Isso feito, barras de arco ou equivalente devem ser colocados, e o paciente deve ser posicionado em fixação maxilomandibular como na seção anterior.

PASSO 3: A Exposição de Fratura
Para a redução aberta, a abordagem preferida é a intraoral, através de incisões na mucosa vestibular. As incisões são marcadas com um agente verde brilhante ou outro agente adequado. A incisão padrão é marcada a alguns milímetros inferiormente à junção mucogengival a fim de permitir uma margem adequada para o fechamento do tecido. Na região dos nervos mentuais, as incisões podem ser feitas ligeiramente mais superior para evitar danos ao nervo. A técnica prossegue como se segue:
1. A anestesia local é infiltrada na incisão marcada.
2. A incisão é feita com uma lâmina nº 15 ou com eletrocauterização. O tecido é incisado perpendicularmente à mucosa e aos tecidos submucosos. A ponta da lâmina ou a ponta agulha é então reorientada de modo que fique perpendicular ao osso, e a incisão no periósteo é feita.
3. A dissecção subperiosteal está completa, expondo a fratura e também o osso proximal de distal para redução e fixação. A exposição da borda inferior é necessária, porque a fixação interna é mais apropriadamente aplicada na margem inferior, distante dos germes dentários (Fig. 70-2, *A1-A3*).

PASSO 4: Redução Anatômica
A fratura é reduzida manualmente para o melhor alinhamento anatômico. Um fórceps para redução óssea deve ser usado com precaução em pacientes pediátricos, pois eles podem ferir os germes dos dentes em desenvolvimento.

PASSO 5: Fixação de Fratura
Se redução anatômica adequada é alcançada e está estável com a barra de arco mandibular, a barra de arco pode ser acrilizada para uma maior estabilidade de modo que a ferida seja depois fechada. Alternativamente, a fixação rígida pode ser aplicada utilizando placas ou miniplacas com parafusos monocorticais. A fixação reabsorvível também tem sido utilizada em crianças para evitar os potenciais problemas que acontecem em longo prazo relacionados com a migração da placa e para eliminar o risco de necessidade de remoção do aparato no futuro (Fig. 70-2, *B* e *C*).

CAPÍTULO 70 Fraturas Mandibulares Pediátricas **739**

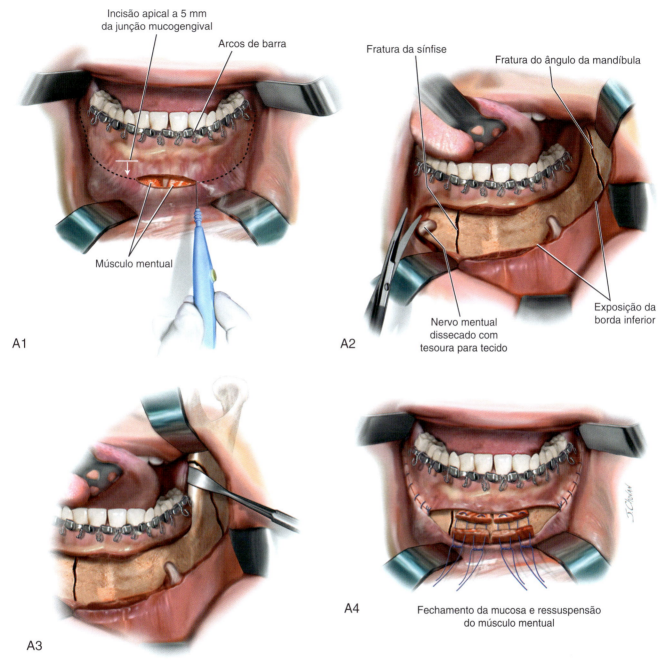

Figura 70-2 A, A abordagem cirúrgica para a mandíbula através de uma incisão vestibular. A incisão é marcada usando um marcador de pele ou verde brilhante. A incisão deve ser feita a pelo menos 5 mm apicalmente da junção mucogengival, a fim de permitir uma quantidade suficiente de tecido para o fechamento. O anestésico local com vasoconstrictor é infiltrado. A incisão é então feita usando Bisturi elétrico ou a lâmina nº 15, primeiro com a orientação perpendicular à mucosa, e então perpendicular ao osso **(A1)**. O descolamento tecidual da mandíbula é realizado com Tessier ou elevadores semelhantes **(A2)**. Se necessário, os nervos mentuais são cuidadosamente dissecados usando tenotomias ou outras tesouras de tecido **(A3)**. Para o fechamento, é fundamental ressuspender o músculo do mento **(A4)**. É nossa prática também usar um curativo compressivo para apoiar o queixo. O curativo é removido pelo paciente depois de 5 dias.

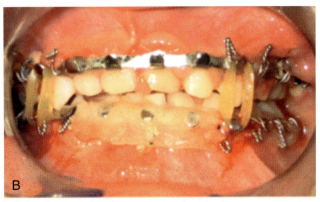
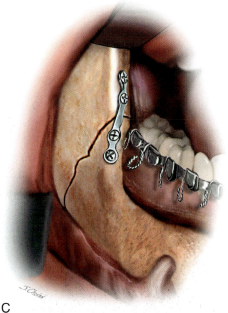

Figura 70-2 (Cont.) B, Para maior estabilidade, barras de arco podem ser acrilizadas usando o acrílico ortodôntico. **C,** Fixação rígida pode ser aplicada utilizando miniplacas e parafusos monocorticais.

TÉCNICA ALTERNATIVA 2: Tratamento de Fraturas Mandibulares Condilar / Subcondilar

O manejo de fraturas condilares e subcondilares em crianças permanece um desafio por causa do crescimento da cabeça da mandíbula e do potencial para distúrbios de crescimento com subsequente assimetria facial ou hipomobilidade mandibular. Fraturas envolvendo o processo condilar podem ser classificadas como intracapsulares ou extracapsulares, deslocadas ou não deslocadas, unilaterais ou bilaterais. Embora esses termos descritivos sejam úteis no diagnóstico, eles têm implicações mínimas para tratamento. As decisões de tratamento devem basear-se em abertura interincisal máxima, idade dental (decídua, mista ou dentição permanente), oclusão e nível de dor.

Em pacientes com uma faixa normal de movimento mandibular, que têm oclusão estável e reprodutível, idade apropriada e dor mínima, o tratamento de escolha é a dieta líquida.

Os pacientes com oclusões instáveis ou más oclusões significativas requerem tratamento adicional. Quando a má oclusão é resultado de obstrução mecânica a partir de um segmento da cabeça da mandíbula deslocada, a redução aberta é indicada se a manipulação fechada não tiver êxito. Se a discrepância oclusal é menor e o paciente pode ser guiado para uma oclusão estável, faz-se preferencialmente a redução fechada com fixação maxilomandibular com barras de arco, cabo Risdon, laços Ivy.[16,17] Parafusos esqueléticos não devem ser utilizados para MMF porque pode haver dano no desenvolvimento da dentição.

Os pacientes com dentição decídua ou mista que têm fraturas unilaterais subcondilares podem ser tratados com analgésicos e uma dieta líquida durante 7 a 10 dias. Más oclusões menores nesse grupo são geralmente autolimitadas. Exercícios de abertura mediana são úteis para a correção do desvio na abertura. Períodos curtos (de 7 a 10 dias) de fixação maxilomandibular são necessários se houver dor ou uma má oclusão significativa.

Em geral, utilizam-se elásticos orientadores entre 4 a 6 semanas depois para restabelecer a oclusão.

As crianças com dentição decídua ou mista que têm fraturas bilaterais subcondilares com abertura normal e oclusão estável podem geralmente ser tratadas com analgésicos e dieta líquida durante 7 a 10 dias. A dieta pode ser alterada para alimentos macios depois de 10 dias, se tolerada pelo paciente. Qualquer má oclusão decorrente de tal tratamento será resolvida com o crescimento e a erupção da dentição permanente.

As crianças com dentição decídua ou mista com fratura bilateral subcondilar, com ou sem deslocamento, que tenham má oclusão ou mordida aberta devido ao encurtamento do ramo devem fazer fixação maxilomandibular durante 7 a 10 dias. Quando a fixação é removida, o paciente deve ser orientado a usar elásticos por 10 dias e depois deve ser reavaliado. Se a má oclusão persistir, nova intervenção cirúrgica é justificada. No entanto, a necessidade de acompanhamento de perto nesses casos não pode ser subestimada, porque a redução aberta tardia em crianças é extremamente desafiadora. A necessidade de uma abertura tardia deve ser minimizada se for logo reconhecida má oclusão e feita correção por meio de elásticos ou redução aberta precoce.

As crianças com dentição permanente que têm fraturas unilaterais ou subcondilares bilaterais podem ser tratadas com redução fechada, desde que tenham uma oclusão estável e reprodutível. Os que têm uma má oclusão persistente após 7 a 10 dias de fixação intermaxilar e aqueles cujas fraturas não podem ser reduzidas devem ser submetidos a redução aberta com ou sem fixação interna. Este é um complemento importante para evitar deformidades faciais progressivas. As crianças mais velhas têm menos capacidade de remodelação óssea, e a altura do ramo não pode ser reconstituída. Com a disponibilidade de métodos minimamente invasivos de reparo, que têm menor morbidade, a redução aberta deve ser considerada.

Prevenção e Tratamento das Complicações

O planejamento cuidadoso é necessário para evitar complicações intraoperatórias. Conversas com os pais e a equipe de anestesia são críticas para estabelecer tanto os objetivos do tratamento quanto as expectativas para o desfecho. A anestesia geral deve ser usada sempre que possível, tanto para o conforto do paciente quanto para assegurar redução e fixação adequadas. Dado o pequeno campo operatório em crianças, um pacote faringeano deve ser colocado para garantir que as vias aéreas permaneçam livres de detritos e de tecidos duros. Quando é retirada a fixação maxilomandibular no intraoperatório, os cirurgiões devem garantir que todos os fios tenham sido removidos. Fios retidos podem não ser perceptíveis em torno da região cervical dos dentes decíduos durante visitas do pós-operatório ou à medida que há erupção dos dentes e os fios ficam submersos no tecido. Durante a manipulação, a dissecção e a colocação de fixação intraóssea, deve-se tomar cuidado para evitar danos aos germes dos dentes inclusos. O uso de placas na borda inferior, parafusos monocorticais e, sempre que possível, a redução fechada ajudará a evitar danos aos germes dentários.

Recomendações Pós-operatórias

Depois que o paciente se recuperar da anestesia geral, no pós-operatório deve-se fazer radiografias pós-operatórias. Para limitar a exposição à radiação em crianças, estudos em filmes simples são os métodos de escolha para avaliar a redução. A imagem mais útil é a radiografia panorâmica. Se uma imagem panorâmica não pode ser obtida por causa da falta de equipamento ou de cooperação do paciente, uma série mandibular padrão é uma alternativa razoável (lateral oblíqua direita e esquerda, póstero-anterior e Towne's). Fraturas da sínfise e corpo também podem ser avaliadas por meio de radiografias oclusais. Fraturas condilares podem ser adequadamente visualizadas usando visualização de Towne. Em pacientes que não cooperam, a tomografia tridimensional pode ser útil. No entanto, levando-se em conta a exposição à radiação, os profissionais são fortemente aconselhados a usar filmes lisos, sempre que possível, baixa dose ou protocolo de tomografia computadorizada de área limitada, para avaliar a redução.

A necessidade de uma dieta pastosa deve ser enfatizada com os pais e os que cuidam da criança (p. ex., escola, funcionários de creches). A consulta com um nutricionista pode ajudar os pais de acordo.

Para fraturas que não estão na cabeça da mandíbula, a MMF como tratamento primário geralmente é mantida por 7 a 14 dias para as crianças com dentição decídua ou mista. Normalmente são suficientes 3 a 4 semanas para crianças mais velhas e adolescentes.

Exames clínicos e radiográficos de série são recomendados até a conclusão de crescimento, para monitorar o crescimento da mandíbula, assimetrias ou limitações funcionais, especialmente com fraturas do côndilo.[18]

Referências

1. Baumann A, Troulis MJ, Kaban LB: Facial trauma II: dentoalveolar injuries and mandibular fractures. In Kaban LB, Troulis MJ, editors: *Pediatric oral and maxillofacial surgery*, Philadelphia, 2004, Saunders.
2. Myall RW: Management of mandibular fractures in children, *Oral Maxillofac Surg Clin North Am* 21:197, 2009, vi.
3. Posnick JC, Wells M, Pron GE: Pediatric facial fractures: evolving pattern of treatment, *J Oral Maxillofac Surg* 51:836, 1993.
4. Myall R: Condylar injuries in children: What is different about them? In Worthington P, Evans J, editors: *Controversies in oral and maxillofacial surgery*, Philadelphia, 1993, Saunders.
5. Posnick J: Management of facial fractures in children and adolescents, *Ann Plast Surg* 33:442, 1994.
6. Haug RH, Foss J: Maxillofacial injuries in the pediatric patient, *Oral Surg Oral Med Oral Pathol Oral Radiol Endod* 90:126, 2000.
7. Myall RWT, Dawson KH, Egbert MA: Maxillofacial injuries in children. In Fonseca RJ, editor: *Oral and maxillofacial surgery*, ed 3, Philadelphia, 2000, Saunders.
8. Zimmermann CE, Trulis MJ, Kaban LB: Pediatric facial fractures: recent advances in prevention, diagnosis and management, *Int J Oral Maxillofac Surg* 35:2, 2006.
9. Chacon GE, Dawson KH, Myall R, et al: A comparative study of two imaging techniques of the diagnosis of condylar fractures in children, *J Oral Maxillofac Surg* 61:668, 2003.
10. Thoren H, Iizuka T, Halliikainen D, et al: Different patterns of mandibular fractures in children: an analysis of 220 fractures in 157 patients, *J Craniomaxillofac Surg* 20:292, 1992.
11. Moss M, Salentijn L: The primary role of functional matrices in facial growth, *Am J Orthod* 55:566, 1909.
12. MacLennan WD: Fractures of the mandible in children under the age of six years, *Br J Plast Surg* 9:125, 1956.
13. Rowe N: Fractures of the jaws in children, *J Oral Surg* 27:497, 1969.
14. Eppley BL: Use of resorbable plates and screws in pediatric facial fractures, *J Oral Maxillofac Surg* 63:385, 2005.
15. Bos RR: Treatment of pediatric facial fractures: the case for metallic fixation, *J Oral Maxillofac Surg* 63:382, 2005.
16. Kushner GM, Tiwana PS: Fractures of the growing mandible, *Atlas Oral Maxillofac Surg Clin North Am* 17:81, 2009.
17. Morris C, Kushner GM, Tiwana PS: Facial skeletal trauma in the growing patient, *Oral Maxillofac Surg Clin North Am* 24:351, 2012.
18. Lund K: Mandibular growth and remodeling processes after condylar fracture: a longitudinal roentgencephalometric study, *Acta Odontol Scand Suppl* 32:3, 1974.

Princípios e Biomecânica da Fixação Interna Rígida (FIR) dos Terços Médio e Superior da Face

Sebastian Sauerbier e Rainer Schmelzeisen

Material Necessário

Lâminas de bisturi n°s 10 e 15
Fios de sutura apropriados
Arcos-barra, fio de aço de calibre 24 e 26
Eletrocautério bipolar
Alicates de Blakesley-Weil (remoção de fragmento ou corpo estranho do seio maxilar)
Tesoura de Mayo curva
Afastadores Eschler (2)
Dispositivos de fixação (miniplacas e microplacas)
Elevador de Freer

Ganchos de Gillies
Elásticos de cabelo
Dreno de Jackson Pratt
Elevador de Joseph
Pinça de Kocher (com cotonete para dissecção romba do periósteo)
Afastadores de Langenbeck (2)
Anestésico local com vasoconstritor
Tesouras de Locklin
Pinça de Luniatschek (duas) (para posicionar fragmentos, placas ou fios)
Afastadores orbitais maleáveis

Eletrocautério com agulha
Porta-agulha (Mathieu ou Hegar-Mayo)
Clipes de Raney
Fórceps de Rowe
Grampeador de pele
Gancho de Stromeyer
Peça de mão cirúrgica com irrigação e motor estéril
Pinças anatômicas e dentadas
Afastador de Wassmund
Tesoura para fio de aço

Histórico do Procedimento

A ideia da osteossíntese com placa possui mais de 100 anos de idade. Em 1886, o cirurgião Carl Hansmann tornou-se o primeiro a desenvolver e apresentar um procedimento para a fixação subcutânea dos fragmentos ósseos com um sistema de placa e parafuso.[1] Portanto, ele é considerado o inventor da osteossíntese com placa. Primeiro, ele expunha cirurgicamente a fratura. Em seguida, reposicionava e fixava os fragmentos com tiras de metal estreitas, revestidas de níquel que tinham furos para receber parafusos. Os parafusos de aço também eram revestidos de níquel e tinham uma rosca cônica, assim como os parafusos utilizados em madeira, mas não em metal. Tanto a placa quanto os parafusos eram presos para fora da ferida e removidos após 4 a 8 semanas. Sr. William A. Lane usava parafusos e placas para tratamento de fratura em 1893. Para obter uma melhor fixação das placas, ele usou parafusos com cabeças cônicas, que se encaixavam exatamente nos buracos cônicos das placas. Dois anos mais tarde, relatou a corrosão do material durante o processo de cizatrização.[2] O cirurgião belga Albin Lambotte estabeleceu o termo *osteossíntese*.[3] Ele é considerado o pai da imobilização moderna interna e externa, porque inventou a fixação externa e vários parafusos e placas feitos de alumínio, latão, cobre e prata. Sherman melhorou os parafusos e as placas de Lambotte aplicando aço de vanádio e roscas autoperfurantes.[4] As pontas dos parafusos receberam um entalhe de corte. Assim, o próprio parafuso podia cortar um segmento de osso, conforme era inserido no osso. Isso aumentou a retenção do parafuso. Esses sistemas de osteossíntese muitas vezes mostraram corrosão severa, metalose, fratura das placas e parafusos soltos. Isso resultou em uma cicatrização prejudicada, o que levou a questionar todo o procedimento. As placas construídas por Lane e Sherman não podiam ser substituídas, porque não havia um material melhor disponível.

Além de osteossíntese por compressão, outro procedimento da osteossíntese com placa foi criado no final dos anos 1960. Com as miniplacas, o caminho da compressão estática foi evitado em favor de uma compressão dinâmica. Osteossíntese com placa nos terços médio e superior da face não foi possível até as placas serem adaptadas a miniplacas.

A osteossíntese com placa é um avanço na cirurgia maxilofacial. A principal vantagem é que o paciente não precisa passar por semanas de fixação intermaxilar. A introdução de materiais não corrosivos, tais como Vitallium e titânio, aumentou a biocompatibilidade. O desenvolvimento de sistemas de vários tamanhos, com parafusos tão pequenos como 0,8 mm de diâmetro, ajuda a prolongar a gama de aplicações e de conveniência para o paciente. A osteossíntese com miniplaca nos terços médio e superior da face foi introduzida por Champy e Loddé em 1976.[5]

Devido à sua biocompatibilidade e às propriedades mecânicas, o titânio é utilizado como o material padrão. Algumas desvantagens do titânio são uma possível segunda cirurgia para remover o material, irritação ao calor e ao frio, a inibição do crescimento ósseo em crianças, migração e afrouxamento dos parafusos, além de interferências em procedimentos de imagem. Por essas razões, materiais biodegradáveis para osteossíntese foram desenvolvidos há mais de 30 anos.[6] Propriedades mecânicas, biocompatibilidade e tempo de degradação variam de sistema para sistema. A quantidade de material inserido e os próprios polímeros (isto é, o seu peso molecular e cristalinidade) determinam as características *in situ* do material. O material mais utilizado, além do ácido poliglicólico (APG), é o ácido poliláctico (APL), que existe em dois enantiômeros, ácido L-láctico (APLL) e ácido D-láctico (APDL). O aumento da quantidade da forma D (APDL) numa placa reduz a cristalinidade numa mistura com APLL, formando, assim, o amorfo de ácido poli-D,L-láctico (APDLL). O tempo de degradação dos sistemas de osteossíntese reabsorvíveis disponíveis varia de 1 a mais de 5 anos.[7,8]

Hoje em dia, implantes tridimensionais (3D) e dispositivos customizados representam o próximo passo na reconstrução dos terços médio e superior da face.[9,10]

Indicações para Uso dos Procedimentos

O objetivo na cirurgia óssea moderna é o restabelecimento rápido da forma e da função. A redução das fraturas dos terços médio e superior da face deve assemelhar-se a forma em altura, largura, profundidade e projeção. O suprimento sanguíneo dos fragmentos e do tecido circundante deve ser mantido ou restabelecido. Outras considerações são a oclusão e as funções nasal e orbital. Funcionalmente, a fixação interna estável é indicada em fraturas múltiplas ou cominutivas, fraturas panfaciais, fraturas de defeitos, fraturas expostas e fraturas deslocadas do terço médio da face. A indicação relativa para fixação interna é a não adesão do paciente ao tratamento conservador. Com politraumatismo, os pacientes têm absoluta necessidade do tratamento precoce da fratura. Estabilidade suficiente previne infecção e cirurgia reconstrutiva secundária.

Devido às propriedades reabsorvíveis dos materiais de osteossíntese, a rigidez, em particular, é inferior à das placas de titânio. Recomenda-se que as placas reabsorvíveis sejam usadas apenas nas áreas sem suporte de carga, tais como o crânio ou o terço médio da face. Por conseguinte, elas são de preferência utilizadas para a cirurgia craniofacial em pacientes em crescimento.

Contraindicações e Limitações

O nível de estabilidade necessária depende do padrão de fratura. Estabilidade adequada não é necessariamente a máxima. Há indicações absolutas e relativas para o tratamento das fraturas faciais. A decisão sobre o tratamento conservador ou cirúrgico depende do padrão de fratura e da condição e situação do paciente. Fraturas estáveis, simples e fechadas podem ser tratadas de forma conservadora.

Hoje em dia, principalmente parafusos autorrosqueantes são utilizados na cirurgia de fratura, o que poupa o tempo adicional de perfuração de uma rosca no osso. Parafusos autoperfurantes também estão disponíveis. Estes são adequados para ossos com uma camada cortical fina, o que os torna úteis na região dos terços médio e superior da face. A fixação de grandes segmentos com parafusos autoperfurantes é possível. Em casos de trauma, pode ser difícil posicionar os parafusos autoperfurantes em pequenos fragmentos de osso sem quebrar os fragmentos.

As propriedades mecânicas do material reabsorvível de osteossíntese contraindicam a sua utilização em áreas de suporte de carga.

TÉCNICA: Fixação Interna Rígida dos Terços Médio e Superior da Face

A face é dividida nas metades superior e inferior pelo nível Le Fort I. A face superior consiste na unidade frontal e na unidade superior do terço médio da face. A unidade inferior do terço médio abrange do nível Le Fort I ao plano oclusal. A unidade frontal forma a face superior e contém os ossos frontais e temporais, os rebordos supraorbitários, os tetos das órbitas e o seio frontal. A unidade do terço médio é formada por maxila, zigomas, complexo nasoetmoidal, órbitas internas e rebordos infraorbitários. O esqueleto facial é constituído por uma estrutura de osso sólido (Fig. 71-1, *A*). Osso delgado se estende entre os seus pilares, que são estáveis o suficiente para a fixação com miniplacas com parafusos.

Os princípios da cirurgia do trauma do terço médio e facial superior foram desenvolvidos a partir da experiência em cirurgia reconstrutiva ortopédica e craniofacial:
- Restabelecimento da oclusão
- Exposição direta dos pilares
- Redução aberta da fratura
- Fixação interna dos pilares com miniplacas monocorticais e o uso de enxertos ósseos para preencher falhas ósseas em pilares que excedam 5 mm.

Parafusos monocorticais e miniplacas são estáveis o suficiente de forma que nenhuma fixação externa seja necessária. A estabilidade tridimensional da placa e do parafuso de osteossíntese é melhor do que a do fio de fixação. A redução destina-se a restabelecer a forma tridimensional em altura, largura e comprimento, além da função da região lesionada. A redução aberta em combinação com fixação interna melhorou a qualidade do tratamento da fratura. Os métodos comuns de fixação interna são fio, fio K e osteossíntese com placa. O último é o mais rígido. Estabilidade funcional é suficiente no terço médio da face. Portanto, as miniplacas devem ser aplicadas ao longo das linhas dos pilares após a fratura ter sido reduzida. Osso estável é encontrado no crânio, nos rebordos e nas margens orbitários, no osso zigomático, em torno da abertura piriforme e nos pilares zigomático-maxilar (Fig. 71-1, *B*).

(Continua)

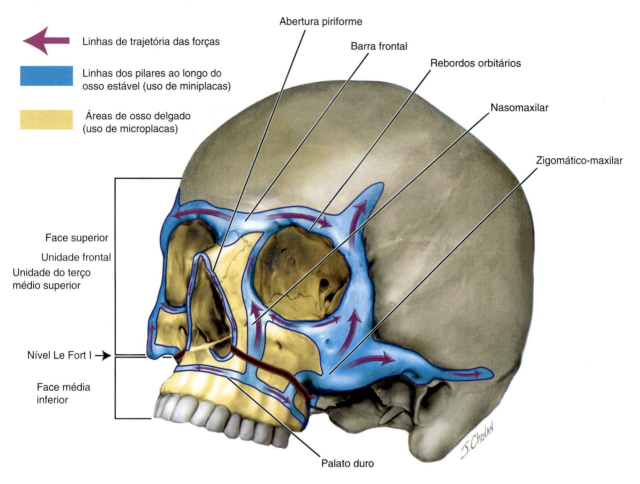

Pilares Faciais

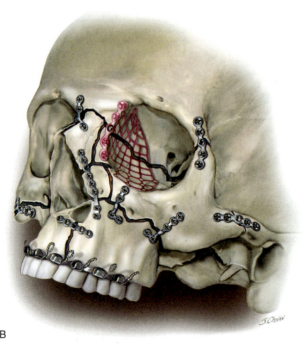

Figura 71-1 A, As linhas de trajetória na face superior e face média correm ao longo dos pilares nos quais as forças estão distribuídas. **B,** A estrutura é restabelecida pela redução das fraturas. Nas áreas dos pilares, o osso tem uma espessura e resistência suficiente para segurar os parafusos e placas de osteossíntese, que recebem as forças e conectam as fraturas.

TÉCNICA: Fixação Interna Rígida dos Terços Médio e Superior da Face *(Cont.)*

As microplacas devem ser usadas para as partes mais delgadas. A espessura do osso deve ser considerada quando o comprimento dos parafusos é escolhido. O osso frontal tem 4 a 9 mm de espessura. No aspecto parietal, os parafusos não devem exceder 3 mm de comprimento, enquanto na área do rebordo supraorbitário, parafusos de 6 mm de comprimento podem ser usados. Perfuração na fossa cerebral anterior deve ser evitada. De acordo com Champy, situa-se 5 mm acima de uma linha horizontal imaginária através do rebordo superior da órbita.[11] O rebordo inferior da órbita também é composto de osso espesso. Não é afetado pela força muscular e, portanto, não precisa necessariamente de miniplacas quando a redução é por si só suficientemente estável.

A adaptação exata das placas é essencial para uma osteossíntese segura e anatomicamente correta com placa e parafuso. Uma forma incongruente leva ao deslocamento dos fragmentos de osso quando os parafusos são apertados. Placas de titânio podem ser dobradas sem esforço com um alicate de dobra. Após a placa ser adaptada, orifícios são perfurados, sob irrigação com solução salina estéril, e a placa é fixada com parafusos. Ao menos dois parafusos devem ser inseridos em cada extremidade da placa.

Quando são utilizados materiais de osteossíntese reabsorvíveis, a adaptação deve ser facilitada por aquecimento das placas num banho de água estéril (dependendo do sistema, a temperatura da água deve ser de 45° a 70° C). Dispositivos de aquecimento de ar também estão disponíveis. O processo de aquecimento e modelagem pode ser repetido quando necessário. Uma folha de metal pode ser pré-adaptada para formar um molde da placa. Pelo menos dois furos devem ser feitos em cada um dos fragmentos que serão unidos. O diâmetro da broca depende do núcleo do parafuso. Com os sistemas de parafusos reabsorvíveis, é preciso ter cuidado para não torcer e romper as cabeças dos parafusos. Felizmente, um novo orifício pode ser perfurado através do parafuso danificado para uma nova tentativa. A fixação ultrassônica com pino é mais fácil de usar.[12] Após a perfuração, o pino é fundido no sistema trabecular do osso e soldado à placa em um passo. Nas fraturas frontais e do terço médio da face, a posição das placas reabsorvíveis é a mesma das placas de titânio.

As abordagens cirúrgicas e o tratamento de determinados tipos de fraturas faciais do terço médio e superior são explicados nos capítulos correspondentes deste livro.

PASSO 1: Exame Clínico e de Imagem
Ao exame clínico, o cirurgião deve procurar por sinais evidentes e não evidentes de fratura. Perda de projeção e assimetria são visíveis. Em imaginologia, o modo preferido de visualização por meio da reconstrução multiplanar para avaliar os três planos no crânio. O profissional deve avaliar deslocamentos e perda de continuidade. Má oclusão níveis de fluido no seio ou hematomas são sinais indiretos de fratura. O uso de um agente de contraste pode ajudar a visualizar hemorragia intracraniana. Corpos estranhos e enfisema são outros achados patológicos possíveis. Rinoliquorreia é um sinal clínico de fístula liquórica. Pode ser verificada por beta-2-transferrina ou através do teste de glicose. Pneumoencéfalo e fraturas da parede posterior do seio na imagem tomográfica devem levar a uma consulta com neurocirurgião. Lesões da dura-máter devem ser tratadas em conjunto com um neurocirurgião (Fig. 71-1, *C*).

PASSO 2: Plano de Tratamento
Para um paciente com múltiplas fraturas faciais, o cirurgião deve desenvolver um planejamento que leve ao posicionamento anatômico preciso dos segmentos. O alinhamento correto das fraturas é melhor realizado quando os pilares faciais são expostos, identificados, reduzidos e fixados. Em fraturas panfaciais, a redução deve ocorrer do crânio intacto para baixo em direção à face inferior e anterior. O tratamento da Le Fort e fraturas associadas deve ser incorporado neste planejamento. O plano de tratamento previne a manipulação excessiva do tecido mole e estabelece as etapas cirúrgicas necessárias.

(Continua)

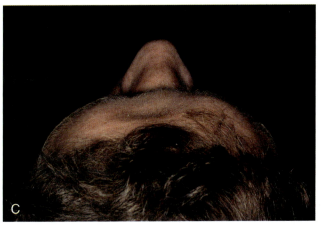

Figura 71-1, *(Cont.)* **C,** Perda de projeção e assimetria denotam a aparência clínica de uma fratura do seio frontal.

TÉCNICA: Fixação Interna Rígida dos Terços Médio e Superior da Face *(Cont.)*

PASSO 3: Restabelecimento da Oclusão
Se a oclusão estiver prejudicada, ela pode ser imobilizada por barra em arco aplicada aos dentes da maxila e da mandíbula. Não só a interdigitação dos dentes, mas também a largura da arcada dentária, deve ser alinhada corretamente. Se o palato duro estiver fraturado, deve ser reduzido e fixado com uma ou duas miniplacas antes de a fixação intermaxilar ser estabelecida.

PASSO 4: Exposição Direta da Fratura
O terço médio da face pode ser acessado através por meio das abordagens vestibular intraoral e das pálpebras superiores e inferiores. Quando o arco zigomático está envolvido em fraturas complexas, pode ser acessado por meio de uma abordagem coronal estendida. Nas fraturas zigomáticas complexas, os três pilares do tripé devem ser expostos. Estes são a sutura zigomático-frontal, o rebordo orbital inferior e o pilar zigomático-maxilar. Nas fraturas simples do zigoma, quando há imagens 3D intraoperatórias, o cirurgião pode determinar se é suficiente a exposição somente da margem orbital inferior e do pilar zigomático-maxilar.

O osso frontal é exposto por uma abordagem coronal. Uma compressa de gaze é enrolada em torno dos bordos da ferida e presa com clipes de Raney para se obter a hemostasia. Quando o sítio é fechado, os clipes de Raney podem ser facilmente removidos retirando-se a compressa de gaze. Cauterização dos vasos sanguíneos lesionados deve ser feita com cuidado, pois os folículos capilares podem ser danificados. A perda de cabelo pode tornar a cicatriz mais visível em pacientes do sexo masculino. Após a liberação do nervo supraorbital e vasos de seus forames com osteótomos, uma broca diamantada ou piezo permitirá retração suficiente do retalho para que o cirurgião alcance o dorso e a ponta do nariz após incisões relaxantes verticais terem sido feitas no pericrânio sobre o dorso nasal e depois de as periórbitas superiores e mediais terem sido dissecadas. Pode ser necessário cauterizar e incisar os feixes neurovasculares etmoidais anterior e posterior (Fig. 71-1, *D*).

PASSO 5: Redução Aberta da Fratura
Segmentos removidos são marcados conforme são destacados. Uma câmera digital ajuda a documentar o processo e também ajuda na colocação posterior dos fragmentos. Se a parede posterior do seio frontal está fraturada, recomenda-se exploração neurocirúrgica. A margem supraorbitária e a parede anterior inferior do seio frontal formam a chamada barra frontal, que deve ser estabilizada como a referência principal inferior na reconstrução do osso frontal.[13] Em seguida, os ossos temporais são reduzidos na largura e no comprimento corretos para estabelecer a projeção adequada da barra frontal. Fragmentos menores de osso, em seguida, são fixados aos segmentos frontais maiores já fixados.

A fratura nasoetmoidal é tratada após a face superior. Em caso de descolamento traumático do ligamento cantal medial, a distância intercantal pode ser restabelecida por um fio transnasal (Cap. 43). Para atingir a projeção, o complexo nasoetmoidal pode ser ligado à barra frontal. Com uma fratura zigomática simples, a posição correta pode ser confirmada após reposicionamento com gancho e fixação provisória, na imagem 3D transoperatória. Em fraturas zigomáticas cominutivas, o próprio zigoma deve ser devidamente alinhado com a margem infraorbitária e a órbita lateral, antes de o arco ser reduzido. A redução começa no segmento posterior estável, e uma placa é colocada sobre os segmentos do arco (Fig. 71-1, *E*).

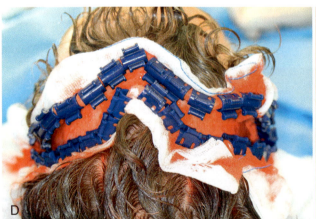
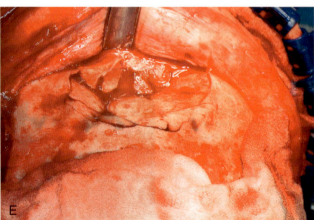

Figura 71-1, *(Cont.)* **D,** Em uma abordagem coronal, uma compressa de gaze enrolada é envolvida em torno das bordas da ferida e presa com clipes de Raney para se obter hemostasia. Quando a área for suturada, os clipes de Raney podem ser facilmente removidos retirando-se a compressa de gaze. **E,** Redução aberta de uma fratura do seio frontal. Uma câmera digital ajuda na documentação e na posterior colocação dos fragmentos.

CAPÍTULO 71 Princípios e Biomecânica da Fixação Interna Rígida (FIR) dos Terços Médio e Superior da Face

TÉCNICA: Fixação Interna Rígida dos Terços Médio e Superior da Face *(Cont.)*

PASSO 6: Fixação Interna

Microplacas e parafusos apropriados têm sido desenvolvidos para a fixação do osso mais delgado no terço médio da face ou na área frontal. Em geral, essas placas estendem-se entre ossos estáveis. Os fragmentos de osso delgado são mantidos em posição por um elevador ou ganho de Gillies e fixados à microplaca. Outra técnica consiste em montar os segmentos de osso frontal sobre uma mesa separada enquanto a neurocirurgia é realizada. Em pacientes pediátricos, placas de titânio não devem ser aplicadas por causa de seu potencial de migração no esqueleto em crescimento. Sistemas de placas reabsorvíveis ou material de sutura absorvível pode ser usado para fixar fragmentos de osso em crianças.

A reconstrução dos pilares impede deformação secundária, colapso e alongamento do terço médio da face. As miniplacas são colocadas na margem medial da órbita ao osso frontal. Fraturas do rebordo infraorbitário são reduzidas e fixadas com uma placa orbital curva. O pilar maxilar anterior, uma estrutura fundamental do terço médio da face, deve ser reconstruído a seguir. Na abertura piriforme, o segmento nasoetmoidal está ligado ao rebordo maxilar. Aqui as placas cruzam a linha de fratura no nível Le Fort I e seguem o pilar nasomaxilar. Isso assegura a projeção inferior da região nasoetmoidal. Após a arquitetura orbital ser reconstruída completamente, a própria órbita deve ser reconstruída. Em fraturas zigomáticas simples, uma única placa em L no pilar zigomático-maxilar pode ser adequada (Fig. 71-1, *F* a *L*).

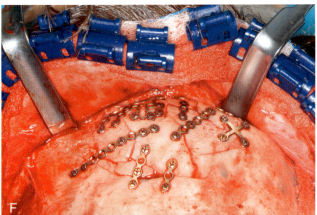
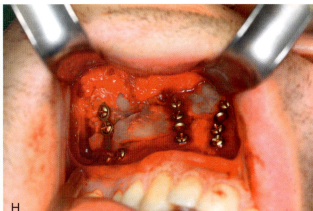
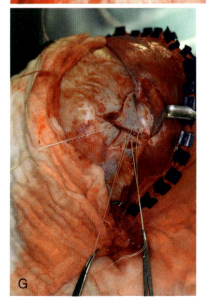

Figura 71-1, *(Cont.)* **F,** As placas estendem-se entre ossos estáveis. Os fragmentos de ossos finos são mantidos no lugar por um elevador ou um gancho de Gillies e fixados às microplacas. Outra técnica consiste em montar os segmentos de osso frontal sobre uma mesa separada enquanto a neurocirurgia é realizada. **G,** Em pacientes pediátricos, placas de titânio não devem ser aplicadas devido ao seu potencial de migração no esqueleto em crescimento. Sistemas de placas reabsorvíveis ou material de sutura absorvível pode ser usado para fixar os fragmentos de osso em crianças. **H,** No nível de Le Fort I, as placas cruzam a linha de fratura e seguem os pilares nasomaxilar e zigomático-maxilar.

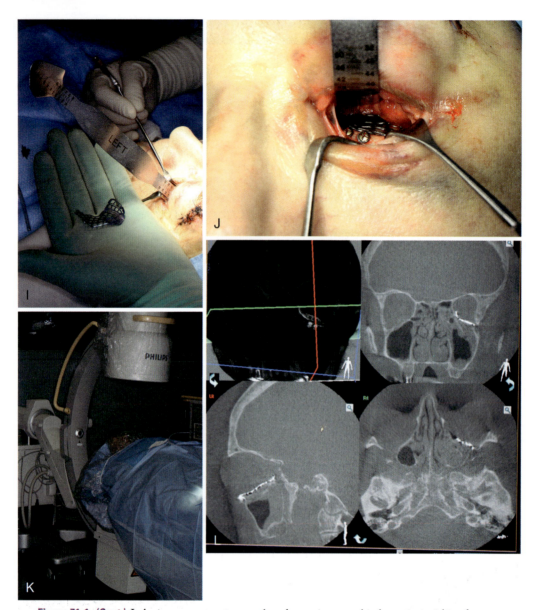

Figura 71-1, (Cont.) **I**, Após a reconstrução completa da arquitetura orbital, a própria órbita deve ser reconstruída. Se não houver "assoalho" suficiente para suportar uma membrana reabsorvível, uma malha de titânio pré-formada pode ser utilizada. **J**, Um afastador orbital maleável especial permite ao cirurgião medir o tamanho necessário do implante, que é fixado ao rebordo infraorbital com parafusos. **K e L**, A posição correta do implante pode ser verificada por meio de imaginologia tridimensional intraoperatória; isso evita uma cirurgia secundária, no caso de uma correção necessária.

Prevenção e Tratamento das Complicações

Um exame físico adequado e TC ajudam a configurar o plano de tratamento. Outras lesões não faciais significativas devem ser avaliadas antes da realização da cirurgia facial.

Proteção das vias aéreas por intubação ou traqueostomia é obrigatória. Deslocamento dos fragmentos, edema e sangramento podem prejudicar a respiração nasal em pacientes com trauma do terço médio facial. Fraturas cominutivas da face média podem impedir a inserção de um tubo nasofaríngeo. A suspeita de fratura da base do crânio é uma contraindicação para intubação nasofaríngea. Intubação oral é viável quando a oclusão não está prejudicada. Caso contrário, a intubação submental é indicada.

Para evitar infecções, recomenda-se tratamento antibiótico transoperatório. No centro de tratamento dos autores, para pacientes adultos, uma dose única de 10 megaunidades de penicilina G é administrada por via intravenosa para abordagens intraorais, e uma cefalosporina de segunda geração é prescrita para abordagens extraorais.

A maioria dos pacientes com trauma facial tem lacerações dos tecidos moles, além de fraturas ósseas. Diagnóstico da fratura deve ser realizado antes do fechamento das feridas dos tecidos moles; dessa forma, as feridas fechadas não têm de ser reabertas para o tratamento da fratura.

O tratamento definitivo dentro de 2 a 3 dias é recomendado para evitar fibroses que dificultem a redução precisa das fraturas. A fixação intermaxilar provisória deve ser aplicada quando o tratamento da fratura precisa ser adiado.

Uma boa redução é mais fácil quando a fratura é exposta de modo adequado. Diferentemente do esqueleto periférico, uma abordagem direta não é favorecida na área facial exposta. Cicatrizes devem estar bem escondidas ou devem harmonizar-se com a face. Portanto, o acesso muitas vezes está distante da área de interesse. Os principais nervos e vasos sanguíneos deves ser retraídos, em especial o nervo facial. Danos a esse nervo não só prejudicam a expressão facial, mas também podem levar à ulceração da córnea, quando o fechamento do olho não é mais possível. Um estimulador de nervo elétrico deve estar à mão quando o acesso é preparado. As linhas de tensão da pele relaxada devem ser seguidas. Lacerações relacionadas com o trauma ou cicatrizes preexistentes podem ser utilizadas como acesso para evitar novas cicatrizes. A linha de incisão não deve ser muito curta, e sim longa somente o necessário.

Quando uma abordagem coronal é suturada, a inserção de um dreno de sucção (p. ex., dreno de Jackson Pratt) é recomendada a fim de evitar hematomas.

Para proteger a córnea quando é realizada uma abordagem transcutânea através da pálpebra inferior, suturas de tarsorrafia podem ser aplicadas. Uma vantagem da abordagem subtarsal é a menor taxa de esclera aparente e ectrópio.[14] A abordagem transconjunctival retrosseptal é preferida em nosso centro de tratamento, pois permite que a cicatriz fique escondida, e oferece a possibilidade de ampliar o acesso a alguma distância medialmente (transcaruncular) e lateralmente (cantotomia) quando necessário. A técnica tem de ser executada com cuidado para evitar a formação de entrópio e lesão da córnea. É um procedimento rápido, porque não há necessidade de dissecar a pele ou o músculo da pálpebra. O saco lacrimal não deve ser lesionado quando a abordagem transconjuntival é estendida pela abordagem transcaruncular. Sutura periosteal não é necessária, mas pode ser feita, se o acesso for amplo o suficiente. Quando uma cantotomia tiver sido realizada, deve-se aplicar uma sutura de cantopexia. A conjuntiva é fechada com suturas absorvíveis contínuas 7-0. Suturas submersas reduzem a irritação pós-operatória do olho.

A abordagem da sobrancelha é uma abordagem direta que é fácil de executar. Como ela corre em paralelo aos pelos da sobrancelha, não é adequada para pacientes cujas sobrancelhas não estão localizadas lateralmente suficiente de modo a alcançar a margem lateral da órbita. A cicatriz é visível, algumas vezes, e por essa razão, os autores preferem a blefaroplastia.

Na abordagem vestibular maxilar, um anestésico local com vasoconstritor é injetado vestibularmente. Dependendo do padrão da lesão, o acesso pode ser feito de um lado ou bilateralmente. A linha de incisão é colocada 5 mm acima da gengiva inserida para garantir gengiva livre o suficiente de modo a facilitar a sutura. Uma linha de incisão colocada dentro da gengiva inserida de um paciente dentado pode levar a deiscência de sutura no pós-operatório.

A técnica Weber-Fergusson-Dieffenbach, uma outra abordagem unilateral do terço médio da face, oferece uma ampla exposição. A cicatriz é visível, mas se mistura com as unidades estéticas da face. Para lesões traumáticas, os autores preferem abordagens com cicatrizes escondidas; eles consideram a abordagem de Weber-Fergusson-Dieffenbach mais adequada para aplicações oncológicas.

Em alguns casos, o osso fino destruído deve ser substituído por uma malha de titânio ou lâminas de biomateriais absorvíveis (p. ex., Ethisorb fleece). No passado, os ossos da calota craniana também eram utilizados, mas não tinham qualquer estabilidade em longo prazo devido à sua reabsorção substancial.

Lesão das raízes dentárias podem ser evitadas pelo posicionamento correto dos parafusos. Perfuração em uma raiz não conduz necessariamente à perda do dente. No caso de uma desvitalização, o dente deve ser tratado endodonticamente após a remoção do material de osteossíntese. Na dentição decídua, lesões com broca em germes dentários permanentes devem ser evitadas.

Em pacientes desdentados, a posição anteroposterior da maxila não é fácil de estimar. Ela é melhor estabelecida quando as próteses são usadas como uma goteira para a fixação intermaxilar. Para uma melhor retenção, a prótese pode ser parafusada no osso.

Recomendações Pós-operatórias

Complicações nas regiões dos terços médio e superior da face são menos frequentes do que no tratamento das fraturas mandibulares. As complicações mais comuns são dificuldade de cicatrização da ferida causada por infecção, deiscência de sutura, abscesso, pseudoartrose e osteomielite. A infecção pode ser causada por tratamento tardio, omissão de antibióticos no transoperatório e osteossíntese instável da fratura. Deiscência de sutura pode ser causada por colocação inadequada da linha de incisão, má higiene oral, tabagismo e ruptura da mucosa.

Má oclusão importante no pós-operatório, como resultado de redução indevida, implica em nova osteossíntese. Nos casos com consolidação óssea completa, má oclusão discreta pode ser tratada pelo desgaste seletivo dos dentes; grandes discrepâncias podem exigir uma nova osteotomia. Alguns desalinhamentos podem ser tratados por um ortodontista, que também deve ser consultado quando uma nova osteotomia é planejada. Para evitar enfisema e infecção quando um seio está envolvido em uma fratura, o paciente deve ser orientado a evitar assoar o nariz e usar spray nasal descongestionante durante 2 semanas.

Referências

1. Hansmann C: A new method of fragment fixation in complicated fractures [title translated from German], *Verh Dtsch Ges Chir* 15:134, 1886.
2. Lane WA: Some remarks on the treatment of fractures, *Br Med J* 1:861, 1895.
3. Lambotte A: *Le traitement des fractures*, Paris, 1907, Masson.
4. Sherman WO: Vanadium steel bone plates and screws, *Surg Gynecol Obstet* 14:629, 1912.
5. Champy M, Lodde JP: Osteosynthesis of the external orbital cavity using screwed plates: therapeutic indications and results, *Rev Oto-neuroophtalmol* 48:243, 1976.
6. Kulkarni RK, Moore EG, Hegyeli AF, Leonard F: Biodegradable poly(lactic acid) polymers, *J Biomed Mater Res* 5:169, 1971.
7. Buijs GJ, Stegenga B, Bos RR: Efficacy and safety of biodegradable osteofixation devices in oral and maxillofacial surgery: a systematic review, *J Dent Res* 85:980, 2006.
8. Buijs GJ, van Bakelen NB, Jansma J, et al: A randomized clinical trial of biodegradable and titanium fixation systems in maxillofacial surgery, *J Dent Res* 91:299, 2012.
9. Metzger MC, Schön R, Zizelmann C, et al: Semiautomatic procedure for individual preforming of titanium meshes for orbital fractures, *Plast Reconstr Surg* 119:969, 2007.
10. Strong EB, Fuller SC, Wiley DF, et al: Preformed vs intraoperative bending of titanium mesh for orbital reconstruction, *Otolaryngol Head Neck Surg*, 2013 (Epub ahead of print.).
11. Champy M, Lodde JP, Wilk A: Fronto-malar osteosynthesis by means of screwed plates [title translated from French], *Rev Stomatol Chir Maxillofac* 76:483, 1975.
12. Eckelt U, Nitsche M, Müller A, et al: Ultrasound aided pin fixation of biodegradable osteosynthetic materials in cranioplasty for infants with craniosynostosis, *J Craniomaxillofac Surg* 35:218, 2007.
13. Manson PN, Clark N, Robertson B, Crawley WA: Comprehensive management of pan-facial fractures, *J Craniomaxillofac Trauma* 1:43, 1995.
14. Bähr W, Bagambisa FB, Schlegel G, Schilli W: Comparison of transcutaneous incisions used for exposure of the infraorbital rim and orbital floor: a retrospective study, *Plast Reconstr Surg* 90:585, 1992.

CAPÍTULO 72

Fraturas Nasais

Shahrokh C. Bagheri e Behnam Bohluli

Material Necessário

Fita nasal 1 cm
Osteótomo 2 mm
Suturas adequadas
Pinça de Ash
Elevador de Boer

Esplinte interno de Doyle
Elevador de Freer
Anestésico local com vasoconstritor
Martelo
Espéculo nasal

Porta-agulhas
Elevador periosteal
Lâminas de bisturi (n°s 11 e 15)
Esplinte externo termoplástico
Pinça de Walsham

Histórico do Procedimento

O tratamento das fraturas nasais é conhecido desde a antiguidade. Descrições de ferimentos e fraturas nasais podem ser encontradas no papiro (cerca de 1.600 AC) pertencente a Edwin Smith. Nesses casos, além dos encantamentos mágicos habituais, uma abordagem lógica era recomendada. O reposicionamento das fraturas nasais era obtido com a introdução de tampões de linho preenchidos com lubrificante e mel nas narinas. Esse tampão interno era reforçado externamente por dois roletes rígidos de pano, similares a contenções, provavelmente um de cada lado do nariz, que era então bandada.[1]

Desde Hipócrates há antigos relatos documentados para o manejo das fraturas nasais. Ele definiu uma classificação simples para os ferimentos nasais e propôs modalidades de tratamento simples para cada tipo de ferimento. Surpreendentemente, essas técnicas simples formaram a base para as técnicas modernas que foram desenvolvidas.[2]

Indicações para Uso dos Prodedimentos

Deformidades estéticas e alterações funcionais são as duas principais indicações para o tratamento das fraturas nasais. Um exame clínico cuidadoso, uma coleta minuciosa da história e algumas vezes a análise precisa de fotografias anteriores ao ferimento do paciente podem ajudar o cirurgião a descobrir alguma alteração da forma ou alguma deformidade do padrão de respiração que podem ter desenvolvido após o traumatismo nasal. Em alguns casos, fraturas nasais sem deslocamento ou deformidades funcionais ficam melhor se deixadas sem tratamento.[3-6]

Contraindicações e Limitações

1. Inchaço e edema excessivos: Inchaço pode prejudicar o julgamento clínico e pode levar a uma redução inadequada ou imprópria. O nariz fraturado deve ser tratado antes que ocorra o desenvolvimento de qualquer inchaço considerável (até algumas horas depois do traumatismo); caso contrário, o procedimento deve ser adiado até que o inchaço regrida (5 a 8 dias após o ferimento). Prescrições de corticosteroides e termoterapia (compressas frias no primeiro dia e compressas quentes nos dois dias seguintes) podem ser benéficas para abreviar esse período de espera.[3-5]
2. Fraturas múltiplas da face: Fraturas nasais frequentemente ocorrem com fraturas de outros ossos da face. O tratamento de fraturas múltiplas da face segue uma regra geral: as fraturas são reduzidas de baixo para cima e de fora para dentro; o nariz quebrado é o último a ser abordado. A intubação nasotraqueal pode ser um problema para a reparação da fratura nasal. Nesses casos, após uma fixação rígida de todas as fraturas faciais, a sonda nasotraqueal é trocada para intubação oral, e a fratura nasal então é tratada como uma fratura nasal isolada. O cirurgião nunca deve subestimar a importância de uma fratura nasal mesmo quando focalizando em outras fraturas aparentemente mais complexas; esse erro pode nunca ser compensado subsequentemente, mesmo com diversas operações de revisão.[7]
3. Fratura naso-órbito-etmoidal (NOE): Nas fraturas NOE, a fratura nasal é parte de um ferimento mais complexo que necessita de considerações especiais. Diagnóstico impreciso pode levar a um subtratamento e a diversas complicações pós-operatórias.[8]
4. Extravasamento de líquido cefalorraquidiano (LCR): O extravasamento de LCR é uma possibilidade em ferimentos nasais graves, sendo geralmente controlado com modalidades conservadoras, tais como posição da cabeça e dieta. Alguns pacientes com extravasamento resistente que dura por vários dias podem necessitar de cirurgia aberta.

É imperativo que todos esses procedimentos sejam feitos sob supervisão direta de um neurocirurgião. Todos os procedimentos nasais devem ser feitos após a liberação do paciente pelo neurocirurgião.[9]

TÉCNICA: Redução Fechada de Fraturas Nasais

Manejo Inicial

A técnica adequada para fixar uma fratura nasal aguda depende muito da quantidade de deslocamento ou depressão dos ossos nasais e o grau de envolvimento septal. O tratamento varia, desde a simples observação e prescrição de medicamentos anti-inflamatórios, à manipulação e redução manual, até redução com pinças e mesmo técnicas mais complexas de rinosseptoplastia aberta.

PASSO 1: Anestesia

Uma fratura nasal pode ser reduzida utilizando anestesia local ou geral. A anestesia local pode parecer dolorosa em um paciente acordado, e mesmo a injeção de poucos mililitros de um anestésico local pode distorcer o nariz; ela também pode interferir nos julgamentos intraoperatórios, na simplicidade da fratura e na colaboração do paciente. Os anseios do cirurgião e do paciente são os principais fatores na seleção do tipo de anestesia. A anestesia local geralmente envolve tamponamentos nasais anestésicos (p. ex., tamponamentos de cocaína a 4%) e injeção de anestésicos locais por meio de infiltração e bloqueios nervosos, geralmente usando lidocaína a 1% com epinefrina a 1: 200.000 como fármaco de escolha; 5 mL dessa solução é dispersa ao redor do nariz e da porção lateral das paredes laterais. Algumas gotas do anestésico local são suficientes para bloquear os nervos infraorbitários em cada lado; o septo, a mucosa interna e o bloqueio subciliar necessitam de mais 3 mL.[10,11] É importante ter em mente que na totalidade dos casos, existe a possibilidade de uma redução inaceitável e a necessidade de um procedimento mais complexo; portanto, o cirurgião e o paciente devem estar prontos para uma possível alteração de anestesia local para geral se uma técnica mais complexa naquela sessão for necessária. Alternativamente, uma segunda sessão pode ser agendada para mais tarde tratar o paciente sob anestesia geral.[12,13]

PASSO 2: Manipulação Manual

Para a manipulação manual, a direção da pressão dos dedos é oposta ao vetor do ferimento e a direção do deslocamento nasal. Ambas as mãos mantêm a cabeça do paciente, e os polegares são utilizados para mobilizar e reduzir os ossos nasais. O aspecto clínico do nariz é verificado com precisão no caso de a redução não ser passiva ou quando há deformidade evidente, nesses casos, outras etapas podem ser necessárias (Fig. 72-1, A).

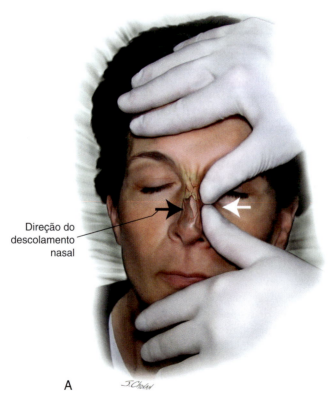

Figura 72-1 A, Manipulação manual do nariz. A direção da pressão dos dedos é oposta ao vetor do ferimento e a direção do deslocamento nasal.

TÉCNICA: Redução Fechada de Fraturas Nasais *(Cont.)*

PASSO 3: Elevação do Osso Nasal
O nariz fraturado é mantido pela mão não dominante. Um elevador de Boer ou qualquer instrumento rombo (p. ex., um cabo de bisturi cirúrgico) é introduzido no nariz e passado suavemente no lado interno da narina. A área fraturada é abordada gradualmente, e o osso fraturado é elevado. Em alguns casos, a outra mão (não dominante) pode ser usada ao mesmo tempo para moldar o nariz manualmente. A palpação digital e a observação visual são utilizadas para verificar a adequação da redução. O instrumento rombo deve estar bem abaixo do osso fraturado; essa técnica cega pode se tornar mais precisa ajustando o comprimento do instrumento fora do nariz (Fig. 72-1, *B* a *D*).[5]

PASSO 4: Redução com Pinças
Pinças nasais são projetadas especificamente para segurar o tecido nasal deslocado e movê-lo na direção desejada. Nas fraturas do osso nasal, as pinças de Ash são abertas, e uma das pontas retas da pinça é introduzida no nariz e suavemente movida para frente até se localizar no sítio de fratura. As pontas são então suavemente fechadas, e o sítio de fratura é mantido entre uma ponta, que está no interior do nariz, e a outra ponta, que está posicionada sobre a pele. A fratura é reduzida por manipulação suave do cabo da pinça.

No caso de um septo fraturado ou deslocado, as pontas de uma pinça de Walsham são passadas pelas narinas, e o septo nasal é mantido em posição com as pontas da pinça fechada. O septo então é movido e reduzido para seu local adequado. A pinça de Walsham também pode ser usada para elevar um nariz esmagado e colapsado. Nesses casos, um *stent* rígido é introduzido em ambas as narinas e fixado por suturas para impedir o colapso das estruturas reduzidas (Fig. 72-1, *E* e *F*).[4]

(Continua)

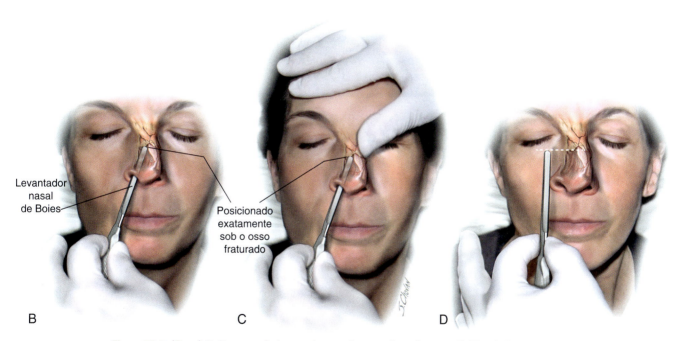

Figura 72-1, *(Cont.)* **B,** Inserção do levantador nasal para reduzir fraturas. **C,** Uso do levantador com manipulação digital para reduzir a fratura nasal. **D,** O comprimento do levantador deve ser verificado antes da inserção nasal de modo que a força aplicada para a redução seja dimensionada corretamente.

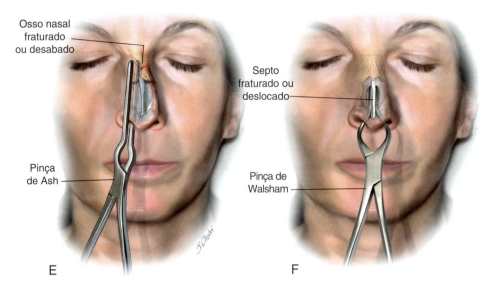

Figura 72-1, (Cont.) E, A pinça de Walsham pode ser usada para reduzir os segmentos ósseos desabados ou esmagados do nariz. F, Pinça de Walsham usada para reduzir e alinhar um septo nasal deslocado ou fraturado.

TÉCNICA: Redução Fechada de Fraturas Nasais (Cont.)

PASSO 5: *Splints* **Internos e Tampões**

Após a redução do nariz, um tampão ou *splint* interno é usado para manter as partes reduzidas em posição e prevenir hematomas ou sinéquias. *Splints* nasais rígidos (p. ex., *splints* de Doyle) têm pequenos tubos para ventilação, de modo que são muito mais confortáveis para os pacientes. Em uma fratura nasal com esmagamento, eles podem oferecer um melhor controle de segmentos fraturados e podem ser deixados no nariz por um tempo mais prolongado no pós--operatório. Alguns cirurgiões preferem tampões nasais embebidos com antibióticos; contudo, estes são menos toleráveis e devem ser removidos em um prazo de tempo mais curto.[4,5]

PASSO 6: Bandagem Nasal e Esplintes Externos

Pequenas tiras de esparadrapo estreitas são usadas para proteger a pele fixando-a na estrutura nasal e prevenir a formação de edema. O esparadrapo também protege a pele do contato com os *splints* externos. Um *splint* nasal termoplástico é amolecido com água morna, recortado e remodelado e então colocado sobre o nariz bandado. Uma pressão digital suave é aplicada até que o *splint* tenha esfriado e endurecido pela aplicação de água fria. *Splints* externos podem permanecer 5 a 7 dias no pós-operatório (Fig. 72-1, *G*).[4,5]

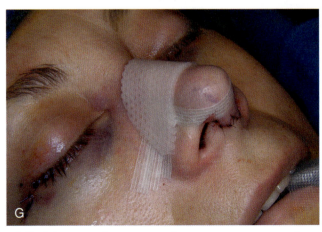

Figura 72-1, (Cont.) G, *Splinting* nasal externo para dar suporte e proteger a redução nasal.

Técnicas Associadas e/ou Alternativas

A maioria das fraturas nasais é tratada facilmente com as técnicas conservadoras descritas, embora alguns estudos recentes mostrem muitos resultados desfavoráveis e sequelas complexas em grandes séries. É sensato prosseguir com procedimentos mais avançados nas fases iniciais de tratamento no caso de ser encontrada alguma dificuldade ou se for presumida uma redução inadequada. Essas técnicas alternativas são geralmente realizadas para prevenir um descontentamento estético e funcional pós-operatório.

TÉCNICA ALTERNATIVA 1: Intubação Convencional: Intubação Submentoniana

Em fraturas ósseas múltiplas da face ou traumatismo múltiplo da face, a sonda nasotraqueal geralmente é trocada por uma sonda orotraqueal para permitir trabalhar em um nariz fraturado; contudo, algumas vezes problemas de edema e dificuldade de reintubação podem fazer a equipe cirúrgica considerar outras opções.

O uso de intubação submentoniana tem sido relatado com frequência para o trabalho simultâneo nos maxilares e nos ossos nasais. Nessa técnica, o cirurgião injeta um anestésico local e faz uma incisão na região submentoniana. Após criar uma comunicação intraoral, a sonda endotraqueal é passada e a intubação orotraqueal é realizada.[14]

TÉCNICA ALTERNATIVA 2: Redução Óssea: Incisões e Acesso de Abordagem Interna

Para a abordagem interna, que é usada no acesso direto aos ossos fraturados, uma incisão intercartilaginosa é feita no lado da fratura; então, usando tesouras de dissecção, o acesso direto à zona de fratura é obtido. A seguir, um elevador de Boer é introduzido através da área dissecada, e o osso fraturado é diretamente levantado e reduzido. Alguns autores defendem que isso leva a uma redução e reparação mais precisas em ossos nasais deprimidos; contudo, o resultado depende da experiência do cirurgião e da gravidade da fratura.[15]

TÉCNICA ALTERNATIVA 3: Redução Óssea: Uso de um Osteótomo

Em alguns casos, os segmentos do osso fraturado não são reduzidos passivamente e pode resultar em degraus ou irregularidades palpáveis. Uma osteotomia com manipulação suave pode tornar uma fratura em galho verde ou fragmentos ósseos fechados em uma fratura óssea completa; dessa maneira, uma redução passiva pode ser obtida.

Em outros cenários, uma fratura nasal pode imitar uma osteotomia incompleta na rinoplastia. Uma osteotomia por perfuração externa pode facilmente ajudar a reduzir esse tipo de deformidade. Nessa técnica, uma pequena incisão (perfuração) é feita na pele na parte lateral do nariz. Então, com uma osteotomia de 2 mm com cinzel e martelo, o cirurgião cria uma fratura precisa em uma linha bem projetada. O fragmento ósseo é completamente mobilizado e reduzido. O sítio de osteotomia é palpado suavemente para detectar espículas ou irregularidades ósseas, que são corrigidas se estiverem presentes.[16]

TÉCNICA ALTERNATIVA 4: Redução do Septo: Septoplastia

O deslocamento e a fratura septal ocorrem em muitos pacientes com fraturas nasais. Fibrose precoce e segmentos de cartilagem e ossos entremeados e presos podem impedir uma redução adequada do septo; nesses casos, uma septoplastia com uma abordagem intranasal pode ajudar facilmente o cirurgião a realinhar e a reduzir o septo. Uma transfixação ou incisão de Killian geralmente é feita para que se tenha acesso ao septo. O septo é exposto em ambos os lados por dissecção subpericondral. Deve-se ter cuidado para conservar suporte firme do septo no formato de L. Segmentos entremeados e presos então são liberados, ressecados ou remodelados. A cartilagem septal anterior pode ser fixada à espinha nasal anterior para prevenir o deslocamento pós-operatório do septo (Fig. 72-2).[16,17]

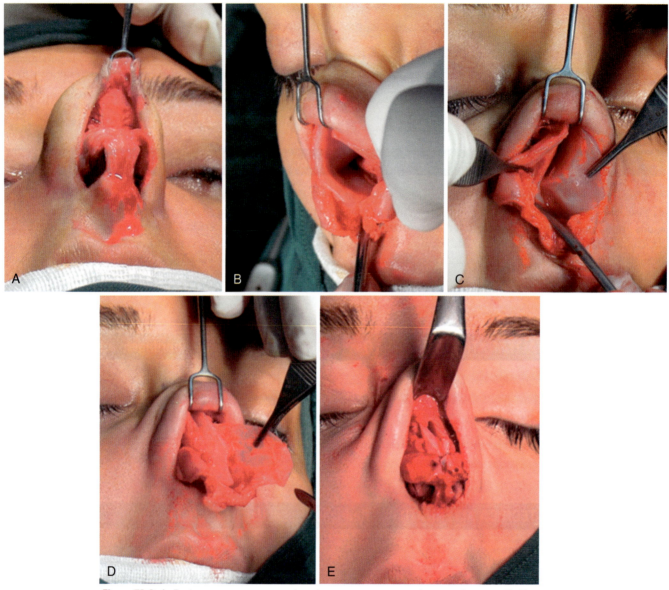

Figura 72-2 A, Incisão com contenção columelar para expor o esqueleto cartilaginoso. **B,** Dissecção submucopericondral para expor o septo nasal. **C,** Dissecção concluída bilateralmente para completar a exposição ao septo nasal. **D,** Remoção da cartilagem do septo nasal deslocada ou deformada. **E,** Septoplastia concluída com estabilização das cartilagens laterais inferiores previamente divididas.

TÉCNICA ALTERNATIVA 5: Rinoplastia Tardia

Com narizes gravemente lesados (p. ex., ossos nasais com fratura cominutiva ou deformidades em sela), todos os esforços são feitos para obter a melhor redução e fixação, mas a possível necessidade de uma rinoplastia reconstrutiva tardia após alguns meses deve ser considerada (exemplo de três pacientes com deformidade nasal grave após fratura nasal. Ambos os pacientes foram tratados com rinosseptoplastia aberta diversos meses após o acidente original) (Fig. 72-3).[18-20]

(Continua)

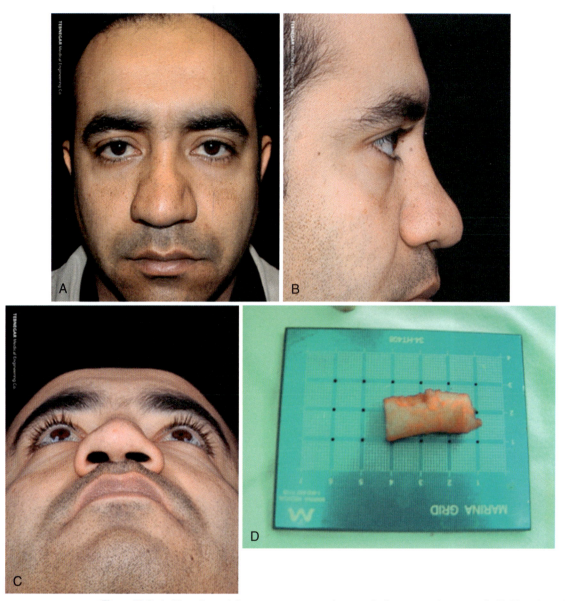

Figura 72-3 A, Vista frontal de paciente com uma história de fratura nasal não tratada. **B,** Vista lateral de paciente com uma história de fratura nasal não tratada. **C,** Vista em aproximação de paciente com uma história de fratura nasal não tratada. **D,** Cartilagem septal removida e remodelada antes da reinserção para rinoplastia pós-traumática.

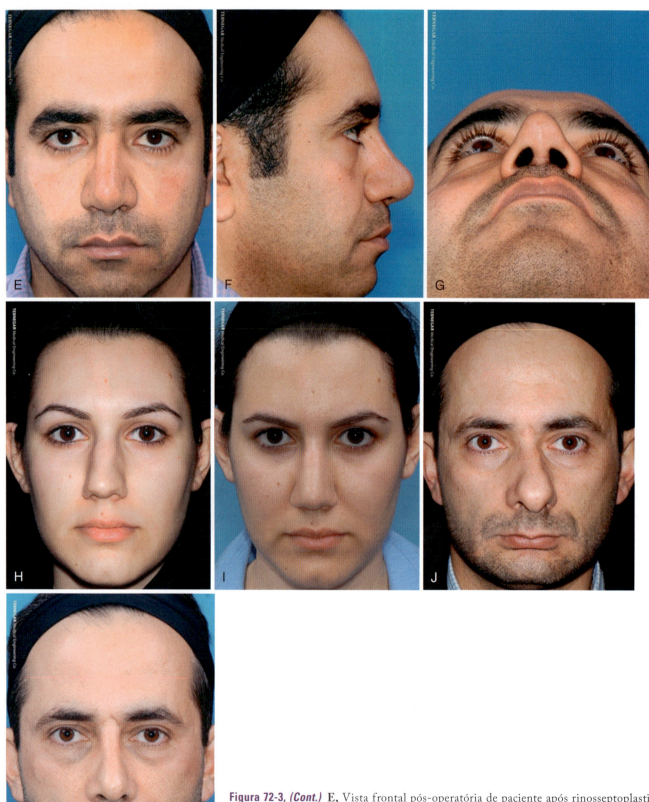

Figura 72-3, (Cont.) E, Vista frontal pós-operatória de paciente após rinosseptoplastia pós-traumática. F, Vista lateral pós-operatória de paciente após rinosseptoplastia pós-traumática. G, Vista em aproximação pós-operatória de paciente após rinosseptoplastia pós-traumática. H, Vista frontal pré-operatória de paciente após fratura nasal. I, Vista frontal pós-operatória de paciente após rinosseptoplastia pós-traumática. J, Vista frontal pré-operatória de paciente após fratura nasal. K, Vista frontal pós-operatória de paciente após rinosseptoplastia pós-traumática.

TÉCNICA ALTERNATIVA 5: Rinoplastia Tardia *(Cont.)*

Manejo Tardio

Após duas semanas, bandas fibrosas ao redor do septo e calo deslocados e ao redor dos ossos deslocados tornam extremamente difícil e algumas vezes impossível tratar adequadamente o nariz fraturado por meio de métodos conservadores. Portanto, no tratamento tardio de uma fratura nasal, a técnica para manejar o septo e o osso nasal fraturado representa um dilema, que exige rinosseptoplastia com técnica aberta. Esse procedimento é realizado para restaurar o osso e a cartilagem septal e devolver ao paciente a aparência e a função pré-traumatismo, desde que a pessoa não queira qualquer alteração estética. O manejo tardio das fraturas nasais pode ser usado para deformidades nasais pós-traumáticas que tenham duas semanas a diversos meses ou anos.

Correção das Deformidades Septais

Com deformidades septais, o tecido fibrótico e as cartilagens desviadas cicatrizadas transformam a restauração da estética e da função em um desafio. Uma abordagem ampla do dorso do septo pode ajudar o cirurgião a detectar alguma deformidade sutil. Realiza-se abordagem aberta com esqueletização. Então as cartilagens laterais superiores são removidas do septo; a dissecção é continuada até a crista maxilar, e o septo é liberado desde sua base e recolocado em sua posição original no sulco maxilar. O septo deve ser reduzido passivamente. A aparência nasal é verificada a partir de todas as faces; vistas frontal e basal podem mostrar alguma deformidade residual. Um espéculo nasal comprido é introduzido através de ambas as narinas para verificar a patência das vias aéreas. Muitas deformidades são corrigidas nesse estágio; caso contrário, ações podem ser necessárias posteriormente. Esporões de cartilagem são recortados com precisão, segmentos entremeados e presos são ressecados conservadoramente, e desvios importantes no dorso são endireitados de modo eficaz utilizando enxertos espaçadores unilaterais ou bilaterais.[21,22]

Correção da Pirâmide Óssea

No manejo tardio da fratura da pirâmide óssea, uma osteotomia lateral pode mobilizar as paredes nasais laterais, e uma abóbada nova, simétrica, pode ser formada. Uma pequena incisão (perfuração) é feita na pele na parede nasal lateral, e um osteótomo lateral de 2 mm é usado, com alguns golpes suaves, para criar uma osteotomia lateral bem delineada. No osso espesso ou nas abóbadas ósseas alargadas, uma segunda incisão (perfuração) é feita imediatamente acima do canto medial, e uma osteotomia oblíqua lateral é realizada; com uma pressão digital leve, a parede nasal lateral então é deslocada medialmente.

TÉCNICA ALTERNATIVA 6: Osteotomia Lateral

Quando segmentos ósseos começam a cicatrizar em uma posição nova e mal posicionada resultam em uma situação de concavidades e convexidades anormais e de anatomia alterada. Em alguns casos, uma osteotomia lateral não proporciona resultados simétricos aceitáveis. Podem ser feitas osteotomias em dois ou mais planos, permitindo que ossos fragmentados sejam modelados para obter a melhor forma. Osteotomias com osteótomos percutâneos em dois ou mais planos podem criar diversas fraturas em galho verde que podem ser modeladas e moldadas por manipulação manual.[16,17]

TÉCNICA ALTERNATIVA 7: Septoplastia Extracorpórea

Deformidades septais pós-fratura no tratamento tardio de fraturas nasais são complexas. Na septoplastia extracorpórea, a mucosa septal é completamente dissecada do septo. O septo então é liberado de todas as suas inserções, crista maxilar, vômer e ossos etmoides, e todas as inserções ligamentares mediais são liberadas. A cartilagem septal deformada é totalmente exposta. Ela é recortada e modelada fora do nariz; segmentos extremamente curvos ou desviados podem ser ressecados. O procedimento de *crosshatching* libera pequenas deformidades. Após uma estrutura septal reta e estável ter sido obtida, o septo é reimplantado em sua posição original e fixado aos ossos nasais. As cartilagens laterais superiores são fixadas ao septo dorsal, e a borda caudal do septo é fixada à espinha nasal anterior (ENA). *Splints* intranasais ajudam a readaptar a mucosa e estabilizar a cartilagem até que ocorra a cicatrização em posição (Fig. 72-4).[23]

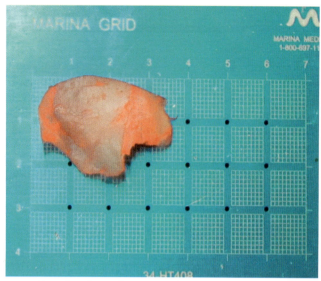

Figura 72-4 Septo nasal sendo submetido à manipulação extracorpórea durante rinosseptoplastia pós-traumática.

TÉCNICA ALTERNATIVA 8: Enxertos com Técnicas de Camuflagem

Com as técnicas de enxertos com camuflagem, em vez de reposicionar os ossos e cartilagens, enxertos são usados para preencher a anatomia nasal deprimida e em colapso. A rinoplastia com abordagem externa pode proporcionar o melhor acesso para a colocação e fixação precisa do enxerto. Cartilagem septal, cartilagem auricular, enxerto de costela, fáscia temporal e tipos versáteis de materiais aloplásticos são recomendados para esse fim. A quantidade de material de enxerto necessária, a qualidade da pele nasal, além da experiência e do conhecimento especializado do cirurgião são fatores dominantes para determinar o melhor material de aumento para regiões nasais específicas. A Tabela 72-1 apresenta algumas características dos materiais de aumento.[16,17]

Algumas vezes assimetrias e deformidades sutis permanecem; esses defeitos não funcionais são melhor restaurados por injeções de gordura ou material de preenchimento. Um enxerto de gordura necessita de 3 a 5 mL de gordura refinada; portanto, 10 mL de gordura é coletado de qualquer sítio doador (p. ex., coxas ou abdome) e purificados por três minutos de centrifugação. A gordura então é suavemente injetada nas partes deprimidas ou assimétricas do nariz.

Essa técnica pode ser uma alternativa a outras técnicas de aumento ou pode ser usada como um complemento a outras cirurgias corretivas. Ela pode ser usada alguns meses após a reparação da fratura nasal ou simultaneamente no tratamento tardio das fraturas nasais (Fig. 72-5).[24]

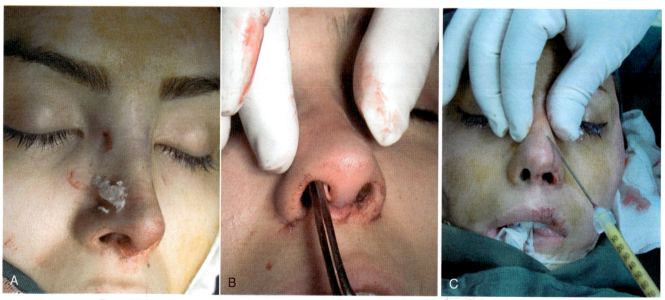

Figura 72-5 **A,** Expansão da cartilagem autógena durante rinosseptoplastia em defeitos pós-traumática. **B,** Inserção de cartilagem autógena morselizada para expansão no defeito pós-traumático, durante rinosseptoplastia. **C,** Expansão com gordura autógena em defeitos pós-traumático, durante rinosseptoplastia.

Tabela 72-1 Vantagens e Desvantagens de Materiais de Expansão Comuns Usados em Revisão de Rinoplastia

Material		Vantagens	Desvantagens
Enxertos autógenos			
Fáscia		Resistente à reabsorção	Morbidade do sítio doador
		Camuflagens da borda afilada dos enxertos (p. ex., cartilagem esmagada)	Colaboração do paciente
Cartilagem	Cartilagem septal	A característica longitudinal dessa cartilagem a torna uma escolha favorável para enxertos espaçadores.	Geralmente resolvida ou cicatrizada durante a rinoplastia primária, principalmente a porção caudal
	Cartilagem auricular	Alternativa excelente para cartilagem autógena; a natureza curva dos contornos auriculares pode ser usada para enxertos alares e enxertos compostos. A porção subcutânea remanescente auxilia na fixação do enxerto.	Risco de hematoma inerente nas curvaturas anatômicas
			Não adequada para esmagamento ou morselização
	Cartilagem costocondral	Primeira escolha para reconstruções maciças; uma quantidade abundante de cartilagem está disponível.	Cirurgia extensa necessária
			Risco de arqueamento da cartilagem e complicações no leito doador
Aloenxerto		Disponível em grande quantidade	Risco de transmissão de doenças
		Falta de morbidade do sítio do doador	Reações imunes do hospedeiro ao enxerto
			Reabsorção
			Arqueamento
Enxertos aloplásticos		Disponíveis em diversos tamanhos, volumes e graus de dureza	Reação tipo corpo estranho ou inflamação crônica
		Falta de morbidade do sítio doador	Infecção
		Contorcido facilmente	Extrusão
		Mais favorável na expansão dorsal	Oneroso
			Resultado desfavorável no terço inferior do nariz e estruturas funcionais (p. ex., *suporte nasal*, enxertos alares, columela)
			Complicações da cicatrização da ferida com traumatismo nasal subsequente
			Complicações maiores em pacientes mais jovens

De Bagheri SC, Bell RB, Khan HA, editores: *Current therapy in oral and maxillofacial surgery*, St Louis, 2011, Mosby.

Prevenção e Tratamento das Complicações

Sangramento Excessivo

A epistaxe pode ser vista imediatamente após qualquer traumatismo nasal ou durante os procedimentos de redução, em especial quando pinças são utilizadas. Esse sangramento frequentemente é autolimitado, ou pode ser controlado com tamponamento nasal anterior. Em raras ocasiões, com envolvimento dos vasos nasais e etmoidais, pode haver sangramento grave. A redução de fraturas nasais geralmente resulta no controle da hemorragia, embora tamponamento posterior e, em casos raros, a ligação ou a embolização da artéria causadora (artéria etmoidal anterior) possam ser necessárias.[25,26]

Hematoma Septal

O hematoma septal é uma complicação relativamente rara, mas importante. O sangue se acumula entre a cartilagem septal e o pericôndrio. Esse tipo de hematoma, se deixado sem tratamento, leva a uma perda da irrigação sanguínea da mucosa suprajacente. A necrose e a perfuração do septo são duas sequelas devastadoras que podem advir no prazo de alguns dias. O diagnóstico geralmente é baseado no exame clínico sob observação direta com luz adequada. O hematoma deve ser drenado imediatamente. Uma pequena incisão é feita na parte mais inferior do hematoma, um hemostático delicado é introduzido no hematoma, e todo o sangue é drenado. Em geral, a incisão não é fechada, para prevenir que o hematoma se forme novamente. Tamponamento nasal e *splints* intranasais ajudam a conter a mucosa sobre a cartilagem septal. Os hematomas septais são relatados com mais frequência em crianças e adolescentes, embora eles devam ser excluídos em todos os casos de traumatismo nasal.[25]

Perfuração Septal

Um hematoma septal negligenciado e/ou manipulações traumáticas do septo podem resultar em perfuração septal. Assim como na maioria das outras complicações, a prevenção e o diagnóstico precoce são essenciais. O hematoma septal é uma emergência, e o hematoma deve ser drenado o mais rapidamente possível. O septo e a mucosa septal devem ser manipuladas meticulosamente, com atenção especial à integridade do pericôndrio. Inúmeros tipos de retalhos e materiais foram propostos para o tratamento de perfurações septais, embora as técnicas de suporte principal sejam baseadas no fechamento das margens da ferida livre de tensão em qualquer tipo de retalho ou enxerto. Pequenos defeitos podem ser reparados por dissecção ampla da mucosa em ambos os lados e fechamento simples e sutura. Em defeitos maiores, podem ser usados retalhos locais. Inserção de fáscia, substitutos cutâneos e outros tipos de enxertos entre duas camadas de mucosa podem ser satisfatórios. Defeitos extremamente grandes podem evoluir melhor se deixados sem tratamento.[23]

Deslocamento de Segmentos Ósseos e Cartilaginosos

Manobras de redução e manipulação vigorosas podem arrancar segmentos fraturados e levar a defeitos ou desabamentos iatrogênicos. Cada manobra simples deve ser realizada com suavidade. Se estas são malsucedidas, subsequentemente, manobras mais complexas devem ser realizadas com força e esforço mínimos. Incisões e dissecções menores muitas vezes são vantajosas por conservarem ligamentos e inserções no tratamento precoce das fraturas nasais. Se uma grande incisão e acesso direto são necessários, abordagens de rinoplastia interna limitadas aos ossos e septo podem auxiliar a prevenir esse tipo de complicação. No tratamento tardio das deformidades nasais, a abordagem aberta com exposição ampla pode ajudar o cirurgião a abordar com precisão quaisquer deformidades existentes.

Desabamento do Septo ou dos Ossos Nasais

Em ferimentos nasais graves ou durante esforços enérgicos para reduzir um nariz quebrado, os segmentos fraturados podem perder seu suporte e desabar. A cartilagem septal desabada é mais bem reposicionada por uma abordagem aberta do nariz. Após uma esqueletização ampla, utilizando essa abordagem, o septo é completamente exposto separando-se as cartilagens laterais superiores e removendo-se a mucosa septal do septo. A cartilagem septal desabada então é elevada, reposicionada à sua localização original, e fixada em diversos pontos ao osso nasal, cartilagens laterais superiores e espinha nasal anterior. Um *splint* interno rígido pode ser aplicado para estabilizar o septo; esse *splint* pode ser deixado no interior do nariz por diversos dias até um mês.

Se o desabamento dos segmentos ósseos tiver ocorrido, eles podem ser reposicionados usando uma pinça de Ash. Em casos de instabilidade durante a redução, uma abordagem aberta pode ajudar o cirurgião a reduzir o segmento e fixá-lo usando um fio cirúrgico estreito.

Para a correção da deformidade do nariz em sela, o cirurgião e o paciente devem considerar uma cirurgia mais ampla de rinoplastia reconstrutora tardia.[16,17]

Recomendações Pós-operatórias

Cuidados pós-operatórios de rotina do paciente com traumatismo nasal devem abordar analgesia, náuseas, nutrição, antimicrobianos, higiene nasal, inchaço, possível epistaxe e, mais importante, consultas e suporte pós-operatório do paciente durante o processo de cicatrização. Defendemos consultas pós-operatórias frequentes não somente para reforçar a cicatrização da ferida, mas também para suporte emocional, principalmente para o edema facial observado durante o período pós-operatório imediato.

Para reduzir o edema, o paciente deve ser instruído a repousar no leito com a cabeça elevada e aplicar com frequência e de modo suave compressas frias nas primeiras 24 horas, quando possível. Gazes brancas são coladas ou suspensas nas narinas para minimizar o gotejamento de sangue. Embora hemorragia pós-operatória importante seja rara, a maioria dos pacientes tem epistaxe de pequena intensidade (principalmente com osteotomias nasais). Tamponamentos intranasais podem acumular coágulos sanguíneos e secreções mucosas, contribuindo muito para o desconforto e a dor no pós-operatório. Os tamponamentos e *splints* septais intranasais são suturados ao septo membranoso para evitar deslocamento mais profundo dentro da narina. Recomendamos a colocação dos fios de sutura em uma localização anterior e visível para facilitar sua retirada.

Os pacientes são incentivados a andar precocemente e não permanecer na cama. Isso ajuda a minimizar o edema, a reduzir a trombose venosa profunda e as complicações pulmonares pós-operatórias. As narinas podem ser limpas suavemente com solução salina normal e recobertas com vaselina. Os pontos são removidos 7 a 9 dias depois da cirurgia. Muitos pacientes apresentam ansiedade significativa relacionada à consulta pós-operatória (retirada dos pontos ou dos *splints* intranasais) e podem necessitar de incentivo e apoio. A sedação intravenosa pode ser usada em pacientes selecionados a fim de reduzir a ansiedade, para aspiração da cavidade nasal e retirada de coágulos velhos e suturas. Em casos com osteotomias nasais, o gesso nasal é removido em 7 a 14 dias. O paciente é aconselhado a evitar contato com as estruturas nasais. Esteroides sistêmicos pós-operatórios podem ser usados para reduzir o edema, embora isso possa não ser indicado a todos os pacientes. Esteroides (triancinolona) podem ser injetados no interior das narinas em casos de edema prolongado da ponta nasal. Recomendamos pelo menos três injeções com intervalos de uma semana. De modo similar, irregularidades e depressões podem ser abordadas com preenchedores injetáveis após diversos meses terem se passado. Resultados desfavoráveis devem ser imediatamente abordados e reconhecidos. A reparação de deformidades sutis pode ser feita após diversos meses. Reconstrução extensa em traumatismo nasal maciço pode ser adiada por 6 meses ou mais após o traumatismo.[3-6]

Referências

1. Skoulakis CE, Manios AG, Theos EA, et al: Treatment of nasal fractures by Paul of Aegina, *Otolaryngol Head Neck Surg* 138:279, 2008.
2. Lascaratos JG, Segas JV, Trompoukis CC, Assimakopoulos DA: From the roots of rhinology: the reconstruction of nasal injuries by Hippocrates, *Ann Otol Rhinol Laryngol* 112:159, 2003 (PMID: 12597289).
3. Mondin V, Rinaldo A, Ferlito A: Management of nasal bone fractures, *Am J Otolaryngol* 26:181, 2005.
4. Ziccardi VB, Braidy H: Management of nasal fractures, *Oral Maxillofac Surg Clin North Am* 21:203, vi; 2009.(doi:10.1016/j.coms.2008.12.011; review; PMID: 19348986).
5. Chan J, Sam P: Diagnosis and management of nasal fractures, *Oper Tech Otolaryngol Head Neck Surg* 19:263, 2008.
6. Pollock RA: Acute nasal fractures: vault-by-vault assessment and repair, *Oper Tech Plast Reconstr Surg* 5:223, 1998.
7. Curtis W, Horswell BB: Panfacial fractures: an approach to management, *Oral Maxillofac Surg Clin North Am*, 2013 (Epub ahead of print; doi:pii: S1042-3699(13)00106-4 10.1016/j.coms.2013.07.010; PMID: 23988567).
8. Rosenberger E, Kriet JD, Humphrey C: Management of nasoethmoid fractures, *Curr Opin Otolaryngol Head Neck Surg* 21:410, 2013 (doi:10.1097/MOO.0b013e3283631936; PMID: 23770830).
9. Liu P, Wu S, Li Z, Wang B: Surgical strategy for cerebrospinal fluid rhinorrhea repair, *Neurosurgery* 66(6 Suppl Operative):281; discussion, 285; 2010.(doi:10.1227/01.NEU.0000369660.30126.02; PMID: 20489517).
10. Atighechi S, Baradaranfar MH, Akbari SA: Reduction of nasal bone fractures: a comparative study of general, local, and topical anesthesia techniques, *J Craniofac Surg* 20:382, 2009 (doi:10.1097/SCS.0b013e31819b945f; PMID: 19258905).
11. Khwaja S, Pahade AV, Luff D, et al: Nasal fracture reduction: local versus general anaesthesia, *Rhinology* 45:83, 2007 (PMID: 17432077).
12. Kim D, Toriumi D: Management of posttraumatic nasal deformities: the crooked nose and the saddle nose, *Facial Plast Surg Clin North Am* 12:111, 2004.
13. Frodel JL: Revision of severe nasal trauma, *Facial Plast Surg* 28:454, 2012 (Epub August 7, 2012; doi:10.1055/s-0032-1319839; review; PMID: 22872562)..
14. Shetty PM, Yadav SK, Upadya M: Submental intubation in patients with panfacial fractures: a prospective study, *Indian J Anaesth* 55:299, 2011 (doi:10.4103/0019-5049.82685; PMID: 21808409).
15. Kim HS, Suh HW, Ha KY, et al: The usefulness of the endonasal incisional approach for the treatment of nasal bone fracture, *Arch Plast Surg* 39:209, 2012 (Epub May, 2012; doi:10.5999/aps.2012.39.3.209)..
16. Bohluli B, Moharamnejad N, Bayat M: Dorsal hump surgery and lateral osteotomy, *Oral Maxillofac Surg Clin North Am* 24:75, 2012 (doi:10.1016/j.coms.2011.10.005; review; PMID: 22284398).
17. Bohlouli B, Bagheri SC: Revision rhinoplasty. In Bagheri SC, Bell RB, Khan HA, editors: *Current therapy in oral and maxillofacial surgery*, St Louis, 2011, Mosby.
18. Bagheri SC: Primary cosmetic rhinoplasty, *Oral Maxillofac Surg Clin North Am* 24(1):39-48, 2012.
19. Gunter JP: The merits of the open approach in rhinoplasty, *Plast Reconstr Surg* 99:863, 1997.
20. Bagheri SC, Khan HA, Jahangirian A, et al: An analysis of 101 primary cosmetic rhinoplasty, *J Oral Maxillofac Surg* 70:902, 2012.
21. Rohrich RJ, Hollier LH: Use of spreader grafts in the external approach to rhinoplasty, *Clin Plast Surg* 23:255, 1996.
22. Sheen JH: Spreader graft: a method of reconstructing the roof of the middle nasal vault following rhinoplasty, *Plast Reconstr Surg* 73:230, 1984.
23. Bohluli B, Motamedi MHK, Varedi P, et al: Management of perforations of the nasal septum; Can extracorporeal septoplasty be an effective option? *J Oral Maxillofac Surg* 72(2):391-395, 2014 (doi:10.1016/j.joms.2013.08.016).
24. Bohluli B, Aghagoli M, Sarkarat F et al: Facial sculpturing by fat grafting. In Motamedi MHK, editor: *A textbook of advanced oral and maxillofacial surgery*, 72(2):391-395, 2013.
25. Kucik CJ, Clenney T, Phelan J: Management of acute nasal fractures, *Am Fam Physician* 70:1315, 2004 (review; PMID: 15508543).
26. Kasperek ZA, Pollock GF: Epistaxis: an overview, *Emerg Med Clin North Am* 31:443, 2013 (Epub February 21, 2013; doi:10.1016/j.emc.2013.01.008; review; PMID: 23601481)..

CAPÍTULO 73

Fraturas de Zigoma

Larry Cunningham, Jr. e Ruba Khader

Material Necessário

Elevador de periósteo nº 9
Lâminas nºs 15, 11 e 10
Fórceps de Adson
Suturas adequadas
Solução salina tamponada
Aparelho ortodôntico do tipo Bite Block
Parafuso de Carol-Girard
Protetor de córnea
Afastadores de Desmarres

Elevador de Freer
Elevador de Joker
Anestésico local com vasoconstritor
Afastadores maleáveis
Fórceps de Manhattan
Tesouras de Mayo (curvas)
Conjunto para fixação da porção medial da face (com broca e pontas)
Eletrocauterizador com ponta em agulha

Afastadores de tecido mole de Obwegeser
Pomada antibiótica de uso oftálmico
Clips de Raney
Afastadores de Senn
Grampeador para sutura
Tesouras de tenotomia (curvas)

Histórico do Procedimento

O diagnóstico e o tratamento das fraturas zigomáticas se desenvolveram consideravelmente desde sua descrição original. Esquemas de classificação que tentam personalizar o tratamento de acordo com a complexidade da fratura foram propostos por Keen, Knight e North, Manson *et al.*, Gruss *et al.*, Zingg *et al.* e Ellis e Kittidumkerng.[1-5] Os esquemas de fixação evoluíram da estabilização interna com pinos e fios[6] à fixação interna com miniplacas.[7] As tecnologias de fixação continuam a ser inovadas.

As abordagens cirúrgicas às fraturas zigomáticas também se desenvolveram de forma significativa. Keen descreveu uma abordagem intraoral ao arco zigomático pela primeira vez em 1909. A abordagem ainda leva seu nome. Em 1927, Gillies descreveu uma incisão temporal que permite que o cirurgião reduza as fraturas zigomáticas. A incisão ainda é bastante usada, principalmente nos casos de fraturas isoladas do arco zigomático.[8]

Os avanços mais recentes na área das fraturas zigomáticas incluem o uso de técnicas de imagem e navegação no período intraoperatório[9] e o uso do endoscópio cirúrgico.[10,11] Essas tecnologias podem reduzir o número de incisões no tecido mole, melhorar a precisão, diminuir a morbidade do paciente e melhorar os resultados.

Indicações para Uso dos Procedimentos

Muitas fraturas zigomáticas não requerem intervenção cirúrgica. A decisão de realizar intervenção cirúrgica deve ser feita caso a caso, considerando as expectativas terapêuticas do paciente, as comorbidades e a gravidade da lesão. Em sua clássica revisão acerca da gravidade da fratura zigomática, Manson *et al.* dividiram as fraturas em lesões de alta, média e baixa energia.[2] As lesões de baixa energia podem não precisar de qualquer tipo de intervenção cirúrgica, enquanto as lesões de média e alta energia geralmente exigem redução aberta e fixação interna. As indicações para intervenção cirúrgica são listadas a seguir.

Indicações Funcionais

O dano ao processo coronoide da mandíbula pode ocorrer após as fraturas do zigoma. Esta lesão causa dor à função mandibular, bem como restrição à abertura da boca (trismo). Nesses casos, a redução da fratura zigomática é necessária ao restauro da amplitude total de movimentos da mandíbula.

A posição tridimensional única do osso zigomático apoia o globo em sua orientação espacial. As fraturas zigomáticas que alteram o volume da órbita ou a posição do globo geralmente causam distúrbios visuais. Em caso de persistência da diplopia binocular após a resolução do edema inicial, o tratamento cirúrgico é necessário.

Embora raro, o aprisionamento dos músculos oculares, identificado ao exame clínico, é uma indicação à intervenção cirúrgica imediata. O aprisionamento pode ser associado às fraturas zigomáticas ou à fratura isolada no assoalho da órbita. Mais informações sobre esse tópico podem ser encontradas em outras partes deste texto.

A ocorrência de lesão no segundo ramo do nervo trigêmeo (V2) é provável após as fraturas zigomáticas. A parestesia do ramo V2 geralmente se resolve após a redução da fratura.

No entanto, os pacientes devem ser aconselhados acerca da possibilidade de recuperação incompleta da inervação sensorial.

Indicações Estéticas

A assimetria da projeção malar, a enoftalmia, a distopia orbital e a depressão do arco zigomático são indicações para o reparo. A percepção do cirurgião acerca do problema estético deve ser alinhada à do paciente e à necessidade de reparo.

Contraindicações e Limitações

O tratamento cirúrgico das fraturas do esqueleto facial raramente é uma emergência. As lesões com risco de morte devem ser identificadas e tratadas antes do tratamento das fraturas zigomáticas. Da mesma maneira, as lesões ao globo (p. ex., laceração, ruptura ou hifema do globo) são problemas graves.

Pode ser necessário retardar o tratamento de uma fratura zigomática até o tratamento ou controle adequado da lesão ao globo. Isso é muito importante quando a visão no olho contralateral é afetada. Apesar de mínimo, o risco de perda de visão durante o reparo das fraturas zigomáticas ainda existe. A decisão de reparo cirúrgico da fratura na presença de lesão no globo deve ser feita com o maior cuidado e em consulta com um oftalmologista.

O retardo do tratamento por 10 a 14 dias para permitir a resolução do edema facilita o procedimento cirúrgico e melhora os desfechos estéticos. No entanto, o retardo do tratamento por mais de 2 semanas pode complicar o procedimento cirúrgico. A reabsorção da extremidade da fratura pode dificultar a redução, e os tempos maiores de espera podem provocar má união. Osteotomias podem ser necessárias. A resposta do tecido mole ao retardo prejudica o resultado estético, e as técnicas de ressuspensão de tecido mole passam a ser necessárias para se obter um melhor resultado.

TÉCNICA: Abordagem Vestibular Maxilar, Transconjuntival e Cantotomia Lateral

PASSO 1: Intubação
Uma sonda endotraqueal oral angulada é preferida. A sonda pode ser fixada com esparadrapo ou suturada na linha média do queixo, fora do campo cirúrgico. Uma sonda endotraqueal oral regular pode ser utilizada, mas pode interferir no acesso à cavidade oral. Alternativamente, uma sonda nasal pode ser utilizada, mas não é necessária e pode interferir na avaliação da simetria facial.

PASSO 2: Teste de Ducção Forçada
Uma pinça de Adson ou Manhattan é usada para realizar o teste de ducção forçada antes da cirurgia. A conjuntiva no fórnice inferior é delicadamente apreendida com a pinça, e o globo é, então, delicadamente movido em todas as direções. Se presentes, os pontos de resistência são identificados. A facilidade de movimentação do globo antes da cirurgia é também comparada à observada no teste realizado após o procedimento; a facilidade de movimentação do globo deve ser idêntica (Fig. 73-1, *A* e *B*).

(Continua)

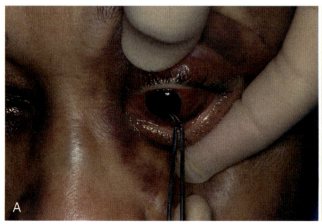 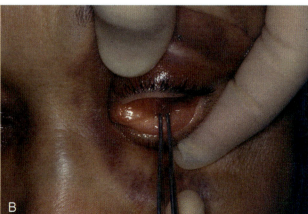

Figura 73-1 **A e B,** Teste de ducção forçada. A pinça apreende a conjuntiva no fórnice inferior e examina a facilidade de movimentação do globo.

TÉCNICA: Abordagem Vestibular Maxilar, Transconjuntival e Cantotomia Lateral *(Cont.)*

PASSO 3: Preparo e Colocação do Campo Cirúrgico
A orofaringe é meticulosamente aspirada, e um tampão faríngeo úmido é colocado. Clorexidine é usado no preparo da cavidade oral. Os protetores de córnea são lubrificados com pomada oftálmica e adequadamente colocados. A face é, então, preparada, e os campos cirúrgicos são colocados de modo a incluir os dois lados do rosto para fins de comparação.

PASSO 4: Anestesia Local
O anestésico local com vasoconstritor preferido pelo cirurgião é injetado no vestíbulo maxilar, na conjuntiva e nas margens da incisão da cantotomia lateral. É preferível marcar a pele antes da injeção da anestesia local. Alternativamente, a incisão da cantotomia lateral é realizada antes da injeção de anestésico local para evitar a distorção causada pelo volume do fármaco utilizado. Durante a injeção do anestésico local na conjuntiva e no canto lateral, a agulha deve estar inclinada de forma a se distanciar do globo.

PASSO 5: Exposição das Fraturas
Ellis e Kittidumkerng[5] recomendaram a exposição de todos os sítios de fratura usando múltiplas abordagens quando apenas a incisão vestibular não é suficiente à obtenção da redução ou fixação desejada. Caso as imagens pré-operatórias mostrem uma grave fratura cominutiva, múltiplas abordagens serão necessárias ao tratamento. A discussão a seguir se destina a descrever as técnicas das diversas abordagens. Os autores não recomendam o uso de todas as incisões em todas as fraturas de zigoma.

A incisão vestibular maxilar (abordagem de Keen) é feita usando um eletrocauterizador com ponta em agulha. A incisão deve ter comprimento suficiente para permitir o acesso à fratura sem laceração. De modo geral, a extensão à região do primeiro molar é suficiente. Cerca de 5 mm de tecido mole são mantidos no aspecto bucal dos dentes; essa braçadeira é vital à prevenção da doença periodontal e facilidade da sutura. A incisão continua pela mucosa oral, musculatura perioral e periósteo. Um elevador de periósteo n° 9 é, então, usado para dissecção subperióstea em sentido superior e posterior para exposição do sítio de fratura. A extensão excessiva da incisão em sentido posterior ou a dissecção supraperióstea provoca a incômoda herniação de gordura. A incisão vestibular maxilar expõe a sutura zigomaticomaxilar.

O nervo infraorbitário é protegido por meio da identificação do feixe neurovascular e minimização da lesão por estiramento do nervo. O forâmen infraorbitário, que transmite o feixe neurovascular, pode ser palpado de 5 a 7 mm abaixo da borda infraorbitária e medial à linha de sutura zigomaticomaxilar.

A combinação da incisão transconjuntival à incisão da cantotomia lateral pode permitir o acesso à sutura zigomaticofrontal, à sutura zigomaticoesfenoidal e a borda infraorbitária. Ao combinar as duas incisões, a realização da cantotomia lateral em primeiro lugar melhora a exposição e facilita o acesso para a incisão transconjuntival. A incisão tem 0,5 a 1 cm de comprimento e se estende do canto lateral temporalmente à borda orbital lateral. A incisão é feita com uma lâmina n° 15 no sulco cutâneo natural, atravessando a pele até a camada subcutânea. As fibras do músculo orbicular do olho, do septo orbital e da conjuntiva são, então, seccionadas com as tesouras de tenotomia. As pontas da tesoura precisam, então, ser direcionadas verticalmente para liberação completa da pálpebra inferior da parede orbital lateral. Essa ação libera a pálpebra inferior do sulco anterior do tendão cantal lateral.

Os afastadores de Desmarres podem ser usados na retração da pálpebra inferior e exposição da conjuntiva. As tesouras de tenotomia são, então, utilizadas na dissecção romba posterior ao septo orbital, e depois para fazer a incisão transconjuntival no plano já dissecado a meia distância entre a margem inferior da placa tarsal e o fórnice conjuntival inferior. Outra alternativa é usar um eletrocauterizador. A dissecção se estende mediamente até o ponto lacrimal.

O conteúdo da órbita é, então, protegido com um afastador maleável revestido/isolado, e o eletrocauterizador é usado para fazer a incisão no periósteo, expondo o assoalho da órbita. A dissecção nesse plano é chamada *abordagem retrosseptal* (a incisão é feita no septo orbital, expondo a gordura periorbital). Alguns cirurgiões preferem a abordagem pré-septal, em que a incisão transconjuntival é feita pela conjuntiva, a dissecção prossegue em sentido anterior ao septo orbital e a dissecação subperióstea se inicia anterior ao septo.

Diferentes tamanhos de afastadores maleáveis, com o auxílio de elevadores de Freer, são usados para a exposição ampla do assoalho da órbita (Fig. 73-1, *C* a *F*).

(Continua)

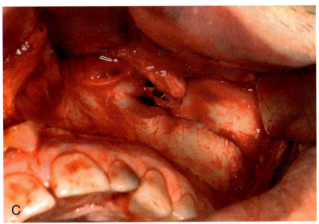
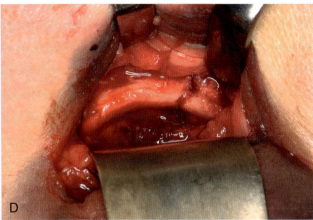

Cantotomia lateral

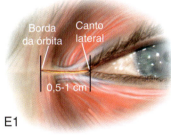
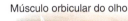

E1
Incisão cutânea/subcutânea com lâmina n° 15

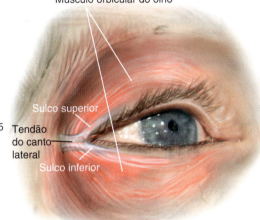

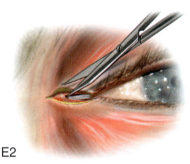

E2
Fibras do músculo orbicular do olho, septo orbitário e conjuntiva seccionados com tesouras de tenotomia

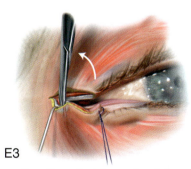
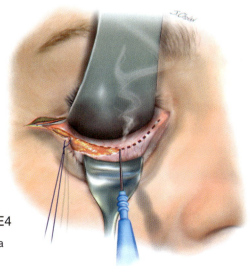

E3
Rotação vertical das pontas da tesoura para liberar a pálpebra inferior do sulco inferior do tendão do canto lateral

E4
Incisão transconjuntival à metade da distância entre a margem inferior da placa tarsal e o fórnice conjuntival inferior

Figura 73-1, (Cont.) **C,** Exposição da região da sutura zigomaticomaxilar usando uma incisão vestibular. **D,** Borda infraorbital exposta usando uma combinação de incisão de cantotomia lateral e incisão transconjuntival. **E1,** Incisão cutânea. **E2,** Tesouras são usadas para seccionar a conjuntiva. **E3,** Rotação vertical das tesouras. **E4,** Incisão transconjuntival.

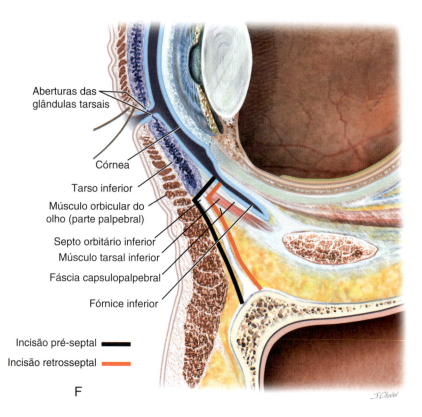

Figura 73-1, *(Cont.)* **F,** Vista sagital, comparando as incisões retrosseptais e pré-septais.

TÉCNICA: Abordagem Vestibular Maxilar, Transconjuntival e Cantotomia Lateral *(Cont.)*

PASSO 6: Redução da Fratura

Um parafuso de Carol-Girard pode ser usado para redução do corpo do zigoma. Em caso de exposição suficiente à inserção do parafuso sem outras incisões cutâneas, o parafuso é inserido na convexidade maior do osso. Caso contrário, uma pequena incisão de 0,5 cm é feita com uma lâmina nº 11 na pele sobreposta à projeção malar. A dissecção pela projeção malar é feita, e o parafuso é, então, inserido. A tração dada por esse parafuso em formato de T pode reduzir o zigoma em sua posição pré-lesão.

O elevador de Joker pode também ser usado para elevar o complexo zigomaticomaxilar. O elevador é inserido na incisão vestibular maxilar e deve ser colocado profundamente em relação ao complexo zigomaticomaxilar. Esse instrumento possibilita a redução do arco zigomático.

A adequação da redução pode ser verificada por meio da inspeção dos sítios expostos da fratura. A redução aberta pode ser tudo o que é necessário no tratamento cirúrgico da fratura. No entanto, caso a redução não dê estabilidade, as placas de fixação devem ser usadas (Fig. 73-1, *G*).

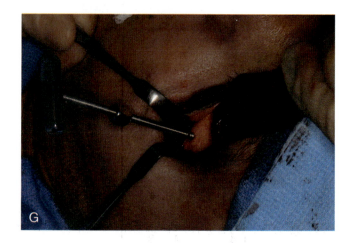

Figura 73-1, *(Cont.)* **G,** Parafuso de Carol-Girard usado para redução da fratura zigomática. Note que as incisões existentes permitiram o uso do parafuso. Em caso de necessidade de maior acesso, uma pequena incisão é feita na região da eminência malar, usando uma lâmina de número 11.

TÉCNICA: Abordagem Vestibular Maxilar, Transconjuntival e Cantotomia Lateral *(Cont.)*

PASSO 7: Fixação

Após a realização da redução e a confirmação da necessidade de fixação, a placa é colocada na sutura zigomaticomaxilar. Caso a estabilidade do complexo não seja conseguida com uma placa, outras placas são usadas na região zigomaticofrontal e na região da borda infraorbitária. Em caso de necessidade de maior fixação para obtenção da estabilidade, a exposição precisa ser ampliada (veja a discussão apresentada na Técnica Alternativa 2).

Em fraturas cominutivas e quando a fratura do zigoma é parte de uma fratura panfacial, a colocação prévia de uma placa na sutura zigomaticofrontal pode ser útil. A estrutura vertical é reconstruída, embora certa rotação do complexo ainda seja necessária para ajuste da projeção malar.

Direks *et al.* descreveram, de forma concisa, o dobramento da placa para a região da sutura zigomaticomaxilar.[12] Uma placa em "L" é dobrada para se encaixar ao contorno da região. As fraturas zigomaticofrontais e na borda infraorbitária são fixadas com placas curvilíneas e de baixo perfil. Na maioria dos casos, apenas dobramentos mínimos são necessários (Fig. 73-1, *H* a *J*).

(Continua)

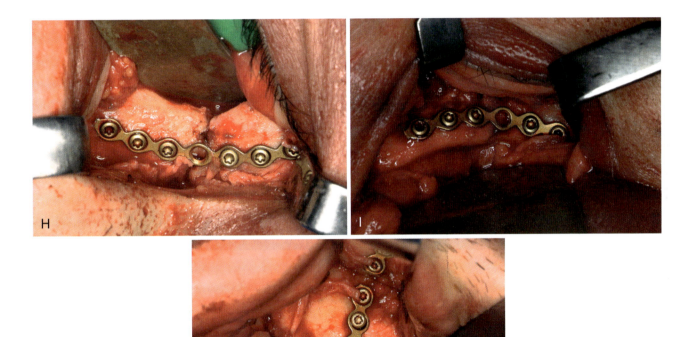

Figura 73-1, *(Cont.)* **H,** Placa curvilínea colocada para fixação da região zigomaticofrontal. **I,** Placa curvilínea colocada para fixação da borda infraorbital. **J,** Placa em formato de L para fixação da sutura zigomaticomaxilar. (Note a necessidade de uma outra placa na região da borda piriforme.)

TÉCNICA: Abordagem Vestibular Maxilar, Transconjuntival e Cantotomia Lateral (Cont.)

PASSO 8: Reconstrução do Assoalho da Órbita
Neste ponto, a colocação de um implante no assoalho da órbita pode ser necessária. Em caso de disponibilidade de um aparelho portátil de tomografia computadorizada (TC), o cirurgião pode determinar, com certeza, a extensão do defeito no assoalho da órbita. Em caso de necessidade de um implante para reconstrução, o cirurgião pode escolher entre diversos materiais comerciais, como os implantes pré-formados de malha de titânio, o polietileno poroso reforçado com titânio (como SynPOR, da Synthes), polietileno poroso (como MEDPOR, da Stryker) ou implantes sob medida de malha de titânio. Detalhes acerca do reparo do assoalho da órbita podem ser encontrados em outros trechos deste livro.

PASSO 9: Fechamento
É necessário irrigar as feridas com grandes quantidades de soro fisiológico. Neste ponto, a estabilidade do zigoma fraturado é confirmada, assim como seu alinhamento e simetria. O teste pós-operatório de movimento forçado do olho é repetido, e qualquer restrição à movimentação do globo deve ser meticulosamente investigada. O aprisionamento do tecido periorbital sob a superfície do implante é possível e deve ser resolvido antes do fechamento.

O fechamento da incisão vestibular maxilar é realizado com catgut cromado 3-0 (ou outras suturas reabsorvíveis). Caso a incisão se estenda além da linha média, o fechamento V-Y impede a formação de cicatrizes pós-operatórias e o encurtamento do lábio superior.

O fechamento da incisão de cantotomia lateral é feito com sutura de polidioxanona 4-0 (ou outra sutura de reabsorção lenta). A reconstrução do canto lateral na posição e no contorno pré-incisão é vital à prevenção do arredondamento do canto e das assimetrias de tecido mole. Isso é realizado por meio da apreensão da placa tarsal da pálpebra inferior e sua ligação ao periósteo, a 0,5 cm posterior à borda lateral da órbita. Caso a ligação ao periósteo não seja adequada naquela região devido a uma dissecção prévia, um orifício de broca pode ser usado para prender aquela sutura. O nó da sutura só é feito após o fechamento da incisão transconjuntival. Recomendamos um fio catgut 6-0 de absorção rápida para fechamento da incisão transconjuntival. Uma sutura com o nó oculto é suficiente.

TÉCNICA ALTERNATIVA 1: Abordagem Vestibular Maxilar, Transconjuntival e Blefaroplastia Superior

A sutura zigomaticofrontal pode ser acessada através de uma incisão de blefaroplastia superior. A incisão pode ser usada junto a uma incisão vestibular maxilar e transconjuntival. A incisão de blefaroplastia superior produz uma cicatriz discreta e confere boa visibilidade da borda superolateral da órbita e da parede lateral da órbita.

O preparo do campo antes da incisão é similar ao previamente descrito. Um protetor de córnea é inserido com pomada oftálmica. Uma incisão é marcada na pálpebra superior antes da injeção do anestésico local. A incisão curvilínea é marcada no mínimo 10 mm acima da margem da pálpebra superior, paralela ao sulco tarsal.

A incisão é realizada pela pele e pelas fibras do músculo orbicular do olho. O retalho de pele e músculo é, então, preparado para o acesso ao sítio da fratura. Após a identificação da borda lateral da órbita, o periósteo é isolado e incisado com uma lâmina nº 15 ou um eletrocauterizador com cuidadosa proteção do globo (Fig. 73-2).

A redução e a fixação são finalizadas como descrito na seção anterior. O fechamento dessa incisão requer o fechamento do periósteo, do músculo orbicular do olho e da pele. Uma sutura de poliglactina 3-0 é usada para fechar o periósteo, uma sutura de poliglactina 4-0 é usada para fechar o músculo orbicular do olho, e uma sutura catgut 6-0 de absorção rápida é usada para fechar a pele.

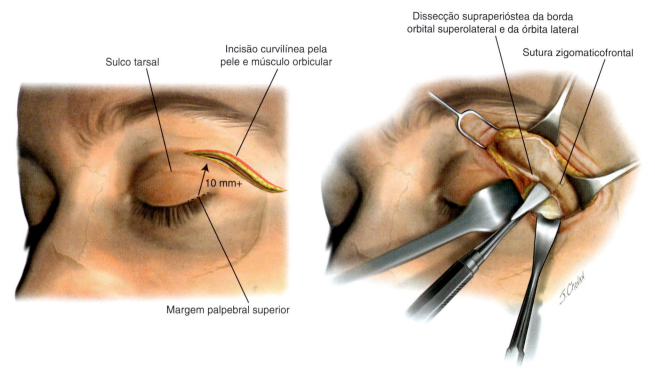

Figura 73-2 Acesso à região zigomaticofrontal por meio de uma incisão de blefaroplastia superior.

TÉCNICA ALTERNATIVA 2: Abordagem Hemicoronal para Fraturas Zigomáticas Gravemente Cominutivas

As fraturas zigomáticas gravemente cominutivas e as fraturas do arco zigomático gravemente deprimidas e cominutivas podem ser tratadas por meio de redução e fixação usando a abordagem hemicoronal. A abordagem coronal pode ser necessária nos casos de fraturas zigomáticas bilaterais gravemente cominutivas.

A marca da incisão é feita logo após a linha média (no lado contralateral da fratura) até a hélice do pavilhão auricular. Na maioria das mulheres e dos homens não calvos, a linha de incisão pode ser curvada anteriormente na área do vértice para ficar 4 a 5 cm acima da linha dos cabelos. Caso a exposição do arco zigomático seja necessária, uma marca pré-auricular também deve ser feita. A incisão pré-auricular deve ficar em um sulco cutâneo natural a 8 mm do trago.[13]

Os protetores de córnea são colocados, e o preparo é realizado como nas abordagens previamente descritas. O anestésico local com vasoconstritor é injetado no plano subgaleal. O couro cabeludo possui um rico suprimento sanguíneo, e o uso de um vasoconstritor reduz a perda de sangue e melhora a visibilidade.

Tracejados são feitos pela linha de incisão para auxiliar seu fechamento mais tarde. Uma lâmina n° 10 é usada para fazer a incisão na pele, no tecido subcutâneo e na camada musculoaponeurótica da linha temporal superior lateralmente ao final da marca de incisão, após a linha média em direção medial.

A dissecção romba digital é realizada na camada subgaleal para permitir a colocação dos clips de Raney. A dissecção também facilita a manipulação do aspecto lateral da incisão. Tesouras curvas de Mayo são colocadas no plano subgaleal medialmente e avançadas em direção à hélice do pavilhão auricular para a dissecção romba daquela região. A incisão é, então, feita à profundidade dissecada. A ação anterior faz que a incisão fique acima da camada superficial da fáscia temporal. A camada superficial da fáscia temporal é observada como uma camada de fáscia branca e brilhante.

Outros clips de Raney são usados conforme necessário. A dissecção romba ou o corte posterior com a lâmina são realizados em um ponto 3 a 4 cm acima das bordas supraorbitais. O periósteo é, então, incisado. A incisão perióstea é realizada da linha média ao aspecto lateral da borda supraorbital.

Em caso de planejamento de acesso pré-auricular, a incisão é feita pela pele e pelo tecido subcutâneo usando uma lâmina n° 15. Descole o retalho alguns centímetros em direção anterior. Uma incisão é, então, feita da raiz do arco zigomático à extensão anterossuperior do descolamento do retalho desenvolvido na camada superficial da fáscia temporal. Essa ação cria um ângulo de incisão de 45 a 60 graus. O arco zigomático é, então, palpado, e a incisão periósteal é realizada conforme necessário à fixação adequada.

O fechamento da incisão hemicoronal é feito em camadas. Um dreno é colocado na região do couro cabeludo; é removido em 24 a 48 horas. A camada musculoaponeurótica é fechada usando suturas de poliglactina 3-0. A ressuspensão de tecido mole é benéfica e pode ser feita com uma sutura 3-0 de absorção lenta (como a polidioxanona). A camada subcutânea é fechada usando sutura de poliglactina 3-0. Grampos são usados para fechar a pele na região com cabelos. Na região pré-auricular, a pele é fechada usando sutura de nylon 5-0.

Prevenção e Tratamento das Complicações

As imagens intraoperatórias eliminam as adivinhações durante a redução das fraturas. Além disso, as imagens intraoperatórias fornecem um quadro preciso do assoalho da órbita após a redução da fratura zigomática. O assoalho da órbita pode não precisar de exploração ou da colocação de implante após a redução e fixação do zigoma.

O teste da estabilidade da fratura durante o período operatório é importante. A ausência de fixação estável pode provocar deslocamento e má união da fratura, que podem ser difíceis de tratar e exigirão outras cirurgias.

Por fim, como em quaisquer outras abordagens próximas ao globo, pode haver bradicardia em decorrência do reflexo oculocardíaco. O cirurgião deve se comunicar com a equipe anestésica e estar preparado para interromper a manipulação da fratura em caso de ocorrência de bradicardia.

Recomendações Pós-operatórias

A administração perioperatória de corticosteroides é recomendada durante a redução e fixação das fraturas zigomáticas. A administração de antibióticos é feita antes do procedimento. No período pós-operatório, os antibióticos não são necessários. Os analgésicos pós-operatórios são importantes. Em caso de incisões na pálpebra, recomendam-se pomadas oftálmicas para conforto do paciente.

O uso da sutura de Frost deve ser considerada, principalmente em indivíduos idosos com maior lassidão cutânea. Uma única sutura de seda 4-0 colocada na linha cinzenta da pálpebra inferior e fixada à pele da testa, com elevação da pálpebra durante a fase inicial de cicatrização, pode reduzir o risco de ptose palpebral ou ectrópio (Fig. 73-3).

Um tampão ocular ou uma cânula orofaríngea pode ser fixada na eminência malar para lembrar o paciente de evitar dormir daquele lado. A pressão sobre o lado fraturado provavelmente não causará qualquer distorção da fixação, mas pode provocar desconforto.

Não há restrição dietética no período pós-operatório. Os pacientes devem ser aconselhados a fazer fisioterapia mandibular já na primeira semana após a cirurgia. Seu progresso deve ser monitorado com frequência. Recomenda-se que os pacientes evitem a realização de esportes de contato durante o período pós-operatório inicial.

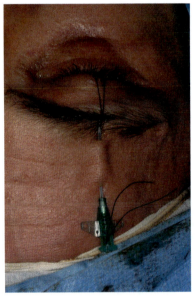

Figura 73-3 Sutura de Frost.

Referências

1. Knight JS, North JF: The classification of malar fractures: an analysis of displacement as a guide to treatment, *Br J Plast Surg* 13:325, 1961.
2. Manson PN, Markowitz B, Mirvis S, et al: Toward CT-based facial fracture treatment, *Plast Reconstr Surg* 85:202, 1990, discussion 213.
3. Gruss JS, Van Wyck L, Phillips JH, Antonyshyn O: The importance of the zygomatic arch in complex midfacial fracture repair and correction of posttraumatic orbitozygomatic deformities, *Plast Reconstr Surg* 85:878, 1990.
4. Zingg M, Laedrach K, Chen J, et al: Classification and treatment of zygomatic fractures: a review of 1,025 cases, *J Oral Maxillofac Surg* 50:778, 1992.
5. Ellis E 3rd, Kittidumkerng W: Analysis of treatment for isolated zygomaticomaxillary complex fractures, *J Oral Maxillofac Surg* 54:386, 1996, discussion 400.
6. Brown JB, Fryer MP, McDowell F: Internal wire-pin stabilization for middle third facial fractures, *Surg Gynecol Obstet* 93:676, 1951.
7. Michelet FX, Deymes J, Dessus B: Osteosynthesis with miniaturized screwed plates in maxillo-facial surgery, *J Maxillofac Surg* 1:79, 1973.
8. Gillies HD, Kilner TP, Stone D: Fractures of the malar zygomatic compound with a description of a new X ray position, *Br J Surg* 14:651, 1927.
9. Lubbers HT, Jacobsen C, Matthews F, et al: Surgical navigation in craniomaxillofacial surgery: expensive toy or useful tool? A classification of different indications, *J Oral Maxillofac Surg* 69:300, 2011.
10. Xie L, Shao Y, Hu Y, et al: Modification of surgical technique in isolated zygomatic arch fracture repair: seven case studies, *Int J Oral Maxillofac Surg* 38:1096, 2009.
11. Kobayashi S, Sakai Y, Yamada A, Ohmori K: Approaching the zygoma with an endoscope, *J Craniofac Surg* 6:519, 1995.
12. Dierks EJ, Harper GA: The 4 cardinal bends of the zygomatico-maxillary buttress: technical note, *J Oral Maxillofac Surg* 67:1149, 2009.
13. Al-Kayat A, Bramley P: A modified pre-auricular approach to the temporomandibular joint and malar arch, *Br J Oral Surg* 17:91, 1979.

CAPÍTULO 74

Fraturas Orbitais

Luis Vega, Lance Svoboda, Paul S. Tiwana e Deepak Kademani

Material Necessário

Técnica Tradicional Aberta
Implante aloplástico ou enxerto autógeno de escolha
Suturas adequadas
Protetor da córnea
Afastador de pálpebra Desmarres
Pinças finas (Bishop-Harmon, Adson-Brown, Gerald)
Afastador de globo
Anestésico local com vasoconstritor
Eletrocauterizador com agulha
Sistema de placas para osteossíntese

Elevador periosteal
Afastador maleável pequeno
Tesouras de tenotomia

Técnica Endoscópica Assistida
Endoscópios rígidos de 4 mm 0 grau e 30 graus
Suturas adequadas
Pinças nasais Blakesley
Afastadores de bochecha
Protetor da córnea
Elevador Freer Curvo
Sucção curvada

Implante aloplástico extrafino
Pinças finas (Bishop-Harmon, Adson-Brown, Gerald)
Peça manual de alta rotação, com broca pequena redonda ou de fissura
Anestésico local com vasoconstritor
Eletrocauterizador com agulha
Elevador periosteal
"Garfo de picles" ou arame direcionador
Tesouras de tenotomia

Histórico do Procedimento

O tratamento cirúrgico das fraturas orbitais continua a ser um campo desafiador, porque nenhuma abordagem ou material de reconstrução é adequado a todos os pacientes. Além disso, as exigências técnicas do reparo cirúrgico e a anatomia relacionada tornam o reparo difícil para um novato. O cirurgião deve garantir um manuseio delicado do tecido mole e uma retração cuidadosa do globo de modo a permitir a visualização da fratura durante a reparação operatória.

Os sinais e sintomas das fraturas orbitais foram descritos ao longo da história humana registrada. Em 1957, Smith e Regan[1] criaram o termo *fratura orbital blow-out* após terem reproduzido fraturas do assoalho orbital e da parede medial em cadáveres ao martelar uma bola de baseball depositada sobre o olho. Em 1960, Converse e Smith[2] classificaram essas fraturas como "puras" (assoalho isolado) e "impuras" (assoalho e borda). Um ano mais tarde, Converse et al.[3] discutiram a reconstrução de fraturas do assoalho orbital por meio da coordenação da reposição de volume por enxerto com o aumento do volume orbital para evitar enoftalmia. Em 1986, Manson et al.[4,5] sugeriram que a forma e a posição do enxerto/implante orbital são mais importantes do que o volume orbital; eles enfatizaram que a anatomia do assoalho ósseo (protuberância no assoalho orbital) é fundamental para proporcionar um suporte ao globo.

Mais recentemente, vários avanços tecnológicos têm afetado o tratamento cirúrgico das fraturas orbitais, como a cirurgia com planejamento virtual, implantes feitos sob medida, navegação e tomografia computadorizada (TC) intraoperatória.[6,7] A técnica tradicional usa tanto incisões periorbitais quanto lacerações sobrepostas. As fraturas do teto da órbita podem ser acessadas diretamente e reparadas usando uma craniotomia frontal e uma retração do cérebro.

O uso inicial de técnicas endoscópicas no diagnóstico e tratamento de fraturas orbitais pode ser rastreado até a década de 1970, quando Westphal e Kreidler[8] descreveram a rinoscopia para o diagnóstico de fraturas *blow-out*. No entanto, o desenvolvimento da tomografia computadorizada de corte fino para avaliação dessas fraturas evitou a necessidade desse procedimento nos anos seguintes. Em 1997, Saunders et al.[9] descreveram a abordagem transantral para a reparação de fraturas do assoalho da órbita e, em 1999, Chen et al.[10] descreveram a abordagem endonasal para reparação de fraturas da parede medial. A principal vantagem da reparação endoscópica é a prevenção de incisões periorbitais, o que pode contribuir para uma aparência pós-operatória não estética e problemas no funcionamento da pálpebra.

Indicações para Uso dos Procedimentos

As fraturas orbitais podem ser encontradas em uma série de apresentações clínicas, tais como fraturas naso-órbito-etmoidais (NOE), fraturas complexas órbito-zigomáticas-maxilares e fraturas orbitais internas. Este capítulo apresenta o tratamento cirúrgico de fraturas orbitais internas isoladas; outros tipos de fraturas são descritos em outra parte deste texto.

A órbita óssea dá suporte e protege o globo e permite o funcionamento do olho. Ela possui a forma de uma pirâmide, com a base compondo a borda orbital. Sete ossos formam a órbita. O osso frontal e a asa menor do esfenoide compõem o teto orbital. O assoalho da órbita é composto pelas partes orbitais dos ossos maxilar e zigomático. No aspecto medial da órbita encontra-se a lâmina papirácea do etmoide, o processo frontal da maxila e os ossos lacrimal e esfenoide. A asa menor do esfenoide e zigoma formam a parede lateral. Qualquer um desses ossos pode estar envolvido em fraturas orbitais *blow-out*; no entanto, normalmente o assoalho ou a parede medial estão envolvidos, porque são os componentes mais finos (Fig. 74-1). As fraturas *blow-in* são possíveis e provavelmente envolvem o teto orbital. Apesar de estar fora do escopo deste capítulo, as fraturas *blow-in* do teto orbital requerem uma atenção especial. Elas não só aumentam o volume orbital e, por conseguinte, comprimem o espaço orbital, mas também podem envolver a herniação do cérebro no espaço orbital, com uma pulsação característica sentida pelo paciente. Uma consulta neurocirúrgica é justificada para essas fraturas.

Independentemente da apresentação clínica, as indicações para a cirurgia são divididas em razões funcionais ou estéticas. As indicações funcionais para a cirurgia estão relacionadas com qualquer impacto da fratura sobre os tecidos moles circundantes ou defeitos de fraturas que são grandes o suficiente para causar hipoglobo significativo, resultando em alterações visuais. Um oftalmologista especializado no atendimento ao trauma deve avaliar todos os pacientes com fraturas orbitais, especialmente aqueles com alterações visuais graves. As estruturas de tecido mole que podem ser afetadas ou feridas pela fratura podem incluir o nervo óptico, os vasos sanguíneos, a segunda divisão do nervo trigêmeo, os nervos motores do globo, os músculos e a própria periórbita. Embora, felizmente, sejam raras, tanto a síndrome do ápice orbital quanto a síndrome da fissura orbital superior também podem ocorrer. As questões mais funcionais estão relacionadas ao aprisionamento periórbita ou do músculo reto pela fratura (Fig. 74-2). Isso pode causar restrição do olhar, com diplopia resultante no campo visual afetado, e pode ser confirmado clinicamente com um teste de ducção forçada do músculo afetado.

Na maioria dos casos, as fraturas orbitais com indicações funcionais para o reparo devem ser consideradas casos urgentes. As indicações estéticas para o reparo são principalmente devido ao mau posicionamento do globo. Nesses casos, a enoftalmia e o hipoglobo são comumente encontrados. A gravidade desses sinais e sintomas dita a necessidade de um estágio de observação ou de reparação cirúrgica precoce. Ocasionalmente, os pacientes apresentam um grande defeito, mas são livres de sinais e sintomas. Nesses casos, a cirurgia ainda deve ser considerada, porque os estudos têm mostrado uma correlação entre a posição do globo e o tamanho e a localização do defeito.[4,5,11,12,13]

A maioria dos cirurgiões de trauma facial concorda que um defeito por fratura de 2 × 2 cm atrás do equador do globo provavelmente irá causar enoftalmia clinicamente significativa (superiores a 2 mm), e esses pacientes são candidatos ao tratamento cirúrgico. Uma atenção especial deve ser dada às fraturas orbitais em crianças com evidência clínica ou radiográfica de aprisionamento (também chamado de "*blowout* com olho branco"). Clinicamente, esses pacientes demonstram aprisionamento e também podem apresentar o reflexo ocular cardíaco, o que pode causar bradicardia significativa, bloqueio cardíaco, náuseas e vômitos. A elasticidade óssea do esqueleto facial em crianças permite que a fratura orbital se abra e se feche voltando à sua posição, prendendo firmemente tecidos moles ou músculos periorbitais. Dentro de 24 horas, o tecido muscular envolvido pode sofrer necrose avascular, com uma contratura isquêmica de Volkmann resultante. Isso causa um desequilíbrio muscular permanente e resulta em diplopia para toda a vida a menos que seja corrigida cirurgicamente. O aprisionamento orbital em crianças é considerado emergência cirúrgica e deve ser reparado imediatamente (Fig. 74-3).

Embora as indicações às técnicas endoscópicas sejam semelhantes àquelas para a abordagem tradicional, nem todas as fraturas orbitais podem ser reparadas por via endoscópica. Na experiência dos autores, fraturas centrais do assoalho da órbita, de pequenas até médio porte, com bordas estáveis, são mais adequadas para as técnicas endoscópicas. Por envolver uma manipulação mínima do globo, a abordagem endoscópica pode ser apropriada em pacientes nos quais as abordagens tradicionais são contraindicadas, como aqueles com hifema, descolamento de retina ou lesões do globo ocular.

Contraindicações e Limitações

As contraindicações relativas à reparação de fraturas orbitais estão principalmente relacionadas às lesões oculares (p. ex., hifema, rupturas do globo, rasgos na retina) e cirurgia oftalmológica recente. A avaliação e a liberação oftalmológica são garantidas nesses casos antes de a cirurgia ser considerada. As contraindicações relativas adicionais incluem os pacientes que têm visão apenas na órbita/olho afetado e instabilidade com risco de vida.

As mesmas contraindicações para a abordagem tradicional se aplicam à abordagem endoscópica. No entanto, uma vantagem dessa última é que a cirurgia de reparação orbital assistida por endoscopia pode ser feita mais cedo em algumas lesões oculares porque a natureza minimamente invasiva do procedimento requer menos manipulação do olho. A reparação endoscópica de um defeito orbital grande das duas paredes é contraindicada, porque o implante é mais difícil de estabilizar.

Como acontece com qualquer abordagem endoscópica, é importante discutir com o paciente a possibilidade de que uma abordagem tradicional possa ser usada se o reparo endoscópico não obtiver êxito.

CAPÍTULO 74 Fraturas Orbitais 775

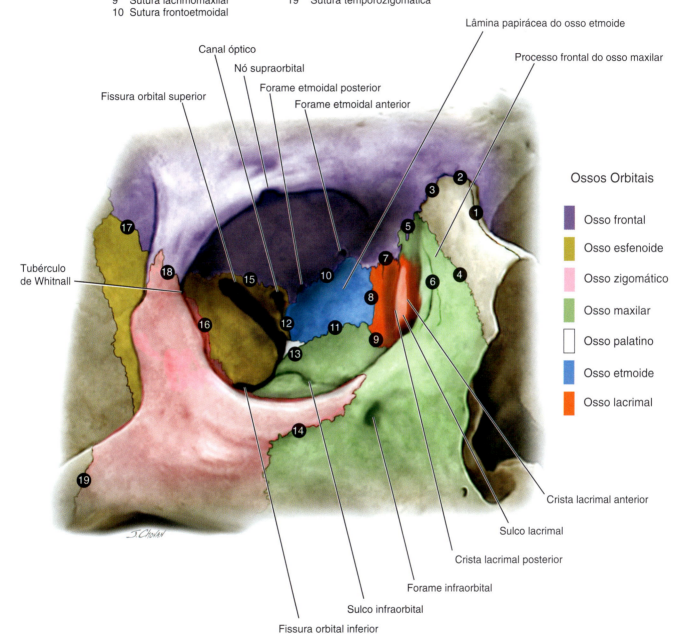

Figura 74-1 Representação anatômica dos ossos que compõem a órbita.

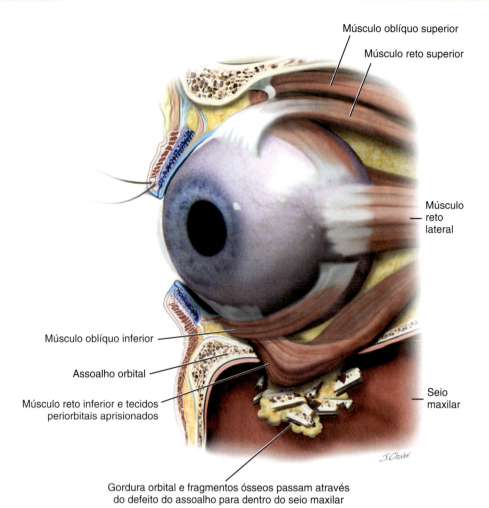

Figura 74-2 Fratura do assoalho da órbita com o aprisionamento do músculo reto inferior.

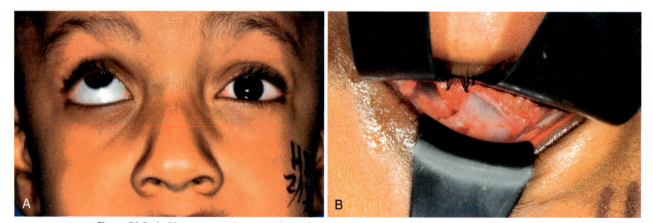

Figura 74-3 A, Uma criança de 6 anos de idade, mostrando restrição do movimento ocular no olhar superior após fratura orbital. **B,** A mesma criança no momento da cirurgia, mostrando o aprisionamento de tecido na fratura orbital.

TÉCNICA: Fraturas Isoladas de Parede Orbital

PASSO 1: Preparação e Posicionamento do Paciente

Após a intubação, a cabeceira da mesa é afastada do equipamento de anestesia para permitir o acesso sem restrições à cabeça do paciente. O uso de um encosto de cabeça radioluscente deve ser considerado se houver a necessidade de execução de uma imagem ou varredura por tomografia computadorizada intraoperatória. A aplicação e o registro de marcadores fiduciais também podem ser feitos nesse momento se a utilização da navegação intraoperatória estiver planejada. A confirmação de qual órbita deve ser operada é sempre prudente. Um teste de ducção forçada é realizado para avaliar qualquer restrição da motilidade ocular na órbita/olho afetado. Esse ensaio é realizado com a abertura suave das pálpebras até que a conjuntiva bulbar da porção inferior do olho seja exposta. Com uma pinça fina de tecido, uma pequena porção da conjuntiva é presa próximo à inserção do músculo reto inferior, permitindo a manipulação dos olhos em todas as direções. Essa manobra também pode ser realizada no olho não afetado para comparação.

A proteção da córnea é imperativa, e pode ser realizada colocando um protetor da córnea rico em lubrificante (se uma abordagem transconjuntival estiver planejada) ou por uma tarsorrafia temporária com sutura de seda 6-0 (se uma incisão na pele da pálpebra inferior for utilizada). Uma solução de lidocaína a 2% com 1:100.000 de epinefrina é infiltrada nas incisões propostas para controlar o sangramento durante a dissecção. Deve-se ter muito cuidado para evitar a distorção da anatomia pela aplicação excessiva de anestésico local na área (Fig. 74-4, *A*).

PASSO 2: Incisão e Dissecção

A exposição cirúrgica da órbita pode ser realizada por várias vias.[14] A escolha da técnica se baseia na localização e no tamanho da reconstrução orbital traumática e na preferência e experiência do cirurgião. As opções incluem as incisões infraorbital, no meio da pálpebra e subciliar ou a abordagem transconjuntival.

A abordagem preferida dos autores para a gestão de fraturas isoladas no assoalho da órbita é a abordagem transconjuntival. Ela fornece uma visualização adequada do assoalho orbital, e devido à sua versatilidade, caso seja necessária uma exposição maior, ela pode ser combinada com uma cantotomia lateral e/ou extensão transcaruncular para fraturas da parede medial. A abordagem é realizada colocando-se um afastador Desmarres e um afastador do globo para identificar e isolar o tarso e a borda inferior da órbita. Com o eletrocauterizador com ponta agulha em um ambiente de baixa potência, uma incisão curva é realizada, seja medial para lateral ou lateral para medial, por meio da conjuntiva, 1 a 2 mm abaixo da margem inferior do tarso. A dissecção pode ser feita de modo pré-septal ou retrosseptal para baixo em direção à borda infraorbital (Fig. 74-4, *B* a *E*).

(*Continua*)

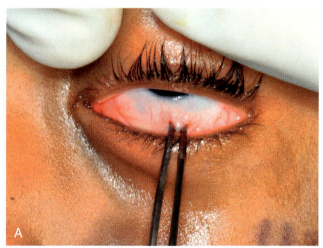

Figura 74-4 A, A mesma criança da Figura 74-3, imediatamente após a liberação do conteúdo orbital aprisionado durante a ducção forçada; não há restrição de movimento com a rotação superior.

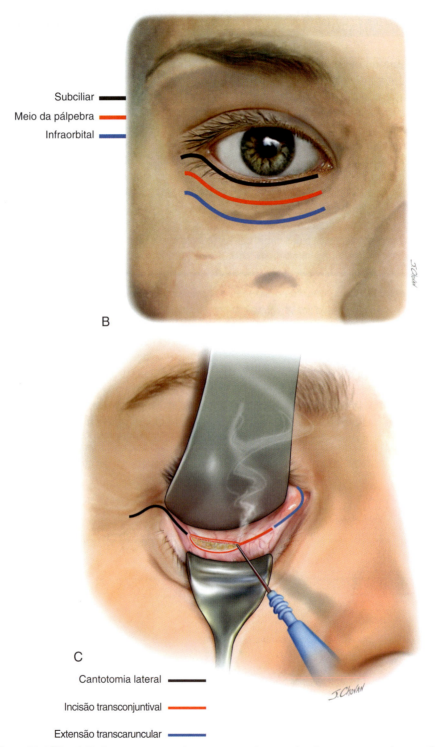

Figura 74-4 (Cont.) **B,** Posicionamento da incisão na pele para abordagens comuns do assoalho da órbita. **C,** Abordagens transconjuntival para o assoalho orbital. Incisão transconjuntival tanto preseptal quanto retrosseptal. Extensão transcaruncular. Extensão lateralmente através da pele com cantotomia lateral.

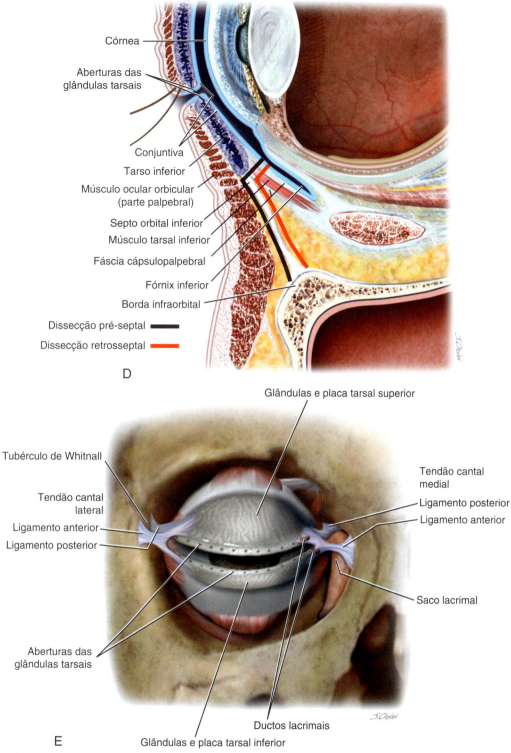

Figura 74-4 (Cont.) D, Anatomia cirúrgica da pálpebra inferior. Observe a posição do septo orbital. E, Anatomia dos tendões do canto. O tendão cantal lateral adere ao tubérculo de Whitnall e é composto pelos ligamentos anterior e posterior. O tendão cantal medial se divide e adere na crista lacrimal anterior e posterior. O saco lacrimal fica na fossa lacrimal entre os ligamentos anterior e posterior do tendão cantal medial.

TÉCNICA: Fraturas Isoladas de Parede Orbital (*Cont.*)

PASSO 3: Exposição da Fratura e Reposicionamento da Hérnia de Tecidos Periorbitais

Após a borda infraorbital ter sido exposta, a dissecção subperióstea é realizada posteriormente. Um elevador periosteal, em combinação com um pequeno afastador maleável e um afastador do globo, é utilizado para identificar as margens da fratura, liberar um músculo afetado e/ou reduzir o conteúdo periorbital da hérnia a partir do seio maxilar. Deve-se tomar cuidado em evitar uma tentativa agressiva de puxar o tecido para fora da fratura, pois isso pode causar um sangramento ainda maior posteriormente na órbita e pode prejudicar ainda mais o tecido; em alguns casos, é necessário aumentar o defeito orbital a fim de realizar essa retirada do tecido atraumaticamente. Como a dissecção prossegue ainda mais posteriormente ao longo do assoalho ou da parede medial, o cirurgião deve estar ciente da posição do ápice orbital e das artérias etmoidais, respectivamente. O ponto final da dissecção é atingido quando o cirurgião reduziu todo o tecido herniado para a órbita e expôs o osso do assoalho/parede orbital não fraturada de um modo circunferencial.

PASSO 4: Reparo da Fratura

Uma vez que a localização, o tamanho e a forma do defeito tenham sido reconhecidos, é preciso decidir quanto à utilização de um enxerto autógeno ou um implante aloplástica. Ellis[14] indicou seis princípios para a reconstrução de uma fratura orbital com osso ou biomateriais:

1. Em grandes defeitos, um material fino e rígido deve ser utilizado para manter a forma orbital alcançada durante a cirurgia.
2. Embora todo o defeito deva ser coberto pelo implante, deve ser usado o tamanho mínimo necessário para evitar ferimentos nas estruturas vitais no interior da órbita.
3. A anatomia normal deve ser alcançada pela formatação adequada do material antes da inserção.
4. O posicionamento deve ser livre de tensão para evitar o aprisionamento de tecidos periorbitais que possam restringir o movimento dos olhos.
5. O material deve ser estabilizado.
6. A reconstrução orbital deverá ser verificada quanto à sua adequação.

A preferência dos autores é usar uma folha fina de polietileno poroso em defeitos menores. Os defeitos maiores, tais como os defeitos e fraturas multicamadas, que se estendem mais posteriormente, podem ser melhor tratados com uma folha de polietileno poroso reforçado com titânio preso com um ou dois parafusos logo atrás da borda anterior da órbita. Há um debate considerável sobre qual implante é o preferido para a reconstrução orbital interna. No entanto, nenhuma evidência científica clara indica que um material seja melhor do que o outro. Deve-se notar que, na órbita em crescimento (antes dos 8 anos de idade), o cirurgião deve ser cauteloso sobre o uso de qualquer outro material que não seja o osso autógeno ou materiais reabsorvíveis (Fig. 74-4, *F* a *I*).

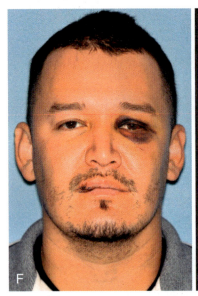
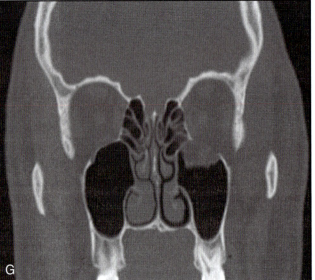

Figura 74-4 (*Cont.*) F, Um homem de 31 anos de idade, depois de um assalto que resultou em uma fratura orbital interna. **G,** No pré-operatório a TC coronal mostrou uma grande fratura do assoalho posterior da órbita com herniação do conteúdo orbital para o seio maxilar.

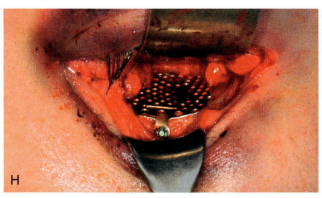 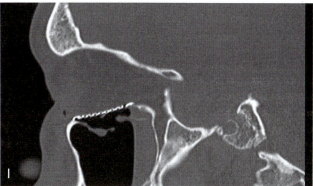

Figura 74-4 (*Cont.*) H, Visualizações intraoperatórias da colocação de uma placa orbital de titânio com um parafuso até a borda orbital. **I,** Varredura sagital por TC no pós-operatório mostrando o posicionamento adequado do implante acima do suporte ósseo orbital posterior.

TÉCNICA: Fraturas Isoladas de Parede Orbital (*Cont.*)

PASSO 5: Irrigação e Fechamento

Um teste de ducção forçada é repetido após o implante ter sido colocado para garantir a mobilidade dos olhos. Se a imagiologia intraoperatória for antecipada, ela deve ser feita antes do fechamento, no caso de o implante requerer um reposicionamento.

A ferida é inspecionada quanto a hemostasia e depois intensamente irrigada. O periósteo é fechado primeiro na borda orbital com sutura, e o fechamento primário, em seguida, é realizado prendendo-se pequenas porções da conjuntiva e colocando apenas duas ou três suturas de Catgut de rápida absorção 6-0 de forma oculta.

TÉCNICA ALTERNATIVA 1: Envolvimento da Borda Infraorbital

A fratura da borda infraorbital exige a exposição até que um osso estável seja encontrado e deve ser reparada como o primeiro passo, antes da reparação orbital interna. Uma vez identificados os pedaços, eles são reduzidos e fixados. Quando existe uma única linha de fratura, a fixação é conseguida com uma placa de osteossíntese pequena, de baixo perfil, curva ou reta. Várias linhas de fratura através da borda orbital são mais bem tratadas com uma placa de osteossíntese curva. Uma vez que a borda infraorbital tenha sido reparada, a reconstrução da fratura do assoalho orbital pode prosseguir.

TÉCNICA ALTERNATIVA 2: Cantotomia Orbital Lateral e Extensão Transcaruncular

Quando é necessária uma exposição posterior, uma cantotomia lateral pode ser indicada. As tesouras de tenotomia são colocadas na fenda palpebral até a profundidade da borda orbital lateral e anguladas a 45 graus no sentido caudal. A conjuntiva, o ligamento inferior do tendão cantal lateral, o septo orbital, o músculo orbicular dos olhos e a pele são cortados. A pálpebra é retraída anteriormente, e um plano retrosseptal é criado com a tesoura de tenotomia na direção lateral para medial. A conjuntiva é então incisionada, permitindo a dissecção até a borda infraorbital. Uma vez que o assoalho da órbita tenha sido reconstruído, a ressuspensão do tendão é necessária. Normalmente, uma sutura oculta pode ser colocada através da borda da placa do tarso e suturada de volta no periósteo e no ligamento superior intacto do canto lateral. Se todo o canto foi retirado durante a dissecção, um buraco é criado na borda orbital lateral com uma broca de fissura ligeiramente acima onde o canto lateral estava originalmente inserido. Uma sutura Vicryl 3-0 é passada através do furo, as pálpebras superior e inferior são suturadas uma na outra para restabelecer a fissura palpebral, e o tendão do canto lateral é ressuspenso. O fechamento primário é então alcançado pelo fechamento de toda a camada de músculo e pele. A incisão transconjuntival é então fechada como descrito anteriormente.

A extensão transcaruncular é um método estético e fácil de acessar a parede orbital medial. Com suturas de tração, a fissura palpebral medial é expandida e trazida para a frente. Em seguida, o sistema lacrimal e a carúncula são identificados. A incisão transconjuntival é então estendida medial e superiormente para o fórnix superior, seja através ou atrás da carúncula na dobra semilunar. Uma dissecção romba é então realizada sobre o músculo de Horner até um ponto atrás da crista lacrimal posterior. A dissecção romba com as pontas da tesoura na parede orbital medial expõe o periósteo. É realizada então uma incisão através do periósteo, com

(*Continua*)

TÉCNICA ALTERNATIVA 2: Cantotomia Orbital Lateral e Extensão Transcaruncular (*Cont.*)

a dissecção subperióstea procedendo posteriormente ao longo da parede medial. O ramo anterior da artéria etmoidal é encontrado pela primeira vez e deve ser gerenciado.

Avanços Tecnológicos
Avanços tecnológicos têm permitido a reconstrução segura e previsível de fraturas orbitais complexas. O restabelecimento dos contornos e volumes orbitais podem ser obtidos pelo planejamento cirúrgico virtual com o espelhamento do lado não afetado e a fabricação de placas feitas sob medida. A cirurgia guiada por navegação e exploração por TC intraoperatória também garantem o posicionamento preciso do implante antes que o paciente saia da sala de operação.

TÉCNICA: Reparação Endoscópica Transantral de Fraturas da Parede Orbital

PASSO 1: Preparação do Paciente
Depois que o paciente foi entubado, a cabeceira da mesa é afastada para longe do equipamento de anestesia de modo a permitir o acesso irrestrito à cabeça do paciente. O uso de um encosto de cabeça radioluscente deve ser considerado caso a imagiologia ou a tomografia computadorizada intraoperatória devam ser executadas. A aplicação e o registro de marcadores fiduciais também pode ser feito nesse momento se a navegação intraoperatória for planejada. A confirmação da órbita a ser operada é sempre prudente. Esse ensaio é realizado com a abertura suave das pálpebras até que a conjuntiva bulbar da porção inferior do olho seja exposta. Com uma pinça fina de tecido, uma pequena porção da conjuntiva é presa próximo à inserção do músculo reto inferior, permitindo a manipulação dos olhos em todas as direções. Essa manobra também pode ser realizada no olho não afetado para comparação.

A proteção da córnea é imperativa e é obtida pela colocação de um protetor da córnea com muito lubrificante. As torres de endoscopia devem ser posicionadas de forma que o cirurgião tenha uma visão direta e não obstruída do monitor.[15]

PASSO 2: Incisão e Dissecção
Uma solução de lidocaína a 2% com 1:100.000 de epinefrina é infiltrada no vestíbulo maxilar no local da incisão proposta para controlar a hemorragia durante a dissecção. Um electrocauterizador com agulha é então usado para fazer uma incisão horizontal de 2 a 3 cm acima da mucosa anexa. A dissecção é realizada subperiostealmente de modo a expor a parede anterior da maxila e o forame do nervo infraorbital.

PASSO 3: Osteotomia da Parede do Seio Maxilar Anterior e Posicionamento do Endoscópio
Semelhantemente a um acesso Caldwell-Luc, uma janela de 15 × 15 mm é criada na parede anterior da maxila com uma broca de fissura ou uma broca redonda abaixo do forame infraorbital. Um entalhe é feito na borda inferior dessa janela para estabilizar o endoscópio (Fig. 74-5).[16]

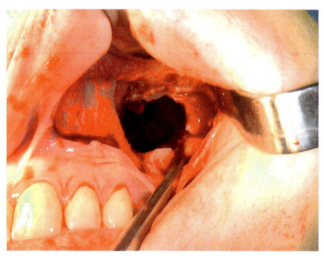

Figura 74-5 Osteotomia da fossa canina.

TÉCNICA: Reparação Endoscópica Transantral de Fraturas da Parede Orbital (*Cont.*)

PASSO 4: Teste de Pulso
Um teste de pulso é realizado para facilitar a identificação da fratura e dos tecidos periorbitais que herniaram para o seio maxilar. O teste consiste na visualização endoscópica do teto do seio, enquanto uma pressão leve é aplicada no olho.[16] Tanto um endoscópio de 0 graus quanto um de 30 graus podem ser usados para executar essa manobra.

PASSO 5: Remoção da Membrana do Seio e dos Fragmentos Ósseos
A membrana do seio é removida com o auxílio de uma pinça nasal de Blakesley para visualizar as margens da fratura. Deve-se tomar cuidado em identificar o nervo infraorbital para evitar lesões. Todos os fragmentos ósseos são removidos a fim de evitar a colisão do conteúdo orbital vital no momento da colocação do implante

PASSO 6: Elevação do Tecido Periorbital ao Redor das Margens da Fratura
Uma vez que todas as margens da fratura tenham sido identificadas, uma dissecção subperióstea de 2 a 3 mm é realizada em torno das margens da fratura, criando um espaço que permita a colocação do implante.

PASSO 7: Posicionamento do Implante
Uma peça extrafina de polietileno poroso é cortada com poucos milímetros a mais do que o defeito. O implante é então rolado para dentro do seio. Um "garfo de picles"/arame direcionador é utilizado para manipular o implante até a posição empurrando todos os tecidos herniados de volta para a órbita até que o implante seja fixado em torno das bordas do osso.

PASSO 8: Irrigação e Fechamento
Ambos os testes de ducção forçada e de pulso são repetidos para garantir a mobilidade correta do olho e a estabilidade da colocação do implante. A ferida é inspecionada quanto a hemostasia, e o fechamento intraoral é realizado com fio absorvível 3-0.

TÉCNICA ALTERNATIVA 3: Cantotomia Lateral de Emergência

Com a pressão intraocular agudamente elevada, a liberação de emergência do canto lateral pode ser uma medida necessária e de preservação do órgão. Esta apresentação clínica é normalmente o resultado da formação de sangramento e hematoma posteriormente na órbita, com a aparência de uma órbita comprimida ou abaulada com ou sem alterações visuais agudas. A imagiologia não deve ser realizada para confirmar o diagnóstico clínico, porque o tempo de atraso pode resultar em danos permanentes.

Este procedimento pode ser realizado no departamento de emergência, na unidade de internação ou na unidade de cuidados pós-anestésicos. Se uma cantotomia lateral for feita anteriormente para ajudar na reparação das fraturas, geralmente é necessário apenas remover as suturas. Senão, a anestesia adequada é obtida por injeção de lidocaína 1% a 2% com epinefrina no canto lateral. A ponta da agulha deve ser dirigida para o osso que toca a órbita lateral.

Uma pinça hemostática reta é usada para comprimir o tecido, no aspecto lateral da fenda palpebral. O grampo é colocado na profundidade do tecido mole, que toca na órbita lateral óssea. Este é mantido por 60 a 90 segundos para ajudar na hemostasia e marcar a área. A pinça é usada a fim de segurar o tecido da órbita lateral e elevá-lo lateralmente. As tesouras de tenotomia são então utilizadas para fazer uma incisão de 1 a 2 cm e que se estende lateralmente para fora em uma direção inferior, com a ponta da tesoura no interior da pálpebra, que toca na borda orbital. A pálpebra inferior é retraída para baixo, expondo o aspecto inferior do tendão cantal lateral, se este não foi liberado com o primeiro corte da tesoura. As tesouras são direcionadas ao longo da borda lateral, e com a ponta virada para longe do globo, o ligamento anteroinferior do canto lateral é cortado. Apesar das elevadas pressões intraoculares, apenas uma pequena quantidade de sangue é geralmente expressa com a evacuação do hematoma.

Prevenção e Tratamento das Complicações

São diversas as complicações da reparação de fraturas orbitais, e podem incluir perda permanente da visão no olho afetado. Um resultado bem-sucedido requer uma técnica cirúrgica meticulosa com uma manipulação gentil de tecido mole. O cirurgião deve visualmente ou pelo tato confirmar o posicionamento do implante acima do remanescente ósseo orbital e abaixo da periórbita de um modo circunferencial.

Um sangramento intraoperatório pode obscurecer o campo cirúrgico, mas na maioria das vezes ele pode ser facilmente controlado pela identificação da fonte e o uso de um eletrocauterizador bipolar ou de baixa energia. O cirurgião deve estar familiarizado com os limites anatômicos da dissecção orbital para evitar danos aos vasos intraorbitais. A hemorragia grave é rara. Como discutido anteriormente, a tração agressiva sobre o tecido pode provocar um sangramento adicional posteriormente na órbita e pode levar à formação de um hematoma retrobulbar no pós-operatório. Com qualquer indicação clínica de um hematoma retrobulbar desenvolvido no pós-operatório em um paciente de trauma orbital, a condição deve ser controlada imediatamente com liberação lateral do canto, tratamento médico para reduzir a pressão intraocular e re-exploração cirúrgica da órbita afetada, conforme necessário.

O reflexo ocular-cardíaco pode ser desencadeado durante a manipulação do conteúdo orbital, especialmente durante a dissecção orbital profunda, causando bradicardia significativa. É imperativo que o cirurgião discuta a súbita bradicardia no intraoperatório com a equipe de cuidados anestésicos imediatamente. Em geral, a remoção da pressão a partir do conteúdo orbital inverte a bradicardia, mas, em alguns casos, são necessárias substâncias anticolinérgicas (atropina ou glicopirrolato).

Também podem ocorrer abrasões da córnea se o globo não estiver suficientemente protegido durante a cirurgia. A dor ocular grave é normalmente vista nesses pacientes no pós-operatório, e eles devem ser vistos pelo serviço de oftalmologia para documentar a impressão clínica e fornecer os cuidados necessários à cura.

É crucial medir a profundidade da dissecção e a profundidade da inserção do implante. A dissecção excessiva da órbita posterior ou a inserção excessiva do implante utilizado para o reparo de fratura pode causar um impacto no ápice orbital, possivelmente resultando em perda de visão.

É fundamental confirmar a posição do implante, seja por meio de varredura intraoperatória ou imagiologia pós-operatória. Não é um erro incomum a inserção de um implante que desce para baixo da fenda posterior da fratura do assoalho orbital ou um implante que se estende medialmente, em excesso, para o seio etmoide em um paciente com uma fratura da parede medial (Fig. 74-6). As estratégias para auxiliar o cirurgião durante a cirurgia a encontrar o suporte orbital posterior podem incluir uma orbitotomia temporária da borda orbital ou uma osteotomia transantral para visualizar a fratura por baixo e confirmar a colocação do implante acima do suporte orbital. Em qualquer cenário, a revisão da colocação do implante orbital é indicada para um resultado ideal. Deve-se ter cautela no uso de placas de reconstrução orbitais "pré-formadas". Esses implantes

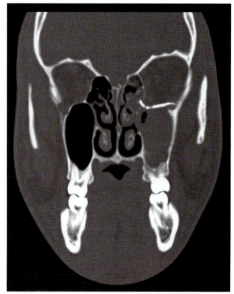

Figura 74-6 Implante orbital pré-formado colocado muito distante medialmente no seio etmoide.

são construídos sobre médias anatômicas, e os pacientes raramente se enquadram como pequeno, médio ou grande. Não há um substituto para a reconstrução orbital precisa pelo cirurgião, seja no pré-operatório, usando um processo de design de computador personalizado, ou intraoperatoriamente, dobrando ou manipulando o implante orbital manualmente. Além disso, a utilização de placas pré-formadas tende a proporcionar uma falsa sensação de segurança em relação à colocação do implante. É bastante frequente a imagiologia do pós-operatório demonstrar que o implante não está intimamente adaptado às paredes orbitais internas em uma ou mais áreas. O uso de implantes pré-formados exige a mesma vigilância pelo cirurgião para assegurar uma colocação precisa assim como o uso de qualquer outro implante ou técnica. Qualquer alteração visual após a cirurgia deve ser documentada, e uma consulta imediata na oftalmologia é justificada.

Recomendações Pós-operatórias

O cuidado pós-operatório do paciente de trauma orbital é semelhante ao de qualquer paciente cirúrgico craniomaxilofacial. O uso de um protetor Fox para proteger o olho pode ser considerado; a principal desvantagem desse dispositivo, no entanto, é que ele oculta o olho da observação ocasional por enfermeiros ou outros prestadores de cuidados. A elevação da cabeceira da cama a 30 graus é útil para diminuir o edema no paciente pós-cirúrgico. Exames oftalmológicos para acuidade visual bruta e movimento realizados com algumas horas de intervalo durante as primeiras 6 horas e depois a cada turno podem ajudar a detectar qualquer complicação pós-operatória emergente. Qualquer diminuição na acuidade visual com um aumento da pressão intraocular e/ou proptose do globo deve levar a uma avaliação imediata em busca de um hematoma retrobulbar. São recomendados cuidados com o seio para evitar um enfisema aéreo, e os pacientes devem ser instruídos a espirrar com a boca aberta. Pode-se considerar a utilização de medicamentos pós-operatórios, tais como esteroides, antibióticos e descongestionantes nasais. Em casos raros, medicamentos como a acetazolamida podem ser úteis na redução da pressão intraocular. A adequação da reconstrução orbital é avaliada com uma tomografia computadorizada orbital pós-operatória, a menos que uma varredura intraoperatória por TC ou uma cirurgia guiada por navegação tenham sido realizadas.

Referências

1. Smith B, Regan W: Blow-out fracture of the orbit: mechanism and correction of internal orbital fracture, *Am J Ophthalmol* 44:733, 1957.
2. Converse JM, Smith B: Blow-out fracture of the floor of the orbit, *Trans Am Acad Ophthalmol Otolaryngol* 64:676, 1960.
3. Converse JM, Cole G, Smith B: Late treatment of blow-out fracture of the floor of the orbit, *Plast Reconstr Surg* 28:183, 1961.
4. Manson PN, Clifford CM, Su CT, et al: Mechanisms of global support and posttraumatic enophthalmos. I. The anatomy of the ligament sling and its relation to intramuscular cone orbital fat, *Plast Reconstr Surg* 77:193, 1986.
5. Manson PN, Grivas A, Rosenbaum A, et al: Studies on enophthalmos. II. The measurement of orbital injuries and their treatment by quantitative computed tomography, *Plast Reconstr Surg* 77:203, 1986.
6. Schramm A, Suarez-Cunqueiro MM, Rücker M, et al: Computer-assisted therapy in orbital and mid-facial reconstructions, *Int J Med Robot* 5:111, 2009.
7. Markiewicz MR, Dierks EJ, Bell RB: Does intraoperative navigation restore orbital dimension in traumatic and post-ablative defects? *J Craniomaxillofac Surg* 40:142, 2012.
8. Westphal D, Kreidler JF: Sinuscopy for the diagnosis of blow-out fractures, *J Maxillofac Surg* 5:180, 1977.
9. Saunders CJ, Whetzel TP, Stokes RB, et al: Transantral endoscopic orbital floor exploration: a cadaver and clinical study, *Plast Reconstr Surg* 100:575, 1997.
10. Chen CT, Chen YR, Tung TC, et al: Endoscopically assisted reconstruction of orbital medial wall fractures, *Plast Reconstr Surg* 103:714, 1999.
11. Ploder O, Klug C, Voracek M, et al: Evaluation of computer-based area and volume measurement from coronary computed tomography scans in isolated blowout fractures of the orbital floor, *J Oral Maxillofac Surg* 60:1267, 2002.
12. Kolk A, Pautke C, Schott V, et al: Secondary post-traumatic enophthalmos: high-resolution magnetic resonance imaging compared with multislice computed tomography in postoperative orbital volume measurement, *J Oral Maxillofac Surg* 65:1926, 2007.
13. Markiewicz MR, Bell RB: Traditional and contemporary surgical approaches to the orbit, *Oral Maxillofac Surg Clin North Am* 24:573, 2012.
14. Ellis E: Orbital trauma, *Oral Maxillofac Surg Clin North Am* 24:629, 2012.
15. Fernandes RP, Fattahi TT, Steinberg B, Schare H: Endoscopic repair of isolated orbital floor fracture with implant placement, *J Oral Maxillofac Surg* 65:1449, 2007.
16. Strong EB, Kim KK, Diaz RC: Endoscopic approach to orbital blowout fracture repair, *Otolaryngol Head Neck Surg* 131:683, 2004.

CAPÍTULO 75

Fratura Naso-órbito-etmoidal

John D. Triggs e Stephen P.R. MacLeod

Material Necessário

Elevador periosteal n° 9
Bisturi de lâmina n°s 10 e 15
Broca n° 701
Suturas adequadas
Pinça Asch para septo
Elevador de Boies

Sutura cantal
Cinzéis, osteótomo, martelo
Eletrocautério (com ponta de agulha e bipolar baioneta)
Dreno plano perfurado
Anestésico local com vasoconstritor

Retratores maleáveis
Suporte de cabeça Mayfield
Tesouras Metzenbaum
Pinça-guia para sutura
Grampeador
Sistema de miniplacas de titânio

Histórico do Procedimento

Fraturas naso-órbito-etmoidais (NOE) são lesões complexas que afetam a parte central do terço médio da face. A intrincada anatomia dos componentes ósseos e de tecidos moles desta área torna o acesso cirúrgico e o reparo tecnicamente desafiadores. Estas lesões em geral são resultantes de trauma facial de alto impacto e raramente ocorrem de forma isolada. A nomenclatura, a classificação e as técnicas de tratamento sofreram transformações nas últimas décadas. Em 1970, Stranc[1] denominou estas lesões como fraturas "naso-etmoidais". Em 1973, Epker[2] criou o termo fratura "naso-órbito-etmoidal", que continua sendo o termo mais popular atualmente. Markowitz *et al.*[3] preferiram o termo fraturas "orbitais nasoetmoidais". A classificação do padrão da fratura evoluiu desde a tentativa inicial de Stranc, em 1970.[1] Em 1985, Gruss[4] sugeriu outra classificação, mas foram Markowitz e Manson que publicaram uma classificação diagnóstica em 1991 que ainda é bastante utilizada atualmente.[3] Seu sistema se baseia no padrão da fratura e no grau de cominuição, além da fixação/rompimento do tendão cantal medial (TCM).[3] As lesões são ainda classificadas como unilaterais ou bilaterais, e se há ou não extensão para outras localidades anatômicas. Essa classificação oferece a vantagem de ajudar a orientar as opções de tratamento. A classificação é feita da seguinte forma (Fig. 75-1):[3]

- Tipo I: Fragmento central de segmento único
- Tipo II: Fragmento central cominutivo com fraturas externas à inserção do tendão cantal medial
- Tipo III: Fragmento central cominutivo com fraturas estendendo-se até o osso que sustenta a inserção cantal

Antes de 1960, o tratamento de fraturas NOE envolvia o uso de dispositivos de talas externas.[5] Contudo, esses métodos não conseguiam tratar o tendão cantal medial e, portanto, não atendiam às necessidades. Tanto Mustarde,[6] em 1964, quanto Dingman,[7] em 1969, demonstraram resultados superiores com redução aberta e fixação interna utilizando osteossíntese com fios. O desenvolvimento de sistemas de fixação interna e técnicas avançadas de imagem levou ao uso de redução aberta e fixação interna com técnicas de colocação de placas para essas lesões, com melhores resultados funcionais e estéticos.

Indicações para Uso dos Procedimentos

As indicações para uso do procedimento incluem as seguintes:

> Instabilidade do osso de sustentação cantal ou avulsão do tendão cantal medial
> Perda de projeção e suporte nasal
> Cominuição do componente da parede orbital medial
> Interrupção da drenagem lacrimal
> Fraturas faciais concomitantes submetidas a reparo

Contraindicações e Limitações

Há algumas contraindicações absolutas para o tratamento de fraturas NOE. As que se aplicam a qualquer fratura facial incluem pacientes hemodinamicamente instáveis, hemorragia neurológica aguda e pacientes moribundos. Contraindicações que podem se aplicar especificamente a fraturas NOE incluem ferimento aberto do globo ocular e hifema traumático.

As limitações da restauração dependem principalmente da capacidade de reduzir e fixar as estruturas envolvidas. Nas grandes lesões do terço médio da face, como aquelas em que há avulsão macroscópica de tecido devido a ferimentos por arma de fogo, o reparo é limitado ao fechamento do tecido mole. Nenhuma ou mínima redução e fixação óssea é possível.

Classificação de Markowitz

Unilateral | Bilateral

Tipo I

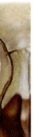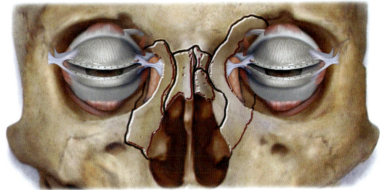

• Fragmento central de segmento único • Possível cominuição do osso nasal • Tendão cantal medial fixado ao fragmento ósseo

Tipo II

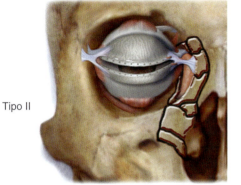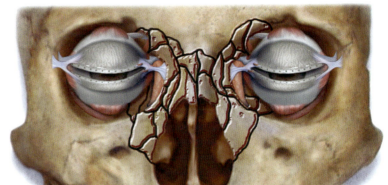

• Fragmento central cominuído • Cominuição usual do osso nasal • Tendão cantal medial fixado ao fragmento ósseo

Tipo III

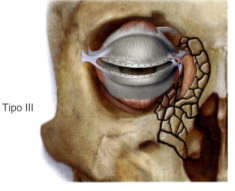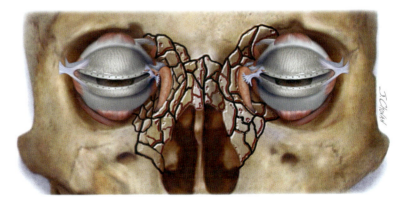

• Fragmento central cominuído • Cominuição usual do osso nasal • Desprendimento do tendão cantal medial do osso

Figura 75-1 Classificação das fraturas NOE.

TÉCNICA: Fixação NOE com Suspensão de Gancho Cantal

Uma abordagem sequencial para reparo de uma fratura NOE é importante de forma que todos os elementos da lesão sejam tratados.

A seguinte abordagem sequencial, apresentada por Ellis,[5] é amplamente utilizada:
1. Expor totalmente as fraturas
2. Identificar o osso de sustentação cantal ou TCMs
3. Reduzir ou estabilizar os rebordos orbitais mediais
4. Reconstruir a órbita interna
5. Realizar cantopexia transnasal, conforme a necessidade
6. Reduzir fraturas de septo
7. Reconstruir o dorso ósseo
8. Realizar redução de tecidos moles

PASSO 1: Expor a Fratura

Fraturas do Tipo I com deslocamento mínio podem ser tratadas por uma incisão vestibular isolada. Podem-se infiltrar anestésicos locais no vestíbulo maxilar do primeiro molar ao primeiro molar. A incisão começa pela mucosa e então é direcionada perpendicularmente ao osso. Após a incisão, é realizado descolamento subperiosteal de um zigoma para outro e subindo até os rebordos infraorbitais. É importante ter cuidado na identificação do rebordo piriforme para evitar violar a mucosa nasal.

Fraturas do Tipo II e do Tipo III requerem exposição coronal. Para uma visualização adequada durante a exposição coronal, recomenda-se que o paciente seja posicionado usando um suporte de cabeça Mayfield acoplado à mesa cirúrgica. A mesa pode ser colocada em uma posição Trendelenburg reversa ou de espreguiçadeira para auxiliar no posicionamento correto. A tricotomia do cabelo não é necessária a menos que seja importante o acesso intracraniano juntamente com o neurocirurgião.

Com uma caneta marcadora, o cirurgião marca um "S" da raiz helicoidal de uma orelha até a orelha contralateral, cerca de 4 cm posterior à linha do cabelo. Essa curvatura ajuda na camuflagem pós-operatória da incisão. Injeta-se lidocaína com epinefrina 1:100.000 ao longo da incisão proposta em um plano subcutâneo. Marcações de linha média e paramedianas são feitas com o bisturi para auxiliar a reaproximação durante o fechamento. A incisão se inicia com um bisturi de lâmina n° 10 ou n° 15 atravessando a pele, o tecido subcutâneo e a gálea até que a camada periosteal seja identificada. Uma vez identificado o plano subgaleal, ele pode ser imediatamente dissecado com um hemostato curvo ou com tesouras Metzenbaum em direção a uma das hélices da raiz. Mantendo o instrumento nesse plano, o cirurgião continua a incisão da pele até o instrumento. Essa incisão é concluída de orelha a orelha.

O retalho pode agora ser levantado anteriormente com dissecação manual ou com bisturi, permanecendo na posição supraperiosteal até cerca de 3 a 4 cm posterior ao rebordo supraorbital. Nesse ponto, efetua-se uma incisão através do pericrânio ao longo da crista temporal bilateralmente, e uma incisão de conexão é feita paralelamente ao rebordo supraorbital. O plano subperiosteal é elevado até que os feixes neurovasculares supraorbitais sejam identificados. Se for verificada uma incisura, os feixes podem ser levantados livremente. Se houver forame, pode-se realizar uma osteotomia com uma broca n° 701, ou com marreta e cinzel. O restante da aba pode ser levantado até expor suficientemente a raiz nasal e as órbitas mediais.

No caso de trauma panfacial, a exposição de todos os locais fraturados deve ser concluída antes da redução ou fixação dos componentes individuais. Na hipótese de fraturas faciais concomitantes, elas são tratadas primeiro, a fim de estabelecer a altura e a largura facial, sendo as fraturas NOE tratadas por último (Fig. 75-2, *A* e *B*).[8]

PASSO 2: Identificação do Osso de Sustentação Cantal

A identificação do tendão cantal medial pode ser um desafio, sendo que sua confirmação requer a visualização da área acima e abaixo da aba coronal. A identificação inicial do TCM é importante, pois normalmente ele ainda fica ancorado a um fragmento de osso.[5] O cirurgião deve evitar a avulsão inadvertida do TCM desse fragmento se for de tamanho suficiente para fixação da placa.[3]

CAPÍTULO 75 Fratura Naso-órbito-etmoidal **789**

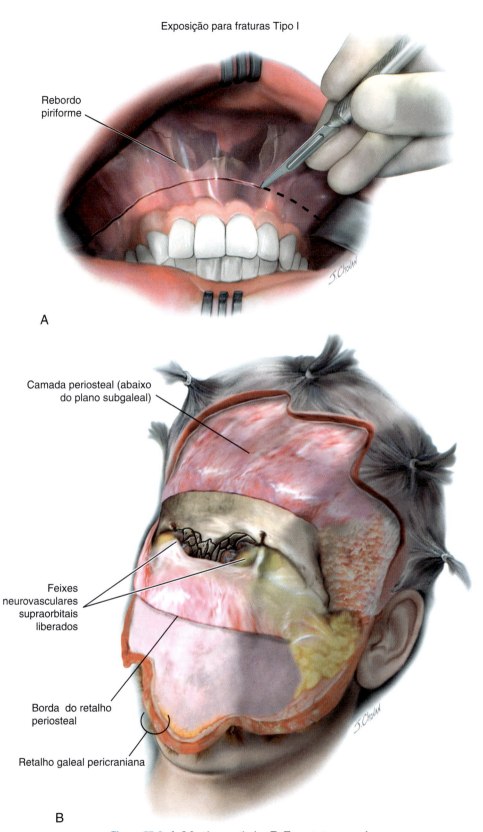

Figura 75-2 **A**, Maxilar vestibular. **B**, Exposição coronal.

TÉCNICA: Fixação NOE com Suspensão de Gancho Cantal *(Cont.)*

PASSO 3: Redução ou Fixação do Rebordo Orbital Medial

A fixação dos fragmentos ósseos deve ser feita conforme cada caso. O grau de cominuição ditará os padrões de fixação. A seguir, apresentamos uma orientação básica para essas fraturas. A fixação deve ser feita a partir de áreas de osso sólido ou fraturas que tenham sido adequadamente fixadas até as áreas de instabilidade e com maior grau de cominuição. O osso frontal, o rebordo piriforme e o rebordo orbital inferior são os pontos comuns da fixação estável.

Nas fraturas do tipo I, é necessária fixação mínima, que pode ser conseguida utilizando-se uma miniplaca de 1,5 mm envolvendo toda a margem piriforme intacta até o segmento fraturado. Nas fraturas tipo II e tipo III, miniplacas de 1,2 ou 1,5 mm são adaptadas a esses locais. Fragmentos de osso cominuído podem então ser fixados em placas estáveis com parafusos ou fios. Embora o uso de placas reabsorvíveis seja atraente, seu volume e dificuldade de contorno tornam preferíveis as placas de titânio (Fig. 75-2, *C* e *D*).

PASSO 4: Reconstrução da Órbita Interna

Nas fraturas tipo III, a órbita medial pode sofrer cominuição considerável.[8] É necessário reconstruir a parede medial para restaurar o volume orbital adequado.[3] O primeiro passo da reconstrução é determinar qual material usar. Enxerto autógeno em bloco extraído da região anterior do osso ilíaco ou da calvária pode ser usado. Opções sintéticas incluem malha de polietileno poroso e titânio.

A órbita medial deve ser suficientemente exposta usando apenas o retalho coronal. Se houver envolvimento do assoalho orbital, ou se o material de reconstrução deve abranger essa área para uma margem estável, uma abordagem subconjuntival pode ser necessária. Podem-se prevenir sangramentos desnecessários evitando-se (ou preferencialmente cauterizando) os vasos etmoidais anteriores e posteriores. O eletrocautério bipolar baioneta é útil, pois permite maior visualização a despeito do acesso limitado.

A fixação do material de reconstrução é obtida com placa e parafusos. Materiais sintéticos de reconstrução são fabricados com orifícios para parafusos e podem ser facilmente adaptados ao longo de rebordos orbitais intactos. Quanto mais posterior o material de reconstrução for colocado ao longo da parede medial, mais difícil se torna a fixação.

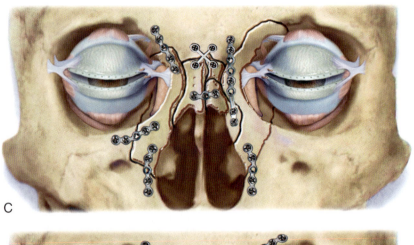

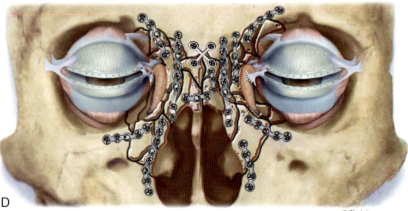

Figura 75-2, *(Cont.)* **C,** Exemplos de fixação de tipo I e tipo II. **D,** Exemplos de fixação de tipo III com e sem avulsão.

TÉCNICA: Fixação NOE com Suspensão de Gancho Cantal *(Cont.)*

PASSO 5: Ressuspensão do TCM

Recentemente, uma técnica utilizando um gancho cantal e miniplacas em um mecanismo de polia demonstrou ser promissora.[9] Uma incisão horizontal é feita na carúncula com tesouras de íris para facilitar a passagem do gancho. Uma agulha é passada externamente através dessa incisão e localizada na superfície profunda da exposição coronal. O fio ou sutura é puxado até que o gancho se enrosque no denso tecido do TCM.

Uma vez que o TCM tenha sido devidamente identificado e capturado, o objetivo é suspender a sutura em uma posição supercorrigida e com vetor com direção posterior e superior. Isso estabelece o formato e a inclinação palpebral corretos. Uma miniplaca de 1,5 mm com quatro a seis orifícios é adaptada a uma área estável do osso frontal, com os orifícios posterior da placa posicionados ao longo da parede orbital medial. Passa-se então a agulha através do orifício posterior da placa como uma polia, e a sutura ou fio é enrolado ao redor de um único parafuso fixado no osso frontal (Fig. 75-2, *E* a *I*).

(Continua)

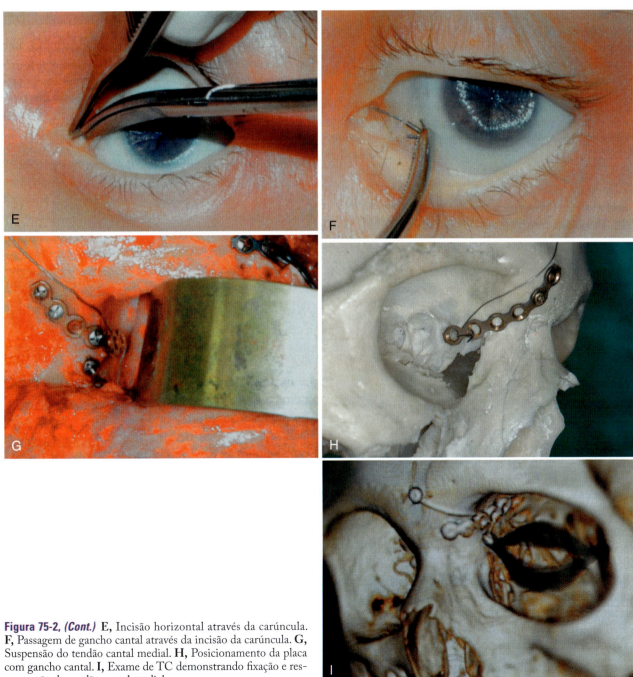

Figura 75-2, *(Cont.)* **E,** Incisão horizontal através da carúncula. **F,** Passagem de gancho cantal através da incisão da carúncula. **G,** Suspensão do tendão cantal medial. **H,** Posicionamento da placa com gancho cantal. **I,** Exame de TC demonstrando fixação e ressuspensão do tendão cantal medial.

TÉCNICA: Fixação NOE com Suspensão de Gancho Cantal (Cont.)

PASSO 6: Redução do Septo Nasal

O objetivo primordial do tratamento do septo é desobstruir as vias nasais.[5] A redução do septo nasal pode ser obtida com uma pinça Asch para septo. As pontas da pinça são colocadas em cada narina e direcionadas posteriormente até que as mesmas estejam apoiadas sobre o septo; a deflexão das pontas é posicionada sobre a columela para evitar danos. O septo nasal é firmemente seguro, e a redução é obtida pela manipulação até a posição pré-traumática. Em casos severos, pode ser indicado suturar o septo na espinha nasal anterior.

PASSO 7: Reconstrução do Dorso Nasal/Enxertia Óssea

A perda de projeção nasal pode ocorrer com cominuição significativa do dorso nasal ou do septo. Nesses casos, a enxertia nasal primária exerce um importante papel em manter a cobertura de tecido mole e em restabelecer a projeção nasal.[3-5] Se ocorrer contração de tecido mole nessa área, é funcionalmente impossível corrigi-la em segunda instância. Enxertos ósseos dorsais são normalmente necessários; Ellis relatou aplicação de enxertos em 31% de seus casos, e Markowitz et al. realizaram enxertia em 42% de seus casos.[3,5] Materiais alógenos estão disponíveis, porém podem constituir uma fonte de inflamação crônica.[10]

A calvária é o local de extração de preferência, pois fica comumente exposta para acesso cirúrgico à região NOE. O córtex externo pode ser extraído em forma de bloco a partir do osso parietal. Essa região possui o osso mais reto e mais espesso. É feito um contorno do enxerto ósseo com uma broca arredondada. As bordas do contorno são chanfradas para facilitar a colocação do osteótomo. Os osteótomos são delicadamente martelados ao redor da periferia do enxerto ósseo. O uso inicial de um cinzel curvo facilita a propagação. É importante manter o cinzel o mais paralelamente possível em relação à superfície craniana para evitar extensão intracraniana. Uma vez livre o enxerto ósseo, ele pode ser modelado com uma broca em um formato oval alongado.

A dissecção de tecido mole é realizada no dorso do nariz para criar uma bolsa para colocação do enxerto. Ela pode ser realizada com uma técnica contusa e cortante combinada, utilizando tesouras Metzenbaum. O osso no násio pode ser preparado com uma broca para permitir a inserção do enxerto.[8] Existem várias maneiras de fixar o enxerto. O método preferido dos autores é usar uma placa em Y de 1,5 mm. O membro reto da placa é fixado na superfície profunda do enxerto para prevenir que a placa fique palpável em uma região onde a pele é muito fina. A extremidade oposta é fixada ao osso frontal. É importante considerar que a projeção nasal afeta percepção da largura intercantal,[5] e a correção exagerada é mais bem tolerada do que a subprojeção (Fig. 75-2, J a L).[11]

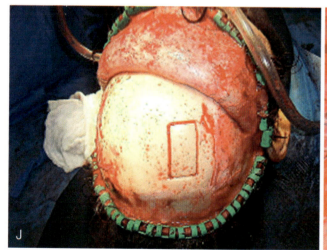 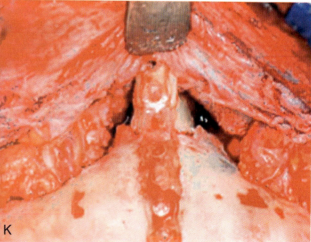

Figura 75-2, (Cont.) **J,** Extração da tábua externa da calvária para enxertia nasal. **K,** Fixação do enxerto dorsal ao osso frontal.

CAPÍTULO 75 Fratura Naso-órbito-etmoidal 793

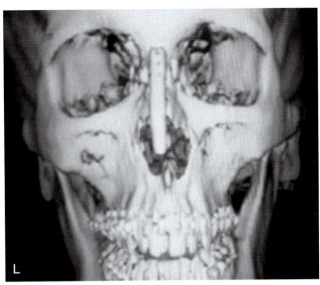

Figura 75-2, *(Cont.)* **L,** Exame de TC demonstrando fixação de um enxerto dorsal nasal usando a calvária. (**E, F, G, e I** de Englestad M: Naso-orbito-ethmoid fractures. In Bagheri S, Bell B, Khan H, editores: *Current therapy in oral and maxillofacial surgery.* St Louis, 2012, Mosby; **H** cortesia de Mark Englestad; **J, K** e **L** de Herford AS, Ying T, Bown B: Outcomes of severely comminuted [type III] nasoorbitoethmoid fractures, *J Oral Maxillofac Surg* 63:1266, 2005.)

TÉCNICA: Fixação NOE com Suspensão de Gancho Cantal *(Cont.)*

PASSO 8: Tratamento das Necessidades de Tecidos Moles

A visualização adequada de fraturas NOE requer dissecção significativa de tecidos moles. É importante garantir que os tecidos moles sejam cuidadosamente ressuspensos, começando pela fixação do TCM, conforme já descrito. A ressuspensão da aba coronal próxima à sutura frontozigomática é necessária, pois, se não for feita, pode levar a uma aparência prematuramente envelhecida apesar do excelente reparo das fraturas. Isso pode ser feito com sutura Vicryl 4-0. Então, é efetuada a reaproximação do pericrânio. Em seguida, um dreno plano perfurado é colocado sob o retalho coronal, com um ponto de saída percutâneo na região posterior da orelha. O fechamento da camada galeal da incisão coronal é melhor que seja realizado com sutura interrompida de Vicryl 4-0. O fechamento é finalizado com colocação de grampos, embora possam ser usadas suturas. Quaisquer possíveis lacerações faciais existentes devem ser fechadas em camadas.

TÉCNICA ASSOCIADA E/OU ALTERNATIVA: Cantopexia Transnasal

Os princípios fundamentais do reparo são os mesmos no tratamento de fraturas NOE. Contudo, diversos métodos já foram descritos em relação à ressuspensão do TCM. Fios transnasais é a técnica mais descrita para tratamento de rompimento de TCM. Com uma broca longa de 2,0 mm, é feito um orifício através da cavidade nasal em um nível que ofereça um vetor adequado à ressuspensão do TCM. O TCM é identificado, passando-se uma sutura ou fio de aço pelo orifício piloto transnasal com um furador ou uma agulha espinhal. A sutura ou fio de aço são apertados para proporcionar a forma e a inclinação adequadas da fissura palpebral. Avaliação repetida da posição dos cantos mediais é feita externamente até que se obtenha a redução adequada. Uma armadilha dessa técnica é que em casos com alto grau de cominuição, a arquitetura óssea que é utilizada para o posicionamento da cantopexia transnasal não fornece suporte estrutural para ressuspender o tendão cantal medial em um vetor adequado. Pode ser necessária enxertia nesses casos.

Cada uma das suturas da cantopexia é fixada dentro do rebordo orbital da órbita oposta com um parafuso ósseo. Se forem realizadas cantopexias bilaterais, cada uma é fixada individualmente dentro do rebordo orbital contralateral. Não é recomendável fixá-las juntas;[5] se uma delas afrouxar ou se soltar, ambas cantopexias falharão (Fig. 75-3).

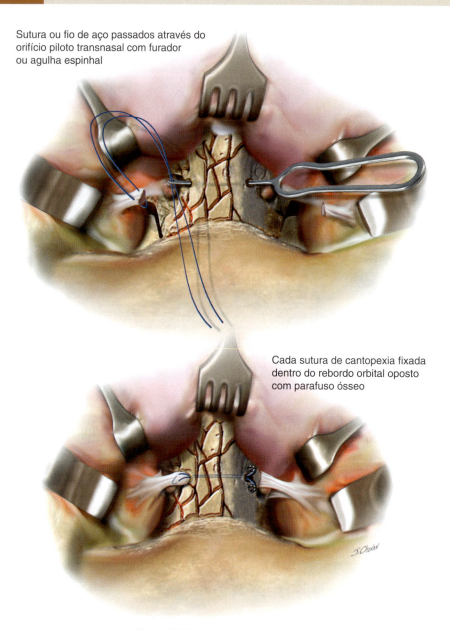

Figura 75-3 Cantopexia transnasal.

Prevenção e Tratamento das Complicações

Podem surgir complicações intraoperatórias durante o tratamento de trauma extenso em terço médio de face. A prevenção de trauma iatrogênico é de fundamental importância. Há possibilidade de danos a componentes orbitais, como o globo ocular, quando não há cuidado com a técnica cirúrgica. É importante permanecer no plano subperiosteal ao elevar os tecidos nessa região. É prudente usar um retrator maleável como proteção ao passar fios ou suturas ou ao perfurar na direção dos componentes orbitais.

O cirurgião deve estar continuamente atento ao local e à direção durante o uso de brocas rotativas nessa região. É importante reconhecer que o teto orbital e os espaços etmoidais superiores compõem o assoalho da fossa craniana anterior. Isso é de maior preocupação ao perfurar transnasalmente durante um procedimento de cantopexia. A sutura frontoetmoidal na parede medial da órbita (nível dos forames etmoidais) está associada ao nível da lâmina cribriforme. Esse é um marco anatômico útil para se manter abaixo ao perfurar.

Se o ligamento cantal medial estiver ancorado a um fragmento ósseo de tamanho suficiente para fixação, o cirurgião deve tomar cuidado para não avulsioná-lo quando estiver dissecando ao longo do rebordo orbital medial. Avulsão iatrogênica poderia transformar um reparo simples em um procedimento complicado de ressuspensão. Se o ligamento cantal medial for avulsionado, a técnica de gancho cantal, descrita anteriormente, deve ser usada para ressuspendê-lo.

Recomendações Pós-operatórias

Complicações pós-operatórias de lesões e reparos NOE podem ser de natureza funcional ou estética. Defeitos estéticos, como telecanto, defeitos tipo nariz em sela, ou cicatrizes não estéticas são geralmente as principais preocupações tanto dos pacientes quanto dos cirurgiões. Telecanto é definido como uma ampliação da distância intercantal além dos valores aceitáveis. A distância intercantal média depende da raça e do sexo, mas, geralmente, é de 33 mm (± 2 mm). Previne-se isso melhor supercorrigindo a posição durante a ressuspensão cantal tanto na direção superior quanto posterior. Ligação transnasal do fragmento central anterior à fixação cantal medial resulta em telecanto pós-operatório.[3] Medir antes de fechar a incisão coronal ajuda o cirurgião a alcançar a distância adequada.

Defeitos tipo nariz em sela são consequentes de suporte inadequado no dorso nasal. A perda desse suporte é comum em lesões de alto grau de cominuição. Deve-se considerar a colocação de enxerto ósseo dorsal no momento do reparo primário. O tecido mole se contrai durante a cicatrização, e reparos secundários causam resultados desfavoráveis.

Cicatrizes não estéticas podem ser evitadas abandonando-se abordagens como a incisão em forma de asa de gaivota e usando, em vez disso, incisões coronais. O posicionamento da incisão coronal atrás da linha do cabelo ou próximo ao vértice nos homens que apresentam padrões de calvície pode camuflar qualquer cicatriz resultante. O uso criterioso do cautério na camada dérmica evita danos aos folículos pilosos e minimiza qualquer cicatriz perceptível.

Em casos com um componente orbital significativo, pode ocorrer enoftalmo pós-operatório. A exploração do defeito e seu reparo com o devido material de reconstrução para restaurar o volume orbital pré-lesão reduz a probabilidade de enoftalmo. Pode-se usar tomografia computadorizada (TC) intraoperatória para avaliar a reconstrução orbital antes do fechamento das incisões.

O aparelho nasolacrimal está diretamente relacionado com os componentes ósseos e de tecido mole da região NOE. Lesões nasolacrimais são mais comumente acompanhadas por telecanto traumático.[12] Disfunção nasolacrimal é relatada em 5% a 17,4% das lesões NOE.[12] Se necessário, realiza-se dacriocistorrinostomia (DCR) aproximadamente 4 a 6 semanas depois.

Pode ocorrer vazamento de líquido cefalorraquidiano com rompimento da lâmina cribriforme. Foi relatado que praticamente 85% dos vazamentos de LCR se resolvem somente com observação em um prazo de 2 a 10 dias.[13] Os que não se resolvem são tratados com drenagem lombar ou procedimentos extracranianos e intracranianos.

Referências

1. Stranc MF: Primary treatment of naso-ethmoid injuries with increased intercanthal distance, *Br J Plast Surg* 23:8, 1970.
2. Epker BN: Open surgical management of naso-orbital-ethmoid facial fractures. In Kay L, editor: *Transactions of the IVth International Conference on Oral Surgery, Munksgaard*, Copenhagen, 1973, Munksgaard.
3. Markowitz BL, et al: Management of the medial canthal tendon in nasoethmoid orbital fractures: the importance of the central fragment in classification and treatment, *Plast Reconstr Surg* 87:843, 1991.
4. Gruss JS: Naso-ethmoid-orbital fractures: classification and role of primary bone grafting, *Plast Reconstr Surg* 87:303, 1985.
5. Ellis E: Sequencing treatment for naso-orbito-ethmoid fractures, *J Oral Maxillofac Surg* 51(5):543, 1993.
6. Mustarde JC: Epicanthus and telecanthus, *Int Ophthalmol Clin* 4:359, 1964.
7. Dingman RO, Grabb WC, Oneal RM: Management of injuries of the naso-orbital complex, *Arch Surg* 98:356, 1969.
8. Herford AS, Ying T, Bown B: Outcomes of severely comminuted (type III) nasoorbitoethmoid fractures, *J Oral Maxillofac Surg* 63:1266, 2005.
9. Englestad M: Naso-orbito-ethmoid fractures. In Bagheri S, Bell B, Khan H, editors: *Current therapy in oral and maxillofacial surgery*, St Louis, 2012, Mosby.
10. Papdopoulos H, Salib N: Management of naso-orbital-ethmoidal fractures. In Laskin D, Abubaker OA, editors: *Current controversies in maxillofacial trauma, Oral Maxillofac Surg Clin North Am* 21(2):221, 2009.
11. Potter J, Muzaffar A, Ellis E, et al: Aeshetic management of the nasal component of naso-orbital ethmoid fractures, *Plast Reconstr Surg* 117:10e, 2006.
12. Gruss JS, Hurwitz JJ, Nik NA, et al: The pattern and incidence of nasolacrimal injury in naso-orbito-ethmoid fractures: the role of delayed assessment and dacryocystorhinostomy, *Br J Plast Surg* 38:116, 1985.
13. Bell BR, Dierks EJ, Homer L, Potter B: Management of cerebrospinal fluid leak associated with craniomaxillofacial trauma, *J Oral Maxillofac Surg* 62:676, 2004.

CAPÍTULO 76

Lesões Le Fort

Justine Moe e Martin B. Steed

Material Necessário

Elevador periosteal n° 9
Bisturis de lâmina n° 15
Fios de 24 e 26 Gauges
Suturas apropriadas
Eletrocautério bipolar

Retratores Bulldog
Retrator Desmarres
Barras de arcada de Erich
Dispositivos de fixação (placas e parafusos)

Anestésico local com vasoconstritor
Eletrocautério de ponta de agulha
Retratores Obwegeser
Pinça Rowe
Tesouras

Histórico do Procedimento

O tratamento de lesões do terço médio da face foi descrito extensivamente pela primeira vez no século XIX. Em 1823, von Graefe relatou o primeiro uso de talas externas para fraturas maxilares.[1] Em 1866, Guerin descreveu o padrão das fraturas do terço médio da face, observando o envolvimento da maxila, a parte piramidal do osso palatino e os processos pterigoides do osso esfenoide. Ele observou uma associação com equimose próximo ao forame palatino maior, o denominado *sinal de Guerin*. Em 1901, Rene Le Fort relatou seus experimentos com 35 cabeças de cadáveres que foram submetidos a diversos graus de trauma.[2] Seu sistema de classificação dos três padrões de fratura maxilar foi fundamental para o desenvolvimento de estratégias reconstrutivas de traumas, cirurgia craniofacial e ortognática (Fig. 76-1).

Grandes avanços no tratamento de fraturas maxilares no século XX coincidiram com épocas de guerra. Durante a Primeira Guerra Mundial, Fry e Gillies foram os pioneiros no tratamento colaborativo de lesões maxilofaciais entre anestesistas e cirurgiões.[1] Durante a Segunda Guerra Mundial, as fraturas Le Fort eram tratadas por fixação externa de talas metálicas a um aparelho cefálico por meio de hastes e juntas universais industrializadas. Em 1942, Adams introduziu a fixação interna em fraturas maxilares, usando fios de suspensão do processo zigomático do osso frontal, rebordo orbital inferior ou osso zigomático.[3] O desenvolvimento da osteossíntese anunciou o advento da traumatologia moderna. Placas de compressão automática foram introduzidas por Luhr em 1968 e padronizadas por Spiessel em 1971.[4] Os princípios da fixação de miniplacas monocorticais sem compressão axial que foram propostas por Michelet e Moll (1971)[5] e por Champy e Lodde (1976)[6] foram aplicados ao terço médio da face. Gruss (1982)[7] e Manson *et al.* (1985)[8] discutiram a estabilização de pilares com miniplacas e propuseram abordagens sistemáticas para o tratamento de fraturas do mediofaciais e panfaciais.

Indicações para Uso dos Procedimentos

Fraturas maxilares ocorrem com maior frequência em consequência de trauma contuso de agressões, lesões esportivas e acidentes com veículos motorizados. A fratura Le Fort I é uma fratura maxilar horizontal resultante de um golpe na maxila acima dos ápices radiculares. Ela envolve o septo nasal, as paredes laterais nasais, as paredes anterior e lateral do seio maxilar, além das placas pterigoides. O padrão da fratura Le Fort II descreve uma fratura piramidal resultante de trauma contuso no rebordo infraorbital e na junção nasofrontal. A parte central do terço médio da face e a maxila são mobilizados do esqueleto facial com a linha de fratura se estendendo através da sutura nasofrontal, processo frontal da maxila, osso lacrimal, rebordo orbital inferior, parede anterior do seio maxilar e placas pterigoides. A fratura Le Fort III ou disjunção craniofacial resulta de trauma contuso de alto impacto na junção nasofrontal e rebordos orbitais laterais superiores. O esqueleto facial é separado da base do crânio, com a linha da fratura se estendendo medialmente através da placa perpendicular ao etmoide, vômer e base do esfenoide, e lateralmente através da sutura nasofrontal, parede orbital medial, assoalho orbital, junção zigomaticofrontal e arco zigomático. A continuidade de Le Fort I para Le Fort III reflete a crescente intensidade da lesão, crescente complexidade de restauração (com necessidades adicionais de acesso) e crescente probabilidade de lesões neurológicas e oculares concomitantes.

Idealmente, o tratamento cirúrgico de fraturas mediofaciais deve ser concluído assim que a condição médica do paciente o permitir. A avaliação pré-operatória inclui exame clínico e avaliação radiográfica com tomografia computadorizada sem contraste reformatada em três planos com espessura de corte de 1 mm ou menos (Fig. 76-2, *A* e *B*). Entre os objetivos do tratamento estão o restabelecimento da oclusão pré-mórbida e da largura, projeção e altura facial. A incapacidade de restaurar fraturas Le Fort pode resultar em retrusão mediofacial, alongamento mediofacial e mordida aberta anterior devido ao empuxe posteroinferior do pterigoide medial na maxila posterior[8] (Fig. 76-2, C). Além disso, fraturas orbitais não restauradas de lesões Le Fort II e III podem levar a enoftalmo, diplopia e debilitação da drenagem lacrimal. A reconstrução precoce permite uma restauração ideal da aparência pré-lesão conforme determinada pela relação entre osso e tecido mole. A mobilização e a redução de segmentos ósseos podem ser desafiadoras em condições tardias devido à impactação de fragmento ósseo e à contração de tecidos moles. Além disso, o retardamento da reconstrução resulta em uma segunda agressão ao tecido mole contundido, podendo aumentar a fibrose subcutânea, a rigidez e a hiperpigmentação.[9]

Deve-se destacar que fraturas Le Fort "puras" que seguem exatamente as linhas da Figura 76-1 são um tanto incomuns no ambiente clínico. Lesões Le Fort ocorrem com mais frequência em uma série de variantes e combinações. Por exemplo, um paciente pode apresentar uma fratura Le Fort I à esquerda e uma fratura Le Fort II à direita (Fig. 76-2, D). Lesões unilaterais ou semi- Le Fort, fraturas cominuídas e fraturas palatais associadas também são encontradas.

Contraindicações e Limitações

Lesões Le Fort ocorrem com forças de alto impacto; sendo assim, os pacientes muitas vezes apresentam lesões concomitantes ou potencialmente fatais. O tratamento inicial de pacientes com suspeita de fraturas maxilofaciais deve seguir o protocolo ATLS (Advanced Trauma Life Support). A pesquisa inicial inclui estabilização das vias aéreas e da coluna cervical, suporte respiratório e ventilatório, controle da circulação e de hemorragia, avaliação neurológica e de deficiências, além de controle de exposição e ambiente (ATLS). A obstrução das vias aéreas em lesões Le Fort ocorre, em especial, secundariamente a uma hemorragia na via aérea superior de várias origens, bem como alteração da anatomia da via aérea com deslocamento posteroinferior do meio da face para a via aérea orofaríngea.[10] A incidência de hemorragia potencialmente fatal nas lesões Le Fort II e III é maior do que em todas as demais lesões faciais, com índices de 5,5% em relação a 1,2%, respectivamente.[11] Proteção das vias aéreas e intubação devem ser consideradas no caso de acúmulo significativo de sangue na cavidade oronasal e de alto risco de aspiração e obstrução da via aérea potencialmente letais.[12] Até

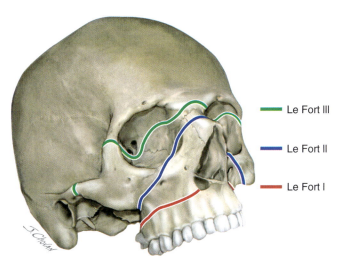

Figura 76-1 Classificação Le Fort de padrões de fratura maxilar.

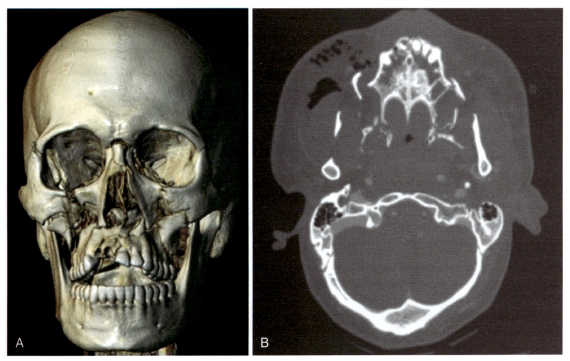

Figura 76-2 **A,** Exame de tomografia computadorizada tridimensional de múltiplas fraturas mediofaciais incluindo um padrão Le Fort de nível I. **B,** Exame de tomografia computadorizada de seção axial de janela óssea no nível da maxila demonstrando fratura bilateral das placas pterigoides – a marca registrada das fraturas Le Fort.

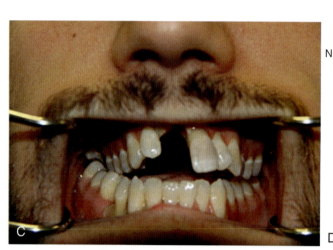
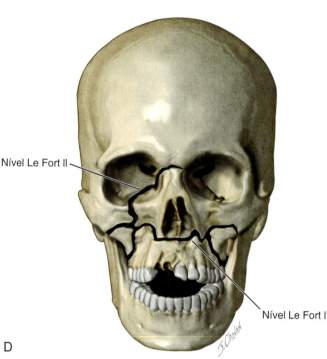

Figura 76-2 (Cont.) **C,** Fotografia clínica demonstrando uma mordida aberta anterior em consequência de fratura Le Fort. Esta foto também demonstra colapso da largura maxilar em decorrência de um componente de fratura palatal. **D,** A maioria das fraturas mediofaciais não segue o padrão Le Fort clássico "puro". A fratura do paciente à direita demonstra um padrão Le Fort II, enquanto a fratura do paciente à esquerda é de nível Le Fort I.

um terço das lesões Le Fort pode necessitar de métodos respiratórios emergentes; portanto, os médicos que atendem traumas mediofaciais devem estar preparados para estabelecer uma via aérea cirúrgica tanto em casos agudos quanto em ambientes mais controlados. Hemorragia leve a moderada pode ser controlada com tampões nasais ou com cateter balão. No entanto, hemorragia intensa que não se resolve com medidas locais pode necessitar de embolização arterial transcatetérica.[13]

Fraturas Le Fort também são mais raramente associadas a lesões da coluna cervical, com incidências relatadas de 1,5% a 2%.[14,15] Além disso, fraturas mediofaciais geralmente se apresentam com lesões cerebrais traumáticas com uma incidência de 51%.[16] Fraturas Le Fort estão mais associadas a óbito por lesão neurológica em comparação a fraturas isoladas de mandíbula.[17] A avaliação das fraturas maxilofaciais faz parte da verificação secundária e vem em seguida da estabilização e ressuscitação do paciente politraumatizado. Nas fraturas Le Fort II e III com componentes orbitais, a avaliação oftalmológica para verificação de possíveis lesões no globo ocular deve ser realizada anteriormente à cirurgia.

TÉCNICA: Redução Aberta e Fixação Interna de Fraturas Le Fort

Em geral, o tratamento das fraturas Le Fort segue os princípios de exposição ampla e visualização direta dos segmentos da fratura, o uso de suportes verticais e horizontais da face para alinhamento e fixação, e enxerto ósseo imediato para reconstrução das estruturas ósseas cominuídas ou avulsionadas.

PASSO 1: Tratamento das Vias Aéreas

O tratamento intra e perioperatório das vias aéreas deve permitir a administração segura de anestésicos, o acesso cirúrgico ideal e menor morbidade. A intubação nasoendotraqueal facilita a fixação maxilomandibular (FMM) intraoperatória sendo considerada se houver expectativa de extubação mediante a conclusão do procedimento. Deve-se ter cuidado ao colocar sondas nasoendotraqueais em pacientes com fraturas de terço médio de face com componentes cranianos basilares como nas fraturas Le Fort III, já que existem relatos de associação da colocação intracraniana de sondas endotraqueais e cateteres nasogástricos a morbidade intensa e altos índices de mortalidade.[18] Contudo, não há evidências suficientes

TÉCNICA: Redução Aberta e Fixação Interna de Fraturas Le Fort (Cont.)

para excluir a intubação nasotraqueal nas mãos de profissionais habilidosos.[19] A intubação nasotraqueal pode interferir na correção do septo nasal.

Intubação oral é considerada se a sonda endotraqueal puder passar através de um espaço edêntulo para permitir a FMM ou a conversão para intubação submental na qual a sonda endotraqueal é passada através do assoalho anterior da boca e de uma incisão transcutânea submental. Traqueostomia imediata é considerada em casos de fraturas extensas de terço médio de face em que a intubação seja difícil e se há previsão de período pós-operatório prolongado de intubação.

PASSO 2: Aplicação de Barras de Erich

As barras de Erich são fixadas nos dentes por um fio de aço circundental. Deve-se tomar cuidado ao colocar os arames firmemente nos dentes sem extruir dentes moles. A barra de Erich muitas vezes ajuda a reduzir os componentes dentoalveolares da lesão. A colocação da barra transversalmente em fraturas mais extensas pode impedir a redução adequada, há casos em que a barra pode precisar ser colocada de modo segmentar (Fig. 76-3, A).

(Continua)

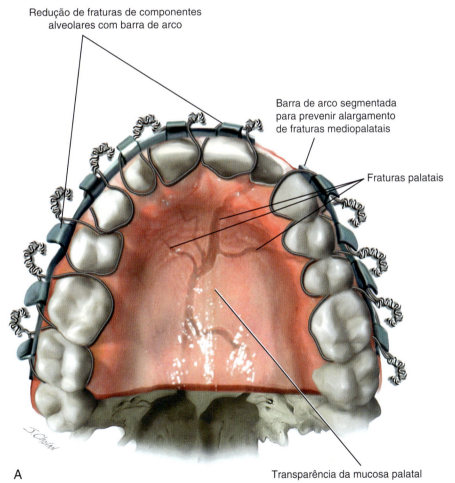

Figura 76-3 **A,** Fraturas palatais podem necessitar de uma barra de arco segmentada para permitir redução adequada, prevenindo alargamento ou colapso de um segmento maxilar.

TÉCNICA: Redução Aberta e Fixação Interna de Fraturas Le Fort (Cont.)

PASSO 3: Exposição das Fraturas

Diversas abordagens cirúrgicas são possíveis para acessar fraturas Le Fort, sendo geralmente usadas em combinação. Uma incisão transmucosa maxilar permite a restauração de fraturas Le Fort I, sendo mais necessária nas fraturas Le Fort II e III, já que a maioria requer fixação no nível maxilar inferior. Também oferece acesso ao suporte zigomaticomaxilar (ZM) e rebordo orbital inferior em fraturas Le Fort II. O rebordo orbital inferior e o assoalho orbital nas fraturas Le Fort II ou III podem ser acessados por meio de diversas abordagens transcutâneas, incluindo pela pálpebra inferior, incisões subtarsais e subciliares, ou por incisões transconjuntivais com ou sem cantotomia lateral e cantólise inferior. Para fraturas Le Fort III, a incisão coronal oferece acesso total e visualização ideal da região nasofrontal, do rebordo orbital lateral e do arco zigomático. É particularmente vantajosa para redução e fixação de fraturas Le Fort III cominuídas. Incisões relaxantes no retalho coronal podem ser necessárias para permitir instalação de dispositivos de monitoramento intracranianos inclusive drenos externos de ventriculostomia. As incisões superciliares e as incisões de blefaroplastia superior ou da prega supratarsal permitem acesso ao suporte nasofrontal e zigomaticofrontal (ZF) no rebordo orbital lateral, mas não ao arco zigomático. Em casos raros, as lacerações existentes podem ser aumentadas e utilizadas para acesso (Fig. 76-3, *B*).

PASSO 4: Redução da Fratura

Após a exposição da fratura, os suportes horizontal e vertical maxilar são anatomicamente alinhados para restaurar altura, projeção e largura normal do terço médio da face. Deve-se obter redução na região nasofrontal, rebordo orbital inferior e arco zigomático nas fraturas Le Fort III. A redução da unidade maxilar inferior é fundamental nas fraturas Le Fort I e na maioria das Le Fort II e III, podendo necessitar do uso de uma pinça de Rowe para desimpactação ou de fios de aço passando através da espinha nasal anterior. Se a desimpactação não for possível com essas técnicas e se o padrão da fratura for acima do nível Le Fort I, uma osteotomia Le Fort I pode ser concluída unilateral ou bilateralmente para mobilizar e reduzir a maxila e o segmento dentado. Osteotomia deve ser considerada somente em fraturas maxilares não cominuídas nas quais a fixação rígida com suporte ósseo adequado for possível. O posicionamento passivo da unidade maxilar inferior é necessário antes da fixação para prevenir recidiva posterior, podendo ser realizado por meio do estiramento do segmento anteriormente (Fig. 76-3, *C* e *D*).

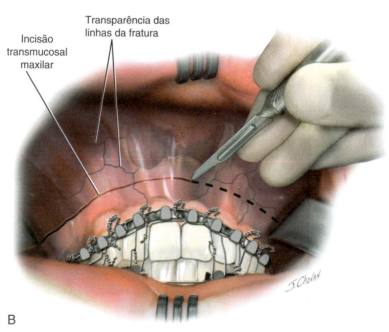

Figura 76-3 (Cont.) B, Incisão vestibular maxilar feita com uma lâmina n° 15 através da mucosa não aderida. A incisão se estende do pilar maxilar esquerdo até o direito. É aprofundada em ângulo reto em direção ao osso para permitir a aproximação de uma robusta bainha de tecido no fechamento.

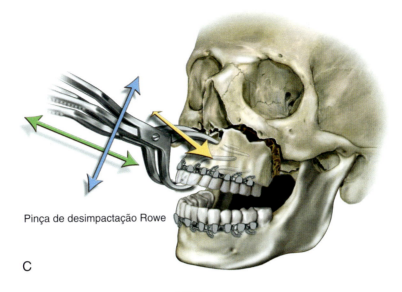

Pinça de desimpactação Rowe

C

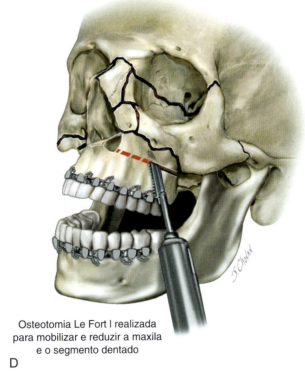

Osteotomia Le Fort I realizada para mobilizar e reduzir a maxila e o segmento dentado

D

Figura 76-3 *(Cont.)* **C,** Demonstra o uso da pinça de desimpactação Rowe para mobilizar a fratura Le Fort nível I em múltiplos vetores de modo a permitir a devida redução. **D,** Conversão de uma fratura maxilar alta em uma fratura de nível I de redução mais fácil.

TÉCNICA: Redução Aberta e Fixação Interna de Fraturas Le Fort (Cont.)

PASSO 5: Redução de Fratura Palatal
Fraturas alveolares palatais e maxilares concomitantes requerem redução para estabilizar a dimensão maxilar transversa e obter oclusão ideal. Essas fraturas geralmente são tratadas antes da redução de níveis mediofaciais mais altos para permitir a colocação de FMM de modo a direcionar a redução nos suportes verticais. Embora não exista um consenso geral quanto ao tratamento ideal de fraturas palatais, várias modalidades de tratamento já foram descritas, inclusive *splints* cirúrgicos, FMM, fios de aço transpalatais, fixação com miniplacas transmucosais ou subperiosteais, ou uma combinação de técnicas.[20,21] *Splints* palatais permitem uma oclusão correta, previnem rotação ou colapso do segmento maxilar e estabilizam os segmentos maxilares se for usada tração elástica intermaxilar.[22] Segmentos alveolares são estabilizados com fixação de miniplacas colocadas através de incisões vestibulares, que devem ser colocadas criteriosamente de forma a não prejudicar o suprimento vascular do segmento fraturado (Fig. 76-3, *E*).

PASSO 6: Fixação Maxilomandibular
O estabelecimento da oclusão dental é necessário em fraturas Le Fort anteriormente à fixação interna, sendo obtido mais com FMM intraoperatória. No caso de mandíbulas estáveis, a rotação do arco mandibular e a altura do ramo mandibular intactos são usados para determinar a redução correta da unidade maxilar e estabelecer a altura do suporte posterior. A MMF também guia a redução na ausência de visualização direta dos segmentos da fratura quando são usadas técnicas de redução fechada e em casos de cominuição intensa dos suportes maxilares anteriores. Na ausência de dentição intacta, dentaduras ou moldes gengivais podem ser usados para estabelecer a relação maxilomandibular. Em casos de oclusão dental irreprodutível ou maxila edêntula sem dentadura ou *splints* disponíveis, ou de fratura mandibular não restaurada, o tratamento de fraturas mediofaciais é ditado pela redução anatômica nos pilares. No entanto, a reconstrução do pilar é apenas uma referência para a altura maxilar, e não para projeção.[9]

PASSO 7: Fixação Interna
Fixação interna rígida utilizando sistemas de miniplacas é concluída após a redução dos segmentos da fratura. O local, a quantidade e o tamanho da fixação depende da intensidade da cominuição e do deslocamento, mas, em geral, as placas devem ser colocadas ao longo dos pilares horizontais e verticais para permitir a restauração da trajetória de carga pré-traumáticos.[23] Deve-se observar que somente suportes anteriores são restaurados no nível Le Fort I; os suportes posterior ou pterigoide são tratados indiretamente com estabilização obtida ao relacionar a maxila à mandíbula intacta através da FMM (Fig. 76-3, *F* a *H*).

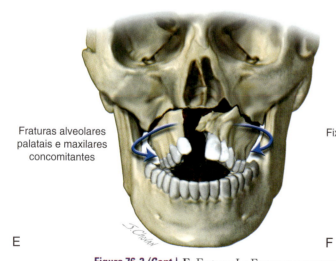

E   Fraturas alveolares palatais e maxilares concomitantes
F   Fixação interna rígida

Figura 76-3 (Cont.) **E,** Fraturas Le Fort com componente palatal tendem a desabar a largura transversa do arco maxilar no nível dos dentes devido ao alargamento superior. **F,** Depois de obtidas a devida oclusão e a correta redução da maxila, os ossos podem ser fixados com placas rígidas internas de titânio. A placa mais inferior demonstrada aqui precisaria de parafusos monocorticais de 5 mm para evitar lesões às raízes dos dentes maxilares.

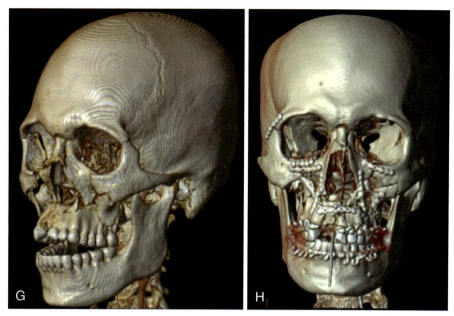

Figura 76-3 (Cont.) **G,** Fratura Le Fort antes da redução e fixação demonstrando impactação anterior clássica, deslocamento inferior posterior e mordida aberta anterior. **H,** Após redução e fixação.

TÉCNICA: Redução Aberta e Fixação Interna de Fraturas Le Fort (Cont.)

PASSO 8: Enxertia Óssea

Enxertia óssea imediata ou secundária raramente é necessária em defeitos ósseos maiores ou iguais a 5 mm, em especial para reconstrução de suportes instáveis, cominuídos ou ausentes.[24] Entre os locais doadores mencionados estão a costela e o ilíaco; contudo, enxerto ósseo autógeno da calvária através da incisão coronal é preferível, já que previne a necessidade de um segundo local de cirurgia e sua morbidade associada.

PASSO 9: Fechamento do Tecido Mole

O fechamento do tecido mole é realizado em camadas para reaproximar os componentes anatômicos da cobertura de tecido mole. Refixação periosteal é geralmente necessária para prevenir flacidez pós-operatória do tecido mole e para guiar a readerência do tecido mole ao esqueleto craniofacial reconstruído.[25-27] As abordagens cirúrgicas em casos de fraturas Le Fort resultam em desenluvamento total ou subtotal e predispõem à migração do tecido mole, ptose e afinamento. Dessa maneira, o fechamento periosteal é considerado na sutura ZF, rebordo orbital inferior e fáscia temporal profunda.[26] Refixação periosteal é considerada na protuberância malar, no rebordo orbital inferior e nos cantos medial e lateral.[27] A incisão da fáscia temporal da abordagem coronal deve ser refixada ou suspendida para permitir a ressuspensão da fáscia também no nível do arco.[9,27] As camadas musculares são então aproximadas, e a mucosa é fechada em uma ou duas camadas de forma contínua ou intermitente.

TÉCNICA ALTERNATIVA 1: Combinação (Redução Aberta e Fechada) de Fraturas Le Fort

Embora geralmente se deseje a visualização dos locais fraturados para redução e fixação, nem sempre é necessário expor todos os componentes de fraturas Le Fort. As técnicas são geralmente classificadas como redução aberta ou fechada, ou uma combinação de ambas. Por exemplo, fixação adequada nos rebordos orbitais inferiores e laterais bilaterais de fraturas Le Fort II ou III, respectivamente, pode prescindir a necessidade de fixação na sutura nasofrontal, dessa forma evitando uma incisão adicional para acesso. Contudo, se o segmento nasofrontal estiver instável apesar da fixação nesses suportes, a exposição da área nasofrontal pode ser necessária usando uma variedade de abordagens, conforme discutido anteriormente. A redução fechada inicial com pinça de desimpactação e FMM pode ser realizada em fraturas intensivamente cominuídas antes do tratamento definitivo com redução aberta e fixação interna após aproximadamente 4 semanas.

TÉCNICA ALTERNATIVA 2: Alternativas de Sequenciamento para Fraturas Le Fort

Uma variedade de sequências de tratamento já foram defendidas para o tratamento de fraturas Le Fort de níveis II e III. O desenvolvimento da osteossíntese com miniplacas aliviou a necessidade de fixação externa e de ligação interfragmentar com fios de aço, tendo permitido maior flexibilidade na sequência da restauração. A fixação de padrões de fraturas Le Fort cominuídas geralmente é realizada de uma forma "estável para instável". Em particular, fraturas Le Fort III geralmente apresentam-se como um componente de fraturas panfaciais em vez de fraturas isoladas. Vários métodos de sequenciamento já foram defendidos para o tratamento de fraturas panfaciais, inclusive "de baixo para cima" e "de fora para dentro".

Prevenção e Tratamento das Complicações

Pode ocorrer hemorragia intraoperatória em consequência de danos a qualquer número de vasos localizados nos arredores, especialmente quando há necessidade de desimpactação significativa ou osteotomia para reduzir segmentos de fraturas maxilares. Nem sempre é possível prevenir, mas o conhecimento da anatomia vascular, a proteção dos tecidos moles durante a osteotomia e o alívio da tensão nos feixes neurovasculares visualizados podem ajudar a mitigar hemorragias intraoperatórias intensas. Possíveis fontes de sangramento incluem as artérias alveolar superior anterior e posterior, nasopalatinas e palatinas descendentes e, mais raramente, a artéria maxilar interna. Tamponamento, cauterização e ligação em geral são suficientes para obter hemostasia na maioria das situações. Nos casos em que não se consegue controlar a hemorragia em nível local, ligação da artéria carótida externa ou embolização transarterial devem ser fortemente consideradas.

Pode ocorrer o posicionamento intraoperatório incorreto da unidade maxilar inferior quando o complexo maxilomandibular não está passivamente assentado no momento da fixação. Isso ocorre mais quando as interferências ósseas maxilares posteriores não são avaliadas de modo adequado e a aplicação de pressão digital no queixo leva à redução nos suportes anteriores e ao mesmo tempo, não intencionalmente, deslocando dos côndilos mandibulares. Mordida aberta anterior é evidente no momento da liberação da FMM. Consegue-se uma melhor prevenção garantindo o assentamento completo dos côndilos mandibulares nas fossas glenoides, antes da rotação em sentido anti-horário do complexo maxilomandibular para redução e fixação maxilar inferior.

Hipoperfusão maxilar é incomum, porém pode ocorrer com fraturas segmentais múltiplas ou com interferências causadas por *splints* cirúrgicos nos tecidos moles. A hipoperfusão pode se manifestar intraoperativamente como mucosa pálida, retorno capilar prolongado ou ausente e, mais tarde, por esfacelamento de mucosa, e, em casos extremamente raros, pode levar a necrose asséptica maxilar.[28] Estratégias de prevenção incluem limitação de comprimento de incisões de tecidos moles para permitir a visualização e o tratamento de fraturas sem comprometer o suprimento vascular nos segmentos da fratura. Dissecção subperiosteal de fraturas maxilares intensamente cominuídas deve ser minimizada. *Splints* oclusais devem ser fabricados de modo que evite interferências nos tecidos moles palatais. Redução e estabilização precoces com fixação interna rígida também podem melhorar os resultados. Tratamento pós-operatório com o uso de oxigênio hiperbárico foi sugerido, mas seus benefícios ainda não estão claros.

Complicações Pós-operatórias

Iniciais

É possível conseguir controlar o sangramento nasal no período pós-operatório imediato utilizando-se diversas técnicas de tamponamento nasal. Um espéculo e uma boa fonte de iluminação são essenciais para determinar se a origem é anterior ou posterior. Se não se conseguir controlar adequadamente, podem ser necessárias exploração no centro cirúrgico ou radiologia interventiva para avaliação angiográfica.

Má oclusão pode ser resultado de posicionamento maxilar incorreto intraoperatório, falha inicial do material de fixação ou fraturas segmentais mandibulares ou maxilares não diagnosticadas. Um exame minucioso e modalidades de imagem adequadas ajudam a distinguir a etiologia da má oclusão para reposicionamento cirúrgico e refixação.

Parestesia do nervo infraorbital pode resultar da lesão do nervo no trauma inicial, principalmente quando os padrões da fratura se estendem através do forame infraorbital, ou pela tração ou manipulação intraoperatória para a devida redução. Desvio do septo nasal pode resultar do reposicionamento inadequado do septo nasal sobre a crista nasal da maxila, lesões do septo nasal não diagnosticadas ou deformidades de septo pré-operatórias. Isso pode resultar em maior resistência das vias aéreas, obstrução nasolacrimal e queixas dos pacientes quanto à estética.

Perda de visão pode ser resultado de um padrão de fratura desfavorável da maxila ou do trauma inicial, agravado pela manipulação cirúrgica do segmento durante o reposicionamento. O processo orbital do osso palatino constitui uma parte óssea da órbita e foi hipoteticamente considerado como possível causa (isto é raro em fraturas Le Fort I, porém mais comum em lesões Le Fort III).

Infecção pós-operatória imediata pode resultar de corpos estranhos, dentes necróticos ou segmentos ósseos, mas também está relacionada a fatores do hospedeiro (desnutrição, estado de imunocomprometimento, consumo crônico de álcool). O tratamento deve ser direcionado à seleção adequada de antibióticos, incisão e drenagem e remoção de quaisquer possíveis fontes.

Tardias

Se não tratada logo, a má oclusão normalmente apresenta-se como mordida aberta anterior, contatos prematuros posteriores e uma aparência esquelética geral Classe III. Uma vez desenvolvida a união, pequenas discrepâncias podem ser tratadas com aparelhos ortodônticos, enquanto as de maior porte precisarão ser tratadas por cirurgia ortognática.

Sangramento pós-operatório tardio (principalmente com um padrão intermitente) deve ser levado a sério. Formação de pseudoaneurisma deve estar no topo da lista de diagnósticos diferenciais, podendo ser avaliado por angiografia.

Epífora (lacrimação excessiva) pode resultar de danos ou obstrução do duto nasolacrimal (a saída do duto lacrimal fica abaixo das conchas inferiores de 11 a 17 mm acima do assoalho nasal e de 11 a 14 mm posterior à abertura piriforme). Epífora pode ser tratada por meio de um procedimento de dacriocistorrinostomia.

Falha de consolidação ou consolidação fibrosa farão que a maxila demonstre mobilidade, o que geralmente pode ser sutil. O tratamento deve ser direcionado à refixação da maxila com fixação interna rígida, fixação esquelética, fixação extraesquelética ou FMM.

Referências

1. Rowe NL: The history of the treatment of maxillo-facial trauma, *Ann R Coll Surg Engl* 49:329, 1971.
2. Le Fort R: Experimental study of fractures of the upper jaw. Parts I, II and II, *Rev Chir De Paris* 23:208, 1901, 360, 479.
3. Hausamen JE: The scientific development of maxillofacial surgery in the 20th century and an outlook into the future, *J Craniomaxillofac Surg* 29:2, 2001.
4. Luhr HG: [The development of modern osteosynthesis], *Mund Kiefer Gesichtschir* 4(Suppl 1):S84, 2000.
5. Michelet FX, Moll A: [Surgical treatments of fractures of the corpus mandibulae without blockage, with diminutive screwed plates inserted via the endobuccal route], *Rev Odontostomatol Midi Fr* 29:87, 1971.
6. Champy M, Lodde JP: [Mandibular synthesis. Placement of the synthesis as a function of mandibular stress], *Rev Stomatol Chir Maxillofac* 77:971, 1976.
7. Gruss JS: Fronto-naso-orbital trauma, *Clin Plast Surg* 9:577, 1982.
8. Manson PP, Crawley WA, Yarenshuk MJ: Midface fractures: advantages of immediate extended open reduction and bone grafting, *Plast Reconstr Surg* 76:1, 1985.
9. Kelly KJ, Manson PN, Vander Kolk CA, et al: Sequencing LeFort fracture treatment (organization of treatment for a panfacial fracture), *J Craniofac Surg* 1:168, 1990.
10. Ng M, Saadat D, Sinha UK: Managing the emergency airway in Le Fort fractures, *J Craniomaxillofac Trauma* 4:38, 1998.
11. Bynoe RP, Kerwin AJ, Parker HH 3rd, et al: Maxillofacial injuries and life-threatening hemorrhage: treatment with transcatheter arterial embolization, *J Trauma* 55:74, 2003.
12. Chen CC, Jeng SF, Tsai HH, et al: Life-threatening bleeding of bilateral maxillary arteries in maxillofacial trauma: report of two cases, *J Trauma* 63:933, 2007.
13. Chen YF, Tzeng IH, Li YH, et al: Transcatheter arterial embolization in the treatment of maxillofacial trauma induced life-threatening hemorrhages, *J Trauma* 66:1425, 2009.
14. Bagheri SC, Dierks EJ, Kademani D, et al: Comparison of the severity of bilateral Le Fort injuries in isolated midface trauma, *J Oral Maxillofac Surg* 63:1123, 2005.
15. Haug RH, Wible RT, Likavec MJ, et al: Cervical spine fractures and maxillofacial trauma, *J Oral Maxillofac Surg* 49:725, 1991.
16. Haug RH, Prather J, Indresano AT: An epidemiologic survey of facial fractures and concomitant injuries, *J Oral Maxillofac Surg* 48:926, 1990.
17. Plaisier BR, Punjabi AP, Super DM, Haug RH: The relationship between facial fractures and death from neurologic injury, *J Oral Maxillofac Surg* 58:708, 2000.
18. Huang HM, Wei ST, Chen DC, Lin HL: Preventing iatrogenic injury from inadvertent intracranial migration of a urinary Foley catheter while controlling profuse epistaxis after severe craniofacial trauma, *J Craniofac Surg* 22:748, 2011.
19. Bähr W, Stoll P: Nasal intubation in the presence of frontobasal fractures: a retrospective study, *J Oral Maxillofac Surg* 50:445, 1992.
20. Manson PN, Glassman D, Vanderkolk C, et al: Rigid stabilization of sagittal fractures of the maxilla and palate, *Plast Reconstr Surg* 85:711, 1990.
21. Cienfuegos R, Sierra E, Ortiz B, Fernández G: Treatment of palatal fractures by osteosynthesis with 2.0-mm locking plates as external fixator, *Craniomaxillofac Trauma Reconstr* 3:223, 2010.
22. Manson PN, Shack RB, Leonard LG, et al: Sagittal fractures of the maxilla and palate, *Plast Reconstr Surg* 72:484, 1983.
23. Rudderman RH, Mullen RL: Biomechanics of the facial skeleton, *Clin Plast Surg* 19:11, 1992.
24. Gruss JS, Mackinnon SE: Complex maxillary fractures: role of buttress reconstruction and immediate bone grafts, *Plast Reconstr Surg* 78:9, 1986.
25. Dingman RO, Natvig P: *Surgery of facial fractures*, Philadelphia, 1964, WB Saunders.
26. Phillips JH, Gruss JS, Wells MD, Chollet A: Periosteal suspension of the lower eyelid and cheek following subciliary exposure of facial fractures, *Plast Reconstr Surg* 88:145, 1991.
27. Manson PN, Clark N, Robertson B, et al: Subunit principles in midface fractures: the importance of sagittal buttresses, soft-tissue reductions, and sequencing treatment of segmental fractures, *Plast Reconstr Surg* 103:1287, 1999.
28. Khan N, Memon W, Idris M, et al: Post-traumatic near-complete aseptic necrosis of the maxilla: a case report and review of the literature, *Dentomaxillofac Radiol* 41:429, 2012.

CAPÍTULO 77

Trauma Mediofacial Pediátrico

Sean P. Edwards

Material Necessário

Elevador periosteal n° 9
Bisturi n° 15
Fios de aço 26 e 28
Suturas apropriadas
Pinça Ash
Eletrocautério bipolar
Pinças
Gancho de osso
Parafuso Carroll-Girard

Ganchos duplo de pele (2)
Barras de Erich
Anestésico local com vasoconstritor
Retratores maleáveis
Tesouras Mayo
Talas nasais e de Doyle de escolha
Eletrocautério de ponta de agulha
Porta-agulhas
Retratores Obwegeser

Kit de fixação reabsorvível ou de titânio
Pinça de Rowe
Régua
Retratores Senn
Ganchos de pele simples (2)
Tesouras de tenotomia
Retratores de veias
Cortadores de fios
Guias/dobradores de fios

Histórico do Procedimento

Fraturas faciais pediátricas têm sido assunto de diversas análises retrospectivas. A maioria delas expressa alguma variação em termos da demografia das lesões verificadas. Provavelmente, isso representa um reflexo do ambiente de onde o banco de dados é extraído (p. ex., centros de trauma urbanos *vs*. não urbanos). Imahara *et al*.[1] realizaram uma busca no National Trauma Data Bank do American College of Surgeons referente ao período de 2001 a 2005. Esse banco de dados contém informações de pacientes de mais de 600 centros de trauma. Durante o período analisado, 1,5 milhões de pacientes foram inseridos no banco de dados, e praticamente 19% desses tinham menos de 18 anos de idade. Cerca de 4,6%, ou 12.739, apresentavam fratura facial. Acidentes automobilísticos eram o mecanismo de lesão mais comum. Na análise, a incidência de fraturas aumentava com a idade do paciente lesionado. A menor incidência foi observada em bebês e crianças de até dois anos, enquanto a maior delas foi verificada em adolescentes. Da mesma forma, conforme aumentava a idade, o número de fraturas que exigiam intervenção cirúrgica também aumentava. Apenas 11% das crianças de até 2 anos necessitaram de cirurgia, em comparação a 30% dos indivíduos entre 15 e 18 anos de idade. O local mais comum de fratura era a mandíbula (32%). Na sequência, foram as lesões mediofaciais, sendo as fraturas nasais responsáveis por 30%, seguidas pelas lesões perto do zigoma, com um índice de 28,6%.

Existe pouca literatura disponível que descreva a incidência de atenuação de crescimento após uma lesão mediofacial. Seria necessário obter uma amostra grande acompanhada por um longo período (anos) para que essa pergunta pudesse ser respondida definitivamente, pois os efeitos de uma lesão e de uma possível intervenção cirúrgica se sobrepõem ao padrão de crescimento pré-mórbido de um paciente. Por esse motivo, relatos de casos e até mesmo pequenas séries de casos são de valor limitado para determinar as consequências de uma lesão mediofacial para o crescimento. Embora não se conheça a incidência e as evidências experimentais sejam conflitantes, existem relatos de hipoplasia mediofacial após lesões do meio da face. Lesões nas regiões nasal e septal aparentemente teriam o maior potencial de atenuação de crescimento mediofacial. Aizenbud *et al*.[2] estudaram um par de gêmeos idênticos, sendo que um deles apresentava fraturas Le Fort II e III aos 2 anos de idade. O gêmeo que teve as fraturas acabou por desenvolver uma deformidade Classe III significativa que necessitou de correção cirúrgica no final da adolescência. Isso aparentemente demonstraria a possibilidade de atenuação do crescimento em decorrência de trauma nasomaxilar; no mínimo, sugeriria que, em pacientes jovens lesionados, deveria haver alguma forma de observação do crescimento em longo prazo. Uma observação semelhante em outro par de gêmeos, um deles submetido a uma cirurgia de septo de menor porte, feita por Grymer *et al*.,[3] pareceu confirmar a importância do septo nasal em impulsionar o crescimento maxilar.

Este capítulo se concentra nas lesões da região mediofacial em crianças. Em vez de discutir em grandes detalhes os passos do tratamento das diversas fraturas encontradas na região, este capítulo destaca as diferenças com relação às crianças e as considerações específicas que surgem.

Indicações para Uso dos Procedimentos

Fraturas mediofaciais são raras em crianças devido a diversas diferenças anatômicas. O desenvolvimento craniofacial prossegue em uma direção cefalocaudal. As proporções do volume craniano para o volume facial no nascimento são de aproximadamente 8:1; ao final da fase de crescimento, essa proporção é de 2,5:1. Como resultado, o meio da face ocupa uma posição recuada e, portanto, protegida. As crianças também geralmente têm uma camada abundante de tecido adiposo e um esqueleto mais elástico, além de linhas de sutura flexíveis. Fraturas pediátricas, portanto, em geral são incompletas e minimamente deslocadas, e, dessa forma, muitas vezes não requerem intervenção cirúrgica.[4]

Os padrões típicos de fratura observados no terço médio da face do esqueleto adulto requerem a presença de seios paranasais pneumatizados. Estes agem como pontos fracos entre os suportes vertical e horizontal da face. A pneumatização dos seios começa ao redor dos 4 anos de idade e continua durante a adolescência. Por exemplo, uma típica fratura zigomaticomaxilar requer a presença de um seio maxilar. Quando este não está presente, e ocorre uma fratura, a expectativa é de que ela se propague de uma maneira mais atípica. Fraturas do assoalho orbital também requerem a presença de um seio maxilar; portanto, fraturas do teto orbital são mais frequentes no início da infância.[5]

As diversas opções de fixação disponíveis para pacientes adultos de traumas também podem ser seguramente aplicadas ao esqueleto pediátrico, com algumas considerações exclusivas. Fixação rígida pode ser aplicada ao esqueleto craniomaxilofacial da criança, com a devida cautela para evitar ferir estruturas vitais, como os botões dentários em desenvolvimento. O terço médio da face nos estágios primário e misto da dentição é um local congestionado. Os seios estão começando a se pneumatizar, e a maxila está cheia de germes dentários. Em particular, o segundo molar e os dentes caninos se situam em uma posição relativamente cranial, envoltos por apenas uma camada muito fina de osso, o que torna a colocação de aparelhos impossível nessa região.

A fixação reabsorvível conquistou um grau razoável de entusiasmo no tratamento de fraturas faciais pediátricas. A esperança com esses sistemas de fixação era de que o material reduzisse o risco de atenuação do crescimento, eliminasse a possibilidade de migração de aparelhos para estruturas vitais e eliminasse a necessidade de remoção dos aparelhos. Esses dispositivos conquistaram um nível de aceitação; no entanto, no geral, quando comparados a sistemas de fixação de titânio, eles são menos rígidos, apresentam um perfil mais espesso e são tecnicamente mais difíceis de serem colocados.[6]

Contraindicações e Limitações

Lesões Concomitantes

Trauma multissistêmico é geralmente bastante comum em crianças que sofrem fraturas faciais, com incidências relatadas

Tabela 77-1 Porcentagem Média de Conclusão de Crescimento de Diversas Dimensões Craniofaciais

	% Média de Crescimento Concluída com 1 Ano de Idade	% Média de Crescimento Concluída com 5 Anos de Idade	Média de Idade de Maturação em Anos
Crânio	84-85	90-94	Homens: 14 Mulheres: 16
Órbitas	84-86	88-93	Variável
Zigoma	72	83	Homens: 15 Mulheres: 13
Maxila	75-80	85	Homens: 15 Mulheres: 14
Mandíbula	60-70	74-85	Homens: 16 Mulheres: 14

De: Costello BJ, Rivera RD, Shand J, et al: Growth and development considerations for craniomaxillofacial surgery, *Oral Maxillofac Surg Clin North Am* 24(3):377-396, 2012.

variando entre 25% e 75%.[4,7] Lesões cerebrais parecem ser mais comuns em crianças com lesões faciais do que as que não as apresentam. Na análise de Imahara et al.,[1] a diferença foi o dobro. Fraturas da coluna cervical são raramente verificadas em pacientes pediátricos com fraturas faciais. A análise de Imahara[1] verificou uma incidência de apenas 1,4%; isso é bem comparável à série relatada por Posnick et al.,[7] na qual não houve relato de fratura da coluna cervical, e a de Grunwaldt et al.,[8] que relataram uma incidência de 2,3%.

Considerações sobre Crescimento

Conforme mencionado, o crescimento ocorre de uma maneira craniocaudal. A Tabela 77-1 destaca essa progressão, na qual o crescimento cranial se completa bem antes do crescimento mandibular. O que preocupa os cirurgiões, ortodontistas e os pais são as consequências de lesões mediofaciais no crescimento e seu subsequente tratamento. É razoável esperar que o impacto de uma lesão e sua correção cirúrgica seja proporcional à quantidade restante de crescimento nessa parte facial. Entender as diferenças entre os momentos de maturação das diferentes partes do esqueleto facial é fundamental para determinar o potencial de atenuação de crescimento e selecionar o material de fixação.

TÉCNICA: Fraturas do Complexo Zigomaticomaxilar (CZM)

Conforme mencionado anteriormente, a presença de um seio maxilar pneumatizado é necessária para que uma típica fratura do CZM ocorra. A maioria das fraturas do CZM em crianças não é deslocada ou é minimamente deslocada devido à elasticidade e à espessa camada de tecido adiposo. O turgor do tecido e a elasticidade da máscara de tecido mole nas crianças, em comparação aos adultos, são tão maiores que é necessário um maior grau de deslocamento da fratura para manifestar achatamento malar. O deslocamento do canto lateral é semelhante em crianças e adultos.

PASSO 1: Incisão e Dissecção
Ao se optar pela redução aberta e fixação interna de uma fratura pediátrica do CZM, o cirurgião deve considerar a abordagem cirúrgica e o método de estabilização da fratura. Abordagens cirúrgicas comuns incluem os métodos vestibular, transconjuntival com cantotomia lateral e blefaroplastia superior, ou combinações destes. A incorporação de uma incisão coronal pode ser útil em fraturas zigomáticas intensamente cominuídas. Não há diferença significativa entre a execução dessas abordagens em crianças e seu uso em adultos, embora o cirurgião deva considerar as diferentes distâncias anatômicas nas crianças, como a menor altura do rebordo piriforme/suporte zigomático em relação ao rebordo orbital ou do rebordo orbital até o ápice orbital. Administra-se uma injeção de um anestésico local adequado calculado pelo peso do paciente antes da realização da incisão.

PASSO 2: Elevação e Redução
A elevação do zigoma deslocado pode ser obtida de diversas formas, inclusive pelo uso de um elevador sob o corpo/arco ou pelo uso de um parafuso Girard ou instrumento semelhante. Deve-se ter cuidado para não fraturar inadvertidamente porções da parede sinusal durante a elevação.

PASSO 3: Redução Aberta e Fixação Interna
A área de maior interesse é a linha de fratura no pilar zigomático e sua posição em relação ao segundo molar. Uma vez rompido esse dente, o tratamento da fratura continua como se fosse em um adulto. Contudo, se o segundo molar ou seu germe dental ocuparem o suporte zigomático, não é possível colocar dispositivos de fixação nessa posição, e o cirurgião deverá, em vez disso, confiar nos suportes periorbitais para fixação. Assim como em pacientes adultos, o cirurgião aplica o máximo de fixação necessária para manter a posição tridimensional do zigoma. Fixação reabsorvível ou de titânio pode ser usada, conforme discutido anteriormente. Em alguns casos, o zigoma trava no lugar, evitando a necessidade de fixação (Fig. 77-1).

PASSO 4: Fechamento
O fechamento das incisões ocorre como normalmente seria feito em um paciente adulto. Porém, sempre que possível, deve-se considerar o uso de material de sutura reabsorvível. O canto lateral é ressuspenso no caso de realização de cantólise. Se forem realizados simultaneamente exploração e reparo do assoalho orbital, deve-se fazer um teste de ducção forçada, ao final do procedimento, para documentar a mobilidade do globo.

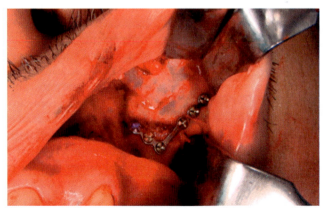

Figura 77-1 Deve-se tomar cuidado para evitar lesões aos germes dentários ao implantar dispositivos de fixação no suporte zigomático.

TÉCNICA: Fraturas do Assoalho Orbital

Fraturas orbitais representam aproximadamente 20% a 30% das fraturas faciais pediátricas.[4,7] A idade é um fator determinante primordial da apresentação da fratura. Fraturas do assoalho orbital do tipo *blowout* requerem um seio maxilar pneumatizado; por isso elas são predominantes em crianças acima dos 7 anos de idade. Em crianças menores de 7 anos, as fraturas orbitais são raras e envolvem mais o teto orbital. Essas fraturas do teto orbital são geralmente lesões transcranianas devido à ausência de um seio frontal significativo.[5,9]

Fraturas em "alçapão" são clinicamente mais comuns na população pediátrica. Esse tipo de fratura do assoalho orbital se abre como uma dobradiça e depois fecha, aprisionando e encarcerando os tecidos orbitais. Esses tecidos se tornam consequentemente isquêmicos, e se não forem tratados, ocorre uma contratura permanente.[5] Esse tipo de fratura está entre as verdadeiras emergências de trauma pediátrico, sendo que a maioria dos cirurgiões prefere tratá-la em questão de horas. Intraoperatoriamente, a fratura é exposta e separada, e os tecidos encarcerados são delicadamente liberados. A fratura é então reconstruída conforme o tamanho do defeito indica.

Crianças que apresentam aprisionamento além de restrição de movimento ocular e diplopia têm maior probabilidade de sentir náusea e vômito até que seja reduzido. Casos raros de bradicardia, em consequência de reflexo oculocardíaco, também já foram relatados.[9]

As indicações para o tratamento operatório de uma fratura orbital pediátrica são idênticas às dos adultos:
- Limitação mecânica do movimento do globo ocular
- Evidência radiográfica de fratura extensiva (mais de 50%)
- Enoftalmo ou alteração significativa da posição do globo ocular
- Diplopia persistente não atribuível a hematoma, edema ou fatores neurogênicos

Uma vez que o cirurgião tenha tomado a decisão clínica a respeito da necessidade de reparação de uma fratura do assoalho orbital, os próximos passos do planejamento cirúrgico são a abordagem e os materiais que serão usados para a reconstrução orbital (Fig. 77-2, *A*).

PASSO 1: Incisão e Dissecção
As abordagens cirúrgicas de fraturas orbitais são idênticas às utilizadas em adultos. As pálpebras das crianças não são tão frouxas quanto das de pacientes mais velhos, e, consequentemente, a abordagem transconjuntival em geral necessita de uma cantotomia lateral concomitante e cantólise inferior para obter o acesso adequado. Deve-se tomar cuidado em crianças pequenas ao medir no pré-operatório a distância do rebordo orbital até o ápice orbital para evitar lesões durante a dissecção. Administra-se uma injeção local de anestésico adequado, calculado de acordo com o peso, antes da incisão.

(Continua)

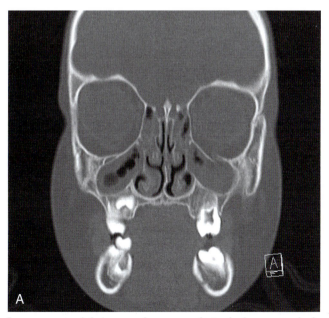

Figura 77-2 A, Imagem coronal de tomografia computadorizada demonstrando fratura em alçapão com encarceramento do oblíquo interno esquerdo. Gordura herniada pode ser verificada como área de menor atenuação dentro seio adjacente à fratura com a maior atenuação da hemorragia sinusal.

TÉCNICA: Fraturas do Assoalho Orbital (Cont.)

PASSO 2: Elevação e Redução
A elevação dos elementos orbitais herniados é realizada de uma maneira semelhante à da órbita esqueleticamente madura. Durante a elevação dos elementos orbitais do seio, deve-se tomar cuidado para reposicioná-lo delicadamente na órbita. Tração excessiva causa sangramento, pode causar lesões musculares e ainda pode romper os ligamentos de Lockwood, o que pode aumentar as chances de enoftalmo pós-operatório. Isso pode necessitar de alargamento do defeito do assoalho para permitir uma elevação não traumática dos elementos orbitais do seio. Mediante a conclusão da redução, o cirurgião deve ser capaz de visualizar a borda posterior do osso sobre o qual o implante/enxerto será posicionado. O anestesista deve estar atento à possibilidade de incitar o reflexo oculocardíaco, e, caso isso ocorra, o procedimento deve ser interrompido até que pulsação cardíaca de referência retorne ao normal antes de prosseguir.

PASSO 3: Redução Aberta e Fixação Interna
Conforme discutido anteriormente, qualquer que seja o material escolhido para reparo, ele deve ser posicionado passivamente no suporte ou borda restante do assoalho orbital posterior. O mesmo deve ser medido antes da inserção para não causar compressão do ápice orbital. Além disso, ele deve ficar exatamente atrás do rebordo orbital para que não seja palpável. A decisão de fixar ou não o material no lugar depende do material selecionado e da preferência do cirurgião. No geral, a fixação do implante ou enxerto em seu lugar evita sua extrusão.

Os materiais mais frequentemente selecionados para reparo orbital em crianças incluem osso autógeno e material aloplástico, como polietileno poroso. Se ainda restar muito crescimento orbital, deve-se optar por osso autógeno. A calvária é a área doadora ideal para isso. Esse osso pode ser extraído da tábua externa do crânio na região parietal do crânio ou, quando parte de um caso maxilofacial neurocirúrgico combinado, pode ser extraído da tábua interna do retalho ósseo na craniotomia.

O desenvolvimento do olho é o principal fator de desenvolvimento do esqueleto periorbital. A maior parte desse crescimento é concluída até os 7 anos de idade. Consequentemente, um material aloplástico não reabsorvível poderia ser selecionado para reconstrução orbital após os 7 anos de idade sem receio de migração do implante (Fig. 77-2, *B*).

PASSO 4: Fechamento
O fechamento das incisões é feito da mesma forma que em pacientes adultos. Contudo, quando houver possibilidade, deve-se considerar o uso de material de sutura reabsorvível. O canto lateral é ressuspenso, caso se tenha realizado cantólise. Um teste de ducção forçada, para documentar a mobilidade do globo ocular, deve ser realizado ao final do procedimento.

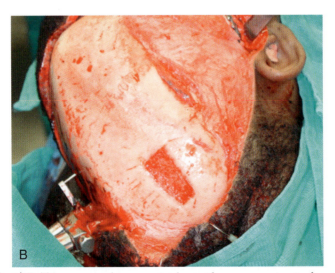

Figura 77-2 (Cont.) **B,** Tábua externa do osso parietal extraído para reconstrução do assoalho orbital.

TÉCNICA: Fraturas Maxilares

Todos os clássicos padrões de fratura Le Fort I, II e III requerem a presença de seios. Estes agem como pontes móveis, intermediadas entre os suportes vertical e horizontal da face. Os padrões Le Fort de fraturas raramente se apresentam como fraturas puras em adultos, e sua complexidade só é maior em crianças. Devido a essas realidades anatômicas, esses padrões começam a surgir apenas após os 7 anos de idade.

PASSO 1: Incisão e Dissecção
Ao optar por redução aberta e fixação interna de uma fratura maxilar pediátrica, o cirurgião deve considerar a abordagem cirúrgica e o método de estabilização da fratura. Entre as abordagens cirúrgicas comuns estão os métodos vestibular, transconjuntival com cantotomia lateral e blefaroplastia superior, ou combinações dos mesmos. A incorporação de uma incisão coronal pode ser útil em fraturas intensamente cominuídas ou da face superior. Não há diferença significativa entre a execução dessas abordagens em crianças e em adultos, embora o cirurgião deva considerar as diferentes distâncias anatômicas, como a menor altura do rebordo piriforme até o rebordo orbital, para não lesionar inadvertidamente o globo ocular. Administra-se uma injeção de um anestésico local adequado calculado pelo peso do paciente antes da incisão.

PASSO 2: Elevação e Redução
Uma vez que a dentição permanente do paciente já esteja totalmente concluída, fraturas maxilares se apresentam e podem ser tratadas como as de adultos. Contudo, a redução e a fixação da maxila em pacientes nos estágios de dentição primária e dentição mista podem representar um desafio por uma série de motivos. O primeiro é que os padrões da fratura podem ser bastante incomuns. O segundo é que a dentição geralmente não é suscetível a técnicas de colocação de arames circundentais e interdentais. A técnica de cabo de Risdon pode ser útil na dentição primária.

Para a maxila, a redução de fraturas é obtida por meio de pressão digital ou do uso de instrumentos de desimpactação maxilar, como a pinça Rowe. Se a fratura for cominuída ou em um local superior atravessando as órbitas, pode haver necessidade de elevar e reduzir os segmentos individuais da fratura (veja as seções relevantes em outras fraturas/regiões anatômicas). A fixação maxilomandibular ou esquelética é obtida por meio de qualquer método adequado (Fig. 77-3).

PASSO 3: Redução Aberta e Fixação Interna
A qualidade do osso na maxila é insatisfatória, sendo que o osso normalmente está sobreposto a germes dentários não rompidos. Da mesma forma, os germes dentais em desenvolvimento dos dentes caninos e dos segundos molares se encontram dentro dos pilares verticais do terço médio da face, local que o cirurgião geralmente selecionaria para colocar os dispositivos de implante após a redução da fratura. Por esses motivos, em geral, fraturas maxilares em crianças são tratadas com colocação de placas periorbitais para lesões de alto nível e com técnicas de suspensão por fios para tratamento da oclusão. Após a redução, a maxila é facilmente mantida na posição com um ou todos os itens a seguir: fios circunzigomáticos, fios de suspensão piriforme e fios de suspensão infraorbital. Estes são normalmente unidos à mandíbula com fios adicionais. Fraturas palatais aumentam o nível de complexidade do tratamento de fraturas tanto em pacientes adultos quanto pediátricos. Estes são mais bem tratados com fabricação de uma goteira palatina a partir de modelos de oclusão corrigida do paciente.

(Continua)

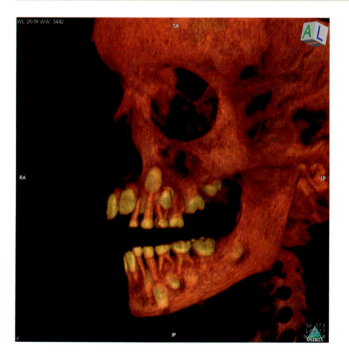

Figura 77-3 Imagem tridimensional de uma criança em fase de dentição mista demonstrando a presença de germes dentários em desenvolvimento nos pilares piriforme e zigomático. Os germes dentários dificultariam a fixação rígida em fraturas maxilares de crianças dessa idade.

TÉCNICA: Fraturas Maxilares (Cont.)

PASSO 4: Fechamento da Incisão
O fechamento de incisões ocorre normalmente, como em adultos. Contudo, quando houver possibilidade, deve-se considerar o uso de material de sutura reabsorvível. O canto lateral é ressuspenso, caso se tenha realizado cantólise. Um teste de ducção forçada, para documentar a mobilidade do globo ocular, deve ser realizado ao final do procedimento.

TÉCNICA: Fraturas Naso-órbito-etmoidais (NOE)

Fraturas do complexo naso-órbito-etmiodal são geralmente lesões de alta energia. Em crianças pequenas, nas quais os seios ainda não se desenvolveram, muitas vezes são lesões transcranianas. Os objetivos do tratamento incluem reposicionamento preciso nos tendões cantais mediais, suporte adequado ou reconstrução do dorso nasal, e proteção da dura-máter e do compartimento intracraniano pela cavidade nasal, quando violada. Fraturas com deslocamento mínimo podem ser tratadas de forma fechada com o auxílio de uma tala nasal.

PASSO 1: Incisão e Dissecção
As abordagens cirúrgicas utilizadas em fraturas NOE são idênticas às usadas em adultos. Entre elas estão retalhos coronais, incisões palpebrais (p. ex., abordagem transconjuntival) e acesso intraoral. Administra-se uma injeção de um anestésico local adequado calculado pelo peso do paciente antes da realização da incisão.

PASSO 2: Elevação e Redução
O maior potencial osteogênico das crianças cria alguns desafios adicionais no tratamento de fraturas NOE. Primeiramente, o reposicionamento preciso de pequenos fragmentos ósseos nessa região pode ser prejudicado por cicatrização óssea precoce; sendo assim, essas fraturas precisam ser tratadas mais cedo em crianças do que em adultos. Em segundo lugar, a elevação do periósteo nessa região geralmente leva a um depósito ósseo adicional na área, o que pode afetar negativamente o resultado estético nessa região. Caso contrário, a elevação e a redução dos fragmentos são realizadas da mesma maneira que em pacientes adultos. É necessário identificar a condição precisa do tendão cantal medial (Fig. 77-4, *A*).

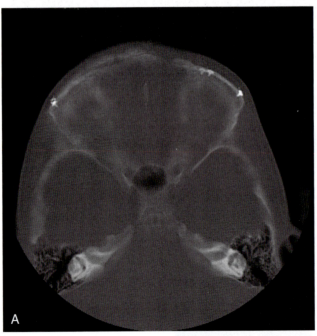

Figura 77-4 A, Imagens axiais de tomografia computadorizada vários meses depois da redução aberta e fixação interna de uma fratura NOE. As imagens demonstram depósito de osso adicional na superfície da calvária.

TÉCNICA: Fraturas Maxilares *(Cont.)*

PASSO 3: Redução Aberta e Fixação Interna

A classificação do fragmento central de fraturas NOE e a condição do tendão cantal medial ditam os métodos de reparação da fratura, assim como nos pacientes adultos. Técnicas tradicionais podem ser usadas, como passagem de fios transnasais, ganchos cantais ou a utilização de placas e parafusos. Devido ao fato de que o crescimento nessa região está praticamente completo aos 7 anos de idade, dispositivos de fixação de titânio são as opções de instrumentais de menor perfil disponíveis para uso no local, onde a pele também é bastante fina. O esqueleto mais fino dos pacientes pediátricos também pode levar a um maior grau de cominuição nessa região, a ponto de não se conseguir uma projeção nasal adequada com uma simples redução e fixação da fratura. Nesses casos, o cirurgião não deve hesitar em enxertar o dorso com osso da calvária ou da costela. O primeiro é geralmente preferível devido à sua previsibilidade, além de evitar a realização de nova incisão na região doadora. A porção plana do osso parietal é o local ideal para extração desse enxerto, pois é o que melhor imita o dorso nasal natural. Se houve realização de craniotomia para lesão transcranial, esse osso é facilmente extraído em sua espessura total e depois dividido, de forma que metade se torne enxerto e a outra metade restaure o contorno da calvária (Fig. 77-4, *B* a *E*).

(Continua)

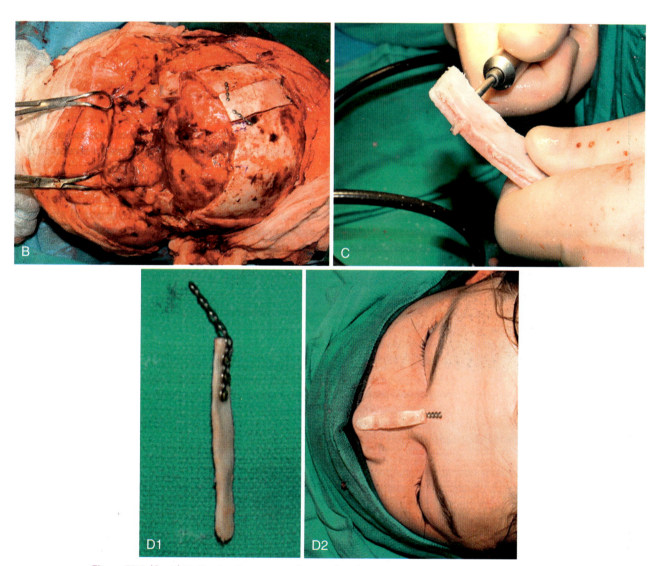

Figura 77-4 *(Cont.)* **B,** Região de extração do osso de calvária no osso parietal direito para enxerto de aposição em dorsal nasal. O contorno da calvária nessa região é razoavelmente reto, oferecendo o formato desejado de enxerto ósseo. **C,** Repartição do enxerto de espessura total da calvária para a criação de um enxerto de aposição dorsal. **D,** Enxerto de aposição dorsal preparado para inserção através da abordagem coronal.

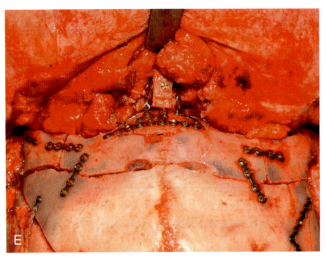

Figura 77-4 (Cont.) E, Enxerto inserido.

TÉCNICA: Fraturas Maxilares (Cont.)

PASSO 4: Fechamento da Incisão
O fechamento de incisões ocorre normalmente, como em adultos. Contudo, sempre que houver possibilidade, deve-se considerar o uso de material de sutura reabsorvível. O canto lateral é ressuspenso, caso se tenha realizado cantólise. Um teste de ducção forçada, para documentar a mobilidade do globo ocular, deve ser realizado ao final do procedimento.

Um hematoma sob o retalho coronal pode ossificar ou pode servir como substrato para uma infecção pós-operatória. Isso pode ser prevenido através de atenção meticulosa em relação à hemostasia, e proporcionando suporte aos tecidos moles na região com faixas externas, drenos e/ou talas.

TÉCNICA ALTERNATIVA: Fraturas Nasais

As fraturas nasais estão entre as fraturas mediofaciais mais comuns entre crianças. Elas são tratadas de acordo com as mesmas diretrizes pragmáticas que se aplicam aos adultos. Realiza-se correção em casos de aparência estética insatisfatória e de obstrução das vias aéreas nasais. Os cirurgiões devem prestar ainda mais atenção para detectar hematomas de septo nasal. Estes devem ser drenados e reforçados, pois lesões do complexo septal podem estar relacionadas ao desenvolvimento de hipoplasia mediofacial. As abordagens utilizadas no tratamento de fraturas nasais e septais em crianças são idênticas às usadas em adultos.

Prevenção e Tratamento das Complicações

Existem poucos dados disponíveis que sugiram que a retenção de dispositivos de fixação rígidos restrinjam o crescimento facial.[10] A maior preocupação, portanto, é com a migração. Esse é um fenômeno no qual a aposição superficial de osso leva à migração interna do dispositivo e possivelmente à compressão de uma estrutura vital, como um germe dentário. A probabilidade de ocorrência disso depende da presença de uma estrutura vital e da quantidade de crescimento remanescente. Quando a fratura envolve um osso facial cujo crescimento está concluído, é difícil justificar o uso de um material inferior para fixação da fratura quando o padrão ouro atual possui tão bom registro histórico. As informações fornecidas na Tabela 77-1 podem ajudar na decisão sobre o uso adequado de fixação reabsorvível em traumas mediofaciais. A fixação de uma fratura periorbital, zigomática ou NOE em uma criança de menos de 7 anos de idade é uma indicação razoável para o uso de dispositivos reabsorvíveis. Nesses casos, o uso de dispositivos de titânio também é aceitável, pois apresentam um perfil menor, e um planejamento é elaborado para sua remoção após a cicatrização. Fraturas maxilares requerem maior consideração, pois a maxila nos estágios de dentição primária e mista consiste em uma cobertura fina de osso sobre vários germes dentários. Independentemente da idade do paciente, o implante de dispositivos de fixação pode ser difícil na maxila infraestrutural, pois o suporte canino/piriforme é ocupado pelo germe do dente canino permanente, e o suporte zigomático é ocupado pelo germe do segundo molar. Uma vez que esses dentes tenham se rompido, a maxila é tratada como a de adultos, com os protocolos de tratamento e dispositivos de fixação típicos. Na prática, segundo a experiência do autor, casos de trauma que requerem fixação reabsorvível são raros.

Recomendações Pós-operatórias

Diferentemente dos adultos, as crianças não são tolerantes à administração indevida de líquidos e medicamentos. Deve-se tomar cuidado no tratamento pós-operatório para garantir que líquidos e medicamentos sejam administrados em doses de acordo com o peso da criança. Além disso, a complicação de hipovolemia geralmente é pouco reconhecida até que se observam achados clínicos tardios. Em crianças pequenas e bebês, todo o volume de sangue circulante pode ser perdido por uma incisão coronal. Deve-se considerar reposição de sangue em crianças pequenas para as indicações adequadas, devendo ser iniciada antes que surjam complicações. Deve-se também prestar muita atenção na condição nutricional. Quando a consistência da ingestão oral for limitada ou se a alimentação for oferecida por sonda gástrica em uma criança pequena no pós-operatório, o auxílio de um nutricionista qualificado pode ser útil para a manutenção da ingestão das calorias necessárias à cicatrização da lesão e no sentido de prevenir a ocorrência de falhas.

Os efeitos tardios do trauma mediofacial foram abordados anteriormente neste capítulo. Contudo, duas questões de particular significância devem ser seguidas cuidadosamente em crianças com traumatismos cranianos/base do crânio ou orbitais. Em primeiro lugar, a fratura craniana crescente é um fenômeno observado em crianças pequenas nas quais ocorre a herniação das leptomeninges através de uma fratura do crânio ou da base do crânio. É considerada como secundária a uma ruptura da dura-máter e ao rápido crescimento cerebral com pulsação. Em segundo lugar, o desenvolvimento de transtornos visuais (p. ex., diplopia) secundários a traumas oculares é uma grande preocupação em crianças. Se não ocorrer resolução oportunamente após a restauração da fratura, recomenda-se indicar o caso a um oftalmologista pediátrico. Lesões mediofaciais em crianças são incomuns e apresentam várias características e considerações de tratamento exclusivas. Quando adequadamente consideradas, essas lesões podem ser tratadas de forma satisfatória, com expectativa de bons resultados.

Referências

1. Imahara SD, Hopper RA, Wang J, et al: Patterns and outcomes of pediatric facial fractures in the United States: a survey of the National Trauma Data Bank, *J Am Coll Surg* 207:710, 2008.
2. Aizenbud D, Morrill LR, Schendel SA: Midfacial trauma and facial growth: a longitudinal case study of monozygotic twins, *Am J Orthod Dentofacial Orthop* 138:641, 2010.
3. Grymer LF, Bosch C: The nasal septum and the development of the midface: a longitudinal study of a pair of monozygotic twins, *Rhinology* 35:6, 1997.
4. Zimmerman CE, Troulis MJ, Kaban LB: Pediatric facial fractures: recent advances in prevention, diagnosis, and management, *Int J Oral Maxillofac Surg* 35:823, 2005.
5. Koltai PJ, Amjad I, Meyer D, Feustel PJ: Orbital fractures in children, *Arch Otolaryngol Head Neck Surg* 121:1375, 1995.
6. Siy RW, Brown RH, Koshy JC, et al: General management considerations in pediatric facial fractures, *J Craniofac Surg* 22:1190, 2011.
7. Posnick JC, Wells M, Pron GE: Pediatric facial fractures: evolving patterns of treatment, *J Oral Maxillofac Surg* 51:836, 1993.
8. Grunwaldt L, Smith DM, Zuckerbraun NS, et al: Pediatric facial fractures: demographics, injury patterns, and associated injuries in 772 consecutive patients, *Plast Reconstr Surg* 128:1263, 2011.
9. Bansagi ZC, Meyer DR: Internal orbital fractures in the pediatric age group: characterization and management, *Ophthalmology* 107:829, 2000.
10. Dorri M, Nasser M, Oliver R: Resorbable versus titanium plates for facial fractures, *Cochrane Database Syst Rev* 21:CD007158, 2009.

Tratamento de Fraturas do Seio Frontal*

David A. Bitonti, Michael A. Gentile e Amy M. Respondek

Material Necessário

Afastador Austin
Afastador de canal
Afastador Seldin
Afastadores maleáveis
Afastadores Obwegeser
Anestésico local com vasoconstritor
Broca nº 701
Broca diamantada
Broca em forma de pera
Broca redonda
Carroll-Girard

Clipes de Raney
Curetas tipo Molt
Dispositivos de fixação (placas e parafusos)
Elásticos de cabelo
Eletrocautério bipolar
Eletrocautério com agulha
Ganchos duplos para pele
Grampos de pele para sutura
Lâminas de bisturis nºs 10 e 15
Levantador periosteal nº 9

Líquido estéril para avaliação da patência
Martelo
Material de obliteração do seio
Material de vedação da via de saída
Osteótomo tipo espátula
Peça manual rotatória
Suturas adequadas
Suporte de crânio Mayfield
Tesoura de Mayo curva
Tesouras de tenotomia curvas

Histórico do Procedimento

As fraturas do seio frontal representam um desafio único no manejo e tratamento do trauma craniomaxilofacial. Os primeiros relatos do manejo das fraturas do seio frontal envolviam a remoção completa da tábua anterior e, se envolvida, da tábua posterior. Em seguida, deixava-se a pele da testa entrar em colapso até a tábua posterior se esta permanecesse, ou entrar em colapso sobre a dura-máter, se ambas as tábuas tivessem sido removidas. Embora isso vedasse com eficácia a cavidade nasal desde o seio frontal, resultava em estética indesejável e deformidades de contorno facial. Em seguida, houve modificações desse procedimento ablativo quando cirurgiões tentaram melhorar os resultados estéticos. Na década de 1950, Bergara e Bergara descreveram uma abordagem que exigia um retalho osteoplástico.[1] Sua técnica envolvia a criação de uma janela no seio frontal através da tábua anterior, que era pendurada em um retalho pediculado de pericrânio inferiormente. Após a visualização e remoção de elementos danificados do seio, o retalho ósseo era substituído, restaurando o contorno da região frontal. Goodale e Montgomery mais tarde popularizaram a obliteração do seio frontal com gordura autóloga,[2] eliminando, assim, a unidade funcional do seio. Em 1978, Donald e Bernstein descreveram o procedimento de cranialização.[3] Eles defendiam a remoção completa da tábua do seio posterior e ablação do seio em casos envolvendo fragmentação ou deslocamento significativo da tábua posterior com extravazamento de líquido cerebrospinal (LCE) persistente. Mais recentemente, os autores enfatizaram a condição das vias de saída nasofrontais como um fator importante nos algoritmos de tratamento.[4-6] Independentemente da abordagem, o objetivo do manejo da fratura do seio frontal continua girando em torno da restauração da forma da tábua anterior, função do ducto nasofrontal e prevenção de complicações.

Indicações para Uso dos Procedimentos

As fraturas do seio frontal raramente ocorrem isoladas. Aproximadamente 70% estão associadas a outras lesões maxilofaciais.[7] Os acidentes automobilísticos representam o mecanismo mais comum de lesão, e a avaliação inicial do paciente com suspeita de fratura do seio frontal segue um protocolo de suporte avançado de vida no trauma, em que as lesões que ameaçam a vida são abordadas primeiro. Os pacientes com lesões de vários sistemas e traumatismo craniano são frequentemente intubados e sedados. Nesses casos, uma história detalhada do

---

*ISENÇÃO DE RESPONSABILIDADE: As opiniões expressas neste artigo são as do autor e não refletem a política oficial do Departamento da Marinha, do Departamento da Defesa ou do governo dos Estados Unidos.

mecanismo de lesão e da cena do incidente deve ser obtida com agentes de segurança pública e a equipe de serviços médicos de emergência, além do histórico clínico pregresso do paciente obtido com familiares. Em uma série de casos, apenas 24% dos pacientes estavam conscientes, 42% estavam em coma e 52% apresentavam choque de acompanhamento. A variação de 363 a 998 kg de força é necessária para provocar uma fratura de seio frontal.[8] Bell *et al.* resumiram o mecanismo de injúrias e de lesões concomitantes encontradas com as fraturas do seio frontal (Figs. 78-1 e 78-2).[9] Lesões isoladas da tábua anterior representam 43% a 61% das lesões do seio frontal; 0,6% a 6% são lesões isoladas da tábua posterior; e 19% a 51% tinham lesões das tábuas anteriores e posteriores combinadas.[10] Entre 2,5% e 21% das lesões do seio frontal envolvem o ducto nasofrontal.[10] Lesões intracranianas associadas variam de 31% a 76%, e cerca de 21% apresentam uma lesão oftalmológica associada (Tabela 78-1).[9,11] Como evidência da força significativa necessária para fraturar o seio frontal, mesmo após a estabilização inicial e subsequente tratamento da fratura do seio frontal, 25% dos pacientes sucumbiram devido a lesões concomitantes em um período de 2 semanas de sua cirurgia inicial.

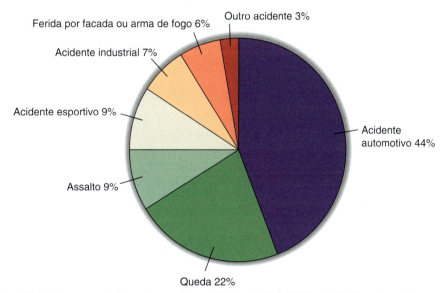

Figura 78-1 Mecanismo de lesões do seio frontal. (Dados de Bell RB, Dierks EJ, Brar P et al: A protocol for the management of frontal sinus fractures emphasizing sinus preservation, *J Oral Maxillofac Surg* 65:825, 2007.)

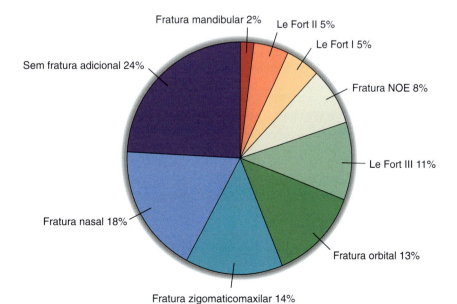

Figura 78-2 Fraturas maxilofaciais concomitantes encontradas com lesões do seio frontal. (Dados de Bell RB, Dierks EJ, Brar P et al: A protocol for the management of frontal sinus fractures emphasizing sinus preservation, *J Oral Maxillofac Surg* 65:825, 2007.)

Tabela 78-1	Lesões Concomitantes em Fraturas do Seio Frontal	
Lesão	VSNF não Lesionada	VSNF Lesionada
Teto orbital	13%	40%
Parede orbital	7%	13%
Assoalho orbital	2%	7%
NOE	12%	31%
Zigoma	8%	18%
Le Fort	2%	17%
Mandíbula	3%	5%
Intercraniano	31%	76%
Coluna cervical	7%	14%
Fratura de extremidade superior	15%	25%
Fratura de extremidade inferior	13%	23%
Pneumotórax	12%	24%
Abdominal	7%	13%

Abreviaturas: DNF, via de saída nasofrontal; NOE, complexo naso-órbito-etmoidal.
De Stanwix MG, Nam AJ, Manson PN et al: Critical computed tomography diagnostic criteria for frontal sinus fractures, *J Oral Maxillofac Surg* 68:2714, 2010.

Avaliação e Diagnóstico

Ao avaliar trauma do seio frontal, deve-se dar atenção específica à potencial presença de lesão intracraniana. Os achados clínicos específicos podem incluir um degrau ósseo palpável, uma deformidade de contorno, crepitação e mobilidade dos segmentos ósseos. Se o paciente estiver consciente, a descoberta de uma parestesia ou anestesia de testa e couro cabeludo pode estar presente devido a lesão dos nervos supraorbitários. Muita atenção também deve ser dada à região naso-órbito-etmoidal para lesões que podem contribuir para disfunção ou obstrução do ducto nasofrontal. A rinorreia ou otorreia, quando presente, pode ter várias causas e pode indicar um vazamento de LCE. O teste do "halo" pode ser utilizado como uma ferramenta de triagem para detectar a presença de LCE. Quando o líquido é colocado em um pedaço de papel filtro, gaze ou linho, um anel de LCE claro circundará um componente central de sangue. Isso ocorre devido às taxas diferentes de difusão do sangue e do LCE. Alternativamente, o líquido pode ser testado para glicose e cloreto na tentativa de diferenciar entre LCE, soro e secreções nasais. Em comparação com sangue/soro e secreções nasais, o LCE tem uma maior concentração de glicose e uma menor concentração de cloreto. Esse método tem uma baixa sensibilidade e especificidade para precisão, então resultados falsos positivos podem levar a inconsistência na distinção entre LCE, sangue/soro e secreções nasais. A confirmação mais precisa de LCE é feita por meio de testes de líquido para β-2 transferrina. Esse exame laboratorial pode levar até 4 dias para ser processado; entretanto, não deve gerar atraso indesejável no diagnóstico e tratamento da fratura.[10] Existem relatos de β-2 transferrina sendo contida no humor aquoso[12] e no soro de pacientes com doença hepática crônica relacionada ao álcool.[13] Isso deve ser considerado, especialmente em casos de traumatismo maxilofacial e no paciente com ruptura do globo ocular.

O ultrassom pode ser usado como ferramenta de triagem quando se avalia a presença de fraturas do seio frontal. É mais utilizado para a visualização do arco zigomático e da tábua anterior do seio frontal. Se há suspeita de uma fratura após triagem com ultrassom, outras imagens são indicadas. A imagem via tomografia computadorizada (TC) em planos axiais, coronais e sagitais revolucionou o diagnóstico e o tratamento de lesões do seio frontal (Fig. 78-3). Sempre que há suspeita de uma lesão do seio frontal, um exame de TC de alta resolução sem contraste com cortes de 1 a 1,5 mm deve ser realizado.[10] Cortes axiais avaliarão melhor as tábuas anterior e posterior do seio. A localização das fraturas, a quantidade de deslocamento e o grau de fragmentação são imediatamente observados nesse plano. Cortes coronais são úteis para avaliar assoalho do seio, teto orbital e células etmoidais anteriores, enquanto cortes sagitais fornecem informações valiosas sobre o ducto nasofrontal (DNF). A obstrução da DNF foi incorporada em vários dos algoritmos atuais de tratamento para a lesão do seio frontal.[4-6,10] A lesão ou obstrução de DNF é normalmente avaliada no intraoperatório sob visualização direta, com ou sem o uso de um líquido colorido estéril introduzido no sistema de DNF. No entanto, alguns autores têm correlacionado as evidências por TC de achados de lesão de DNF diretamente com seu algoritmo de tratamento. Stanwix et al.[11] definiram as lesões de DNF por pelo menos um dos seguintes critérios encontrados na TC: fratura de assoalho sinusal, fratura da face medial da tábua anterior (células etmoidais anteriores) ou obstrução do ducto (Fig. 78-4). A obstrução é definida como um segmento de osso fraturado repousando parcial ou inteiramente dentro do ducto.

Contraindicações e Limitações

A proximidade anatômica do seio frontal com cérebro, órbita, seio etmoide e cavidade nasal aumenta potencialmente a morbidade e a complexidade do tratamento dessas lesões. O manejo inadequado, atraso no tratamento ou acompanhamento insuficiente podem levar a complicações graves e ameaçadoras à vida, como meningite, mucopiocele, pneumocéfalo e abscesso cerebral.[4] Até o momento, não há consenso sobre um algoritmo de tratamento único.[4-6] Isso ocorre em grande parte devido à falta de ensaios clínicos prospectivos randomizados que abordem modalidades de tratamento diferentes, mas que não são viáveis nem éticas.[10] Apesar da falta de consenso, desde o início de 1900 tem havido grandes avanços no tratamento de lesões do seio frontal.

Os esquemas de classificação são úteis na medida em que oferecem uma maneira de descrever as características específicas de lesões sinusais frontais isoladas. Eles são limitados, no entanto, na sua capacidade de orientar o manejo e prever desfechos. Vários autores sugeriram algoritmos de tratamento específicos com base na classificação ou localização da fratura

CAPÍTULO 78 Tratamento de Fraturas do Seio Frontal   819

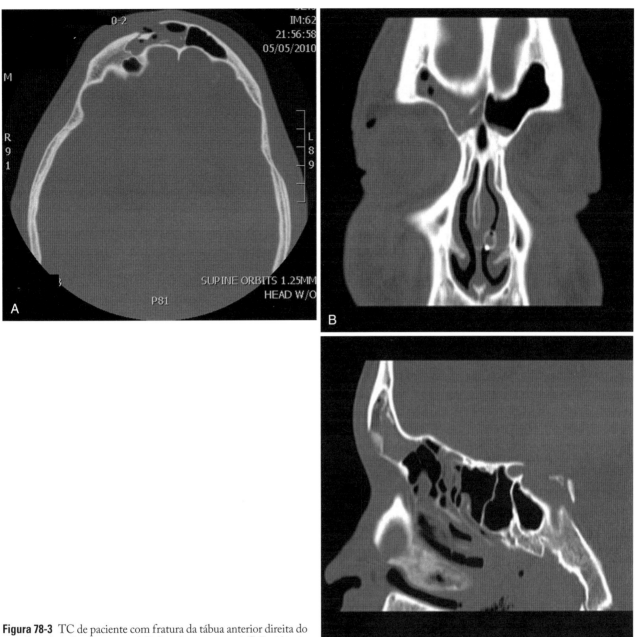

Figura 78-3 TC de paciente com fratura da tábua anterior direita do seio frontal. **A**, Incidência axial. **B**, Incidência coronal. **C**, Incidência sagital.

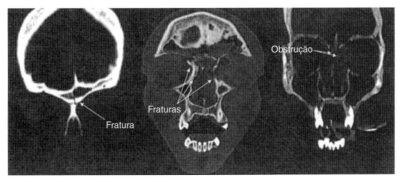

Figura 78-4 Avaliação de tomografia computadorizada do ductonasofrontal. (De Stanwix MG, Nam AJ, Manson PN et al: Critical computed tomography diagnostic criteria for frontal sinus fractures, *J Oral Maxillofac Surg* 68:2714, 2010.)

(tábua anterior, tábua posterior, combinação de tábua anterior e posterior), grau de deslocamento ósseo, presença de obstrução do ducto nasofrontal e danos a estruturas intracranianas (Figs. 78-5 e 78-6). Um estudo de 2010 analisou dados de 1.907 casos e determinou que o envolvimento da dNF foi fundamental para o tratamento cirúrgico.[11] Os autores não encontraram outros critérios utilizados comumente para início e grau da intervenção cirúrgica (extravazamento do LCE, envolvimento da tábua posterior, fragmentação da fratura) estatisticamente relevantes ou clinicamente potentes o suficiente para desempenhar um papel no seu algoritmo de tratamento. Deve-se notar que ainda não há uma prova definitiva da superioridade de um algoritmo em detrimento do outro, e esses algoritmos baseiam-se principalmente em avaliação clínica, experiência cirúrgica, conhecimento da fisiopatologia do seio e potencial de complicação pós-cirúrgica. O fato é que a literatura carece de dados de longo prazo, e o debate sobre este assunto continua. Em última análise, o tratamento deve ser realizado com base na apresentação clínica do paciente, no diagnóstico radiográfico e em potenciais complicações, se nenhuma intervenção imediata é necessária. As decisões sobre as modalidades de tratamento – reparo endoscópico, reparo aberto, material de obliteração, técnica e sistema de galvanização – ainda são em grande parte baseadas na experiência cirúrgica e preferência do profissional.

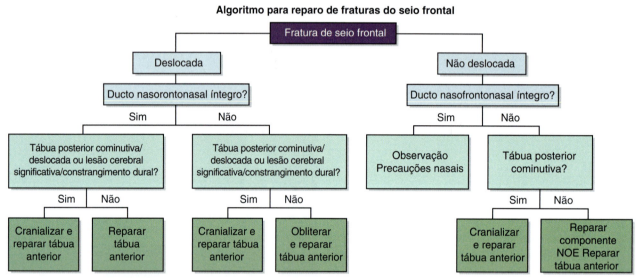

Figura 78-5 Algoritmo para reparo de fraturas do seio frontal. (Dados de Bell RB, Dierks EJ, P Brar et al: A protocol for the management of frontal sinus fractures emphasizing sinus preservation, *J Oral Maxillofac Surg* 65:825, 2007.)

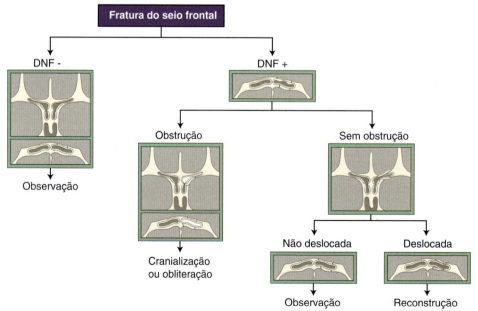

Figura 78-6 Algoritmo de tratamento de fratura sinusal frontal. (De Stanwix MG, Nam AJ, Manson PN et al: Critical computed tomography diagnostic criteria for frontal sinus fractures, *J Oral Maxillofac Surg* 68:2714, 2010.)

CAPÍTULO 78 Tratamento de Fraturas do Seio Frontal

TÉCNICA: Reconstrução e Cranialização da Tábua Anterior

A literatura atual descreve muitos esquemas de classificação com base no padrão de fratura e nas estruturas afetadas.[4,8-10,14,15] A classificação pode ser tão simples como diferenciar dois tipos de lesões com base no envolvimento da base do crânio, ou mais detalhada como os cinco tipos de lesões, com base no envolvimento da parede anterior, parede posterior, complexo naso-órbito-etmoidal (NOE), borda orbital, lesão dural ou vazamento de LCE, perda de tecido mole ou ósseo e extensão do deslocamento.[5,8,16,17] Uma classificação útil baseada na localização anatômica e no padrão de fratura foi descrita por Gonty et al.:[14]

Tipo I: Fratura da tábua anterior
 a. Isolada na tábua anterior
 b. Acompanhada por fratura da borda supraorbital
 c. Acompanhada por fratura do complexo nasoetmoidal

Tipo II: Combinação de fratura da tábua anterior e posterior
 a. Fraturas lineares
  1. Transversal
  2. Vertical
 b. Fraturas fragmentadas
  1. Envolvendo ambas as tábuas
  2. Acompanhada por fratura NOE

Tipo III: Fratura da tábua posterior
Tipo IV: Fratura do seio frontal completa

O objetivo principal da fratura de seio frontal é restaurar a forma e a função, minimizando a morbidade e as complicações. O manejo pode ser dividido em duas categorias principais: observação não cirúrgica e intervenção cirúrgica. O tratamento cirúrgico de fraturas do seio frontal é reservado para os casos que envolvem um maior grau de deslocamento ósseo ou danos ao DNF. Os casos que envolvem uma lesão frontobasal significativa com um vazamento de LCE persistente ou fraturas cominutivas da região em torno do ducto nasofrontal são particularmente preocupantes.[7] O tratamento cirúrgico pode envolver um ou mais dos seguintes:

- Reconstrução da tábua anterior
- Manejo do ducto nasofrontal
- Obliteração do seio
- Cranialização

PASSO 1: Intubação

A intubação orotraqueal com um tubo reforçado é preferida; se lesões traumáticas impedirem esse método, a intubação nasoendotraqueal pode ser realizada. Outras lesões concomitantes do paciente devem ser consideradas nesta fase. O tubo é fixado no seu lugar com fita ou com uma sutura no septo nasal.

PASSO 2: Incisão

O acesso cirúrgico pode ser conseguido de várias maneiras. A abordagem mais comum é a utilização de retalho coronal, pois fornece uma excelente exposição do osso frontal e da região naso-órbito-etmoidal. Também possibilita que um retalho pericraniano seja desenvolvido e um enxerto ósseo da calvária de espessura parcial seja colhido, caso necessário. Pacientes calvos ou aqueles com uma linha de implantação dos cabelos com entradas devem receber uma incisão mais posterior para evitar uma cicatriz visível. Também se pode usar lacerações existentes, se suficientemente amplas, ou elas podem ser estendidas para se conseguir exposição suficiente. Outras opções incluem abordagens diretas como o acesso a céu aberto, ou em asa de gaivota. Essas abordagens são geralmente evitadas para se minimizarem cicatrizes disformes (Fig. 78-7, *A*).

PASSO 3: Reconstrução da Tábua Anterior

Fraturas deslocadas da tábua anterior sem o envolvimento do ducto nasofrontal podem ser anatomicamente reduzidas e fixadas com tela de titânio, placas de titânio ou placas reabsorvíveis e adequados parafusos. Embora não exista um consenso, remoção da membrana do seio e obliteração do seio não são consideradas necessárias nesses casos.[4-6,9-11,14] A redução anatômica de fraturas da tábua anterior evita deformidades de contorno que são inaceitáveis para o paciente. Métodos simples de redução de fratura incluem a utilização da extremidade de um levantador periosteal ou um parafuso de Carroll-Girard para elevar os segmentos. Se um segmento ósseo for perdido, enxertos ósseos autógenos podem ser usados conforme necessário (Fig. 78-7, *B*).

(Continua)

822 PARTE VI Trauma Craniomaxilofacial

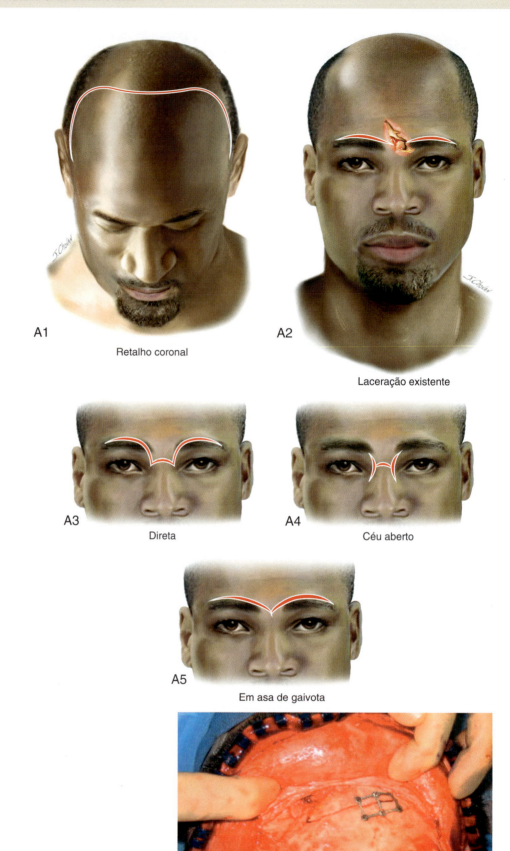

Figura 78-7 A, Acesso cirúrgico e incisão na região nasofrontal. **B,** Reparo da tábua anterior do seio frontal.

TÉCNICA: Reconstrução e Cranialização da Tábua Anterior (Cont.)

PASSO 4: Cranialização
As fraturas do seio frontal que envolvem deslocamento significativo ou fragmentação da tábua posterior frequentemente exigem cranialização para prevenir complicações devastadoras, tais como meningite e mucopiocele.[4-6,9-11,14] Qualquer lesão em que haja suspeita de envolvimento intracraniano justifica uma avaliação neurocirúrgica. Se houver uma lesão frontobasilar significativa com vazamento persistente de LCE, a exploração da base do crânio e o reparo dural provavelmente são necessários. A cranialização é tipicamente realizada após um neurocirurgião realizar uma craniotomia bifrontal. Com a dura-máter afastada e protegida, a tábua posterior é removida com instrumentos rotatórios ou manuais. A mucosa sinusal é então removida, o ducto nasofrontal é obliterado, e um retalho pericraniano é utilizado para separar o trato aerodigestivo da cavidade intracraniana. Finalmente, a tábua anterior é reconstruída como descrito anteriormente (Fig. 78-7, C e D).

PASSO 5: Fechamento do Couro Cabeludo
Após a conclusão da cirurgia, realiza-se uma irrigação completa dos locais da cirurgia. O couro cabeludo é fechado por planos anatômicos. No mínimo a gálea aponeurótica e a pele devem ser fechadas. Os autores preferem suturar a gálea com poliglicolato 3-0. A pele é então fechada com poliglicolato 4-0 de reabsorção rápida ou grampos.

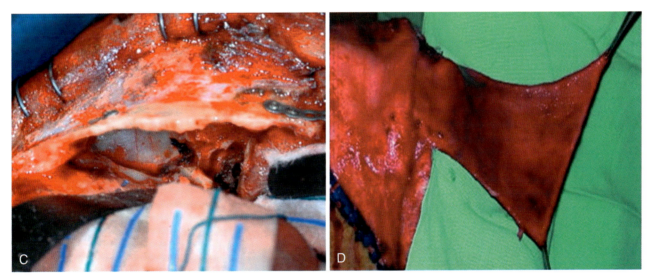

Figura 78-7 (Cont.) C, Cranialização do seio frontal. D, Retalho pericraniano. (B e C de Gentile MA, Tellington AJ, Burke WJ, Jaskolka MS: Management of midface maxillofacial trauma, *Atlas Oral Maxillofac Surg Clin North Am* 21:69, 2013.)

TÉCNICA ALTERNATIVA 1: Obliteração

Quando há danos na região nasofrontal e naso-órbito-etmoide, pode-se fazer uma tentativa de avaliar a patência do ducto nasofrontal superiormente. Um líquido estéril colorido é injetado no ducto, e sua presença no nariz inferior ao corneto médio é avaliada. Se a drenagem for atrasada, precária ou ausente, deve-se considerar obliteração do seio. A obliteração do seio envolve o seguinte (Fig. 78-8, A):
- Remoção completa da mucosa do seio
- Oclusão permanente do ducto nasofrontal
- Obliteração do espaço morto

Após o descolamento do acesso cirúrgico de tecido mole, a tábua anterior é elevada e removida. Antes da remoção, recomenda-se uma técnica para manter a orientação dos segmentos. Uma dessas técnicas envolve a utilização de uma placa de titânio 1,0 universal (Fig. 78-8, B). A tábua anterior deve ser removida em seguida. Uma técnica conveniente para definir o perímetro do seio frontal é utilizar o fórceps de Cushing e uma broca 701 cônica para fissura (Fig. 78-8, C). O perímetro do seio é inicialmente delineado com perfurações (orifícios) utilizando a broca, e as perfurações são então ligadas de modo que a tábua

(Continua)

824 PARTE VI Trauma Craniomaxilofacial

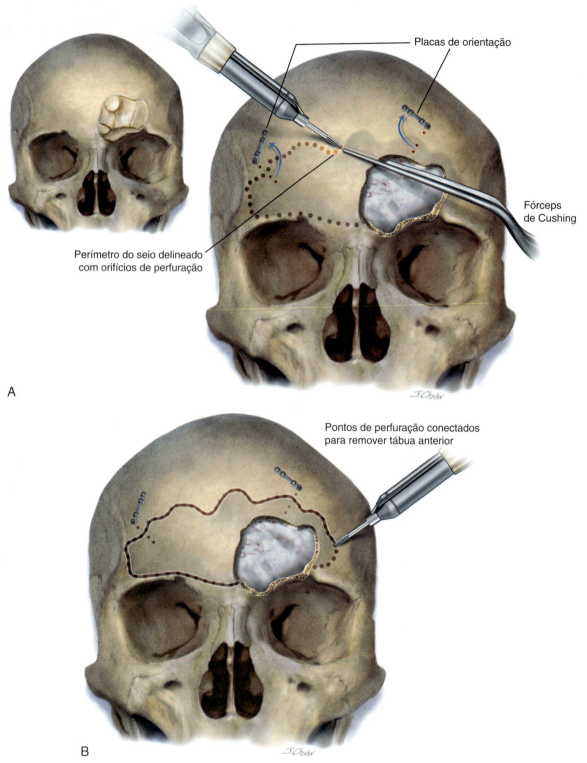

Figura 78-8 **A,** Broca de fissura e fórceps de Cushing para delinear a extensão do seio frontal na tábua anterior por meio de perfuração. **B,** Broca de fissura usada para conectar perfurações de modo a possibilitar a elevação segura da tábua anterior sobre o seio frontal.

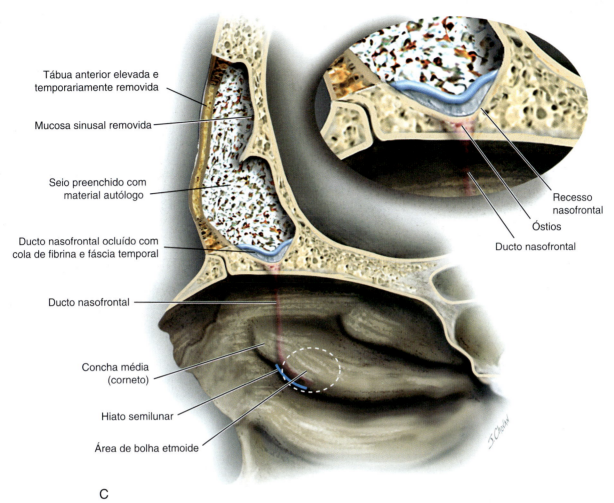

Figura 78-8 *(Cont.)* **C,** Seio frontal preenchido com ósseo autólogo após remoção da mucosa e oclusão do ducto nasofrontal com fáscia temporal.

TÉCNICA ALTERNATIVA 1: Obliteração *(Cont.)*

anterior possa ser removida. A mucosa sinusal é então meticulosamente removida com curetas ou instrumentos rotatórios. O ducto nasofrontal pode ser então obliterado. Uma técnica comumente utilizada envolve o uso de cola de fibrina e fáscia temporal. Um retalho pericraniano pediculado também pode ser utilizado para esse fim. Finalmente, o seio é preenchido com material autólogo. Os preenchedores comuns incluem gordura abdominal, músculo temporal, osso autólogo e materiais de cimento aloplástico, como hidroxiapatita, fosfato de cálcio e ionômero de vidro.[5] A tábua anterior é então reconstruída como descrito anteriormente.

TÉCNICA ALTERNATIVA 2: Abordagens Endoscópicas

Além da técnica aberta, as abordagens endoscópicas estão começando a ganhar popularidade com muitos cirurgiões.[5,18,19] Os defeitos de tábua anterior, parede orbital medial, assoalho orbital e tábua posterior do seio frontal podem ser acessados com um endoscópio.[20,21] Essa técnica é o método preferido para pacientes com entradas ou calvície, pois apenas duas a três incisões conservadoras de 3 cm de comprimento podem ser necessárias para acomodar as portas do endoscópio. Fraturas do assoalho orbital, da parede orbital medial ou tábua posterior do seio frontal são acessíveis por abordagens transantral e transnasal, que não exigem uma única incisão na pele.[20] Alternativamente, um tipo de incisão transfacial também pode ser feita.

Um estudo prospectivo de coorte de 14 pacientes demonstrou tratamento de fraturas da tábua posterior do seio frontal com procedimentos Draf IIA, IIB e III para reparar defeitos da tábua posterior que têm em média 13 × 4,5 mm.[21] Tipicamente o manejo endoscópico é seletivo a cada caso, sendo reservado para os defeitos minimamente deslocados.[8] Em comparação com imagiologia periódica, a técnica endoscópica também possibilita ao profissional avaliar pacientes para formação de mucocele utilizando nova endoscopia nasal.[21] Para defeitos de fratura deslocada, outras abordagens de tratamento além de endoscopia são necessárias.

TÉCNICA ALTERNATIVA 3: Observação não Cirúrgica

Em geral, a maioria dos autores promove um manejo não cirúrgico em casos que envolvem deslocamento mínimo das tábuas anterior e posterior com um ducto nasofrontal patente.[4-6,9-11,14] Um estudo incluiu 154 pacientes e observou a profundidade anteroposterior ou o deslocamento do segmento da tábua anterior, medido a partir de TC, e a deformidade clínica resultante do contorno do tecido mole para quantificar os parâmetros indicando a necessidade de intervenção cirúrgica. Nenhuma deformidade do contorno observável estava presente com profundidades de fratura de 4 mm ou menos. Esses pacientes foram tratados apenas com observação.[22]

Outro estudo que acompanhou 857 pacientes por uma média de 2,8 meses demonstrou que a obstrução de DNF desempenhou o papel mais importante nas complicações (97%).[11] Nesse estudo, houve apenas uma complicação em um paciente com lesão de DNF que não tinha obstrução da via de saída. Portanto, os autores recomendam observação para pacientes com fratura do seio frontal com o ducto nasofrontal íntegro que não têm lesão intracraniana e deformidades de contorno. Esses pacientes devem ser acompanhados em intervalos regulares durante um longo período de tempo para detecção precoce de complicações.

Prevenção e Tratamento das Complicações

Idealmente, a correção cirúrgica de uma fratura do seio frontal é para prevenir complicações de anatômicas e restaurar a função e a estética do paciente. Como foi referido anteriormente, a literatura sustenta a reconstrução da tábua anterior para fraturas que causem depressões maiores do que 4 mm a fim de minimizar as alterações de contorno da pele que resultam em estética precária.[22] A obliteração ou cranialização do seio frontal, na presença de obstrução do DNF, reduz a incidência de complicações de 63% a 9% (Tabela 78-2).[11] No entanto, a intervenção cirúrgica vem com seus próprios riscos. Pseudoaneurisma da artéria temporal superficial, formação de cicatrizes, deiscência, necrose ou perda do retalho, alopecia, necrose do couro cabeludo, lesão do nervo facial, redução da sensação da testa e dor crônica estão todas relacionadas com a incisão coronal e dissecção do retalho.[23,24] Os materiais de obliteração também foram associados a complicações. O cimento ósseo de hidroxiapatita falha quando em contato com sangue, LCE ou outras condições de umidade, e a remoção do material degradado pode ser desafiadora e problemática. O cimento ósseo de fosfato de cálcio é propenso a degradação e reação crônica a corpo estranho quando colocado diretamente sobre a dura. A estabilidade em longo prazo do ionômero de vidro é atualmente desconhecida.[5] O desenvolvimento de complicações depende não só do tipo de padrão da fratura, estruturas anatômicas envolvidas e intervenção cirúrgica realizada, mas também da flora do hospedeiro no local da lesão. A alteração da drenagem do seio frontal ou a flora típica no local da lesão pode promover sinusite ou formação de mucopiocele. Um vazamento de LCE na área da flora sinusal pode levar a meningite.

Dependendo do processo de desenvolvimento, as primeiras complicações podem surgir entre 1 e 6 meses após a cirurgia, ou complicações tardias podem surgir após mais de 6 meses da cirurgia.[4,9,25] As complicações imediatas incluem dor, cefaleias, rinorreia de LCE (rinoliquorreia), sinusite, meningite, abscesso cerebral, osteomielite, comunicação aerodigestiva residual, pneumocéfalo e irregularidades no contorno facial. As complicações tardias podem incluir mucocele, mucopiocele, osteomielite e dor crônica (Figs. 78-9 e 78-10).

Tabela 78-2 Efeito de Lesão de VSNF e o Tipo de Modalidade de Tratamento sobre as Taxas de Complicação

Tratamento	VSNF	Número de Indivíduos	Complicações	Obstruído	Complicação se Obstruído	Complicações, Obstrução e Outros Critérios
Observação	-	222	0 (0%)	16 (12%)	63%	100%
	+	131	11 (8,4%)			
Reconstrução	-	15	1 (6,7%)	11 (13%)	73%	100%
(seio preservado)	+	83	8 (9,6%)			
Osteogênese	-	1	0 (0%)	20 (95%)	45%	56%
	+	21	9 (42,9%)			
Obliteração	-	7	0 (0%)	164 (97%)	9%	10%
	+	169	15 (8,9%)			
Cranialização	-	6	0 (0%)	196 (97%)	9%	9%
	+	202	17 (8,4%)			
DNF	-	251	1 (0,4%)	407 (67%)	14%	15%
	+	606	60 (9,9%)			
Total		857	61 (7,1%)			

Abreviaturas: -, ausente; +, envolvido/lesionado; VSNF, via de saída nasofrontal.
NOTA: Havia 83 pacientes com lesão DNF tratados por reconstrução, com 8 complicações (9,6%). Onze pacientes tratados por reconstrução tiveram diagnóstico de obstrução de DNF (13%). Desses pacientes com obstrução, 73% tiveram uma taxa de complicação, e se um segundo critério fosse utilizado (fratura etmoidal anterior fratura de assoalho), em seguida, houve uma taxa de complicação de 100%. Assim, aqueles com obstrução não devem ser tratados por reconstrução (do mesmo modo para observação e osteogênese).
De Stanwix MG, Nam AJ, Manson PN et al Critical computed tomography diagnostic criteria for frontal sinus fractures, *J Oral Maxillofac Surg* 68:2714, 2010.

Recomendações Pós-operatórias

No período pós-operatório imediato, uma tomografia computadorizada deve ser realizada de modo a avaliar a reconstrução e adquirir uma base para comparação a ser aplicada em estudos futuros. Técnicas de manejo da dor pós-operatória padrão são usadas para controlar o desconforto do paciente, conforme necessário. Os antibióticos devem ser utilizados durante o período perioperatório para evitar infecção. O uso de antibióticos adicionais fora do período perioperatório não reduz a taxa de infecções pós-operatórias; no entanto, se o trauma inicial tiver criado uma ferida contaminada, recomenda-se estender o curso do antibiótico por 7 a 14 dias no pós-operatório.[26] Descongestionantes tal como spray de pseudoefedrina e oximetazolina devem ser utilizados no período pós-operatório para manter a patência do seio em casos que não envolvam oclusão da via de saída nasofrontal.

Os exames de acompanhamento em longo prazo são fundamentais para esses pacientes, devido às potenciais complicações tardias devastadoras que podem ocorrer. Recomenda-se a seguinte estratégia:
- Semanal até 1 mês
- A cada 3 meses até 1 ano
- Todos os anos até 5 anos
- A cada 5 anos indefinidamente

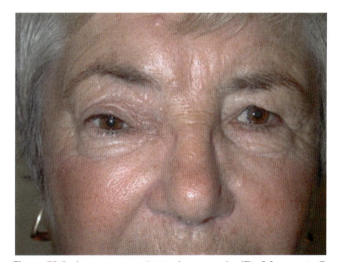

Figura 78-9 Apresentação clínica da mucocele. (De Mourouzis C, Evans B, Shenouda E: Late presentation of mucocele of the frontal sinus: 50 years postinjury, *J Oral Maxillofac Surg* 66:1510, 2008.)

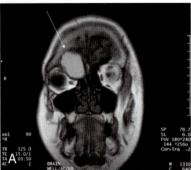
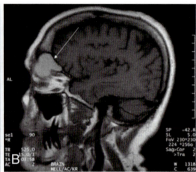

Figura 78-10 Apresentação por RM de mucocele em seio frontal direito. (De Mourouzis C, Evans B, Shenouda E: Late presentation of mucocele of the frontal sinus: 50 years postinjury, *J Oral Maxillofac Surg* 66:1510, 2008.)

Referências

1. Bergara AR, Bergara C: Chronic frontoethmoidal sinusitis: osteoplastic method according to author's technique, *Ann Otorhinolaryngol* 5:192, 1955.
2. Goodale RL, Montgomery WW: Experiences with the osteoplastic anterior wall approach to the frontal sinus: case histories and recommendations, *Arch Otolaryngol* 68:271, 1958.
3. Donald PJ, Bernstein L: Compound frontal sinus injuries with intracranial penetration, *Laryngoscope* 88:225, 1978.
4. Rohrich RJ, Hollier L: Management of frontal sinus fractures: changing concepts, *Clin Plast Surg* 19:219, 1992.
5. Bell RB: Management of frontal sinus fractures, *Oral Maxillofacial Surg Clin N Am* 21:227, 2009.
6. Rodriguez ED, Stanwix MG, Nam AJ, et al: Twenty-six-year experience treating frontal sinus fractures: a novel algorithm based on anatomical fracture pattern and failure of conventional techniques, *Plast Reconstr Surg* 122:1850, 2008.
7. Gentile MA, Tellington AJ, Burke WJ, Jaskolka MS: Management of midface maxillofacial trauma, *Atlas Oral Maxillofac Surg Clin North Am* 21:69, 2013.
8. Doonquah L, Brown P, Mullings W: Management of frontal sinus fractures, *Oral Maxillofacial Surg Clin N Am* 24:265, 2012.
9. Bell RB, Dierks EJ, Brar P, et al: A protocol for the management of frontal sinus fractures emphasizing sinus preservation, *J Oral Maxillofac Surg* 65:825, 2007.
10. Chuang SK, Dodson TB: Evaluation and management of frontal sinus injuries, Fonseca RJ, Walker R, Betts N, et al: editors: *Oral and Maxillofacial Trauma*, vol 2, Philadelphia, 2004, Saunders, pp 271.
11. Stanwix MG, Nam AJ, Manson PN, et al: Critical computed tomographic diagnostic criteria for frontal sinus fractures, *J Oral Maxillofac Surg* 68:2714, 2010.
12. Tripathi RC, Morrison N, Gulbarnson R, et al: Tau fraction of transferrin is present in human aqueous humor and is not unique to cerebrospinal fluid, *Exp Eye Res* 50:541, 1990.
13. Storey EL, Anderson GJ, Mack U, et al: Desialylated transferrin as a serological marker of chronic alcohol ingestion, *Lancet* 1:1292, 1987.
14. Gonty A, Marciani R, Adornato D: Management of frontal sinus fractures: a review of 33 cases, *J Oral Maxillofac Surg* 57:372, 1999.
15. Strong B: Frontal sinus fractures: current concepts, *Craniomaxillofac Trauma Reconstr* 2:161, 2009.
16. Manolidis S: Frontal sinus injuries: associated injuries and surgical management of 93 patients, *J Oral Maxillofac Surg* 62:882, 2004.
17. Reveh J, Laedrach K, Vuillemin R, et al: Management of combined frontonasso-orbital/skull base fractures and telecanthus in 355 cases, *Arch Otolaryngol Head Neck Surg* 118:605, 1992.
18. Simmons O, Manson PN: Endoscopic management of orbital and frontal sinus fractures, *Craniomaxillofac Trauma Reconstruction* 2:177, 2009.
19. Carter KB, Poetker DM, Rhee JS: Sinus preservation management for frontal sinus fractures in the endoscopic sinus surgery era: a systematic review, *Craniomaxillofac Trauma Reconstr* 3:141, 2010.
20. Simmons O, Manson P: Endoscopic management of orbital and frontal sinus fractures, *Craniomaxillofacial Trauma Reconstr* 2:177, 2009.
21. Chaaban MR, Conger B, Riley KO, Woodworth BA: Transnasal endoscopic repair of posterior table fractures, *Otolaryngol Head Neck Surg* 147:1142, 2012.
22. Kim D, Yoon E, Lee B, et al: Fracture depth and delayed contour deformity in frontal sinus anterior wall fracture, *J Craniofac Surg* 23:991, 2012.
23. Metzinger S, Metzinger R: Complications of frontal sinus fractures, *Craniomaxillofac Trauma Reconstr* 2:27, 2009.
24. Manson S, Nguyen T, Philbert R: Bilateral pseudoaneurysms of the superficial temporal artery following reconstruction of the frontal sinus: a case report, *J Oral Maxillofac Surg* 65:1375, 2007.
25. Koudstaal M, van der Wal G, Bivoet H, et al: Post-trauma mucocele formation in the frontal sinus: a rationale of follow-up, *Int J Oral Maxillofac Surg* 33:751, 2004.
26. Lauder A, Jalisi S, Spiegel J, et al: Antibiotic prophylaxis in the management of complex midface and frontal sinus trauma, *Laryngoscope* 120:1940, 2010.

CAPÍTULO 79

Fraturas Panfaciais

Alan S. Herford e Rahul Tandon

Material Necessário

Adson com dentes
Afastador de Desmarres
Afastador de Seldin
Afastadores maleáveis
Anestésico local com vasoconstritor
Arcos-barra, fio de aço de calibre 24 e 26
Broca n° 701

Clipes de Raney
Drenos de Jackson Pratt
Eletrocautério com agulha
Elevador de periósteo n° 9
Encosto de cabeça de Mayfield
Fios de sutura apropriados
Fórceps de Rowe

Grampos de pele
Lâminas de bisturi n°s 10 e 15
Pinças DeBakey
Sinn rakes
Sistemas de placas 1.3 e 1.5
Tesouras de Mayo curvas

Histórico do Procedimento

O tratamento das fraturas panfaciais é um desafio para os cirurgiões. Essas fraturas são muitas vezes de natureza complexa, e o tratamento deve ser individualizado para cada paciente. Essas lesões são complicadas por outras concomitantes que requerem atenção imediata e podem atrasar o reparo precoce das fraturas panfaciais. Avanços importantes têm aberto caminho para tratamentos mais eficazes, resultando em melhores prognósticos e satisfação do paciente.

Antes dos avanços tecnológicos atualmente à disposição do profissional, a exploração cirúrgica era utilizada para analisar a extensão das lesões causadas pelo trauma, e as radiografias simples forneciam informações limitadas do envolvimento ósseo.[1,2] Avanços na tecnologia forneceram aos clínicos a capacidade de identificar as áreas de lesões, sem exploração invasiva. A tomografia computadorizada (TC) tem sido um dos ganhos mais significativos nesta área, pois ela identifica a localização e os padrões exatos das fraturas em áreas precisas.[3] Este foi um ponto importante na história do tratamento das lesões panfaciais, pois possibilitou uma melhor classificação das lesões faciais, permitindo, assim, que os cirurgiões previssem melhor as lesões e o tratamento subsequente. Tomógrafos multidetectores de velocidade rápida e cortes finos estão agora fornecendo ainda mais detalhe do que aqueles que utilizam cortes maiores, evitando, assim, a não detecção de fraturas faciais que antigamente passavam desapercebidas.[4-6] Com esses avanços na imagem radiográfica vem a responsabilidade de fornecer uma interpretação mais precisa, bem como melhor planejamento pré-operatório e resultado subsequente.[7,8] Ao combinar os dados digitalizados da TC com a tecnologia computadorizada, a informação pode ser vista, analisada e manipulada em três dimensões, tudo sem qualquer tipo de exploração invasiva.[9] Os cortes axial, coronal e sagital são úteis, bem como as reconstruções tridimensionais, em especial nas fraturas severamente cominutivas. No entanto, a TC bidimensional ainda exibe algumas lesões com maior precisão, como as que envolvem os seios paranasais, paredes orbitais e tecidos moles.[10] As vantagens da tomografia computadorizada não se limitam ao diagnóstico, mas também se aplicam ao planejamento e tratamento cirúrgico. Essa informação também é facilmente transferível para um sistema de navegação cirúrgica que pode ser usado no intraoperatório.[11]

Outros avanços, como antibióticos e fixação com placas e parafusos levaram a um melhor tratamento das fraturas faciais em geral, mas especialmente das panfaciais. O uso de enxertos ósseos primários foi outro avanço que tem colaborado no tratamento dessas fraturas.

Definição Padrão das Fraturas Faciais

Embora não haja uma definição universalmente aceita para fraturas panfaciais, Markowitz e Manson definiram como uma fratura que envolve todos os três terços da face: superior, médio e inferior.[12] Como todas as três regiões estão afetadas, as fraturas envolvem várias estruturas esqueléticas, bem como: mandíbula, maxila, complexo zigomático, osso frontal e o complexo naso-órbito-etmoidal.[13] Fraturas panfaciais graves podem levar a deformidades faciais complexas, diminuição dos movimentos faciais e má oclusão. O cirurgião deverá estar ciente das lesões dos tecidos moles, muitas vezes associadas a estas fraturas, assim como outras lesões (tais como aquelas que são intracranianas, cervicais ou vasculares) que podem ser potencialmente fatais.

Indicações para Uso dos Procedimetos

O trauma panfacial impõe vários desafios ao cirurgião com relação ao tratamento, o mais importante dos quais é a complexidade das lesões. As lesões mais graves — que variam de caso para caso — devem ser rapidamente identificadas e tratadas em primeiro lugar. Mithani *et al.* revisaram 4.786 pacientes tratados por fraturas faciais e descobriram que 9,7% tinham lesões da coluna cervical e 45,5% tinham lesões associadas na cabeça.[14] Essas lesões concomitantes devem ser investigadas de perto com tipos distintos de fraturas faciais.

Um amplo conhecimento anatômico é necessário para garantir um resultado bem-sucedido em longo prazo e com poucas complicações pós-operatórias. O trauma contuso na região do terço médio da face pode ter consequências devastadoras para a região orbital, mesmo que não esteja envolvida diretamente. O zigoma articula-se posteriormente com a asa maior do osso esfenoide dentro da órbita, e anteriormente insere-se na porção do músculo orbicular dos olhos. Qualquer alteração significativa no volume ósseo da órbita pode levar a enoftalmo, que se não tratado, pode significativamente atrasar ou dificultar o tratamento futuro. Fraturas *blow-in*, que diminuem o volume da órbita, também devem ser consideradas.[15,16] O cirurgião também deve estar ciente de fragmentos de osso orbital prejudicando diretamente o próprio globo, o que exigiria a remoção completa dos fragmentos.[17] Possíveis lesões orbitais incluem proptose, deslocamento coronal do globo, ruptura do globo, síndrome da fissura orbitária superior e lesão do nervo óptico.[18]

Há situações nas quais o zigoma pode não estar envolvido diretamente, e sim uma lesão naso-órbito-etmoidal (NOE) pode ocorrer. O tratamento desse tipo de lesão pode ser uma tarefa árdua, mesmo para o cirurgião mais bem treinado, e ela pode exigir a colocação direta de fios de aço e fixação dos locais fragmentados e fraturados com ou sem enxertos ósseos.[19] Para deformidades esqueléticas significativas, o uso de enxertos ósseos pode revelar-se essencial. Para algumas lesões faciais de alto impacto/alta velocidade, a redução fechada de tais fraturas cominutivas pode levar a colapso ósseo óbvio e contratura dos tecidos moles, portanto, necessitando de exposição precoce e tratamento.[20,21] Nas fraturas severamente cominutivas, como aquelas associadas a significativa perda óssea ou deslocamento em lesões panfaciais, o uso de enxerto ósseo primário é frequentemente benéfico.[22] O uso do enxerto ósseo imediato para substituir o osso perdido ou lesionado proporciona ao cirurgião uma melhor oportunidade para a reconstrução bem-sucedida.[23-25] Enxertos ósseos imediatos oferecem várias vantagens, tais como redução das complicações e menor incidência de deformidades subsequentes que necessitam de correção cirúrgica adicional. No entanto, um retalho de tecido mole vascularizado adicional pode ser necessário para proporcionar um suprimento sanguíneo adequado.[26]

A importância da integridade do arco zigomático para manter a projeção facial normal e a proeminência da bochecha tem sido bem documentada. O osso zigomático articula-se com várias estruturas importantes: superiormente com o osso frontal, lateralmente com o processo zigomático do osso temporal, e medialmente com a maxila. A junção do osso zigomático com o esfenoide é frequentemente útil para assegurar a redução exata das fraturas do complexo zigomático-maxilar. Ele também possui anexos musculares importantes: zigomático menor e maior inserem-se anteriormente, enquanto lateralmente está a inserção do músculo masseter. Os traumas que conduzem um colapso do arco zigomático podem levar a uma projeção anteroposterior inadequada do zigoma e, subsequentemente, ao aumento na largura facial.[15] É importante perceber, ao reconstruir o arco, que ele é bastante reto e não "curvado." Se não reconstruído corretamente, pode haver aumento da largura facial e diminuição da projeção facial.

Fraturas faciais complexas, no entanto, podem necessitar de tratamento mais elaborado do que restaurar a projeção facial. Isso inclui abordar a largura facial e as dimensões verticais também. Essas fraturas complexas muitas vezes requerem reconstrução dos pilares faciais, a fim de restaurar a altura facial. O sistema de pilares da face absorve e transmite forças e inclui os pilares verticais e horizontais. A reconstrução das fraturas panfaciais deve proceder com especial atenção para reconstruir esses pilares a fim de fornecer o resultado mais estável (Fig. 79-1). Três pares de suportes estruturais verticais, ou pilares, foram identificados e, de anterior para posterior, são os seguintes sítios: nasomaxilar, zigomaticomaxilar e pterigomaxilar. Os três pilares horizontais, de superior para inferior, são margens superiores da órbita e a glabela, margens inferiores da órbita com os arcos zigomáticos, e os processos alveolares da maxila. O tratamento das lesões nessas áreas, especialmente na região anterior da maxila, pode exigir fixação direta dos pilares medial e lateral combinada com o suporte do enxerto ósseo imediato.[27] Isso pode contornar a necessidade de várias cirurgias, já que o esforço reconstrutivo pode ser feito em uma única etapa.

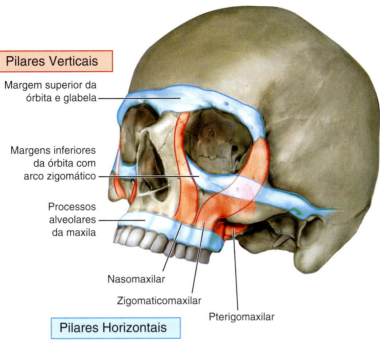

Figura 79-1 Pilares verticais e horizontais do esqueleto facial.

TÉCNICA: Abordagens Cirúrgicas

O acesso adequado aos sítios de fratura é crítico no tratamento das lesões panfaciais, e existem muitas abordagens, dependendo da área de tratamento. Embora seja debatida entre os cirurgiões qual abordagem fornece um melhor acesso aos sítios nos terços médio e inferior da face, a abordagem coronal é geralmente considerada como a que fornece mais ampla exposição a fraturas no esqueleto facial superior. Embora proporcione o melhor acesso, ela tem alguns inconvenientes: cicatrizes maiores, perda de cabelo peri-incisional, déficits sensoriais, lesão do nervo frontal e até mesmo abrasão da córnea.[28] No entanto, a abordagem coronal tem sido o padrão para as fraturas Le Fort III e NOE, porque fornece excelente exposição para redução e fixação dos locais fraturados.[29,30] A abordagem coronal também tem o benefício adicional de permitir que o cirurgião retire um enxerto de osso craniano para quaisquer fraturas nas proximidades que possam exigir um enxerto ósseo imediato.[31,32]

Naqueles casos em que a incisão coronal não é necessária para uma exposição adequada, podem ser utilizadas outras abordagens menos invasivas. Um desses métodos é a abordagem transconjunctival e blefaroplastia superior para o tratamento da fratura orbital e fraturas concomitantes do complexo zigomaticomaxilar (CZM).[33] A sutura zigomaticoesfenoidal pode ser acessada, a qual auxilia na avaliação para redução apropriada de uma fratura do CZM. Essa abordagem oferece igualmente ao cirurgião a possibilidade de utilizar uma cantotomia lateral. A necessidade desse procedimento adicional varia de acordo com as metas do cirurgião: fraturas isoladas do assoalho da órbita podem ser tratadas sem ele, mas fraturas que exigem uma exposição maior podem exigi-lo.[34]

Em 1998, Garcia *et al.* introduziram a extensão transcaruncular da abordagem transconjuntival, que forneceu excelente acesso e visualização da parede orbital medial.[35] A abordagem transcaruncular não é tão invasiva como a abordagem coronal tradicional, nem produz quaisquer cicatrizes externas visíveis significativas. Além disso, tem sido demostrado que ela pode ser utilizada no tratamento de outras patologias, tais como mucocele frontoetmoidal.[36,37]

O zigoma e a mandíbula são acessados por uma incisão no sulco gengivobucal, que pode ser usada para tratar fraturas cominutivas e não consolidadas. Essa abordagem permite a visualização e a reconstrução dos pilares verticais importantes.

SEQUENCIAMENTO

O tratamento das fraturas panfaciais pode ser um desafio tanto para cirurgiões experientes quanto para os inexperientes. Como acontece com qualquer fratura facial, o objetivo do tratamento é restaurar os contornos faciais (largura, projeção e altura facial) e também a função antes do trauma. Fraturas panfaciais envolvem todas as três regiões da face, por isso existem vários algoritmos de sequenciamento à disposição do cirurgião: "superior para inferior," "inferior para superior," "dentro para fora," "fora para dentro."[20,38]

ABORDAGEM INFERIOR PARA SUPERIOR (Fig. 79-2, *A*)

Kelly e Manson defendiam a abordagem "inferior-para-superior-para-medial", que começava com a reconstrução da

(Continua)

TÉCNICA: Abordagens Cirúrgicas *(Cont.)*

mandíbula, incluindo fraturas subcondilares e colocação de fixação maxilomandibular.[39] Uma vez reconstruído o complexo maxilomandibular, a atenção pode ser focada nas regiões frontal e temporal. A órbita interna é reconstruída seguida da reconstrução da face superior e da face média superior. Fraturas condilares são um subconjunto único das fraturas mandibulares e podem alterar o prognóstico das fraturas panfaciais. Ao contrário das fraturas mandibulares isoladas, aquelas ocorridas nas fraturas panfaciais comumente afetam o colo do côndilo da mandíbula, em vez da região subcondilar.[2,40] Como o côndilo desempenha um papel funcional importante e mantém a altura facial posterior e a posição mandibular, a redução dessas fraturas é muitas vezes útil para restaurar a altura facial posterior. Esteticamente, com a redução do côndilo o cirurgião pode restaurar a largura mandibular e a projeção do terço médio da face.[41] Na sequência do tratamento, a redução aberta com fixação interna (RAFI) da fratura condilar deve ser realizada primeiramente para restabelecer a posição sagital.[41] Uma vez que as posições sagitais da maxila e mandíbula foram restabelecidas, é mais fácil identificar a altura anterior da face média, já que dois dos pilares verticais da maxila estão alinhados.[41,42] Assegurar esses pilares, em particular o zigomaticomaxilar, ajuda a evitar a autorrotação do complexo maxilomandibular.

PASSO 1: Incisão

Após a anestesia geral ter sido administrada e o paciente ter sido adequadamente preparado, as barras de Erich são adaptadas em ambos os arcos superior e inferior e são fixadas com fios circundentais de calibre 24. É feita uma incisão com um eletrocautério de Bovie no vestíbulo bucal mandibular para expor a fratura da mandíbula, a qual é subsequentemente irrigada e desbridada (Fig. 79-2, *B*).

PASSO 2: Redução das Estruturas Mandibulares e Maxilares

Adaptando duas placas separadas 2.0 na porção superior do local da fratura e utilizando dois parafusos de 2 mm separados, o cirurgião fixa e estabiliza as placas, reduzindo, assim, a fratura. Uma técnica similar é usada para reduzir quaisquer outras fraturas mandibulares. Embora as placas e os parafusos utilizados possam variar, é importante reduzir quaisquer e todas as fraturas da mandíbula. Quaisquer fraturas maxilares são então reduzidas, manualmente ou com dispositivos de fixação, e a oclusão do paciente é estabilizada com fixação intermaxilar (FIM) antes de prosseguir (Fig. 79-2, *C* a *F*).

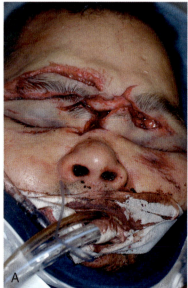
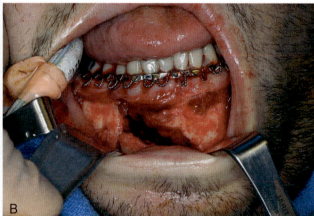

Figura 79-2 **A,** Paciente apresenta-se inicialmente intubado com múltiplas lacerações e fraturas faciais. **B,** Exposição da fratura mandibular cominutiva.

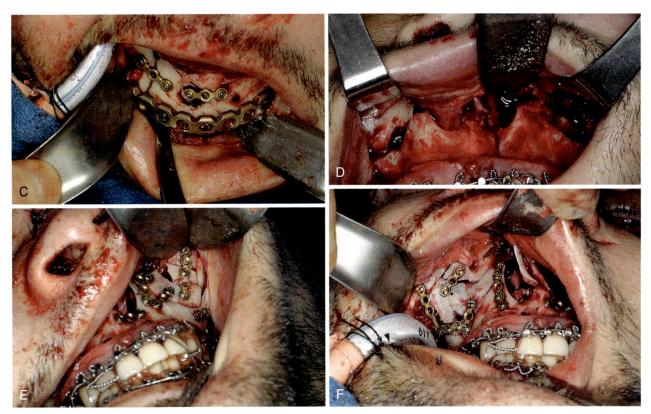

Figura 79-2 *(Cont.)* **C**, Redução e fixação da fratura mandibular. **D**, Exposição das fraturas da face média inferior. **E**, Redução e fixação da fratura da face média. **F**, Redução e fixação da fratura da face média; note a presença do tubo orotraqueal fixado.

TÉCNICA: Abordagens Cirúrgicas *(Cont.)*

PASSO 3: Incisão Coronal
Uma vez que as fraturas mandibulares e maxilares foram reduzidas com sucesso e a oclusão do paciente está suficientemente estável, uma solução de 10 mL de lidocaína a 1% com adrenalina 1:100.000 é injetada ao longo da linha da incisão coronária a ser feita. Após redução suficiente do edema causado pela infiltração (normalmente 5 minutos), uma lâmina de bisturi nº 15 é usada para fazer a incisão coronal, a qual é colocada profundamente na calota craniana e levada para a fáscia temporal lateralmente. Um elevador periosteal nº 9 é utilizado para criar um retalho de espessura total, expondo a calota craniana, e, em seguida, ele é liberado até as margens orbitais superiores em ambos os lados.

PASSO 4: Redução da Fratura Zigomática
Nas porções laterais da incisão, a lâmina de bisturi nº 15 é levada abaixo da camada anterior da fáscia temporal profunda; no coxim de gordura temporal, um elevador periosteal nº 9 é usado para remover a fáscia sobreposta dos arcos zigomáticos fraturados. O arco fraturado é então reduzido de forma adequada com placas do sistema 1.5 (Fig. 79-2, *G* e *H*).

PASSO 5: Tratamento da Fratura Orbital
Uma vez que um ou ambos os arcos zigomáticos tenham sido reduzidos, a atenção pode ser dirigida para quaisquer fraturas da órbita. Incisões transconjuntivais bilaterais são feitas com o eletrocautério de Bovie com incisões concomitantes de cantotomia lateral. Depois de isoladas as fraturas com um elevador periosteal nº 9, elas são reduzidas de forma adequada. Se quaisquer outros defeitos são observados na cavidade orbital, tais como um defeito da parede medial, um enxerto ósseo de calota craniana pode ser usado a partir da calota exposta. Osso de espessura parcial da calota craniana é removido usando uma broca de corte transversal e osteótomos. Os enxertos ósseos são então colocados em soro fisiológico estéril e depois adaptados aos defeitos da órbita. Defeitos orbitais inferiores são reparados com malhas de titânio fixadas anteriormente com parafusos e adaptadas em toda a região posterior da órbita (Fig. 79-2, *I* e *J*).

(Continua)

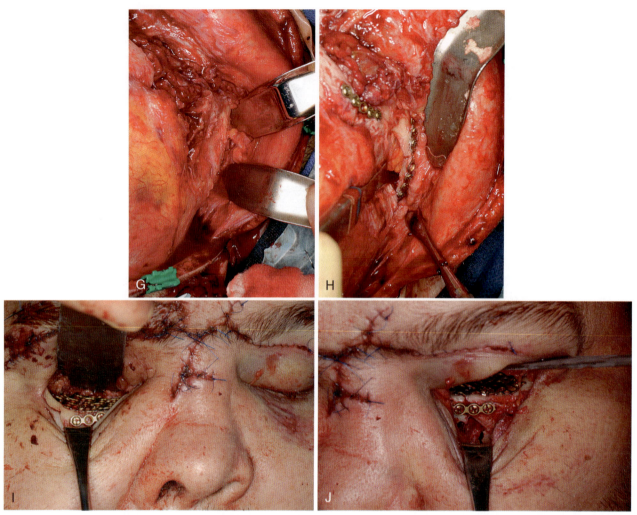

Figura 79-2 *(Cont.)* **G** e **H,** Fratura do arco zigomático e redução subsequente. Observe que o arco é relativamente reto. **I,** Incisões transconjuntivais permitem visualização adequada e acesso às fraturas do assoalho da órbita e margens orbitárias. **J,** Fraturas das margens orbitárias reduzidas com placas e parafusos. Assoalho orbital reconstruído com malha de titânio.

TÉCNICA: Abordagens Cirúrgicas *(Cont.)*

PASSO 6: Tratamento das Fraturas NOE
Após a redução de todas as fraturas da órbita, as fraturas NOE podem ser abordadas. Como o retalho coronal fornece uma exposição adequada ao sítio NOE, uma placa tipo Y do sistema 1.5 pode reduzir a fratura NOE bilateralmente. Enxertos ósseos adicionais da calota craniana podem ser obtidos e utilizados para contornar um enxerto de suporte nasal e adaptados com outra placa do tipo Y, recriando qualquer defeito nasal ocasionado pelo trauma (Fig. 79-2, *K* e *L*).

PASSO 7: Fechamento da Incisões
Uma vez que todas as fraturas panfaciais foram reduzidas e fixadas, começa a sutura. Usando várias suturas de Vicryl 3-0 para o plano muscular, bem como subcutâneo, um dreno de Jackson-Pratt é colocado sob o retalho coronal do paciente e é suturado no lugar. A porção coronal é fechada primeiro com suturas de Vicryl profundas, seguida pelo fechamento da pele com Vicryl 4-0 para as camadas musculares profundas e periósteo. As alças da FIM são então cortadas e removidas; no entanto, o paciente continua intubado. A imagem de TC confirma a redução e fixação adequadas (Fig. 79-2, *M*).

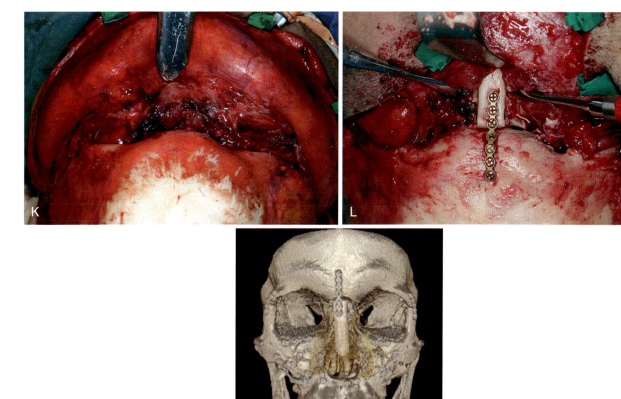

Figura 79-2 (Cont.) K, Exposição utilizando um retalho coronal. Note as fraturas dos ossos frontal e nasal. **L,** Enxerto ósseo de espessura parcial retirado da calota craniana usado como suporte nasal para restaurar a porção do dorso do nariz. **M,** Imagem final da TC.

TÉCNICA: Abordagens Cirúrgicas (Cont.)

ABORDAGEM SUPERIOR PARA INFERIOR

Gruss e Phillips, no entanto, promoveram a redução do arco zigomático e eminência malar, o que ajudaria a restabelecer a "arquitetura facial exterior."[20] Eles utilizaram fixação com placa e parafuso e defenderam a reconstrução da estrutura facial externa começando com o arco zigomático, osso zigomático e barra frontal. Isso foi seguido pela redução da arquitetura facial interna (do complexo NOE) e, finalmente, a órbita foi reduzida e estabilizada. Em apoio a Gruss e Phillips, outros autores também defenderam essa abordagem "superior-para-inferior" se a região NOE estivesse envolvida.[43] No entanto, a falta de um ponto de referência confiável na região NOE pode tornar a orientação ligeiramente mais difícil do que se fosse utilizada uma outra região.[44]

Com a utilização de placas e de parafusos para a fixação, há mais flexibilidade na sequência de tratamento das fraturas panfaciais. Manson *et al.* afirmaram em 1999 que "qualquer [ordem de tratamento] é satisfatória se o cirurgião entende anatomia, objetivos e procedimentos."[45] Independentemente da abordagem utilizada, o tratamento precoce das fraturas panfaciais reduz os riscos de infecção pós-operatória e mantém a integridade de tecidos moles[34] (Fig. 79-3, *A* a *C*).

(Continua)

836 PARTE VI Trauma Craniomaxilofacial

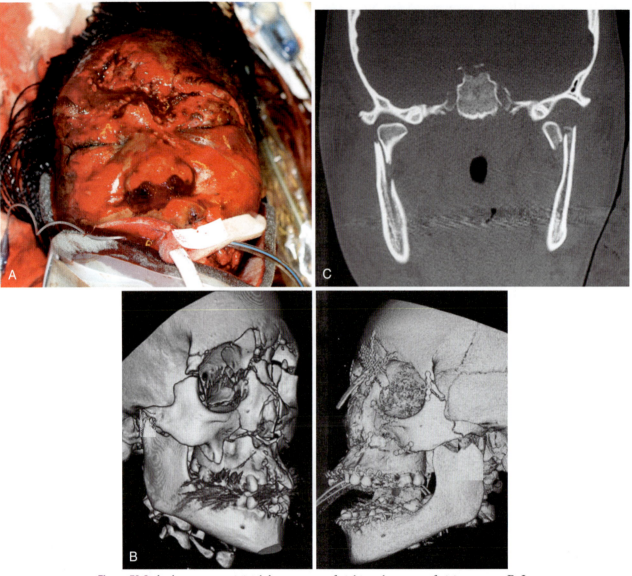

Figura 79-3 A, Apresentação inicial do trauma panfacial com lacerações faciais extensas. **B,** Imagem de TC é importante para visualização das fraturas e dos seus padrões. **C,** Imagens radiográficas das fraturas condilares bilaterais.

TÉCNICA: Abordagens Cirúrgicas *(Cont.)*

PASSO 1: Incisão Coronal e Acesso às Fraturas NOE

Depois de administrar anestesia geral e preparar o paciente, barras de Erich são colocadas em ambos os arcos dentários e fixadas com fios interdentais. Uma incisão coronal de espessura total é realizada até o periósteo. Ela é continuada lateralmente até se aproximar do músculo temporal, e dissecção é realizada em direção inferior na parte superior da fáscia temporal para proteger os vasos e nervos vitais no interior do retalho. O retalho é elevado e estendido para expor as regiões superiores da órbita e NOE. Em seguida, é feita uma incisão através da camada anterior da fáscia temporal profunda. A dissecção prossegue neste espaço, ocupado pelo coxim de gordura temporal, até o arco zigomático. Nesse plano o nervo facial é protegido. Um elevador periosteal nº 9 é usado para dissecar o retalho num plano subperiosteal ao nível das órbitas e complexo NOE. As suturas zigomaticofrontais são reduzidas digitalmente, e as suturas esfenoidais são usadas para avaliar a redução adequada dos zigomas esquerdo e direito (Fig. 79-3, *D*).

TÉCNICA: Abordagens Cirúrgicas (Cont.)

PASSO 2: Reconstrução das Fraturas NOE
Um enxerto ósseo monocortical é então retirado a partir da calota craniana exposta e adaptado ao osso nasal através da região etmoidal para assegurar o ajuste e proporcionar projeção da ponta do nariz e do dorso do nariz. A fratura cominutiva NOE é reduzida com o uso de manipulação digital, e o reposicionamento das fraturas segmentares é realizado em conjunto. Usando placas de titânio, os segmentos da fratura são fixados. O enxerto de calota craniana é então fixado ao nariz para proporcionar projeção para o mesmo (Fig. 79-3, *E*).

PASSO 3: Redução e Fixação das Fraturas Zigomáticas e Orbitárias
Após a fixação das fraturas zigomáticas e piriformes, a atenção pode ser voltada para quaisquer fraturas orbitais. Fraturas do rebordo infraorbital são acessadas por incisões transconjuntivais, e usando um afastador Desmarres e um afastador maleável, a pálpebra e os conteúdos suborbitais são retraídos. Em seguida, o eletrocautério de Bovie é utilizado para incisar através da conjuntiva em direção ao rebordo infraorbital, e um elevador periosteal nº 9 é utilizado para explorar a margem infraorbital sobre a porção medial. As fraturas são fixadas com placas e parafusos de titânio (Fig. 79-3, *F* e *G*).

(Continua)

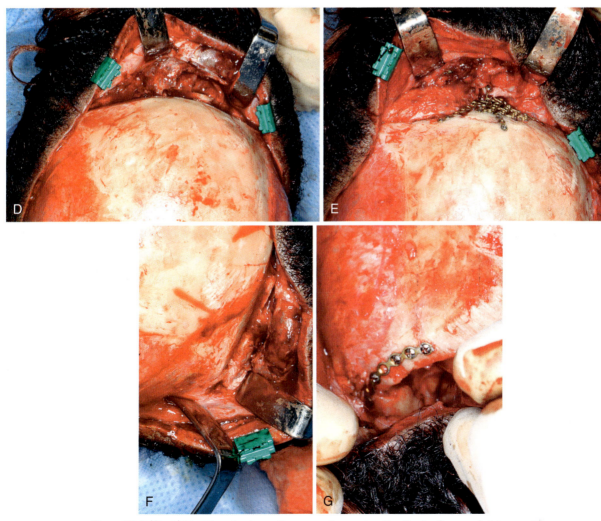

Figura 79-3 *(Cont.)* **D,** Elevação do retalho coronal para visualização das fraturas faciais superiores (fraturas NOE). **E,** Fratura NOE fixada com placas, o que foi realizado primeiramente na abordagem "superior-inferior". **F e G,** Fixação das fraturas zigomáticas. Observe a visualização da fratura zigomaticoesfenoidal para assegurar a redução apropriada.

TÉCNICA: Abordagens Cirúrgicas (Cont.)

PASSO 4: Redução de Quaisquer Fraturas da Maxila e Mandíbula
Se uma fratura Le Fort está presente, ela pode ser acessada por uma incisão no vestíbulo superior e exposta com um elevador periosteal nº 9. As fraturas são reduzidas, e placas de titânio são colocadas ao longo dos pilares zigomático e piriforme bilateralmente. Por fim, pode-se considerar um período de fixação maxilomandibular. É importante reabilitar as fraturas condilares, se forem tratadas pelo método fechado (Fig. 79-3, H a J).

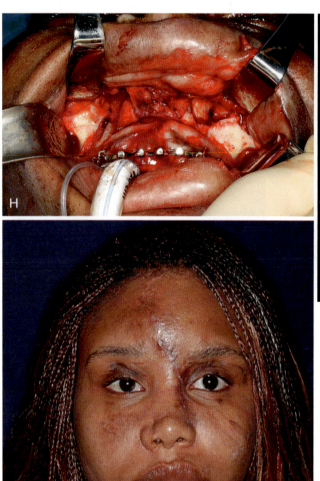
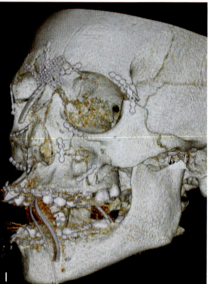

Figura 79-3 (Cont.) **H,** Acesso e visualização da fratura maxilar/face média. **I,** TC pós-operatória demonstrando redução e fixação das fraturas panfaciais. **J,** Fotografia final.

Prevenção e Tratamento das Complicações

O bom planejamento cirúrgico limita as complicações intraoperatórias ou pós-operatórias. Tomografias transoperatórias, bem como navegação guiada por TC ajuda a evitar danos às estruturas adjacentes.

Recomendações Pós-operatórias

Imaginologia pós-operatória é útil para determinar se a redução adequada foi realizada. Fixação maxilomandibular (FMM) não é rotineiramente necessária no pós-operatório, embora alguns cirurgiões possam preferi-la. Se, no entanto, a redução inadequada ou enoftalmo é observada no pós-operatório, reoperação precoce deve ser considerada.

Referências

1. Bergara AR, Itoiz AO: Present state of the surgical treatment of chronic frontal sinusitis, *AMA Arch Otolaryngol* 61:616, 1955.
2. Donald PH, Bernstein L: Compound frontal sinus injuries with intracranial penetration, *Laryngoscope* 88:225, 1978.
3. Manson PN, Markowitz BL, Mirvis S, et al: Toward CT-based facial fracture treatment, *Plast Reconstr Surg* 85:202, 1990.
4. Holmgren EP, Dierks EJ, Homer LD, et al: Facial computed tomography use in trauma patients who require a head computed tomogram, *J Oral Maxillofac Surg* 62:913, 2004.
5. Kreipke DL, Moss JJ, Franco JM, et al: Computed tomography and thin-section tomography in facial trauma, *AJR AM J Roentegenol* 142:1041, 1984.
6. Zimmerman RA, Bilaniuk LT, Gennarelli T, et al: Cranial computed tomography in diagnosis and management of acute head trauma, *AJR Am J Roentgenol* 131:27, 1978.
7. Hopper RA, Salemy S, Sze RW: Diagnosis of midface fractures with CT: what the surgeon needs to know, *Radiographics* 26:783, 2006.
8. Stanwix MG, Nam AJ, Manson PN, et al: Critical computed tomographic diagnostic criteria for frontal sinus fractures, *J Oral Maxillofac Surg* 68:2714, 2010.
9. Bui TG, Bell RB, Dierks EJ: Technological advances in the treatment of facial trauma, *Atlas Oral Maxillofacial Surg Clin N Am* 20:81, 2012.
10. Mayer JJ, Wainwright DJ, Yeakley JW, et al: The role of three-dimensional computed tomography in the management of maxillofacial trauma, *J Trauma* 28:1043, 1988.
11. Bell RB: Computer planning and intraoperative navigation in craniomaxillofacial surgery, *Oral Maxillofac Surg Clin North Am* 22:117, 2010.
12. Markowitz BL, Manson PN: Panfacial fractures: organization of treatment, *Clin Plast Surg* 16:105, 1989.
13. Yang R, Zhang C, Lius Y, et al: Why should we start from mandibular fractures in the treatment of panfacial fractures? *J Oral Maxillofac Surg* 70:1386, 2012.
14. Mithani SK, St-Hilaire H, Brooke BS, et al: Predictable patterns of intracranial and cervical spine injury in craniomaxillofacial trauma: analysis of 4786 patients, *Plast Reconstr Surg* 123:1293, 2009.
15. Gruss JS, Hurwitz JJ: Isolated blow-in fracture of the lateral orbit causing globe rupture, *Ophthal Plast Reconstr Surg* 6:221, 1990.
16. Fialkov JA, Phillips JH, Gruss JS, et al: A sterotactic system for guiding complex craniofacial reconstruction, *Plast Reconstr Surg* 89:340, 1992.
17. Gruss JS, Hurwitz JJ: Isolated blow-in fracture of the lateral orbit causing globe rupture, *Ophthal Plast Reconstr Surg* 6:221, 1990.
18. Antonyshyn O, Gruss JS, Kassel EE: Blow-in fractures of the orbit, *Plast Reconstr Surg* 84:10, 1989.
19. Gruss JS: Fronto-naso-orbital trauma, *Clin Plast Surg* 9:577, 1982.
20. Gruss JS, Phillips JH: Complex facial trauma: the evolving role of rigid fixation and immediate bone graft reconstruction, *Clin Plast Surg* 16:93, 1989.
21. Antonyshyn O, Gruss JS: Complex orbital trauma: the role of rigid fixation and primary bone grafting, *Adv Ophthalmic Plast Reconstr Surg* 7:61, 1987.
22. Gruss JS, Anonynshyn O, Phillips JH: Early definitive bone and soft-tissue reconstruction of major gunshot wounds of the face, *Plast Reconstr Surg* 87:436, 1991.
23. Gruss JS: Naso-ethmoid-orbital fractures: classification and role of primary bone grafting, *Plast Reconstr Surg* 75:303, 1985.
24. Gruss JS: Complex nasoethmoid-orbital and midfacial fractures: role of craniofacial surgical techniques and immediate bone grafting, *Ann Plast Surg* 17:377, 1986.
25. Gruss JS, Mackinnon SE, Kassel EE, Cooper PW: The role of primary bone grafting in complex craniomaxillofacial trauma, *Plast Reconstr Surg* 75:17, 1985.
26. Gruss JS, Pollock RA, Phillips JH, Antonyshyn O: Combined injuries of the cranium and face, *Br J Plast Surg* 42:385, 1989.
27. Gruss JS, Mackinnon SE: Complex maxillary fractures: role of buttress reconstruction and immediate bone grafts, *Plast Reconstr Surg* 78:9, 1986.
28. Guven E, Ugurlu AM, Kuvat SV, et al: Minimally invasive approaches in severe panfacial fractures, *Ulus Travma Acil Cerrahi Derg* 16:541, 2010.
29. Shaw RC, Parsons RW: Exposure through a coronal incision for initial treatment of facial fractures, *Plast Reconstr Surg* 56:254, 1975.
30. Shetty SK, Saikrishna D, Kumaran S: A study on coronal incision for treating zygomatic complex fractures, *J Maxillofac Oral Surg* 8:160, 2009.
31. Clauser L, Dallera V, Sarti E, Tieghi R: Frontobasilar fractures in children, *Childs Nerv Syst* 20:168, 2004.
32. Zhang QB, Dong YJ, Li ZB, Zhao JH: Coronal incision for treating zygomatic complex fractures, *J Craniomaxillofac Trauma* 34:182, 2006.
33. Raschke GF, Rieger UM, Bader RD, et al: Transconjunctival versus subciliary approach for orbital fracture repair: an antropometric evaluation of 221 cases, *Clin Oral Invest* 17:933, 2013.
34. Martou G, Antonyshyn OM: Advances in surgical approaches to the upper facial skeleton, *Curr Opin Otolaryngol Head Neck Surg* 19:242, 2011.
35. Garcia GH, Goldberg RA, Shorr N: The transcaruncular approach in repair of orbital fractures: A retrospective study, *J Craniomaxillofac Trauma* 4:7, 1998.
36. Lai PC, Liao Si, Jou JR, et al: Transcaruncular approach for the management of frontoethmoid mucoceles, *Br J Ophthalmol* 87:699, 2003.
37. Edgin WA, Morgan-Marshall A, Fitzsimmons TD: Transcaruncular approach to medial orbital wall fractures, *J Oral Maxillofac Surg* 65:2345, 2007.
38. Kelly J: *War injuries to the jaws and related structures*, Washington, DC, 1978, US Government Printing Office.
39. Kelly KJ, Manson PN, Vander Kolk CA, et al: Sequencing LeFort fracture treatment (Organization of treatment for a panfacial fracture), *J Craniofac Surg* 1:168, 1990.
40. Zachariades N, Mezitis M, Mourouzis C, et al: Fractures of the mandibular condyle: a review of 466 cases. Literature review, reflections on treatment and proposals, *J Craniomaxillofac Surg* 34:421, 2006.
41. Tullio A, Sesenna E: Role of surgical reduction of condylar fractures in the management of panfacial fractures, *Br J Oral Maxillofac Surg* 38:472, 2000.
42. Rontal E, Hohmann A: External fixation of facial fractures, *Arch Otolaryngol* 98:393, 1973.
43. Merville L: Multiple dislocations of the facial skeleton, *J Maxillofac Surg* 2:187, 1974.
44. He D, Zhang Y, Ellis E: Panfacial fractures: analysis of 33 cases treated late, *J Oral Maxillofac Surg* 65:2459, 2007.
45. Manson PN, Clark N, Robertson B, et al: Subunit principles in midface: the importance of sagittal buttresses, soft tissue reductions, and sequencing treatment of segmental fractures, *Plast Reconstr Surg* 103:1287, 1999.

PARTE VII Patologia Benigna

CAPÍTULO 80

Técnicas de Biopsia

J. Michael McCoy

Material Necessário

Anestésico local com ou sem vasoconstrictor
Antissépticos orais e cutâneos
Cabo de bisturi e lâmina nº 15
Caneta dermatográfica
Fios de sutura apropriados
Gaze
Afastadores para pele e cavidade oral
Lâmina cirúrgica para biopsia por *shaving*
Pinça porta-agulha
Pinças anatômica e denteada
Pinças hemostáticas
Punch (tamanhos 3 a 6)
Recipientes contendo formol tamponado a 10%
Recipientes contendo solução de Michel
Requisição citopatológica
Requisição histopatológica
Tesouras com ponta fina

Histórico do Procedimento

A biopsia consiste em um procedimento cirúrgico no qual uma amostra do tecido do paciente é removida e submetida para exame laboratorial. A palavra biopsia tem origem grega, originando-se das palavras *bio* (vida) e *opsia* (visão).[1] Os primeiros registros de biopsias foram realizados pelos árabes no século XII. Naquele momento, fragmentos de massas cervicais foram removidos para "diagnosticar" bócio tireoidiano.[2] O termo moderno *biopsia* foi introduzido na terminologia médica pelo dermatologista francês Besnier em 1879,[3] sendo o primeiro diagnóstico verdadeiro obtido pela biopsia feita por Russian Rudney em 1875.[4] Embora as biopsias só tenham se tornado de uso rotineiro no começo de 1900, vários tipos estão disponíveis atualmente. A maioria das biopsias nos tecidos moles realizadas hoje em dia utiliza o *shaving* (Fig. 80-1, *A*), a elipse (Fig. 80-1, *B*) ou o *punch* (Fig. 80-1, *C*). As biopsias podem ser classificadas em incisionais (Fig. 80-1, *D*) ou excisionais (Fig. 80-1, *E*), de acordo com a quantidade de tecido removido.

Indicações para Uso dos Procedimentos

A biopsia da mucosa oral consiste em um estudo diagnóstico realizado pelo cirurgião-dentista. O tecido fresco, seja ele mole ou duro, é removido de forma parcial ou completa, permitindo que o patologista avalie as células oriundas desse tecido microscopicamente. Esses tecidos também podem ser avaliados quimicamente e, de forma eventual, radiograficamente. Os tecidos mais submetidos à biopsia na região de cabeça e pescoço são a mucosa oral e do seios paranasais, osso, tecido mole, pele e linfonodos.

A biopsia está indicada quando o exame clínico e as imagens não permitem um diagnóstico definitivo. Antes, é importante que se formem hipóteses diagnósticas para que se escolha a técnica correta ou mais apropriada. Qualquer anormalidade óssea, cutânea ou mucosa que persista após a remoção de fatores irritantes ou tratamento clínico merece ser submetida a biopsia. Além disso, a biopsia também está indicada na suspeita de neoplasias, lesões vesiculobolhosas e na maioria das lesões pigmentadas.

Atualmente várias técnicas biopsia estão disponíveis, incluindo: biopsia elíptica, de fragmento com agulha, por aspiração por agulha fina, óssea com trefina, além de vários outros tipos.[5] As biopsias excisionais e incisionais são também classificadas em elipse, *punch* e *shaving*. Além disso, a citopatologia consiste em um método de identificação de alterações celulares, também disponível para diagnóstico.

Contraindicações e Limitações

Existem poucas contraindicações absolutas. Na maioria dos casos, uma área de infecção não precisa ser submetida à biopsia. Os pacientes sabidamente alérgicos a anestésicos locais ou que apresentem história de hemorragia podem necessitar de uma modificação na biopsia técnica usual. Pacientes que apresentem lesões localizadas profundamente nos tecidos podem precisar da complementação de uma imagem por tomografia computadorizada (TC) ou de ultrassonografia (US) para facilitar a determinação do melhor tipo de biopsia a ser executado. Deve-se considerar também a realização de biopsia intraóssea em pacientes que estejam utilizando bisfofonatos intravenosos ou orais, assim como nos pacientes previamente irradiados.

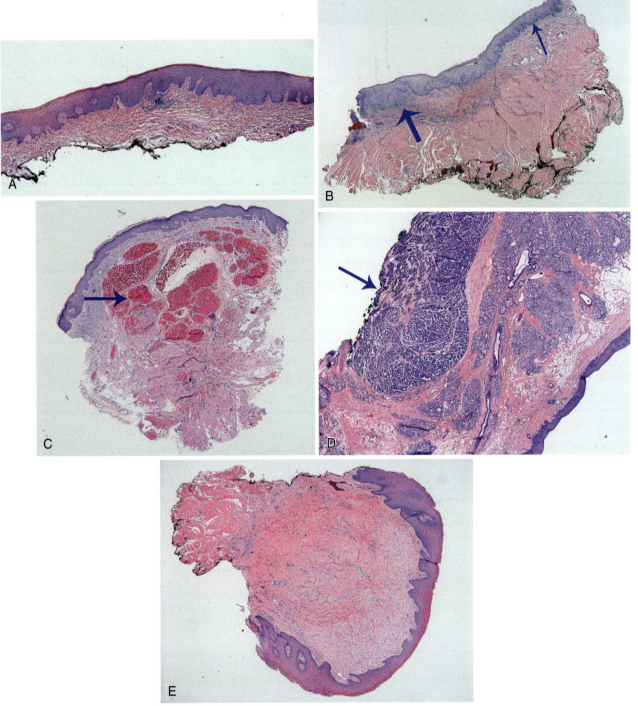

Figura 80-1 A, Histopatologia de uma biopsia por *shaving*. Observe a quantidade escassa de tecido conjuntivo abaixo do epitélio. **B,** Histopatologia de uma biopsia elíptica. Observe o epitélio normal em uma extremidade *(seta pequena)* e células displásicas na outra extremidade *(seta grande)*. **C,** Histopatologia de uma biopsia por *punch*. Observe o arranjo anatômico normal do espécime mostrando o hemangioma abaixo do epitélio *(seta)*. **D,** Histopatologia de uma biopsia incisional. Observe o tumor de glândula salivar profundo na biopsia, que foi removido parcialmente *(seta)*. **E,** Histopatologia de uma biopsia excisional. Observe que a biopsia contém o fibroma traumático todo.

TÉCNICA: Biopsia

A maioria das biopsias de pele e mucosas é do tipo elíptico. Estas geralmente são mandatórias para a remoção parcial ou completa de lesões grandes. Além disso, essas biopsias podem ser tanto incisionais, quanto excisionais, de acordo com o tamanho e as características clínicas da lesão. Quanto maior o fragmento removido durante a biopsia, maior a probabilidade diagnóstica, fornecendo material para vários testes, como cultura e imunofluorescência. As biopsias elípticas incisionais ou excisionais geralmente precisam de suturas para fechar a ferida, são mais demoradas e cicatrizam mais rapidamente. Além disso, essas biopsias necessitam de treinamento cirúrgico avançado para a realização do procedimento. Este capítulo descreve um exemplo de biopsia incisional e excisional na pele. A técnica que envolve a mucosa oral é quase idêntica, logo esse procedimento pode ser facilmente um substituto para a biopsia de mucosa.

PASSO 1: Preparo da Região e do Paciente
O paciente é colocado em uma posição satisfatória com a região da área proposta para a biopsia posicionada de frente para o cirurgião. A região é então preparada com antissépticos (clorexidina ou povidine). A área a ser submetida à biopsia é então demarcada com uma caneta dermatográfica, para que o anestésico local não oblitere a região.

PASSO 2: Anestesia
Infiltra-se anestésico local, geralmente contendo epinefrina para diminuir o sangramento, prolongar a anestesia e limitar a toxicidade inerente ao agente anestésico. O anestésico deve ser injetado diretamente na periferia de uma lesão grande.

PASSO 3: Desenho Cirúrgico
A posição das linhas de tensão na pele relaxada ao redor da área de biopsia é estabelecida.[5] O cirurgião alinha o longo eixo do procedimento cirúrgico planejado de forma paralela a essas linhas (Fig. 80-2).

PASSO 4: Incisão
Utilizando-se as linhas da elipse previamente diagramadas, uma lâmina de bisturi nº 15 é posicionada quase que de forma perpendicular ao tecido e apoiada como uma caneta. Uma margem de tecido com aparência normal de 2 a 5 mm deve ser excisada. O comprimento da elipse da biopsia deve ser três vezes a largura. Conforme a incisão continua, a angulação da lâmina na pele diminui e, mais uma vez, se torna perpendicular, no ápice da elipse.

PASSO 5: Remoção e Armazenamento do Espécime
O tecido biopsiado deve ser cuidadosamente removido com uma pinça anatômica e o tecido subjacente divulsionado. A peça deve então ser removida. Caso a biopsia seja excisional, marque o espécime com uma sutura, permitindo que o patologista determine de forma precisa se as margens cirúrgicas estão livres ou comprometidas. Uma vez que a peça tenha sido removida e marcada, acondicione a mesma em um recipiente contendo formol tamponado a 10% ou outra solução fixadora.

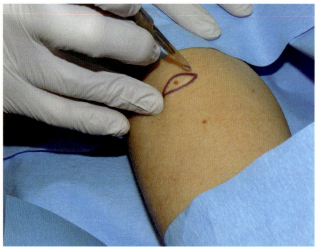

Figura 80-2 Biopsia elíptica. Observe as linhas cirúrgicas de incisão planejadas e a angulação da lâmina de bisturi.

TÉCNICA: Biopsia (Cont.)

PASSO 6: Identificação do Espécime
A requisição histopatológica deve ser preenchida, incluindo hipóteses diagnósticas e outras informações clínicas pertinentes. Classifique a biopsia em incisional ou excisional. O preenchimento desse formulário é necessário para que o patologista identifique corretamente o tecido submetido à análise.

PASSO 7: Fechamento da Área da Biopsia
Se a área da biopsia for pequena, ela deve ser fechada apenas com suturas simples. Se for grande, as bordas do tecido precisam ser divulsionadas e fechadas em várias camadas; as camadas profundas são suturadas com fios reabsorvíveis, enquanto a superfície epitelial pode ser fechada com suturas reabsorvíveis ou não reabsorvíveis.

TÉCNICA ALTERNATIVA 1: Biopsia com *Punch*

Alternativas à biopsia elíptica incluem a biopsia por *punch*. A biopsia por *punch* é rápida e precisa. Ela permite que o patologista veja toda a biopsia em seu arranjo anatômico natural. O *punch* pode ser utilizado na remoção de lesões pequenas ou na biopsia incisional de lesões maiores. Biopsias por *punch* de 3 milímetros ou menos não precisam ser suturadas, mas geralmente não fornecem quantidade suficiente de tecido para análise histopatológica. Em qualquer biopsia com *punch* com diâmetro maior vai haver necessidade de sutura. Elas raramente se tornam infectadas ou formam cicatriz.

Na biopsia por *punch* a área a ser estudada é infiltrada com anestésico local, após antissepsia cuidadosa. O profissional segura o tecido com a mão auxiliar utilizando o polegar e o dedo indicador, apertando o tecido até uma aparência ovoide. O *punch* é colocado de forma perpendicular à pele/mucosa e rodado em um movimento de torção, aplicando-se pressão. Uma vez que a profundidade do *punch* tiver alcançado o tecido conjuntivo abaixo do epitélio, o profissional remove o *punch* e eleva o tecido circular da biopsia com uma pinça pequena tomando cuidado para não distorcer o tecido. Utiliza-se uma tesoura fina ou uma lâmina de bisturi para incisar a base cilíndrica da peça cirúrgica. O tecido da biopsia é então colocado em formol tamponado a 10% e manejado da mesma maneira anteriormente descrita para a biopsia elíptica. A região é então suturada com uma ou mais suturas, de acordo com seu diâmetro (Fig. 80-3).

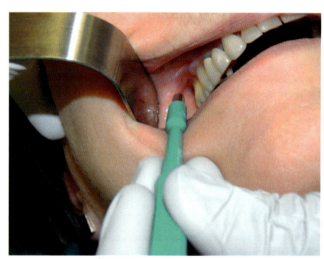

Figura 80-3 Biopsia por *punch*. Observe a posição perpendicular do *punch* em relação à mucosa.

TÉCNICA ALTERNATIVA 2: Biopsia por *Shaving*

A biopsia por *shaving* é recomendada para lesões que sejam muito finas ou predominantemente elevadas. Alguns exemplos são o nevo melanocítico e a leucoplasia do assoalho bucal. O objetivo é incluir o epitélio e uma pequena quantidade de tecido conjuntivo subjacente. Essa técnica é rápida e não requer sutura, devendo ser utilizada nas indicações específicas previamente citadas. Tal procedimento nunca deve ser utilizado para lesões pigmentadas, lesões infiltrativas ou suspeitas de malignidade.

A área selecionada deve ser submetida à antissepsia e infiltrada por anestésico local. Novamente, a área da lesão deve ser segurada entre os dedos polegar e indicador, tornando a lesão tensa. Pode ser utilizada uma lâmina de bisturi nº 15 ou uma lâmina cirúrgica de *shaving* sendo tangenciada à superfície do tecido. Com movimento de varredura, o instrumento cortante deve ser passado através e logo abaixo da lesão. Não há necessidade de sutura. A pressão é suficiente para controle da hemostasia. Assim como nas outras técnicas de biopsia, a peça deve ser acondicionada em formol tamponado a 10% ou outra solução fixadora de transporte. Durante o preenchimento da requisição histopatológica, o profissional deve relatar se o tecido foi removido por *punch* ou por *shaving*. Isso permite que o patologista conheça precisamente o tipo de espécime com o qual está trabalhando (Fig. 80-4).

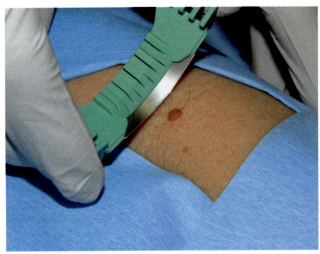

Figura 80-4 Biopsia por *shaving*. Observe a posição perpendicular da lâmina de *shaving* em relação à área da biopsia.

TÉCNICA ALTERNATIVA 3: Punção Aspirativa por Agulha Fina

A punção aspirativa por agulha fina (PAAF) é reconhecida como um dos procedimentos diagnósticos mais úteis na avaliação de massas na região de cabeça e pescoço. Como em qualquer outro tipo de biopsia, a PAAF é indicada em tecido mole ou massa intraóssea cujo diagnóstico clínico e radiográfico não é possível.[6] Nos casos em que o tipo de tumor é conhecido, a PAAF é útil na determinação da recorrência ou persistência da lesão após o tratamento definitivo. Se a lesão não pode ser palpada ou identificada macroscopicamente, a TC ou a US podem atuar como guias para a colocação da agulha na PAAF. Essa técnica é relativamente segura, simples, fácil de ser aprendida e de baixo custo. Praticamente qualquer massa da região de cabeça e pescoço que pode ser localizada através da palpação ou imagens é apropriada para ser submetida à PAAF.

O paciente deve estar em uma posição confortável com a região afetada voltada para cima. A pele deve ser limpa com um agente apropriado, e uma pequena quantidade de anestésico local deve ser injetada. Deve-se tentar não deformar a massa com o agente anestésico. Pode ser feita marcação com caneta dermatográfica antes da anestesia. A massa deve ser apreendida entre os dedos da mão auxiliar e imobilizada o máximo possível. Deve-se colocar a agulha 23G ou 25G na seringa e esta deve ser inserida na lesão. A sucção *só deve ser realizada* quando a seringa tiver penetrado toda a massa. A agulha deve ser movida para trás e para frente no interior da massa, confirmando que não há necessidade da retirá-la da pele ou da mucosa. Após quatro ou cinco pequenos movimentos, a seringa deve ser completamente succionada. Só nesse momento que a agulha deve ser removida da pele ou da mucosa. Observe que o material da biopsia provavelmente deve estar contido apenas na agulha e não se deve esperar visualizá-lo na seringa. A agulha deve ser removida cuidadosamente da seringa e esta deve ser preenchida de ar para que seja novamente acoplada à seringa e o material depositado na lâmina de vidro. O conteúdo da agulha deve ser expelido na lâmina, tentando não espalhar o material para outros objetos. Esse movimento de remoção da agulha e colocação de ar na seringa deve ser repetido a cada vez que for realizada a passagem do material para a lâmina. Colete material da massa mais duas vezes utilizando a mesma agulha repetindo o procedimento anterior, porém em uma angulação ou direção diferente.[7]

O objetivo de passar o material proveniente da agulha para a lâmina é formar uma camada fina de células a serem visualizadas no microscópio. A fim de que esse exame seja útil é necessária a formação de um esfregaço. Para a preparação do esfregaço a lâmina deve ser segura na mão direita do profissional e então uma segunda lâmina sem material deve ser posicionada de forma paralela à primeira e sobre o espécime. A segunda lâmina deve ser deslizada sobre a primeira, atravessando o espécime e produzindo um esfregaço fino de células. A fim de que as células sejam examinadas no microscópio, elas precisam ser fixadas. Os dois principais métodos de fixação são a seco ou úmida com álcool. A fixação úmida consiste na colocação de cada lâmina imediatamente em álcool etílico. O formol *não* deve ser usado. A técnica seca consiste simplesmente em deixar cada lâmina secar. A lâmina também pode ser seca com secador de cabelos. Nas duas formas de fixação, as lâminas são enviadas para um laboratório de citopatologia. Deve-se enviar, além das lâminas, a requisição citopatológica preenchida. Quando devidamente preenchida, essa requisição ajuda o patologista no diagnóstico. Cada laboratório tem suas ferramentas de trabalho, logo o profissional deve entrar em contato com o patologista sobre as necessidades especiais daquele laboratório específico antes de realizar a PAAF (Fig. 80-5).

CAPÍTULO 80 Técnicas de Biopsia

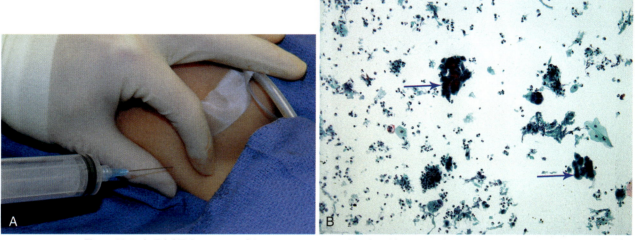

Figura 80-5 A, PAAF do pescoço. Observe a pequena agulha de 25G avançando na massa do pescoço. **B,** Citopatologia de uma PAAF de uma massa do pescoço. Observe as células malignas sugestivas de metástase de carcinoma de células escamosas *(setas)*.

TÉCNICA ALTERNATIVA 4: Biopsia por Imunofluorescência Direta

Doenças vesículo-bolhosas da cavidade oral e nasal representam um grupo importante de doenças imunológicas causadas por autoanticorpos direcionados para antígenos localizados no epitélio ou logo abaixo dele.[8] A técnica de imunofluorescência direta permite atualmente que o clínico diagnostique, trate e entenda melhor essas condições, como o penfigoide da membrana mucosa, o pênfigo vulgar, a doença IgA linear, a epidermólise bolhosa e doenças semelhantes que ocorrem na região de cabeça e pescoço[9] (Fig. 80-6).

O tecido é removido como descrito anteriormente por *shaving*, *punch* ou biopsia elíptica. Diferentemente das biopsias de rotina, o tecido é imediatamente acondicionado na solução de Michel (meio de transporte),[10] que contém sulfato de amônia para ajudar na prevenção da degradação tecidual. Caso essa solução não esteja disponível, a peça pode ser enrolada em uma gaze umedecida por solução salina, mas não por mais de 24 horas. Caso a peça seja acondicionada na solução de Michel, o tecido será viável para análise por até duas semanas, embora um período de tempo menor seja mais aceitável. Uma alternativa ao meio de Michel é o congelamento da peça em nitrogênio líquido, embora tal procedimento demande muito tempo e seja extremamente dispendioso. Mais uma vez, é imperativo que a requisição do laboratório seja preenchida adequadamente para auxiliar no diagnóstico.

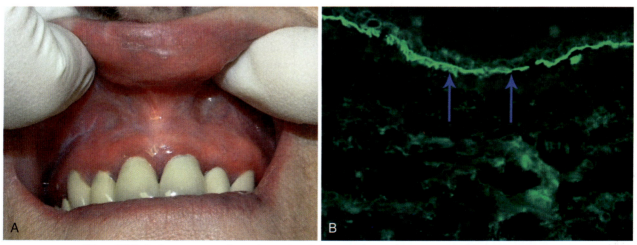

Figura 80-6 A, Apresentação clínica do penfigoide benigno da membrana mucosa. Observe a natureza eritematosa de praticamente toda a gengiva. **B,** Imunofluorescência direta do penfigoide. Observe a linha fluorescente bem definida *(setas)* na junção entre o epitélio e o tecido conjuntivo.

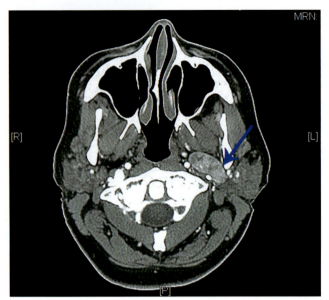

Figura 80-7 TC com contraste do pescoço para auxiliar a colocação da agulha da PAAF. Observe a massa do lado esquerdo do pescoço *(seta)* sugestiva de um tumor do lobo profundo da parótida.

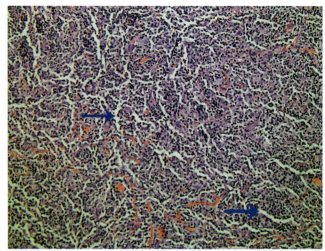

Figura 80-8 Histopatologia de um linfoma de palato fixado em formol a 10%. Observe espaços artefatuais *(setas)* no tecido, que poderiam ter sido evitados pela utilização de substância fixadora apropriada.

Prevenção e Tratamento das Complicações

O planejamento cuidadoso do tipo de incisão pode obviamente evitar uma cicatriz disforme e indesejada. Deve-se estar atento para fazer a dissecção longe dos vasos sanguíneos maiores a fim de se evitarem possíveis hematomas pós-cirúrgicos. Para biopsias de massas profundas, imagens de US e TC são recomendadas como guia cirúrgico (Fig. 80-7). A marcação das peças com sutura não só irá ajudar o patologista, como talvez evite um segundo procedimento desnecessário. A avaliação da história médica pregressa do paciente pode diminuir ou evitar eventos alérgicos, assim como episódios hemorrágicos. Deve-se atentar cuidadosamente para seleção da área e da técnica de biopsia de modo a evitar a disseminação da lesão. Além disso, durante a biopsia, o profissional deve considerar as necessidades cirúrgicas definitivas, para que não ocorra alteração do desenho anatômico no procedimento cirúrgico final.

Recomendações Pós-operatórias

Como regra geral, o procedimento de biopsia tem poucas complicações desde que as considerações dadas anteriormente sejam atendidas antes e durante o procedimento. Assim como em outros procedimentos invasivos, pode-se esperar edema e algum grau de dor pós-operatória. O edema pode ser controlado com pressão e gelo, e a dor com analgésicos suaves. Essas medicações irão variar de anti-inflamatórios não esteroidais (AINEs) a narcóticos, de acordo com o paciente ou com a alteração tecidual causada pelo procedimento cirúrgico.[11] Deve-se examinar cuidadosamente a área que será submetida à biopsia para que o mínimo possível de cicatriz seja formada. Mais uma vez, atenção pré-operatória é essencial. Biopsias realizadas em regiões adjacentes a vasos sanguíneos ou nervos importantes devem ser evitadas quando possível. Caso isso não seja possível, considere a anestesia geral para limitar os movimentos do paciente. A utilização de um microscópio deve ser levada em consideração. Caso se tenha forte suspeição de lesão maligna, deve-se pensar cuidadosamente no tipo de biopsia que minimize a chance de as células tumorais se espalharem através do trato da biopsia. Caso se suspeite de uma malignidade linfoide (Fig. 80-8), deve-se solicitar ao laboratório de patologia que forneça o material fixador adicional para tais lesões.[12] Quando se realiza uma biopsia incisional, deve-se considerar o procedimento cirúrgico definitivo necessário para que se remova a lesão inteira. Duas áreas separadas de cicatriz devem ser evitadas.

Conclusão

No diagnóstico de lesões, as melhores ferramentas, de forma inquestionável, são um exame clínico excelente e um julgamento profissional adequado. Essas qualidades humanas podem evitar a necessidade de realização de uma biopsia. No entanto, outras lesões são inespecíficas clinicamente. Nesses momentos a biopsia pode fornecer o acesso mais conveniente, simples e menos dispendioso ao diagnóstico. No momento da biopsia, um pouco de planejamento futuro e prudência podem favorecer um resultado positivo e permitir a seleção da técnica a ser realizada. Além disso, a técnica e o armazenamento adequados irão aumentar a chance de se obter um diagnóstico histopatológico correto. Manejo inadequado ou um erro em qualquer um dos estágios da biopsia poderia levar à necessidade de um procedimento adicional ou até mesmo a um diagnóstico incorreto.

Referências

1. Borroni G, Baldry A: The language of dermatology and dermatopathology from Robert Willan to A. Bernard Ackerman, *Am J Dermatopathol* 12:617, 1990.
2. Anderson JB, Webb AJ: Fine needle aspiration biopsy and the diagnosis of thyroid cancer, *Br J Surg* 74:292, 1987.
3. Nezelof C, Guinebretiere JM: 1879, Ernest Besnier, inventor of the word "biopsy," (French), *Rev Prat* 56:2080, 2006.
4. Zerbino DD: Biopsy, its history, current and future outlook, (Russian), *Lik Sprava* 3(–4):1, 1994.
5. Goldberg LH, Silapunt S, Alam M, et al: Surgical repair of temple defects after Mohs micrographic surgery, *J Am Acad Dermatol* 52:631, 2005.
6. Tyggvason F, Failey MP, Hulstein SL, et al: Accuracy of fine-needle aspiration and imaging in the preoperative workup of salivary gland mass lesions treated surgically, *Laryngoscope* 123:158, 2012.
7. Irisawa A, Hikichi T, Bhutani MS, Ohira H: Basic technique of FNA, *Gastrointest Endosc* 69:125, 2009.
8. Lazarova Z, Yancey KB: Reactivity of autoantibodies from patients with defined subepidermal bullous diseases against 1 mol/L salt-split skin: specificity, sensitivity, and practical considerations, *J Am Acad Dermatol* 35:398, 1996.
9. Schmidt E, Zillikend D: Pemphigoid diseases, *Lancet* 381:320, 2013.
10. Vaughn-Jones SA, Palmer I, Bhogal BS, et al: The use of Michel's transport medium for immunofluorescence and immunoelectron microscopy in autoimmune bullous diseases, *J Cutan Pathol* 22:365, 1995.
11. Daniels SE, Desjardins PJ, Talwalker S, et al: The analgesic efficacy of valdecoxib vs. oxycodone/acetaminophen after oral surgery, *J Am Dent Assoc* 133:611, 2002.
12. Bozinovic MT, Katic V, Krasic D, et al: Clinical, histopathological and immunohistological study of lymphoid disorders in the parotid gland of patients with Sjogren's syndrome, *Vojnosanit Pregl* 66:955, 2009.

CAPÍTULO 81

Enucleação e Curetagem de Lesões Benignas da Região Oral e Maxilofacial

Joseph E. Cillo, Jr.

Material Necessário

Afastador de Minnesota e Seldin
Anestésico local com vasoconstrictor
Broca de corte (ou fissura) ou esférica carbide
Broca esférica diamantada pequena
Cabo de bisturi e lâmina nº 15
Cureta de Lucas
Descolador de periósteo nº 9
Pinça Allis ou Adson
Solução de Carnoy, nitrogênio líquido
Suturas apropriadas

Histórico do Procedimento

O tratamento cirúrgico dos cistos orais foi descrito em 1892 por Partsch e incluía a exposição intraoral do revestimento cístico (marsupialização), que foi denominada *técnica de Partsch I*.[1] Pelo fato de a técnica de Partsch I frequentemente levar à remoção inadequada do cisto e complicações na era pré-antibiótica, Partsch descreveu a *técnica de Partsch II* (enucleação) em 1910.[2] Posteriormente, Dowsett[3] e Wassmund[4] aperfeiçoaram a técnica, melhorando o acesso à enucleação completa do cisto por meio de uma ostectomia intraoral ampla. Outras técnicas cirúrgicas foram descritas nas últimas décadas, e o índice de recorrência e de infecções consequentemente diminuiu. Conforme os processos patológicos benignos da região maxilofacial foram se tornando mais claramente definidos, se tornou mais evidente que a enucleação e a curetagem eram o tratamento de eleição definitivo da maioria dessas lesões.[5] Por exemplo, o tumor odontogênico queratocístico (TOC) apresenta uma alta taxa de recidiva, e a utilização adicional de soluções químicas associadas à enucleação com curetagem tem demonstrado uma diminuição significativa ou até mesmo a eliminação da recidiva.[6] O desenvolvimento da curetagem química também progrediu com a utilização da solução de Carnoy[6] e nitrogênio líquido[7] como métodos adicionais, mostrando sucesso na diminuição das taxas de recidiva de algumas lesões.

Indicações para Uso dos Procedimentos

A enucleação consiste no tratamento cirúrgico de uma lesão benigna que inclui sua remoção completa. Tal técnica consiste no procedimento de eleição para remoção dos cistos e outras neoplasias benignas da região maxilofacial e oral que são anatomicamente distintas do tecido circunjacente e passíveis de serem submetidas a esse tipo de técnica. A curetagem química ou física pode ser associada à técnica de enucleação em certas lesões que necessitam de remoção adicional do tecido circunjacente para auxiliar na garantia de remoção completa e diminuição da persistência da lesão. A curetagem pode ser concluída com uma cureta afiada ou com uma broca esférica diamantada com muita irrigação para que se remova 1 a 2 mm de osso e qualquer lesão remanescente. Uma técnica meticulosa no procedimento de enucleação e curetagem é particularmente importante no tratamento cirúrgico de lesões que tendem a apresentar uma alta taxa de recorrência ou persistência, tal como o tumor odontogênico ceratocístico. Nessa situação, a adição da solução de Carnoy à curetagem ou à ostectomia periférica tem sido mais eficaz na diminuição da taxa de recorrência do que a enucleação isolada.[6] O nitrogênio líquido também tem sido utilizado para a curetagem química com algum sucesso na ostectomia periférica no tratamento do ameloblastoma unicístico luminal e intraluminal.[7] Também indica-se enucleação associada à curetagem como um segundo procedimento em lesões que persistiram após um procedimento inicial de enucleação.

A enucleação simples e a curetagem podem estar indicadas para o ameloblastoma unicístico dos tipos luminal e intraluminal, sem evidência de comprometimento extraósseo. No entanto, quando essa opção é utilizada, recomenda-se o acompanhamento radiográfico, uma vez que a taxa de recorrência do ameloblastoma unicístico tratado por enucleação e curetagem pode ser extremamente alta.[8] O ameloblastoma multicístico não é passível de ser submetido à enucleação e curetagem, e esse tipo de tratamento resulta em uma taxa de recorrência inaceitável, levando a uma ressecção cirúrgica extensa (Tabela 81-1).

Tabela 81-1	Lesões Orais e Maxilofaciais Benignas Passíveis de Serem Submetidas a Enucleação e Curetagem
Cistos Odontogênicos	Cisto dentígero Cisto radicular Cisto odontogênico glandular Cisto odontogênico botrioide
Tumores Odontogênicos	Odontoma Tumor odontogênico queratocístico (TOC) Tumor odontogênico adenomatoide (TOA) Ameloblastoma unicístico Subtipo luminal Subtipo intraluminal Fibroma ameloblástico Fibro-odontoma ameloblástico Cementoblastoma Fibroma cemento-ossificante Tumor odontogênico cístico calcificante (TOCC)
Lesões Fibro-ósseas	Fibroma ossificante central Granuloma periférico de células gigantes Cisto ósseo aneurismático Osteoma Osteoma osteoide Osteoblastoma
Outras Lesões	Hemangioma Granuloma eosinofílico Neurilemoma Neurofibroma Tumor neuroectodérmico pigmentado

Contraindicações e Limitações

As técnicas de enucleação e curetagem são limitadas no tratamento de lesões multicísticas, as quais deveriam ter tratamento de eleição diferente do escolhido para lesões unicísticas. Lesões multicísticas da região oral e maxilofacial podem apresentar várias loculações e invaginações que tornariam o acesso extremamente difícil até mesmo por um acesso extraoral e praticamente impossível por acesso intraoral. Além disso, a técnica de enucleação pode não remover a lesão por inteiro, e a curetagem física e química pode não ser suficiente para remover todos os remanescentes da lesão. Isso com certeza levaria à persistência da lesão, particularmente naquelas com alta taxa de recidiva, como o TOC ou lesões benignas agressivas, como o ameloblastoma multicístico.

As técnicas de enucleação e curetagem são contraindicadas para lesões benignas agressivas sólidas e lesões malignas. Lesões agressivas benignas sólidas, tais como o ameloblastoma, apresentam uma alta taxa de recidiva quando submetidas à enucleação e curetagem, necessitando de uma ressecção de pelo menos 1 cm de margem de segurança na mandíbula e maxilectomia parcial.[7] Lesões malignas necessitam de uma ressecção mais agressiva, que não é possível por meio das técnicas de curetagem e enucleação.

TÉCNICA: Enucleação Associada à Curetagem

PASSO 1: Avaliação Radiográfica
Todos os exames de imagem disponíveis do paciente, incluindo radiografias panorâmicas e TC convencional ou *cone beam*, devem ser completamente avaliados. Isso irá ajudar na determinação da extensão intraóssea e de tecidos moles da lesão e envolvimento de estruturas anatômicas, como raízes ou nervos (Fig. 81-1, *A*).

PASSO 2: Incisão
Uma linha de incisão deve ser desenhada na área de osso sadio para garantir um fechamento tecidual adequado. Esse desenho é vital, porque permite o fechamento da incisão que não será realizada sobre a área do defeito ósseo. A realização da incisão na região do defeito ósseo pode fazer que a ferida se rompa para o interior da cavidade da lesão, o que pode causar defeitos na área cirúrgica, resultando em dificuldades funcionais e reconstrutivas (Fig. 81-1, *B*).

PASSO 3: Corticotomia Lateral
Uma broca esférica ou de fissura pequena é utilizada para a realização de corticotomia lateral sobre a lesão. A corticotomia lateral deve ser feita sobre uma área de osso sadio que não será envolvida no fechamento da linha de incisão. Isso permitirá o acesso adequado à lesão que não está sob a área do defeito ósseo e manterá a integridade da anatomia vizinha. A corticotomia deve ser de tamanho suficiente para permitir o acesso adequado à lesão e preservar o tecido circunjacente (Fig. 81-1, *C*).

(Continua)

TÉCNICA: Enucleação Associada à Curetagem (Cont.)

PASSO 4: Enucleação

A enucleação da lesão é iniciada no seu ponto de acesso mais fácil. Uma cureta é utilizada com a ponta afiada posicionada contra o osso. Pode ser necessário descomprimir o cisto durante o procedimento para facilitar o acesso e a remoção da lesão. É fundamental utilizar a ponta afiada da cureta entre a lesão e o osso, com a parte afiada voltada para o osso. Isso vai permitir a enucleação da lesão e minimizar a chance de rompimento. A fragmentação da cápsula pode ocorrer se a parte afiada da cureta for introduzida em direção à lesão e pode resultar em enucleação inadequada e eventual persistência da mesma. Isso é particularmente importante em lesões como o TOC, que apresenta uma cápsula fina e friável, com grande tendência ao rompimento. Quando a enucleação cuidadosa não é realizada, remanescentes da lesão podem resultar na persistência da mesma (Fig. 81-1, *D*).

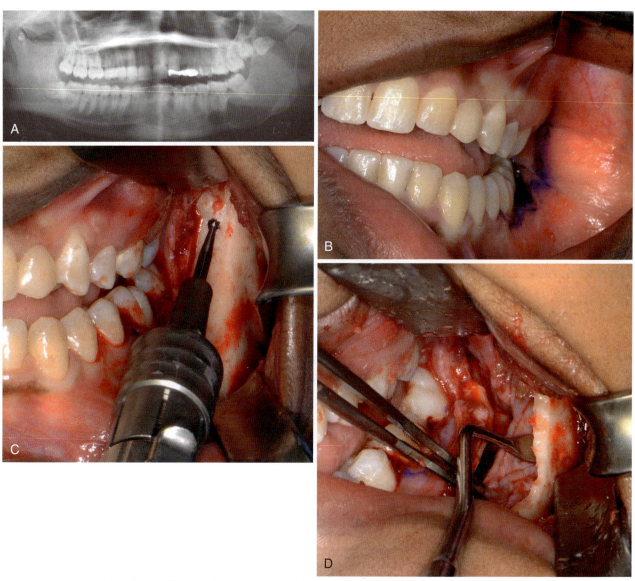

Figura 81-1 **A**, Radiografia panorâmica exibindo lesão radiolúcida bem delimitada associada à coroa do dente 38 impactado e deslocado, que afeta todo o ramo mandibular esquerdo e se estende para o corpo da mandíbula. **B**, Uma linha de incisão é demarcada no plano sagital sobre a área de osso sadio. **C**, Abaixo da dissecção subperiosteal utiliza-se uma broca esférica ou de corte para realização de ostectomia lateral garantindo acesso à lesão. **D**, Uma cureta afiada curva é utilizada com a ponta afiada voltada para o osso a fim de enuclear essa lesão semelhante a um cisto.

TÉCNICA: Enucleação Associada à Curetagem *(Cont.)*

PASSO 5: Remoção da Lesão
Uma vez que a lesão tenha sido submetida com êxito à enucleação, ela é removida inteira da cavidade (Fig. 81-1, *E*).

PASSO 6: Curetagem e Ostectomia Periférica
A cavidade remanescente é examinada para a identificação de possíveis remanescentes macroscópicos. Nesse momento uma cureta afiada deve ser utilizada para garantir que toda a cavidade seja curetada e que nenhum resíduo macroscópico permaneça na loja. Uma ostectomia periférica também pode ser complementada com uma broca esférica associada à irrigação abundante objetivando a remoção de 1 a 2 mm de osso vizinho até que a cavidade esteja visivelmente livre da lesão. No caso do TOC, a curetagem química adicional com solução de Carnoy também pode ser considerada e tem mostrado diminuição significativa nas taxas de recorrência,[8] assim como o nitrogênio líquido[9] (Fig. 81-1, *F e G*).

(Continua)

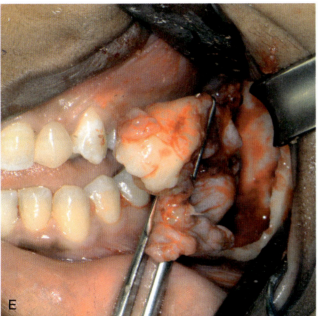

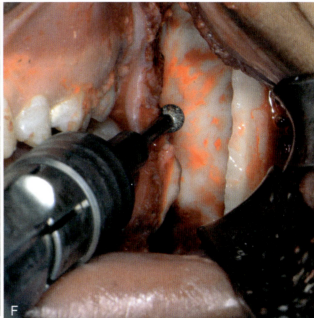

Solução de Carnoy	
Cloreto férrico	1 g
Álcool absoluto	60%
Clorofórmio	30%
Ácido acético glacial	10%

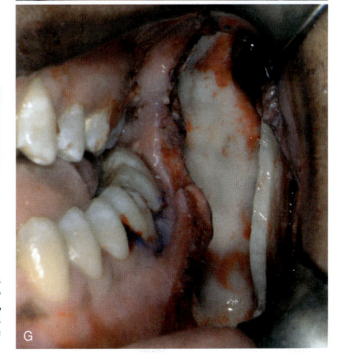

Figura 81-1 *(Cont.)* **E,** A lesão é removida completamente associada ao dente. **F,** Uma ostectomia periférica é realizada com a utilização de uma cureta afiada ou uma broca diamantada esférica grande, removendo-se qualquer revestimento da lesão. **G,** Uma vez que a ostectomia periférica está completa, a loja cirúrgica deve estar livre de lesão visível macroscopicamente.

TÉCNICA: Enucleação Associada à Curetagem (Cont.)

PASSO 7: Enxerto Ósseo (Opcional)

A opção de reconstrução imediata do defeito causado pela enucleação e curetagem de uma lesão benigna na região maxilofacial e cavidade oral é controversa.[10] Não existem ensaios clínicos prospectivos atuais que comparem a cicatrização pela formação de coágulo com diferentes técnicas reconstrutoras. Os estudos clínicos que existem recomendam a utilização de enxertos autógenos, substitutos teciduais ou plasma rico em plaquetas.[12] Alguns autores recomendam que lesões benignas submetidas à enucleação associada à curetagem sejam reconstruídas imediatamente com enxerto ósseo para manter a integridade da mandíbula, reduzir o risco de fratura patológica e permitir a restauração da função com prótese implantossuportada.[13] A opção de realizar o enxerto na loja óssea deixada pela enucleação da lesão deve ser determinada com base em cada caso. Como já foi demonstrado que existe regeneração óssea espontânea em defeitos ósseos causados pela enucleação associada à curetagem,[14] a decisão de colocação de enxerto geralmente é baseada em vários fatores como tamanho, extensão e localização da lesão, idade do paciente e sua capacidade fisiológica de ser submetido ao procedimento. Lesões maiores podem deixar uma grande área de destruição que pode enfraquecer a mandíbula e consequentemente torná-la mais suscetível a fratura. Nesses defeitos pode ser útil a realização de um enxerto ósseo, diminuindo o tempo necessário para restabelecimento da integridade estrutural da mandíbula. A idade do paciente também deve ser levada em consideração, uma vez que pacientes mais jovens apresentam tendência à regeneração no defeito ósseo de forma mais rápida e eficaz do que pacientes mais velhos, fazendo que a mandíbula retorne à sua integridade estrutural primeiro. Mas os pacientes mais velhos podem não ter reserva fisiológica para serem submetidos a um procedimento prolongado a fim de facilitar a retirada e colocação de um enxerto ósseo autógeno ou ainda ter capacidade de se recuperar de tal procedimento.

PASSO 8: Fechamento

A região da incisão deve ser fechada em camadas com fios de sutura reabsorvíveis. Um fechamento hermético é recomendado com suturas horizontais interrompidas (Fig. 81-1, H).

PASSO 9: Exame da Lesão após sua Remoção

A lesão deve ser examinada para garantir que ela foi removida por completo. Recomenda-se a abertura da lesão antes do seu processamento para análise histopatológica a fim de determinar se existe alguma lesão escondida, tal como um carcinoma de células escamosas ou outro tumor sólido (Fig. 81-1, I).

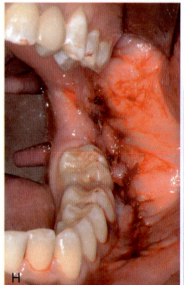
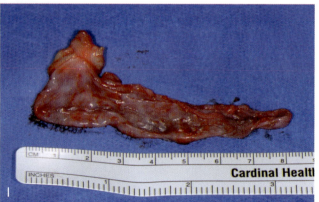

Figura 81-1 (Cont.) H, O fechamento primário é realizado com suturas reabsorvíveis sobre a área de osso sadio para prevenir a deiscência. I, A lesão é examinada garantindo que foi removida por completo ou que existe alguma massa no seu interior.

TÉCNICA: Enucleação Associada à Curetagem (Cont.)

PASSO 10: Radiografia Panorâmica Pós-operatória
As radiografias e o acompanhamento pós-operatório são realizados para se verificar a extensão do procedimento, garantir que a lesão foi completamente removida, determinar se existe qualquer fratura cirúrgica ou patológica na área afetada e avaliar qualquer procedimento de reconstrução que porventura tenha sido realizado. Lesões benignas agressivas, como o ameloblastoma unicístico e o TOC, devem ser avaliadas radiograficamente por um longo período de tempo após a remoção da lesão (Fig. 81-1, J).

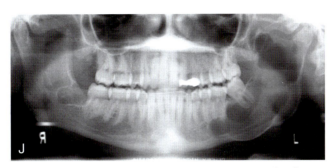

Figura 81-1 (Cont.) J, Uma radiografia panorâmica pós-operatória é realizada para avaliar a região cirúrgica e possível persistência ou recorrência da lesão e, ainda, fraturas patológicas.

TÉCNICA ALTERNATIVA 1: Acesso Extraoral

A técnica extraoral de enucleação associada à curetagem de uma lesão benigna da mandíbula pode ser necessária em algumas situações para garantir um melhor acesso cirúrgico à lesão. Isso pode ser preciso quando estão envolvidas estruturas importantes, tais como o nervo alveolar inferior,[16-18] ou quando a colocação de uma placa de fixação rígida é necessária para prevenir a fratura mandibular que pode resultar da perda da integridade estrutural isolada ou em combinação com a enucleação associada à curetagem da lesão.[19] Esse acesso pode facilitar a visibilidade da lesão e prevenir danos a essas estruturas. As maiores desvantagens do acesso extraoral são a formação de cicatriz e dano potencial ao nervo facial. Os benefícios e os riscos devem ser considerados individualmente na escolha do acesso extraoral (Fig. 81-2).

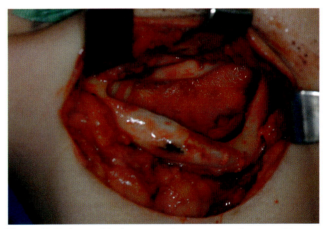

Figura 81-2 A mandíbula é acessada via extraoral em combinação com os acessos submandibular e retromandibular. Isso permite acesso superior à lesão mandibular quando necessário.

TÉCNICA ALTERNATIVA 2: Acesso Endoscópico

O acesso endoscópico para a enucleação associada à curetagem de lesões benignas orais e maxilofaciais pode ser utilizado tanto para lesões mandibulares, como maxilares.[21-23] A cirurgia transnasal endoscópica para lesões odontogênicas maxilares é menos invasiva que o acesso tradicional, uma vez que a incisão para o acesso é significativamente menor. Tal técnica também pode ser vantajosa na preservação de dentes afetados e no manejo cirúrgico de cistos odontogênicos que se estendem até o seio maxilar.[20] O método de enucleação associada à curetagem endoscópica para lesões mandibulares tem sido utilizado com sucesso no tratamento de lesões grandes[23] ou quando se tem dificuldade de acesso (como o côndilo)[21,22] sem utilizar o acesso extraoral. A técnica de enucleação associada à curetagem assistida endoscopicamente pode diminuir o risco de formação de cicatriz e dano ao nervo facial, reduzir o tempo de hospitalização e melhorar a recuperação funcional[22] (Fig. 81-3).

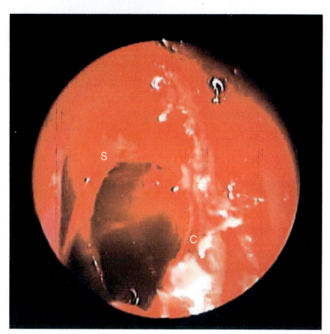

Figura 81-3 Visão por meio do endoscópio durante acesso endoscópico para enucleação intraoral de um cisto ósseo simples no côndilo mandibular. (De Kretzshmar DP, Postma GN, Inman JL: Intraoral endoscopic enucleation of a central mandibular condylar lesion, *J Oral Maxillofac Surg* 63(6):865-869, 2005.)

Prevenção e Tratamento das Complicações

A complicação mais comum da enucleação associada à curetagem consiste em dano às estruturas adjacentes, podendo incluir nervos e dentes. Como a maior parte das lesões orais e maxilofaciais que é passível de ser submetida à técnica de enucleação associada à curetagem está associada a estruturas tais como nervo e dentes, é essencial que se tenha cautela cirúrgica durante o procedimento. Por exemplo, a enucleação associada à curetagem de lesões como o TOC pode ser difícil, pois muitas vezes essa lesão está entremeada às raízes dentárias e áreas interproximais. A melhor maneira de se evitar essa complicação é realizar o melhor acesso intraoperatório possível, garantindo visibilidade, o que representa uma parte importante do acesso cirúrgico. Nessas situações, pode ser necessário utilizar curetagem química com solução de Carnoy[6] ou nitrogênio líquido[7], de acordo com a preferência e a familiaridade de uso do cirurgião. A boa visibilidade pode evitar danos iatrogênicos às estruturas, tais como às raízes dentárias ou ao feixe neurovascular alveolar inferior.

A fragmentação da lesão consiste em outra complicação intraoperatória que pode ser evitada com atenção especial para realização da técnica de forma meticulosa. A fragmentação da cápsula pode levar a remanescentes que causam a sua persistência. O cirurgião pode evitar essa consequência por meio da utilização com cautela da cureta gentilmente entre a lesão e o osso, sempre com a parte afiada voltada para o osso. A tentativa de utilização da ponta afiada da cureta contra a cápsula da lesão pode causar sua fragmentação e consequente enucleação inadequada.

A enucleação associada à curetagem na mandíbula, principalmente em lesões amplas que tenham reabsorvido grande quantidade de osso, pode levar a consequências transoperatórias.[24] As lesões mandibulares grandes podem já ter enfraquecido de forma significativa a mandíbula e, após a sua enucleação, a curetagem pode reduzir ainda mais a sua integridade estrutural, resultando em fratura. Mesmo sem curetar a mandíbula, pode haver enfraquecimento ósseo a um grau que qualquer manipulação poderia resultar em fratura. A avaliação radiográfica pré-operatória da lesão é extremamente importante nesses casos. Caso a lesão tenha reabsorvido tanto a mandíbula a ponto de haver chance de fratura após a enucleação associada à curetagem, deve-se ter cuidado para que se evite tal consequência. Alguns desses cuidados incluem recomendação de dieta pastosa ao paciente até que se observe radiograficamente que houve reparo e formação de osso na área de potencial fratura; aplicação de fixação maxilomandibular com barras por um período de tempo para evitar a fratura durante os movimentos mandibulares e mastigação. Além disso, a colocação de uma placa de titânio rígida pode ser feita, tanto intra como extraoral, a que seja mais acessível, para estabilizar e reforçar a mandíbula enquanto quantidade suficiente de osso se regenera, seja espontaneamente ou por enxerto ósseo, restaurando a integridade estrutural necessária à função mandibular normal.

Recomendações Pós-operatórias

A complicação pós-operatória mais comum da enucleação associada à curetagem de lesões benignas da região oral e maxilofacial é a infecção. Uma vez que a maioria dos procedimentos pode ser realizada por acesso intraoral, a contaminação por bactérias orais para a cavidade patológica preenchida por sangue é sempre uma possibilidade. Tem sido demonstrada a presença de antibióticos, tais como a amoxicilina e o metronidazol em quantidades detectáveis nas paredes dos cistos, fluidos e nos tecidos vizinhos, reduzindo o número de bactérias presentes no fluido cístico.[25] Logo, recomenda-se a prescrição de antibióticos antes e depois da cirurgia para prevenir infecções. Outra consideração é a necessidade de tratamento endodôntico após a cirurgia em dentes que tenham envolvimento radicular íntimo com a lesão. A enucleação associada à curetagem de lesões tais como o TOC, que frequentemente está entremeado às raízes dentárias, pode ser realizada sem a necessidade de tratamento endodôntico.[26] A curetagem apical de raízes pode levar à perda de inervação, mas não causar desvitalização, uma vez que a arquitetura vascular extensa fornece vascularização através do ligamento periodontal.[27]

A enucleação associada à curetagem de lesões maxilares pode se estender para a maxila ou os seios nasais e resultar em perfuração e possível comunicação e fístula oroantral. As comunicações oroantrais, quando menores de 2 mm de diâmetro, podem se resolver espontaneamente. No entanto, quando a cicatrização espontânea não ocorre, há necessidade de intervenção. Vários técnicas cirúrgicas[28,29] e não cirúrgicas[30] foram desenvolvidas para o fechamento de fístulas oroantrais. As técnicas mais simples e comuns são o avanço de retalho jugal e avanço do corpo adiposo da bochecha. A localização da comunicação é importante no método de fechamento. Comunicações posteriores, como na área do terceiro molar ou no palato são menos passíveis de serem submetidas ao avanço de retalho jugal, porque a tensão do retalho aumenta devido à necessidade de mobilização excessiva para cobrir o defeito. Isso também oblitera a área vestibular, tornando a reconstrução com uma prótese ou obturador mais difícil. Nessas situações, a técnica de avanço do corpo adiposo da bochecha pode ser mais vantajosa porque pode-se estender um pedículo de gordura vascularizada para uma área de quase 6 cm de diâmetro e por não requerer cobertura primária, uma vez que a cicatrização será por segunda intenção e, por fim, ocorrerá epitelização completa.[31]

A fratura tardia da mandíbula é uma complicação pós-operatória que também pode ocorrer quando se realiza enucleação de uma lesão (que já enfraqueceu a mandíbula de forma significativa) e curetagem, que pode enfraquecer a mandíbula ainda mais após a remoção de alguns milímetros de osso. Uma fratura induzida cirurgicamente pode acontecer, necessitando de tratamento definitivo. Uma fratura pós-operatória da mandíbula pode ocorrer em qualquer momento até que a mandíbula tenha formado osso suficiente para alcançar seu estado estrutural anterior à lesão. De acordo com a localização e o deslocamento da fratura, as opções de tratamento para essa complicação variam de fixação maxilomandibular por um período até a redução da fratura por acesso extraoral e fixação interna rígida.

Referências

1. Partsch C: Uber kiefercysten, *Deutsche Monatsschrift Fur Zahnheilkunde* 10:271, 1892.
2. Partsch C: Zur behandlung der kieferzysten, *Dtsch Mschr Zahnheilkd* 28:252, 1910.
3. Dowsett EB: Unique dental cyst, *Proc R Soc Med* 26:1562, 1933.
4. Wassmund M: *Textbook of the practical surgery of the mouth and the pine [Lehrbuch der praktischen Chirurgie des Mundes und der Kiefer]*, vol 1, in German, Leipzig, 1935, Hermann Meusser, 67.
5. Stoelinga PJ: The management of aggressive cysts of the jaws, *J Maxillofac Oral Surg* 11:2, 2012.
6. Kaczmarzyk T, Mojsa I, Stypulkowska J: A systematic review of the recurrence rate for keratocystic odontogenic tumour in relation to treatment modalities, *Int J Oral Maxillofac Surg* 41:756, 2012.
7. Pogrel MA, Montes DM: Is there a role for enucleation in the management of ameloblastoma? *Int J Oral Maxillofac Surg* 38:807, 2009.
8. Ghandhi D, Ayoub AF, Pogrel MA, et al: Ameloblastoma: a surgeon's dilemma, *J Oral Maxillofac Surg* 64:1010, 2006.
9. D'Agostino A, Fior A, Pacino GA, et al: Retrospective evaluation on the surgical treatment of jaw bones ameloblastic lesions: experience with 20 clinical cases, *Minerva Stomatol* 50:1, 2001.
10. Ettl T, Gosau M, Sader R, Reichert TE: Jaw cysts—filling or no filling after enucleation? A review, *J Craniomaxillofac Surg* 40:485, 2012.
11. Pradel W, Eckelt U, Lauer G: Bone regeneration after enucleation of mandibular cysts: comparing autogenous grafts from tissue-engineered bone and iliac bone, *Oral Surg Oral Med Oral Pathol Oral Radiol Endod* 101:285, 2006.
12. Nagaveni NB, Praveen RB, Umashankar KV, et al: Efficacy of platelet-rich-plasma (PRP) in bone regeneration after cyst enucleation in pediatric patients: a clinical study, *J Clin Pediatr Dent* 35:81, 2010.
13. Barry CP, Kearns GJ: Case report—odontogenic keratocysts: enucleation, bone grafting and implant placement: an early return to function, *J Ir Dent Assoc* 49:83, 2003.
14. Ihan Hren N, Miljavec M: Spontaneous bone healing of the large bone defects in the mandible, *Int J Oral Maxillofac Surg* 37:1111, 2008.
15. Jain M, Mittal S, Gupta DK: Primary intraosseous squamous cell carcinoma arising in odontogenic cysts: an insight in pathogenesis, *J Oral Maxillofac Surg* 71:e7, 2013.
16. Bali A, Bali D, Sharma A, Iyer N: Extraoral enucleation of dentigerous cyst: a case report of rare treatment option and review of literatures, *Indian J Oral Sci* 3:53, 2012.
17. Yüzügüllü B, Araz K: Validity of conventional surgical treatment methods for mandibular dentigerous cysts: two case reports, *N Y State Dent J* 77:36, 2011.
18. Savitha K, Cariappa KM: An effective extraoral approach to the mandible: a technical note, *Int J Oral Maxillofac Surg* 27:61, 1998.
19. Mintz S, Allard M, Nour R: Extraoral removal of mandibular odontogenic dentigerous cysts: a report of 2 cases, *J Oral Maxillofac Surg* 59:1094, 2001.
20. Seno S, Ogawal T, Shibayama M, et al: Endoscopic sinus surgery for the odontogenic maxillary cysts, *Rhinology* 47:305, 2009.
21. Giovannetti F, Cassoni A, Battisti A, et al: Endoscopic approach to benign lesion involving the mandibular condyle, *J Craniofac Surg* 21:1234, 2012.
22. Saia G, Fusetti S, Emanuelli E, et al: Intraoral endoscopic enucleation of a solitary bone cyst of the mandibular condyle, *Int J Oral Maxillofac Surg* 41:317, 2012.
23. Sembronio S, Albiero AM, Zerman N, et al: Endoscopically assisted enucleation and curettage of large mandibular odontogenic keratocyst, *Oral Surg Oral Med Oral Pathol Oral Radiol Endod* 107:193, 2009.
24. Tieghi R, Consorti G, Clauser LC: Pathologic fracture of the mandible after removal of follicular cyst, *J Craniofac Surg* 22:1779, 2001.
25. Traina AA, Deboni MC, Naclério-Homem Mda G, Cai S: Action of antimicrobial agents on infected odontogenic cysts, *Quintessence Int* 36:805, 2005.
26. Marx RE, Stern D: *Oral and maxillofacial pathology: a rationale for diagnosis and treatment*, Carol Stream, IL, 2003, Quintessence Publishing, p 597.
27. Kramer IR: The vascular architecture of the human dental pulp, *Arch Oral Biol* 2:177, 1960.
28. Nezafati S, Vafaii A, Ghojazadeh M: Comparison of pedicled buccal fat pad flap with buccal flap for closure of oro-antral communication, *Int J Oral Maxillofac Surg* 41:624, 2012.
29. Batra H, Jindal G, Kaur S: Evaluation of different treatment modalities for closure of oro-antral communications and formulation of a rational approach, *J Maxillofac Oral Surg* 9:13, 2010.
30. Burić N, Jovanović G, Krasić D, et al: The use of absorbable polyglactin/polydioxanon implant (Ethisorb®) in non-surgical closure of oro-antral communication, *J Craniomaxillofac Surg* 40:71, 2012.
31. Baumann A, Ewers R: Application of buccal fat pad in oral reconstruction, *J Oral Maxillofac Surg* 58:389, 2000.

CAPÍTULO 82

Marsupialização

Mehran Hossaini-Zadeh

Material Necessário

Afastador Minnesota
Afastador Weider
Anestésico local com vasoconstrictor
Caneta de alta rotação com broca esférica
Cureta arredondada
Fios de sutura apropriados
Lâmina de bisturi nº 15
Pinça Adson ou anatômica

Histórico do Procedimento

O *American Heritage Medical Dictionary* define marsupialização como uma alteração cirúrgica de um cisto ou lesão semelhante encapsulada por meio de uma incisão e sutura das bordas ao tecido adjacente, criando uma bolsa.[1] Vários autores descreveram a marsupialização, incluindo Jacobson, que fez a primeira descrição em 1950 para o tratamento do cisto do ducto de Bartholin[2,3] (Fig. 82-1). Ele construiu uma junção mucocutânea através da sutura da cápsula do cisto na pele, criando consequentemente uma descompressão contínua da lesão. Essa técnica de tratamento era diferente da descrita, que se baseava na drenagem da lesão cística e colocação de gaze embebida em iodo na cavidade, cujas falhas ocorriam devido à retração das bordas da lesão e fechamento. Com a introdução de várias formas de cateter, o uso da marsupialização parece ter diminuído. Na cirurgia oral e maxilofacial, o uso da marsupialização tem sido relatado no tratamento de várias lesões de origem odontogênica e não odontogênica, como o tumor odontogênico queratocístico e a rânula.[4,5]

Indicações para o Uso dos Procedimentos

Uma indicação para a marsupialização é criar um novo trato acessório para drenagem de uma glândula.[2] Vários autores relataram essa técnica no tratamento da rânula, principalmente em pacientes pediátricos.[6-8] No entanto, a taxa de recorrência relatada em associação a uma simples marsupialização pode variar de 14% a 67%.[9] Devido a essa taxa de recorrência, a modificação da técnica, incluindo a vedação da cavidade marsupializada, tem sido descrita.[5,8] Com base em uma revisão da literatura feita por Patel, a taxa média de recorrência de uma rânula após a marsupialização simples ou modificada é de 20%.[10] A excisão ipsilateral da glândula sublingual juntamente com a rânula tem se mostrado o tratamento mais definitivo, com a menor taxa de recorrência. Entretanto, apesar da sua alta taxa de recorrência, a marsupialização deve ser considerada a primeira forma de tratamento da rânula.[7,10,11]

Outra indicação é quando se deseja a descompressão contínua de uma lesão, tal como o tratamento de um cisto odontogênico.[4] A marsupialização foi descrita como uma modalidade de tratamento eficaz para o tumor odontogênico queratocístico (TOC).[4,12] Com a marsupialização e a descompressão, modificações histológicas substanciais têm sido relatadas no epitélio do TOC.[13-15] Há necessidade de um tratamento de pelo menos 9 meses, para que seja possível a observação dessas mudanças histológicas baseadas na técnica de coloração imuno-histoquímica para citoqueratina 10.[15] Esses achados indicam que a marsupialização pode ser uma técnica eficaz no tratamento do TOC. No entanto, uma taxa de recorrência de 12% foi relatada na utilização dessa técnica.[16] Apesar desses relatos, a marsupialização consiste em uma modalidade de tratamento eficaz para o tratamento do TOC.

A marsupialização foi relatada no tratamento de tumores odontogênicos, tais como ameloblastoma. No entanto, a taxa de recorrência continua preocupante.[17]

Contraindicações e Limitações

O uso da marsupialização é limitado a lesões císticas que necessitam de drenagem contínua e, portanto, tal técnica não pode ser utilizada para o tratamento de lesões sólidas. O uso da marsupialização é discutível quando a lesão não é composta de cápsula que possa ser suturada à mucosa ou à pele vizinha. A marsupialização é contraindicada quando tentativas prévias de tratamento conservador tenham falhado e quando a ressecção marginal ou total está indicada.

CAPÍTULO 82 Marsupialização

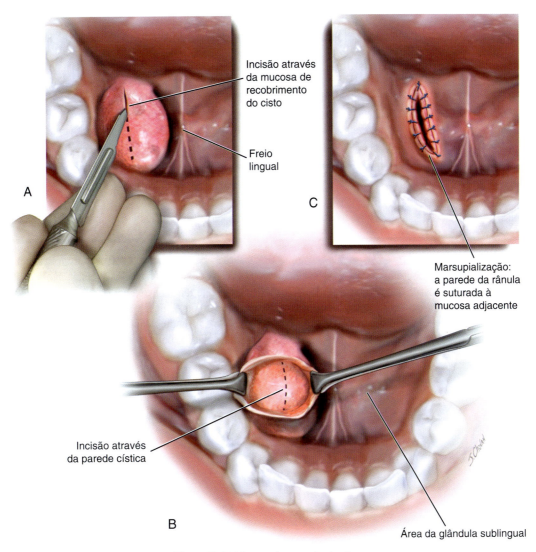

Figura 82-1 Marsupialização de rânula.

TÉCNICA: Marsupialização

PASSO 1: Anestesia e Posicionamento do Paciente

A técnica de marsupialização pode ser feita sob anestesia local em nível ambulatorial. No entanto, os seguintes fatores devem ser levados em consideração: acesso cirúrgico à lesão, nível de ansiedade e cooperação do paciente e capacidade de se conseguir anestesia adequada do campo. Logo, a realização desse procedimento em centro cirúrgico, sob anestesia local, pode ser considerada uma alternativa. O tratamento de lesões localizadas na região posterior da mandíbula, maxila ou assoalho de boca é melhor realizada em centro cirúrgico, sob anestesia geral, com a intubação nasotraqueal.

Além do bloqueio com anestésico local ou anestesia geral, o local da incisão deve ser infiltrado com lidocaína 2% com adrenalina 1:100.000, ou alternativa similar para hemostasia e controle da dor pós-operatória. Para lesões císticas de tecidos moles, tais como a rânula, Peterson descreveu a técnica mais simples de marsupialização.[18,19] Para essa técnica, um anel de suturas simples ininterruptas é feito ao redor da base do cisto intacto.

Os pacientes podem ser colocados em posição supina na mesa de cirurgia ou em uma posição semi-inclinada na cadeira odontológica.

PASSO 2: Entrada no Cisto

No caso da rânula, recomenda-se proteger o ducto associado de trauma com uma sonda lacrimal. Uma agulha cega redonda com fio de sutura Vicryl 4-0 deve ser passada no interior da cavidade cística, penetrando na mucosa e na cápsula, saindo aproximadamente 3 mm distante do ponto de entrada.

(Continua)

TÉCNICA: Marsupialização *(Cont.)*

PASSO 3: Suturando a Cápsula à Mucosa Oral
O fio de sutura é amarrado e o procedimento deve ser repetido até que se observem suturas com 6 a 10 mm de distância entre elas cercando todo o cisto. Com a passagem cuidadosa da agulha e sutura, pouco ou nenhum conteúdo deve escapar durante esse procedimento. Uma vez que todas as suturas tenham sido feitas, uma incisão é realizada na cavidade cística, e a porção superior da lesão é removida acima da linha de sutura. O remanescente do cisto é deixado sem manipulação. Nesse momento, o sítio cirúrgico é irrigado e se considera concluída a cirurgia. Quando o sítio cicatrizar, a lesão cística será contígua à mucosa oral (Fig. 82-2).

PASSO 4: Ostectomia
Para lesões císticas intraósseas, a técnica sofre uma pequena modificação. Segundo a técnica, uma incisão na mucosa é feita de forma convencional e irá incluir a mucosa que recobre diretamente a lesão cística. Caso a lesão não tenha perfurado a cortical óssea, a dissecção subperiosteal é realizada para expor o osso recoberto.

PASSO 5: Marsupialização
Utilizando uma broca esférica, o cirurgião expõe a lesão cística através da remoção da cortical óssea que recobre a lesão, sendo cuidadoso para não remover a cápsula. Uma cureta arredondada ou a extremidade larga de um descolador é utilizada para dissecar de forma cuidadosa a cápsula do osso. A porção mais superior da lesão cística é apreendida com uma pinça Adson ou anatômica e excisada. Nesse momento, as margens livres da cápsula são suturadas às margens gengivais livres, utilizando-se uma agulha não cortante (cilíndrica) com fio de sutura Vicryl 4-0. O remanescente da mucosa incisada é fechado primariamente, garantindo-se que o acesso ao cisto permaneça aberto.

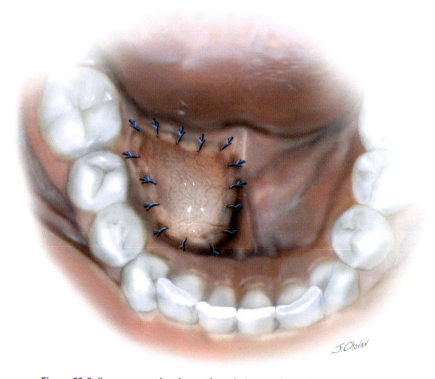

Figura 82-2 Suturas ao redor da periferia da lesão submetida à marsupialização.

TÉCNICA ALTERNATIVA: Utilização de Cateter

Uma técnica alternativa é a utilização de um cateter para criar uma abertura na cavidade cística; esse método é tecnicamente denominado descompressão. No entanto, os termos *marsupialização* e *descompressão* são utilizados como sinônimos. Como já foi descrito, a marsupialização no seu sentido original indica conversão de um cisto em uma bolsa contígua com a pele ou mucosa. Já a descompressão implica na criação de um acesso para uma lesão cística que reduz sua pressão interna. Para essa técnica, realiza-se uma incisão na mucosa sobrejacente, confeccionando-se uma abertura de pelo menos 1 cm de diâmetro na lesão cística. Uma vez que o conteúdo cístico tenha sido drenado e irrigado, um cateter é colocado no interior da cavidade cística. O cateter pode ser confeccionado a partir de itens tais como uma sonda nasofaríngea,[16] um cateter de borracha ou objetos similares. O cateter pode ser fixado no local com a colocação de uma sutura não reabsorvível na mucosa adjacente. De forma alternativa, o cateter pode ser afixado ao dente adjacente utilizando-se fio metálico. O cateter é geralmente deixado no local até que haja evidência de resolução da lesão. Para lesões localizadas na mandíbula, o cateter precisa ser irrigado diariamente pelo paciente, por pelo menos 6 a 9 meses.

Prevenção e Tratamento das Complicações

Várias complicações transoperatórias podem ocorrer e precisarão ser solucionadas. A despeito do diagnóstico de um cisto, a lesão pode conter conteúdo sólido. Caso seja encontrada massa tumoral durante a cirurgia, a marsupialização ou a descompressão não estão mais indicadas. A lesão pode ser desprovida de conteúdo e de cápsula; o que confirma o diagnóstico de cisto ósseo simples ou cisto ósseo aneurismático. O cisto ósseo simples se resolve espontaneamente sem necessidade de tratamento adicional; logo a marsupialização ou a descompressão não estão indicadas. Quando o profissional está lidando com lesões císticas no tecido mole, a perda do conteúdo cístico e o colapso da lesão tornarão a dissecção e identificação da cápsula bastante desafiador. Logo, a cápsula intacta e a manutenção do conteúdo são críticos no sucesso da técnica de marsupialização. Quando se realiza marsupialização para o tratamento de rânula, existe risco de dano ao ducto da glândula salivar correspondente. Logo, deve-se tomar cuidado para identificar e proteger esse e outros ductos e estruturas anatômicas adjacentes.

Recomendações Pós-operatórias

A complicação pós-operatória principal em associação com a marsupialização é o fechamento da bolsa, o que permite o restabelecimento da cavidade cística. Outras complicações incluem infecção, incapacidade de manter higiene adequada da ferida, deslocamento ou obstrução do cateter.

Referências

1. *The American Heritage medical dictionary*, Boston, 2007, 2004, Houghton Mifflin Company.
2. Jacobson P: Vulvovaginal cyst (treatment by marsupialization), *West J Surg* 58:704, 1950.
3. Omole F, Simmons BJ, Hacker Y: Management of Bartholin's duct cyst and gland abscess, *Am Fam Physician* 68:135, 2003.
4. Blanas N, Freund B, Schwartz M, Furst IM: Systematic review of the treatment and prognosis of the odontogenic keratocyst, *Oral Surg Oral Med Oral Pathol Oral Radiol Endod* 90:553, 2000.
5. Baurmash HD: Marsupialization for treatment of oral ranula: a second look at the procedure, *J Oral Maxillofac Surg* 50:1274, 1992.
6. Haberal I, Gocmen H, Samim E: Surgical management of pediatric ranula, *Int J Pediatr Otorhinolaryngol* 68:161, 2004.
7. Yuca K, Bayram I, Cankaya H, et al: Pediatric intraoral ranulas: an analysis of nine cases, *Tohoku J Exp Med* 205:151, 2005.
8. Sandrini FA, Sant'ana-Filho M, Rados PV: Ranula management: suggested modifications in the micro-marsupialization technique, *J Oral Maxillofac Surg* 65:1436, 2007.
9. Zhao YF, Jia Y, Chen XM, Zhang WF: Clinical review of 580 ranulas, *Oral Surg Oral Med Oral Pathol Oral Radiol Endod* 98:281, 2004.
10. Patel MR, Deal AM, Shockley W: Oral and plunging ranulas: what is the most effective treatment? *Laryngoscope* 119:1501, 2009.
11. Mortellaro C, Dall'Oca S, Lucchina AG, et al: Sublingual ranula: a closer look to its surgical management, *J Craniofac Surg* 19:286, 2008.
12. Pogrel MA, Jordan RC: Marsupialization as a definitive treatment for the odontogenic keratocyst, *J Oral Maxillofac Surg* 62:651, 2004.
13. Marker P, Brondum N, Clausen P, et al: Treatment of large odontogenic keratocysts by decompression and later cystectomy: a long-term follow-up and a histologic study of 23 cases, *Oral Surg Oral Med Oral Pathol Oral Radiol Endod* 82:122, 1996.
14. Rodu B, Tate AL, Martinez MG: The implications of inflammation in odontogenic keratocysts, *J Oral Pathol* 16:518, 1987.
15. August M, Faquin WC, Troulis MJ, et al: Dedifferentiation of odontogenic keratocyst epithelium after cyst decompression, *J Oral Maxillofac Surg* 61:678, 2003.
16. Pogrel MA: Decompression and marsupialization as definitive treatment for keratocysts: a partial retraction, *J Oral Maxillofac Surg* 65:362, 2007.
17. Hong J, Yun PY, Chung IH, et al: Long-term follow up on recurrence of 305 ameloblastoma cases, *Int J Oral Maxillofac Surg* 36:283, 2007.
18. Peterson LW: . In Kruger GO, editor: *Textbook of oral surgery*, ed 2, St Louis, 1964, C.V. Mosby, pp 282-283.
19. Topazian RG: A marsupialization technique for treatment of ranulae, *Aust Den J* 11:9, 1966.

Mandibulectomia Marginal

Jasjit Dillon e Karl E. Pennau

Material Necessário

Afastador de língua Weider
Afastadores de Langenbeck
Afastadores de mucosa jugal (opcional)
Afastadores maleáveis
Afastadores Minnesota
Elevadores
Anestésico local com vasoconstrictor
Abridor de boca
Broca de desgaste

Clipes vasculares
Descolador de periósteo nº 9
Dissectores de Dierks nºˢ 1, 2 e 3
Eletrocautério bipolar
Eletrocautério monopolar
Enxerto cutâneo (opcional)
Fios de sutura apropriados
Fórceps
Lâminas de bisturi nº 15

Lápis para osso
Laser de CO_2 (opcional)
Martelo
Afastador autostático de Molt
Osteótomos
Régua
Serras
Tesoura de Metzenbaum
Tesoura de Mayo

Histórico do Procedimento

Em 1923, Crile descreveu a mandibulectomia marginal como uma incisão que é realizada "até o osso e daí para dentro do osso com um cinzel ou uma serra afiada, de forma que uma fatia do osso possa ser partida em um pedaço, removendo o câncer como uma bandeja de osso."[1] Até nos dias atuais, a cirurgia permanece sendo o tratamento de eleição para lesões malignas da mandíbula e dos tecidos moles vizinhos, devido ao risco de desenvolvimento de osteorradionecrose e pela baixa radiossensibilidade do carcinoma de células escamosas na mandíbula. Em meados do século XX, uma ressecção segmentar era a única opção de tratamento para lesões amplas do assoalho bucal e gengivais, ou quaisquer lesões ósseas, uma vez que se acreditava que poderia ocorrer disseminação através dos vasos linfáticos periosteais da mandíbula.[2] Em 1970, Marchetta reprovou essa teoria e mostrou que a metástase ocorria apenas através de linfáticos locais e não através do periósteo.[2,3] Essa descoberta permitiu a possibilidade de mandibulectomia marginal (marginal ou sagital) em vez da ressecção segmentar. As ressecções marginais apresentam excelente sucesso em lesões malignas iniciais e permanecem como uma técnica de tratamento cirúrgico para carcinomas perimandibulares.[4] Em 1993, Barttlebor publicou um artigo de referência que mostrou que havia uma grande diminuição na resistência da mandíbula quando o osso basilar remanescente era encurtado a menos de 10 mm.[5] Ele também comparou a ressecção marginal com a ressecção das bordas. A ressecção das bordas mostrou tanto maior resistência residual, como também o melhor tratamento oncológico no osso afetado.[4] No entanto, ainda existe controvérsia sobre como o carcinoma invade o osso. Brown relatou que a invasão óssea ocorre pela infiltração direta do osso, sem preferência por um local específico do osso ou através do canal alveolar inferior. Isso faz que o nervo alveolar inferior (NAI) seja poupado quando não há envolvimento clínico ou radiográfico.[6]

Essa foi uma mudança significativa para os pacientes, especialmente na era pré-retalhos microvascularizados e reconstrução com placa, que tiveram de sofrer déficits funcionais e cosméticos significantes com as ressecções segmentares. Conforme a melhora dos exames de imagem e da tecnologia, existem atualmente formas mais precisas para se determinar a extensão das lesões na mandíbula, nos dando opções de reconstrução melhores, assim como ferramentas de planejamento diagnóstico para auxiliar no plano cirúrgico de ressecção. O uso de mandibulectomia marginal em vez da ressecção segmentar permanece controverso, mas vários estudos mostraram sua eficácia como forma de tratamento para o carcinoma oral com invasão óssea mínima.[7-11]

Indicações para o Uso dos Procedimentos

A mandibulectomia marginal consiste em um procedimento cirúrgico útil no tratamento de vários processos benignos e malignos. Tal técnica é útil para lesões malignas que afetam os tecidos moles de rebordo alveolar, fundo de vestíbulo e assoalho de boca confinados ao periósteo mandibular, mas que não invadem a medula óssea da mandíbula. A ressecção marginal também é indicada quando o exame intraoperatório ou de imagens ósseas mostram alterações na cortical óssea.[9,12,13] Tei *et al.* determinaram que se existe erosão óssea, não um defeito em "roído de traça", da mandíbula abaixo do canal alveolar secundário a um carcinoma de células escamosas (CCE) da gengiva ou do rebordo alveolar, a borda inferior da mandíbula pode ser preservada. Quando o defeito é do tipo "roído de traça", que está confinado ao alvéolo, a ressecção marginal também é aceita.[10] A mandibulectomia marginal é também uma excelente alternativa à ressecção segmentar para processos não carcinogênicos, como osteonecrose,[14] osteomielite ou tumores benignos que preservam pelo menos 10 mm de osso basilar.[4]

Contraindicações e Limitações

Existem várias circunstâncias que impedem a realização da mandibulectomia marginal. Pacientes previamente submetidos à radioterapia não são bons candidatos à ressecção marginal.[7,8] O osso irradiado é mais propenso à osteorradionecrose, e existe uma forte tendência de invasão óssea desse processo patológico e fratura da mandíbula residual. Carcinomas intraósseos primários ou invasão grosseira do espaço medular requerem ressecção segmentar, não ressecção marginal.[7,8,11] Pacientes edêntulos com mandíbula atrófica não devem ser submetidos à mandi-

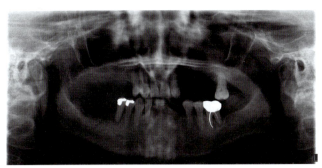

Figura 83-1 Altura da mandíbula.

bulectomia marginal porque pode haver osso basilar remanescente insuficiente para suportar as forças da mastigação e levar potencialmente à fratura patológica.[10] Imagens pré-operatórias, tais como radiografia panorâmica, são úteis na avaliação da altura da mandíbula, associadas a imagens da tomografia computadorizada (TC) ou ressonância magnética (IRM), de acordo com a preferência ou a necessidade (Fig. 83-1). Quando há invasão óssea extensa ou uma mandíbula atrófica e fina, uma ressecção segmentar é o tratamento de escolha.

TÉCNICA: Mandibulectomia Marginal

PASSO 1: Intubação
A intubação nasotraqueal com o tubo fixado à região frontal utilizando-se fita e sutura ao septo nasal e columela ou a traqueostomia fixada com fitas ou suturas apropriadas consiste na via aérea preferida, de acordo com a extensão da ressecção do tecido mole planejada para o procedimento. Para lesões menores, laterais, no fundo do vestíbulo, que não incluem o assoalho de boca, dever-se considerar a intubação nasotraqueal. Caso haja utilização do laser de CO_2, o cirurgião deve considerar o uso de um tubo endotraqueal revestido de acordo com a localização da lesão e o tipo de intubação escolhida (Fig. 83-2, A e B).

PASSO 2: Identificação e Isolamento
Coloque o abridor de boca ou o afastador autostático de Molt do lado oposto à área de trabalho. Utilize os afastadores Weider, Langenbeck e Minnesota para visualizar a lesão. Caso haja dentes a serem extraídos, identifique-os. Se houver dentes na linha de osteotomia, devem ser extraídos. Caso seja apropriado, utilize uma caneta dermatográfica ou um cautério monopolar para marcar a linha da margem cirúrgica planejada. Infiltre a incisão planejada com lidocaína com noradrenalina 1% 1:100.000 para hemostasia adicional (Fig. 83-2, C e D).

PASSO 3: Exodontias e Incisão
Utilize uma lâmina nº 15 para realizar uma incisão sulcular ao redor dos dentes que serão extraídos. Afaste o ligamento periodontal com um descolador de periósteo nº 9. Luxe os dentes com um elevador e faça a extração com fórceps. Usando um cautério monopolar, faça uma incisão ao longo da margem desenhada previamente através da mucosa. Caso seja da vontade do cirurgião, isso também pode ser feito com laser de CO_2. Caso a opção seja o laser, garanta a utilização de proteção ocular para o paciente e profissionais alojados na sala (Fig. 83-2, E).

PASSO 4: Dissecção
Disseque profundamente os tecidos moles com os dissectores nºs 1, 2 ou 3 ou com a tesoura e separe a lesão em tecidos subcutâneos e músculo, utilizando o laser/eletrocautério ou a tesoura de Metzenbaum em direção ao osso. Deve-se tomar cuidado com a anatomia vizinha, incluindo o nervo lingual, o ducto submandibular, o nervo mentual e a artéria facial, que podem ser ou não sacrificados. Cauterize ou faça a ligadura e separe quaisquer vasos que impeçam a dissecção.

(Continua)

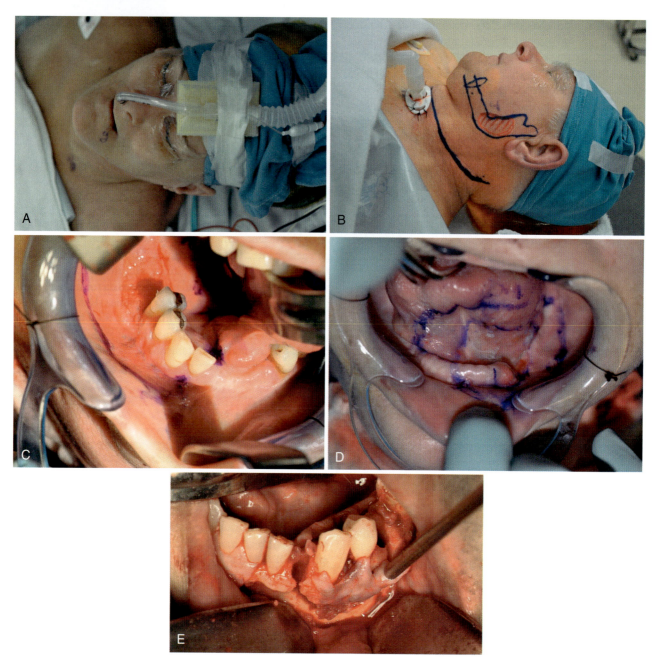

Figura 83-2 A, Intubação nasotraqueal. **B,** Traqueostomia. **C e D,** Ressecção da área demarcada. **E,** Extração dos dentes ao redor das áreas de osteotomia.

TÉCNICA: Mandibulectomia Marginal *(Cont.)*

PASSO 5: Margens Ósseas

Descole os tecidos moles do osso em um plano subperiosteal com um descolador de periósteo nº 9 no local da osteotomia para visualizar o osso abaixo da lesão. Observe quaisquer alterações nas corticais a fim de ajudar na definição das margens ósseas. Preserve também o tecido mole doente e o osso contínuo para que se evite o rompimento do tumor e as margens patológicas finais estejam comprometidas. Caso seja apropriado, faça uma marcação na margem cirúrgica planejada, utilizando marcadores tradicionais, com uma caneta para osso. Planeje para que a osteotomia seja em linha curva e não angulada, de forma a garantir resistência na mandíbula remanescente.[4] Considere também a altura do osso remanescente (pelo menos 10 mm) e a localização do feixe neurovascular do NAI. Caso seja possível, preserve o NAI. Caso a mandíbula remanescente seja fina, considere remover o processo coronoide separadamente para diminuir a força proximal do músculo temporal (Fig. 83-2, *F*).

PASSO 6: Osteotomia

Com uma boa retração e proteção dos tecidos moles vizinhos, insira a serra e tente mantê-la em uma angulação de 90° com o osso. Utilizando irrigação abundante, faça a osteotomia em um plano curvo ao longo da linha predeterminada. De acordo com a localização da lesão, isso pode ser tecnicamente desafiador apenas por meio de um acesso intraoral. Com um acesso pelo pescoço, como uma dissecção cervical, a abordagem transcervical pode ser utilizada para parte ou toda a osteotomia. Caso não haja dissecção cervical, um osteótomo curvo e um martelo podem ser utilizados a fim de completar a porção da osteotomia que não foi alcançada pela serra (Fig. 83-2, *G*).

(Continua)

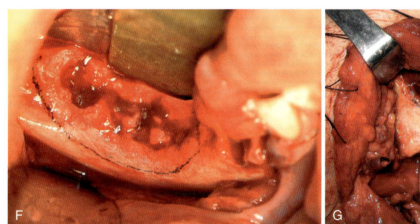
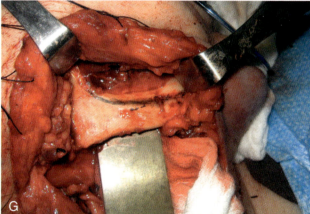

Figura 83-2 *(Cont.)* **F** e **G**, Marcações ósseas feitas à caneta.

TÉCNICA: Mandibulectomia Marginal (Cont.)

PASSO 7: Remoção do Espécime
Remova o osso e o espécime de tecido mole da boca. Controle qualquer sangramento no campo cirúrgico. Realize suturas com fio 3-0 no espécime como orientação, acondicione o mesmo em formol e envie para o laboratório de análise anatomopatológica. Caso exista necessidade, faça uma avaliação do osso esponjoso nas margens cirúrgicas com a tesoura de Metzenbaum e curetas e envie para exame de congelação (Fig. 83-2, H a J).

PASSO 8: Contorno Ósseo
Remova áreas pontiagudas da mandíbula remanescente com uma broca de desgaste e irrigação. Garanta que a osteotomia seja curva e que qualquer ângulo reto seja transformado em superfícies lisas e arredondadas para diminuir a tendência de fratura patológica. Novamente, utilize retração dos tecidos moles e proteja a anatomia normal (Fig. 83-2, K e L1).

PASSO 9: Fixação Interna (Opcional)
Caso o NAI seja sacrificado e uma mínima altura do osso basilar tenha sido mantida, considere a colocação de uma placa de reconstrução. Adapte uma placa à borda lateral da mandíbula, estendendo pelo menos dois parafusos proximais e distais ao osso afetado. Fixe a placa com parafusos *locking* ou não, de acordo com a preferência (Fig. 83-2, M).

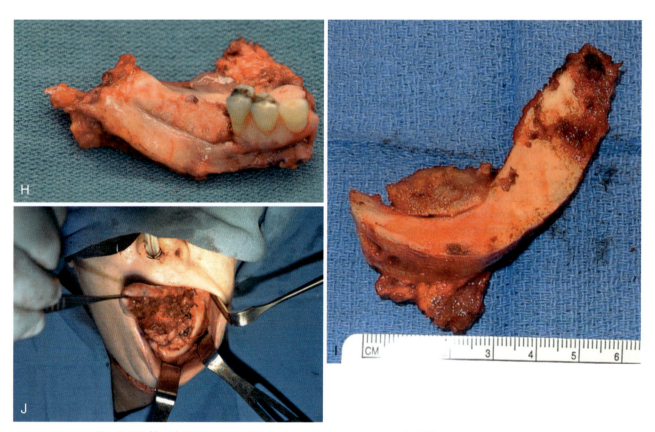

Figura 83-2 (Cont.) H, Espécime. I, Loja abaixo do espécime removido. J, Ressecção marginal anterior com o assoalho de boca.

CAPÍTULO 83 Mandibulectomia Marginal 865

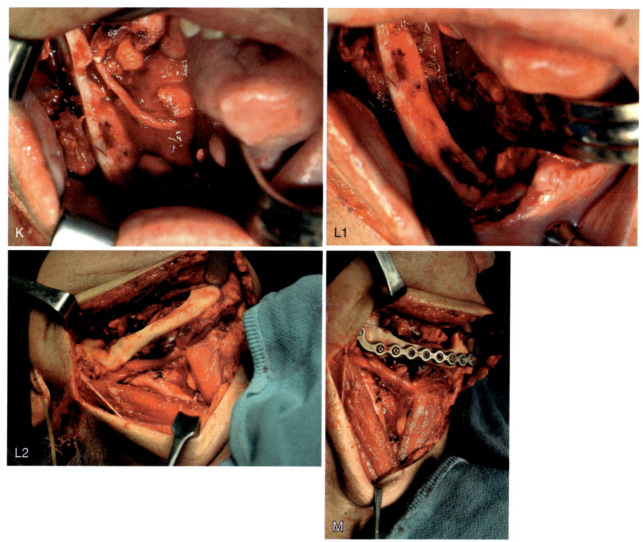

Figura 83-2 (Cont.) K, Osteotomia com o nervo lingual preservado. **L1,** Osteotomia com o nervo lingual retraído. **L2,** Osteotomia mostrando arestas arredondadas. **M,** Placa de reconstrução.

TÉCNICA: Mandibulectomia Marginal (Cont.)

PASSO 10: Fechamento
Existem várias opções. O fechamento primário após o descolamento do tecido mole vizinho pode ser feito por avanço do corpo adiposo da bochecha, enxerto, retalhos locais e retalho microvascularizado, de acordo com o tamanho do defeito existente, levando em consideração também a possibilidade de radioterapia pós-operatória.[16]

Em cada caso, deve-se irrigar abundantemente e confirmar a hemostasia. Objetive um fechamento sem tensão, seja por enxerto, retalho ou fechamento primário. Feche com fio de sutura Vicryl 3-0. Considere curativo de Brown para enxertos não vasclarizados com fios de sutura 3-0. Irrigue e aspire a cavidade oral (Fig. 83-2, *N e O*).

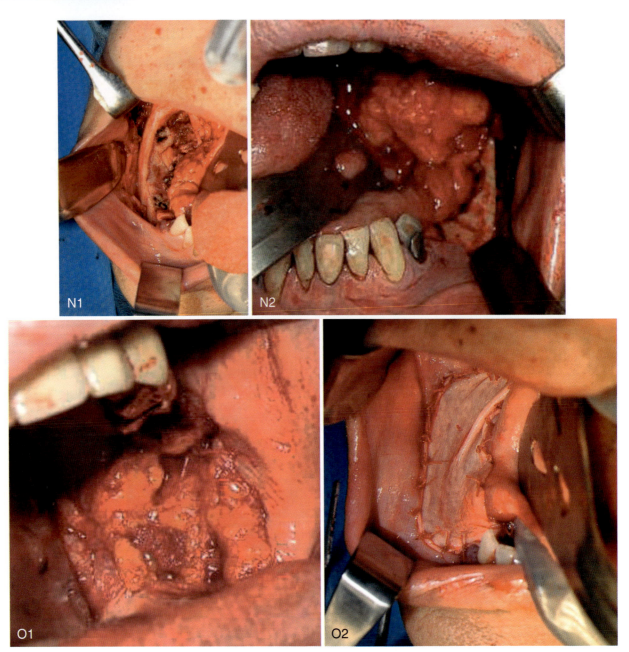

Figura 83-2 (Cont.) N, Corpo adiposo da bochecha sendo inserido. **O1,** Corpo adiposo da bochecha inserido. **O2,** Colocação de enxerto de pele para fechamento mucoso.

TÉCNICA ALTERNATIVA 1: Técnica Transjugal

Uma modificação da mandibulectomia marginal tradicional foi descrita por Hirsch e Dierks.[17] Eles descreveram a utilização de afastador intraoral tradicional e incisões ao redor da lesão. No entanto, para realizar a osteotomia, "uma incisão percutânea é feita nas linhas de tensão da pele em um ponto no meio do caminho do corte ósseo, utilizando técnicas de instrumentação transjugal. A haste da lâmina é passada através da ferida transjugal para dentro e para fora. A peça de mão é então acoplada à lâmina. A osteotomia é então criada."[16] Deve-se realizar irrigação abundante e ter cuidado em proteger os tecidos moles vizinhos. Essa alteração é útil também na colocação de parafusos de fixação, caso eles sejam necessários. A pele é então fechada com uma linha de sutura única horizontal (Fig. 83-3).

CAPÍTULO 83 Mandibulectomia Marginal

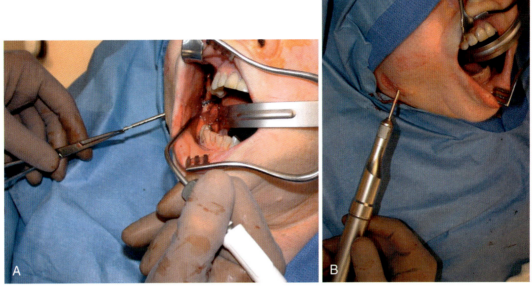

Figura 83-3 Acesso transjugal. (Cortesia do Dr. Eric Dierks.)

TÉCNICA ALTERNATIVA 2: Separação da Bochecha pela Técnica Transjugal

Novamente, acessar a via de osteotomia mandibular posterior por uma abordagem intraoral isolada é desafiador, senão impossível em alguns casos. Na ausência de acesso transcervical devido à vontade ou comorbidades do paciente, Ohba *et al.* descreveram uma modificação para o acesso intraoral isolado. Eles adicionaram uma "combinação de incisão em forma de arco e serrilhada do lábio inferior à pele da bochecha," explicando que "poucas estruturas anatômicas críticas estão localizadas nessa área, a menos que a incisão seja realizada muito posteriormente. Essa incisão permite a ressecção marginal na região posterior da mandíbula sob visão direta com um acesso transjugal, resultando em um menor tempo transoperatório e invasão cirúrgica menor"[18] (Fig. 83-4).

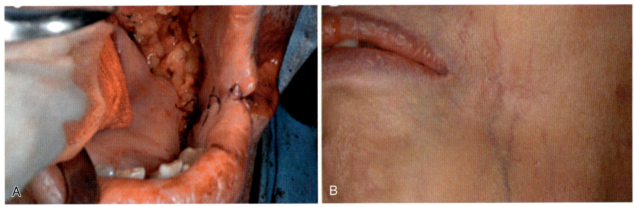

Figura 83-4 **A,** Linha de incisão na bochecha. **B,** Mandibulectomia marginal com a separação da bochecha. (De Ohba S, Yamashita H, Takashi I, Asahina I: Marginal mandibulectomy for lower gingival carcinoma with a cheek-splitting transbuccal approach and reconstruction by buccal fat pad flap: a case report, J Oral Maxillofac Surg 71:e143, 2013.)

Prevenção e Tratamento das Complicações

Obter acesso cirúrgico para a realização de uma mandibulectomia marginal é um dos maiores desafios que o cirurgião irá encarar. A visualização direta da osteotomia e a proteção de tecidos moles é fundamental para o sucesso. É fácil desalinhar a serra e danificar estruturas importantes. A ponta da serra vai naturalmente querer desviar-se posteriormente devido à interferência da bochecha. Isso coloca o NAI e o nervo lingual em risco para transecção. A fim de que se evite essa complicação existem várias opções: (1) não fazer o corte posterior apenas pelo acesso transoral; (2) usar as modificações listadas previamente; (3) usar um acesso transcervical associado; ou (4) realizar a mandibulectomia marginal separadamente da coronoidectomia, caso a lesão esteja suficientemente anterior para se obterem margens oncológicas boas em relação ao limite posterior.

Uma outra complicação bastante encontrada é a violação do ducto da glândula submandibular. Se a transecção desse ducto for necessária, ou se ocorrer de forma inadvertida, e a glândula submandibular não estiver incluída no plano de remoção cirúrgica, o extremo final do ducto deve ser identificado, dissecado livremente e suturado no assoalho de boca em uma sialoductoplastia tradicional.

O sangramento é esperado na cirurgia, entretanto, o assoalho de boca e a região lateral da mucosa jugal têm várias fontes potenciais de sangramento adicional não desejado. Deve-se ter cuidado para evitar a transecção dos vasos facial, jugal e lingual. De acordo com o tamanho e a localização da lesão, o cirurgião deve estar atento à anatomia vizinha e preparado para identificar e controlar sangramentos nessas áreas. Caso a ressecção seja feita em conjunção com a dissecção cervical, a identificação mais proximal desses vasos deve ter ocorrido, fornecendo uma excelente oportunidade para o seu controle. Quando os cuidados são tomados, raramente é necessário abordar o pescoço para controlar o sangramento oriundo desse procedimento.

Recomendações Pós-operatórias

O paciente provavelmente terá de ser admitido após a cirurgia na unidade de terapia intensiva (UTI), de acordo com a extensão da cirurgia, para controle da dor e monitoramento. Em alguns casos, esse paciente pode ter alta se a lesão for pequena e o fechamento primário for obtido no momento da cirurgia. Um curso de 48 horas com esteroides é razoável para reduzir o edema.

Se o paciente tiver um fechamento com o corpo adiposo da bochecha, serão necessários exercícios bastante intensos para abertura bucal, a fim de diminuir o trismo. Tais exercícios devem começar 5 a 7 dias após a cirurgia, de acordo com a cicatrização do enxerto. Ocasionalmente, o trismo pode ser severo

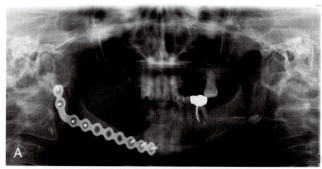
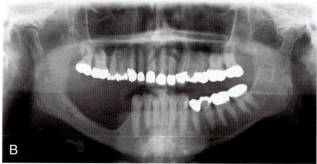

Figura 83-5 Radiografia panorâmica com **(A)** e sem placa de reconstrução **(B)**.

o suficiente em decorrência do tecido cicatricial do enxerto da bola de gordura. Se um enxerto cutâneo foi realizado, o curativo de Brown deve ser removido uma semana após a cirurgia, sendo necessária cobertura antibiótica apropriada enquanto o curativo estiver no local. Deve-se tomar cuidado com a área doadora, caso o enxerto seja autógeno. Se um retalho microvascularizado foi utilizado para reconstrução, o paciente deve ser monitorado na UTI, incluindo as recomendações do cirurgião vascular. Os pacientes podem fraturar a mandíbula, logo, deve-se dar instruções pré e pós-operatórias, principalmente no que diz respeito aos cuidados com alimentos de consistência dura. A reabilitação dentária também pode ser um desafio nesses casos, e o paciente deve ser informado sobre essa possibilidade antes da cirurgia. Obtenha uma radiografia pós-operatória (Fig. 83-5) para avaliar a osteotomia e concluir a documentação. Esse paciente deve retornar para consultas de acompanhamento programadas de acordo com a sua doença.

Referências

1. Crile GW: Carcinoma of the jaws, tongue, cheek and lips, *Surg Gyn Obs* 36:132, 1923.
2. Marchetta FC, Sako K, Badillo J: Periosteal lymphatics of the mandible and intraoral carcinoma, *Am J Surg* 108:505, 1964.
3. Marchetta FC, Sako K, Murphy JB: The periosteum of the mandible and intraoral carcinoma, *Am J Surg* 122:711, 1971.
4. Pogrel MA: The marginal mandibulectomy for the treatment of mandibular tumours, *Br J Oral Maxillofac Surg* 27:132, 1989.
5. Barttelbort SW, Ariyan S: Mandible preservation with oral cavity carcinoma: rim mandibulectomy versus sagittal mandibulectomy, *Am J Surg* 166:411, 1993.
6. Brown J: Mechanisms of cancer invasion of the mandible, *Curr Opin Otolaryngol Head Neck Surg* 11:96e102, 2003.
7. Genden EM, Rinaldo A, Jacobson A, et al: Management of mandibular invasion: when is a marginal mandibulectomy appropriate? *Oral Oncol* 41:776, 2005.
8. Wax MK, Bascom DA, Myers LL: Marginal mandibulectomy vs segmental mandibulectomy: indications and controversies, *Arch Otolaryngol Head Neck Surg* 128:600, 2002.
9. Patel RS, Dirven R, Clark JR, et al: The prognostic impact of extent of bone invasion and extent of bone resection in oral carcinoma, *Laryngoscope* 118:780, 2008.
10. Politi M, Costa F, Robiony M, et al: Review of segmental and marginal resection of the mandible in patients with oral cancer, *Acta Otolaryngol* 120:569, 2000.
11. Tei K, Totsuka Y, Iizuka T, Ohmori K: Marginal resection for carcinoma of the mandibular alveolus and gingiva where radiologically detected bone defects do not extend beyond the mandibular canal, *J Oral Maxillofac Surg* 62:834, 2004.
12. Chen YL, Kuo SW, Fang KH, Hao SP: Prognostic impact of marginal mandibulectomy in the presence of superficial bone invasion and the nononcologic outcome, *Head Neck* 33:708, 2001.

13. Pandey M, Rao LP, Das SR: Predictors of mandibular involvement in cancers of the oromandibular region, *J Oral Maxillofac Surg* 67:1069e73, 2009.
14. Notani K, Yamazaki Y, Kitada H, et al: Management of mandibular osteoradionecrosis corresponding to the severity of osteoradionecrosis and the method of radiotherapy, *Head Neck* 25:181, 2003.
15. Ertem SY, Uckan S, Ozden UA: The comparison of angular and curvilinear marginal mandibulectomy on force distribution with three dimensional finite element analysis, *J Craniomaxillofac Surg* 41:e54, 2013.
16. Deleyiannis FW, Dunklebarger J, Lee E, et al:: Reconstruction of the marginal mandibulectomy defect: an update, *Am J Otolaryngol* 28:363, 2007.
17. Hirsch DL, Dierks EJ: Use of a transbuccal technique for marginal mandibulectomy: a novel approach, *J Oral Maxillofac Surg* 65:1849, 2007.
18. Ohba S, Yamashita H, Takashi I, Asahina I: Marginal mandibulectomy for lower gingival carcinoma with a cheek-splitting transbuccal approach and reconstruction by buccal fat pad flap: a case report, *J Oral Maxillofac Surg* 71:e143, 2013.

CAPÍTULO 84

Maxilectomia

Jonathan Bailey, Craig Norbutt e Blake Kitamura

Material Necessário

Descolador de periósteo nº 9
Cabo e lâmina de bisturi nº 15
Fio de aço 26
Pinça Adson
Suturas adequadas
Gancho de osso, 9 × 1 polegadas
Bisturi monopolar com ponta tipo Colorado

Bisturi bipolar
Tesoura de sutura
Pinça DeBakey
Brocas e serras
Aspirador
Descolador de Freer
Porta-agulhas
Anestésico local com vasoconstritor

Tesoura curva de Metzenbaum
Afastadores Obwegeser
Afastadores Senn-Miller
Conjunto de afastador orbital Sewall
Ganchos individuais e duplos de pele
Aplicadores hemoclipes pequeno e médio
Tesoura de Mayo
Afastador de Weider

Histórico do Procedimento

A maxilectomia foi projetada para o tratamento cirúrgico de tumores envolvendo a maxila, bem como o seio maxilar. Lazars foi o primeiro a tentar a maxilectomia em 1827, mas o procedimento foi abandonado devido à excessiva perda de sangue.[1] Mais adiante, nesse mesmo ano, Joseph Gonsol concluiu com êxito a operação, mas deu o crédito a Lazars pela sua descrição inicial do procedimento. Em 1829, Syme realizou a primeira maxilectomia bem-sucedida com exenteração[1] orbital.

As tentativas iniciais de remoção de tumores maxilares resultaram em taxas elevadas de morbidade dos pacientes, incluindo desfiguração e cicatriz facial. Em 1927, Portmann e Rotrouvey descreveram um acesso transoral para a maxilectomia.[2] Esse método permitiu uma abordagem adicional à maxila e reduziu a necessidade de incisões cirúrgicas na face. Não obstante, os maiores riscos associados à maxilectomia incluíram infecção pós-operatória da ferida e uma extensa perda de sangue. Nos anos 1950, avanços significativos nas técnicas anestésicas ajudaram a reduzir a perda intraoperatória de sangue, diminuindo, assim, a morbidade e a mortalidade dos pacientes, muitas vezes observadas nesse procedimento. Durante este tempo, foi descrito o acesso de Weber-Ferguson para a maxilectomia, que eliminou a cicatriz deformante, continuando a fornecer um excelente acesso ao esqueleto médio da face.

Os avanços nas técnicas cirúrgicas e melhoras na instrumentação têm permitido um acesso menos invasivo a alguns tumores maxilares. Em 1977, Sessions e Larson descreveram a maxilectomia medial para lesões da parede lateral da cavidade nasal.[3-5] Mais tarde, com o desenvolvimento do endoscópio nasal, lesões menores que se estendiam pela parede lateral da cavidade nasal puderam ser removidas com melhor visualização. O procedimento da maxilectomia continuou a evoluir, melhorando os resultados dos pacientes e diminuindo as complicações.

Indicações para Uso dos Procedimentos

A indicação primária para maxilectomia é a remoção de condições benignas e malignas específicas. Indicações adicionais da maxilectomia incluem doença fúngica avançada, como mucormicose e aspergilose, osteonecrose induzida por bisfosfonatos e osteorradionecrose.[6] Variações da maxilectomia incluem o acesso extraoral através de uma incisão de Weber-Ferguson. É objetivo deste capítulo descrever as indicações, as limitações e as técnicas para a maxilectomia na doença benigna.

As margens de ressecção de lesões odontogênicas benignas localmente agressivas, como ameloblastoma ou mixoma, incluem tradicionalmente 1 cm do osso e uma barreira anatômica intacta.[6,7] O periósteo e a mucosa que se sobrepõem podem ser conservados se a lesão estiver contida dentro da maxila, sem se estender além dos limites do osso. No entanto, os tumores que tenham perfurado a maxila exigem sacrifício do periósteo sobrejacente.

A extensão da ressecção depende do diagnóstico histológico, bem como do tamanho e da localização do tumor. O sistema de classificação de Brown fornece um método útil ao planejamento da maxilectomia e para definir as opções de reconstrução. Nas lesões pequenas, alveolares, um defeito da maxilectomia classe 1 de Brown se restringe ao processo alveolar (Fig. 84-1). Esse

---

[1]Nota da Tradução: Exenteração orbital é um procedimento radical no qual todo o bulbo ocular é removido, acompanhado dos músculos e, por vezes, de parte da órbita.

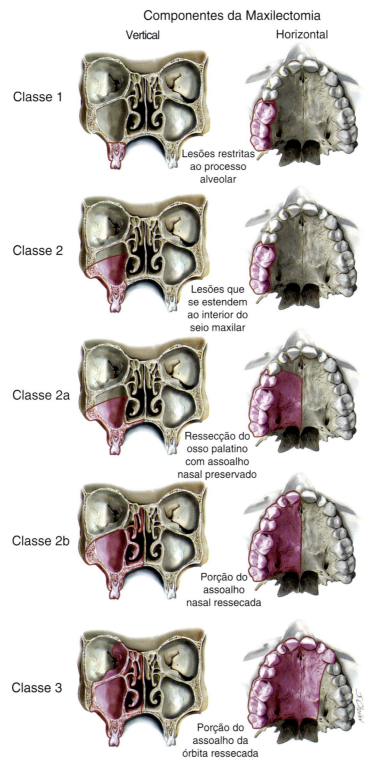

Figura 84-1 O sistema de classificação de Brown.

tipo de maxilectomia não resulta em uma comunicação oroantral ou oronasal. No caso de tumores benignos que se estendem para o interior do seio maxilar, uma ressecção de um nível mais elevado, incluindo as paredes do seio maxilar, seria indicada, resultando em um defeito classe 2 de Brown. Além disso, a margem horizontal da ressecção também deve ser considerada. As lesões unilaterais muitas vezes necessitam da ressecção de uma porção do osso palatino, mas não do assoalho nasal (classe 2a de Brown). As lesões mais extensas ou anteriores podem exigir o sacrifício de uma porção do assoalho nasal (classe 2b de Brown). Por fim, a doença neoplásica avançada que se estende ao assoalho orbital pode exigir a ressecção do assoalho da órbita (classe III de Brown).[8,9] Esse tipo de maxilectomia exige uma exposição adicional por meio de um acesso de Weber-Ferguson.

Contraindicações e Limitações

As limitações da técnica da maxilectomia se devem, principalmente, às características anatômicas da lesão, como indicado anteriormente. Uma avaliação radiográfica pré-operatória cuidadosa em todos os três planos é necessária, com especial atenção à possível extensão além dos limites da maxila, na região do assoalho nasal, do assoalho da órbita e da região posterior da maxila (Figs. 84-2 a 84-4). Não há contraindicações específicas para a maxilectomia.

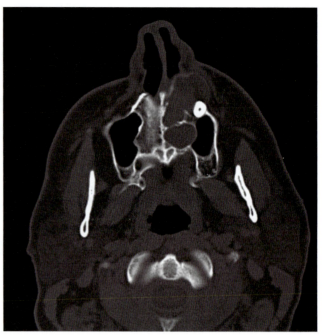

Figura 84-3 TC dos ossos da face no plano axial. A lesão maxilar esquerda está erodindo a maxila anterior e deslocando o septo, desviando o nariz para a direita.

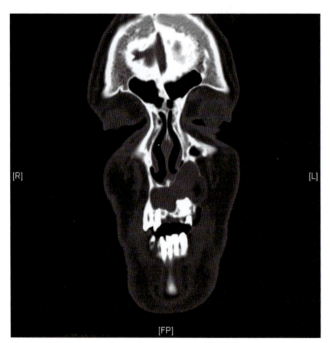

Figura 84-2 Tomografia computadorizada (TC) dos ossos da face no plano frontal. Neste plano, a erosão óssea através da parede anterior da maxila pode ser observada.

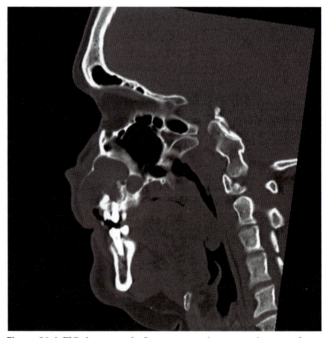

Figura 84-4 TC dos ossos da face, em um plano sagital não mediano.

TÉCNICA: Maxilectomia para Doença Benigna

PASSO 1: Preparo do Paciente
Para este procedimento, a intubação oral, nasal ou submentual pode ser utilizada, dependendo da localização do tumor. O paciente é preparado para um procedimento de cirurgia oral e maxilofacial. A cavidade oral é aspirada e um abridor de boca e um tampão faríngeo são aplicados. Lidocaína a 2% com adrenalina 1:100.000 é injetada no vestíbulo maxilar e no palato (Fig. 84-5, *A*).

PASSO 2: Incisão
Uma lâmina de bisturi nº 15 é usada para realizar uma incisão sulcular nas faces bucal e palatina dos dentes superiores com liberação proximal e distal, se necessário.

PASSO 3: Dissecção e Exposição Cirúrgica da Maxila
A espessura total do retalho mucoperiosteal bucal se reflete superiormente até o nervo infraorbital, medialmente ao contorno da abertura piriforme e posteriormente à fissura pterigomaxilar. O palato é exposto de forma semelhante, preservando o feixe vasculonervoso palatino maior.

Nas áreas onde a lesão foi estendida através da maxila e no local da biópsia, uma dissecção supraperiosteal deve ser completada. No caso de ressecções que incluam o assoalho nasal, descolador de Freer é usado para dissecar a mucosa nasal, além das paredes laterais nasais inferiores. O septo nasal é liberado com um osteótomo de septo. Um afastador maleável fino é aplicado para proteger a mucosa nasal (Fig. 84-5, *B* e *C*).

(Continua)

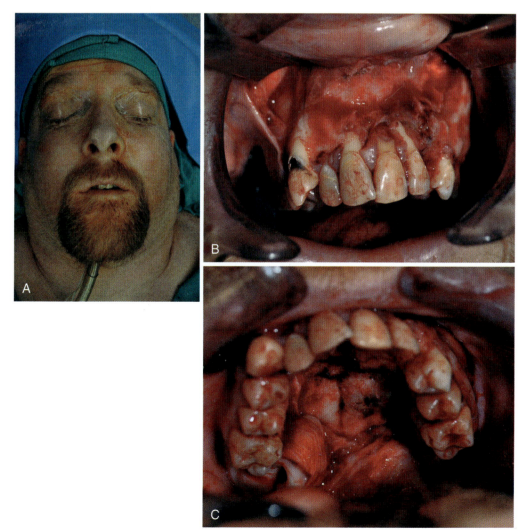

Figura 84-5 **A**, Paciente preparado. **B**, A maxila anterior foi exposta com o descolamento de um retalho mucoperiosteal de espessura total em uma incisão sulcular para preservar o tecido queratinizado. **C**, O palato foi exposto, de forma semelhante, com um retalho mucoperiosteal de espessura total. A preservação do tecido queratinizado vai auxiliar em um fechamento impermeável.

TÉCNICA: Maxilectomia para Doença Benigna (Cont.)

PASSO 4: Osteotomias
Com a dissecção do tecido mole concluída, as margens ósseas ficam definidas. Uma serra reciprocante é utilizada para as osteotomias vertical e posterior através do alvéolo. No paciente com dentes, eles podem ser extraídos no local das osteotomias. A imagem pré-operatória determina a extensão superior das osteotomias. A osteotomia horizontal é então completada para conectar as osteotomias verticais anterior e posterior. Em seguida, uma osteotomia sagital palatina é completada para se conectarem as osteotomias verticais.

Para lesões que se estendem anteriormente ou em direção à linha média, a parede lateral da cavidade nasal deve ser osteotomizada com um osteótomo. As junções das osteotomias são, então, conectadas por meio de um osteótomo ou uma serra.

Se a ressecção incluir o túber, as placas pterigóideas devem ser osteotomizadas ao final. Um amplo osteótomo curvo é aplicado abaixo da fissura pterigomaxilar e dirigido em sentido inferomedial. A palpação com a mão oposta no hâmulo pterigóideo auxilia a colocação e a orientação corretas do osteótomo.

PASSO 5: Mobilização
O espécime é, em seguida, sequencialmente mobilizado e liberado usando-se um osteótomo largo. O espécime deve ser, então, inspecionado para garantir que margens apropriadas foram obtidas (Fig. 84-5, *D* e *E*).

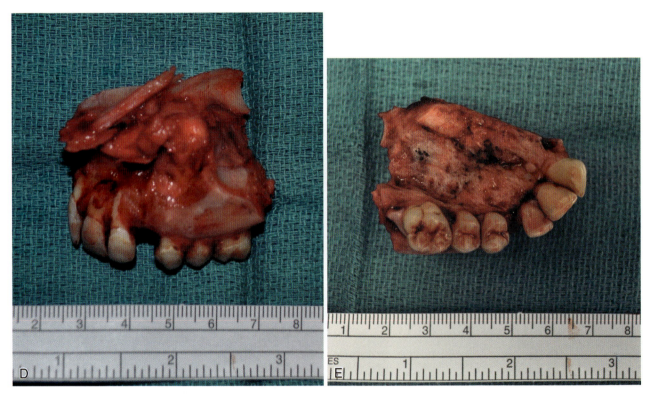

Figura 84-5, *(Cont.)* **D, E,** Espécime ressecado da maxilectomia parcial.

TÉCNICA: Maxilectomia para Doença Benigna (Cont.)

PASSO 6: Fechamento
O defeito deve então ser inspecionado para avaliar a ressecção, a hemostasia e a comunicação do seio, além da integridade da mucosa nasal. Um retalho de corpo adiposo da bochecha pode ser mobilizado através do defeito, a fim de auxiliar o fechamento (Fig. 84-5, F e G). Para os defeitos das maxilectomias classes 1, 2a e 2b de Brown, os retalhos de mucosa são fechados, primeiramente, com Vicryl 3-0 (Fig. 84-5, H).

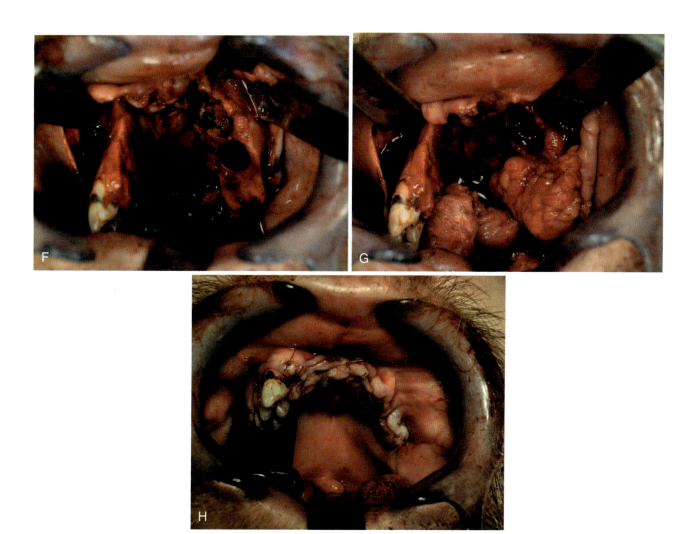

Figura 84-5, (Cont.) **F**, Defeito da maxilectomia com a mucosa nasal preservada e a ostetomia no interior do seio maxilar esquerdo. **G**, O retalho pediculado do corpo adiposo da bochecha esquerda é dissecado e colocado sobre o defeito para auxiliar no fechamento de uma comunicação com a cavidade oral. **H**, Fechamento impermeável, em camadas, sobre o defeito maxilar esquerdo.

TÉCNICA ALTERNATIVA: Maxilectomia com Incisão de Weber-Ferguson

Para lesões mais extensas, que envolvam o assoalho da órbita, uma incisão de Weber-Ferguson é indicada. Esta técnica cirúrgica é descrita em outra parte deste atlas (Fig. 84-6, A e B).

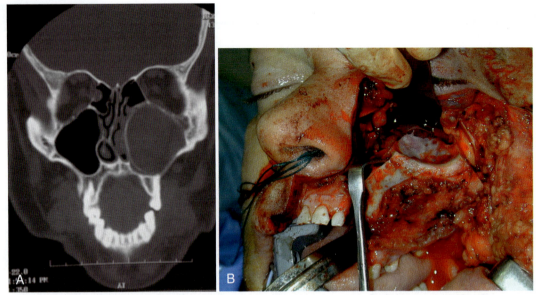

Figura 84-6 A e B, Incisão de Weber-Ferguson fornecendo um acesso transfacial para maxilectomia.

Prevenção e Tratamento das Complicações

A complicação intraoperatória primária na cirurgia maxilar é o sangramento. A fonte mais provável de hemorragia venosa é o plexo pterigóideo, podendo ser controlada com o uso de compressas e de agentes hemostáticos tópicos. As fontes mais comuns de hemorragia arterial são a artéria alveolar superior posterior e a artéria palatina maior. A artéria palatina descendente é tipicamente lesionada na manipulação da parede lateral da cavidade nasal e pode ser preservada se a osteotomia não avançar mais do que 30 mm (35 mm no sexo masculino). A artéria palatina descendente pode ser identificada e protegida, durante mobilização da maxilectomia, bem como na cirurgia ortognática. A artéria maxilar também pode ser lesionada quando é realizada a disjunção da placa pterigóidea, no caso de um tumor localizado posteriormente.[10-12] Ao concluir essa osteotomia, o cirurgião deve orientar o osteótomo em uma direção inferior, anterior e medial.

A formação de uma fístula oroantral ou oronasal pode ocorrer após a maxilectomia. O palato e a mucosa alveolar normalmente podem ser preservados durante a ressecção de uma lesão benigna.[12-15] Contudo, a comunicação com o seio maxilar e a cavidade nasal comumente ocorre. Fumantes e diabéticos podem apresentar um retardo na cicatrização das partes moles, podendo haver formação de fístulas. É necessário fechamento cuidadoso de qualquer violação da mucosa nasal, bem como da mucosa oral. O uso de retalhos locais, como o retalho do corpo adiposo da bochecha, no momento da ressecção pode reduzir a formação de fístulas.

Com ressecções realizadas em um nível superior, pode ocorrer ectrópio em decorrência da extensão da incisão de Weber-Ferguson na pálpebra inferior. Diplopia e enoftalmia são complicações potenciais após a ressecção do assoalho da órbita, portanto a reconstrução imediata é indicada.[15-19] Deve ser feita reconstrução com material aloplástico ou autógeno do assoalho no momento da ressecção.[19-22] Lacrimejamento (epífora) pode resultar de alterações do ducto nasolacrimal. A colocação de *stents* lacrimais é indicada se o sistema de drenagem é violado durante a ressecção. Outras complicações potenciais incluem abrasão da córnea, neuropatia óptica traumática e hematoma retrobulbar. Todas essas complicações potenciais devem ser revistas com o paciente e a sua família antes da cirurgia.

Recomendações Pós-operatórias

Esteroides e antibióticos específicos são administrados 30 minutos antes da incisão, e as doses são repicadas durante todo o processo.[23-25] Os antibióticos são continuados durante 48 horas, enquanto os cuidados gerais são completados com bochechos com clorexidina aquosa duas vezes por dia. Ao término do procedimento, os pacientes são mantidos internados por 24 a 72 horas para o controle da dor pós-operatória com analgésicos intravenosos e orais e para permitir a observação da hemostasia pós-operatória.

São tomadas precauções com os pacientes em relação à sinusite nas primeiras duas semanas para permitir que os tecidos moles cicatrizem. Isso inclui evitar a aspiração nasal ou o uso de quaisquer dispositivos de pressão positiva, como um suporte ventilatório com pressão positiva (CPAP). A dieta fica restrita à administração de líquidos, nas primeiras 48 horas, seguida por um uma dieta pastosa, evitando esforços mastigatórios, com suplementos de proteínas até a cicatrização dos tecidos.

Referências

1. McGuirt FW: Maxillectomy, *Otolaryngol Clin North Am* 28:1175, 1995.
2. Portmann G, Rotrouvey H: *Le cancer du nex*, Paris, 1927, Gaston Dein et Cie.
3. Sessions RB, Larson DL: En bloc ethmoidectomy and medial maxillectomy, *Arch Otolaryngology* 103:195, 1977.
4. Sadeghi N, Al-Dhahri S, Manoukian JJ: Transnasal endoscopic medial maxillectomy for inverting papilloma, *Laryngoscope* 113:749, 2003.
5. Dierks EJ, Holmes JD: The Le Fort island approach: an alternative access for partial maxillectomy, *J Oral Maxillofac Surg* 11:1377, 2002.
6. Ghali G, Lustig JH: Treatment of benign lesions of the maxillary sinus, *Oral Maxillofacial Surgery* 1:101, 1999.
7. Diecidue R, Streck P, Spera J, et al: Diagnosis of benign lesions of the maxillary sinus, *Oral Maxillofac Surg Clin North Am* 11:83, 1999.
8. Brown J, Rogers S, McNally D, Boyle M: A modified classification for the maxillectomy defect, *Head Neck* 22:17, 2000.
9. Spiro RH, Strong EW, Shah J: Maxillectomy and its classification, *Head Neck* 19:309, 1997.
10. Kaban LB, Pogrel AM, Perrott DH: *Complications in oral and maxillofacial surgery*, Philadelphia, 1997, Saunders.
11. Cocke EW Jr, Robertson JH, Robertson JT, Crook JP Jr: The extended maxillotomy and subtotal maxillectomy for excision of skull base tumors, *Arch Ortolaryngol Head Neck Surg* 116:92, 1990.
12. Eisele DW, Smith RW: *Complications in head and neck surgery*, ed 2, Philadelphia, 2009, Mosby/Elsevier.
13. Acero J, Garcia E: Reoperative midface reconstruction, *Oral Maxillofac Surg Clin North Am* 23:133, 2011.
14. Andrades P, Militsakh O, Hanasono MM, et al: Current strategies in reconstruction of maxillectomy defects, *Arch Ortolaryngol Head Neck Surg* 137:806, 2011.
15. Okay DJ, Genden E: Prosthodontic guidelines for surgical reconstruction of the maxilla: a classification system of defects, *J Prosthetic Dent* 86:352, 2001.
16. Police PA, Fodel JL: Secondary reconstruction of upper midface and orbit after total maxillectomy, *Arch Otolaryngol Head Neck Surg* 124:802, 1998.
17. Smolka W: Surgical reconstruction of maxilla and midface: clinical outcome and factors relating to postoperative complications, *J Craniomaxillofac Surg* 33:1, 2005.
18. Lethaus B, Lie N, de Beer F, et al: Surgical and prosthetic reconsiderations in patients with maxillectomy, *J Oral Rehabil* 37:138, 2010.
19. Futran ND: Primary reconstruction of the maxilla following maxillectomy with or without sacrifice of the orbit, *J Oral Maxillofac Surg* 63:1765, 2005.
20. Kessler P, Thorwarth M, Bloch-Birkholz A, et al: Harvesting of bone from the iliac crest-comparison of the anterior and posterior sites, *Br J Oral Maxillofac Surg* 43:51, 2005.
21. Nkenke E, Wesback V, Winckler E, et al: Morbidity of harvesting of bone grafts from the iliac crest for preprosthetic augmentation procedures: a prospective study, *Int J Oral Maxillofac Surg* 33:157, 2004.
22. Stern SJ, Goepfert H, Clayman G, et al: Orbital preservation in maxillectomy, *Otolaryngol Head Neck Surg* 109:111, 1993.
23. Bratzler DW, Houck PM: Antimicrobial prophylaxis for surgery: an advisory statement from the National Surgical Infection Prevention Project, *Clin Inf Dis* 38:1706, 2004.
24. Lotfi CJ, Cavalcanti Rde C, Costa e Silva AM, et al: Risk factors for surgical-site infections in head and neck cancer surgery, *Otolaryngol Head Neck Surg* 138:74, 2008.
25. Simo R, French G: The use of prophylactic antibiotics in head and neck oncological surgery, *Curr Opin Otolaryngol Head Neck Surg* 14:55, 2006.

Ressecção Segmentar da Mandíbula

D. David Kim e George Zakhary

Material Necessário

Elevador periosteal n° 9
Bisturi lâmina n° 15
Suturas adequadas
Pinças mosquito de hemostasia Crile e Halsted
Pinça DeBakey
Unidade de eletrocautério
Descolador de Freer
Anestésico local com vasoconstritor
Afastador maleável
Tesoura Mayo
Tesouras Metzenbaum
Porta-agulhas
Afastadores de Obwegeser (*in* e *out*)
Sistema de placas e parafusos
Serra sagital e reciprocante
Afastadores Senn-Miller
Afastador de Weider

Histórico do Procedimento

As ressecções mandibulares na primeira metade do século XX raramente foram reconstruídas, levando a deformidades faciais. O termo *deformidade de Andy Gump* foi usado para descrever a aparência dos pacientes que se submeteram à ressecção mandibular anterior sem reconstrução. O personagem Andy Gump foi retratado como um anti-herói nos quadrinhos americanos no período de 1917 a 1959, e é caracteristicamente representado com um grande nariz e bigode, mas com ausência completa da mandíbula.[1] As descrições iniciais da ressecção mandibular e da reconstrução ou fixação, na literatura, usaram técnicas semelhantes para a ressecção, mas diferiam na reconstrução imediata. Em 1942, McDowell e Brown descreveram o uso de fios Kirschner para fixar a mandíbula após a ressecção.[2] Em 1945, McQuillan *et al.* descreveram o uso de um implante de cromo-cobalto fixado com parafusos, com o implante mostrando duração de 1 ano.[3] Isso foi seguido por vários outros cirurgiões que utilizavam cromo-cobalto ou ligas, que duravam de 1 a 5 anos. Métodos reconstrutivos adicionais incluíram a utilização de fixação maxilomandibular com duração de vários meses, seguida do uso de fios de aço inoxidável envolvendo blocos da crista ilíaca no defeito.[4] O desenvolvimento mais recente de uma fixação interna rígida tem aumentado o sucesso e a capacidade de reconstruir grandes defeitos segmentares da mandíbula.

Indicações para Uso dos Procedimentos

Ressecção segmentar é indicada no tratamento de doença benigna ou maligna da mandíbula que exija a presença de margens ósseas envolvendo toda a altura vertical da mandíbula ou quando uma ressecção marginal é capaz de comprometer a integridade estrutural da mandíbula.

Contraindicações e Limitações

O método é contraindicado nos casos de cistos ou pequenos tumores que poderiam ser adequadamente tratados por marsupialização, enucleação ou ressecção marginal, preservando, assim, a integridade estrutural da mandíbula.

TÉCNICA: Ressecção Lateral da Mandíbula

PASSO 1: Preparo

O campo estéril deve incluir ambos os lados da face e do pescoço, assim como os pontos de referência para a orientação e a monitorização da função do nervo facial, incluindo o lobo da orelha posteriormente à comissura da boca e o queixo, anteriormente. A inclusão de uma ampla área no campo estéril facilita a extensão da ressecção, se clinicamente indicada, sem a necessidade de um novo preparo e cobertura do campo. Se a cavidade oral precisar ser incluída (tipicamente ressecções envolvendo os dentes), esse procedimento deve ser antecipado, e as extrações necessárias, além da instalação de barras de Erich, devem ser realizadas antes do preparo. O responsável pela anestesia deve estar ciente de que o uso de relaxante muscular, durante a indução, deve ser de curta duração, considerando que a monitorização intraoperatória da função do nervo facial poderia se revelar inviável. Além disso, a injeção profunda de anestésico local com um vasoconstritor no nível do platisma pode afetar a condução do nervo facial (Fig. 85-1, *A*).

TÉCNICA: Ressecção Lateral da Mandíbula *(Cont.)*

PASSO 2: Incisão
Uma incisão submandibular é realizada através do tecido subcutâneo até o nível do platisma, pelo menos 1,5 cm abaixo da margem inferior da mandíbula, de preferência em uma prega cutânea do pescoço. A realização da incisão na prega do pescoço produz uma cicatriz oculta, mas aumenta a quantidade de dissecção e de retração necessária.

O comprimento da incisão pode ser ampliado além da ressecção planejada, de modo a permitir um afastamento suficiente da ferida para a instalação da placa. Isso pode ser realizado através de uma curva suave anteriormente à medida que a linha média é abordada ou continuada ao longo do sulco do pescoço para o lado oposto, obtendo-se uma cicatriz menos perceptível (Fig. 85-1, *B*).

PASSO 3: Acesso
Descolar o tecido subcutâneo do platisma 1 a 2 cm ao longo da ferida permite maior afastamento e maior facilidade de fechamento das camadas ao redor, com uma boa aproximação das bordas de pele. Com a pele retraída, o platisma é descolado e seccionado. Essa secção deve ser continuada até as margens da ferida para aumentar a quantidade de exposição possível com o comprimento da incisão utilizada na pele. A camada superficial da fáscia cervical profunda é seccionada, observando-se que, no fundo dessa camada, estão presentes os vasos faciais e a glândula submandibular. Usando-se a glândula submandibular como ponto de referência, é possível orientar a dissecção profunda no nível do nervo facial e guiar o cirurgião até a veia facial, posicionada superficial ou posteriormente à glândula. Uma vez localizada, a veia facial pode ser seccionada e retraída superiormente para proteger o ramo marginal da mandíbula do nervo facial. Ao longo da glândula submandibular, o nervo facial fica protegido de lesões. A artéria facial, em geral, acompanha a veia, mas, muitas vezes, passa, através da própria glândula. Quando necessário, a artéria pode ser seccionada para o acesso.

Quando a dissecção é destinada a acessar as regiões do ramo e do ângulo da mandíbula, os pontos de referência mencionados não podem ser encontrados, e deve-se tomar cuidado para se manter no nível da incisão da pele ou, pelo menos, 1,5 cm abaixo da margem inferior da mandíbula, prevenindo a lesão do nervo facial. A margem anterior do esternocleidomastoide e o ventre posterior do digástrico podem ser seguidos superiormente para localizar o ângulo da mandíbula, a veia jugular externa e uma das suas tributárias, a veia retromandibular (Fig. 85-1, *C* e *D*).

(Continua)

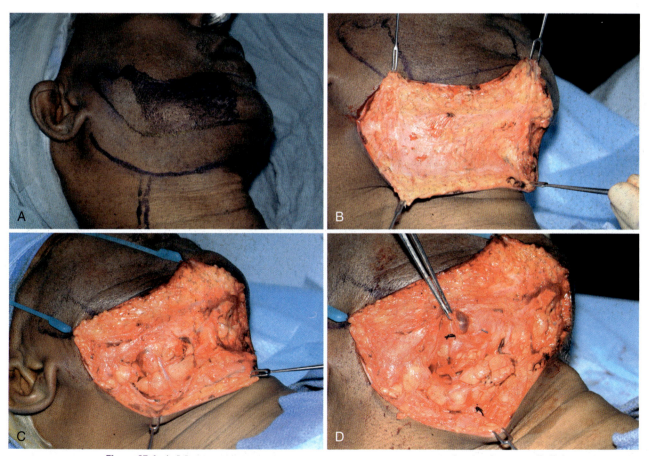

Figura 85-1 **A**, Marcações pré-operatórias para a ressecção proposta e a realização da incisão. **B**, Pele e tecido subcutâneo rebatidos para expor o platisma. **C**, A glândula submandibular e a veia facial são expostas. **D**, Linfonodo de Starr retraído superiormente com a artéria facial visível.

TÉCNICA: Ressecção Lateral da Mandíbula *(Cont.)*

PASSO 4: Exposição da Mandíbula

O periósteo da mandíbula é encontrado na região do corpo, após a glândula submandibular ser dissecada e retraída inferiormente. Nas regiões do ramo e do ângulo da mandíbula, a alça pterigomassetérica envolve a mandíbula. Dependendo da barreira anatômica necessária à obtenção das margens adequadas, uma dissecção supraperiosteal ou subperiosteal é, então, realizada. A menos que o tumor ou o cisto tenha erodido a margem inferior da mandíbula no espaço massetérico, a alça pterigomassetérica pode ser drasticamente seccionada ao longo da margem inferior da mandíbula. Uma vez que a dissecção subperiosteal, supraperiosteal ou no plano muscular da margem lateral da mandíbula estiver concluída, a dissecção lingual pode ser realizada no plano anatômico apropriado, com o cuidado de evitar a lesão do nervo lingual. Muitas vezes a dissecção lingual não será concluída até que as osteotomias sejam realizadas, permitindo acesso adicional à superfície medial da mandíbula (Fig. 85-1, *E*).

PASSO 5: Ressecção da Mandíbula

Os dentes envolvidos na ressecção proposta devem ser incluídos no espécime. Um dente de cada lado da ressecção proposta é removido para permitir a obtenção de margens adequadas, facilitando a osteotomia. Se a gengiva inserida puder ser rebatida a partir dos dentes, ao longo da ressecção planejada, esse procedimento deve ser realizado, mas, muitas vezes a gengiva está incluída no espécime. Se a dissecção for subperiosteal ou apenas uma fina camada de tecido for incluída na ressecção, a placa de reconstrução pode ser pré-adaptada à mandíbula com orifícios para a colocação dos parafusos de fixação. Neste ponto, a placa é removida e os tecidos linguais são dissecados subperiostealmente, nos locais da osteotomia proposta, e protegidos utilizando-se um afastador amplo e maleável. A osteotomia é realizada usando-se uma serra sagital e irrigação com soro fisiológico (Fig. 85-1, *F*).

PASSO 6: Colocação da Placa

A reconstrução imediata com enxerto de osso livre, transferência de tecido microvascularizado ou proteínas ósseas morfogenéticas é, geralmente, o ideal para o paciente; No entanto, muitas vezes isso não é possível devido à comunicação intraoral ou à natureza da patologia. Com a fixação maxilomandibular no local apropriado, uma placa de reconstrução que é adaptada antes ou após a ressecção é fixada com um mínimo de três parafusos de fixação bicorticais de cada lado do defeito. Em alguns casos, um trocarte pode ser utilizado para a colocação do parafuso, quando a exposição transcutânea for limitada (Fig. 85-1, *G* e *H*).

PASSO 7: Fechamento

Qualquer comunicação intraoral deve ser fechada com uma aproximação hermética. A alça pterigomassetérica deve ser reaproximada ao redor da margem inferior da mandíbula ou da placa de reconstrução com suturas reabsorvíveis. Em seguida a esta etapa, a camada de platisma é aproximada com sutura reabsorvível e a pele é, então, fechada com suturas.

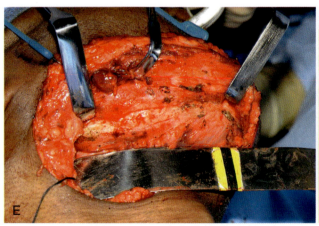 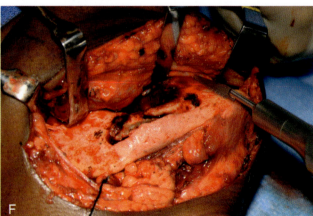

Figura 85-1, *(Cont.)* **E,** Margem inferior da mandíbula exposta. Note a origem do ventre anterior digástrico. **F,** Serra usada para uma osteotomia tradicional.

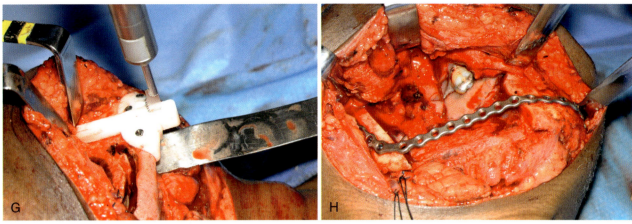

Figura 85-1, *(Cont.)* G, Uso de guias de corte como parte do planejamento cirúrgico virtual para a reconstrução imediata com retalho microvascularizado de fíbula. Note a proteção dos tecidos linguais com um afastador amplo e maleável. **H,** Placa fixada com parafusos bicorticais ajustados ao comprimento do defeito. Observe a posição da placa permitindo a reconstrução com retalho microvascularizado de fíbula.

TÉCNICA ALTERNATIVA 1: Cruzando a Linha Média

Ao cruzar a linha média, a incisão deve ser estendida ao lado oposto do pescoço. O resto do procedimento continua como descrito anteriormente com os músculos supra-hióideos liberados da margem inferior da mandíbula e, em seguida, reposicionados na placa de reconstrução durante o fechamento. O nervo mentual, de um lado, deve ser preservado sempre que possível, se a ressecção não exigir a sua remoção.

TÉCNICA ALTERNATIVA 2: Ressecções Condilares

Nos casos de ressecções envolvendo o côndilo da mandíbula, deve-se ter cuidado quando se aproxima da área medial ao côndilo. A anatomia nas proximidades do côndilo e do ramo da mandíbula inclui o nervo alveolar inferior, o nervo lingual, o nervo facial, a artéria carótida externa, a artéria maxilar, a artéria meníngea média, a artéria massetérica e o plexo venoso pterigóideo.

Deve-se ter cuidado também ao remover as porções do ramo e do côndilo da mandíbula, a fim de proteger as estruturas profundas e posteriores a essa região. A hemorragia pode ser de difícil controle devido ao acesso limitado e à pouca visibilidade junto à base do crânio. Uma placa de reconstrução com uma prótese condilar pode ser utilizada como preparo para a colocação de prótese da articulação temporomandibular (ATM) tardiamente, enxertos costocondrais ou reconstrução microvascular com fíbula.

Prevenção e Tratamento das Complicações

A lesão do ramo marginal da mandíbula do nervo facial pode ser evitada realizando-se a incisão 1,5 cm abaixo da margem inferior da mandíbula na área posterior à artéria facial.[6] Da mesma forma, ao dissecar em um plano profundo à camada superficial da fáscia cervical profunda, a lesão nervosa pode ser evitada por sua localização e afastamento da veia facial, dissecando ao longo da margem anterior do músculo esternocleidomastoide ou profundamente à cápsula da glândula submandibular.

Estimar a posição das margens ósseas antes da cirurgia pode levar a uma avaliação enganosa devido à ampliação da imagem mandibular, quando a radiografia panorâmica pré-operatória foi obtida. Radiografias simples intraoperatórias podem auxiliar o cirurgião a visualizar as margens de interesse clínico.

A precisão na reconstrução, especialmente quando o paciente deseja ser reabilitado com implantes dentários, pode ser melhorada usando-se planejamento cirúrgico virtual com guias de corte para ressecção da mandíbula e da fíbula (usada na reconstrução). Isso permite que a fíbula seja moldada em uma posição ideal para dar continuidade ao processo alveolar e permitir a instalação de implantes dentários posteriormente.

Recomendações Pós-operatórias

Controle rigoroso do sangramento e colocação de drenos a vácuo, quando indicada, podem minimizar os hematomas pós--operatórios, que podem comprometer o enxerto ósseo ou o sucesso de retalhos microvascularizados. A adaptação excessiva ou muito reduzida da placa de reconstrução pode prevenir a ocorrência de assimetria facial, especialmente em defeitos que cruzam a linha média. Essa condição pode ser prevenida por meio da adaptação da placa antes da ressecção e de um ajuste intraoperatório dos tecidos para acessar as projeções anterior e lateral da placa.

Referências

1. Pogrel MA: Who was Andy Gump? *J Oral Maxillofac Surg* 68:654, 2010.
2. Brown JB, McDowell F: Internal wire pin fixation for fractures of the jaw, *Surg Gynecol Obstet* 74:227, 1942.
3. Winter L, Lifton JC, McQuillan AS: Embedment of a Vitallium mandibular prosthesis as an integral part of the operation for removal of an adamantinoma, *Am J Surg* 69:318, 1945.
4. Kazanjian VH: Resection of tumor of the mandible and repair of the deformity: report of case, *J Oral Surg* 9:59, 1951.
5. Ellis E, Zide MF: *Surgical approaches to the facial skeleton*, ed 2, Philadelphia, 2005, Lippincott Williams & Wilkins, pp 153-184.
6. Dingman RO, Grabb WC: Surgical anatomy of the mandibular ramus of the facial nerve based on the dissection of 100 facial halves, *Plast Reconstr Surg Transplant Bull* 29:266, 1962.

CAPÍTULO 86

Excisão da Glândula Sublingual e Cirurgia Ductal

Brian M. Woo

Material Necessário

Lâminas de bisturi nºs 11 e 15
Pinça Allis
Suturas adequadas
Eletrocautério bipolar
Abridor de boca ou afastador autostático
Sondas lacrimais Bowman
Pinça DeBakey

Pinça Adson
Fotóforo
Pinças Kelly (curvas e retas)
Anestésico local com vasoconstritor
Lupa (2,5 × de aumento)
Tesoura Mayo
Pinça mosquito
Eletrocautério monopolar (ponta agulha)

Fórceps de amígdalas Schnidt em ângulo reto (Sawtell ou Mixter)
Fórceps de amígdala Schnidt (Boettcher)
Gancho de pele
Esponjas cirúrgicas *peanut* ou esponjas de Kittner
Afastador de língua Weider

Histórico do Procedimento

É difícil encontrar na literatura um relato da primeira excisão da glândula sublingual. No entanto, podem ser vistas descrições iniciais do procedimento, principalmente relacionadas com o tratamento de rânulas orais e mergulhantes. Portanto, é necessário discutir a etiologia, a patogênese e o tratamento das rânulas oral e mergulhante. Rânulas foram descritas por séculos, mas sempre houve controvérsia sobre a sua etiologia. Hipócrates e Celsius acreditavam que elas apresentavam uma origem inflamatória.[1] Em 1585, Banister escreveu que "a rânula é um tumor da parte mole e frouxa da boca, situado sob a língua". Ele tentou curar rânulas, inicialmente, com a aplicação de medicamentos e, se isso não fosse bem-sucedido, ele abria os tumores com cautério e aplicava os medicamentos na cavidade aberta.[2] Em 1676, Wiseman observou que a rânula causava uma fala semelhante ao coaxar, e descreveu a rânula oral de cúpula azulada e aparência cística como parecida com o ventre abaulado ou o saco de ar de um sapo; daí surgiu o termo *rânula* (*rana* é a palavra latina para rã) (Fig. 86-1, *A*). As primeiras teorias sobre a origem da rânula incluíram a existência de uma bolsa submucosa, possivelmente de origem branquial ou, ainda, proveniente de restos do sulco paralingual externo ou a partir de restos do ducto tireoglosso e mixangite crônica da glândula salivar ou inflamação crônica (Fig. 86-1, *B-E*).[2] Mas apenas em 1887 Suzanne, seguida de von Hippel em 1897, associou a glândula sublingual com a origem da rânula e, assim, surgiu a recomendação da remoção da glândula

sublingual e da rânula. Em 1957, Crile realizou excisões da glândula sublingual das rânulas mergulhantes recorrentes após tentativas de remover as rânulas mergulhantes por meio de um acesso cervical, sem a remoção da glândula sublingual e após o insucesso na remoção da glândula submandibular. Ele concluiu que a excisão da rânula sem a remoção da glândula sublingual resultou em recorrência da lesão.[3,4] Em 1965, Cohen e Tiecke equipararam patologicamente as rânulas com mucoceles das glândulas salivares menores e, como nos casos de mucoceles, eles recomendaram a excisão da lesão e da glândula associada, no caso, a glândula sublingual.[3] Em 1969, Catone et al.[3] publicaram nove casos de rânulas não mergulhantes plenamente tratadas com sucesso por meio de excisão da glândula sublingual e propuseram que a glândula sublingual e o seu sistema excretor fossem a origem da rânula. Em 1973, Roediger et al.[4] confirmaram que a glândula sublingual era a fonte das rânulas mergulhantes, comparando o líquido presente no interior delas com as secreções das diversas glândulas salivares maiores. Eles descobriram que o líquido contido no cisto e as secreções da glândula sublingual tinham um conteúdo de amilase maior do que o do soro, mas um teor menor de amilase e maior de proteína, comparando com as glândulas submandibulares e a parótida, devido à produção maior de secreção mucosa do que de secreção serosa.

Atualmente, acredita-se que existam duas variedades de rânulas. A variedade menos comum é resultado de um fenômeno que envolve a retenção de muco; a outra variedade é resultado de extravasamento de muco ou envolve um fenômeno de escape mucoso. Em 1685, Diemerbrock criou uma teoria de

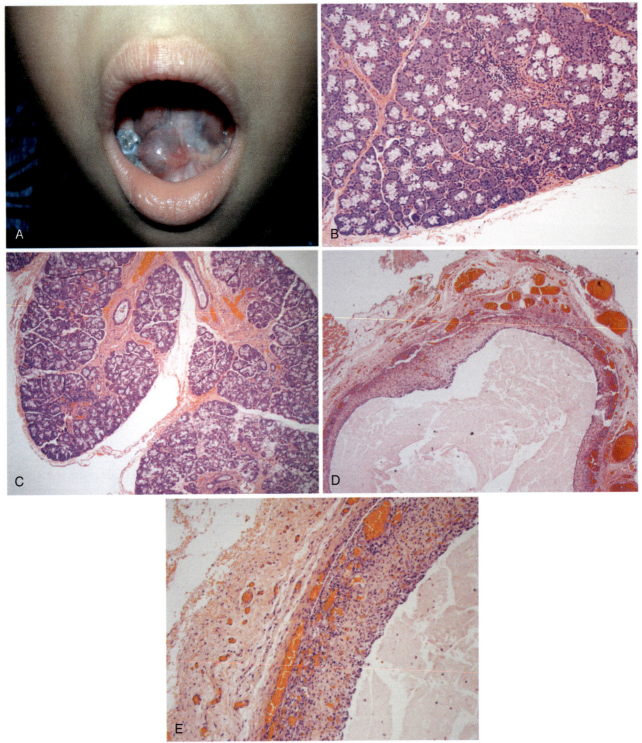

Figura 86-1 A, Fotografia de uma rânula recorrente em uma criança do sexo feminino de 5 anos de idade tratada, inicialmente, com marsupialização. Ela foi posteriormente tratada com a excisão da glândula sublingual. **B** e **C,** Secções histológicas da glândula sublingual da paciente mostram um leve infiltrado inflamatório de linfócitos, não homogêneo e crônico. A glândula sublingual não mostra uma cápsula, em comparação com as outras glândulas salivares principais; a cápsula não é observada nessas secções. **D** e **E,** Cortes histológicos da rânula mergulhante observados na paciente mostram um grande pseudocisto com uma parede fibrosa fina. Conteúdos mucosos estão presentes. A parede do pseudocisto varia desde uma camada fibrosa densa, sem evidência de revestimento epitelial, até uma parede mais inflamada e congestionada com possível epitélio mucoso residual. Algumas áreas mostram macrófagos intramurais com provável conteúdo mucinoso.

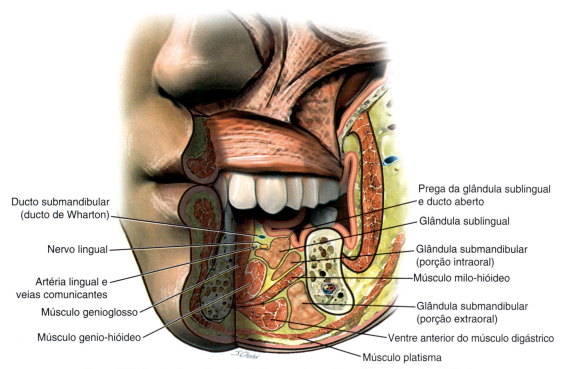

Figura 86-2 Secção frontal através da língua e das regiões sublingual e submandibular.

que as rânulas seriam o resultado de obstrução e retenção de saliva do ducto excretor de uma glândula salivar.[3] Essa teoria, que assume que as rânulas se desenvolviam após obstrução completa ou parcial de um ducto excretor, portanto levando à dilatação ductal e à eventual formação de um epitélio de revestimento no cisto de retenção, persistiu por muitos anos. No entanto, em 1956, Bhaskur et al.[19] realizaram uma revisão de espécimes cirúrgicos de rânulas e descobriram que eles eram revestidos somente por tecido conjuntivo.[5] Em 1959, Standish & Shafer avaliaram 97 casos de rânulas. Eles descobriram que em 91 casos as lesões eram compostas por uma cápsula de tecido conjuntivo denso e que apenas seis continham um revestimento epitelial parcial ou completo.[5] Em 1964, Robinson e Hjorting-Hansen avaliaram 125 rânulas e observaram que apenas 22 continham um revestimento epitelial parcial ou completo. Crile e outros também foram capazes de demonstrar que o extravasamento de muco e a formação de pseudocistos constituíam a etiologia das rânulas mergulhantes (Figs. 86-2 e 86-3).[6]

Indicações para Uso dos Procedimentos

Indicações relatadas na literatura em relação à excisão da glândula sublingual incluem condições como sialadenite crônica, sialolitíase, uma rânula no assoalho da boca se originando de uma glândula sublingual, uma rânula mergulhante, uma doença benigna da glândula sublingual (p. ex., um adenoma pleomórfico), sialorreia crônica e intensa e aumento da glândula sublingual, impedindo a reconstrução protética de um rebordo desdentado.[3,2,7-13] Uma indicação adicional para a excisão da glândula sublingual é a recorrência de um rânula originada dessa glândula após marsupialização ou outro tratamento conservador. A taxa de falhas para marsupialização isolada tem sido relatada em torno de 61% a 89%, com recidiva ocorrendo entre 6 semanas e 12 meses.[14] Bridger descobriu que 44% das rânulas mergulhantes eram iatrogênicas e, geralmente, ocorreram após tratamentos simples ou múltiplos de uma rânula oral com marsupialização ou drenagem simples.[14] Ele acredita que as falhas de procedimentos podem resultar em fibrose na superfície que desviou o extravasamento salivar inferiormente, seja através de um defeito no músculo milo-hióideo ou ao redor da margem posterior deste músculo, levando à formação de uma rânula mergulhante (Fig. 86-4).

Contraindicações e Limitações

Na opinião do autor, não há contraindicações absolutas para a excisão da glândula sublingual nas situações previamente listadas. No entanto, em alguns casos, o cirurgião não deve considerar a excisão da glândula sublingual como tratamento inicial. Por exemplo, no caso de uma rânula congênita, a excisão da glândula sublingual não deve ser considerada terapia de primeira linha, porque tem sido relatado que algumas dessas rânulas desaparecem espontaneamente. Algumas rânulas resultam no comprometimento das vias aéreas no momento do parto ou em dificuldade de alimentação; esses casos requerem um tratamento inicial com terapias mais conservadoras, tais como aspiração, remoção do teto e marsupialização. Foram revelados que outros tipos de rânulas se apresentam como cistos revestidos com epitélio ou cistos de retenção, em vez

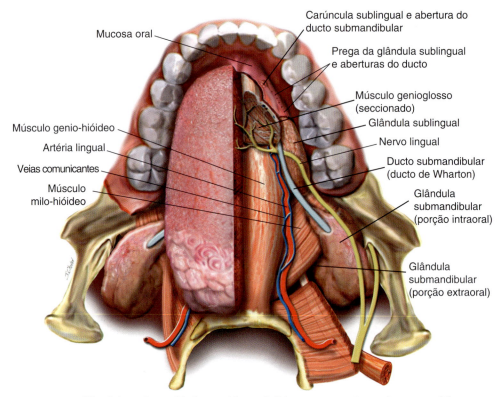

Figura 86-3 Glândulas submandibular e sublingual. Observe os seguintes elementos: (1) com a língua removida e os músculos genioglosso e genio-hióideo seccionados, as glândulas submandibular e sublingual são expostas e a sua relação com a face interna da mandíbula é mostrada; (2) o ducto submandibular mede cerca de 5 cm e segue anteriormente entre a glândula sublingual e o músculo genioglosso (seccionado). Ele se abre no assoalho da boca, na carúncula sublingual.

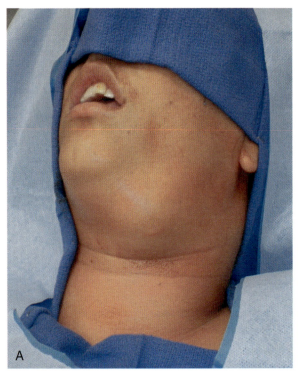

Figura 86-4 A, Observe o abaulamento da rânula mergulhante na região submandibular esquerda do paciente, juntamente com a marca de uma incisão prévia e drenagem.

CAPÍTULO 86 Excisão da Glândula Sublingual e Cirurgia Ductal   **887**

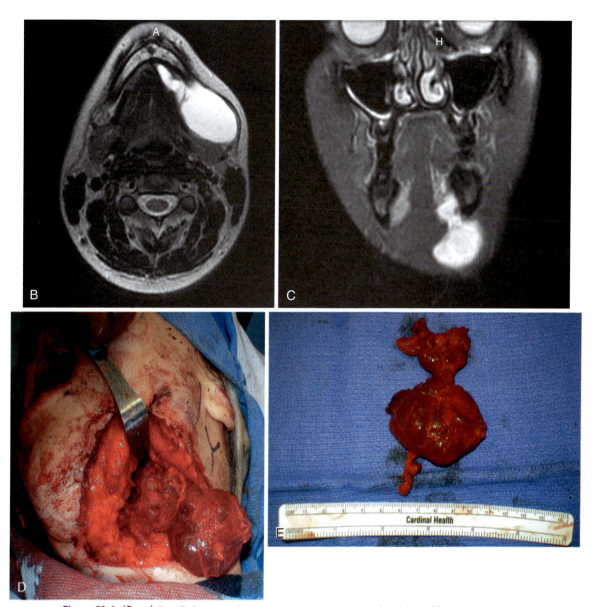

Figura 86-4, (Cont.) B e C, Imagens de ressonância magnética ponderadas em T2, com cortes axial e coronal, mostrando a comunicação entre a rânula mergulhante e a glândula sublingual esquerda através de um defeito no músculo milo-hióideo. D, Um acesso cervical é mostrado, com a continuidade da rânula mergulhante e da glândula sublingual removida através de um acesso intraoral e cervical combinado. Um defeito foi encontrado no músculo milo-hióideo no momento da cirurgia. E, O espécime isolado com a rânula mergulhante e a glândula sublingual ligados superiormente.

de pseudocistos, e requerem apenas marsupialização (com ou sem sialoductoplastia) ou ruptura espontânea para a cura.[15-17] Acredita-se que as rânulas congênitas se originem a partir de ductos sublingual ou submandibular atrésicos, imperfurados ou duplicados. Pelo fato de que as rânulas congênitas também poderiam se originar dos ductos submandibulares, a excisão da glândula sublingual não deve ser considerada terapia de primeira linha. Cada vez mais os relatos na literatura estão demonstrando uma associação entre os pacientes que são positivos ao vírus da imunodeficiência humana (HIV) e as rânulas.[18,19] Demonstrou-se que os cistos linfoepiteliais benignos das glândulas parótidas em pacientes HIV-positivos respondem à terapia antirretroviral (HAART).[19] Algumas publicações recentes têm mostrado uma possível regressão das rânulas relacionadas com o tratamento do HIV com HAART. No entanto, em um estudo prospectivo recente, Syebele e Butow descobriram que as rânulas relacionadas com o HIV não respondem tão bem ou tão rapidamente quanto os cistos linfoepiteliais benignos.[18,19] Entretanto, já que a HAART oferece a possibilidade de regressão, esta terapia deve ser considerada antes da excisão cirúrgica da glândula sublingual.

TÉCNICA: Excisão da Glândula Sublingual

PASSO 1: Anestesia e Posicionamento do Paciente

O autor prefere realizar o procedimento sob anestesia geral, pois permite maior conforto do paciente e melhor afastamento dos tecidos e visualização. Além disso, protege as vias aéreas, permitindo que o cirurgião possa se concentrar na dissecção e na hemostasia. A intubação nasotraqueal é preferida, em vez de um tubo endotraqueal por via oral, para manter o tubo fora do campo cirúrgico. O procedimento é realizado com o paciente em posição supina e em ligeira posição de Trendelemburg reversa. Um coxim entre os ombros pode ser colocado, se uma incisão cervical for necessária. No entanto, como mencionado previamente, os estudos demonstraram que uma rânula mergulhante é um pseudocisto e pode ser tratada inteiramente através de um acesso intraoral; não há necessidade de dissecção e remoção completa da rânula mergulhante. Após a excisão da glândula sublingual, uma porção do pseudocisto pode ser coletada para biópsia a fim de confirmar o diagnóstico, e o seu conteúdo pode ser esvaziado a partir de uma abordagem intraoral. O pseudocisto desaparece, geralmente, 2 a 3 meses após a excisão da glândula sublingual. A antissepsia deve ser realizada sobre a região inferior da face, em torno da cavidade oral e na parte superior do pescoço. O cirurgião deve ter um fotóforo antes de iniciar o procedimento para melhorar a visualização.

PASSO 2: Retração

Um abridor de boca ou afastador autostático de Molt é colocado na boca, do lado oposto ao da glândula sublingual a ser excisada. Em seguida, um afastador de língua de Weider é aplicado para retrair a língua e expor o assoalho da boca do lado afetado. A retração da língua, com o afastador de Weider, deve expor a lesão ou a rânula, as pregas sublinguais e o óstio do ducto submandibular. O autor considera que é útil usar uma lupa para canular o ducto submandibular do lado afetado. Isso é realizado por meio de sondas lacrimais, começando com a menor sonda (normalmente 00 ou 000) e progredindo para uma sonda maior; isso mais tarde facilitará a identificação e a dissecção da glândula sublingual, mantendo distância do ducto submandibular. Quando a sonda lacrimal é inserida no ducto e no óstio submandibular, é preciso ter cuidado para não criar um falso trajeto. Depois que o ducto submandibular foi canulado, um anestésico local com adrenalina pode ser injetado em torno da margem da rânula, usando-se uma técnica de injeção múltipla para que o líquido descole e remova a mucosa da rânula. Depois de criar um plano de clivagem entre a rânula e a mucosa na periferia da rânula, injeções adicionais podem ser aplicadas sob o plano recém-criado pela hidrodissecção, seguindo em direção ao centro. Para essas injeções, o cirurgião deve usar uma pequena agulha, e o bisel da agulha deve ser direcionado à rânula. Se não houver qualquer rânula ou lesão, um anestésico local pode ser injetado na mucosa hidrodissecada, distante da glândula sublingual. A adrenalina adicionada aos anestésicos auxilia na hemostasia local.

PASSO 3: Incisão

Vários tipos de incisão foram descritos na literatura. Os cirurgiões têm mencionado incisões lineares sobre a rânula ou a glândula sublingual, a 1 cm da cortical interna da mandíbula e paralelas à mandíbula, entre o ducto submandibular e a prega sublingual, ao longo do ducto submandibular e, ainda, entre o duto submandibular e a língua. Outros descreveram uma incisão elíptica através da rânula e da glândula sublingual e também uma incisão em "alçapão" incorporando o ducto submandibular e o seu óstio.[3,11,20,21] O autor prefere fazer uma incisão linear com uma lâmina nº 15 sobre o rânula ou a glândula, tendo o cuidado de aplicar uma leve pressão e seccionar somente através da mucosa (Fig. 86-5, *A*).

PASSO 4: Dissecção

A dissecção é iniciada aprisionando-se as margens da mucosa, ao longo da incisão, com uma pinça Adson denteada. À medida que a margem da mucosa é levantada com a pinça, uma pinça hemostática mosquito ou uma tesoura delicada é usada para dissecar a mucosa distante da rânula da glândula sublingual, divulsionando os tecidos com as extremidades da pinça hemostática ou da tesoura. Se a incisão precisar ser ampliada, uma pinça hemostática mosquito poderá ser usada para dissecar e tunelizar sob a mucosa, através da incisão existente, e, em seguida, uma lâmina nº 15 ou uma agulha de eletrocautério pode ser utilizada para seccionar a mucosa sobre a pinça mosquito fechada.

Após a elevação dos retalhos da mucosa, algumas suturas podem ser aplicadas nos retalhos e pinças hemostáticas Kelly colocadas sobre as suturas para auxiliar o afastamento dos retalhos mucosos. É razoável a tentativa de remover a rânula intacta, mas isso não é essencial. Alguns autores recomendam esvaziar as rânulas maiores para se obter um melhor acesso ao assoalho da boca. Takimoto *et al.* recomendam a aspiração dos conteúdos da rânula e, em seguida, encher esses espaços com cola de fibrina para torná-lo firme, elástico e mais fácil de dissecar.[22] A mucosa é tracionada para fora da rânula até que possa ser facilmente deslocada para os lados, permitindo o acesso à glândula sublingual e ao conteúdo do assoalho da boca. Se a rânula romper antes deste procedimento, incapacitando o cirurgião de dissecá-lo livremente em sua totalidade, uma parte dela deve ser enviada para exame histológico permanente a fim de confirmar o diagnóstico e, daí, a dissecção deve se concentrar na glândula sublingual.

O autor prefere começar com a dissecção lateral, inicialmente separando a glândula sublingual para baixo do periósteo da mandíbula até o nível do músculo milo-hióideo. O autor emprega uma combinação de dissecção afiada e sem corte, mas predominantemente uma dissecção romba com esponjas cirúrgicas conduzidas por meio de pinças hemostáticas, em direção posterior, para evitar comprometimento do nervo lingual à medida que ele cruza por baixo do ducto submandibular. O uso de dissecção romba com esponjas é essencial e de extrema importância na identificação e na preservação de estruturas-chave. Durante a dissecção, hemostasia é obtida com o uso criterioso de eletrocautério monopolar com ponta agulha e de eletrocautério bipolar.

CAPÍTULO 86 Excisão da Glândula Sublingual e Cirurgia Ductal **889**

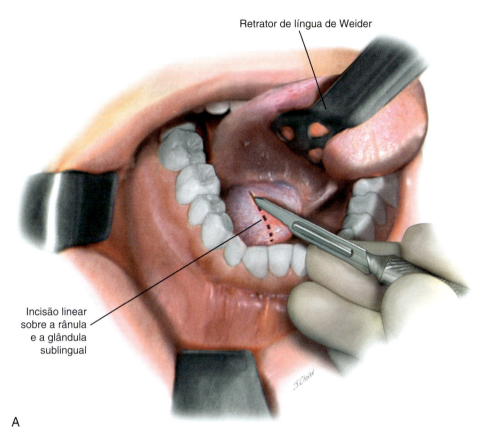

Figura 86-5 Excisão da glândula sublingual através de um trajeto linear e um acesso medial do assoalho da boca. Um retrator de língua Weider foi utilizado para expor o assoalho da boca do lado afetado. Uma incisão linear foi preferida pelo autor.

TÉCNICA: Excisão da Glândula Sublingual (Cont.)

Em seguida, com a sonda lacrimal posicionada no ducto submandibular, uma dissecção medial é iniciada. Uma dissecção romba com o esponjas é realizada para separar a glândula sublingual do ducto submandibular anteriormente. Depois da separação da glândula sublingual do ducto submandibular anteriormente, a porção livre da glândula sublingual que foi dissecada lateral e anteriormente pode ser pinçada com uma pinça Allis e, em seguida, retraída lateralmente. À medida que tração lateral é aplicada, uma dissecção medial é realizada, de anterior para posterior, utilizando-se uma dissecção romba com esponjas. Alguma dissecção cortante ou romba é usada para separar a glândula sublingual do ducto submandibular e, em seguida, do nervo lingual, à medida que a dissecção prossegue posteriormente e o nervo lingual é identificado. Depois, o nervo lingual cruza de lateral para medial sob o ducto submandibular, e a glândula sublingual posteriormente, em geral, é contínua com o processo uncinado da glândula submandibular, que se situa superior ao músculo milo-hióideo. Portanto, a glândula sublingual posterior é separada do processo uncinado da glândula submandibular, passando-se uma pinça hemostática mosquito ou fórceps de amígdalas Schnidt de ângulo reto sob a margem posterior da glândula sublingual; então, uma agulha de eletrocautério ou um eletrocautério bipolar é usado para cauterizar através da glândula guiada por uma pinça hemostática. Ao realizar este passo, o cirurgião deve identificar e proteger o nervo lingual e o ducto da glândula submandibular. Alguns autores recomendam ligar o tecido glandular deixado para trás antes de separar as duas glândulas. A glândula sublingual, então, poderá ser removida (Fig. 86-5, *B* a *E*).

PASSO 5: Hemostasia e Fechamento

Durante a dissecção da glândula sublingual e após a sua remoção, a hemostasia é obtida com a utilização cuidadosa da agulha do eletrocautério e do eletrocautério bipolar. Depois de terminada a hemostasia, os retalhos da mucosa podem ser frouxamente aproximados com sutura de Catgut cromado ou ser deixados abertos para cicatrizar de maneira secundária.

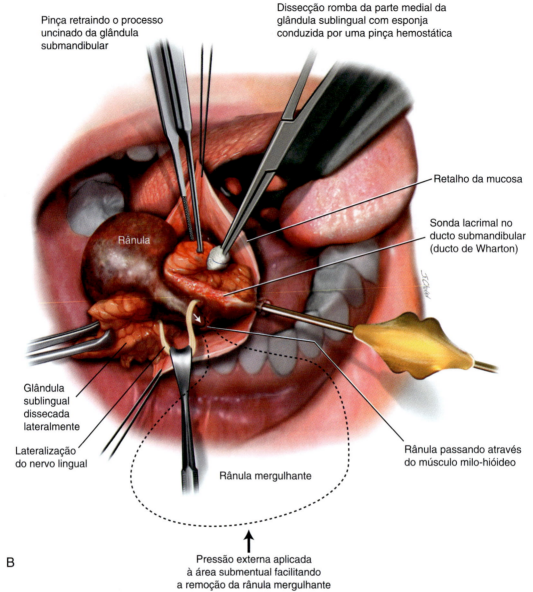

Figura 86-5, *(Cont.)* **B**, Remoção da glândula sublingual.

CAPÍTULO 86 Excisão da Glândula Sublingual e Cirurgia Ductal   891

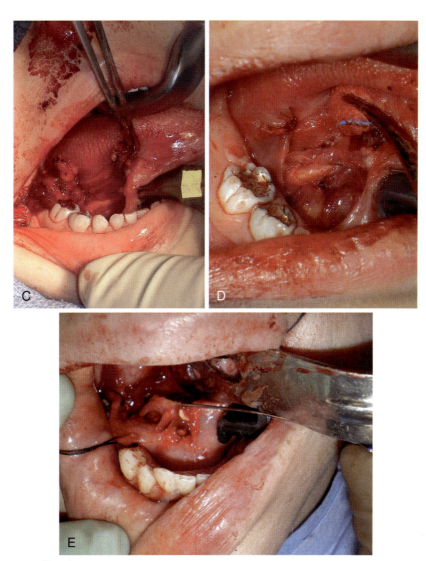

Figura 86-5, (Cont.) **C**, Dissecção medial da glândula sublingual, longe do ducto submandibular e do nervo lingual. A glândula sublingual pode ser observada posteriormente ao primeiro molar inferior. **D**, O uso de uma esponja para dissecção romba, com o nervo lingual passando sob o ducto submandibular. **E**, A mucosa sobrejacente e a incisão no ducto submandibular sobre uma sonda lacrimal para expor um sialolito no ducto submandibular. Um ponto de reparo no retalho mucoso também pode ser observado.

TÉCNICA ALTERNATIVA 1: Acesso Lateral à Glândula Sublingual

Galloway et al.[23] descreveram um acesso lateral à glândula sublingual. É realizada uma incisão no sulco gengival lingual, começando na região do primeiro molar e prolongando-se através da linha média. Um retalho mucoperiosteal de espessura total é elevado da superfície medial da mandíbula até o nível do assoalho da boca. O retalho subperiosteal é retraído medial e posteriormente, e a glândula sublingual pode ser identificada abaulando-se contra o lado oposto do periósteo.

É realizada uma incisão através do periósteo, permitindo que a glândula sublingual sofra uma herniação através da incisão. A glândula é, então, isolada e removida do tecido conjuntivo circundante com uma dissecção aguda e sem corte. Ao redor do nervo lingual e do ducto submandibular, apenas uma dissecção romba é usada. Após se obter uma hemostasia adequada, a incisão no sulco gengival lingual é fechada (Fig. 86-6).

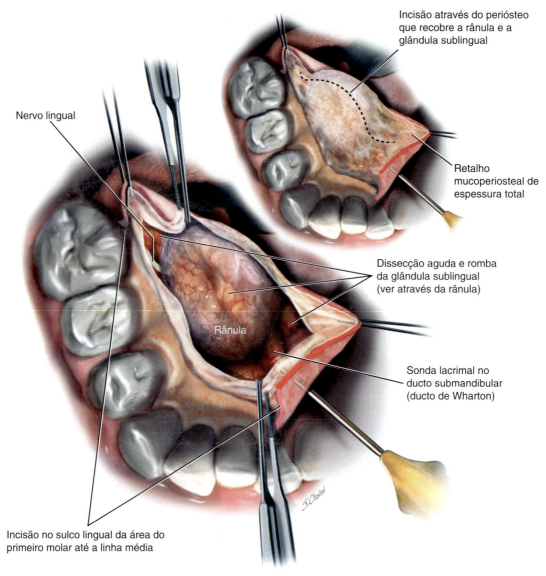

Figura 86-6 Uma técnica alternativa para a remoção da glândula sublingual usando-se um acesso lateral através do periósteo lingual da mandíbula.

TÉCNICA ALTERNATIVA 2: Sialoductoplastia

Obstrução do ducto submandibular geralmente ocorre devido à sialolitíase ou à estenose. Se a obstrução é anterior à margem posterior do músculo milo-hióideo, ela pode, muitas vezes, ser tratada com uma sialoductoplastia através do acesso por via intraoral. Se a obstrução é no nível da borda posterior do músculo milo-hióideo, ela é mais bem tratada por excisão da glândula submandibular. A posição do sialolito ou do estreitamento é observada em exames de imagens. Se a sialoductoplastia for realizada por causa de um sialolito, uma sutura é aplicada ao redor do ducto submandibular, posteriormente ao sialolito, e usada como sutura de tração para ocluir o ducto e impedir que o sialolito seja deslocado posteriormente. Em seguida, o ducto é canulado com sondas lacrimais, progredindo do menor para o maior calibre e parando na região do cálculo ou da estenose. Depois, a sonda é usada para mobilizar o ducto e a sua mucosa de revestimento. Uma lâmina nº 15 produz uma incisão longitudinal sobre o cálculo e a sonda lacrimal para abrir o ducto. Se o ducto tiver de ser aberto mais posteriormente, a sonda lacrimal pode, às vezes, causar uma compressão e a ponta de uma tesoura fina pode ser introduzida no interior da luz do ducto e utilizada para alargar a abertura abaixo do ducto. Depois da abertura do ducto, o sialolito pode ser exteriorizado e removido. Em seguida, o ducto é irrigado para remover pequenos fragmentos, e as margens da parede do ducto são suturadas na mucosa do assoalho da boca.

TÉCNICA ALTERNATIVA 3: Reposicionamento/Transposição do Ducto Submandibular

Salivação excessiva e crônica (sialorreia) leva à maceração da pele do mento e do pescoço, podendo levar a uma depleção de líquido, o que exige uma reposição hidroeletrolítica parenteral e aumenta o risco de pneumonia por aspiração. Ela é observada em pacientes com lesão neurológica, paralisia cerebral, miastenia grave, distrofia muscular, retardo mental e outras condições que resultam em descoordenação neuromuscular. Esses transtornos causam alteração da fase oral da deglutição, resultando em acúmulo de saliva na parte anterior da boca e extravasamento da mesma.[10-12] Sialorreia, com frequência, não é causada por um aumento da produção de saliva. Tem sido demonstrado que o reposicionamento ou a transposição do ducto submandibular é um tratamento eficaz para sialorreia e muitas vezes vem acompanhado por excisão da glândula sublingual.[10,11,21] Esse procedimento também é realizado se uma porção do ducto submandibular foi ressecada, seccionada ou danificada.

No caso de extravasamento, a transposição do ducto submandibular é realizada utilizando-se uma lâmina nº 11 ou uma tesoura delicada, circunscrevendo e retirando parte da mucosa em torno da papila submandibular. Uma via submucosa ou túnel é, então, formado por uma dissecção romba sob a mucosa até um ponto detrás da prega palatoglossa, sendo realizada uma incisão através da mucosa nesse ponto. A papila, com um pequeno manguito de mucosa é, então, levantada em continuidade com o ducto, e uma pinça ou um gancho de pele é usado para apreender suavemente o manguito da mucosa em torno da papila e aplicar uma tração anterior sobre o ducto, à medida que ele é dissecado perifericamente sob a mucosa, com uma tesoura delicada ou uma pinça mosquito. Um fio de sutura de Vicryl 4-0 ou 5-0 pode então ser passado através do manguito da mucosa, em torno da papila, e usado para auxiliar a tracionar a papila e o ducto, no espaço submucoso, através do túnel até a incisão na prega palatoglossa anteriormente preparada. Deve-se ter cuidado para não torcer o ducto à medida que ele é tracionado. Alguns cirurgiões passam as suturas através do manguito da mucosa, deixando as agulhas nessa região, envolvendo a papila e o ducto com as suturas e agulhas de modo que elas possam ser usadas para suturar o manguito da mucosa à abertura da mucosa por trás da prega palatoglossa. O autor prefere usar apenas uma sutura sem agulha para passar a papila e o ducto e, em seguida, suturar o manguito com novas suturas. Se a transposição do ducto submandibular for realizada simultaneamente com a excisão da glândula sublingual, a produção de um túnel não será necessária e a transposição poderá ser realizada através da mesma incisão da glândula sublingual. Se uma porção do ducto submandibular for ressecada ou se o ducto for danificado ou seccionado, a porção proximal do ducto pode ser reposicionada posteriormente para evitar a tensão e suturada à mucosa no assoalho da boca. Se houver um comprimento suficiente do ducto restante, o autor prefere incisar a extremidade final do ducto proximal restante e suturar as suas extremidades ao óstio da mucosa, da mesma forma como realizado na sialoductoplastia. A anastomose das extremidades dos ductos proximal e distal após uma transecção não é recomendada porque a linha de sutura circunferencial leva à estenose.

Técnicas Alternativas Adicionais

Muitas técnicas alternativas têm sido publicadas na literatura. McGurk et al.[24] descreveram uma técnica em que a rânula oral é acessada através de uma incisão longitudinal, dissecada e liberada dos tecidos adjacentes e, em seguida, aspirada, permitindo melhor identificação da porção da glândula sublingual à qual o rânula está conectada. A rânula e a porção da glândula sublingual à qual ela está ligada, em seguida, são excisadas. Baurmash et al.,[14,25,26] como mencionado previamente, argumentaram contra a remoção da cobertura da glândula sublingual e forneceram exemplos de lesões do assoalho da boca com menos de 1,5 cm, que podem ser tratadas com uma simples remoção da cobertura com ou sem sialoductoplastia. Seus exemplos incluíram (1) uma mucocele de glândula salivar menor, que é tratada com remoção da cobertura e de todo o tecido glandular, com ou sem sutura da margem periférica; (2) um cisto de retenção do ducto submandibular, que é tratado com remoção da cobertura e sialoductoplastia; (3) uma lesão do ducto submandibular com escapes de secreção salivar, que é tratada com remoção da mucosa sobrejacente, identificação da zona danificada do ducto e uma sialoductoplastia posterior à área da lesão e (4) um cisto de retenção da glândula sublingual, tratado com simples remoção da cobertura. Baurmash também descreveu uma dissecção superficial da rânula que cruza a linha média e clinicamente aparece bilateralmente, que ele marsupializou e explorou para determinar de que glândula sublingual ela surgiu. Ele então enche o espaço com um tampão de gaze. O autor adota esse procedimento para lesões maiores que 1,5 cm, porque estas são do corpo da glândula sublingual e constituem pseudocistos de extravasamento de muco. Baurmash recomenda a remoção da cobertura do pseudocisto, permitindo o esvaziamento completo do muco e a inserção de gaze na cavidade, deixando durante 7 a 10 dias; esse procedimento, inicialmente, interrompe o extravasamento e provoca uma resposta inflamatória para iniciar fibrose em uma dimensão suficiente para selar permanentemente o vazamento, levando à atrofia acinar e à cicatrização. Ele também relatou ter empregado essa técnica para o tratamento com sucesso de uma rânula mergulhante.

Outras técnicas relatadas que provocam uma resposta inflamatória que conduz a fibrose ou a promovem isoladamente incluem o uso de OK-432, um agente esclerosante (uma preparação estreptocócica liofilizada contraindicada a pacientes alérgicos à penicilina), *laser* de dióxido de carbono, *laser* de ER, CR:YSGG e crioterapia.[2,27] Micromarsupialização de rânulas orais com seton, nas quais as suturas são aplicadas no teto da rânula, tem sido utilizada para, teoricamente, permitir o crescimento do epitélio da mucosa ao longo das suturas, no interior da rânula. Esse procedimento produz condutos com epitélio de revestimento e permite o livre fluxo de saliva da rânula, aliviando a pressão sobre a parede do pseudocisto. Como resultado, as paredes do tecido de granulação sofrem um colapso, reduzindo o lúmen até que os condutos com as extensões epiteliais alinhadas se fundem com a extremidade glandular torcida de um ducto da glândula sublingual para criar um ducto regenerado.[2]

(Continua)

TÉCNICA ALTERNATIVA 3: Reposicionamento/Transposição do Ducto Submandibular (Cont.)

A injeção de toxina botulínica na rânula e na glândula sublingual tem sido usada para inibir a estimulação da secreção parassimpática, o que altera o equilíbrio de atividade secretora em direção aos efeitos opostos dos macrófagos, que absorvem o muco, e produz uma extensiva resposta do tecido conjuntivo, levando à fibrose.[2] Também foi descrita remoção transoral bilateral das rânulas e da glândula sublingual, assistida pela robótica.[28]

Prevenção e Tratamento das Complicações

As complicações intraoperatórias mais comuns relacionadas à excisão da glândula sublingual são a lesão do nervo lingual e a lesão do ducto submandibular. O cirurgião pode evitar essas complicações adquirindo um profundo conhecimento da anatomia da região, conseguindo um bom afastamento dos tecidos e uma hemostasia adequadas durante a cirurgia (melhorando, assim, a visualização). Deve utilizar uma sonda lacrimal, quando possível, para auxiliar na identificação do ducto submandibular durante a cirurgia, realizando uma dissecção cuidadosa. Se a transecção do nervo lingual for observada, a reparação imediata do nervo deve ser realizada. Se o ducto submandibular for seccionado ou lesionado, a porção proximal do ducto submandibular deve ser reposicionada, com ou sem uma sialoductoplastia, como descrito anteriormente. Se a porção proximal restante do ducto submandibular for demasiadamente curta para ser reposicionada, o ducto deve ser ligado. Os sintomas posteriores são mínimos e diminuem à medida que ocorre a atrofia da glândula submandibular. Em sua revisão envolvendo 571 pacientes portadores de rânulas e tratados, Zhao et al.[29] observaram *deficit* do nervo lingual em 4,89% dos pacientes e danos no ducto submandibular em 1,82%.[29] Nessa revisão, a dormência da língua resultante de lesão do nervo lingual foi mais comum após a excisão da glândula sublingual juntamente da rânula do que após a excisão da glândula sublingual isoladamente. Felizmente, todos os pacientes que apresentaram anestesia da hemilíngua recuperaram a sensibilidade dentro de 6 meses após a cirurgia.

Recomendações Pós-operatórias

O procedimento pode ser realizado em sistema de hospital-dia. O paciente é submetido a uma dieta líquida por alguns dias, progredindo para uma dieta leve e, mais adiante, para uma dieta regular, conforme tolerado. É prescrita para o paciente uma receita de analgésicos e de antibióticos. A recorrência de uma rânula é a complicação pós-operatória mais comum e ocorre devido ao tratamento conservador que, inicialmente, não incluiu a remoção da glândula sublingual ou de parte do tecido da glândula sublingual. Ambas as complicações são tratadas por remoção da glândula sublingual restante. Em uma revisão envolvendo 580 rânulas tratadas, Zhao et al.[30] relataram uma taxa de recorrência de 66,75% após a marsupialização isolada; uma taxa de recorrência de 57,69% após a excisão apenas da rânula; e uma taxa de recorrência de 1,2% depois da excisão da glândula sublingual isolada ou da glândula e da rânula.[30] Um hematoma no assoalho do bucal pode levar à obstrução das vias respiratórias em casos graves. Pode ocorrer se uma hemostasia rigorosa não for obtida antes do fechamento. A conduta nesse tipo de complicação inicialmente visa assegurar a permeabilidade da via aérea, seguida do esvaziamento do hematoma e da identificação e interrupção de todas as fontes de sangramento. Zhao et al. também relataram infecções pós-operatórias tratadas pela incisão, drenagem, além da administração de antibióticos.[29]

Agradecimentos especiais a Michael Weilert, MD, pelas imagens histológicas e pelos comentários.

Referências

1. Black RJ, Croft CB: Ranula: pathogenesis and management, *Clin Otolaryngol* 7:299, 1982.
2. Harrison JD: Modern management and pathophysiology of ranula: literature review, *Head Neck* 32:1310, 2010.
3. Catone GA, Merrill RG: Sublingual gland mucus-escape phenomenon: treatment by excision of the sublingual gland, *J Oral Surg* 27:774, 1969.
4. Roediger WE, et al: Mucous extravasation theory as a cause of plunging ranulas, *Br J Surg* 60:720, 1973.
5. Quick CA, Lowell SH: Ranula and the sublingual salivary glands, *Arch Otolaryngol* 103:397, 1977.
6. Van Den Akker HP, Bays RA: Plunging or cervical ranula, *J Maxillofac Surg* 6:286, 1978.
7. Flaitz CM: Chronic sclerosing sialadenitis of the sublingual gland, *Am J Dent* 14:335, 2001.
8. Hong KH, Yang YS: Sialolithiasis in the sublingual gland, *J Laryngol Otol* 117:905, 2003.
9. Okura M, et al: Pleomorphic adenoma of the sublingual gland: report of a case, *J Oral Maxillofac Surg* 54:363, 1996.
10. Lai D, Hotaling AJ, Drooling: *Curr Opin Otolaryngol Head Neck Surg* 14:381, 2006.
11. McGurk M: The surgical management of salivary gland disease of the sublingual gland and floor of mouth, *Atlas of Oral Maxillofac Surg Clin North Am* 6:51, 1998.
12. Ethunandan M, Macpherson DW: Persistent drooling: treatment by bilateral submandibular duct transposition and simultaneous sublingual gland excision, *Ann R Coll Surg Engl* 80:279, 1998.
13. Domaneschi C, Mauricio AR: Idiopathic hyperplasia of the sublingual glands in totally or partially edentulous individuals, *Oral Surg Oral Med Oral Pathol Oral Radiol Endod* 103:374, 2007.
14. Baurmash HD: Marsupialization for treatment of oral ranula: a second look at the procedure, *J Oral Maxillofac Surg* 50:1274, 1992.
15. Steelman R, et al: Congenital ranula, *Clin Pediatr* 37:205, 1998.
16. Cavalcante A, et al: Congenital ranula: a case report, *J Dent Child* 76:78, 2009.
17. Akyol MU, Orhan D: Lingual tumors in infants: a case report and review of the literature, *Int J Pediatr Otolaryngol* 68:111, 2004.
18. Syebele K: Regression of both oral mucocele and parotid swellings following antiretroviral therapy, *Int J Pediatr Otolaryngol* 74:89, 2010.
19. Syegele K, Butow KW: Comparative study of the effect of antiretroviral therapy on benign

lymphoepithelial cyst of parotid glands and ranulas in HIV-positive patients, *Oral Surg Oral Med Oral Pathol Oral Radiol Endod* 111:205, 2011.
20. Yates C: A surgical approach to the sublingual salivary gland, *Ann R Coll Surg Engl* 76:108, 1994.
21. Nadershah M, Salama A: Removal of parotid, submandibular, and sublingual glands, *Oral Maxillofac Surg Clin North Am* 24:295, 2012.
22. Takimoto T, et al: Fibrin glue in the surgical treatment of ranulas, *Clin Otolaryngol Allied Sci* 14(5):429-431, 1989.
23. Galloway RH, et al: Pathogenesis and treatment of ranula: report of three cases, *J Oral Maxillofac Surg* 47:299, 1989.
24. McGurk M, et al: Conservative treatment of oral ranula by excision with minimal excision of the sublingual gland: histological support for a traumatic etiology, *J Oral Maxillofac Surg* 66:2050, 2008.
25. Baurmash HD: Mucoceles and ranulas, *J Oral Maxillofac Surg* 61:369, 2003.
26. Baurmash HD: Treating oral ranula: another case against blanket removal of the sublingual gland, *Br J Oral Maxillofac Surg* 39:217, 2001.
27. Bodner L, Tal H: Salivary gland cysts of the oral cavity: clinical observation and surgical management, *Compend Contin Educ Dent* 12:150, 1991.
28. Walvekar R, et al: Robotic-assisted transoral removal of a bilateral floor of mouth ranula, *World J Surg Oncol* 9:78, 2011.
29. Zhao Y, et al: Complications associated with surgical management of ranulas, *J Oral Maxillofac Surg* 63:51, 2005.
30. Zhao Y, et al: Clinical review of 580 ranulas, *Oral Surg Oral Med Oral Pathol Oral Radiol Endod* 98:281, 2004.

CAPÍTULO 87

Excisão da Glândula Submandibular

Eric R. Carlson e Andrew Wing Cheong Lee

Material Necessário

Lâmina de bisturi nº 15
Suturas adequadas
Fórceps Cushing
Eletrocautérios mono e bipolar
Pinças hemostáticas mosquito
Anestésico local com vasoconstritor
Tesoura Mayo
Tesoura Metzenbaum
Ganchos de pele

Histórico do Procedimento

A história da excisão da glândula submandibular demonstra dois níveis cronológicos de observação e de comunicação científicas. A literatura de primeiro nível (publicações a partir dos anos 1950 até 1970) produziu algumas observações gerais relacionadas aos tumores da glândula submandibular e aos processos não neoplásicos, com a literatura posterior (publicações a partir dos anos 1980 até o presente) comumente discutindo a morbidade específica da excisão da glândula submandibular. Uma descrição dos processos patológicos das glândulas salivares maiores foi, inicialmente, fornecida por McFarland, em 1926, e, mais tarde, pelo mesmo autor em 1933.[1] As observações desse autor foram focalizadas, exclusivamente, nas neoplasias da glândula parótida, devido a sua incidência muito maior, sem mencionar os raros tumores da glândula submandibular. Nesses dois relatórios iniciais, 135 tumores da glândula parótida foram revisados e o autor comentou, principalmente, sobre o resultado da cirurgia e da terapia não cirúrgica em função do tamanho do tumor da parótida. O autor não discutiu o diagnóstico microscópico específico em sua revisão. Em vez disso, ele descreveu os resultados de tumores de tamanhos menores do que uma noz (tumores que foram do tamanho de um feijão, avelã, uva, bola de gude ou de uma amêndoa), cujos tamanhos se situavam nas dimensões entre uma noz e um limão (aqueles que eram do tamanho de uma noz, ameixa, ovo, pera ou limão) e aqueles maiores do que um limão (que eram do tamanho de uma maçã, ovo de ganso, laranja, toranja, dois punhos ou uma cabeça humana). Além disso, o autor não fez qualquer comentário em relação à técnica específica de tratamento cirúrgico dos tumores da glândula parótida. Finalmente, McFarland reportou que não era aconselhável operar tumores parótidos quando pequenos e que as complicações da paralisia do nervo facial, fístulas salivares e a recorrência tumoral devem ser cuidadosamente consideradas em relação ao custo/benefício de tais procedimentos.

Em 1936, McFarland publicou uma casuística de 301 tumores das glândulas salivares maiores, incluindo 278 tumores da parótida, 22 tumores da submandibular e um tumor da sublingual.[2] Esse trabalho representou a primeira menção de tumores da glândula submandibular. Como ocorreu em sua publicação de 1933, o autor não ofereceu comentários específicos sobre técnica cirúrgica, incluindo os tumores da glândula submandibular. No entanto, referiu que 8 dos 22 tumores da glândula submandibular recidivaram.[2] Apenas em 1953 Foote e Frazell forneceram uma avaliação específica do diagnóstico histológico de tumores das glândulas salivares maiores.[3] Um total de 877 tumores das glândulas salivares maiores foi analisado, dos quais 107 estavam localizados na glândula submandibular. Estes incluíram 47 tumores benignos mistos, 11 tumores malignos mistos, 17 carcinomas adenoides císticos e oito carcinomas mucoepidermoides, entre outros. Na verdade, esse artigo foi escrito como uma avaliação clinicopatológica dos tumores das glândulas salivares maiores, novamente sem menção específica aos aspectos técnicos das cirurgias realizadas para removê-los.

Apenas em 1966 os estudos apresentaram comentários sobre a excisão cirúrgica de glândulas salivares maiores associados a diagnósticos de neoplásicas benignas e malignas.[4] No caso de tumores da parótida, o autor desaconselhou a adoção de procedimentos de enucleação e relatou que a parotidectomia foi raramente combinada com esvaziamento cervical profilático eletivo nos casos de doença maligna primária da parótida. No entanto, ele recomendou o esvaziamento cervical profilático no caso de um tumor maligno primário da glândula submandibular. Em 1966, Work e Gates avaliaram o tratamento de doenças não neoplásicas das glândulas salivares maiores.[5] A excisão transcutânea da glândula submandibular foi recomendada no caso de um sialolito localizado no interior ou nas proximidades da glândula. Adicionalmente, os autores recomendaram a excisão da glândula submandibular no caso de lesão grave na glândula e em seu ducto.

Em 1967, Work fez uma revisão nos comentários a respeito da cirurgia para desordens neoplásicas e não neoplásicas das glândulas salivares maiores.[6] No caso da neoplasia da parótida, o autor recomendou a parotidectomia com preservação do nervo facial e, para tumores da glândula submandibular, ele recomendou a excisão do tumor e da glândula. A maior série inicial envolvendo tumores da glândula submandibular foi publicada por Eneroth e Hjertman em 1967. Os autores revisaram 187 casos de tumores da glândula submandibular, dos quais 125 eram benignos e 62, malignos.[7] Dos tumores benignos, 95 eram mistos. O tratamento para esses tumores benignos mistos consistiu na excisão do tumor em 50 casos e esvaziamento da região submandibular em 45 casos, nos quais quatro pacientes foram submetidos ao esvaziamento cervical radical. Quarenta e um desses 95 pacientes também foram submetidos a radioterapia pré-operatória ou pós-operatória. Cinco pacientes responderam por 18 recorrências relacionadas à terapia cirurgia/radiação para os tumores benignos mistos. Em 1968, Seward publicou três artigos sobre o tema anatomia cirúrgica para processos não neoplásicos das glândulas salivares maiores. Esses casos incluíram cálculos salivares que foram relacionados aos sintomas, sinais e diagnóstico diferencial[8] dos cálculos nas partes anterior e posterior do ducto submandibular.[9,10] Apesar do fato de que esses artigos revisaram princípios cirúrgicos, eles foram descritos exclusivamente em relação aos ductos salivares, em vez da excisão cirúrgica da glândula submandibular. Finalmente, Rafla relatou um estudo envolvendo 35 tumores da glândula submandibular em 1970.[11] Esse relatório analisou 13 tumores benignos e 22 tumores malignos, dos quais três apresentavam metástases. A enucleação de tumores benignos da glândula submandibular foi realizada em três casos, no entanto o autor não comentou sobre essa técnica.

A literatura de segundo nível direcionada à excisão da glândula submandibular apareceu pela primeira vez nos anos 1980 e foi, em grande parte, centrada nos resultados clínicos.[12-17] As complicações específicas relacionadas com a excisão da glândula submandibular em relação à doença benigna estão discutidas na seção de prevenção e tratamento das complicações intraoperatórias, neste capítulo.

Indicações para Uso dos Procedimentos

Sialoadenite da Glândula Submandibular

Sialoadenite é um termo genérico que se refere à infecção e à inflamação da glândula salivar, sendo muito frequente na glândula submandibular. Existem diversas etiologias de sialoadenite submandibular, incluindo infecções bacterianas, virais, fúngicas, micobacterianas, parasitárias e causas imunológicas que podem ocorrer em condições agudas ou crônicas. O diagnóstico de sialoadenite é feito com base em história completa, exame físico e exames de imagem. Um número de fatores predisponentes modificáveis, não modificáveis ou relativamente não modificáveis pode resultar em sialoadenite.[18] Em particular, a desidratação, a presença de um sialolito nos ductos intraglandulares ou extraglandulares e a ação de medicamentos com conhecidas propriedades anticolinérgicas são fatores importantes no desenvolvimento da sialoadenite submandibular.

A sialoadenite submandibular bacteriana aguda (ABSS) é uma doença adquirida na comunidade, mais frequentemente diagnosticada em associação a um sialolito. O diagnóstico é menos associado a desidratação em comparação com que ocorre no caso de parotidite bacteriana aguda. A história e a apresentação clínica da ABSS incluem aumento no volume e dor submandibular que ocorrem, geralmente, durante a mastigação. A presença de uma glândula submandibular aumentada deve sugerir, principalmente, sialoadenite, com a neoplasia sendo considerada um segundo diagnóstico possível.[19] A presença de pus pode ser observada na abertura do ducto da glândula submandibular e no assoalho da boca, circunstância que leva rapidamente ao diagnóstico de ABSS. A causa mais comum de ABSS é a obstrução do ducto da glândula submandibular, tipicamente a partir de um sialolito, de tal modo que a obtenção de uma radiografia panorâmica é de extrema importância na abordagem inicial de um paciente com diagnóstico clínico de sialoadenite submandibular. O uso da tomografia computadorizada (TC) em pacientes com ABSS é indicado quando uma sialoadenite complicada é diagnosticada, como observado no caso de um paciente febril e com quadro tóxico, quando existe a necessidade de drenagem de um abscesso ou quando a conduta inicial não resolver a infecção (Fig. 87-1, *A* e *B*). Inicialmente a conduta na ABSS é clínica, incluindo o uso de antibióticos antiestafilocócicos/antiestreptocócicos empíricos, hidratação, massagem na glândula submandibular afetada, aplicação de calor e ingestão de doces (sialogogos), de modo a estimular o fluxo salivar. Um sialolito localizado no ducto extraglandular deve ser removido, se possível, quando for identificado. Uma terapia mais agressiva quase nunca é necessária, e só raramente é exigida a excisão da glândula submandibular para o diagnóstico de ABSS.

Um sialolito submandibular crônico e recorrente é, em geral, o resultado de um tratamento ineficaz da ABSS, envolvendo um paciente não aderente, a presença de um sialolito previamente diagnosticado ou uma sialoadenite crônica não reconhecida ou não tratada no momento da avaliação inicial. Sialoadenite submandibular crônica e recorrente ocorre com mais frequência que a parotidite crônica bacteriana. Sob tais circunstâncias, os pacientes costumam relatar sintomas de dor submandibular pós-prandial e edema que dura mais de um mês. O exame físico muitas vezes mostra uma glândula bem consistente que pode ser menor do que a glândula submandibular contralateral não afetada devido à retração da cicatriz. Esse aumento de volume consistente da glândula submandibular afetada pela inflamação crônica tem sido referido, ocasionalmente, como um tumor de Kuttner, considerando que esse estado inflamatório crônico pode ser difícil de distinguir da doença neoplásica com base no exame físico isolado. A conduta clinica inicial é instituída de forma semelhante à empregada para a ABSS, mas a maioria dos pacientes com sialoadenite crônica, em última análise, necessita da excisão da glândula submandibular.

Sialolitíase da Glândula Submandibular

A sialolitíase submandibular não é um diagnóstico incomum. Estudos *post-mortem* sugerem que a prevalência de cálculos salivares existe entre 1% e 2% dos indivíduos.[20] Sialolitíase é a causa mais comum de obstrução das glândulas salivares e ocorre,

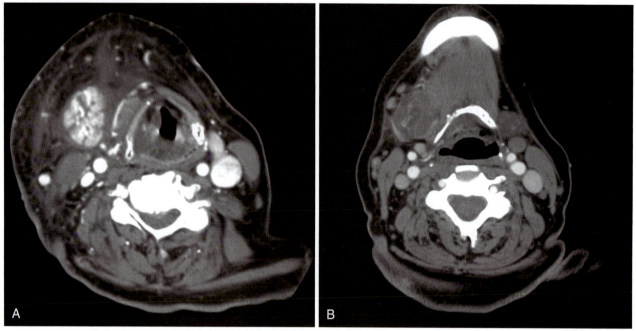

Figura 87-1 A, Tomografia computadorizada, corte axial (TC), com contraste intravenoso, de um paciente com sialoadenite bacteriana submandibular aguda direita e cuja apresentação clínica incluiu edema significativo do pescoço, do lado direito. A TC mostra sinais consistentes com ABSS, incluindo espessamento da gordura subcutânea do lado direito do pescoço, aumento do volume da glândula submandibular direita e absorção difusa do contraste intravenoso na glândula submandibular aumentada. Este paciente foi admitido no hospital para administração de antibióticos intravenosos. Incisão e drenagem não foram necessárias. A sialoadenite foi tratada sem a necessidade de excisão da glândula submandibular. **B,** Uma imagem tomográfica, corte axial, de ABSS com um abscesso da glândula submandibular direita. A glândula submandibular direita mostrou-se significativamente maior do que a glândula esquerda. Este paciente necessitou de incisão e drenagem. A excisão desta glândula submandibular não foi necessária.

principalmente, na glândula submandibular (80% a 90%), com apenas 5% a 10% de sialolitíase ocorrendo na glândula parótida.[20,21] Estima-se que represente mais de 50% das doenças das glândulas salivares maiores, sendo a causa mais comum de infecção aguda e crônica de glândula salivar.[22] Alguns consideram a sialolitíase uma consequência, bem como uma causa de sialoadenite.[23] Por exemplo, a presença de um sialolito pode resultar em obstrução do fluxo salivar, predispondo, assim, a glândula submandibular a infecção retrógrada. Além disso, a presença de sialoadenite pode alterar as características da saliva, favorecendo a deposição de cálcio, com o desenvolvimento de um sialolito.

Em uma análise feita em uma série de casos de sialolitíase, envolvendo 245 pacientes, 94,3% dos casos foram diagnosticados no sistema da glândula submandibular, com o restante localizado principalmente na glândula parótida. A distribuição entre os cálculos das glândulas submandibulares direita e esquerda foi similar, e apenas cerca de 1% dos casos avaliados apresentou envolvimento bilateral.[24] Portanto, uma discussão sobre sialolitíase é centrada quase exclusivamente na glândula submandibular. Aumento de volume esteve presente em 94% dos pacientes; dor, em 65,2%; secreção purulenta, em 15,5%; febre, em 6%; e 2,4% dos pacientes dessa série eram assintomáticos.[24] Cerca de 80% de sialolitos submandibulares são radiopacos e capazes de serem identificados radiograficamente em comparação com 60% dos sialolitos da glândula parótida.[25]

A maioria dos sialolitos submandibulares é única por natureza em comparação com sialolitos parotídios, que ocorrem de forma múltipla, geralmente com vários cálculos presentes. Fisiopatologicamente, tem sido sugerido que a presença de uma curva ou joelho no ducto submandibular pode ser um fator etiológico na formação de cálculos salivares porque essa curvatura pode levar à estagnação da saliva. O ducto emerge da face superficial da glândula submandibular e passa ao longo da margem posterior livre do músculo milo-hióideo. Segue para frente e levemente para cima sobre o músculo milo-hióideo antes de se abrir na papila sublingual.

Drage *et al.* investigaram o joelho do ducto submandibular para determinar se o seu ângulo foi de significância no desenvolvimento de sialadenite e sialolitíase submandibular.[26] Foram analisados 102 sialogramas a partir de três grupos de pacientes, dos quais 18 se apresentaram normais, 61 com cálculos salivares e 23 com sialoadenite. O estudo concluiu que há uma grande variação no ângulo do joelho do ducto submandibular, no plano sagital, em glândulas normais e que a variação angular do ducto não parece estar associada a qualquer sialoadenite ou sialolitíase. O comprimento do ducto submandibular, a posição anatômica dependente da glândula submandibular e a natureza alcalina da saliva, juntamente com sua alta viscosidade e um teor relativamente alto de sais de cálcio, provavelmente estão associados a maior incidência de sialolitíase na glândula submandibular em comparação com as outras glândulas salivares.[27] Considerava-se que os componentes dos cálculos salivares incluíssem células epiteliais descamadas, corpos estranhos, tampões de muco e microrganismos.[28] Em 2004, Kasaboglu *et al.* estudaram a composição química e a micromorfologia dos sialitos usando análise de difração de raios X e microscopia eletrônica de varredura.[29] Em seis exemplos de sialolitos, apenas cristais de hidroxiapatita foram identificados sem sinais de corpos estranhos ou microrganismos no núcleo do sialolito.

Em termos gerais, o tratamento da sialolitíase submandibular é definido em função do tamanho e da localização do sialolito. A sialolitotomia transoral é o procedimento preferido para sialolitíase submandibular, desde que o sialolito possa ser palpado no exame intraoral.[30] Esse é particularmente o caso, já que há cada vez mais evidências que mostram que a glândula submandibular recupera sua função após a remoção do cálculo.[21] Como tal, a excisão da glândula submandibular é, geralmente, reservada a casos de sialolitíase submandibular em que o cálculo é identificado radiograficamente no interior da glândula ou em seu hilo, nos quais o acesso transoral do cálculo não é possível. Exames de imagem pré-operatórios são indicados, de modo a fornecer a localização precisa do cálculo ou dos cálculos (Fig. 87-2).

Tumor Benigno da Glândula Submandibular

Tumores da glândula submandibular são raros, representando, aproximadamente, 10% de todos os tumores das glândulas salivares, enquanto 80% desses tumores ocorrem na glândula parótida.[31] O fato de cerca de 50% dos tumores da glândula submandibular serem benignos se traduz em muito pouca informação disponível em relação à cirurgia e ao acompanhamento dos tumores benignos da glândula submandibular. Dos 13.749 tumores epiteliais primários das glândulas salivares relatados pelo Armed Forces Institute of Pathology em 1991, 1.235 (9%) eram tumores de glândulas submandibulares, dos quais 725 (58,7%) eram benignos e 510 (41,3%), malignos.[32] Dos 725 tumores benignos, 657 (90,6%) foram diagnosticados como adenomas pleomórficos e 16 (2,2%) como tumores de Warthin. Portanto, a maior parte da experiência, no que diz respeito aos tumores benignos da glândula submandibular, está relacionada com o adenoma pleomórfico.

Dois tipos de adenomas pleomórficos da glândula submandibular são observados anatomicamente, incluindo aqueles contidos por completo no interior da glândula e os que ficam na periferia da glândula (Fig. 87-3). O primeiro tipo de tumor é abordado cirurgicamente de forma idêntica à das lesões não neoplásicas da glândula submandibular, por meio de uma dissecção subfascial. No entanto, o adenoma pleomórfico que emerge da glândula exige um acesso cuidadoso para a dissecação da pseudocápsula do tumor, não diferindo muito do acesso ao adenoma pleomórfico da glândula parótida.[33] Nesses casos, é importante dissecar a pseudocápsula do tumor sem rompê-la inadvertidamente, pois poderia predispor o paciente à recorrência. Sob tais circunstâncias, a excisão da glândula submandibular e do

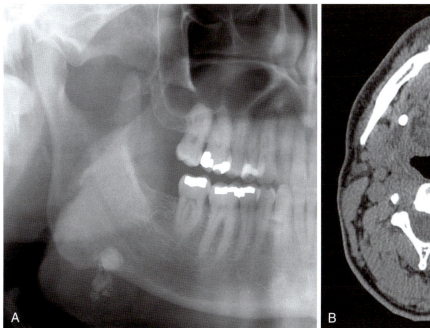
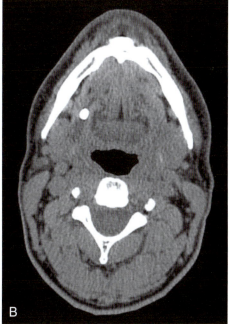

Figura 87-2 A, Radiografia panorâmica que identifica vários sialolitos no interior da glândula submandibular direita. A radiografia panorâmica representa o estudo radiográfico mínimo a ser realizado em todos pacientes com diagnóstico de sialoadenite da glândula submandibular, de modo a afastar a sialolitíase como a causa da sialoadenite. Este paciente foi submetido à ressecção da glândula submandibular. **B,** Esta tomografia computadorizada mostra um cálculo extraglandular, no interior do ducto submandibular, do lado direito. Ectasia ductal foi observada proximal ao cálculo. Este paciente foi submetido à ressecção da glândula submandibular com a remoção do cálculo extraglandular.

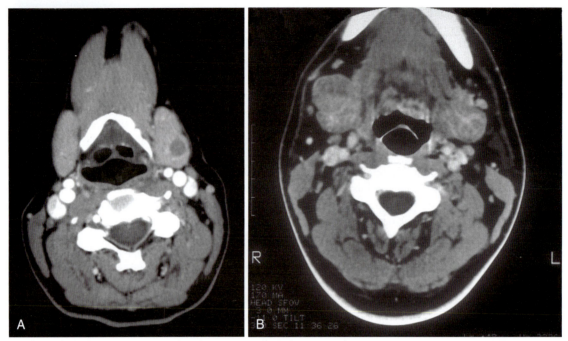

Figura 87-3 A, Este adenoma pleomórfico da glândula submandibular esquerda está presente no interior do parênquima da glândula. Assim, a excisão de rotina da glândula, profundamente à fáscia de revestimento, foi realizada e resultou na remoção completa do tumor (Fig. 87-7). **B,** Este adenoma pleomórfico da glândula submandibular direita emergiu do parênquima da glândula. Como tal, uma dissecção cuidadosa da pseudocápsula do tumor foi necessária, durante a excisão da glândula submandibular, para assegurar a remoção completa do tumor e evitar a disseminação tumoral. O paciente também apresentava sialoadenite crônica da glândula submandibular esquerda.

tumor resulta em uma baixa incidência de recorrência.[14] A punção aspirativa por agulha fina (PAAF) pré-operatória de um tumor da glândula submandibular é indicada se uma cirurgia adequada foi programada.[13] Especificamente, achados citológicos benignos vão permitir que o cirurgião realize a remoção da glândula submandibular e do tumor, enquanto os achados citológicos malignos provavelmente podem conduzir ao procedimento de esvaziamento cervical, incluindo a remoção do tumor da glândula submandibular como conduta mais adequada.

Traumatismo Penetrante da Glândula Submandibular

Lesão da glândula submandibular é rara devido à posição protetora da mandíbula[34] (Fig. 87-4). Não obstante, quando os ferimentos ocorrem, podem resultar em extravasamento salivar para os tecidos moles ou a criação de uma fístula cutânea. Como tal, as complicações da lesão do parênquima das glândulas submandibulares com frequência envolvem essas questões, de modo que a excisão da glândula submandibular não é necessária. A remoção da glândula submandibular é indicada se ocorrerem lesões significativas da glândula ou se houver falha no tratamento conservador em relação ao extravasamento da saliva.[35]

Contraindicações e Limitações

Excisão da glândula submandibular agudamente inflamada tem sido objeto de grande controvérsia. Em termos gerais, a excisão da glândula submandibular "quente" acometida pela sialoadenite aguda ou subaguda é relativamente contraindicada por duas razões. Primeiro, a maioria dos casos de ABBS é conduzida de forma eficaz com a terapia não cirúrgica, como descrito previamente. A sialoadenite aguda da glândula submandibular pode ser resolvida e revertida, mantendo-se a função de glândula. Como tal, a excisão da glândula no quadro agudo, em geral, não é necessária e, portanto, não pode ser justificada. Segundo, a resposta inflamatória aguda pode complicar a dissecção envolvida no procedimento cirúrgico. A perda dos planos cirúrgicos na região submandibular agudamente inflamada aumenta a possibilidade de lesão acidental sensorial e motora dos nervos no leito cirúrgico durante a dissecção. Por essas razões, é adequado adiar a excisão da glândula submandibular que está agudamente inflamada.

CAPÍTULO 87 Excisão da Glândula Submandibular

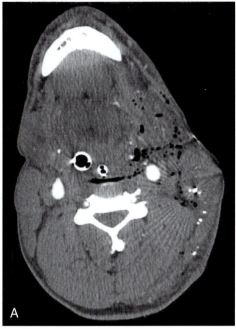
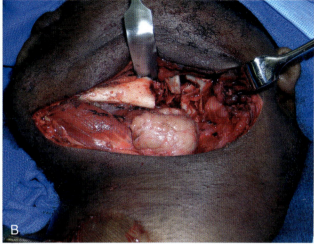

Figura 87-4 A, Um projétil de arma de fogo provocou um traumatismo bem evidente na região submandibular esquerda. **B**, A mandíbula recebeu um impacto significativo, devido à entrada do projétil, mas a glândula submandibular foi preservada, observado na cervicotomia exploradora.

TÉCNICA: Excisão da Glândula Submandibular devido à Sialoadenite

PASSO 1: Intubação
A maioria dos pacientes submetidos à excisão da glândula submandibular devida a um diagnóstico benigno permite uma intubação orotraqueal. Sob essas circunstâncias, o tubo endotraqueal é fixado ao lado da face oposto ao da excisão. A preferência do cirurgião irá determinar se a mesa da sala de cirurgia deve ser girada, de modo a isolar o lado do pescoço a ser operado.

PASSO 2: Incisão
A incisão na pele para a excisão da glândula submandibular em um diagnóstico benigno é centrada sobre a glândula submandibular e tipicamente se estende 2 a 3 cm anteriores e posteriores às características anatômicas palpáveis da glândula palpável e paralelamente à margem inferior da mandíbula. Essa incisão ocorre, geralmente, acerca de dois dedos de largura abaixo da margem inferior da mandíbula (Fig. 87-5, *A* e *B*).

PASSO 3: Dissecção da Musculatura e da Fáscia do Pescoço
A excisão cirúrgica da glândula submandibular envolve a dissecção cirúrgica do músculo platisma e da camada de revestimento subjacente da fáscia cervical profunda (Fig. 87-5, *C* e *D*). O mais comum é que o músculo e a fáscia sejam seccionados com eletrocautério. A veia facial é isolada à medida que se dirige na vertical ao pescoço, no interior da fáscia cervical profunda. A veia é ligada, geralmente, com fio de algodão 3-0. A dissecção prossegue em um plano cirúrgico profundamente à veia facial para evitar um traumatismo no ramo marginal da mandíbula do nervo facial que, em geral, localiza-se superficialmente à veia facial. A fáscia de revestimento é elevada e isolada das faces superficial, profunda, anterior e posterior da glândula submandibular, e a dissecação prossegue superiormente. Deve-se tomar cuidado para evitar a retração superior excessiva dos tecidos moles na margem inferior da mandíbula, de modo a evitar o traumatismo do ramo marginal da mandíbula do nervo facial. A aplicação de um reparo na glândula submandibular permite a sua retração inferior, facilitando a dissecção na margem inferior da mandíbula. A artéria e a veia faciais são ligadas com algodão 2-0 na sua entrada, junto à superfície superior da glândula submandibular.

(Continua)

902 PARTE VII Patologia Benigna

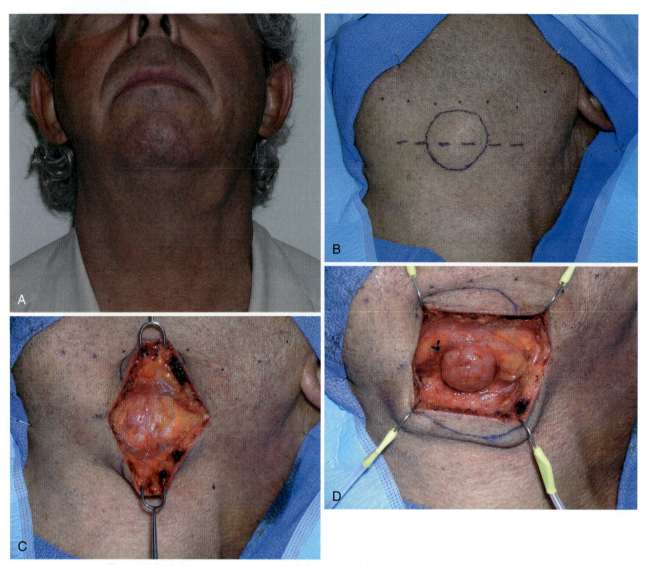

Figura 87-5 A, Paciente com uma glândula submandibular esquerda visivelmente aumentada e endurecida à palpação que havia sido tratada de forma conservadora devido à sialoadenite aguda por 12 meses. Por essa razão, um diagnóstico de sialoadenite crônica foi feito, e ele foi aconselhado a realizar a excisão da glândula submandibular. **B**, Incisão aproximadamente com 6 a 8 cm de comprimento foi centralizada sobre a glândula submandibular palpável e paralelamente à margem inferior da mandíbula. **C**, Dissecção aguda dos tecidos moles segue através da pele, dos tecidos subcutâneos e do músculo platisma. **D**, A camada de revestimento da fáscia cervical profunda ficou bem evidente devido à inflamação crônica em torno da glândula submandibular, mas cuidadosamente incisada, expondo a superfície da glândula. A veia facial foi ligada, e o trajeto da dissecção segue profundamente à veia ligada.

TÉCNICA: Excisão da Glândula Submandibular devido à Sialoadenite *(Cont.)*

PASSO 4: Separação da Glândula Submandibular do Nervo Lingual

O músculo milo-hióideo é retraído anteriormente, e o nervo lingual/ramo secretório é visualizado. O ramo secretório e a veia associada são ligados com um fio de algodão 3-0. O ducto submandibular é localizado inferiormente ao nervo, à medida que emerge da face anterior da glândula. O ducto é ligado o mais distalmente possível, sem traumatizar o nervo lingual (Fig. 87-5, *E*).

CAPÍTULO 87 Excisão da Glândula Submandibular

TÉCNICA: Excisão da Glândula Submandibular devido à Sialoadenite (Cont.)

PASSO 5: Liberação da Glândula Submandibular e Inspeção do Leito Cirúrgico

A glândula submandibular pode ser liberada após completar a dissecção da fáscia de revestimento, a ligadura da artéria e veia faciais e a ligadura do gânglio/ramo secretório do nervo lingual e ducto submandibular (Fig. 87-5, *F* a *H*). Em seguida, o leito deve ser inspecionado para determinar a integridade dos vasos sanguíneos ligados. Muitas vezes, o nervo hipoglosso é identificado no interior da fáscia, medialmente ao músculo milo-hióideo (Fig. 87-5, *I*).

(*Continua*)

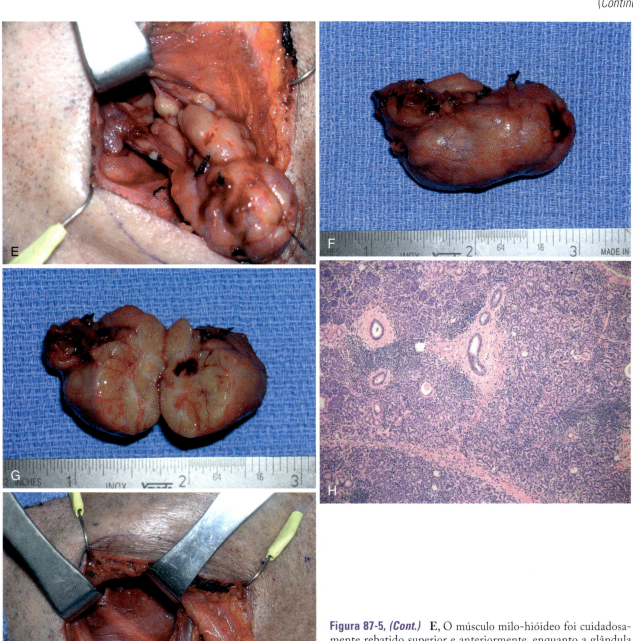

Figura 87-5, *(Cont.)* **E**, O músculo milo-hióideo foi cuidadosamente rebatido superior e anteriormente, enquanto a glândula foi retraída inferiormente, permitindo, assim, a identificação do nervo lingual, e inferiormente, do ducto submandibular. O gânglio submandibular/ramo secretório do nervo lingual e o ducto submandibular foram ligados separadamente. **F**, Glândula submandibular removida. **G**, A abertura do espécime revelou a presença de cicatrizes no parênquima da glândula, indicativo de um estado inflamatório crônico. **H**, As secções microscópicas permitiram identificar uma sialoadenite esclerosante crônica (hematoxilina-eosina, ampliação original de 10×). **I**, O leito restante da remoção do tecido muitas vezes permite a visualização do nervo hipoglosso.

TÉCNICA: Excisão da Glândula Submandibular devido à Sialoadenite (Cont.)

PASSO 6: Colocação de Dreno e Fechamento Anatômico

A remoção da glândula submandibular inevitavelmente cria um espaço morto no interior do pescoço. Assim, um dreno deve ser colocado. Existem duas opções para a colocação do dreno, incluindo um dreno de sucção ou um dreno laminar de Penrose. Se um dreno de Penrose for escolhido, um curativo compressivo deve ser colocado ao redor do pescoço, servindo, também, para coletar os líquidos drenados. A remoção da glândula submandibular no diagnóstico de sialoadenite com ou sem sialolitíase é um procedimento cirúrgico com pouca morbidade e cura previsível (Fig. 87-5, J e K).

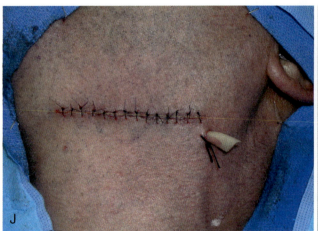
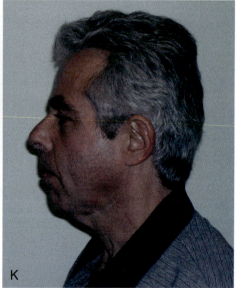

Figura 87-5, (Cont.) J, O fechamento foi realizado por planos após a colocação de um dreno. **K,** Aspecto pós-operatório do paciente, após um ano mostra boa cicatrização e leve deformidade estética do pescoço. (**B-I**, Reimpresso de Carlson ER, Ord RA [editores]: *Textbook and color atlas of salivary gland pathology: diagnosis and management*, Ames, IA, 2008, Wiley-Blackwell, pp 83-85.)

TÉCNICA ALTERNATIVA 1: Excisão da Glândula Submandibular nas Sialolitíases

Os princípios da excisão da glândula submandibular na sialolitíase são quase idênticos aos de um diagnóstico de sialoadenite (Fig. 87-6). A única diferença está centrada na identificação pré-operatória do número de cálculos com concordância intraoperatória. Por exemplo, a imagem pré-operatória do paciente com sialolitíase submandibular não só estabelece a localização precisa do(s) sialolito(s), mas também quantifica o número de cálculos presentes. Ambas as questões (número e localização) devem ser resolvidas durante a excisão da glândula submandibular, especialmente em relação aos cálculos extraglandulares. A dissecção cirúrgica prossegue com o conhecimento de que uma cicatriz estará presente na área da glândula adjacente ao cálculo intraglandular. O exame minucioso deve ser realizado para assegurar que todos os cálculos foram removidos. A ligadura do ducto submandibular deve ocorrer o mais distalmente possível, de modo a captar todos os sialolitos no interior da amostra excisada da glândula submandibular e do seu ducto. Se existirem vários cálculos no interior da glândula e do ducto extraglandular distal, como observado nas imagens de TC pré-operatória, a exploração transoral do ducto subdmandibular distal deve ser realizada para remover todos os sialolitos durante o procedimento cirúrgico. Esse é um benefício óbvio na prevenção da infecção pós-operatória. O exame histopatológico do espécime deve ser realizado para identificar a possibilidade de uma sialoadenite crônica.

CAPÍTULO 87 Excisão da Glândula Submandibular 905

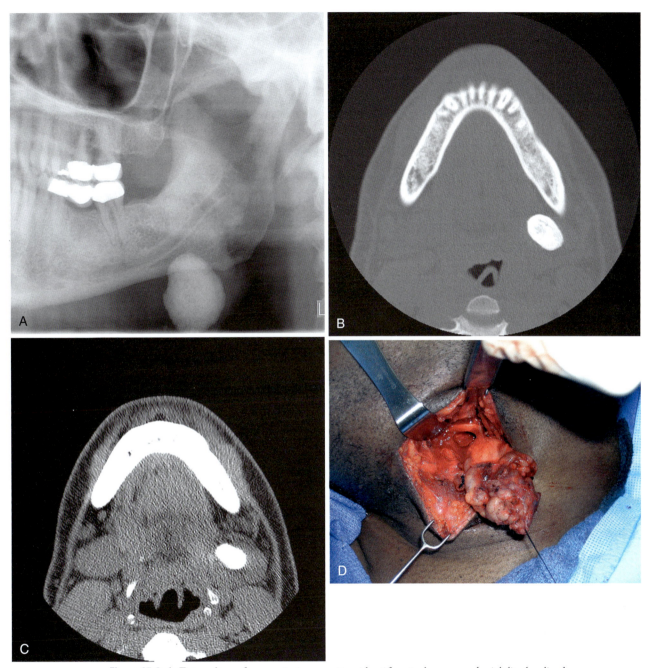

Figura 87-6 A, Esta radiografia panorâmica permite a identificação de um grande sialolito localizado no interior da glândula submandibular. **B** e **C,** Exames de TC axial demonstram que um único sialolito está presente na glândula submandibular deste paciente. **D,** O paciente foi submetido à excisão da glândula submandibular, e o cálculo pode ser observado no polo superior da glândula. Uma dissecção cuidadosa do nervo lingual foi necessária para evitar lesões.

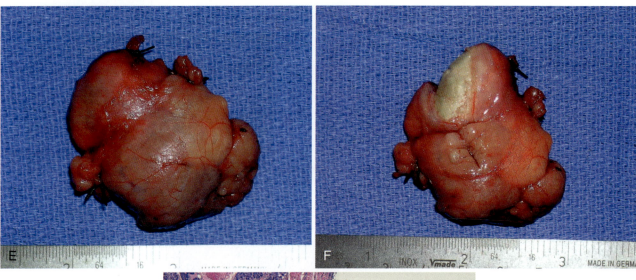

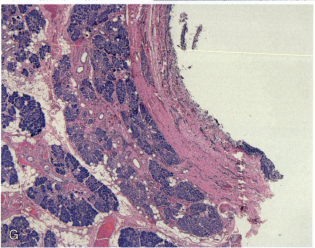

Figura 87-6, (Cont.) O espécime foi liberado (**E**) e exposto (**F**) para permitir a visualização do sialolito. **G**, Os cortes microscópicos da peça permitiram identificar um sialolito de 2,4 cm presente no interior de um ducto salivar dilatado (lado direito da micrografia) com inflamação crônica e metaplasia escamosa (coloração por hematoxilina-eosina, ampliação original de 4×).

TÉCNICA ALTERNATIVA 2: Excisão da Glândula Submandibular nos Tumores Benignos

A excisão de um tumor benigno da glândula submandibular é um procedimento em bloco que requer atenção ao local do tumor. A imagem pré-operatória com tomografias computadorizadas permite localizar, com precisão, o tumor e orientar a dissecção da pseudocápsula tumoral. Os tumores benignos que estão localizados no interior da glândula submandibular podem ser removidos cirurgicamente por meio da excisão tradicional da glândula submandibular, com pouca preocupação em relação à dispersão do tecido do tumor (Fig. 87-7). No entanto, o tumor benigno que se insinua através do parênquima da glândula deve ser abordado por meio de uma dissecção precisa da pseudocápsula tumoral, a fim de evitar a violação dessa estrutura com disseminação do tumor (Fig. 87-8). Isso deve ser evitado para diminuir a incidência de recorrência do tumor benigno.

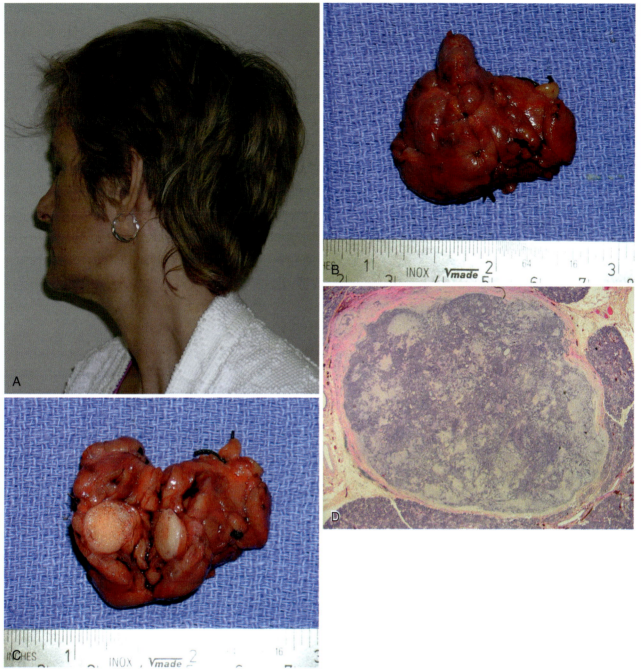

Figura 87-7 **A**, Paciente com um tumor submandibular visível e palpável à esquerda. A paciente foi submetida a exames físico e tomográfico (Fig. 87-3, *A*). As tomografias axiais identificaram a presença de um tumor intraglandular sem envolvimento da superfície da glândula. Foi realizada uma PAAF que permitiu identificar uma doença benigna, sugestiva de um adenoma pleomórfico. **B**, Excisão da glândula submandibular realizada sem se encontrar uma pseudocápsula tumoral. **C**, Abertura da amostra revelou a presença do tumor intraglandular. **D**, Secções microscópicas da amostra levaram à identificação de um adenoma pleomórfico bem circunscrito, completamente envolvido por tecido da glândula salivar normal (hematoxilina-eosina, ampliação original de 2×).

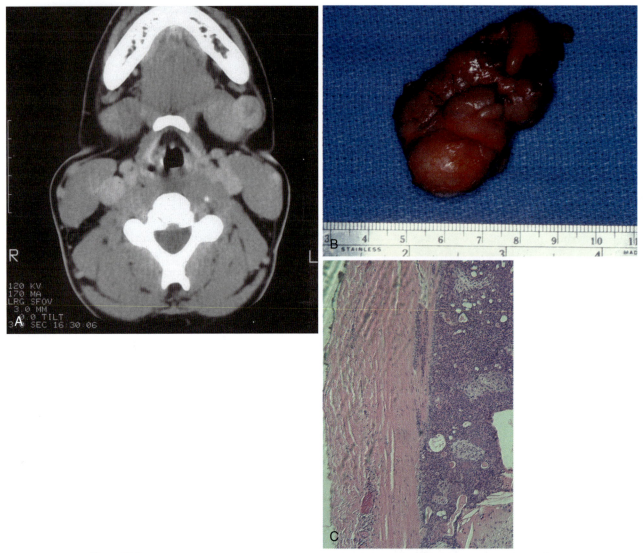

Figura 87-8 **A**, Um tumor da glândula submandibular esquerda emerge da glândula, como observado na tomografia computadorizada axial. PAAF sugeriu um adenoma pleomórfico, de tal forma que o paciente foi submetido à excisão da glândula. **B**, Devido à presença de um tumor extraglandular, foi necessária dissecção intraoperatória da pseudocápsula do tumor, permitindo a liberação em bloco. **C**, As secções microscópicas da peça permitiram a identificação de um adenoma pleomórfico com pseudocápsula intacta (coloração de hematoxilina-eosina, ampliação original de 10×).

TÉCNICA ALTERNATIVA 3: Excisão Transoral da Glândula Submandibular

A presença inevitável de uma cicatriz no pescoço e uma possível lesão do nervo associada à excisão transcutânea tradicional da glândula submandibular levaram os pesquisadores a fazerem uma análise sobre o desempenho da excisão transoral da glândula submandibular. Um desses estudos comparou os resultados de oito excisões transorais da glândula submandibular em relação a oito excisões transcutâneas da glândula submandibular.[36] O tempo operatório médio foi significativamente maior com o acesso transoral em comparação com o acesso transcervical. Nenhum acesso transoral exige a conversão para um acesso transcutâneo. Como esperado, a paralisia temporária do ramo marginal da mandíbula, assim como a permanente, foi mais frequente quando o acesso transcutâneo foi usado. Mas a lesão temporária do nervo lingual foi mais frequente com o acesso transoral. Não houve lesões do nervo hipoglosso em ambos os acessos.

TÉCNICA ALTERNATIVA 4: Excisão Endoscópica da Glândula Submandibular

A cirurgia endoscópica minimamente invasiva tem sido desenvolvida para ser bastante realizada, tornando-se o procedimento padrão em muitos centros. Essas cirurgias não constituem um procedimento padrão na região da cabeça e do pescoço devido à complexidade anatômica na região.[37] Não obstante, existem referências de excisões endoscópicas da glândula submandibular que evitam o surgimento de uma cicatriz proeminente no pescoço e reduzem a incidência de paralisia do nervo marginal da mandíbula. Chen *et al.* realizaram 12 excisões endoscópicas da glândula submandibular através de uma incisão de 2 a 2,5 cm na linha média, no nível do osso hioide.[37] Três casos de excisões da glândula submandibular foram realizados devido à presença de tumores benignos, seis para sialolitíase e três para sialoadenite crônica. A duração média dos procedimentos foi de 70 minutos (intervalo de 50 a 125 minutos) e nenhuma complicação foi relatada, incluindo lesão de nervo ou recorrência do tumor. Os autores referiram visualização superior, ampliação de estruturas anatômicas importantes e ocultação da cicatriz em uma área cosmética como vantagens do acesso endoscópico em comparação com o acesso transcervical tradicional para a excisão da glândula submandibular.

Prevenção e Tratamento das Complicações

As complicações intraoperatórias são raras quando relacionadas à excisão da glândula submandibular em diagnósticos benignos. Um sangramento excessivo pode ocorrer, mas é incomum. A presença do ramo marginal da mandíbula do nervo facial e do nervo lingual no campo de dissecção pode levar a danos temporários ou permanentes desses nervos. Numerosas avaliações foram relatadas em relação a estas e outras comorbidades associadas à excisão da glândula submandibular. Preuss *et al.* avaliaram 258 excisões da glândula submandibular associadas a uma variedade de diagnósticos,[15] incluindo sialolitíase ($n = 119$), sialoadenite ($n = 88$), tumores benignos ($n = 27$) e tumores malignos ($n = 24$). No geral, 38 (15%) complicações foram observadas, incluindo 22 casos (9%) de paralisia transitória do ramo marginal da mandíbula do nervo facial, 4 casos (2%) de lesão transitória do nervo lingual, 6 casos (2%) de infecção da ferida, 4 casos (2%) de hematoma e 2 casos (1%) de fístula salivar. A incidência de complicações foi maior no grupo de pacientes com doença maligna (25%) em comparação com as benignas (13,7%), sendo a diferença estatisticamente significativa ($p = 0,484$). Apenas um dos 22 casos de paralisia temporária do ramo marginal da mandíbula do nervo facial se tornou permanente, e isso ocorreu em um paciente submetido a excisão da glândula submandibular por doença maligna. Os autores assinalam que a realização de um esvaziamento cervical em pacientes com tumores malignos não influenciou a taxa de complicações. Springborg *et al.* acompanharam 302 pacientes que se submeteram à excisão da glândula submandibular durante um período de 10 anos e relataram os resultados clínicos, de longo prazo, em 139 desses pacientes, que apresentavam condições benignas.[17] Paresia do ramo marginal da mandíbula do nervo facial foi observada em 26 pacientes (18,7%) e em 3 desses casos a lesão se tornou permanente. Hematoma pós-operatório foi observado em 14 pacientes, três dos quais necessitaram de reoperação. Foram identificados 13 casos de infecção da ferida, e três desses pacientes necessitaram de drenagem cirúrgica. Nenhum caso de lesão do nervo hipoglosso foi identificado nesse estudo, embora cinco pacientes tenham apresentado lesões permanentes do nervo lingual após acompanhamento de longo prazo. Hiperestesia da pele do pescoço foi a complicação mais comum identificada em 26 pacientes acompanhados em longo prazo. Esse achado provavelmente deve ser considerado uma queixa comum, em vez de uma real complicação. Chua *et al.* avaliaram 101 pacientes que foram submetidos à excisão da glândula submandibular por uma variedade de diagnósticos benignos e malignos.[16] Complicações foram observadas em 13 dos 101 pacientes (12,9%), sendo a mais comum a lesão do ramo marginal da mandíbula do nervo facial, que ocorreu em cinco de 13 pacientes. A lesão do nervo lingual ocorreu em três pacientes, e apenas um deles apresentou lesão temporária do ramo marginal da mandíbula do nervo facial associada a lesão do nervo lingual.

Recomendações Pós-operatórias

As considerações a serem observadas após a excisão da glândula submandibular para diagnósticos benignos dependem do diagnóstico específico, da busca por complicações precoces e tardias e da remoção das suturas e do dreno. Uma questão a ser considerada é se os pacientes requerem internação hospitalar após a excisão da glândula submandibular para o tratamento de doença benigna.[38] A experiência demonstra que os pacientes podem ser operados em caráter ambulatorial (hospital-dia) quando um cirurgião qualificado conduz a cirurgia de forma cuidadosa, de modo a minimizar a possibilidade de hemorragia pós-operatória. Em termos gerais, os pacientes podem ser submetidos à remoção do dreno, dentro de poucos dias após a sua cirurgia, e a remoção da sutura deve ser feita entre 7 e 10 dias de pós-operatório. A análise histopatológica final da peça removida é importante, particularmente quando a glândula submandibular foi excisada devido a suspeita de um tumor benigno. Considerações pós-operatórias adicionais envolvem a vigilância da morbidade, incluindo o acompanhamento da progressão da lesão de um nervo, quando diagnosticado no pós-operatório.

Referências

1. McFarland J: Tumors of the parotid region: studies of one hundred and thirty-five cases, *Surg Gynecol Obstet* 57:104, 1933.
2. McFarland J: Three hundred mixed tumors of the salivary glands, of which sixty-nine recurred, *Surg Gynecol Obstet* 63:457, 1936.
3. Foote FW, Frazell EL: Tumors of the major salivary glands, *Cancer* 4:1065, 1953.
4. Work WP: Therapy of salivary gland tumors, *Arch Otolaryng* 83:31, 1966.
5. Work WP, Gates GA: Non-neoplastic diseases of the major salivary glands, *J Louisiana State M Soc* 118:190, 1966.
6. Work WP: Disease of the major salivary glands, *Minn Med* 50:937, 1967.
7. Eneroth CM, Hjertman L: Benign tumours of the submandibular gland, *Pract Otorhinolaryngol (Basel)* 29:166, 1967.
8. Seward GR: Anatomic surgery for salivary calculi. Part I. Symptoms, signs, and differential diagnosis, *Oral Surg Oral Med Oral Path* 25:150, 1968.
9. Seward GR: Anatomic surgery for salivary calculi. Part II. Calculi in the anterior part of the submandibular duct, *Oral Surg Oral Med Oral Path* 25:287, 1968.
10. Seward GR: Anatomic surgery for salivary calculi. Part III. Calculi in the posterior part of the submandibular duct, *Oral Surg Oral Med Oral Path* 25:525, 1968.
11. Rafla S: Submaxillary gland tumors, *Cancer* 26:821, 1970.
12. Gallina E, Gallo O, Boccuzzi S, Paradiso P: Analysis of 185 submandibular gland excisions, *Acta Oto-rhino-laryngologica Belg* 44:7, 1990.
13. Weber RS, Byers RM, Petit B, et al: Submandibular gland tumors: adverse histologic factors and therapeutic implications, *Arch Otorhinolaryngol Head Neck Surg* 116:1055, 1990.
14. Laskawi R, Ellies M, Arglebe C, Schott A: Surgical management of benign tumors of the submandibular gland: a follow-up study, *J Oral Maxillofac Surg* 53:506, 1995.
15. Preuss SF, Klussmann JP, Wittekindt C, et al: Submandibular gland excision: 15 years of experience, *J Oral Maxillofac Surg* 65:953, 2007.
16. Chua DYK, Chan KO, Lu KS: Submandibular mass excision in an Asian population: a 10-year review, *Ann Acad Med Singapore* 39:33, 2010.
17. Springborg LK, Moller MN: Submandibular gland excision: long-term clinical outcome in 139 patients operated in a single institution, *Eur Arch Otorhinolaryngol* 270:1441, 2013.
18. Carlson ER: Diagnosis and management of salivary gland infections, *Oral Maxillofac Surg Clin North Am* 21:293, 2009.
19. Gallia LJ, Johnson JT: The incidence of neoplastic versus inflammatory disease in major salivary gland masses diagnosed by surgery, *Laryngoscope* 91:512, 1981.
20. McGurk M, Escudier MP, Brown JE: Modern management of salivary calculi, *Br J Surg* 92:107, 2005.
21. McGurk M, Makdissi J, Brown JE: Intra-oral removal of stones from the hilum of the submandibular gland: report of technique and morbidity, *Int J Oral Maxillofac Surg* 33:683, 2004.
22. Escudier MP: The current status and possible future for lithotripsy of salivary calculi, *Atlas Oral Maxillofac Surg Clin North Am* 6:117, 1998.
23. Berry RL: Sialadenitis and sialolithiasis: diagnosis and management, *Oral Maxillofac Surg Clin North Am* 7:749, 1995.
24. Lustmann J, Regev E, Melamed Y: Sialolithiasis: a survey on 245 patients and a review of the literature, *Int J Oral Maxillofac Surg* 19:135, 1990.
25. Miloro M: The surgical management of submandibular gland disease, *Atlas Oral Maxillofac Surg Clin North Am* 6:29, 1998.
26. Drage NA, Wilson RF, McGurk M: The genu of the submandibular duct: is the angle significant in salivary gland disease? *Dentomaxillofac Radiol* 31:15, 2002.
27. Carlson ER, Ord RA, editors: *Textbook and color atlas of salivary gland pathology. diagnosis and management*, Ames, IA, 2008, Wiley-Blackwell, pp 109-129.
28. Bodner L: Salivary gland calculi: diagnostic imaging and surgical management, *Compend Contin Educ Dent* 14:572, 1993.
29. Kasaboglu O, Er N, Turner C, Akkocaoglu M: Micro-morphology of sialoliths in submandibular salivary gland: a scanning electron microscopy and x-ray diffraction analysis, *J Oral Maxillofac Surg* 62:1253, 2004.
30. Park JS, Sohn JH, Kim JK: Factors influencing intra-oral removal of submandibular calculi, *Otolaryngol Head Neck Surg* 135:704, 2006.
31. Pogrel MA: The diagnosis and management of tumors of the submandibular and sublingual salivary glands, *Oral Maxillofac Surg Clin North Am* 7:565, 1995.
32. Auclair PL, Ellis GL, Gnepp DR, et al: Salivary gland neoplasms: general considerations. In Ellis GL, Auclair PL, Gnepp DR, editors: *Surgical pathology of the salivary glands*, Philadelphia, 1991, WB Saunders, pp 135-164.
33. Carlson ER, Webb DE: The diagnosis and management of parotid pathology, *Oral Maxillofac Surg Clin North Am* 25:31, 2013.
34. Bast B, Betts NJ, Powers MP: Diagnosis and management of traumatic salivary gland injuries. In Fonseca R, Walker RV, Barber HD, Powers MP, Frost DE, editors: *Oral and maxillofacial trauma*, ed 4, St. Louis, 2012, Elsevier Saunders, pp 633-649.
35. Singh B, Shaha A: Traumatic submandibular salivary gland fistula, *J Oral Maxillofac Surg* 53:338, 1995.
36. Chang YN, Kao CH, Lin YS, Lee JC: Comparison of the intraoral and transcervical approach in submandibular gland excision, *Eur Arch* 270:669, 2013.
37. Chen MK, Su CC, Tsai YL, Chang CC: Minimally invasive endoscopic resection of the submandibular gland: a new approach, *Head Neck* 28:1014, 2006.
38. Laverick S, Chandramohan J, McLoughlin PM: Excision of a submandibular gland: a safe day case procedure? *Br J Oral Maxillofac Surg* 50:567, 2012.

CAPÍTULO 88

Parotidectomia Superficial
Daniel Oreadi

CAPÍTULO 89

Tireoidectomia
Brendan H.G. Pierce e Maria Evasovich

CAPÍTULO 90

Cirurgia da Glândula Paratireoide no Hiperparatireoidismo
Brett A. Miles

911 a 943

CAPÍTULO 91

Cisto do Ducto Tireoglosso

David Hamlar e James Owusu

CAPÍTULO 92

Condutas nos Cistos, nos Seios e nas Fístulas das Fendas Branquiais

Tyman P. Loveless, Mehmet Ali Altay, Zhaoling Wang e Dale A. Baur

CAPÍTULO 93

Tumor do Corpo Carotídeo

Julio Acero e Ignacio Ismael García-Recuero

PARTE VIII Patologia Maligna

CAPÍTULO 94

Remoção de Malignidade da Pele da Face

Thomas Schlieve e Antonia Kolokythas

CAPÍTULO 95

Retalhos Locais para a Reconstrução Facial

Hans C. Brockhoff, II e Michael Zide

Material Necessário

Adesivo líquido de tecido
Anestésico local com bicarbonato (p. ex., 1 mEq de bicarbonato para 10 ml de lidocaína) com/sem vasoconstritor, tal como indicado
Bisturi n°s 15, 10, 11, tal como indicado
Caneta de marcação
Eletrocautério monopolar e bipolar
Extrator de extremidade curva, grande e pequeno
Grampos de pele
Pinça de Adson e Adson-Brown
Régua
Ganchos de pele simples e duplo
Sutura e materiais de fechamento da ferida
Suturas adequadas
Tesoura de sutura
Tesoura de corte de tecidos
Tiras adesivas de fechamento de feridas (Steri-Strips)

Histórico do Procedimento

O reparo de tecidos moles da face originou-se por volta de 600 a.C., quando Sushruta Samita, da Índia, descreveu a reconstrução nasal usando um retalho da bochecha.[1] À medida que a cirurgia evoluiu, nossas opções reconstrutivas multiplicaram-se em um corpo produtivo de dados da literatura.

Retalhos reconstrutivos são procedimentos definitivos que, muitas vezes, se beneficiam de correção ou revisão. Eles podem comprometer o tecido adjacente com cicatrizes e podem viver ou morrer, dependendo de: (1) estado do paciente, (2) a viabilidade da pele adjacente, (3) escolha do retalho e (4) tempo do reparo.

Condições específicas do paciente podem alterar a escolha da reconstrução pelo cirurgião. Por exemplo, tabagismo e diabetes podem comprometer a viabilidade de um retalho. Outras considerações incluem radioterapia prévia, cirurgia prévia em torno da área cirúrgica planejada, doença vascular do colágeno, anticoagulantes e imunossupressão.

A viabilidade da pele adjacente influencia fortemente as escolhas. Feridas traumáticas, muitas vezes, possuem margens esmagadas. Feridas por arma de fogo produzem áreas de hiperemia e estase do tecido. Cicatrizes prévias e irradiação, muitas vezes, limitam a mobilidade e a viabilidade do retalho. Outras opções a respeito da reconstrução que podem ser consideradas, incluindo não fazer nada, permitindo a cicatrização por segunda intenção e enxerto de pele de espessura total ou parcial. Essas opções podem ser superiores em relação a feridas por avulsão traumática.

Cicatrização por segunda intenção, em vez do fechamento primário da ferida, pode ser a melhor escolha quando o encolhimento da circunferência da ferida seria benéfico. Certas áreas podem cicatrizar, de forma quase imperceptível e sem distorções, tais como a área periauricular, a parte posterior do couro cabeludo e pequenos defeitos na comissura medial da pálpebra. Cicatrização secundária exige a motivação e a confiabilidade do paciente, bem como um compromisso para cuidados em casa com a ferida aberta. Esta é uma opção relativamente indolor, desde que a ferida seja coberta. Cicatrização secundária também pode ser uma opção temporária útil para tratamento de feridas. Há ainda oportunidade, a qualquer momento, durante o processo de epitelização secundária, de intervir com um retalho ou enxerto.

Enxertia do defeito proporciona um fechamento da ferida menos elegante, que pode ser uma opção melhor, dependendo dos objetivos do cirurgião. Esse procedimento reduz o tamanho da ferida; enxertos de espessura total retraem muito menos do que os enxertos a espessura parcial ou de malha. As vantagens do enxerto incluem a eliminação do tratamento complexo das feridas, a simplificação do fechamento em pacientes comprometidos, redução no tamanho de um retalho futuro e a observação de possível recorrência do tumor.

Indicações para Uso dos Procedimentos

A cronologia correta na reparação de qualquer ferida influencia o sucesso. Dois conceitos são dignos de nota.

Em primeiro lugar, em raros casos, a cobertura imediata com retalho de um defeito produzido por traumatismo ou ressecção de tumor é emergencialmente indicada. As exceções a esse padrão se limitam a circunstâncias incomuns, como recobrir o cérebro ou um grande vaso. Feridas abertas podem ser deixadas sem reparo, por vezes de forma prolongada, contanto que detritos e bactérias sejam removidos e a ferida seja coberta. Uma cobertura adequada pode consistir no uso de pomada ou um curativo simples.

Em segundo lugar, retardo na reparação de feridas pode oferecer oportunidades para aumentar o sucesso do retalho. Manobras

> **QUADRO 95-1 Conceitos Fundamentais para a Reconstrução do Retalho Local**
>
> 1. Considere a mobilidade do suprimento sanguíneo do retalho.
> 2. Considere as forças de tensão no interior do retalho e os efeitos sobre o retalho ou a anatomia local.
> 3. Considere onde o excesso de tecido pode ser, em última análise, posicionado.
> 4. Considere a tensão permitida no fechamento da ferida e onde quaisquer manobras técnicas podem ser razoáveis.
> 5. Considere as incisões no retalho, próximo às margens topográficas no interior das linhas relaxadas de tensão da pele (LRTPs) ou ocultas da vista frontal.
>
> Adaptado de Zoulmalan R, Murakami C: Facial flap complications, *Facial Plast Surg* 28:347, 2012.

de retardo, antes do reparo final, podem melhorar a viabilidade do tecido adjacente, encolher o tamanho do defeito e permitir uma base vascular aumentada do tecido de granulação. Esse tipo de retardo permite ao cirurgião planejar cuidadosamente a abordagem. Autonomização cirúrgica (p. ex., levantamento limitado do retalho ou expansão do tecido) podem pré-condicionar o retalho e promover neovascularização e angiogênese.

O cirurgião deve desenvolver uma esquemática progressão de possibilidades de reconstrução. Essa progressão começa mentalmente tentando fechar qualquer ferida pelo avanço direto do tecido no local ou próximo, relaxando as linhas de tensão da pele, se possível. O reposicionamento dos bordos dos triângulos e o aproveitamento das alterações teciduais podem ser necessários. Após o retalho avançado ter sido considerado, possíveis retalhos de rotação são avaliados. Por fim, a transposição e a interpolação de retalhos são avaliadas. Obviamente, existem locais sobre a face (p. ex., os lábios e o nariz), em que um tipo específico de retalho funciona de forma otimizada.

Conceitos de Retalho

Considerando que os fechamentos de defeitos faciais iniciais foram dirigidos para "preencher o buraco", soluções mais refinadas e estéticas agora criam oportunidades para um resultado harmônico natural. Os conceitos fundamentais a respeito da reconstrução com retalho local estão listados no Quadro 95-1.

Anatomia

A camada mais superficial da pele é a epiderme. Abaixo desta, a derme é subdividida em camada papilar superficial e camadas reticulares mais profundas.

Existem plexos vasculares intradérmicos superficial e profundo, que tipicamente seguem um trajeto paralelo à superfície da pele e fornecem nutrientes para uma grande área de superfície. Essas redes vasculares são extensas, mas, por si só, não podem sustentar, de forma isolada, a viabilidade do tecido depois que um enfraquecimento significativo do tecido é realizado. Um plexo subdérmico, mais profundo, encontra-se abaixo da derme, no interior do tecido subcutâneo superficial, e desempenha um papel crítico na fisiologia do retalho. Esses vasos são, muitas vezes, preservados em uma borda do retalho avançado, por

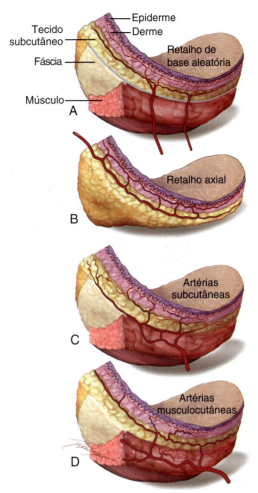

Figura 95-1 A, Vascularização dependente do plexo subdérmico difuso. A viabilidade de retalhos longos é extremamente suscetível a angiossomas locais, condições do hospedeiro (p. ex., cicatrizes, diabetes) e hábitos sociais (como tabagismo). **B,** Retalho frontal paramediano. Vascularização dependente do receptor permitindo comprimento significativo. **C,** Retalho septocutâneo. Vascularização dependente de vasos perfurantes (p. ex., retalho livre anterior lateral da coxa) (retalho ALC). Produção de um tecido macio e maleável do retalho desde que o músculo seja mantido no local doador. **D,** Retalho musculocutâneo. Vascularização dependente de grandes vasos do músculo.

meio de uma projeção através da camada de gordura sob a superfície inferior do tecido. Um "retalho aleatório" depende desse suprimento de sangue.[2]

Profundamente à rede de plexos intradérmicos se localizam os vasos axiais de maior calibre "identificados" (p. ex., a artéria temporal superficial). Os vasos axiais estão profundamente situados à gordura subcutânea na superfície da fáscia superficial, quase paralelos à superfície da pele. Esses vasos no interior do retalho melhoram dramaticamente a vascularização, oferecendo, assim, opções para o alongamento do retalho sem comprometer a sua viabilidade (p. ex., a região frontal e os retalhos de Abbe).

Vasos comunicantes mais profundos, que são perpendiculares à superfície da pele, são as artérias musculocutâneas. Esses vasos emergem do músculo e entram no tecido subcutâneo para suprir uma região menor da pele. Em conjunto, as artérias septocutâneas e musculocutâneas contribuem para a formação de uma rede vascular difusa, interligando as artérias dérmicas e subdérmicas que geram alguma redundância vascular na pele (Fig. 95-1).[3]

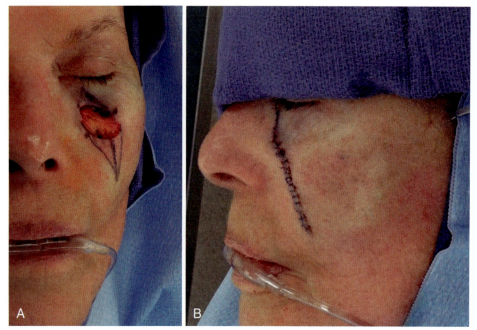

Figura 95-2 **A**, Retalho de avanço. A primeira escolha para fechar um defeito são as linhas relaxadas de tensão da pele (LRTPs). **B**, Descolamento maior do que 3 a 4 cm na face geralmente não irá aumentar a distância do avanço. Em pacientes mais idosos, defeitos de mais de 4 cm podem ser fechados com o avanço direto, enquanto em adolescentes, 1 cm apenas.

Terminologia do Retalho

O Defeito

Um defeito primário é aquele criado por traumatismo ou tumor. Retalhos de avanço direto fecham um defeito primário ao estirar a pele adjacente sobre o defeito. Quando um retalho de avanço elíptico é ineficaz, o tecido pode, ainda, de outra forma ser mobilizado, para preencher o defeito primário sem uma tensão indevida. O uso de incisões e manobras (p. ex., incisão oblíqua de relaxamento) pode permitir fechamentos adicionais livres de tensão.

Um defeito secundário é aquele que ocorre como resultado do movimento do retalho e se desenvolve atrás da margem do retalho de avanço. O desenho do retalho compensa o defeito secundário, permitindo que o cirurgião feche também esse defeito. Às vezes o defeito secundário é fechado por dissipação de forças em outro local ou por enxertia em um local discreto.

Extensibilidade Inerente

Mobilidade adequada da pele é, parcialmente, atribuída à sua própria extensibilidade (alongamento das fibras elásticas). Um fechamento de baixa tensão minimiza o alargamento da cicatriz, deiscência das feridas, isquemia tecidual e distorção anatômica. Na face, fechamentos tensos podem levar a deformidades. Este é um problema menor na região frontal e no couro cabeludo. Em geral, existe mais extensibilidade entre os pacientes mais velhos. Um defeito no meio da bochecha de apenas 1 cm pode ser o limite terminal de um fechamento fácil em um adolescente, assim como 2,5 cm em uma pessoa de 40 anos de idade e mais de 4 cm de uma pessoa de 75 anos de idade. Na face, nenhum estiramento/extensibilidade adicional será adquirido após 3 a 4 cm de descolamento. O alongamento excessivo na face vai produzir rupturas ou estrias, que poderão ser permanentes (Fig. 95-2).

Deformação Mecânica

Deformação mecânica é a tendência de qualquer material sólido em se mover lentamente ou deformar sob a influência de estresse mecânico. A pele não responde de forma diferente. A pele mantida sob uma tensão constante pode necessitar de uma menor tensão ao longo do tempo. Uma característica comum da deformação mecânica pode ser observada na sequência de uma força de fechamento de feridas na região frontal da face. Depois de alguns dias, o tecido relaxa.

Três princípios de deformação mecânica podem ser funcionalmente obtidos para auxiliar a fechar retalhos tensos: pré-sutura, carregamento cíclico e incisão profunda dos tecidos tensos:

- A pré-sutura traciona os tecidos em conjunto e pode ser empregada desde dias até apenas alguns minutos antes de tentar o fechamento da ferida. Essa técnica pode ganhar milímetros a centímetros de comprimento adicional. Instrumentos comerciais estão disponíveis, mas a utilização das suturas pode obter o mesmo resultado.
- Carregamento cíclico apresenta a mesma finalidade no momento da cirurgia. O cirurgião carrega ciclicamente o tecido com ganchos de pele ou insuflando um cateter com balão para esticá-lo. Cada ciclo obtém um estiramento ou deformação adicional do tecido, produzindo maior comprimento total.
- Incisão nos tecidos profundos, particularmente da gálea, também pode aumentar a deformação mecânica.

Deformidade Biológica

Deformidade biológica é um processo lento e metódico envolvendo o estiramento da pele, produzindo pele nova. Essa propriedade fisiológica se manifesta na obesidade grave, gravidez e expansão da pele.[3,4]

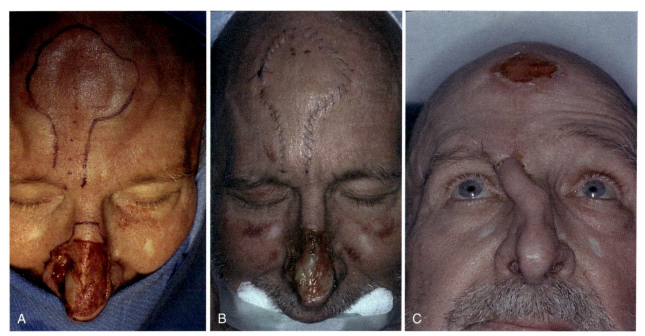

Figura 95-3 A, Retardamento do retalho. Em pacientes comprometidos (p. ex., tabagismo, diabetes, cicatrizes), manobras tardias melhoram a viabilidade e o comprimento do retalho. Na clínica, um modelo de defeito nasal foi construído. O procedimento padrão foi desdobrado, demarcado na região frontal, e um anestésico local foi injetado. A linha pontilhada, de 17 a 22 mm, a partir da linha média, indica o provável trajeto da artéria. **B,** Este retalho foi levantado circunferencialmente, mas uma manobra tardia adequada também pode ter envolvido pequenas incisões na periferia e um descolamento completo. Em duas semanas, o retalho pode ser mobilizado com segurança. Os tecidos nasais abertos foram mantidos cobertos e úmidos durante o processo. **C,** Cerca 2 ou 3 semanas após a colocação do retalho, o paciente está pronto para o seu afinamento ou divisão. A região frontal superior, com um defeito original maior de 4 cm, vai cicatrizar por segunda intenção. A ferida aberta na região frontal é coberta com pomada e enfaixada até que adesividade da ferida tenha desaparecido.

Retardamento do Retalho Cirúrgico

O suprimento sanguíneo à porção terminal de um retalho aleatório (retalhos dependentes do plexo subdérmico) não é uma função tanto da largura, mas do comprimento. O comprimento do retalho pode ser limitado por fatores vasculares comprometedores, tais como pequenas veias no diabetes ou vasoconstrição da nicotina. A pressão de perfusão do tecido diminui à medida que o comprimento da aba aumenta, desde a sua base. Quando essa pressão diminui abaixo da pressão crítica de fechamento das arteríolas, a necrose dos retalhos ocorre além desse ponto. Na face, os estudos originais estão baseados no comprimento real das unidades angiossomais da vascularização (Fig. 95-3).

O aumento do comprimento viável de um retalho pode ser crítico para o seu sucesso. A técnica de retardamento de um retalho local envolve incisão circunferencial isolada, incisão subcutânea com descolamento isolado através de pequenas incisões, ou descolamento circunferencial e subcutâneo sem mobilização. Duas semanas após o procedimento de retardamento, o retalho pode ser transferido para o destino local. Essa postergação resulta em maior circulação para o retalho, por meio do fechamento de desvios arteriovenosos e do realinhamento da vascularização no interior do plexo subdérmico.[5]

Unidade Angiossomal

A unidade angiossomal é o território tridimensional suprido pelas artérias e veias de origem. A identificação do território anatômico de um perfurador individual pode auxiliar o cirurgião a definir uma área que possa ser levantada com segurança, em um esforço de reconstrução com ou sem retardamento do retalho. Os vasos cutâneos perfurantes na base do retalho, nos quais as conexões anastomóticas geralmente estão presentes, podem apresentar um calibre reduzido, condição na qual eles são chamados "artérias de estrangulamento". Essas anastomoses estreitadas podem produzir uma insuficiência vascular e uma necrose final na margem do retalho.[6,7]

Arquitetura da Face

Existe uma ampla variedade de diferenças estruturais da face, dependendo de cada área. Essas diferenças são, muitas vezes, descritas e classificadas como *unidades faciais*, por exemplo, as pálpebras, as bochechas, o nariz, os lábios, o queixo e as orelhas. Algumas delas podem ser ainda divididas em *subunidades* baseadas em sulcos visíveis e diferenças na qualidade da pele.[8]

Ao programar um retalho ideal para a reconstrução, o resultado mais favorável será aquele que respeita as subunidades faciais e seus limites. Cicatrizes que ficam diretamente ao longo das margens dessas unidades serão naturalmente camufladas. Portanto, o cirurgião que encontrar um defeito que englobe mais da metade de uma subunidade, tal como a extremidade nasal ou o filtro do lábio, pode considerar a remoção de toda a subunidade, antes da reconstrução. O cirurgião pode considerar a reparação independente da(s) unidade(s) adjacente(s), de modo que grandes reconstruções não se estendam de forma não anatômica de uma unidade para outra (Fig. 95-4).

984 PARTE VIII Patologia Maligna

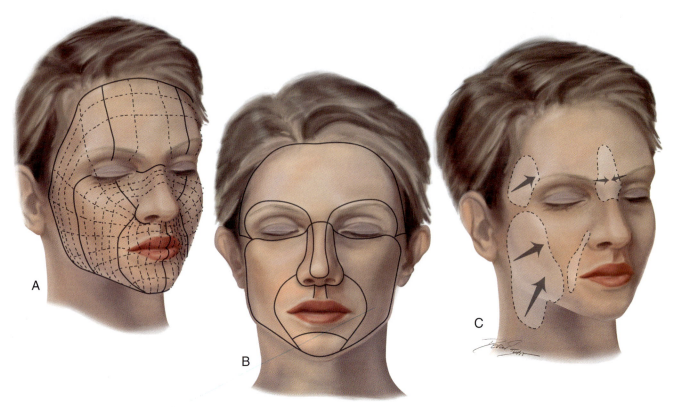

Figura 95-4 Escolhas do retalho são baseadas na otimização do padrão estético e na facilidade de mobilização. **A**, Retalhos projetados nas proximidades das linhas relaxadas de tensão da pele (LRTPs) produzem cicatrizes menos evidentes. As direções opostas às LRTPs são as linhas de extensibilidade máxima (LEM). Na maior parte dos casos, mas não em todos, este sentido do retalho permite uma maior mobilidade do retalho. **B**, Margens das unidades topográficas da face também são bons locais para cicatrizes, pois são alterações naturais em planos visíveis. **C**, Mobilidade do tecido depende de idade, direção, localização e presença de cicatrizes prévias.

TÉCNICA: Conceitos Básicos no Desenho do Retalho Local

Os retalhos mais simples são de avanço elíptico, que são geralmente projetados com uma proporção de 3:1 de comprimento ou 4:1 de largura. A elasticidade da derme determina a facilidade com que a elipse pode ser fechada.

As três questões para o controle do retalho são as seguintes:
1. O que fazer com o final triangular do avanço das excisões (triângulos de Burrow).
2. O que fazer com o excesso de tecido ou os enrugamentos (*orelhas de cão*, que se formam à medida que os tecidos se movem no interior do defeito) (Quadro 95-2).
3. Como lidar com a tensão do retalho (consulte a Seção de retalho específico).

QUADRO 95-2 Conduta nas Orelhas de Cão

1. Não faça nada (funciona bem no couro cabeludo onde o tecido agrupado se ajusta ao longo do tempo).
2. Feche as linhas opostas de comprimentos desiguais, dispersando para fora (redução à metade).
3. Remova o excesso para uma área oculta (um fim ou meio do triângulo).
4. Alongue a incisão (para eliminar aglomeração).
5. Execute uma M-plastia (o que reduz o problema).
6. Inverta o ciclo S (efetivamente ocultar o excesso em outro local).
7. Avanço da orelha do cão como um retalho ("ilha" subcutânea).

Adaptado de Zide M, Trokel Y: Head and neck skin cancer. In Miloro M, Ghali GE, Larsen PE, Waite PD: *Peterson's principles of oral and maxillofacial surgery*, 3ed, vol 1, Shelton, 2012, People's Medical Publishers.[4]

TÉCNICA: Conceitos Básicos no Desenho do Retalho Local *(Cont.)*

TRIÂNGULOS
Existem duas opções gerais: retirar o excesso em algum lugar, jogá-lo fora, ou usá-lo como enxerto livre, ou, ainda, mobilizar o excesso de pedículo subcutâneo (Fig. 95-5, *A* a *D*).

AVANÇO DOS RETALHOS[9,10]
Avanço dos retalhos mobiliza o tecido em uma única direção. Ele pode ser construído com várias modificações: simples, quadrados, bilateral, reposicionamento triângulo de Burrow, desenhos com a forma de A-a-T ou O-a-T.[4] As modificações do retalho de avanço incluem aqueles mostradas na Figura 95-5, *E* a *J*. Esses retalhos são, frequentemente, úteis na reparação de defeitos envolvendo a área frontal ou a sobrancelha (Quadro 95-3).[11-14]

(Continua)

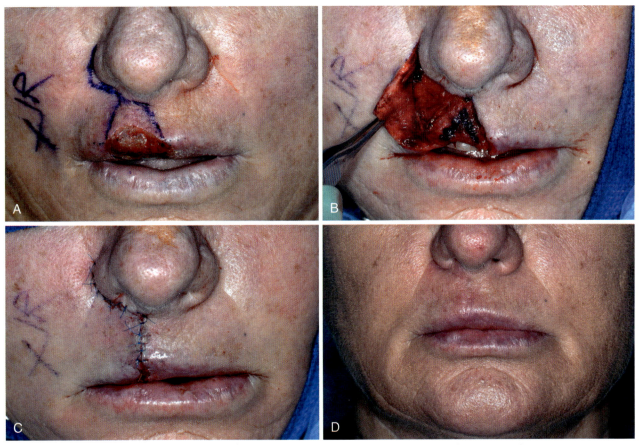

Figura 95-5 A, Defeitos na região medial do lábio com menos de 1,4 cm produzirão uma alteração mínima na coluna do filtro labial. Alterações visíveis ocorrerão com defeitos acima desse limite. Quanto mais lateral estiver o defeito, menos evidente será a alteração do filtro labial. Alguns cirurgiões fecham esse defeito com uma remoção de espessura total sem descolamento. Independentemente disso, as "orelhas de cão" são removidas da área alar 1 mm para fora da prega e incluem a mucosa oral acima do músculo. **B,** O descolamento acima do músculo permitirá que o retalho se mova sobre o defeito. A tensão sobre o retalho pode ser reduzida pela remoção do pequeno triângulo do azul do músculo orbicular da boca, que é reintegrado antes do fechamento. **C,** Na cirurgia, o fator crítico é o alinhamento do vermelhão da margem cutânea, uma vez que uma diferença de 1 mm é visível a uma distância normal de conversação. **D,** Depois da remoção da sutura, teremos um lábio bem alinhado, com alteração mínima do filtro.

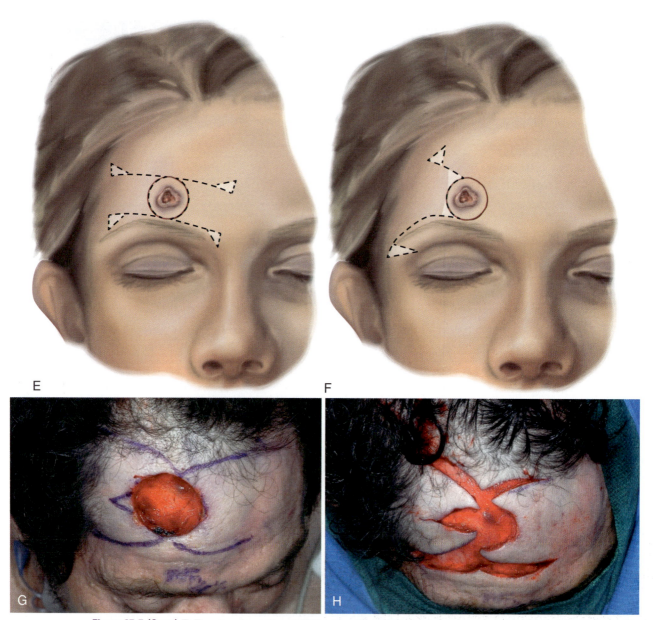

Figura 95-5 (Cont.) E, Este tipo de retalho em "H" reportado, muitas vezes, é uma má escolha, por três razões. Retalhos longos ficam menores à medida que avançam, e eles não são tão precisos como foram desenhados. Retalhos aleatórios longos como este devem ser subgaleais para sobreviver, podendo, assim, comprometer os nervos motores ou sensitivos. Nessa condição, a mobilidade de tecido ocorre, principalmente, a partir da direção lateral, de modo que o retalho medial não pode ser indicado. F, Uma melhor opção do que o retalho em "H". A direção do movimento ocorre, principalmente, a partir da área lateral. As "orelhas de cão" são removidas nas margens topográficas ou outras áreas de tecido em excesso. G, Modificações dos retalhos de avanço têm reduzido o movimento necessário na largura dos defeitos. Nesse caso, um pequeno triângulo é removido do retalho de avanço. A margem côncava do retalho esquerdo vai cercar o fechamento do retalho direito. Esse defeito, demasiado grande para o fechamento "H clássico", também poderia ser fechado com um retalho rotacional do couro cabeludo. H, Os retalhos avançam um sobre o outro na metade da distância do retalho "H" clássico.

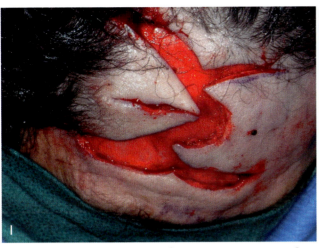
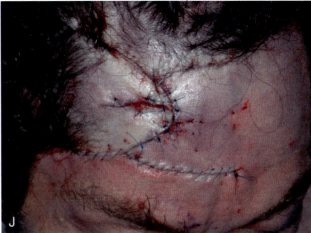

Figura 95-5 (Cont.) I, O fechamento segue. Os retalhos elevados no nível subgaleal permitem uma boa vascularização à custa de uma perda sensitiva nas regiões elevadas frontais medial e lateral. O movimento crítico da sobrancelha é mantido abaixo da área do retalho. J, Os retalhos quase fechados revelam um movimento mais medial do retalho lateral. A remoção da "orelha do cão" menor atrás da linha do cabelo.

QUADRO 95-3 Dicas nos Retalhos de Avanço

Comentários
1. Ideal para fechar as extremidades antes do meio
2. Descolamento maior que de 3 a 4 cm na face não produzirá mais frouxidão
3. Mover finais dos triângulos para corrigir a anatomia local
4. Ideal para defeitos menores
5. Retalhos de avanço funcionam melhor em áreas de pele com grande elasticidade

Cuidados
1. Tensão: Se elevada, considere alívio com melhoras na deformidade mecânica (sutura em suspensão, pré-sutura, incisão na gálea, expansão da pele no intraoperatório)
2. Se métodos de alívio não funcionarem, alterar o plano ou o defeito do enxerto[9,10,15]

QUADRO 95-4 Dicas nos Retalhos Rotacionais

Comentários
1. Redirecionar os vetores de tensão
2. Uma incisão oblíqua de relaxamento na extremidade do retalho rotacional aumenta a mobilidade
3. Deformidades cutâneas ocorrem na base do retalho, daí a excisão triangular de 30 graus; quando a excisão pode comprometer o suprimento sanguíneo, esta pode ser adiada.

Cuidados
1. Contenção rotacional
2. Uma incisão oblíqua de relaxamento pode comprometer o suprimento sanguíneo do retalho[16]

TÉCNICA: Conceitos Básicos no Desenho do Retalho Local (Cont.)

RETALHOS ROTACIONAIS

Retalhos rotacionais são retalhos "giratórios" que se transferem para um defeito do tecido imediatamente adjacente por meio da utilização de um arco. Em última análise, os defeitos se tornam triangulares.[17] Retalhos rotatórios parcialmente redistribuem e redirecionam a tensão longe do fechamento do defeito primário. No entanto, as incisões curvas não podem estar localizadas no interior das linhas relaxadas de tensão da pele (LRTPs). Os retalhos de rotação podem ser aleatórios ou axiais, se o vaso está incluído.

A base aleatória do suprimento sanguíneo é aceitável para grandes retalhos faciais, mas pode ser limitada para grandes retalhos cervicofaciais que se estendem para baixo, no pescoço ou no tórax. Nesses casos, um plano de dissecção mais profundo e inclusão do músculo platisma irá aumentar o suprimento global de sangue. Uma vantagem para o retalho rotacional é que ele pode ser girado novamente em uma data futura, se um tecido adicional precisar ser removido secundariamente à presença de tumor (Quadro 95-4).[4]

(Continua)

TÉCNICA: Conceitos Básicos no Desenho do Retalho Local *(Cont.)*

CONCEITOS-CHAVE DOS RETALHOS ROTACIONAIS

1. O comprimento do arco de rotação está relacionado com a restrição em ponto de rotação. Na face e no nariz, um arco de, aproximadamente, quatro vezes a largura do defeito é adequado, enquanto no couro cabeludo, seis vezes a largura de defeito, ou ainda mais.
2. O ideal é que o defeito esteja na configuração de um triângulo invertido 30 graus. A forma das arestas do triângulo podem estar de acordo com os limites anatômicos, como a linha dos cabelos.[17]
3. Um retalho rotacional mais curto produz um defeito secundário mais amplo, aumentando a tensão do fechamento.[5,18]
4. O controle de ponto de rotação irá mudar dependendo da localização do retalho (Fig. 95-5, *L* a *JJ*).[19-22]

(Continua)

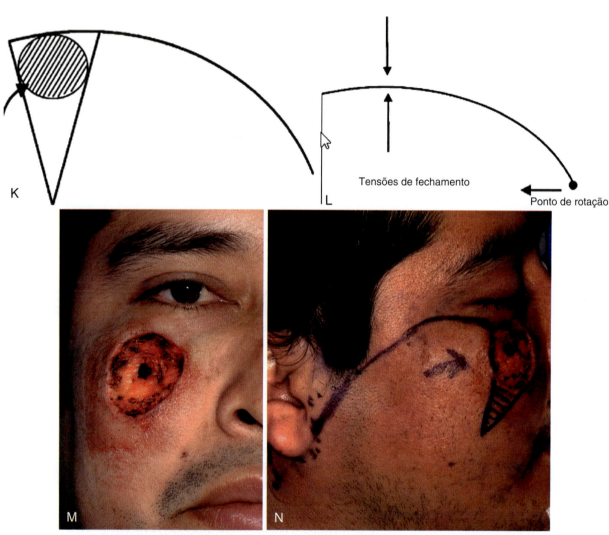

Figura 95-5 *(Cont.)* **K** e **L**, As forças de fechamento do retalho rotacional mostram que o ponto de rotação se move em direção ao defeito, e cria-se uma tensão sobre o arco de fechamento. Para projetar um retalho rotacional, estes dois efeitos devem ser controlados. **M**, Defeito central de Mohs. **N**, Desenho clássico com ponto de rotação móvel no final do arco. O arco corresponde cerca de três a quatro vezes a largura do defeito, devido à frouxidão do tecido.

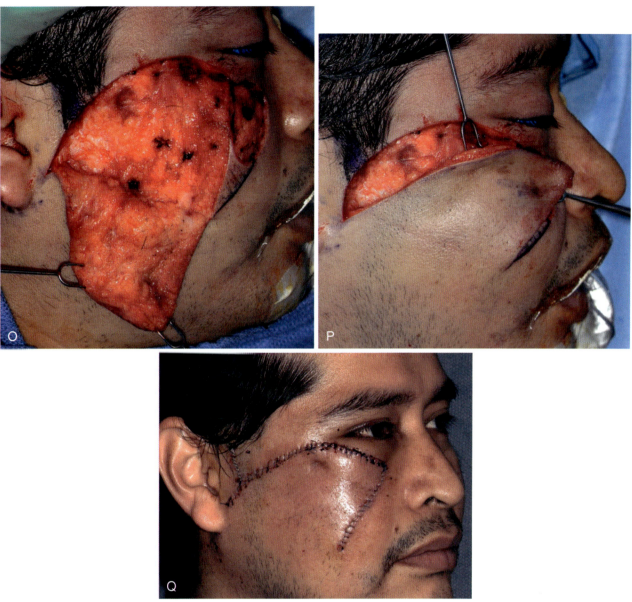

Figura 95-5 (Cont.) **O**, O retalho de rotação aleatória. Somente o cautério bipolar controla o sangramento debaixo de um retalho. A "orelha do cão" de 30 graus é removida ao final. Retalho com maior flacidez pode ser obtido com o aumento do comprimento de arco ou uma incisão oblíqua de relaxamento atrás da orelha. **P**, O retalho facilmente mobilizado expõe o defeito secundário no arco. Uma sutura em suspensão à margem orbital, no ponto do gancho duplo de pele, irá prevenir a retração palpebral. **Q**, Retalho rotacional, com sutura em suspensão, semipermanente na margem lateral. Esta depressão, devido ao aprisionamento da derme na sutura, irá desaparecer em duas semanas.

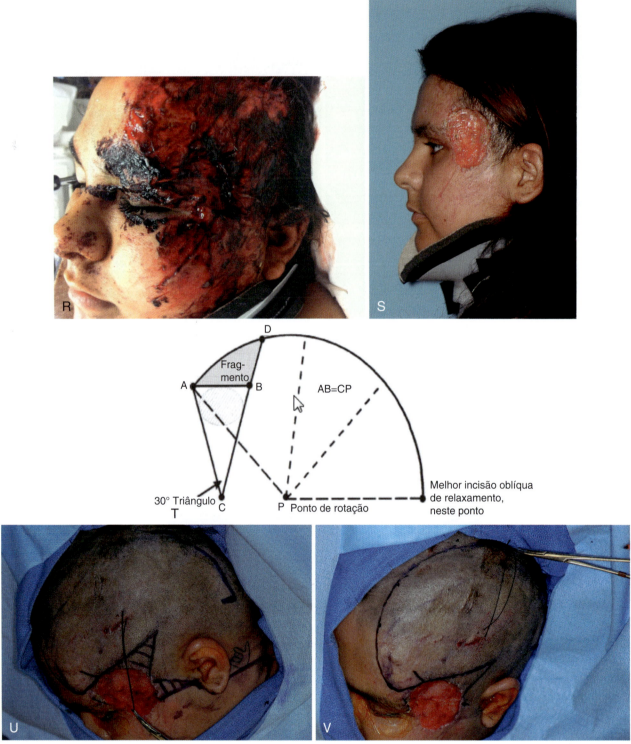

Figura 95-5 (Cont.) **R,** Tecido necrosado na foto ER na região temporal esquerda. **S,** Defeito temporal residual, em 2 a 3 semanas após o desbridamento inicial e cobertura com curativo úmido. As margens arredondadas e a ausência de reação inflamatória periférica indicam uma ferida limpa e pronta para o fechamento, a raspagem superficial e a remoção marginal. **T,** O desenho de um retalho rotacional em tecido fixo do couro cabeludo exige modificação. O ponto de rotação deve ser movido a partir da extremidade do arco para o centro de um círculo. Se o ponto de rotação estiver na extremidade do arco, como em um retalho rotacional clássico, a extremidade do retalho (*D*) não irá cobrir o defeito. Colocar *D* em uma posição mais elevada permitirá que ele se mova para o ponto *A*. O comprimento da base do triângulo de 30 graus, *AB*, é movido para *CP*. *P* se torna o novo ponto de rotação. A partir daí, o arco de rotação é desenhado (*linhas tracejadas*). Se uma rotação reforçada for indicada, uma incisão oblíqua de relaxamento pode ser incluída. **U,** Rotação do retalho: o ponto de rotação foi suturado (sutura preta). O diâmetro do círculo foi selecionado, exatamente como no diagrama para a rotação do retalho com tecido fixo do couro cabeludo. O triângulo menor, com linhas tracejadas, será removido para permitir o avanço superior da bochecha. **V,** A rotação do couro cabeludo foi desenhada por meio da rotação da sutura em torno do ponto de rotação.

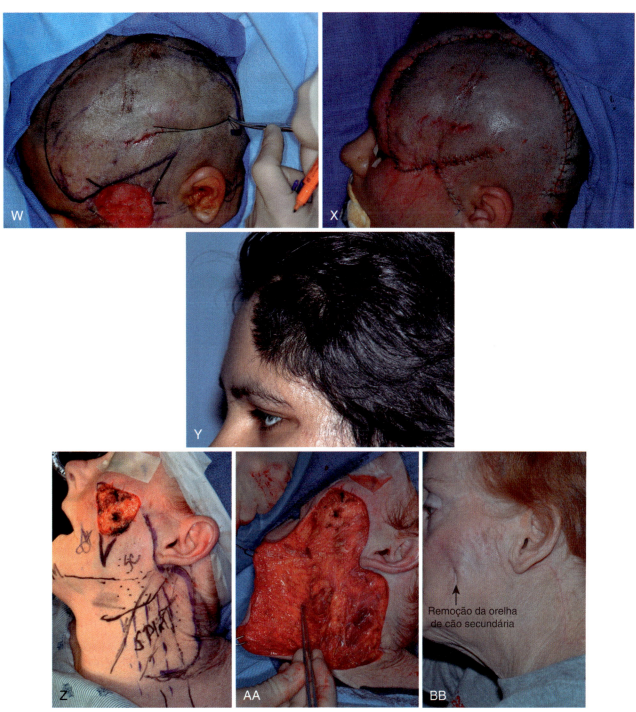

Figura 95-5 (Cont.) W, Posteriormente ao retalho, uma potencial incisão oblíqua de relaxamento foi projetada. As linhas curtas foram representadas para se alinhar ao limite da implantação do cabelo do paciente. **X,** Retalho rotacional do couro cabeludo no local. Uma pequena quantidade de avanço, a partir da bochecha, foi necessária. **Y,** O resultado final do retalho rotacional couro cabeludo/temporal, após 2 meses. Retalhos rotacionais complexos. **Z,** Retalho rotacional cervicofacial é subcutâneo (SC) na face, mas sob o platisma 2 cm abaixo da mandíbula. A orelha do cão triangular não será removida na cirurgia inicial. **AA,** Dissecção realizada a partir de uma incisão oblíqua de relaxamento no pescoço. **BB,** Após 3 semanas, a orelha de cão residual pode ser removida facilmente no consultório.

992 PARTE VIII Patologia Maligna

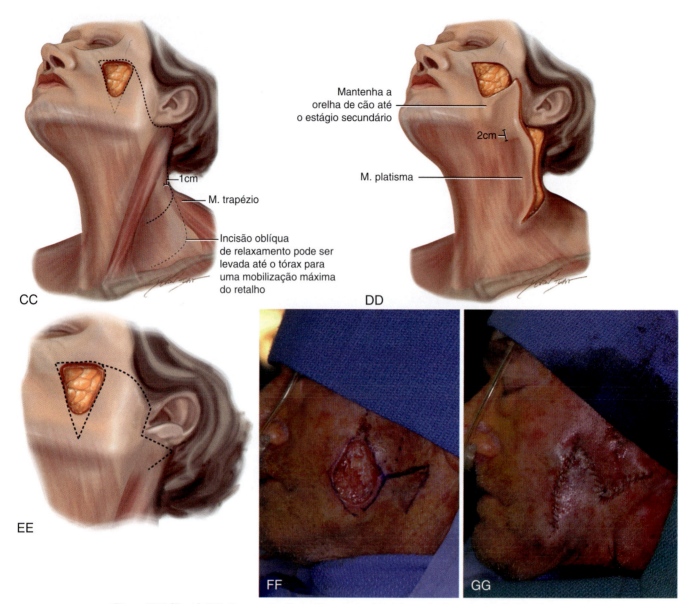

Figura 95-5 (Cont.) CC, O tamanho do retalho cervicofacial depende da necessidade da cobertura. Portanto, incisão oblíqua de relaxamento pode estar no pescoço ou no tórax. O retalho não se moverá de forma adequada, até que a incisão oblíqua de relaxamento seja realizada. Uma retração cicatricial pode ser reduzida dispondo o arco de rotação 1 cm por trás da margem do músculo trapézio. Em uma posição posterior e elevada em relação ao músculo esternocleidomastoide, o retalho é dissecado superficialmente para evitar lesão do nervo acessório. **DD,** Em grandes retalhos cervicofaciais, que apresentam vascularização de "retalho aleatório", a orelha do cão deve ser mantida por, pelo menos, 3 semanas. Vascularização é reforçada por meio de dissecção sob a platisma, no pescoço, 2 cm abaixo da margem da mandíbula, ou sob o SMAS na face. **EE,** Uma alternativa para um longo retalho cervicofacial envolve uma incisão oblíqua de relaxamento atrás da orelha, movendo-se este tecido à frente da orelha. **FF,** Retalho romboidal, concebido de modo que a direção da "diagonal curta", a partir da origem ângulo obtuso romboidal até a extremidade do retalho, fique nas linhas de extensibilidade máxima (LEM). Transposição fácil será esperada. **GG,** O retalho romboidal foi facilmente transposto. Infelizmente, algumas cicatrizes não estão nas LRTPs, e crescimento de cabelo nos homens pode estar fora do alinhamento.

CAPÍTULO 95 Retalhos Locais para a Reconstrução Facial **993**

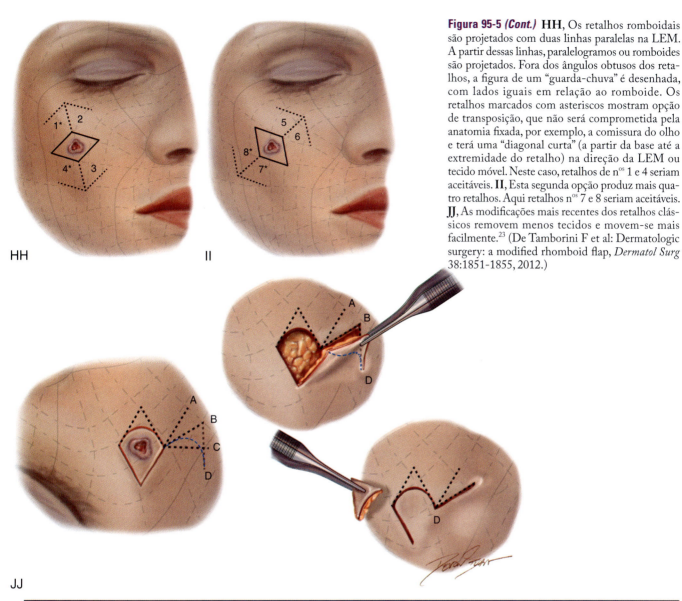

Figura 95-5 *(Cont.)* **HH**, Os retalhos romboidais são projetados com duas linhas paralelas na LEM. A partir dessas linhas, paralelogramos ou romboides são projetados. Fora dos ângulos obtusos dos retalhos, a figura de um "guarda-chuva" é desenhada, com lados iguais em relação ao romboide. Os retalhos marcados com asteriscos mostram opção de transposição, que não será comprometida pela anatomia fixada, por exemplo, a comissura do olho e terá uma "diagonal curta" (a partir da base até a extremidade do retalho) na direção da LEM ou tecido móvel. Neste caso, retalhos de n°s 1 e 4 seriam aceitáveis. **II**, Esta segunda opção produz mais quatro retalhos. Aqui retalhos n°s 7 e 8 seriam aceitáveis. **JJ**, As modificações mais recentes dos retalhos clássicos removem menos tecidos e movem-se mais facilmente.[23] (De Tamborini F et al: Dermatologic surgery: a modified rhomboid flap, *Dermatol Surg* 38:1851-1855, 2012.)

TÉCNICA: Conceitos Básicos no Desenho do Retalho Local *(Cont.)*

RETALHOS TRANSPOSICIONAIS

O retalho de transposição é um retalho giratório com uma característica linear. Semelhante ao retalho rotacional, um retalho de transposição cria uma deformidade cutânea padrão na sua base. O real movimento de tecidual pode ser rotacional, linear, ou ambos. Mecanicamente, o retalho transposicional tende a ser mais confinado do que o retalho rotacional. Infelizmente, o desenho do retalho de transposição viola mais as LRTPs do que os retalhos de rotação ou de avanço. Portanto, algumas cicatrizes podem ser intrusivas. A concepção e a colocação de ponto de rotação do retalho é um fator crítico. Alguns retalhos (p. ex., retalhos nasais bilobados) têm ambos os componentes: rotacional e transposicional.

As vantagens para a seleção de um retalho de transposição incluem a capacidade para a coleta de um retalho em um local que não é contíguo ao defeito. Isso dá ao cirurgião a possibilidade de escolher áreas da face que possuam maior elasticidade cutânea, bem como a opção de colocar a cicatriz do sítio doador em um local mais favorável.

Existem várias configurações de retalhos de transposição, incluindo, mas não limitados a: bilobada, retangular, parabólica, Z-plastia, em ilha e rômbica. O desenho transposicional clássico é de um retalho rômbico, que consiste em um paralelogramo equilateral com ângulos oblíquos. Foi descrito, pela primeira vez, por Limberg com dois ângulos de 120 graus e dois ângulos de 60 graus (Quadro 95-5).

Conceitos-chave nos Retalhos Transposicionais

Como um retalho rotacional, o comprimento do retalho desde a sua posição de coleta vai encurtar à medida que aumenta o arco de movimento da articulação. Essa redução de comprimento deve ser considerada no desenho durante o planejamento.

Uma desvantagem no uso desse retalho é o potencial para o desenvolvimento de um "alçapão" ou "deformação de distorção em almofada." Por conseguinte, retalhos muito pequenos devem ser evitados, e enfraquecimento circunferencial é necessário para dispersar as tensões das cicatrizes. Depois de algumas semanas, a injeção de esteroides ou uma camada de gel silicone pode acelerar a cicatrização do tecido (Fig. 95-5, *HH* a *FFF*).[24]

(Continua)

994 PARTE VIII Patologia Maligna

QUADRO 95-5 Dicas nos Retalhos Transposicionais

Comentários
1. As extremidades do retalho não precisam ser contíguas com o defeito (apenas a base)
2. O suprimento sanguíneo é, geralmente, aleatório

Cuidados
1. O comprimento do retalho encurta à medida que o movimento do arco de rotação aumenta
2. Propensão para o desenvolvimento de deformidades "em alçapão" (a aparência do retalho é volumosa como uma almofada de alfinetes)

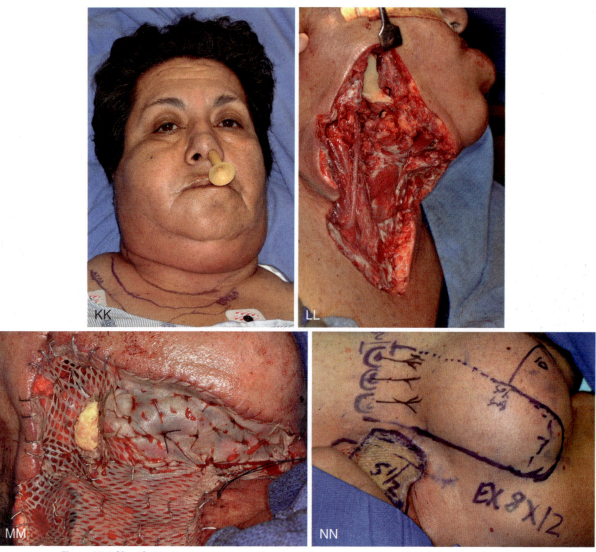

Figura 95-5 (Cont.) KK, Fasciite necrosante de origem dentária em uma mulher diabética e idosa. LL, Depois de três debridamentos do tecido necrosado, a infecção está sob controle. MM, 7-14 dias após o último desbridamento, um leito de granulação é raspado e enxertos de pele cobrem a ferida aberta. NN, Um expansor 8 × 12 cm produziu um novo tecido suficiente para cobrir o local doador e cobrir a ferida de 5,5 cm com 7 cm de tecido novo. Os vasos dos três perfuradores (septocutâneos) vão nutrir o retalho até o final, onde o retalho apresenta vascularização aleatória.

CAPÍTULO 95 Retalhos Locais para a Reconstrução Facial 995

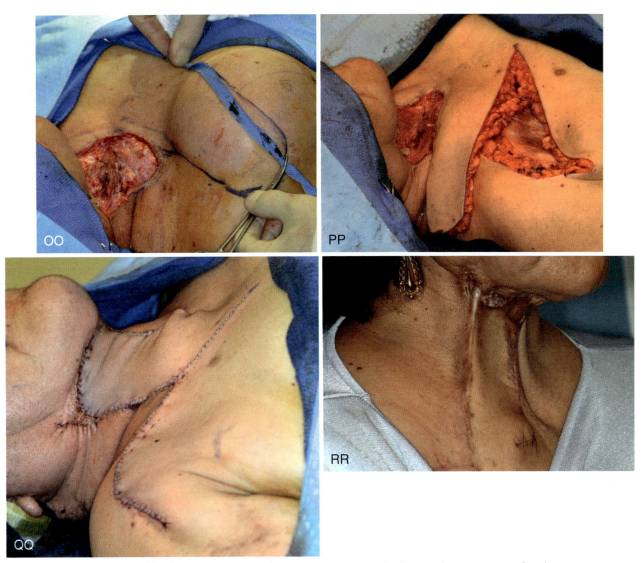

Figura 95-5 (Cont.) OO, Vários meses depois, o paciente não pode elevar a cabeça, e o enxerto de pele foi fixado no pescoço. Um expansor foi inserido sob a fáscia, na região deltopeitoral, para produzir tecido suficiente para um retalho de transposição deltopeitoral e o fechamento primário da área doadora. O ponto de rotação do retalho rotacional vai definir o comprimento do retalho. O enxerto retraído pela cicatriz foi removido. **PP,** O retalho foi transposto sobre o tecido normal. Este é realmente um retalho septocutâneo com uma extremidade aleatória. **QQ,** O retalho foi suturado no local. Suturas profundas mantêm o retalho no local; a orelha do cão, no ponto de rotação, será removida mais tarde. O defeito secundário foi fechado primariamente com o tecido expandido. **RR,** O retalho transposto permite que o paciente possa mover a cabeça superiormente.

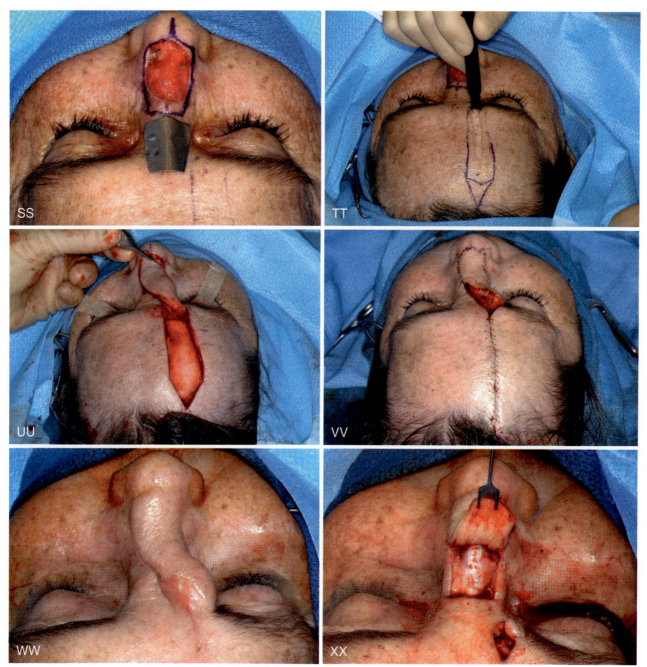

Figura 95-5 *(Cont.)* **SS**, Retalhos na região frontal podem ser medianos ou paramedianos. Exemplos são mostrados. Em todos os casos, será programado um molde do contorno do defeito e a unidade estética residual, ou a parte não afetada do nariz contralateral. O restante da unidade topográfica vai ser removido se mais de dois terços estiverem envolvidos. O retalho deve ficar do mesmo lado do defeito se projetado como um paramediano. **TT**, Retalho frontal paramediano. Exame de doppler pode ser utilizado, mas os retalhos paramedianos vão sobreviver com uma base de 12 a 13 mm, com a margem medial da porção medial da pálpebra. Os vasos supratrocleares estão situados 17 a 22 milímetros a partir da linha média. Uma vez que o retalho possa ser estendido por mais de 1 cm abaixo da sobrancelha, o cabelo não precisa ser incluído no retalho. Retalhos paramedianos, que serão reduzidos na primeira cirurgia, devem ser mobilizados com anestesia local sem adrenalina. **UU**, Retalhos paramedianos devem estar do mesmo lado do defeito que eles irão cobrir. Defeitos das áreas doadoras de até 4 cm podem ser fechados por descolamento da região frontal em posição subgaleal em relação à parte lateral da sobrancelha. **VV**, Retalho paramediano no local. O tecido exposto começará a sofrer um arredondamento e assumir uma disposição tubular, mas a pele pode ser enxertada. Um curativo simples de gaze afrouxada, não aderente e úmida, é o procedimento suficiente. **WW**, O retalho paramediano está pronto para desbaste ou divisão e inserção. Quando indicado, cartilagem pode ser colocada por baixo do retalho em uma fase de desbaste primário ou secundário. **XX**, Divisão e inclusão em 3 semanas com desbastamento do retalho residual.

CAPÍTULO 95 Retalhos Locais para a Reconstrução Facial **997**

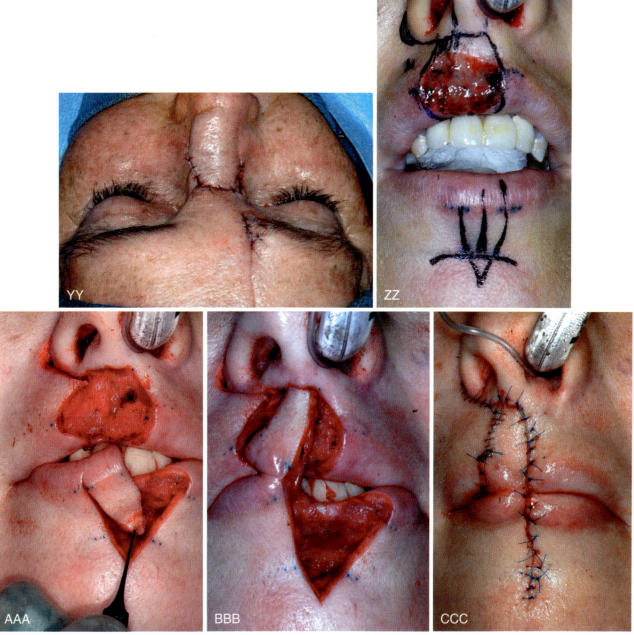

Figura 95-5 (Cont.) **YY,** Depois da divisão e da inserção. **ZZ,** O retalho de Abbe no lábio pode ser projetado para substituir todo o defeito (com extensão para o limite da narina) ou apenas o filtro. Neste caso, a área do filtro vai ser substituída. O vermelhão da margem cutânea foi desenhado com azul de metileno nos lábios superior e inferior. No local dador do lábio inferior, quando existe uma concavidade significativa sob o vermelhão, uma Z-plastia é opcional no sentido de eliminar a retração. **AAA,** O retalho de Abbe é mobilizado, deixando 12 a 13 mm de mucosa anexada. A posição do vaso labial foi observada com a primeira secção através do lábio. A margem do retalho de Abbe terá seu epitélio removido e fixado à base do nariz ou à espinha nasal anterior. O retalho de avanço lateral irá mover medialmente. **BBB,** O retalho foi fixado no local, e os pontos azuis estão prontos para o alinhamento. **CCC,** Retalho de Abbe suturado no local.

998 PARTE VIII Patologia Maligna

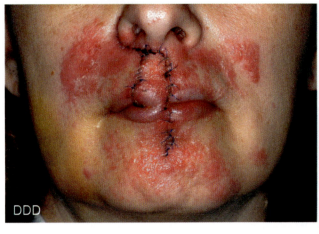

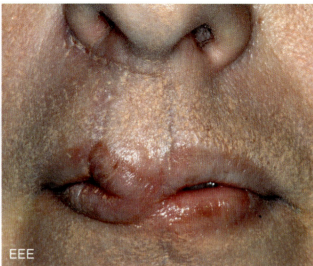

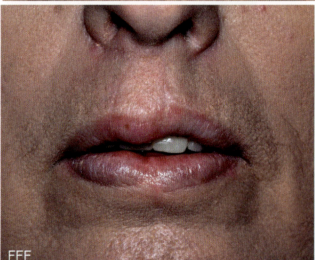

Figura 95-5 *(Cont.)* **DDD,** Após 1 semana, a pomada antibiótica produziu uma reação alérgica. O paciente interrompeu a pomada e aplicou hidrocortisona na região afetada. **EEE,** Com 3 semanas, a divisão e a inserção foram realizadas na clínica sob anestesia local. Não há necessidade de incluir os dentes, e a restrição de dieta foi apenas de textura. **FFF,** Quando o tecido adquiriu consistência apropriada, alguns meses após a divisão e inserção, pequenas revisões podem ser realizadas.

TÉCNICA: Conceitos Básicos no Desenho do Retalho Local *(Cont.)*

RETALHOS INTERPOLADOS
Os retalhos interpolados (p. ex., o retalho paramediano da região frontal) são semelhantes ao retalho transposicional, anteriormente descrito, mas a base do retalho não é contígua ao defeito. O pedículo se estende por uma faixa de tecido interposto. Um processo secundário irá necessitar da divisão e da inserção do pedículo e o retalho.

Retalho Frontal Paramediano
O retalho frontal paramediano é um retalho ideal para reconstruir defeitos nasais maiores do que 1,5 cm. Há uma correspondência de cor semelhante ao local receptor e uma morbidade mínima no sítio doador. O retalho é axialmente afastado da artéria supratroclear, localizada a cerca de 17 a 24 mm lateralmente à linha mediana (Quadro 95-6).

QUADRO 95-6 Dicas no Retalho Frontal Paramediano

Comentários
1. Abundante suprimento de sangue (com base axial)
2. Potencial para dois ou três retalhos frontais orientados verticalmente
3. Retalho mais fino na sua extremidade não irá comprometer o suprimento sanguíneo; a artéria supratroclear segue superficial ao tecido subcutâneo/subdérmico, em um ponto aproximadamente 1 cm acima do nível da sobrancelha[25]
4. Pele excelente para se ajustar da região frontal até o nariz

Cuidados
1. Uma segunda cirurgia é necessária para a separação do pedículo, em 3 semanas
2. Cicatriz em sítio doador visível[26,27]

TÉCNICA: Conceitos Básicos no Desenho do Retalho Local (Cont.)

Conceitos Chave dos Retalhos Frontais Paramedianos

1. Em não fumantes com pele espessa, a porção distal do retalho pode ser enucleada do músculo e da gordura subcutânea. Os dois estágios de divisão e inserção podem, então, ocorrer. Para afinar a pele em defeitos de 2,5mm ou mais, um procedimento secundário intermediário é aconselhável em 2 a 3 semanas.
2. Uma demora de 3 semanas é recomendada antes da separação do pedículo para permitir que um suprimento colateral adequado de sangue se desenvolva no local receptor.
3. Retalhos mais amplos do que 4,5 cm são muito extensos para permitir o fechamento completo do local doador secundário.[25] Nesse caso, uma cicatrização secundária ou a expansão da pele pode ser considerada.

Complicações Pós-operatórias

As complicações mais comuns incluem necrose de tensão da ferida, hemorragia, hematoma ou seroma e infecção.[28] As causas mais comuns de necrose na margem da ferida são a isquemia associada ao tabagismo e o encurtamento da base do retalho, como resultado da remoção de um cone em pé.[28]

Um retalho local pode distorcer a anatomia adjacente, especialmente nas regiões perioral e periorbital. A distorção periorbital produz uma esclera aparente ou ectrópio. Com a pele pilosa, há um potencial de distribuição e direção anormal do cabelo. Por exemplo, uma pele da bochecha, não pilosa, idealmente não deve ser movida para o lábio de um homem com pelos. Técnicas envolvendo transplante de cabelo ou remoção de cabelo a laser podem corrigir alguns desses resultados.

Deformidades "em almofada" ou "em alçapão" podem ocorrer após transferência de tecido local. Etiologias incluem a falta de descolamento periférico para compensar retração do retalho, obstrução linfática, tecido subcutâneo excessivo no retalho, retração assimétrica de tecidos durante a cicatrização e um retalho muito pequeno. Opções para atenuar esses efeitos adversos incluem dermoabrasão, revisão ou diminuição de volume do retalho, além de injeções intralesionais de corticoides.[28]

Referências

1. Kayser M: Surgical flaps: selected readings, *Plast Surg* 9(2), 1999.
2. Patel K, Sykes J: Concepts in local flap design and classification, *Oper Tech Otolaryngol* 22:13-23, 2011.
3. Hom D, Godin G: Skin flap physiology. In Baker S, editor: *Local flaps in facial reconstruction*, ed 2, St. Louis, 2007, Elsevier.
4. Zide M, Trokel Y: Head and neck skin cancer, ed 3, Miloro M, Ghali GE, Larsen PE, Waite PD, editors: *Peterson's principles of oral and maxillofacial surgery*, volume 1, Shelton, 2012, People's Medical Publishers.
5. Baker S: Flap classification and design. In Baker S, editor: *Local flaps in facial reconstruction*, ed 2, St. Louis, 2007, Elsevier.
6. Taylor GI, et al: *Plast Reconstr Surg* 127(4):1447-1459, 2011.
7. Saint-Cyr M, et al: The perforasome theory: vascular anatomy and clinical implications, *Plast Reconstr Surg* 124:1529-1544, 2009.
8. Zoulmalan R, Murakami C: Facial flap complications, *Facial Plast Surg* 28:347-353, 2012.
9. Dzubow L: Advancement flaps. *Facial flaps, biomechanics and regional application*, East Norwalk, Conn., 1990, Appleton, Lange.
10. Krishnan R, et al: Advancement flaps: A basic theme with many variations, *Dermatol Surg* 31:8(2), 986-994, 2005.
11. Sugg K, Cederna P, Brown D: The V-Y advancement flap is equivalent to the Mustarde flap for ectropion prevention in the reconstruction of moderate-size lid-cheek junction defects, *Plast Reconstr Surg* 131(1):28-36, 2012.
12. Salmon P, Klassen M: The rotating island pedicle flap: an aesthetic and functional improvement on the subcutaneous island pedicle flap, *Dermatol Surg* 30:9, 2004.
13. Braun M, Cook J: The island pedicle flap, *Dermatol Surg* 31:8(2), 995-1005, 2005.
14. Yoo S, Miller S: The crescentic advancement flap revisited, *Dermatol Surg* 29:8, 2003.
15. Harahap M: The modified bilateral advancement flap, *Dermatol Surg* 27:5, 2001.
16. Baker S: Rotation flaps. In Baker S, editor: *Local flaps in facial reconstruction*, ed 2, St. Louis, 2007, Elsevier.
17. Throckmorton G, et al: The geometry of skin flap reconstruction, *J Oral Maxillofac Surg* 68:2545, 2010.
18. Dzubow L: Facial flaps biomechanics and regional application. *Facial flaps, biomechanics and regional application*, East Norwalk, Conn, 1990, Appleton and Lange.
19. Goldmand G: Rotation flaps, *Dermatol Surg* 31:8(2), 1006-1013, 2005.
20. Zide MF, Topper D: Pivot point and secondary defect problems with rotation flaps, *J Oral Maxillofac Surg* 62(9):1069-1075, 2004.
21. Ahuja RB: Geometric considerations in the design of rotation flaps in the scalp and forehead region, *Plast Reconstr Surg* 81:900, 1988.
22. Ahuja RB: Mechanics of movement for rotation flaps and a local flap template, *Plast Reconstr Surg* 83:733, 1989.
23. Tamborini F, et al: A modified rhomboid flap: the "diamond flap", *Dermatol Surg* 38:11, 2012.
24. Chasmar L: The versatile rhomboid (Limberg) flap, *Can J Plast Surg* 15(2):67-71, 2007.
25. Baker S: Interpolated paramedian forehead flaps. In Baker S, editor: *Local flaps in facial reconstruction*, ed 2, St. Louis, 2007, Elsevier.
26. Kishi K, et al: Alternative 1-step nasal reconstruction technique, *Arch Facial Plast Surg* 2:116-121, 2012.
27. Schreiber NT, Mobley SR: Elegant solutions for complex paramedian forehead flap reconstruction, *Facial Plast Surg Clin North Am* 19(3):465-479, 2011.
28. Chu E, Byrne P: Local flaps 1: Bilobed, rhombic, and cervicofacial, *Facial Plast Surg Clin North Am* 17(3):349-360, 2009.

CAPÍTULO 96

Pan-endoscopia

Michael R. Markiewicz e Tuan G. Bui

CAPÍTULO 97

Cricotireoidotomia e Traqueostomia

Fayette C. Williams e Brett Shirley

Material Necessário

Suturas adequadas
Afastadores Army/Navy
Afastadores Senn
Anestésico local com vasoconstritor
Dilatador Trousseau

Esponjas Kittner
Gancho para cricoide
Gancho traqueal
Laços Trach ou tira de velcro

Lâminas n°s 15 e 11
Seringa estéril de 10 cc
Tesoura Mayo
Tubo de traqueostomia

Histórico do Procedimento

Somente a partir do século XX a traqueostomia foi considerada um procedimento verdadeiramente seguro, previsível e rotineiro. Vias aéreas cirúrgicas já tinham sido criadas somente por alguns corajosos que arriscaram a perda de suas reputações. O procedimento foi, com frequência, condenado e apenas tempos depois redescoberto. Embora os egípcios, provavelmente, tenham realizado as primeiras traqueostomias por volta de 3600 a.C., como retratado em tabletes antigos, a primeira referência "médica" registrando a presença de uma cicatriz curada de traqueostomia foi descrita em 2000 a.C., no livro sagrado da medicina hindu, *Rig-Veda*. A primeiro descrição escrita conhecida envolvendo a técnica da traqueostomia veio do Egito, por volta de 1500 a.C., durante o período de Imhotep. Em 100 a.C., Asclépio descreveu a técnica dessa cirurgia, embora outros especialistas de sua época tenham condenado o procedimento. Enquanto Hipócrates referiu os riscos às artérias carótidas como a principal razão para evitar uma traqueostomia, Aretaeus da Capadócia alertou sobre as complicações infecciosas.[1] Mais tarde, o entusiasmo de Asclépio sobre a traqueostomia foi ridicularizado por Celius Aurelianus, tendo sido referido como "sem sentido, frívolo e, até, uma invenção criminosa de Asclépio". Muito da nossa compreensão histórica sobre a traqueostomia vem de lendas passadas através do tempo. Alexandre, o Grande, teria usado sua espada para abrir a traqueia de um soldado que tinha sofrido um sufocamento ao engolir um osso. O Talmude Babilônico descreveu a colocação de uma palheta na traqueia dos recém-nascidos para ajudar na ventilação.[2] Dante proclamou a traqueostomia como "uma punição apropriada para um pecador nas profundezas do Inferno".

Talvez o relatório detalhado mais interessante tenha vindo de Antyllus, em 100 d.C. Sua descrição de uma incisão horizontal entre os anéis da traqueia espelha a técnica mais tradicionalmente usada hoje em dia. Os relatos históricos eram escassos até o Renascimento. Durante os séculos XVI e XVII, publicações de Brasavola, Sanctorius e Habicot informaram sobre traqueostomia como solução para a obstrução das vias aéreas devido a infecções e corpos estranhos. Em 1883, Trousseau relatou que a traqueostomia foi um salva-vidas para 200 pacientes com difteria.[1]

Em 1921, Chevalier Jackson consolidou as modernas indicações e técnicas envolvendo a traqueostomia, embora ele ainda desaconselhasse a cricotireoidotomia. Atualmente, a traqueostomia é realizada rotineiramente como um procedimento eletivo.

Indicações para Uso dos Procedimentos

Indicações para traqueostomia e cricotireoidotomia têm sido debatidas durante séculos, mas os debates envolvendo as indicações são mais racionalizados.[3] A maioria das indicações pode ser resumida como a obstrução das vias aéreas superiores ou a obstrução iminente das vias aéreas superiores.[4] A *traqueotomia* se refere ao processo de criar uma abertura na traqueia, enquanto a *traqueostomia* está relacionada à manutenção de uma abertura real resultante do primeiro procedimento. Os dois termos são frequentemente usados de forma alternada.

A entubação prolongada é uma indicação comum para uma traqueostomia. Se estiver previsto que um paciente vai necessitar de uma ventilação mecânica por mais de 7 a 10 dias, a traqueostomia é indicada. Tem sido demonstrado que esse procedimento melhora o conforto do paciente e diminui a incidência de pneumonia, além de encurtar o período de hospitalização.[5] A lesão da glote devido à intubação prolongada também é evitada com uma traqueostomia precoce.

A incapacidade de entubação é uma indicação para a realização de uma traqueostomia ou cricotireoidotomia, dependendo da urgência da situação e do material disponível. Quando se considera uma cricotireoidotomia, outras manobras associadas a problemas das vias aéreas também devem ser consideradas. Da mesma forma, pacientes com obstrução das vias aéreas superiores e estridor, falta de ar, retrações ou paralisia das pregas vocais bilateralmente são indicados para a criação de uma via aérea cirúrgica.[6]

Traumatismos da cabeça e do pescoço, incluindo fraturas da face, também podem ser indicação para uma via aérea cirúrgica. Esse recurso também pode incluir um enfisema subcutâneo grave, edema das vias aéreas e fraturas da face que comprometam as vias aéreas. Os pacientes com esses achados, progredindo para o comprometimento das vias aéreas, devem ser considerados para uma via aérea cirúrgica.

A traqueostomia é o padrão ouro para o tratamento da apneia do sono obstrutiva, com uma taxa de cura de até 100%. Ela cria um desvio da área de obstrução e pode ser usada como um tratamento temporário ou permanente (traqueostomia forrada de pele), dependendo da gravidade da doença.[8]

A traqueostomia é útil nos procedimentos cirúrgicos extensos da cabeça e do pescoço, relacionada ao controle da via aérea durante a cirurgia e no período pós-operatório imediato. O cirurgião deve considerar uma traqueostomia quando uma grande cirurgia da cabeça e do pescoço é capaz de causar um edema significativo das vias aéreas superiores ou comprometer a capacidade do paciente em manter uma via aérea segura.

Contraindicações e Limitações

Não existem contraindicações absolutas, mas há casos nos quais a técnica cirúrgica pode precisar de alterações, como a presença de um tronco braquiocefálico arterial em posição anormalmente elevada, bócio ou massa na tireoide/laringe. Na população pediátrica, uma cricotireoidotomia é contraindicada devido à anatomia desfavorável e ao elevado risco de estenose traqueal pós-operatória.[7] Portanto, uma traqueotomia formal deve ser realizada na população pediátrica (Fig. 97-1).

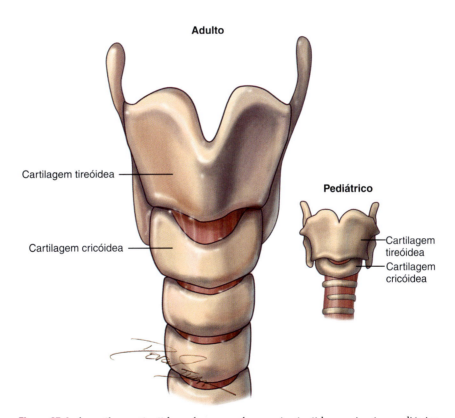

Figura 97-1 A cartilagem tireóidea cobre a membrana cricotireóidea na via aérea pediátrica.

TÉCNICA: Traqueostomia

PASSO 1: Posicionamento

O paciente é posicionado com um rolo sob os ombros e o pescoço em extensão para maximizar a distância entre a cartilagem cricóidea e a fúrcula esternal. Os campos são colocados para incluir a parte superior do tórax, em continuidade com a região do pescoço. Os pontos de referência são palpados e marcados. A fúrcula esternal e a cartilagem cricóidea são as referências mais importantes, uma vez que a dissecção será realizada entre essas duas estruturas. Uma incisão de 4 cm na linha horizontal deve ser realizada no ponto médio entre a fúrcula esternal e a cartilagem cricóidea. Como alternativa, o cirurgião pode simplesmente marcar a incisão equivalente e à largura de 2 dedos, acima do nível do esterno. Se o cirurgião pretende remover o tubo endotraqueal, ele deve preparar o campo cirúrgico com folga suficiente para ser reconectado à cânula de traqueostomia. E se for o anestesista quem vai removê-lo, o tubo deve ser posicionado para acesso sob o campo. Quando uma traqueostomia é realizada como parte de um procedimento maior da cabeça e do pescoço, o tubo endotraqueal é posicionado mais simplesmente, incluindo-o no campo juntamente com toda a cabeça e o pescoço (Fig. 97-2, *A* e *B*).

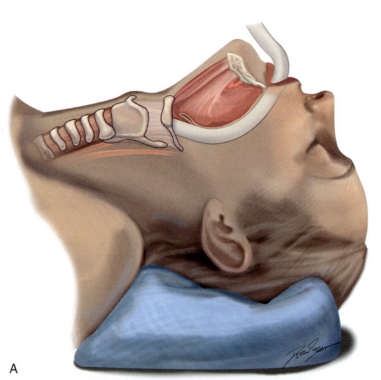

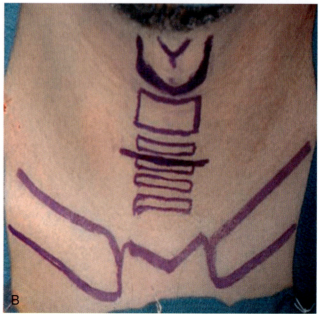

Figura 97-2 **A**, O pescoço é posicionado em extensão para permitir um acesso à traqueia. Um rolo sob os ombros muitas vezes melhora a extensão. **B**, Marcas na pele incluem a cartilagem cricóidea e a fúrcula esternal. A incisão é marcada entre esses pontos de referência.

TÉCNICA: Traqueostomia *(Cont.)*

PASSO 2: Incisão na Pele
A incisão é realizada com um bisturi ou por meio de eletrocauterização baixa, através da pele, no interior da gordura subcutânea. Um eletrocautério mantém uma incisão mais hemostática e não provoca uma cicatriz pior, porque a ferida cicatriza secundariamente, de forma definitiva, após a remoção da traqueostomia. A dissecção é continuada com o eletrocautério em um plano horizontal até que os músculos infra-hióideos sejam atingidos. Veias jugulares anteriores superficiais são comumente encontradas neste plano. Essas veias são, muitas vezes, bem calibrosas e devem ser ligadas por meio de suturas, se não for possível retraí-las lateralmente.

No paciente obeso, um "tampão" de gordura subcutânea pode ser removido para baixo em relação aos músculos infra-hióideos, a fim de facilitar a dissecção profunda. A fáscia sobre os músculos infra-hióideos é atingida, e a rafe avascular é identificada verticalmente na linha média entre esses músculos. Uma esponja enrolada em torno do dedo do cirurgião pode ser usada para deslocar verticalmente esse plano aberto, definindo a anatomia. Afastadores de Senn são usados para tracionar o tecido subcutâneo superior e inferiormente. Um afastador de Weitlaner também pode ser utilizado para retrair verticalmente, na necessidade de uma autorretenção (Fig. 97-2, *C*).

PASSO 3: Secção dos Músculos Infra-hióideos
A dissecção continua com eletrocauterização, verticalmente na rafe da linha mediana, entre os músculos infra-hióideos. Uma vez que a fáscia sobre a glândula tireoide é atingida, os músculos infra-hióideos podem ser afastados da glândula por meio de dissecção romba. Isso permite que os afastadores Army/Navy sejam posicionados sob os músculos infra-hióideos para expor o istmo da tireoide. Uma técnica alternativa para a retração lateral dos músculos infra-hióideos é prender a margem medial dos músculos com um *clamp* Allis e retrair lateralmente. Esses *clamps* são adequados para sustentar os tecidos, mantendo-os pendentes ao lado do pescoço pelo seu próprio peso, auxiliando na retração lateral dos músculos infra-hióideos. A traqueia e a cartilagem cricóidea devem ser palpadas novamente, nesta fase, para garantir que a dissecção seguirá até a região do segundo anel traqueal (Fig. 97-2, *D* e *E*).

(Continua)

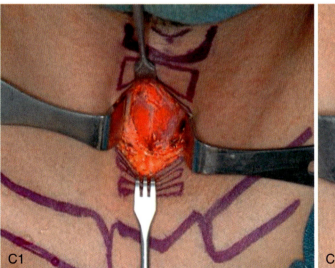
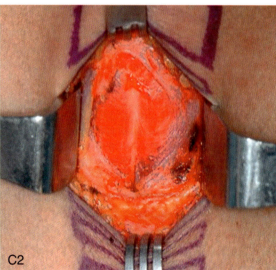

Figura 97-2, *(Cont.)* **C,** Após a dissecção através do plano subcutâneo, os músculos infra-hióideos e a rafe da linha média são visualizados.

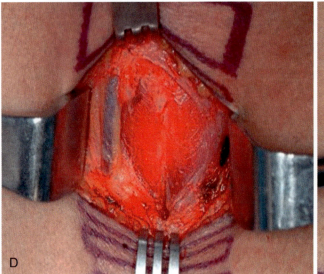 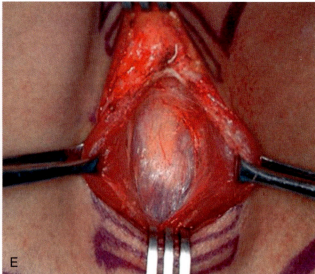

Figura 97-2, (Cont.) **D**, Depois de mobilizar os músculos infra-hióideos lateralmente, afastadores Army/Navy são colocados profundamente aos músculos infra-hióideos. **E**, Os músculos infra-hióideos também podem ser retraídos lateralmente utilizando-se *clamps* de Allis.

TÉCNICA: Traqueostomia *(Cont.)*

PASSO 4: Secção da Glândula Tireoide

O istmo da glândula tireoide deve ser acessado após a retração dos músculos infra-hióideos. Embora alguns cirurgiões recomendem uma retração superior ou inferior da glândula, um sangramento problemático pode surgir no pós-operatório à medida que o tubo de traqueostomia tenha atrito contra o istmo da tireoide. A secção do istmo permite que a glândula tireoide seja movida para fora do campo e diminui a chance de sangramento pós-operatório. A glândula tireoide é facilmente seccionada verticalmente, na linha média, com um cautério. O emprego de um cautério lento e profundo através dessa glândula altamente vascular é recomendado para garantir a hemostasia. O cirurgião deve ter cuidado porque a traqueia se situa profundamente ao istmo da tireoide. Para evitar uma entrada inadvertida na traqueia com o cautério, a glândula tireoide deve ser mobilizada e a traqueia levantada com uma pinça hemostática. Essa manobra permite o acesso do cautério através da glândula tireoide, permitindo, ao mesmo tempo, proteger com segurança as vias aéreas subjacentes. Uma vez que a glândula tireoide seja seccionada, os anéis traqueais são expostos e limpos com esponjas Kittner. Bolsas laterais são criadas imediatamente adjacentes à traqueia (profundamente à glândula tireoide) e os afastadores Army/Navy são aplicados para retrair lateralmente os tecidos moles. Essa manobra cria um acesso seguro diretamente sobre a parede anterior da traqueia, permitindo a entrada na via aérea. Esses afastadores não devem ser removidos até que o tubo da traqueostomia esteja posicionado e o anestesista confirme que a ventilação é adequada (Fig. 97-2, *F* e *G*).

PASSO 5: Entrada na Traqueia

A comunicação com a equipe de anestesia é fundamental durante este passo. Rigorosa hemostasia deve ser obtida antes de entrar nas vias aéreas, considerando que a cauterização, em um ambiente rico em oxigênio, é capaz de levar a queimaduras na via aérea. O manguito do tubo de traqueostomia deve ser testado com uma seringa de 10 cc para verificar a ausência de dobras. O manguito no tubo endotraqueal é desinsuflado e avançado 5 cm para evitar o seu rompimento ao entrar na via aérea com um bisturi. Um gancho cricoide pode ser colocado em torno da cartilagem cricóidea para estabilizar a traqueia. A incisão traqueal programada é uma questão de preferência pessoal do cirurgião. Múltiplos desenhos de incisões traqueais têm sido defendidos, embora nenhuma diferença nos resultados tenha sido referida. Incisões comuns para entrar na traqueia incluem uma incisão vertical envolvendo os anéis 2 e 3, uma incisão horizontal entre os anéis 2 e 3, uma incisão cruzada e uma incisão em "forma de H". Um retalho de base inferiormente posicionado na parede anterior da traqueia é descrito a seguir.[8] Uma incisão horizontal de 1 cm é realizada com uma lâmina nº 11 entre o primeiro e segundo anéis da traqueia. Incisões de liberação vertical são realizadas inferiormente, de cada lado, através dos segundo e terceiro anéis da traqueia, para desenvolver um retalho em forma de língua inferiormente posicionado. O tubo endotraqueal é visualizado no interior da traqueia. Se necessário, o manguito pode ser reinsuflado de modo a manter a ventilação até que o tubo endotraqueal esteja pronto para ser retirado. Uma sutura Vicryl 3-0 é usada para fixar o retalho traqueal à derme da incisão na pele inferior por meio de uma sutura horizontal em coxim. Isso permite que o estoma permaneça no paciente se ocorrer uma descanulização acidental no período pós-operatório imediato. Suturas de reparo temporárias com Prolene 2-0 podem ser adicionalmente realizadas através dos anéis da traqueia, lateralmente à abertura traqueal, se necessário (Fig. 97-2, *H* e *I*).

(Continua)

CAPÍTULO 97 Cricotireoidotomia e Traqueostomia **1017**

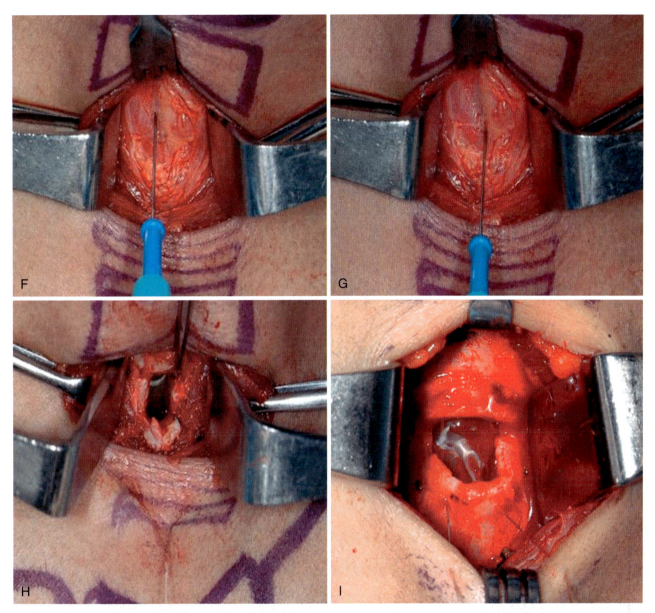

Figura 97-2, (Cont.) **F**, O istmo da glândula tireoide é levantado da traqueia e seccionado com um cautério. **G**, Os afastadores Army/Navy são posicionados diretamente junto à traqueia. A hemostasia é confirmada antes da entrada nas vias aéreas. **H**, Um retalho com apoio inferior é seccionado rebatido inferiormente para revelar o tubo endotraqueal na traqueia. **I**, O retalho traqueal é suturado à derme com Vicryl 3-0. O tubo endotraqueal é, ainda, visualizado no interior do lúmen.

TÉCNICA: Traqueostomia (Cont.)

PASSO 6: Colocação do Tubo de Traqueostomia

Um tubo de traqueostomia de tamanho apropriado é selecionado, normalmente um tamanho 6 ou 8, dependendo do paciente adulto. Um tubo de traqueostomia especial com aumento do comprimento proximal é útil para pacientes obesos com um aumento da distância entre a traqueia e a pele. O manguito do tubo endotraqueal é desinsuflado à medida que o cirurgião observa através da janela traqueal recém-criada. Uma vez que a extremidade biselada do tubo endotraqueal atinja a margem superior da abertura, o tubo é mantido nessa posição até que o tubo de traqueostomia esteja seguro. Isso permite a progressão do tubo endotratraqueal de volta à sua posição original na traqueia, caso o cirurgião tenha dificuldade em colocar o tubo da traqueostomia. A via aérea é aspirada e livre do sangue, e o tubo de traqueostomia é delicadamente introduzido na traqueia. A força nunca deve ser necessária, pois isso indica a presença de um estoma muito pequeno ou um tubo de traqueostomia mal posicionado fora da traqueia. Um dilatador de Trousseau pode ser útil para ampliar a abertura traqueal, se necessário. O obturador é imediatamente removido do exterior da cânula e substituído pela cânula interna, que está bloqueada no local. O manguito é insuflado com uma seringa de 10 cc e o circuito de anestesia é ligado ao tubo de traqueostomia. A equipe de anestesia verifica a ventilação e o retorno do nível de CO_2 ao final da expiração antes da remoção do tubo endotraqueal e dos retratores Army/Navy. As flanges do tubo de traqueostomia são suturadas sobre a pele com suturas de seda 2-0. Um cadarço em torno do pescoço pode ser utilizado, mas, no contexto de cirurgia da cabeça e do pescoço com reconstrução por retalho, seu uso é desencorajado (Fig. 97-2, *J* e *K*).

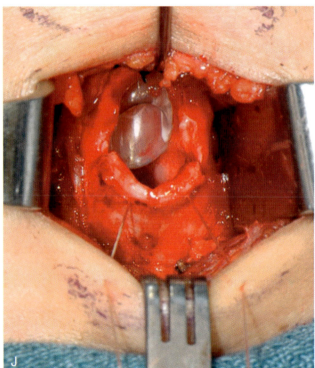
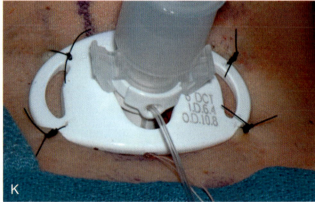

Figura 97-2, (Cont.) **J,** O tubo endotraqueal é removido, em um movimento lento, superiormente até que a extremidade do tubo seja posicionada na parte superior da janela da traqueia. **K,** O tubo de traqueostomia é introduzido no interior da via aérea sob visão direta. (**B-K,** Cortesia do Dr. Edward Ellis III.)

TÉCNICA ALTERNATIVA: Cricotireoidotomia

A cricotireoidotomia é uma alternativa cirúrgica da via aérea utilizada em casos de emergência envolvendo o comprometimento das vias aéreas. A maioria dos algoritmos de comprometimento das vias aéreas coloca a cricotireoidotomia como opção final no cenário de "não pode entubar, não pode ventilar". As vantagens das cricotireoidostomias incluem a distância mínima entre a pele e as vias aéreas e a ausência de grandes estruturas vasculares.

A mão não dominante do cirurgião deve palpar a membrana cricotireóidea com o dedo indicador e estabilizar a laringe com o polegar e o dedo médio. Uma incisão vertical na pele é recomendada para facilitar um prolongamento superior ou inferior, se necessário. O bisturi é usado a fim de seccionar para baixo, através da pele e do tecido subcutâneo, em direção à membrana cricotireóidea. A palpação através da incisão aberta confirma a posição da membrana cricotireóidea. Um sangramento problemático pode ocorrer, mas é de importância secundária em uma situação aguda das vias aéreas. O cirurgião entra na membrana cricotireóidea, transversalmente, com o bisturi. Em um campo com sangramento, essa incisão é realizada por palpação, logo acima da cartilagem cricóidea. A pinça hemostática é, muitas vezes, necessária para ampliar esse espaço o suficiente para aceitar um tubo de traqueostomia. Como alternativa, um tubo endotraqueal sangrento em geral está imediatamente presente nessa situação infeliz e pode ser inserido na cricotireoidostomia. Um pequeno tubo é aconselhável. O circuito de anestesia é conectado ao tubo e a ventilação é verificada. A conversão imediata para uma traqueotomia formal deve ser considerada; nesse caso, a incisão da cricotireoidotomia é deixada para fechar espontaneamente (Fig. 97-3).

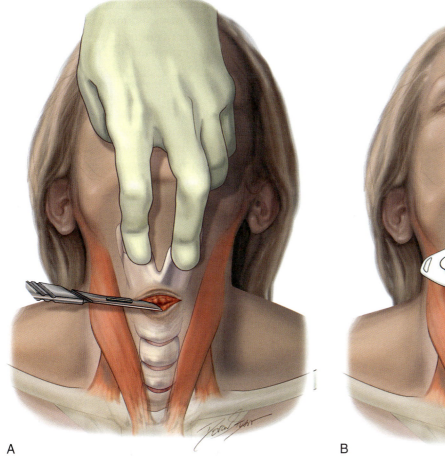
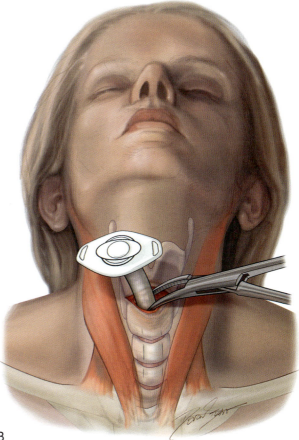

Figura 97-3 **A**, Para a criação de uma via aérea cirúrgica de emergência, a mão não dominante do cirurgião estabiliza a traqueia enquanto a outra mão a secciona. **B**, Devido à abertura limitada da membrana cricotireóidea, uma pinça hemostática romba é útil para alargar o estoma enquanto o tubo é introduzido.

Prevenção e Tratamento das Complicações

A prevenção de complicações intraoperatórias para todos os procedimentos cirúrgicos começa com o planejamento pré-operatório. Embora uma traqueostomia deva, por vezes, ser realizada em um paciente acordado, sob anestesia local, o ideal é ter uma via aérea protegida com um tubo endotraqueal colocado sob anestesia geral. Isso geralmente não é possível quando uma cricotireoidostomia de emergência é necessária, o que resulta em uma taxa de complicações maior do que a da traqueostomia eletiva.[9] Muitas complicações da traqueostomia podem ser evitadas mantendo-se a dissecção na linha média do pescoço.

A palpação e a identificação precisa dos pontos de referência devem ser realizadas antes da incisão. Em um pescoço espesso ou obeso, essa tarefa pode ser mais difícil. Após a incisão ser realizada na gordura subcutânea, a palpação deve, de novo, verificar a orientação adequada. A traqueia deve ser palpada durante todo o processo para manter, com segurança, a dissecção na linha média.

A hemorragia pode ocorrer a partir de uma variedade de fontes. Pequenas veias que cruzam o campo cirúrgico, rotineiramente encontradas, devem ser ligadas. A glândula tireoide muitas vezes sangra durante a secção do istmo, e esse sangramento deve ser cuidadosamente controlado com o cautério. Palpação acima do nível do esterno de uma massa pulsátil deve alertar o cirurgião para uma alta posição do tronco braquiocefálico arterial, o que pode resultar em hemorragia catastrófica, se lesionado. As artérias carótidas comuns podem também ser colocadas em risco se a dissecção se desvia da linha média. A traqueia é móvel em relação ao plano horizontal e pode ser inadvertidamente retraída dentro dos tecidos moles por afastadores Army/Navy. Isso pode permitir um movimento da artéria carótida comum no campo cirúrgico, aumentando o risco de lesões.

Uma fístula traqueoesofágica pode ser criada pela incisão na parede posterior da traqueia e na parede anterior do esôfago. Mais comumente, um tubo de traqueostomia pode ser colocado à força no interior da traqueia, produzindo uma laceração da parede posterior da traqueia com a cânula. A prevenção requer uma visualização do tubo de traqueostomia à medida que ele entra na traqueia, evitando o uso de força inadequada. Pequenas rupturas no esôfago podem ser abordadas colocando-se uma sonda nasogástrica, sob orientação endoscópica, durante o posicionamento do tubo de traqueostomia, distal ao local da lesão, na parede posterior da traqueia. Embora este tratamento conservador deva permitir a cicatrização de pequenos defeitos, defeitos maiores requerem exploração cirúrgica e reparo. Drenagem passiva do local de uma ruptura esofágica é aconselhável.

Um terço de todos os incêndios cirúrgicos ocorre nas vias aéreas com uma atmosfera enriquecida de oxigênio. Se a fisiologia do paciente permite, a equipe de anestesia deve diminuir a fração de oxigênio inspirado (FiO_2) abaixo de 25%, porque o oxigênio é inflamável em 26%.[10,11] Em um ambiente enriquecido com oxigênio, um cautério bipolar é considerado mais seguro do que um cautério monopolar, embora ambos devam ser evitados. Óxido nitroso também é inflamável e não deve ser utilizado.

Se um incêndio das vias aéreas é observado, o cirurgião deve remover imediatamente o tubo endotraqueal das vias aéreas. A traqueia deve ser entubada e a via aerodigestiva avaliada.[11]

Recomendações Pós-operatórias

Vários graus de sangramento são comuns após a traqueostomia. Até 6% dos pacientes podem apresentar sangramento no pós-operatório.[12,13] Felizmente, a maioria dos episódios no início do período pós-operatório se deve a um sangue que escorre lentamente no local e que é facilmente abordado com medidas conservadoras. A glândula tireoide e as veias jugulares anteriores são as fontes mais comuns de hemorragia devido à irritação do tubo de traqueostomia e à hemostasia inadequada no momento da cirurgia. Medidas locais, como compressão hemostática em torno do tubo de traqueostomia, são tratamentos geralmente suficientes. Se o sangramento persistir, uma exploração na sala de cirurgia deve ser considerada. Devemos considerar, ainda, a presença de uma fístula traqueoinominada como fonte de sangramento entre a primeira e a terceira semanas após a cirurgia.[14] Essa complicação devastadora resulta de erosão causada pela extremidade do tubo de traqueostomia na parede anterior da traqueia. Apesar de uma traqueostomia baixa ser associada a esse problema, como maior fator de risco, o tronco braquiocefálico arterial (artéria inominada) tem um curso altamente variável ao longo da traqueia, o que coloca todos os pacientes em risco.[15] Esses pacientes, por vezes, apresentam-se com um tubo de traqueostomia pulsátil ou um significativo "sangramento sentinela", o que deve levar a um exame de fibra óptica da traqueia em busca da fonte de sangramento. Um sangramento abundante deve ser abordado com dissecção e pressão digital retrosternal para ocluir o tronco braquiocefálico arterial (manobra de Utley).[16] Embora a abordagem definitiva tenha, historicamente, consistido em ligadura do tronco braquiocefálico arterial, técnicas endovasculares podem ser consideradas no paciente estável.[17,18]

Tampões de muco e coágulos sanguíneos são fontes comuns de obstrução no interior de tubos de traqueostomia, especialmente na população pediátrica.[19] Cuidados de rotina pela equipe de enfermagem devem incluir a limpeza do interior da cânula várias vezes ao dia. Ar umidificado e aspiração regular também podem minimizar o problema. A detecção precoce é importante porque uma oclusão das vias aéreas pode ser catastrófica.

Decanulação acidental é a maior preocupação durante os primeiros 5 a 7 dias, quando a via entre a traqueia e a pele não amadureceu e um colapso das margens da ferida é possível. Escolher um tubo de traqueostomia de tamanho e comprimento adequados minimiza essa complicação. As flanges do tubo de traqueostomia devem ser suturadas à pele. Laços da traqueostomia ao redor do pescoço também podem ser usados se uma reconstrução com retalho não foi realizada. O cirurgião deve se antecipar ao edema do pescoço, o que pode aumentar a distância da pele até a traqueia. A flange do tubo de traqueostomia irá se mover com a pele e potencialmente decanular o tubo a partir da traqueia, embora as flanges ainda estejam aderidas rentes à pele (fenômeno de deslocamento lento tipo 1).[20] Se o tubo de traqueostomia for completamente removido do estoma, ele deve ser substituído o mais rapidamente possível. Falsa passagem para os tecidos moles peritraqueais é possível nesse cenário. Por último, a entubação orotraqueal como manobra de emergência pode ser considerada se as condições permitirem.

Um movimento não intencional de ar em espaços fechados ocorre de várias formas. Um enfisema subcutâneo é possível quando o ar que extravasa da traqueia não escapa para fora das margens cutâneas. Por essa razão, as margens da pele, em torno de um tubo de traqueostomia, devem ser deixadas em aberto e não suturadas. Pneumotórax e pneumomediastino são possíveis após a traqueostomia e podem ocorrer em até 5% dos casos.[21] A radiografia de tórax é recomendada imediatamente após a cirurgia. Se um pneumotórax é detectado, um dreno torácico deve ser colocado.

Estenose da traqueia é uma complicação, em longo prazo, do estreitamento do lúmen da traqueia. A etiologia mais provável é, a isquemia da parede traqueal devido à pressão de um manguito hiperinsuflado. A pressão do manguito deve ser monitorada e, quando clinicamente apropriado, o manguito deve ser desinsuflado precocemente, no período pós-operatório, para minimizar a isquemia.

Referências

1. Frost EA: Tracing the tracheostomy, *Ann Otol Rhinol Laryngol* 85:618, 1976.
2. Szmuk P, Ezri T, Evron S, et al: A brief history of tracheostomy and tracheal intubation, from the Bronze Age to the Space Age, *Intensive Care Med* 34:222, 2008.
3. Booth JB: Tracheostomy and tracheal intubation in military history, *J R Soc Med* 93:380, 2000.
4. el-Kilany SM: Complications of tracheostomy, *Ear Nose Throat J* 59:123, 1980.
5. Durbin CG Jr: Indications for and timing of tracheostomy, *Respir Care* 50:48, 2005.
6. Goldenberg D, Golz A, Netzer A, Joachims HZ: Tracheotomy: changing indications and a review of 1,130 cases, *J Otolaryngol* 31:211, 2002.
7. Schroeder AA: Cricothyroidotomy: when, why, and why not? *Am J Otolaryngol* 21:195, 2000.
8. Bjork VO: Partial resection of the only remaining lung with the aid of respirator treatment, *J Thorac Cardiovasc Surg* 39:179, 1960.
9. Chew JY, Cantrell RW: Tracheostomy: complications and their management, *Arch Otolaryngol* 96:538, 1972.
10. Thompson JW, Colin W, Snowden T, et al: Fire in the operating room during tracheostomy, *South Med J* 91:243, 1998.
11. Tykocinski M, Thomson P, Hooper R: Airway fire during tracheotomy, *ANZ J Surg* 76:195, 2006.
12. Goldenberg D, Ari EG, Golz A, et al: Tracheotomy complications: a retrospective study of 1130 cases, *Otolaryngol Head Neck Surg* 123:495, 2000.
13. Smith DK, Grillone GA, Fuleihan N: Use of postoperative chest x-ray after elective adult tracheotomy, *Otolaryngol Head Neck Surg* 120:848, 1999.
14. Jones JW, Reynolds M, Hewitt RL, Drapanas T: Tracheo-innominate artery erosion: successful surgical management of a devastating complication, *Ann Surg* 184:194, 1976.
15. Oshinsky AE, Rubin JS, Gwozdz CS: The anatomical basis for post-tracheotomy innominate artery rupture, *Laryngoscope* 98:1061, 1988.
16. Utley JR, Singer MM, Roe BB, et al: Definitive management of innominate artery hemorrhage complicating tracheostomy, *JAMA* 220:577, 1972.
17. Guimaraes M, Schönholz C, Phifer T, D'Agostino H: Endovascular repair of a tracheoinnominate fistula with a stent graft, *Vascular* 16:287, 2008.
18. Hafez A, Couraud L, Velly JF, Bruneteau A: Late cataclysmic hemorrhage from the innominate artery after tracheostomy, *Thorac Cardiovasc Surg* 32:315, 1984.
19. Carr MM, Poje CP, Kingston L, et al: Complications in pediatric tracheostomies, *Laryngoscope* 111:1925, 2001.
20. Dierks EJ: Tracheotomy: elective and emergent, *Oral Maxillofac Surg Clin North Am* 20:513, 2008.
21. Barlow DW, Weymuller EA Jr, Wood DE: Tracheotomy and the role of postoperative chest radiography in adult patients, *Ann Otol Rhinol Laryngol* 103:665, 1994.

CAPÍTULO 98

Excisão Local da Lesão Oral Maligna

Ashish A. Patel e David L. Hirsch

CAPÍTULO 99

Glossectomia

Brian L. Schmidt e Allen Cheng

CAPÍTULO 100

Ressecção Composta

Robert Ord e Donita Dyalram

1022 a 1060

CAPÍTULO 101

Maxilectomia

Melvyn Yeoh

CAPÍTULO 102

Ressecção Orbital

Casper Coppen, Alexander D. Rapidis e Eric Dierks

CAPÍTULO 103

Esvaziamento Cervical

Deepak Kademani e Ketan Patel

1061 a 1097

CAPÍTULO 104

Biópsia de Linfonodo Sentinela em Pacientes com Carcinoma Espinocelular Oral

Ashish A. Patel e R. Bryan Bell

CAPÍTULO 105

Laringectomia

Eric Dierks

CAPÍTULO 106

Faringectomia

Moni Abraham Kuriakose e Swagnik Chakrabarti

1098 a 1133

PARTE IX   Cirurgia Reconstrutiva

CAPÍTULO 107

Retalho do Coxim Adiposo Bucal

Max Diamante

Material Necessário

- Abridor de boca
- Afastador de tecidos moles
- Afastador de bochecha e lábios
- Agulha eletrocauterizadora
- Anestésico local com vasoconstritor
- Eletrocauterizador bipolar
- Elevador periosteal
- Pinças para dissecação
- Pinças de ligadura, hemostáticos
- Lâminas de bisturi nº 15
- Fios de sutura apropriados
- Tesoura Metzenbaum

Histórico do Procedimento

Lorenz Heister identificou pela primeira vez o coxim adiposo bucal (CAB) em 1727. Heister imaginou que ele fosse glandular em sua natureza e o identificou como a *glandula molaris* em seu *Compendium Anatomicum*.

Em 1801, Marie-Francois-Xavier Bichat foi o primeiro a fazer uma descrição anatômica do CAB como um tecido adiposo. Desde então, ele tem sido designado na literatura médica por nomes diferentes, entre eles Bola de Bichat, coxim adiposo mastigatório, coxim sugador e almofada sugadora.

O CAB teve uso clínico limitado por muitos anos. Era considerado um incômodo cirúrgico, pois podia ser encontrado acidentalmente em muitos procedimentos cirúrgicos da cavidade oral e do espaço pterigomaxilar.[1,2] Seu uso aumentou depois que Egyedi[3] descreveu métodos de utilização do CAB para fechar comunicações oronasais e oroantrais e o uso como enxerto pedicular versátil para fechamento de defeitos maxilares pós-cirúrgicos. Tideman et al.[4] descreveu sua anatomia detalhada, bem como sua vascularização e a técnica operatória apropriada. Rapidis et al.[5] Hao[6], Dean et al.[7], Toshihiro et al.[8] e Singh et al.[9] utilizaram CABs pediculares para reconstrução de defeitos orais pós-cirúrgicos de pequeno e médio porte ou lesões malignas.

Indicações para Uso dos Procedimentos

Na última década, muitos relatos descreveram o uso de coxins adiposos bucais como retalhos para reconstrução oral depois da remoção de tumores ou para outras lesões orais. O CAB também foi utilizado com êxito como enxerto pedicular sem recobrimento epitelial em defeitos maxilares, como defeitos da crista alveolar, maxila, palato duro e mole, fissuras, região retromolar da mandíbula e sulcos vestibulares.[10] Além disso, o CAB tem sido utilizado frequentemente para reparar defeitos do palato.[11]

Cirurgias envolvendo o palato duro podem frequentemente deixar defeitos oroantrais ou oronasais, que resultam em dificuldade considerável de fala e deglutição. Devido à sua proximidade estreita com os defeitos orais, o CAB pode ser utilizado para a reconstrução. Ele também pode ser utilizado para reconstruir de forma eficiente os defeitos alveolares maxilares posteriores de tamanho pequeno e médio.[12] Assim, o coxim adiposo bucal pode ser utilizado para cobrir defeitos que resultam de lesões traumáticas ou tumores malignos do tecido mole da cavidade oral.

Enxertos de coxins adiposos pediculares são vantajosos porque reduzem a invasividade e a duração da operação, e os coxins adiposos bucais utilizados para reconstruir defeitos têm mostrado reduzir a dor e o trauma operatório. Além disso, a circulação abundante de sangue até o tecido mole estimula a cura das estruturas próximas. O enxerto de coxim adiposo também funciona como um local para a granulação (limitando, assim, a contração cicatricial), e pode fechar fisicamente espaços mortos de uma área defeituosa.[13] Ademais, o coxim adiposo bucal tem vantagens significativas no tocante ao combate a infecções e à reconstrução, com pouca necrose ou reabsorção (Fig. 107-1).[11]

Usos Clínicos do Retalho do Coxim Adiposo Bucal (Fig. 107-2)

1. Fechamento da comunicação oroantral (COA)/ fístula oroantral (FOA)
2. Reconstrução de defeitos após excisão
3. Fechamento de defeitos da mucosa
4. Tratamento de fibrose subcutânea oral
5. Correção de fissura primária
6. Reconstrução da articulação temporomandibular
7. Membrana em elevação do assoalho do seio
8. Cobertura de defeitos graves de retração gengival
9. Fechamento de defeitos da base do crânio anterior e média
10. Tratamento de osteoradionecrose
11. Cobertura de implantes zigomáticos (técnica extrasseio)

CAPÍTULO 107 Retalho do Coxim Adiposo Bucal

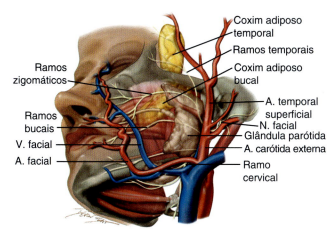

Figura 107-1 Representação esquemática do coxim adiposo bucal (CAB) com referências importantes da face

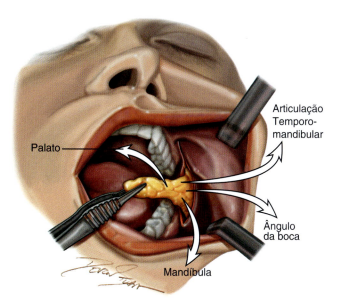

Figura 107-2 Aplicabilidade do coxim adiposo bucal.

Contraindicações e Limitações

O CAB é versátil em termos de localização e aplicações. Pode ser utilizado anteriormente, desde o rebordo alveolar superior da região do canino, até, mas não além de, a linha média do palato, estendendo-se lateralmente ao sulco bucal superior e à mucosa bucal. Posteriormente, pode ser utilizado no palato duro, na região da tuberosidade, na área retromolar, no palato mole (até a linha média) e nos pilares tonsilares anteriores.[14] O fator crítico de sucesso no uso do CAB parece ser o tamanho do defeito tratado. Apesar de a literatura documentar que defeitos de 7 × 5 × 2 cm foram curados com êxito, a maioria dos autores recomenda o tratamento de defeitos de 5×4 cm (tamanho médio) em reconstruções que utilizam o CAB.

Limitações no uso do coxim adiposo bucal incluem:
- Apenas defeitos pequenos e médios podem ser cobertos.
- O CAB pedicular pode ser utilizado somente para cobrir defeitos, não para adicionar volume.
- O procedimento pode resultar numa pequena depressão local.[7]

TÉCNICA: Retalho de Coxim Adiposo Bucal

PASSO 1: Incisão
Sob anestesia local ou geral, é feita incisão na mucosa superior, posterior à área do pilar zigomático, seguida de incisão simples através do periósteo e do revestimento fascial do CAB.

PASSO 2: Exposição da Gordura Bucal
Dissecção romba suave com pinça hemostática curva e fina e tesoura Metzenbaum anterior e medialmente ao processo coronoide expõe a gordura bucal amarelada. O corpo do retalho adiposo bucal e da extensão bucal são suavemente mobilizados, com cuidado para não romper a cápsula delicada e o plexo vascular e para preservar uma base o mais ampla possível.

PASSO 3: Dissecção
É necessária dissecção romba adicional com duas pinças hemostáticas: uma é utilizada para puxar suavemente a parte emergente, e a outra é utilizada para dissecar os tecidos no entorno do CAB. Deve-se evitar sucção mecânica depois que o CAB estiver exposto. Pode-se também aplicar pressão externa no nível da região do arco zigomático para ajudar na mobilização do retalho (Fig. 107-3, *B*)

PASSO 4: Mobilização
Depois de o CAB ter sido dissecado e estar livre dos tecidos adjacentes, ele é suavemente removido, suspenso e aplicado por sobre o defeito.

PASSO 5: Fechamento
O retalho é suturado às extremidades da mucosa com sutura poliglactina 3-0, certificando-se de que não está sob tensão excessiva (Fig. 107-3, *C*)

1136 PARTE IX Cirurgia Reconstrutiva

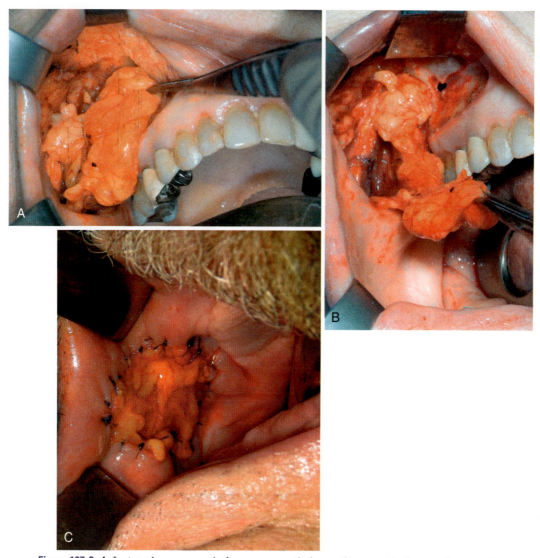

Figura 107-3 **A,** Incisão da mucosa oral adjacente ao vestíbulo maxilar na região do segundo e terceiro dentes molares. **B,** Dissecção romba dentro do espaço bucal permite que o coxim adiposo bucal seja mobilizado na cavidade oral. **C,** Fechamento do retalho e inserção.

TÉCNICA ALTERNATIVA 1: Reconstrução da Articulação Temporomandibular (ATM)

Acessa-se o CAB através da mesma incisão pré-auricular que é utilizada na exposição da anquilose da ATM. O corpo principal do CAB e sua extensão temporal estão muito próximos do processo coronoide e do tendão do músculo temporal. A dissecção romba é feita com pinça hemostática curva, anterior e medialmente ao processo coronoide, para romper o periósteo.

Um assistente aplica pressão externa sobre a área da bochecha. O CAB pode ser manipulado facilmente e levado à região da ATM. Dependendo da quantidade de gordura exigida, são utilizados o processo bucal ou temporal (ou ambos). O CAB é suturado ao tecido adjacente com uma ou duas suturas absorvíveis, utilizando-se uma agulha curva de corpo redondo.[15-17]

TÉCNICA ALTERNATIVA 2: Reconstrução da Base do Crânio

Com um retalho de osso orbitozigomático ou retalho supraorbital ou orbital lateral, a margem superior do CAB recobre o local da osteotomia, e sua dissecção é feita pela mobilização do seu corpo e dos processos bucal e temporal no pedículo vascularizado, que é apresentado pelo processo pterigopalatino.

Este último é longo o suficiente de modo a deslocar o CAB para o defeito da base do crânio.[18] Uma pinça fenestrada ou de apreensão é utilizada para segurar o corpo e o processo temporal, que são puxados suavemente junto com o processo bucal.[19]

Prevenção e Tratamento das Complicações

Entre as poucas complicações associadas ao uso do CAB, estão a recorrência da FOA e a perda parcial do retalho, que são observadas na maior parte das vezes em defeitos grandes.[20-23] Uma rara mudança visível do contorno da face de pacientes já foi relatada, somente quando o retalho adiposo bucal é utilizado na reconstrução de defeitos graves. O cirurgião deve considerar uma lipectomia contralateral bucal para corrigir essa alteração. Deformidades das bochechas também já foram relatadas.[24,25] Trismos de cicatrização já foram citados, principalmente quando o CAB é utilizado na reconstrução do trígono retromolar ou em defeitos da mucosa bucal. Hematomas ocasionais e hemorragia também já foram relatados; considerou-se que foram causados por problemas com um dos pedículos do retalho,[14] e responderam a tratamento conservador. Obliterações leves do vestíbulo, que se corrigem com o tempo, também foram descritas.

Recomendações Pós-operatórias

Nas primeiras 24 horas, o paciente deve seguir dieta líquida restrita, seguida de duas semanas de dieta pastosa. Deve-se instruir os pacientes a não assoar o nariz com força por no mínimo duas a três semanas. Inicia-se um regime antibiótico (p. ex., amoxicilina + clavulanato) que dá cobertura para patógenos normais dos seios maxilares. Opcionalmente, pode-se prescrever um enxágue bucal com gluconato de clorexidina a 0,12%.

Referências

1. Messenger KL, Cloyd W: Traumatic herniation of the buccal fat pad: report of a case, *Oral Surg Oral Med Oral Pathol Oral Radiol Endod* 43:41, 1977.
2. Wolford DG, Stapleford RG, Forte RA, Heath M: Traumatic herniation of the buccal fat pad: report of case, *J Am Dent Assoc* 103:593, 1981.
3. Egyedi P: Utilization of the buccal fat pad for closure of oro-antral and/or oro-nasal communications, *J Maxillofac Surg* 5:241, 1977.
4. Tideman H, Bosdnquet A, Scott J: Use of the buccal fat pad as a pedicled graft, *J Oral Maxillofac Surg* 44:435, 1986.
5. Rapidis AD, Alexandridis CA, Eleftberiadis E, Angelopoulos AP: The use of the buccal fat pad for reconstruction of oral defects: review of the literature and report of 15 cases, *J Oral Maxillofac Surg* 58:158, 2000.
6. Hao SP: Reconstruction of oral defects with the pedicled buccal fat pad flap, *Otolaryngol Head Neck Surg* 122:863, 2000.
7. Dean A, Alamillos F, Garcia-Lopez A: The buccal fat pad in oral reconstruction, *Head Neck* 23:383, 2001.
8. Toshihiro Y, Nariai Y, Takamura Y, et al: Applicability of buccal fat pad grafting for oral reconstruction, *Int J Oral Maxillofac Surg* 42(5):604, 2012.
9. Singh V, Bhagol A, Kumar I, Dhingra R: Application of the buccal fat pad in oral and maxillofacial reconstruction: review of 35 cases, *J Oral Maxillofac Surg Med Pathol* 24:27, 2012.
10. Baumann A, Ewers R: Application of the buccal fat pad in oral reconstruction, *J Oral Maxillofac Surg* 58:389, 2000.
11. Hai HK: Repair of palatal defects with unlined buccal fat pad grafts, *Oral Surg* 65:523, 1988.
12. Amin MA, Bailey BMW, Swinsona B, Witherowa H: Use of the buccal fat pad in the reconstruction and prosthetic rehabilitation of oncological maxillary defects, *Br J Oral Maxillofac Surg* 43:48, 2005.
13. Shibahara T, Watanabe Y, Yamaguchi S, et al: Use of the buccal fat pad as a pedicle graft, *Bull Tokyo Dent Coll* 37:161, 1996.
14. Chakrabarti J, Tekriwal R, Ganguli A, et al: Pedicled buccal pad flap for intraoral malignant defects: a series of 29 cases, *Indian J Plast Surg* 42:36, 2009.
15. Rattan V: A simple technique for use of buccal pad of fat in long-term viability of temporalis muscle/fascia flap, *J Oral Maxillofac Surg* 64:1447, 2006.
16. Singh V, Dhingra R, Sharma B, et al: Retrospective analysis of use of buccal fat pad as an interpositional graft in temporomandibular joint ankylosis: preliminary study, *J Oral Maxillofac Surg* 69:2530, 2011, e6.
17. Singh V, Dhingra R, Bhagol A: Prospective analysis of temporomandibular joint reconstruction in ankylosis with sternoclavicular graft and buccal fat pad lining, *J Oral Maxillofac Surg* 70(4):997, 2011.
18. Jackson I: Anatomy of the buccal fat pad and its clinical significance, *Plast Reconstr Surg* 103(7):2059-2060, 1999.
19. Cherekaev V, Golbin D, Belov A: Translocated pedicled buccal fat pad: closure of anterior and middle skull base defects after tumor resection, *J Craniofac Surg* 23:98, 2012.
20. Poeschl PW, Baumann A, Russmueller G, et al: Closure of oroantral communications with Bichat's buccal fat pad, *J Oral Maxillofac Surg* 67:1460, 2009.
21. Colella G, Tartaro G, Giudice A: The buccal fat pad in oral reconstruction, *Br Assoc Plast Surg* 57:326, 2004.
22. Zhong LP, Chen G, Fan L, Zhao S: Immediate reconstruction of maxilla with bone grafts supported by pedicled buccal fat pad graft, *Oral Surg Oral Med Oral Pathol Oral Radiol Endod* 97:147, 2004.
23. Martin-Granizo R, Naval L, Costas A, et al: Use of buccal fat pad to repair intraoral defects: review of 30 cases, *Br J Oral Maxillofac Surg* 35:81, 1997.
24. Dubin B, Jackson IT, Halim A, et al: Anatomy of the buccal fat pad and its clinical significance, *Plast Reconstr Surg* 83:257, 1989.
25. Levi B, Kasten SJ, Buchman SR: Utilization of the buccal fat pad flap for congenital cleft palate repair, *Plast Reconstr Surg* 123:1018, 2009.

CAPÍTULO 108

Retalho de Língua

Daniel J. Meara

Material Necessário

Afastador de Dingman
Anestésico local com vasoconstritor
Fios de aço ou bandas elásticas
Lâmina de bisturi n° 15
Molt ou abridor de boca de Denhardt
Parafusos de fixação intermaxilar ou barra de Erich
Pinça Adson
Pinça Debakey
Pinças hemostáticas
Ponta de eletrocautério
Porta-agulha
Suturas apropriadas (fios de sutura apropriados)
Tesoura de Mayo
Tesouras de divulsionar tecido

Histórico do Procedimento

O retalho em língua é um retalho especializado e pediculado para reconstrução da cavidade oral, que frequentemente é utilizado para corrigir defeitos congênitos ou adquiridos. A língua possui um suprimento vascular abundante que faz que o retalho seja duradouro e facilmente utilizado como um método primário de reconstrução ou como um procedimento de salvação quando outros métodos de reconstrução falharam. Efeitos inerentes ao retalho sobre a função oral limitam sua aplicação clínica e a tolerância dos pacientes; no entanto esta técnica tem sido documentada desde o início dos anos 1900. Em 1901, Eiselsberg descreveu a retalho pediculado de língua para reconstrução de defeitos intraorais, e Lexer relatou o uso de retalho de língua para defeitos retromolares e tonsilares em 1909.[1] Em 1956, Klopp e Schurter reintroduziram a técnica para a reconstrução de defeitos de tecidos moles do palato, e em 1966, Guerrero-Santos e Altamirano descreveram o uso da técnica para fechamento de fístula no palato duro.[2] Em 1972, Jackson sugeriu o uso de retalhos de língua para fechar fístulas no palato de crianças.[3] Artigos subsequentes têm revisado o uso de retalhos de língua para correção de defeitos em soalho de boca, nos lábios, de fístulas relacionadas a fissuras e defeitos na língua.[4] Especificamente, Lam *et al.*[4] descreveram um deslizamento, do retalho anterior da hemilíngua para defeitos de hemiglossectomia após ressecção de carcinoma de células esquamosas, e Buchbinder e St-Hilarie[1] descreveram o deslizamento posterior do retalho da língua para defeitos maiores do que 6 cm.

Indicações para Uso dos Procedimentos

O retalho de língua é indicado para o tratamento de defeitos congênitos ou adquiridos da cavidade oral, como fístulas residuais no palato de pacientes fissurados, para reconstrução após ressecção de tumores e reparo de lesões traumáticas. As categorias gerais nas quais o uso de um retalho pediculado de língua pode ser considerado incluem:[1,3,4]
- Comunicações buconasais
- Comunicações bucosinusais
- Defeitos no soalho oral ou na mucosa bucal
- Defeitos labiais
- Defeitos na língua

Contraindicações e Limitações

O nível de tolerância do paciente tende a ser a principal limitação para a realização de uma reconstrução cirúrgica através do retalho de língua. Não existe contraindicação absoluta, mas sim algumas relativas, tais como: (1) criação de um retalho de língua anteriormente; (2) o uso de tabaco, devido aos seus efeitos sobre a cicatrização de feridas; e (3) comorbidades médicas significativas, como transtornos de ansiedade, diabetes, convulsões e desnutrição grave, podem ser afetadas pela cirurgia de retalho de língua e fixação maxilomadibular associada, se utilizada.

TÉCNICA: Retalho de Língua

O desenho do retalho da língua é determinado pelo defeito. Os dois principais tipos de retalhos são o de base anterior e os retalhos de base posterior.[2] Os retalhos de base posterior são utilizados tipicamente para os defeitos de palato mole, área retromolar e mucosa bucal posterior.[2] Retalhos de base anterior são ideais para defeitos do palato duro, lábios superior e inferior e mucosa bucal anterior.[2] O retalho de língua central ou paramediano, seja no dorso anterior ou posterior, é um retalho aleatório padrão com uma vascularização abundante de ramos da artéria lingual.[5] O retalho lateral de língua, no entanto, pode ter um padrão axial se a artéria lingual do dorso da língua estiver incluída (Fig. 108-1, *A*).[1]

TÉCNICA: Retalho de Língua *(Cont.)*

PASSO 1: Intubação
Para facilitar o acesso, a visibilidade e possibilitar o bloqueio maxilomandibular, a intubação nasoendotraqueal é preferida. O tubo é protegido após a colocação adequada ter sido confirmada.

PASSO 2: Exposição do Campo Cirúrgico
O Molt ou o abridor de boca de Denhardt é colocado, e a língua e o defeito são expostos. Um fio de seda 2.0 é colocado por meio da língua aproximadamente 1cm posterior à ponta para retração e exposição adicional. Um tampão é colocado na garganta, após a cavidade oral ter sido aspirada, e o final do tampão deve ser deixado visível como um lembrete para a sua remoção no final do procedimento, especialmente antes do bloqueio maxilomandibular (BMM). Em seguida, é feita a infiltração de lidocaína a 2% com epinefrina 1:100.000 nos locais cirúrgicos para obter anestesia local e vasoconstrição. A colocação da Barra de Erich, parafusos de bloqueio maxilomandibular ou amarras de Ivy é completada se o BMM é parte do plano de tratamento. O BMM é recomendado como um meio de limitar o movimento da língua e minimizar a tensão no retalho durante a fase inicial de cicatrização. O fracasso em usar o BMM para todo retalho de língua depende da adesão do paciente, do aumento do risco de uma incorporação incompleta do retalho ou até mesmo do descolamento aberto.

PASSO 3: Desenho do Retalho – Retalho de Base Anterior
O desenho da cirurgia é delineado com uma caneta marcadora. Eletrocautério é então usado de modo a fazer o retalho, com atenção para os principais elementos anatômicos no desenho. Especificamente, a espessura do retalho deve ser de aproximadamente 3 mm, com um aumento gradual de até 5 mm na base.[6] O comprimento é ditado pela localização e extensão do defeito, porém o retalho pode se estender até 1 cm da papila circunvalada, e anteriormente até 1 cm da ponta da língua.[6] A largura do retalho deve ser ligeiramente maior do que o tamanho do defeito, e o comprimento deve facilitar o posicionamento passivo do retalho no local a ser reconstruído.[6] A desepidermização é realizada conforme a necessidade. A hemostasia é obtida no sítio doador com eletrocautério e pressão para minimizar a perda de sangue. O tampão da garganta é removido (Fig. 108-1, *A a C*).

(Continua)

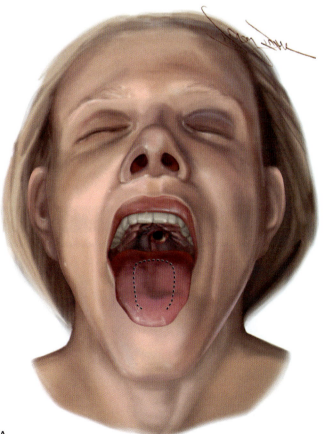
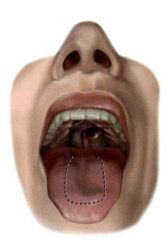

A

Figura 108-1 **A**, *Esquerda*, Retalho de língua de base anterior. *Direita*, Retalho de língua de base posterior.

1140 PARTE IX Cirurgia Reconstrutiva

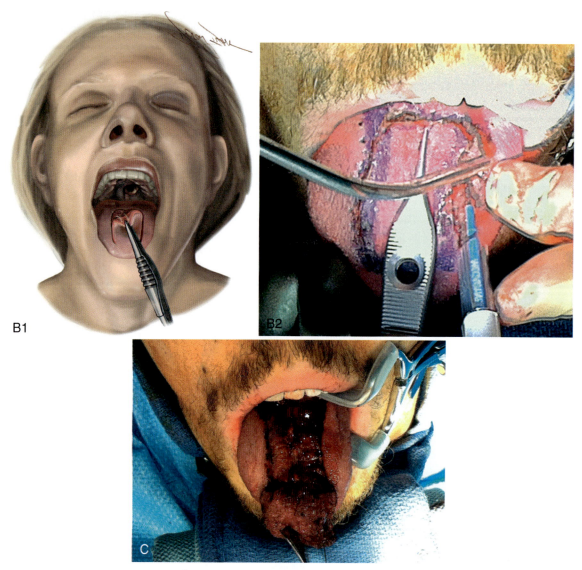

Figura 108-1 *(Cont.)* **B1,** Área cirúrgica demarcada no dorso da língua. Eletrocautério é usado para elevar o retalho paramediano da língua. **B2,** Exemplo clínico do desenvolvimento de um retalho paramediano de língua de base anterior. **C,** Exemplo clínico do retalho paramediano de língua de base anterior elevado.

TÉCNICA: Retalho de Língua *(Cont.)*

PASSO 4: Inserção do Retalho

O retalho da língua é posicionado dentro do defeito, e todas as suturas de colchoeiro são colocadas antes que qualquer dos nós sejam amarrados para dar máxima visibilidade e facilitar a proteção e estabilização do retalho inserido, especialmente em defeitos palatinos, onde o acesso é limitado e piora a cada nó atado. A sutura de escolha para inserção é com o Vicryl 3.0 por causa das suas propriedades de resistência e absorção. A face anterior do defeito e ambas as margens laterais são os pontos-chave para a sutura a fim de fixar o retalho, pois a face posterior é abordada na fase de divisão e contorno do retalho em aproximadamente 2 a 3 semanas.[6] O sítio doador é então fechado preferencialmente com Vicryl 3.0 através de sutura contínua. Evitar o fechamento excessivo na base do retalho é fundamental para a perfusão do retalho e finalmente para o sucesso do retalho. BMM é então colocado, se desejado (Fig. 108-1, *D*).

(Continua)

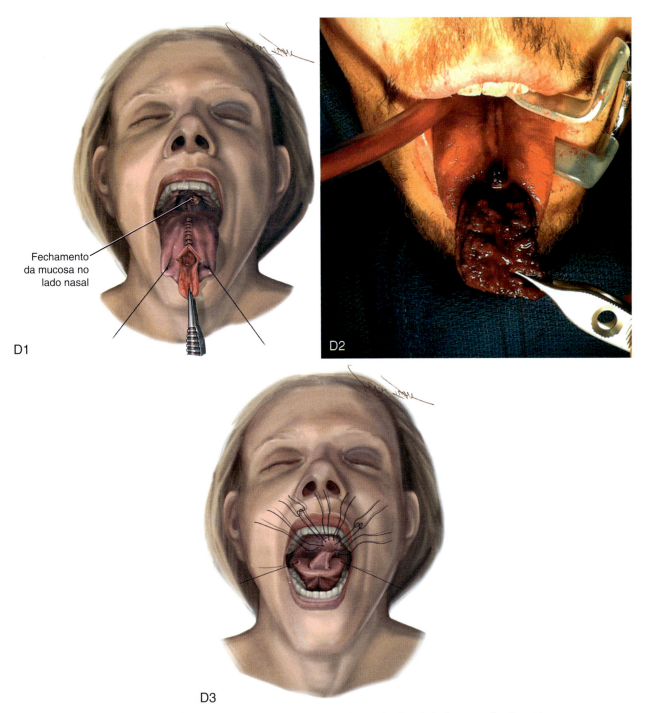

Figura 108-1 *(Cont.)* **D1,** Retalho de língua com o sítio da área doadora fechado e o retalho desepidermizado, pronto para ser inserido no defeito. **D2,** Exemplo clínico do retalho de língua mediano de base anterior desenvolvido e sítio doador fechado. **D3,** Retalho de língua posicionado dentro do defeito, e todas as suturas horizontais são feitas antes de os nós serem amarrados.

TÉCNICA: Retalho de Língua (Cont.)

PASSO 5: Divisão e Recontorno do Retalho

A divisão do retalho ocorre 2 a 3 semanas após a cirurgia inicial, com o paciente sob anestesia geral. Um tubo nasoendotraqueal é fixado, o BMM é liberado, e o retalho é dividido. O local de divisão do pedículo é determinado pela quantidade de tecido necessária para reconstruir o defeito remanescente. Um afastador de Dingman é posicionado para exposição ideal, recontorno e inserção no defeito residual. Suturas de colchoeiro horizontais em Vicryl 3.0 são utilizadas para everter as margens. A diminuição de volume de maneira criteriosa pode ser feita para criar um contorno ideal, no entanto a diminuição excessiva pode comprometer a viabilidade dos tecidos e deve ser evitada. O afastador de Dingman é removido, e o local doador da língua é contornado com uma lâmina nº15, e o tecido local é rearranjado para recriar a estética e a função da língua (Fig. 108-1, *E*).

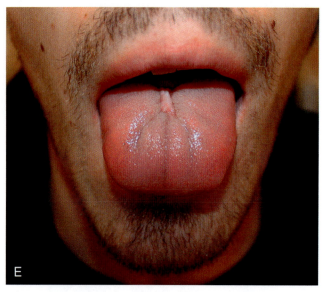

Figura 108-1 *(Cont.)* **F**, Estética da língua aproximadamente 1 ano após o uso de um retalho de língua de base anterior para reparar defeito oronasal. (**B2, C, D2** e **E** cortesia de Dr. Daniel J. Meara.)

TÉCNICA ALTERNATIVA 1: Retalho de Base Posterior

A "base" dos princípios de projeto do retalho de língua são os mesmos do retalho anterior de base de língua. No entanto, o retalho de base posterior depende do aspecto posterior da língua, anterior à papila circunvalada. Essa modificação é desejada nas reconstruções orais de palato mole, retromolar e de defeitos da mucosa bucal posterior (Fig. 108-2).[2]

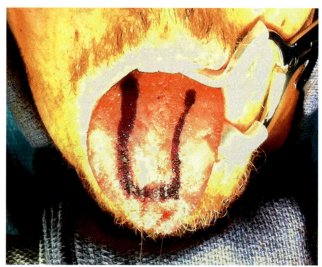

Figura 108-2 Esboço com caneta de retalho de língua de base posterior para reconstrução de uma comunicação oronasal resultante de um ferimento a bala.

TÉCNICA ALTERNATIVA 2: Passagem do Retalho Tunelizado

Fischinger e Zargi[7] sugeriram uma ligeira modificação do retalho de língua central e paramediano para os defeitos no soalho da boca. O retalho dorsal é desenvolvido e em seguida tunelizado através do dorso da língua até o defeito do soalho da boca. É fundamental evitar a constrição do retalho causada por túnel de dimensões inadequadas para essa modificação.

TÉCNICA ALTERNATIVA 3: Retalho de Base Lateral

O retalho lateral da língua é indicado para a reconstrução de defeitos da comissura labial, mucosa bucal, do assoalho da boca, defeitos alveolares e palatais laterais. Esse retalho é particularmente útil para defeitos oroantrais, e os princípios delineados previamente aos retalhos de língua central e paramediano se aplicam. No entanto, para facilitar o fechamento primário da área doadora da língua, o retalho lateral da língua é projetado em forma de V ou desenho de cunha.[1,8]

TÉCNICA ALTERNATIVA 4: *Parachuting* e Ancoragem em Paraquedas

A técnica de *parachuting* e ancoragem em paraquedas é uma opção primária para o fechamento de fissuras palatinas difíceis de serem fechadas. O retalho de língua dorsal é desenvolvido, e um catéter vermelho de borracha é passado através do nariz e da fístula dentro da cavidade oral. O cateter é fixado na porção distal no final do retalho com sutura de vicryl 3.0.[9] O cateter é então puxado para trás para fora do nariz, resultando em elevação, ou paraquedas, do retalho da língua dentro do defeito.[9] O retalho da língua é ancorado no septo nasal com sutura de vicryl 3.0, minimizando descolamento precoce. As suturas de colchoeiro horizontais transpassadas estão vinculadas à coaptação das margens sem epitélio do retalho da língua as margens sem epitélio do local da fissura (Fig. 108-3).[9]

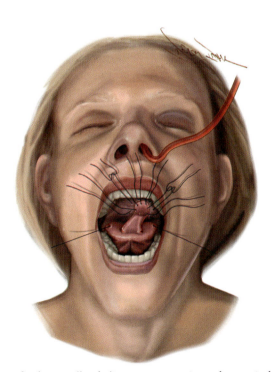

Figura 108-3 Enquanto fixado o retalho de língua, o cateter é puxado através do nariz, paraquedas e o retalho e suturas prévias passadas no defeito palatino.

Prevenção e Tratamento das Complicações

A escolha correta do retalho da língua, mobilização adequada e espessura apropriada do retalho são os três passos intraoperatórios que devem ser cuidadosamente executados para minimizar complicações associadas ao procedimento. A escolha de um retalho de base posterior para um defeito anterior do palato duro é provável que resulte em um retalho pediculado incapaz de chegar ao local desejado do defeito. Tal erro de cálculo exige inserção do retalho de volta à sua posição original e criação de um novo retalho lateral de base anterior ou finalização do procedimento e reagendamento para uma data posterior.

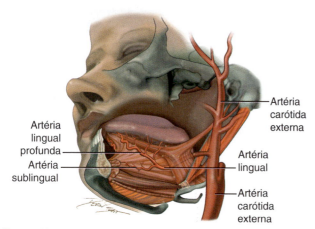

Figura 108-4 Diagrama mostrando a segmentação da artéria lingual.

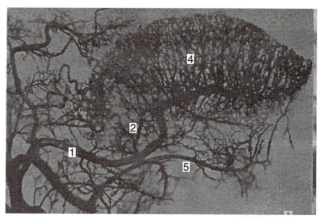

Figura 108-5 Ramos da artéria lingual. *(1)* Artéria Lingual; *(2)* Raiz da artéria lingual; *(4)* Ramo submental da artéria facial; *(5)* Artéria lingual frenal. (De Shangkuan H, Xinghai W, Zengxing W et al: Anatomic bases of tong flaps, *Surg Radiol Anat* 20:83,1998.)

Similarmente, se um retalho correto é desenvolvido, mas não está adequadamente mobilizado, há dificuldade na inserção por causa da tensão. A extensão do retalho deve ser maximizada, e uma incisão posterior pode ser utilizada para obter um comprimento adicional do retalho de modo a reduzir a tensão. Isso também reduz a probabilidade de descolamento do retalho no pós-operatório.

De acordo com o estudo anatômico de Shangkuan *et al.*,[5] o corpo da língua é vascularizado por aproximadamente 25 ramos arteriais da artéria lingual profunda (Figs. 108-4 e 108-5). Essa perfusão robusta facilita o sucesso do retalho pediculado de língua. No entanto, a criação de um retalho estreito ou fino predispõe o retalho a necrose, especialmente se ele está sob tensão. Esse problema particular pode ser minimizado pela manutenção de uma base espessa e redução da tensão do retalho. Atenção aos princípios fundamentais do desenvolvimento do retalho, como discutido anteriormente, reduz a incidência de complicações intra e pós-operatórias.

Restringir o movimento da língua durante o período de cicatrização inicial é vantajoso. Existe controvérsia sobre a necessidade do bloqueio maxilomandibular, embora intuitivamente, seja provável que a limitação da movimentação do retalho de língua minimize a falha do retalho pela redução da desinserção do mesmo e facilite o crescimento vascular no local de inserção.

Recomendações Pós-operatórias

Edema na língua no pós-operatório imediato é esperado, e o paciente deve ser monitorado para qualquer comprometimento aéreo. Esteroides pré-operatórios, como Decadron, podem reduzir a resposta do edema e devem ser considerados em pacientes sem contraindicações. Além disso, se fixação maxilomandibular é utilizada, alicate para corte de fio deve ser mantido com o paciente em todos os momentos, e é obrigatório que o paciente seja orientado antecipadamente.

Sangramento da superfície do retalho é raro, se solucionado durante a cirurgia pelo uso criterioso do eletrocautério e coberto por tiras de celulose oxidada. No entanto, se houver sangramento significativo, é fundamental visibilidade adequada e exige liberação de qualquer forma de restrição mandibular. Agentes hemostáticos, eletrocautério e uma leve pressão pode ser aplicada. O mesmo paciente pode exigir um retorno à sala de cirurgia, a fim de que o retalho seja rebaixado para resolver hemorragia persistente ou significativa.

Descolamento do retalho de língua durante o período pós-operatório é uma complicação significativa e lamentável. Agrawal e Panda[10] descreveram um meio inovador de recuperar um retalho separado durante o período pós-operatório em casos de reconstrução palatina. Especificamente, eles defendem uma inserção de um bloco de silicone contornado na região palatina anterior, utilizando fios de aço inoxidável fixo aos dentes adjacentes.[10] O retalho de língua é então transfixado ao bloco, que apoia e estabiliza o retalho durante a cicatrização do sítio com defeito (Fig. 108-6).

A orientação ao paciente é fundamental para desmistificar o procedimento e as preocupações pós-operatórias, tais como, efeitos sobre alimentação, fala, sabor e sensação. Kinnebrew[11] sugeriu que defeitos do terço anterior da língua podem induzir sibilância e "gaguejo". No entanto, as alterações típicas em discurso, sabor e sensação são limitadas. Uma alimentação líquida é necessária até a divisão do retalho, portanto, a educação nutricional é crítica e deve incluir uma conversa sobre o uso de suplementos, tais como bebidas proteinadas. O cuidado da ferida inclui lavagens cuidadosas com clorexidina, e antibióticos pré-operatórios endovenosos são suficientes.

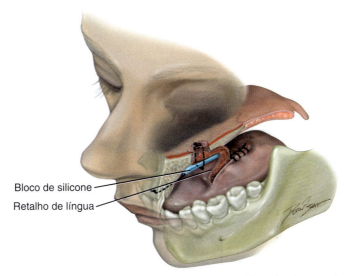

Figura 108-6 Diagrama da vista sagital mostrando a fixação do bloco de silicone sobre o retalho de língua. O bloco está fixado ao dente através de fio de aço. Uma sutura transfixa a mucosa nasal, o retalho de língua e o bloco de silicone.

Referências

1. Buchbinder D, St-Hilaire H: Tongue flaps in maxillofacial surgery, *Oral Maxillofac Surg Clin North Am* 15:475, 2003.
2. Steinhauser E: Experience with dorsal tongue flaps for closure of defects of the hard palate, *J Oral Maxillofac Surg* 40:787, 1982.
3. Posnick J, Getz S: Surgical closure of end-stage palatal fistulas using anteriorly-based dorsal tongue flaps, *J Oral Maxillofac Surg* 45:907, 1987.
4. Lam D, Cheng A, Berty K, et al: Sliding anterior hemitongue flap for posterior tongue defect reconstruction, *J Oral Maxillofac Surg* 70(10):2440-2444, 2012.
5. Shangkuan H, Xinghai W, Zengxing W, et al: Anatomic bases of tongue flaps, *Surg Radiol Anat* 20:83, 1998.
6. Guzel M, Altintas F: Repair of large, anterior palatal fistulas using thin tongue flaps: long-term follow-up of 10 patients, *Ann Plast Surg* 45:109, 2000.
7. Fischinger J, Zargi M: Repair of anterior floor of mouth defects by a central or paramedian island tongue flap, *J Laryngol Otol* 117:391, 2003.
8. Johnson P, Banks P, Brown A: Use of the posteriorly based lateral tongue flap in the repair of palatal fistulae, *Int J Oral Maxillofac Surg* 21:6, 1992.
9. Elyassi A, Helling E, Closmann J: Closure of difficult palatal fistulas using a "parachuting and anchoring" technique with the tongue flap, *Oral Surg Oral Med Oral Pathol Oral Radiol* 112:711, 2011.
10. Agrawal K, Panda K: Management of a detached tongue flap, *Plast Reconstr Surg* 120:151, 2007.
11. Kinnebrew M: Use of the tongue flap for intraoral reconstruction: a report of 16 cases, *J Oral Maxillofac Surg* 56:720, 1998.

CAPÍTULO 109

O Retalho Palatal

Sharon Aronovich

Material Necessário

Abridor bucal tipo Kilner-Dott
Afastador de Blair "taco de hóquei"
Agulha para bisturi elétrico
Anestésico local com vasoconstrictor
Bisturi elétrico
Cabo de bisturi 7 (longo)
Elevador Woodson

Fio de sutura de ácido poliglicólico 4-0 em agulhas tipo RB-1 e TF
Fórceps DeBakey
Fórceps Gerald dentado
Gaze – para estimar o comprimento do retalho pela simulação da rotação esperada

Lâminas de bisturi n°s 15 e 12
Martelo
Osteótomo Cottle, 7 polegadas curvo
Rolo para ombro
Sonda Doppler Pencil

Histórico do Procedimento

O retalho palatal é um retalho axial baseado na artéria palatina maior. Ele pode ser usado como um retalho rotacionado ou um retalho interposto qual uma ponte intervindo no epitélio oral. Sua primeira descrição relatada foi creditada a Ashley em 1939.[1] Desde então, vários autores têm demonstrado a utilização desse retalho e suas modificações em fechamento de fístulas bucosinusais, fístulas buconasais, e uma variedade de defeitos ablativos pequenos e médios.[2-8] Em 1966, Moore e Chong descreveram a utilização do retalho "sanduíche" em ilha do palato para alongamento do tecido palatal no tratamento da fala muito nasalada.[9] Henderson ampliou a utilização do retalho em ilha do palato baseado inteiramente na artéria palatina maior para o fechamento de fístulas bucosinusais.[10] Isso levou a uma maior mobilidade do retalho.

Em 1977, Gullane e Arena utilizaram o retalho total em ilha do palato baseado unilateralmente em uma única artéria palatina maior com rotação de 180 graus para grandes defeitos ablativos.[11] Isso foi apoiado por estudos anatômicos de Maher em 1977, que demonstrou em um "macromodelo" os vasos submucosos formando anastomoses entre as artérias (Fig. 109-1).[12] Essa técnica foi reavaliada por Genden *et al.*, em 2001, com 100% de sucesso em cinco casos.[13] Alternativamente, o retalho pode ser desepitelizado e invertido posteriormente. Relatos sobre essa técnica tem observado reepitelização completa da área doadora após 4 semanas em todos os casos.

Em 2003, Anavi *et al.* relataram bons resultados em uma série de 63 pacientes com fístulas bucosinusais tratadas com um retalho do palato com rotação avançada. Eles relataram o uso desse retalho axial para os defeitos grandes de até 2 cm × 4 cm.[14]

As vantagens incluem localização adjacente ao local do defeito, os tecidos envolvidos são similares ou iguais, boa vascularização, a manutenção da inervação sensorial, espessura adequada, local doador com mínima morbidade, anatomicamente simples e pouco tempo para realização do procedimento.

Indicações para Uso dos Procedimentos

Embora muitos autores defendam a utilização primária de retalho de avanço bucal de Rehrman para o fechamento da fístula bucosinusal, um retalho axial do palato rotacionado é indicado como uma opção para reparos que falharam e para comunicações de grande porte. Como observado anteriormente, o retalho palatal carrega seu próprio suprimento sanguíneo a partir da artéria palatina maior e é um local disponível como fonte de mucosa oral altamente confiável. O uso desse retalho impede a obliteração do vestíbulo bucal, de modo que a utilização de uma prótese poderá ser planejada futuramente. Ele tem sido usado com sucesso para a reconstrução de defeito bucal ablativo considerável do alvéolo maxilar e tuberosidade, palato duro, porção anterior do palato mole, trígono retromolar e região das tonsilas.

Em pacientes pediátricos com fístulas bucosinusais secundárias cujo reparo da fenda palatina tenha falhado, defeitos anteriores do palato duro podem ser reparados com um retalho de rotação palatal e fechamento lateral nasal. Essa é uma opção, desde que uma das artérias palatinas maiores esteja intacta e que o tecido do palato duro adjacente esteja adequadamente disponível. Outras opções incluem o retalho de língua com base anterior e o retalho musculomucoso [myomucosal] irrigado pela artéria facial.

Ultimamente, o retalho do palato rotacionado pode ser considerado no tratamento de fístulas bucosinusais adquiridas, que pode ser secundária a defeitos ablativos, trauma, infecção (p. ex., sífilis terciária), vasculite autoimune (p. ex., granulomatose de Wegener) ou o uso de substâncias ilícitas, como a cocaína.

Contraindicações e Limitações

Em algumas das indicações acima mencionadas, o comprometimento da grande artéria palatina descendente ou secundária previamente a palatoplastia ou lesões traumáticas é uma

CAPÍTULO 109 O Retalho Palatal 1147

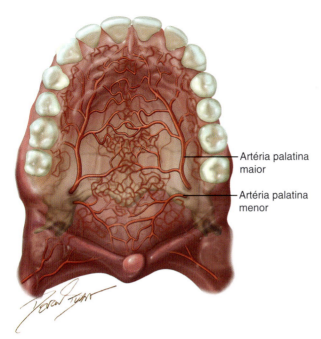

Figura 109-1 Fornecimento vascular do retalho palatal. O retalho palatal é elevado com base na artéria palatina maior. Há ligações anastomosadas com a artéria esfenopalatina e com o plexo vascular submucoso cruzando a linha média

possibilidade distinta e pode ser uma contraindicação. A disponibilidade de uma artéria palatina maior desobstruída deve ser confirmada antes de levantar um retalho do palato. Caso contrário, o retalho é levantado como um retalho-padrão aleatório limitando uma aceitável proporção do comprimento e largura.

Como em qualquer procedimento cirúrgico, a seleção cuidadosa do paciente requer um bom discernimento clínico e uma avaliação para os componentes sociais, médicos e cirúrgicos que fazem único cada caso. Preocupações com a capacidade do paciente de tolerar a realização de um procedimento de retalho secundário ou seguir as instruções de cuidados em casa podem ser contraindicações relativas. Morbidades médicas que possam comprometer a cicatrização incluem tabagismo, uso de aparelhos de pressão positiva contínua na via aérea (CPAP) ou de pressão positiva de dois níveis (BiPAP) ou coagulopatias.

Grandes defeitos do palato ou maxila (> 1,5 a 2 cm) podem exigir uma reconstrução protética ou outros retalhos locais, próximos ou distantes. Os exemplos incluem o retalho lingual com base anterior, o retalho da fáscia temporoparietal e o retalho radial livre do antebraço, respectivamente.

A rotação excessiva dos retalhos > 90 graus, tais como para as áreas de molares, pode ser uma contraindicação relativa e depende do nível de conforto do cirurgião com a técnica. A preocupação é que, dobrando o pedículo da artéria palatina maior, poderá haver comprometimento do suprimento sanguíneo.

TÉCNICA: Retalho Palatal Rotacional

PASSO 1: Posicionamento e Acesso
O paciente deve ser entubado por via nasal ou oral com um tubo de Ring-Adair-Elwyn (RAE). Um rolo sob os ombros é colocado estendendo o pescoço apenas o suficiente para a exposição adequada do palato. Um abridor de boca Kilner-Dott deprime a língua e o tubo RAE, enquanto ancora na dentição maxilar superior. Isso dará acesso excelente para plastia do palato. Para fístulas bucosinusais, um bloco de mordida deve pode ser utilizado com o tubo nasal RAE.

PASSO 2: Ablação ou Preparação da Área Receptora
O defeito a ser reconstruído deve ser estabelecido primeiramente. Isso deve incluir uma ampla excisão local como em um neoplasma com secções congeladas para confirmar margens negativas, ou excisão da mucosa marginal durante uma reconstrução secundária. Ao fechar uma fístula bucosinusal ou buconasal, o autor prefere identificar as margens ósseas do defeito fazendo sondagem local com uma agulha de calibre 25. A incisão circunferencial é executada de forma a tocar o osso e inclui uma pequena incisão em forma de punho na mucosa nasal ou sinusal. Uma dissecção subperiostal é realizada para mobilizar a mucosa sinusal ou nasal com um elevador Woodson ou um afastador de Blair "bastão de hóquei". Essa camada é então fechada com uma sutura reabsorvível em um TF ou agulha M-1 (Ethicon) meia-volta para facilitar o fechamento em um espaço confinado. Pode agora ser medido com precisão o tamanho de defeito; se muito grande para fechar essa camada interna, o epitélio marginal pode ser simplesmente retirado, expondo o defeito ósseo subjacente (Fig. 109-2, *A*).

PASSO 3: Anatomia e Marcações Cirúrgicas do Retalho Palatal
A artéria palatina maior é um ramo terminal da artéria palatina descendente e surge dentro do palato duro no forame palatino maior uma abertura maior no palatino. Esta se situa no medial para o segundo ou terceiro molar superior onde o alvéolo maxilar encontra a placa horizontal do osso palatino e o processo palatino da maxila. A artéria palatina maior tem ramos anastomosados anteriores com o ramo septal posterior terminal da artéria esfenopalatina, decorrente do forame da abertura do incisivo (Fig. 109-1). O forame palatino maior geralmente pode ser identificado por palpação manual. Se a localização ou a viabilidade da artéria palatina maior é incerta, uma sonda Doppler Pencil pode ser usada para confirmação. Uma vez que a origem é marcada, o retalho é delineado. O comprimento e a forma são estimados usando um modelo. Isso vai ligeiramente subestimar o comprimento total necessário dadas as dobras de tecido na base do retalho. À medida que o retalho é girado em torno de um ponto de pivô fixo da artéria palatina maior, o comprimento disponível do retalho é encurtado. Depois que o retalho for delineado com uma caneta de marcação, anestésico local com vasoconstritor pode ser injetado nos dois terços distais do retalho e perifericamente, evitando danos acidentais à artéria na origem.

(Continua)

1148 PARTE IX Cirurgia Reconstrutiva

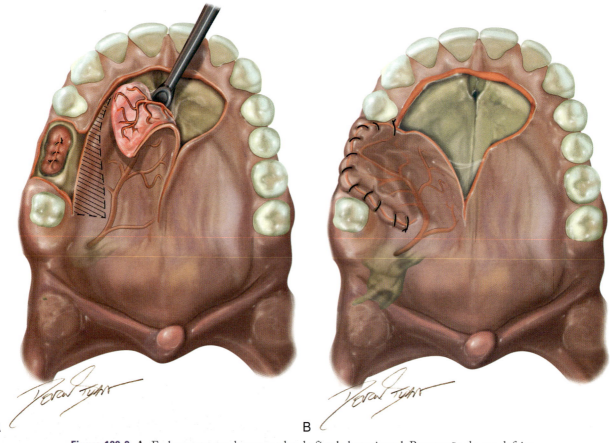

Figura 109-2 **A,** Fechamento em duas camadas de fístula bucosinusal. Preparação de um defeito bucosinusal pela elevação da mucosa marginal para fora das margens ósseas do defeito em plano subperiostal e reparação da mucosa sinusal com suturas em colchoeiro invertidas. O defeito ósseo é medido; e um adequado retalho palatal, rotacionado. **B,** O retalho palatal rotacionado e suturado sobre o osso para a reconstrução do defeito.

TÉCNICA: Retalho Palatal Rotacional *(Cont.)*

PASSO 4: Incisão e Reconstrução
Uma incisão é feita anteriormente, que define um desenho do retalho com base na forma do defeito. No lado alveolar, uma margem gengival palatina de 3 a 5 mm pode ser mantida para preservar o suporte periodontal de dentes adjacentes. A incisão é realizada posteriormente deixando tecido adequado em ambos os lados na base da artéria palatina maior. Preferencialmente, um retalho palatal mucoperiostal de espessura total é elevado e dissecção do subperiósteo é realizada posteriormente até que à artéria seja identificada. O retalho contém mucosa oral, de tecido conjuntivo fibrogorduroso, glândulas salivares palatinas menores e periósteo.

Alternativamente, uma dissecção supraperiostal deve ser iniciada distalmente para evitar deixar osso desnudado. Essa última dissecção deve incluir uma espessura adequada do tecido fibrogorduroso palatal convertendo para uma dissecção subperiostal na metade proximal a um terço para garantir a preservação da artéria. O retalho é rotacionado e deve atingir o defeito de uma forma livre de tensão. Isso pode ser conseguido com cortes triangulares na porção interna da base do retalho. Cuidados devem ser tomados para evitar comprometer o suprimento vascular. O retalho deve cobrir o defeito permitindo fechamento sobre o osso sadio usando suturas reabsorvíveis de ácido poliglicólico de 3-0 ou 4-0 ou suturas não reabsorvíveis. A hemostasia no local doador pode ser conseguida com um *stent* palatino, cera de osso, ou material hemostático local, tais como esponjas de gelatina ou de celulose oxidada regenerada com suturas de ancoragem (Fig. 109-2, *B*)

PASSO 5: Procedimento de Inserção
Se usado como um retalho de interpolação, um segundo procedimento cirúrgico para dividir e inserir o retalho deve ser planejado 3 semanas após a primeira cirurgia. Antes de prosseguir com a segunda operação, o fornecimento de sangue colateral ao retalho é avaliado por oclusão do pedículo com uma sutura enquanto é avaliada a vascularização do retalho distalmente.

TÉCNICA E ALTERNATIVA 1: Modificação do Retalho Palatal por Meio de uma Incisão Palatal Prolongada

Ao usar um retalho palatal para a cobertura de uma comunicação bucosinusal em um alvéolo maxilar posterior, o retalho pode ser projetado com uma ampla base. Lateralmente, a incisão estende-se numa forma sulcular posterior à localização do defeito, e a incisão é feita na tuberosidade maxilar com uma ligeira curva lateral posteriormente para dar mobilidade ou soltar o tecido incisado. Posterior dissecação no palato mole dentro do plano subglandular fornece mobilidade necessária para a rotação e assegura uma boa vascularização ao retalho evitando ao mesmo tempo a necessidade de um corte perto da parte posterior da artéria. Se os molares posteriores estão presentes, o tecido pode ser excisado de forma conservadora (Fig. 109-3).[5]

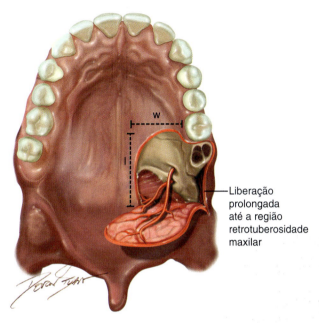

Figura 109-3 Largura de um retalho palatal rotacionado com a proporção do comprimento e largura de 2. Incisão realizada no palato mole e região de retrotuberosidade para aumento da mobilidade e rotação do retalho para fechamento de um defeito na tuberosidade maxilar.

TÉCNICA ALTERNATIVA 2: Fechamento não Mucoso com Retalho do Vômer em Combinação com Retalho Palatal Rotacionado

Sempre que possível, fístulas bucosinusais são reparadas usando um fechamento sem tensão de duas camadas. Se o septo nasal for acessível por meio do defeito, uma incisão na região correspondente ao septo e linha mediana no palato será realizada juntamente com incisões laterais anterior e posterior. Uma dissecção subperiosteal e subpericondral é realizada para elevar cranialmente o retalho vômer-septal realizado unilateral ou bilateralmente. Esse retalho é suturado à mucosa nasal mobilizada para o fechamento sem tensão da camada nasal. Um retalho palatal rotacionado é então elevado e mobilizado para o fechamento do lado oral da comunicação (Fig. 109-4).

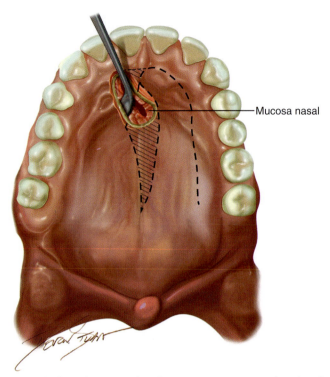

Figura 109-4 Fechamento em duas camadas de fístula bucosinusal mediana na porção anterior do palato duro. Identificação do osso subjacente. Incisão da mucosa marginal e dissecção subperiostal para mobilizar retalhos nasais com afastadores de Blair "taco de hóquei". Retalho do vômer bilateral pode ajudar no reparo da primeira camada nasal. O fechamento do defeito oral com o retalho palatal, com excisão em forma de cunha na mucosa, na linha mediana, evitando o contato com o epitélio nasal.

TÉCNICA ALTERNATIVA 3: Fechamento em Camadas de Comunicação Bucosinusal com um Retalho de Tecido Adiposo Bucal e um Retalho Palatal Rotacionado

Após elevação de um retalho mucoperiosteal, o periósteo na base é incisado fazendo aparecer subjacentemente o tecido adiposo bucal. Esse tecido de gordura bucal vascularizado é suavemente colcocado para fora e junto ao defeito oroantral como uma camada adicional. O retalho palatal é então rotacionado e suturado ao retalho bucal elevado (Fig. 109-5).

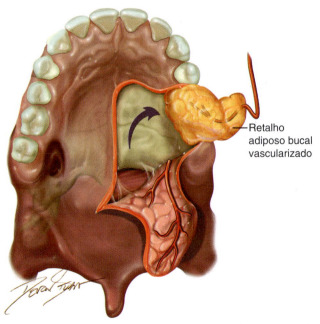

Figura 109-5 Retalho de tecido adiposo bucal vascularizado para um defeito bucosinusal grande como uma camada adicional no fechamento. Retalho palatal rotacionado e suturado para elevação do retalho bucal.

Prevenção e Tratamento das Complicações

A laceração ou transecção da artéria palatina maior deve ser evitada por meio da concepção de uma grande base que inclui a artéria na sua saída do forame. Se a artéria for acidentalmente danificada, a hemostase é conseguida, e o fornecimento de sangue provém de um retalho-padrão a partir do plexo vascular submucoso. Em 2002, Lee et al. trataram 21 pacientes com fístulas bucosinusais na região do terceiro molar superior usando um retalho palatal ligado à artéria palatina maior. Eles relataram uma taxa de sucesso de 76,2%, com necrose e problemas de reparação em 5 pacientes. A média da proporção comprimento e largura foi 2,23 e 2,40 para os grupos que obtiveram sucesso e fracasso, respectivamente. Nenhum retalho com necrose foi encontrado com uma proporção inferior a 2,15, enquanto uma proporção acima de 2,49 foi sempre associada à necrose distal e retalho insuficiente. Os resultados apoiam a utilização do retalho palatal rotacionado como um retalho aleatório, no caso do fornecimento arterial ser danificado, desde que o desenho do retalho inclua uma base larga com adequada proporção comprimento-largura.[15]

Retalho com comprimento insuficiente para cobrir o defeito ou promover fechamento com tensão pode ser evitado garantindo que a extensão anterior do retalho exceda o diâmetro necessário para alcançar o fim do defeito ósseo depois de rodar o retalho.

Dificuldade de rotação do retalho palatal no defeito pode ser encontrada em na região de molares e defeitos no palato duro posterior. Excisões em cunha triangular podem ser realizadas conservadoramente e com cautela para girar o retalho, mas essa opção acarreta um risco de comprometimento vascular. A extensão da incisão para o palato mole, em uma camada entre glândulas salivares menores e a aponeurose tensora, pode ser outra opção para facilitar a rotação, mas pode exigir a coagulação caso seja observado sangramento da artéria palatina menor.

Por último, osteotomias no hâmulo ou na parte posterior do canal palatino descendente podem ajudar o paciente a ganhar alguma mobilidade, mas devem ser realizadas com cuidado. Insuficiência vascular do retalho evidenciado pela palidez ou enchimento capilar inadequado deve sinalizar que a artéria palatina maior está dobrada. Uma maior mobilidade deve ser alcançada como previamente discutido ou necrose do retalho pode acontecer no pós-operatório. Congestão venosa do retalho pode ser evitada por meio do desenvolvimento de um retalho mucoperiostal de espessura total em todo o seu comprimento e cuidadosamente manusear o tecido com uma pinça serrilhada sem dentes, tais como fórceps DeBakey.

Recomendações Pós-operatórias

O uso do retalho palatal rotacionado geralmente deixa áreas de osso palatino expostas que são uma fonte de dor pós-operatória e levam a um processo de epitelização secundário. Um *stent* feito de plástico macio ou acrílico colocado junto ao palato pode ser utilizado para a hemostase e o conforto do paciente. Este *stent* não deve comprimir o retalho palatal ou sua origem vascular. Ele pode ser removido durante a segunda semana de pós-operatório.

Os pacientes devem começar com uma dieta líquida para a primeira semana e avançar para uma dieta mecânica suave posteriormente. A dor é normalmente controlada com o uso de medicamentos opioides e anti-inflamatórios não esteroidais. Os pacientes devem evitar a atividade física extenuante durante a primeira semana, a fim de evitar sangramento no local doador. A reepitelização completa do local do defeito doador exposto pode ser esperada em 3 a 4 semanas após a cirurgia.

Referências

1. Ashley REA: A method of closing antroalveolar fistulae, *Ann Otol Rhinol Laryngol* 24:433, 1939.
2. Chonkas NC: Modified palatal flap technique for closure of oroantral fistula, *J Oral Surg* 32:12, 1974.
3. Quayle AA: A double flap technique for the closure of oro-nasal and oro-antral fistulae, *Br J Oral Surg* 19:132, 1981.
4. Sokler K, Vuksan V, Lauc T: Treatment of oroantral fistula, *Acta Stomat Croat Oral Surg Oral Med Oral Pathol Oral Radiol Endod* 82:253, 1996.
5. Kale TP, Urolagin S, Khurana V, et al: Treatment of oroantral fistula using palatal flap: a case report and technical note, *J Int Oral Health* 2:77, 2010.
6. Borgonovo AE, Berardinelli FV, Favale M, et al: Surgical options in oroantral fistula treatment, *Open Dent J* 6:94, 2012.
7. Rintala A: A double overlapping hinge flap to close palatal fistula, *Scand J Plast Reconstr Surg* 5:91, 1971.
8. Salins PC, Kishore SK: Anteriorly based palatal flap for closure of large oroantral fistula, *Oral Surg Oral Med Oral Pathol Oral Radiol Endod* 82:253, 1996.
9. Moore FT, Chong JK: The "sandwich" technique to lengthen the soft palate, *Br J Oral Surg* 4:183, 1966.
10. Henderson D: The palatal island flap in the closure of oro-antral fistulae, *Br J Oral Surg* 12:141, 1974.
11. Gullane JP, Arena S: Palatal island flap for reconstruction of oral defects, *Arch Otolaryngol* 103:598, 1977.
12. Maher WP: Distribution of palatal and other arteries in cleft and non-cleft human palates, *Cleft Palate J* 14:1-2, 1977.
13. Genden EM, Lee BB, Urken ML: The palatal island flap for reconstruction of palatal and retromolar trigone defects revisited, *Arch Otolaryngol Head Neck Surg* 127:837, 2001.
14. Anavi Y, Gal G, Silfen R, et al: Palatal rotation-advancement flap for delayed repair of oroantral fistula: a retrospective evaluation of 63 cases, *Oral Surg Oral Med Oral Pathol Oral Radiol Endod* 96:527, 2003.
15. Lee JJ, Kok SH, Chang HH, et al: Repair of oroantral communications in the third molar region by random palatal flap, *Int J Oral Maxillofac Surg* 31:677, 2002.

CAPÍTULO 110

Retalho Axial de Temporal

Jeffrey S. Dean, Rahul Tandon e Nicholas Breig

Material Necessário

Elevador de periósteo n° 9
Lâminas de bisturi n°s 15 e 10
Broca n° 701
Pinça Adson com dente
Pinça Allis
Suturas apropriadas
Eletrocautério bipolar
Afastador Channel

Tesoura de Mayo curva
Pinça Dietrich
Ultrassom Doppler
Elásticos de cabelo
Anestesia local com vasoconstritor
Espátula maleável
Apoio para cabeça
Sistema de fixação

Ponta de eletrocautério
Afastador de Obwegeser
Clipes de Raney
Serra reciprocante
Afastador de Seldin
Rastelo Sinn
Grampos de pele

Introdução / Histórico

A correção dos defeitos dos tecidos moles e ósseo é uma das tarefas mais desafiadoras para um cirurgião que trabalha com reconstruções. O uso de retalhos teciduais tornou-se uma técnica comum em cirurgia reconstrutiva, em decorrência de seu sucesso demonstrado. Os retalhos têm sido documentados desde 600 a.C, quando um eremita Indiano, Sushrutha, reconstruiu o nariz com um retalho frontal, uma técnica que continua a ser usada até hoje.[1] No entanto, apenas no final do século XIX, quando Golovine e Lentz realizaram reconstruções de um defeito de órbita eviscerada e de um pescoço de côndilo ressecado, respectivamente, que as primeiras descrições de retalho de temporal foram documentadas.[2,3] Esse tipo de retalho também foi utilizado em tentativas de reconstrução inicial da articulação temporomandibular, com uma porção do músculo temporal ligado a fáscia temporal.[4,5] Em 1948, Campbell descreveu o uso de retalho do músculo temporal na reconstrução de um defeito do maxilar esquerdo,[6] e quase dez anos depois, o mesmo tipo de retalho foi utilizado em ouvido médio e cavidades mastoides.[7]

Os anos posteriores viram os limites anatômicos expandidos por Bakamjian[8] e Horton[9], que usaram o retalho para reconstruir o palato e a maxila após uma ressecção do tumor. Mesmo assim, a reconstrução de defeitos orbitais permaneceu sendo o uso principal para a maioria dos cirurgiões, como demonstrado por um estudo de Tessier e Krastinova.[10] Eles descreveram 14 casos em que o retalho foi transposto através da parede orbital lateral, preservando as pálpebras. Novos desenvolvimentos, combinados com um melhor entendimento anatômico, permitiram aos cirurgiões estender o retalho para defeitos cuja reconstrução antes parecia demasiadamente distante.

Ao longo das últimas décadas, o retalho temporal tem sido utilizado amplamente no esforço de reconstrução de órbita, pálpebras, base do crânio, maxila, palato e mandíbula.[11-15] Esse retalho ainda encontrou uso no tratamento de deformidades craniofaciais, tais como a síndrome de Treacher Collins, depois van der Meulen *et al.*[16] modificou a técnica proposta por McCarthy e Zide.[17] A região da têmpora é um local doador apropriado por ter um fornecimento vascular abundante e várias camadas de tecido, o que fornece versatilidade cirúrgica. As vantagens desse retalho foi demonstrada em estudos anteriores e a sua popularidade continua a crescer, juntamente com a sua evolução. Com sua vascularização abundante e versatilidade comprovada, o retalho temporal mostrou efetividade como tratamento por mais de 2.000 anos, o que pode ser atribuído à sua confiabilidade e à capacidade de cobrir muitas áreas na região maxilofacial.

Indicações

Os objetivos da reconstrução maxilofacial devem se concentrar em reproduzir com precisão a forma original, o fornecimento de uma estética apropriada ao paciente e a restauração funcional precisa.

O suprimento vascular do músculo temporal origina-se da artéria temporal, um dos dois ramos terminais da artéria carótida externa. A artéria temporal divide-se em três artérias primárias: artéria temporal profunda anterior (ATPA), artéria temporal profunda posterior (ATPP), e a artéria temporal média (ATM). Os ramos primários ramificam-se em ramos secundários até acabarem em arteríolas terminais. No plano coronal, os vasos estão localizados principalmente nas superfícies lateral e medial do músculo, com uma densidade vascular significativamente menor na linha média (Fig. 110-1). A versatilidade do retalho do músculo temporal permite aos cirurgiões realizarem várias tarefas, desde defeito traumático, patológico, até desordens de desenvolvimento.

Em casos de extensa ressecção da maxila, órbitas e base de crânio, em que a comunicação com a base anterior do crânio ocorre, o retalho de músculo temporal pode fornecer uma cobertura adequada e uma vedação impermeável. O retalho também é utilizado na reconstrução de defeitos oromandibulares e

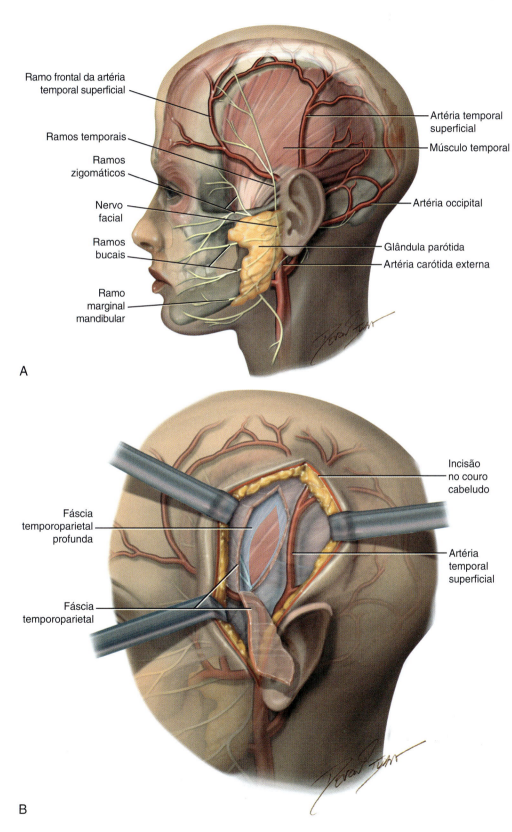

Figura 110-1 A, A anatomia regional delicada requer técnica cirúrgica meticulosa ao planejar um retalho temporal axial. **B**, A diversidade de camadas de tecido permite a versatilidade do retalho na reconstrução.

anquilose da articulação temporomandibular (ATM), reconstrução de defeitos palatais em pacientes fissurados e até mesmo no restabelecimento da paralisia facial total unilateral.[4] O retalho temporal também é ideal para outros defeitos maxilofaciais da bochecha e palato causados por lesões patológicas, como ameloblastoma, mixoma e tumor de células gigantes.[18] No campo da odontologia, ele pode ser usado como recobrimento de tecido mole para colocação posterior de enxertos ósseos e implantes,[19] com a epitelização completa acontecendo em aproximadamente quatro a seis semanas.[20-22] No entanto, a sua popularidade se deve em grande parte à sua capacidade de restituir enormes defeitos da região orbital, particularmente a órbita. Sítio doador estético, muitas vezes é aceitável pelos pacientes e também fornece grande flexibilidade e versatilidade. Além disso, em comparação com outros retalhos, o retalho temporal é menos volumoso e mais maleável, advindo de uma região relativamente sem pelos, está em estreita proximidade com a cavidade oral e outras áreas potencialmente doadoras.

Contraindicações e Limitações

Uma das limitações mais importantes a serem observadas no uso do retalho de músculo temporal é o defeito da área doadora, o que poderia resultar em esvaziamento temporal. Esse esvaziamento pode resultar em um coxim de gordura deficiente e também na falta de apoio na região do músculo temporal. No entanto, a atenção meticulosa aos detalhes cirúrgicos pode evitar tal ocorrência. Se o esvaziamento temporal ocorrer, um procedimento cirúrgico secundário pode ser empreendido: enxerto autógeno de cartilagem de costela, enxerto de gordura dérmica ou um retalho livre de região lateral do braço sem epitélio.[12] Os implantes também podem ser usados para corrigir esses defeitos. Um defeito cosmético no sítio doador também pode ocorrer, mas o uso da porção anterior do retalho temporal, seguido de avanço da parte posterior dentro do defeito, pode mitigar este efeito.[19] Um retalho grosseiro pode levar a certas desvantagens, como possível limitação na ATM e dor pela perda de função do temporal.[15] Embora muitos desses distúrbios possam ser debilitantes, eles podem ser atenuados e possivelmente eliminados, através de fisioterapia para o paciente. A reconstrução da hipofaringe / região mandibular pode causar disfagia, resultando em alimentos que emanam para o nariz. Em reconstrução após uma maxilectomia, alguns pacientes têm demonstrado continuada hipernasalidade,[4] causada pela retração do palato mole na cicatrização do retalho, o que reduz o selamento posterior do palato mole/faringe.

TÉCNICA: Retalho Temporal para Defeitos Intra-orais

A versatilidade do retalho de músculo temporal fornece ao cirurgião várias opções. No entanto, a técnica pode ser diferente para cada opção, dependendo de qual retalho é necessário. Não obstante, abordagens comuns em todas as variações de retalho devem ser consideradas.

PASSO 1: Avaliação das Estruturas Anatômicas
É importante primeiro definir as margens, estabelecer os ramos da artéria temporal superficial, determinar e marcar o ponto central. Um ultrassom Doppler pode ser utilizado se a palpação for insuficiente. A distância entre o ponto central para a borda mais próxima do defeito ajuda a definir o comprimento do pedículo.

PASSO 2: Incisão
É realizada uma incisão coronal usando uma lâmina n° 15 através da pele, com divulsão no plano subgaleal até a crista supraorbital. Em alguns casos, uma incisão hemicoronal também pode ser feita, que se estende inferiormente para a região pré-auricular ao nível do tragus. Essa incisão inicial pode ser feita ao nível da fáscia temporal na região temporoparietal no couro cabeludo. A divulsão eventualmente é realizada no plano do periósteo e estende-se para a borda orbital lateral ao arco zigomático. A divulsão é então continuada até a camada superficial da fáscia temporal; é importante para o cirurgião para evitar injúrias ao ramo frontal do nervo facial. A divulsão é realizada através do músculo até à sua borda posterior (Fig. 110-2, *A* e *B*).

PASSO 3: Dissecção e Mobilização do Retalho Temporal
Uma vez que a porção posterior do músculo temporal foi destacada, deixando uma faixa ligada na borda anterior, todo o músculo é elevado com um descolador periosteal. O descolamento segue até abaixo do arco zigomático, mobilizando tudo exceto a porção atribuída ao processo coronoide. Se necessário, o músculo pode ser dividido no plano coronal, pois o fornecimento de sangue ainda será mantido.

PASSO 4: Posicionamento do Retalho
Pode ser vantajoso neste momento ressecar o arco zigomático, com o intuito de evitar a compressão do pedículo. Isso permite aumentar a rotação do retalho, que é necessária para a reconstrução de defeitos intra-orais e para evitar a compressão ou estrangulamento do pedículo. Um túnel subperiosteal é criado com uma goiva para ajudar a transpor o músculo para o local destinado; duas suturas de seda podem ser úteis para orientar o retalho para dentro da cavidade oral. Uma vez que o músculo tenha sido aproximado, será suturado em posição (Fig. 110-2, *C* a *F*).

(Continua)

CAPÍTULO 110 Retalho Axial de Temporal 1155

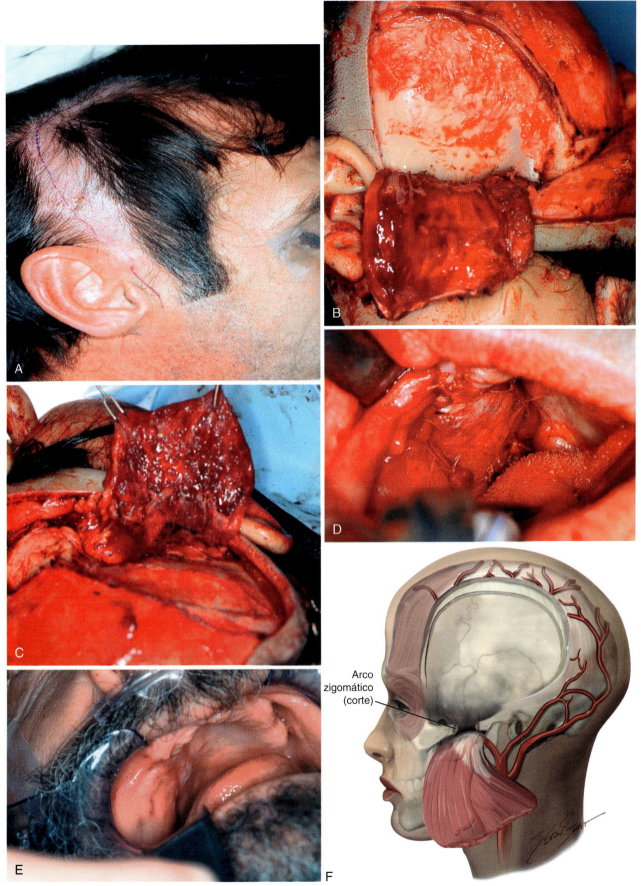

Figura 110-2 **A,** Contorno da incisão hemicoronal que se estende inferiormente para a região pré-auricular ao nível do tragus. **B,** Descolamento da porção posterior do músculo temporal. **C,** O isolamento do retalho. **D,** Posicionamento do retalho. **E,** Defeito intra-oral exigindo reconstrução. **F,** Osteotomia do arco zigomático para permitir a mobilização do retalho no terço inferior da face.

TÉCNICA: Retalho Temporal para Defeitos Intra-orais (Cont.)

PASSO 5: Fechamento do Retalho
Na área doadora, um dreno de aspiração é colocado no plano subgaleal e o acesso coronal é suturado em planos. Antibióticos profiláticos são administrado por via intravenosa (IV) quatro vezes por dia durante as primeiras 24 horas após a cirurgia.

TÉCNICA ALTERNATIVA 1: Retalho de Tecido Temporal para Reconstrução da ATM

Além da reconstrução de defeitos intra-orais, o retalho de tecido temporal é útil para o tratamento de anquilose da ATM. Nesse caso, uma artroplastia é realizada juntamente com uma condilectomia. Em alguns casos, um enxerto costocondral é utilizado como substituto para a cabeça condilar. Um retalho temporal espesso, de aproximadamente 1,5 a 2 dedos de largura, é então isolado e mobilizado sobre o arco zigomático e posicionado inferiormente sobre ele. O retalho é então inserido entre o remanescente do processo condilar (ou o final condral do enxerto costocondral) e o osso temporal. Uma vez que o posicionamento tenha sido estabelecido, o músculo é suturado na região anterior e posterior.[23]

TÉCNICA ALTERNATIVA 2: Retalho Temporal para Reconstrução Orbitária

O retalho temporal também pode ser usado para reconstruir defeitos do assoalho orbital causados por ressecção de tumores maxilofaciais ou para a reconstrução da cavidade orbital após exenteração. O músculo é exposto e incisionado como descrito anteriormente. Ele é, então, dividido coronalmente e, se a reconstrução for no assoalho orbital, a porção anterior do músculo ou a porção pediculada do processo coronoide é usada.[4] Se a parede lateral é ressecada ou obliterada devido ao trauma, o retalho é mobilizado através de um túnel subcutâneo para a órbita; se a parede lateral estiver presente, um túnel pode ser criado. É importante evitar comprometer o suprimento sanguíneo, uma vez que o retalho seja inserido no interior do defeito. O retalho é, então, suturado no lugar e coberto com um retalho de pele local.[24] A incisão coronal é fechada por planos como anteriormente descrito (Fig. 110-3).

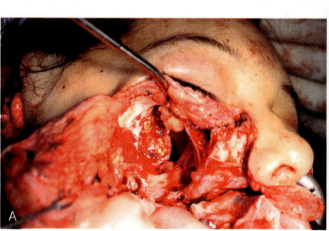 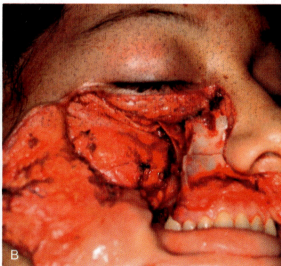

Figura 110-3 A, Defeito no assoalho orbital em um paciente jovem. **B**, Reconstrução do defeito do assoalho com retalho temporal.

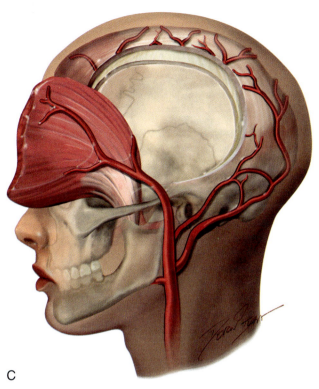

Figura 110-3 (Cont.) C, O retalho temporal é uma excelente escolha para defeitos orbitários e possui a vantagem de estar acima do arco zigomático.

Prevenção e Tratamento das Complicações

Tal como acontece com qualquer grande procedimento reconstrutivo, várias complicações podem ocorrer com os procedimentos de retalho temporal. Complicações que ocorrem durante a execução da reconstrução incluem paralisia frontal unilateral, calcificação parcial do retalho e perda completa da porção distal do retalho.[12] Durante a exposição do músculo, o cirurgião pode evitar a lesão do ramo temporal do nervo facial usando o acesso pré-auricular modificado.[25] Injúrias das artérias subjacentes, particularmente a artéria temporal superficial, devem ser criteriosamente evitadas. Ultrassom Doppler pode ser utilizado para determinar o comprimento do retalho e a sua localização, mas alguns cirurgiões têm defendido o uso de palpação digital para este fim.[26] O ramo frontal da artéria temporal superficial serve como uma demarcação que não deve ser ultrapassada.[27] Apesar de, por vezes, haver a necessidade de um pedículo amplo, um pedículo que é demasiadamente volumoso apresenta uma rotação limitada na região do arco zigomático, levando a uma possível deformação da pele.[26] Os estudos também demonstraram que os sintomas a partir do sítio doador podem ser minimizados se é tomado o cuidado, durante o levantamento do retalho, de não incisar através do epimísio e do pericrânio, para deixar alguns milímetros de fibras musculares.[13] Acúmulo de fluído na área doadora também pode ocorrer, mas é aliviado se for realizada expressão seguida de uma limpeza.[4]

Recomendações Pós-operatória

O retalho temporal deve ser avaliado através de sua cor, deiscência da sutura, a presença de infecção e necrose do retalho.[11] A prevenção da infecção pode ser conseguida pela administração de profilaxia com antibióticos (uma dose de clindamicina 600 mg IV ou 2 milhões de unidades de penicilina IV quatro vezes por dia durante as primeiras 24 horas após a cirurgia); dexametasona também pode ser administrada três vezes por dia durante esse período. Dependendo do local reconstruído, a reabilitação no pós-operatório é crucial para o sucesso do tratamento. Parâmetros como melhorias na mastigação, fala e contornos faciais apropriados devem ser avaliados em retornos semanais, mensais e anuais. Distúrbios neurossensoriais podem levar tanto o paciente quanto o médico ao pânico; no entanto, muitas vezes, eles não constituem uma complicação irreversível. O músculo transposto, eventualmente, se reepiteliza e fica coberto com os receptores sensoriais superficiais, restaurando as funções sensoriais normais.[28]

Referências

1. Bajpai H, Saikrishna D: The versatility of temporalis myofascial flap in maxilla-facial reconstruction: a clinical study, *J Maxillofac Oral Surg* 10:25, 2011.
2. Golovine SS: Procede de cloture plastique de l'orbite après l'exenteration, *Arch d'Opthalmol* 18:679, 1898.
3. Lenz J: Ankylose osseuse de la machoire inferieure, resection du col condyle avec interposition du muscle temporal entre les surfaces de resection, *Congres Franc de Chir*, 1895, 113.
4. Clauser L, Curioni C, Spanio S: The use of the temporalis muscle flap in facial and craniofacial reconstructive surgery: a review of 182 cases, *J Craniomaxillofac Surg* 23:203, 1995.
5. Speculand B: The origin of the temporalis muscle flap, *Br J Oral Maxillofac Surg* 30:390, 1992.
6. Campbell HH: Reconstruction of the left maxilla, *Plast Reconstr Surg* 3:66, 1948.
7. Rambo JHT: Musculoplasty: a new operation for supportive middle ear deafness, *Transactions of the American Academy of Ophthalmology* 62:166, 1958.
8. Bakamjian V: A technique for primary reconstruction of the palate after radical maxillectomy for cancer, *Plast Reconstr Surg* 31:103, 1963.
9. Horton CE: Tumors of the maxilla and orbit. In Gaisford JC, editor: *Symposium on cancer of the head and neck*, St Louis, 1969, Mosby.
10. Tessier P, Krastinova D: La transposition du muscle temporal dans l'orbite anophtalme, *Ann Chir Plast* 27:213, 1982.
11. Yadav S, Dhupar V, Dhupar A, Akkara F: Temporalis muscle flap in midfacial region defects, *Internet J Plast Surg* 7(1), 2011.
12. Cordiero PG, Wolf SA: The temporalis muscle flap revisited on its centennial: advantages, new uses, and disadvantages, *Plast Reconstr Surg* 98:980, 1996.
13. Holmlund A, Lund B, Weiner CK: Mandibular condylectomy with osteoarthrectomy with and without transfer of the temporalis muscle, *Br J Oral Maxillofac Surg*, 2012.
14. Bradley P, Brockbank J: The temporalis muscle flap in oral reconstruction: a cadaveric, animal and clinical study, *J Maxillofac Surg* 9:139, 1981.
15. Habel G, Hensher R: The versatility of the temporalis muscle flap in reconstructive surgery, *Br J Oral Maxillofac Surg* 24:96, 1986.
16. van der Meulen JC, Hauben DJ, Vaandrager JM, Birgenhager-Frenkel DH: The use of a temporal osteoperiosteal flap for reconstruction of malar hypoplasia in Treacher-Collins syndrome, *Plast Reconstr Surg* 74:687, 1984.
17. McCarthy J, Zide BM: The spectrum of calvarial bone grafting: introduction of the vascularized calvarial bone flap, *Plast Reconstr Surg* 74:10, 1984.
18. El-Sheikh M, Zeitoun I, El-Massry MAK: The temporalis muscle flap in maxillofacial reconstruction, *Saudi Dent J* 3:13, 1991.
19. Abubaker O, Abouzgia MB: The temporalis muscle flap in reconstruction of intraoral defects: an appraisal of the technique, *Oral Surg Oral Med Oral Pathol Oral Radiol Endod* 94:24, 2002.
20. Alonso del Hoyo J, Fernandez Sanroman J, Gil-Diez JL, Diaz Gonzalez FJ: The temporalis muscle flap: an evaluation and review of 38 cases, *J Oral Maxillofac Surg* 52:143, 1994.
21. Colmenero C, Martorell V, Colmenero B, Sierra L: Temporalis myofascial flap for maxillofacial reconstruction, *J Oral Maxillofac Surg* 47:197, 1989.
22. Wolff K, Dienemann D, Hoffmeister AB: Intraoral defect coverage with muscle flaps, *J Oral Maxillofac Surg* 53:680, 1995.
23. Mani V, Panda AK: Versatility of temporalis myofascial flap in maxillofacial reconstruction: analysis of 30 cases, *Int J Oral Maxillofac Surg* 32:368, 2003.
24. Kummoona R: Periorbital and orbital malignancies: methods of management and reconstruction in Iraq, *J Craniofac Surg* 18:1370, 2007.
25. Al-Kayat A, Bramley P: A modified preauricular approach to the temporo-mandibular joint and malar arch, *Br J Oral Surg* 17:91, 1979.
26. Tan O, Atik B, Ergen D: Temporal flap variations for craniofacial reconstruction, *Plast Reconstr Surg* 119:152e, 2007.
27. Lopez R, Dekeister C, Sleiman Z, et al: The temporal fascicutaneous island flap for oncologic oral and facial reconstruction, *J Oral Maxillofac Surg* 63:336, 2003.
28. Caldana L, Marenzi R, Pennello B: Riabilitazione dopo riscontruzione del palate con limbo di muscolo temporale, *Chir Testa e Collo* 6:1, 1989.

CAPÍTULO 111

Retalho Miocutâneo Peitoral Maior

Ketan Patel e Deepak Kademani

CAPÍTULO 112

Retalho em Ilha Submentual para Reconstrução de Defeitos de Cabeça e Pescoço

Dale A. Baur

CAPÍTULO 113

Retalho do Músculo Grande Dorsal

Genevieve C. Bonin e Nicholas M. Makhoul

1159 a 1182

CAPÍTULO 114

Retalho Radial do Antebraço

Joshua E. Lubek

CAPÍTULO 115

Fíbula

Brent B. Ward e David R. Kang

Instrumental Necessário

Descolador periosteal n° 9
Lâmina n°s 15 e 10
Suturas adequadas
Eletrocauterizador bipolar
Descolador periosteal largo
Guias de corte ou abaixadores de língua estéreis ou blocos de espuma estéreis
Dermátomo (se for necessário enxerto de pele)

Braçadeiras ósseas Dingman
Dois descoladores de periósteo ou de guarda completa para osteotomias
Suporte de calcanhar
Suporte de quadril
Dreno Jackson-Pratt plano, tamanho 10
Suporte de joelho
Tesouras Metzenbaum

Ultrassom Doppler
Serra reciprocante, pode ser substituída com uma serra Gigli
Afastador de Richardson
Régua
Tesouras para tenotomia
Torniquete inflável até 350 mmHg

Histórico

A restauração da forma e da função do complexo maxilofacial tem sido sempre um desafio. Essa região é a mais complexa no que diz respeito à função no corpo humano, com os sistemas aéreo e gastrointestinal percorrendo as suas estruturas e o esqueleto fornecendo a estrutura para a dentição e a cavidade oral; essa área é crítica para a estética, a fala, a respiração e a ingestão nutricional. Uma falha na reconstrução de defeitos maxilofaciais pós-trauma ou por ressecção oncológica resulta em ação muscular unilateral apenas, levando ao colapso desse lado, a uma assimetria facial, a uma perda de função e a uma diminuição da qualidade de vida.

A necessidade de reconstrução imediata de defeitos de cabeça e pescoço resultou no desenvolvimento do retalho deltopeitoral e do retalho peitoral maior, mas a reconstrução óssea imediata de defeitos oncológicos complexos não foi realizada na cabeça e no pescoço.[1,2] O enxerto microvascularizado trouxe uma revolução para a reconstrução de defeitos oncológicos complexos da cabeça e do pescoço e com a capacidade de reconstruir imediatamente os defeitos mandibulares.

Em 1971, Strauch *et al.* de trabalho isolaram uma costela em um pedículo vascular e a transpuseram para a mandíbula em cães como um retalho em ilha e, em 1974, Östrup e Fredrickson descreveram a transferência microvascular de uma costela para a mandíbula em cães.[3,4] Em 1973, Daniel e Taylor introduziram a realidade clínica de um retalho livre com um retalho iliofemoral em ilha transposto para a extremidade distal.[5,6] Taylor, em 1975, descreveu o primeiro enxerto de retalho fibular livre em seres humanos, explicando a reparação de lesões traumáticas na tíbia de dois pacientes.[7] Em 1977, ocorreu a primeira reconstrução com enxerto livre da mandíbula utilizando uma costela vascularizada,[8,9] e Chen e Yan, em 1979, descreveram o primeiro enxerto osteocutâneo fibular livre para tratar a perda traumática do rádio.[10] No mesmo ano, Gilbert introduziu a abordagem lateral à fíbula, que foi mais eficiente em comparação com a abordagem posterior de Taylor, que exigia que o paciente estivesse de bruços.[11] Dez anos se passariam até que Hidalgo, em 1989, introduzisse o retalho osteocutâneo fibular livre para uso na reconstrução mandibular, quando apresentou 12 casos de defeitos mandibulares segmentares medindo aproximadamente 13,5 cm.[12]

Desde então, o enxerto fibular livre tornou-se o padrão ouro para a reconstrução de uma grande variedade de defeitos mandibulares devido ao seu tamanho, comprimento do pedículo vascular, diâmetro dos vasos, bem como a capacidade de englobar um retalho cutâneo confiável juntamento com o enxerto ósseo. Wei *et al.*, em 1986, publicaram um estudo anatômico e clínico, mostrando a confiabilidade do retalho osteocutâneo livre de fíbula.[13] A anatomia dos perfuradores foi revista várias vezes, confirmando quatro a oito perfuradores ao longo da fíbula, mais comumente localizados ao longo da junção do terço distal e do terço médio da fíbula. Estes são mais comumente septocutâneos, com os perfuradores proximais provavelmente sendo mais musculocutâneos, atravessando o músculo sóleo ou músculo flexor longo do hálux.[14,15] O diâmetro da artéria fibular varia de 1 a 2,5 mm e a largura das veias comitantes varia de 2 a 4 mm, com um comprimento total do pedículo de até 15 cm. As dimensões do osso podem variar entre uma largura de 1 a 3 cm, com uma média de 2 cm e um comprimento de até 26 cm. O retalho cutâneo pode ser feito com um comprimento de até 32 cm e uma largura de 14 cm.[6,17]

Muitos autores têm descrito a confiabilidade e viabilidade do enxerto livre de fíbula com uma taxa de sucesso superior a 95%.[18,19] Hidalgo mostrou a confiabilidade mais de uma década após a cirurgia com 70% dos pacientes tolerando uma dieta regular com a manutenção de bons resultados estéticos.[20]

Alternativas para o enxerto livre de fíbula também estão disponíveis, incluindo enxertos ósseos córtico-esponjosos não vascularizados, enxertos livres vascularizados da escápula, enxerto osteocutâneos livres do antebraço radial, bem como o enxerto livre vascularizado da crista ilíaca. Muitos afirmam que os enxertos ósseos não vascularizados oferecem melhores reconstruções anatômicas com altura óssea alveolar, forma simétrica do arco e largura do enxerto melhores, enquanto outros afirmam que essa abordagem é muito arriscada devido ao risco de infecção, às falhas que se aproximam de 50% e às complicações gerais que se aproximam de 70%.[21-23]

Frodel *et al.* de trabalho e Moscoso *et al.* compararam a espessura e a quantidade de osso de quatro sítios doadores diferentes – crista ilíaca, escápula, fíbula e rádio – e descobriram que a crista ilíaca provou ser o sítio doador para implante mais confiável, seguida pela escápula, fíbula e rádio. No entanto, a diferença entre a crista ilíaca e escápula e entre a escápula e fíbula não atingiram significância estatística.[24,25] A crista ilíaca tem várias desvantagens, tais como ter uma bainha de tecido mole volumosa, ser de difícil inserção, ter um pedículo vascular curto, apresentar risco de hérnia pós-operatória e ter uma forma inerente que muitas vezes torna difícil a realização do contorno anterior da mandíbula.[26] As desvantagens da escápula incluem a falta de suprimento sanguíneo que não tolera osteotomias, a incapacidade transoperatória de duas equipes atuarem simultaneamente e o risco de fraqueza e perda de amplitude de movimento associado com a remoção do enxerto. O rádio proporciona um segmento ósseo monocortical fino que não tolera bem osteotomias, e o osso rádio no sítio doador fica sob risco de fraturas pós-operatórias.[26]

Dadas as suas vantagens, em muitos casos, o enxerto livre de fíbula oferece a melhor opção para a reconstrução mandibular. Seu osso bicortical longo, que é consistentemente uniforme em termos de largura e comprimento, permite a reconstrução de grandes defeitos mandibulares, incluindo o côndilo, seu comprimento e diâmetro pediculares consistentes com duplo fornecimento de sangue do periósteo e da medula, a capacidade de incorporar uma aba de pele e um componente muscular, além da capacidade de usar uma abordagem de duas equipes fazem deste o retalho livre de escolha para reconstruções mandibulares mais extensas.[26-28]

Indicações

O objetivo da reconstrução maxilofacial utilizando o retalho fibular livre não é somente restaurar a continuidade da mandíbula ou da maxila, mas também restaurar a forma e a função, permitindo um retorno normal da fala, da mastigação e da deglutição. Existem várias indicações para a reconstrução fibular, tal como a cirurgia oncológica, pois permite a ressecção agressiva e uma reconstrução do defeito de maneira confiável, que anteriormente era irreconstrutível. Nesses casos, o enxerto da fíbula ou de outro tecido livre tem a vantagem significativa de suportar uma radioterapia pós-operatória. Outras indicações incluem a correção de defeitos tardios, tais como o ferimento por arma de fogo, osteorradionecrose, osteomielite e malformações congênitas.[29-31] Os defeitos mandibulares maiores que 4 a 6 cm normalmente utilizam um enxerto da fíbula e esse retalho ósseo supera todos os outros quando o segmento mandibular anterior está envolvido, ou para aqueles que exigem a reconstrução da cabeça da mandíbula.[26,32,33]

Avaliação Pré-operatória

A avaliação pré-operatória antes da coleta de um enxerto livre de fíbula começa com a obtenção de um histórico médico completo e um exame físico que possa revelar a pouca confiabilidade das artérias e veias peroneais. Isso inclui traumatismo prévio, trombose de veias profundas ou doença vascular periférica, bem como diabetes e hipertensão. Os sinais de trauma ou de cirurgia prévias, temperatura atípica da pele, lesões cutâneas e o crescimento de pelos devem ser examinados para a evidência de doença vascular periférica.

Os estudos vasculares se tornaram extremamente úteis no preparo pré-operatório para a remoção do enxerto livre de fíbula. Alguns grupos têm defendido que o exame físico completo e o exame Doppler não invasivos são suficientes,[34,35] enquanto outros têm concluído que a angiografia pré-operatória, com seu alto valor preditivo positivo e sua sensibilidade, pode melhorar as chances de um bom resultado.[36,37] Kim *et al.* avaliaram as variações em 1.000 arteriogramas femorais e a ramificação normal da artéria poplítea estava presente em 92,2%. Dos 7,8% de variações, a maioria apresentava uma origem elevada da artéria tibial anterior ou um padrão de trifurcação. Das variantes para o pé, 5,6%, o mais comum refletia o suprimento da artéria tibial posterior distal a partir da artéria fibular.[38] Em 0,2% a 8% da população, a artéria fibular é o principal suprimento arterial para o pé, também conhecida como artéria fibular magna, decorrente da ausência ou hipoplasia das artérias tibiais anteriores e posteriores.[16,27,38]

A angiografia convencional para avaliação da extremidade inferior para o enxerto livre de fíbula tem sido associada com riscos de hemorragia e trombose pelo cateterismo arterial e tem evoluído agora em estudos menos invasivos, como a angiotomografia computadorizada (ATC), angiografia por ressonância magnética (ARM) e exames de Doppler de fluxo colorido. A ATC e ARM são comparáveis, exceto que a CTA é mais rápida do que uma ARM e expõe o paciente a radiação. Ambas são capazes de fazer imagens da trifurcação dos vasos e são capazes de fazer imagens dos perfuradores. Por outro lado, o ultrassom com Doppler é dependente do operador e incapaz de fazer imagens da trifurcação dos vasos.[39] A ARM também não pode ser usada para modelagem específica de cada paciente durante o planejamento cirúrgico virtual.

CAPÍTULO 115 Fíbula 1199

TÉCNICA: Coleta Osteocutânea da Fíbula

PASSO 1: Posicionamento do Paciente e Preparação

A perna do paciente é posicionada de modo que ele fique apoiado por um suporte de quadril rotacionando internamente a perna e a pelve com apoio do joelho e do pé, o que posiciona a perna com uma curva de 90 graus no joelho. Os dedos podem ser preparados ou recobertos, mas a exposição do pé para a avaliação por Doppler da artéria tibial posterior e do pulso pedioso dorsal permite a confirmação do fluxo vascular para o pé ao longo do procedimento. A anatomia topográfica é marcada com uma linha da cabeça da fíbula superiormente até o epicôndilo lateral do tornozelo inferiormente. Essa linha se aproxima do septo intermuscular. Duas linhas a 90 graus são marcadas de 6 a 8 cm acima em ambas extremidades da marcação prévia, que irá indicar o osso que vai ser preservado para a estabilidade do tornozelo e do joelho. A linha superior também protege o nervo fibular, que passa de 1 a 2 cm abaixo da cabeça da fíbula. Um Doppler pode ser utilizado para marcar os potenciais perfuradores para inclusão no retalho de pele. Deve-se notar que a remoção da fíbula e da pele mais distalmente gera um pedículo vascular mais longo, que pode ser particularmente importante quando os vasos contralaterais do pescoço forem utilizados para a anastomose. Geralmente, os perfuradores septocutâneos dominantes estão localizados mais distalmente, permitindo a centralização do retalho na região dos terços distais e médio da perna (Fig. 115-1, *A* a *C*).

(Continua)

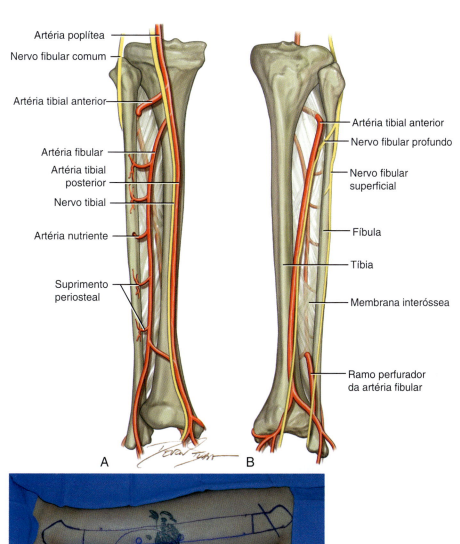

Figura 115-1 **A,** Vista anterior da perna esquerda. O nervo fibular comum atravessa o colo da fíbula, dividindo-se em nervos fibulares superficial e profundo. O vaso tibial anterior desce com o nervo fibular profundo ao longo do aspecto medial anterior da membrana interóssea. O aspecto distal da artéria fibular passa através da membrana interóssea no compartimento anterior. **B,** Vista posterior da perna esquerda. A artéria poplítea se ramifica na artéria tibial anterior e na artéria tibial posterior, que se ramificam na artéria fibular e fornecem o suprimento sanguíneo para a fíbula através de uma artéria nutriente e numerosos vasos do periósteo. **C,** Fíbula ilustrada com 6 cm marcados de cabeça da fíbula até o maléolo lateral. Nervo fibular ilustrado inferiormente à cabeça fibular. Os perfuradores são marcados em círculos e um retalho de pele de 4 × 9 cm é retirado.

TÉCNICA: Coleta Osteocutânea da Fíbula (Cont.)

PASSO 2: Incisão

A perna está sem sangue e o torniquete na coxa está insuflado a 350 mmHg. Uma incisão curvilínea é feita anteriormente à marcação do septo intermuscular e levada até a fáscia sobre os músculos fibulares longo e curto. A dissecção prossegue anteriormente em um plano suprafascial, a fim de incorporar uma fáscia adicional, conforme necessário. A localização do septo intermuscular é identificada como uma linha entre o músculo fibular longo e o músculo sóleo. A fáscia é então incisada anteriormente até o septo intermuscular, revelando os músculos fibulares longo e curto. A dissecção subfascial é realizada posteriormente neste plano; isso leva à identificação dos perfuradores septocutâneos no septo crural posterior, que devem ser cuidadosamente protegidos. Nos casos em que os perfuradores não são identificados nessa região, é provável que sejam perfuradores musculocutâneos, necessitando de uma bainha de músculo flexor longo do hálux e sóleo posteriormente na dissecção. Em aproximadamente 6% dos casos, não há perfuradores septocutâneos ou musculocutâneos evidentes, caso em que é indicado a coleta tanto do septo crural e do local previsto de perfuradores musculocutâneos, deve-se assumir um prognóstico reservado, mas não necessariamente ocorrerá a falha completa do pedículo cutâneo (Fig. 115-1, *D* a *F*).

PASSO 3: Dissecção do Pedículo Muscular e Vascular

A dissecção aguda ou com eletrocautério dos músculos fibular longo e curto é continuada ao longo do aspecto anterior da fíbula, deixando uma bainha muscular generosa de 3 mm sobre o osso para preservar a circulação periosteal. A dissecção continua ao longo do aspecto anterior da fíbula até que o septo intermuscular do compartimento anterior seja alcançado. Ele é então incisado, revelando os músculos extensores dos dedos e extensor do hálux, que são afastados medialmente utilizando um amplo descolador periosteal, revelando a membrana interóssea. A artéria e veia tibiais anteriores, bem como o nervo fibular profundo são identificados e retraídos medialmente. A atenção está voltada à extensão superior

(Continua)

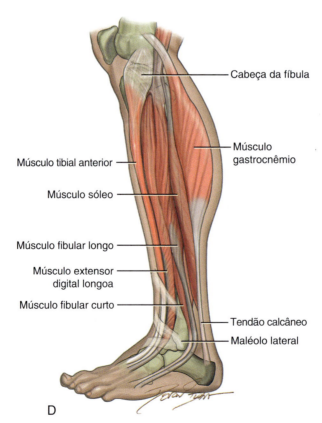

Figura 115-1 *(Cont.)* **D,** O septo crural posterior está localizado entre os músculos fibular longo e curto e os músculos sóleo e gastrocnêmio. A posição do septo crural posterior pode ser estimada com uma linha desenhada a partir da cabeça da fíbula até o maléolo lateral.

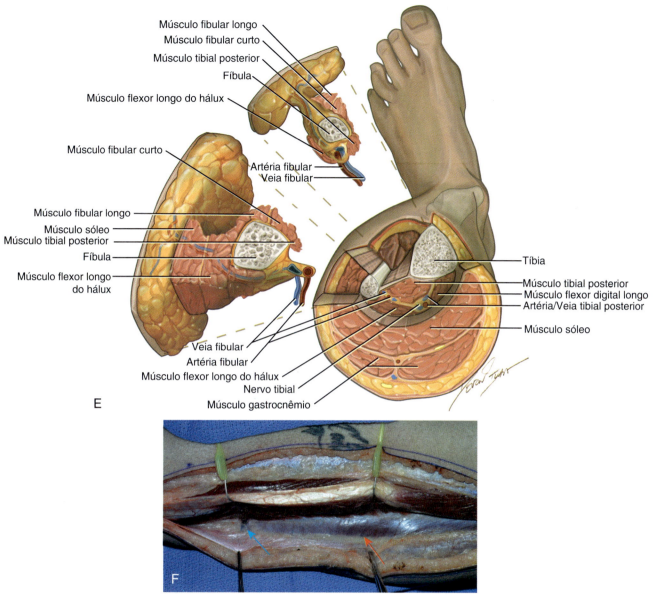

Figura 115-1 *(Cont.)* **E,** Anatomia seccional da perna que descreve o caminho dos perfuradores septocutâneos, que pode percorrer exclusivamente através do septo ou parcialmente através do músculo flexor longo do hálux (FLH), exigindo a coleta de uma bainha de FHL para proteger esses perfuradores. Os perfuradores musculocutâneos seguem seu curso inteiramente através dos músculos FHL e sóleo, exigindo uma bainha de ambos os músculos para proteger o pedículo vascular. **F,** Os músculos fibulares longo e curto retraídos medialmente revelam o septo crural posterior. Um perfurador septocutâneo é visualizado na seta azul distal e um pequeno perfurador musculocutâneo é visualizado na seta vermelha proximal.

TÉCNICA: Coleta Osteocutânea da Fíbula *(Cont.)*

e inferior da fíbula, onde a dissecção circunferencial sob plano subperiosteal é concluída para proteger o pedículo vascular da fíbula, um ou dois descoladores periosteais n° 9 podem ser usados para proteger o pedículo vascular. A fíbula pode, então, ser cortada com uma serra reciprocante e o pedículo vascular distal ligado, permitindo a retração lateral usando braçadeiras ósseas Dingman para a visualização da dissecção restante. A membrana interóssea é, então, incisada ao longo de todo o comprimento da fíbula removida, permitindo a dissecção circunferencial contínua com a divisão do músculo tibial posterior. O músculo tibial posterior é identificado profundamente à membrana interóssea. Se houver dificuldade para remover o osso da fíbula lateralmente após as osteotomias serem completadas, a membrana interóssea provavelmente ainda está ligada e precisa ser liberada. Os vasos fibulares são encontrados entre os músculos tibial posterior e flexor do hálux. O músculo tibial posterior é dividido, deixando uma bainha muscular de 3 mm na fíbula, evidenciando a vasculatura fibular. O músculo flexor do hálux é, então, dividido medialmente para a artéria e veia fibulares e, em seguida, o pedículo pode ser seguido proximalmente até o ponto de saída nos vasos tibiais posteriores. Tome cuidado para evitar o corte do pedículo da fíbula durante o afastamento lateral. A incisão posterior do pedículo cutâneo é descrita em seguida. A dissecção prossegue medialmente com cuidado para preservar os tecidos incluindo o septo crural e o músculo para os perfuradores musculocutâneos. As dissecções posterior e anterior são unidas, deixando apenas o pedículo vascular ligado pedículo. O torniquete pode então ser liberado e o sangramento controlado. Antes da ligadura dos vasos, o pedículo pode ser avaliado quanto ao suprimento sanguíneo, bem como a verificação da pulsação no pé (Fig. 115-1, *G* e *L*).

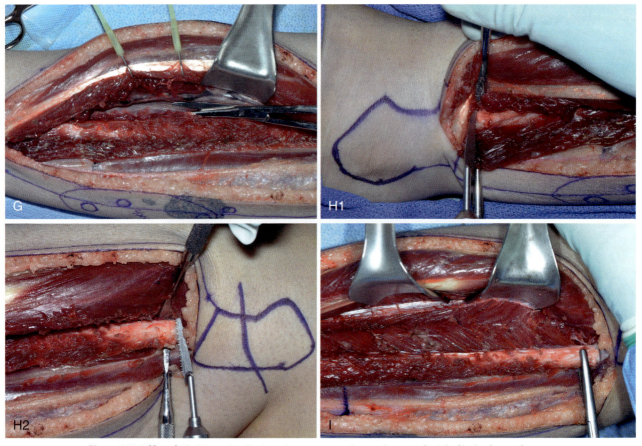

Figura 115-1 *(Cont.)* **G,** Músculos fibulares longo e curto dissecados para fora da fíbula, deixando uma bainha muscular de 3 mm, e retraídos medialmente revelando os vasos tibiais anteriores subjacentes e o nervo fibular profundo. Medialmente, a membrana interóssea é visualizada e dividida com uma tesoura. **H1** e **H2,** Dois elevadores periosteais são colocados em torno da fíbula proximal e distal em um plano subperiosteal para proteger o pedículo subjacente durante a osteotomia. **I,** Depois de se completar as osteotomias fibulares proximal e distal e da divisão da membrana interóssea, os músculos extensores digitais e extensores do hálux estão retraídos medialmente, revelando as fibras em forma de zig zag, características do músculo tibial posterior.

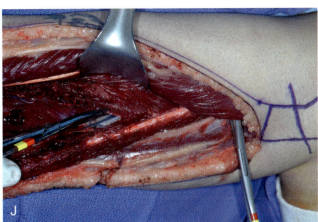
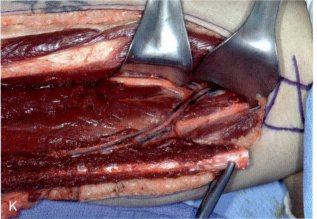
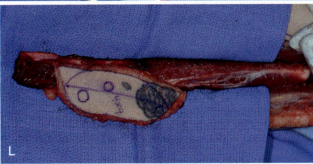

Figura 115-1 *(Cont.)* **J,** O músculo tibial posterior é dividido com uma tesoura fina descobrindo os vasos fibulares subjacentes. **K,** Dissecção completada com os vasos fibulares se ramificando a partir da artéria e veia tibiais posteriores. **L,** Retalho da fíbula levantado com a aba de pele e pronto para as osteotomias, seja na perna com o pedículo anexado ou na cabeça e pescoço com o pedículo isolado.

TÉCNICA: Coleta Osteocutânea da Fíbula *(Cont.)*

PASSO 4: Osteotomia

A fíbula pode ser moldada na perna com o pedículo vascular anexado à vasculatura ou, após a ligadura proximal dos vasos, na cabeça, próximo do sítio receptor, sempre objetivando a brevidade no tempo de isquemia total do enxerto. O modelamento é completado com base nas exigências anatômicas do defeito com o planejamento para os segmentos necessários. As osteotomias em cunha de fechamento são utilizadas para dar contorno ao osso fibular. Os guias de corte do planejamento virtual cirúrgico, lâminas de língua estéreis, ou blocos de espuma estéreis podem ser usados para orientar as osteotomias quando a reconstrução complexa for necessária. O pedículo vascular deve ser cuidadosamente protegido durante a realização das osteotomias, utilizando a dissecção subperiosteal e a colocação do descolador periosteal n° 9 entre o pedículo vascular e a lâmina de serra. O periósteo pode ser estendido nas extremidades proximal e distal dos locais de osteotomia da fíbula de modo que esse periósteo possa se sobrepor no local a ser reconstruído. Nas situações em que a avaliação pré-operatória permite a coleta de qualquer fíbula, o planejamento para as osteotomias e a fixação deve levar em consideração a localização final desejada da aba de pele e do pedículo, já que existe preferência da direita contra a esquerda com base nessas posições finais desejadas. O número de osteotomias e o tamanho dos segmentos devem ser cuidadosamente avaliados. Os segmentos mais curtos e as múltiplas osteotomias aumentam a chance de falha total ou parcial. Um estudo em cadáveres indicou que segmentos mais curtos do que 1 cm provavelmente não possuem uma vascularização adequada e não devem ser utilizados a menos que o leito receptor possa suportar um enxerto não vascularizado. O suprimento vascular do osso fibular é feito através de duas vias: o suprimento de sangue do periósteo, bem como um vaso nutriente para o osso medular da fíbula. Essa artéria nutriente é um ramo da artéria fibular, que segue posteriormente para a membrana interóssea e entra no meio da fíbula através do forame nutriente. Esse vaso é frequentemente lesado durante a reconstrução dos defeitos maxilofaciais, mas o fornecimento de sangue periosteal é suficiente para a sobrevivência do enxerto ósseo (Fig. 115-1, *M-O*).

(Continua)

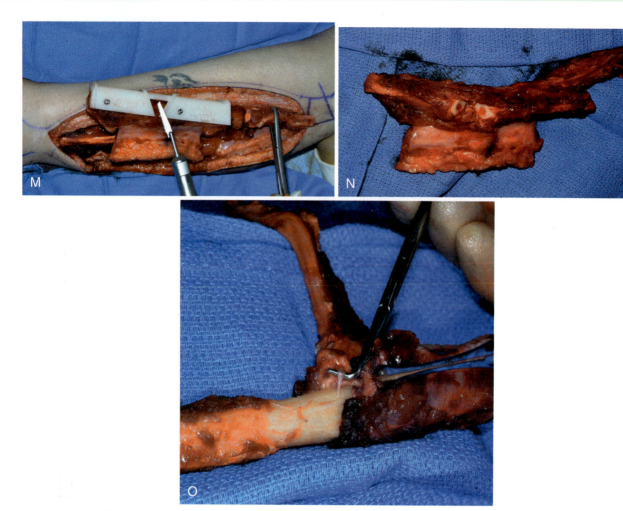

Figura 115-1 (Cont.) M, Guia de corte posicionado e rosqueado com os parafusos de fixação intermaxilares, as osteotomias em cunha estão prestes a seres concluídas usando uma serra reciprocante. **N,** Osteotomias concluídas; observe o osso medular sangrando e as bordas do pedículo cutâneo. **O,** A artéria nutriente encontrada perto do ponto médio da fíbula muitas vezes é seccionada para aplicações na cabeça e pescoço.

TÉCNICA: Coleta Osteocutânea da Fíbula (Cont.)

PASSO 5: Inserção
A fíbula é trazida para o local receptor e fixada na sua posição final. Isso pode ser conseguido com uma variedade de técnicas de plaqueamento, desde miniplacas até placas de reconstrução, dependendo das necessidades do local a ser reconstruído. Os segmentos fibulares devem ser devidamente estabilizados com parafusos monocorticais na quantidade a depender de o contato ósseo proporcionar uma estabilidade adicional adequada (Fig. 115-1, *P*).

PASSO 6: Anastomose Microvascular
A anastomose dos vasos é concluída de forma convencional.

PASSO 7: Sutura
Os locais doadores e receptores são fechados. O local doador da perna pode frequentemente ser fechado primeiramente dependendo do tamanho do pedículo cutâneo, normalmente 4 cm ou menos de largura. Alguns defendem a aproximação frouxa do músculo flexor longo do hálux com a membrana interóssea com o pé posicionado em um ângulo neutro de 90 graus e com o dedo polegar estendido para evitar fraqueza na flexão dorsal, enquanto outros defendem a ideia de deixar o músculo solto para evitar a contratura ou "dedo do pé em forma de garra".[16,40] Quando necessário, o local pode ser preparado para o enxerto de pele de modo a evitar um excesso de tensão da pele e uma possível constrição dos vasos para o pé. Um dreno de sucção é utilizado e mantido com base nos protocolos padrão. O retalho de pele é suturado no lugar e uma pequena sutura pode ser colocada sobre o pedículo cutâneo para facilitar a avaliação pelo Doppler com caneta dos perfuradores da pele (Fig. 115-1, *Q*).

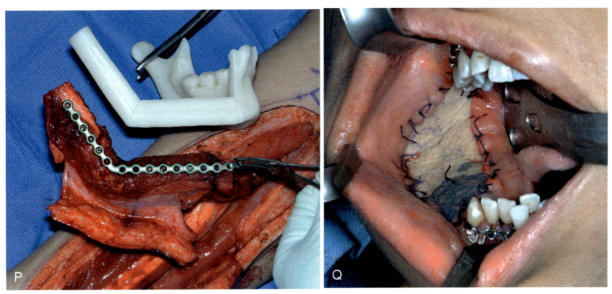

Figura 115-1 *(Cont.)* P, Fíbula fixada à placa de 2,5 mm de espessura e comparada com o modelo ao lado para simetria. **Q,** Retalho de pele inserido na cavidade oral com uma sutura de seda 4-0 marcando a localização do perfurador para a colocação da caneta do Doppler.

TÉCNICAS ALTERNATIVAS

Existem variações técnicas mínimas na remoção da fíbula, com a remoção de parte da fíbula sem um pedículo cutâneo. Nesses casos, uma incisão linear na pele pode ser utilizada para completar uma dissecção circunferencial semelhante à dissecção concluída para a fíbula osteocutânea sem a manutenção de um pedículo cutâneo. A incisão nesses casos é fechada primeiro. Embora a técnica da remoção normalmente pouco varie, uma grande variedade de modificações existem para individualizar o retalho ao sítio receptor e essas variações merecem ser discutidas.

RECONSTRUÇÃO CONDILAR

O comprimento da fíbula removida é adequado para a reconstrução ângulo a ângulo da mandíbula. Quando for feita a reconstrução de um único côndilo ou dos dois côndilos, alguns cirurgiões optam por uma combinação da fíbula com costela nos casos em que um enxerto livre associado é aceitável. Naqueles em que a fíbula é utilizada sozinha, ela pode ser moldada para se adaptar à fossa mandibular. A manutenção da fíbula na fossa, às vezes, tem sido problemática, o que levou alguns cirurgiões a defenderem a suspensão superior com arame ou sutura. Como alternativa, alguns cirurgiões têm utilizado um protocolo de fixação intermaxilar pós-operatório seguido de guias elásticos para auxiliarem na manutenção da posição condilar. A localização do pedículo vascular na reconstrução condilar é muito importante. Reconstruir o côndilo com a fíbula distal permite que o pedículo saia anteriormente para o lado oposto do pescoço ou com um suave giro de 180 graus de volta para o lado ipsilateral. Alternativamente, reconstruir o côndilo com a fíbula proximal geralmente requer, por sua vez, um giro um pouco agudo no pedículo e a remoção de parte do suprimento vascular fica na extensão mais superior da fíbula proximal com um pequeno segmento adicionado ao enxerto livre da fíbula (Fig. 115-2).

RECONSTRUÇÃO DA MANDÍBULA COM COLOCAÇÃO ANTECIPADA DE IMPLANTES

A largura da fíbula é adequada para a colocação dos implantes endósseos, mas certamente não corresponde à mandíbula dentada removida. As fíbulas colocadas na borda inferior podem ser reconstruídas com sucesso por implantes dentários utilizando uma prótese dentária convencional, o que evita a necessidade de técnicas de reconstrução alternativa. Apesar disso, foram propostas uma série de modificações técnicas para otimizar a posição vertical do implante, cada uma com algumas limitações. A colocação da fíbula superiormente à borda inferior oferece uma posição mais ideal de implante, mas uma estética facial desfavorável. Isso pode ser suavizado com a colocação da placa de reconstrução ao longo da borda inferior da mandíbula e a fixação do osso da fíbula superiormente. Alguns cirurgiões têm defendido uma posição intermediária de modo a não comprometer excessivamente a estética facial ao utilizar esse tipo de abordagem. Nos casos em que o enxerto livre está indicado, segmentos adicionais de enxerto livre da fíbula podem ser utilizados para o contorno inferior da face. Como alternativa nos casos em que o enxerto livre não é aconselhável, foi proposto o uso de uma fíbula de cano duplo, em que um segmento do osso é removido de tal forma que o pedículo vascular e o osso

(Continua)

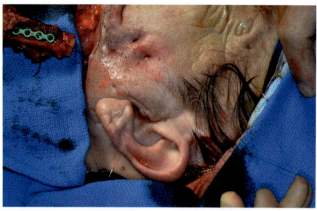

Figura 115-2 Fíbula suspendida superiormente com uma sutura de nylon passada através de uma pequena incisão na região temporal através de uma agulha espinhal transpassada através de um furo na placa e passada de volta na agulha espinhal, que foi recolocada em uma nova posição. Essa sutura é depois passada através da fáscia temporal e suturada após a mandíbula ter sido inserida para ajudar a suspender o novo côndilo.

TÉCNICAS ALTERNATIVAS (Cont.)

remanescente possam fazer uma volta de 180 graus para o contato ósseo com o enxerto vascularizado da fíbula fixado. A limitação dessa técnica é o aumento das exigências técnicas e o aumento do índice de insucesso dada a posição necessária do pedículo. Finalmente, alguns têm defendido o uso da distração osteogênica vertical do segmento de fíbula para aumentar a altura vertical após a colocação na borda inferior.[41]

RECONSTRUÇÃO DA MAXILA

A reconstrução da maxila com o retalho da fíbula é a técnica preferida por muitos cirurgiões, mas a substituição da forma tridimensional e da função representam um desafio significativo para o cirurgião reconstrutivo. Utilizando a fíbula, inúmeras técnicas modificadas têm sido descritas para responder a esse desafio, que se assemelham àquelas utilizadas na mandíbula. O uso de segmentos de enxerto livre e de técnicas de cano duplo/triplo tem sido descrito. O planejamento final da prótese é crucial na tomada de decisão, uma vez que a instalação de implantes endósseos tornam-se uma força motriz quando esse é o plano de reconstrução final. A modelagem guiada por computador pode ser um benefício significativo em casos complexos para simular a posição final desejada da fíbula vascularizada. Quando se espera usar um pedículo cutâneo para fechar um defeito oral, devem ser tomados cuidados para proteger o pedículo vascular, dada a possível exposição através da superfície superior para o seio maxilar residual e a cavidade nasal. Para abordar essa questão, alguns autores têm defendido o uso de um segundo retalho livre fascial para o fechamento nasal. Na experiência do autor, uma bainha generosa de fáscia para proteção dos vasos, bem como o posicionamento dos vasos lateralmente em direção à bochecha oferecem uma cobertura adequada para os vasos durante o período de cicatrização pós-operatório.

Prevenção e Gestão de Complicações Intraoperatórias

As complicações intraoperatórias podem ocorrer durante as osteotomias e a inserção do enxerto da fíbula. O pedículo pode ser ferido durante as osteotomias da fíbula; para evitar essa ocorrência, uma dissecção subperióstea e a proteção do pedículo com um descolador n° 9 são essenciais. Além disso, os parafusos monocorticais são recomendados para proteger o pedículo vascular. Um fornecimento de sangue insuficiente para os segmentos periosteais fibulares pode ser evitado assegurando-se que exista uma bainha muscular generosa de 3 mm em torno do periósteo, e tenham comprimentos adequados do segmento fibular. A perda intraoperatória do pedículo cutâneo pode ocorrer se os perfuradores delicados forem lesionados. Para evitar esse fato, não se esqueça de incluir o FLH para proteger os perfuradores septocutâneos, ou pegar o sóleo e o FLH se não houver perfuradores septocutâneo visíveis.

Com o planejamento cirúrgico virtual, as osteotomias podem ser planejadas com precisão, usando guias de corte pré-fabricados e uma placa pré-dobrada que se encaixa perfeitamente. No entanto, as osteotomias ainda são difíceis, uma vez que os tecidos moles dificultam a visão do pedículo. Não hesite em mudar as lâminas de serra se houver dificuldade de corte, ou parar e reposicionar conforme necessário. Não retire o guia de corte após a conclusão de apenas uma parte da osteotomia, já que o guia pode ser colocado novamente em uma posição incorreta, eliminando a precisão. Os abaixadores de língua estéreis ou blocos de espuma podem ser usados como modelos para fazer as osteotomias em cunha quando o planejamento cirúrgico virtual não for utilizado.

A mordida aberta posterior pode ocorrer após a desarticulação do côndilo devido ao afundamento da cabeça da mandíbula após a reconstrução usando um segmento fibular. Isso pode ser evitado por um período curto de bloqueio maxilomandibular de uma a duas semanas. A suspensão do côndilo pode ser concluída utilizando uma sutura de suspensão no osso temporal ou na fáscia temporal para auxiliar na prevenção de um futuro posicionamento inferior do côndilo.

O pedículo também pode estar sob risco de torções devido à geometria desfavorável em relação ao descolamento da fíbula para anterior ou posterior e à localização dos vasos receptores. Se o pedículo se deslocar da fíbula para o pescoço ipsilateral muito anteriormente, pode ser necessário liberar o pedículo da fíbula alguns centímetros para evitar a dobra dos vasos. Depois da conclusão da anastomose, a cabeça do paciente deve ser rodada para a esquerda e para a direita para observar a orientação do pedículo. Se houver qualquer dobra ou compressão desfavoráveis dos vasos, pode ser necessário reposicionar o pedículo no pescoço, e pode haver a necessidade de aplicar suturas de aderência.

Considerações Pós-operatórias

O monitoramento pós-operatório do retalho livre da fíbula consiste no exame físico, bem como a utilização de métodos adjuvantes, tais como o Doppler ultrassom, Doppler implantável e a oximetria de tecido. As alterações do exame físico podem, às vezes, ser sutis, com sinais físicos mínimos de insuficiência de suprimento vascular do retalho. O preenchimento capilar, a temperatura, o turgor e a cor são monitorados a cada hora pelas primeiras 48 horas. Dois achados tardios óbvios incluem um retalho pálido, que sofre de trombose arterial ou um retalho azulado, que indica congestão venosa secundária a uma trombose ou compressão venosa.

A caneta de ultrassom Doppler externa é utilizada para avaliar o pedículo vascular e os perfuradores de pele, mas, ao exame, pode-se inadvertidamente pegar os vasos adjacentes, e o sinal venoso pode ser difícil de encontrado. O Doppler implantável é uma sonda de ultrassons de 20 MHz montado sobre uma bainha de silicone que pode ser instalado em torno de um pedículo arterial ou venoso, que então é ligado a um dispositivo portátil de monitoramento.[42] Bui et al. avaliaram 1193 casos e descobriram que a trombose venosa (que ocorreu em 74% dos casos) era mais comum do que a trombose arterial (o que ocorreu em 40%)[43]; consequentemente, o Doppler interno deve ser colocado sobre a veia distal à anastomose. No entanto, os Dopplers externo e interno compartilham um problema comum, que é a dificuldade em definir quais alterações do sinal que necessitam de intervenção.

A oximetria tecidual com um monitor próximo ao infravermelho utiliza uma emissão de luz infravermelha para medir a saturação de oxigênio no tecido local com uma sonda que é aderida ao retalho de pele externa ou suturada na aba de pele intraoral. Lin et al. foram capazes de aumentar a sua taxa de salvamento da do retalho de 57,7% para 93,75% e atribuíram o aumento à detecção precoce e à intervenção precoce antes da ocorrência de uma trombose significativa.[44,45]

Lohman et al. descobriram que as mudanças físicas no retalho ficaram atrás dos métodos auxiliares de monitoramento do retalho, variando de 30 a 60 minutos. A conclusão foi de que, caso pessoas experientes não estivessem disponíveis, o exame físico era insuficiente para o monitoramento do pedículo.[45]

O monitoramento do retalho oculto apresenta desafios adicionais, dado que não há presença de sinais visuais. Uma maior dependência dos Dopplers interno ou externo é fundamental nesses casos. As limitações desses dispositivos adjuvantes podem ser insuficientes para avaliar corretamente esses retalhos.

Muitos artigos relatam que a obliteração vascular do pedículo ocorrem já com seis dias em retalhos livres, com a sobrevivência do retalho. Burns et al. descreveram sobrevivência de três retalhos livres do antebraço radial após a interrupção da drenagem venosa ou da anastomose arterial de seis a 19 dias.[46] Godden e Thomas relataram a sobrevivência de um retalho livre do antebraço radial após a perda do fluxo venoso e arterial em nove dias.[47] Esses casos descrevem retalhos finos do antebraço radial e podem não ser um indicativo de quando o retalho fibular osteocutâneo se torna independente com seu próprio fornecimento de sangue. Mücke et al., em um estudo clínico prospectivo, avaliaram a oxigenação da hemoglobina e o fluxo capilar em 50 retalhos livres, dos quais 15 eram retalhos livres osteocutâneos da fíbula, durante a oclusão do pedículo vascular após quatro semanas e três meses. Eles descobriram que as taxas de autonomia vascular dos retalho foram maiores na mandíbula e em locais não irradiados, com os retalhos fasciocutâneos sendo autonomizados mais rápido do que os retalhos osteomiocutâneos e os retalhos miocutâneos sem autonomização após quatro semanas. Aproximadamente 40% dos retalhos osteomiocutâneos foram autonomizados em quatro semanas.[48]

Como o enxerto fibular livre se tornou laborioso para a reconstrução mandibular, bem como para a reconstrução de extremidades, vários grupos têm observado a morbidade e a função da área doadora após a remoção do enxerto.[49,50]

Como descrito por Gilbert em 1979, a abordagem lateral da fíbula agora é padrão, criando uma incisão de aproximadamente 6 cm de distância da cabeça da fíbula até apenas seis cm do maléolo lateral. Um enxerto de pele frequentemente é colocado se a ferida não pode ser fechada primariamente, geralmente exigindo um pedículo cutâneo maior que 4 cm de largura.[11,16] Em 2011, Momoh et al. avaliaram 157 pacientes consecutivos submetidos à reconstrução com enxerto fibular livre para defeitos de cabeça e pescoço e observaram que as complicações perioperatórias globais após a remoção da fíbula totalizaram 31%, incluindo a perda parcial do enxerto de pele, perda total do enxerto de pele, celulite, deiscência da ferida e abscesso, mas apenas 3% desses pacientes necessitaram de intervenção cirúrgica. Eles observaram que 33% dos pacientes com enxerto de pele tiveram complicações, contra 29% de seus pacientes que tiveram fechamento primário. Esse grupo também avaliou o tempo de deambulação após a remoção da fíbula e constatou que não houve associação significativa entre o momento de deambulação pós-cirúrgica e a incidência de complicações.[51]

Ling et al. realizaram uma pesquisa sistemática da literatura inglesa e chinesa de 1966 a 2011, recuperando 42 artigos relevantes. Eles separaram as complicações pós-operatórias em morbidade precoce dos sítios doadores e morbidade tardia dos sítios doadores. A incidência média ponderada de morbidade precoce do sítio doador foi de 1,07% para infecção de ferida operatória; 7% para deiscência da ferida; 8,1% para perda parcial do enxerto de pele; e 4,7% para perda total do enxerto de pele. Nos casos em que as feridas foram fechadas primariamente, a taxa de complicações foi de 9,9%, contra 19% daquelas fechadas com enxerto de pele. A incidência média ponderada de morbidade tardia no sítio doador foi de 6,5% para dor crônica; 3,9% para alterações consideráveis da marcha; 5,8% para instabilidade do tornozelo; 11,5% para movimentos limitados no tornozelo; 4,0% para redução da força muscular; 6,1% para dedo em forma de garra; 3,6% para dorsiflexão do dedão do pé; e 6,95% para déficit sensorial.[52]

Lin et al. descreveram, em 2009, a morbidade do sítio doador na transferência bilateral de retalho fibular livre em sete pacientes, nos quais a segunda fíbula foi usada devido a uma falha na remoção do primeiro retalho fibular, no desenvolvimento de osteoradionecrose após a radioterapia pós-operatória, ou em um paciente com um defeito mandibular extenso e com necessidade de um segmento de osso adicional para corresponder ao comprimento do defeito. Os pacientes foram avaliados através de um questionário subjetivo e um teste de equilíbrio e marcha objetiva, e os pesquisadores descobriram que os déficits funcionais em longo prazo eram mínimos e evidentes somente quando submetidos a condições de *feedback* sensorial desfavoráveis.[53]

A síndrome do compartimento é rara e há apenas um pequeno número de relatos na literatura.[54-57] Esses casos de síndrome compartimental foram descobertos vários dias ou semanas após a cirurgia, devido ao mascaramento de sintomas por narcóticos, dor pós-operatória esperada e tala ou gesso no lugar impedindo um exame completo. A síndrome do compartimento ocorre dentro de um espaço anatômico fechado, quando a pressão de perfusão de tecidos é menor do que a pressão do tecido, levando a hipoperfusão, o que resulta em necrose tecidual. Isso pode ser o resultado de forças de compressão aplicadas externamente ou expansão de estruturas internamente, tal como um hematoma.[58,59]

A avaliação clínica é o exame de escolha para a síndrome de compartimento. Os sinais são dor desproporcional à gravidade da lesão, aumento da dor no alongamento passivo, parestesia progressiva, paralisia e perda de pulso. O diagnóstico é difícil, especialmente para pacientes com câncer de cabeça e pescoço, que podem ter dificuldade para se comunicar e fornecer uma história clara ou de conseguir realizar um exame completo. As medições de pressão podem ser feitas usando um manômetro com agulha, um cateter de pavio, um cateter com fenda ou a sistema de monitoramento de pressão Stryker intracompartimental.[60-63] Os biomarcadores também podem ser avaliados para a síndrome de compartimento. Em um estudo de Valdez et al., os pesquisadores identificaram 39 dos 97 pacientes com síndrome de compartimento. Utilizando o modelo de creatinina quinase maior do que 4000 U/L, nível de cloreto maior do que 104 mg/dL, e nível de UNS inferior a 10 mg/dL, 0 de 6 pacientes tinham síndrome do compartimento quando todas as três variáveis estavam ausentes. No entanto, quando uma, duas ou três variáveis estavam presentes, a percentagem de pacientes com síndrome de compartimento foi de 36%, 80% e 100%, respectivamente.[64] Ulmer avaliou, através de uma revisão bibliográfica na língua inglesa, de 1966 a 2001, se o diagnóstico de síndrome de compartimento pode ser baseado em achados clínicos. Usando os achados clínicos de dor, parestesia, dor ao alongamento passivo e paresia, Ulmer descreveu as chances de síndrome compartimental em relação ao número de achados clínicos presentes. Com a presença de um achado clínico, as chances eram de 25%; com a presença de dois resultados clínicos (dor, dor de flexão passiva), 68%; com a presença de três resultados clínicos (dor, dor de flexão passiva, parestesia), 93%; e com a presença de quatro dados clínicos, havia uma probabilidade de 98% de que o paciente teria um diagnóstico de síndrome do compartimento.[65]

A maioria dos pacientes começa a deambulação de suporte de peso com uma bota Aircast (que permite o exame da perna em busca de complicações da ferida) ou gesso no primeiro dia de pós-operatório e mantém essa bota por cerca de quatro semanas. Se um enxerto de pele for colocado, o curativo de suporte é retirado após cinco a sete dias e é colocada uma gaze não aderente à base de petróleo. Para evitar complicações, devem ser tomados cuidados para se evitar a ruptura no local de retirada do enxerto de pele, mantendo o pé em uma posição de 90 graus, drenando adequadamente a ferida com um dreno Jackson-Pratt e cobrindo a ferida circunferencial com cuidado para evitar uma compressão significativa da perna inferior. Um curativo à vácuo (CAV) também pode ser aplicado no enxerto de pele em vez de uma gaze de suporte para reforçar e ser retirado em cinco a sete dias com Mepitel colocado entre a esponja CAV e o enxerto de pele. Se o enxerto de pele não aparentar estar completamente adaptado, o CAV pode ser reaplicado por mais cinco a sete dias. Durante esse tempo, o pé do paciente deve ser imobilizado em uma posição neutra com uma bota Aircast ou gesso durante a deambulação e uma bota L'nard Multi-Podus, enquanto estiver na cama para evitar a ruptura do enxerto de pele. Se nenhum enxerto de pele for colocado, o curativo é retirado no segundo dia de pós-operatório para avaliar a extremidade inferior de forma clara. O dreno Jackson-Pratt é removido quanto apresentar débito inferior a 30ml em um período de 24 horas durante dois dias consecutivos.

Referências

1. Bakamjian VY: A two stage method for pharyngoesophageal reconstruction with a primary pectoral skin flap, *Plast Reconstr Surg* 36:173, 1965.
2. Ariyan S: The pectoralis major myocutaneous flap: a versatile flap for reconstruction in the head and neck, *Plast Reconstr Surg* 63(1):73, 1979.
3. Strauch B, Bloomberg AE, Lewin ML: An experimental approach to mandibular replacement: island vascular composite rib grafts, *Br J Plastic Surg* 24(4):334, 1971.
4. Östrup LT, Fredrickson JM: Distant transfer of free living bone graft by microvascular anastomosis: an experimental study, *Plast Reconstr Surg* 54(3):274, 1974.
5. Taylor GI, Daniel RK: The free flap composite tissue transfer by vascular anastomosis, *Aust N Z J Surg* 43(1):1, 1973.

6. Daniel RK, Taylor GI: Distant transfer of an island flap by microvascular anastomosis: a clinical technique, *Plast Reconstr Surg* 52(2):111, 1973.
7. Taylor GI, Miller GD, Ham FJ: The free vascularized bone graft: a clinical extension of microvascular techniques, *Plast Reconstr Surg* 55(5):533, 1975.
8. Buncke HJ, Furnas DW, Gordon L, et al: Free osteocutaneous flap from rib to the tibia, *Plast Reconstr Surg* 59(6):799, 1977.
9. Serafin D, Villarreal-Rios A, Georgiade NG: A rib containing free flap to reconstruct mandibular defects, *Br J Plast Surg* 30(4):263, 1977.
10. Chen ZW, Yan W: The study and clinical application of the osteocutaneous flap of fibula, *Microsurgery* 4(1):11, 1983.
11. Gilbert A: Surgical technique: Vascularized transfer of the fibular shaft, *Int J Microsurg* 1:100, 1979.
12. Hidalgo DA: Fibula free flap: a new method of mandible reconstruction, *Plast Reconstr Surg* 84(1):71, 1989.
13. Wei FL, Chen HC, Chuang CC, et al: Fibular osteoseptocutaneous flap: anatomic study and clinical application, *Plast Reconstr Surg* 78(2):191, 1986.
14. Iorio ML, Cheerharan M, Olding M, et al: A systematic review and pooled analysis of peroneal artery perforators for fibula osteocutaneous and perforator flaps, *Plast Reconstr Surg* 130(3):600, 2012.
15. Yu P, Chang EI, Hanasono MM: Design of a reliable skin paddle for the fibula osteocutaneous flap: Perforator anatomy revisited, *Plast Reconstr Surg* 128(2):440, 2011.
16. Wei FL, Mardini S: *Flaps and Reconstructive Surgery*, Saunders Elsevier, 2009, page 443–445.
17. Wallace CG, Chang UM, Tsai CY, et al: Harnessing the potential of the free fibula osteoseptocutaneous flap in mandible reconstruction, *Plast Reconstr Surg* 125(1):305, 2010.
18. Wei FL, Seah CS, Tsai YC, et al: fibula osteoseptocutaneous flap for reconstruction of composite mandibular defects, *Plast Reconstr Surg* 93(2):294, 1994.
19. Urken ML, Buchbinder E, Constantino PD, et al: Oromandibular reconstruction using microvascular composite flaps: report of 210 cases, *Arch Otolaryngol Head Neck Surg* 124(1):46, 1998.
20. Hidalgo DA, Pusic AL: Free flap mandibular reconstruction a 10 year follow up study, *Plast Reconstr Surg* 110(2):438, 2002.
21. Carlson ER, Marx RE: Mandibular reconstruction using cancellous cellular bone grafts, *J Oral Maxillofac Surg* 54(7):889, 1996.
22. Adamo AK, Szal RL: Timing, results, and complications of mandibular reconstructive surgery: report of 32 cases, *J Oral Surg* 37(10):755, 1979.
23. Foster RD, Anthony JP, Sharma A, et al: Vascularized bone flaps versus nonvascularized bone grafts for mandibular reconstruction: An outcome analysis of primary bony union and endosseous implant success, *Head Neck* 21(1):66, 1999.
24. Moscoso JF, Keller J, Genden E, et al: Vascularized bone flaps in oromandibular reconstruction: a comparative anatomic study of bone stock from various donor sites to assess suitability for endosseous dental implants, *Arch Otolaryngol Head Neck Surg* 120(1):36, 1994.
25. Frodel JL Jr, Funk GF, Capper DT, et al: Osseointegrated implants: a comparative study of bone thickness in four vascularized bone flaps, *Plast Reconstr Surg* 92(3):449, 1993.
26. Chim H, Salgado CJ, Mardini S, et al: Reconstruction of mandibular defects, *Sem Plast Surg* 24(2):188, 2010.
27. Fernandes R: Fibula free flap in mandibular reconstruction, *Atlas oral maxillofac surg clin of North Am* 14:143, 2006.
28. Yim KK, Wei FC: Fibula osteoseptocutaneous flap for mandible reconstruction, *Microsurgery* 15(4):245, 1994.
29. Wong CH, Wei FC: Microsurgical free flap in head and neck reconstruction, *Head Neck* 32(9):1236, 2010.
30. Wei FL, Mardini S: General principles and analysis of defects in head and neck reconstructions, *Seminars Plast Surg*, 2003.
31. Sun GH, Patil YJ, Harmych BM, et al: Inpatients with gunshot wounds to the face, *J of Craniofac Surg* 23(1):e62, 2012.
32. Kademani D, Keller E: Iliac crest grafting for mandibular reconstruction, *Atlas Oral Maxillofac Surg Clin North Am* 14(2):161, 2006.
33. Jewer DD, Boyd JB, Manktelow RT, et al: Orofacial and Mandibular reconstruction with the iliac crest free flap A review of 60 cases and a new method of classification, *Plast Reconstr Surg* 84(3):391, 1989.
34. Ahmad N, Kordestani R, Panchal J, et al: The role of donor site angiography before mandibular reconstruction utilizing free flap, *J Reconstr Microsurg* 23(4):199, 2007.
35. Wallace CG, Chang YM, Tsai CY, et al: Harnessing the potential of the free fibula osteoseptocutaneous flap in mandible reconstruction, *Plast Reconstr Surg* 125(1):305, 2010.
36. Kelly AM, Cronin P, Hussain HK, et al: Preoperative MR angiography in free fibula transfer for head and neck cancer: clinical application and influence on surgical decision making, *Am J Roentgenol* 188(1):268, 2007.
37. Urken ML, Cheney ML, Blackwell KE, et al: *Atlas of Regional and Free Flaps for Head and Neck Reconstruction*, 2nd edition, Lippincott Williams & Wilkins, 2011, page 412.
38. Kim D, Orron DE, Skillman JJ: Surgical significance of popliteal artery variants: a unified angiographic classification, *Ann Surg* 210(6):776, 1989.
39. Rozen WM, Ashton MW, Stella DL, et al: Magnetic resonance angiography and computed tomographic angiography for free fibular flap transfer, *J Reconstr Microsurg* 24(6):457, 2008.
40. Sassu P, Acland RD, Salgado CJ, et al: Anatomy and vascularization of the flexor hallucis longus muscle and its implications in free fibula flap transfer: an anatomical study, *Ann Plast Surg* 64(2):233, 2010.
41. Wong CH, Wei FC: Microsurgical free flap in head and neck reconstruction, *Head Neck* 32(9):1236, 2010.
42. Poder TG, Fortier PH: Implantable doppler in monitoring free flaps: a costs effectiveness analysis based on a systematic review of the literature, Euro Ann of Otorhinolaryngol, *Head Neck Dis* 130(2):79, 2013.
43. Bui DT, cordeiro PG, Hu QY, et al: Free flap Reexploration: Indications, treatment, and outcomes in 1193 free flaps, *Plast Reconstr Surg* 119(7):2092, 2007.
44. Lin SJ, Nguyen MD, Chen C, et al: Tissue oximetry monitoring in microsurgical breast reconstruction decreases flap loss and improves rate of flap salvage, *Plast Reconstr Surg* 127(3):1080, 2011.
45. Lohman RF, Langevin CJ, Bozkurt M, et al: A prospective analysis of free flap monitoring techniques: physical examination, external Doppler, implantable Doppler, and tissue oximetry, *J Recon Microsurg* 29(1):51, 2013.
46. Burns A, Avery BS, Edge CJ: Survival of microvascular free flaps in head and neck surgery after early interruption of the vascular pedicle, *Br J Oral Maxillofac Surg* 43(5):426, 2005.
47. Godden DR, Thomas SJ: Survival of a free flap after vascular disconnection at 9 days, *Br J Oral Maxillofac Surg* 40(5):446, 2002.
48. Mücke T, Wolff KD, Rau A, et al: Autonomization of free flaps in the oral cavity: a prospective clinical study, *Microsurgery* 32(3):201, 2012.
49. Shpitzer T, Neligan P, Boyd B, et al: Leg morbidity and function following fibular free flap harvest, *Ann Plast Surg* 38(5):460, 1997.
50. Shindo M, Fong BD, Funk GF, et al: The fibula osteocutaneous flap in head and neck reconstruction A critical evaluation of donor site morbidity, *Arch Otolaryngol Head Neck Surg* 126(12):1467, 2000.
51. Momoh AO, Yu P, Skoracki RJ, et al: A prospective cohort study of fibula free flap donor-site morbidity in 157 consecutive patients, *Plast Reconstr Surg* 128(3):714, 2011.
52. Ling XF, Peng X: What is the price to pay for a fibula free flap? A systematic review of donor-site morbidity following free flap surgery, *Plast Reconstr Surg* 129(3):657, 2012.
53. Lin JY, Djohan R, Dobryansky M, et al: Assessment of donor-site morbidity using balance and gait tests after bilateral fibula osteoseptocutaneous free flap transfer, *Ann of Plast Surg* 62(3):246, 2009.
54. Berzofsky C, Shin E, Mashkevich G: Leg compartment syndrome after fibula free flap, *Otolaryngol Head Neck Surg* 148(1):172, 2013.
55. Fodor L, Dinu C, Fodor M, et al: Severe compartment syndrome following fibula harvesting for mandible reconstruction, *Int J Oral Maxillofac Surg* 40(4):443, 2011.
56. Kerrary S, Shouman T, Cox A, et al: Acute compartment syndrome following fibula flap harvest for mandibular reconstruction, *J Craniomaxfac Surg* 39(3):206, 2011.
57. Sun G, Yang X, Wen J, et al: Treatment of compartment syndrome in donor site of free fibula flap after mandibular reconstruction surgery, *Oral Surg Oral Med Oral Pathol Oral Radiol Endod* 108(5):e15, 2009.

58. Mabee JR, Bostwick TL: Pathophysiology and Mechanisms of Compartment Syndrome, *Orthop Rev* 22(2):175, 1993.
59. Matsen FA, Windquist RA, Krugmire RB Jr: Diagnosis and Management of Compartmental Syndromes, *J Bone Joint Surg Am* 62(2):286, 1980.
60. Rorabeck CH, Castle GS, Hardie R, et al: Compartmental pressure measurements: an experimental investigation using the slit catheter, *J Trauma* 21(6):446, 1981.
61. Mubarak SJ, Hargens AR, Owen CA, et al: The wick catheter technique for measurement of intramuscular pressure, *J Bone Joint Surg Am* 58(7):1016, 1976.
62. Boody AR, Wongworawat MD: Accuracy in the measurement of compartment pressures: A comparison of three commonly used devices, *J Bone Joint Surg Am* 87(11):2415, 2005.
63. Hammerberg EM, Whitesides TE, Seller JG 3rd: The reliability of measurement of tissue pressure in compartment syndrome, *J Orthop Trauma* 26(1):24, 2012.
64. Valdez C, Schroeder E, Amdur R, et al: Serum creatine kinase levels are associated with extremity compartment syndrome, *J Trauma Acute Care Surg* 74(2):441, 2013.
65. Ulmer T: The clinical diagnosis of compartment syndrome of the lower leg: Are clinical findings predictive of the disorder? *J Orthop Trauma* 16(8):572, 2002.

CAPÍTULO 116

Retalho Livre Escapular

Anthony B. P. Morlandt, Carlos A. Ramirez e Rui P. Fernandes

Material Necessário

Coleta do retalho
Descolador periosteal n° 9
Suturas apropriadas
Afastadores Army/Navy
Eletrocauterizador monopolar com ponteira Colorado
Pinças Dietrich
Eletrocauterizador bipolar de ponta fina
Anestésico local com vasoconstritor
Serras reciprocante (para a coleta do enxerto ósseo)
Afastadores Richardson
Afastadores Senn
Ganchos de pele
Osteótomos retos
Grampos para amígdalas

Instrumentos microvasculares
Suturas apropriadas
Instrumento acoplador
Solução salina heparinizada
Pinça de joalheiro ×3
Suportes de microagulhas
Microtesoura
Papaverina
Grampos microvasculares simples e duplos
Acoplador venoso
Dilatadores vasculares

Fechamento do sítio doador
Dreno de sucção Jackson-Pratt 19 Fr
Suturas adequadas

Inserção do retalho
Suturas adequadas
Sistema de fixação

Histórico

Descrito pela primeira vez por Santos, em 1980,[1] o enxerto escapular, juntamente com o sistema da artéria subescapular sobre o qual se baseia, é reconhecido como a região doadora mais dinâmica disponível para a transferência de tecido livre para a cabeça e pescoço.[2] O sistema da artéria subescapular dá origem a uma variedade de retalhos: fasciocutâneo (perfurador da artéria escapular/paraescapular/toracodorsal), ósteo-fasciocutâneo (escapular/paraescapular com borda ou ponta escapular lateral), musculocutâneo (músculo grande dorsal/serrátil anterior) e músculo-osteocutâneo (grande dorsal/serrátil anterior + costela). Ossos, músculos, gordura, pele e fáscia vascularizados podem servir como enxerto de componentes discretos ou combinados como um retalho em um único pedículo para a reconstrução composta envolvendo eixos distintos.[3]

A primeira aplicação clínica do enxerto escapular livre foi relatada por Gilbert e Teot em quatro casos de reconstrução de extremidades inferiores.[4] Esse foi seguido por uma série de casos de sucesso de transferência fasciocutânea, citando uma melhoria substancial na morbidade pós-operatória em comparação com o retalho miocutâneo latíssimo do dorso.[5-7] Isso só foi possível devido aos estudos de injeção de corante em cadáveres por Saijo, que elucidaram os angiossomas das artérias escapular circunflexa, toracodorsal e intercostais posteriores. Ele observou que o retalho fasciocutâneo baseado na artéria circunflexa da escápula poderia fornecer até 15 × 20 cm de pele fina e maleável suprida por um pedículo consistente de calibre suficiente para a anastomose microvascular.[8] Teot et al. identificaram pela primeira vez o potencial de transferência óssea vascularizada e descreveram o pedículo da borda lateral da escápula como parte de um retalho osteocutâneo.[9] Estudos anatômicos da região posterior delinearam a anatomia neurovascular e musculoesquelética do sistema subescapular, proporcionando aos microcirurgiões os parâmetros para otimizar a perfusão do retalho e o volume ósseo.[1,10-13] Novas modificações surgiram logo em seguida. Nassif descreveu um retalho paraescapular vertical como um retalho fasciocutâneo baseado em um ramo vertical da artéria circunflexa da escápula, com o potencial de incluir inferiormente uma parte do músculo latíssimo do dorso.[14] Batchelor e Bardsley introduziram um retalho fasciocutâneo biescapular, anastomosando artérias bilaterais circunflexas escapulares para um defeito do tecido mole de 40 cm.[15] A adequação da artéria temporal superficial para a anastomose com a artéria escapular circunflexa foi descrita em vários casos de reconstrução do couro cabeludo inicialmente em 1984.[16,17]

A reconstrução mandibular e maxilar com osso escapular tem sido citada extensivamente com resultados louváveis. Swartz et al. utilizaram pela primeira vez bordas laterais e osso da borda lateral e ponta escapular para reconstrução em 26 casos de maxilectomia e defeitos mandibulares compostos.[18] O curso da artéria angular e seus perfuradores periosteais que abastecem a ponta da escápula foram descritos posteriormente por Deraemaecker et al.,[19] levando a sua popularização como fonte de enxertia óssea. Coleman e Sultan inicialmente descreveram a ponta da escápula para a reconstrução mandibular e da face média como um retalho osteocutâneo bipediculado, sendo o pedículo cutâneo nutrido pela artéria circunflexa da escápula.[20] A borda medial pode ser coletada para obtenção de um melhor comprimento do pedículo, mas esse osso é mais pobre do que a borda lateral e deve permanecer aderido à pele sobrejacente.[21,22] Baker e Sullivan observaram a vantagem de pedículos separados para segmentos de tecidos moles e ósseos em seu relatório sobre a reconstrução mandibular de estágio único. Grandes defeitos cutâneos ou mucoso de até 12 × 10 cm com lacunas segmentares ósseas correspondentes de até 14,5 cm foram restaurados simultaneamente.[23] A aptidão para implantes dentários foi relatada por Moscoso et al. em seu estudo de 28 cadáveres. Cortes em série da borda lateral da escápula apresentaram uma maior implantabilidade distalmente à articulação glenoumeral, onde o osso é mais espesso. No geral, 78% dos segmentos ósseos escapulares coletados foram considerados como apropriados para colocação de implantes dentários, que devem ter uma altura neomandibular de 10 mm e uma largura de 5 mm ou mais. Esse aspecto foi significativamente mais consistente do que o enxerto livre da fíbula.[24] Numerosos estudos têm defendido a importância da reabilitação dentária e da mastigação nos resultados funcionais,[25-28] juntamente com a competência labial, a deglutição, a estética facial e a fala. Desde a sua introdução, o enxerto livre escapular tem mantido o seu papel como um enxerto prontamente coletado com morbidade insignificante do sítio doador e amplas aplicações de reconstrução.

Indicações

Os retalhos osteocutâneos escapular e paraescapular estão associados com as características aceitáveis do sítio doador, incluindo a possibilidade de fechamento primário sem um enxerto de pele, uma cicatriz bem escondida e pouco comprometimento funcional. A artéria circunflexa da escápula fornece até 4 cm de comprimento, com um calibre de 2,5 a 4 mm, antes de se dividir nos ramos escapulares transverso e ascendente, que abastecem a escápula e os retalhos de pele paraescapulares, respectivamente.[29] Em pacientes com doença vascular periférica, que afeta as extremidades inferiores e exclui a utilização de retalhos osteocutâneos das artérias fibular ou ilíaca circunflexa profunda, o sistema escapular fornece vasos confiáveis e um bom osso para a reconstrução e raramente é afetado pela aterosclerose.[30,31]

Reconstrução de Cabeça e Pescoço

Reconstrução Total do Palato Duro

A ponta da escápula possui um formato bem compatível aos defeitos resultantes de uma maxilectomia subtotal ou total, sem exenteração orbital.[2,32] Embora nem sempre passíveis de reabilitação com implante dentário, a ponta da escápula se adapta bem a defeitos do palato duro, separando de forma eficaz as cavidades oral e nasal. Em sua série de 46 pacientes, Brown et al. citaram o uso bem-sucedido do retalho escapular na reconstrução de cabeça e pescoço, incluindo a reconstrução da face média com o grande dorsal + ponta escapular.[33]

Mandíbula

Os defeitos de continuidade mandibular podem ser reconstruídos usando a ponta da escápula para defeitos anteriores[30] ou a borda lateral ou medial para defeitos posteriores. Boahene tem aplicado com sucesso a ponta da escápula à reconstrução temporomandibular como substituição da cabeça condilar[34] (Fig. 116-1, A a G).

Orbitomaxilar

Em sua revisão retrospectiva de 21 pacientes em 2007, Kosutic et al., avaliaram a reconstrução de defeitos orbitomaxilares com retalho livre escapular do músculo latíssimo do dorso. Eles citaram a necessidade de se utilizar retalhos musculares e ósseos separados, isso para permitir maior rotação e mobilidade a fim de restaurar defeitos tridimensionais complexos da órbita e da face média. A morbidade diminuída do retalho foi atribuída à utilização de uma única anastomose para vários tipos de tecidos, ao contrário de múltiplos retalhos.[35]

Deformidades de Contorno dos Tecidos Moles

Retalhos adipofasciais ou retalhos escapulares ou paraescapulares internos sem epitélio podem ser usados para aumentar o tecido mole facial. Esses retalhos foram descritos extensivamente para o tratamento de microssomia hemifacial e doença de Romberg.[36,37] Tanna et al. compararam a inflamação prolongada dos retalhos escapulares com o enxerto de gordura seriados em pacientes com microssomia hemifacial no sistema OMENS (órbita ("o" do inglês orbit), mandíbula ("m" do inglês maxilar), ouvidos ("e" do inglês ear), nervos ("n" do inglês nerve), tecidos moles ("s" do inglês soft tissue)), observando escores de simetria semelhantes no pós-operatório entre as duas técnicas.[38] Em outras especialidades médicas que não a cabeça e pescoço, o sistema da artéria subescapular tem sido considerado há muito tempo como um tecido confiável para a reconstrução axial e de extremidades.[20,39,40] O retalho livre do perfurador fasciocutâneo da artéria toracodorsal combinado com a escápula vascularizada tem sido relatado com sucesso para o recobrimento de feridas traumáticas Gustilo IIIb das extremidades inferiores.[41] A reconstrução pediculada da axila, ombro, costas e membros superiores também foi amplamente relatada com sucesso inquestionável.[29]

Limitações e Contraindicações

Os riscos em potenciais para a região do sítio doador relacionados à artéria subescapular incluem disfunção do ombro como resultado do descolamento do músculo redondo maior. A plexopatia braquial foi observada como uma complicação pelo posicionamento do paciente. Ao remover o osso escapular, é recomendado manter 1 cm de osso inferior à fossa glenoide para se evitar a entrada na cápsula articular.[2] A divulsão axilar prévia para o tratamento de neoplasia maligna de mama e trauma prévio no sítio doador representam riscos significativos de comprometimento vascular e devem ser cuidadosamente avaliados antes do início da remoção do retalho.

CAPÍTULO 116 Retalho Livre Escapular 1213

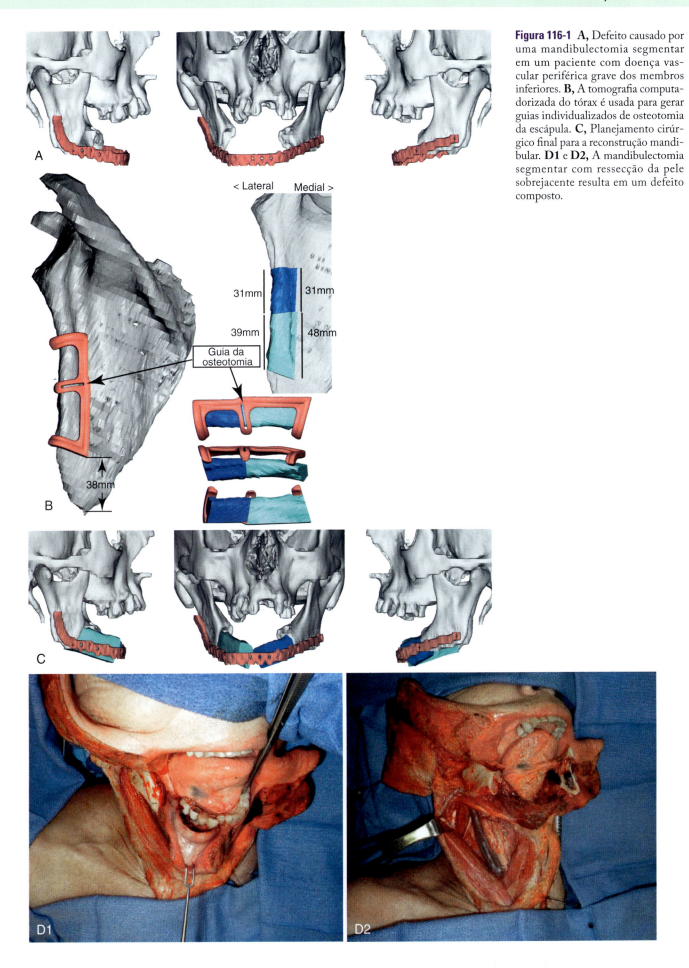

Figura 116-1 A, Defeito causado por uma mandibulectomia segmentar em um paciente com doença vascular periférica grave dos membros inferiores. **B,** A tomografia computadorizada do tórax é usada para gerar guias individualizados de osteotomia da escápula. **C,** Planejamento cirúrgico final para a reconstrução mandibular. **D1** e **D2,** A mandibulectomia segmentar com ressecção da pele sobrejacente resulta em um defeito composto.

1214 PARTE IX Cirurgia Reconstrutiva

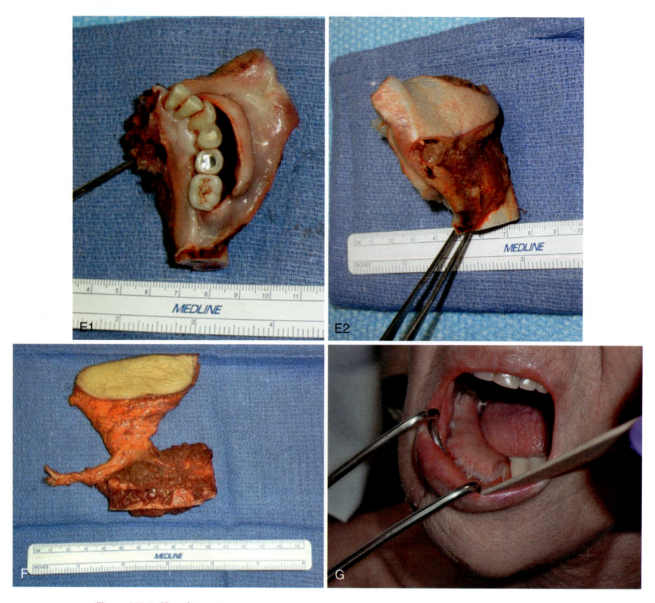

Figura 116-1, *(Cont.)* **E1** e **E2,** Espécime removido. **F,** Enxerto escapular ósteo-fasciocutâneo coletado. **G,** Defeito composto reconstruído e cicatrizado. O defeito no lábio inferior foi reparado primariamente.

TÉCNICA: Coleta do Retalho Escapular (Fig. 116-2, *A*)

PASSO 1: Posicionamento

Para a coleta do enxerto escapular, o posicionamento do paciente é determinado pela porção de enxerto que será removido. Se uma ressecção for também executada no mesmo tempo cirúrgico, serão necessárias duas equipes. Logo, está indicada a posição de decúbito lateral porque permite que o sítio receptor seja preparado simultaneamente. Se o planejamento incluir pedículo, deve-se deixar o braço exposto no campo cirúrgico em decúbito lateral, isso vai permitir a simulação do arco de rotação. Por fim, o posicionamento do paciente pode variar, de acordo com a preferência do cirurgião, em decúbito lateral ou ventral. O posicionamento de decúbito ventral requer que o paciente seja movimentado para decúbito dorsal após a remoção do enxerto e o fechamento da área doadora. Isso também pode aumentar o tempo operatório do procedimento (Fig. 116-2, *B*).

PASSO 2: Doppler e Marcações Anatômicas

A ponta da escápula é apalpada e marcada, bem como as bordas medial e lateral da escápula. A fossa triangular é então identificada; ela é limitada superiormente pelo músculo redondo menor, inferiormente pelo redondo maior e lateralmente pela cabeça longa do tríceps braquial. Nesta região, os vasos escapulares circunflexos emergem da artéria subescapular. A localização receptora pode ser confirmada com Doppler nesse momento. A artéria circunflexa da escápula se divide em um ramo descendente, um ramo transversal e ramos ascendentes à medida que percorre o espaço triangular (Fig. 116-2, *C*).

CAPÍTULO 116 Retalho Livre Escapular 1215

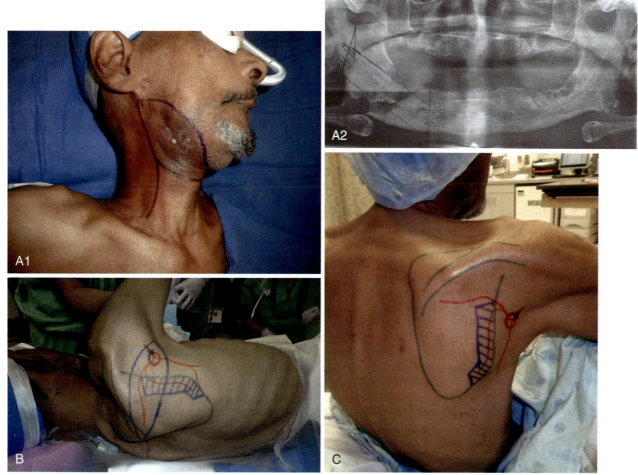

Figura 116-2 A1 e A2, Planejamento de mandibulectomia devido a osteorradionecrose. **B,** Posição de decúbito lateral esquerdo para a remoção do enxerto e preparação do sítio receptor eliminam a necessidade de reposicionamento intraoperatório. **C,** Marcações para a remoção do enxerto escapular livre.

TÉCNICA: Coleta do Retalho Escapular (Fig. 116-2, A) (Cont.)

PASSO 3: Planejamento da Remoção do Retalho Cutâneo (Formato de Nadadeira)

A incorporação do espaço triangular garante a vascularização da aba de pele. A aba de pele é concebida de acordo com os requisitos dos tecidos moles do defeito. Um projeto horizontal incorporando o ramo transversal é denominado um *retalho escapular*, enquanto que um desenho longitudinal incorporando o ramo descendente é denominado um *retalho paraescapular*. Uma largura de aba de pele de cerca de 10 cm ou menos pode ser fechada primariamente. Abas com comprimentos de até 25 cm de altura podem ser obtidas sem enxerto de pele. Podem ser obtidas abas de pele de até 25 × 35 cm com enxerto de pele para o local doador. Se o osso está sendo coletado, tanto a partir de escápula medial quanto lateral, ele pode ser acessado através das incisões cutâneas existentes (Fig. 116-2, *D*).

PASSO 4: Dissecção do Retalho Cutâneo e Identificação dos Vasos Sanguíneos

Podem ser utilizadas duas abordagens para a identificação dos vasos. Do primeiro modo, são feitas incisões superior e lateralmente e a dissecção prossegue diretamente para o espaço triangular. A fáscia que recobre o músculo redondo maior e o deltoide é removida para permitir uma dissecção segura até a artéria circunflexa da escápula e suas veias comitantes. Uma vez que os vasos estejam isolados, a dissecção pode rapidamente proceder na direção medial. No segundo modo, o pedículo é acessado a partir da porção medial no plano subfascial até que a borda lateral da escápula seja acessada; as fáscias que recobrem os músculos redondos estão incluídas neste ponto até que o pedículo esteja isolado. Os ramos para os músculos redondos são divididos e a dissecção prossegue para a região subescapular (Fig. 116-2, *E*).

Figura 116-2, *(Cont.)* **D,** Desenho do pedículo cutâneo a ser removido transversalmente e centralizado sobre a fossa triangular.

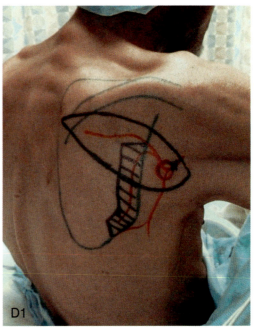

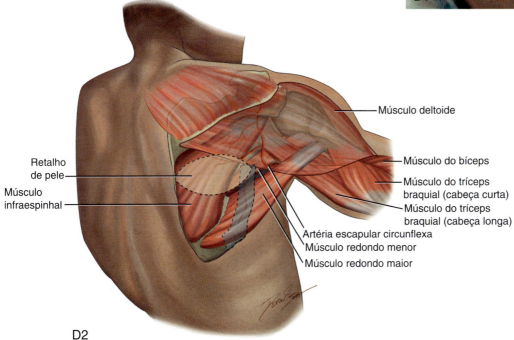

TÉCNICA: Coleta do Retalho Escapular (Fig. 116-2, *A*) *(Cont.)*

PASSO 5: Dissecção Muscular e Osteotomia

Quando o osso é acessado, a borda lateral da escápula é mais preferível em comparação com a borda medial dada a sua maior espessura (3 cm contra 1,5 cm). Um osso com comprimento de 10 a 14 cm pode ser coletado. O músculo grande dorsal é afastado para expor o músculo sobrejacente ao osso. Os músculos redondos menor e maior são diretamente incisados, expondo o periósteo da superfície dorsal da escápula. As osteotomias são realizadas uma vez que o periósteo foi incisado e descolado. A inserção do músculo serrátil ao ângulo inferior da escápula é mantida. Após ter completado as osteotomias, o cirurgião pode continuar a dissecção da região subescapular. É importante observar que o ângulo inferior da escápula deve ser preservado para garantir a estabilidade do ombro. Os músculos serrátil, dorsal e redondo maior devem ser reinseridos através de furos ou suturas de ancoragem no coto ósseo preservado da escápula.

Se a parte média da escápula tiver que ser coletada, a porção distal do retalho é deixada aderida. Um segmento de osso com 2 cm de espessura e 10 a 12 cm de comprimento pode ser coletado. É feita uma incisão através do músculo infraespinhal, expondo o periósteo na superfície dorsal da escápula. O músculo romboide maior é descolado de sua inserção medial. Os músculos serrátil e subescapular também são descolados a partir da superfície anterior do segmento ósseo, mas devem ser reinseridos na região medial da escápula (Fig. 116-2, *F* a *H*).

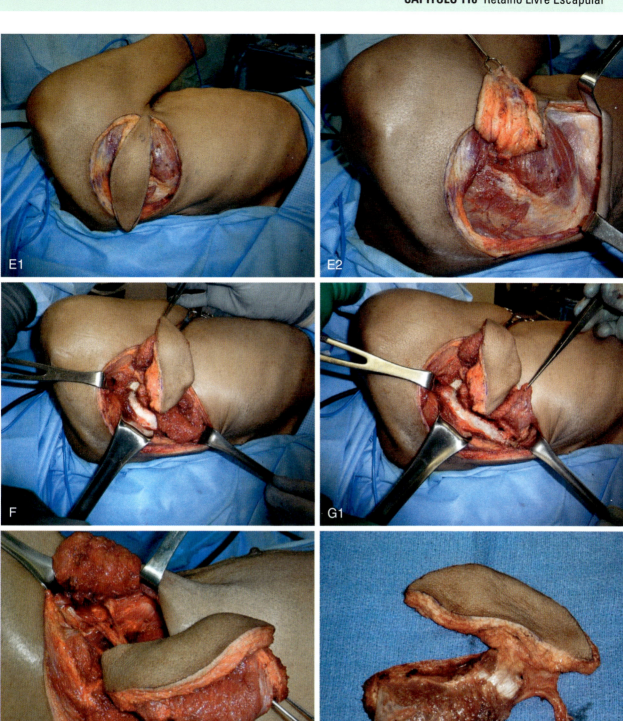

Figura 116-2, (Cont.) **E1,** Divulsão do pedículo cutâneo. **E2,** Prossegue a divulsão do plano subfascial. **F,** Dissecção muscular expondo o osso antes de osteotomia. **G1,** A exposição completa do osso antes da osteotomia. **G2,** Osteotomia concluída antes da divisão do pedículo. **H,** Enxerto removido antes da transferência.

1218 PARTE IX Cirurgia Reconstrutiva

> ### TÉCNICA: Coleta do Retalho Escapular (Fig. 116-2, *A*) *(Cont.)*
>
> **PASSO 6: Sutura**
> O fechamento primário deve ser o objetivo; no entanto, se forem removidos retalhos de tecidos moles com larguras superiores a 10 cm, pode ser necessária a realização de enxertos de pele. É executado um alívio significativo na camada suprafascial até que o fechamento sem tensão possa ser obtido. A fáscia profunda deve ser fechada com suturas Vicryl 2-0. As camadas subcutâneas profundas também devem ser fechadas com suturas Vicryl 2-0. A pele pode ser fechada com suturas de prolene/nylon 3-0. Um dreno de sucção deve ser colocado, porque a formação de seroma pode ocorrer com a mobilização precoce do braço. O braço é colocado em um imobilizador de ombro durante cinco a sete dias. A fisioterapia é iniciada assim que removido o imobilizador (Fig. 116-2, *I* a *K*).

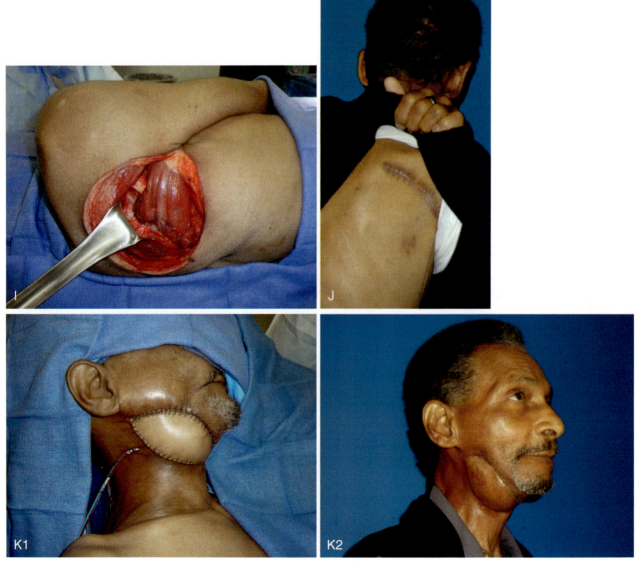

Figura 116-2, *(Cont.)* **I,** Os músculos redondos maior e menor e latíssimo dorsal são ancorados através de perfurações no remanescente ósseo escapular. **J,** Cicatriz no sítio doador. **K1** e **K2,** Retalho livre ósteo-fasciocutâneo escapular *in situ*.

Prevenção e Gestão de Complicações Intraoperatórias

Para as reconstruções secundárias ou de doença benigna, se o tempo permitir, os expansores de tecido podem ser usados para pré-expandir a pele, de modo a não necessitar de um enxerto de pele para o fechamento primário no sítio doador. No intraoperatório, devem ser tomados cuidados durante a dissecção do pedículo principal, já que inúmeros vasos de grande calibre devem ser ligados e os nervos devem ser preservados. Um potencial dano ao longo do nervo torácico pode resultar em uma aparência de "escápula em forma de asa". As duas complicações pós-operatórias mais comuns são a formação de cicatriz excessiva e a fraqueza/rigidez do ombro. No pós-operatório imediato, haverá limitações significativas ao movimento do ombro, mas com a fisioterapia é iniciada na primeira semana, os pacientes normalmente recuperam a função total em duas a quatro semanas. A formação de cicatriz excessiva é decorrente da deiscência de sutura que ocorre pela mobilidade precoce. É imprescindível que o paciente seja orientado em relação à formação de uma cicatriz e à necessidade de imobilização do braço durante cinco a sete dias.

Considerações Pós-operatórias

A grande preocupação após a remoção de um enxerto livre do sistema subescapular é o desenvolvimento de uma cicatriz não estética, o que é agravado pelo movimento excessivo e precoce do braço. Caso contrário, os sítios doadores fechados primariamente podem apresentar algumas complicações pós-operatórias. As radiografias de tórax podem gerar imagens que ocasionalmente preocupem os radiologistas não familiarizados com esse sítio de coleta de enxerto. Em sua revisão de 82 pacientes submetidos à coleta de osso escapular, 29 radiologistas avaliaram 884 radiografias de tórax no pós-operatório. Apenas um radiologista identificou corretamente o defeito cirúrgico escapular, o que é preocupante devido à falta de consciência entre os radiologistas em relação a essa fonte de retalho cada vez mais frequentemente utilizada.[42]

Referências

1. dos Santos LF: Retalho escapular: um novo retalho liver microcirurgico, *Revista Brasileira de Cirurgia* 70, 1980.
2. Urken M: Scapular and parascapular fasciocutaneous and osteofasciocutaneous and subscapular mega flap. *Regional and free flaps for head and neck reconstruction*, Baltimore, 2012, Lippincott Williams & Wilkins, pp 288-290.
3. Fairbanks GA, Hallock GG: Facial reconstruction using a combined flap of the subscapular axis simultaneously including separate medial and lateral scapular vascularized bone grafts, *Ann Plast Surg* 49:104, 2002, discussion, 108.
4. Gilbert A, Teot L: The free scapular flap, *Plast Reconstr Surg* 69:601, 1982.
5. Barwick WJ, Goodkind DJ, Serafin D: The free scapular flap, *Plast Reconstr Surg* 69:779, 1982.
6. Urbaniak JR, Koman LA, Goldner RD, et al: The vascularized cutaneous scapular flap, *Plast Reconstr Surg* 69:772, 1982.
7. Hamilton SG, Morrison WA: The scapular free flap, *Br J Plast Surg* 35:2, 1982.
8. Saijo M: The vascular territories of the dorsal trunk: a reappraisal for potential flap donor sites, *Br J Plast Surg* 31:200, 1978.
9. Teot L: The scapular crest pedicled bone graft, *Int J Microsurg* 3:257, 1981.
10. Cormack GC, Lamberty BG: The anatomical vascular basis of the axillary fascio-cutaneous pedicled flap, *Br J Plast Surg* 36:425, 1983.
11. Mayou BJ, Whitby D, Jones BM: The scapular flap: an anatomical and clinical study, *Br J Plast Surg* 35:8, 1982.
12. dos Santos LF: The vascular anatomy and dissection of the free scapular flap, *Plast Reconstr Surg* 73:599, 1984.
13. Rowsell AR, Davies DM, Eisenberg N, Taylor GI: The anatomy of the subscapular-thoracodorsal arterial system: study of 100 cadaver dissections, *Br J Plast Surg* 37:574, 1984.
14. Nassif TM, Vidal L, Bovet JL, Baudet J: The parascapular flap: a new cutaneous microsurgical free flap, *Plast Reconstr Surg* 69:591, 1982.
15. Batchelor AG, Bardsley AF: The bi-scapular flap, *Br J Plast Surg* 40:510, 1987.
16. Chiu DT, Sherman JE, Edgerton BW: Coverage of the calvarium with a free parascapular flap, *Ann Plast Surg* 12:60, 1984.
17. Batchelor AG, Sully L: A multiple territory free tissue transfer for reconstruction of a large scalp defect, *Br J Plast Surg* 37:76, 1984.
18. Swartz WM, Banis JC, Newton ED, et al: The osteocutaneous scapular flap for mandibular and maxillary reconstruction, *Plast Reconstr Surg* 77:530, 1986.
19. Deraemaecker R: The serratus anterior-scapular free flap: a new osteomuscular unit for reconstruction after radical head and neck surgery (abstract). Proceedings of the Second Intl Conf on Head and Neck Cancer, 1988.
20. Coleman JJ 3rd, Sultan MR: The bipedicled osteocutaneous scapula flap: a new subscapular system free flap, *Plast Reconstr Surg* 87:682, 1991.
21. Thoma A, Archibald S, Payk I, Young JE: The free medial scapular osteofasciocutaneous flap for head and neck reconstruction, *Br J Plast Surg* 44:477, 1991.
22. Nkenke E, Vairaktaris E, Stelzle F, et al: Osteocutaneous free flap including medial and lateral scapular crests: technical aspects, viability, and donor site morbidity, *J Reconstr Microsurg* 25:545, 2009.
23. Baker SR, Sullivan MJ: Osteocutaneous free scapular flap for one-stage mandibular reconstruction, *Arch Otolaryngol Head Neck Surg* 114:267, 1988.
24. Moscoso JF, Keller J, Genden E, et al: Vascularized bone flaps in oromandibular reconstruction: a comparative anatomic study of bone stock from various donor sites to assess suitability for enosseous dental implants, *Arch Otolaryngol Head Neck Surg* 120:36, 1994.
25. Urken ML, Buchbinder D, Weinberg H, et al: Functional evaluation following microvascular oromandibular reconstruction of the oral cancer patient: a comparative study of reconstructed and nonreconstructed patients, *Laryngoscope* 101:935, 1991.
26. Tang JA, Rieger JM, Wolfaardt JF: A review of functional outcomes related to prosthetic treatment after maxillary and mandibular reconstruction in patients with head and neck cancer, *Int J Prosthodont* 21:337, 2008.
27. Cuesta-Gil M, Ochandiano Caicoya S, Riba-García F, et al: Oral rehabilitation with osseointegrated implants in oncologic patients, *J Oral Maxillofac Surg* 67:2485, 2009.
28. Lukash FN, Sachs SA: Functional mandibular reconstruction: prevention of the oral invalid, *Plast Reconstr Surg* 84:227, 1989, discussion, 234.
29. Zenn MJ: Scapular/parascapular flap. *Reconstructive surgery: anatomy, technique, and clinical applications*, St. Louis, 2012, Quality Medical Publishing.
30. Hanasono MM, Skoracki RJ: The scapular tip osseous free flap as an alternative for anterior mandibular reconstruction, *Plast Reconstr Surg* 125:164e, 2010.
31. Smith RB, Henstrom DK, Karnell LH, et al: Scapula osteocutaneous free flap reconstruction of the head and neck: impact of flap choice on surgical and medical complications, *Head Neck* 29:446, 2007.
32. Piazza C, Paderno A, Taglietti V, Nicolai P: Evolution of complex palatomaxillary reconstructions: the scapular angle osteomuscular free flap, *Curr Opin Otolaryngol Head Neck Surg* 21:95, 2013.

33. Brown J, Bekiroglu F, Shaw R: Indications for the scapular flap in reconstructions of the head and neck, *Br J Oral Maxillofac Surg* 48:331, 2010.
34. Boahene KD, Owusu JA, Collar R, et al: Vascularized scapular tip flap in the reconstruction of the mandibular joint following ablative surgery, *Arch Facial Plast Surg* 14:211, 2012.
35. Kosutic D, Uglesic V, Knezevic P, et al: Latissimus dorsi-scapula free flap for reconstruction of defects following radical maxillectomy with orbital exenteration, *J Plast Reconstr Aesthet Surg* 61:620, 2008.
36. Inigo F, Jimenez-Murat Y, Arroyo O, et al: Restoration of facial contour in Romberg's disease and hemifacial microsomia: experience with 118 cases, *Microsurgery* 20:167, 2000.
37. Vaienti L, Soresina M, Menozzi A: Parascapular free flap and fat grafts: combined surgical methods in morphological restoration of hemifacial progressive atrophy, *Plast Reconstr Surg* 116:699, 2005.
38. Tanna N, Wan DC, Kawamoto HK, Bradley JP: Craniofacial microsomia soft-tissue reconstruction comparison: inframammary extended circumflex scapular flap versus serial fat grafting, *Plast Reconstr Surg* 127:802, 2011.
39. Izadi D, Paget JT, Haj-Basheer M, Khan UM: Fasciocutaneous flaps of the subscapular artery axis to reconstruct large extremity defects, *J Plast Reconstr Aesthet Surg* 65:1357, 2012.
40. Germann G, Bickert B, Steinau HU, et al: Versatility and reliability of combined flaps of the subscapular system, *Plast Reconstr Surg* 103:1386, 1999.
41. Momeni A, Krischak S, Bannasch H: The thoracodorsal artery perforator flap with a vascularized scapular segment for reconstruction of a composite lower extremity defect, *Microsurgery* 26:515, 2006.
42. Powell DK, Nwoke F, Urken ML, et al: Scapular free flap harvest site: recognising the spectrum of radiographic post-operative appearance, *Br J Radiol* 86:20120574, 2013.

CAPÍTULO 117

Retalho Livre Reto Abdominal

Andrew Salama e Waleed Y. Zaid

CAPÍTULO 118

Retalho Livre de Artéria Ilíaca Circunflexa Profunda

Fayette C. Williams

Material Necessário

Lâmina de bisturi nº 10
Dreno de Jackson-Pratt nº 10
Lâmina de bisturi nº 15
Suturas apropriadas
Cera para osso

Osteótomos pesados
Afastadores Weitlaner grandes
Anestésico local com vasoconstritor
Afastadores maleáveis
Afastadores de Obwegeser

Malha Prolene
Serras reciprocantes
Clipes de vaculares

História do Procedimento

As primeiras tentativas de remoção de crista ilíaca vascularizada foram baseadas nos vasos ilíacos superficiais que irrigam a virilha. As taxas de sucessos eram limitadas antes de os cirurgiões adquirirem uma compreensão exata a respeito do fornecimento de sangue ao ílio. Em 1979, Taylor e Sanders reconheceram a superioridade da artéria ilíaca circunflexa profunda (DCIA) como o fornecimento de sangue dominante do osso.[1,2] Apenas um ano depois, relatos de reconstrução de mandíbula surgiram usando esse novo retalho.[3] Cirurgiões rapidamente perceberam que a porção de pele associada com este retalho foi volumosa e muitas vezes foi necessário realizar procedimentos de revisão secundários quando este enxerto foi colocado na cavidade oral. O retalho do músculo oblíquo interno livre, com base no ramo ascendente da DCIA, foi descrito pela primeira vez em 1984 para reconstrução inferior de extremidades. Este músculo começou rapidamente a substituir a porção de pele como o componente de tecido mole de escolha quando da retirada do retalho livre DCIA. Em 1989, Urken *et al.* descreveram o retalho ósseo da crista ilíaca com o músculo oblíquo interno para reconstruir defeitos oral e faríngeo quando combinado com a reconstrução da mandíbula.[4,5] O retalho DCIA com oblíquo interno acabou por ser utilizado para reconstrução da maxila como popularizado por Brown quase uma década depois.[6-8] Mais refinamentos da técnica do músculo oblíquo interno foram logo publicados.[9,10]

tornos naturais correspondentes à curvatura da mandíbula. Além disso, nenhuma outra fonte de osso vascularizado pode substituir tanto a altura como a largura da mandíbula original. Esta grande quantidade de osso disponível torna o retalho livre de DCIA especialmente atraente para o planejamento de colocação de implantes dentários osseointegrados.[11]

Para a reconstrução intraoral, o músculo oblíquo interno é muitas vezes usado como o componente de tecido mole, para evitar o desnecessário volume da porção de pele cutânea. Esta camada muscular se adapta facilmente na cavidade oral e pode ser cortada, conforme necessário. Dentro de um mês o músculo é reestruturado e se ajusta bem aos contornos do osso. Embora a porção de pele seja notoriamente volumosa, técnicas de dissecção perfuradoras têm sido descritas, e permitem refinamento e personalização da porção de pele. No entanto, o perfurador da pele pode ser instável e sua presença deve ser confirmada no pré-operatório.[12] Para defeitos transcutâneos da cavidade oral que requerem tanto a substituição da mucosa como de pele, o oblíquo interno pode ser utilizado para reabilitar a cavidade oral, ao passo que a porção cutânea substitui simultaneamente o defeito da pele externa.[13]

Para a reconstrução maxilar, a crista ilíaca pode ser posicionada verticalmente (Fig. 118-1) ou horizontalmente, como ditado pelo defeito. O músculo oblíquo interno é envolto em todo o palato para separar a cavidade sinusal da cavidade oral.[7] Este músculo, eventualmente, se atrofia e se torna uma banda tensa de tecido vascularizado que se assemelha ao palato duro original.

Indicações

O retalho livre de DCIA é uma excelente fonte de osso e tecido mole para defeitos compostos da cabeça e pescoço. Das principais fontes de osso vascularizado, a crista ilíaca fornece a reconstrução mais anatômica da mandíbula devido aos con-

Contraindicações e Limitações

Embora o retalho livre DCIA tenha grande versatilidade, certas desvantagens existem. A porção de pele tem mobilidade reduzida em relação ao osso, fazendo que uma reconstrução com precisão de defeitos complexos seja mais desafiadora.

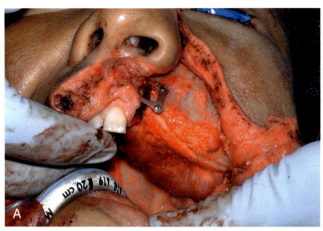 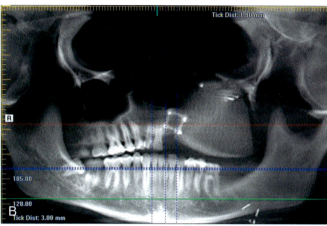

Figura 118-1 **A** e **B**, Posicionamento vertical de um enxerto ósseo de DCIA na maxila. O músculo oblíquo interno é suturado ao palato.

Propriedades quiméricas superiores existem dentro do sistema infraescapular, que permite uma fácil inserção tridimensional. O estoque ósseo de crista ilíaca vascularizada é geralmente limitado a 16 cm, o que não é suficiente para a reconstrução mandibular total. Osteotomias devem ser realizadas na superfície lateral do ílio para proteger o fornecimento vascular na face medial. Isso produz segmentos abertos nos locais de osteotomia, que podem precisar de enxerto com osso corticoesponjoso. Por último, o pedículo vascular é relativamente curto. Com um comprimento médio do pedículo de 5 a 7 cm, enxerto de veia deve ser antecipado em um pescoço sem opção vascular ou com reconstruções maxilares.

Contraindicações para a retirada do retalho livre DCIA incluem cirurgia prévia na região da retirada do retalho, hérnias existentes e obesidade. O exame físico pré-operatório deve concentrar-se na presença de cicatrizes ou hérnias. A obesidade é uma contraindicação relativa, já que o volume da porção de pele é menos confiável e muitas vezes demasiado grande para ser útil.

TÉCNICA: DCIA com Músculo Oblíquo Interno

PASSO 1: Posicionamento e Marcação da Pele

O paciente é colocado em decúbito dorsal com a crista ilíaca exposta. O campo cirúrgico deve incluir a linha média do abdome medialmente, a margem costal superiormente, a dobra da virilha inferiormente, e abaixo para a mesa cirúrgica lateralmente. Para retalhos ósseos maiores, um alcochoado sob o quadril fornece exposição adicional para a região glútea. A espinha ilíaca anterossuperior é palpada e marcada juntamente com o restante da crista ilíaca posterior. Uma linha de incisão é desenhada ao longo do aspecto superior da crista ilíaca. A incisão estende-se desde o pulso femoral palpável na dobra da virilha à linha média axilar posteriormente (Fig. 118-2, *A*).

PASSO 2: Incisão e Exposição Muscular

A incisão é realizada com uma lâmina nº15 inferiormente, em tecido subcutâneo. O eletrocautério continua a dissecção através da gordura subcutânea abaixo para o músculo oblíquo externo. Este músculo tem fibras grossas superiormente mas torna-se uma bainha tendinosa mais inferiormente. O músculo oblíquo externo é dividido da crista ilíaca para expor o músculo oblíquo interno. O plano entre esses dois músculos é facilmente identificado através do reconhecimento das fibras musculares que se encontram em direções opostas. Além disso, um plano conjuntivo frouxo separa os dois músculos. Uma técnica simples para identificar esse plano é fazer uma incisão (paralela à pele incisionada) inferiormente através da aponeurose do oblíquo externo. Gordura e tecido conjuntivo frouxo imediatamente se tornam aparentes. Dissecção romba com o dedo pode ser realizada nesse plano para levantar o músculo oblíquo externo do oblíquo interno. Essa incisão através do oblíquo externo é estendida ao longo do aspecto superior da crista ilíaca até que o comprimento apropriado do osso seja exposto. Além disso, dissecção romba superiormente e medialmente vai levantar o oblíquo externo do oblíquo interno. Este plano deve ser desenvolvido para visualizar a bainha do reto e da margem costal para ganhar completa exposição do músculo oblíquo interno (Fig. 118-2, *B*).

PASSO 3: Incorporando o Oblíquo Interno

As dimensões do osso a ser retirado devem ser decididas neste momento. Quando reconstruir defeitos ósseos menores, deve ser considerada a retirada de uma porção de crista ilíaca alguns centímetros posterior à espinha ilíaca anterossuperior. Isso efetivamente alonga o pedículo vascular e diminui a morbidade por manter a espinha ilíaca anterossuperior intacta. A porção do músculo oblíquo interno a ser retirada é marcada e centrada sobre o segmento ósseo esperado. O oblíquo interno é dividido precisamente com uma lâmina nº10 para baixo para o músculo abdominal transverso. Diferentemente do plano frouxo superficial ao oblíquo interno, este plano deve ser desenvolvido nitidamente. A região mais segura para começar seccionando o oblíquo interno está na extensão superior (abaixo da margem costal), pois o músculo é mais

(Continua)

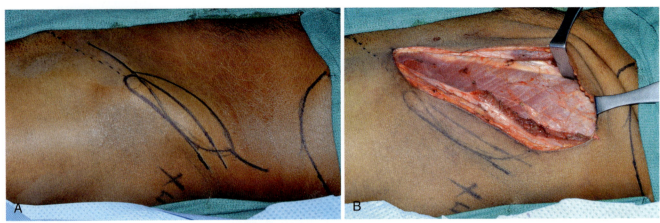

Figura 118-2 A, A crista ilíaca esquerda está delineada. A linha pontilhada marca o ligamento inguinal, e a margem costal está incluída superiormente. Uma porção da pele é demarcada sobre a face superior da crista ilíaca, se desejada. **B,** O músculo oblíquo externo está dividido e retraído para expor o músculo oblíquo interno até a margem costal.

TÉCNICA: DCIA com Músculo Oblíquo Interno *(Cont.)*

espesso nessa região. O plano entre o oblíquo interno e transverso abdominal é marcado por uma camada fascial avascular fina. Esta camada deve ser incluída na superfície profunda do músculo oblíquo interno, já que este plano contém o ramo ascendente da DCIA, que irriga o músculo. Portanto, a dissecção deve proceder diretamente sobre as fibras musculares ressecadas do transverso abdominal. O músculo oblíquo interno é elevado inferiormente e lateralmente em direção a crista ilíaca neste plano, com posterior dissecção cortante. É aconselhado cautela quando se aproxima dentro de 2 cm da crista ilíaca para evitar dano à DCIA e ao ramo ascendente. De 2 a 3 cm de bainha muscular devem ser deixados em repouso sobre o aspecto medial da crista ilíaca para proteger este pedículo vascular. Uma vez que o retalho do músculo oblíquo interno está isolado na crista ilíaca, a parte inferior do oblíquo interno restante é dividida medialmente ao ligamento inguinal para baixo para a região da virilha (Fig. 118-2, *C* e *D*).

(Continua)

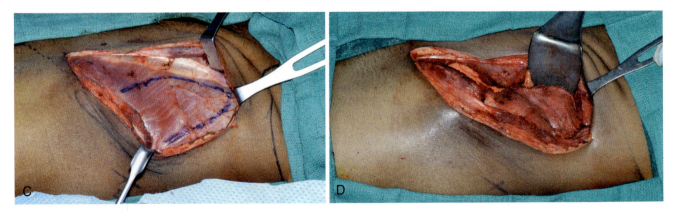

Figura 118-2 , *(Cont.)* A bainha do reto é vista medialmente. **C,** Um segmento do músculo oblíquo interno é marcado para a incisão. A bainha do reto é observada medialmente e deve permanecer intacta. **D,** O músculo oblíquo interno é retirado e pediculado na crista ilíaca.

TÉCNICA: DCIA com Músculo Oblíquo Interno *(Cont.)*

PASSO 4: Completando a Dissecção do Músculo Abdominal

O anexo abdominal transverso é dividido da superfície medial do ílio, deixando 2 cm de bainha muscular no osso. Semelhante ao oblíquo interno, o abdominal transverso é dividido para baixo dos vasos ilíacos, que são facilmente palpáveis através do tecido mole. Isso é mais fácil de conseguir se o retalho do músculo oblíquo interno ligado à crista ilíaca for refletido lateralmente para fora da ferida. Os vasos ilíacos circunflexos profundos se encontram profundamente ao músculo transverso abdominal. À medida que o músculo abdominal transverso é dividido, a gordura pré-peritoneal protrai no campo cirúrgico. A única fixação muscular remanescente na face medial do ílio é o músculo ilíaco. O pedículo vascular corre na ranhura entre a inserção do músculos ilíaco e transverso abdominal na face medial do ílio e tem um pulso palpável. O músculo ilíaco deve ser dividido abaixo do anexo do osso, deixando uma pequena bainha evitando a proximidade do pedículo. A gordura pré-peritoneal é retraída medial com grandes afastadores maleáveis para visualizar o músculo ilíaco durante a divisão. É feita uma incisão inferiormente ao osso, sobre o aspecto lateral da crista ilíaca. Os anexos da fáscia lata tensora e os glúteos são expostos inferiormente em um plano subperiosteal. O segmento de osso a ser retirado está totalmente exposto e preparado para as osteotomias (Fig. 118-2, *E*).

PASSO 5: Osteotomias

As osteotomias podem ser feitas a partir do aspecto medial ou lateral do ílio. O acesso é geralmente melhor do aspecto lateral após a exposição completa do córtex exterior. Osteotomias são realizadas com ambas serras reciprocante ou oscilatória sob irrigação abundante. Os cortes verticais são realizados primeiro da crista ilíaca para baixo até osteotomia horizontal prevista. Os conteúdos abdominais são retraídos medialmente e protegidos durante os cortes do osso. Durante as osteotomias verticais, cuidados adicionais devem ser tomados para evitar transecção inadvertida do pedículo DCIA que corre na superfície medial da superfície do ílio. A osteotomia horizontal deve ser realizada inferior ao pedículo vascular, ao mesmo nível da transecção realizada na superfície medial do ilíaco. Osteótomos pesados podem ser usados para completar as osteotomias, se necessário. Todas as três osteotomias devem ser chanfrada de tal modo que o segmento ósseo pode ser fraturado internamente em direção a cavidade abdominal onde se encontra o pedículo vascular (Fig. 118-2, *F*).

(Continua)

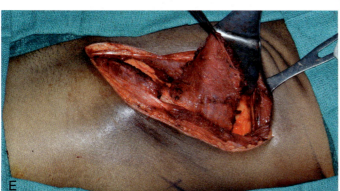
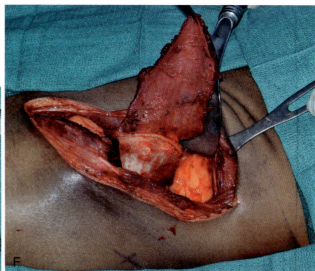

Figura 118-2, *(Cont.)* O restante do oblíquo interno é dividido inferior e paralelamente à divisão anterior do músculo oblíquo externo. **E**, A parte retirada do músculo oblíquo interno é levantada para expor a transverso abdominal subjacente para a divisão. **F**, A realização das osteotomias completas permite que o osso e músculo oblíquo interno sejam mobilizados.

TÉCNICA: DCIA com Músculo Oblíquo Interno *(Cont.)*

PASSO 6: Dissecção do Pedínculo Vascular

Uma vez que os cortes ósseos são concluídos, o retalho é isolado no pedículo. Normalmente existem alguns anexos dos tecidos moles restantes em torno da espinha ilíaca anterossuperior. Quando esses anexos são liberados, o pedículo vascular reside medial ao osso e não deve ser lesionado.

O ramo ascendente da DCIA emerge do pedículo principal a distâncias variáveis da artéria ilíaca externa. Em casos raros, o ramo ascendente pode ter um trajeto separado e não ser ligado a DCIA.

O pedículo é dissecado circunferencialmente para fora no sentido da artéria ilíaca externa, que é palpada no tecido mole. O nervo cutâneo femural lateral comumente é encontrado perto do pedículo e deve ser preservado quando possível. Como o pedículo é traçado mais proximalmente, e artéria e veia separada, os vasos ilíacos externos são abordados. Considerando que a combinação venosa tem o trajeto concomitante com o pedículo arterial, essas veias normalmente fundem-se em uma única veia dentro de 1 a 2 cm da veia ilíaca externa (Fig. 118-2, *G*).

PASSO 7: Fechamento em Camadas com Malha

Fechamento da área doadora da crista ilíaca começa com hemostasia. As bordas do corte de osso são uma fonte comum de sangramento lento, mas persistente. Cera para osso pode ser friccionada sobre os espaços da medula para tamponamento. O músculo ilíaco é fechado com o músculo abdominal transverso com suturas profundas sem violar a cavidade peritoneal. O reforço desses músculos pode ser melhorado anexando essas suturas perfurando buracos no osso ilíaco imediatamente adjacente. Um dreno de sucção é agora colocado na ferida e deve descansar na camada mais profunda da dissecção perto do osso. O músculo oblíquo interno em falta é reconstruído usando malha para estabelecer a continuidade com o ílio. Vários materiais têm sido defendidos, incluindo malha de fibra de poliéster, tela de polipropileno, e Alloderm.[14] Essa malha é suturada no lugar com suturas pesadas de Prolene. O aspecto lateral da malha deve ser fixado à crista ilíaca e aos anexos musculares laterais. Inserção adequada da malha é realizada através da sobreposição do músculo 1 a 2 cm. O músculo oblíquo externo está fechado para si e para os anexos musculares laterais superficial a malha. O restante da pele e dos planos subcutâneos são fechados em camadas (Fig. 118-2, *H* e *I*).

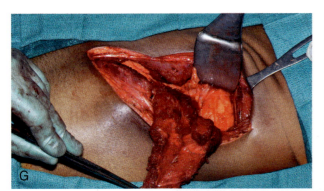
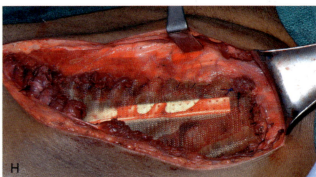
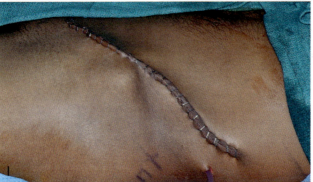

Figura 118-2, *(Cont.)* **G**, O retalho é posicionado lateralmente, enquanto o conteúdo abdominal é retraído medianamente para permitir a dissecção do pedículo. **H** e **I**, Depois de fechar o abdominal transverso ao músculo ilíaco, uma malha é usada para substituir o segmento em falta do músculo oblíquo interno. Um dreno de sucção fechado é colocado no fundo dessa camada. O músculo oblíquo externo é então reparado, seguido de fechamento final da pele.

CAPÍTULO 118 Retalho Livre de Artéria Ilíaca Circunflexa Profunda

TÉCNICA ALTERNATIVA: DCIA com Porção de Pele

PASSO 1: Marcação da Pele
Embora a porção de pele baseada em perfurações da DCIA ter sido inicialmente considerada instável, investigações mais recentes melhoraram nossa compreensão da base vascular para este retalho.[15,16] Perfuradores musculocutâneos são mais numerosos 2 cm superior e 5 a 10 cm posterior à espinha ilíaca anterossuperior.[16] Um dispositivo Doppler portátil pode ser útil para localizar essas perfurações.[17] A porção de pele deve incluir essa área e estender-se paralelamente à crista ilíaca. Incisões de liberação em ambos os lados devem ser estendidas ao longo do ligamento iguinal anteriormente e à crista ilíaca posteriormente. A porção de pele pode ser tão grande quanto 10 x 15 cm [18] (Fig. 118-3, A).

PASSO 2: Incisão e Exposição Muscular
O aspecto superior da porção de pele é incisado primeira juntamente com as incisões de liberação. A dissecção prossegue através dos tecidos subcutâneos para baixo para o músculo oblíquo externo e a aponeurose. O aspecto superior da porção de pele pode ser refletida para fora do oblíquo externo em direção à crista ilíaca, mas o cirurgião deve tomar cuidado para que esteja 3 cm de distância da crista ilíaca. Essa é uma região crítica para deixar ilesa a fim de preservar as perfurações de pele decorrentes através do oblíquo externo dentro de 2 cm da crista ilíaca. Alternativamente, a porção de pele pode ser retirada através de técnicas de dissecação das perfurantes para reduzir o volume e melhorar a mobilidade da pele em relação ao osso.[12,16,17] O aspecto inferior da porção de pele é incisado até a camada muscular e elevado superiormente à crista ilíaca (Fig. 118-3, B).

PASSO 3: Dissecção Muscular
O músculo oblíquo externo é seccionado 3 cm superior à crista ilíaca. Uma bainha de 3 cm de músculo deve ser preservada para proteger as perfurações musculocutâneas provenientes da DCIA. O músculo oblíquo interno é dividido de forma semelhante para expor o abdominal transverso. O ramo ascendente da DCIA está localizado profundamente ao oblíquo interno e deve ser ligado. Alternativamente, uma camada do músculo oblíquo interno pode ser retirada além da porção de pele através da integração desta camada muscular com o ramo ascendente. O abdominal transverso é seccionado com 3 cm de bainha muscular mantida no ílio para expor a base subjacente da gordura pré-peritoneal. A dissecção nesse momento continua como descrito anteriormente.

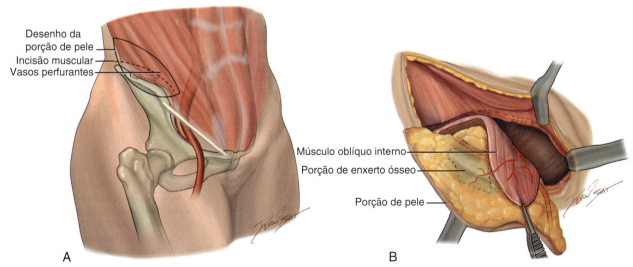

Figura 118-3 **A**, A porção de pele deve incluir a região diretamente sobre a crista ilíaca e estender superiormente para capturar perfuradores de pele. **B**, Perfuradores de pele são identificados superficial ao músculo oblíquo externo.

Prevenção e Tratamento das Complicações

Cuidadosa atenção aos detalhes é necessária tanto durante a retirada como no fechamento do local doador. Palpação precisa da crista ilíaca é muitas vezes difícil em pacientes obesos quando da marcação das incisões na pele. Após a incisão na pele ser estendida para baixo até o músculo oblíquo externo, a crista ilíaca e a espinha ilíaca anterossuperior devem voltar a ser palpadas para confirmar a localização. Durante a dissecção do pedículo vascular, o nervo cutâneo femoral lateral deve ser identificado e protegido. Menos comum, o nervo ilioinguinal também pode sofrer injúria. Como resultado, dormência e dor ocasional na coxa podem ocorrer.

A remoção da crista ilíaca resulta em anormalidades de contorno em até 38% dos pacientes.[19] Isso pode ser evitado através da utilização apenas do aspecto interno do ílio, em vez de uma retirada bicortical completa. Deambulação pós-operatória também é melhorada com esta técnica, preservando os anexos glúteos na crista ilíaca lateral. Os conteúdos abdominais devem ser retraídos e protegidos durante as osteotomias. Prejuízo para o conteúdo abdominal é evitado através da identificação da gordura pré-peritoneal quando o músculo abdominal transverso é dividido. Essa camada não deve ser dissecada, pois o peritôneo fino situa-se imediatamente sob esse plano. A equipe de anestesia pode paralisar o paciente para minimizar a protrusão dos conteúdos abdominais para o campo cirúrgico.

Recomendações Pós-operatórias

A reputação de alta morbidade da área doadora tem limitado o uso do retalho livre DCIA em muitas instituições. Os relatórios sobre a incidência de complicações na área doadora são variados. Dificuldade de locomoção durante o período pós-operatório imediato é comum. Fraqueza inicial produz um mancar, que geralmente desaparece após vários meses.[19,20]

Hérnia incisional pós-operatória é um risco, especialmente se reconstrução inadequada da parede abdominal for realizada durante o fechamento. As hérnias podem desenvolver-se em 3% a 9% dos pacientes.[19,21] O risco de herniação aumenta com a denervação do músculo reto. Esses nervos coincidem com o plano entre os músculos oblíquo interno e transverso abdominal. Cuidadosa preservação desses nervos pode preservar a inervação dos músculos retos.[22] Uma cinta abdominal pode ser útil durante o primeiro mês pós-operatório para permitir a adequada cura da parede abdominal, evitando herniação e deiscência da ferida. Se uma hérnia se desenvolve, a reparação cirúrgica com malha é muitas vezes necessária.

Hematomas e sangramento pós-operatório são raros, mas a maioria geralmente se desenvolve a partir da face em exsudação do osso medular. As bordas de corte do músculo são outra fonte comum. O cirurgião deve também suspeitar de um sangramento em um vaso na região do pedículo de dissecção. As coletas de sangue são tipicamente retroperitoneais e podem esconder uma grande quantidade de sangue antes de se tornar clinicamente evidente. Excelente hemostasia deve ser verificada antes do fechamento, pois a presença de um dreno não vai impedir complicações hemorrágicas. Se um hematoma é suspeito, ultrassom ou tomografia computadorizada podem ser úteis.[23]

Ruídos intestinais devem ser confirmados antes de alimentar o paciente após a cirurgia. O exame abdominal também deve procurar sinais agudos, tais como tensão muscular (defesa), dor após pressionamento ou rigidez. Embora a cavidade abdominal não tenha sido adentrada, manipulação e retração dos intestinos podem predispor ao desenvolvimento de obstruções no íleo.

Referências

1. Taylor GI, Townsend P, Corlett R: Superiority of the deep circumflex iliac vessels as the supply for free groin flaps, *Plast Reconstr Surg* 64:595, 1979.
2. Sanders R, Mayou BJ: A new vascularized bone graft transferred by microvascular anastomosis as a free flap, *Br J Surg* 66:787, 1979.
3. Franklin JD, Shack RB, Stone JD, et al: Single-stage reconstruction of mandibular and soft tissue defects using a free osteocutaneous groin flap, *Am J Surg* 140:492, 1980.
4. Urken ML, Vickery C, Weinberg H, et al: The internal oblique-iliac crest osseomyocutaneous microvascular free flap in head and neck reconstruction, *J Reconstr Microsurg* 5:203, 1989, discussion, 215.
5. Urken ML, Vickery C, Weinberg H, et al: The internal oblique-iliac crest osseomyocutaneous free flap in oromandibular reconstruction: report of 20 cases, *Arch Otolaryngol Head Neck Surg* 115:339, 1989.
6. Brown JS: Deep circumflex iliac artery free flap with internal oblique muscle as a new method of immediate reconstruction of maxillectomy defect, *Head Neck* 18:412, 1996.
7. Brown JS, Jones DC, Summerwill A, et al: Vascularized iliac crest with internal oblique muscle for immediate reconstruction after maxillectomy, *Br J Oral Maxillofac Surg* 40:183, 2002.
8. Bianchi B, Ferri A, Ferrari S, et al: Iliac crest free flap for maxillary reconstruction, *J Oral Maxillofac Surg* 68:2706, 2010.
9. Maranzano M, Freschi G, Atzei A, Miotti AM: Use of vascularized iliac crest with internal oblique muscle flap for mandible reconstruction, *Microsurgery* 25:299, 2005.
10. Maranzano M, Atzei A: The versatility of vascularized iliac crest with internal oblique muscle flap for composite upper maxillary reconstruction, *Microsurgery* 27:37, 2007.
11. Shimizu T, Ohno K, Matsuura M, et al: An anatomical study of vascularized iliac bone grafts for dental implantation, *J Craniomaxillofac Surg* 30:184, 2002.
12. Kimata Y, Uchiyama K, Sakuraba M, et al: Deep circumflex iliac perforator flap with iliac crest for mandibular reconstruction, *Br J Plast Surg* 54:87, 2001.
13. Shaw RJ, Brown JS: Osteomyocutaneous deep circumflex iliac artery perforator flap in the reconstruction of midface defect with facial skin loss: a case report, *Microsurgery* 29:299, 2009.
14. Iqbal M, Lloyd CJ, Paley MD, Penfold CN: Repair of the deep circumflex iliac artery free flap donor site with Protack (titanium spiral tacks) and Prolene (polypropylene) mesh, *Br J Oral Maxillofac Surg* 45:96, 2007.
15. Ting JW, Rozen WM, Chubb D, et al: Improving the utility and reliability of the deep circumflex iliac artery perforator flap: the use of preoperative planning with CT angiography, *Microsurgery* 31:603, 2011.
16. Bergeron L, Tang M, Morris SF: The anatomical basis of the deep circumflex iliac artery perforator flap with iliac crest, *Plast Reconstr Surg* 120:252, 2007.
17. Kimata Y: Deep circumflex iliac perforator flap, *Clin Plast Surg* 30:433, 2003.

18. Ting JW, Rozen WM, Grinsell D, et al: The in vivo anatomy of the deep circumflex iliac artery perforators: defining the role for the DCIA perforator flap, *Microsurgery* 29:326, 2009.
19. Valentini V, Gennaro P, Aboh IV, et al: Iliac crest flap: donor site morbidity, *J Craniofac Surg* 20:1052, 2009.
20. Boyd JB, Rosen I, Rotstein L, et al: The iliac crest and the radial forearm flap in vascularized oromandibular reconstruction, *Am J Surg* 159:301, 1990.
21. Duncan MJ, Manktelow RT, Zuker RM, Rosen IB: Mandibular reconstruction in the radiated patient: the role of osteocutaneous free tissue transfers, *Plast Reconstr Surg* 76:829, 1985.
22. Hartman EH, Spauwen PH, Jansen JA: Donor-site complications in vascularized bone flap surgery, *J Invest Surg* 15:185, 2002.
23. Arrington ED, Smith WJ, Chambers HG, et al: Complications of iliac crest bone graft harvesting, *Clin Orthop Relat Res*(329):300, 1996.

Retalho Livre do Anterolateral da Coxa

Conor Barry e Sat Parmar

CAPÍTULO 120

Enxerto de Pele

Miller H. Smith e Colin MacIver

Material Necessário

Anestésico local com vasoconstritor
Bisturi, lâmina nº 15
Bolas de algodão
Curativo de silicone Mepitel
Curativo Tegaderm/Opsite
Dermabond/Indermil
Dermátomo motorizado
Faca para dermátomo
Gaze embebida em epinefrina diluída (ampola de 1:1.000 misturados em 500 mL de solução salina normal a 0,9%)
Gaze Xeroform
Grânulos termoplásticos
Óleo mineral
Spray de trombina tópica
Sutura com fio de seda
Sutura de Monocril ou Prolene/náilon
Suturas adequadas
Tesouras Metzenbaum

Histórico do Procedimento

Reverdin observou pela primeira vez o sucesso do enxerto de pele em um paciente humano em 1869, quando removeu vários pedaços pequenos de epiderme e autotransplantou-os em um leito de tecido de granulação. Devido às técnicas com enxerto do tipo "*pinch grafting*", Lawson demonstrou sucesso com enxertos maiores de espessura total em 1870. Ollier, posteriormente, relatou melhora do sucesso com enxertos quando o local doador era preparado e debridado para o tecido fresco saudável. Thiersch desenvolveu os princípios de debridamento adequado e também foi o primeiro a demonstrar sucesso usando enxertos mais finos com sobrevida melhorada e possibilitando que o local doador cicatrize por reepitelialização sem uma ferida aberta. O artigo publicado de Blair e Brown em 1929 destacou os benefícios e as desvantagens de enxertos de espessura parcial e explicou como alcançar sucesso confiável e sobrevida. O foco atual está sobre a preparação do tecido, curativos inovadores para melhorar e acelerar a cicatrização e as técnicas de engenharia de tecidos que irão expandir as populações de células para um tamanho de local doador muito reduzido.[1,2]

Indicações para Uso dos Procedimentos

Dentro do âmbito da cirurgia maxilofacial oral, existem várias indicações para enxertia de espessura parcial e espessura total. Os enxertos são frequentemente necessários para reparar defeitos da região da cabeça e do pescoço relacionados com trauma, ressecção patológica/oncológica, queimaduras faciais, liberação de contratura e condições congênitas ou de desenvolvimento. Além disso, o cirurgião de reconstrução maxilofacial também utiliza enxertos para reparar defeitos do local doador após a colheita para a cirurgia microvascular com retalho livre.

Enxertos de pele diferem de maneira inerente com base na quantidade de derme coletada. A camada epidérmica é bem fina (0,075 a 0,15 mm) em comparação com a derme (1 a 4 mm) e é completamente colhida em todos os tipos de enxertos de pele. A camada dérmica tem muito mais variabilidade em espessura com base na localização e idade do paciente. A derme mais fina está localizada nas pálpebras; ela aumenta de espessura sobre as têmporas, couro cabeludo e é mais espessa sobre o dorso. A derme se torna mais espessa à medida que as crianças amadurecem até a vida adulta e, em seguida, diminui sua espessura a partir da quinta década.[1]

Os enxertos de espessura total colhem a totalidade da epiderme e derme, exigindo, desse modo, que o local doador seja fechado primariamente sobre a parte superior do tecido subcutâneo subjacente para possibilitar a cicatrização adequada. Os enxertos de espessura parcial dividem a camada dérmica deixando a derme residual sobrejacente ao tecido subcutâneo, cicatrizando com reepitelização secundária. Um enxerto de espessura parcial pode ser colhido a uma variedade de espessuras selecionadas (0,3 a 0,45 mm/0,012-0,018 polegadas). Como se acredita que enxertos mais finos sejam mais confiáveis para o sucesso, frequentemente a configuração de 0,012 polegadas é usada. Uma faca portátil projetada para um propósito específico pode ser utilizada para a colheita, mas pode ocorrer alguma irregularidade e uma espessura variável. Dermátomos movidos a ar ou elétricos têm controles de espessura ajustáveis e placas intercambiáveis para a largura pré-selecionada do tecido coletado. Esses dermátomos podem possibilitar uma colheita uniforme com uma espessura confiável (Fig. 120-1). O local do doador frequentemente cicatriza dentro de um período de 7 a

1247

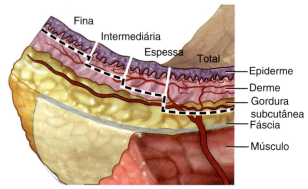

Figura 120-1 Profundidade de enxertos de espessura parcial e de espessura total.

Tabela 120-1	Diferenças Importantes entre as Duas Técnicas de Enxertia
Enxertos de Espessura Parcial	**Enxertos de Espessura Total**
Aumento da capacidade de sobrevivência	Cor e consistência do tecido melhoradas
Aumento da contratura	Diminuição da contratura
Pode ser colocado sobre tecidos móveis se sutura de reforço ou adesão for usada	Requerem estabilização completa
Toleram menos vascularização (periósteo, paratendão, perineuro, osso preparado)	Exige leito de tecido mole vascularizado saudável

21 dias, e acredita-se que uma variedade de curativos possam minimizar os atrasos na cicatrização.[3]

A enxertia pode ser considerada uma estratégia de tratamento primário ou pode ser atrasada se necessário, dependendo da ferida. Ao avaliar o local do receptor, o cirurgião aborda vários requisitos para otimizar a cicatrização do enxerto e minimizar as falhas. Estas incluem boa vascularização regional, a ausência de infecção local e uma ausência de tumor residual. Determinados tipos de tecidos podem conferir taxas de sucesso reduzidas durante a cicatrização, devido a fatores complicadores. Um leito de ferida com sangramento ativo não possibilitará um bom contato com o enxerto devido a tensão do líquido e balonamento. Osso cortical, cartilagem e tendões expostos representam dificuldades para obtenção completa de enxerto.[4,5] A manutenção de uma camada pequena de periósteo, pericôndrio e paratendão é útil, mas não se isso sacrificar a limpeza marginal durante a excisão do tumor. Os tecidos hipovasculares podem ser problemáticos devido a fibrose do suprimento arterial e venoso adjacente causada por irradiação prévia ou tecido cicatricial subjacente decorrente de queimaduras ou cirurgias repetidas.

Muitas feridas demonstram um leito de tecido de granulação, e é imperativo que esse tecido seja saudável e tenha colonização bacteriana mínima. Amostragem de tecido para contagens bacterianas aproximadas do leito receptor em procedimentos tardios pode auxiliar na orientação do tratamento para evitar dificuldades indesejáveis com a cicatrização do enxerto. É bem aceito que as contagens bacterianas inferiores a 10^5/g de tecido possam obter um enxerto com sucesso, com contagens mais baixas conferindo melhores resultados em situações ideais. Antibióticos locais e sistêmicos e o manejo do curativo podem ajudar cirurgiões a desinfetar e descontaminar a ferida. Em uma ferida aberta, as trocas frequentes de curativos (duas a três vezes por dia) podem ser necessárias para otimizar a cicatrização e diminuir a contaminação. Além disso, o enxerto deve ser imobilizado durante a cicatrização para assegurar contato ideal entre o mesmo e o local receptor, minimizando as forças de cisalhamento. A imobilização pode incluir o uso de reforços ou pontos de adesão em oito. Embora seja ideal substituir defeitos do tecido com tecido idêntico, enxertos de pele podem ser usados em várias aplicações e oferecer benefícios significativos em comparação com retalhos locais ou regionais na região da cabeça e do pescoço.

Durante as primeiras 24 horas de cicatrização, há plasma, ou mais apropriadamente embebição de soro, o que possibilita que os nutrientes sejam transferidos do leito receptor para o enxerto. Além disso, a liberação de fibrinogênio pelo sistema capilar possibilita a ancoragem do enxerto. Este amadurece formando canais vasculares de inosculação principalmente na base e periferia com o plexo subdérmico adjacente. O fluxo vascular é restabelecido depois disso, em geral começando no 3° ou 4° dia de pós-operatório (Tabela 120-1).

Locais Doadores de Espessura Parcial

Apesar da capacidade inerente de cicatrização do local doador, ele está sujeito a mudança de cor (hipo ou hiperpigmentação, assim como eritema), irregularidade e formação de cicatrizes. Portanto, é preferível posicionar os locais doadores em áreas discretas que as roupas podem esconder com facilidade. As considerações na escolha de um local incluem a facilidade de acesso durante a cirurgia, a facilidade no manejo das feridas e o desconforto pós-operatório. São utilizadas muitas áreas nas extremidades proximais e no tronco, incluindo a parte superior e anterior da coxa, face lateral da coxa, parte inferior do abdome, nádegas e raramente o flanco das costas. Muitos outros locais são referenciados na literatura, mas são utilizados com pouca frequência para procedimentos cirúrgicos maxilofaciais.

Aplicabilidade dos Tecidos Doadores de Espessura Parcial

Embora esta não seja, de maneira alguma, uma lista detalhada de todos os locais, ela oferece vários exemplos de aplicações, dada a multitude de cenários clínicos.

Defeito de Tecidos Moles

Grandes Feridas Abertas no Couro Cabeludo e na Parte Externa da Bochecha. Apesar das propriedades desagradáveis de má correspondência de cor e contratura, enxertos de espessura parcial são frequentemente utilizados para obter a cicatrização inicial do defeito. Eles também podem ser aplicados em pacientes clinicamente comprometidos para diminuir a morbidade associada a procedimentos de retalho pediculado maiores ou transferência de tecido livre microvascular (Fig. 120-2).

CAPÍTULO 120 Enxerto de Pele   1249

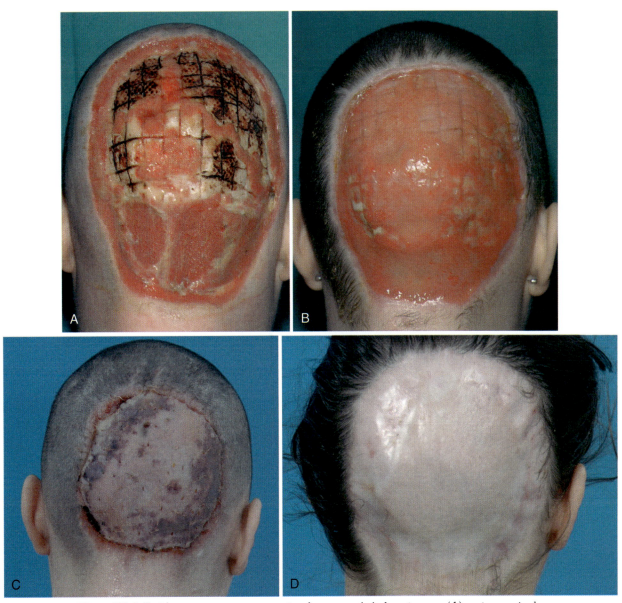

Figura 120-2 Ferida extensa na parte posterior do couro cabeludo até o osso (**A**), após manejo do curativo durante várias semanas para leito de tecido granular saudável (**B**), e cicatrização pós-operatória precoce após enxerto de pele de espessura parcial (**C**). **D**, Última imagem pós-operatória.

Mucosa Bucal, Língua Parcial, Reconstrução Limitada do Assoalho da Boca. Devido à falta de preocupações estéticas intraorais, enxertos de espessura parcial são frequentemente utilizados na tentativa de refazer a superfície dos defeitos.[6,7] Espera-se contratura e, portanto, o enxerto é realizado para defeitos menores nos locais já mencionados. Para defeitos maiores, os retalhos seriam idealmente recomendados para melhorar a função e volume das áreas ressecadas[8] (Fig. 120-3).

Músculo Exposto de um Retalho Pediculado ou Microvascular na Região da Cabeça e do Pescoço. Retalhos pediculados ou mesmo transferência de tecido microvascular podem criar áreas de músculo exposto que não podem ser fechadas, principalmente devido ao inchaço de tecidos moles e tensão ou preocupações sobre o suprimento sanguíneo do pedículo. Alguns enxertos podem ser considerados medidas temporárias a serem trabalhadas em uma data posterior, se necessário.[9]

Cobertura do Paratendão ou Músculo Exposto a partir de Retalho Microvascular Livre (Áreas Comuns Incluem Locais Radiais do Doador do Antebraço e Fíbula). Locais de tecido doador podem frequentemente criar um defeito em áreas que possuem necessidades estéticas mínimas. Continua existindo controvérsia quanto ao uso de enxertos de espessura total *versus* espessura parcial para cobrir esses defeitos.[10] Muitos aceitam que os enxertos de espessura parcial oferecem uma maior chance de sucesso do enxerto, especialmente quando colocado sobre o paratendão (defeito radial do antebraço) devido à diminuição da vascularização.

Reabilitação Oral
Maxilectomia com Uso de Obturador. Vários autores acreditam que um enxerto de pele de espessura parcial dentro do defeito bucal ou labial de uma maxilalectomia pode ser usado

para fornecer uma banda de cicatriz que pode estabilizar um obturador. A contração que ocorre com a cicatrização de um enxerto de pele é usada vantajosamente pelo protesista maxilofacial para retenção adicional.[11-13]

Reabilitação Oral

Vestibuloplastia com Abaixamento do Assoalho da Boca. A preparação pré-protética do local tem sido utilizada para melhorar a fixação de tecidos e a retenção subsequente da dentadura. Com o aumento do uso de transferência de tecido livre microvascular para o manejo de defeitos ablativos, há uma maior necessidade de revisão do retalho, diminuição de volume e enxerto de pele.[14] Minimizar a espessura do tecido mole possibilita uma reabilitação oral mais bem-sucedida com implantes dentários.

Locais Doadores de Espessura Total

Para satisfazer os requisitos estéticos da face, enxertos de espessura total podem oferecer correspondência de cor, consistência e textura otimizadas. Vários locais doadores podem criar cicatrizes residuais imperceptíveis, incluindo a pálpebra superior, pré-auricular, pós-auricular, nasolabial, supraclavicular e da parte superior do pescoço (Fig. 120-4).[3] Quando as demandas estéticas não são fundamentais, qualquer local do corpo pode ser utilizado, incluindo abdome, coxa, parte superior do braço e até mesmo a pele de uma lesão avulsiva ou de ressecção de retalhos de tecidos moles. Como esses locais exigem fechamento primário, incisões elípticas são utilizadas. As incisões elípticas são paralelas às linhas de tensão de pele relaxada ou em repouso da face ou do pescoço e são orientadas perpendicularmente às linhas de máxima extensibilidade. Em geral, o excesso de tecido é colhido para possibilitar fechamento sem tensão, evitando a criação de deformidades ("orelhas de cachorro") cutâneas (cone) em pé nas bordas do local removido. O *pinch test* é uma ferramenta simples que pode ser usada para assegurar colheita ideal com fechamento sob tensão mínima.

Aplicabilidade dos Tecidos Doadores de Espessura Total

Dadas as taxas de sucesso na cicatrização com enxertos de pele de espessura parcial, o enxerto de pele de espessura total destina-se principalmente às necessidades estéticas superiores da cabeça e

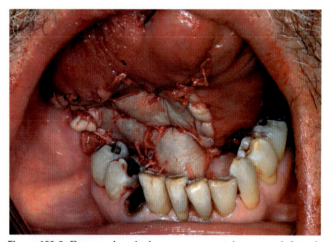

Figura 120-3 Enxerto de pele de espessura parcial para um defeito de assoalho da boca após ressecção de câncer.

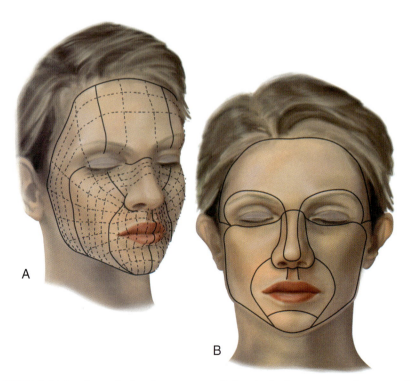

Figura 120-4 A, Linhas de tensão da pele em repouso. **B,** Locais doadores estéticos de enxerto de pele de espessura total de cabeça e pescoço.

pescoço. Um enxerto de espessura total pode substituir um defeito superficial com tecido semelhante que possibilita depressão mínima a não perceptível na área do defeito cirúrgico. O uso de um curativo de reforço é imperativo para adaptar o enxerto ao defeito e evitar estresse de cisalhamento não desejável. Após a colocação e cicatrização do enxerto, irregularidades sutis na cor e textura podem muitas vezes ser tratadas com dermoabrasão seletiva.

Defeito de Tecidos Moles

Pequenos Defeitos em Áreas Altamente Estéticas. A ressecção de neoplasias cutâneas é uma ocorrência comum. Com base nas subunidades estéticas da face, os enxertos podem ser preferidos em relação aos retalhos locorregionais. Um enxerto de espessura total de pequeno porte pode ser usado para a reconstrução em áreas com pele fina ou profundidade do defeito pequena. Estas incluem pálpebras e canto medial, bochecha, nariz (especialmente sobre o lóbulo alar lateral e dorso) e aurícula. Os enxertos são adaptados para o defeito, combinando tamanho e forma (Fig. 120-5).

Cavidade Oral. Os defeitos da cavidade oral raramente requerem enxertos de espessura total, já que existe uma tolerância para uma estética menos ideal e aumento da formação de cicatrizes sem impedir a função. Além disso, o ambiente bucal úmido pode reduzir o sucesso do enxerto. O cirurgião frequentemente escolherá preferencialmente um enxerto de espessura parcial de espessura fina ou moderada devido a uma melhora do sucesso na cicatrização e boa adaptação do enxerto.

Locais Doadores de Espessura Total Composta

Epiderme, derme e tecidos subjacentes podem ser colhidos como um único enxerto. Os tecidos adicionais podem incluir gordura, folículos pilosos ou cartilagem.[15] À medida que mais tecido é removido, as taxas de sucesso diminuem, porque esses outros tecidos não têm fluxo sanguíneo imediato confiável. Portanto, apenas enxertos pequenos são indicados, e a imobilização sobrejacente a um leito de tecido bem vascularizado saudável é primordial.

Aplicabilidade dos Tecidos Doadores de Espessura Total Composta

Transplante de Cabelo

Embora técnicas mais recentes de transferência de célula folicular ou microenxertia tenham se tornado comuns,[16] a pele composta e os enxertos de folículos pilosos foram utilizados na região da sobrancelha. Garantir a orientação adequada do pelo folicular a partir do local doador pode possibilitar um padrão adequado para o crescimento de pelos novos na sobrancelha.[3]

Reconstrução de Cartilagem Nasal Alar e Auricular

A maioria dos enxertos colhidos é de enxertos cartilaginosos livres da orelha com um reparo de retalho local; no entanto, alguns podem incluir cartilagem auricular ou alar e da pele para defeitos alares pequenos (<1 cm) de espessura total. Nesses casos, é importante colher um enxerto ligeiramente maior para compensar uma contratura inevitável do enxerto.[3]

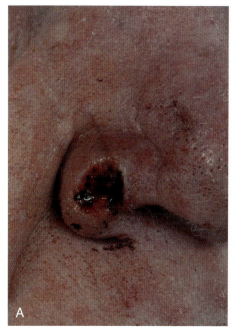

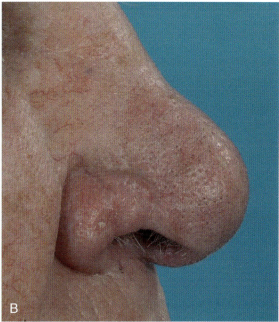

Figura 120-5 **A,** Defeito de borda alar nasal após ressecção devido a câncer. **B,** Cicatrização pós-operatória precoce do enxerto de pele de espessura total.

Contraindicações e Limitações

Devido a limitações de morbidade no local doador e sobrevida ligeiramente reduzida, enxertos de espessura total estão limitados a defeitos menores.

Subunidades estéticas devem ser consideradas durante o reparo para evitar estética precária após a cicatrização. Em alguns casos, uma combinação de reparo local com enxerto e enxerto de pele é necessária. Muitas vezes, um enxerto de pele pode ser usado para oferecer cicatrização inicial da ferida e, em seguida, ser mais formalmente retirado e reparado de maneira secundária. Esses exemplos são comuns após queimaduras, grandes defeitos traumáticos ou monitoramento de neoplasia maligna. As áreas enxertadas podem em seguida ser substituídas por retalhos locorregionais com ou sem o uso de expansores de tecido ou, em alguns casos, transferência de tecido livre microvascular. Além disso, alguns defendem a enxertia de gordura dérmica ou dermoabrasão para melhorar a textura do tecido ou camuflar defeitos.

Enxertos de pele são contraindicados em leitos de feridas infectados, sobre tecidos avasculares, ou com limpeza incompleta de doença maligna. Embora existam tolerâncias melhoradas para o sucesso, mesmo em populações de pacientes debilitados, em comparação com os retalhos, algumas situações podem não ser apropriadas para enxerto. Estas incluem leitos de tecidos irradiados, áreas de vasculite grave ou insuficiência arterial, além de pacientes com desnutrição grave ou doença inflamatória. Os pacientes com necessidades estéticas altas podem não ser candidatos adequados.

TÉCNICA: Enxertia de Pele de Espessura Parcial

PASSO 1: Local Receptor/Preparação do Defeito

A análise da ferida é fundamental. Idealmente, o leito de tecido deve ter profundidade uniforme e ser recortado nas bordas em áreas estéticas para possibilitar a mistura das margens aos tecidos nativos adjacentes. Hemostasia deve ser feita com eletrocautério monopolar ou bipolar. Um modelo pode ser usado para medir o tamanho e a forma do defeito e pode calcular um tamanho de 10% a 20% maior necessário para possibilitar a contratura. O molde não deve ser fabricado a partir de um local intraoral e transferido para uma área estéril separada. Se necessário, o modelo pode ser interposto entre um curativo OpSite para assegurar a esterilidade da transferência.[17]

PASSO 2: Colheita de Enxerto de Pele de Espessura Parcial

A área doadora é identificada e tricotomia da região é realizada. No local é então realizada a antissepsia com Betadine ou preparação de clorexidina e recebe campo de maneira estéril. Em seguida, utiliza-se óleo mineral para umedecer a pele na área desejada. Uma lâmina de dermátomo e uma placa de tamanho adequado (1 a 4 polegadas de largura) são fixadas no dermátomo motorizado. A espessura desejada (geralmente 0,012 polegadas) é selecionada com a alavanca de controle, e um bisturi com lâmina nº 15 é inserido entre a borda da lâmina e o tambor do dermátomo para garantir que não há deformação ou mau posicionamento da lâmina de dermátomo. O bisturi deve deslizar livremente sem impacto. Um assistente utiliza uma gaze para ajudar a aplainar e afastar os tecidos, enquanto o cirurgião usa do mesmo modo uma contrarretração. O dermátomo deve fazer contato inicial em um ângulo de 45 graus em velocidade máxima, em seguida paralelo à pele é realizada a remoção do tecido. Após a colheita do comprimento desejado, o dermátomo é inclinado para longe da pele em um ângulo de 45 graus, e o motor é parado. Se necessário, a borda distal livre da área doadora é incisada. Coloca-se uma gaze embebida em solução salina diretamente sobre a ferida (Fig. 120-6, A e B).

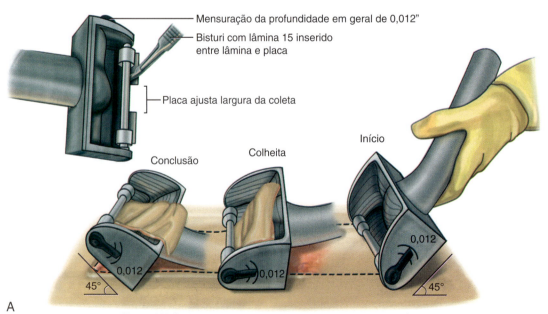

Figura 120-6 A, Técnica de colheita com dermátomo motorizado.

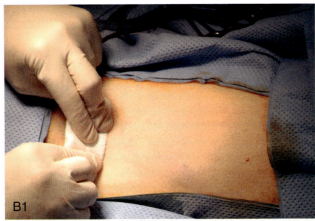
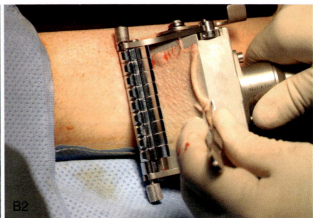
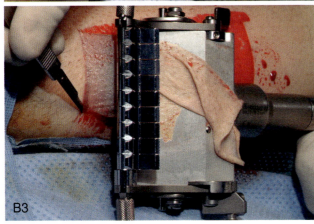

Figura 120-6 *(Cont.)* **B**, Coleta inicial de enxerto de pele de espessura parcial com contrarretração (**B1**), coleta (**B2**) e corte do enxerto do local doador (**B3**).

TÉCNICA: Enxertia de Pele de Espessura Parcial *(Cont.)*

PASSO 3: **Inspeção do Enxerto e Preparação**

O enxerto terá um lado opaco (epiderme) e um lado brilhante (derme) e pode ser posicionado sobre uma bandeja de plástico (ou cuba rim). Dependendo do local, pequenas incisões ("crosta de torta" de 1 a 2 mm) podem ser feitas no enxerto de pele usando uma lâmina de bisturi n° 15 para ajudar com a saída de líquido e melhor adaptação no defeito. Por outro lado, a colocação de malha (utilizando um padrão em treliça personalizado: 1,5:1; 2:1; 3:1) pode expandir o enxerto para uma área de superfície maior e adaptar-se a uma ferida complexa. Esse passo diminui a cosmese e aumenta a contratura devido à cicatrização secundária da ferida com um padrão em tabuleiro de xadrez. Se o enxerto for utilizado por um período de tempo, deve ser coberto e protegido com gaze embebida em solução salina para evitar ressecamento. O local doador é então inspecionado, e uma variedade de curativos pode ser usada (Fig. 120-6, *C*).

(Continua)

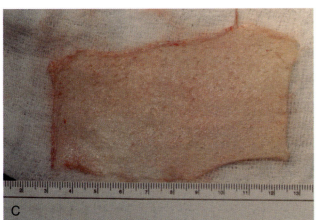

Figura 120-6 *(Cont.)* **C**, Inspeção do enxerto para revelar superfícies epidérmicas (opacas) e dérmicas (brilhantes) e preservação com gaze embebida em solução salina.

TÉCNICA: Enxertia de Pele de Espessura Parcial (Cont.)

PASSO 4: Manejo do Local Doador
A hemostasia pode ser conseguida no local doador com uso de pressão direta, spray de epinefrina diluída ou spray de trombina tópica. Mais comumente, um curativo oclusivo grande é usado para proteger a ferida na área doadora. O sangue pode acumular sob o curativo e pode ser aspirado no período pós-operatório com uma agulha estéril com uma seringa (Fig. 120-6, *D*).

PASSO 5: Enxertia no Local Receptor
A hemostasia é mais uma vez confirmada no local receptor. O enxerto é posicionado com suturas provisórias para ajudar a orientar e otimizar o posicionamento na ferida. O excesso pode ser aparado à mão livre, possibilitando alguma redundância. Uma variedade de suturas é usada com base no local (para a face, polipropileno/nylon, categute cromado ou suturas de poliglactina podem ser aplicados; para aplicações intraorais, o categute cromado ou suturas de Vicryl/poliglactina podem ser utilizados). As bordas do enxerto são fixadas com sutura contínua ou interrompida para possibilitar fechamento primário. Uma vez inserido, o enxerto pode ser imobilizado com uso de suturas de adesão (Fig. 120-6, *E*).

PASSO 6: Curativo de Reforço ou Stent
Reforço
Frequentemente suturas de seda são posicionadas em torno da periferia da ferida (seja na margem ou a uma pequena distância da margem). Quatro pontos são mínimos, mas muitas vezes oito ou mais são usados em pares para fixar o curativo. Um curativo de silicone, Mepitel (Molnlycke, Gotemburgo, Suécia) ou Adaptic (Systagenix, Markham, Canadá) é frequentemente aparado para ajustar-se à ferida de modo a possibilitar a saída do líquido e evitar aderência. Uma folha de Xeroform (Covidien, Mansfield, Massachusetts) é aberta sobre a ferida, e bolas de algodão embebidas em óleo mineral são igualmente distribuídas ao longo do Xeroform. O xeroform é dobrado sobre a parte superior, e as suturas de seda são então amarradas opostas uma à outra para assegurar que o reforço fique no lugar. Para defeitos maiores, uma esponja de espuma pode ser cortada no tamanho do defeito e presa com grampos que recobrem o silicone e o curativo de Xeroform (Fig. 120-6, *F* e *G*).

Stent
Os *stents* de acrílico fabricados no pré-operatório a partir de moldes ou dentaduras/obturadores são usados para ajudar na adaptação do enxerto na ferida. Em alguns casos, um *stent* pode ser fabricado no intraoperatório usando grânulos termoplásticos moldados à forma do defeito após o aquecimento com um banho de água. O *stent* pode então ser fixado ao osso subjacente por meio de dois parafusos posicionais ou fios circunmandibulares (Fig. 120-6, *H*).

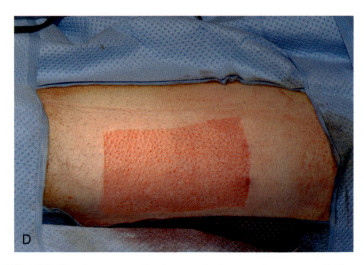

Figura 120-6 *(Cont.)* **D**, Trombina tópica aplicada à área doadora para hemostasia e OpSite ou Xeroform posteriormente colocados.

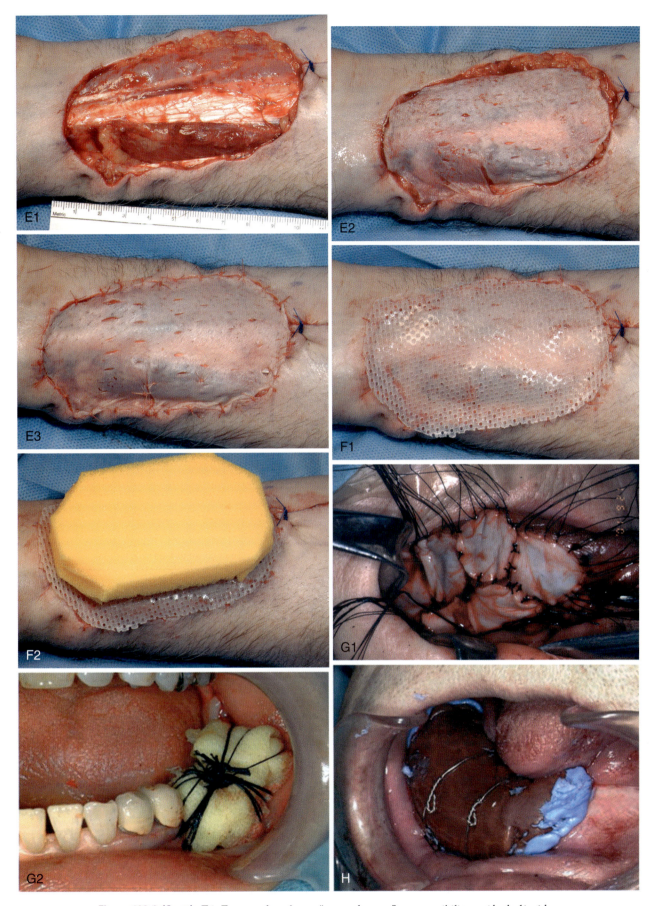

Figura 120-6 *(Cont.)* **E1**, Enxerto de pele em "crosta de torta" para possibilitar saída do líquido e melhor adaptação à ferida. **E2**, Pregado no local usando várias suturas e, posteriormente, adaptado para o local. **E3**, Restante do enxerto suturado no local. **F1**, Curativo de silicone colocado no local receptor. **F2**, Esponja esterilizada adaptada ao defeito. **G1**, Suturas de seda colocadas na ferida para adaptar reforço. **G2**, Reforço com Xeroform e bolas de algodão no local. **H**, *Stent* cirúrgico adaptado e fixado com fios circunmandibulares.

TÉCNICA ALTERNATIVA 1: Coleta de Enxerto de Pele de Espessura Total

O local doador apropriado é preparado de maneira asséptica, e um *pinch test* é usado para demonstrar a elasticidade apropriada para fechamento de feridas. Um modelo pode ser usado para delinear um tamanho e uma forma de enxerto ligeiramente maiores, possibilitando contratura, e anestésico local é infiltrado após o traçado. Uma incisão elíptica é delineada paralela às linhas de tensão da pele em repouso para possibilitar fechamento primário da ferida. A cicatriz pode ficar com duas a três vezes o comprimento da largura desejada do enxerto, a fim de minimizar as deformidades em cone de pé nas extremidades da ferida. A incisão na pele é feita com um bisturi, e ele ou uma tesoura pode ser usada para acessar plano subdérmico em uma margem da ferida. Alguns podem deslizar o enxerto ao longo de um dedo com um gancho de pele ou gaze para avaliar a espessura do enxerto e diminuir a gordura. A hemostasia é conseguida com eletrocautério bipolar. As bordas da ferida são trabalhadas para possibilitar o fechamento sem tensão. A ferida é fechada em camadas com suturas dérmicas profundas seguidas por fechamento subepidérmico ou da pele. Todo o tecido subcutâneo é removido a partir da superfície profunda do enxerto coletado revelando a derme brilhante, usando uma tesoura com o enxerto esticado sobre um dedo indicador. De maneira semelhante aos enxertos de espessura parcial, pequenas (de 1 a 2 mm) incisões podem ser usadas para ajudar a adaptação do enxerto ("crosta de torta"). Se o enxerto não estiver sendo imediatamente usado, pode ser coberto com gaze embebida com solução salina (Fig. 120-7).

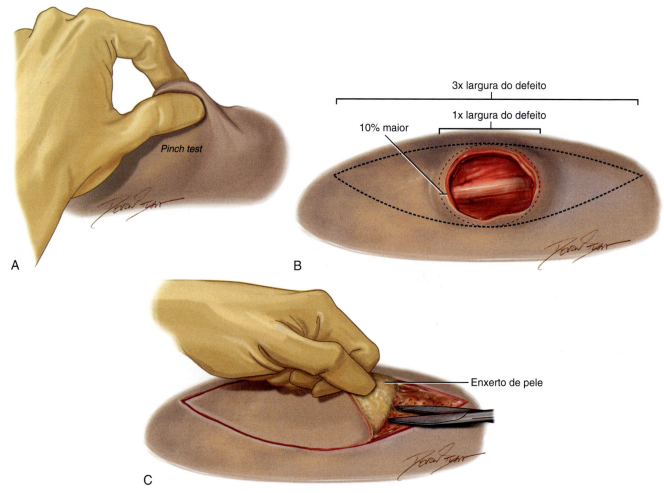

Figura 120-7 **A**, *Pinch test* para assegurar fechamento primário da ferida. **B**, Delineamento elíptico para a coleta. **C**, Uso de dedo para assegurar a espessura adequada da colheita do enxerto.

TÉCNICA ALTERNATIVA 2: Preparação do Local Receptor e Substitutos para a Pele

Em algumas circunstâncias de osso exposto ou vascularização precária, podem ser feitas tentativas de otimizar o sucesso, fornecendo um leito de tecido de granulação antes do enxerto.[18] Embora alguns autores defendam o enxerto de pele diretamente no osso, resultados mais confiáveis podem ser conseguidos por enxerto em um leito de tecido vascularizado. Há muitos produtos disponíveis no mercado para promover a formação de uma camada saudável de tecido de granulação. Alguns também proporcionam propriedades antibacterianas com prata impregnada. Com base no tipo de ferida, diferentes componentes podem ser usados para promover a saúde da ferida, incluindo colágeno, alginato e celulose e com ou sem prata impregnada. Além disso, substitutos de pele podem ser utilizados para fornecer um leito temporário de tecido mole, possibilitando enxertia futura ou retalhos regionais. Tais substitutos podem incluir aloenxertos cadavéricos e enxertos sintéticos projetados por engenharia e enxertos bilaminares cultivados.

Como uma visão geral, produtos de preparação da ferida podem incluir Promogran (Systagenix, Gatwick, Reino Unido – uma combinação de colágeno e celulose que ajuda a reduzir proteases e a consequente degradação da ferida) com ou sem prata, Melgisorb (Molnlycke, Gotemburgo, Suécia – um produto à base de alginato que absorve o exsudato e ajuda a secar a ferida) com ou sem prata, e Allevyn (Smith & Nephew, Hull, Reino Unido – um produto hidrocelular usado para ajudar a absorver o líquido e eliminá-lo da ferida). Uma variedade de produtos similares e exclusivos também são oferecidos pela Covidien (Mansfield, Massachusetts, Estados Unidos), 3M (St. Paul, Minnesota, Estados Unidos) Derma Sciences (Princeton, New Jersey, Estados Unidos) e Covalon (Mississauga, Ontário, Canadá). Estes podem ser utilizados por várias semanas para preparar o local da ferida para o enxerto de pele apropriado ou substitutos de pele.

Os substitutos de pele podem ser colocados em um leito da ferida para ajudar a mitigar a necessidade de um local doador. Eles frequentemente fornecem uma solução temporária para ajudar a retardar a necessidade de enxertia, embora existam algumas soluções mais permanentes. Os aloenxertos de cadáveres e xenoenxertos estão no mercado para fechamento temporário da ferida de modo a fornecer uma barreira durante a cicatrização. Seus usos são limitados devido a esfacelamento da epiderme, transmissão de doença e propriedades antigênicas. Os bilaminados decorrentes de engenharia de tecido são úteis para evitar esses problemas, para manejo temporário da ferida. Eles incluem Biobrane (UDL Laboratories, Rockford, Illinois, Estados Unidos), Integra (Integra Lifesciences Corp., Plainsboro, New Jersey, Estados Unidos), Dermagraft (Shire Regenerative Medicine, La Jolla, Califórnia, Estados Unidos), Apligraf (Organogenesis Inc., Canton, Massachusetts, Estados Unidos) e OrCel (Forticell Bioscience, Englewood Cliffs, Nova Jersey, Estados Unidos).[19] Favor observar que muitos outros produtos para tratamento de feridas estão disponíveis.

TÉCNICA ALTERNATIVA 3: Substituições Epidérmicas Autólogas Cultivadas

A engenharia de tecidos também ofereceu a promessa de fornecer ceratinócitos cultivados coletados do paciente e expandidos para estruturas/construtos fabricados. Isso possibilita locais doadores pequenos, bem tolerados. Epicel (Genzyme, Cambridge, Massachusetts, Estados Unidos) foi usado como um aloenxerto epidérmico expandido. É produzido recolhendo-se duas biópsias do paciente e expandindo os ceratinócitos por 21 dias em fibroblastos de camundongo. Devido à falta de ensaios clínicos e de sua aplicação como um dispositivo de uso humanitário, a aprovação pela Food and Drug Administration (FDA) limita-se à sua utilização em pacientes com queimaduras em mais de 30% da área de superfície corporal.[19] Equivalentes de mucosa oral produzidos *ex vivo* (células epiteliais cultivadas nos construtos de derme acelular Alloderm; LifeCell, Bridgewater, Nova Jersey, Estados Unidos) também estão sendo pesquisados em ensaios clínicos como meio de melhorar a cicatrização e evitar morbidade do local doador para reconstrução oral.[20-22]

Uma abordagem mais conservadora e rápida introduziu preparação e processamento no local para possibilitar a distribuição de ceratinócitos autólogos em uma técnica de *spray-on*. ReCell (Avita Medical, Cambridge, Reino Unido) utiliza uma biópsia pequena de espessura parcial (1 × 1 cm) colhida do paciente.[23-26] Um kit de uso exclusivo estéril é usado no intraoperatório para processamento do enxerto, segregação de ceratinócitos e suspensão em meros 30 minutos. O spray pode em seguida ser utilizado para refazer a superfície de uma variedade de feridas para uma melhor cicatrização e compatibilidade de cor. Para a região da cabeça e do pescoço, uma aplicação útil pode melhorar a correspondência de cores de retalhos distantes ou enxertos de pele com hipopigmentação. A dermoabrasão é utilizada para criar uma superfície de ferida saudável, e o spray ReCell pode cobrir até 80 vezes a área de superfície do enxerto de pele colhido. Devido à transferência de melanócitos e ceratinócitos, a melhora da compatibilidade de pigmentação é notável, e as feridas cicatrizam melhor do que apenas com dermoabrasão. Além disso, o spray de ceratinócitos pode ser usado para acelerar a cicatrização de feridas em um local doador e, assim, minimizar cicatrizes também[26] (Fig. 120-8, *A* e *B*).

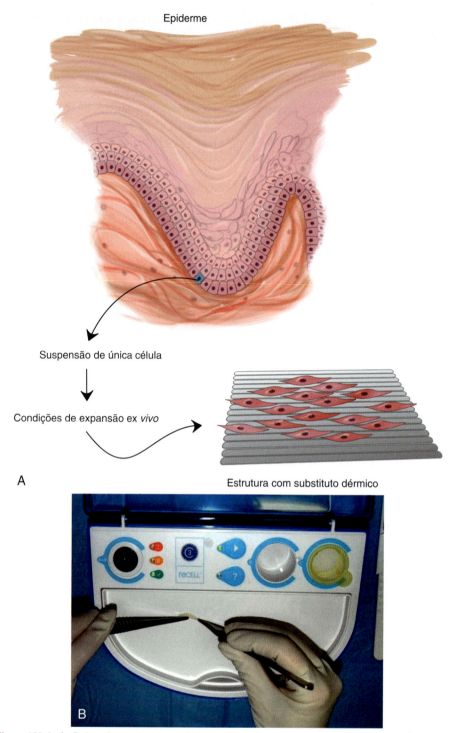

Figura 120-8 **A,** Coleta de ceratinócitos cultivados do paciente e expandidos em estruturas/construtos fabricados. **B,** *Kit* de spray de ceratinócitos ReCell de uso exclusivo estéril.

Prevenção e Tratamento das Complicações

Poucas complicações maiores ocorrem durante procedimentos de enxerto para fins maxilofaciais. Comumente, uma preocupação intraoperatória pode estar relacionada com uma coleta de enxerto menor do que a necessária. Os enxertos colhidos e os locais receptores devem ser tratados de maneira suave. Um enxerto colhido sobre uma protuberância óssea subjacente pode não possibilitar coleta uniforme e criar borda irregular. Isso pode ter uma má aparência para os pacientes, e esta é uma razão para defender a colheita de duas pessoas com contrarretração e nivelamento dos tecidos.

Recomendações Pós-operatórias

Os curativos são frequentemente deixados no local por 5 a 7 dias para evitar forças de cisalhamento indesejáveis sobre o enxerto durante a fase crítica inicial de cicatrização. Deve-se tomar extremo cuidado durante a primeira troca de curativo para evitar ruptura dos tecidos de cicatrização. Se as bandagens aderirem aos tecidos subjacentes, uma pequena quantidade de solução salina estéril pode ser usada para umedecer o curativo durante a remoção. Após a remoção, o leito da ferida deve ser avaliado para a detecção de evidências de retirada do enxerto (Fig. 120-9).

Apesar das técnicas de enxerto ideais, pode ocorrer falha de enxerto parcial ou mesmo total.[27] O tratamento da perda parcial do enxerto frequentemente requer um manejo do curativo (a cada 1 a 3 dias ou mais longo, dependendo do produto usado) e possibilitando que o enxerto granule secundariamente. O manejo cuidadoso da ferida pode evitar infecções tardias. Ocasionalmente, um procedimento de enxerto secundário pode ser necessário. Após um defeito cicatrizar e o enxerto ser integrado, tecidos e cicatrizes de aparência desagradável podem ser revisados com cirurgias futuras. Isso pode incluir excisão seriada, revisão da cicatriz, dermoabrasão e expansão do tecido com reconstrução do retalho local.[28,29]

Os locais doadores para enxertos de espessura parcial podem formar granulação excessiva e podem necessitar de debridamento ou manejo adicional do curativo para ajudar a controlar exsudato e possibilitar que o leito da ferida cicatrize completamente. A remoção do curativo inicial com 5 a 7 dias pós-coleta pode ajudar a evitar essa ocorrência. A cicatriz ficará vermelha e eritematosa por 6 a 12 meses no pós-operatório e ocasionalmente tornam-se hipo ou hiperpigmentadas.

As áreas doadoras de espessura total raramente desenvolvem infecção, deiscência de feridas ou cicatrizes visíveis. Muitos desses problemas podem ser mitigados por uma preparação estéril e adesão a princípios de linhas de tensão da pele em repouso e técnicas adequadas de fechamento.

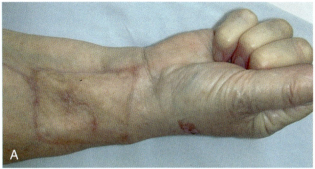
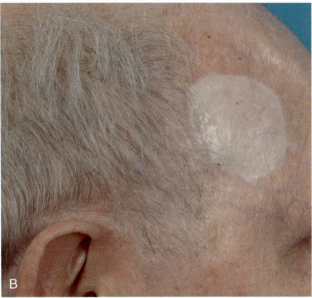

Figura 120-9 Enxerto de pele cicatrizado em defeito radial do antebraço (**A**) e defeito da têmpora (**B**).

Referências

1. Hentz VR, Mathes SJ: *Plastic surgery*, ed 2, Philadelphia, 2006, WB Saunders.
2. Santoni-Rugiu P, Sykes PJ: *A history of plastic surgery*, Heidelberg, Germany, 2007, Springer.
3. Baker SR: *Local flaps in facial reconstruction*, ed 2, St. Louis, 2007, Mosby.
4. Stallings JO, Huffman WC, Bernstein L: Skin grafts on bare bone, *Plast Reconstr Surg* 43:152, 1969.
5. Tran LE, Berry GJ, Fee WE: Split-thickness skin graft attachment to bone lacking periosteum, *Arch Otolaryngol Head Neck Surg* 131:124, 2005.
6. Alvi A, Myers EN: Skin graft reconstruction of the composite resection defect, *Head Neck* 18:538, 1996, discussion, 543.
7. Girod DA, Sykes K, Jorgensen J, et al: Acellular dermis compared to skin grafts in oral cavity reconstruction, *Laryngoscope* 119:2141, 2009.
8. Hansen SL, Leon P: Reconstruction of the oral cavity, *Semin Plast Surg* 17:387, 2003.
9. Lutz BS: Beauty of skin-grafted free muscle flaps in head and neck reconstruction, *Microsurgery* 26:177, 2006.
10. Sidebottom AJ, Stevens L, Moore M, et al: Repair of the radial free flap donor site with full or partial thickness skin grafts: a prospective randomised controlled trial, *Int J Oral Maxillofac Surg* 29:194, 2000.
11. Brown KE: Peripheral consideration in improving obturator retention, *J Prosthet Dent* 20:176, 1968.
12. Okay DJ, Genden E, Buchbinder D, Urken M: Prosthodontic guidelines for surgical reconstruction of the maxilla: a classification system of defects, *J Prosthet Dent* 86:352, 2001.
13. Aramany MA: Basic principles of obturator design for partially edentulous patients. Part II: design principles, *J Prosthet Dent* 40:656, 1978.
14. Moy PK: Alveolar ridge reconstruction with pre-prosthetic surgery: a precursor to site preservation following extraction of natural dentition, *Oral Maxillofac Surg Clin North Am* 16:1, 2004, v.
15. Holt DS: Should all skin grafts be low fat? Composite skin and fat grafts in facial reconstruction, *Br J Oral Maxillofac Surg* 50:137, 2012.
16. Bunagan MJK, Banka N, Shapiro J: Hair transplantation update: procedural techniques, innovations, and applications, *Dermatol Clin* 31:141, 2013.
17. Sood V, Misra A, Brown I, Devine J: Technique for transfer of a template in free flap design, *Br J Oral Maxillofac Surg* 48:557, 2010.
18. Tausche A-K, Sebastian G: Wound conditioning of a deep tissue defect including exposed bone after tumour excision using PROMOGRAN* Matrix, a protease-modulating matrix, *Int Wound J* 2:253, 2005.
19. Ehrenreich M, Ruszczak Z: Update on tissue-engineered biological dressings, *Tissue Eng* 12:2407, 2006.
20. Izumi K, Terashi H, Marcelo CL, Feinberg SE: Development and characterization of a tissue-engineered human oral mucosa equivalent produced in a serum-free culture system, *J Dent Res* 79:798, 2000.
21. Izumi K, Takacs G, Terashi H, Feinberg SE: Ex vivo development of a composite human oral mucosal equivalent, *J Oral Maxillofac Surg* 57:571, 1999, discussion, 577.
22. Izumi K, Tobita T, Feinberg SE: Isolation of human oral keratinocyte progenitor/stem cells, *J Dent Res* 86:341, 2007.

23. Currie LJ, Martin R, Sharpe JR, James SE: A comparison of keratinocyte cell sprays with and without fibrin glue, *Burns* 29:677, 2003.
24. Wood FM, Giles N, Stevenson A, et al: Characterisation of the cell suspension harvested from the dermal epidermal junction using a ReCell® kit, *Burns* 38:44, 2012.
25. Tenenhaus M, Rennekampff HO: Surgical advances in burn and reconstructive plastic surgery: new and emerging technologies, *Clin Plast Surg* 39:435, 2012.
26. Cervelli V, De Angelis B, Spallone D, et al: Use of a novel autologous cell-harvesting device to promote epithelialization and enhance appropriate pigmentation in scar reconstruction, *Clin Exp Dermatol* 35:776, 2010.
27. Salama AR, McClure SA, Ord RA, Pazoki AE: Free-flap failures and complications in an American oral and maxillofacial surgery unit, *Int J Oral Maxillofac Surg* 38:1048, 2009.
28. Hoffmann JF: Tissue expansion in the head and neck, *Facial Plast Surg Clin North Am* 13:315, 2005, vii.
29. Kim EK, Hovsepian RV, Mathew P, Paul MD: Dermabrasion, *Clin Plast Surg* 38:391, 2011, v.

CAPÍTULO 121

Enxerto Ósseo de Crista Ilíaca Anterior (AICBG)

Ravi Agarwal e George Obeid

Material Necessário

Afastador Obwegeser de crista ilíaca
Afastador Taylor
Afastadores Weitlaner
Anestésico local com vasoconstritor
Cinzéis ósseos
Cisalhas de Liston
Colágeno microfibrilar
Curetas ósseas retas e anguladas
Eletrocautério
Elevação glútea
Elevadores (periosteais) Key
Elevadores Cobb
Espátula reta
Goivas
Lâmina de bisturi n° 10
Martelo
Osteótomos curvos
Raspador ósseo Putti
Serra oscilatória
Serra reciprocante
Suturas adequadas

Histórico do Procedimento

O enxerto ósseo de crista ilíaca anterior (AICBG) tem sido parte da cirurgia de reconstrução oral e maxilofacial por quase uma centena de anos. Seu uso foi inicialmente notado durante a Primeira Guerra Mundial por cirurgiões alemães, Lindemann de Dusseldorf e Klapp de Berlim.[1] Em 1917, a utilização de enxertos ósseos de crista ilíaca para a reconstrução mandibular tornou-se uma prática generalizada. O ílio foi firmemente estabelecido como uma fonte de osso para os defeitos de mandíbula em julho de 1920, quando Gilbert Chubb[2] relatou 60 casos de enxertos ósseos na mandíbula. Os métodos originais de reconstrução para os ossos faciais dependiam de blocos de enxerto ósseo livre, que frequentemente são densos e possuem pouca celularidade.

Em 1944, Rainsford Mowlem[3] utilizou fragmentos de enxertos ósseos esponjosos para reconstrução, observando aumento da celularidade e cura satisfatória no prazo de semanas. Com maior refinamento das técnicas de fixação, blocos corticoesponjosos ou fragmentos ósseos particulados do ílio foram utilizados para reconstrução mandibular, com um bom sucesso. A técnica para coleta óssea do ilíaco anterior, em grande parte, permaneceu inalterada. O acesso cirúrgico do tecido mole é universalmente aceito pelos pacientes. Modificações menores nas técnicas de coleta óssea são principalmente tentativas de reduzir a dor pós-operatória e anormalidades da marcha. Técnicas ambulatoriais minimamente invasivas também estão disponíveis para a coleta de osso esponjoso do ílio anterior com trefinas e escariadores.[4]

Indicações para Uso dos Procedimentos

O ílio anterior pode ser uma fonte de enxerto ósseo na maioria dos casos de reconstrução facial que podem ser manejados com um enxerto autógeno livre não vascularizado. O ílio, que já foi considerado o padrão-ouro como local doador, permite o transplante de uma grande concentração de células osteocompetentes. No entanto, com a transferência de retalhos de tecido livre, o uso do ílio está mudando. Uma discussão sobre as indicações para a transferência de retalhos de tecido livre *versus* enxertos ósseos não vascularizados está além do escopo deste capítulo.

O ílio anterior, ao contrário de outros sítios, como a calota craniana ou a tíbia, pode fornecer tanto blocos corticoesponjosos como apenas medulas esponjosas para uso em enxertia. A maioria dos casos de reconstrução que exigem 50 cm^3 ou menos de osso pode ser manejada com um único ílio anterior.[5] Essa quantidade de osso pode reconstruir um defeito de 5 cm, assumindo que cada centímetro do defeito requer 10 cm^3 de osso. Outra indicação é baseada na capacidade de se coletar o ílio anterior em uma abordagem de duas equipes para um enxerto ósseo livre; o que pode encurtar o tempo de sala cirúrgica e de anestesia.[6]

Os procedimentos mais comuns que usam o ílio anterior incluem a correção de deformidades pós-traumáticas (mal-união, não união), reconstrução pós-ablativa das mandíbulas (cistos odontogênicos, pequenos tumores benignos), procedimentos ortognáticos, enxertos de fissura alveolar e reconstrução de maxilares atróficos para futuros implantes dentários (aumento do seio, aumento de rebordo) (Fig. 121-1).

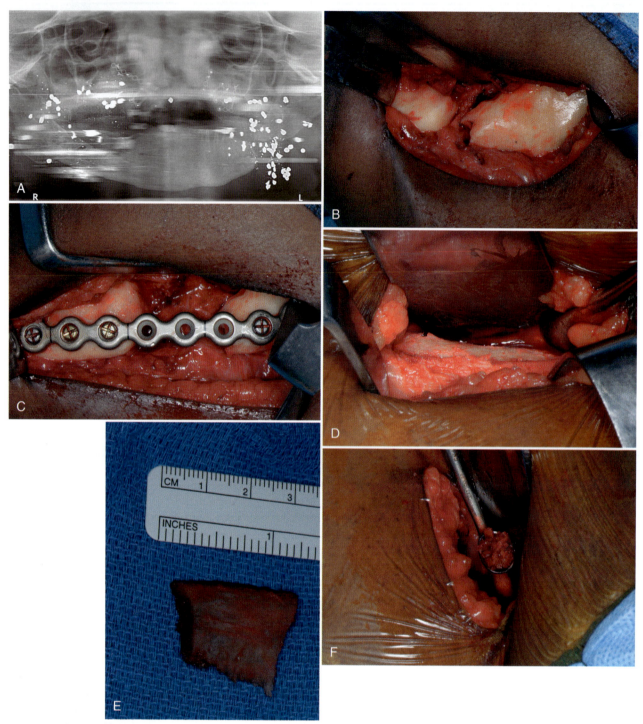

Figura 121-1 **A**, Radiografia pré-operatória de paciente com histórico de não união mandibular esquerda, após ter sofrido uma lesão por arma de fogo. **B**, Exposição da não união mandibular esquerda através de um acesso submandibular sem violação da mucosa oral. **C**, Placa de reconstrução adaptada; note-se que o defeito é de aproximadamente 3 cm em tamanho. **D**, Exposição da crista ilíaca anterior com exposição da parede medial. **E**, Bloco corticoesponjoso obtido a partir da parede medial. **F**, Coleta de osso esponjoso utilizando uma cureta óssea.

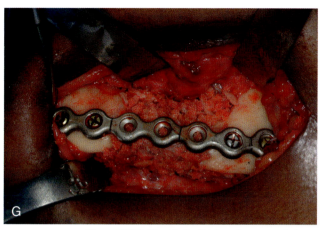
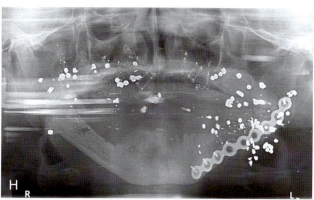

Figura 121-1 *(Cont.)* G, O bloco foi particulado, misturado com osso esponjoso e depois enxertado no defeito mandibular. **H,** Radiografia de 3 meses pós-operatória da reconstrução.

Contraindicações e Limitações

O uso do ílio anterior requer uma técnica estéril rigorosa, muitas vezes necessitando de anestesia geral na sala de cirurgia. Em média, a região da coleta óssea no ilíaco anterior rende de 15 a 20 cm^3 de osso não compactado, com um máximo de 50 cm^3 em alguns indivíduos.[7,8] Consequentemente, defeitos maiores que 4 a 5 cm não podem ser reconstruídos a partir de um único local de coleta. Outra limitação é a obesidade, que pode distorcer a anatomia, tornando o acesso cirúrgico mais difícil. Pacientes com histórico de reparos de hérnia podem apresentar risco de penetração abdominal inadvertida. Em pacientes com próteses de quadril, o ílio anterior não deve ser coletado no lado afetado, para evitar qualquer confusão de sintomas e reduzir os riscos de insucesso da prótese de quadril e de infecção.

Contraindicações para a coleta do ílio anterior incluem trauma ou infecção prévia do sítio cirúrgico. Fatores sistêmicos, tais como doenças ósseas metabólicas, também devem ser levados em consideração. Contraindicações relativas incluem o uso de bisfosfonatos, quimioterapia, irradiação do sítio e/ou o uso de esteroides em longo prazo.[5]

TÉCNICA: Acesso Medial

PASSO 1: Preparação do Paciente e Posicionamento

A anestesia geral é obtida utilizando-se intubação endotraqueal, e o paciente é colocado em posição supina padrão. Um rolo macio (coxim) ou bolsa de solução salina embrulhada numa toalha é usado como uma elevação sob a região glútea no lado da coleta para elevar e girar o quadril, tornando-o mais acessível. Mais frequentemente, a coleta óssea envolve uma abordagem de duas equipes, devendo o segundo sítio cirúrgico ser coberto separadamente com antecipação. Em procedimentos de longa duração, a elevação deve ser removida da parte de baixo da região glútea uma vez que o enxerto ósseo tenha sido obtido. A manutenção da região inferior da coluna girada por um período prolongado pode aumentar o desconforto pós-operatório do paciente (Fig. 121-2, *A*).

PASSO 2: Identificação de Pontos Anatômicos

O cirurgião deve palpar e marcar o local da espinha ilíaca anterior superior (ASIS). A demarcação é continuada ao longo da crista ilíaca anterior até que a parte mais larga seja encontrada; esse é o tubérculo ilíaco. A marcação da incisão é feita 2 cm lateralmente à crista ilíaca para gerar uma cicatriz imperceptível, a fim de evitar lesões por um cinto ou cós baixo e reduzir a incidência de lesão do nervo.[9] Essa marcação de incisão pode ser feita de 4 a 8 cm de comprimento, dependendo da quantidade de coleta necessária, e deve estar de 1,5 a 2 cm aquém da espinha ilíaca anterior superior para prevenir lesões em 2,5% da população cujo nervo cutâneo femoral lateral corre sobre a espinha superior anterior.[10] Posteriormente, o nervo ilio-hipogástrico e os nervos subcostais correm lateralmente sobre a região da crista e tubérculo ilíaco; esses nervos podem às vezes ser inevitáveis, visto que eles podem cruzar a crista ilíaca aproximadamente 5 a 6 centímetros posteriormente à ASIS.[9,11,12] Uma vez demarcado, pode ser injetado no tecido subcutâneo um anestésico local, contendo um vasoconstritor. O plano subperiosteal sobre a crista também pode ser infiltrado. O campo é então preparado e devidamente coberto. Um campo cirúrgico antimicrobiano aderente de incisão pode ser utilizado para evitar contaminação a partir da área pubiana (Fig. 121-2, *B*).

(Continua)

1264 PARTE IX Cirurgia Reconstrutiva

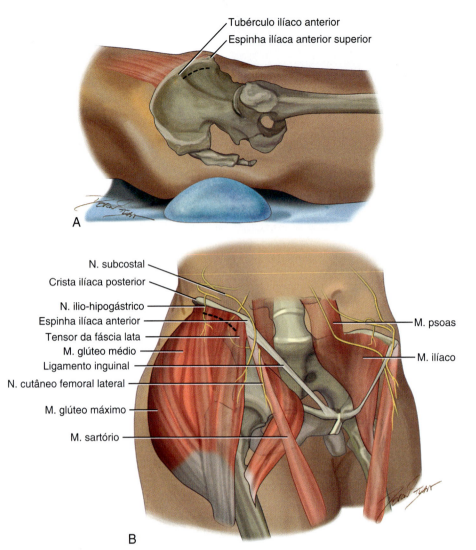

Figura 121-2 A, Vista lateral demonstrando a colocação de um rolo macio para elevar a crista ilíaca anterior. **A,** incisão *(linha tracejada)* é localizada lateralmente à crista e posteriormente à espinha ilíaca anterior. **B,** Vista anterior da crista ilíaca anterior mostrando as relações entre as estruturas musculares e nervosas com a incisão proposta *(linha tracejada)*. Embora não seja tipicamente visualizado durante a coleta, o nervo ilio-hipogástrico pode ser encontrado com extensão posterior da incisão.

TÉCNICA: Acesso Medial *(Cont.)*

PASSO 3: Incisão

Uma leve pressão é colocada contra o abdome superior e medialmente à linha de incisão, que desliza a incisão ao longo da crista ilíaca. Uma lâmina n° 10 é então empregada para a incisão cortante da pele ao longo da incisão marcada. Os tecidos subcutâneos são incisados de modo cortante com uma lâmina ou eletrocautério ao nível da fáscia abdominal superficial sobrejacente, cujas camadas são conhecidas como *fáscia de Camper* e *fáscia de Scarpa*. Essa fáscia pode ser incisada de modo cortante com uma lâmina ou eletrocautério. Uma vez abaixo da fáscia abdominal, a crista deve ser palpada. Usando uma esponja ou compressa, o cirurgião deve realizar uma dissecção romba de qualquer gordura remanescente ou camadas sobre a crista, identificando fibras musculares medialmente do músculo oblíquo externo e lateralmente a partir do músculo tensor da fáscia lata. Uma incisão do periósteo pode então ser realizada de modo cortante sobre a crista do rebordo, ficando entre os dois músculos.

TÉCNICA: Acesso Medial *(Cont.)*

PASSO 4: Dissecção
Uma vez sobre a crista, a dissecção subperiosteal é realizada ao longo da crista usando o elevador Key, ficando pelo menos de 1,5 a 2 cm posterior à espinha ilíaca anterior. Caso deva ser coletado apenas osso esponjoso, nenhuma outra dissecção é necessária, e as osteotomias podem ser realizadas para acesso. No entanto, se um bloco corticoesponjoso for necessário, o elevador Key será então virado para o córtex medial para afastar o músculo ilíaco da parede medial. Uma dissecção segura pode ser efetuada a uma profundidade de 5 a 7 cm, utilizando um elevador Cobb e um afastador medial (Fig. 121-2, *C*).

PASSO 5: Osteotomias e Coleta Óssea
Caso deva ser coletado apenas osso esponjoso, uma variedade de opções para a coleta está disponível. Uma janela cortical estreita de 5 × 20 mm pode ser feita na crista com um osteótomo, uma serra ou uma broca de fissura. Essa janela cortical pode então ser removida, permitindo acesso à medula. O osso esponjoso pode ser coletado usando uma combinação de cinzéis e curetas ósseas.

O método preferido para obtenção de blocos corticoesponjosos consiste em obtê-los a partir da parede medial do ílio anterior.[13] Esse acesso também maximiza o osso disponível na forma menos mórbida, enquanto a abordagem lateral produz mais desconforto e anormalidades na marcha devido à perturbação do tensor da fáscia lata.[11] Com um afastador medial no local, protegendo o tecido mole, as osteotomias devem ser delineadas ao longo do meio da crista e verticalmente através da crista para a parede medial. O corte vertical anterior deve ser pelo menos 2 cm posterior à ASIS. O corte posterior pode ser variável, dependendo da quantidade de osso necessária; o qual normalmente é feito de 4 a 5 cm posteriormente ao corte anterior. Um molde previamente desenhado com a forma desejada do enxerto ósseo também pode ser usado para marcar as osteotomias. Os cortes são então realizados com osteótomos retos ou uma serra reciprocante. O corte medial é feito com um osteótomo curvo ou uma serra oscilatória. Caso uma osteotomia medial não seja adequada, alavancar o bloco ósseo pode propagar uma fratura em um nível incorreto, comprometendo o tamanho e a forma do enxerto desejado. Ao fazer as osteotomias, o cirurgião deve ter em mente que a placa cortical nessa regiões é geralmente fina, de 1 a 2 mm. Assim que o bloco tenha sido removido, o osso esponjoso restante e sítios da medula adjacente são coletados com cinzéis e curetas ósseas. Normalmente, o osso esponjoso é coletado até a profundidade da confluência das placas corticais (Fig. 121-2, *D*).

(Continua)

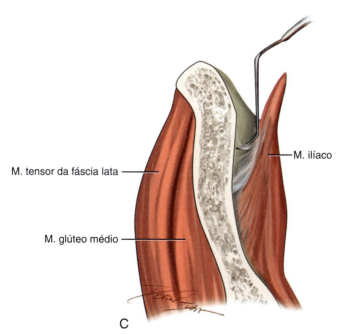

Figura 121-2 *(Cont.)* C, Típico sítio doador da crista ilíaca anterior após exposição da parede medial. Note-se a posição do afastador medial colocado em um plano subperiosteal para retrair o músculo ilíaco e proteger os conteúdos intra-abdominais. Com um acesso da parede medial, há uma preservação do córtex lateral, o que limita o trauma da inserção do tensor da fáscia lata.

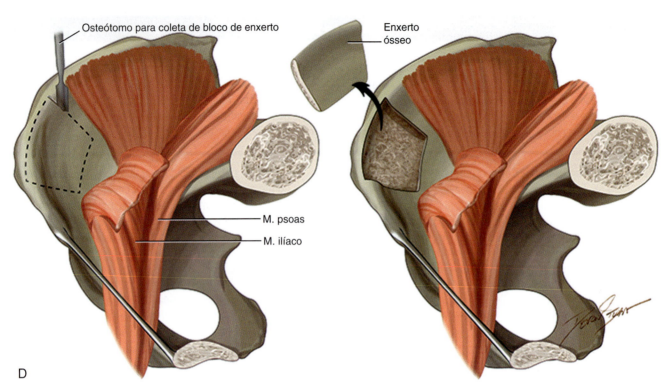

Figura 121-2 (Cont.) D, Coleta de um bloco corticoesponjoso da vista medial do ílio anterior após reflexão do músculo ilíaco. Um osteótomo ou serra pode ser empregado para as corticotomias no desenho sugerido. Após a obtenção do bloco, o osso esponjoso subjacente exposto pode ser coletado utilizando curetas e cinzéis ósseos.

TÉCNICA: Acesso Medial (Cont.)

PASSO 6: Fechamento

Todas as bordas ósseas cortantes devem ser suavizadas com goivas ou limas ósseas. Quaisquer pontos de sangramento considerados mais que exsudação geral da medula podem ser manejados com eletrocautério. A hemostasia geral é obtida acomodando 1 g de colágeno microfibrillar (p. ex., Avitene®) dentro do defeito. O uso de drenos de sucção após a coleta óssea não é necessário; no entanto, se forem utilizados, os autores preferem não os colocar no interior da cavidade óssea.

O periósteo e a fáscia muscular devem ser fechados com uma sutura forte e reabsorvível, como 2-0 Vicryl®. Os tecidos subcutâneos são então fechados com uma sutura Vicryl® 3-0 reabsorvível. A pele pode ser fechada com suturas transdérmicas 4-0, grampos cirúrgicos ou uma sutura subcuticular.

O sítio cirúrgico é então coberto com um curativo transparente e permeável por 48 horas. Um curativo compressivo com gaze e fita elástica é opcional.

TÉCNICA ALTERNATIVA 1: Coleta de Crista Ilíaca Anterior Pediátrica

A coleta óssea de crista ilíaca anterior em um paciente pediátrico é essencialmente a mesma que no adulto, com uma exceção. Em pacientes pediátricos, a crista do ílio possui uma capa cartilaginosa que serve como um centro de ossificação; portanto, coletando osso abaixo da capa não se afeta o crescimento. Para coleta de medula particulada, a capa cartilaginosa, incluindo o complexo pericôndrio/periósteo, deve ser dividida no meio da crista e refletida para um lado, normalmente medial. Ocasionalmente, uma incisão H pode ser necessária em ambos os lados para facilitar a reflexão da capa. Uma vez que a capa tenha sido refletida, o espaço da medula é exposto, permitindo a coleta com cinzéis e curetas ósseas. Quando a coleta estiver completa, a capa cartilaginosa será reaproximada com fios ou suturas fortes (Fig. 121-3).

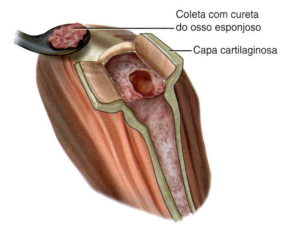

Figura 121-3 Ílio anterior pediátrico com capa cartilaginosa após incisão para expor a medula esponjosa subjacente. Uma cureta óssea pode ser utilizada para coletar fragmentos esponjosos.

TÉCNICA ALTERNATIVA 2: Preservação Opcional da Crista

Uma abordagem alternativa para a coleta óssea envolve a preservação da integridade e das inserções musculares à crista, como descrito por Grillon *et al.*[14] Ao deixar os anexos musculares e periósteo ligados à crista, uma capa osteoperiosteal pode ser criada para permitir acesso à medula e à parede medial. A coleta pode então ser completada de uma maneira semelhante à descrita anteriormente. Ao final do procedimento, a capa osteoperiosteal pode ser fixada no lugar. Esse procedimento é pensado para evitar deformidades da crista; eliminar o espaço morto, fazendo que o uso de drenos no pós-operatório seja desnecessário; e reduzindo as anormalidades da marcha pela boa fixação da capa com a sua musculatura.[14]

Esse procedimento é realizado marcando a mesma incisão cirúrgica descrita anteriormente e dissecção até o periósteo sem interromper qualquer fáscia muscular. Através do periósteo imediatamente lateral à crista, uma incisão horizontal é feita, cujo comprimento é determinado pelo comprimento da capa desejada. Em cada extremidade dessa incisão horizontal, uma incisão vertical de 1 cm é feita lateralmente para cruzar medialmente a crista. Com uma serra ou osteótomos, uma capa óssea retangular é cortada livre e refletida medialmente, dobrando-se sobre o periósteo e a musculatura. Os cortes laterais podem ser feitos em um ângulo de 45 graus para permitir uma melhor recolocação da capa. Uma vez que a capa tenha sido refletida, a dissecção medial pode prosseguir tal como descrito anteriormente para a coleta do enxerto. A capa é então reposicionada e fixada com fios ou sutura forte e não absorvíveis por meio da criação de orifícios de perfuração para fixar o osso rigidamente. O fechamento dos tecidos moles é o mesmo, como anteriormente descrito (Fig. 121-4).

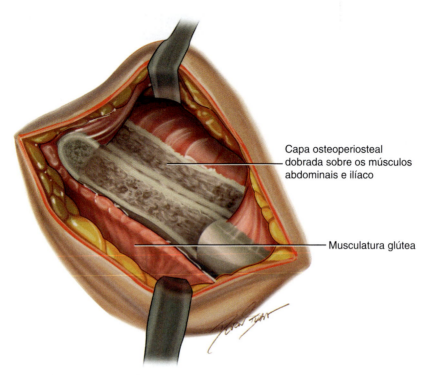

Figura 121-4 Com uma técnica de preservação da crista, uma capa osteoperiosteal é criada para se dobrar sobre o periósteo e a musculatura ilíaca. Isso expõe a medula para coleta de fragmentos de osso esponjoso. Caso haja uma necessidade de um bloco corticoesponjoso, mais dissecção medial seria necessária abaixo da capa.

Prevenção e Tratamento das Complicações

As complicações do enxerto ósseo de crista ilíaca anterior incluem problemas de sangramento, lesões nervosas, o desenvolvimento de hérnia, anormalidades da marcha, rompimento de ferida, defeitos cosméticos, dor crônica e fraturas patológicas.[15] A identificação inadequada de pontos anatômicos, dissecção excessiva de tecido mole e coleta óssea excessiva são as causas comuns das complicações intraoperatórias.

A ASIS deve ser palpada e marcada. A incisão e coleta óssea deve ser mantida pelo menos 1 cm posterior à ASIS para prevenir fratura por avulsão patológica e evitar danos ao nervo cutâneo femoral lateral, que pode percorrer de modo anormal sobre a ASIS.[15] Posteriormente, a incisão pode seguir através do trajeto do nervo ilio-hipogástrico, que percorre próximo ao tubérculo ilíaco, causando alguma dormência da pequena distribuição desse nervo.

A minimização da dissecção dos tecidos moles até a crista e face medial do ílio anterior (caso necessário) mostrou-se capaz de reduzir a dor e anormalidades da marcha uma vez que os músculos da lâmina externa (lateral) permanecem intactos.[15] Esta, na verdade, tende a ser a técnica mais recomendada para a coleta óssea de ílio anterior. Se a lâmina medial e musculatura forem retiradas, é importante manter uma dissecção subperiosteal com retração suave. Uma retração excessiva no ílio medial pode aumentar a dor pós-operatória e os riscos de lesão de tração para o nervo cutâneo femoral lateral, além do nervo ilioinguinal. Da mesma forma, essa dissecção e retração excessiva da musculatura da lâmina interna/parede abdominal pode aumentar o risco de ílio paralítico e de hérnia.[16] O fechamento e a reconstrução dos tecidos moles da musculatura e fáscia também pode minimizar anormalidades da marcha e dor.

As técnicas descritas frequentemente fornecem um bloco unicortical e um pouco de medula particulada para a reconstrução. As técnicas para a obtenção de blocos bicorticais ou tricorticais, que incluem defeitos de espessura completa dentro do ílio, são responsáveis pela maioria das complicações relatadas na literatura.[16] A coleta de osso além dos limites descritos pode fragilizar a ASIS, levando à fratura por avulsão, sangramento de vasos adjacentes, aumento da dor e anormalidades da marcha.[17] Para prevenir deformidades de contorno, uma porção da crista deve ser deixada intacta caso uma técnica de preservação de crista não seja utilizada.[18] O sangramento da medula é frequentemente manejado com um agente hemostático, como esponjas de gelatina ou colágeno microfibrilar. Sangramento ativo pode ser manejado com eletrocautério, ao passo que um vaso sangrando nos tecidos moles requer dissecção e ligadura. Drenos de sucção também podem ser usados, mas isso pode não afetar a probabilidade de complicações da ferida.[18]

Recomendações Pós-operatórias

O controle da dor é importante na fase pós-operatória.[19] Fármacos anti-inflamatórios não esteroidais e narcóticos adequados frequentemente fornecem um controle adequado. Infusões anestésicas locais contínuas pós-operatórias podem ajudar a reduzir as necessidades agudas de narcóticos.[18] A maior parte da dor pós-operatória é resolvida dentro de 2 semanas após a cirurgia;

no entanto, dor crônica com duração superior a 3 meses é a menor e a mais comum complicação observada na literatura.[18]

Anormalidades da marcha associadas ao ílio anterior são comuns no pós-operatório. O paciente pode começar a deambulação no dia 1 do pós-operatório, mas deve ser cauteloso. A maioria das anormalidades da marcha é autolimitada, geralmente com duração de menos de 2 semanas.[15] Durante essas 2 semanas, o paciente deve ser aconselhado a evitar subir mais que um lance de escadas e se abster de atividades físicas extensas. Os pacientes podem usar uma bengala para auxiliar a deambulação na fase pós-operatória imediata, embora isso raramente seja necessário.

Drenos de sucção, se utilizados, podem ser removidos caso a vazão seja inferior a 25 mL ao longo de 24 horas; tipicamente, isso é observado no dia 2 do pós-operatório. Curativos compressivos podem ser substituídos por um curativo cirúrgico depois de 24 a 48 horas. Após inspeção da ferida e da linha de sutura, um curativo simples pode ser colocado e mudado como necessário. Suturas ou grampos na pele são normalmente removidos de 10 a 14 dias após a cirurgia.

Referências

1. Rowe NL, Killey HC: *Fractures of the facial skeleton*, ed 2, London, 1969, Churchill Livingstone.
2. Chubb G: Bone-grafting of the fractured mandible, *Lancet* 196:9, 1920.
3. Mowlem R: Cancellous chip bone grafts: report on 75 cases, *Lancet* 244:7467, 1944.
4. Freilich MM, Sándor GK: Ambulatory in-office anterior iliac crest bone harvesting, *Oral Surg Oral Med Oral Pathol Oral Radiol Endod* 101:291, 2006.
5. Marx RE, Stevens MR: Anterior ilium. In Marx RE, Stevens MR, editors: *Atlas of oral and extraoral bone harvesting*, Chicago, 2010, Quintessence.
6. Kessler P, Thorwarth M, Bloch-Birkolz A, et al: Harvesting of bone from the iliac crest: comparison of the anterior and posterior sites, *Br J Oral Maxillofac Surg* 43:51, 2005.
7. Hall MB, Vallerand WP, Thompson D, et al: Comparative anatomic study of anterior and posterior iliac crests as donor sites, *J Oral Maxillofac Surg* 49:560, 1991.
8. Ahlmann E, Patzakis M, Roidis N, et al: Comparison of anterior and posterior iliac crest bone grafts in terms of harvest-site morbidity and functional outcomes, *J Bone Joint Surg* 84:716, 2002.
9. Hwang K, Nam YS, Kim DJ, et al: Could skin retraction incision minimize nerve injury over the iliac crest? *J Craniofac Surg* 18:1447, 2007.
10. Mischkowski RA, Selbach I, Neugebauer J, et al: Lateral femoral cutaneous nerve and iliac crest bone grafts: anatomical and clinical considerations, *Int J Oral Maxillofac Surg* 35:366, 2006.
11. Kademani D, Keller E: Iliac crest grafting for mandibular reconstruction, *Atlas Oral Maxillofac Surg Clin North Am* 14:161, 2006.
12. Chou D, Storm PB, Campbell JN: Vulnerability of the subcostal nerve to injury during bone graft harvesting from the iliac crest, *J Neurosurg Spine* 1:87, 2004.
13. Nkenke E, Weisbach V, Winckler E, et al: Morbidity of harvesting of bone grafts from the iliac crest for preprosthetic augmentation procedures: a prospective study, *Int J Oral Maxillofac Surg* 33:157, 2004.
14. Grillon GL, Gunther SF, Connole PW: A new technique for obtaining iliac bone grafts, *J Oral Maxillofac Surg* 42:172, 1984.
15. Fasolis M, Boffano P, Ramieri G: Morbidity associated with anterior iliac crest bone graft, *Oral Surg Oral Med Oral Pathol Oral Radiol* 114:586, 2012.
16. Kurz LT: Techniques and complications of bone graft harvesting. In Herkowitz HN, Garfin SR, Eismont FJ, Bell GR, editors: *Rothman-Simeone the spine*, ed 6, Philadelphia, 2011, Elsevier.
17. Ebraheim NA, Yang H, Lu J, et al: Anterior iliac crest bone graft: anatomic considerations, *Spine* 22:847, 1997.
18. Myeroff C, Archdeacon M: Autogenous bone graft: donor sites and techniques, *J Bone Joint Surg Am* 93:2227, 2011.
19. Becker ST, Warnke PH, Behrens E, et al: Morbidity after iliac crest bone graft harvesting over an anterior versus posterior approach, *J Oral Maxillofac Surg* 69:48, 2011.

CAPÍTULO 122

Enxerto Ósseo de Crista Ilíaca Posterior

Shahid R. Aziz

Material Necessário

Afastador Bennett
Afastador Hohmann
Afastadores Army/Navy
Afastadores Weitlaner de autorretenção
Anestésico local com vasoconstritor
Broca n° 703
Curetas pequenas, médias e longas
Eletrocautério de agulha
Elevadores periosteais
Goiva
Lâmina de bisturi n° 15
Lâmina de serra de osteotomia de ramo vertical
Martelo
Osteótomos (retos, curvos; largos, estreitos; grandes, médios, pequenos)
Paquímetro
Porta-agulhas
Raspador
Separador de cavidade de Smith
Serra de osteotomia de ramo vertical
Serra reciprocante em forma de banana
Serras reciprocantes
Suturas adequadas
Tesouras de Metzenbaum

Histórico do Procedimento

O primeiro uso documentado de ílio posterior como um local para coleta de enxerto ósseo foi em 1946 na literatura de cirurgia ortopédica.[1] Em 1950, Dingman defendeu o emprego do ílio posterior para defeitos craniomaxilofaciais.[2] Desde os anos 1980, cirurgiões bucomaxilofaciais têm usado o ílio posterior como uma fonte de osso corticoesponjoso.[3,4]

Indicações para Uso dos Procedimentos

O enxerto ósseo de crista ilíaca posterior (PICBG) é indicado para reconstrução maxilofacial de defeitos esqueléticos que requerem um volume significativo de osso cortical, esponjoso ou corticoesponjoso. Tipicamente, defeitos que requerem mais de 40 mL de medula óssea esponjosa ou defeitos que exigem grandes blocos corticoesponjosos são apropriados para o PICBG. O PICBG pode fornecer mais de 100 mL de medula óssea esponjosa ou no máximo 5 × 5 cm de bloco cortical.[5]

Contraindicações e Limitações

A limitação mais significativa para a coleta de PICBG é a posição prona necessária. Colocar o paciente em decúbito ventral e, em seguida, mudá-lo para a posição supina após a coleta pode adicionar de 1 a 2 horas ao tempo cirúrgico. Além disso, ao contrário da coleta óssea de crista ilíaca anterior, apenas uma equipe cirúrgica é capaz de operar durante a coleta de PICBG, aumentando ainda mais o tempo de operação e, por sua vez, maior tempo de anestesia e custos hospitalares. Contraindicações absolutas são poucas, mas incluem fratura prévia, radiação no local, infecção no local e qualquer tipo de doença óssea metabólica sistêmica, tal como osteoporose. Ademais, uma vez que esta coleta é realizada sob anestesia geral, qualquer contraindicação à anestesia geral é uma contraindicação para a coleta de PICBG. Contraindicações relativas incluem o uso contínuo de bisfosfonatos orais ou intravenosos ou uso crônico de esteroides.[6]

TÉCNICA: Coleta de Enxerto Ósseo de Crista Ilíaca Posterior

Antes de qualquer cirurgia, uma revisão da anatomia cirúrgica pertinente é crucial. A maior quantidade de reservatório ósseo no ílio está na área do tubérculo posterior ou na área em que o ílio articula posteriormente com o sacro. O PICBG fornece até 100 cm^3 de osso descompactado. As inserções musculares nessa área incluem o músculo *gluteus maximus* e o músculo *gluteus minimus*. A maior parte do osso está localizada abaixo da inserção do músculo *gluteus maximus* e é definida pela presença de uma fossa triangular palpável bem definida. O *gluteus medius* insere-se no ílio posterior inferiormente à inserção do *gluteus maximus*. Superiormente, a fáscia toracodorsal do músculo *latissimi dorsi* insere-se no ílio posterior. O suprimento sanguíneo para essa área se dá através da artéria ilíaca circunflexa profunda.

A anatomia neural pertinente inclui os nervos cluneais superior e medial. Os nervos cluneais superiores são ramos dorsais de L1, L2 e L3 que perfuram a fáscia dorsolombar superior à crista ilíaca posterior e inervam a pele sobre a região glútea posterior medial. Enquanto os nervos cluneais mediais emergem a partir de S1, S2 e S3 e surgem a partir do forame sacral seguindo lateralmente para inervarem a região glútea medial, a inserção do *gluteus maximus* está entre os nervos cluneais superiores e mediais. A incisura e nervo isquiático, que fornecem a inervação motora à extremidade inferior, estão de 6 a 8 cm inferiormente à crista ilíaca posterior e não devem ser encontradas durante dissecção de rotina. Uma incisão localizada entre esses nervos prevenirá perda sensorial no pós-operatório (Fig. 122-1, *A*).

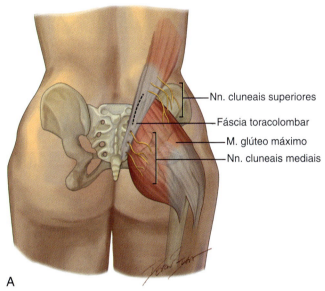

Figura 122-1 A, Esboço demonstrando o desenho da incisão em relação aos nervos cluneais superiores e mediais.

PASSO 1: Preparação do Paciente

O posicionamento do paciente para a coleta do PICBG é importante, a fim de fornecer máximo acesso e porque esse posicionamento é único entre os procedimentos realizados pelo cirurgião maxilofacial. O paciente é colocado numa posição prona de canivete com a mesa flexionada em 210 graus. Note-se que o paciente é primeiramente entubado por via nasal em posição supina e, então, cuidadosamente rolado para uma posição prona. Cuidados devem ser tomados para um acolchoamento adequado, bem como com a posição das extremidades e da genitália em pacientes do sexo masculino para evitar lesões relacionadas com a pressão. Normalmente, as extremidades superiores são estendidas superiormente com ombros abduzidos a um máximo de 90 graus. Um rolo é colocado ao longo do abdome/pelve para melhorar a posição de canivete. Sacos de areia são colocados também ao longo do ílio anterior para apoio[7] (Fig. 122-1, *B*).

PASSO 2: Incisão

Antes da incisão, antibióticos intravenosos que cobrem a microbiota dérmica devem ser administrados, assim como corticoides perioperatórios. Uma vez devidamente posicionado e preparado, o ílio posterior é palpado, localizado e identificado utilizando a agulha de anestesia local. O anestésico local é infiltrado, tipicamente lidocaína 1% com epinefrina 1:100.000. Uma incisão curvilínea é feita começando 1 cm a partir da região posterior da espinha ilíaca superior e estendendo-se de 5 a 6 cm ao longo da crista superolateralmente. A incisão inicial é feita através da pele e do tecido subcutâneo. Como observado anteriormente, esse desenho de incisão vai minimizar o risco aos nervos sensoriais associados (Fig. 122-1, *C*).

(Continua)

TÉCNICA: Coleta de Enxerto Ósseo de Crista Ilíaca Posterior *(Cont.)*

PASSO 3: Dissecção e Exposição da Crista Ilíaca

Uma dissecção romba com um elevador periosteal é completada através da fáscia até o periósteo; a dissecção pode ser facilitada pelo uso de um eletrocautério com uma ponta de agulha. Cuidados devem ser tomados para se dissecar ao longo do pico da crista a fim de evitar incisão dos músculos glúteos, minimizando assim as anormalidades da marcha pós-operatórias. A dissecção subperiosteal é essencial também para evitar prejudicar a musculatura associada. A dissecção deve ficar a 1 cm de distância da região posterior da espinha ilíaca superior para evitar perturbação do ligamento sacroilíaco. A dissecção subperiosteal ocorre então ao longo da vista lateral do ílio posterior a uma profundidade máxima de 6 cm. Afastadores Weitlaner de autorretenção, bem como um afastador Bennett são utilizados para facilitar a dissecção. Nesse ponto, 5 a 6 cm da crista ilíaca posterior, bem como 5 a 6 cm da face lateral do ílio devem ser expostos (Fig. 122-1, *D*).

PASSO 4: Osteotomia e Coleta Óssea

Antes da cirurgia, uma determinação do tamanho e tipo de enxerto deve ser feita (esponjoso, bloco cortical etc.). Com base nessa conclusão, as osteotomias da coleta podem ser determinadas. Note-se que a obtenção de um enxerto maior que 5 × 5 cm aumenta o risco de fratura, não devendo, portanto, ser tentada.[6] Com uma caneta de marcação ou um eletrocautério, as dimensões das osteotomias da coleta podem ser delineadas. Note-se que a face superior da osteotomia de coleta é justamente inferior à crista do rebordo ilíaco posterior para minimizar o risco de fratura. Na experiência deste autor, uma lâmina de serra reciprocante em forma de banana, bem como uma serra de osteotomia de ramo vertical (90 graus, serra oscilatória em forma de leque) pode ser usada. Com irrigação salina copiosa, a lâmina em forma de banana pode ser usada para

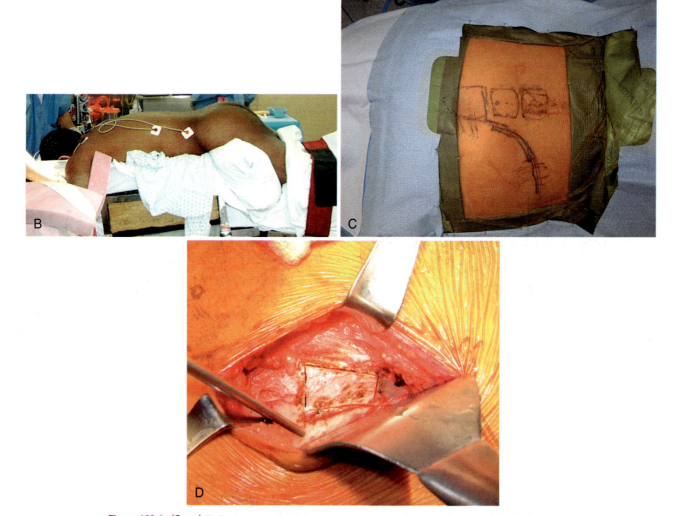

Figura 122-1 *(Cont.)* **B,** Paciente em decúbito ventral com mesa de operação em posição ligeiramente de canivete. Note-se a importância do estofamento no ponto de pressão. **C,** Desenho de incisão curvilínea com paciente preparado/coberto. **D,** Dissecção abaixo para expor a crista e a vista lateral do ílio posterior.

TÉCNICA: Coleta de Enxerto Ósseo de Crista Ilíaca Posterior *(Cont.)*

marcar as osteotomias verticais e crestais. A serra de ramo vertical pode ser usada para marcar o osteotomia inferior. Uma vez que o cirurgião esteja satisfeito com as marcações, as osteotomias podem ser aprofundadas através do osso cortical a uma profundidade não superior a 3 mm, apenas penetrando o córtex lateral. Osteótomos retos e curvos podem então ser utilizados para completar as osteotomias no osso cortical. Um separador de cavidade de Smith pode então ser utilizado em conjunto com as osteotomias para remover o bloco cortical, expondo o osso esponjoso subjacente. Com curetas, > 100 mL de osso esponjoso pode ser coletado. Após a quantidade necessária de PICBG ser coletada, as bordas do sítio doador podem ser alisadas com um raspador; e o local, irrigado com solução salina. Adicionalmente, a hemostasia pode ser acelerada utilizando colágeno fibrinoso (Fig. 122-1, *E* e *F*).

PASSO 5: Fechamento

O fechamento normalmente é realizado usando-se Vicryl® 3-0 para camadas mais profundas, 3-0 crômico para camadas subdérmicas e Monocryl® 5-0 para a camada dérmica. Um dreno Jackson-Pratt® pode ou não ser necessário, dependendo do nível de hemostasia alcançada, e essa decisão é usualmente deixada a critério do cirurgião. Um curativo compressivo é aplicado com cuidado para não afetar o fechamento, e uma preparação de bupivacaína 0,25% pode ser infiltrada dentro da incisão para auxiliar na analgesia pós-operatória.

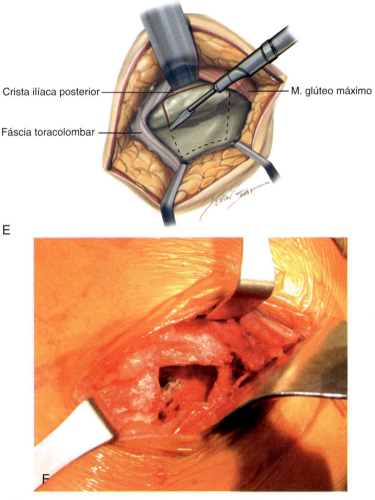

Figura 122-1 *(Cont.)* **E,** Esboço das osteotomias. **F,** Sítio doador pós-coleta.

Prevenção e Tratamento das Complicações[6]

As seguintes complicações podem surgir.

Seroma

Essa é a complicação mais comum após o PICBG. Normalmente, seromas ocorrem em decorrência da falta da utilização de um dreno, da remoção prematura de um dreno ou de exercício precoce no pós-operatório. O tratamento inclui aspiração com agulha e curativo compressivo.

Hematoma

Essa complicação ocorre devido à hemostasia insatisfatória ou falha em colocar um dreno. Os hematomas não expansíveis estáveis podem ser tratados com um curativo compressivo e observação. Os hematomas em expansão são tipicamente associados a uma hemorragia significativa a partir do local da cirurgia. Isso pode exigir reexploração do sítio cirúrgico com medidas hemostáticas apropriadas.

Fratura

Essa é uma complicação rara, geralmente associada a osteotomias muito agressivas. Pode ser prevenida com uma combinação de técnica cirúrgica adequada e apropriada seleção de paciente — pacientes com osteoporose ou outras morbidades ósseas possuem maior risco de fratura, não sendo, portanto, os candidatos ideais para PICBG. As fraturas não deslocadas ou em galho verde são tratadas com repouso e manejo da dor. Fraturas deslocadas/significativas podem demandar redução aberta/fixação interna e, como tal, podem precisar de consulta/intervenção cirúrgica ortopédica.

Anormalidades da Marcha

As anormalidades da marcha também são uma complicação rara e muitas vezes secundária à ruptura das inserções musculares glúteas. A fisioterapia normalmente restabelecerá a marcha à função normal.

Recomendações Pós-operatórias

O manejo da dor é essencial. O uso pós-operatório de bupivacaína é aceitável, bem como analgesia oral e intravenosa é indicada. Como a reconstrução maxilofacial pode necessitar de fixação maxilomandibular, a analgesia intravenosa é necessária até que a ingestão oral possa ser alcançada. Analgesia controlada pelo paciente é uma excelente opção. Uma consulta com o serviço de manejo da dor da Instituição pode ser indicada. A extensão do uso de antibióticos no pós-operatório é uma área de debate. Este autor defende uma semana de antibióticos no pós-operatório, que cubram a microbiota oral e da pele. Finalmente, uma consulta com um fisioterapeuta é indicada para prestar assistência inicial à deambulação.

Referências

1. Dick IL: Iliac: bone transplantation, *J Bone Joint Surg Am* 28:1, 1946.
2. Dingman RO: The use of iliac bone in the repair of facial and cranial defects, *Plast Reconstr Surg* 6:179, 1950.
3. Mrazik J, Amato C, Leban S, Mashberg A: The ilium as a source of autogenous bone for grafting, *J Oral Surg* 38:29, 1980.
4. Bloomquist DS, Feldman GR: The posterior ilium as a donor site for maxillofacial bone grafting, *J Maxillofacial Surg* 8:60, 1980.
5. Zouhary KJ: Bone grafting from distant sites: concepts and techniques, *Oral Maxilofac Surg Clin North Am* 22:301, 2010.
6. Marx R, Stevens M: *Atlas of oral and extraoral bone harvesting, Chapter 3: Posterior Ileum*, Hanover Park, Ill., 2010, Quintessence Publishing.
7. Mazock JB, Schow SR, Triplett RG: Posterior iliac crest bone graft harvest: review of technique, complications, and use of an epidural catheter for postoperative pain control, *J Oral Maxillofac Surg* 61:1497, 2003.

CAPÍTULO 123

Enxerto Ósseo de Tíbia

George M. Kushner e Brian Alpert

Material Necessário

Anestésico local com vasoconstritor
Afastador de autorretenção Weitlaner
Afastadores de Seldin
Bisturi
Curetas ortopédicas de coleta óssea
Elevador de periósteo
Instrumento rotatório com broca de corte cônica
Material curativo estéril
Osteótomo e martelo
Porta-agulha
Pinça de preensão
Recipiente de aço inoxidável para manter o enxerto ósseo
Seringa com anestesia local de marcaína a 0,5% com efedrina 1:200.000
Suturas apropriadas
Tesoura de sutura
Torniquete de extremidade inferior/ manguito de pressão arterial de coxa

Histórico do Procedimento

Os enxertos ósseos autógenos possuem um longo e bem documentado histórico na reconstrução maxilofacial. O primeiro relato de enxerto ósseo autógeno de tíbia para uso na região maxilofacial foi de Catone, em 1992.[1] Desde então, várias citações, tanto na literatura ortopédica quanto na maxilofacial, demonstraram a eficácia da coleta de enxerto ósseo autógeno de tíbia.[2-5] A coleta do enxerto ósseo de tíbia proporciona uma adequada quantidade e qualidade óssea, é tecnicamente fácil de executar, e possui um baixo índice de complicações.

Indicações para Uso dos Procedimentos

A coleta de enxerto ósseo autógeno de tíbia fornece osso esponjoso, o qual possui múltiplos usos na região maxilofacial. Essencialmente, qualquer indicação de enxerto ósseo esponjoso na região maxilofacial pode ser satisfeita utilizando o enxerto autógeno de tíbia. Tradicionalmente, esses enxertos ósseos autógenos eram coletados da crista ilíaca. Como alternativa, os cirurgiões têm a opção de empregar osso armazenado, osso artificial, e agora proteína morfogenética óssea. A coleta de enxerto ósseo autógeno de tíbia ofereceu aos cirurgiões e pacientes uma outra opção de tratamento para a reconstrução maxilofacial. Os riscos e benefícios de cada técnica de enxerto ósseo devem ser avaliados e individualizados para cada paciente.

Implantodontia dentária, trauma e reconstrução são os principais usos do enxerto ósseo autógeno na região maxilofacial.[6] Os enxertos ósseos de tíbia têm sido utilizados para os procedimentos de levantamento do seio maxilar e para aumentar o osso existente na instalação de implantes dentários.[7] No trauma, os enxertos ósseos de tíbia têm sido utilizados para tratar situações clínicas difíceis, tais como fraturas com defeito e atróficas e fraturas de mandíbulas edêntulas.

Existe uma ampla gama de necessidades de reconstrução que podem ser solucionadas pelo enxerto ósseo autógeno de tíbia, como o tratamento de defeitos patológicos, enxerto de fissura alveolar em pacientes esqueleticamente maduros, e restauração de defeitos de continuidade em mandíbulas.

Contraindicações e Limitações

Qualquer procedimento cirúrgico possui limitações e contraindicações, e isso certamente se aplica à técnica de coleta de enxerto ósseo de tíbia. Este procedimento é geralmente realizado em pacientes esqueleticamente maduros. Existe uma placa de crescimento na região do platô tibial que pode ser danificada durante a técnica de coleta. Portanto, nós não realizamos esse procedimento em pacientes em crescimento. No entanto, vários autores têm relatado com sucesso o uso seguro de enxertos ósseos autógenos de tíbia para procedimentos de enxerto de fissura alveolar em crianças.[8,9] A pele sobre o local de coleta deve estar livre de infecção ou patologia e estar em bom estado geral. Recomenda-se evitar locais que tiveram uma cirurgia prévia, tais como fraturas com implante ortopédico ou substituições de articulação. Uma avaliação cuidadosa do nível de atividade do paciente deve ser considerada. Temos evitado coleta de enxerto de tíbia de longa distância que coloca grandes quantidades de força no platô tibial de forma repetitiva. Por fim, o cirurgião tem de considerar o volume ósseo necessário para o procedimento. Pode-se previsivelmente coletar 25 cm³ de osso da região proximal da tíbia.[10] Pesquisas revelaram que podem-se obter 40 cm³ de osso na região proximal da tíbia, o que é geralmente equivalente a uma coleta de enxerto ósseo de crista ilíaca anterior. Caso sejam necessárias maiores quantidades ósseas, o cirurgião deve considerar a adição de preenchimentos ou um sítio adicional de coleta de enxerto ósseo autógeno. Coletas bilaterais simultâneas de enxerto ósseo de tíbia têm sido realizadas.

TÉCNICA: Enxerto Ósseo de Tíbia

PASSO 1: Preparação

O paciente deve ter uma preparação cirúrgica estéril do campo operatório, que se estende 30,5 cm acima e abaixo do local planejado de incisão. Uma profilaxia de amplo espectro com antibióticos, tais como cefalosporinas, é administrada ao paciente 30 minutos antes do momento da incisão. Uma vez que o local da incisão tenha sido demarcado, a anestesia local é infiltrada nos tecidos subcutâneos a ósseo. Usamos marcaína com epinefrina por suas propriedades vasoconstritoras e meia-vida longa para o conforto do paciente. Um torniquete de extremidade inferior é colocado na parte superior da coxa e inflado até 50 mmHg acima da pressão arterial sistólica do paciente. Caso um torniquete formal não esteja disponível, um manguito de pressão arterial de coxa pode ser empregado. O tempo com o torniquete inflado deve ser monitorado, não devendo exceder 2 horas.

O procedimento cirúrgico é geralmente realizado no centro cirúrgico sob anestesia geral como um complemento do procedimento principal maxilofacial. No entanto, o procedimento pode ser facilmente adaptado ao consultório e realizado sob sedação intravenosa e anestesia local. As técnicas de coleta de enxerto de tíbia também podem ser feitas sob apenas anestesia local em pacientes cooperativos[11] (Fig. 123-1, *A*).

PASSO 2: Incisão

A chave do acesso lateral para a coleta de enxerto de tíbia proximal é localizar o tubérculo de Gerdy. O tubérculo de Gerdy é uma protuberância óssea localizada entre o tendão patelar e a cabeça da fíbula. Quando palpar a tíbia proximal, o tendão patelar é identificado como a estrutura da linha média. Palpando 90 graus lateralmente, pode-se identificar facilmente a cabeça da fíbula. O tubérculo de Gerdy é uma protuberância óssea entre essas duas estruturas e é facilmente palpável. A incisão será localizada sobre o tubérculo de Gerdy com aproximadamente de 3 a 4 cm de comprimento. Não há estruturas anatômicas principais recobrindo o tubérculo de Gerdy.

A dissecção cirúrgica é mínima. A incisão é realizada através da pele e dos tecidos subcutâneos. O trato iliotibial, que é uma banda fascial densa se estendendo do ílio lateral à superfície lateral da tíbia, é encontrado. O trato iliotibial sofre uma incisão de modo preciso. O trato iliotibial é identificado e será importante como uma camada no fechamento. A incisão é realizada através do periósteo ao osso. O periósteo é elevado e o tubérculo de Gerdy é totalmente exposto[2] (Fig. 123-1, *B* a *E*).

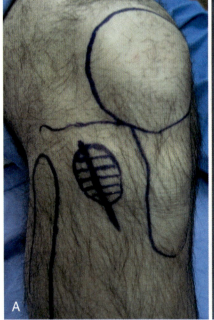
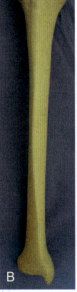
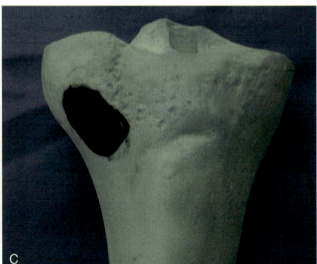

Figura 123-1 A, Incisão demarcada sobre o tubérculo de Gerdy. **B,** Tíbia direita com tubérculo de Gerdy demarcado. **C,** Vista de perto da tíbia proximal direita, com tubérculo de Gerdy demarcado.

CAPÍTULO 123 Enxerto Ósseo de Tíbia   **1277**

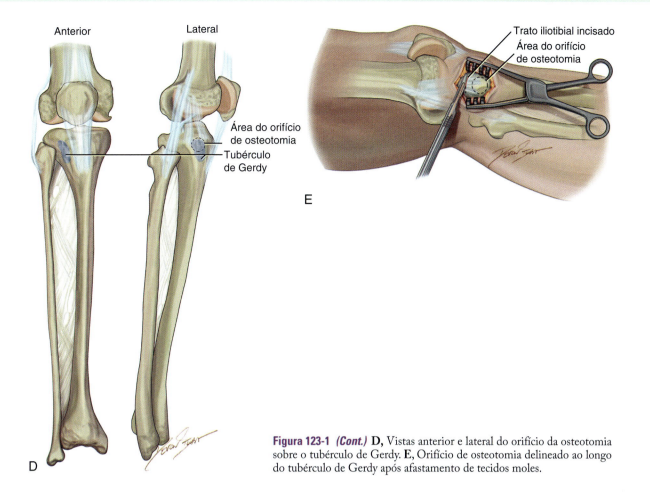

Figura 123-1 *(Cont.)* **D,** Vistas anterior e lateral do orifício da osteotomia sobre o tubérculo de Gerdy. **E,** Orifício de osteotomia delineado ao longo do tubérculo de Gerdy após afastamento de tecidos moles.

TÉCNICA: Enxerto Ósseo de Tíbia *(Cont.)*

PASSO 3: Janela Óssea

Uma janela óssea deve ser realizada na tíbia proximal lateral para se obter acesso ao osso esponjoso a ser coletado. O cirurgião tem duas opções para esta osteotomia: uma broca de corte ou um osteótomo com um martelo. Temos preferido uma broca para fazer a janela oval, uma vez que é fácil, rápido e atraumático. Preferimos uma janela oval ou redonda sem cantos afiados, que podem ser geradores de estresse. Como alternativa, o cirurgião pode usar osteótomos e um martelo para cortar o osso cortical e acesso ao tecido ósseo esponjoso. A janela cortical é removida e não substituída. Essa janela cortical pode ser usada como um enxerto cortical, picada e usada com o enxerto esponjoso, ou descartada. A remoção da janela cortical essencialmente elimina o tubérculo de Gerdy[2] (Fig. 123-1, F e G).

(Continua)

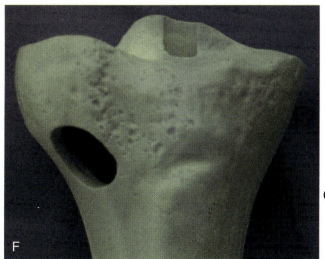
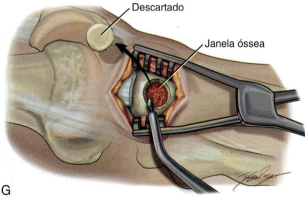

Figura 123-1 *(Cont.)* **F,** Janela oval na tíbia proximal sobre o tubérculo de Gerdy. **G,** Janela cortical removida expondo o osso esponjoso no tubérculo de Gerdy.

TÉCNICA: Enxerto Ósseo de Tíbia *(Cont.)*

PASSO 4: Coleta Óssea

O osso esponjoso é acessado e coletado com curetas ósseas ortopédicas. O cirurgião remove o osso esponjoso, indo através da tíbia proximal para baixo do eixo da tíbia. Deve-se ter bastante cuidado ao coletar osso em uma direção superior, uma vez que se pode entrar no espaço articular ou prejudicar significativamente o platô tibial. Trefinas também têm sido utilizadas para a coleta de osso esponjoso da tíbia proximal[12]. Pode-se previsivelmente obter 25 cm³ de osso esponjoso da tíbia proximal. O cirurgião deve ser capaz de prever adequadamente a quantidade de osso necessário e coletar essa quantidade. O cirurgião deve retirar apenas a quantidade óssea necessária e não desperdiçar o osso autógeno do paciente. O enxerto ósseo autógeno deve ser mantido em sangue do próprio paciente ou soro fisiológico até que seja necessário para o procedimento de reconstrução. O tempo total para a coleta do enxerto é de geralmente 30 minutos ou menos[2] (Fig. 123-1, *H* a *J*).

PASSO 5: Fechamento

A incisão é fechada por planos. O trato iliotibial é facilmente identificado e fechado com um fio de sutura reabsorvível 2-0, tal como Vicryl®. Suturas subcutâneas são realizadas com fio de sutura reabsorvível 4-0, tal como Vicryl®. O torniquete ou manguito de pressão arterial na coxa é desinflado, e a hemostasia é verificada. A sutura da pele é geralmente realizada com fio de sutura 4-0 não reabsorvível, tal como Prolene®.

Um curativo estéril é colocado. Nós preferimos um curativo compressivo, como atadura Ace® ou curativo Coban® sobre o local[2] (Fig. 123-1, *K*).

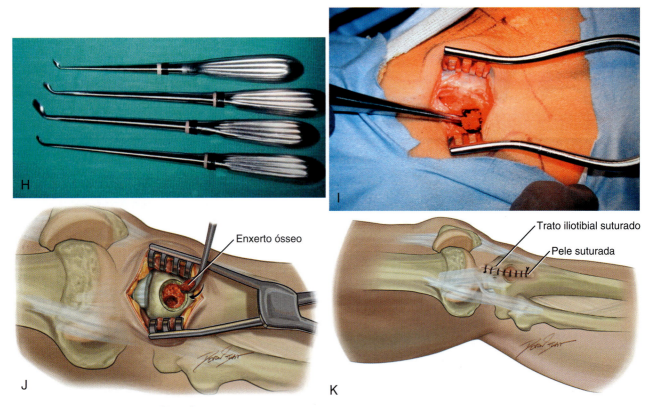

Figura 123-1 *(Cont.)* **H,** Curetas ortopédicas de coleta óssea. **I,** Coleta de enxerto ósseo da tíbia proximal. **J,** Osso esponjoso sendo removido utilizando cureta ortopédica. **K,** Incisão sobre o tubérculo de Gerdy suturada por planos.

TÉCNICA ALTERNATIVA: Enxerto Ósseo de Tíbia Proximal

Como técnica alternativa, a coleta do enxerto de tíbia proximal pode ser alcançada a partir da superfície medial. A região medial anterior da tíbia proximal pode ser facilmente utilizada para acessar o enxerto ósseo esponjoso. A dissecção é mínima, e a técnica de coleta é semelhante à do acesso lateral. Uma incisão de 3 a 4 cm da pele é feita na região da tíbia medial-anterior da tíbia proximal. Uma janela óssea é feita com a broca de corte. A janela cortical é removida e não substituída. O osso esponjoso é coletado com curetas ortopédicas ou trefinas. O fechamento por planos é similar ao do acesso lateral. No entanto, o trato iliotibial não está presente no acesso medial para fornecer uma cobertura de tecido mole sobre a janela óssea. Há uma potencial desvantagem de possuir uma incisão ao longo de uma janela óssea, o que pode levar a uma ruptura da ferida[9,10,12] (Fig. 123-2, *A, B*).

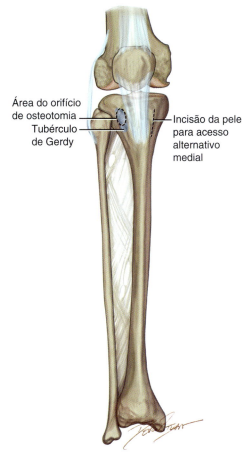

Figura 123-2 Marcos anatômicos de superfície para o local de coleta de enxerto ósseo de tíbia.

Prevenção e Tratamento das Complicações

A área que recobre o tubérculo de Gerdy é desprovida de quaisquer estruturas anatômicas importantes, de modo que os danos às estruturas associadas, tais como vasos sanguíneos e nervos, devem ser extremamente pequenos. As osteotomias de acesso redondas ou ovais evitam ângulos afiados no osso cortical, invalidando a possibilidade de geradores de estresse. O uso de uma broca de corte é preciso e menos traumático para o osso cortical quando comparado ao uso de osteótomo e martelo para realizar a osteotomia cortical. Ao coletar o enxerto esponjoso, o cirurgião deve estender através da tíbia proximal e para baixo do eixo da tíbia. Deve-se ter bastante cuidado, ou seja, o cirurgião deve possivelmente evitar completamente o impulso de coletar osso em uma direção superior. A coleta óssea em uma direção superior poderia levar a dano (e enfraquecimento) do platô tibial ou a uma complicação cirúrgica no espaço articular. Se isso ocorrer, deve-se buscar consulta com um cirurgião ortopédico. Finalmente, o fechamento final da pele é realizado com o torniquete desinflado para verificar a hemostasia e diminuir a possibilidade de formação de hematoma.

Recomendações Pós-operatórias

Imediatamente após a cirurgia, o paciente é instruído a permitir sustentação de carga como tolerada (WBAT). Geralmente não são dadas muletas, bengalas ou andadores aos pacientes. No entanto, alguns pacientes podem ocasionalmente requerer alguma assistência com a deambulação. Se possível, recomenda-se descanso com o local de coleta elevado. O local da cirurgia é mantido seco durante 48 horas. As suturas são removidas dentro de 10 a 14 dias. Nenhum esporte de contato ou atividade física vigorosa é recomendado por 6 semanas de pós-operatório. Os analgésicos que são suficientes para procedimentos primários geralmente são adequados à coleta do enxerto ósseo de tíbia. Hidrocodona ou equivalente geralmente é suficiente para a maioria dos pacientes.

O período pós-operatório para a coleta de enxerto ósseo tibial decorre normalmente sem complicações. A dor pós-operatória é inferior à correspondente de uma coleta de enxerto ósseo de crista ilíaca. Possíveis complicações incluem hematoma no local, ruptura da ferida e infecção da ferida. Há obviamente uma cicatriz externa, que tem o potencial de ser desagradável

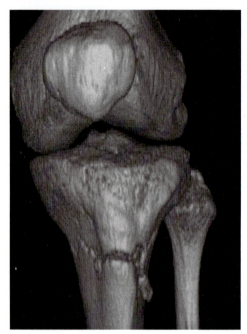

Figura 123-3 Fratura da tíbia proximal após coleta do enxerto ósseo.

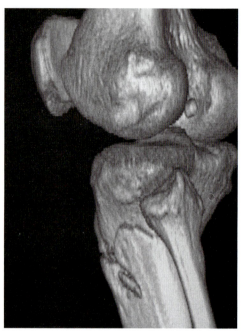

Figura 123-4 Fratura da tíbia proximal após coleta do enxerto ósseo.

para o paciente. Uma fratura no local da coleta do enxerto é uma possibilidade, uma vez que a remoção de osso enfraquece temporariamente a região. A ocorrência de fratura da tíbia proximal tem sido relatada após coleta de enxerto ósseo autógeno.[13-17] Os médicos devem estar atentos no monitoramento do local de coleta da tíbia no pós-operatório. Dor contínua ou uma nova dor significativa devem levar o cirurgião a obter uma radiografia da área para avaliar o local da coleta e considerar uma possível fratura. Se a fratura for confirmada, recomenda-se consulta com um cirurgião ortopédico (Figs. 123-3, 123-4 e 123-5).

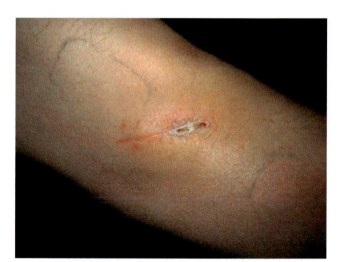

Figura 123-5 Pequena ruptura da incisão com infecção superficial.

Referências

1. Catone GA, Reimer BL, McNeir D, Ray R: Tibial autogenous cancellous bone as an alternative donor site in maxillofacial surgery: a preliminary report, *J Oral Maxillofac Surg* 50:1258, 1992.
2. Kushner GM: Tibia bone graft harvest technique, *Atlas Oral Maxillofac Surg Clin North Am* 13:119, 2005.
3. Myeroff C, Archdeacon M: Autogenous bone graft: donor sites and techniques, *J Bone Joint Surg Am* 93:2227, 2011.
4. Mauffrey C, Madsen MJ, Bowles RJ, Seligson D: Bone graft harvest site options in orthopedic trauma: a prospective in vivo quantification study, *Injury* 43:323, 2012.
5. Whitehouse MR, Lankester BJ, Winson IG, Hepple S: Bone graft harvest from the proximal tibia in foot and ankle arthrodesis surgery, *Foot Ankle Int* 27:913, 2006.
6. Mazock JB, Schow SR, Triplett RG: Proximal tibia bone harvest: review of technique, complications and use in maxillofacial surgery, *Int J Oral Maxillofac Implants* 19:586, 2004.
7. Peysakhov D, Ferneini EM, Bevilacqua RG: Maxillary sinus augmentation with autogenous tibial bone graft as an in office procedure, *J Oral Implantol* 38:50, 2012.
8. Al Harbi H, Al Yamani A: Long term follow-up of tibial bone graft for correction of alveolar cleft, *Ann Maxillofac Surg* 2:146, 2012.
9. Walker TW, Modayil PC, Cascarini L, et al: Retrospective review of donor site complications after harvest of cancellous bone from the anteriomedial tibia, *Br J Oral Maxillofac Surg* 47:20, 2009.
10. Herford AS, King BJ, Becktor J: Medial approach for tibial bone graft: anatomic study and clinical technique, *J Oral Maxillofac Surg* 61:358, 2003.
11. Kirmeier R, Payer M, Lorenzoni M, et al: Harvesting of cancellous bone from the proximal tibia under local anesthesia: donor site morbidity and patient experience, *J Oral Maxillofac Surg* 65:2235, 2007.
12. Lezcano FJ, Cagigal BP, Cantera JM, et al: Technical note: medial approach for proximal tibia bone graft using a manual trephine, *Oral Surg Oral Med Oral Path Oral Radiol Endod* 104:e11, 2007.
13. Herford AS, Dean JS: Complications in bone grafting, *Oral Maxillofac Surg Clin North Am* 23:433, 2011.
14. Chen YC, Chen CH, Chen PL, et al: Donor site morbidity after harvesting of proximal tibia bone, *Head Neck* 28:496, 2006.
15. Michael RJ, Ellis SJ, Roberts MM: Tibial plateau fracture following proximal tibia autograft harvest: case report, *Foot Ankle Int* 33:1001, 2012.
16. Van Damme P: Fracture of the tibia: complication of bone grafting to the anterior maxilla, *J Craniomaxillofac Surg* 26(Suppl 1):197, 1998.
17. Galano GJ, Griesberg JK: Tibial plateau fracture with proximal tibia autograft harvest for foot surgery, *Am J Orthop* 38:62, 2009.

CAPÍTULO 124

Enxerto Costocondral

Deepak G. Krishnan

Material Necessário

Agulha de eletrocautério
Afastador de Doyen
Afastadores de Army-Navy
Afastadores de autorretenção de Weitlaner (6 ½ rombo)
Anestésico local com vasoconstritor

Broca n° 701/lâmina de serra reciprocante
Cânula de sucção de Frazier
Costótomo de Giertz
Dispositivos de fixação (placas e parafusos ou dispositivos internos/externos de distração osteogênica)
Eletrocautério bipolar

Elevadores de periósteo
Lâminas de bisturi n°s 10 e 15 e cabo de bisturi
Pinça Adson de tecido com dentes
Pinça Kocher Ochsner (reta/curva)
Porta-agulhas de Mayo Hager
Suturas adequadas
Tesoura Mayo

Histórico do Procedimento

A técnica atual para reconstrução de ramo mandibular/côndilo/articulação temporomandibular (ATM) utilizando enxerto autógeno de costela foi popularizada por Poswillo.[1,2] No entanto, muito crédito se deve a Sir Harold Gilles, que, na década de 1920, foi o primeiro a descrever o uso do enxerto costocondral (ECC).[3] Ao longo do tempo, embora outras técnicas tenham sido experimentadas e testadas, o ECC continua sendo o carro-chefe na reconstrução da unidade ramo-côndilo (URC) em uma criança em crescimento e muitas vezes em adulto. A principal vantagem do ECC é que se trata de um autógeno biologicamente compatível que possui algum potencial de crescimento.[4,5] Uma das desvantagens que tem sido citada na utilização do ECC para a reconstrução do URC é o padrão de crescimento imprevisível do próprio enxerto. A partir de sua experiência, Kaban e Perrott[6] lançaram a hipótese de que a transferência de uma grande capa cartilaginosa pode ser a causa desse crescimento; esses autores defendem a utilização de uma capa cartilaginosa de 1 a 2 mm para evitar o problema. Os ECCs também tendem a ser flexíveis e quase elásticos, o que frequentemente pode conduzir à deformação desses enxertos em função. Além disso, esse fato os predispõe a problemas transoperatórios com a fixação e a possibilidade de reabsorção ou insucesso. Vários autores avaliaram o destino em longo prazo de ECCs e reafirmaram o desafio da imprevisibilidade do seu padrão de crescimento. Adicionalmente ao crescimento excessivo, crescimento deficiente e anquilose foram relatados. Revisões de Mulliken *et al.*[7] sugeriram que a maior parte do crescimento do ECC ocorre nos primeiros 2 meses após a colocação e que o enxerto muitas vezes não tem um padrão linear de crescimento, mas preferivelmente segue um padrão lento, irregular, embora existam muitas variações a essa regra geral.

Uma melhor compreensão dos padrões de crescimento do ECC e técnicas de fixação rígida, além da capacidade de simular e realizar o planejamento virtual de tratamento do enxerto conduziram a uma técnica mais previsível.

Indicações para Uso dos Procedimentos

1. Reconstrução da unidade ramo-côndilo em crianças em crescimento
2. Reconstrução da unidade ramo-côndilo nas ressecções de desarticulação da mandíbula em adultos
3. Reconstrução de outros defeitos de continuidade ou defeitos de articulação da mandíbula e maxila em adulto
4. Enxertos de cartilagem costal para reconstrução de defeitos cartilaginosos de orelha e nariz
5. Suporte de enxerto ósseo adicional para complementar outro enxerto autógeno esponjoso de medula coletado em outro lugar, frequentemente como um suporte ou um sanduíche

CAPÍTULO 124 Enxerto Costocondral

Contraindicações e Limitações

Limitações

Embora o ECC forneça forma e função, ele muitas vezes não provê volume e não é uma fonte ideal para a regeneração osteogênica. A costela frágil não reconstitui a altura horizontal e vertical do ramo ou do corpo da mandíbula. Inserções musculares do *latissimus dorsi* restringem o acesso e limitam o comprimento da costela que pode ser coletada.

Contraindicações

1. Doenças ósseas metabólicas (p. ex., osteogênese imperfeita, osteopetrose).
2. Condições infecciosas afetando as costelas (p. ex., osteomielite).
3. Histórico de irradiação do tórax.
4. Histórico recente de trauma no tórax ou pneumotórax
5. Doença pulmonar restritiva grave (p. ex., fibrose cística, sarcoidose).

TÉCNICA: Coleta de Enxerto Costocondral

PASSO 1: Posicionamento do Paciente e Preparação

A quinta, sexta ou sétima costela é escolhida idealmente a partir do lado contralateral ao defeito para coincidir com a curvatura da costela. O paciente é colocado em uma posição supina padrão para a maioria das coletas. Ocasionalmente, se um procedimento de coleta mais longo é necessário, é utilizado um acesso lateral ou uma posição de decúbito lateral. A clorexidina ou betadina é utilizada para preparar o tórax amplamente sobre a área da incisão proposta, que é marcada antes da preparação. A preparação deve cruzar superiormente a linha média e deve estar acima da linha dos mamilos estendendo-se lateralmente para além da linha axilar média. O campo cirúrgico padrão é então completado. O anestésico local de escolha do cirurgião com epinefrina é injetado dentro da camada subcutânea, à profundidade da costela, ao longo da incisão planejada.

PASSO 2: Incisão e Elevação do Retalho

Idealmente, a incisão proposta é realizada no sulco submamário tanto em homens como em mulheres para um melhor resultado estético. Essa incisão é alocada tão perto quanto possível da costela a ser coletada. Se mais do que uma costela precisar ser obtida, costelas alternadas são a melhor escolha para minimizar a morbidade pós-operatória. Uma incisão na pele de aproximadamente 4 a 5 cm é feita através de uma lâmina n° 15 em um cabo de bisturi. Em seguida, uma lâmina ou ponteira de eletrocautério é usada para obter mais exposição através do tecido subcutâneo, da fáscia e entre o músculo peitoral maior e reto abdominal sobre a costela a ser coletada (Fig. 124-1). Enquanto essa incisão é realizada, o cirurgião deve colocar um dedo no espaço intercostal acima da costela desejada e outro dedo abaixo dessa costela, abarcando-a. Esse cuidado evita o deslizamento inadvertido da lâmina para dentro dos espaços intercostais, causando uma punção pleural. O retalho é refletido acima e abaixo para fornecer uma adequada exposição livre de tensão com o comprimento desejado da costela e sua junção cartilaginosa adjacente.

(Continua)

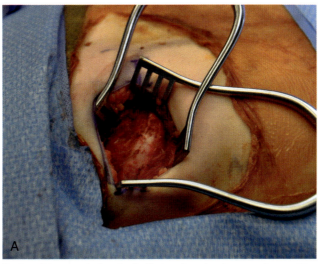

Figura 124-1 A, Incisão feita através da pele, da fáscia e do músculo expondo o periósteo sobre a costela.

1284 PARTE IX Cirurgia Reconstrutiva

TÉCNICA: Coleta de Enxerto Costocondral (Cont.)

PASSO 3: Coleta do Enxerto

O cirurgião utiliza agora a mesma lâmina n° 15 para fazer uma incisão através do periósteo horizontalmente sobre a linha média da costela, tomando cuidado para não incisar através da capa cartilaginosa. Elevadores de periósteo padrão de Molt n° 9 podem ser utilizados para dissecar em um plano subperiosteal ao redor de toda a costela a ser coletada. Longacre descreveu a importância de manter esse periósteo e fechá-lo após a remoção da costela, o que permite a regeneração de uma nova costela.[8] Semelhante à precaução tomada ao fazer a incisão sobre a costela, é de grande auxílio mover os dois dedos abarcando a costela à frente e atrás enquanto esse retalho periosteal é elevado, impedindo, assim, a dissecção de escorregar para dentro do espaço intercostal e, acidentalmente, gerar um pneumotórax ou lacerar os vasos intercostais. Um afastador de Doyen ou afastador curvo similar é inserido abaixo da bainha periosteal para separá-la da superfície inferior da costela. O afastador é movido medialmente de modo a ganhar dissecção subperiosteal também ao longo da área da capa cartilaginosa, sendo lá deixado para proteção enquanto uma incisão é feita através da capa. Uma lâmina n° 15 nova é usada para incisão até a profundidade total da espessura desejada da cartilagem. O cirurgião agora gira a costela para fora e lateralmente, descolando quaisquer inserções periosteais de baixo, e um costótomo protegido é inserido para cortar e separar completamente a costela no seu comprimento desejado. O enxerto é então removido (Fig. 124-1, *B* a *D*).

PASSO 4: Tratamento da Ferida

A ferida é checada quanto à hemostasia. Uma vez obtida a hemostasia, é imperativo verificar se há quaisquer perfurações pleurais. Isso é feito preferivelmente com preenchimento do defeito com soro fisiológico, tendo o anestesista introduzido pressão positiva, e, em seguida, executado uma manobra de Valsalva. A ausência de bolhas de ar no defeito preenchido com soro fisiológico sugere ausência de pneumotórax. Uma vez que isso tenha sido confirmado, o fechamento da ferida é iniciado. A bainha periosteal é fechada primeiro com suturas interrompidas com fio 3-0 Vicryl®. Como mencionado anteriormente, alguns sugerem que isto promova a regeneração *de novo* da costela perdida, especialmente em indivíduos mais jovens. As camadas fascial e muscular profundas e superficiais são fechadas com suturas interrompidas com fio 3-0 Vicryl®. Uma vez realizado o fechamento subdérmico com a mesma sutura, pode ser usado tanto um ponto subcutâneo contínuo com fio de sutura 4-0 Monocryl®, como a sutura adequada da pele com fios não reabsorvíveis (Fig. 124-1, *E*).

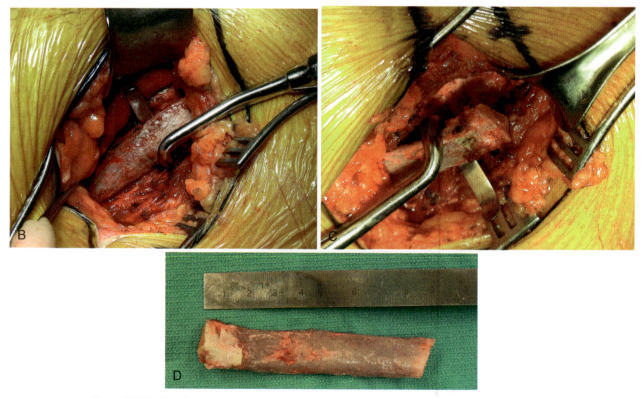

Figura 124-1 *(Cont.)* **B,** Elevação medial da pleura e do periósteo com uma rugina de Doyen. **C,** Elevação cuidadosa do enxerto de costela. **D,** Enxerto costocondral coletado. Note a presença de uma capa cartilaginosa.

CAPÍTULO 124 Enxerto Costocondral

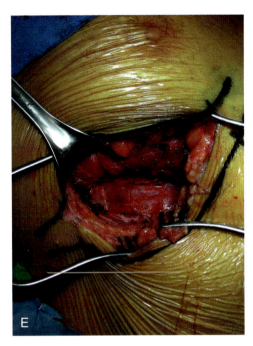

Figura 124-1 *(Cont.)* E, Pleura intacta após a remoção da costela.

TÉCNICA: Coleta de Enxerto Costocondral *(Cont.)*

PASSO 5: Curativo
A superfície da pele é limpa e seca. Steri-Strips® são colocados perpendicularmente à incisão diretamente sobre a ferida. Um pequeno pedaço de gaze cortada é disposto sobre os Steri-Strips®, podendo ser colocado um curativo oclusivo (p. ex., Tegaderm®) ou uma bandagem adesiva. A ferida é preferivelmente deixada intocada antes de esse curativo ser retirado em 5 a 7 dias.

TÉCNICA ALTERNATIVA 1: Pacientes Pediátricos

Quando uma costela é coletada em crianças, a junção costocondral deve ser manejada de modo ligeiramente diferente por conta do risco de a cartilagem se separar da costela. O cirurgião pode evitar isso tomando não mais do que os 3 mm necessários de cartilagem, inicialmente cortando de modo preciso através do pericôndrio com uma lâmina n° 15 e separando-o com cuidado juntamente com o enxerto. Além disso, deve-se tomar cuidado em pacientes jovens do sexo feminino para evitar a colocação da incisão de uma forma que poderia causar uma deformidade de mama.

TÉCNICA ALTERNATIVA 2: Planejamento Cirúrgico Virtual

Como resultado da disponibilidade de planejamento cirúrgico virtual, enxertos costocondrais agora podem ser obtidos e aparados com precisão com guias de corte e *splints*. A técnica envolve tomografia computadorizada (TC) pré-operatória da costela desejada e fabricação personalizada para o cirurgião de um guia de corte para a coleta da costela. Isso elimina o trabalho de adivinhação com relação ao comprimento necessário do enxerto, e também auxilia na adaptação da costela precisamente enxertada à mandíbula nativa, permitindo boa interface mandíbula-costela (Fig. 124-2).

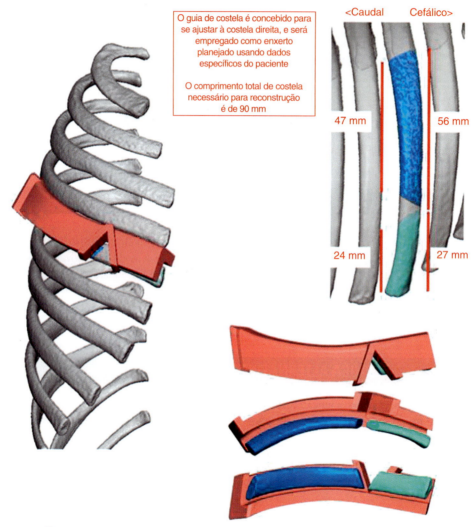

Figura 124-2 Planejamento cirúrgico virtual e guia cirúrgico para enxerto de costela.

(Continua)

CAPÍTULO 124 Enxerto Costocondral 1287

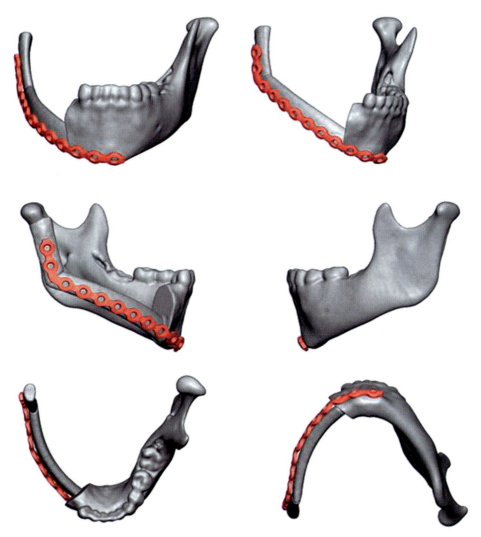

Figura 124-2 *(Cont.)*

Prevenção e Tratamento das Complicações

A temida complicação de se gerar um pneumotórax pode ser facilmente evitada ou reconhecida no trans-operatório e manejada de forma eficaz. Esses pneumotórax em geral são pequenos e causados por um rompimento relativamente pequeno na pleura. A parte inferior das costelas muitas vezes apresenta pequenas projeções ósseas, que são pontos de aderência da pleura parietal. Descolar rapidamente a inserção pleural destes pode causar várias pequenas punções pleurais. O uso cuidadoso de um elevador curvo e o descolamento da pleura antes de introduzir uma rugina de Doyen são úteis na prevenção do pneumotórax. Caso um pequeno pneumotórax seja identificado no trans-operatório, ele pode ser manejado colocando-se um pequeno cateter de drenagem com sucção, em torno do qual é feita uma sutura em colchoeiro horizontal. O cateter é retirado sob sucção enquanto a sutura é apertada.

Sangramento dos vasos sanguíneos adjacentes da costela pode ocorrer durante a coleta do enxerto. Isso é prevenido com uma dissecção subperiosteal habilidosa e com medidas locais cuidadosas.

Recomendações Pós-operatórias

Uma radiografia de tórax pós-operatória é útil para a identificação de pneumotórax. Se este for pequeno, é manejado de forma conservadora no pós-operatório. A maior parte do tratamento conservador envolve a observação por pelo menos 6 horas, após a qual os pacientes confiáveis com pronto acesso a serviços médicos de emergência, teoricamente, podem ser liberados com alta para casa, caso uma repetição da radiografia torácica exclua a progressão do pneumotórax. Enquanto o paciente estiver hospitalizado, oxigênio suplementar deve ser administrado para facilitar a reabsorção de ar pleural. O ar no espaço pleural é reabsorvido quando a comunicação entre os alvéolos e o espaço pleural colapsa. A taxa da reabsorção pode ser marcadamente aumentada se oxigênio suplementar for administrado.[9] Em modelos animais, a taxa de reabsorção aumentou seis vezes quando oxigênio umidificado 100% foi administrado.[10]

Os pneumotórax não resolvidos ou grandes pneumotórax devem ser manejados com a colocação de dreno torácico padrão.

Quando mais de uma costela é coletada, pode ocorrer dor pós-operatória ou pleurite. Um dispositivo de depósito de anestésico local pode ser considerado para o conforto do paciente, podendo ser colocado no momento do procedimento.

Deiscência da ferida ou infecção local do sítio da incisão é manejada por debridamento e antibioticoterapia baseada em cultura, podendo também exigir tamponamento da ferida para permitir a cicatrização por segunda intenção.

Referências

1. Poswillo D: Experimental reconstruction of the mandibular joint, *Int J Oral Surg* 3:400, 1974.
2. Poswillo DE: Biological reconstruction of the mandibular condyle, *Br J Oral Maxillofac Surg* 25:100, 1987.
3. Gillies HL: *Plastic surgery of the face*, London, 1920, Oxford University Press.
4. Ko EW, Huang CS, Chen YR: Temporomandibular joint reconstruction in children using costochondral grafts, *J Oral Maxillofac Surg* 57:789, 1999.
5. Kaban LB, Bouchard C, Troulis MJ: A protocol for management of temporomandibular joint ankylosis in children, *J Oral Maxillofac Surg* 67:1966, 2009.
6. Kaban LB, Perrott DH: Discussion: unpredictable growth pattern of costochondral graft, *Plast Reconstr Surg* 90:887, 1992.
7. Mulliken JB, Ferraro NF, Vento AR: A retrospective analysis of growth of the constructed condyle-ramus in children with hemifacial microsomia, *Cleft Palate J* 26:312, 1989.
8. Longacre JJ, DeStefano GA: Reconstruction of extensive defects of the skull with split rib grafts, *Plast Recons Surg* 19:186, 1957.
9. Northfield TC: Oxygen therapy for spontaneous pneumothorax, *Br Med J* 4:86, 1971.
10. Chernick V, Avery ME: Spontaneous alveolar rupture at birth, *Pediatrics* 32:816, 1963.

CAPÍTULO 125

Enxerto Ósseo de Calvária

William J. Curtis, Brent Golden e Michael S. Jaskolka

Instrumental Necessário

- Suturas apropriadas
- Fórceps para torção/contorno ósseo
- Particulador de osso
- Coletor de lâminas ósseas
- Cera para osso
- Esponja umedecida/coberta por solução salina gelada
- Broca em formato de pera
- Gelfoam embebido em trombina
- Grampo ósseo de Kocher
- Broca grande de Steiger
- Anestésico local com vasoconstrictor
- Martelo
- Sistema de placa e parafuso para o terço médio da face
- Agulha eletrocauterizadora
- Afastador de Obwegeser
- Descolador de periósteo
- Clipes de Raney
- Serra reciprocante
- Irrigação com solução salina
- Bisturi
- Afastador estático
- Ganchos de pele (2)
- Broca pequena de Steiger
- Osteótomos pequenos reto e curvo
- Mesa auxiliar estéril

Histórico

O estado da arte atual em reconstrução enfatiza o uso de hormônios recombinantes, células-tronco e arcabouço, com o objetivo de regeneração tecidual. Embora essas tecnologias e técnicas sejam o caminho do futuro, o enxerto ósseo continua a representar um papel fundamental no campo da cirurgia oral e craniomaxilofacial.

As caraterísticas dos enxertos ósseos diferentes com características de ossificação diferentes (endocondral e intramembranosa) têm sido assunto de muito debate quando enxertados em diferentes sítios receptores. Pesquisadores e cirurgiões como Wolff, Moss, Enlow, Whitaker, Axhausen, Boyne, Longaker e Marx têm ajudado a elucidar os detalhes do reparo com enxerto ósseo; a importância da interação entre o osso e o tecido mole do sítio receptor ao longo do processo de enxertia também tem sido destacada.[1]

A característica de enxerto ósseo "ideal" é difícil de ser estipulada devido a diversidade de quadros clínicos que podem requerer várias combinações de enxertos onlay, inlay, em bloco e particulados. Um sítio doador que esteja prontamente disponível, com volume amplo, coleta fácil, sem morbidade significante e hábil em satisfazer muitas indicações diferentes é o mais próximo do "ideal" que pode ser alcançado. O enxerto ósseo de calvária, retirado através de diferentes técnicas, pode preencher a maioria dos critérios para enxerto ósseo no esqueleto craniomaxilofacial.

Em 1890, Mueller e Koenig publicaram sobre o uso da calvária como um enxerto osseocutâneo para a reconstrução de defeitos cranianos.[2] Essa técnica foi popular até 1903, quando von Hacker simplificou a técnica ao colocar a tábua externa pediculada apenas sobre o pericrânio. O uso de osso do crânio como um enxerto livre foi descrito por Keen, Sohr e Axhausen. Isso gerou uma mudança da reconstrução craniana do antigo modelo alógeno para o autógeno, conforme descrito por Cushing em 1908. Mais experiência foi adquirida na necessidade de tratamento das múltiplas lesões balísticas que ocorreram durante a Primeira e a Segunda Guerra Mundial. Essas lesões foram crescentemente sendo reconstruídas usando enxertos de calvária, como relatado por Delageniere e Virenque, respectivamente. Enxertos de calvária foram utilizados na reconstrução craniofacial e foram amplamente defendidos por Paul Tessier entre as décadas de 1960 e 1970. Desde sua publicação clássica em 1982, o enxerto ósseo de crânio tornou-se uma ferramenta fundamental para cirurgiões maxilofaciais ao redor do mundo.[3-6]

Indicações

A calota craniana fornece uma reserva versátil de osso que pode ser utilizado para enxerto autógeno e tem algumas vantagens quando comparada aos outros locais doadores, tais como ílio, costela ou tíbia. A calota craniana apresenta algumas características muito favoráveis ao uso em cirurgias orais e craniomaxilofaciais. A região anatômica do crânio é bem próxima da área de trabalho principal e possui um acesso rápido e de fácil execução. Se seguidas a técnica e a localização da incisão apropriada, o risco de cicatriz visível é desprezível. A área doadora permite a remoção de grande volume, boa superfície e com um contorno variável. A grande quantidade de osso cortical torna esse enxerto ósseo ideal para propostas onlay. Através de uma exposição óssea ampla, a díploe pode também ser utilizada em combinação com o osso cortical fragmentado para um enxerto particulado. A remoção de espessura total com reconstrução imediata do sítio doador oferece uma quantidade óssea maior para uma reconstrução de maior amplitude. Há pouca morbidade pós-operatória no local doador em todas essas técnicas. As seções seguintes discutem as indicações específicas para o enxerto ósseo de crânio.

Reconstrução da Calota Craniana

Pacientes que foram submetidos a uma craniectomia devido a descompressão, tumor (Fig. 125-1), trauma, deformidade congênita ou infecção podem apresentar defeitos com espessura total que requisitem reconstrução. Embora materiais aloplásticos estejam disponíveis, eles são uma segunda opção, na opinião dos autores, devido a seu custo de fabricação e a um maior risco de perda completa como resultado de infecção.

Consideração especial deve ser dada ao paciente pediátrico que teve um defeito craniano congênito ou adquirido de espessura total. A calvária tem potentes habilidades regenerativas no paciente pediátrico (aqueles abaixo de dois anos de idade), especialmente devido a propriedades osteogênicas da duramáter e em menor escala do pericrânio. Entretanto, à medida que o paciente cresce, o tamanho do "defeito crítico" é reduzido, mas o crânio diminui sua capacidade de regenerar-se após o trauma cirúrgico.

Dependendo da idade do paciente e do tamanho do defeito, a reconstrução pode ser completada com malha reabsorvível e lâminas corticais, transposição de enxerto de espessura parcial *in situ* e transposição de espessura total e reconstrução tanto do sítio doador quanto do sítio receptor.

Osteotomias de Estabilização Craniomaxilofacial

Wassmund, Axhausen, Schuchardt, Gillies, Trauner, Schmid e demais autores têm relatado casos de mobilização e avanço da mandíbula e do terço médio da face por deformidades patológicas, congênitas e pós-traumáticas. Contudo, Obwegeser e Tessier refinaram e popularizaram muitos dos procedimentos craniomaxilofaciais que são usados atualmente. A estabilização nos locais de osteotomia com enxertos ósseos é um princípio fundamental e é recomendado em avanços significativos para ajudar tanto no reparo quanto na minimização da chance de recidiva (Fig. 125-2). Enxertos são comumente posicionados nos pilares zigomaticofrontal, nasofrontal, pterigomaxilar e nasomaxilar. São também indicados para avanços significativos da mandíbula sob a técnica de L invertido e mentoplastias com grandes avanços.

Aposição de Enxerto Ósseo

Procedimentos cirúrgicos ortognáticos convencionais (i.e., osteotomia sagital de ramo bilateral [BSSO] e osteotomia Le Fort I) são comumente usados para corrigir relações dentofaciais. Entretanto, em alguns casos, pacientes podem se beneficiar de uma aposição óssea, promovendo, com isso, um aumento do contorno ósseo na região aliado com a cirurgia corretiva. Enxertos ósseos aposicionais de espessura parcial de calvária podem significativamente aumentar os resultados estéticos quando aplicados apropriadamente (Fig. 125-3).

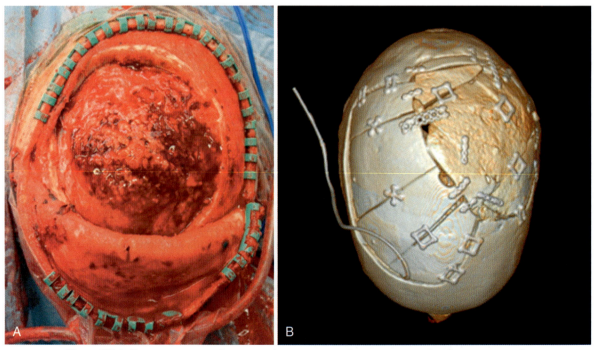

Figura 125-1 Reconstrução usando enxerto de espessura total após ressecção devido a metástase de adenocarcinoma.

CAPÍTULO 125 Enxerto Ósseo de Calvária 1291

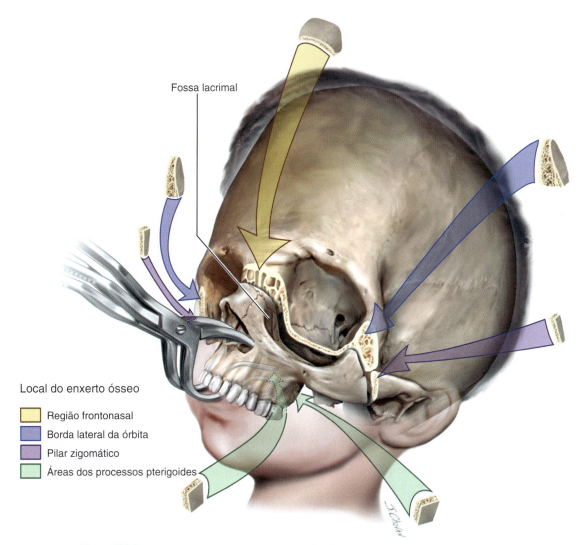

Figura 125-2 Osteotomia Le Fort III modificada fixada com enxertos ósseos interposicionais.

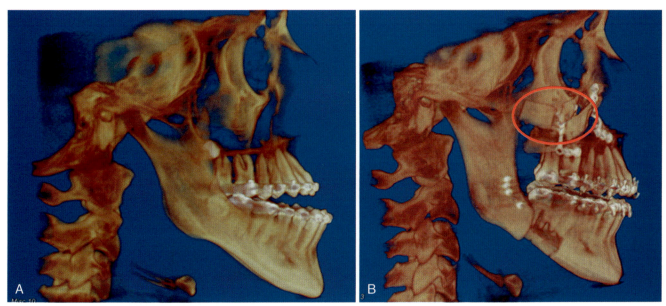

Figura 125-3 Aumento do terço médio da face com enxerto onlay de espessura parcial.

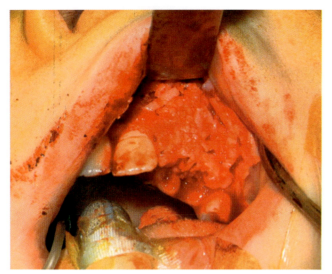

Figura 125-4 Enxerto ósseo em região alveolar associado a fissura lábio-palatina usando osso de crânio particulado.

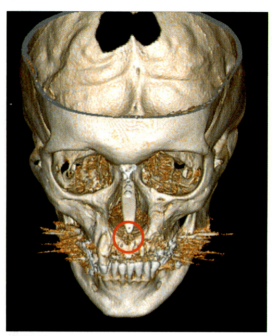

Figura 125-5 Enxerto para sustentação nasal usando enxerto de espessura parcial para a reconstrução nasal.

Enxerto Ósseo em Portadores de Fissura Lábio-palatina

Pacientes com uma fissura labial e/ou fissura palatina muitas vezes têm fendas ósseas envolvendo a maxila, o rebordo alveolar e o assoalho nasal. Embora a crista ilíaca anterior seja um padrão-ouro para a reconstrução óssea do defeito, a calvária é uma fonte de osso conveniente e eficaz para a reconstrução desses defeitos (Fig. 125-4) ou até mesmo para indicações protéticas ou ortodônticas. Pacientes com fissura comumente são submetidos a cirurgia ortognática devido à deficiência do terço médio da face e podem se beneficiar na utilização do enxerto com fixação juntamente com o enxerto aposicional.

Reconstrução por Trauma, Patologia e Má Formação Congênita

O trauma muitas vezes resulta em prejuízo à região craniomaxilofacial. Particularmente, os traumas de alta energia (i.e., colisões de automóveis, atropelamento, lesões por arma de fogo) comumente levam a lesões cominutivas ou avulsivas do esqueleto facial. Embora técnicas de fixação por microplacas sejam úteis, a reconstrução primária com enxerto de calvária de espessura parcial das regiões frontal, nasal (Fig. 125-5), orbitária e zigomática, em particular, muitas vezes é necessária para a prevenção de deformidade pós-traumática.

Defeitos em tecido duro resultantes tanto de trauma quanto de ressecção patológica podem requerer uma quantidade significante de osso para reconstrução. Dependendo do volume e da condição do tecido mole do local receptor, um enxerto ósseo livre de crânio ou pediculado de espessura total pode ser uma opção viável para reconstrução maxilar e mandibular.

Muitas condições congênitas estão associadas à deformidade do esqueleto craniofacial. Síndrome de Treacher Collins e microssomia hemifacial são duas condições comumente encontradas que se beneficiam a partir do acesso para reconstrução.

Osso do crânio de espessura total é usado muitas vezes para reconstrução orbitozigomática, não é recomendado seu uso antes de cinco anos e é melhor após sete anos, uma vez que o crescimento facial da região esteja completado.[7,8] Dependendo do estado anatômico e funcional do ramo e do côndilo, como descrito por Kaban et al.[9], o enxerto de calvária de espessura total poderia ser usado para a reconstrução e o aumento da mandíbula e a fossa glenoide em combinação com cartilagem ou recobrimento fascial.

Contraindicações e Limitações

O cenário clínico deve ser avaliado individualmente. O estado e a saúde do tecido do leito receptor devem ser criteriosamente avaliados antes do uso de enxertos ósseos não vascularizados. Consideração deve ser dada ao tipo e volume de enxerto ósseo necessário porque a variação na espessura do crânio e ausência de camada díploe poderiam limitar o tipo de osso disponível ou complicar a coleta pretendida de espessura parcial. Por outro lado, há poucas limitações e contraindicações para coleta de osso a partir do crânio. Deve-se ter precaução ao considerar pacientes com as condições a seguir[10]:

- Histórico de trauma em cabeça, derivação ventricular, estimulador cerebral implantado
- Histórico de irradiação no crânio
- Histórico de osteomielite
- Doença óssea metabólica ou maligna (i.e., osteogênese imperfeita, doença de Paget, osteopetrose, mieloma múltiplo e tumor metastático)
- Paciente pediátrico sem o desenvolvido da díploe (abaixo de três a cinco anos de idade)

TÉCNICA: Enxerto Ósseo de Crânio de Espessura Parcial

PASSO 1: Avaliação Pré-operatória
É de suma importância na avaliação pré-operatória de um paciente em planejamento de coleta de enxerto ósseo do crânio a imagem do crânio. Os autores preferem usar filmes planos do crânio porque eles são fáceis de se obter e envolvem radiação muito limitada. Tomografia computadorizada (TC) de feixe cônico realizada em consultório é uma opção excelente caso disponível. Radiografias são úteis para descartar patologia e assegurar a espessura adequada e a presença de espaço de díploe. Se o paciente foi submetido a cirurgia prévia ou tem um histórico de patologia ou trauma, um exame de TC da cabeça é indicado.

PASSO 2: Seleção do Local
O local preferido para coleta de osso do crânio é o osso parietal do lado não dominante. O remanescente posterior à sutura coronal protege os feixes motores. Além disso, a região média posterior foi demonstrada ser a parte mais espessa do crânio com o espaço de díploe mais desenvolvido.[11] A porção lateral do osso, onde a curvatura é a maior, oferece a área mais segura para evitar estruturas vasculares importantes. No aspecto superior do osso adjacente logo abaixo da sutura sagital se encontra o seio sagital superior. A artéria meníngea média corre bem profunda à porção escamosa dos ossos temporais, próxima à sutura escamoparietal. Ao permanecer pelo menos a 1 cm dessas duas linhas de sutura e no "centro" do osso parietal durante a coleta, o cirurgião pode evitar essas estruturas vasculares importantes (Fig. 125-6, A).

(Continua)

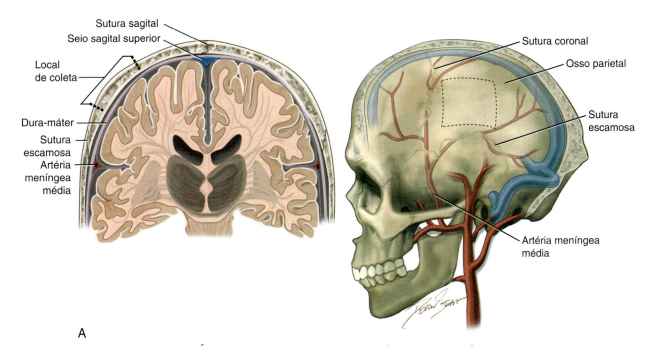

Figura 125-6 A, Área ideal para coleta de osso do crânio de espessura parcial.

TÉCNICA: Enxerto Ósseo de Crânio de Espessura Parcial (Cont.)

PASSO 3: Preparação do Local

Se o procedimento cirúrgico principal requerer acesso através de um acesso coronal, enxertos ósseos de crânio podem ser facilmente coletados após dissecção do retalho posterior. Se um local mais distante está sendo enxertado, uma incisão local através do couro cabeludo diretamente sobre o local de coleta é usada. O couro cabeludo pode ser aparado com pinças na área da incisão se desejável, mas tricotomizar o couro cabeludo é contraindicado. Para a coleta de enxerto do local, o cabelo é primeiramente repartido com lubrificante cirúrgico. A cabeça é envolta em um lençol; o lençol é repartido sobre a área de incisão, de modo a evidenciá-la e suas bordas são grampeadas no couro cabeludo. Isso ajuda a manter o cabelo fora do campo cirúrgico. Alternativamente, o cabelo pode ser unido em pequenos tufos com pequenos elásticos ortodônticos. A área é preparada de forma estéril e depois encoberta, mantendo referências importantes no campo cirúrgico (i.e., o aspecto superior da orelha) para ajudar a orientação (Fig. 125-6, B a D).

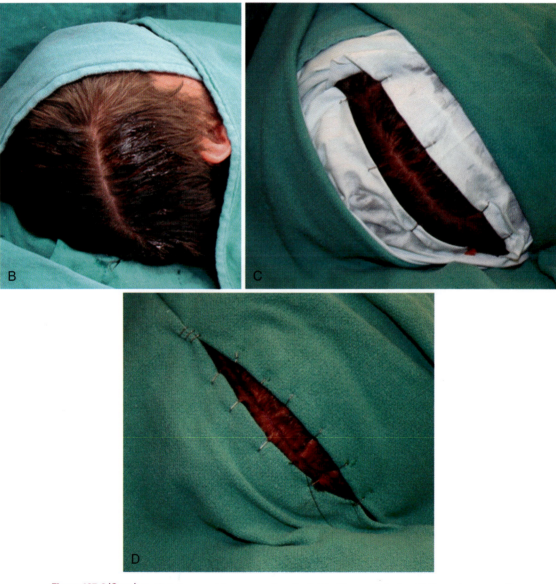

Figura 125-6 (Cont.) **B,** Cabelo repartido com a aplicação de lubrificante cirúrgico. **C,** Lençol grampeado no local para retração do cabelo. **D,** Região preparada sobre o lençol com os campos estéreis grampeados no local.

TÉCNICA: Enxerto Ósseo de Crânio de Espessura Parcial (Cont.)

PASSO 4: Incisão

A linha de incisão é marcada e um anestésico local com vasoconstrictor é infiltrado ao longo do local da incisão. Uma quantidade suficiente é injetada para causar hidrodissecção dos tecidos. Tempo suficiente (cinco a sete minutos) é atribuído para permitir a vasoconstricção. Uma incisão de espessura total é feita com uma lâmina de bisturi nº 15, e qualquer sangramento do couro cabeludo é controlado. Eletrocautério pode ser usado profundo à derme, onde ele não lesará os folículos pilosos. Clipes de Rainey podem ser posicionados para controlar qualquer outro sangramento de couro cabeludo. A dissecção subperiosteal é realizada com um afastador periosteal. Qualquer perfuração pequena pode ser controlada com Gelfoam embebida em trombina ou cera para osso. Quando incisões grandes são realizadas, é benéfico estendê-la de modo gradual para minimizar a perda de sangue, especialmente em paciente pediátrico. Ruiz et al.[11] descreveram detalhadamente a técnica recomendada para o acesso coronal.

PASSO 5: Marcação das Osteotomias

Após a exposição completa e hemostasia realizada, as osteotomias planejadas são marcadas com caneta de marcação cirúrgica ou eletrocautério. Se forem planejadas tiras, as dimensões ideais são 1 a 1,5 × 3 a 4 cm pela facilidade da remoção e flexibilidade de aplicação. Se um enxerto maior for desejável, é recomendável criar um modelo da área a ser reconstruída e transferi-lo à área de remoção. Uma broca pequena é, então, usada para realizar a osteotomia inicial através da cortical mais externa até a díploe subjacente. Irrigação abundante deve ser usada para umedecer e resfriar o osso em todos os momentos enquanto os instrumentos rotatórios são usados. Deve-se tomar cuidado para evitar perfurações na cortical interna, que poderia danificar a dura-máter subjacente ou até mesmo o cérebro. Irrigação, iluminação e sucção são importantes para permitir ao cirurgião visualizar a profundidade do corte sendo realizado (Fig. 125-6, E).

PASSO 6: Biselamento das Osteotomias

Com as osteotomias delineadas, um contorno adicional deve ser realizado de modo a permitir a visualização e o acesso direto ao espaço da díploe com osteótomos. Uma broca maior de Steiger ou oval é usada para biselar a borda mais externa das osteotomias iniciais. Dependendo do tamanho e da forma do enxerto ósseo e seu suporte planejado, pode ser necessário completá-lo em todo o seu contorno (Fig. 125-6, F).

(Continua)

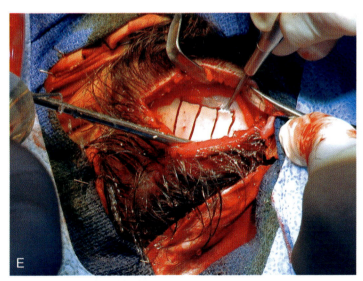

Figura 125-6 (Cont.) **E,** Marcação das osteotomias.

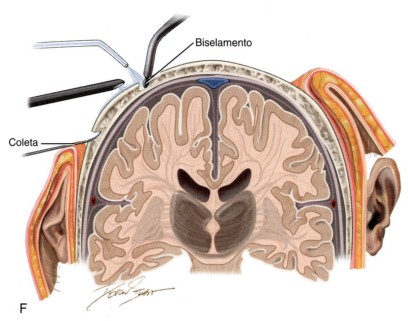

Figura 125-6 (Cont.) **F,** Biselamento das osteotomias.

TÉCNICA: Enxerto Ósseo de Crânio de Espessura Parcial *(Cont.)*

PASSO 7: Remoção do Enxerto

Se possível, uma broca pequena é usada novamente para marcar o plano entre a cortical mais interna e mais externa. Um cinzel curvado suavemente então é martelado em incrementos de 2 a 3 mm. Uma vez verificado que ele se encontra no plano apropriado, pode-se evoluir com o uso de cinzéis mais largos ou retos. Manter angulação apropriada nesse ponto é de extrema importância para evitar danos à cortical interna. Essa etapa deve ser realizada ao longo de todo o perímetro gradualmente até o enxerto ser libertado. O enxerto deve ser apreendido com uma pinça tipo kocher até sua completa liberação, então transferido para uma bacia com solução salina gelada ou esponjas umedecidas. Caso se esteja removendo tiras, assim que a primeira for removida, o acesso ao restante dos enxertos é facilitado. O uso excessivamente agressivo do cinzel gera risco de fratura do enxerto e pode causar remoção de espessura total, o que deve ser evitado.

O osso medular pode ser coletado adicionalmente neste momento com o uso de uma cureta pequena. A quantidade coletada desta forma varia muito, a depender da espessura de espaço de díploe e da área de exposição.

PASSO 8: Hemostasia

Uma vez que os enxertos foram removidos, a hemostasia é realizada. Gelfoam embebido em trombina pode ser posicionado no defeito e isso normalmente é suficiente para controlar o sangramento na maioria dos casos. Áreas que continuam a sangrar devem ser inspecionadas cuidadosamente para garantir que a cortical mais interna esteja intacta e não haja dano vascular subjacente. Cera para osso deve ser usada com prudência porque ela pode prevenir o reparo e a regeneração do osso. Historicamente, muitos tipos diferentes de substitutos ósseos foram utilizados para preencher o defeito do local doador, mas essa abordagem não é recomendada. Pacientes raramente têm qualquer queixa sobre contorno ou assimetria se o local da coleta for correto.

PASSO 9: Síntese

O couro cabeludo é fechado em camadas. Uso de sutura Vicryl 2-0 ou 3-0 sobre uma agulha CT-2 é recomendável para fechar o periósteo e a gálea, com o objetivo de ligeira eversão das bordas do couro cabeludo. A pele é fechada com Catgut cromado 3-0 ou 4-0 com sutura contínua. Se forem realizados meticulosamente a hemostasia e um fechamento subjacente, drenos não são necessários. A incisão é coberta com pomada antibiótica coberta com curativo de Telfa, porção de gaze, Kerlix e Coban podem ser posicionado por 24 horas para ajudar na hemostasia.

TÉCNICA ALTERNATIVA 1: Enxerto Ósseo de Crânio de Espessura Total

Enxertos de calvária de espessura total podem ser usados para reconstrução de calvária e para enxerto em bloco e reconstruções grandes (p. ex., reconstrução de zigoma para síndrome de Treacher Collins). Um modelo da área a ser reconstruída é feito e traçado sobre o osso adjacente. O neurocirurgião realiza uma craniotomia de espessura total e o enxerto ósseo é removido para a tábua posterior. O bloco ósseo é depois dividido ao meio com uma serra reciprocante. Uma metade é dividida novamente em tábuas interna e externa e é usada para reconstruir a área doadora com a fixação de microplacas; a metade externa é usada para a reconstrução no local desejado. Material biodegradável é preferível para pacientes pediátricos (Fig. 125-7).

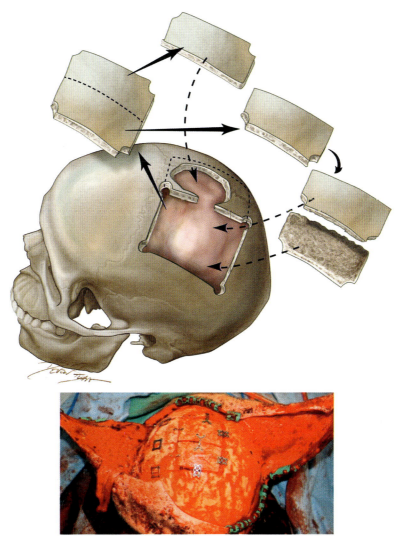

Figura 125-7 Reconstrução de um defeito de espessura total com enxerto adjacente de espessura total dividido.

TÉCNICA ALTERNATIVA 2: Enxerto Mio-ósteo Pediculado

A técnica de enxerto mio-ósteo de crânio pediculado é similar à de espessura total. O músculo temporal pode ser deixado inserido na área do osso parietal sendo usado para reconstrução. O neurocirurgião realiza a craniotomia ao redor do enxerto delineado. O descolamento tunelizado do periósteo na região inferior da craniotomia pode ser realizado para permitir acesso ao neurocirurgião, ou pode ser feito uma clivagem essa área cuidadosamente. O enxerto pediculado pode então ser rotacionado para a reconstrução maxilar/zigomática. Muitas vezes isso requer remoção e reposicionamento do arco zigomático ou segmento do enxerto pediculado. O local doador então é reconstruído usando uma técnica de espessura total descrita previamente (Fig. 125-8).

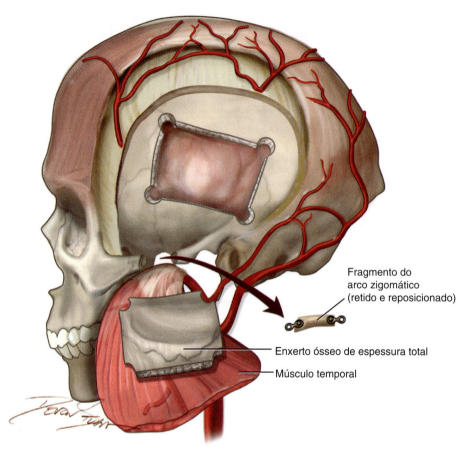

Fragmento do arco zigomático (retido e reposicionado)
Enxerto ósseo de espessura total
Músculo temporal

Figura 125-8 Enxerto de espessura total pediculado.

TÉCNICA ALTERNATIVA 3: Osso do Crânio Particulado

Quantidades grandes de osso particulado podem ser coletadas a partir do crânio usando um coletor tipo raspador. Uma incisão local bem menor pode ser usada, ou o crânio pode ser acessado através de um acesso coronal. Deve-se ter precaução no caso de crânio pediátrico para evitar uma perfuração de espessura total, que pode ocorrer com uso excessivo do raspador.

Um triturador ósseo pode ser usado em combinação com quaisquer das técnicas anteriores para fragmentar o enxerto coletado (Fig. 125-9).

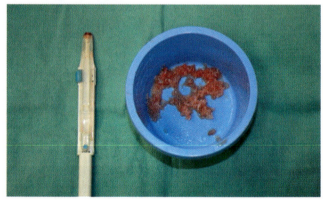

Figura 125-9 Coletador particulador e osso cortical particulado.

Prevenção e Tratamento das Complicações

Perfuração Óssea em Remoção de Enxerto de Espessura Total

Deve-se verificar cuidadosamente lesões durais subjacentes na remoção de enxertos de espessura total. Elas deveriam ser imediatamente reconstruídas quando identificadas. Se o defeito for pequeno, osso particulado pode ser posicionado e recoberto com um pequeno pedaço de malha reabsorvível e fixado com parafusos. Se o defeito for maior, um enxerto de espessura parcial deve ser coletado e fixado apropriadamente. Defeitos pequenos (menores que 1 cm) tipicamente não necessitam de enxerto em paciente pediátrico jovem (abaixo de 2 anos).

Perfurações na Dura-máter

Gotas durais podem ocorrer a qualquer tempo durante a coleta do enxerto ósseo do crânio, sem considerar a técnica usada. Avaliação intraoperatória por um neurocirurgião é prudente. Embora gotas pequenas sejam diretamente suturadas com Nurolon, gotas mais amplas requerem uma craniotomia para facilitar acesso ao cérebro, vasculatura sangrante ou bordas da dura. Após tratamento de algumas injúrias subjacentes ao cérebro e hemostasia, a dura-máter poderia necessitar ser suturada com o pericrânio autógeno ou outro material regenerativo (p. ex., Duragen). Áreas do crânio onde houve injúria à dura-máter devem ser completamente reconstruídas, especialmente no paciente pediátrico, para prevenir complicações adicionais, tal como uma leptomeningocele.

Fratura/Rachadura do Enxerto Ósseo durante a Coleta

Avançar os osteótomos gradualmente de forma controlada durante a coleta de espessura parcial é de suma importância para evitar a fratura do enxerto.

Recomendações Pós-operatórias

Os pacientes são monitorados durante a noite, mas a duração geral de admissão e tratamento perioperatório é ditada pelo procedimento cirúrgico inicial. Se usado, o dreno pode ser removido no primeiro dia do pós-operatório. Para reconstruções maiores do crânio, um envoltório grande de cabeça com forro deve ser mantido por uma semana pós-operatória e reposto o quanto necessário. Os pacientes pediátricos submetidos a reconstrução significante podem requerer um capacete protetor no período pós-operatório.

Antibióticos pós-operatórios são ditados pela preferência do cirurgião e pelo procedimento cirúrgico inicial. A ferida operatória deve ser limpa com uma solução de peróxido diluída com água duas vezes ao dia e levemente revestida com pomada antibiótica. No terceiro dia pós-operatório, o paciente pode começar a se banhar e lavar o cabelo com shampoo simples de bebê, mas com a instrução de não encharcar as feridas, esfregar agressivamente ou secar o cabelo por duas semanas.

Complicações pós-operatórias são raras, mas poderiam envolver a formação de hematomas, seromas ou infecção do local cirúrgico.[13] Essas complicações tipicamente são fáceis de tratar com cuidado local da ferida, antibióticos, aspiração ou incisão e drenagem, se necessário. Dano neurológico, secreção de fluído cerebroespinhal (FCE) e leptomeningocele deveriam ser encaminhados e tratados por um neurocirurgião.

Referências

1. Oppenheimer AJ, Tong L, Buchman SR: Craniofacial bone grafting: Wolff's law revisited, *Craniomaxillofac Trauma Reconstr* 1:49, 2008.
2. Jackson IT, Helden G, Marx R: Skull bone grafts in maxillofacial and craniofacial surgery, *J Oral Maxillofac Surg* 44:949, 1986.
3. Tessier P: Autogenous bone grafts taken from the calvarium for facial and cranial applications, *Clin Plast Surg* 9:531, 1982.
4. Tessier P, Kawamoto H, Matthews D, et al: Autogenous bone grafts and bone substitutes: tools and techniques. I. A 20,000 case experience in maxillofacial and craniofacial surgery, *Plast Reconstr Surg* 116:6s, 2005.
5. Tessier P, Kawamoto H, Posnick J, et al: Taking calvarial grafts, either split in situ or splitting of the parietal bone flap ex vivo—tools and techniques. V. A 9,650-case experience in craniofacial and maxillofacial surgery, *Plast Reconstr Surg* 116:54s, 2005.
6. Tessier P, Kawamoto H, Posnick J, et al: Taking calvarial grafts: tools and techniques. VI. The splitting of a parietal bone "flap", *Plast Reconstr Surg* 116:74s, 2005.
7. Waitzman AA, Posnick JC, Armstrong DC, et al: Craniofacial skeletal measurements based on computed tomography. II. Normal values and growth trends, *Cleft Palate Craniofac J* 29:118, 1992.
8. Posnick JC, Goldstein JA, Waitzman A: Surgical correction of the Treacher Collins malar deficiency: quantitative CT scan analysis of long-term results, *Plast Reconstr Surg* 92:12, 1993.
9. Kaban LB, Moses ML, Mulliken JB: Surgical correction of hemifacial microsomia in the growing child, *Plast Reconstr Surg* 82:9, 1980.
10. Marx RE, Stevens MR: Cranial bone. In Marx RE, Stevens MR, editors: *Atlas of oral and extraoral bone harvesting*, Chicago, 2009, Quintessence.
11. Moreira-Gonzalez A, Papay FE, Zins JE: Calvarial thickness and its relation to cranial bone harvest, *Plast Reconstr Surg* 117:1964, 2006.
12. Ruiz RL, Pattisapu JV, Costello BJ, et al: The coronal scalp flap: surgical technique, *Atlas Oral Maxillofac Surg Clin North Am* 18:69, 2010.
13. Tessier P, Kawamoto H, Posnick J, et al: Complications of harvesting autogenous bone grafts: a group experience of 20,000 cases, *Plast Reconstr Surg* 116:72s, 2005.

CAPÍTULO 126

Técnicas de Coleta Intraoral de Osso

David Yates, Hans C. Brockhoff, II e Richard Finn

Material Necessário para Sínfise

Broca cirúrgica nº 703
Suturas apropriadas
Cureta óssea
Eletrocautério
Compasso

Ganchos duplos de pele
Anestésico local com vasoconstrictor
Curativos mentuais (Tensoplast, Benjoim, Tegaderm)
Ponta de eletrocautério

Afastadores de Obwegeser
Cinzéis e martelo
Descolador de periósteo

Material Necessário para Corpo/Ramo

Broca cirúrgica nº 703
Suturas apropriadas
Abridor de boca
Eletrocautério

Compasso
Anestésico local com vasoconstrictor
Ponta de eletrocautério
Afastadores de Obwegeser

Cinzéis e martelo
Descolador de periósteo
Afastador de língua do tipo *sweetheart*

Histórico

Técnicas de enxerto ósseo intraoral têm sido comumente usadas para reparar defeitos ósseos maxilofaciais. Historicamente, eles têm sido usados como suportes para o dorso nasal, para reparar defeitos de assoalho de órbita, aumento de rebordos alveolares, reparar fendas e ainda para aumento estético na região paranasal.[1-10] Os enxertos de corpo/ramo e sínfise são compostos de osso intramembranoso autógeno, que é facilmente acessível e, além disso, não deixa cicatriz cutânea (Figs. 126-1 e 126-2). Morbidade mínima está associada a esses enxertos e eles podem facilmente ser realizados como procedimentos em consultório, dessa forma diminuindo o custo geral.

Indicações

A seleção do local de coleta depende da cuidadosa compreensão da qualidade e quantidade de osso necessário para a reconstrução pretendida. Um enxerto pode ser selecionado em detrimento do outro, por exemplo, se um conteúdo maior de osso cortical for desejado. Um enxerto de sínfise oferece uma quantidade robusta de osso trabecular em adição ao osso cortical. Em contraste, um enxerto de corpo/ramo fornece uma quantidade ampla de osso e é uma fonte excelente de osso cortical denso; entretanto, somente mínimo osso trabecular está disponível.[11]

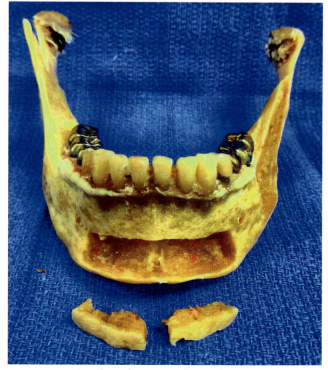

Figura 126-1 Enxerto ósseo de sínfise.

CAPÍTULO 126 Técnicas de Coleta Intraoral de Osso 1301

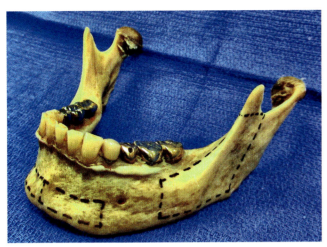

Figura 126-2 Enxerto de corpo/ramo.

Tabela 126-1 Quantidade de Osso Coletável por Local

Local Doador	Área de Superfície do Enxerto Corticomedular (mm²)	Volume do Enxerto Corticomedular (mL)
Sínfise	358,9 mm²	1,15 mL
Corpo/ramo	855,6 mm²	2,02 mL

As quantidades relatadas de osso coletável a partir de locais intraorais variam na literatura, especialmente considerando o volume total. O estudo mais amplo até o momento realizado em 59 cadáveres observou a área de superfície e o volume coletável de vários locais intraorais (Tabela 126-1).[11]

TÉCNICA: Coleta da Sínfise

PASSO 1: Anestesia
Injetar anestésico local com vasoconstrictor do segundo pré-molar ao segundo pré-molar do outro lado sete minutos antes da incisão.

PASSO 2: Incisão
Dois modelos de incisão são aceitáveis: sulcular e vestibular. A incisão vestibular tem uma incidência maior de dor pós-operatória, cicatriz, deiscência, diminuição em comprimento vestibular e possível ptose de queixo se o músculo mentual for inadequadamente reparado.[12] Entretanto, é uma opção viável se a saúde periodontal dos incisivos inferiores é deficiente. Isso decorre da recessão gengival aumentada que pode ocorrer com uma incisão sulcular nesta população de pacientes.[12]

TÉCNICA: Incisão Vestibular

Ganchos de pele duplos são posicionados sobre o lábio inferior para promover afastamento suave e permitir visualização adequada da sínfise anterior. Usando lâmina n° 15 ou eletrocautério, o cirurgião faz uma incisão curvilínea se estendendo do primeiro pré-molar ao primeiro pré-molar. Anterior à região canina, a incisão vestibular deve estar de 10 a 15 mm da junção mucogengival; entretanto, na região de pré-molar, a incisão deve estar somente de 5 a 10 mm a partir da junção mucogengival para evitar os ramos do nervo mentual. Para evitar os ramos do nervo mentual, o cirurgião incisa o músculo mentual usando um Mayo curvo em um ângulo de 45° com a mandíbula, dessa forma evitando simultaneamente a perfuração através da pele e permitindo a preservação da bainha miomucosa. Uma vez no periósteo, o cirurgião incisa usando uma lâmina n° 15 ou eletrocautério.

PASSO 1: Dissecção
Um retalho mucoperiosteal de espessura total é realizado usando um descolador de periósteo em todas as direções até o forame do nervo mentual ser identificado bilateralmente e a borda inferior da mandíbula ser exposta.

PASSO 2: Osteotomia
Usando compasso e caneta marcadora, marcar os seguintes locais de osteotomia:
- Osteotomia superior: na mandíbula dentada, se a protuberância radicular está visível, planeje a osteotomia 5 mm inferior à raiz dos dentes caninos bilateralmente; se as raízes estiverem completamente envoltas por osso e nenhuma protuberância radicular for notada, posicionar a osteotomia 14 mm abaixo da junção cemento-esmalte (JCE) dos dentes caninos bilateralmente.
- Osteotomia inferior: 4 mm superior à borda inferior da mandíbula.
- Osteotomia lateral: 5 mm anterior ao forame do nervo mentual.

Usando uma broca n° 703 e irrigação abundante, remover osso cortical até que o sangramento do osso trabecular subjacente seja visualizado em todas as localizações. Adicionalmente, transeccionar o enxerto no plano sagital na linha média. Dependendo do tamanho do bloco corticomedular desejado, estender as corticotomias em direção lingual com cuidado para evitar perfuração da tábua cortical lingual. Uma vez que a profundidade desejada seja alcançada, cinzéis curvos são posicionados e percorrem ao longo das corticotomias. Após a retirada do enxerto, curetagem adicional do osso pode ser realizada somente na direção lingual para coletar qualquer osso esponjoso que permaneça.

(Continua)

TÉCNICA: Incisão Vestibular (Cont.)

PASSO 3: Síntese
Irrigar extensivamente o defeito para remover qualquer debri residual. Usar cera para osso quando necessário para hemostasia. Ao fechar o acesso vestibular, ressuspender o músculo mentual com três suturas interrompidas utilizando Vicryl 3-0. A mucosa pode, então, ser fechada com sutura de Categut Cromado 3-0 de forma contínua. Se uma incisão sulcular for selecionada, coloque as suturas na papila interdentária com sutura de Categut Cromado 3-0 para fechamento.

PASSO 4: Curativo
Se um acesso vestibular for selecionado e o ventre do músculo mentual foi incisado, é necessário colocar um curativo mentual por cinco dias.

TÉCNICA: Coleta de Corpo/Ramo

Muitas variações para o enxerto de corpo/ramo têm sido descritas. A seguinte é uma descrição da quantidade máxima que pode ser alcançada. Certamente, menos osso pode ser coletado com base nas necessidades reconstrutivas.

PASSO 1: Anestesia
Injetar anestesia local com vasoconstritor a partir do segundo pré-molar para a borda lateral da mandíbula associada com um bloqueio do nervo alveolar inferior sete minutos antes da incisão.

PASSO 2: Incisão e Dissecção
Começar com o posicionamento de um abridor de boca e afastador do tipo *sweetheart*. Afastadores de ângulo reto de Obwegeser são posicionados nos vestíbulos superior e inferior e tracionados para expor e esticar a mucosa sobrejacente ao ramo/corpo. Usando um eletrocautério, fazer uma incisão mucosa ao longo do vestíbulo iniciando 5 mm lateral à junção mucogengival adjacente ao primeiro molar. A incisão se estende 3 cm posteriormente, paralelamente à anatomia do ramo mandibular. Continuar sua dissecção através do músculo bucinador. Os afastadores de ângulo reto são, então, movidos para dentro e posicionados dentro das bordas de incisão mucosa para retrair e proteger o tecido bucal remanescente. O comprimento do osso ao longo da incisão é, então, sondado com a ponta Colorado do eletrocautério e dissecção é então continuada diretamente no osso. Um descolador de periósteo nº 9 é usado para criar uma dissecção subperiosteal iniciando na borda anterior do ramo ascendente. Iniciar primeiro pela exposição do aspecto lateral do corpo para baixo em direção à margem inferior e seguir lateralmente para expor o ângulo. Retornar para o ramo anterior e se concentrar na exposição de parte da face lingual do ramo ascendente. Um afastador de ângulo reto em "V" pode agora ser posicionado ao longo do ramo ascendente. As fibras do músculo temporal serão agora encontradas e muitas vezes resistem à retração ascendente. As fibras podem ser desnudadas com a borda pontiaguda do descolador de periósteo numa direção superior para inferior. Por fim, expor o aspecto mais lateral do ramo para ajudar na visualização completa do osso da mandíbula.

PASSO 3: Osteotomia
Usando um compasso e caneta marcadora, marcar os seguintes locais de osteotomia:
- Osteotomia superior: o corte oblíquo externo é feito ao longo da borda anterior do ramo aproximadamente um terço da largura da mandíbula (4 a 6 mm medial à superfície lateral); a osteotomia se estende superiormente à base do processo coronoide e anteriormente à metade distal da área do primeiro molar.
- Osteotomia inferior: um corte de espessura parcial é feito 4 mm superior à margem inferior da mandíbula.
- Osteotomia anterior: estende-se à metade distal da área do primeiro molar.
- Osteotomia posterior: estende-se à antilíngula.

Uma broca nº 703 sob quantidade abundante de irrigação é usada para iniciar os cortes tanto no ramo ascendente quanto anteriormente no corpo da mandíbula. Isso é conduzido através do osso cortical até o sangramento do osso trabecular ser encontrado. Uma broca esférica é então utilizada para os cortes inferior e posterior, mas ela deve ser usada para pontilhar a cortical em decorrência da íntima proximidade com o nervo alveolar inferior. Um cinzel curvo e um martelo são, então, usados através do corte superior para completar a separação do enxerto do corpo da mandíbula. É crítico angular o osteótomo curvo em direção ao enxerto pela íntima proximidade do nervo alveolar inferior (NAI) à cortical nesta área da mandíbula.[13]

Uma vez que o enxerto seja obtido, as espículas ósseas remanescentes devem ser alisadas usando uma lima de osso. O defeito é, então, extensivamente irrigado antes do fechamento.

PASSO 4: Síntese
Usar cera para osso quanto necessário para hemostasia. A mucosa pode depois ser fechada com sutura de Categut Cromado 3-0 de forma contínua.

TÉCNICA ALTERNATIVA: Incisão Sulcular

Ganchos de pele duplos são posicionados sobre o lábio inferior para promover afastamento suave e permitir adequada visualização da sínfise anterior. Usando uma lâmina n° 15, o cirurgião faz uma incisão sulcular a partir do primeiro pré-molar para o primeiro pré-molar do outro lado com incisões relaxantes distais bilateralmente a partir do ângulo distal do primeiro pré-molar.[12]

Prevenção e Tratamento das Complicações

Coleta da Sínfise

É possível prevenir potencial ptose de queixo por apropriada ressuspensão do músculo mentual e posicionamento de um curativo mentual pós-operatório.

Para evitar parestesia de lábio/queixo, bilateralmente deve-se obter adequada visualização e proteção do nervo mentual no forame. A osteotomia deve ser no mínimo 5 mm anterior ao forame do nervo mentual para assegurar que não haja dano aos ramos mentuais do NAI. Tem sido bem documentado que o NAI muitas vezes caminha anterior ao forame mentual antes da sua saída a partir da estrutura óssea da mandíbula. Por essa razão, o uso de curetas ósseas para coletar osso trabecular adicional não é recomendável lateral às osteotomias criadas.[14-18]

É difícil evitar dano potencial ao ramo incisivo do NAI, que é comumente afetado quando se coleta a partir dessa área. Isso resulta em uma perda de sensação para os dentes anteroinferiores e uma sensação de dentes anestesiados.[14-18]

Coleta de Corpo/Ramo

A incidência de complicação é muito menor com a coleta do corpo/ramo se comparada à coleta da sínfise (Tabelas 126-2 e 126-3). Entretanto, dano ao NAI é ainda possível ao realizar uma coleta do corpo/ramo. Duas técnicas são essenciais de modo a evitar dano ao NAI. Para as osteotomias posterior e inferior, a cortical óssea deve somente ser pontilhada usando uma broca esférica – não é recomendável perfurar além da cortical devido a íntima proximidade do NAI.[13] Adicionalmente, ao usar cinzéis para liberar o enxerto, os cinzéis devem ser lateralmente angulados e dirigidos à cortical, não para dentro da substância da mandíbula. Rajchel, Ellis e Fonseca demonstraram que o NAI pode mesmo estar em contato direto com a cortical lateral da mandíbula nesta região.[13-15,18]

Recomendações Pós-operatórias

Coletas de ramo/corpo e sínfise continuam a oferecer uma fonte valiosa de osso intramembranoso autógeno, que pode ser facilmente coletado com pouca morbidade, alta satisfação do paciente e excelentes resultados clínicos. Ao selecionar entre enxertos de corpo/ramo mandibular ou da sínfise, é importante considerar as necessidades da reconstrução que devem ser atingidas. O corpo/ramo mandibular oferece uma área ampla de osso cortical, enquanto a sínfise oferece especialmente osso trabecular com pouco componente cortical. Esses continuam a ser métodos confiáveis e acessíveis na reconstrução maxilofacial.

Tabela 126-2 Complicação de Coleta da Sínfise

Complicações	Complicações Precoces	Complicações Continuadas > 1 Ano
Alterações sensoriais nos dentes anteroinferiores	25%	7%
Alterações sensoriais no queixo	17% - 76%	0% - 52%
Alteração subjetiva no contorno do queixo		34%
Alteração clinicamente detectável no contorno do queixo		0%

Referências: 14, 15, 16, 17 e 18.

Tabela 126-3 Complicações de Coleta do Corpo/Ramo

Complicações	Complicações Precoces	Complicações Continuadas > 1 Ano
Parestesia do ramo terminal do nervo bucal	21%	4%
Alterações sensoriais na distribuição do nervo alveolar inferior (NAI)	4,4%-16%	0%-11,6%

Referências: 14, 15 e 18.

Referências

1. Montazem A, Valauri DV, St-Hilaire H, Buchbinder D: The mandibular symphysis as a donor site in maxillofacial bone grafting: a quantitative anatomic study, *J Oral Maxillofac Surg* 58:1368, 2000.
2. Gellrich NC, Held U, Schoen R, et al: Alveolar zygomatic buttress: a new donor site for limited pre-implant augmentation procedures, *J Oral Maxillofac Surg* 65:275, 2007.
3. Gungormus M, Yavuz MS: The ascending ramus of the mandible as a donor site in maxillofacial bone grafting, *J Oral Maxillofac Surg* 60:1316, 2002.
4. Choung PH, Kim SG: The coronoid process for paranasal augmentation in the correction of midfacial concavity, *Oral Surg Oral Med Oral Pathol Oral Radiol Endod* 91:28, 2001.
5. Amrani S, Anastassov GE, Montazem AH: Mandibular ramus/coronoid process grafts in maxillofacial reconstructive surgery, *J Oral Maxillofac Surg* 68:641, 2010.
6. Herford AS: Dorsal nasal reconstruction using bone harvested from the mandible, *J Oral Maxillofac Surg* 62:1082, 2004.
7. Mintz SM, Ettinger A, Schmakel T, Gleason MJ: Contralateral coronoid process bone grafts for orbital floor reconstruction: an anatomic and clinical study, *J Oral Maxillofac Surg* 56:1140, 1998.
8. Gungormus M, Yilmaz AB, Ertas U, et al: Evaluation of the mandible as an alternative autogenous bone source for oral and maxillofacial reconstruction, *J Int Med Res* 30:260, 2002.
9. Bahr W, Coulon JP: Limits of the mandibular symphysis as a donor site for bone grafts in early secondary cleft palate osteoplasty, *Int J Oral Maxillofac Surg* 25:389, 1996.
10. Li K, Schwartz HC: Mandibular body bone in facial plastic and reconstructive surgery, *Laryngoscope* 106:504, 1996.
11. Yates DM, Brockhoff HC II, Finn RA, Phillips C: Comparison of intraoral harvest sites for corticocancellous bone grafts, *J Oral Maxillofac Surg* 71:497, 2013.
12. Alfaro FH, editor: *Bone grafting in oral implantology: techniques and clinical applications*, Barcelona, Spain, 2006, Quintessence Publishing.
13. Rajchel J, Ellis E III, Fonseca RJ: The anatomical location of the mandibular canal: its relationship to the sagittal ramus osteotomy, *Int J Adult Orthod Orthognath Surg* 1:37, 1986.
14. Weibull L, Widmark G, Ivanoff CJ, et al: Morbidity after chin bone harvesting: a retrospective long-term follow-up study, *Clin Implant Dent Relat Res* 11:149, 2008.
15. Clavero J, Lundgren S: Ramus or chin grafts for maxillary sinus inlay and local onlay augmentation: comparison of donor site morbidity and complications, *Clin Implant Dent Relat Res* 5:154, 2003.
16. Rabelo GD, Marani de Paula P, Rocha FS, et al: Retrospective study of bone grafting procedures before implant placement, *Implant Dent* 19:342, 2010.
17. Noia CF, Ortega-Lopes R, Olate S, et al: Prospective clinical assessment of morbidity after chin bone harvest, *J Craniofac Surg* 22:2195, 2011.
18. Cordaro L, Torsello F, Miuccio MT, et al: Mandibular bone harvesting for alveolar reconstruction and implant placement: subjective and objective cross-sectional evaluation of donor and recipient site up to 4 years, *Clin Oral Impl Res* 22:1320, 2011.

Coleta do Enxerto de Cartilagem Auricular

Joli C. Chou

Material Necessário

Afastadores de dois dentes rombos ou de dente único rombo
Agulhas calibre 25 ou 30 com azul de metileno
Anestésico local com vasoconstrictor
Bisturi elétrico bipolar
Lâminas de bisturi nº 15
Pinça histológica para tecido de ponta fina
Rolo de algodão odontológico ou gazes com emulsão de *petrolatum*
Suturas adequadas
Tesouras de tenotomia ou tesouras de Metzenbaum baby

Histórico do Procedimento

O uso de enxerto de cartilagem autóloga em cirurgia reconstrutiva tem sido descrito há muito tempo, desde 1896, na literatura alemã por Konig.[1] Posteriormente, em 1907, Sushruta Samhita, na Índia, realizou o enxerto de cartilagem na forma de um enxerto composto.[2] Em 1946, Brown e Cannon relataram o uso de enxertos compostos de pele e cartilagem auriculares para a reconstrução do nariz.[3] Desde então, diversas técnicas de coleta de cartilagem auricular foram descritas com variações em relação ao local de incisão na pele, à localização da remoção da cartilagem e à quantidade máxima de cartilagem que pode ser removida sem provocar deformação na área doadora.[4]

Indicações para Uso dos Procedimentos

Devido a natureza elástica, flexibilidade e variados contornos da cartilagem auricular, este é um dos enxertos de cartilagem mais versáteis. As indicações para sua utilização são múltiplas e serão brevemente revisadas. No entanto, uma discussão detalhada de cada indicação está além do propósito do presente capítulo.

Reconstrução Nasal

O enxerto de cartilagem é frequentemente requerido na reconstrução estética e funcional dos defeitos intrínsecos da cirurgia, traumáticos ou pós-oncológicos do nariz. Opções de cartilagens doadoras incluem a cartilagem do septo nasal, a cartilagem costal e a cartilagem auricular. O uso de cartilagem auricular é indicado: (1) em pacientes pediátricos com mais de 4 anos de idade; (2) quando o defeito nasal compreende a cartilagem do septo nasal; (3) quando a quantidade de cartilagem necessária excede a quantidade que o septo nasal pode fornecer; (4) quando um enxerto composto de pele/cartilagem se faz necessário.[5] Além disso, a facilidade de coleta e sua capacidade de substituir todas as estruturas cartilaginosas do nariz fez da cartilagem auricular uma área doadora ideal para a reconstrução nasal. O tipo de enxerto e a área de nariz que pode ser reconstruída usando a cartilagem auricular estão listados na Tabela 127-1.[4]

Reconstrução da Fratura do Tipo *Blow-Out* do Assoalho ou da Parede Orbital

Há na literatura descrição de diversas indicações para o tratamento, do acesso cirúrgico para o tratamento e de técnicas de reconstrução das fraturas do tipo *blow-out* do assoalho/parede orbital. O tratamento insuficiente pode resultar em diplopia, aprisionamento do músculo extraocular e enoftalmia devido ao aumento no volume orbital. Ambos os materiais, autólogo e aloplástico, podem ser usados para reparar a fratura de assoalho/parede orbital. Castellani *et al.* relataram que a utilização de um enxerto de cartilagem auricular para defeitos relativamente pequenos do assoalho/parede orbital (até 2 × 2 cm) é comparável ao enxerto de outros materiais descritos na literatura.[6] Da mesma forma, Kruschewsky *et al.* concluíram, em um estudo prospectivo e randomizado de 20 pacientes, que não existe diferença estética ou funcional significativa nas fraturas orbitais do tipo *blow-out* reparados com cartilagem auricular ou com material copolímero de poliácido.[7]

Reconstrução Traqueal

Reconstrução de defeitos de janela traqueal como um resultado da ressecção de tumor ou reparação de fístula traqueosofágica requer a utilização de material de enxerto capaz de permitir a

Tabela 127-1 Cartilagem Auricular e Reconstrução Nasal

Tipo de Enxerto	Região do Nariz
Enxerto de suporte da cruz lateral	Asa
Enxerto propagador	Dorso
Enxerto de suporte columelar	Ponta
Reparo da perfuração septal	Septo
Enxerto em *onlay* dorsal	Dorso
Enxerto na borda narinária	Asa
Enxerto em asa de borboleta/enxerto em escudo	Ponta

manutenção da estrutura do esqueleto traqueal para preservar o lúmen da traqueia. A cartilagem elástica, flexível e relativamente fina da orelha permite uma ligação mais fácil à parede traqueal nativa quando comparada com a cartilagem costal.[8] Além disso, o contorno natural da cartilagem conchal impede o prolapso do enxerto para a luz traqueal e cria suporte esquelético para a parede da traqueia.[9]

Timpanoplastia

A patologia da orelha média, incluindo perfuração da membrana timpânica, colesteatoma e orelha atelectásica, pode requerer a reconstrução da membrana timpânica após a remoção da patologia. As cartilagens conchal e tragal têm sido utilizadas com resultados satisfatórios na reconstrução da membrana timpânica.[1]

Reconstrução Palpebral

Os defeitos da pálpebra inferior de espessura parcial com a perda da placa tarsal podem resultar em entrópio e contração. Os enxertos de cartilagem podem ser usados para aumentar ou substituir a placa tarsal. Os defeitos de espessura completa da pálpebra devem ser reconstruídos para evitar danos à córnea. A cartilagem auricular pode ser utilizada em conjunto com o retalho vascularizado cutâneo ou miocutâneo para a reconstrução de perda palpebral de espessura completa. Enxertos compostos de pele/cartilagem também podem ser usados, mas são menos confiáveis, uma vez que são mais propensos à isquemia.[11]

Reconstrução da Orelha Contralateral

Por fim, a cartilagem auricular pode ser usada para estabelecer a estrutura e permitir a reconstrução da orelha contralateral.[12]

Contraindicações e Limitações

As contraindicações para a coleta do enxerto de cartilagem auricular incluem doenças ou condições sistêmicas, tais como a doença vascular do colágeno, doença reumática, lúpus, policondrite, sarcoidose, granulomatose de Wegener, predisposição à formação de queloide, extensa coleta prévia de cartilagem auricular e microtia. Também pode haver prejuízo na cicatrização de feridas ou na qualidade/quantidade de cartilagem doadora em um paciente com essas condições ou doenças sistêmicas. Além disso, a coleta da cartilagem auricular deve ser evitada em crianças com idade inferior a 4 anos para evitar a restrição do crescimento da orelha externa.[5]

TÉCNICA: Coleta da Cartilagem da Concha Auricular

PASSO 1: Anestesia Local
A coleta da cartilagem auricular pode ser realizada com anestesia local, sob anestesia geral ou com uma combinação das duas técnicas. O nervo auricular, o nervo occipital menor e o nervo auriculotemporal fornecem a sensibilidade da orelha externa e podem ser anestesiados por uma infiltração de lidocaína com vasoconstrictor na aurícula medial e posterior.[13] Uma agulha calibre 27 ou 30 pode ser inserida no plano subpericondral, seja anterior ou posteriormente na área conchal para injetar anestésicos locais, criar hidrodissecção e facilitar a dissecção posterior subpericondral.[4]

PASSO 2: Marcação
O limite da coleta planejada deve ser determinado a partir da superfície anterior da aurícula.[13] É possível remover grandes porções da concha sem provocar qualquer deformação da orelha pós-coleta, fazendo que este seja o local mais comum de realização da coleta. No entanto, diversos estudos mostraram que determinadas estruturas-chave auriculares não devem ser violadas durante a coleta da cartilagem da concha auricular a fim de preservar a morfologia auricular no pós-operatório.[4,14] Essas estruturas essenciais incluem a anti-hélice, a raiz da hélice e o limite entre a concha cava e a margem inferior posterior do canal auditivo externo.[4] Raramente, se forem coletadas apenas pequenas tiras de cartilagem, elas também podem ser coletadas da área entre a hélice e anti-hélice ou na borda helicoidal.[13] Utiliza-se uma agulha curta (calibre 25 a 30) imersa em azul de metileno para marcar o campo previsto de ressecção cartilaginosa. Isso é feito introduzindo a agulha imersa em azul de metileno na pele da orelha anterior e, em seguida, empurrando-a por completo através da superfície posterior da orelha (Fig. 127-1, *A* e *B*).

CAPÍTULO 127 Coleta do Enxerto de Cartilagem Auricular 1307

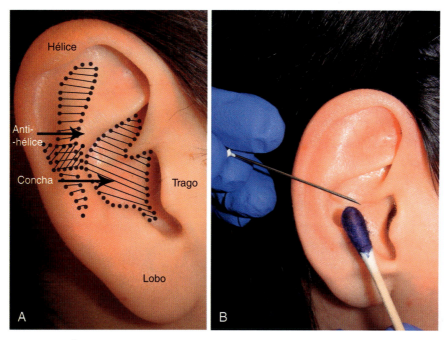

Figura 127-1 A, Áreas potenciais de coleta da cartilagem auricular. **B,** Utiliza-se uma agulha com azul de metileno para tatuar os limites da anatomia da remoção da cartilagem.

TÉCNICA: Coleta da Cartilagem da Concha Auricular *(Cont.)*

PASSO 3: Coleta da Cartilagem

A cartilagem da concha auricular pode ser coletada com o emprego de uma abordagem anterior ou posterior. A cartilagem não conchal é coletada por meio da abordagem posterior.[13] A incisão auricular anterior é realizada na borda lateral da concha na face interna da cruz comum e inferior da anti-hélice.[5] A pele ou retalho de pele/pericôndrio é, então, levantada. Se uma dissecção subpericondral tiver de ser realizada, a hidrodissecção prévia com anestésico local poderia ajudar nessa manobra. A incisão inicial na cartilagem conchal é feita paralela e levemente medial à incisão cutânea. Em seguida, a dissecção é continuada na direção posterior, sobre a superfície profunda no plano subcutâneo e no plano subpericondral.[5,15] A cartilagem é, então, liberada em sua margem medial pré-marcada após a conclusão da dissecção da superfície profunda.

Recomenda-se que o pericôndrio seja mantido aderido em uma das superfícies da cartilagem coletada para evitar fratura da mesma.

A coleta da cartilagem conchal também pode ser obtida por meio de uma incisão posterior ou retroauricular. Uma incisão vertical é realizada sobre a superfície medial posterior da concha auricular.[16] Em seguida, a dissecção é prolongada inferiormente em direção ao pericôndrio, deixando o pericôndrio aderido à cartilagem posteriormente. Essa dissecção é continuada medialmente para a área pré-mastóidea. A cartilagem conchal, junto com seu pericôndrio, são, então, separados da fáscia mastóidea. Em seguida, faz-se uma incisão na cartilagem no limite medial da coleta planejada. Faz-se, então, outra incisão na cartilagem no limite lateral do enxerto após a elevação da superfície anterior da bacia da concha no plano subpericondral (Fig. 127-1, *C* e *D*).

PASSO 4: Fechamento e Curativo

Depois da remoção do enxerto de cartilagem, faz-se a hemostasia utilizando um cautério bipolar, uma vez que os envelopes cutâneos da área doadora são finos. A ferida é então irrigada e fechada com algumas suturas interrompidas na camada subcutânea, utilizando-se fio Vicryl 4,0. Em seguida, a pele é aproximada com pontos de sutura simples contínua com fio de sutura *catgut* 4-0 ou náilon 4-0.[4,14]

Em uma abordagem de coleta posterior, pode-se fixar um penso almofadado de sustentação na fossa da concha usando rolo de algodão ou gaze com emulsão de petrolatum dobrada da seguinte maneira. Antes do fechamento da pele, aplica-se uma sutura horizontal de fio Vicryl 4-0 através da parte superior anterior da fossa da concha. Esse ponto é conduzido através da fáscia mastóidea e, em seguida, trazido para a parte externa, atravessando a porção superior posterior da fossa da concha. Uma segunda sutura similar é realizada na porção inferior da fossa da concha. O material do penso é colocado na fossa da concha, e as suturas são cruzadas sobre o curativo e amarradas para pressionar a pele da fossa conchal contra a fáscia mastóidea, de modo a eliminar o espaço morto.[17]

Em uma abordagem de coleta anterior, o curativo de sustentação pode ser fixado na fossa da concha usando uma sutura transpassada com fio de náilon 3-0 ou 4-0. Essa sutura deve segurar o curativo na posição e eliminar o espaço morto entre a pele anterior e posterior, mas não estrangular o tecido. Pode-se aplicar pomada antibiótica na bacia da concha antes da colocação do penso[5] (Fig. 127-1, *E* e *F*).

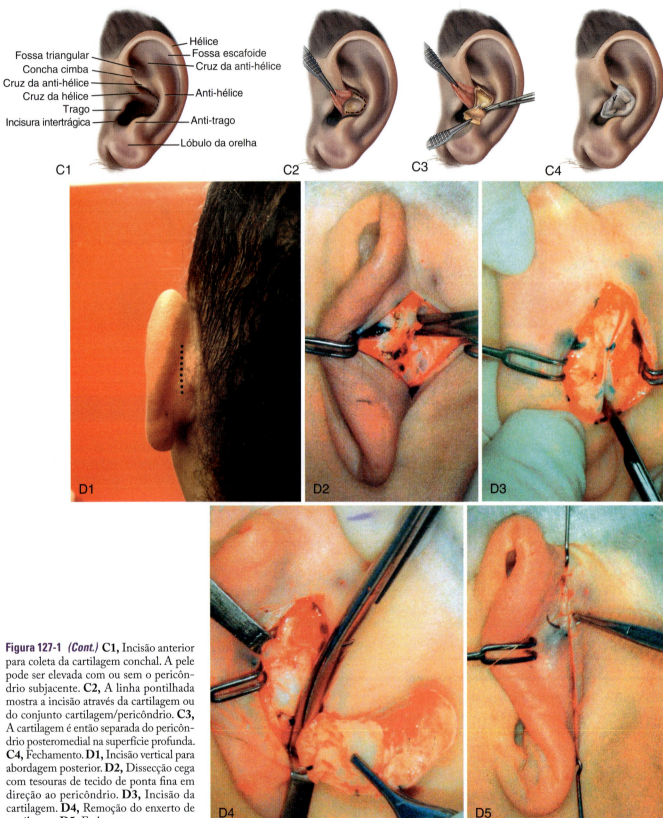

Figura 127-1 *(Cont.)* **C1,** Incisão anterior para coleta da cartilagem conchal. A pele pode ser elevada com ou sem o pericôndrio subjacente. **C2,** A linha pontilhada mostra a incisão através da cartilagem ou do conjunto cartilagem/pericôndrio. **C3,** A cartilagem é então separada do pericôndrio posteromedial na superfície profunda. **C4,** Fechamento. **D1,** Incisão vertical para abordagem posterior. **D2,** Dissecção cega com tesouras de tecido de ponta fina em direção ao pericôndrio. **D3,** Incisão da cartilagem. **D4,** Remoção do enxerto de cartilagem. **D5,** Fechamento.

CAPÍTULO 127 Coleta do Enxerto de Cartilagem Auricular

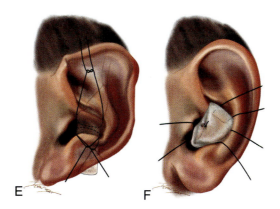

Figura 127-1 *(Cont.)* **E,** Sutura horizontal superior e inferior para o curativo de sustentação na abordagem posterior. **F,** Suturas transpassadas para o curativo de sustentação na abordagem anterior.

Prevenção e Tratamento das Complicações

Poderia ocorrer perfuração dos retalhos cutâneos auriculares durante a dissecção. A injeção de anestésico local no plano adequado para criar hidrodissecção permitiria uma dissecção mais fácil e ajudaria a prevenir a perfuração dos retalhos cutâneos. A injeção de anestésico local com vasoconstritor antes da incisão poderia auxiliar na hemostasia durante o procedimento, minimizando o uso de cauterização, outra causa de perfuração da pele. A realização da coleta de uma quantidade inadequada de cartilagem pode ser evitada fazendo-se marcação ou tatuagem pré-operatória na cartilagem que deve ser coletada, uma vez que a não pré-marcação da área de cartilagem a ser removida pode dificultar a avaliação após o início da dissecção porque a morfologia pré-operatória da orelha sofreu perturbação.[5]

Recomendações Pós-operatórias

Imediatamente após a cirurgia, os pacientes devem evitar pressão adicional na área doadora. Por exemplo, os pacientes devem dormir sobre o lado contralateral nos primeiros 2 dias após a cirurgia para evitar a distorção da concha.[18] Além disso, evitar a coleta excessiva da cartilagem da concha também evita sua distorção pós-operatória.[4,5,14] Não há indicação de uso de antibiótico pós-operatório na área doadora, mas pode haver para o local do enxerto. De um modo geral, os pacientes precisam apenas de analgésico leve para a área doadora, no entanto alguns podem requerer analgesia adicional para o local do enxerto.[13] O curativo de sustentação é deixado no local por 3 a 5 dias no pós-operatório para evitar a formação de hematoma.[19]

Referências

1. Konig F: Reconstruction of the anterior tracheal wall, *Berl Klin Wochenschr* 33:1129, 1896.
2. Sushruta S, Bhishagratna KK, translator: The Sushruta Samhita, Calcutta, India, 1907, Kaviraj Kunja Lal Bhishagratna.
3. Brown JB, Cannon BL: Composite free grafts of the skin and cartilage from the ear, *Surg Gynecol Obstet* 82:253, 1946.
4. Lee M, Callahan S, Cochran CS: Auricular cartilage: harvest technique and versatility in rhinoplasty, *Am J Otolaryngol* 32:547, 2011.
5. Murrell GL: Auricular cartilage grafts and nasal surgery, *Laryngoscope* 114:2092, 2004.
6. Castellani A, Negrini S, Zanetti U: Treatment of orbital floor blowout fractures with conchal auricular cartilage graft: a report on 14 cases, *J Oral Maxillofac Surg* 60:1413, 2002.
7. Kruschewsky Lde S, Novais T, Daltro C, et al: Fractured orbital wall reconstruction with an auricular cartilage graft or absorbable polyacid copolymer, *J Craniofac Surg* 22:1256, 2011.
8. Sugiyama A, Urushihara N, Fukumoto K, et al: Combined free autologous auricular cartilage and fascia lata graft repair for a recurrent tracheoesophageal fistula, *Pediatr Surg Int* 29:519, 2013.
9. Kaneko K, Sakaguchi K, Takano A, et al: Tracheal reconstruction using S-shaped skin flaps and a conchal cartilage graft, *Ann Thorac Surg* 92:e111, 2011.
10. Dornhoffer JL: Cartilage tympanoplasty, *Otolaryngol Clin North Am* 39:1161, 2006.
11. Otley CC, Sherrie DA: Spectrum of cartilage grafting in cutaneous reconstructive surgery, *J Am Acad Dermatol* 39:982, 1998.
12. Firmin F, Sanger C, O'Toole G: Ear reconstruction following severe complications of otoplasty, *J Plast Reconstr Aesthet Surg* 61(Suppl 1):S13, 2008.
13. Hutchison I: Reconstructive surgery-bone and cartilage harvesting. In Langdon JD, Patel MF, editors: *Operative maxillofacial surgery*, London, UK, 1998, Chapman & Hall, pp 110-112.
14. Han K, Kim J, Son D, Park B: How to harvest the maximal amount of conchal cartilage grafts, *J Plast Reconstr Aesthetic Surg* 61:1465, 2008.
15. Sclafani AP, Pearson JM: Nasal grafts and implants. In Thomas JR, editor: *Advanced therapy in facial plastic and reconstructive surgery*, Shelton, CT, 2010, People's Medical Publishing House-USA, pp 366-367.
16. Boccieri A, Marano A: The conchal cartilage graft in nasal reconstruction, *J Plast Reconstr Aesthetic Surg* 60:188, 2007.
17. Guyuron B: Simplified harvesting of the ear cartilage graft, *Aesth Plast Surg* 10:37, 1986.
18. Nicolle FV, Grobbelaar AO: Technique for harvesting of conchal cartilage grafts, *Aesth Plast Surg* 21:243, 1997.
19. Sherris DA, Larrabee WF Jr: Graft harvest techniques. In Sherris DA, Larrabee WF Jr, editors: *Principles of facial reconstruction: a subunit approach to cutaneous repair*, ed 2, New York, 2010, Thieme Medical Publishers, pp 292-294.

PARTE X Cirurgia da ATM

CAPÍTULO 128

Artroscopia da ATM

Joseph P. McCain e Reem H. Hossameldin

Material Necessário

Instrumental básico
Óptica de ATM 1,9 mm ângulo de 30 graus
Fios de sutura adequados
Torre de vídeo: fonte de luz, câmera HD, monitores
Obturador Blunt
Ponta de sucção de miringotomia francesa n° 3
Equipo de soro
Fluido de irrigação de lactato de Ringer / epinefrina 1: 300.000

Agulha de lavagem, calibre 22 × 1,5 polegadas
Anestésico local com vasoconstritor
Trocarte afiado
Sonda reta
Duas cânulas semelhantes de 2 mm graduadas
Instrumental avançado
Perfurador com sucção de 2,4 mm
Todo o arsenal anterior, para além do que se segue:
Pinça de biópsia e agulhas

Laser YAG : Holmium menisco mender
Eletrocautérios monopolar e bipolar
Instrumentos motorizados: *shaver*
Outros instrumentos manuais: limas e curetas ósseas
Radiofrequência para microdesbridamento e coblação

Histórico do Procedimento

O primeiro relato de artroscopia diagnóstica da articulação temporomandibular (ATM) foi realizado por Ohnishi.[1] Este relatório incluiu a sua experiência com exame da articulação utilizando artroscópio n.° 24 desenvolvido por Watanabe.[2] Ohnishi também desenvolveu um método de punção utilizando agulha de punção e cânula para examinar a cavidade articular. Pesquisas adicionais sobre técnicas de punção foram realizadas na década de 1980 por Holmlund e Hellsing. Em sua pesquisa, eles identificaram locais de punção que se correlacionaram com alinha *tragus-canthus*.[3-7] Além disso, Johnson publicou sobre artroscopia diagnóstica da articulação[8] e Murakami descreveu a anatomia normal e um método seguro e eficaz de punção articular,[9-12] seguido por estudos de terminologia topográfica e histológicos. No entanto, grande parte da informação sobre a articulação foi padronizada em uma publicação de Murakami e Hoshino.[10] McCain[13] apresentou o primeiro trabalho americano em um *abstract*, sua pesquisa desenvolvida com a articulação entre 1983-1985, na reunião da American Association of Oral and Maxillofacial Surgeons (AAOMS) em 1985. A publicação de McCain incluiu sua experiência com técnicas de punção, métodos de irrigação, observações diagnósticas e complicações. Pouco tempo depois, Sanders publicou artigos que descreveram os benefícios terapêuticos da artroscopia em pacientes com hipomobilidade dolorosa aguda da articulação.[14,15] McCain em seguida publicou um artigo descrevendo anatomia normal, uma técnica de artroscopia da articulação, o aspecto da patologia articular e complicações associadas ao procedimento.[16]

Indicações para Uso do Procedimento

A cirurgia artroscópica não é realizada primeiramente por razões preventivas. O paciente deve ser motivado por dor e disfunção, e os objetivos cirúrgicos devem ser corrigir esse problema específico. Restaurar anatomia, eliminar ou reduzir a inflamação na articulação por meio de cirurgia em última análise fornece benefícios em longo prazo. Não há justificativa, no entanto, para operar um paciente puramente por razões preventivas.[17]

Há muitas indicações para o uso da artroscopia diagnóstica. Este procedimento deve ser considerado em pacientes que apresentam dor persistente e inexplicável nas articulações e que não responde às terapias medicamentosas. Também estão inclusos pacientes que apresentam dor articular persistente e função prejudicada com a ausência de achados positivos nos exames de imagem convencionais. A técnica também permite ao cirurgião aumentar a compreensão de outros achados diagnósticos, tais como sinais clínicos e estudos de imagem positivos. Por fim, é também útil para a biópsia de lesões ou de doenças que se suspeita.

A artroscopia operatória também tem indicações distintas para a utilização do procedimento. É evidente que a técnica é útil para o tratamento de pacientes com sinovite que afeta a articulação temporomandibular. A artrite idiopática juvenil (AIJ) é um bom exemplo de artrite inflamatória. A artrite idiopática juvenil é um grupo de artropatias crônicas heterogêneas em crianças. Subtipos de AIJ compartilham achados com artrite reumatoide (AR) e doença de Still em adultos.[18] Outras indicações incluem a desarranjos internos da ATM. Wilkes classifica os desarranjos internos de acordo com os estágios radiográficos de severidade, que, em muitos pacientes, podem ser longitudinais ao longo do tempo. Esses estágios (II a V) servem como um método útil para avaliar a doença.[19]

Para pacientes com artrite inflamatória ou distúrbios internos, artroscopia da ATM é utilizada para lavar e remover os substratos inflamatórios ou qualquer barreira mecânica, a fim de melhorar a abertura máxima anterior e diminuir o estado inflamatório, aliviando assim a dor e melhorando a função da articulação. Hipomobilidade secundária a aderências intra-articulares também pode ser tratada de forma eficaz durante a artroscopia operatória pela liberação das aderências. Artroscopia operatória da ATM é também usada em pacientes com doença articular degenerativa e para o tratamento de hipermobilidade resultante de subluxação dolorosa ou luxação. Hipermobilidade ou luxação da ATM é uma ocorrência comum, geralmente tratada com terapia conservadora. Em alguns pacientes, ela pode tornar-se uma condição crônica recorrente. A luxação temporomandibular recidivante (LTR) pode diminuir significativamente a qualidade de vida do paciente e necessitar de algum tipo de intervenção cirúrgica para correção. A incidência tem sido descrita como aguda, crônica, recorrente e duradoura.[20] Artroscopia operatória da ATM apresenta uma alternativa de tratamento minimamente invasiva para essa condição.[20]

Limitações e Contraindicações

Artroscopia, embora seja um procedimento versátil, tem algumas limitações em sua aplicação. Claramente, os pacientes com anquilose óssea da ATM necessitam que seja realizado um procedimento aberto. Outras circunstâncias que podem diminuir o uso de artroscopia da ATM incluem a cirurgia em pacientes com infecções sobrejacentes sobre a pele e situações em que o cirurgião está preocupado que a estimulação de crescimento tumoral possa ocorrer a partir da instrumentação cirúrgica. Como todos os procedimentos médicos, o cirurgião também deve pesar circunstâncias médicas individuais para cada paciente. O uso eficaz e seguro da artroscopia também requer habilidade por parte do operador.

TÉCNICA: Artroscopia da ATM Primária (Artroscopia de Punção Única)

PASSO 1: Preparo do Paciente
Artroscopia primária é realizada sob anestesia local ou sob anestesia local e sedação intravenosa ou anestesia monitorada. O paciente é trazido para a sala de cirurgia, colocado em posição supina dorsal e anestesiado adequadamente. A cabeça do paciente deve ser voltada para um lado, mantendo-se um nível completamente plano. É colocado um gorro na cabeça cobrindo o cabelo e fixado com fita adesiva. Após a localização com o dedo da maior concavidade da fossa glenoide, a pele pré-auricular é marcada com Betadine, colocada na forma habitual para artroscopia de ATM e um tampão auricular é colocado para proteção (Fig. 128-1, *A*).

PASSO 2: Anestesia Local
Após a pontos de referência padrão serem marcados, o anestésico local é injetado, sendo utilizada xilocaína 2% com uma agulha de calibre 30, na região pré-auricular para o portal de lavagem e insuflação da fossa para o aumento do espaço (Fig. 128-1, *B*).

PASSO 3: A Insuflação
O espaço articular superior é então insuflado através de uma abordagem inferior e lateral, utilizando-se uma agulha de calibre 30 com xilocaína 2% aproximadamente 2,5 cc com o êmbolo ricocheteando bem (Fig. 128-1, *C*).

PASSO 4: Portal da Punção da Fossa
A primeira punção é sempre na concavidade máxima da fossa glenoide, com a mandíbula em posição protrusiva. Segure a cânula com a mão direita para uma punção articular direita e com a mão esquerda para uma punção articular esquerda. Segure a cânula com o dedo indicador controlando a ponta e a base da cânula na palma da mão.

Usando o trocarte, penetre na pele no local da punção da fossa com um movimento de rotação lenta. A punção da fossa deve ser feita deliberadamente e cuidadosamente, numa tentativa de passar de uma vez através a cápsula lateral e no espaço da articulação, para evitar problemas de extravasamento. Avançar o trocarte até que o contato com o osso acima seja sentido. Sempre use a referência óssea; nunca passe o instrumento em linha reta através da cápsula sem localizar o osso. Avance a cânula completamente no espaço articular. Nesse ponto, a cânula deve ser introduzida cerca de 20 a 25 mm, medidos a partir da pele para o centro da articulação, conhecida como zona de segurança. Em seguida, retire o trocarte e verifique a extensão inserida no espaço (Fig. 128-1, *D*).

(Continua)

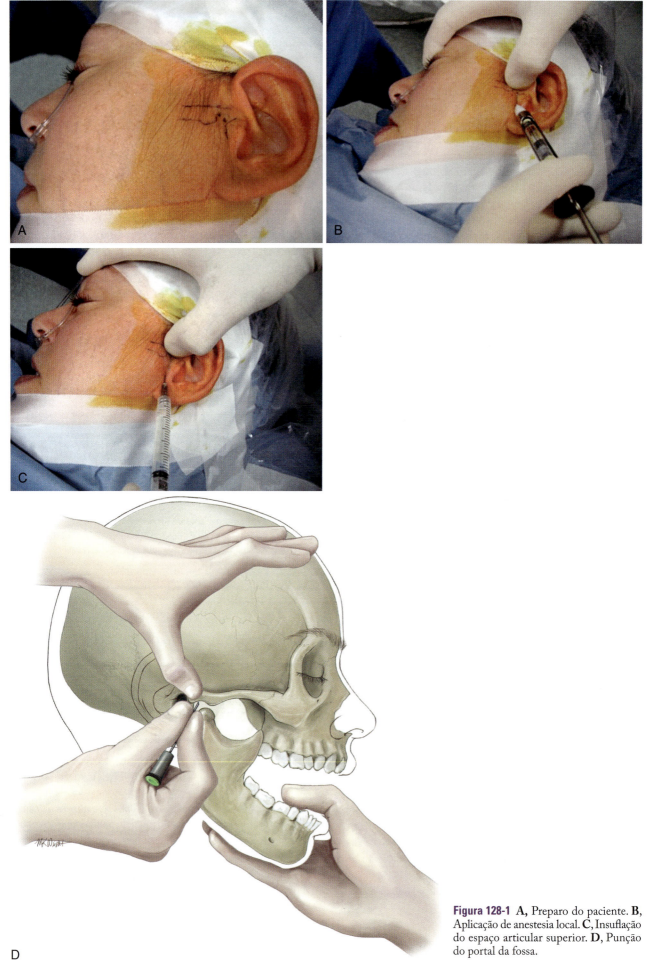

Figura 128-1 A, Preparo do paciente. **B,** Aplicação de anestesia local. **C,** Insuflação do espaço articular superior. **D,** Punção do portal da fossa.

TÉCNICA: Artroscopia da ATM Primária (Artroscopia de Punção Única) *(Cont.)*

PASSO 5: Inserção da Agulha de Escoamento
Com a mandíbula mantida em uma posição protrusiva, instrua o assistente para insuflar a articulação com aproximadamente 2 a 3 ml de fluido, utilizando a seringa de irrigação direta e mantendo pressão no êmbolo para conter a distensão da articulação.

Em seguida, o cirurgião insere uma agulha calibre 22, com 1 ½ polegada, aproximadamente 5 mm anterior e 5 mm inferior ao local de punção da fossa, enquanto observa o fluxo de fluido de irrigação através da agulha, que consiste em solução de Ringer Lactato com 1:300.000 epinefrina (Fig. 128-1, *E*).

PASSO 6: Primeiro Nível de Tratamento
O primeiro nível de tratamento começa com uma artrocentese artroscópica, que é realizada com 120 cc de fluido de irrigação com o fluxo intenso, de modo a remover substratos inflamatórios, bem como promover a lise de quaisquer pequenas aderências presentes.

Isso é seguido por uma varredura diagnóstica no espaço articular superior, fornecendo um diagnóstico preciso de condições normais e patológicas através da descrição de sete pontos de interesse, bem como o movimento articular (Fig. 128-1, *F*).

(Continua)

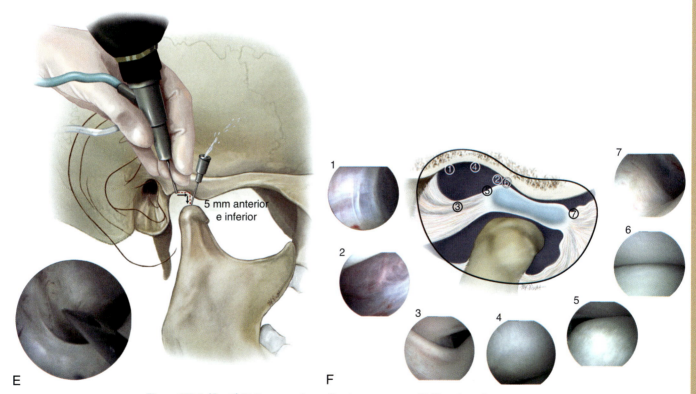

Figura 128-1 *(Cont.)* **E,** Inserção da agulha de escoamento. **F,** Varredura diagnóstica.

TÉCNICA: Artroscopia da ATM Primária (Artroscopia de Punção Única) *(Cont.)*

PASSO 7: Segundo Nível de Tratamento
O segundo nível de tratamento envolve a infiltração intra-articular de medicamentos indicados em alguns casos, incluindo os seguintes:
- injeção de agentes esclerosantes na prega do tecido retrodiscal em casos de discos deslocados, utilizando a agulha de lavagem
- injeção de agentes esteroides em um tecido retrodiscal gravemente inflamado (Fig. 128-1, *L*)
- injeção intra-articular de ácido hialurônico agindo como curativo em micro-hemorragias e agente de reposição de líquido sinovial, e também como lubrificante
- injeção intra-articular de agentes de medicina regenerativa (plasma rico em plaquetas [PRP], as células-tronco etc.)

PASSO 8: Fechamento
Uma vez concluído o procedimento, todos os instrumentos são removidos, mantendo-se a pressão direta sobre os locais de punção e, depois, a cabeça do paciente é elevada ligeiramente para auxiliar na hemostasia.

O local da punção é fechado com um ponto com fio 6-0 de nylon e então coberto com pomada de bacitracina e um pequeno curativo. Finalmente, o tampão do ouvido é removido.

PASSO 9: Manipulação da Articulação
Com a cabeça do paciente para cima, o cirurgião manipula e abaixa a mandíbula, a amplitude de movimento é registrada.

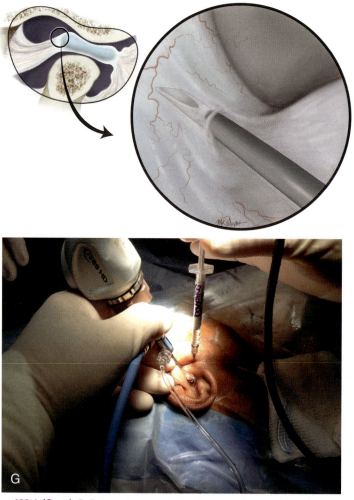

Figura 128-1 *(Cont.)* **G**, Injeção intra-articular direta e aplicação de medicamentos.

TÉCNICA: Artroscopia Operatória da ATM (Artroscopia de Dupla Punção)

PASSO 1: Intubação
O paciente é colocado numa posição supina dorsal e trazido para o plano correto de anestesia geral através de intubação nasotraqueal.

PASSO 2: Exame do Paciente e Preparo
O paciente é examinado sob anestesia. Em seguida, posicionado, preparado e envolto na forma usual para artroscopia da ATM. Um tampão estéril é colocado no ouvido para proteção.

PASSO 3: Portal da Punção da Fossa com Lise e Lavagem
As etapas 2 a 6 da técnica de artroscopia primária são repetidas.

PASSO 4: Punção com Segunda Cânula
Após a completa varredura diagnóstica, a segunda punção precisa ser feita exatamente na região mais anterior e lateral do espaço articular superior para garantir a máxima flexibilidade da cânula operatória. Enquanto o côndilo está sendo acomodado na fossa, a agulha de irrigação é removida e, em seguida, o local da punção é localizado de acordo com princípios de triangulação, criando um triângulo equilátero da seguinte forma:

- Uma segunda cânula de medição é posicionada horizontalmente contra o tecido com a ponta contígua (na marcação 0 mm) ao escopo no ponto de entrada (pele) e contínua (numa linha reta) com o plano do artroscópio. A profundidade de penetração do escopo é agora transferida para a cânula.
- O local da segunda punção foi agora estabelecido. De modo semelhante à utilizada para a punção da fossa, o assistente insufla a articulação com 2 mL de fluido de irrigação. O trocarte/cânula penetra perpendicular à pele e, então, continua na mesma direção. O trocarte é girado através da pele e avançado até encontrar osso na junção entre a face anterior da inclinação anterior da eminência articular e a continuação do arco zigomático. Em seguida, o trocarte / cânula é girado através da cápsula e da sinóvia.
- O trocarte é observado no monitor ao entrar no espaço da articulação. Uma vez intra-articular, o trocarte é removido e a drenagem do fluido de irrigação é observada através da cânula (Fig. 128-2, *A*).

PASSO 5: Procedimento Artroscópico Avançado
Nesta fase da cirurgia, diferentes procedimentos adicionais podem ser realizados, conforme necessário, incluindo os seguintes:

1. Biópsia sinovial: usando pinça de fórceps para biópsia de espessura total ou agulhas de biópsia de tecido mole.
2. Desbridamento artroscópico: feito nos casos de artrofibrose, hiperplasia sinovial, condromalácia graus III e IV, artrofibrose e osteoartrite anquilosante. É aconselhável começar o desbridamento no recesso anterior e fazer o máximo de desbridamento da forma mais eficiente possível nessa região, em seguida, avançar para a zona intermediária e, finalmente, para a posterior. Um desbridamento eficaz é aquele em que os instrumentos podem passar livremente a partir da região anterior para a região posterior da articulação. Uma vez que o desbridamento foi concluído, houve aumento do espaço articular. Isso é feito por diferentes técnicas de instrumentação e dispositivos motorizados que podem ser inseridos através da segunda cânula de trabalho para retirar ou coagular quaisquer adesões ou tecido remanescente, que incluem o seguinte:
   - instrumentos manuais, como uma sonda reta, sonda curva, pinça fórceps de biópsia, curetas ósseas, limas de osso
   - ponta de fibra de laser Holmium
   - minishaver motorizado com ponta esférica cilíndrica
   - terapia de coblação
   - eletrocautério mono ou bipolar
   - aspirador ultrassônico
3. Discopexia Artroscópica Esta técnica é utilizada tanto para o disco com redução quanto para disco sem redução. Ela consiste nos seguintes passos:
   a. Liberação anterior (miotomia pterigóidea): A incisão é feita com bisturi elétrico, coblação ou laser através da membrana sinovial, estendendo-se lateralmente para a projeção vascular, penetrando na membrana sinovial e cortando a cápsula. O músculo pterigóideo é identificado em seguida e cortado; a intenção é liberar o ventre superior do músculo pterigóideo da sua inserção no disco articular.
   b. Redução do disco: Uma vez concluída a liberação anterior, a cânula operatória e o escopo voltam ao sulco lateral do recesso posterior. Uma vez que esses dois instrumentos atinjam o pico da eminência articular, o côndilo é puxado para a frente e, em seguida, ambos os instrumentos podem cair na cavidade posterior. O disco é reduzido por meio de compressão do tecido retrodiscal lateralmente com uma sonda linear, enquanto o côndilo está em posição para a frente ou para a frente e contralateral. Ocasionalmente, o disco irá manter a sua posição, mas na maioria das vezes ele vai deslizar de volta para frente.
   c. Escarificação retrodiscal ou contratura: A área alvo da contratura retrodiscal é geralmente a sinóvia, encontrada lateral à protuberância oblíqua. O laser de baixa potência, bipolar ou coblação é usado para unir este tecido, realizando sinovectomia superficial e, em seguida, penetrando mais fundo na zona bilaminar, causando contratura cicatricial.

(Continua)

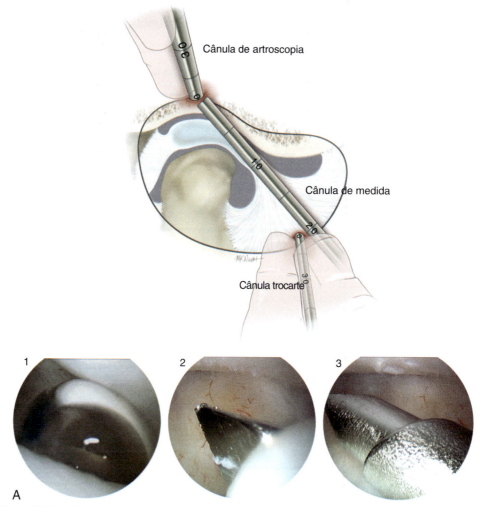

Figura 128-2 **A,** Técnica de dupla punção com sistema de medição de vetor.

TÉCNICA: Artroscopia Operatória da ATM (Artroscopia de Dupla Punção) *(Cont.)*

d. Fixação do disco: A fixação do disco pode ser realizada de uma das duas maneiras. A primeira e mais tradicional maneira é a discopexia. A segunda maneira é através da fixação rígida, quer com parafusos reabsorvíveis ou de titânio. Independentemente da metodologia de fixação, o disco é mantido em redução durante o curso da fixação. A área alvo de fixação é a região posterolateral do conjunto do disco-côndilo, a área do polo lateral, onde o disco se junta ao côndilo (Figura 128-2, *B*).

e. Contratura artroscópica: Este procedimento é indicado em casos de luxação da ATM recidivante. Uma vez estruturada a segunda punção, o escopo e a cânula de trabalho são movidos para a cavidade posterior. Utilizando um laser Holmium em modo de cicatrização, coblação, eletrocautério, ou injeção de agentes químicos esclerosantes, várias queimaduras lesionais ou cicatrizes são criadas na protuberância oblíqua. Com a sinovectomia posterior concluída, a fim de estabelecer a contratura cicatricial, penetrar em seguida no tecido retrodiscal através da zona bilaminar com laser, coblação ou eletrocautério e novamente promover várias queimaduras regionais para contrair o tecido retrodiscal da cápsula posterior. Em seguida, o paciente é levado à função mandibular para verificar a existência de qualquer deslocamento; se nenhum deslocamento estiver presente, então o processo está finalizado (Figura 128-2, *C* e *D*).

CAPÍTULO 128 Artroscopia da ATM 1317

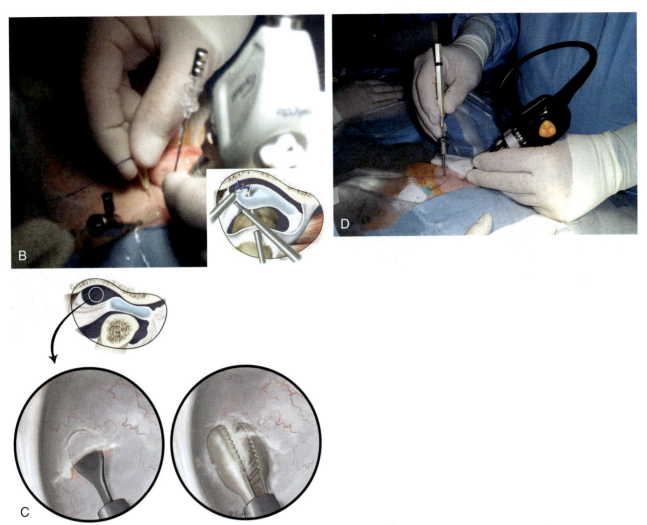

Figura 128-2 (Cont.) B, Técnica de biopsia sinovial na cavidade anterior. C, Lise das adesões usando sonda reta. D, Técnica de discopexia da sutura para reposicionamento do disco.

Prevenção e Conduta Frente à de Complicações Intraoperatórias

Potenciais complicações intraoperatórias são numerosas, mas devem ser reduzidas através da utilização de técnica cirúrgica cuidadosa e meticulosa. Lesão do nervo facial continua sendo uma significativa complicação em potencial. A prevenção dessa lesão requer a colocação adequada das cânulas e cuidados na lavagem articular para evitar o extravasamento. Lesão de outros ramos importantes do nervo trigêmeo também podem ocorrer. Eles incluem o nervo auriculotemporal, o nervo lingual e o nervo alveolar inferior. Prevenção requer a medição exata da punção, anterior ao tragus. O cirurgião também deve evitar perfuração medial, que pode ocorrer pela introdução da cânula por mais de 35 mm. Cuidados também devem ser tomados para evitar o extravasamento medial, realizando cuidadosa técnica de punção, observação do sítio cirúrgico, leve pressão na irrigação e desobstrução no fluxo de entrada e saída de líquido. Felizmente, essas lesões são raras e a maioria dos pacientes recupera a função nervosa nos seis meses de pós-operatório.

Lesão do nervo vestibulococlear e disfunção do sistema auditivo também podem ocorrer durante a artroscopia. Atenção deve ser dada à angulação dos trocartes anteriormente, com a mesma angulação do tragus para evitar qualquer perfuração no ouvido médio. Também é prudente não avançar o artroscópio mais do que 25 mm. Se a membrana timpânica for perfurada, o cirurgião deve parar imediatamente o processo e obter uma consulta intraoperatória do ouvido, nariz e garganta (ONG). Normalmente, se a lesão da membrana timpânica for inferior a 30% da superfície do tímpano, a cura deve ocorrer sem sequelas. Qualquer pequena hemorragia do ouvido é controlada por cauterização bipolar, enquanto o canal acústico externo é tratado com hidrocortisona gotas por até duas semanas.

Além disso, o rompimento da membrana da fibrocartilagem pode ocorrer durante o ato operatório. Esse risco pode ser minimizado, evitando tentativas repetidas de inserção da agulha de irrigação. Durante a punção da fossa glenoide, deve-se ter atenção à direção de inserção do trocarte, bem como com a manipulação intra-articular. Se ocorrer pequeno rompimento, normalmente a fibrocartilagem se regenera sem problemas. Se ocorrer rompimento mais significativo durante a cirurgia, a visibilidade pode ficar prejudicada, resultando em um diagnóstico errôneo de degeneração condral dos espaços articulares por cirurgiões inexperientes.

Injúrias em estruturas vasculares mais importantes também podem ocorrer durante a artroscopia. A distância vertical da artéria maxilar nas abordagens artroscópicas habituais é 20,3 mm. Embora uma complicação rara, pode se desenvolver uma fístula arteriovenosa (AV) com uma queixa patognomônica do paciente de um som sibilante persistente, o que requer atenção médica e tratamento. Injúrias nos vasos temporais superficiais também podem ocorrer. Ela é administrada pela aplicação de pressão controlada, sem sequelas. Em raras ocasiões, injúrias nesses vasos resultam em uma fístula arteriovenosa ou pseudoaneurisma, que deverá ser tratado cirurgicamente.

Perfuração da fossa glenoide durante a artroscopia é uma complicação grave do procedimento. A prevenção foca primariamente em controlar a direção dos instrumentos, colocando-os em direção ao tubérculo e longe da fossa. Extremo cuidado durante a tentativa de triangulação também deve ser observado. Se a base craniana for perfurada, uma consulta intraoperatória com o neurocirurgião e antibioticoterapia são recomendados. A maioria dos vazamentos líquido cefalorraquidiano (LCR) cicatriza espontaneamente. Se o fluido cerebrospinal continuar a acumular-se na ferida, um dreno na incisão ou um curativo com pressão deve ser feito com a hospitalização do paciente e elevação da cabeça. Um vazamento que persiste por mais de 48 horas possui uma indicação para consulta, com a colocação de dreno subaracnóideo e tomografia computadorizada (TC) para documentação da região. A reparação cirúrgica da fossa craniana media, embora uma opção, raramente é necessária.

Lesões do disco também podem ocorrer durante o procedimento. O cirurgião deve evitar qualquer desvio da técnica padrão de punção capsular para evitar essa complicação. Se ocorrer a perfuração do disco, pequenas perfurações devem ser suturadas usando uma agulha de calibre 20. A zona avascular do menisco mostra um tecido fibroso de cicatrização de quatro a seis semanas pós-operatórias.

Hemartrose pode ser um problema intraoperatório difícil de resolver, por isso deve ser prevenida evitando-se a dilaceração da artéria temporal superficial. Ela também pode ser causada por hemorragia excessiva da sinóvia ou tecido retrodiscal gravemente inflamado no momento da entrada na articulação e pelo sangramento da artéria pterigóidea, quando o cirurgião realiza miotomia para um procedimento de liberação anterior. Uma pequena hemorragia pode ser tamponada pela irrigação com pressão. Hemorragia excessiva pode ser difícil de administrar. Inicialmente, o aumento da pressão por irrigação pode ser tentado. Outras manobras iniciais podem incluir a injeção de uma pequena quantidade de ácido hialurônico intra-articularmente, cauterização, utilização de um laser na área de sangramento ou injeção de anestésico local com vasoconstritor no local de sangramento através da agulha de drenagem ou como insuflação. Métodos adicionais para aplicar pressão visando parar o sangramento incluem insuflar toda a articulação sob pressão, enquanto todas as cânulas são obliteradas por 5 minutos, ou remover todos os instrumentos enquanto a pressão externa palmar direta é aplicada por 5 minutos marcados no relógio. Por pressão adicional, o côndilo é assentado na fossa, se a fonte do sangramento estiver localizada posteriormente, e é projetado se o sangramento for anterior. É também possível aplicar pressão através do uso de um cateter balão número 4 inserido através de uma janela de trabalho e insuflado com soro fisiológico normal, e também deixado no local durante cinco minutos. Certamente, se todas as medidas não forem bem-sucedidas, a articulação deverá ter uma abordagem através de técnica aberta.

Como todos os procedimentos cirúrgicos, a infecção continua a ser um risco na artroscopia da ATM. A utilização de um ambiente operacional e de técnica adequados, estéril, adequada profilaxia antibiótica perioperatória, irrigação de alto volume e ausência de quaisquer infecções de pele adjacente são considerações importantes. Se ocorrer uma infecção, a administração de cefalosporinas por sete dias é prudente. Se a infecção persistir, a exploração da área sob anestesia local, com a remoção de qualquer sutura residual e ainda a administração durante sete dias de cefalosporina pode ser útil. Na presença de purulência, incisão e drenagem são necessárias com lavagem abundante com solução antibiótica, desbridamento com colocação de dreno (para ser removido em três dias) e cobertura antibiótica intravenosa.

Efusões não infecciosas da articulação também podem ocorrer. A prevenção dessa complicação é conseguida instruindo os pacientes a evitar o excesso de zelo na função mandibular ou hábitos parafuncionais. Se ocorrer manejo inicial, é recomendado repouso da articulação e uma dieta macia com a aplicação de calor e anti-inflamatórios não esteroidais (AINEs) para controle da dor. Se a efusão persistir após seis semanas, a aspiração pode ser realizada e, se isso falhar, uma injeção de esteroides irá ajudar a resolver a inflamação subjacente. Se a efusão se desenvolver alguns meses após a cirurgia, o cirurgião deve ver isso como uma indicação de progressão de doença degenerativa.

Qualquer procedimento minimamente invasivo em um espaço apertado traz consigo o risco de quebra de instrumentos. Artroscopia da ATM não é exceção. Evite instrumentos com defeitos de fabricação. Deve-se tomar cuidado para não mal utilizar quaisquer instrumentos e, se um instrumento tiver desgastado, ele deve ser substituído. Todos os instrumentos com partes flexíveis devem ser testados antes da inserção na articulação. Nunca se deve aplicar força excessiva ou dobrar durante o procedimento. A utilização de instrumentos ferromagnéticos também é recomendável. Se ocorrer uma fratura do instrumento, pare imediatamente o processo e mantenha a posição do artroscópio e cânulas. Mantenha o instrumento quebrado em vista e garanta que o espaço articular fique distendido para melhor visibilidade. Em seguida, meça a profundidade do instrumento com uma cânula graduada. Considere o uso de assistência com fluoroscópio para localizar a peça se não puder ser visualizada. Finalmente, remova o fragmento. É desejável, caso esta complicação em particular ocorra, trocar o sistema por um maior, que tenha uma cânula de trabalho de 3 mm, com a técnica de troca de cabo, e resgatar os fragmentos quebrados com uma garra de confiança.

Considerações Pós-operatórias

No pós-operatório, os pacientes são colocados em um autorregime de terapia física, o qual inclui exercícios de fase II, conforme descrito pelo Wilk e McCain,[21] ou exercícios com um dispositivo de reabilitação de movimento mandibular fazendo 20 repetições, quatro vezes por dia. O objetivo é atingir um grau de movimento normal. Imediatamente após a cirurgia, os pacientes apresentarão amplitude de movimento diminuída, provavelmente em consequência da dor. No entanto, os pacientes precisam ser mobilizados para que se impeça a adesão. Mais tarde, a terapia física é modificada para impedir excessivo grau de movimento.

Os pacientes são mantidos com uma dieta de consistência macia, durante três a seis meses, e são administrados analgésicos. Eles também são instruídos a usar o um *splint* oclusal em tempo integral. A profilaxia antibiótica é ministrada, utilizando cefalosporina oral pré-operatória e uma dose no pós-operatório.

O acompanhamento é mantido após uma semana, um mês, três meses, seis meses e, depois, a cada seis meses. Parâmetros de avaliação pré e pós-operatórios incluem o índice de melhora medido com uma escala visual analógica, amplitude de movimento medida verticalmente em milímetros e a consistência da dieta. Deve haver uma nítida melhoria após a artroscopia. O paciente deve manter a abertura pós--operatório imediata e a dor deve estar limitada à primeira semana de pós-operatório.

Em casos de deslocamento mandibular, quatro bráquetes são colocados nos caninos, em que os elásticos médios são aplicados a cada lado, mantendo a fixação mandibular.

Referências

1. Ohnishi M: Arthroscopy of the temporomandibular joint, *1 Stomatal Soc Jpn* 42:207, 1975.
2. Ohnishi M: Clinical application of arthroscopy in temporomandibular joint diseases, *Bull Tokyo Med Dent Univ* 27:141, 1980.
3. Hellsing G: Experiences from dissectional and arthroscopic studies of the TMJ, *Aust Prosthodont Soc Bull* 16:59, 1986.
4. Hellsing G, Holmlund A, Nordenram A, Wredmark T: Arthroscopy of the temporomandibular joint: examination of 2 patients with suspected disk derangement, *Int J Oral Maxillofac Surg* 13:69, 1984.
5. Hellsing G, Lestrange P, Holmlund A: Temporomandibular joint disorders: a diagnostic challenge, *J Prosthet Dent* 56:600, 1986.
6. Holmlund A, Hellsing G: Arthroscopy of the temporomandibular joint: an autopsy study, *Int J Oral Surg* 14:169, 1985.
7. Holmlund A, Hellsing G, Wredmark T: Arthroscopy of the temporomandibular joint: a clinical study, *Int J Oral Maxillofac Surg* 15:715, 1986.
8. Johnson L: *Arthroscopic surgery: principles and practice*, ed 3, St. Louis, 1986, Mosby, pp 1297-1300.
9. Murakami K, Hashino K: Histological studies on the inner surfaces of the articular cavities of human temporomandibular joints with special references to arthroscopic observations, *Anat Anz* 160:167, 1985.
10. Murakami K, Hashino K: Regional anatomical nomenclature and arthroscopic terminology in human temporomandibular joints, *Okajimas Folia Anat Jpn* 58:745, 1982.
11. Murakami K, Ito K: Arthroscopy of the temporomandibular joint: arthroscopic anatomy and arthroscopic approaches in the human cadaver (in Japanese; abstract in English), *Arthroscopy* 6:1, 1981.
12. Murakami K, Ono T: TMJ arthroscopy by inferolateral approach, *Int J Oral Maxillofac Surg* 15:410, 1986.
13. McCain IP: Arthroscopy of the human temporomandibular joint. *Proceedings from the AAOMS meeting,* Washington, DC, 1985.
14. Sanders B: Arthroscopic surgery of the TMJ: treatment of internal derangement with persistent lock, *Oral Surg* 62:361, 1986.
15. Sanders B, Buoncristiani R: Diagnostic and surgical arthroscopy of the temporomandibular joint: clinical experience with 137 procedures over a 2~year period, *J Craniomandib Disord* 1:202, 1987.
16. McCain JP: Arthroscopy of the human temporomandibular joint, *J Oral Surg* 46:648, 1988.
17. Nickerson JW, Boering G: Natural course of osteoarthritis as it relates to internal derangement of the temporomandibular joint, *Oral Maxillofac Surg Clin North Am* 1:27, 1989.
18. Angeles-Han S, Prahalad S: The genetics of juvenile idiopathic arthritis: what is new in 2010? *Curr Rheumatol Rep* 12:87, 2010.
19. Wilkes CH: Internal derangement of the temporomandibular joint: pathologic variations, *Arch Otolaryngol Head Neck Surg* 115:469, 1989.
20. Torres DE, McCain JP: Arthroscopic electrothermal capsulorrhaphy for the treatment of recurrent temporomandibular joint dislocation, *Int J Oral Maxillofac Surg* 41:681, 2012.
21. Wilk BR, McCain JP: Rehabilitation of the TMJ after arthroscopic surgery, *Oral Surg Oral Med Oral Pathol* 73:531, 1992.

Artroplastia e Eminectomia

Helamen P. Erickson e John Zuniga

Material Necessário

Afastador Senn
Afastadores de ATM
Afastadores Kitner
Anestésico local com vasoconstritor
Bolinha de algodão ou tampão de orelha Merocel
Broca Carbide n° 702

Broca esférica redonda
Clampe ósseo
Descolador levantador freer
Eletrocautério com agulha
Estimulador de nervo
Folhas de Silástico 0,02 polegada
Lâmina de bisturi n° 15

Levantador periosteal n° 9
Lima óssea ou rugina
Luz de cabeça para cirurgião
Osteótomos
Pinça vascular com ângulo reto
Suturas adequadas

Histórico do Procedimento

Thomas Anandale é o primeiro cirurgião que recebeu crédito pela descrição de cirurgia da articulação temporomandibular (ATM) em seu artigo de 1887, na *Lancet*. No entanto, Humphrey descreveu o acesso à ATM em 1856 para condilectomia, e Riedel o fez para meniscectomia em 1883. A abordagem de Anandale à ATM foi muito diferente das abordagens utilizadas pelos cirurgiões atuais. Ele usou uma incisão curva de três quartos de polegada diretamente sobre o ligamento lateral da articulação. Isso foi então realizado até a cápsula para acessar a articulação.[1]

Em 1897, o *Manual of Operative Surgery* de Stimson descreveu a excisão do côndilo mandibular por meio de uma incisão em forma de T com o braço horizontal repousando sobre a face inferior do zigoma e um braço vertical que se estende inferiormente através da pele.[2] Em 1914, Murphy descreveu a correção cirúrgica de anquilose com artroplastia utilizando uma incisão em forma de L com a base ao longo da face superior do zigoma e o braço vertical estendendo a partir da posição mais posterior. Ele continuou descrevendo o uso da gordura temporal e fáscia temporal como um retalho de interposição.[3] Em 1939, o Professor Wakely do King's College publicou sua técnica de artroplastia utilizando um retalho temporal pediculado tunelizado sob o zigoma.[4]

Em meados do século XX, a maioria dos cirurgiões foi treinada com uma abordagem pré-auricular padrão, com um formato de taco de hóquei anterior na margem superior. Essa incisão é frequentemente modificada de maneira a estender-se posterior ao trago em uma abordagem endoaural. A abordagem foi ainda modificada com uma abordagem pós-auricular, que reflete a orelha anteriormente, possibilitando acesso à ATM com uma incisão bem escondida.[5] Outras abordagens para a ATM foram descritas e incluem métodos de ritidectomias, intraoral e submandibular.

Indicações para Uso dos Procedimentos

A cirurgia é indicada para restaurar o tecido danificado ou doente e remover tecido que não pode ser recuperado. Também é usada para promover a cicatrização dos tecidos, substituindo o tecido perdido por enxertos. É necessária uma compreensão da patologia articular e do papel que a cirurgia desempenha em diversas entidades patológicas. Em 1994, Dolwick e Dimitrioulis descreveram indicações absolutas e relativas para artrotomia. As indicações absolutas incluem anquilose, tanto fibrosa como óssea, neoplasia, luxação recorrente ou crônica e distúrbios do desenvolvimento, incluindo hiperplasia condilar. As indicações relativas incluem desarranjo interno, osteoartrose e trauma.[6]

Dolwick mais tarde dividiu as indicações de cirurgia de ATM em gerais e específicas. A cirurgia é indicada em pacientes que são refratários à terapia não cirúrgica; isso com a ressalva de que eles estão seguindo esquemas de tratamento e que seus problemas são verdadeiramente dor relacionada com a articulação e não um transtorno doloroso miofascial. Ao exame físico, a dor será localizada na ATM, especialmente no carregamento funcional e movimento. Interferência mecânica também pode ser observada. Indicações mais específicas incluem distúrbios que não respondem à artrocentese de ATM, abertura de boca limitada grave crônica, doença articular degenerativa com dor intolerável e disfunção e doença articular grave identificada na tomografia computadorizada (TC) ou ressonância magnética (RM). Quanto mais localizada for a dor da ATM, melhor o prognóstico cirúrgico.[6]

A eminectomia é indicada para luxação mandibular recorrente, a qual é incomum. O estudo realizado por Boering encontrou uma incidência de 1,8% na população de 400 pacientes com ATM sintomáticos.[7] Frequentemente, luxações recorrentes são encontradas em pessoas com frouxidão articular, aquelas com desarranjo interno da ATM e aquelas com distúrbios neurológicos que sofrem convulsões ou sintomas extrapiramidais da terapia neuroléptica. A luxação recorrente causa lesão no disco, cápsula e ligamentos, levando a desarranjo interno.[8]

Contraindicações e Limitações

A seleção dos pacientes é de vital importância, e o médico deve ser claro, tanto na descrição do diagnóstico como do procedimento. É fundamental selecionar pacientes que aderem aos esquemas de tratamento, têm uma boa compreensão do distúrbio e não têm expectativas irrealistas.

TÉCNICA: Artroplastia

PASSO 1: Preparação do Paciente e Colocação de Campo Cirúrgico

A cirurgia de ATM aberta é realizada sob anestesia geral. O paciente é colocado em decúbito dorsal na mesa de operação com a cabeça virada para expor o lado a ser operado. Infecções pós-cirúrgicas são raras após cirurgia de ATM e, em geral, não é necessário clipar o cabelo no campo cirúrgico, a menos que ele entre na ferida durante a cirurgia.[9] Antes de preparar a pele, uma bolinha de algodão impregnada com pomada antibiótica (solução ótica Cortisporin, Floxin etc.), tela de parafina ou tampão para orelha Merocel impregnado (p. ex., Merocel de tamanho "pope") são colocados no canal auditivo externo. Isso minimiza a entrada de líquido na orelha durante a cirurgia, que poderia levar a irritação e dor pós-operatória do canal ou membrana timpânica. A pele é preparada e recebe o campo, incluindo a orelha externa; em caso de necessidade de colheita de cartilagem, a pele pré-auricular, que inclui o arco zigomático até o canto lateral e inferiormente até a borda mandibular. Uma borda de adesivo estéril é aplicada com a orelha exposta e campos estéreis são colocados.[9]

PASSO 2: Incisão

A abordagem endoaural será descrita aqui e é uma modificação da abordagem pré-auricular. Essa abordagem coloca a incisão no trago *versus* crista pré-tragal. Se ainda mais acesso for necessário, uma extensão da incisão, tal como descrito por Al-Kayat e Bramley, na área temporal, cerca de 1 cm acima da margem superior do arco zigomático palpável, estará disponível. Antes da incisão, o anestésico local é injetado na marcação da pele para a incisão, embora seja necessário tomar cuidado para não se injetar em tecidos profundos, pois isso bloquearia o nervo facial. Alguns cirurgiões desejam a utilização do nervo estimulador. Nesse caso, deve-se tomar cuidado para evitar o nervo facial, e a anestesia deve ser proibida de utilizar bloqueio neuromuscular.

Uma incisão é feita a partir do ponto mais alto da aurícula inferior até a inserção do lóbulo da orelha, com a porção média da incisão escondida no trago posterior. Deve-se tomar cuidado para evitar a cartilagem do trago com possível complicação de pericondrite, embora alguns cirurgiões transeccionem através da cartilagem do trago. A incisão é através da pele e do tecido subcutâneo até a fáscia temporal superficial. Um instrumento rombo é em seguida usado para abrir um bolso anterior ao canal auditivo externo. A artéria temporal superficial e a veia são localizadas abaixo do tecido subcutâneo e pode ser encontrada e ligada ou retraída para a frente. Continua-se com a dissecção romba em direção à fáscia temporal superficial até que a superfície lisa, branca, bem definida da superfície superficial da fáscia temporal seja encontrada. Quando há desenvolvimento de um bolso pequeno, um afastador Senn é colocado na ferida abaixo dessa camada. Outro Senn é colocado na incisão pré-tragal. O tecido mole na profundidade da ferida definiu claramente os marcos que podem ser drasticamente liberados com uso de uma tesoura (Fig. 129-1, *A* e *B*).

PASSO 3: Dissecção da Cápsula da Articulação Temporomandibular

A camada superficial da fáscia temporal profunda é agora visível em todo o comprimento da ferida. Um bisturi é usado para fazer uma incisão nessa camada imediatamente anterior ao plano de dissecção e paralela à incisão na pele. O levantador periosteal Molt é então utilizado para dissecar sobre o periósteo anteriormente. Dissecar nessa camada protege e possibilita a retração de ramos do nervo facial. Esse plano é superior à cápsula lateral da ATM e à inserção posterior da fáscia parotideomassetérica. Essa inserção é cortada imediatamente anterior ao canal auditivo; e a fáscia, afastada anteriormente com a finalidade de expor a cápsula lateral para visualização. Os afastadores Kitner são muito úteis e causam lesão mínima de tecido mole durante esse processo, e, se for realizado no plano correto, o sangramento é minimizado (Fig. 129-1, *C* e *D*).

(Continua)

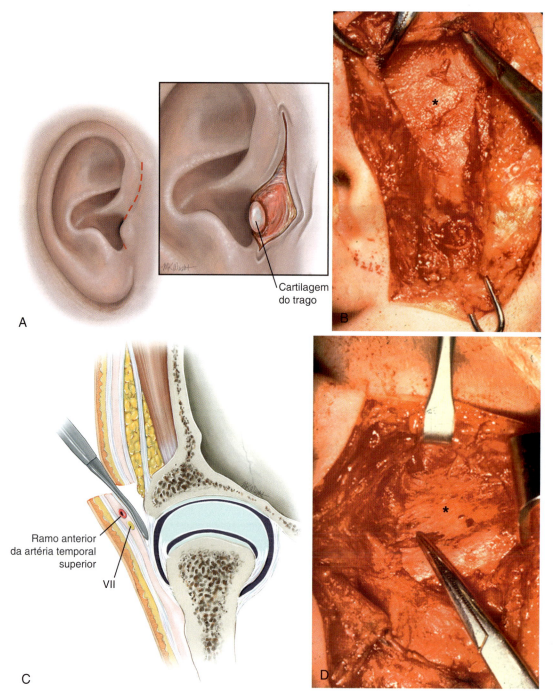

Figura 129-1 **A,** Desenho da incisão. **B,** Fáscia temporal (*) é uma camada de tecido branco brilhante mais bem observada na porção superior da incisão. Os vasos temporários superficiais podem ser afastados anteriormente com o retalho de pele ou deixado no local. **C,** Vista coronal de dissecção da porção lateral do arco zigomático e da região do côndilo mandibular. O ramo frontal do nervo facial é protegido dentro da camada superficial da fáscia temporal profunda. **D,** A camada superficial da fáscia cervical profunda (*) é visível acima do arco zigomático. Abaixo do arco a cápsula articular é exposta.

TÉCNICA: Artroplastia *(Cont.)*

PASSO 4: Exposição dos Espaços Intra-articulares

A cápsula lateral está agora bem exposta e a entrada na articulação pode ser realizada fazendo-se uma incisão de 4 a 5 mm através da cápsula paralela ao arco zigomático e 2 a 3 mm abaixo dele. Um levantador Freer é usado para entrar no espaço articular superior e romper aderências entre tecidos retrodiscais e disco, e a cavidade glenoide e eminência articular. O Freer é então virado verticalmente no recesso lateral. Nesse ponto, a primeira decisão para o tratamento cirúrgico é tomada: se a superfície superior do disco estiver íntegra e não houver perfurações, evidência de côndilo no espaço, ou degeneração da cartilagem, uma incisão "poupadora do disco" será realizada. Se houver evidência de um ou todos os anteriormente citados, uma incisão de "substituição do disco" será realizada. A incisão poupadora de disco é paralela à incisão descrita anteriormente, mas é colocada abaixo (cerca de 1 cm) e para dentro da cápsula, do disco e do ligamento até o osso lateral da cabeça condilar. Uma dissecção subperiosteal é realizada, o afastador é posicionado no córtex lateral do côndilo, e a dissecção subperiosteal é dirigida superiormente com a mandíbula afastada inferiormente pelo assistente cirúrgico, de maneira que a cabeça do côndilo seja exposta e inspecionada. O disco articular agora é exposto, porque os compartimentos superior e inferior da ATM já estão abertos sem cortar através do disco articular. Para incisões de substituição do disco, uma incisão vertical é feita a partir do meio da incisão de acesso à articulação superior, descrito anteriormente no sentido descendente para o córtex lateral da cabeça condilar e pescoço, completando uma incisão em forma de T sobre a cápsula lateral. Essa incisão secciona as porções lateral e superior do disco articular e possibilita excelente acesso aos componentes internos (colo condilar, cabeça, cartilagem articular e tecido retrodiscal) com a intenção de se ressecar/remover a cartilagem articular (ou colo condilar, etc.) (Fig. 129-1, *E*).

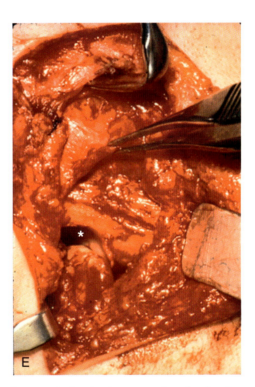

Figura 129-1 *(Cont.)* **E,** Incisão feita através da cápsula e que está sendo afastada posteriormente. O espaço articular superior é visualizado (*).

TÉCNICA: Eminectomia

Os autores preferem realizar uma eminectomia quando o tratamento cirúrgico é para realizar meniscoplastia, e ela é realizada antes da meniscoplastia. Isso porque o acesso ao disco é significativamente reforçado para o procedimento de meniscoplastia, e há "espaço intra-articular" adicional criado pela eminectomia, de modo que a recaptura pós-cirúrgica do disco com ou sem redução é reduzida ou eliminada. Quando se executa uma dissectomia, uma eminectomia não é realizada para possibilitar uma melhor adaptação ao autoenxerto de escolha (mais frequentemente cartilagem auricular) e fixação do autoenxerto à cavidade/eminência. A dissectomia elimina a possibilidade de deslocamento do disco que pode ocorrer quando este é reposicionado em meniscoplastia. Assim, teoricamente, a eminência não é um obstáculo à reabilitação, porque o autoenxerto não está funcionando como um disco reposicionado funcionaria.

PASSO 1: Exposição
Após a obtenção de acesso à ATM, a eminectomia é realizada com o auxílio de formões, brocas rotativas, ruginas alternativas ou um dispositivo de piezocirurgia. Reduzir a eminência tão medialmente quanto possível é importante para um desfecho cirúrgico bem-sucedido.

PASSO 2: Redução da Eminência
Após a articulação ser exposta e a eminência articular ser identificada, uma broca de fissura de 1 mm é utilizada para fazer um corte horizontal no tubérculo lateral da eminência, que possibilitará uma via desobstruída de translação do côndilo. A remoção óssea completa é continuada, com o cirurgião assegurando em todos os momentos que o plano da broca é direcionado inferiormente aproximadamente 10 graus à medida que prossegue medialmente, de modo a seguir o declive natural da eminência em direção à sua base medial. Cerca de 90% do corte na eminência são feitos utilizando broca de fissura de 1 mm.[10] Um osteótomo posicionado com uma angulação inferior é então usado para completar o corte e evitar a base do crânio. Uma broca esférica grande ou uma rugina alternativa suaviza a eminência e completa a eminectomia o mais medialmente possível. Durante os cortes, um afastador largo é utilizado para deprimir e proteger o menisco e côndilo. No final do procedimento, as superfícies ósseas devem ficar bem arredondadas e lisas (Fig. 129-2).

PASSO 3: Fechamento
Após a conclusão da eminectomia, recomenda-se que o cirurgião volte a colocar a cápsula articular lateral, fazendo furos na borda lateral do arco zigomático e reinserindo a cápsula articular com suturas absorvíveis.[8] A eminoplastia artroscópica também foi descrita.[11]

A quantidade e a localização de osso retirado da eminência estão sujeitas a debate. Alguns defendem a redução da altura e o contorno da eminência,[12] enquanto outros recomendam a ressecção completa.[13]

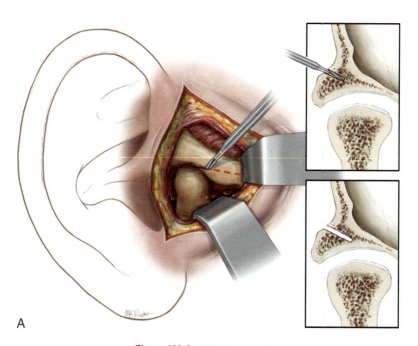

Figura 129-2 A, Eminectomia.

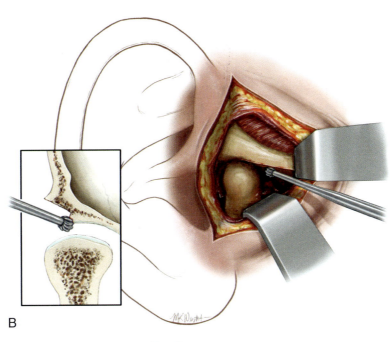

Figura 129-2 (Cont.) B, Eminectomia.

TÉCNICA ALTERNATIVA 1: Técnicas Cirúrgicas para Desarranjo Interno – Imbricação do Disco, Plicatura, Implante de Mitek e Meniscectomia

O restabelecimento da relação anatômica do disco-côndilo foi descrito utilizando-se plicatura, imbricação e implantes. Classicamente, os discos são deslocados anteromedialmente; portanto, um vetor lateral posterior retornará o disco para uma posição normal. A relocação direcional do mesmo é o objetivo primário nesses procedimentos.[10]

A ancoragem meniscocondilar, também conhecida como discopexia, é a sutura do disco na porção lateral do côndilo. Isso é realizado para evitar o clássico deslocamento anteromedial; e pode ser modificado para atingir o vetor adequado e posicionar o disco à sua localização anatômica. Utilizando uma broca de fissura 701, um orifício é perfurado no côndilo lateral no plano sagital de posterior para anterior. O menisco é liberado das aderências de maneira que possa passivamente repousar ao longo da altura do côndilo. Uma sutura não reabsorvível 4-0 (Mersilene) é passada primeiramente através do orifício no colo condilar lateral, de posterior para anterior. A sutura é então colocada através do menisco de inferior a superior e tão medial quanto possível através da banda intermediária e inserção posterior. O nó é amarrado na face lateral posterior. A borda lateral do disco é então presa à inserção capsular lateral, utilizando de quatro a seis suturas de Vicryl 4-0; a segurança das suturas é então avaliada pela abertura e fechamento da mandíbula.[10]

A plicatura do disco é parcial ou total. Isso é realizado removendo-se o tecido retrodiscal e suturando o tecido retrodiscal restante ao ligamento posterior. Uma meniscoplastia parcial é realizada removendo-se uma cunha e reposicionando o disco posterior e lateral.[14] Utilizando grampos vasculares de ângulo reto, as porções anterior e posterior do disco podem ser clampadas para um melhor controle das bordas da ferida e hemostasia. O disco é então suturado junto utilizando-se uma sutura 4-0 reabsorvível para recriar a posição natural do disco. Uma plicatura em cunha pode ser adaptada com vistas a controlar vetores diferentes para retornar o disco à posição apropriada. Depois da plicatura, exercícios de amplitude de movimento são realizados na sala de operação para avaliar se há bloqueio, captura ou obstrução. Frequentemente, a eminectomia é realizada juntamente com esse procedimento.

Miniâncoras de Mitek são utilizadas em muitas especialidades e estão sendo usadas para posicionar o disco na sua posição anatômica. O implante de Mitek é um sistema de ancoragem do osso colocado no colo condilar mais posterior, superior, lateral. O implante fixa-se no osso com um sistema de grampo ativado após a inserção. A âncora tem um orifício fixado com sutura não reabsorvível (náilon 2-0), que é então passado através da banda posterior do disco, possibilitando que esse mesmo disco seja suturado com segurança no lugar, evitando recidivas.[15] A cápsula lateral é então fechada com Vicryl 4-0 (Fig. 129-3, *A*).

(Continua)

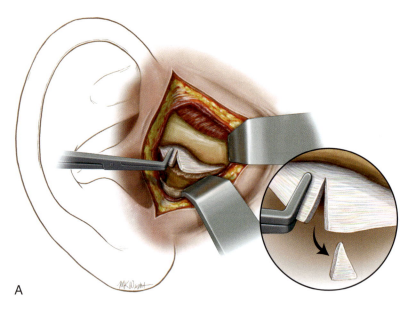

Figura 129-3 A, Conjunto de grampos vasculares de ângulo reto na parte posterior do disco para um melhor controle da hemostasia e bordas da ferida. Depois disso, o disco é suturado no local.

TÉCNICA ALTERNATIVA 1: Técnicas Cirúrgicas para Desarranjo Interno – Imbricação do Disco, Plicatura, Implante de Mitek e Meniscectomia *(Cont.)*

Meniscectomia

Quando o disco é perfurado, deformado, irreparável, causando dor, ou inibindo a função suave, sem dor, uma meniscectomia pode ser necessária. Esta remove a porção avascularizada central, bem como o anexo posterior que pode ser perfurado. Deve-se tomar cuidado para minimizar a lesão do tecido retrodiscal, que geralmente é hiperêmico. Após o tecido começar a exsudar, pode ser difícil estancar o sangramento sem cauterização extensa. A parte de difícil remoção do disco é a inserção medial. O côndilo deve ser afastado anterior e inferiormente para possibilitar acesso à inserção medial, que pode em seguida sofrer uma incisão usando-se uma tesoura curva para ATM ou uma lâmina n° 15. É importante remover todo o menisco e aparar quaisquer bordas soltas ou irregulares para evitar aderência ou fibrose. Deve-se tomar cuidado para evitar a perfuração da cápsula medial, o que pode danificar a artéria maxilar interna ou levar anteromedialmente a um sangramento muscular.

Dependendo da morfologia do disco e da articulação, pode ser prudente remover o disco em pedaços, começando com a porção lateral facilmente acessível e prosseguir mais profundamente em direção à articulação com melhor visão e acesso.[9]

Alterações pós-operatórias da meniscectomia aparecem radiograficamente como um nivelamento da inclinação anterossuperior do côndilo com esclerose e alguma formação de bico na margem anterior do côndilo.[16,17] Crepitação também é comum. Após artroplastia, há uma superfície óssea recém-ferida. Com frequência, ocorrem fibrose e ossificação nessa superfície crua. Há várias formas de reconstrução. Wilkes defendeu a colocação de uma folha temporária de silicone no espaço articular, com uma aba de retirada para que a folha pudesse ser removida após uma cápsula fibrosa poder ser formada 6 a 12 semanas mais tarde. Isso também impediu a aderência entre a cabeça condilar e a cavidade glenoide (Fig. 129-3, *B*).

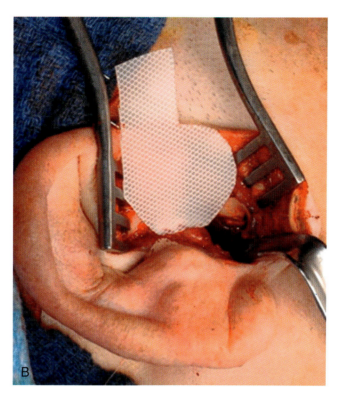

Figura 129-3 *(Cont.)* **B,** Uma folha de silicone com uma aba de remoção. Isso possibilita a remoção da aba em 6 a 12 semanas, quando uma cápsula fibrosa é formada.

TÉCNICA ALTERNATIVA 2: Enxerto de Interposição

Após meniscectomia, alguns defendem o implante de silicone temporário de Wilkes,[17] enquanto outros defendem a reconstrução a partir de uma fonte autógena como a cartilagem auricular, a derme ou um retalho de músculo temporal. Os estudos são ambíguos, e a maioria dos pacientes passa bem sem a reconstrução,[18] mas ainda há preocupação com crepitação e remodelagem regressiva[19] (Tabela 129-1).

Enxerto de Cartilagem da Orelha
O enxerto colhido é então inserido no espaço articular, de modo que a borda lateral da cartilagem coincida com a borda lateral da fossa articular e estenda-se medialmente sobre toda a fossa articular e eminência, de maneira que, quando o côndilo é assentado e em seguida transladado, há contato com o enxerto durante esses movimentos. O enxerto é fixado à fossa articular usando duas suturas de Vicryl 1-0 ou 2-0 ancoradas à borda lateral da fossa articular preparada pela passagem de uma broca de passagem de fio ou broca Carbide 702, desde as superfícies laterais até as mediais da fossa, a fim de fixar o enxerto e evitar rotação durante o movimento condilar.[20]

Finalmente, para impedir a fragmentação, uma folha de Silástico de 0,02 polegada, reforçada com uma aba de remoção, é colocada entre o côndilo articular e o enxerto. A folha de Silástico é removida em 12 semanas (discutido anteriormente) (Fig. 129-4, *A-C*).

Enxerto de Derme
O enxerto dérmico é tirado do abdome ou lateral da coxa. Uma lâmina n° 15 é usada para fazer uma elipse de 3 cm por 3 cm de espessura completa. Uma lâmina n° 15 é usada para, em seguida, remover a epiderme. O enxerto contrairá durante manejo e a colheita; devido a isso, é necessário um tamanho grande do enxerto. Alguns usam um dermátomo para excisar um enxerto de pele de espessura parcial que não é descolado. O enxerto dérmico é então colhido; e a pele, reposicionada e suturada na periferia. Assim, o enxerto dérmico é colocado no espaço articular e suturado à inserção anterior e posterior com sutura 4-0 reabsorvível.[21]

(Continua)

1328 PARTE X Cirurgia da ATM

Tabela 129-1 Limitações de Material de Substituição de Disco de ATM Existente

Material	Limitações
Silástico, Proplast/Teflon	Reações a corpo estranho
Cartilagem da orelha	Fragmentação e anquilose
Gordura	Fragmentação e manipulação precária
Pele de espessura total	Formação de cisto epidermoide
Fáscia e derme	Volume insuficiente e difícil de ancorar
Enxertos alogênicos	Potencial infecção cruzada e reabsorção imprevisível
Músculo temporal	Fibrose e trismo
Enxerto de gordura dérmica, pele de espessura total, derme	Cicatriz visível no local doador
Engenharia de tecidos	Não testada *in vivo*

Reproduzido de Dimitroulis G: A critical review of interpositional grafts following temporomandibular joint discectomy with an overview of the dermis-fat graft. *Int J Oral Maxilofacial Surg* 40: 561, 2011.

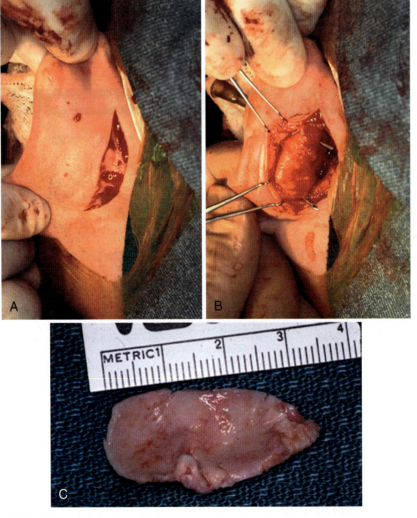

Figura 129-4 **A**, Incisão colocada na prega posterior da orelha. **B**, Exposição do pavilhão auricular na orelha posterior. **C**, Enxerto de cartilagem auricular após a colheita.

TÉCNICA ALTERNATIVA 2: Enxerto de Interposição *(Cont.)*

Retalho de Músculo Temporal

O retalho de músculo temporal é o material de interposição mais comumente usado devido à morbidade mínima do local doador cosmética e funcionalmente.[22] A fáscia temporal foi colhida, mas a massa de materiais de enxerto revelou-se inadequada. O retalho é, então, girado lateralmente ao longo do arco zigomático e posicionado no espaço da articulação para que o periósteo temporal fique contra a cavidade glenoide. Um desfecho negativo dessa rotação é a assimetria da face ipsilateral causada pelo volume de músculo lateral ao arco zigomático. Alternativamente, o arco zigomático posterior pode ser osteotomizado em dois locais para possibilitar que o retalho gire para o espaço articular. Os segmentos do arco são então retornados e presos no local com fixação rígida.[23] O retalho é mantido na posição com duas suturas não reabsorvíveis que são passadas através de orifícios perfurados na fossa posterior e eminência anterior[24] (Fig. 129-4, *D*). Ver também Capítulo 110.

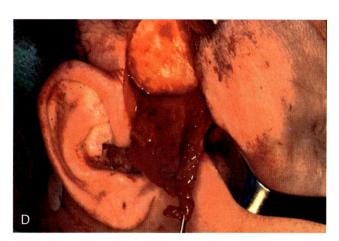

Figura 129-4 *(Cont.)* **D**, Retalho temporal coletado e pronto para rotação na articulação.

Prevenção e Tratamento das Complicações

As principais complicações intraoperatórias associadas à cirurgia de ATM incluem danos ao VII nervo craniano e sangramento. As principais entidades anatômicas que devem ser consideradas na cirurgia de ATM incluem o nervo facial, os ramos terminais da artéria carótida externa, veia retromandibular e glândula parótida.

A lesão do nervo facial do ramo temporal (ocasionalmente o ramo zigomático) é a complicação mais significativa associada à cirurgia aberta. Embora a paralisia total do nervo facial seja possível, é rara. Uma incapacidade para elevar a sobrancelha é o achado mais comumente observado. Isso ocorre em cerca de 5% dos casos e geralmente desaparece em um período de 3 meses. É permanente em menos de 1% dos casos. Outras complicações são abertura limitada e alterações oclusais menores.[25]

Evitar o nervo facial, bem como variação anatômica e localização foram bem descritas. Al-Kayet descreveu a distância utilizando muitos marcos. A partir do ponto mais baixo do canal auditivo ósseo externo até a bifurcação do nervo facial, verificou-se ser essa distância de 1,5 cm a 2,8 cm (média, 2,3 cm), e aquela a partir do tubérculo pós-glenoide até a bifurcação em 2,4 cm a 3,5 cm (média de 3 cm). A medição mais variável foi o ponto em que a parte superior do tronco atravessa o arco zigomático. Ele variou de 8 mm a 35 mm anterior à porção mais anterior do canal auditivo externo ósseo (média de 2 cm)[26] (Fig. 129-5).

Antes de eminectomia, a realização de imagem da eminência articular é extremamente importante para evitar possível perfuração na fossa craniana média com exposição do lobo temporal e possível vazamento de líquido cefalorraquidiano.[24] É importante identificar o tubérculo lateral do osso temporal na TC ou RM e estimar a espessura tanto lateral como medialmente para evitar a penetração na fossa craniana média. Hall realizou um estudo anatômico de 38 cabeças de cadáveres para estabelecer a diretriz para eminectomia e descobriu que a distância média desde o tubérculo lateral até o osso temporal é de 9 mm, com uma variação de 5 a 14 mm. O comprimento da eminência em uma direção anteroposterior atingiu uma média de 11 mm com uma variação de 9 a 18 mm. A largura da eminência foi encontrada como sendo uma média de 21 mm, com uma variação de 16 a 25 mm.[27] Após a eminectomia ser concluída, a mandíbula é manipulada para assegurar movimento condilar desobstruído durante a amplitude de movimento normal.

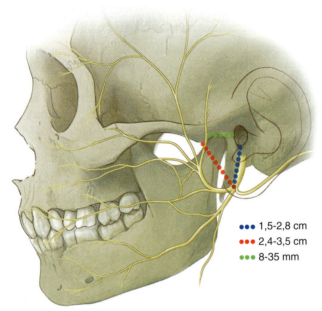

Figura 129-5 Nervo facial na vista lateral com distâncias de estruturas anatômicas.

• • • 1,5-2,8 cm
• • • 2,4-3,5 cm
• • • 8-35 mm

Recomendações Pós-operatórias

Antes do fechamento da cápsula, um Angiocath é colocado no local da cirurgia e será conectado a uma bomba de analgesia On-Q após o fechamento. A bomba distribui uma infusão contínua de anestésico intra-articularmente e mostrou ser eficaz no controle da dor pós-operatória.[28,29] Em geral, ela é deixada no local por 3 dias de pós-operatório. Um curativo compressivo é também colocado e geralmente é retirado após 24 horas. O cuidado rotineiro da ferida é realizado na incisão, com uma aplicação de pomada antibiótica duas vezes por dia até que as suturas sejam removidas 5 dias depois. Uma dieta sem mastigação é prescrita por 3 semanas, e o paciente é lentamente avançado. A mobilização articular agressiva e precoce é necessária para qualquer cirurgia articular intra-articular ter sucesso. Os exercícios de amplitude de movimento começam no 4° dia de pós-operatório com o objetivo de melhorar a amplitude de movimento e mobilizar edema pós-cirúrgico.

Referências

1. Annandale T: Displacement of the inter-articular cartilages of the lower jaws and its treatment by operation, *Lancet*(8):411, 1887.
2. Stimson LA: *Manual of operative surgery*, ed 3, Philadelphia, 1895, Lea Bros & Co.
3. Murphy JB: Arthroplasty for intra-articular bony and fibrous ankylosis of temporomandibular articulation, *JAMA*(62):1783, 1914.
4. Wakely C: The surgery of the temporomandibular joint, *Surgery* 5:697, 1939.
5. Walters PJ, Geist ET: Correction of temporomandibular joint internal derangements via the posterior auricular approach, *J Oral Maxillofac Surg* 41:616, 1983.
6. Dolwick MF, Dimitroulis G: Is there a role for temporomandibular joint surgery? *Br J Oral Maxillofac Surg* 32:307, 1994.
7. de Leeuw R, Boering G, Stegenga B, de Bont LG: Temporomandibular joint osteoarthrosis: clinical and radiographic characteristics 30 years after nonsurgical treatment: a preliminary report, *Cranio* 11:15, 1994.
8. Undt G: Temporomandibular joint eminectomy for recurrent dislocation, *Atlas Oral Maxillofac Surg Clin North Am* 19:189, 1994.
9. Ness GM: Arthroplasty and discectomy of the temporomandibular joint, *Atlas Oral Maxillofac Surg Clin North Am* 19:177, 1994.
10. Weinberg S, Cousens G: Meniscocondylar plication: a modified operation for surgical repositioning of the ectopic temporomandibular joint meniscus: rationale and operative technique, *Oral Surg Oral Med Oral Pathol* 63:393, 1994.
11. Segami N, Kaneyama K, Tsurusako S, Suzuki T: Arthroscopic eminoplasty for habitual dislocation of the temporomandibular joint: preliminary study, *J Craniomaxillofac Surg* 27:390, 1994.
12. Cascone P, Ungari C, Paparo F, et al: A new surgical approach for the treatment of chronic recurrent temporomandibular joint dislocation, *J Craniofac Surg* 19:510, 1994.
13. Helman J, Laufer D, Minkov B, Gutman D: Eminectomy as surgical treatment for chronic mandibular dislocations, *Int J Oral Surg* 13:486, 1984.
14. Hall MB: Meniscoplasty of the displaced temporomandibular joint meniscus without violating the inferior joint space, *J Oral Maxillofac Surg* 42:788, 1984.
15. Ruiz Valero CA, Marroquin Morales CA, Jimenez Alvarez JA, et al: Temporomandibular joint meniscopexy with Mitek mini anchors, *J Oral Maxillofac Surg* 69:2739, 1994.
16. Agerberg G, Lundberg M: Changes in the temporomandibular joint after surgical treatment: a radiologic follow-up study, *Oral Surg Oral Med Oral Pathol* 32:865, 1994.
17. Wilkes CH: Surgical treatment of internal derangements of the temporomandibular joint: a long-term study, *Arch Otolaryngol Head Neck Surg* 117:64, 1994.
18. Holmlund AB: Surgery for TMJ internal derangement: evaluation of treatment outcome and criteria for success, *Int J Oral Maxillofac Surg* 22:75, 1994.
19. Dimitroulis G: The role of surgery in the management of disorders of the temporomandibular joint: a critical review of the literature. Part 2, *Int J Oral Maxillofac Surg* 34:231, 1994.
20. Svensson B, Wennerblom K, Adell R: Auricular cartilage grafting in arthroplasty of the temporomandibular joint: a retrospective clinical follow-up, *Oral Surg Oral Med Oral Pathol Oral Radiol Endod* 109:e1, 1994.
21. Dimitroulis G: A critical review of interpositional grafts following temporomandibular joint discectomy with an overview of the dermis-fat graft, *Int J Oral Maxillofac Surg* 40:561, 2011.
22. Herbosa EG, Rotskoff KS: Composite temporalis pedicle flap as an interpositional graft in temporomandibular joint arthroplasty: a preliminary report, *J Oral Maxillofac Surg* 48:1049, 1990.
23. Bergey DA, Braun TW: The posterior zygomatic arch osteotomy to facilitate temporalis flap placement, *J Oral Maxillofac Surg* 52:426, 1994.
24. Quinn P: *Color atlas of temporomandibular joint surgery*, St. Louis, 1998, Mosby.
25. Dolwick MF: Temporomandibular joint surgery for internal derangement, *Dent Clin North Am* 51:195, vii, 2007.
26. Al-Kayat A, Bramley P: A modified pre-auricular approach to the temporomandibular joint and malar arch, *Br J Oral Surg* 17:91, 1979.
27. Hall MB, Brown RW, Sclar AG: Anatomy of the TMJ articular eminence before and after surgical reduction, *J Craniomandibular Pract* 2:135, 1984.
28. Zuniga JR, Ibanez C, Kozacko M: The analgesic efficacy and safety of intra-articular morphine and Mepivicaine following temporomandibular joint arthroplasty, *J Oral Maxillofac Surg* 65:1477, 2007.
29. Charous S: Use of the ON-Q pain pump management system in the head and neck: preliminary report, *Otolaryngol Head Neck Surg* 138:110, 2008.

CAPÍTULO 130

Substituição Total da Articulação Temporomandibular (Customizada)

Louis G. Mercuri

Material Necessário

Suturas adequadas
Curativo compressivo de Barton
Instrumentos básicos de cirurgia oral e maxilofacial
Kit de instrumentais e parafusos para próteses de ATM customizadas
Dispositivo para exercícios mandibulares
Anestésico local com vasoconstritor

Caneta de marcação, cautério bipolar
Kit de fixação maxilomandibular
Espéculo ótico, gotas e compressas de algodão
Otoscópio, compressas de algodão e óleo mineral
Adesivo plástico para isolamento cirúrgico (Ioban)

Equipamentos de energia, brocas, serras
Instrumentos cirúrgicos para tecidos moles
Instrumentos para cirurgia da articulação temporomandibular
Solução de vancomicina para mergulhar os implantes

Histórico do Procedimento

O principal objetivo da substituição total da articulação temporomandibular (STATM) é a restauração de longo prazo da função mandibular e de sua forma. As tarefas fundamentais como a mastigação, fala, deglutição e manutenção das vias aéreas são mantidas pela função e forma da ATM. Ao longo da vida, isso coloca a ATM sob uma carga maior do que qualquer outra articulação. Entretanto, para fornecer a função e forma satisfatória e com bons resultados em longo prazo, qualquer dispositivo de STATM deve ser capaz de lidar com as discrepâncias anatômicas, funcionais e estéticas que indicaram a sua utilização.[1] Os dados dos resultados confirmaram que qualquer alívio da dor obtido deve ser considerado apenas um benefício secundário. Apesar da dor crônica persistente, porém reduzida, um aumento da função mandibular em longo prazo e a melhoria da forma têm sido relatados, resultando na melhora da qualidade de vida em 85% dos pacientes submetidos a STATM com próteses customizadas.[2] Com base na mais recente literatura e nos critérios ortopédicos aceitos para o desenvolvimento e utilização bem-sucedida de dispositivos de substituição total da articulação (STA), este capítulo discute o uso de um sistema de STATM personalizado para o paciente (customizado) como uma opção de tratamento, em longo prazo, para doenças da ATM em estágio final/avançado.

Indicações para Uso do Procedimento

O tratamento das seguintes condições patológicas em estágio final é considerado indicação para a STATM personalizada.

Artrite Inflamatória Envolvendo a ATM não Responsiva a Outras Modalidades de Tratamento

A artrite inflamatória envolve um processo destrutivo local da doença sistêmica, mediada por tecido sinovial; portanto, ortopedistas optam pela STA pois os resultados em longo prazo são previsíveis.[3] Quando o côndilo mandibular está amplamente danificado, degenerado ou ausente, como resultado de condições inflamatória artríticas, a STATM irá fornecer uma abordagem previsível para alcançar a otimização funcional e melhoria sintomática, em função do processo da doença.[4]

Fibrose Recorrente ou Anquilose Óssea não Responsiva a Outras Modalidades de Tratamento

O tratamento tradicional da anquilose óssea da ATM tem sido a artroplastia em gap com enxerto autógeno ou hemi-artroplastia com enxerto aloplástico. Apesar de a técnica de enxerto autógeno ser capaz de criar forma e função com a fixação e estabilização de qualquer tecido autógeno, ela atrasa a reabilitação funcional precoce da mandíbula. As consequências da possível mobilidade do enxerto ósseo autógeno durante os estágios iniciais de cicatrização comprometem gravemente a sua incorporação ao osso receptor, impedindo ou dificultando neoangiogênese do enxerto.[5] A mobilidade mandibular precoce irá resultar em falha na interface enxerto/receptor.

Em um paciente com anquilose óssea da ATM ou recidiva da anquilose, a instalação de um enxerto ósseo autógeno em uma área onde osso reativo ou heterotópico está sendo formado intuitivamente não faz sentido.

Portanto, em função de considerações biológicas, a STATM deve ser considerada no tratamento nos casos de anquilose da ATM e na eventual recidiva da anquilose (reanquilose).[7]

Falha nos Enxertos de Tecido (Tecido Ósseo e Tecido Mole)

O sucesso com enxerto de tecido autógeno requer que o sítio receptor forneça um leito rico em vascularização. Infelizmente, a cicatriz ou tecido danificado pela patologia, encontrados no paciente operado múltiplas vezes e em muitos casos de doença da ATM em estágio final, não fornecem um ambiente propício para o sucesso previsível do enxerto autógeno livre ou ocasionalmente do enxerto vascularizado. Marx relata que capilares podem penetrar uma espessura máxima de tecido de 180-220 μm, enquanto que a espessura do tecido de cicatrização em ossos previamente operados é, em média, 440 μm. Isso pode explicar a observação clínica de que enxertos livres de tecido autógeno, como a cartilagem, costocondral e enxertos esternoclaviculares, com frequência falham em pacientes operados múltiplas vezes ou naqueles pacientes com extrema discrepância na arquitetura da anatomia óssea, resultantes de patologias no estágio final. Além disso, as variações na arquitetura anatômica encontrada em tais casos tornam a STATM utilizando próteses "de prateleira" ou de estoque difíceis de adaptar, fixar e estabilizar para devolver a função. Portanto, a STATM com próteses personalizadas para o paciente (customizadas) parece fornecer a opção mais segura nesta situação.[8]

Falha na Reconstrução Aloplástica da Articulação

Devido à osteólise que ocorre em torno de uma falha na reconstrução aloplástica, resultando em uma substancial discrepância na arquitetura anatômica do osso receptor, é difícil adaptar e fixar, de forma estável, os tecidos autógenos ou próteses de estoque para a STATM nesses remanescentes ósseos. Além disso, a reação de células gigantes de corpo estranho, associada aos dispositivos que falharam ou estão deficientes, proporciona um ambiente desfavorável para a introdução de um enxerto autógeno. Portanto, as próteses personalizadas (customizadas) para a STATM fornecem resultados mais previsíveis do que os tecidos autógenos em tais casos.[8]

Perda da Altura Vertical Mandibular ou do Relacionamento Oclusal devido a Reabsorção Óssea, Trauma, Anormalidades de Desenvolvimento ou Lesões Patológicas

Perda de dimensão vertical mandibular posterior devido às anomalias do desenvolvimento, em patologias da ATM em estágio final, neoplasia ou lesões traumáticas resultam em uma discrepância na função e forma da mandíbula. Nos casos em que o diagnóstico etiológico se relaciona diretamente com os componentes da ATM, em vez da osteotomia ou reconstrução com tecido autógeno, a STATM deve ser considerada.[9]

Contraindicações e Limitações

Idade do Paciente

Por conta das próteses para STATM não terem potencial intrínseco de crescimento, os benefícios da sua utilização em pacientes em crescimento em relação aos enxertos autógenos devem ser considerados cuidadosamente. Entretanto, a literatura sugere que uma investigação mais aprofundada seja feita em relação ao uso de próteses para STATM nos pacientes em crescimento.[10]

Condição Mental do Paciente

O paciente está psicologicamente preparado para lidar com a perda permanente de uma parte do corpo e entender que uma cirurgia para revisão ou substituição pode ser necessária no futuro? O paciente tem expectativas irreais de alívio completo da dor e da função normal após a substituição aloplástica da ATM? O paciente está disposto ou capaz de fazer a fisioterapia pós-implantação, necessária para obter o máximo de benefício funcional do procedimento?

Muitos pacientes que sofreram múltiplas cirurgias da ATM têm uma ATM com redução de sua função e requerem um aconselhamento psicológico pré-substituição para que eles aceitem as limitações de uma nova cirurgia.

Doenças Sistêmicas Descontroladas

Como em qualquer outra forma de implantes aloplásticos (dentário, ortopédico, ATM) em paciente com as condições médicas potencialmente comprometidas, tais desordens devem ser controladas e a razão risco/benefício deve ser determinada para cada paciente antes que a implantação possa ser realizada. Esses pacientes, se submetidos ao procedimento, devem ser bem informados no pré-operatório e monitorados de perto para potenciais complicações.

Infecção Ativa no Sítio de Implantação

Assim como em qualquer material aloplástico, a introdução dentro de uma área infectada ou contaminada pode resultar em falha na estabilização do dispositivo, levando a micromovimentos e a mau funcionamento final sob a carga funcional.

Alergia Relacionadas aos Materiais da Prótese

Alergia relacionada ao titânio, à liga de titânio, à liga cromo-cobalto-molibdênio e ao polietileno de ultra-alto peso molecular é raro. Apesar de 12% a 15% da população poder ser sensível à liga de níquel em componentes cromo-cobalto-molibdênio, poucos relatórios de tais reações alérgicas têm sido relatados na literatura ortopédica. Os pacientes com alergia relacionada aos materiais dos componentes de qualquer dispositivo não devem ser expostos ao material em qualquer novo dispositivo.[11]

TÉCNICA: Substituição Total da ATM com Prótese Customizada

PASSO 1: Preparação do Paciente

Quando o diagnóstico que indica a necessidade de STATM é feito, o paciente é plenamente informado. É solicitado o consentimento do paciente para prosseguir com o tratamento e, em seguida, o processo de desenho e fabricação da prótese customizada para a STATM começa. O paciente é submetido a um protocolo para exame de tomografia computadorizada (TC) (Fig. 130-1, *A1*), a partir do qual um modelo estereolitográfico de acrílico (SLA) é obtido (Fig. 130-1, *A2*). A cirurgia será planejada e os componentes da fossa e do ramo para STATM são projetados e fabricados a partir desse modelo. O cirurgião utiliza o modelo SLA para o planejamento e modificações aplicáveis em conjunto com um engenheiro de design. O cirurgião então aprova o desenho do implante (Fig. 130-1, *B*) e os componentes da prótese customizada para a STATM são fabricados e esterilizados. Os componentes estéreis, desenho esquemático, incluindo comprimentos exatos dos parafusos de fixação (Fig. 130-1, *B*) e *kit* de fixação/implantação, são enviados para o cirurgião. O cirurgião implanta os componentes (Figs. 130-3 e 130-4) e começa os procedimentos de acompanhamento.

Os pacientes devem ser aconselhados a lavar os cabelos com xampu suave antes da cirurgia e a não usar qualquer *spray* de cabelo, géis ou maquiagem facial. Profilaxia com um antibiótico de largo espectro deve ser iniciada uma hora antes da incisão. O cabelo na área da incisão pré-auricular deve ser cortado, não raspado. Qualquer cabelo restante, olhos, canais auditivos e a boca deve ser devidamente isolados do campo cirúrgico. Todos os instrumentos utilizados intraoral ou para remoção do enxerto de gordura abdominal devem ser estritamente isolados dos materiais utilizados para implantar os componentes da prótese para STATM.

Os componentes do dispositivo devem ser imersos em uma solução de 1 g de vancomicina/250 mL de soro fisiológico durante o procedimento; em seguida, a solução é usada para irrigar as incisões pré-auriculares e retromandibular antes da sutura[12] (Fig. 130-1, *C*).

PASSO 2: Incisão e Dissecção

Localizar a prega entre a hélice e a pele pré-auricular e marcar uma linha a partir do topo da hélice ao lóbulo. Em pacientes previamente operados, use a cicatriz para fazer o acesso. Em pacientes com múltiplas cicatrizes, excisar o tecido fibrótico com a incisão inicial e rever a cicatriz no momento da sutura. A região superior da incisão deve ser estendida anterior e superiormente 4 cm em um ângulo de 45 graus em direção ao processo zigomático do osso temporal. Injetar um vasoconstritor (p. ex., solução de epinefrina 1:200.000) ao longo da linha de incisão para diminuir o sangramento. Aguarde o seu efeito (3 minutos). Aplicar tração em cada extremidade da linha de incisão com ganchos de pele simples. Com a lâmina n° 15, incisar

(Continua)

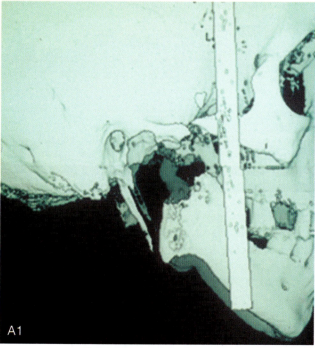
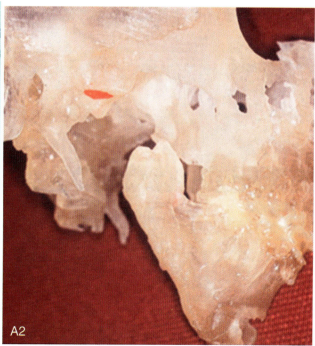

Figura 130-1 **A,** Tomografia e modelo ELG demonstrando a ATM direita após a remoção de uma prótese de estoque.

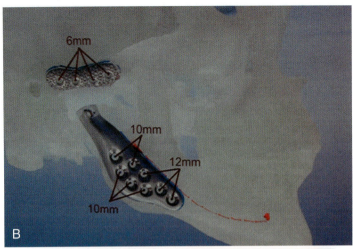

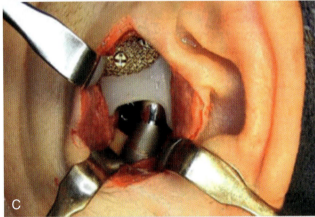

Figura 130-1, (Cont.) B. Dispositivo para STATM customizado no modelo de SLA com comprimentos de parafuso de fixação exatamente indicados. **C**, A cabeça da mandíbula do componente do ramo centrada na superfície de articulação do componente da fossa na direção medial-lateral e encaixado contra a superfície posterior dessa superfície articular.

TÉCNICA: Substituição Total da ATM com Prótese Customizada (Cont.)

a pele e os tecidos subcutâneos ao longo da linha de incisão. Na parte superior, divulsionar o tecido com uma pinça hemostática mosquito curva para encontrar a camada superficial da fáscia temporal. Esse é um tecido denso, resistente, brilhante, branco, fibroso e de aparência óbvia. Uma vez que essa camada tenha sido encontrada, deslizar a pinça hemostática inferiormente ao longo do topo desta fáscia para a zona do arco zigomática.

Aprofundar o restante da incisão a este plano utilizando tesouras para dissecar, lembrando-se de ficar perto da cartilagem auricular posteriormente no plano avascular. No paciente operado mais de uma vez, isso é mais difícil devido ao tecido cicatricial. Cuidados devem ser tomados para evitar o corte da cartilagem do conduto, prevenindo uma condrite no pós-operatório. Com afastadores rombos, afastar os retalhos de pele. Evitar cuidadosamente penetrar na cápsula da parótida na parte inferior da incisão, pois isso pode levar a hemorragia persistente. No trago, logo acima da fáscia parotideomassetérica, encontra-se o ligamento tragal, abaixo do qual estão o nervo auriculotemporal e a artéria transversa da face, podendo ser seccionados. Uma vez que as fáscias temporal superficial e parotideomassetéricas foram expostas, deve-se fazer uma incisão de aproximadamente 2 cm de comprimento em um ângulo de 45 graus através da camada superficial da fáscia temporal. A veia temporal profunda atravessa o processo zigomático do osso temporal e pode ser cauterizado neste momento para evitar sangramento persistente. Estender essa incisão fascial em todo aspecto posterior do osso temporal e inferiormente ao longo da

TÉCNICA: Substituição Total da ATM com Prótese Customizada *(Cont.)*

porção posterior do processo condilar. Rebater este retalho fascial anteriormente ao longo do processo zigomático do osso temporal, expondo a face lateral da fossa e o tubérculo articular. Deve-se ter cuidado para não lacerar esse tecido, assim como os ramos do nervo facial que o atravessam nessa área. O eletrocautério e afastamento dos tecidos também devem ser feitos de maneira criteriosa para evitar danos a esses nervos. No paciente operado múltiplas vezes, esse passo é feito com mais dificuldade devido à formação de cicatriz. Esse retalho pode ter que ser elevado com o auxílio de uma tesoura de dissecação cortando o tecido cicatricial do músculo temporal acima do processo zigomático do osso temporal conforme o retalho for elevado. Para ajudar a determinar a extensão anterior da dissecção, consultar o modelo da anatomia óssea que deve estar disponível na sala de cirurgia. A esterilização do modelo anatômico ósseo e sua manipulação durante a cirurgia no campo estéril não é, especificamente, recomendado. A fossa pode ser acessada através da porção superior da cápsula, se presente. Se houver um disco articular, ele pode ser visto quando a fossa é acessada. Com um elevador periosteal de Freer, separar o tecido capsular a partir da face lateral do côndilo e fazer uma incisão vertical através deste tecido diretamente sobre o instrumento, abrindo este tecido para expor o aspecto lateral do côndilo e o processo condilar. Esta etapa também é feita com mais dificuldade em pacientes operados múltiplas vezes em decorrência da fibrose. A ressecção condilar pode ser realizada neste momento, se desejada. Se o remanescente do processo condilar ou côndilo for pequeno demais para ser visto, sentido ou alcançado a partir da incisão pré-auricular, deve-se proceder a incisão submandibular e dissecar em direção à área da fossa, ao longo da parte posterior do ramo mandibular, para encontrar o osso a ser ressecado. Também é necessário controlar todo o sangramento, irrigar, tamponar a área com gaze úmida e dirigir a atenção para a incisão submandibular.

PASSO 3: Incisão Retromandibular (Risdon Modificada) para Exposição do Ramo Mandibular

Marcar uma linha de 5 cm ao longo de uma das dobras da pele, a uma espessura de um dedo abaixo do lóbulo da orelha e 2 cm posterior ao aspecto mais inferior do ângulo mandibular. Injetar um vasoconstritor (p. ex., solução de epinefrina 1:200.000) ao longo da linha de incisão para diminuir o sangramento. Aguardar o seu efeito (três minutos). Aplicar tração em cada extremidade da linha de incisão com ganchos de pele simples.

Com uma lâmina n° 15, incisar a pele e o tecido subcutâneo ao longo da linha de incisão até o platisma. Incisar através deste músculo, testando cuidadosamente o ramo marginal da mandíbula do nervo facial com um estimulador de nervo. A próxima camada encontrada no paciente não operado previamente será a camada superficial da fáscia cervical profunda. Palpar a fenda entre a glândula parótida e o músculo masseter. Usando uma pinça mosquito, abrir esta camada fascial verticalmente ao longo da fenda na frente da glândula parótida. Usando qualquer afastador ou um dedo, retrair suavemente a parótida posteriormente, expondo o masseter e a cinta pterigomassetérica no ângulo e borda inferior da mandíbula.

As estruturas a serem evitadas são a veia retromandibular posteriormente e os ramos do nervo facial.[2] A veia e artéria facial raramente são encontradas anteriormente com esta incisão. Os ramos marginal da mandíbula e bucal, do nervo facial, repousam na fáscia com a fenda. Depois de aberto na vertical e afastado posteriormente junto com a glândula parótida e segurada com um afastador, esses nervos são protegidos. No entanto, é recomendado um teste com um estimulador de nervo para ambos os ramos antes de prosseguir para a próxima etapa. Identificar e fazer a incisão da cinta pterigomassetérica e do periósteo no ângulo e na borda inferior da mandíbula ao longo do comprimento da incisão. Em seguida, utilizando um descolador de periósteo, expor todo o aspecto lateral do ramo da mandíbula, o processo coronoide e a incisura sigmoide. Colocar um afastador na incisura sigmoide depois de ser exposta promove excelente visibilização do ramo lateral da mandíbula. Conectar a dissecção pré-auricular com esse acesso, seguindo a borda posterior da mandíbula até acima da ressecção do processo condilar. Passar a extremidade romba de um descolador de periósteo de baixo para cima por dentro da área da ressecção permite que este seja visto na fossa através da incisão pré-auricular.

PASSO 4: Remoção de Osso e Recontorno

Em seguida, consultando o modelo SLA e as medições pré-planejadas, desgastar as estruturas óssea necessárias para permitir o ajuste passivo dos componentes aloplásticos da prótese articular. Remover o côndilo (se houver), utilizando brocas ou serras, até o ponto planejado. Qualquer tecido mole remanescente na fossa glenoide é removido, e ela é preparada para a implantação da articulação protética com uma broca grande para permitir o ajuste passivo do componente aloplástico da fossa. Por último, reduzir o componente lateral, se necessário, com uma grande broca, permitindo ajuste passivo do componente do ramo da prótese.

PASSO 5: Verificação do Ajuste do Implante

Executar o máximo de remoção óssea pré-planejada, quanto possível, antes de tentar adaptar os componentes, quer seja fossa ou ramo, para evitar a possibilidade de contaminação dos componentes pela pele/orelha durante as tentativas de adaptação. Entre as provas, devolver os componentes a uma solução vancomicina (1 g / 500 mL de solução salina). Continuar com a remoção óssea indicada até que o ajuste passivo dos componentes, tanto a fossa quanto do ramo, seja alcançado.

(Continua)

1336 PARTE X Cirurgia da ATM

TÉCNICA: Substituição Total da ATM com Prótese Customizada (Cont.)

PASSO 6: Estágio de Fixação do Implante

Colocar o paciente na oclusão planejada utilizando uma fixação intermaxilar (FIM) apertada com fios de aço. Deve-se tomar cuidado para não contaminar o campo cirúrgico durante esse procedimento. Recomenda-se que o cirurgião que realiza a FIM troque de capote e luvas antes de retornar ao campo estéril. Cuidadosamente, garantir que nenhum dos instrumentos utilizados intraoral volte para o campo estéril. Tenha uma mesa de Mayo separada para ficar dedicada à instrumentação da FIM e impedir tais problemas.

Uma vez que o ajuste de ambos os componentes e a sua relação articular tenham sido confirmadas, fixar o componente da fossa com o implante mandibular removido, utilizando os parafusos de tamanho e comprimento pré-determinados (Fig. 130-1, B). Coloque os parafusos do componente da fossa usando baixa velocidade (Fig. 130-2) e irrigação abundante para evitar a desvitalização do osso. Use o instrumento específico de assentamento do componente da fossa para estabilizar o implante (Fig. 130-3).

Segurar o componente mandibular na posição com o fórceps mandibular, verificar a posição da cabeça condilar e fixar o componente mandibular utilizando os parafusos de tamanho e comprimento pré-determinados. O guia de perfuração deve ser colocado em cada buraco de parafuso no momento da perfuração, através do ramo, para a colocação do parafuso. Use velocidade lenta e irrigação abundante para evitar a desvitalização do osso.

Em casos bilaterais, repetir a fixação de componentes do implante no lado contralateral.

Soltar a FIM e induzir a função da mandíbula. Os componentes articulares são diretamente observados para assegurar movimentos com a função adequada. Enquanto o paciente está em oclusão, a cabeça da mandíbula de cada componente deve continuar a ser centrada na região da articulação da fossa, na direção látero-lateral e encaixada contra a aba posterior do componente da fossa.

Elásticos interdentais são colocados para o conforto pós-operatório imediato. Mais uma vez, ter cuidado de modo a não haver contaminação cruzada entre os campos cirúrgicos e a cavidade oral. Recomenda-se que o cirurgião que executa as manobras intraorais mude o avental e luvas antes de retornar para o campo estéril. Certificar-se de que nenhum dos instrumentos utilizados intraoral volte para o campo estéril. Ter uma mesa de Mayo separada com instrumentação dedicada ao FIM e de aspiração impede tais problemas.

PASSO 7: Fechamento

Todas as feridas devem ser copiosamente irrigadas com a solução restante de vancomicina e cuidadosamente fechadas em camadas. Um curativo compressivo é aplicado e mantido no local por 24 horas. Quando o curativo de pressão é removido, as feridas devem ser limpas, pelo menos, duas vezes por dia com uma mistura de 50:50 de H_2O: H_2O_2 utilizando um cotonoide, seguido por uma camada fina de pomada neomicina até que as suturas sejam removidas. Cobertura de antibiótico de largo espectro é instituída até a remoção da sutura.

Prevenção e Tratamento das Complicações

Todos os mecanismos de STATM são "de resgate", dispositivos utilizados em último caso e com um tempo de vida finito. Portanto, a sua aplicação deve ser baseada em indicações apropriadas, educação do paciente e consentimento informado.

A utilização do modelo SLA para determinar e desenvolver a relação horizontal e vertical adequada do complexo maxilomandibular, bem como a melhor oclusão dentária, é primordial. Estes modelos podem também ser usados para modificar o osso receptor em áreas onde a arquitetura do osso existente pode comprometer o ajuste do componente na sua função. Notas ou imagens que detalham quaisquer alterações aos modelos de SLA devem ser mantidas para transmitir o caso para o engenheiro de design, bem como para ser utilizado como um guia de referência durante a cirurgia (Fig. 130-4).

Uma vez que os componentes do ramo e da fossa são customizados para cada paciente e uma articulação precisa é estabelecida pela sua relação com o osso receptor, o cirurgião deve ter certeza de que pode implantar mecanicamente os componentes durante a cirurgia e inserir os parafusos de fixação como eles foram projetados e fabricados. Isso é especialmente verdade quando existe osso reativo ou heterotópico medialmente ao componente da fossa, que é aparentemente simples de remover do modelo SLA no laboratório, mas torna-se tecnicamente difícil ou mesmo impossível durante a cirurgia.

É importante evitar incisar ou penetrar na cápsula da glândula parótida durante a dissecção, no intuito de garantir que o campo cirúrgico não estará contaminado com saliva. Tal contaminação pode induzir potenciais complicações, como sialocele ou infecção.

As fotos do projeto que acompanham os componentes finais do implante, enviado do fabricante para o cirurgião, demonstram o exato comprimento de cada parafuso de fixação fornecido com os componentes do dispositivo, sendo afixados na sala de cirurgia para referência durante o procedimento. Em casos em que o ramo necessita de desgastes, o componente do ramo poderá assumir várias posições anterior e posteriormente. O cirurgião pode também usar estas fotos para determinar se o componente do ramo está devidamente orientado comparando a quantidade de osso receptor exposta posterior e inferior ao componente do ramo naquelas imagens (Fig. 130-1, B).

Pelo fato de os componentes serem customizados, torna-se essencial que o cirurgião remova completamente todos os

CAPÍTULO 130 Substituição Total da Articulação Temporomandibular (Customizada)   1337

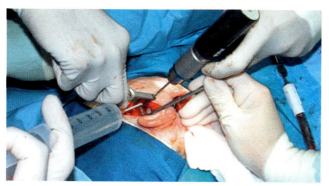

Figura 130-2 Perfurador de baixa velocidade e guia para perfuração usados para preparar o orifício de inserção do parafuso no leito do osso temporal e mandibular.

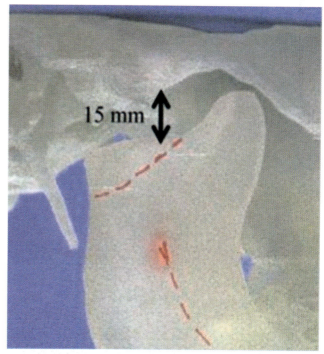

Figura 130-4 Deve haver pelo menos 15 mm entre a região da ressecção do côndilo da mandíbula e a altura da área da eminência articular para acomodar o rebordo anterior do componente da fossa das próteses customizadas.

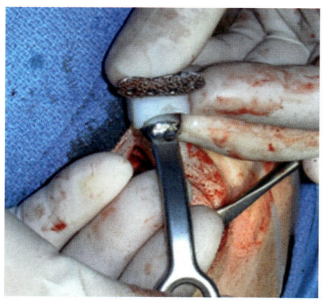

Figura 130-3 O instrumento para assentamento do componente da fossa e confirmação de um posicionamento passivo desse componente sem qualquer movimento e estabilização do implante durante a fixação.

tecidos moles do osso receptor onde cada componente entra em contato com osso. Isso torna-se especialmente importante no aspecto medial da fossa, caso contrário, a parte medial da fossa ficará distante do osso, resultando numa relação inadequada ou mais lateral da cabeça condilar do componente do ramo em relação ao componente da fossa. Usar o instrumento de assentamento de fossa é importante durante esse procedimento no intuito de garantir que o componente da fossa esteja totalmente encaixado contra o osso e não "balance" (Fig. 130-3).

Todas as vezes em que a cavidade oral for acessada para verificar a oclusão, o cirurgião deve se assegurar de evitar qualquer contaminação das feridas cirúrgicas estéreis. Mudar avental e luvas e trocar os campos cirúrgicos nessas situações ajuda a evitar a contaminação. Além disso, manter os instrumentos e motores intraorais separados dos instrumentos de implante e motores dos componentes para a STATM é um requisito absoluto.

Ao perfurar os orifícios piloto para os parafusos de fixação autorrosqueantes dos componentes, o cirurgião deve usar o guia de broca e a pinça modificada de Dingman para assegurar que cada furo esteja centrado adequadamente, caso contrário, existe a possibilidade de que a aba do parafuso fique desadaptada pelas bordas do furo para o parafuso do componente, uma vez que ela entra no seu encaixe. A velocidade lenta utilizando irrigação abundante é essencial, uma vez que esses orifícios são perfurados garantindo que o osso permaneça viável para a retenção destes parafusos (Fig. 130-2).

Apenas os parafusos com o comprimento bicortical determinados devem ser usados, prevenindo a irritação do tecido do músculo medial, podendo resultar em dor pós-operatória com a função. Parafusos de emergência fornecidos no kit de instrumentação devem ser utilizados caso um parafuso necessite ser substituído ou se a qualidade do osso receptor for pobre. Parafusos mal adaptados nunca devem ser deixados no local.

Se um enxerto autógeno de gordura é utilizado, ele deve ser acomodado ao redor da articulação (Fig. 130-5). Um descolador funciona bem para manobrar a gordura medialmente.[14]

Uma imagem anteroposterior do crânio intraoperatória é aconselhada para documentar a articulação adequada dos componentes e a orientação e colocação dos parafusos (Fig. 130-6)

Enquanto o paciente ainda está sob anestesia geral, o seu canal auditivo e membrana timpânica devem ser inspecionados com um espéculo para garantir que não houve acúmulo intraoperatório de irrigação, sangue ou se foi criada uma comunicação inadvertida entre a área da ATM e dessas estruturas. Essa inspeção deve ser documentada nas notas operatórias. Os coágulos de sangue devem ser removidos com delicada irrigação aquecida e aspiração cuidadosa. O gotejamento de soluções otológicas com antibiótico/esteroide e a oclusão do canal auditivo externo com um chumaço de algodão são recomendados para diminuir o potencial desenvolvimento de infecção ou dor.

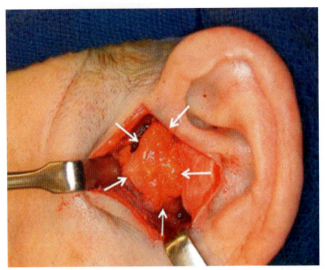

Figura 130-5 Aposição de gordura autóloga em torno da articulação de uma STATM para diminuir o potencial para a formação de osso heterotópico. (De McPhillips A, Wolford LM: SAPHO syndrome with TMJ involvement: review of the literature and case presentation, *Int J Oral Maxillofac Surg* 39:1160-1167, 2010.)

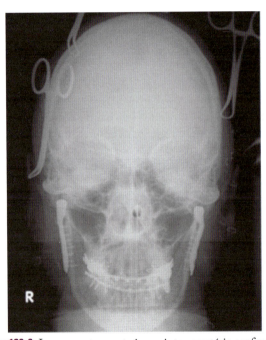

Figura 130-6 Imagem anteroposterior no intraoperatório confirmando o alinhamento, posicionamento e fixação dos componentes.

Reconhecimento clínico e de imagem pré-operatória de potenciais problemas auriculares, bem como a manipulação intraoperatória cuidadosa e controlada de instrumentos e equipamentos de energia são críticos. No entanto, por causa do envolvimento obscuro da patologia com o canal auditivo, pode ocorrer perfuração ou laceração do canal auditivo cartilaginoso ou da membrana timpânica. Caso elas ocorram ou sejam descobertas em uma inspeção, é aconselhável a consulta com um otorrinolaringologista para determinar a melhor opção de tratamento.

Nos casos em que os processos coronoides hiperplásicos são removidos bilateralmente (artrite, anquilose, reabsorção condilar etc.), elásticos leves devem ser mantidos durante uma semana, prevenindo possíveis luxações.

Recomendações Pós-operatórias

Fisioterapia ativa precoce com os dispositivos disponíveis no mercado ou outros meios é essencial para o sucesso futuro da função, especialmente nos casos de anquilose.

Embora não haja consenso sobre a necessidade de antibióticos após a implantação em STA ortopédica, até que estudos semelhantes estejam disponíveis para a STATM, um antibiótico (p. ex., clindamicina, cefuroxima) que cubra o espectro potencialmente contaminante de pele, ouvido e saliva é recomendado de sete a dez dias do pós-operatório, especialmente no paciente de alto risco.[12]

As infecções hospitalares são de difíceis prevenção e controle, de modo que a duração da hospitalização deve ser minimizada, reduzindo o risco de colonização da pele do paciente com STA por organismos adquiridos no hospital. Tratamento meticuloso das feridas e higiene pessoal (lavar as mãos) tanto pelo cirurgião quanto pelo paciente, durante a internação e após a alta, são absolutamente essenciais.

Os cirurgiões devem educar o paciente e seus familiares em relação aos cuidados adequados com a área da incisão, higiene pessoal, como reconhecer os primeiros sinais de uma infecção na área operada e a importância de relatar sintomas para os cirurgiões logo que elas surgirem. Instruções e "perguntas mais frequentes" podem ser impressas previamente.

Os pacientes devem ser orientados a ter alguém para ajudá-los quando forem lavar o cabelo no pós-operatório em casa, de modo que a cabeça fique inclinada para trás, como em uma pia de salão de beleza, para evitar a embebição dos locais da incisão. Os locais das incisões devem então ser mantidos secos e pode ser aplicada uma pomada antibacteriana.

Acompanhamento em longo prazo relata taxa de 1,86% de infecção dos pacientes submetidos a STATM com próteses customizadas.[14] Três tipos de infecções pós-operatórias podem ocorrer após STATM:

- *Infecções superficiais.* Recomenda-se que "abscessos da sutura" e seromas devem ser tratados de forma agressiva antes que micro-organismos afetem os tecidos mais profundos e os componentes da prótese para STATM.
- *Infecções profundas precoce.* Quanto mais cedo o diagnóstico e tratamento são feitos (dentro de dois a cinco dias), seguindo o protocolo de tratamento da infecção precoce (Quadro 130-1), maior a chance de salvar a prótese.
- *Infecções profundas tardias.* Quando os sinais e sintomas de infecção aparecem semanas ou meses após a implantação da prótese para STATM, um biofilme provavelmente está envolvido com a infecção.[15] Tratamento utilizando o protocolo tardio modificado (Quadro 130-2) é recomendado.

Dados de acompanhamento em longo prazo mostram que a taxa de formação pós-operatória de osso heterotópico em pacientes submetidos a STATM customizada é de 0,58%.[14]

QUADRO 130-1 Protocolo para Infecção Precoce da STATM

Protocolo precoce (~5 dias do início)
1. Identificação da infecção
2. Administração de antibiótico de amplo espectro
3. Consulta para doença infecciosa
4. Cirurgia
   a. I/D; C&S; debridamento.
   b. Limpar a prótese com escova de dentes e solução antisséptica.
   c. Colocação de cateteres de irrigação/drenos para quatro a cinco dias.
5. Irrigação de cateteres de 4/4horas com SDA durante quatro a cinco dias, após esses dias os cateteres/drenos devem ser removidos
6. Instalação de AVP (acesso venoso periférico)
7. Terapia antibiótica intravenosa baseada em cultura e antibiograma
8. Antibióticos ambulatoriais intravenosos durante quatro a seis semanas
9. Antibióticos ambulatoriais orais durante 10 dias

I/D, incisão e drenagem; C&S, cultura e antibiobrama; SDA solução dupla para antibióticos (neomicina e polimixina B); AVP acesso venoso periférico.
(De Mercuri LG: Avoiding and managing temporomandibular joint total joint replacement surgical site infections, *J Oral Maxillofac Surg* 70:2280, 2012.)

QUADRO 130-2 Protocolo para Infecção Tardia em STATM

Protocolo tardio (> 1 mês de Implantação)
1. Identificação da infecção
2. Iniciar antibióticos de largo espectro
3. Consulta para doença infecciosa
4. Cirurgia fase I
   a. I/D, C & S, desbridamento, dispositivo removido
   b. Colocação de polimetilmetacrilado impregnado de antibiótico / espaçador de tobramicina
5. Instalação de AVP
6. Terapia antibiótica intravenosa baseada em C & S
7. Antibióticos intravenosos ambulatoriais durante seis a oito semanas
8. Fase de cirurgia II
   A substituição com um novo dispositivo de oito a dez semanas
9. Antibióticos intravenosos até a alta

I/D, incisão e drenagem; C&S, cultura e sensibilidade; AVP acesso venoso periférico.
(De Mercuri LG: Avoiding and managing temporomandibular joint total joint replacement surgical site infections, *J Oral Maxillofac Surg* 70:2280, 2012.)

Formação óssea heterotópica é a presença de osso nos tecidos moles em torno de uma STA, onde o osso normalmente não existe, levando à diminuição da mobilidade articular e dor. Histórico e exames de imagem são usados para distingui-la de outras possibilidades de diagnóstico. Como profilaxia, recomendam-se anti-inflamatórios não esteroidais (como indometacina), um difosfonato (tais como etano-1-hidroxi-1, 1-difosfato) e terapia de radiação local.[1] A remoção cirúrgica do osso heterotópico é utilizada para preservar a mobilidade das articulações, mas a formação de osso heterotópico provavelmente voltará a ocorrer e progredir. Portanto, recomenda-se que um enxerto de gordura autógena seja justaposto em torno da articulação dos dispositivos de substituição da ATM, para diminuir o potencial de recorrência.[16]

Estudos de longo prazo revelam uma sensibilidade pós-operatória dos materiais de 0,14% e falha do material devido à osteólise de 0% após a instalação de prótese para STATM.[14] Confirmação de atopia a qualquer substância presente no material para STATM é difícil ser realizada. Até a data, os testes hematológicos[11] são a opção mais razoável para realizar estes testes de sensibilidade. Caso haja prova de que o paciente seja sensível às ligas metálicas usadas na fabricação das próteses para STATM, os componentes metálicos de um novo dispositivo de STATM podem ser fabricados usando somente titânio. Embora seja relatado que as propriedades de desgaste do titânio contra polietileno de ultra-alto peso molecular (PEUAPM) são mais pobres do que a liga Co-Cr-Mo contra PEUAPM, até o momento, nenhuma diferença foi observada em relação ao desgaste entre componentes condilares feitos em titânio puro e a liga Co-Cr-Mo padrão.[1]

Estudos de longo prazo revelam uma taxa de dor crônica pós-operatória de 0,50%.[14] Pacientes que foram submetidos a mais de duas cirurgias prévias na ATM possuem uma dor crônica mediada centralmente (sensibilização central) que não será resolvida com a STATM.[2]

Muitos pacientes submetidos à cirurgia, especialmente aqueles com dores musculares que foram diagnosticadas erroneamente, continuarão a sentir dores musculares sem relação com a STATM.[1] Alguns desses pacientes também poderão desenvolver tendinite temporal.[17]

A Síndrome da Dor Regional Complexa (SDRC) pode levar à dor excessiva fora de proporção com os achados clínicos e radiográficos. É caracterizada por um progresso lento na recuperação pós-operatória e reabilitação. A limitação da função articular é comum. Hipersensibilidade cutânea também está presente. A SDRC do tipo I era anteriormente identificada como "distrofia simpaticorreflexa." SDRC tipo II, anteriormente chamada de "causalgia", sempre é relatada com a presença de uma lesão nervosa. Os critérios atuais de diagnóstico de SDRC I e II dependem unicamente da história detalhada e de exame físico, sem qualquer necessidade de confirmação por exames ou testes específicos. Um cenário interdisciplinar com uma abordagem abrangente (farmacológico, intervencionista e psicológica em conjunto com a via de reabilitação) tem sido proposto como protocolo no manejo prático da SDRC.[18]

Neuromas no local da cirurgia, especialmente após múltiplas cirurgias da ATM, têm sido descritas.[19] A síndrome de Frey pode ocorrer no pós-operatório em 4% das cirurgias da ATM e parótidas. Neuralgia de Frey, o tipo mais grave de dor de origem neural, pode desenvolver-se em 1% de casos da Síndrome de Frey.[20]

A síndrome do encarceramento de células sinoviais tem sido relatada em casos de STA ortopédicas.[21] Durante a função da articulação, esse tecido encarcerado foi relacionado como a causa da dor.[22] Westermark et al.[23] e Monje et al.[24] relataram achados histológicos de tecido neosinovial após a revisão de próteses para STATM. Essa condição só pode ser diagnosticada histologicamente após artrotomia de revisão, quando já se tenha lançado mão de todas as outras possibilidades não cirúrgicas de tratamento.

Apesar da remoção dos componentes doentes da articulação natural e incapacidade de identificar quaisquer outros problemas locais, sistêmicos ou neurológicos, uma pequena porcentagem dos pacientes submetidos a STATM continua a queixar-se de dor funcional após o procedimento. A formação de integrinas tem sido proposta como uma possível causa para a dor. As integrinas são receptores mediadores da ligação entre uma célula e os tecidos que a rodeiam, assim como a ligação com outras células ou a matriz extracelular (MEC). Na transdução de sinal, as integrinas passam informações sobre a composição química da MEC para dentro da célula. Portanto, elas estão envolvidas na sinalização celular e na regulação do ciclo celular, da forma e da motilidade, e têm sido implicadas na dor pós-cirúrgica da ATM.[25] Tratamento da dor crônica tem sido parcialmente bem-sucedido em lidar com esses casos. A remoção e substituição dos dispositivos não parece resolver a condição e pode agravá-la.

Referências

1. Mercuri LG: Alloplastic TMJ replacement: rationale for custom devices, *Int J Oral Maxillofac Surg* 41:1033, 2012.
2. Mercuri LG, Edibam NR, Giobbie-Hurder A: 14-Year follow-up of a patient fitted total temporomandibular joint reconstruction system, *J Oral Maxillofac Surg* 65:1140, 2007.
3. Hollingsworth J: *Management of rheumatoid arthritis and its complications*, Chicago, 1978, Year Book Medical Publishers.
4. Mercuri LG: Surgical management of TMJ arthritis. In Laskin DM, Greene CS, Hylander WL, editors: *Temporomandibular joint disorders: an evidence-based approach to diagnosis and treatment*, Chicago, 2006, Quintessence, pp 455-468.
5. Mercuri LG: The use of alloplastic prostheses for temporomandibular joint reconstruction, *J Oral Maxillofac Surg* 58:70, 2000.
6. Matsuura H, Miyamoto H, Ishimura J, et al: Effect of partial immobilization on reconstruction of ankylosis of the temporomandibular joint with autogenous costochondral graft, *Br J Oral Maxillofac Surg* 39:196, 2001.
7. Mercuri LG: End-stage TMD and TMJ reconstruction. In Miloro M, Ghali G, Larsen P, Waite P, editors: *Peterson's principles of oral & maxillofacial surgery*, ed 3, Shelton, CT, 2012, PMPH-USA, Ltd, pp 1173-1186.
8. Mercuri LG: Temporomandibular joint reconstruction. In Fonseca R, editor: *Oral and maxillofacial surgery*, Philadelphia, 2008, Elsevier, pp 945-960.
9. Mercuri LG: Alloplastic temporomandibular joint reconstruction. In Bagheri SC, Bell RB, Kahn HA, editors: *Current therapy in oral and maxillofacial surgery*, Philadelphia, 2011, Elsevier, pp 875-880.
10. Mercuri LG, Swift JQ: Considerations for the use of alloplastic temporomandibular joint replacement in the growing patient, *J Oral Maxillofac Surg* 67:1979, 2009.
11. Caicedo MS, Desai R, McAllister K, et al: Soluble and particulate Co-Cr-Mo alloy implant metals activate the inflammasome danger signaling pathway in human macrophages: a novel mechanism for implant debris reactivity, *J Orthop Res* 27:847, 2009.
12. Mercuri LG: Avoiding and managing temporomandibular joint total joint replacement surgical site infections, *J Oral Maxillofac Surg* 70:2280, 2012.
13. Mercuri LG: Total reconstruction of the temporomandibular joint with a custom system. In Ness G, editor: *Atlas of Oral and Maxillofacial Clinics of North America*, Philadelphia, 2011, Elsevier Saunders, pp 233-242.
14. Adverse Outcomes Report 1999-2010, Ventura, CA, TMJ Concepts.
15. Mercuri LG: Microbial biofilms: a potential source of alloplastic device failure, *J Oral Maxillofac Surg* 64:1303, 2006.
16. Mercuri LG, Alcheikh Ali F, Woolson R: Outcomes of total alloplastic replacement with peri-articular autogenous fat grafting for management of re-ankylosis of the temporomandibular joint, *J Oral Maxillofac Surg* 66:1794, 2008.
17. Dupont JS Jr, Brown CE: The concurrency of temporal tendinitis with TMD, *Cranio* 30:131, 2012.
18. Hsu ES: Practical management of complex regional pain syndrome, *Am J Ther* 16:147, 2009.
19. Granquist EJ, Chou JC, Giannakopoulos H, et al: Post-surgical neuromas in patients with TMJ TJR: a retrospective case series, *Int J Oral Maxillofac Surg* 40:366, 2011.
20. de Bree R, van der Waal I, Leemans CR: Management of Frey's syndrome, *Head Neck* 29:773, 2007.
21. Goldring SR, Schiller AL, Roelke M, et al: The synovial-like membrane at the bone-cement interface in loose total hip replacements and its proposed role in bone lysis, *J Bone Joint Surg Am* 65:575, 1983.
22. Pollock DC, Ammeen DJ, Engh GA: Synovial entrapment: a complication of posterior stabilized total knee arthroplasty, *J Bone Joint Surg Am* 84-A:2174, 2002.
23. Westermark A, Leiggener C, Aagaard E, Lindskog S: Histological findings in soft tissues around temporomandibular joint prostheses after up to eight years of function, *Int J Oral Maxillofac Surg* 40:18, 2011.
24. Monje F, Mercuri LG, Villanueva-Alcojol L, et al: Synovial metaplasia found in tissue encapsulating a silicone spacer during two staged TMJ replacement for ankylosis, *J Oral Maxillofac Surg* 70:2290, 2012.
25. Bereiter DA, Cioffi JL, Bereiter DF, et al: Local blockade of integrins in the temporomandibular joint region reduces Fos-positive neurons in trigeminal subnucleus caudalis of female rats produced by jaw movement, *Pain* 125:65, 2006.

CAPÍTULO 131

Reconstrução Total da Articulação Temporomandibular (Stock)

Eric J. Granquist e Peter D. Quinn

Material Necessário

- Afastador zigomático PDQ
- Afastadores
- Afastadores Dunn-Dautrey
- Afastadores maleáveis
- Agulha de ponta fina de Bovie
- Anestésico local com vasoconstritor
- Broca cirúrgica de corte lateral de 1 mm
- Cureta de Molt
- Descolador de Freer
- Descolador de Obweseger
- Estimulador de nervo
- Fio de aço
- Fios de sutura apropriados
- Fórceps para osso do tipo Dingman
- Instrumentos básicos para tecidos moles
- Lima diamantada
- Osteótomo em formato de "T"
- Serra oscilatória
- Solução antibiótica para irrigação
- *Surgairtome*

Histórico do Procedimento

O histórico da reconstrução aloplástica da articulação temporomandibular (ATM) é marcada por uma série de falhas provenientes de um formato inapropriado da prótese; baixa qualidade de testes pré-operatórios e escassez de estudos prévios, sobretudo na área ortopédica. Inicialmente, materiais aloplásticos eram usados, praticamente, apenas em casos de recorrência de anquilose[1]. Em 1946, Eggers interpôs uma folha de tântalo na fossa mandibular.[1] Em 1960, Robinson usou uma prótese de aço inoxidável para fossa articular, e Christensen utilizou uma prótese de fossa feita com vitallium, que era fixada ao arco zigomático.[1]

Sistemas atuais utilizam materiais compostos de metal-metal e metal-polietileno. Um completo entendimento sobre fatores biomecânicos e oclusais é essencial em casos que necessitam da reconstrução total aloplástica da articulação temporomandibular. O número de pacientes que necessitam refazer o procedimento ou apresentaram insucesso na colocação de enxerto autógeno mostrou uma queda, o que elevou a quantidade de realização de cirurgias de reconstrução primária para estágios avançados de doenças articulares degenerativas (estágio de Wilkes IV ou V, Tabela 131-1). Nesse grupo de pacientes, a reconstrução aloplástica da articulação com prótese de estoque é uma opção. Essas próteses permitem uma fácil instalação durante o procedimento cirúrgico, são de fácil acesso e possuem um bom custo-benefício.

Indicações para Uso dos Procedimentos

Em 2005, a Food and Drug Administration (FDA) aprovou a utilização da prótese de estoque para a articulação temporomandibular (ATM) após um estudo prospectivo de isenção para dispositivo investigativo (IDE). Dados de 224 casos encontram-se disponíveis e, após 3 anos do procedimento cirúrgico, os pacientes apresentaram melhora considerável na dor; a escala principal de dor diminuiu de 8,5 de 10 no pré-operatório para 2,8 após a reconstrução da ATM. A medição da abertura de boca apresentou aumento de 20,1 para 29,3 mm em 3 anos; e o mais importante: a satisfação dos pacientes com os resultados foram ainda maiores; 99% dos pacientes afirmaram, sem hesitar, que passariam novamente pelo procedimento. Recentemente, Westermark,[2] relatou a sua experiência com prótese de estoque para ATM, na qual 12 pacientes foram acompanhados durante 8 anos. Após o primeiro ano de acompanhamento pós-cirúrgico, a abertura de boca apresentou um aumento de 3,8 para 30,2 mm. As dores articulares desapareceram em quase todos os pacientes, exceto em dois, e estes relataram dores musculares persistentes; em nenhum dos casos houve infecção pós-operatória ou falha das próteses. Em um estudo recente, Giannakopoulos *et al.*[3] avaliaram 288 pacientes que foram acompanhados por 3 anos e seguiram apresentando melhoras significativas nas dores e funções articulares com o sistema de próteses de estoque. A taxa referente à realização de um segundo tempo cirúrgico foi de 3,2%. No entanto, não foi devido a falhas mecânicas e sim a infecções secundárias e à ossificação heterotópica. Leandro *et al.*[4] relataram que, durante os 10 anos de experiência com próteses de estoque para ATM, encontrou melhoras significativas e consistentes nas escalas de dor e função da ATM. Essa recente evidência confirma a segurança e efetividade do uso de próteses de estoque aloplásticas para reconstrução de ATM com as mais novas gerações de sistemas disponíveis.[2-4]

As indicações para reconstrução da ATM incluem anquilose, insucesso prévio de reconstruções aloplásticas e autógenas, lesões condilares pós-traumáticas, necroses avasculares, recons-

Tabela 131-1 Classificação de Wilkes para Desarranjos Internos da Articulação Temporomandibular

Estágio	Características	Aspectos das Imagens
I – Inicial	Estalo sem dor Movimentos normais	Ligeiramente anteriorizado Contorno ósseo normal
II – Inicial/Intermediário	Episódios de dor esporádicos Travamento esporádico Dores de cabeça	Disco ligeiramente anteriorizado Leve deformação do disco Contorno ósseo normal
III – Intermediário	Dores frequentes Dores articulares Dores de cabeça, travamento Restrição de movimento Dor durante a mastigação	Deslocamento anterior de disco Espessamento moderado do disco Contorno ósseo normal
IV – Intermediário/tardio	Dor crônica Restrição de movimento	Deslocamento anterior do disco Contorno ósseo anormal
V – Tardio	Variação na intensidade da dor, crepitação	Deslocamento do disco com perfuração e deformidades anatômicas grosseiras Degeneração óssea

QUADRO 131-1 Indicações para Reconstrução de ATM

- Artrite (osteoartrite, atrite traumática, artrite reumatoide)
- Anquilose, incluindo casos de recidiva com ossificação heterotópica
- Alternativa de tratamento em casos onde outros tratamentos falharam (casos utilizando enxerto autógeno)
- Necrose avascular
- Múltiplas cirurgias abertas de ATM
- Fratura
- Deformidades funcionais
- Neoplasia benigna
- Neoplasia maligna
- Degeneração ou reabsorção articular com discrepâncias anatômicas severas
- Alterações de desenvolvimento

QUADRO 131-2 Contraindicações da Reconstrução de ATM

- Infecções agudas ou crônicas
- Presença de condição sistêmica que resulte em baixa qualidade óssea ou quantidade óssea insuficiente
- Alergia a algum componente da prótese
- Imaturidade esquelética

trução pós-neoplasias, alterações de desenvolvimento, deformidades funcionais e condições inflamatórias severas que não mostraram resultados com tratamentos conservadores (Quadro 131-1).[5-7] As opções atuais para os cirurgiões englobam a utilização de materiais autógenos e aloplásticos.

Na população esqueleticamente madura, a reconstrução aloplástica articular tem como vantagens a recuperação imediata da função, ausência de morbidade da área doadora, redução do tempo cirúrgico e, principalmente, apresentação de resultados mais previsíveis. Na população pediátrica, a reconstrução autógena possui a vantagem adicional pela possibilidade de crescimento potencial, particularmente com enxertos costocondrais. No entanto, o crescimento cessa em pacientes pediátricos que possuem anquilose, e a reconstrução total aloplástica da articulação deve ser considerada. A fim de decidir qual o melhor método para a reconstrução articular, o profissional deve avaliar a previsibilidade, segurança, durabilidade e custo-benefício do sistema a ser adotado.

O planejamento pré-operatório realizado de forma cuidadosa, junto com expectativas razoáveis do paciente, é fundamental para uma bem-sucedida cirurgia de reconstrução. Uma máxima abertura de 30 a 35 mm é uma expectativa razoável para amplitude de movimento utilizando prótese total articular. A impossibilidade de conseguir essa amplitude de movimento durante o intraoperatório pode necessitar de uma coronoidectomia ou liberação miofascial. Pacientes com diminuição prolongada da amplitude de movimento com frequência possuem contratura de tecidos moles e fibrose. Os pacientes devem estar cientes que a reposição unilateral causa desvio mandibular na abertura de boca para o lado que possui a prótese. A redução da dor articular nos casos onde o paciente passou por múltiplos procedimentos cirúrgicos é difícil de alcançar, pois existe uma correlação direta entre o número de procedimentos cirúrgicos previamente realizados e a probabilidade da redução da sintomatologia pré-cirúrgica.[8-10]

Contraindicações e Limitações

As contraindicações à reconstrução total da articulação incluem a presença de infecção na região, alergia aos componentes da prótese e condições sistêmicas que impossibilitam o procedimento cirúrgico (Quadro 131-2).[6] A alergia ao níquel é o mais comum dos casos, e as próteses podem ser produzidas sem esse material.[6] A imaturidade esquelética também é considerada uma contraindicação para a reconstrução total aloplástica. Recentemente, Mercuri e Swift[11] argumentaram sobre considerações acerca da utilização do sistema na população pediátrica com história de insucesso em enxertos autógenos, falta de resposta satisfatória no tratamento da atrite inflamatória e perda de altura vertical devido à reabsorção óssea. Ao prevenir complicações associadas à enxertia autógena, tais como anquilose e reabsorção do enxerto, torna-se possível diminuir a complexidade da cirurgia em casos de correção. A vida útil da prótese é uma preocupação nos pacientes jovens, pois a durabilidade da mesma é desconhecida. É importante frisar para esse grupo de pacientes que uma artroplastia corretiva é uma possibilidade, e o cirurgião deve planejar as osteotomias adequadamente. A utilização de um sistema customizado é com frequência necessário em casos de deformação craniofacial severa que envolvem discrepância anatômica significativa.

As taxas de insucesso que se mostraram inaceitáveis em sistemas aloplásticos para ATM anteriores forneceram valiosas informações para o desenvolvimento dos novos dispositivos aprovados pela FDA. A utilização de princípios mecânicos e ortopédicos, juntamente com testes clínicos apropriados, contribuiu para o desenvolvimento de próteses mais seguras e efetivas.[1,5,12,13] Todavia, é importante lembrar que todos as próteses possuem limitações, incluindo a vida útil, translação limitada, desgastes e possibilidade de infecções.[14-16] Poucos pacientes necessitam de artroplastia corretiva devido à falha da prótese; portanto, é esperado que aumente o número de reconstruções articulares primárias para condições inflamatórias severas, trauma e anquilose. Um dispositivo protético de estoque tem como vantagens a aquisição imediata, um único tempo cirúrgico e baixo custo, além de não necessitar de confecção/produção por meio de um protótipo.

TÉCNICA: Reconstrução Total Aloplástica da Articulação Temporomandibular

PASSO 1: Preparação e Posicionamento

O paciente deve estar entubado com tubo nasotraqueal do tipo RAE (Ring, Adair e Elwyn), o qual deverá estar suturado ou fixado na cabeça para permitir a manipulação da mesma e da mandíbula. Antibióticos devem ser administrados nessa etapa para garantir níveis séricos adequados antes de iniciar a incisão. Deve ser feita a remoção do cabelo do local da incisão, geralmente na porção superior da hélix. Após isso, ataduras são colocadas na cabeça e fixadas. A pele é preparada com solução antisséptica. O campo cirúrgico é colocado sobre o paciente, e um campo urológico pode ser adaptado e usado com uma barreira estéril para manipular a mandíbula durante a cirurgia. Minimizar a contaminação proveniente da cavidade oral é imprescindível para a diminuição de infecções pós-operatórias. Deve-se tomar cuidado com a manutenção de uma técnica asséptica, especialmente em momentos nos quais há alternância na manipulação do sítio cirúrgico e da cavidade oral. Isso é o passo mais importante para evitar infecção na prótese (Fig. 131-1, *A*).

PASSO 2: Incisão Endaural

A incisão endaural é a abordagem de escolha para o côndilo mandibular em casos de reconstrução articular aloplástica. Essa abordagem resulta em um excelente aspecto após a cicatrização. Além disso, permite uma abordagem por etapas na articulação, o que fornece uma melhor cobertura tecidual e aumenta a distância entre o local de colocação da prótese e a incisão (Fig. 131-1, *B*).

PASSO 3: Incisão Retromandibular

A incisão retromandibular é definida ao posicionar o dedo enluvado do lóbulo da orelha até o ângulo da mandíbula. A incisão é realizada aproximadamente 1 cm acima do lóbulo da orelha até a incisura pré-massetérica. Um estimulador de nervo é empregado durante a dissecção com o objetivo de identificar e evitar o ramo marginal mandibular. Ao terminar a dissecção por meio da camada superficial da fáscia cervical profunda, a angulação da dissecção passa a ser paralela ao músculo esternoclidomastoide. A pinça Kelly hemostática é utilizada para definir o plano entre a glândula submandibular e o músculo esternoclidomastoide. Dessa forma, há a exposição do ramo posterior do músculo digástrico, assinalando o ponto mais profundo da dissecção. Um retrator Army-Navy é usado para retrair anteriormente a artéria facial, expondo a borda inferior da mandíbula e a porção anterior da cinta pterigomassetérica. Realiza-se uma incisão na cinta com uma lâmina de bisturi n° 15 ao longo da aponeurose avascular. Um descolador de Molt pode ser utilizado para descolar alguma área com tecido periosteal remanescente. Isso permite uma dissecção precisa do masseter pela parte lateral da mandíbula com a ajuda de um descolador periosteal Obwegeser. Ao final da dissecção, haverá uma comunicação segura entre as incisões endaural e retromandibular por meio do plano subperiosteal. Deve-se tomar cuidado a fim de minimizar uma lesão na pequena camada de tecido entre as duas incisões, pois o nervo facial percorre esse plano (Fig. 131-1, *C e D*).

PASSO 4: Condilectomia

Antes do início da osteotomia do côndilo, é essencial que a incisão retromandibular esteja completa, para garantir um fácil acesso à vascularização subjacente em casos de hemorragias inesperadas. Em casos de aquilose ou pacientes que passaram por procedimentos cirúrgicos prévios, a anatomia alterada da região pode ser atípica. Logo, esponjas embebidas com trombina, colágeno ou selante hemostático devem estar disponíveis para controlar o sangramento após remoção do segmento do côndilo. A realização de uma osteotomia em 2 passos foi desenvolvida com o objetivo de minimizar o risco à artéria maxilar interna e garantir a remoção adequada de osso da fossa articular. Dois afastadores de Dunn-Dautry e um afastador condilar devem estar posicionados no plano subperiosteal na altura do colo do côndilo, permitindo uma melhor visualização e protegendo tecidos moles adjacentes. A partir do momento em que o colo do côndilo está completamente exposto, uma broca cirúrgica de 1 mm é utilizada para realizar a condilectomia. Para fazer a osteotomia, o cirurgião inicia pelo ponto médio do colo do côndilo,

(Continua)

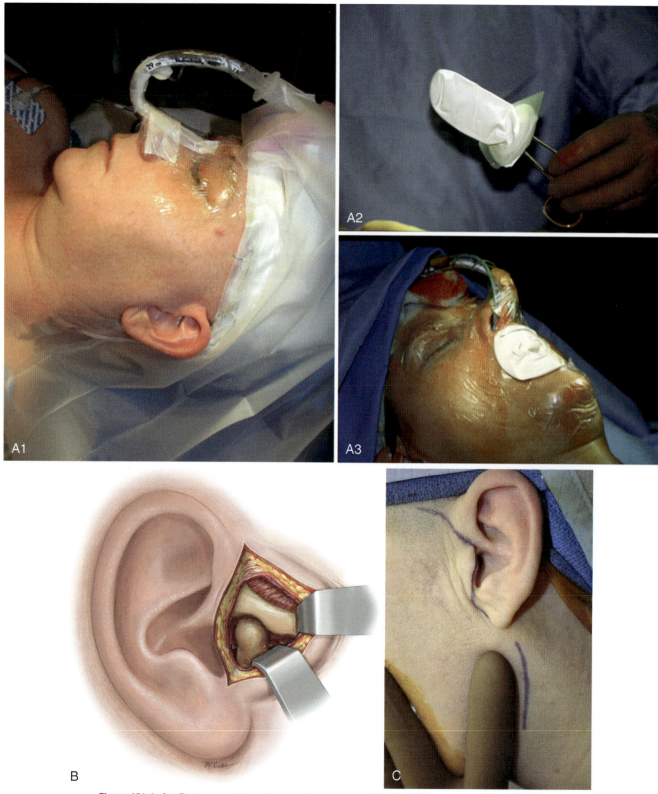

Figura 131-1 **A1**, Paciente posicionado antes da preparação da pele. Observe que o tubo nasotraqueal está fixado no nariz e uma esponja é utilizada para manter o tubo e minimizar a pressão sobre a ponta do nariz. **A2**, Um campo urológico é modificado para permitir a manipulação estéril da mandíbula. **A3**, Campo urológico é colocado e mantido com Tegaderm. **B**, Desenho mostrando a cápsula articular exposta. Observe o afastador para zigomático sendo utilizado para proteger o nervo facial. **C**, Marcações das incisões endaural e retromandibular. Observe o dedo enluvado sendo utilizado como referência para palpação do ângulo da mandíbula a fim de auxiliar o estabelecimento do formato da incisão.

CAPÍTULO 131 Reconstrução Total da Articulação Temporomandibular (Stock) 1345

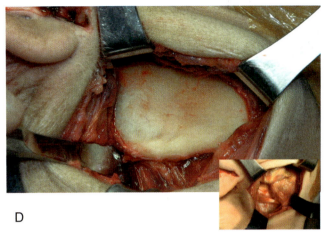

Figura 131-1 *(Cont.)* **D,** Exposição da porção lateral do ramo mandibular ao colo do côndilo. Afastadores Army/Navy são usados para afastar e proteger a artéria facial (direita) e isolar o nervo facial (topo). **Detalhe,** Incisão retromandibular com a cinta pterigomassetérica intacta. Visualização da porção posterior do músculo digástrico e a glândula submandibular.

TÉCNICA: Reconstrução Total Aloplástica da Articulação Temporomandibular *(Cont.)*

poupando o córtex medial. A osteotomia é estendida em direção aos afastadores Dunn-Dautrey, nos sentidos anterior e posterior. Um osteótomo em formato de T é utilizado para completar a osteotomia. O côndilo é estabilizado com um fórceps ósseo, e o músculo pterigoide lateral é cuidadosamente dissecado. Nessa fase, um sangramento significativo pode ocorrer e o cirurgião deve estar preparado para controlar qualquer hemorragia com a ajuda dos agentes hemostáticos. Com a remoção do côndilo, o cirurgião reposiciona superiormente a mandíbula ao segurar com um fórceps ósseo a borda inferior através da incisão retromandibular. Esse procedimento permite a execução da segunda osteotomia no nível da porção inferior da incisura sigmoide e mantém uma distância segura da artéria maxilar interna (Fig. 131-1, *E a G*).

(Continua)

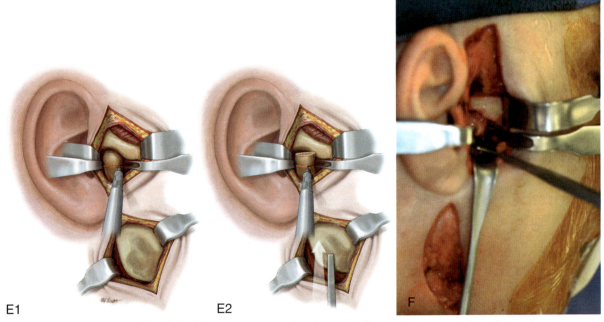

Figura 131-1 *(Cont.)* **E1,** Broca cirúrgica é utilizada para realizar uma osteotomia logo abaixo da cabeça do côndilo. **E2,** Uma segunda osteotomia é realizada na altura da incisura sigmoide, com o reposicionamento superior da mandíbula. **F,** Um osteótomo em formato de T é usado para completar a osteotomia.

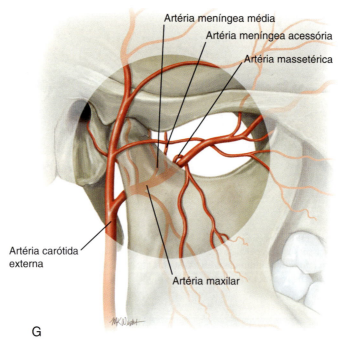

Figura 131-1 (Cont.) **G,** Visão medial da mandíbula. Observe a proximidade da artéria maxilar, artéria massetérica e artéria meníngea média à articulação temporomandibular.

TÉCNICA: Reconstrução Total Aloplástica da Articulação Temporomandibular *(Cont.)*

PASSO 5: Posicionamento da Fossa
Após a remoção adequada de osso da mandíbula, a eminência articular passa a ser trabalhada; realiza-se uma redução desta com uma lima diamantada para estabilizar os componentes da fossa. É importante utilizar a lima paralelamente ao plano Frankfurt, pois, desse modo, garante-se a angulação correta da fossa e minimiza possíveis deslocamentos. Em seguida, medidores devem ser colocados para determinar o tamanho correto do implante. Se o rebordo da fossa não estiver nivelado com a eminência articular, a lima diamantada pode ser utilizada para reduzir irregularidades presentes ao longo da porção lateral do arco zigomático. Após alcançar um bom posicionamento e angulação da fossa, ela deve ser, primeiramente, mantida por meio de dois parafusos. Um assistente deve posicionar a mandíbula em oclusão, e a relação entre a mandíbula e a fossa devem ser checadas. Se estiver correta, um descolador de Freer deve passar facilmente entre a fossa e a mandíbula; se houver resistência, uma lima manual ou uma broca cirúrgica deve ser usada para reduzir a mandíbula (Fig. 131-1, *H* e *I*).

PASSO 6: Fixação Intermaxilar
Uma fixação intermaxilar é realizada no paciente, pois é a melhor e mais eficiente alternativa para estabilizar, utilizando amarrias de Ivy nos pré-molares. Podem ser usados também barra de Erich, parafusos para fixação intermaxilar ou fios trançados para bloqueio. Para isso, outros instrumentais devem ser utilizados, a fim de minimizar a contaminação da área. Além disso, o paciente deve ser reprepado, realizada nova antissepsia, e o cirurgião deve trocar de luvas antes de retornar para suturar (Fig. 131-1, *J*).

PASSO 7: Posicionamento do Côndilo
O componente condilar é colocado através da incisão retromandibular. Medidores são empregados para determinar o tamanho correto do componente mandibular. A cabeça do côndilo deve permanecer ligeiramente para posterior e centralizada na fossa no plano mediolateral. Isso assegura bom encaixe e função da prótese. Para alcançar um posicionamento ideal, a lima diamantada pode ser utilizada para nivelar qualquer irregularidade presente que possa interferir na porção lateral da mandíbula. Uma vez estabilizado na posição correta, deve ser fixado com dois parafusos (Fig. 131-1, *K*).

(Continua)

CAPÍTULO 131 Reconstrução Total da Articulação Temporomandibular (Stock) 1347

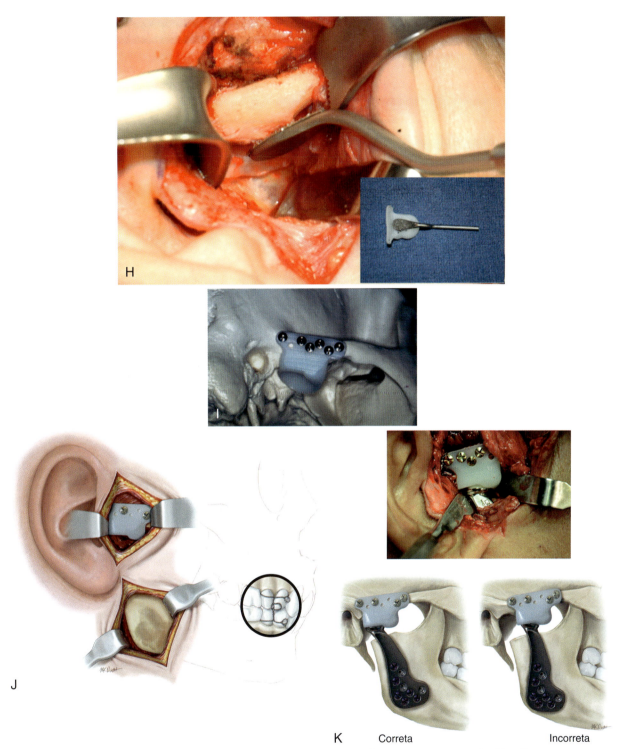

Figura 131-1 *(Cont.)* **H**, Uma lima diamantada é usada para reduzir a eminência articular. **Detalhe**, Tamanho da cureta em relação à fossa. **I**, Fossa mandibular acoplada ao modelo do crânio. **J**, Desenho mostrando a fixação maxilar interna e a fossa em posição. **K**, Orientação correta do posicionamento fossa/côndilo. Diagrama mostrando as orientações correta e incorreta da relação fossa/côndilo.

TÉCNICA: Reconstrução Total Aloplástica da Articulação Temporomandibular (Cont.)

PASSO 8: Amplitude de Movimento
Com a estabilização do componente da fossa e da mandíbula, deve ser removida a fixação intermaxilar, sendo que a amplitude de movimento, bem como os movimentos excursivos, deve ser testada. É importante garantir que a prótese não sofra deslocamento. Finalmente, a abertura máxima de boca deve ser medida.

PASSO 9: Fixação Final com Parafusos
Após alcançar um correto posicionamento e amplitude de movimento adequada com a prótese, a fixação final pode ser realizada. Quando os parafusos mandibulares são posicionados, deve-se observar a posição deles em relação ao nervo alveolar inferior com auxílio de exames de imagem. A ponta de um estimulador de nervos pode ser utilizada para avaliar qual ponto do arco zigomático apresenta melhor qualidade óssea antes de fixar os parafusos na fossa.

PASSO 10: Sutura
A sutura começa irrigando as incisões com soluções antibióticas. Verifica-se a hemostasia, e então a incisão endaural é fechada por camadas. A incisão retromandibular é irrigada novamente, verifica-se a hemostasia e a camada superficial da fáscia cervical profunda é fechada. A cinta pterigomassetérica é solta para voltar passivamente à sua posição inicial. A pele é suturada, colocam-se curativos e, em seguida, os fios ou parafusos de bloqueio intermaxilar são removidos.

TÉCNICA ALTERNATIVA 1: Anquilose

A anquilose da articulação temporomandibular adiciona diversos desafios à reconstrução e restauração da função da ATM. A entubação pode ser complicada devido à mínima abertura de boca e pode necessitar da utilização da entubação fibroscópica. Um planejamento conjunto com o anestesista é fundamental para assegurar uma indução tranquila a esses pacientes. Outras alternativas podem ser consideradas, incluindo entubação com o paciente acordado e traqueostomia. A parte óssea anquilosada frequentemente se estende além dos limites da cápsula articular, o que gera três problemas: (1) alteração da anatomia local e maior proximidade ao complexo vascular adjacente, aumentando as chances de sangramento; (2) aumento da quantidade de osso dificulta a separação entre a mandíbula e base do crânio e aumenta o risco de exposição ou perfuração da fossa craniana média; (3) movimentação restrita da mandíbula pode causar fibrose muscular ou alongamento do processo coronoide, resultando trismo secundário ou trismo persistente se não resolvido. Para minimizar ou evitar os dois primeiros problemas em potencial, a osteotomia para condilectomia deve ser modificada. Facilmente identificada, a anatomia normal deve estar localizada ao longo do colo do côndilo, e isso faz que a osteotomia inicial deva ser executada em um ponto mais inferior. Após isso, a mandíbula é separada da base do crânio, e a atenção deve ser voltada para a remoção da massa anquilótica. Com frequência, pseudoartrose ou resquícios da anatomia meniscal prévia encontram-se presentes.

Uma broca cirúrgica de 1 mm deve ser utilizada para iniciar a osteotomia, com uma angulação ligeiramente inferior. Um osteótomo curvo com formato "T" pode ser usado para separar a massa anquilótica remanescente da base do crânio. O osso remanescente pode ser cuidadosamente removido com a ajuda de uma lima diamantada ou uma broca em formato de chama. O uso da tomografia computadorizada (TC) deve ser considerado durante essa etapa do procedimento para minimizar possíveis iatrogenias na entrada da fossa craniana média. Em seguida, a função mandibular deve ser avaliada. Se a abertura de boca for menor que 30 mm, uma coronoidectomia deve ser considerada. Para ajudar a expor a mandíbula, pode ser utilizado o afastador de Bell ou dois descoladores de Molt. Após a colocação da prótese, alguns cirurgiões preconizam o preenchimento do espaço vazio com gordura abdominal para prevenir a recidiva da anquilose (Fig. 131-2).

CAPÍTULO 131 Reconstrução Total da Articulação Temporomandibular (Stock) 1349

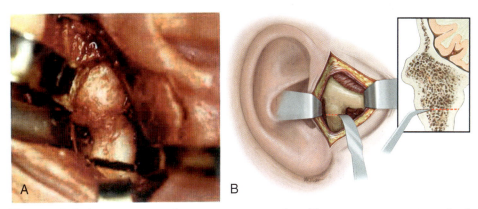

Figura 131-2 A, A osteotomia inicial em paciente com anquilose. Observe que a osteotomia é realizada na região mais inferior, ao longo do colo do côndilo, onde apresenta anatomia normal. **B,** Desenho mostrando a separação entre a massa anquilótica e a base do crânio. Essa separação deve ser realizada após a separação da mandíbula da base do crânio, para minimizar o risco de perfuração da base craniana média ou fratura da base do crânio.

TÉCNICA ALTERNATIVA 2: Correção da Assimetria Facial

Pacientes em fase de crescimento que apresentam alteração na ATM com frequência possuem uma assimetria facial associada. No paciente esqueleticamente maduro, se essa condição provoca perda ou destruição do côndilo, a reconstrução aloplástica articular pode recuperar a articulação e corrigir a discrepância dentofacial. Juntamente com a osteotomia de Le Fort I, a assimetria esquelética pode ser corrigida em apenas uma cirurgia. O uso de uma articulação aloplástica também permite uma plataforma estável para a cirurgia ortognática. O protocolo para a reconstrução da assimetria facial associada a desordens da ATM começa com uma osteotomia de Le Fort I com reposicionamento da maxila, utilizando um *splint* baseado na posição original da mandíbula. Ao estabilizar a mandíbula na nova posição, a reconstrução total articular segue com a condilectomia descrita previamente. A mandíbula é estabilizada na nova posição utilizando um *splint* final, e a prótese é instalada. Se necessário, pode haver a realização de uma rinoplastia paralelamente (Fig. 131-3).

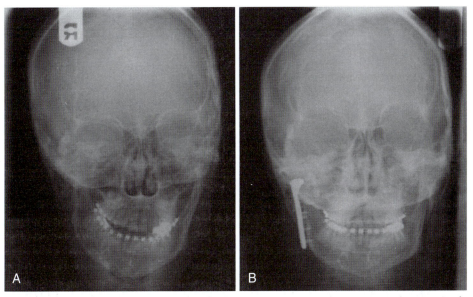

Figura 131-3 A, Radiografia posteroanterior (PA) de crânio, mostrando assimetria esquelética associada ao comprometimento da articulação temporomandibular. Observe a rotação maxilar e mandibular em direção ao lado da ATM comprometida. **B,** Radiografia pós-operatória PA de crânio após a osteotomia de Le Fort I, reconstrução total da articulação e rinoplastia.

Prevenção e Tratamento das Complicações

Complicações cirúrgicas podem ser classificadas como falha na técnica, diagnóstico inadequado, falha do dispositivo, falhas secundárias a condições sistêmicas do paciente e falha em relação a expectativas do paciente. Felizmente, infecções nas próteses de ATM são raras. Nos testes da FDA para próteses articulares da marca Biomet, a taxa de infecção corresponde a 2%. Em uma revisão feita por Wolford et al.[17] incluindo 579 próteses articulares customizadas, foi observada uma taxa de infecção de 2,5%. Infecções na prótese podem ser difíceis de tratar e, frequentemente, são associadas à formação de biofilme. Diferentes tratamentos já foram utilizados, incluindo antibioticoterapia intravenosa (IV) por longos períodos, supressão de antibióticos e "higienização" da prótese. Infelizmente, muitas vezes há a necessidade de remoção da prótese e tratamento da infecção do paciente antes de considerar a realização de cirurgia corretiva. Em 2010, Wolford et al.[17] publicaram os resultados do seu protocolo, que implica dividir os pacientes em grupos de infecções agudas e crônicas. Inicialmente, as infecções por próteses articulares eram tratadas com antibioticoterapia IV, irrigação dos sítios cirúrgicos, debridamento e instalação de cateteres para irrigação, bem como prescrição de antibioticoterapia IV durante 4 a 6 semanas. Pacientes com infecções crônicas eram tratados com protocolo semelhante, no entanto, a prótese era removida e reinstalada cerca de 8 a 10 semanas depois. Wolford et al. relataram que foi possível salvar 4 de 5 próteses infectadas, utilizando o protocolo de tratamento para infecções agudas, e todos os casos de infecções crônicas foram solucionados. Para reduzir as chances de infecção da prótese articular, é necessário observar atentamente as técnicas assépticas, uso da antibioticoterapia pré-operatória e minimização de infecção cruzada durante o procedimento. Medidas adicionais incluem irrigação do canal auditivo externo com solução salina antibiótica e imersão dos componentes da prótese em solução antibiótica antes da implantação.

Ossificação heterotópica e recidiva de anquilose podem ser condições difíceis de resolver, em particular nos pacientes que já passaram por múltiplos procedimentos cirúrgicos. Além de formação óssea excessiva, frequentemente encontram-se áreas de fibrose, o que dificulta alcançar uma máxima abertura de boca satisfatória. Diversos métodos para combater ossificação heterotópica foram descritos na literatura ortopédica. Entre eles estão a utilização de anti-inflamatórios não esteroidais (indometacina) e baixa dose de radiação pós-operatória.[18] Protocolos relatados incluem a utilização de cinco doses fracionadas de radiação, totalizando 10Gy no pós-operatório imediato.[19,20] Wolford e Karras[21] relataram o uso de enxerto autógeno de gordura ao redor da prótese articular para prevenir a formação de osso e fibrose. Nessa série de casos com 37 articulações, nenhum paciente que recebeu o enxerto formou osso heterotópico, em comparação com os 35% do grupo controle.

O sangramento é mais frequentemente encontrado a partir da artéria meníngea média, artéria maxilar interna, artéria massetérica ou músculo pterigoide lateral. Identificação e ligação dos vasos cortados é claramente preferível, mas é difícil na maioria das vezes. Diversos agentes hemostáticos devem estar disponíveis para ajudar na contenção do sangramento, particularmente porque é difícil localizar a maioria desses vasos através das abordagens tradicionais, ou sangramentos oriundos do músculo ou das osteotomias podem persistir. Alcançar a hemostasia antes do fechamento da ferida é essencial para evitar a formação de hematoma ou fibrose. Trombina, colágeno e matriz hemostática podem ser usadas para reduzir o sangramento. Em casos de sangramentos mais intensos, que são mais difíceis de controlar, é possível acessar a artéria carótida externa através da incisão retromandibular. É importante identificar pelo menos três ramos para garantir a identificação exata da artéria carótida externa antes de realizar a ligadura. Além disso, a ligadura da artéria deve ocorrer acima do nível da artéria facial a fim de reduzir apropriadamente o fluxo. Radiologia intervencionista também deve ser considerada para identificar e acabar com um sangramento persistente.

A presença de maloclusão após instalação da prótese deve ser descoberta antes da instalação final. Se apenas dois parafusos foram fixados, o componente mandibular pode, facilmente, ser reposicionado sem comprometer a estabilidade. Antes de remover a fixação intermaxilar, a oclusão deve ser checada para garantir um correto alinhamento e confirmar a ausência de qualquer falha do bloqueio intermaxilar. O espaço livre entre a fossa e a mandíbula não devem apresentar interferências e, se presente, deve ser ajustada para obter oclusão e função aceitáveis. O cirurgião não deve hesitar em reposicionar os componentes com o objetivo de garantir uma oclusão final apropriada.

Pacientes com dor crônica ou central podem ser difíceis de manipular no pós-operatório imediato. Infelizmente, muitos pacientes que passaram por múltiplos procedimentos cirúrgicos desenvolveram dor central,[22] o que torna importante a consulta com um neurologista a fim de cuidar desses casos. Vários estudos mostraram: pacientes que passaram por menos procedimentos cirúrgicos na ATM relataram menores pontuações na escala de dor após a cirurgia articular em relação ao grupo que passou por mais procedimentos cirúrgicos.[8-10] Esses dados sugerem que, após uma artroplastia aberta, pacientes podem obter mais benefícios ao realizar uma reconstrução total da articulação que de cirurgias corretivas.

Recomendações Pós-operatórias

Exames de imagem no pós-operatório devem ser realizados antes do paciente ser liberado, visando confirmar a correta angulação, posição dos parafusos e posição condilar. Os pacientes devem retornar após 10 dias para remoção das suturas, e uma mobilização passiva da mandíbula deve ser realizada. Fisioterapia mandibular deve iniciar cerca de 4 a 6 semanas após a cirurgia. Um protocolo padronizado de acompanhamento deve ser estabelecido, com acompanhamento radiográfico anual da prótese.

Referências

1. Quinn PD: Alloplastic reconstruction of the temporomandibular joint: selected readings on oral and maxillofacial surgery, *Selected Readings in Oral and Maxillofacial Surgery* 7(5):1-20, 1999.
2. Westermark A: Total reconstruction of the temporomandibular joint: up to 8 years follow-up of patients with Biomet total joint prostheses, *Int J Oral Maxillofac Surg* 39:951, 2010.
3. Giannakopoulos HE, Sinn DP, Quinn PD: Biomet Microfixation temporomandibular joint replacement system: a 3-year follow-up study of patients treated during 1995 to 2005, *J Oral Maxillofac Surg* 70:787, 2012.
4. Leandro LFL, et al: A 10-year experience and follow-up of 300 patients with the Biomet/Lorenz Microfixation TMJ replacement system, *Int J Oral Maxillofac Surg* 42:1007, 2013.
5. Guarda-Nardini L, Manfredini D, Ferronato G: Temporomandibular joint total replacement prosthesis: current knowledge and considerations for the future, *Int J Oral Maxillofac Surg* 37:103, 2008.
6. Quinn PD: Lorenz prosthesis, *Oral Maxillofac Surg Clin North Am* 12:93, 2000.
7. Sidebottom AJ: Guidelines for the replacement of temporomandibular joints in the United Kingdom, *Br J Oral Maxillofac Surg* 46:146, 2008.
8. Bradrick JP, Indresano AT: Failure rates of repetitive temporomandibular surgical procedures, *J Oral Maxillofac Surg* 50(Suppl 3):145, 1992.
9. Henry CH, Wolford LM: Treatment outcomes for temporomandibular joint reconstruction after failed Proplast-Teflon implant failed, *J Oral Maxillofac Surg* 51:352, 1993.
10. Mercuri LG: Subjective and objective outcomes in patients reconstructed with a custom-fitted alloplastic temporomandibular joint prosthesis, *J Oral Maxillofac Surg* 57:1427, 1999.
11. Mercuri LG, Swift JQ: Considerations for the use of alloplastic temporomandibular joint replacement in the growing patient, *J Oral Maxillofac Surg* 67:19709, 2009.
12. Driemel O, Braum S, Muller-Richter UDA, et al: Historical development of alloplastic temporomandibular joint replacement after 1945 and state of the art, *Int J Oral Maxillofac Surg* 38:909, 2009.
13. Quinn PD: Autogenous and alloplastic reconstruction of the temporomandibular joint. In Quinn PD, editor: *Color atlas of temporomandibular joint surgery*, St Louis, 1998, Mosby.
14. Bhatt H, Goswami T: Implant wear mechanism: basic approach, *Biomed Mater* 3, 2008, 042001.
15. Ingham E, Fisher J: Biological reactions to wear debris in total joint replacement, *Proc Inst Mech Eng H* 214:21, 2000.
16. McGloughlin TM, Kavanagh AG: Wear of ultra-high molecular weight polyethylene (UHMWPE) in total knee prostheses: a review of key influences, *Proc Inst Mech Eng H* 214:349, 2000.
17. Wolford LM, Rodrigues DB, McPhillips A: Management of the infected temporomandibular joint total joint prosthesis, *J Oral Maxillofac Surg* 68:2810, 2010.
18. Kienapfel H, et al: Prevention of heterotopic bone formation after total hip arthroplasty, *Arch Orthop Trauma Surg* 119:292, 1999.
19. Durr ED, et al: Radiation treatment of heterotopic bone formation in the temporomandibular articulation, *Int J Radiat Oncol Biol Phys* 27:863, 1993.
20. Reid R, Cooke H: Postoperative ionizing radiation in the management of heterotopic bone formation in the temporomandibular joint, *J Oral Maxillofac Surg* 57:900, 1999.
21. Wolford LM, Karras SC: Autologous fat transplantation around temporomandibular joint total joint prostheses: preliminary treatment outcomes, *J Oral Maxillofac Surg* 55:245, 1997.
22. Milam SB: Failed implants and multiple operations, *Oral Surg Oral Med Oral Pathol Oral Radiol Endod* 83:156, 1997.

CAPÍTULO 132

Anquilose da ATM

Daniel Spagnoli

Material Necessário

Vias aéreas
- Complicações na preparação das vias aéreas
  - Laringoscópio de fibra ótica para intubação
  - GlideScope como instrumento primário ou para auxiliar
  - *Kit* para cricotomia de emergência
  - *Kit* para traqueostomia de emergência

Campo estéril
- Solução de betadina e/ou clorexidina
- Opsite para isolar a cavidade bucal do campo operatório
- *Kit* cirúrgico estéril com toalhas, grampos, lençóis e campos
- Telfa mantida entre os lábios e dentes para impedir a salivação e coberta com Telfa

Pré-dissecção
- Anestésico local com vasoconstritor
- Caneta marcadora

Dissecção
- Fórceps bipolar de ponta agulhada
- Agulhas de microdissecção de ponta N-series Colorado (normalmente com 20 ou 30 mm)
- Fórceps para tecido DeBakey
- Gancho conjugado para pele (2)
- Pinça mosquito reta e micromosquito curvada
- Esponjas de dissecação Kittner
- Tesoura curva Metzenbaum
- Lâminas de bisturi n° 15
- Estimulador de nervo
- Tesouras
- Senn rake (2)

Alavancas
- Alavancas duplas Freer (afiada/cega)
- Alavancas periosteais de Molt n° 9 (2)
- Alavancas Obwegeser-Freer curvado e formato de J
- Alavanca Seldin ponta fina

Retratores
- Retrator Channel
- *Kit* de retratores condilares Dunn-Dautrey (anterior, posterior, superior)
- Retrator Obwegeser de ângulo reto (2 pequenos, 2 médios, 2 grandes)

Osteótomos
- Reto e curvo (Cottle ou Tessier)

Rasps
- Arquivo ósseo Babbush ou similar

Limas
- Curva (Mayfield ou Beyer)

Sugadores
- Adson (vários diâmetros)
- Ponta curva do sistema de irrigação de Essar, 7 ou 10 Fr (MicroFrance Instrumentation)
- Frazier (vários diâmetros)
- Yankauer

Porta-agulha
- DeBakey, Mayo-Hegar ou Crile-Wood

Compasso/régua
- Marchac ou Castroviejo
- Régua de metal 15 cm

Fixação maxilomandibular (MMF)
- *Kit* com arcos e barras (26-gauge wire suggested)
- Sistema híbrido de fixação maxilo-mandibular (Stryker)
- Parafusos para fixação intermaxilar
- Artigos ortodônticos

Cirurgia por navegação virtual
- O cirurgião deve seguir o protocolo indicado pelo fabricante, pois esses sistemas sempre apresentam atualizações

Planejamento cirúrgico virtual
- Guias cirúrgicos
- *Esplintes* para posicionamento mandibular

Instrumentos do motor
- *Micromotor*
  - Broca diamantada 4 mm
  - Broca *carbide* oval 4 mm
- *Microsserras*
  - Raspagem primária – sagital quadriculada
  - Serra primára – sagital, preferencialmente com uma curva no final
  - Serra secundária – com oscilação e corte sagital

Histórico do Procedimento

O osso é um órgão que está constantemente passando pelo processo de remodelação, em que os osteoclastos atuam na reabsorção e os osteoblastos na neoformação óssea. Um equilíbrio entre ambos os processos faz-se necessário para a manutenção do desenvolvimento ósseo. Interrupções nesses ciclos podem gerar alteração na anatomia óssea, além de um possível quadro de osteoporose ou osteoesclerose. A recente descoberta do gene da anquilose progressiva (ANK) revela a codificação de uma proteína transmembrana que atua no transporte de pirofosfato para o meio extracelular,[1] importante para a mineralização

1352

óssea. Foram descobertas mutações no gene ANK que levam à displasia craniometafisária, caracterizada pela diminuição da espessura dos ossos craniofaciais.[2] Estudos recentes realizados em modelo murino de ratos com deficiência na ANK mostrou um atraso na diferenciação de osteoblastos e osteoclastos.[3] A exata função e a via de sinalização pelas quais ocorrem ainda são desconhecidas, mas são alvo de pesquisas atuais. Não obstante, o gen ANK possivelmente está relacionado com a anquilose da articulação temporomandibular (ATM).

Anquilose pode ser classificada pela localização, tipo de tecido formado (fibroso ou ósseo) e extensão da fusão (completa ou parcial).[4] Múltiplas etiologias contribuem para a hipomobilidade e anquilose da ATM, que levam a uma progressiva diminuição dos movimentos de translação e rotação. Trauma é a causa mais comum, além de otite média, mastoidite, espondilite anquilosante, artrite reumatoide, osteoartrite, esclerodermia, radiação, procedimentos cirúrgicos prévios, desarranjos internos e eventos perinatais.[5] Pacientes com anquilose óssea ou fibrosa podem apresentar assimetria facial, amplitude de movimento restrita, maloclusão, mordida aberta anterior devido ao encurtamento do ramo mandíbula ou possíveis anormalidades no terço médio da face, incluindo as de órbita e da abertura piriforme. O tratamento a ser adotado para a anquilose deve ser individualizado, com base na causa principal e em outros fatores apresentados pelo paciente, geralmente sendo cirúrgico. Os tipos de cirurgias incluem artroplastia em "GAP", com ou sem utilização de tecido interposicional, ou reconstrução articular usando enxerto autógeno ou material aloplástico.[6-10]

Ao longo dos anos, diversas regiões foram utilizadas como fonte de origem para enxertos ósseos, tais como costocondral, esternoclavicular, fibular, crista ilíaca e tecido metatarsofalangeal. O tipo de enxerto mais amplamente utilizado, principalmente em crianças, é o costocondral, que foi descrito pela primeira vez nos anos 1920 por Harold Gillies.[11] Vários autores corroboraram o uso deste para reconstrução da ATM devido ao potencial de crescimento em jovens.[12-14] Infelizmente, o enxerto costocondral demonstrou um padrão de crescimento imprevisível, o que gerou mais complicações.[15,16] Independentemente dessas complicações, ele ainda é considerado por muitos profissionais a melhor escolha para pacientes pediátricos e adultos que não passaram por cirurgia prévia.[17,18]

A reconstrução da ATM com material aloplástico foi desenvolvida após insucessos com material autógeno e deve ser considerada em casos de pacientes com anquilose recorrente, falha na implementação do enxerto, crescimento imprevisível e quadro de artrite inflamatória que não responderam a outros tratamentos.[19-20] O histórico da reposição total articular é extenso e remonta a 1840, quando John Murray Carnochan[21] utilizou um pedaço de madeira para mobilizar a articulação após criar uma lacuna. Atualmente, três próteses que foram aprovadas pela Food and Drug Administration (FDA) estão disponíveis: prótese de stock pre-1976 Amendment Christensen e prótese customizada Christensen/Garret*, a prótese cutomizada da TMJ Concepts, que foi aprovada pela FDA em 1999, e a prótese de stock da Biomet Microfixation, que foi aprovada em 2006. Próteses articulares de estoque devem ser bem adaptadas no osso, ou o osso que vai receber a prótese pode sofrer alterações. Essas condições podem levar à fadiga do material ou sobrecarga. Além disso, o estímulo gerado pode levar à formação de tecido fibroso ao redor da prótese e eventual perda prematura, por se basear no princípio da osseointegração. Por essas razões, uma prótese customizada torna-se mais apropriada em casos complexos.[22,23] Ademais, Wolford *et al.* mostraram que as próteses articulares totais apresentam um bom desempenho, especialmente em pacientes que passaram por procedimentos cirúrgicos prévios e com anatomia anormal.

Distração osteogênica é uma técnica que induz à formação óssea ao longo do vetor de movimento sem utilizar enxerto ósseo. Essa técnica é utilizada na ortopedia em ossos longos desde que Ilizarov[24] descreveu o procedimento. Stucki-McCormick *et al.*[25,16] relataram o uso de distração osteogênica para reconstrução do côndilo, apresentando resultados satisfatórios. Isso inclui a formação de uma camada de tecido fibroso, que pode ser observada por meio de um exame de ressonância magnética (RM), que vai funcionar como um novo côndilo. Cheng e Lo[27] sugeriram deixar um espaço entre o osso que sofreu distração e a fossa glenoide durante a ativação, visando permitir espaço e tempo para formação de tecido fibroso, a fim de evitar a anquilose.

Indicações para Uso dos Procedimentos

Os objetivos do tratamento para anquilose consistem na remoção da massa anquilótica e restabelecimento da função e forma da mandíbula, prevenção da anquilose recorrente e garantia de um crescimento simétrico da mandíbula em pacientes em fase de crescimento. Outros objetivos consistem na redução da dor, redução de tratamentos e custos, bem como evitar a piora dos sintomas.[28] Se o paciente tiver uma quantidade mínima de tecido fibroso como uma das causas da anquilose, uma artroplastia conservadora poderá ser executada. No entanto, se houver uma maior quantidade de tecido fibroso e ósseo envolvidos, artroplastia em "GAP" poderá ser necessária, com ou sem tecido interposicional, enxerto autógeno ou substituição total articular.

Hoje em dia, nenhum procedimento promove sucesso de forma isolada. Independentemente da abordagem utilizada, a maioria das complicações inclui limitação da amplitude de movimento e anquilose. Enxertos costocondrais são mais utilizados em crianças que necessitam de tecido cartilaginoso para continuar com o crescimento ósseo. Entre as indicações para a reconstrução total aloplástica articular, estão artrite inflamatória envolvendo a ATM que não responde a outros tratamentos, anquilose ou fibrose recorrentes, insucesso do enxerto ósseo ou reconstrução aloplástica e perda de altura vertical mandibular.[29] Distração osteogênica costuma ser empregada em pacientes que possuem anquilose unilateral com envolvimento de assimetria facial.[30] Além disso, quando há a necessidade de um côndilo funcional e menisco, a distração osteogênica é uma alternativa autógena à reconstrução protética.[31]

Contraindicações e Limitações

O enxerto costocondral é limitado pela imprevisibilidade acerca do crescimento da cartilagem. Além disso, esses enxertos demonstraram ser suscetíveis à reabsorção e anquilose recorrente. Esse enxerto deve ser utilizado com cautela em pacientes adultos que passaram previamente por múltiplos procedimentos cirúrgicos, pois a vascularização da região encontra-se comprometida, e a espessura da cortical da costela é mais larga no adulto. Materiais aloplásticos possuem uma adaptação mais próxima à anatomia da ATM, mas ainda assim têm suas próprias limitações, tais como desgaste e falha do material e reação de corpo estranho, causando a perda da prótese. Ademais, essas próteses são caras, e sua ausência de potencial de crescimento impedem o uso em crianças. Distração osteogênica é um longo procedimento que necessita da cooperação do paciente. O longo período de tratamento pode levar à infecção do pino de tração ou dos tecidos moles, má adesão, infecção ou problemas psicológicos.[32]

TÉCNICA: Liberação da Anquilose

O manejo dos pacientes com anquilose da ATM pode ser bastante desafiador e requer colaboração de outras especialidades médicas, especialmente radiologia e anestesiologia.

Entre os exames imaginológicos fundamentais estão a tomografia computadorizada (TC) com cortes axiais, coronais e sagitais, além de reconstruções em terceira dimensão. As medidas devem ser obtidas a partir da TC scan, utilizando marcos identificáveis para determinar os planos superior e inferior da ressecção. Em casos mais complexos que envolvem significativamente a base do crânio, o cirurgião pode optar pelo planejamento cirúrgico virtual (PCV) para desenvolver os planos de ressecção com maior precisão. Se o paciente apresentar uma abertura de boca que permita a realização de moldagem, modelos de gessos poderão ser obtidos e escaneados para sobreposição na tomografia computadorizada, aumentando a acurácia do plano oclusal.

Um planejamento sobre o melhor tipo de anestesia a ser empregado deve ser discutido entre o cirurgião e o anestesista antes do procedimento cirúrgico. Se houver presença de limitação da abertura de boca ou anatomia anormal das vias aéreas como fatores limitantes, o cirurgião deve notificar o anestesista, e a utilização da entubação nasoendotraqueal por fibra ótica deve ser considerada. O paciente deve ser informado sobre a possibilidade de ser realizada uma traqueostomia durante o procedimento e sobre os riscos, benefícios e alternativas, que devem ser discutidos.

Antes da cirurgia, o profissional deve discutir todos os detalhes sobre a condição que o paciente apresenta, os riscos, benefícios e alternativas ao plano de tratamento, além de salvaguardar com a experiência perioperatória esperada, fisioterapia e manejo da dor. O paciente deve revisar e assinar um termo de consentimento sobre os planos a serem adotados na ressecção, reconstrução e na anestesia.

Antes da cirurgia, é recomendado que o paciente interrompa o hábito de fumar, tenha qualquer condição sistêmica devidamente controlada, devendo satisfazer as orientações "nada por via oral". Prescrições medicamentosas pré-operatórias devem ser realizadas, incluindo profilaxia antibiótica, Decadron, medicação antiemética e sedativo. Profilaxia para trombose venosa aguda deve ser considerada dependendo da idade do paciente, presença de comorbidades e risco de morte do paciente. Em casos de cirurgias unilaterais, o cirurgião deve confirmar e marcar a região e o lado afetado na presença do paciente. Quando estiver no centro cirúrgico, um tempo limite de cirurgia deve ser estabelecido com a equipe da cirurgia e enfermagem (Fig. 132-1, *A a I*).

(Continua)

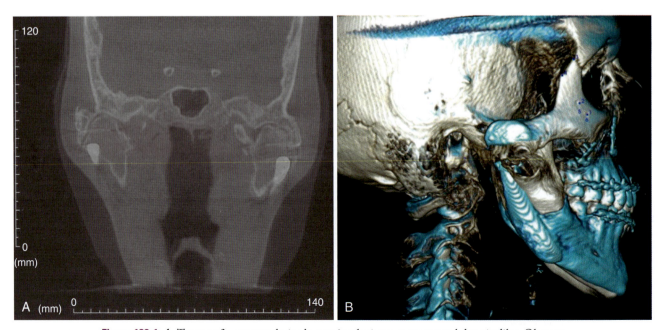

Figura 132-1 **A,** Tomografia computadorizada com janela óssea, corte coronal dos côndilos. Observe a recorrência severa da anquilose bilateral de ATM. Ferramentas da TC podem ser utilizadas para obter medidas e ajudar a definir os planos de ressecção. **B,** Imagens em 3D para relacionar com a navegação virtual.

CAPÍTULO 132 Anquilose da ATM 1355

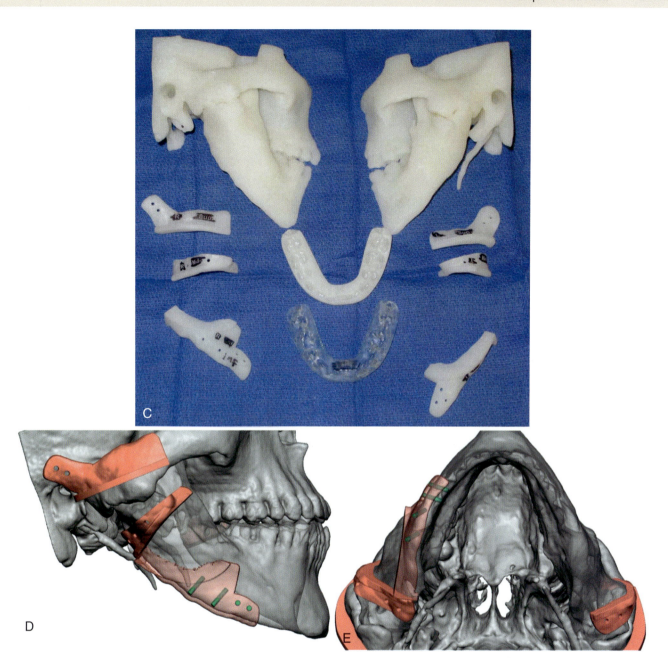

Figura 132-1 *(Cont.)* C, A combinação de um planejamento cirúrgico virtual (PCV), modelos estereolitográficos e navegação virtual por meio da TC garantem a segurança, acurácia e eficiência da cirurgia de anquilose. Essa abordagem reduz a necessidade de imprevistos durante o procedimento devido à precisão dos guias cirúrgicos e da cirurgia por navegação virtual. Essa imagem mostra os modelos estereolitográficos dos lados direito e esquerdo do paciente, guias cirúrgicos e os guias para reposicionamento. Além de ajudar na ressecção da anquilose, o uso do planejamento cirúrgico virtual e dos modelos também ajudam na escolha do modelo da articulação aloplástica a ser utilizado. *Splints* oclusais ortognáticos também são utilizados para facilitar no estabelecimento das relações oclusais funcionais. Vistas lateral (**D**) e inferior (**E**) do planejamento cirúrgico virtual, com a sobreposição de um corte tomográfico. Isso permite o planejamento seguro de uma osteotomia guiada na anquilose. Essa abordagem permite um conhecimento preciso da anatomia e preservação de estruturas nobres relacionadas com o canal auditivo externo e base do crânio.

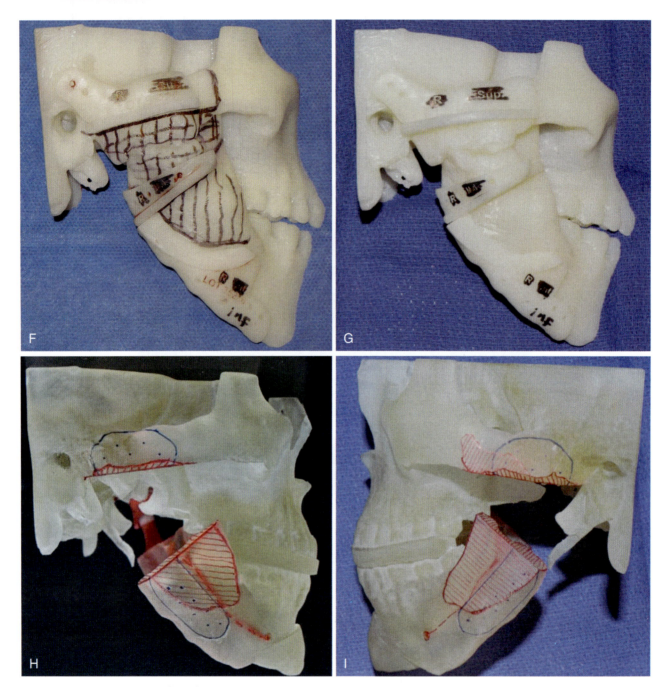

Figura 132-1 *(Cont.)* **F e G,** Os guias cirúrgicos no modelo mostram a artroplastia com *gap* planejada. Isso facilita a análise 3D do cirurgião antes da cirurgia e permite verificar a adaptação dos guias cirúrgicos. **H e I,** Esses modelos mostram o espaço da artroplastia com os guias cirúrgicos e a modificação lateral específica do ramo e do arco zigomático necessária para a reposição articular desse paciente. A oclusão e os *splints* análogos também estão disponíveis para verificação.

CAPÍTULO 132 Anquilose da ATM

TÉCNICA: Liberação da Anquilose (Cont.)

PASSO 1: Preparação do Paciente

Após à indução da anestesia e verificação da entubação nasoendotraqueal, o tubo endotraqueal deve ser estabilizado de modo que evite necrose na ponta do nariz e testa. A estabilização do tubo endotraqueal deve permitir a movimentação da cabeça em todos os sentidos sem que provoque o deslocamento do tubo. Para isso, pode ser utilizado uma fronha e fita adesiva ao redor da cabeça ou outro método de escolha. Os olhos devem estar lubrificados e fechados com tampões oculares.

Se houver uma adequada abertura de boca para a colocação do bloqueio maxilomandibular híbrido (MMF) antes de iniciar a cirurgia, a cavidade bucal deverá ser preparada; e uma gaze, colocada para possibilitar a colocação do tubo. O paciente não deve ser mantido no bloqueio maxilomandibular, e a gaze deve ser retirada após a colocação do tubo.

Para desinfecção completa da face e pescoço, deve ser utilizada uma solução de betadina, clorexidina ou ambas. Em seguida, posicione uma toalha estéril por baixo da cabeça do paciente, sele a boca e o nariz com um curativo Telfa posicionado entre os lábios e dentes, mantidos com um curativo impermeável Opsite. Isole o campo operatório com panos e campos cirúrgicos (Fig. 132-1, J e K).

PASSO 2: Incisão

Um dos limites da incisão é realizada na prega pré-auricular em forma de bigode. A linha limite da incisão retromandibular é realizada na região central do ângulo da mandíbula entre em uma prega natural, entre a chanfradura antigoníaca e trago, de aproximadamente 1 cm posteroinferior à linha limite do ângulo da mandíbula.

Analgesia preemptiva e hemostasia são estabelecidas com o uso de anestesia local subcutânea ao longo do limite de ambas as incisões e do bloqueio do nervo auriculotemporal através do plano pré-tragal avascular.

Se um planejamento virtual cirúrgico for utilizado, ele será sincronizado com as etapas cirúrgicas (Fig. 132-1, K a M).

(Continua)

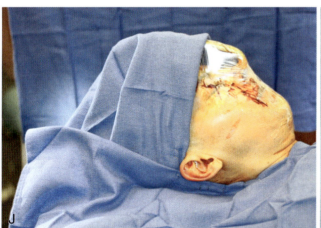
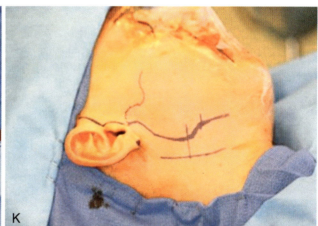
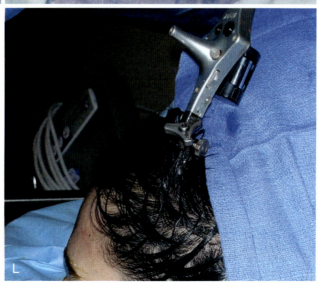

Figura 132-1 (Cont.) J, Para a preparação do paciente, o tubo endotraqueal é fixado com uma fronha e esparadrapos de seda ao redor da cabeça, os olhos são lubrificados e tampados com curativos Opsite, um protetor labial Telfa é colocado entre os dentes e lábios, e o nariz e a boca são isolados. O autor utiliza um curativo Opsite de base retangular grande. A pele é preparada com solução de betadina, clorexidina ou ambas. **K**, Limites das incisões pré-auricular e retromandibular. **L**, Colocação de marcadores.

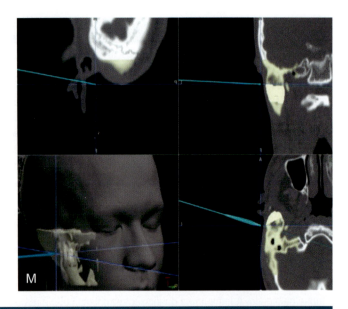

Figura 132-1 *(Cont.)* **M,** A possibilidade de utilização de navegação virtual durante a cirurgia melhorou significativamente a acurácia dos casos de reconstrução. Essa tecnologia é extremamente útil no tratamento de casos com alta complexidade, como as anquiloses recorrentes. Isso permite segurança em todas as partes da cirurgia, em especial durante a manipulação da porção superior e medial, onde a anatomia pode se apresentar particularmente alterada em pacientes com anquilose recorrente.

TÉCNICA: Liberação da Anquilose *(Cont.)*

PASSO 3: Dissecção

A disseção é iniciada na prega pré-tragal com incisões contínuas e curvilíneas. O plano pré-tragal avascular é separado com uma pinça-mosquito. O plano da dissecção é posterior à artéria e veia temporal superficial e nervo auriculotemporal. As estruturas neurovasculares são anteriormente deslocadas durante a dissecção, utilizando pinças agentes hemostáticas e dissectores Kittner para evitar trauma neurovascular. A camada superficial da fáscia temporal profunda é identificada, e uma incisão é feita com uma ponta microdissectora colorado. A dissecção segue em direção ao arco zigomático, e o tubérculo articular é identificado. Se houver um modelo estereolitográfico do paciente, ele poderá ser utilizado para verificar a dissecção, visando expor a superfície da zona periarticular. Uma alavanca periosteal é usada para expor a porção lateral da articulação; deve-se tomar cuidado com o tecido subperiosteal remanescente a fim de evitar trauma ao ramo temporal do nervo facial. Se a cápsula articular estiver presente, deverá ser introduzido anestésico local, realizada uma incisão abaixo do arco zigomático e aberta a cápsula para avaliar a anquilose. Nesse momento, a dissecção pré-auricular deve estar comprimida com gaze umidificada. A dissecção retromandibular por camadas estará completa após identificação do platisma, ramo mandibular marginal do nervo facial e fáscia parotideomassetérica. O masseter, então, é dividido, e a mandíbula exposta (Fig. 132-1, *H, I, N-T*).

(Continua)

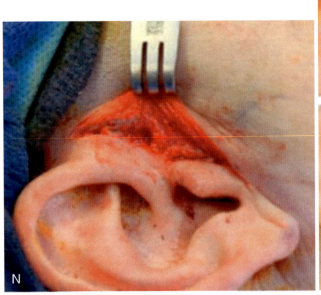
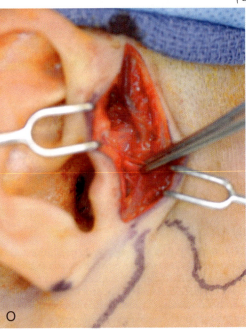

Figura 132-1 *(Cont.)* **N,** Incisão pré-auricular seguindo o plano pré-tragal avascular. **O,** A incisão pré-auricular é utilizada para acessar a região do côndilo. O plano pré-tragal avascular é divulsionado usando dissecção firme e precisa. Os vasos temporais superficiais e o nervo auriculotemporal são deslocados anteriormente e preservados.

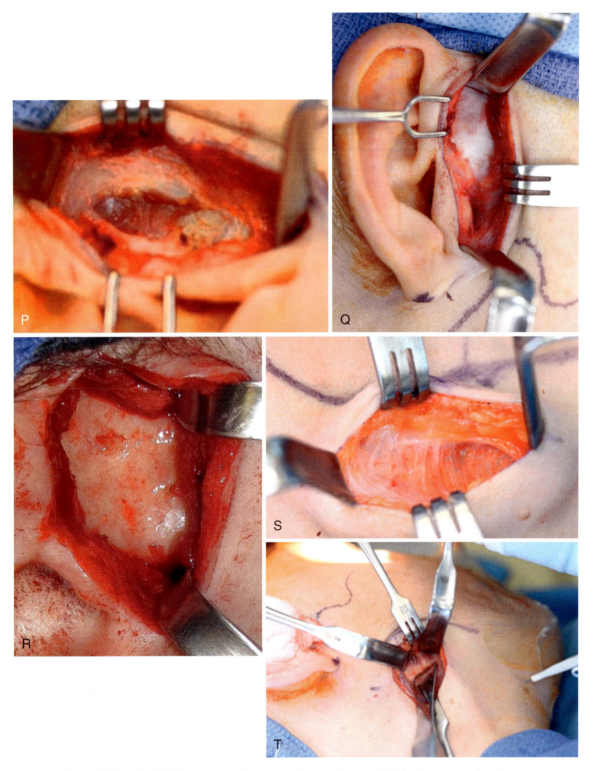

Figura 132-1 *(Cont.)* **P,** Uma incisão é feita através da camada superficial da fáscia temporal profunda, expondo a cápsula articular. **Q,** Separação da camada superficial da fáscia temporal profunda permite o acesso ao arco zigomático e à cápsula articular. **R,** O plano subperiosteal é mantido a fim de evitar danos ao ramo frontal do nervo facial. Essa figura mostra a visualização completa de uma anquilose extensa. **S,** A incisão retromandibular é realizada através da pele, de camadas subcutâneas e do platisma, revelando a fáscia parotideomassetérica. **T,** Incisão retromandibular expondo a borda inferior do ângulo da mandíbula.

TÉCNICA: Liberação da Anquilose *(Cont.)*

PASSO 4: Coronoidectomia

A superfície lateral da mandíbula é exposta da borda posterior até a borda anterior, incluindo o pescoço do côndilo, incisura sigmoide e processo coronoide. Um retrator do tipo para baixo é posicionado na borda anterior da base do processo coronoide, e outro é posicionado na incisura sigmoide. Um terceiro retrator para baixo é colocado acima do processo coronoide e então a coronoidectomia é realizada com uma serra sagital ou oscilatória. O processo coronoide é mantido com uma pinça Kelly e dissecado com alavancas e uma ponta microdissectora.

PASSO 5: Osteotomia

Nesse momento, com a anquilose já exposta, um compasso é utilizado para medir a linha superior de dissecção, utilizando medidas obtidas por meio da tomografia através de pontos anatômicos estabelecidos, tais como a borda superior do arco zigomático. Uma segunda linha é marcada a cerca de 1 cm abaixo da linha original. Se houver um modelo estereolitográfico, essas linhas podem ser obtidas ao analisar os pontos e linhas de ressecção marcados nele. Se um planejamento cirúrgico virtual foi realizado, os guias confeccionados podem ser encaixados no paciente para realizar uma ressecção mais precisa da anquilose. A ressecção inicial é finalizada com uma serra microssagital a uma profundidade poucos milímetros a menos da medida determinada pela mensuração realizada por meio da tomografia computadorizada ou dos guias de corte cirúrgico. A navegação no ambiente virtual também pode ser utilizada para guiar a extensão da ressecção. A ressecção é finalizada com a realização de osteotomias e, caso haja necessidade, com auxílio de brocas ovais carbides, brocas diamantadas e fórceps. Durante o final da ressecção óssea da fossa, o cirurgião deve buscar o que sobrou do espaço articular e seguir essa orientação. O cirurgião deve tomar cuidado especial durante a remoção do osso da parede posterior da articulação, a fim de evitar a fratura da parte externa do canal auditivo. O osso deve ser cuidadosamente separado do tecido mole com uma alavanca periosteal e com ponta microdissectora colorado. Se houver sangramento, a hemostasia poderá ser alcançada através da cauterização bipolar, ponta colorado Bovie, grampos vasculares, hemostáticos Surgicel e Surgiflo. Ao terminar o procedimento, o resultado deve ser avaliado por meio das incisões pré-auricular e retromandibular e, se for necessária, pela realização de uma tomografia transoperatória (Fig. 132-1, *U* e *V*; Fig. 132-1, *A* até *I*, *L* e *R*).

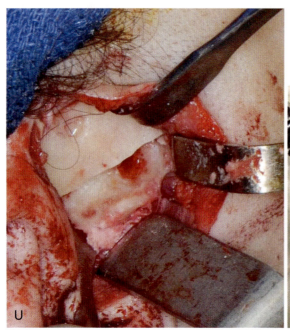
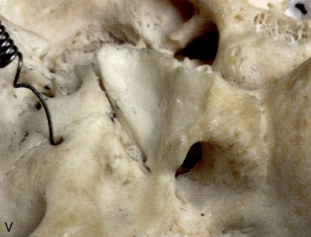

Figura 132-1 *(Cont.)* **U**, Artroplastia com Gap guiada por guias cirúrgicos. **V**, A fissura petrotimpânica é um marco anatômico importante a ser identificado durante a cirurgia.

CAPÍTULO 132 Anquilose da ATM

TÉCNICA: Liberação da Anquilose *(Cont.)*

PASSO 6: Reconstrução

Após a ressecção, a reconstrução de escolha é realizada para manutenção do espaço. Em adultos sem contraindicações, o método de escolha é a reposição articular customizada. A essa altura, uma abordagem padronizada, seguindo instruções do fabricante e guias de cuidados padronizados, é utilizada para terminar a reposição total articular, que pode contar com o uso de gordura abdominal. Outras técnicas para reconstrução podem incluir enxerto costocondral e utilização de um retalho miofascial temporal intervencional (Fig. 132-1, *W-Y*).

(Continua)

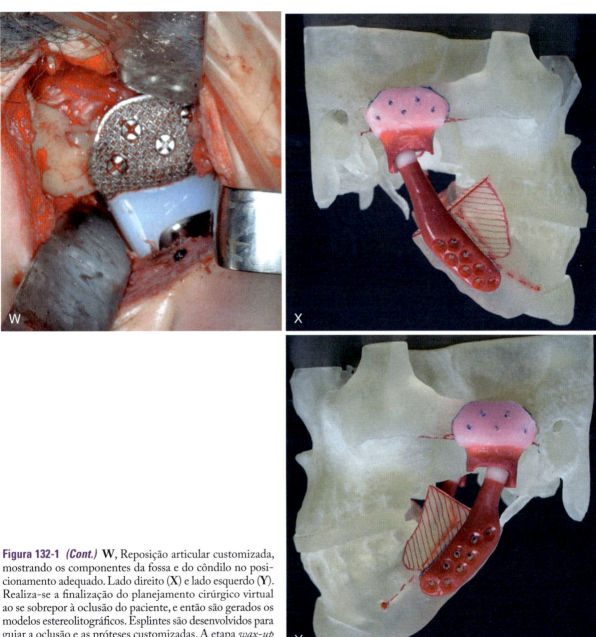

Figura 132-1 *(Cont.)* **W**, Reposição articular customizada, mostrando os componentes da fossa e do côndilo no posicionamento adequado. Lado direito (**X**) e lado esquerdo (**Y**). Realiza-se a finalização do planejamento cirúrgico virtual ao se sobrepor à oclusão do paciente, e então são gerados os modelos estereolitográficos. Esplintes são desenvolvidos para guiar a oclusão e as próteses customizadas. A etapa *wax-up* é apresentada nessa imagem.

TÉCNICA: Liberação da Anquilose (Cont.)

PASSO 7: Fechamento e Terapia de Controle de Dor Auxiliares

O controle da dor pré-operatória pode ser alcançado com a utilização de bomba de infusão intratecal do tipo I Flow On-Q para liberar Ropivacaína 0,2%. O On-Q set PM003 com um cateter padrão libera 2 cc por hora durante 5 dias. O volume total da bomba de infusão é de 270 cc. O cateter é introduzido pela parte inferior da incisão retromandibular através de um plano subcuticular, utilizando-se a agulha e a cânula de plástico contida na bomba. Ela é empurrada para a incisão pré-auricular; o cateter é colocado adjacente ao nervo auriculotemporal e não na articulação. Ele permanece fixado por meio de uma sutura com fio Vicryl em torno do cateter. Quando a saída dele ocorre pelo pescoço, o cateter é fixado com Steri-Strips, e todo o comprimento do tubo é coberto com curativos Opsite (Fig. 132-1, Z).

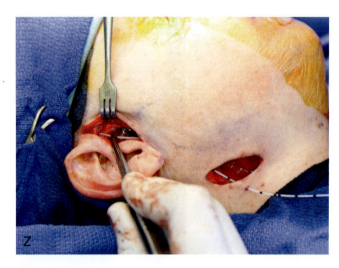

Figura 132-1 (Cont.) Z, O cateter da bomba de infusão On-Q é posicionado através de uma pequena incisão realizada abaixo da incisão retromandibular e depois enroscada, utilizando-se o cateter inserido em um plano subcutilar, no nível do nervo auriculotemporal. Ele é utilizado para promover um bloqueio do nervo e não é posicionado próximo da articulação. É mantido no nível das incisões pré-auricular e retromandibular com uma sutura reabsorvível circundando-o. A parte externa é selada na pele com Steri-Strips e coberta com curativo Opsite.

Prevenção e Tratamento das Complicações

A correção da anquilose da ATM é um dos procedimentos mais desafiadores da cirurgia bucomaxilofacial. A parte medial da anquilose está estritamente próxima à artéria meníngea média, veia jugular interna e artéria carótida interna. Essa é a região em que mais comumente ocorre recidiva da anquilose. Fármacos não esteroidais e fisioterapia são os melhores tratamentos para hipomobilidade.[33] Danos no nervo periférico são riscos possíveis de acontecer ao realizar a cirurgia da ATM, assim como danos na parótida, com presença de sialocele e formação de fístula. Estenose do canal auditivo externo e prejuízo na audição também configuram entre os possíveis danos colaterais.

Recomendações Pós-operatórias

Quando há a utilização de enxerto autógeno, a etapa da reabilitação é a mais preocupante no período pós-operatório. Fisioterapia dos maxilares deve continuar a ser realizada mesmo após alcançar a máxima abertura de boca (MIO), a fim de prevenir recidiva.[34] A maior vantagem da utilização de material aloplástico sobre os enxertos autógenos consiste na possibilidade de iniciar a fisioterapia logo após a cirurgia. O restabelecimento da função normal da mandíbula reduz a formação de tecido cicatricial, permitindo uma amplitude de movimento com mais qualidade.[35] Um aparelho bucal ortopédico é necessário para pacientes com hábitos parafuncionais, com o objetivo de diminuir o desgaste e aumentar a vida útil da prótese. Curiosamente, a distração osteogênica apresenta um baixo risco de anquilose, e a fisioterapia pode ser iniciada no dia seguinte ao procedimento cirúrgico.

Referências

1. Ho AM, Johnson MD, Kingsley DM: Role of the mouse ANK gene in control of tissue calcification and arthritis, *Science* 289:265, 2000.
2. Nurnberg P, Theile H, Chandler D, et al: Heterozygous mutations in ANKH, the human ortholog of the mouse progressive ankylosis gene, result in craniometaphyseal dysplasia, *Nat Gen* 28:37, 2001.
3. Kim HJ, Minashima T, McCarthy EF, et al: Progressive ankylosis protein (ANK) in osteoblasts and osteoclasts controls bone formation and bone remodeling, *J Bone Min Res* 25:1771, 2010.
4. Rowe NL: Ankylosis of the temporomandibular joint, *J R Coll Surg Edinb* 27:67, 1982.
5. Topazian RG: Etiology of ankylosis of the TMJ: analysis of 44 cases, *J Oral Surg Anesth Hosp Dent Serv* 22:227, 1964.
6. MacIntosh RB: The use of autogenous tissue in temporomandibular joint reconstruction, *J Oral Maxillofac Surg* 58:63, 2000.
7. Vasconcelos BC, Porto GG, Bessa-Nogueira RV, Nascimento MM: Surgical treatment of temporomandibular joint ankylosis: follow up of 15 cases and literature review, *Med Oral Patol Oral Cir Bucal* 14:E34, 2009.
8. Huang IY, Lai ST, Shen YH, Worthington P: Interpositional arthroplasty using autogenous costal cartilage graft for temporomandibular joint ankylosis in adults, *Int J Oral Maxillofac Surg* 36:909, 2007.
9. Loveless TP, Bjornland T, Dodson TB, et al: Efficacy of temporomandibular joint ankylosis surgical treatment, *J Oral Maxillofac Surg* 68:1276, 2010.
10. Mercuri LG, Ali FA, Woolson R: Outcomes of total alloplastic replacement with periarticular autogenous fat grafting for management of reankylosis of the temporomandibular joint, *J Oral Maxillofac Surg* 66:1794, 2008.
11. Gillies HD: *Plastic surgery of the face*, London, 1920, Oxford University Press.
12. Kaban LB, Perrott DH, Fisher K: A protocol for management of temporomandibular joint ankylosis, *J Oral Maxillofac Surg* 48(11):1145-1151, 1990.
13. Ware WH, Brown SL: Growth centre transplantation to replace mandibular condyles, *J Oral Maxillofac* 9:50, 1981.
14. Poswillo DE: Biological reconstruction of the mandibular condyle, *Br J Oral Maxillofac Surg* 25:100, 1987.
15. Guyuron B, Lasa CI Jr: Unpredictable growth pattern of costochondral graft, *Plast Reconstr Surg* 90:880, 1992.
16. Peltomaki T, Ronning O: Interrelationship between size and tissue-separating potential of costochondral transplants, *Eur J Orthod* 13:459, 1991.
17. Kaban LB, Bouchard C, Troulis MJ: A protocol for management of temporomandibular joint ankylosis in children, *J Oral Maxillofac Surg* 67:1966, 2009.
18. Saeed NR, Kent JN: A retrospective study of the costochondral graft in TMJ reconstruction, *Int J Oral Maxillofac Surg* 32:606, 2003.
19. Saeed NR, Hensher R, McLeod N, Kent JN: Reconstruction of the temporomandibular joint: autogenous compared with alloplastic, *Br J Oral Maxillofac Surg* 40:296, 2002.
20. Mercuri LG, Edibam NR, Giobbie-Hurder A: Fourteen-year follow up of a patient fitted with a total temporomandibular joint reconstruction system, *J Oral Maxillofac Surg* 65:1140, 2007.
21. Carnochan JM: Mobilizing a patient's ankylosed jaw by placing a block of wood between the raw bony surfaces after resection, *Arch Med* 2:284, 1860.
22. Mercuri LG, Giobbe-Hurder A: Long term outcomes after total alloplastic temporomandibular joint reconstruction following exposure to failed materials, *J Oral Maxillofac Surg* 62:1088, 2004.
23. Mercuri LG, Wolford LM, Sanders B, et al: Custom CAD/CAM total joint reconstruction system: preliminary multicenter report, *J Oral Maxillofac Surg* 53:106, 1995.
24. Ilizarov GA: The tension-stress effect on the genesis and growth of tissues, *Clin Orthop* 238:249, 1989.
25. Stucki-McCormick SU: Reconstruction of the mandibular condyle using transport distraction osteogenesis, *J Craniofac Surg* 8:48, 1997.
26. Stucki-McCormick SU, Fox RM, Mizrahi RD: Reconstruction of a neocondyle using transport distraction osteogenesis, *Semin Orthod* 5:59, 1999.
27. Cheng LK, Lo J: The long-term effect of transport distraction in the management of temporomandibular joint ankylosis, *Plast Reconstr Surg* 119:1003, 2007.
28. Mercuri LG: The TMJ Concepts patient-fitted total temporomandibular joint reconstruction prosthesis. In Donlon WC, editor: Temporomandibular Joint Reconstruction: Oral and Maxillofac Surg Clin North Am, Philadelphia, 2000, Saunders.
29. Mercuri LG: Alloplastic temporomandibular joint reconstruction, *Oral Surg Oral Med Oral Pathol Oral Radiol Endod* 85:631, 1998.
30. Eski M, Deveci M, Zor F, Sengezer M: Treatment of temporomandibular joint ankylosis and facial asymmetry with bidirectional transport distraction osteogenesis technique, *J Craniofac Surg* 19:732, 2008.
31. Spagnoli D, Gollehon S: Distraction osteogenesis in reconstruction of the mandible and temporomandibular joint, *Oral Maxillofac Surg Clin North Am* 18(3):383, 2006.
32. Zheng LW, Ma L, Shi XJ, et al: Comparison of distraction osteogenesis versus costochondral graft in reconstruction of temporomandibular joint condylectomy with disc preservation, *J Oral Maxillofac Surg* 69:409, 2011.
33. Padgett GC, Robinson DW, Stephenson KL: Ankylosis of the temporomandibular joint, *Surgery* 24:426, 1948.
34. Friedman MH, Weisberg J, Weber FL: Postsurgical temporomandibular joint hypomobility: rehabilitation technique, *Oral Surg Oral Med Oral Pathol* 75:24, 1993.
35. Salter: RB: *Continuous passive motion*, Baltimore, 1993, Williams & Wilkins.

CAPÍTULO 133

Cirurgia Combinada de ATM e Ortognática

Larry M. Wolford e Reza Movahed

Material Necessário

Afastador da borda inferior
Afastador de canal
Afastador Minnesota
Afastador Selden
Afastadores Obwegeser
Afastadores de ATM Wolford
Anestésico local com vasoconstritor
Broca curta Lindemann
Brocas n°s 699, 701 e 703
Descolador Freer curvado de 60 graus
Eletrocautério com agulha

Enrolador de fio
Ganchos de pele
Kit Mitek de miniâncoras
Lâmina de serra reciprocante
Lâminas de bisturi n° 15
Levantadores periosteais
Martelo
Osteótomo com espátula
Osteótomo de septo nasal
Osteótomo pterigóideo curvado
Placas Z

Placas/parafusos de osso
Porta-agulhas
Prótese total de articulação adaptada para o paciente
Rugina alternante grande
Serras da borda inferior
Suturas adequadas
Tesouras de tenotomia
Tesouras Dean

Histórico do Procedimento

O primeiro caso conhecido de cirurgia combinada de articulação temporomandibular (ATM) ortognática foi realizado por Wolford em um paciente de 16 anos, em 1976. O procedimento envolveu a remoção de um osteocondroma da ATM direita acompanhada por osteotomias sagitais bilaterais e osteotomias maxilares. Inúmeras técnicas foram utilizadas durante os anos para tratar patologias da ATM, muitas com desfechos adversos. Em 1992, o Dr. David Hoffman tornou-se o primeiro cirurgião conhecido por usar um "gancho" condilar interno como dispositivo de estabilização para suporte de um ligamento artificial a fim de anexar o disco articular. Em 1992, Wolford introduziu o *Mitek Mini Anchor*, que usava dois ligamentos artificiais para estabilizar os discos articulares, e é usado em combinação com cirurgia ortognática bimaxilar. Em 1989, a Techmedica (TMJ Concepts, Ventura, Califórnia) introduziu as próteses articulares totais de ATM adaptadas para as necessidades anatômicas específicas do paciente. Em 1990, Wolford realizou a primeira reconstrução de ATM com a prótese total customizada da articulação para o cliente em combinação com cirurgia ortognática.

Indicações para Uso dos Procedimentos

As ATMs são a base para a posição da mandíbula, crescimento e desenvolvimento facial, função mandibular, oclusão, equilíbrio facial, patência da via respiratória orofaríngea e conforto.

Se as ATMs não estão estáveis e saudáveis, os pacientes que necessitam de cirurgia ortognática podem ter desfechos insatisfatórios em relação à função, estética, estabilidade oclusal e esquelética e dor.[1-3] Comumente, os distúrbios da ATM e condições patológicas e deformidades dentofaciais coexistem. A patologia de ATM pode ser o fator causador para a deformidade mandibular ou pode se desenvolver como resultado da deformidade da mandíbula ou as duas entidades podem se desenvolver independentes uma da outra. Os pacientes com essas condições podem beneficiar-se da intervenção cirúrgica corretiva, incluindo ATM e cirurgia ortognática.[1-3]

Hiperplasia Condilar

A hiperplasia condilar (HC) é um termo genérico que descreve o aumento do côndilo causado por uma série de diferentes patologias. As seções a seguir apresentam o sistema de classificação utilizado pelos autores para diferenciar a etiologia dessas condições.

Hiperplasia Condilar Tipo 1

A HC tipo 1 desenvolve-se durante a puberdade como uma aberração acelerada e prolongada do crescimento do mecanismo normal de crescimento condilar, causando prognatismo mandibular. O crescimento é autolimitado, mas a mandíbula pode continuar crescendo até meados da segunda década e pode ocorrer bilateralmente (HC tipo 1a) ou unilateralmente (HC tipo 1B). Esses pacientes podem ter oclusão de classe I no início da puberdade e desenvolver prognatismo mandibular e oclusão de classe III, ou podem começar com uma relação esquelética e oclusal de classe III, mas desenvolver uma classe III pior. Nem todas as mandíbulas prognáticas são causadas por HC; apenas aquelas que demonstram crescimento mandibular acelerado e excessivo que continua além do ano de crescimento normal.[4-6] A HC de tipo 1A (bilateral) com uma taxa assimétrica de crescimento condilar ou a HC DE tipo 1B (unilateral) podem causar prognatismo mandibular progressivo com desvio, assimetria facial, deslocamentos do disco articular da ATM, dor na ATM, cefaleias, disfunção mastigatória e assim por diante.[1,2,4-6]

O protocolo de tratamento para HC tipo 1 ativa inclui (1) condilectomia alta, ou remoção dos 4 a 5 mm mais altos da cabeça condilar para suspender o crescimento mandibular; (2) reposicionamento do disco da ATM sobre o côndilo remanescente com técnica de ancoragem de Mitek; (3) osteotomias de ramo mandibular bilateral para reposicionar a mandíbula; (4) osteotomias maxilares, quando indicado, para maximizar a função e equilíbrio facial; e (5) qualquer procedimento auxiliar indicado, tais como turbinectomias, genioplastia, rinoplastia e remoção de terceiros molares. Nossos estudos[4-6] têm mostrado que esse protocolo interrompe o crescimento e promove desfechos esqueléticos e oclusais altamente previsíveis e estáveis com função mandibular normal e boa estética.

Hiperplasia Condilar Tipo 2

A HC tipo 2 é causada por um osteocondroma, que pode se desenvolver em qualquer idade, embora dois terços desses casos surjam na adolescência. A HC tipo 2 causa um aumento vertical unilateral do côndilo mandibular, colo, ramo e corpo, com crescimento vertical unilateral compensatório da maxila, resultando em inclinação transversal no plano oclusal. Isso não é autolimitante. O côndilo pode crescer predominantemente em vertical (HC tipo 2A) ou com extensões de crescimento exofítico horizontal adicional (HC tipo 2B). Nos tumores mais progressivos, uma mordida aberta posterior desenvolve-se no lado ipsilateral.[1,2,7] O supercrescimento no lado ipsilateral carrega ATM contralateral, causando deslocamento do disco em 75% dos casos.

O protocolo de tratamento para HC tipo 2 inclui (1) condilectomia baixa, que preserva o colo condilar; (2) recontorno do colo condilar para funcionar como novo côndilo; (3) reposicionamento do disco articular sobre o coto condilar e reposicionamento do disco contralateral, se deslocado, com a técnica de ancoragem de Mitek; (4) osteotomias de ramo mandibular bilateral para reposicionar a mandíbula; (5) osteotomias maxilares, se indicado; (6) redução vertical da borda inferior da mandíbula do lado ipsilateral, se indicado, para melhorar o equilíbrio vertical da face, com preservação do nervo alveolar inferior; e (7) quaisquer procedimentos auxiliares indicados. Nosso estudo[7] mostrou que essa técnica é altamente previsível para eliminar a patologia da ATM, mantendo a estabilidade esquelética e oclusal de longo prazo e otimizando o equilíbrio facial.[7]

Hiperplasia Condilar Tipo 3

As HCs tipo 3 são benignas, e as de tipo 4 são condições malignas que podem causar aumento condilar. Elas não são discutidas neste capítulo.

Luxação de Disco Articular

As patologias de ATM mais comuns são discos articulares anterior e/ou medialmente deslocados. Essas condições podem iniciar uma cascata de eventos que conduzem à artrite de ATM.[1] Menos comumente, os discos podem ser deslocados lateralmente e, em casos raros, posteriormente. A ressonância magnética (RM) pode mostrar a direção de deslocamento do disco, a progressão das alterações artríticas e degenerativas, mobilidade dos componentes articulares e assim por diante. Em geral, há uma janela de 4 a 6 anos durante a qual os discos permanecem recuperáveis para reposicionamento, com desfechos altamente previsíveis utilizando a técnica de ancoragem de Mitek. Se os discos se tornam não redutores, o processo degenerativo prossegue de maneira mais rápida.

Em pacientes nos quais a condição da ATM esteve presente por mais de 6 anos, há presença de degeneração significativa da ATM, e várias outras articulações estão envolvidas, outras doenças sistêmicas estão presentes, ou o paciente tem uma história de infecções recorrentes (p. ex., trato urinário, trato gastrointestinal e respiratório); esses fatores podem indicar que uma prótese articular total pode proporcionar um desfecho de tratamento mais previsível. Se os discos atendem aos requisitos de salvamento, o protocolo de tratamento é (1) reposicionamento de disco articular da ATM e reparo de ligamento com âncoras de Mitek; (2) osteotomias de ramo mandibular bilateral para reposicionar a mandíbula; (3) osteotomias maxilares múltiplas, se necessárias; (4) qualquer procedimento auxiliar indicado.[1,3,8,9] Quando discos deslocados são reposicionados, o côndilo e a mandíbula geralmente são deslocados para baixo e para frente, e em pacientes com oclusões de classe I, inicialmente, esse deslocamento pode criar mordidas abertas posteriores e uma relação de topo nos incisivos. As osteotomias de ramo mandibular podem ser indicadas para manter uma boa oclusão e possibilitar que o ramo mandibular e côndilo movam-se inferiormente e para frente, visando acomodar o disco articular reposicionado no interior do espaço articular.

Reabsorção Condilar Interna no Adolescente (RCIA)

A RCIA é uma das condições da ATM mais comuns observadas em adolescentes do sexo feminino (razão sexo feminino/masculino de 8:1). Essa condição hormonalmente mediada é iniciada quando o adolescente entra na fase de crescimento puberal, quase sempre entre as idades de 11 e 15 anos.[1,10,11] Nossa hipótese é de que os hormônios femininos liberados durante o crescimento puberal estimulam os receptores hormonais femininos nos tecidos da ATM. Isso resulta em uma hiperplasia de células sinoviais, produtoras de substratos químicos que rompem os ligamentos de suporte dos discos no lugar, possibilitando aos discos se deslocarem anteriormente. O tecido então circunda o côndilo, e os substratos químicos fazem que o côndilo reabsorva; no entanto, a fibrocartilagem no côndilo e fossa permanece íntegra à medida que o côndilo encolhe. Pelo menos 25% desses pacientes não apresentam sintomas, mas apresentam, não obstante, uma condição patológica que provoca a reabsorção condilar. Esses casos são mais bem tratados dentro de 4 a 6 anos após o início da patologia da ATM. Em geral, a condição ocorre bilateralmente.

O protocolo de tratamento para discos recuperáveis é (1) reposicionamento do disco articular da ATM bilateral e reparo do ligamento com âncoras de Mitek; (2) osteotomias de ramo mandibular bilateral para avançar a mandíbula em sentido anti-horário; (3) múltiplas osteotomias maxilares para avançar a maxila em uma rotação anti-horária; (4) procedimentos auxiliares, se indicados, tais como genioplastia, turbinectomias, rinoplastia e remoção de terceiros molares. Esse protocolo de tratamento produz resultados altamente estáveis e previsíveis.[10,11] Se os discos não forem recuperáveis, as próteses articulares totais customizadas são indicadas (estas são discutidas mais adiante neste capítulo).

Artrite Reativa (Espondiloartropatia Soronegativa)

A artrite reativa é um processo inflamatório que pode ocorrer em ATM com ou sem discos articulares deslocados e com ou sem reabsorção condilar. Na maioria das vezes, está relacionada com patologia bacteriana ou viral. A condição é mais comumente observada em mulheres e quase sempre não começa até o final da adolescência ou mais tarde.

Estudos preliminares identificaram espécies bacterianas das famílias da *Chlamydia* e *Mycoplasma*.[12,13] Essas bactérias vivem e funcionam como vírus, estimulando a produção da substância P, citocinas e fator de necrose tumoral, que são moduladores de dor e contribuem para o processo degenerativo nas ATMs. Outros elementos bacterianos e virais também podem ser fatores causadores.

Uma RM pode mostrar discos deslocados, inflamação e progressão do disco e degeneração condilar. Os pacientes com artrite reativa de ATM localizada com discos deslocados, mas recuperáveis, podem responder bem a desbridamento articular, reposicionamento do disco articular com âncoras de Mitek e procedimentos cirúrgicos ortognáticos apropriados para corrigir a deformidade dentofacial coexistente. Em formas mais agressivas da doença ou com poliartropatia, a prótese de ATM customizada, com enxertos de gordura, pode ser indicada.

Anquilose da ATM

A anquilose da ATM geralmente se desenvolve como resultado de trauma, inflamação, sepse e/ou doenças sistêmicas, resultando em função mandibular gravemente limitada, problemas com a higiene oral e problemas nutricionais. Quando essa condição ocorre durante os anos de crescimento, ela afeta gravemente o crescimento e desenvolvimento da mandíbula, resultando em deformidades dentofaciais significativas, maloclusão e comprometimento das vias respiratórias.[1,6]

O protocolo de tratamento mais previsível é: (1) liberação de articulação anquilosada e remoção do osso heterotópico e reativo por meio do desbridamento completo da articulação e áreas adjacentes; (2) reconstrução das ATMs com prótese articular total adaptada para o paciente (e, se indicado, avanço da mandíbula);[1,2,14] (3) coronoidotomias ou coronoidectomias se o ramo for significativamente avançado ou verticalmente alongado com a prótese; (4) enxertos de gordura autógena colhidos do abdome ou das nádegas que devem envolver completamente o entorno da área da prótese articular;[15,16] (5) procedimentos ortognáticos adicionais, se indicados, como uma osteotomia sagital contralateral e/ou osteotomias maxilares; e (6) qualquer procedimento auxiliar indicado. Nesses casos, é vital colocar enxertos de gordura ao redor da porção da articulação da prótese para evitar a recorrência de osso heterotópico e reativo.

ATM Congenitamente Deformada/Ausente (Microssomia Hemifacial, Síndrome de Treacher Collins)

Centenas de síndromes congênitas podem causar deformidade facial. A microssomia hemifacial (MHF) é uma das síndromes mais comuns e pode apresentar características como hipoplasia unilateral ou aplasia do côndilo mandibular, ramo, corpo e hipoplasia da maxila, complexo orbital zigomático e osso temporal, com diminuição da altura facial ipsilateral, uma mandíbula retrusa e desviada em direção ao lado ipsilateral, maloclusão de classe II com uma inclinação transversal para o plano oclusal e deficiência significativa de tecido mole ipsilateral. O protocolo de tratamento para esses pacientes inclui (1) ramo mandibular ipsilateral e reconstrução da ATM com prótese articular total adaptada ao paciente; (2) reposicionamento do disco contralateral se o mesmo for deslocado; (3) osteotomia sagital contralateral; (4) osteotomias maxilares para avançar e nivelar transversalmente a maxila; (5) colocação de enxertos de gordura em torno da prótese de ATM; e (6) qualquer procedimento auxiliar indicado.[1,17] É melhor realizar esses procedimentos em mulheres de 15 anos e nos homens com idade de 17 a 18, para evitar efeitos adversos do crescimento do lado normal. Se feita precocemente, a cirurgia ortognática secundária pode ser indicada.[6,18-21]

Tecido Conjuntivo e Doenças Autoimunes (TC/AI)

Doenças de TC/AI podem afetar as ATMs. Tais doenças incluem artrite idiopática juvenil (AIJ), artrite reumatoide juvenil (ARJ), artrite reumatoide (AR), artrite psoriática, espondilite anquilosante, síndrome de Sjögren, lúpus eritematoso sistêmico, esclerodermia, doença mista do tecido conjuntivo e outras. Na maioria das vezes, vários sistemas são envolvidos, embora, com AIJ, ocasionalmente apenas as articulações da ATM sejam envolvidas. As articulações periféricas em geral são simetricamente inflamadas, resultando em destruição progressiva das estruturas articulares. A deformidade facial pode ocorrer com o envolvimento das ATMs.[1,22] Nos pacientes em crescimento, as características clínicas e radiográficas incluem mandíbula retrusa, hipoplasia maxilar AP e vertical posterior, piora progressiva de deformidade facial e oclusal, morfologia facial com ângulo do plano oclusal alto, oclusão de classe II, mordida aberta anterior e sintomas de ATM, como ruído, dor e disfunção mandibular.[6,22] Características de RM incluem perda da dimensão vertical condilar, estreitamento condilar mediolateral significativo, possível proliferação anteroposterior (AP) dos côndilos e reabsorção da eminência articular. Os discos articulares em geral estão em posição, mas são circundados por *pannus* reativo que eventualmente destrói o disco e também causa reabsorção de eminência condilar e articular.

O protocolo de tratamento para essas condições é (1) reconstrução bilateral de ATM e avanço mandibular anti-horário com próteses articulares totais adaptadas para o paciente; (2) coronoidotomias ou coronoidectomias bilaterais; (3) coleta de enxertos de gordura autógena do abdome ou nádega e colocação desses enxertos em torno da face articular da prótese; (4) osteotomias maxilares para avanço da maxila no sentido anti-horário; e (5) procedimentos adjuvantes adicionais, se indicados.[1,22,23] É melhor tratar as mulheres aos 14 a 15 anos e os homens aos 16 a 17 anos, quando a maior parte do crescimento facial normal está completa.[1,18-21]

Outra Patologia Terminal de ATM

Outras condições de ATM em fase terminal podem incluir (1) artrite reativa ou osteoartrite avançada; (2) neoplasias; (3) ATM com múltiplas cirurgias; (4) implantes aloplásticos da ATM falhos; e (5) enxertos teciduais autógenos falhos. Os pacientes doentes com essas patologias da ATM seriam beneficiados com a reconstrução da ATM e, quando indicado, avanço mandibular usando prótese articular total adaptada ao paciente e outros procedimentos cirúrgicos ortognáticos indicados.[1,14,23-25]

Contraindicações e Limitações

Cirurgias de ATM não devem ser realizadas se houver infecção. A técnica de ancoragem de Mitek não deve ser utilizada em pacientes que tiveram duas ou mais cirurgias de ATM anteriores ou que têm implantes aloplásticos nas articulações, artrite avançada, poliartrite, doença conhecida ou suspeita por TC/AI ou discos (não recuperáveis) significativamente deformados e degenerados. A técnica deve ser usada com precaução em pacientes cujos discos ficaram fora do lugar por mais de 4 a 6 anos ou que têm uma história de infecções crônicas do trato urinário ou dos sistemas respiratórios ou gastrointestinais. Nesses casos, a prótese articular total adaptada ao paciente é o método preferido de tratamento. O uso de uma prótese de articulação total é contraindicado se o paciente tiver hipersensibilidades conhecidas a qualquer um dos materiais usados no dispositivo.

TÉCNICA: Procedimento de Ancoragem de Mitek

PASSO 1: Acesso à ATM
Após a preparação do paciente, um curativo Tegaderm é colocado sobre a boca e o nariz para isolá-los das áreas cirúrgicas da ATM. Uma incisão endoaural ou pré-auricular é feita para fornecer acesso à ATM. Quando a dissecção à cápsula lateral é realizada, 1,5 mL de anestésico local é injetado no espaço articular superior. Uma lâmina n° 15 é usada para abrir o espaço articular superior, e a cápsula lateral é liberada ao longo da eminência articular. Uma incisão é feita um pouco acima do polo lateral do côndilo e estendida posteriormente para entrar no espaço da articulação inferior.

PASSO 2: Reposicionamento do Disco
O tecido bilaminar excessivo que cobre o topo do côndilo é excisado para frente em direção à borda posterior do disco articular, o qual é mobilizado, liberando a inserção anterior ao longo da inclinação anterior da eminência articular e em outros locais, como requerido; em seguida, o disco é reposicionado passivamente sobre o côndilo. A inserção do músculo pterigoide lateral geralmente é mantida para proporcionar estabilidade anterior ao disco (Fig. 133-1, *A*).

PASSO 3: Inserção de Âncora de Mitek
A broca da âncora de Mitek é utilizada para fazer um furo na cabeça condilar posterolateral ao plano sagital médio e 8 mm do topo do côndilo. Uma âncora de Mitek é duplamente rosqueada com Ethibond n° 0 e inserida na cabeça posterior do côndilo, com o dispositivo de inserção especial (Fig. 133-1, *B* e *C*).

PASSO 4: Plicatura de Disco
Começando em direção à face medial do disco, três laçadas do primeiro conjunto de ligamentos artificiais são passadas através da face posterior da banda posterior do disco. Em seguida, três laçadas com o segundo fio de sutura são passadas vertical e ligeiramente mais laterais. As suturas são amarradas para prender o disco no lugar. Uma delas pode ser colocada através dos ligamentos laterais para cima através do disco lateral para ajudar a estabilizá-la em posição. A articulação é irrigada, e a incisão é fechada (Fig. 133-1, *D*).

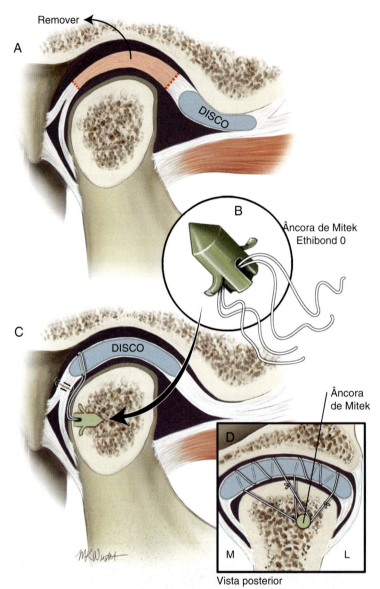

Figura 133-1 **A**, Tecido bilaminar excessivo que cobre o topo do côndilo é excisado na frente e na borda posterior do disco articular. A broca de ancoragem de Mitek é usada para fazer um orifício na cabeça condilar posterior lateral ao plano sagital mediano e a 8 mm do topo do côndilo. **B**, Uma âncora de Mitek é duplamente rosqueada com Ethibond n° 0, e (**C**) inserida na cabeça posterior do côndilo com dispositivo de inserção especial. **D**, Três laçadas do primeiro conjunto de ligamentos artificiais são passadas através do aspecto posterior da banda posterior do disco.

TÉCNICA: Condilectomia Alta

Os espaços articulares superiores e inferiores são acessados como descrito anteriormente. Uma broca n° 701 é usada para cortar e remover de 4 a 5 mm superiores da cabeça condilar, incluindo os polos medial e lateral. O disco articular é reposicionado sobre o coto condilar remanescente e fixado com a técnica de ancoragem de Mitek (Fig. 133-2).

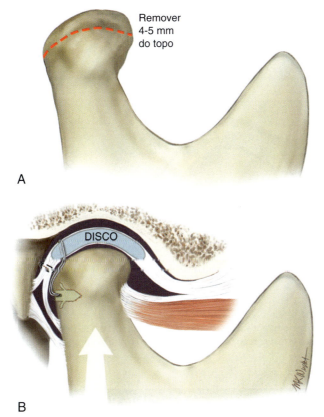

Figura 133-2 **A,** Uma broca n° 701 é utilizada para cortar 4 a 5 mm do topo da cabeça condilar e remover, incluindo os polos medial e lateral. **B,** O disco articular é reposicionado sobre o coto condilar restante e preso com a técnica de ancoragem de Mitek.

TÉCNICA: Condilectomia Baixa

Os espaços articulares superiores e inferiores são acessados como descrito anteriormente. Uma broca n° 701 é usada para fazer um corte no osso na junção da cabeça e colo condilar, e o côndilo e o tumor são removidos. O colo condilar é recontornado para funcionar como um côndilo novo, e o disco articular é reposicionado sobre o coto do côndilo com a técnica de ancoragem de Mitek (Fig. 133-3).

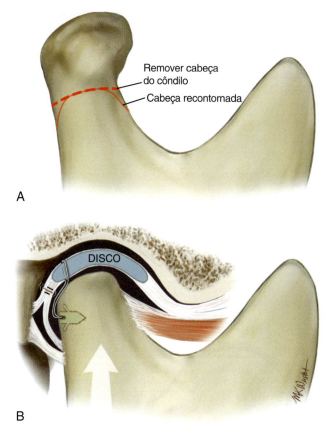

Figura 133-3 A, Uma broca n° 701 é usada para fazer um corte de osso na junção da cabeça e colo da mandíbula, e o côndilo e o tumor são removidos. **B**, O colo condilar é recontornado para função como um novo côndilo, e o disco articular reposicionado sobre o coto condilar com técnica de ancoragem de Mitek.

TÉCNICA: Osteotomia Sagital de Ramo Mandibular

Osteotomia sagital modificada de Wolford é um método previsível para separar os segmentos proximal e distal da mandíbula. Também possibilita fácil reposicionamento do côndilo e estabilização de segmentos usando-se uma placa óssea relativamente pequena.

PASSO 1: Incisão
Uma incisão é feita ao longo da crista oblíqua externa 2 cm posterior ao segundo molar e estendendo-se para frente em direção à parte distal do segundo pré-molar ou mais adiante para avanços mandibulares maiores. O ramo medial é exposto, e uma broca Lindemann curta é usada para fazer um corte através do osso cortical medial logo acima e posterior à língula. No ramo ascendente, um corte é iniciado com uma broca n° 701 e, em seguida, uma serra reciprocante pode ser usada para cortar o ramo ascendente a frente, imediatamente distal ao segundo molar, mas adjacente ao córtex bucal (Fig. 133-4, *A*).

PASSO 2: Osteotomia
Uma osteotomia horizontal é feita com uma broca n° 701 direcionada perpendicularmente para o osso cortical a partir de posição distal do segundo molar para frente, 8 mm abaixo da crista óssea alveolar, que se estende para a frente 8 mm mais longe que a quantidade de avanço mandibular predeterminado no local da osteotomia. O corte no ramo ascendente anterior até o segundo molar e a extensão posterior do corte horizontal são unidos. Uma broca n° 703 é usada para fazer um corte vertical a partir da face anterior da osteotomia horizontal através do córtex bucal até o meio da borda inferior da mandíbula. Uma serra de basal é usada para cortar ao longo da borda inferior, estendendo-se posteriormente e sendo guiada através do córtex lingual no aspecto posterior da incisura do gônio (Fig. 133-4, *B* e *C*).

(Continua)

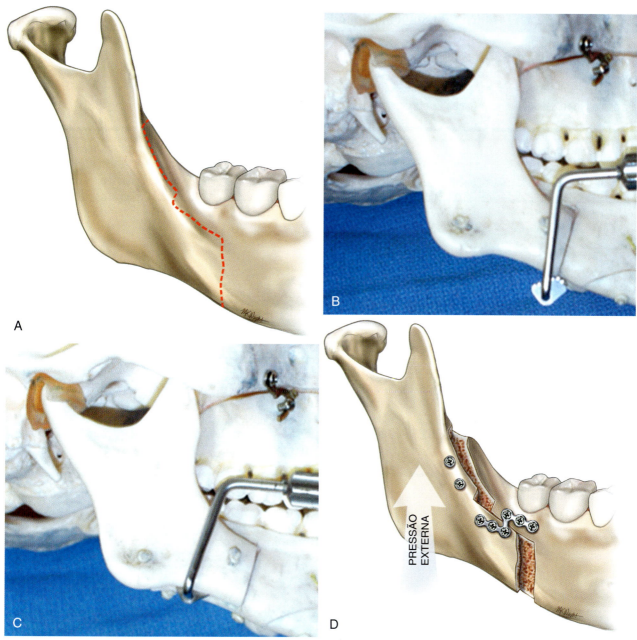

Figura 133-4 **A**, O contorno da osteotomia sagital é ilustrado. **B** e **C**, uma serra de basal é usada para cortar ao longo da borda inferior, estendendo-se posteriormente e sendo guiada através do córtex lingual na face posterior da incisura do gônio. **D**, O segmento proximal é suavemente pressionado posteriormente, e a frente do segmento proximal é colocada por baixo da saliência do segmento distal.

TÉCNICA: Osteotomia Sagital de Ramo Mandibular (Cont.)

PASSO 3: Separação dos Segmentos Proximal e Distal
O separador sagital Smith e osteótomo de Wolford são utilizados para iniciar a divisão, e o expansor de três pontas Smith é usado para completar a separação dos segmentos proximais e distais.

O lado medial do segmento proximal é então suavizado para que fragmentos ósseos não se choquem com o nervo. O procedimento é realizado bilateralmente.

PASSO 4: Fixação
O paciente é colocado em fixação intermaxilar. O segmento proximal é suavemente pressionado posteriormente, e a frente do segmento proximal é colocada abaixo da saliência do segmento distal. Empurrar para cima externamente no ângulo da mandíbula assenta o côndilo na fossa. Uma placa Z é colocada no nível da osteotomia horizontal para estabilizar os segmentos. Uma incisão cortante é feita na borda inferior da mandíbula, e um trocarte é inserido através dessa incisão e do músculo masseter para colocar um ou dois parafusos de osso adicionais ao longo do ramo ascendente. A área cirúrgica é irrigada, e as incisões são fechadas com sutura 3-0 crômica (Fig. 133-4, *D*).

TÉCNICA: Osteotomias Maxilares

PASSO 1: Incisão
Uma incisão circunvestibular geralmente estende-se desde os pilares zigomáticos, e o tecido é descolado para expor as paredes anterior e posterior da maxila. O mucoperiósteo é descolado do aspecto interno das paredes nasais laterais. Orifícios interósseos orientadores são feitos com uma broca n° 701; um orifício é feito anteriormente na borda lateral do nariz, 5 mm acima dos ápices dos dentes, e outro orifício na área do pilar zigomático, com um degrau vertical que se prolonga para baixo e para trás do suporte. Uma serra reciprocante é utilizada para fazer um corte linear entre a área do pilar zigomático através da parede lateral do nariz, em seguida através da parede posterior da maxila até as placas pterigóideas. Para separar estas últimas da tuberosidade da maxila, um osteótomo curvo é usado (Fig. 133-5, *A*).

PASSO 2: Segmentalização Maxilar
Se a maxila requer segmentalização, os cortes interdentais maxilares são feitos com uma broca n° 701 ou n° 699, geralmente entre as raízes dos incisivos laterais e caninos. Um osteótomo com espátula fina é suave e cuidadosamente batido através do osso medular e cortical palatal, para que os tecidos moles do palato não sejam danificados. O mucoperiósteo é descolado do assoalho do nariz e o septo é separado da maxila, a qual é mobilizada.

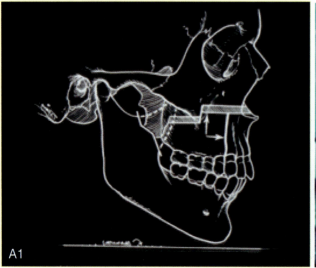 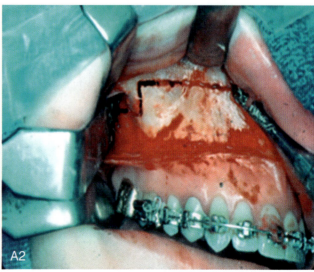

Figura 133-5 **A,** Osteótomo curvo é usado para separar as placas pterigóideas da tuberosidade da maxila.

TÉCNICA: Osteotomias Maxilares *(Cont.)*

PASSO 3: Osteotomia Palatal
Uma incisão parassagital é feita na face lateral do palato com a finalidade de afastar o tecido mole do osso palatal médio para a cirurgia segmentar. A partir do lado do assoalho nasal, uma serra reciprocante é usada para cortar através do palato, desde a espinha nasal posterior para frente em direção à espinha nasal anterior. Os cortes de osso vertical são feitos para conectar o corte palatal da linha média com as osteotomias verticais na área alveolar dental.

PASSO 4: Posicionamento dos Segmentos
Os segmentos são mobilizados, e uma tala palatal é inserida e presa nos primeiros molares e primeiros pré-molares com fio de aço inoxidável de calibre 28. Aplica-se uma fixação intermaxila, e o complexo maxilomandibular é girado para cima. Os ajustes ósseos verticais e APs são feitos de maneira adequada, tanto por meio da remoção de osso para trazer a maxila para a sua altura vertical correta e posição AP ou por meio da rotação da maxila para baixo se ela precisar ser verticalmente alongada.

PASSO 5: Colocação de Placas Ósseas
As placas ósseas são colocadas na margem piriforme e áreas de suporte zigomático-maxilar com pelo menos dois parafusos ósseos acima e dois parafusos ósseos abaixo do nível de osteotomia para cada placa. As falhas ósseas são enxertadas com osso autógeno ou com osso sintético. A fixação intermaxilar é liberada, e a oclusão é verificada. Uma sutura da base alar é realizada, utilizando sutura 2-0 de polidioxanona (PDS), e a incisão é fechada com sutura crômica 4-0 (Fig. 133-5, *B*).

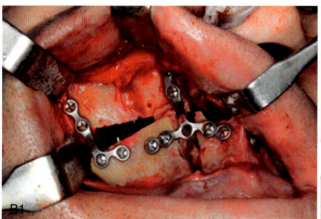
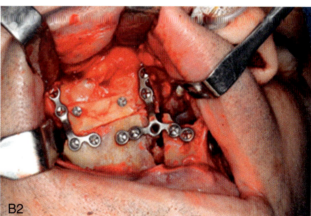

Figura 133-5 *(Cont.)* **B,** Placas ósseas são colocados na borda piriforme e em áreas de suporte zigomático-maxilar com pelo menos dois parafusos de osso acima e dois parafusos de osso abaixo do nível da osteotomia para cada placa.

TÉCNICA: Prótese Total Articular

PASSO 1: Incisões e Condilectomia
Uma incisão endoaural ou pré-auricular e uma incisão submandibular são necessárias para colocar a prótese articular total. A condilectomia é realizada, o côndilo é removido, e a fossa é debridada. Se necessário, uma coronoidectomia ou coronoidotomia é realizada através dessa incisão. O osso do côndilo e coronoide pode ser usado para enxertar as osteotomias maxilares. Às vezes, osso adicional deve ser ressecado da face superior do ramo para dar espaço à prótese de ATM adaptada ao paciente; uma distância de 20 mm é necessária entre a fossa e o ramo a fim de acomodar a prótese articular.

PASSO 2: Dissecção do Músculo
Uma incisão submandibular é feita para acessar o ângulo e ramo da mandíbula. O músculo masseter é dissecado do ramo lateral. O pterigoide medial é refletido apenas se a mandíbula for girada para frente em sentido anti-horário ou verticalmente alongada. O aspecto lateral do ramo é recontornado, se necessário, e a mandíbula é mobilizada. Um esplinte intermediário e fixação intermaxilar são aplicados.

(Continua)

TÉCNICA: Prótese Total Articular *(Cont.)*

PASSO 3: Colocação do Componente
O componente da fossa é colocado e estabilizado com quatro parafusos ósseos de 2 mm de diâmetro, que geralmente têm de 6 a 8 mm de comprimento. O componente mandibular é colocado através da incisão submandibular na fossa, e o côndilo é estabelecido contra a falange posterior do componente da fossa. Oito ou nove parafusos de osso, em geral de 8 a 12 mm de comprimento, são colocados no componente mandibular. Para os parafusos superiores, uma pequena incisão é feita de cerca de 1 cm abaixo do lóbulo da orelha, e um trocarte é passado através da pele e tecidos moles para fazer furos e inserir parafusos nos furos superiores da prótese (Fig. 133-6).

PASSO 4: Sutura do Músculo
A área cirúrgica é irrigada. Quatro são feitas através da borda inferior do ângulo, e com fio 2-0 PDS, com uma técnica de sutura contínua realizada para assegurar que o músculo masseter desça na sua original posição até a borda inferior do ramo. As incisões são fechadas em camadas.

PASSO 5: Fechamento
A gordura é colhida do abdome (através de uma incisão suprapúbica ou periumbilical) ou das nádegas. Boa hemostasia é obtida, um dreno é colocado, se necessário, e a incisão é fechada. A gordura fresca é colocada em torno da área de articulação da prótese, anterior, medial, posterior e lateralmente. A incisão é fechada em duas camadas.

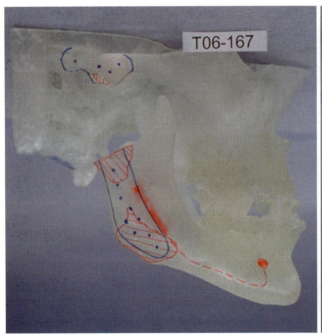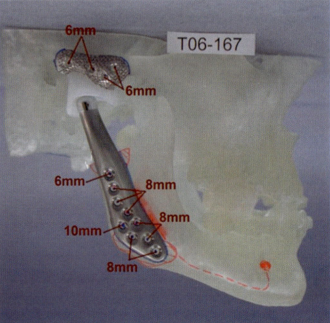

Figura 133-6 Coloque o componente da fossa e estabilize com quatro parafusos de osso de 2 mm de diâmetro de geralmente 6 a 8 mm de comprimento. Coloque o componente mandibular através da incisão submandibular na fossa e estabeleça o côndilo contra a falange posterior do componente da fossa. Oito a nove parafusos de osso são colocados para estabilizar o componente mandibular.

TÉCNICA: Anquilose

O tamanho e o envolvimento da anquilose podem ser determinados a partir de tomografias e modelagem tridimensional antes da cirurgia. Se o caso for unilateral, o nível em que a liberação da anquilose deve ser realizada pode ser determinado medindo a altura do arco zigomático e borda lateral da fossa no lado normal e transferindo as medições para o lado da anquilose. O corte do osso pode então ser feito na placa cortical externa do osso anquilosado. Um osteótomo curvo pode ser usado para separar o côndilo e o osso heterotópico a partir da base do crânio e a área da fossa. Se a anquilose estender-se a alguma distância medial, uma abordagem mais cuidadosa é necessária, com remoção do córtex bucal e, em seguida, a remoção do osso mais profundo, com proteção medial até que a massa tenha sido removida. A osteotomia horizontal aproximadamente no nível da incisura sigmoide ajuda na remoção do componente inferior do osso heterotópico. Após o osso ter sido removido, a fossa é debridada com remoção de osso o quanto necessário, a fim de voltar à estrutura original da fossa. Se a mandíbula permanecer em sua posição original, ou se todo o osso reativo não for removido da fossa, pode haver necessidade de remoção de osso adicional, além da linha pontilhada descrita em vermelho, visando fornecer 20 mm de folga para acomodar a prótese. Esta é então colocada, como anteriormente descrito (Fig. 133-7).

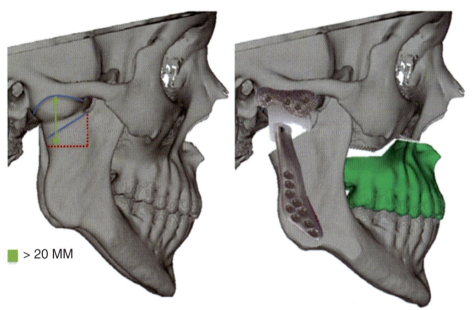

Figura 133-7 O tamanho e o envolvimento da anquilose podem ser determinados a partir de exames de TC e modelagem 3D antes da cirurgia.

Prevenção e Tratamento das Complicações

A cirurgia de ATM pode envolver ramos de nervos cranianos (NC) V e VII, portanto o cuidado diligente é indicado para minimizar lesões. Os nervos alveolar inferior, mentual e infraorbital são localizados em áreas de osteotomia. O uso da serra de basal reduz a lesão do nervo alveolar inferior. O encarceramento do nervo alveolar inferior no segmento proximal com técnicas sagitais tradicionais aumenta o risco de lesão temporária ou permanente do nervo. Da mesma maneira, o nervo infraorbital pode ser lesionado por retração ou trauma direto.

A infecção é um risco potencial que pode ser reduzido pela utilização de antibióticos intraoperatórios, irrigação abundante dos locais cirúrgicos com solução salina, irrigação final com solução de betadina e fechamento estanque das incisões. Uma sutura de base alar controla a largura nasal, e fechamento V-Y da incisão maxilar mantém uma boa plenitude do lábio superior. Os autores usam suturas crômicas 3-0 para fechar as incisões mandibulares e sutura crômica 4-0 para fechar as incisões maxilares.

Se uma infecção ocorrer em torno da prótese total da articulação, as incisões devem ser abertas e a prótese completamente esfregada com Betadina. Antibióticos intravenosos (IV) são administrados durante cerca de 4 a 5 dias, e a irrigação do antibiótico no local é realizada a cada 4 horas, para preservar a prótese. O paciente recebe alta com uso de medicamentos orais por mais 3 a 4 semanas.[26] Para infecções da área sagital, genioplastia ou áreas de osteotomia de maxila, irrigação com solução salina e antibioticoterapia pesada normalmente resolvem o problema sem a necessidade de remoção das placas ósseas e parafusos.

Há um risco potencial de problemas de sangramento que poderiam exigir uma transfusão. Se um paciente é saudável, tem hemoglobina e hematócrito normais e a cirurgia é feita de maneira adequada, há um risco muito mínimo de uma transfusão ser necessária, embora os pacientes estejam um pouco anêmicos depois da cirurgia. Usar anestesia hipotensiva pode reduzir significativamente a perda de sangue. O uso de corticoides IV ajuda a reduzir o inchaço. O controle de líquidos IV (p. ex., para 1 L, ou não mais que 1.500 cc para cirurgias combinadas de ATM e ortognática) também ajuda significativamente a reduzir a necessidade de transfusões e diminui o edema pós-operatório.[27]

Após a cirurgia, o paciente deve ser monitorado cuidadosamente. Não há necessidade de fixação intermaxilar, mas o uso de guias elásticos geralmente são úteis, sobretudo em cirurgias relacionadas com a ATM, porque o reposicionamento de disco tende a causar o desenvolvimento de edema dentro da articulação, que pode resultar em algum deslocamento da mandíbula e da oclusão após a cirurgia. Colocar elásticos apropriados com vetores verticais e anteroposteriores (elásticos de 3 1/2) na maioria das vezes funciona muito bem. Quando a maxila é segmentada, os autores preferem usar uma tala palatal, que, dependendo da quantidade de expansão entre os segmentos, pode ter de permanecer no local durante 6 semanas a vários meses.[27]

Com a cirurgia devidamente planejada, a via respiratória deve permanecer a mesma; com os avanços em sentido anti-horário, será significativamente melhorada para pacientes com apneia do sono.[28-30] Os pacientes são mantidos em uso de antibióticos para as técnicas de âncora de Mitek e de cirurgia ortognática por cerca de 5 a 7 dias. Com próteses articulares totais, o paciente deve permanecer em uso de antibióticos adequados por 10 dias a 2 semanas. A dieta geralmente é restrita a alimentos pastosos na primeira semana e, em seguida, progride para alimentos macios (p. ex., massas, peixe macio e outros, de consistências semelhantes) nos primeiros 4 meses, até que a fase inicial de cicatrização seja concluída. A cicatrização completa demora um ano inteiro, mas aos 4 meses quase todo o crescimento ósseo novo que vai ocorrer na maxila e locais de osteotomia mandibular está completo e o tempo de cicatrização restante é para maturação do novo osso.[27]

Os pacientes não devem usar canudinhos ou assoar o nariz por cerca de 2 semanas após a cirurgia. Eles ficarão bastante cansados no primeiro mês após a cirurgia e, em seguida, deverão começar a recuperar o seu nível de energia habitual. Se o paciente tinha apneia do sono preexistente, ele deve reconhecer uma melhora significativa da via respiratória com rotação anti-horária do complexo maxilomandibular.

Recomendações Pós-operatórias

O manejo pós-operatório do paciente é um fator crítico para garantir os desfechos do tratamento de qualidade. As três áreas primárias que requerem ênfase incluem o manejo de oclusão, exercícios da mandíbula, ortodontia pós-cirúrgica e contenção.

Manejo da Oclusão

Como a cápsula da ATM é cortada durante a cirurgia e pode haver desenvolvimento de derrame articular ou edema, pode ocorrer deslocamento do côndilo, o que afeta a oclusão e a posição da mandíbula. Portanto, elásticos pós-cirúrgicos imediatos em geral são necessários para manter os côndilos assentados e a oclusão mantida. Elásticos leves (3/16 polegadas e 3-1/2 ounce) podem ser utilizados para o controle da oclusão e podem incluir aplicação de elástico para classe III e vetores de força vertical por 1 a 2 semanas ou mais, se necessários, até que o edema diminua, a cápsula comece a cicatrizar e a oclusão esteja estável.[27]

Exercícios para a Mandíbula

A cirurgia da ATM geralmente resulta em uma abertura bucal que aumenta ou permanece a mesma que antes da cirurgia, mas movimentos excursivos podem diminuir. Os exercícios de mandíbula autoadministrados para excursões e abertura incisal vão maximizar a função mandibular pós-cirúrgica, podem ser iniciados 1 a 2 semanas após a cirurgia ou mais cedo e aplicados por 6 a 9 meses.[27]

Ortodontia Pós-cirúrgica

Embora o manejo de oclusão pós-cirúrgica imediato com elásticos geralmente seja necessário, a ortodontia ativa pode ser reiniciada 4 a 6 semanas após a cirurgia. Os dentes movem mais rapidamente após a cirurgia nos primeiros 6 a 9 meses. O ortodontista deve ver o paciente com mais frequência que o habitual para maximizar a vantagem do aumento de movimento dos dentes. A tala palatal pode estabilizar a maxila transversalmente na cirurgia segmentar. Se a expansão foi mínima e se na manipulação do segmento eles já estiverem incorporados, então a tala pode em geral ser removida em 6 semanas, e a colocação de um fio de arco sólido contínuo pode ser realizada. Se uma grande expansão foi feita, então é possível a necessidade da tala palatal durante 3 a 6 meses. Uma barra de arco transpalatal pode ser indicada no decorrer do processo de cicatrização.[27]

Retenção Pós-cirúrgica

Os aparelhos ortodônticos não devem ser removidos durante pelo menos 4 a 6 meses após a cirurgia, ou seja, não antes da fase de cicatrização inicial. As contenções fixas para o arco mandibular de canino a canino quase sempre funcionam adequadamente. Na arcada superior, contenções de Hawley ou contenção contínua – Hawley modificado são recomendados. Evite as contenções do tipo Essex ou outros dispositivos que cobrem as superfícies oclusais, porque estes podem criar mordida aberta posterior em pacientes de cirurgia ortognática e ATM.[27]

Referências

1. Wolford LM, Cassano DS, Goncalves JR: Common TMJ disorders: orthodontic and surgical management. In McNamara JA, Kapila SD: *Temporomandibular disorders and orofacial pain: separating controversy from consensus*, volume 46, Craniofacial growth series, Ann Arbor, Mich, 2009, University of Michigan.
2. Wolford LM: Facial asymmetry: diagnosis and treatment considerations, ed 2, Fonseca RJ, Marciani RD, Turvey TA, editors: *Oral and maxillofacial surgery*, vol 3, St Louis, 2008, Saunders.
3. Wolford LM, Karras SC, Mehra P: Concomitant temporomandibular joint and orthognathic surgery: a preliminary report, *J Oral Maxillofac Surg* 60:356, 2002.
4. Wolford LM, Mehra P, Reiche-Fischel O, et al: Efficacy of high condylectomy for management of condylar hyperplasia, *Am J Orthod Dentofacial Orthop* 121:136, 2002.
5. Wolford LM, et al: Surgical management of mandibular condylar hyperplasia type 1, *Proc (Bayl Univ Med Cent)* 22:321, 2009.
6. Wolford LM, Rodrigues DB: Temporomandibular joint (TMJ) pathologies in growing patients: effects on facial growth and development. In Preedy VR, editor: *Handbook of growth and growth monitoring in health and disease*, New York, 2012, Springer.
7. Wolford LM, Mehra P, Franco P: Use of conservative condylectomy for treatment of osteochondroma of the mandibular condyle, *J Oral Maxillofac Surg* 60:262, 2002.
8. Mehra P, Wolford LM: The Mitek Mini Anchor for TMJ disc repositioning: surgical technique and results, *Int J Oral Maxillofac Surg* 30:497, 2001.
9. Goncalves JR, Cassano DS, Wolford LM, et al: Postsurgical stability of counterclockwise maxillomandibular advancement surgery: affect of articular disc repositioning, *J Oral Maxillofac Surg*, 2008, will be published in April (article 52949).
10. Wolford LM, Cardenas L: Idiopathic condylar resorption: diagnosis, treatment protocol, and outcomes, *Am J Orthod Dentofacial Orthop* 116:667, 1999.
11. Wolford LM: Idiopathic condylar resorption of the temporomandibular joint in teenage girls (cheerleader's syndrome), *Proc (Bayl Univ Med Cent)* 14:246, 2001.
12. Henry CH, Hughes CV, Gerard HC, et al: Reactive arthritis: preliminary microbiologic analysis of the human temporomandibular joint, *J Oral Maxillofac Surg* 58:1137, 2000.
13. Henry CH, Pitta MC, Wolford LML: Frequency of chlamydial antibodies in patients with internal derangement of the temporomandibular joint, *Oral Surg Oral Med Oral Pathol Oral Radiol Endod* 91:287, 2001.
14. Wolford LM, Cottrell DA, Henry CH: Temporomandibular joint reconstruction of the complex patient with the Techmedica custom-made total joint prosthesis, *J Oral Maxillofac Surg* 52:2, 1994.
15. Wolford LM, Karras SC: Autologous fat transplantation around temporomandibular joint total joint prostheses: preliminary treatment outcomes, *J Oral Maxillofac Surg* 55:245, 1997.
16. Wolford LM, Cassano DS: Autologous fat grafts around temporomandibular joint (TMJ) total joint prostheses to prevent heterotopic bone. In Shiffman MA, editor: *Autologous fat transfer*, Berlin, 2010, Springer-Verlag.
17. Wolford LM, Bourland TC, Rodrigues D, et al: Successful reconstruction of nongrowing hemifacial microsomia patients with unilateral temporomandibular joint total joint prosthesis and orthognathic surgery, *J Oral Maxillofac Surg* 70:2835, 2012.
18. Riolo ML, Moyers RE, McNamara JA, Hunter WS: *An atlas of craniofacial growth: cephalometric standards from the University School Growth Study, the University of Michigan*, Ann Arbor, Mich, 1974, University of Michigan.
19. Wolford LM, Karras SC, Mehra P: Considerations for orthognathic surgery during growth. Part 1. Mandibular deformities, *Am J Orthod Dentofacial Orthop* 119:95, 2001.
20. Wolford LM, Karras SC, Mehra P: Considerations for orthognathic surgery during growth. Part 2. Maxillary deformities, *Am J Orthod Dentofacial Orthop* 119:102, 2001.
21. Wolford LM, Rodrigues DB: Orthognathic considerations in the young patient and effects on facial growth. In Preedy VR, editor: *Handbook of growth and growth monitoring in health and disease*, New York, 2012, Springer.
22. Mehra P, Wolford LM, Baran S, et al: Single-stage comprehensive surgical treatment of the rheumatoid arthritis temporomandibular joint patient, *J Oral Maxillofac Surg* 67:1859, 2009.
23. Dela Coleta KE, Wolford LM, Gonçalves JR, et al: Maxillo-mandibular counterclockwise rotation and mandibular advancement with TMJ Concepts total joint prostheses. I. Skeletal and dental stability, *Int J Oral Maxillofac Surg* 38:126, 2009.
24. Pinto LP, Wolford LM, Buschang PH, et al: Maxillo-mandibular counterclockwise rotation and mandibular advancement with TMJ Concepts total joint prostheses. III. Pain and dysfunction outcomes, *Int J Oral Maxillofac Surg* 38:326, 2009.
25. Mercuri LG, Wolford LM, Sanders B, et al: Long-term follow-up of the CAD/CAM patient-fitted total temporomandibular joint reconstruction system, *J Oral Maxillofac Surg* 60:1440, 2002.
26. Wolford LM, Rodrigues DB, McPhillips A: Management of the infected temporomandibular joint total joint prosthesis, *J Oral Maxillofac Surg* 68:2810, 2010.
27. Wolford LM, Rodrigues DB, Limoeiro E: Orthognathic and TMJ surgery: postsurgical patient management, *J Oral Maxillofac Surg* 69:2893, 2011.
28. Wolford LM, Perez D, Stevao E, Perez E: Airway space changes after nasopharyngeal adenoidectomy in conjuction with Le Fort I osteotomy, *J Oral Maxillofac Surg* 70:665, 2012.
29. Mehra P, Downie M, Pita MC, Wolford LM: Pharyngeal airway space changes after counterclockwise rotation of the maxillomandibular complex, *Am J Orthod Dentofacial Orthop* 120:154, 2001.
30. Coleta KE, Wolford LM, Concalves JR, et al: Maxillomandibular counterclockwise rotation and mandibular advancement with TMJ Concepts total joint prosthesis. II, Airway changes and stability, *Int J Oral Maxillofac Surg* 38:228, 2009.

PARTE XI Cirurgia Estética Facial

CAPÍTULO 134

Suspensão Superciliar (ou Suspensão das Sobrancelhas)

Tirbod Fattahi

CAPÍTULO 135

Lifting Facial

Jon D. Perenack

CAPÍTULO 136

Blefaroplastia

Kevin L. McBride

1378 a 1416

CAPÍTULO 137

Rinosseptoplastia Nasal

Tirbod Fattahi

CAPÍTULO 138

Otoplastia

Faisal A. Quereshy e Ashley E. Manlove

CAPÍTULO 139

Resurfacing da Pele a *Laser*

Craig E. Vigliante

1417 a 1445

Índice

Páginas com números seguidos por "f" indicam figuras, "t" indica tabelas e "q" indica quadros.

A

Abas do nariz, alívio da pressão, 1039f-1044f
Abas removíveis, utilização, 1326f-1327f
Abscesso faríngeo retrofaríngeo, incisão e drenagem (acesso cirúrgico), 150f-152f
Abdome, abertura, 1130
Abdução forçada, 777f-781f
  teste, 765, 765f-769f
Abertura piriforme, colocação de placa óssea, 1372f-1373f
Abóbada craniana
  ossos, articulações, 74
  reconstrução, 1290
Abóbada craniana cartilaginosa inferior, 47
Abóbada craniana cartilaginosa superior, 47
Abordagem de Risdon, 318, 354
Abordagem de Weber-Ferguson, 1062-1066
  extensão subciliar, 1063f-1066f
  extensão supraorbitária, 1063f-1066f
  vista intraoral, 1063f-1066f
Abordagem intraoral, técnica de Champy, 689
  anestesia local/incisão, 701
  fechamento da ferida, 701
  fratura
    fixação, 701
    redução, 701
  preparo do sítio cirúrgico, 701
Abordagem intraoral, técnica de fixação sequência superior/inferior, 701
Abordagem mediofacial por *degloving*, 1068
Abordagem retromandibular (retroparotídea), 711
Abordagem retromandibular (transparotídea), 710-711
  anestesia local, 710
  cápsula da parótida, dissecção, 710
  cinta pterigomassetérica, dissecção, 710
  glândula parótida, dissecção, 710
  incisão, 710
    fechamento, 711
  paralisia do paciente, 711
  preparo do sítio cirúrgico, 710
  redução da fratura, 711
  seleção da placa/fixação, 711
Abordagem submandibular/transcervical (Risdon), 703
Abordagem transalveolar de divisão do rebordo, 205
Abordagem transparotídea (retromandibular), 710-711
Abridor de boca de Dingman, inserção, 541
Abridor de boca Denhardt, inserção, 1139
Abridor de boca em cremalheira, colocação, 584
Abridor de boca Molt, posicionamento, 1139
Abscesso do espaço palatino, incisão e drenagem (ID), 148
Abscesso palatino, incisão/drenagem (desenho da incisão da mucosa), 146f-149f
Abscesso retrofaríngeo, abordagem submandibular, 149
Abscesso retrofaríngeo do espaço faríngeo, incisão e drenagem (ilustração anatômica sagital/coronal), 150f-152f
Abscesso vestibular, incisão e drenagem (I&D), 149f
  desenho da incisão da mucosa, 146f-148f
  técnica, alternada, 148
Abscessos, aspiração, 146f-148f
Accutane®, utilização, 1438
Aceleração rotacional, sensação, 32
Acesso ao pilar zigomaticomaxilar (ZM), 800
  fixação, placa em forma de L (utilização), 765f-769f
Acesso mediofacial (*degloving*) intraoral, representação gráfica, 727f-730f
Acesso submandibular, 146
Ácido D-lático (PDLA), utilização, 743
Ácido L-lático (PLLA), utilização, 743
Ácido polilático (PLA), utilização, 743

Acne
  cicatriz, tratamento TCA CROSS, 1437f
  laserterapia, 1444
Acrania, 74f
Adaptador em T, broncoscópio flexível (inserção), 1009f-1010f
Adenoma pituitário, 531
Adenoma pleomórfico, 900f. *Ver* Palato duro
  pseudocápsula, remoção, 918f
  tipos, 899-900
Adesivo Mastisol, aplicação, 288, 548f-551f
Adesões (soltura), sonda reta (utilização), 1316f-1317f
ADTA. *Ver* Artéria temporal profunda anterior
Afastador angulado à direita de Deaver, utilização, 1044
Afastador angulado direito, utilização, 1044
Afastador de Adson-Beckman, utilização, 1039f-1044f
Afastador de ângulo reto de Langenbeck, utilização, 1044
Afastador de Bauer, remoção, 311
Afastador de Desmarres, utilização, 766, 837
Afastadores de bochecha de plástico, utilização, 1039f-1044f
Afastador maleável, utilização, 837
Afastador Minnesota, colocação, 325f-327f
Afastador orbital, utilização, 744f-748f
Afastador Seldin
  colocação, 397
  utilização, 117
Agente de limpeza cutâneo tópico, aplicação, 146
Agregado de trióxido mineral (MTA)
  introdução, 133
  recomendação, 134f
AICBG. *Ver* Enxerto ósseo da crista ilíaca anterior
AICR. *Ver* Reabsorção condilar interna do adolescente
AIJ. *Ver* Artrite idiopática juvenil
Ajuste anteroposterior, 276
Ajuste de linha média, 275
Ajuste do *canting*, 275
AK. *Ver* Ceratose actínica
Alargamento da crista
  diagrama, 192f-194f
  inserção, 191
Alargamento da mandíbula, 342-343
Alargamento maxilomandibular, alongamento do corpo (combinação), 344f-346f
Alça de Ivy, 641, 740
  posicionamento, 642f
  preparo, 641
  utilização, 641
Alloderm®, utilização, 155, 160
Alodinia, 139
Alongamento do corpo, alargamento maxilomandibular (combinação), 344f-346f
Alongamento do ramo
  contínuo, 349f-350f
  procedimento, 348
  transporte do osso do côndilo, utilização, 350-351
Alongamento intraoral do ramo da mandíbula, utilização, 349f-350f
Alongamento mandibular bilateral, 343-344
Alongamento mandibular unilateral, 347
Alteração vertical, 290
Altura/largura da crista alveolar, distração osteogênica
  complicações intraoperatórias, prevenção/manejo, 197
  considerações pós-operatórias, 197
  distração bidimensional, 195-196
  distração da largura alveolar, 191-193
  história, 190
  limitações/contraindicações, 191
  uso, indicações, 190-191
Altura mandibular vertical, perda, 1332

Alveolectomia radical, descrição, 113
Alvéolo
  contorno, 113
  saliência do lado palatino, presença de, 105
Alvéolo de extração, posicionamento de implante, 180f
Alvéolo e submucosa, desenvolvimento, 161f-163f
Alvéolo mandibular, ressecção composta, 1025f-1027f
Alvéolo maxilar posterior, comunicação oroantral, 1149
Alvéolo maxilar, ressecção composta, 1025f-1027f
Alveoloplastia
  alveoloplastia maxilar complexa, 116
  alveoloplastia simples, 114-115
  complicações intraoperatórias, prevenção/manejo, 118-119
  considerações pós-operatórias, 119
  história, 113
  limitações/contraindicações, 114
  osteotomia, reposicionamento, 117
  rebordo mandibular anterior em lâmina de faca, 118
  rebordos alveolares, compressão, 116
  redução da tuberosidade nos tecidos moles, 116
  redução da tuberosidade óssea, 116
  splints do rebordo, 118, 119f
  técnicas mandibulares, 117
  uso, indicações, 113-114
Alveoloplastia/alveolectomia maxilar complexa, 116
  redução da tuberosidade maxilar, 116
Alveoloplastia, limitação, 114
Alveoloplastia simples, 114-115
  fechamento, 115
  fórceps, utilização, 114f-115f
  incisão, 115
  osso, utilização, 114f-115f
  rebordo pontiagudo, 114f-115f
  recontorno do osso, 115
  técnica, 114f-115f
Amálgama dentário, material de retro-obturação, 133
Amarria de Risdon, 690f
Amarria interior, sequência, radiografia, 716f
Amarrias Stout, utilização, 740
Ameloblastoma unicístico, 853
Amiloidose, 1038
Amostra de tecido fibroadiposo, remoção, 1085f-1095f
Analgésicos anti-inflamatórios não esteroidais (AINEs), 261
Análise da frequência de ressonância, medidas quantitativas, 171
Anandale, Thomas, 1320
Anastomose microvascular, 1204
Anastomose venosa, exigência, 1193
Anatomia do espaço facial, vista coronal/frontal, 67f-70f
Anatomia do tecido ósseo, 11-14
Anatomia neural
  glândula parótida, 52
  glândula sublingual, 55
  glândula submandibular, 54
Âncora cantal
  passagem, 789f-793f
  posicionamento da placa, 789f-793f
  suspensão, utilização, 788-793
  utilização, 791
Anderson, Jack, 1417
Anestesia, 139
  utilização na marsupialização, 857
Anestesia dolorosa, 139
Anestesia local
  instilação, 164
  utilização, 630
Anestésico local
  administração, 185-186
  bloqueio, suplementação, 173

1447

injeção, 1404, 1409
Anestésico tópico, descongestionante (combinação), 1006
Anexo abdominal transverso, divisão, 1233
Anexos genianos, redução, 157
Anexos milo-hióideos, redução, 157
Angina de Ludwig, componentes, 69
Angiografia por tomografia computadorizada (ATC), utilização, 1172
Ângulo da mandíbula
  abordagem intraoral
    técnica de Champy, 699-701
    técnica de fixação da placa do rebordo superior/inferior, 701
  abordagem submandibular/transcervical (Risdon), 703
  complicações intraoperatórias, prevenção/manejo e tratamento, 704
  considerações pós-operatórias, 704
  limitações/contraindicações, 699
  procedimento, história, 696
  redução fechada, 703
  técnica, 699-701
    alternativa, 701, 703
  utilização, indicações, 696-699
Ângulos de Euler, registro, 264f-269f
Anomalias branquiais
  apresentação, 950-952
  cistos da terceira/quarta fenda branquial, 953f
  complicações intraoperatórias, prevenção/manejo e tratamento, 958-959
  considerações pós-operatórias, 959
  diagnóstico, 952-953
  diagnóstico diferencial, 954
  etiologia, 950
  histopatologia, 952-953
  limitações/contraindicações, 954
  localização, 951
  procedimento, história, 950-954
  tratamento, 954
Anomalias craniofaciais, 473
Anomalias com fenda anterior, 81
Anomalias da fenda anterior, 81
Anormalidades do desenvolvimento, 1332
Anormalidades faciais congênitas, correção, 190
Anquilose, 1348, 1375
  osteotomia inicial, 1349f
  tamanho/envolvimento, determinação, 1375, 1375f
Anquilose da articulação temporomandibular (ATM)
  complicações intraoperatórias, prevenção/manejo e tratamento, 1362
  considerações pós-operatórias, 1362
  indicações, 1353
  limitações/contraindicações, 1353-1354
  modelo, guias de corte, 1354f-1362f
  modelos esteriográficos, 1354f-1362
  navegação intraoperatória baseada na TC, 1354f-1362f
  navegação intraoperatória, disponibilidade, 1354f-1362f
  procedimento, história, 1352-1353
  substituição da articulação específica para cada paciente, 1354f-1362f
  tubo endotraqueal, asssegurando, 1354f-1362f
Anquilose da ATM, 354
Anquilose óssea, 1331-1332
Ânulo de Zinn, 17
  impacto, 14f
Aparelho (fixador) bifásico de Joe Hall Morris (JHM), 715f
Aparelhos de moldagem nasoalveolar de tecido mole, 569
Aparelhos dentossuportados, utilização, 343
Aperto do parafuso, 666
Apicectomia, 128-134
  complicações intraoperatórias, prevenção/manejo e tratamento, 135
  considerações pós-operatórias, 135-136
  dentes, radiografia periapical, 128f
  desenho da incisão, 128
  fotografia clínica, 128f
  história, 127
  irrigação/fechamento, 134
  janela cortical bucal, criação de (fotografia clínica), 131f-132f
  limitações/contraindicações, 127

Apicectomia *(Cont.)*
  preenchimento retrógrado, 133
  raiz
    ápice, visualização, 130
    preparo, 132
  ressecção do ápice da raiz, 132
  retalho de espessura total do ápice radicular, elevação (ilustração), 131f-132f
  retalho intrassulcular, ilustração, 129f-130f
  retalho semilunar, ilustração, 129f-130f
  retalho submarginal, ilustração, 129f-130f
  tecido inflamado, remoção (fotografia clínica), 131f-132f
  uso, indicações, 127
Ápice orbital, 13-14
  características, 13-14
  tecidos
    feixe, transecção, 1073-1074
    transecção, 1073f-1075f
Apinhamento dentário, 360
Aplicação de distração
  ativação, 336f-338f, 337
  inserção, 336
Aplicação de distrator, avanço maxilar nível Le Fort I, 407
Aplicação no sítio receptor de espessura parcial, 1248-1250
Aplicações do sítio receptor de espessura total, 1251
  transplante de cabelo, 1251
Apligraf, 1257
Apneia obstrutiva do sono (AOS), 382
  desempenho neurocognitivo, associação, 332-333
  história, consideração, 310
  macroglossia, relação, 1038
Aponeurose do levantador, 14-15
Aposição de campos cirúrgicos na cabeça
  tubo nasal, segurança, 396f-403f
  utilização, 396
  apresentação na RM, 828f
Arbeitsgemeinschftfur Osteosynthesefragen/Association of the Study of Internal Fixation (*AO/ASIF*), 688
Arco, 639, 726. *Ver* Aplicação do arco
  de Erich
  colocação, 508, 737
  ausência, 736f-737f
  fixação, 678f
Arcada dentária, localização, 222f-223f
Arco do cupido, simetria, 617f-625f
Arco facial digital, 264-269
  garfo de mordida, 264f-269f
  impressões/modelos, 268
  informação/empresa de modelagem/materiais, 269
  material de impressão, 264f-269f
  medidas faciais, 266
  modelos, imagem, 264f-269f
  movimentos cirúrgicos, análise/planejamento cefalométrico, 269
  oclusão final, estabelecimento, 269
  plano de tratamento/medições preliminares, 270f-271f
  registro da posição natural da cabeça, 265
  tomografia computadorizada, 266
  protocolos, 264f-269f
  trabalho de laboratório, casos segmentados, 269
  transmissão de dados, 268
Arco facial, marcadores, 264f-269f
Arco malar, osteotomia, 1056f
Arco marginal
  liberação/pontuação, 1381
  localização, 15
Arco piriforme, utilização, 396f-403f
Arcos branquiais, embriologia, 951f
Arcos cirúrgicos, aplicação, 508
Arcos de Erich, 678
  aplicação, 639-640, 640f-641f, 799, 1139
  colocação, 507f-523f
  dentição, manejo, 639
  intubação/preparo, 639
  situações especiais, 640
  utilização, 347
Arcos faríngeos, 76-78
  componentes, 76
  desenvolvimento, anomalias, 81-82
  visão geral, 76
Arco zigomático
  corte/separação, 349f-350f

Arco zigomático *(Cont.)*
  divisão, 1155f
  fixação, 517
  integridade, importância, 830
  orientação do ápice, 21-22
  osteotomia, 510
  porção lateral, dissecção (vista coronal), 1322f-1323f
  ressecção, 1156f-1157f
  utilização, 396f-403f
Área de ressecção, demarcação, 862f-866f
Áreas doadoras de enxerto, 155
Áreas doadoras de espessura parcial, 1248
  hemostasia, trombina tópica (aplicação), 1252f-1255f
Áreas doadoras de espessura total, 1251
Áreas estéticas altas, pequenos defeitos, 1251
Arquitetura facial, 983
Arquitetura óssea, 21f
Arritmias cardíacas, 1096
Artéria etmoidal, pinçamento/divisão vascular, 659f-660f
Artéria alveolar superior média (ASM), ramo intraósseo, 207f
Artéria alveolar superior posterior (AASP), ramo intraósseo, 207f
Artéria carótida externa (ACE), 13-14
  anatomia, 656f-658f
  suprimento sanguíneo, 62
  vasos terminais (árcades), 17-18
Artéria carótida externa (ACE), ligação da, 655-656
  bainha carotídea, identificação, 656
  fechamento, 656
  ilustração, 656f-658f
  intubação, 655
  paciente, posicionamento, 655, 656f-658f
  via aérea cirúrgica, 655
Artéria carótida interna (ACI), 13-14
  aneurisma, angiografia pré-operatória, 965f-967f
  reconstrução, 965
    enxerto autógeno de veia, 965f-967f
  vasos terminais (árcades), 17-18
Artéria central da retina (ACR), ramos, 13-14
Artéria circunflexa da escápula (CSA), pedículo toracodorsal (mobilização), 1175
Artéria etmoidal anterior
  ligação, 659
  recorte, 1073f-1075f
Artéria etmoidal anterior, incisão curvilínea (utilização), 659f-660f
Artéria etmoidal posterior, *clipping*, 1073f-1075f
Artéria femoral circunflexa lateral (AGCL), ramo descendente, 1238, 1242f-1245f
Artéria inominada à direita, presença, 1013
Artéria lingual, segmentação, 1144f
Artéria maxilar, 1
  posição superficial, 1057
Artéria meníngea média, ramos, 4-5
Artéria oftálmica
  ramo meníngeo, 13
Artéria oftálmica, ramos, 15f
Artéria palatina maior
  base, 1027f-1030f
  localização, 253f-260f
  ramo terminal, 1147
Artéria radial
  pedículo vascular, identificação, 1187f-1189f
  trajeto, 1184f
Artéria/ramo lingual, 1144f
  controle, 1041
  identificação, 1039f-1044f
Artérias musculocutâneas, 981f
Artérias septocutâneas, 981f
Artérias supraorbitais, 25
Artérias supratrocleares, 25
Artéria submental, anatomia, 1168f
Artéria temporal média (MTA), 1152-1153
Artéria temporal profunda anterior (ATPA), 1152-1153
Artéria tireóidea superior (ATS), 925
Artéria tireóidea inferior (ATI), 925-927
Artéria toracodorsal
  mobilização, 1175
  origem, 1175f
  ramos, visualização, 1180
Artéria ulnar
  pedículo, 1184
  trajeto, 1185f
Artéria ulnar superficial, 1193

Articulação ginglimoartrodial, 45
Articulação temporomandibular (ATM), 43, 45-46
   anquilose, 355f-357f
      alongamento do ramo, utilização, 354
      exposição, 1136
      tratamento, 1156
   artrose, 348
   cápsula, dissecção, 1321
   componentes anatômicos, 48f
   controvérsias, 382
   doença, classificação de Wilkes, 1342t
   exercícios, 639
   forças, 343
   fossa, relação, 279f
   material de substituição do disco, limitações, 1328t
   reconstrução, 1136
      RAFF, utilização, 1223-1224
   suprimento arterial, 43
Articulador, transferência do arco facial, 418
Articulador virtual, imagens, 272f-278f
Artrite idiopática juvenil (AIJ), 1310-1311, 1366-1367
Artrite inflamatória, 1331
Artrite psoriática, 1366-1367
Artrite reativa (espondiloartropatia soronegativa), 1366
Artrite reumatoide (AR), 1366-1367
Artrite reumatoide juvenil (ARJ), 1366-1367
Artroplastia, 1321-1323
   cápsula da articulação temporomandibular, dissecção, 1321
   cápsula, incisão, 1322f-1323f
   complicações intraoperatórias, prevenção/manejo e tratamento, 1329
   considerações pós-operatórias, 1329-1330
   enxerto de interposição, 1327-1329
   espaço intra-articular, exposição, 1323
   incisão, 1321
      desenho, 1322f-1323f
   limitações/contraindicações, 1321
   pinças vasculares anguladas, 1326f-1327f
   preparo do paciente, 1321
   procedimento, história, 1320
   técnica, alternativa, 1325-1326
   utilização, indicações, 1320-1321
Artroplastia, guias de corte (utilização), 1354f-1362f
Artroscopia da articulação temporomandibular (ATM)
   artroscopia diagnóstica, utilização (indicações), 1310
   artroscopia operatória, indicações, 1310-1311
   artroscopia operatória na ATM (artroscopia com dupla punção), 1315-1316
   artroscopia simples da ATM (artroscopia com punção única), 1311-1314
   complicações intraoperatórias, prevenção/manejo e tratamento, 1317-1318
   considerações pós-operatórias, 1318-1319
   limitações/contraindicações, 1311
   procedimento, história, 1310
   utilização, indicações, 1310-1311
Artroscopia da ATM primária (artroscopia de punção única), 1311-1314
   agulha para refluxo de saída, inserção, 1312f-1314f, 1313
   anestesia local, 1311
   aposição dos campos cirúrgicos, 1312f-1314f
   diagnóstico de varredura, 1312f-1314f
   fechamento, 1314
   insuflação, 1311
   manipulação da mandíbula, 1314
   medicamentos, intra-articular de injecção/instalação direta, 1312f-1314f
   preparo do paciente, 1311, 1312f-1314f
   puntura para portal da fossa, 1311
   tratamento
      primeiro nível, 1313
      segundo nível, 1314
Artroscopia de ATM (artroscopia com portal duplo), 1315-1316
   exame/preparo do paciente, 1315
   intubação, 1315
   portal/punção da fossa, lise/lavagem (utilização), 1315
   procedimento artroscópico, 1315-1316
   punção canular secundária, 1315
Artroscopia de punção dupla (artroscopia operatória da ATM), 1315-1316
   sistema de medição com vetor, utilização, 1316f-1317f

Artroscopia de punção única (artroscopia da ATM primária), 1311-1314
Asa do esfenoide
   lesões, abordagem transorbital/zigomática, 531f
   osteotomia da base anterior do crânio, extensão, 507f-523f
Asa maior do esfenoide (AME), 13
   parede lateral, 13
ASIS. *Ver* Espinha ilíaca anterossuperior
Aspiração por agulha fina (AAF)
   biópsia, 844
      cervical, 845f
         conteúdo na agulha, objeto (expulsão), 844
   utilização, 953-954
Assimetria esquelética, radiografia craniana posteroanterior (PA), 1349f
Assimetria facial, correção, 1349
Assimetria mentoniana vertical, ocorrência, 290
Assoalho da boca (FOM)
   abaixamento, 1250
   apresentação, 153-154
   defeitos, 1143
      enxerto de pele de espessura parcial, 1250f
   dissecção, 156-157
   elevação, 154f
   hematoma, 296
   lesões, 860
   mucosa, sutura, 868
   reconstrução, 1248
Assoalho da órbita, 11
   defeito, 1156f-1157f
   reconstrução, 770
      malha de titânio, utilização, 832f-835f
      osso parietal, colheita, 809f-810f
      reconstrução de fratura *blow-out*, colheita do enxerto da cartilagem auricular, 1305
   ressecção, utilização, 1065
   seio maxilar, relacionamento, 11
   TC sagital, 13f
Assoalho nasal, fechamento, 548f-551f
Astério, 1
Atéria temporal profunda posterior (ATPP), 1152-1153
ATM congenitamente deformada/ausente, cirurgia ortognática da ATM, 1366
Aufricht, Gustave, 1417
Aumento anterior, quantidade (variação), 291
Aumento da cartilagem autógena morselizada, 760f
Aumento do rebordo e regeneração óssea guiada, colocação do implante (utilização), 188
   aumento do alvéolo, 185
   complicações intraoperatórias, prevenção/manejo e tratamento, 188-189
   considerações pós-operatórias, 189
   defeitos horizontais, regeneração óssea guiada, 185-187
   defeitos verticais, regeneração óssea guiada, 185, 188
   fatores intraoperatórios, 189
   fatores pós-operatórios, 189
   fatores pré-operatórios, 188
   história, 184
   limitações/contraindicações, 185
   uso, indicações, 185
Aumento geniano, implantes aloplásticos (utilização), 291
Aurelianus, Caelius, 1012
Aurícula, 28-29
   diagrama, 30f
   formação, 28-29
   inervação sensitiva, 29
   materiais de enxerto de cartilagem, 29
   músculos rudimentares, inserção, 29
   suprimento arterial, 29
Autoanticorpos patológicos, impacto, 845
Avaliação da margem intraoperatória, 1024, 1026
   boca, língua/assoalho, 1030
   gengiva maxilar/alvéolo/palato, 1028
   lábio/mucosa labial, 1031
Avaliação endoscópica por fibra óptica da deglutição (FEES), 1003
Avaliação intraoperatória de PTH, 938
Avanço do canto lateral modificado, 450
Avanço facial, 516
Avanço fronto-orbitário
   complicações intraoperatórias, prevenção/manejo e tratamento, 451
   considerações pós-operatórias, 451

Avanço fronto-orbitário *(Cont.)*
   craniotomia, 440
   desenho da incisão, 438-440
   fechamento, 447
   marcas para osteotomia, 440
   modificações, 450
   osteotomia fronto-orbitária, 443-444
   posicionamento do rebordo supra-orbitário, 445
   preparo do paciente, 438
   procedimento
      fixação, 439f-449f
      ilustração, 439f-449f
      marcas, 439f-449f
   remodelação do osso frontal, 447
   remodelação orbital, 445
   tarsorrafia, 438
   técnica, 438-448
   utilização, 437f-438f
Avanço mandibular, alcance, 343
Avanço maxilar nível Le Fort I, técnica, 406-407
   aplicação de distrator, 407
   complicações intraoperatórias, 414
   considerações pós-operatórias, 414-415
   fechamento, 407
   fratura inferior (*down-fracture*), 406-407
   incisão/dissecção, 406
   osteotomia, 406-407
   posicionamento do distrator, importância, 407
   preparo do paciente, 406
Avanço maxilar nível Le Fort I, utilização, 407-408
Avitene®, utilização, 1266
Azul de metileno
   tatuagens, 985f-998f
   utilização, 1077

B

Bainha da carótida
   espaço, 72
      composição, 72
   identificação, 656, 1129
Balanceio mandíbular, impacto, 1057
Balanço maxilar, 541
Banco de dados clínicos ortognáticos, amostras, 427f
Banda/bráquete ortodôntico, 105
Barra frontal (remoção), *serra recoprocante fina* (utilização), 530f
Barreiras reabsorvíveis, componentes, 184
Base da língua (BOT)
   carcinoma de células escamosas, 1038, 1044
      valécula, extensão da, 1046
   tumores, faringotomia supra-hioide (utilização), 1044
   tumores malignos da, 1038
Base do crânio
   manejo, 519
   osteotomia, 511
   reconstrução, 1136
      RAFF, utilização, 1223-1224
   retalho ALT livre, 1238
BCC. *Ver* Carcinoma de células basais
BCC morfeaforme, 971f
BCC nodular inicial, 971f
BFP. *Ver* Coxim gorduroso bucal
Bichat, Marie-Francois-Xavier, 1134
Billroth, Theodor, 922
Biobrane®, 1257
Biologia da distração osteogênica intraoral, base, 341
Biópsia
   anestesia local, 842
   biópsia aspirativa por agulha fina, 844
   biópsia e imunofluorescência direta, 845
   biópsia em elipse, 842f
   biópsia em elipse, histologia, 841f
   biópsia excisional, histologia, 841f
   biópsia incisional, histologia, 841f
   biópsia por *punch*, histologia, 841f
   biópsia por raspagem, histologia, 841f
   complicações intraoperatórias, prevenção/manejo e tratamento, 846
   desenho cirúrgico, 842
   espécime
      remoção/manuseaio, 842
      rótulo, 843
   estudo de diagnóstico, 840
   incisão, 842
   limitações/contraindicações, 840

Biópsia *(Cont.)*
   local, fechamento, 843
   preparo do local/paciente, 842
   procedimento, história, 840
   técnica, 842-843
   termo, utilização, 840
   utilização, indicações, 840
Biópsia clínica em elipse, 842f
Biópsia clínica por *punch* (incisão circular simples), 843f
Biópsia de imunofluorescência direta, 845
Biópsia do linfonodo sentinela (BLS)
   considerações pós-operatórias, 1104
   dissecção cervical, comparação, 1103-1104
   estudos de validação patológica unicêntricos, 1099
   indicações, 1099
   invasividade, 1098
   sensibilidade do operador, 1104
   técnica de estadiamento, 1099
   utilização, 976
Biópsia em elipse
   biópsia clínica em elipse, 842f
   histologia, 841f
Biópsia excisional, histologia, 841f
Biópsia incisional, histologia, 841f
Biópsia por raspagem, 843
   histologia, 841f
Biópsia sinovial, 1315-1316
BiPAP. *Ver* Pressão positiva das vias aéreas em dois níveis (BiPAP)
Bisturi de Orban, utilização, 255
Bisturi elétrico
   configuração, 1039
   utilização, 1063, 1102
Blefaroplastia, 1402. *Ver* Blefaroplastia cosmética
   avaliação pré-operatória, 1403
   termos, utilização, 1402-1403
Blefaroplastia cosmética
   blefaroplastia da pálpebra superior, 1404-1407
   blefaroplastia transconjuntival da pálpebra inferior, 1407
   complicações, 1414t-1415t
     prevenção/manejo e tratamento, 1414
   complicações funcionais, 1414t-1415t
   complicações funcionais/cosméticas, combinação, 1414t-1415t
   considerações pós-operatórias, 1414
   excisão de gordura/músculo, 1404-1407
   limitações/contraindicações, 1403-1404
   marcos superficiais orbitais, 1403f
   pele, incisões, 1404
   procedimento, história, 1402
   retalho da pele da pálpebra inferior, 1412-1413
   utilização, indicações, 1402-1403
Blefaroplastia da pálpebra inferior, 1409-1410
   anestésico local, injeção, 1409
   descolamento da pele, excisão, 1409
   excesso de pele, descolamento, 1409
   suspensão do músculo orbicular do olho, 1410
   suspensão do retináculo lateral, 1410
     técnica, 1409f-1411f
   sutura, 1409
Blefaroplastia da pálpebra inferior, indicações, 1403
Blefaroplastia da pálpebra superior, 1404-1407
   anestésico local, injeção, 1404
   marcação da pele, 1404
   sutura, 1407
Blefaroplastia inferior transconjuntival tampa, 1407
   alargamento do tecido, 1407
   anestésico local, de injeção de, 1407
   excisão gordura, 1407
   incisão, 1407
Blefaroplastia superior
   abordagem, 770
   incisão, utilização, 771f
Bloco corticomedular, obtenção, 1265
Bloco de silicone, fixação, 1145f
Bloqueio diagnóstico do nervo, utilidade, 139
Boca
   assoalho, 47f
     carcinoma de células escamosas T4, 1058f
   assoalho anterior, carcinoma de células escamosas, 1051f-1052f
   língua/assoalho, 1030-1031
     avaliação intraoperatória da margem, 1030
     incisão da mucosa, 1030
     marcação, 1030

     reconstrução, 1031
     ressecção circunferencial, 1030
Bochecha
   abordagem transbucal de divisão da bochecha, 867
   deformidade, 1137
   envolvimento tumoral, 1053
   linha de incisão, 867f
   ressecção, defeito, 1055f
Bolha etmoidal, parte superior, 24-25
Bolsa de gordura de Eisler, 16
Bolsas faríngeas, 76-77
   desenvolvimento, 76
   extensão, 76
Bolsa supraperiosteal, desenvolvimento, 161f-163f
Bomba ON Q, colocação do cateter, 1354f-1362f
Bópsia por *punch* (incisão circular simples)
   área, estudo, 843
   biópsia clínica tipo *punch* (incisão circular simples), 843f
   histologia, 841f
   técnica, 843
Borda infraorbitária
   envolvimento, 781
   fixação, placa curvilínea (colocação), 765f-769f
Borda intraorbital, exposição, 765f-769f
Borda lateral da língua, lado direito, cT3SCC, 1239f
Borda orbital
   contorno (melhora), enxertos ósseos (utilização), 483f
   implante dentário, colocação, 1079f
Borda orbital medial, redução/fixação, 790
Bota imobilizadora, utilização, 1208
Bota L'nard Multi-Podus, utilização, 1208
BOT. *Ver* Base da língua
Braçadeira de Mayfield, posicionamento do paciente, 456f-459f
Braçadeira de Mayfield, utilização, 1107
Branemark, Per-Ingvar, 171, 210
Braquicefalia (turricefalia/oxicefalia), 463, 470
Broca acrílica
   irrigação, impacto, 128
   utilização, 122
Broca de passagem de fio, utilização, 403
Broca de tungstênio, utilização, 191
Broca *countersink*, 173f-179f
Broca inicial, perfuração, 174
Brocas de fissura, utilização, 95f-100f, 122, 1344f-1347f
Broncoscopia, 1003
   broncoscópio flexível, 1008-1010
Broncoscopia flexível, 1008-1010
   preparo/anestesia, 1008
Broncoscopia rígida, 1007-1008
Broncoscópio flexível
   inserção, 1009f-1010f
   porta de sucção lateral/fonte de luz, 1001f
Broncoscópio rígido, avanço, 1007f
BS. *Ver* Cintigrafia óssea

C
Cabeça
   altura, redução, 470
   cirurgia, pan-endoscópio, 1002
   desenvolvimento
     células da crista neural, neurulação/formação, 73
     linha do tempo, 73
   drenagem linfática, 1100f
   estrutura, aplicação, 484
   funções viscerais, 36
   ilustração de perfil, 51f
   reconstrução, 219
     retalho livre escapular, utilização, 1212
   sítios doadores estéticos, enxerto de pele de espessura total, 1250f
   territórios cutâneos vasculares, 45f
   trauma, 1013
   tunelização, 1163
   veias, 46f
Cabo de Risdon, 736f-737f, 740
Cadeia simpática, danos (impacto), 969
Calota craniana (calvária)
   inferior, 7f
   ossos, suturas, local de colheita, 792
   tábua externa, colheita, 789f-793f
Camada da mucosa oral, fechamento, 575-576
Camada de tecido adiposo (TA), 253f-260f
Camada nasal, fechamento, 572

Camada superficial da fáscia cervical profunda (SLDCF), 692
Camada superficial da fossa cervical profunda (SLDCR), elevação, 691f-693f
Canais semicirculares, 32
Canais vasculares, criação, 186
Canal alveolar inferior, 860-861
Canal auditivo externo, 29-30
   deiscências naturais, 30
   diagrama, 31f
   estrutura, 29
   formação, 29
   morfologia do adulto, 29
   nervos cranianos, inervação sensitiva, 30
Canal auditivo interno, 32-33
Canal de Falópio, 33-34
Canal, dilatação, 507
Canaleta, fratura, 670f
Canalículo, impacto, 647
Câncer
   câncer laríngeo avançado, 1107
   câncer laríngeo inicial, 1106-1107
   defeito, fechamento, 985f-998f
   extensão, 1117
   pacientes, mapeamento linfático, 1098
Câncer de boca
   extensão, 1055f
   manejo, 1049
   SLNB, estudos de validação patológica unicêntricos, 1099
Câncer de laringe avançado, 1107
Câncer de laringe inicial, 1106-1107
Câncer de língua, incidência, 1037
Câncer de mama, SLNB (utilização), 1098-1099
Câncer de pele não melanoma (NMSC), 970
   excisão cirúrgica, indicação, 973
Câncer do seio piriforme T4a, presença, 1129
Canino decíduo, retenção, 105
Canino impactado
   complicações intraoperatórias, prevenção/manejo e tratamento, 111-112
   considerações pós-operatórias, 112
   exposição cirúrgica, 108-110
   retalho fechado, impactação palatina, 111
   técnica alternativa, 110-111
   técnica fechada, impactação labial, 110
Canino permanente, erupção (tardia), 105
Caninos
   abscesso, incisão e drenagem (I&D), 148, 149f
   caninos impactados posicionados palatinamente, técnicas, 107
   caninos impactados posicionados vestibularmente, técnicas, 107
   comprimento (medição), pinças (utilização), 406-407
   espaço, 66
     infecção, vista clínica, 67f-70f
   impacções bucais, gengivectomia (utilização), 107
   impacções labiais, técnica de retalho fechado, 107
   impactos palatinos, gengivectomia (utilização), 107
   localização labiopalatina, 107
   primeiro pré-molar, posição, 107
Canino superior, verificação, 272f-278f
Cantiléveres distais de dois dentes, 180
Canto (ângulo ocular), 14-15
Canto lateral
   anatomia, complexidade, 16
   avanço, ilustração, 501f-502f
   resuspensão, 507f-523f
Cantopexia medial, 476f-482f
Cantopexia transnasal, 793
   ilustração, 794f
Cantotomia lateral de emergência, 783
Cantotomia orbital lateral, 781-782
Cânula de saída, de inserção, 1312f-1314f, 1313
Capacidade eletromiográfica (EMG), 942
Cápsula da parótida, dissecção, 710
Carcinoma
   comissura, envolvimento, 1032f-1035f
   ressecção em cunha, 1032f-1035f
Carcinoma de células basais (CCB), 970
   excisão de Mohs, 983f
   lesões, margem, 970-973
   margem, marcação, 975f
   pálpebra superior, 977f
   tipos, 971f
   tratamento, 976

Índice

Carcinoma de células escamosas da maxila, ressecção (abordagem de Weber-Ferguson), 1063f-1066f
Carcinoma de células escamosas de cabeça e pescoço (HNSCC), vasos linfáticos regionais (previsão/estadiamento), 1098-1099
Carcinoma de células escamosas oral (OSCC), injeção de contraste em linfonodo sentinela, 1099
  cabeça/pescoço, drenagem linfática, 1100f
  complicações intraoperatórias, prevenção/manejo e tratamento, 1103-1104
  congelação intraoperatória, utilização, 1103
  considerações pós-operatórias, 1104
  espécime, exame de radioatividade, 1101f-1102f
  exame histopatológico, 1103
  limitações/contraindicações, 1099
  linfonodo sentinela, colheita, 1102
  linfoscintigrafia, 1099
  mapeamento linfático intraoperatório, 1101
  margens do tumor na submucosa, coloide radiomarcado (injeção), 1101f-1102f
  pescoço
    dissecção, conclusão, 1103
    exame, 1103
  preparo/imprint citológico, utilização, 1103
  procedimento, história, 1098-1099
  radiomarcador, injeção, 1099
  sonda gama (contador Geiger), utilização, 1101
  técnica, 1099-1103
  tumor primário
    ressecção, 1101
    ressecção do espécime, 1101f-1102f
  utilização, indicações, 1099
Carcinoma de células escamosas (CCE) (CCEA), 970, 1037
  exemplos, 972f
  lesões, margem, 970-973
  tratamento, 976
Carcinoma de células escamosas T1 (lábio inferior esquerdo), 1032f-1035f
Carcinoma de células escamosas T3 (borda lateral direita da língua), 1239f
Carcinoma de células escamosas T4, 1055f
Carcinoma gengival T1, referências para ressecção, 1025f-1027f
Carcinoma sinonasal, 531
Carga suportada/compartilhada, 665
Carga suportada, fraturas simples (exemplos), 668f-669f
Carina, visualização, 1007f
Cartilagem
  componente do arco, 76
  corte, 1431f
  enxerto, defeitos da cirurgia pós-oncológica, 1305
  excisão, 1431
  técnicas poupadoras de cartilagem, alternativas, 1427
Cartilagem cricóidea, marcação, 924f-930f
Cartilagem da concha auricular, coleta, 1307f-1309f
  execução, 1307
Cartilagem da concha auricular, colheita de, 1307
Cartilagem do septo, remoção/remodelação, 757f-758f
Cartilagem lateral inferior do lado da fenda, deformidade nasal secundária à fenda, 591f
Cartilagem tireoide
  cobertura, 1013f
  face lateral, esqueletização, 1109
Cartilagens laterais inferiores
  exposição completa, 593f-596f
  representação esquemática, 591f-592f
Cateter Bougie, utilização, 1110
Cateter de Foley, colocação, 658f
Cautério de Bovie, utilização, 1085f-1095f
Cavidade bucal, 44-45
  aplicações de espessura total no sítio receptor, 1251
  câncer, 1022
  exposição, 1039, 1039f-1044f
  extensão, 44
  reconstrução, 1138
  subsítios, 1023f
  tumores, ressecção, 1022
Cavidade maxilar, reconstrução, 1066
Cavidade nasal
  desenvolvimento, 79
  parede lateral, 21f
Cavidade nasal anterior, tamponamento, 658
Cavidade nasal direita, vista paramediana, 20f
Cavidade orbital
  reconstrução, 1156
  retalho temporal transposto, retração, 1078f

revestimento de enxerto de pele, epitelização, 1077f
  transporte/cobertura com retalho, 1078f
Cavidade orbital aberta, necessidade da cirurgia, 1078
CBT. *Ver* Tumor do corpo carotídeo
CCB esclerosante, 971f
CCB nodular ulcerado, 971f
CCB pigmentado, 971f
CCB superficial, 971f
CCE/SCC/SCCA. *Ver* Carcinoma de células escamosas
CCG. *Ver* Enxerto costocondral
Células aéreas etmoidais, 19-20
  anatomia, diagrama, 22f
  localização, descrição, 19-20
  manejo, 519
Células aéreas posteriores, 19-20
Células basais, 19
Células cilíndricas não ciliadas, 19
Células colunares ciliadas, 19
Células da bolha etmoidal, 19
Células da crista neural (CNCC)
  estrias, formação, 73
  neurulação/formação, 73
Células de Agger nasi, 19
Células infundibulares frontais, classificação, 25
Células mesenquimais, migração de, 79
Células mucosas tipo globo, 19
Celulite periorbital, 648f
Celulose reabsorvível, utilização, 185
Centro cirúrgico, extubação, 148
Cera óssea, colocação, 451
Ceratoacantomas (KAs), desenvolvimento, 1445
Ceratose actínica (AK), 976
CH. *Ver* Hiperplasia condilar
Cianoacrilato (CA)
  aplicação, 253f-260f
  cola de tecido, utilização, 635
Cicatriz hipertrófica, 1433
Cicatriz perioral, 1445f
Cilindro de poliéter éter cetona (PEEK), utilização, 244f
  pilar temporário, 248f
Cimentos de retenção temporária, 246
Cinta pterigomassetérica
  dissecção, 710
  incisão, 693
Cintas de linha média, divisão, 925
Cintilografia óssea (BS), utilização, 1050
Cinzel pterigoide, direção/colocação (diagrama), 396f-403f
Cinzel, utilização, 507f-523f
Cirurgia aberta de ATM, 1321
Cirurgia Cosmética (Miller), 1402
Cirurgia da articulação temporomandibular (ATM), envolvimento do nervo craniano, 1375
Cirurgia da fenda palatina secundária, 622
  cirurgia de fístula médio-palatina, 617f-625f, 622
  fístulas oronasais, 622
  reparo de fístula juncional, 617f-625f, 622
  veloplastia de revisão, 623
Cirurgia da glândula paratireoide, 933-934
Cirurgia de aumento de tecido mole
  cirurgia de implante, enxerto de tecido conjuntivo, 251
  complicações intraoperatórias, prevenção/manejo e tratamento, 261
  considerações pós-operatórias, 261-262
  enxerto de tecido conjuntivo subepitelial (SCTG), 253-259
  falhas estéticas, manejo, 251
  fotografias clínicas pós-operatórias/pré-operatórias/imagens radiográficas, 252f
  história, 250
  limitações/contraindicações, 251-252
  margem do implante, exposição, 251f
  técnica do retalho pediculado em dois estágios modificada, 260
  uso, indicações, 250-251
Cirurgia de fissura secundária
  assimetrias, 617-621
  considerações pós-operatórias, 625
  desalinhamento da borda do vermelhão, 617-621
  faringoplastia do esfíncter de Hynes modificada, 625
  filtro mutilado, 616-617
  lábio superior apertado, 616-617
  lábio superior estreito, 617-621
  lábio superior longo, 616

Cirurgia de fissura secundária *(Cont.)*
  problemas cutâneos, 622
  problemas no filtro, 621-622
  procedimento, indicações/limitações/contraindicações, 615-616
  retalho de Abbe, 616-617
  técnicas, 616-625
  vermelhão do lábio, pequenas incisões, 617
Cirurgia de palato secundária, 580
Cirurgia de segunda fase, realização, 177
Cirurgia em modelo virtual, 280f
Cirurgia micrográfica de Mohs (MMS), excisão de tumor maligno cutânea facial, 976-977
Cirurgia no modelo digital, 272-277
Cirurgia oral e maxilofacial (OMS), 11
Cirurgia ortognática bimaxilar
  avaliação pré-cirúrgica, 428
  avanço bimaxilar, planejamento cirúrgico, 429f-433f
  banco de dados ortognáticos clínicos, exemplo de, 427f
  caso bimaxilar
    planejamento cirúrgico virtual, utilização, 429f-433f
    posição intermediária, 429f-433f
  cirurgia de modelo tradicional, 430
  complicações intraoperatórias, prevenção/manejo e tratamento, 434
  considerações pós-operatórias, 434
  estimulação cirúrgica, 430
  guia cirúrgica intermediária e final, 430
  limitações/contraindicações, 428
  mandíbula, sequência, 429-430
  manejo de sangue, 433-434
  maxila, sequência, 429-430
  metas do movimento, estabelecimento, 428-429
  modelos, splint acrílico fabricado (utilização), 429f-433f
  osteotomia, 434
  planejamento cirúrgico virtual, 430
  procedimento, história, 426
  radiográfica/análise cefalométrica, 427f
  registro de mordida em relação cêntrica, cera/polivinilsiloxano (utilização), 427f-428f
  sangramento intraoperatório, manejo do, 433-434
  sequência cirúrgica, determinação, 429
  técnica, 428-434
  utilização, indicações, 426
  vantagens, 429
Cirurgia ortognática da articulação temporomandibular (ATM)
  anquilose, 1375
  artrite reativa (espondiloartropatia seronegativa), 1366
  ATM congenitamente deformada/ausente (microssomia hemifacial) (síndrome de Treacher Collins), 1366
  broca, utilização, 1369f
  complicações intraoperatórias, prevenção/manejo e tratamento, 1375-1376
  condilectomia alta, 1369
  condilectomia baixa, 1369
  considerações pós-operatórias, 1376
  deslocamento do disco articular, 1365
  exercícios mandibulares, 1376
  hiperplasia condilar (CH), 1364-1365
    tipo 1, 1364-1365
    tipo 2, 1365
    tipo 3, 1365
  limitações/contraindicações, 1367
  manejo da oclusão, 1376
  ortodontia pós-cirúrgica, 1376
  osteotomia sagital do ramo mandibular, 1370-1372
  osteotomias maxilares, 1372-1373
  patologia da ATM em fase terminal, 1367
  procedimento com âncora de Mitek, 1367
  procedimento, história, 1364
  prótese total da articulação, 1373-1374
  protocolo de tratamento, 1367
  reabsorção interna do côndilo no adolescente (AICR), 1365-1366
  retenção pós-cirúrgica, 1376
  sangramento, risco, 1376
  tecidos conjuntivos/doenças autoimunes (CT/AI), 1366-1367
  utilização, indicações, 1364-1367
Cirurgia ortognática da ATM, 1366
Cirurgia ortognática, planejamento por computador

Índice

Cirurgia ortognática, planejamento por computador *(Cont.)*
  arco facial digital, 264-269
  cirurgia de modelo digital, 280f
  cirurgia de modelo digital, sessão de planejamento virtual, 272-277
  complicações intraoperatórias, prevenção/manejo e tratamento, 279-281
  conjunto de dados DICOM, 263
  cronograma, 280f
  história, 263
  jigs de mordida, 279
  limitações/contraindicações, 263
  registro de RC, 279-281
  relação cêntrica (RC), registro, 264-269
  splints, 279f
  TC, posição da ATM, 279
  técnica de Charlotte, 269-270
  uso, indicações, 263
Cirurgia pediátrica, técnicas craniofaciais, 455
Cirurgia robótica transoral (TORS), advento, 1038
Cisto branquial, 950
Cisto da fenda branquial
  segundo cisto da fenda branquial, 953f
  TC axial/sagital com contraste, 952f
  variantes tipo I/II, 952f
Cisto da fenda branquial, 953f
  dissecção, 955f-957f
  incisão, 955f-957f
  remoção, abordagem retroauricular, 958f
  técnica alternada/modificada, abordagem retroauricular, 957
Cisto da fenda branquial do lado esquerdo, TC axial/sagital com contraste, 952f
Cisto de Bartholin, marsupialização, 857f
Cistos
  dissecção, 945f-948f, 946
  entrada (marsupialização), 857
  identificação, 946
  revestimento epitelial escamoso estratificado, 954f
  revestimento, sutura, 858
Cistos da quarta fenda branquial, 953f
Cistos da terceira fenda branquial, 953f
  incisão, 955s-957f
Classificação da pele de Fitzpatrick, 1438t
Classificação de Andreasen, 674, 675f
Classificação de Lindahl, 706f
Classificação de Pell e Gregory, 94
Classificação Ellis, 674
Classificação Le Fort (padrões de fratura maxilar), 797f
Clips de Raney, utilização, 744f-748f
Clssificação OMENS, utilização, 1212
Coágulos sanguíneos, impacto, 1020
Cóclea, 32
Co-Cr-Mo, 1339
Cola de fibrina, aplicação, 507f-523f
Coleta de enxerto de cartilagem auricular
  anestesia local, 1306
  aparência, 1328f-1329f
  cartilagem da concha, colheita da, 1307f-1309f
  colheita de cartilagem de, 1307
  complicações intraoperatórias, prevenção/manejo e tratamento, 1309
  considerações pós-operatórias, 1309
  curativo, 1307
  fechamento, 1307
  incisão anterior, 1307f-1309f
  limitações/contraindicações, 1306
  locais de, 1307f-1309f
  marcação, 1306
  procedimento, história, 1305
  reconstrução da fratura *blow-out* da parede/assoalho de órbita, 1305
  reconstrução de orelha contralateral, 1306
  reconstrução nasal, 1305
  reconstrução palpebral, 1306
  reconstrução traqueal, 1305-1306
  sutura horizontal superior/inferior, 1307f-1309f
  técnica, 1306-1307
  timpanoplastia, 1306
  utilização, indicações, 1305-1306
Coleta palatina profunda, 255
Colheita de enxerto costocondral (CCG), 1283-1285
  colheita do enxerto, 1284
  curativo, 1285
  incisão/elevação do retalho, 1283
  manejo da ferida, 1284
  pleura, elevação medial, 1283f-1285f
  preparo/posicionamento do paciente, 1283
Colheita de tuberosidade, 255
Colheita do corpo/ramo, 1302
  anestesia, 1302
  complicações, 1303t
  dissecação, 1302
  fechamento da, 1302
  incisão, 1302
  osteotomia, 1302
Colheita do enxerto de espessura total de osso cortical, 1264f-1266f
Colheita do retalho radial do antebraço, 1186-1189
  antebraço, fechamento, 1189
  confimação do suprimento sanguíneo, teste de Allen (utilização), 1186
  defeito no sítio doador, enxerto de pele, 1189
  desenho do retalho, 1187
  insuflação do torniquete, 1187
  músculo braquioradial, identificação, 1187
  músculo flexor radial do carpo, identificação, 1187
  osso radial, aparência, 1191f
  palmar longo, identificação, 1187
  pedículo, divisão, 1189
  pedículo vascular
    identificação, 1187
    identificação/ligadura distal, 1187
  técnica, alternativa, 1191
  torniquete, liberação, 1189
  veia cefálica, preservação/dissecção, 1187
Colheita do retalho ulnar, 1185f
  nervo ulnar, preservação, 1191
  pedículo vascular, identificação, 1191
  retalho fasciocutâneo, elevação, 1191
  técnica, alternativa, 1191
  veia basílica, preservação, 1191
Colheita livre da fíbula (preparo pré-operatório), estudos vasculares (utilidade), 1198
Colheita óssea da crista ilíaca anterior pediátrica, 1267
Colheita óssea intraoral
  anestésico, 1302
  colheita do corpo/ramo, 1302-1303
  complicações intraoperatórias, prevenção/manejo e tratamento, 1303
  considerações pós-operatórias, 1303
  curativo, 1302
  dissecção, 1301-1302
  enxerto corticomedular, características, 1301t
  fechamento, 1302
  ganchos de pele duplos, colocação, 1301, 1303
  incisão, 1302
  incisão sulcular, 1303
  incisão vestibular, 1301-1302
  osteotomia, 1301-1302
  procedimento, história, 1300
  seleção de local, 1300
  sínfise, 1301
  utilização, indicações, 1300-1301
Colheita osso craniano de espessura parcial, área, 1293f-1296f
Colheita palatina superficial, técnica, 256-257
Colocação, 1372f-1373f
  estabilização, 481
Colocação de enxerto, 160
Colocação de tubo de gastrostomia endoscópica percutâneo (PEG), 1003
Colocação do implante, 154, 178, 181
  regeneração óssea guiada, 188, 188f
Columela
  desvio, 590
  estrutura, inserção, 593f-596f
Coluna cervical
  espaço pré-vertebral, relação, 72
  lesão, fraturas Le Fort (associação), 798
Cominuição, grau, 725f
Comissura direita, envolvimento, 1032f-1035f
Comissuroplastia de Zisser, 1033
  utilização, 1032f-1035f
Complexo maxilofacial, forma/função (restauração), 1197
Complexo naso-orbitoetmoidal (NOE), 821
Complexo osteomeatal, vista coronal, 24f
Complexo zigomático, substituição, 531f
Comunicação oroantral, fechamento em camadas, 1150
Concavidade do rebordo, 251f
Conceito do angiossomo cutâneo, 43
Concha auricular hipertrófica, otoplastia com corte da cartilagem, 1431
  anestesia da, 1431
  fixação da concha auricular, 1431
  pele/cartilagem, excisão de, 1431
  planejamento de, 1431
Condilectomia, 1343-1345
  alta, 1369
  baixa, 1369
Côndilo
  reconstrução, enxerto autógeno da costela (utilização), 1282
  ressecção, 1056-1057
Côndilo da mandíbula (cabeça da mandíbula), cisto solitário, enucleação intraoral (abordagem endoscópica), 854f
  deslocamento da fratura (TC sagital), 707f
  exposição, incisão retromandibular modifi cada, 710f
  pós-redução/fixação interna, TC tridimensional, 709f
  região, porção lateral, dissecção (vista coronal), 1322f-1323f
Côndilo funcional, utilização, 348
Côndilo mandibular direito
  fratura, fixação (radiografia panorâmica), 708f
  fratura intercapsular, TC coronal, 708f
Côndilos da ATM, corte coronal (janela óssea de TC), 1354f-1362f
  planejamento cirúrgico virtual, utilização, 1354f-1362f
Conduto auditivo interno (canal), 6
Condutor de luz da fibra óptica, 1001f
Confecção do parafuso, 669
Conjuntiva palpebral, 14-15
Conjunto de dados DICOM, utilização, 263
Consolidação óssea primária, ocorrência, 665f
Construção de carga suportada, 668f-669f
Contador Geiger (sonda gama), utilização, 1101
Contatos oclusais bilaterais, restauração, 221-222
Contenção do enxerto, 238
Conteúdo da base do crânio anterior, dissecção/retração, 507f-523f
Conteúdo infratemporal, ressecção, 1053f-1054f
Conteúdo intracraniano, proteção, 507f-523f
Conteúdo orbital
  herniação, 810
  ressecção, peça cirúrgica, 1075f-1076f
Conteúdo orbital, proteção, 766
Contorno da bochecha (melhora), enxertos ósseos (utilização), 483f
Contorno dorsal, redução, 594
Contorno ósseo, 864
Contorno tecidual
  redução da tuberosidade óssea, 116
  redução de tecidos moles da tuberosidade, 116
Contraste, injeção, 1099
Contratura artroscópica, 1316
Controle da hemorragia facial
  artéria etmoidal anterior, ligadura, 659
  complicações intraoperatórias, prevenção/manejo e tratamento, 660
  considerações pós-operatórias, 660-661
  ligação da artéria carótida externa, 655-656
  limitações/contraindicações, 655
  procedimento, história, 654
  região maxilofacial, suprimento arterial, 654
  tamponamento nasal, 658
  técnica, 655-656
    alternativa, 658
  utilização, indicações, 654-655
Corante fluoresceína, 649f
Cordoma, 531
Cordoma do clivus, 539
Córnea
  abrasões, 784
  proteção, 491
Coroa celuloide, 105
Coroa clínica
  descoberta, 95f-100f, 96
  seccionamento, 95f-100f, 98
Coroa/raiz clínica impactada, seccionamento, 95f-100f
Coronectomia, 101-102
  técnica cirúrgica, descrição, 102f
Coronectomia parcial, 101-102
  princípios cirúrgicos, 101

técnica cirúrgica, 102
Coronoidectomia, 313
  liberação de anquilose, 1360
Cortes inferiores, segmentos proximais (ajuste), 272f-278f
Cortes ósseos, 191
  conclusão, 1234
  realização, 1233
  serra reciprocante/broca /nº703, utilização, 319
Corte subsigmoide, delineamento, 1053f-1054f
Córtex labial, remoção, 303f-304f
Corticotomia, 336
  margem superior, 336
  mobilização, 337
Corticotomia lateral, 849
Corticotomia mandibular, abertura (imagem intraoperatória), 336f-338f
Costelas divididas, 715-716
Cotonoides neurocirúrgicos, utilização, 1072
Cottle, Maurice, 1417
Couro cabeludo
  carcinoma de células escamosas T4aN0, 1177f
  defeitos, retalho livre ALT, 1238
  fechamento, 467, 482
  fratura do seio frontal, 823
  lesão posterior do couro cabeludo, debridamento, 1249f
  portas, localização, 1380f
Coxim gorduroso bucal (BFP), 35
  aplicabilidade, 1135f
  identificação, 1134
  inserir, 862f-866f, 1024f
  limitações/contraindicações, 1135
  representação esquemática, 1135f
  retalho, 1030-1031
Coxim gorduroso malar, 35
Coxim retromolar, utilização, 156
CPAP. *Ver* Pressão positiva contínua das vias aéreas
CRA. *Ver* Artéria central da retina
Craniectomia, acesso endoscópico/limitado, 450
Crânio
  divisões, 2f
  parte inferior, 8f
  Crânio em folha de trevo, 498-499
Craniofaringioma, 531
Cranioplastia, utilização, 471f
Craniossinostose, 1
  craniossinostose da sutura coronal unilateral do lado esquerdo, 437f-438f
  craniossinostose da sutura metópica, 448
  procedimento, história, 435
  Síndrome de Crouzon, liberação da sutura coronal bilateral, 502f-504f
  tratamento, remodelação da calota craniana (utilização), 455
  utilização, indicações, 436
Craniossinostose complexa, 498-499
Craniossinostose coronal unilateral
  ilustração, 439f-449f
  reconstrução, 439f-449f
Craniossinostose da sutura coronal unilateral do lado esquerdo, 437f-438f
Craniossinostose metópica, avanço fronto-orbital, 439f-449f
Craniotomia, 510, 531, 536
  utilização, 440
Craniotomia bifrontal, 439f-449f
Craniotomia frontal, 493
Criação do plano de clivagem, 122, 124
  estabelecimento, impacto, 125
Crianças
  cirurgia palatina secundária, 580
  dentição permanente, 740
  reparo de fenda palatina, 579
Cricofaríngeo (esfíncter superior do esôfago), divisão, 1114
Cricotireoidotomia, 1019
  complicações intraoperatórias, prevenção/manejo e tratamento, 1020
  considerações pós-operatórias, 1020-1021
  limitações/contraindicações, 1013
  procedimento, história, 1012
  utilização, indicações, 1012-1013
  via aérea cirúrgica, alternativa, 1019
Crioterapia
  excisão de tumor maligno facial, 976

Cricotireoidotomia *(Cont.)*
  utilização, 144
Crista alveolar, nervo lingual (distância média), 101f
Crista gali, 507f-523f
Crista ilíaca
  exposição, 1272
  remoção, 1236
  sítios doadores
    fechamento, 1234
    utilização, 221
Crista ilíaca anterior
  abordagem da colheita de Tessier, 1264f-1266f
  colheita Tschopp, 1264f-1266f
  colocação da incisão, 1264f-1266f
  cortical, colheita, 571f-574f
  local doador, colheita de enxerto de osso cortical de espessura total, 1264f-1266f
  osso, coleta, 1267
  preservação, 1267
  técnica de colheita *trap-door* (transcartilagíneo), 1264f-1266f
  técnicas de colheita, 1264f-1266f
  vista anterior, 1264f-1266f
Crista ilíaca esquerda, esboço, 1232f-1234f
Crista lacrimal posterior (PLC), 15-16
Crista vertical, 33
CRPS. *Ver* Síndrome de dor regional complexa
CRT. *Ver* Quimioradioterapia
CT/AI. *Ver* Doenças autoimunes/tecido conjuntivo
Cuidado em anestesia monitorada (MAC), 1311
Curativo com antibiótico triplo, utilização, 1432
Curativo compressivo, 1254
  sutura horizontal inferior/superior, 1307f-1309f
Curativo compressivo, 165
Curativo compressivo de Barton, 638f
Curativo de silicone, fixação, 1254
Cureta de Molt, utilização, 96
Cureta dermatológica, utilização, 977f
Curetagem, 851
  enxerto ósseo, 852
  patologia maxilofacial/oral benigna, impacto, 849t
Curva de Spee, correção, 301
CW. *Ver* Onda contínua

D

Dacriocistorrinostomia (DCR), 650-651
  complicações, 652q
  dissecção, 651
  fechamento, 651
  incisão, 651
    revestimento, 650f
  incisão do saco lacrimal, 651
  intubação ductal, 651
  osteotomia, 651
  preparo do paciente, 650
  recuperação do tubo de silicone, 651
  retalho de fechamento, 651
  retalhos nasais, 651
Dacron, utilização, 282
Dados de qualidade de vida, 935
Dano solar, laserterapia com dióxido de carbono (fotografias), 1437f
DCIA. *Ver* Artéria circunflexa ilíaca profunda
Deambulação, bota de contenção (utilização), 1208
Debridamento
  enxerto de tecido mole, utilização, 239
    acesso cirúrgico, 239
    splint de cobertura palatino pós-operatório, 239
    splint palatino, 239indicações, 239
    preparo do sítio doador, 239
    preparo do sítio receptor, 239
    retalho combinado, construção, 239
    fechamento da ferida, 631
Debridamento artroscópico, 1315
Debridamento mecânico, 236
Debridamento químico, 237
Decanulação acidental, preocupação, 1020-1021
Defeito alveolar maxilar, ressecção do tumor, 1027f-1030f
Defeito da maxilectomia ipsilateral esquerda, reconstrução microvascular da fíbula (planejamento por computador), 1063f-1066f
Defeito da têmpora, enxerto de pele (cicatrização), 1259f
Defeito de espessura total, reconstrução, 1297f
Defeito de orbitomaxilectomia, 1079f

Defeito de sensação aferente, diagnóstico, 139
Defeito de uma parede, abordagem regenerativa, 238
  prótese, remoção, 238
Defeito do assoalho, reconstrução, 1156f-1157f
Defeito do segmento anterior, aparência clínica pré-operatória, 1262f-1263f
Defeito labial alto, preservação da comissura, 1032f-1035f
Defeito oriental, magnetos suportados por implante (utilização), 1079f
Defeito oroantral, retalho vascularizado do coxim gorduroso bucal (avanço), 1150f
Defeito radial do antebraço, enxerto de pele (cicatrização), 1259f
Defeitos craniofaciais
  base do crânio, 1223-1224
  impressões, 215
  reabilitação, 210
  reparo, 210-211
Defeitos da faringolaringectomia, retalho livre ALT, 1240
Defeitos da glossectomia subtotal, 1222
Defeitos da janela traqueal, reconstrução, 1305-1306
Defeitos da pálpebra inferior de espessura parcial, 1306
Defeito sensorial aferente, mapeamento, 139
Defeitos faciais, retalho livre ALT, 1238
Defeitos horizontais, regeneração óssea guiada, 185-187
  canais vasculares, criação, 186
  desenho do retalho, 186
  fechamento da ferida, 187
  incisão, 186
  liberação do enxerto, 186
  liberação vertical incisão poupadora da papila/crista medial, 187f
  membrana, segurança, 187
Defeitos intraorais, retalho temporal (utilização), 1154-1156
Defeitos mandibulares, retalho livre da fíbula (utilização), 1197
Defeitos orbitomaxilares, 1212
Defeitos ósseos, tratamento, 234
Defeitos palatinos, classificação, 225f-227f
Defeitos palatomaxilares, reconstrução cirúrgica, 224
Defeitos superficiais do lábio (raspagem do lábio), 1031
Defeitos verticais, regeneração óssea guiada, 185, 188
  necessidades, 188
Deficiências na dimensão transversal, correção, 341
Deficiência total do terço médio da face, 474-475
  presença, 475
Déficit neurossensorial, acompanhamento, 296
Déficit ósseo vertical, perfil pré-operatório, 195f-196f
Deformidade de Andy Gump, 878
  ressecção anterior da mandíbula, impacto, 1058f
Deformidade de fenda nasal bilateral, simetria, 590
Deformidade dentofacial (DDF), 298
Deformidade do entalhe do assobio, 590
Deformidade nasal secundária à fenda bilateral, 592f
Deformidade nasal secundária à fenda unilateral, 591f
Deformidades craniofaciais, distração osteogênica mandibular
  alargamento mandibular, 342-343
  alongamento do ramo
    procedimento, 348
    transporte de osso do côndilo, utilização, 350-351
  alongamento mandibular unilateral, 347
  anquilose da ATM, alongamento do ramo (utilização), 354
  aplicação do distrator, 343
  considerações pós-operatórias, 358
  incisão/dissecção, 342, 347
  limitações/contraindicações, 341
  osteotomia, 342, 347
  osteotomia parassinfisária, 346-347
  osteotomia posterior do corpo, 343
  paciente sindrômico de hipoglossia-sindactilia, alargamento/alongamento do corpo da mandíbula intraoral em dois estágios, 344f-346f
  posicionamento do distrator, 347
  procedimento, história, 341
  protocolo de distração, 343, 347
  transporte de osso condilar, utilização, 350-351
  utilização, indicações, 341
Deformidades craniofaciais residuais, presença, 501f-502f

Deformidades craniofaciais, distração osteogênica mandibular *(Cont.)*
Deformidades craniofaciais, tratamento, 1152
Deformidades craniomaxilofaciais, tecidos moles/duros (envolvimento), 417
Deformidades septais, correção, 759
Deglutição, velamento (importância), 554
Denervação química, utilização, 144
Dente fraturado, canal (alargamento), 91
Dente molar, ausência, 299
Dentes
 anquilose, 107
 botões, desenvolvimento, 809f-810f
 características descritivas, sistemas de classificação, 94
 danos, 854
 exposição, 112
 extração, 178
  localização, 862f-866f
 luxação, 186f
 posição palatina, 105
 proteção, 1001f
 radiografia periapical, 128f
 raízes, elevação/recuperação, 99
 tratamento endodôntico pós-operatório, 854
Dentes anteriores
 inclinação, excesso, 360
 protrusão maxilar, 360
Dentes anteriores/pré-molares inferiores, extração, 87
Dentes anteriores superiores, extração, 87
 fórceps, utilização, 87f-91f
Dentes, extração
 complicações intraoperatórias, prevenção/manejo e tratamento, 91
 conclusão, 91
 considerações pós-operatórias, 91-92, 91q
 extração atraumática, 91
 extração dentária, 87
 história, 83
 indicações, 83, 83q
 instrumentação, 84-86
 limitações/contraindicações, 83-84
 manejo perioperatório, 87-90
 posicionamento do cirurgião e paciente, 86
 princípios, 86
Dentes impactados
 classificação de Pell e Gregory, 94, 94f
 complicações intraoperatórias, manejo, 103
 danos nervoso, 103
 extremidade da raiz, deslocamento, 103
 hemorragia, 103
 localização, 107
 perfuração do seio, 103
Dentes mandibulares anteriores, perda dos, 118
Dentes periodontalmente comprometidos, impacto, 233
Dentes posteriores, junção amelocementária (CEJ), 255
Dentes posteriores superiores, fórceps de extração (utilização), 84
Dentição
 fios (utilização), arcos de Erich (aplicação), 640f-641f
 manejo, 639
Dentição mista, imagem tridimensional, 809f-810f
Dermabond, aplicação, 924f-930f
Dermabond, utilização, 155, 160
Dermatite após exposição ao laser fracionado, raridade, 1445
Derme
 colheita do enxerto de espessura total, 1247
 enxerto, 1327
Derme superficial, sutura da pele, 630f-634f
Dermoenxerto, 1257
Desalinhamento da linha do vermelhão, cirurgia secundária de fenda, 617-621, 617f-625f
Desarranjo interno, técnicas cirúrgicas, 1325-1326
Desarticulação do côndilo, impacto, 1207
Descolador de Doyne para costela, utilização, 1283f-1285f
Descolorantes, utilização, 1444
Descompressão, marsupialização (comparação), 859
Desenho do retalho local, 984-999
 retalhos de avanço, 985
 retalhos de transposição, 993
 retalhos interposicionais, 998-999
 retalhos rotacionais, 987-988
  conceitos, 988

 triângulos, 985
Desenhos assistidos por computador e manufatura assistida por computador (CAD-CAM/*Computer-aided design and computer-aided manufacturing)*, utilização, 228
Desimpactação facial superior, conclusão, 507f-523f
Desimpactação média facial, conclusão, 507f-523f
 segmentação do maxilar inferior, 515
Deslocamento de prótese, 154f
Deslocamento do côndilo, 1346
Deslocamento nasal, direção, 752f-754f
Deslocamento recorrente da articulação temporomandibular (IDT), 1311
Desordem dismórfica corporal, 1385-1386
 contraindicações relativas, 1385-1386
Desordem temporomandibular sintomática, 309
Desordens do sistema nasolabial (NL), correção cirúrgica por dacriocistorrinostomia (DCR), 650-651
 avaliação, 647
 complicações intraoperatórias, prevenção/manejo e tratamento, 652-653
 considerações pós-operatórias, 653
 investigação nasolacrimal, 647-648
 investigações de diagnóstico, 647
 procedimento, história, 645
 técnica, 650-651
  alternativas, 652
 teste com corante de Jones, resumo, 647t
 utilização, indicações, 645-648
Desvio de linha média, 277
 avaliação, 272f-278f
Diatermia, utilização, 361
Dicopexia artroscópica, 1315-1316
Dieffenbach, Johann, 1417
Dilatação esofagiana (insuficiência), excisão do estreitamento faríngeo (impacto), 1195f
Dimensão vertical protética, realização, 180
Dimensões fronto-occipitais, aumento, 470
Diplopia, complicação, 876
Disco articular
 composição, 45
 deslocamento, 1365
 inserção anterior, 45-46
Discopexia (imbricação meniscocondilar), 1325
Discrepância da posição/altura do implante facial, reparo, 222f-223f
Disestesia, 139
Disfunção de dor miofascial (MPD), 382
Disfunção velofaríngea (DVF), 622
 ocorrência, 622
Disjunção do pterigoide, 378
Disjunção pterigomaxilar, confirmação, 507f-523f
Disostose craniofacial, 473-474
 síndromes, caracterização, 473-474
Displasia craniofrontonasal, 487, 489f-490f
Displasia pré-maligna lingual, tratamento cirúrgico, 1037
Dispositivo de expansão, utilização, 374f-378f
Dispositivo LigaSure, utilização, 924f-930f
Dispositivos ortopédicos pré-cirúrgicos, utilização, 569
Dissecção capsular, 925, 933-934
Dissecção cervical, 1046
 arritmias cardíacas, 1096
 blow-out da carótida, 1097
 classificação, 1083
 complicações intraoperatórias, prevenção/manejo e tratamento, 1095-1097
 considerações, 1097
 dissecção cervical bilateral, 1097
 dissecção cervical estendida (END), 1083
 dissecção cervical radical (RND), 59, 1083, 1095
 dissecção cervical seletiva (SND), 1083
 dissecção cervical supraomo-hioide (SOHND), 1084
 dissecção radical do pescoço modificado (MRND), 59, 1083, 1095
 drenos, 1096-1097
 elevação do retalho/fechamento, 1095
 embolia de ar, 1096
 estruturas neurais, impacto, 1096
 extubação, 1087
 fechamento, 1087
  suturas Prolene, utilização, 1085f-1095f
 grupos de linfonodos, 1081q
 incisões, 1095
 limitações/contraindicações, 1084

Dissecção cervical *(Cont.)*
 nervo mandibular marginal, localização anatômica, 1085f-1095f
 pneumotórax, 1096
 procedimento, história, 1081
 realizaçãoo, 1053
 técnica, 1084-1087
 terminologia, evolução, 1081
 tratamento do pescoço, 1097
 utilização, indicações, 1083-1084
 vazamento do quilo, 1096
Dissecção cervical estendida (END), 1083
Dissecção cervical radical modificada (MRND), 59, 1095
 estruturas não linfáticas, preservação, 1083
Dissecção cervical radical (RND), 59, 1095
 dissecção cervical radical modificada (MRND), 1083
 padrão, 1083
 utilização, 1084
Dissecção cervical seletiva (SND), 59
 dissecção nível IIa, 1087
 dissecção nível IIb, 1087
 dissecção nível III, 1087
 grupos de linfonodos, preservação, 1083
 incisões, 1084
 indicação, 1084
 intubação, 1084
 linfonodos nível I, dissecção, 1084-1087
 nervo espinal acessório, identificação, 1087
 retalhos subplatisma, elevação, 1084
Dissecção cervical supraomo-hióidea (SOHND), 1084
Dissecção cervical terapêutica, consideração, 1022
Dissecção columelar subcutânea, 548f-551f
Dissecção da face lateral, 1392
Dissecção do retalho anterior, 1180
Dissecção dos músculos abdominais, realização de, 1233
Dissecção extracapsular (ECD), 917
Dissecção mucoperiosteal, 299, 302
Dissecção nível IIa, 1087
Dissecção nível IIb, 1087
Dissecção nível III, 1087
Dissecção romba com os dedos, 149
Dissecção romba, utilização, 439f-449f
Dissecção subcutânea, 1397f-1398f
Dissecção subgálea, 985f-998f
Dissecção submandibular, 336
Dissecção submucosa, 161
Dissecção subperiosteal
 IVRO, osteotomia vertical do ramo, 310
 óssea, revelação, 850f-853f
 realização, 17, 1265
 utilização, 491, 574
Dissecção supraperiosteal, 161
 início, 1148
Disseminação extracapsular, 57
Distância do reflexo da margem (MRD), 1403, 1403f
Distensão abdominal, incidência (redução), 1228
Distopia orbital, 490f
Distração bidimensional, 195-196
 afastador
  ativação vertical, 195f-196f
  colocação, 195
 déficit ósseo vertical, achados pré-operatórios, 195f-196f
 osteotomia, 195
 período de ativação horizontal, 196
 período de ativação vertical, 195
 período de consolidação, 196
 período de latência, 195
Distração da largura alveolar, 191-193
 aumento da crista, inserção, 191
 avaliação pós-operatória, 193
 colocação do implante, 193
 cortes ósseos, 191
 desenho/incisão do retalho, 191
 fechamento da ferida, 191
 período de ativação, 193
 período de consolidação, 193
 período de latência, 193
 placa vestibular para fratura, 191
Distração histogênica, 190
Distração horizontal, 195f-196f
Distração mandibular, osteotomia posterior do corpo, 336-337
 aparelho de distração
  ativação, 337
  inserção, 336

cânula nasofaríngea (TNP), posicionamento, 334f
complicações intraoperatórias, prevenção/manejo
e tratamento, 339
considerações pós-operatórias, 339
corticotomia, 336
mobilização, 337
crianças, sequência de Pierre Robin (vista frontal/
lateral), 335f
dissecção submandibular, 336
fechamento/curativos, 337
intubação, 336
micrognatia, 333f
sequência de Pierre Robin, 332
síndrome de Treacher Collins (TCS), presença, 334
via aérea orofaríngea, estreitamento, 333f
Distração mandibular, osteotomia vertical do ramo, 338
Distração osteogênica (DO), 222
achados clínicos pré-operatórios, 192f-194f
complicações intraoperatórias, prevenção/manejo
e tratamento, 197
considerações pós-operatórias, 197
distração bidimensional, 195-196
distração da largura alveolar, 191-193
história, 190
levantamento de seio, radiografia, 192f-194f
limitações/contraindicações, 191
mandíbula, aumento, 336f-338f
técnicas, vantagens, 485
utilidade, indicações, 190-191
Distração osteogênica externa/interna, 484-485
Distração osteogênica maxilar intraoral
comprimento do canino (medida), compasso
(utilização), 406-407
limitações/contraindicações, 406
procedimento, história, 405-406
técnica, 406-407
Distrator bidirecional, montagem/colocação, 195f-196f
Distrator de crista bidimensional (2DCD), 191
Distúrbio de marcha, enxerto ósseo da crista ilíaca
posterior (PICBG), 1274
Divisão de inserção da crista, 161
Divisão do rebordo, 118, 119f
Divisão sagital bilateral, utilização, 325-327
Divisão tireoide, 929
Dobramento em plano horizonal, 671f
Dobras da placa, 671f
Doença articular degenerativa, 1341
Doença cervical metastática, 65
Doença dentária/periodontal, 382
Doença de Von Hippel-Lindau, 960
von Ludwig, Wilhelm Friedrich, 145
von Mikulicz-Radecki, Johann, 1002
Doença mental, 1385-1386
contraindicações relativas, 1385-1386
Doença mista do tecido conjuntivo, 1366-1367
Doença peri-implantar, micro-organismos (impacto), 235
Doenças benignas, maxilectomia, 873-875
dissecção/exposição cirúrgica, 873
fechamento, 875
incisão, 873
mobilização, 874
osteotomias, 874
preparo do paciente, 873, 873f-875f
Donoff, Bruce, 137
Dor neuropática
diagnóstico, 139
elicitação, 139
lesões nervosas periféricas, associação, 138
osteorradionecrose/osteonecrose, impacto, 144
Dor neuropática elicitada, 139
Dor neuropática espontânea, 139
Dorso nasal, reconstrução, 792
Drenagem linfática
glândula parótida, 53
glândula sublingual, 55
glândula submandibular, 54
padrões, 57
Drenagem venosa
glândula parótida, 52-53
glândula sublingual, 55
glândula submandibular, 54
Dreno de Jackson Pratt
fixação/localização, 834
utilização, 749, 963

Dreno de Jackson-Pratt, remoção, 1208
Dreno de Penrose, utilização, 1113
Drenos, colocação, 904
Drenos de sucção, utilização/remoção, 1269
Ducto da parótida (ducto de Stensen), 51-52
comprimento, 44
vulnerabilidade, 635
Ducto de Bartholin, 69
Ducto de Stensen (ducto parotídeo)
comprimento, 44
glândula parótida, 51-52
Ducto de Wharton, 44-45
glândula submandibular, 54
presença, 1042
revelação, 142
Ducto do cisto tireoglosso (TGDC)
apresentação, 944
complicações intraoperatórias, prevenção/manejo
e tratamento, 949
considerações pós-operatórias, 949
defeito da base da língua, fechamento, 945f-948f
dissecção do cisto, 945f-948f
espécime, excisão, 948
ferida, fechamento, 948
histologia, 949f
incisão elíptica, utilização, 949f
limitações/contraindicações, 944
manguito superior, dissecção, 946
manobra de Sistrunk, 945-948
dissecção do cisto, 946
identificação do cisto, 946
osso hioide, dissecção, 946
pescoço, extensão, 945f-948f
platisma, incisão, 945f-948f
posição/incisão, 945
procedimento, história, 944
técnica alternativa/modificada, 948
utilização, indicações, 944
Ducto frontonasal in situ, 24f
Ducto sublingual, orientação, 47f
Ducto submandibular
curvatura (genu), investigação, 898-899
dissecção/proteção/ligadura, 1042
glândula sublingual, dissecção medial, 889f-891f
obstrução, 892
reposicionamento, 893-894
transposição, 893-894
Ductos de Rivinus, 54-55
Ductos nasofrontais imbricados, Gelfoam/esponjas
de trombina (utilização), 530f
Ductos salivares, 50
Ducto vestibular, 32
DVT. Ver Trombose venosa profunda

E

ECD. Ver Dissecção extracapsular
SCM. Ver Esternocleidomastoideo
Edema, excesso, 751
Edema pós-operatório, impacto, 323
Edentulismo, 1067
Efeitos Ilizarov, 190
Elásticos, colocação, 1336
Eletrocautério com ponta de agulha, utilização, 766
Eletrocautério de Bovie, utilização, 739f-740f, 833
Elevação da sobrancelha
complicações intraoperatórias, prevenção/manejo
e tratamento, 1382-1383
considerações pós-operatórias, 1383
elevação da testa pré-triquial/tricofítica, 1381-1382
elevação endoscópica da sobrancelha, 1379-1381
fotografias pré-operatórias/pós-operatórias, 1379f
limitações/contraindicações, 1378
plano subgáleo, elevação, 1381f-1382f
procedimento, história, 1378
utilização, indicações, 1378
Elevação da testa via endoscópica, 1379-1381
arco marginal, liberação/pontuação, 1381
curativo, 1381
dissecção, 1379
fixação, 1381
incisão, 1379
portas no couro cabeludo, localização, 1380f
preparo, 1379
Elevação do seio, abordagem transalveolar, 204
elevação do retalho, 204

Elevação da testa via endoscópica (Cont.)
enxerto, 204
implante, 204
incisão, 204
orifício piloto, 204
osteotomia, 204
Elevação do seio, abordagem transalveolar de divisão do
rebordo, 205
incisão na crista, elevação do retalho, 205f-206f
osteotomo em espátula, utilização, 205f-206f
Elevação do seio, elevação do seio sem enxertos, 206
Elevação do seio maxilar
abordagem lateral, 200-203
abordagem transalveolar, 204
abordagem transalveolar do rebordo, 205
complicações intraoperatórias, prevenção/manejo
e tratamento, 207-208
considerações pós-operatórias, 208
elevação do seio sem enxertos, 206
história, 199
indicações, 199-200
limitações/contraindicações, 200
planejamento pré-operatório, importância, 200
Elevação do seio sem enxertos, 206
Elevação dural, 531
Elevação sinusal, abordagem lateral, 200-203
enxerto, 202
exposição, 200
fechamento da ferida, 203
implante, 203
incisão, 200
membrana sinusal, elevação, 201
osteotomia, 201
Elevação subcutânea, conferência, 1394
Elevador da testa tricofítico, incisão irregular,
1381f-1382f
Elevador de Cryer, utilização, 95f-100f, 99
Elevador de Joker, utilização, 768
Elevador Freer, utilização, 1126
Elevador nasal, inserção, 752f-754f
Elevador periosteal Molt, utilização, 121, 1109
Elevadores, 86
Elevadores de Tessier, utilização, 739f-740f
Elevador periosteal, utilização, 121f-122f, 320, 682, 1051
Embolização arterial percutânea (TAE), 655
Êmbolo de ar, 1096
Eminectomia, 1324
complicações intraoperatórias, prevenção/manejo
e tratamento, 1329
conclusão, 1324
considerações pós-operatórias, 1329-1330
eminência, redução, 1324
enxerto de interposição, 1327-1329
exposição, 1324
fechamento, 1324
ilustração, 1324f-1325f
limitações/contraindicações, 1321
pinças vasculares de ângulo direito, 1326f-1327f
procedimento, história, 1320
técnica, alternativa, 1325-1326
utilização, indicações, 1320-1321
Eminência articular
estudos de imagem, 1329
identificação, 1324
redução, broca diamantada (utilização), 1344f-1347f
Empresa de modelagem, modelo composto (criação),
264f-269f
montagem em articulador, necessidade (ausência), 417
Encaixe do côndilo (melhora), amarria oblíqua direta
(posicionamento), 315f
Encapsulamento fibroso, ausência, 171
Encefaloceles frontais, 489f-490f
Encosto de cabeça de Mayfield, 1050
anexo, utilização, 788
END. Ver Dissecção estendida do pescoço
Endoscópio
avanço, 1006
colocação, 782
introdução, 1004
Enoftalmos, complicação, 876
Enoftalmo secundário tardio, prevenção, 11
Entrada orbital, medição, 11
Enucleação
abordagem endoscópica, 853
abordagem extraoral, 853
avaliação radiográfica, 849

Índice

complicações intraoperatórias, prevenção/manejo e tratamento, 854
complicações pós-operatórias, 854, 854f
corticotomia lateral, 849
defeitos ósseos, 852
enucleação intraoral, abordagem endoscópica, 854f
enxerto ósseo, 852
fechamento, 852
incisão, 849
    rompimento, prevenção, 850f-853f
indicações, 848
início, 850
lesões, exame após remoção, 852
limitações/contraindicações, 849
ostectomia periférica, 851
panorâmica pós-operatória, 850f-853f
patologia oral/maxilofacial benigna, impacto, 849t
procedimento, história, 848
radiografia panorâmica (Panorex) no pós-operatório, 853
radiolucência, radiografia panorâmica (Panorex), 850f-853f
remoção da patologia, 851
técnica, 849-853
tratamento cirúrgico da patologia benigna, 848
Envelhecimento da pele facial, 1435
Envolvimento do zigoma, 830
Envolvimento orbital, graus, 1071-1072
Enxerto autógeno, 718f-720f
Enxerto autógeno de costela, utilização, 1282
Enxerto autógeno de gordura, utilização, 1337
Enxerto costocondral (CCG), 1282
    contraindicações, 1283
    limitações, 1283
Enxerto costocondral da costela (diagrama esquemático), 597f
Enxerto cutâneo
    colheita do enxerto de pele de espessura total, 1256
    complicações intraoperatórias, prevenção/manejo e tratamento, 1258
    considerações pós-operatórias, 1258-1259
    enxerto de pele de espessura parcial, 1252-1254
    enxertos de pele de espessura parcial/de espessura total, profundidade, 1248f
    estratégia de tratamento primário, 1247-1248
    kit de *spray* de ceratinócitos ReCell®, 1258f
    limitações/contraindicações, 1251-1252
    preparo do sítio receptor/substitutos de pele, 1257
    procedimento, história, 1247
    reposição epidérmica autóloga cultivada, 1257
        aplicações para sítio receptor de espessura total, 1250-1251
        área doadora, esboço de modelo, 1256f
        defeito do tecido mole, 1251
        sítio doador de espessura total, 1250
    sítio doador cicatrizado, 1195f
    sítio doador de espessura parcial, 1248
    sítio doador de espessura total, 1251
    sítio receptor composto de espessura total, 1251
    sítio receptor de espessura parcial, 1248-1250
        defeito do tecido mole, 1248-1249
        reabilitação oral, 1250
    técnicas, diferenças, 1248t
    utilização, indicações, 1247-1251
Enxerto da costela, elevação, 1283f-1285f
Enxerto da costela, planejamento cirúrgico virtual/guia cirúrgico, 1286f-1287f
Enxerto de cartilagem espalhado, 593f-596f
Enxerto de crista ilíaca posterior (PICBG)
    colheita, 1271-1273
    colheita de osso, 1272-1273
    complicações intraoperatórias, prevenção/manejo e tratamento, 1274
    considerações pós-operatórias, 1274
    curativo de preenchimento compressivo, utilização, 1271f-1273f
    dissecção, 1272
    distúrbios da marcha, 1274
    exposição da crista, 1271f-1273f
    exposição da crista ilíaca, 1272
    fechamento, 1273
    fratura, 1274
    hematoma, 1274
    incisão, 1271
        desenho, 1271f-1273f
    limitações/contraindicações, 1270

Enxerto de crista ilíaca posterior (PICBG) *(Cont.)*
    osteotomia, 1272-1273
        esboço, 1271f-1273f
    preparo do paciente, 1271
    procedimento, história, 1270
    seroma, 1274
    sítio doador, 1271f-1273f
    utilização, indicações, 1270
Enxerto de espessura total de osso craniano, 1297
    defeito de espessura total, reconstrução, 1297f
Enxerto de espessura total dividido, utilização, 1290f
Enxerto de mucosa, obtendo, 155
Enxerto de mucosa pediculado sentido crista (miotomia de troca do lábio), 165
    curativo, 165
    dissecção, 165
    fechamento, 165
    incisão do periósteo, 165
    incisão inicial, 165
    retalho de transposição, 165
Enxerto de pele de espessura dividida (STSG), 221
    utilização, 868
Enxerto de pele de espessura parcial, 1252-1254
    colheita do enxerto de pele de espessura parcial, 1252
    curativo acolchoado/*stent*, 1254
    defeito do sítio receptor/preparo, 1252
    enxerto de pele receptor, 1254
    inspeção/preparo do enxerto, 1253
    manejo do sítio doador, 1254
Enxerto de pele de espessura parcial (STSG), 1194-1195
    colheita, 1252
    colheita inicial, 1252f-1255f
    defeito do assoalho da boca, 1250f
    profundidade, 1248f
Enxerto de pele de espessura total (FTSG), 1194-1195
    área supraclavicular, 1078f
    colheita, 1256
    profundidade, 1248f
    sítios doadores estéticos de cabeça e pescoço, 1250f
Enxerto de pele livre, 1077
Enxerto dérmico acelular de interposição, colocação, 617f-625f
Enxerto de interposição, 1327-1329
    enxerto de cartilagem do ouvido, 1327
    enxerto de derme, 1327
    material de reposição do disco da ATM, limitações, 1328t
    prega posterior da orelha, posicionamento da incisão, 1328f-1329f
    retalho do músculo temporal, 1329
Enxerto de suporte nasal, 832f-835f
    enxerto de espessura parcial, utilização, 1292f
Enxerto de tecido conjuntivo (CT), procedimento de resgate, 251
Enxerto de tecido conjuntivo subepitelial (SCTG), 250
    adaptação, 259
    anestesia, 254
    aquisição, 253f-260f
    área palatina superficial, colheita, 253f-260f
    colheita, 254-255
        incisão na crista, utilização, 253f-260f
    colheita de tubérculo, 255
    enxerto ósseo, 253
    estabilização, 259
    peça cônica, sutura, 253f-260f
    planejamento do tratamento, 253
    sítio receptor, incisão, 258
    utilização, 250
Enxerto de tecido de espessura total, colheita, 253f-260f
Enxerto de tedico duro, requisitos, 253
Enxerto do alvéolo, 185
    descrição, 184
    extração dentária, 185
    fechamento, 185
    periótomo, utilização interproximal, 186f
    posicionamento do enxerto, 185
Enxerto do osso craniano de espessura parcial, 1293-1296
    avaliação pré-operatória, 1293
    cabelo, divisão, 1293f-1296f
    colheita, 1293f-1296f, 1296
    escolha do local, 1293
    fechamento, 1296

hemostase, 1296
incisão, 1295
lubrificante cirúrgico, aplicação, 1293f-1296f
osteotomias
    bisel, 1293f-1296f, 1295
    delineamento, 1293f-1296f, 1295
    preparo local, 1294
Enxerto do ramo no corpo, 1301f, 1303
Enxerto livre costocondral
    complicações intraoperatórias, prevenção/manejo e tratamento, 1287
    considerações pós-operatórias, 1287-1288
    contraindicações, 1283
    limitações, 1283
    procedimento, história, 1282
    técnicas, alternativas, 1285-1286
    utilização, indicações, 1282
Enxerto nasal, calota craniana (colheita), 789f-793f
Enxerto nasal dorsal (fixação), calota craniana (utilização), 789f-793f
Enxerto ósseo, 533
    avaliação, 731
    colheita, 1289
    colocação, 201f-203f
    enxerto ósseo alogênico particulado, colocação, 201f-203f
    enxerto ósseo monocortical, colheita, 837
    fratura/fissuras, 1299
    fraturas Le Fort, 803
    ideal, 1289
    reconstrução, 792
    utilização, 483f
Enxerto ósseo alogênico particulado, colocação, 201f-203f
Enxerto ósseo alveolar da fenda, ossos cranianos (utilização), 1292f
Enxerto ósseo autógeno
    adaptação/fixação, 390f
    usos, 1275
    utilização, 1275
Enxerto ósseo autógeno, colheita, 237
Enxerto ósseo da calota craniana
    aumento ósseo, 1290
    colheita, enxerto ósseo (fratura/fissuras), 1299
    complicações intraoperatórias, prevenção/manejo e tratamento, 1299
    considerações pós-operatórias, 1299
    enxerto de osso craniano de espessura parcial, 1293-1296
    enxerto de osso craniano de espessura total, 1297
    enxerto de osso craniano pediculado mio-ósseo, 1297
    enxerto nasal, enxerto de espessura parcial (utilização), 1292f
    enxerto ósseo para fendas, 1292
    limitações/contraindicações, 1292
    osteotomias craniomaxilofaciais, estabilização, 1290
    patologia, 1292
    perfuração de espessura total, 1299
    procedimento, história, 1289
    reconstrução congênita, 1292
    reconstrução da abóbada craniana, 1290
    reconstrução, divisão de enxerto de espessura total (utilização), 1290f
    rompimento dural, 1299
    trauma, 1292
    utilização, indicações, 1289-1292
Enxerto ósseo da crista ilíaca anterior (AICBG)
    abordagem medial, 1263-1266
    colheita, 1262f-1263f
    colheita de osso, 1265
    colheita de osso da anterior crista ilíaca pediátrica, 1267
    complicações intraoperatórias, prevenção/manejo, 1268
    considerações pós-operatórias, 1268-1269
    dissecção, 1265
    fechamento, 1266
    incisão, 1264
    limitações/contraindicações, 1263
    osteotomias, 1265
    preparo do paciente/posicionamento, 1263
    preservação da crista, opção, 1267
    procedimento, história, 1261
    referências anatômicas, 1263
    utilização, indicações, 1261

Enxerto ósseo da crista ilíaca anterior (AICBG) *(Cont.)*
Enxerto ósseo em fendas, 1292
Enxerto ósseo monocortical, colheita, 837
Enxerto ósseo *onlay*, 1290
Enxerto ósseo particulado, colocação, 201f-203f
Enxerto ósseo tibial
   colheita de osso, 1278
   complicações intraoperatórias, prevenção/manejo e tratamento, 1279
   considerações pós-operatórias, 1279-1280
   enxerto ósseo da tíbia proximal, 1279
   fechamento, 1278
   incisão, 1276
   janela óssea, 1277
   limitações/contraindicações, 1275
   preparo, 1276
   procedimento, história, 1275
   sítio de colheita, referências anatômicas da superfície, 1279f
   técnica, 1276-1278
   tíbia proximal
      fratura, 1280f
   utilização, indicações, 1275
Enxerto pediculado de espessura do total, o, 1298f
Enxerto pediculado mio-ósseo de osso craniano, 1297
Enxertos de camuflagem, 760
Enxertos de espessura parcial, utilização, 1292f
Enxertos de pele
   cicatrização, exemplos, 1259f
   crostas, 1252f-1255f
   obtenção, 155
   pescoço, aderência à pele, 985f-998f
   revestimento, epitelialização, 1077f
   utilização, 153-154
Enxertos de pele de espessura dividida
   impacto, 1042
   inserção, 1025f-1027f
   suporte, pomada impregnada com antibiótico envolto em gaze (utilização), 1063f-1066f
   utilização, 1026, 1027f-1030f
Enxertos de tecidos, falha, 1332
Enxertos gengivais palatinos, utilização, 1026
Enxertos *onlay* de espessura parcial, utilização, 1291f
Enxertos palatinos epitelizados, colheita, 239
Epicel, 1257
Epiderme, colheita do enxerto de espessura total, 1247
Epífora, produção, 16
Epistaxe, controle, 654
Epitélio cúbico, 50
Epitélio ductal, formação, 50
Epitelização secundária maxilar, 164-165
   colocação de stent, 165
   dissecção, 164
   incisão inicial, 164
   retração/sutura do retalho, 164
Equimose facial, 717f
Eritema, prolongamento, 1443f
Escafocefalias, 463
   cranioplastia, utilização, 471f
   escafocefalia-remodelação total da calvária, 464-470
Escalpelamento, 635
Escamoso, 27
Esfíncter esofágico superior (cricofaríngeo), divisão, 1114
ESLN. *Ver* Nervo laríngeo superior externo
Esôfago, áreas de constrição, 1009f-1010f
Esôfago cervical
   espécime, 1130f-1131f
   mobilização, 1130
Esofagoscopia, 1003
   complicações, 1010
   resultados, 1002f
Esofagoscopia rígida, 1008-1010
Espaço anterior, infecções odontogênicas, 71
Espaço articular superior, insuflação, 1312f-1314f
Espaço bucal, 67-69
   função, 67-69
Espaço Danger, 71-72
   limites, 71-72
Espaço dentário, controle, 603f-607f
Espaço faríngeo lateral, 71
   abscesso, incisão e drenagem (ID), 150f-152f
   incisão e drenagem, técnica (alternada), 149
Espaço fascial
   anatomia, vista coronal, 67f-70f
   pescoço, 71-72
Espaço fascial profundo, envolvimento, 145q
Espaço fascial, subtipo, componentes, 66
Espaço intra-articular, criação, 1324
Espaço massetérico, 69
   infecção
      origem odontogênica, 69
      vista clínica, 67f-70f
Espaço no arco, ausência, 107
Espaço parafaríngeo, 71
   compartimento pré-estiloide, 50
Espaço parotídeo, 69
Espaço periamigdaliano, 71
Espaço posterior, envolvimento, 71
Espaço pré-traqueal, 71
   limites, 71
Espaço pré-vertebral, 72
Espaço pterigomandibular, 69
Espaço retrofaríngeo, 71
   abscesso, incisão e drenagem (técnica alternada), 149
   localização, 61
Espaço sublingual, 69
   limites, 69
Espaço submandibular, 70
   incisão e drenagem, 146f-148f
Espaço submassetérico, 69
Espaço submentual, 69
   infecção, vista clínica, 67f-70f
Espaço temporal, 69
Espaços da mastigação, 69
Espaços fasciais infra-hióideos, 71
Espaços fasciais supra-hióideos, 69-71
Espaços intra-articulares, exposição, 1323
Espelho de laringe, 1001f
Espinha ilíaca superior posterior (PSIS), 1179f-1181f
Espinha ilíaca superoanterior (ASIS), 1179f-1181f
   localização, referências, 1263
Espinoza, Gabriela, 1402
Esplancnocrânio, 1
Espondilite anquilosante, 1366-1367
Espondiloartropatia soronegativa (artrite reativa), 1366
Esqueleto cartilagíneo (exposição), incisão columelar (utilização), 756f
Esqueleto facial
   áreas de resistência, 371, 372f
   fraturas, tratamento cirúrgico, 765
   mobilização, adequação, 485
   pilares verticais/horizontais, 831f
Estenose faringoesofágica, 1132-1133
Estenose nasal, 628
Estenose traqueal, complicação no lúmen, 1021
Esternocleidomastoide (ECM), 62
   borda anterior, incisão, 149
   margem anterior, 59
   músculos
      dissecção romba com os dedos, 149
      envolvimento, 942f
Estética gengival, estabilidade a longo prazo, 251
Estimuladores de nervos periféricos, utilização, 144
Estoma
   criação, evitando, 1119-1120
   fechamento, 1116
   maturação, 1108f-1117f, 1116
   problemas, 1119
Estômago, mobilização, 1130
Estoma traqueal, pinça hemostática Crile (colocação), 1116
Estribo, 31-32
Estroboscópio, utilização, 1003
Estrutura cortical, colheita, 571f-574f
Estrutura facial externa, 835
Estrutura orbital, reconstrução, 744f-748f
Estruturas de superfície, 78-79
Estruturas faciais, proporções (alterações), 73
Esvaziamento cervical bilateral, 1097
Etapas de planejamento virtual, 272-277
   ajuste anteroposterior, 276
   ajuste da inclinação, 275
   ajuste de linha média, 275
   inclinação, 277
   inclinação do plano oclusal, 276
   linhas de osteotomia, 273
   mandíbula, segmentos proximais, 277
   mentoplastia, 277
   modelo final, fotografias verificação, 275
   movimentos de largura, 275
Etapas de planejamento virtual *(Cont.)*
   movimento vertical, 276
   revisão do plano, 277
Ethisorb®, utilização, 749
Etmoide, 2
   representação, 12f
Excesso de pele, forceps de Green (utilização), 1409f-1411f
Excesso de tecido, utilização, 984f
Excesso mandibular horizontal, correção, 313
Excesso maxilar, espaço interdental (combinação), 360
Excesso maxilar sagital, oclusão posterior, 360
Excesso maxilar vertical anterior, 360
Excesso maxilar vertical, ausência, 360
Excesso vertical alveolar, 117
Excisão da glândula, 935-939
Excisão da glândula sublingual
   anestesia, 888
   complicações intraoperatórias, prevenção/manejo e tratamento, 894
   condições, 885
   considerações pós-operatórias/complicações, 894
   dissecção, 888-889
   dissecção romba, esponja neurocirúrgica (utilização), 889f-891f
   drenagem, 886f-887f
   fechamento, 889
   hemostasia, 889
   incisão, 886f-887f, 888
   limitações/contraindicações, 885-887
   posicionamento do paciente, 888
   procedimento, história, 883-885
   retração, 888
   técnica, 888-889
      alternativas, 893-894
   utilização, indicações, 885
Excisão da glândula submandibular
   complicações intraoperatórias, prevenção/manejo e tratamento, 909
   considerações pós-operatórias, 909
   dreno, excisão, 904
   fechamento, 902f-904f
   incisão, 901
   intubação, 901
   leito da ferida, inspeção, 903
   liberação, 903
   limitações/contraindicações, 900
   nervo lingual, separação, 901
   pescoço, musculatura/fáscia (dissecção), 901
   princípios, 904
   procedimento, história, 896-897
   pseudocápsula, 907f
   resultados clínicos, 897
   sialadenite bacteriana aguda submandibular direita, tomografia computadorizada axial, 898f
   técnica, 901-904
   tumor benigno, 906
   utilização, indicações, 897-900
Excisão de cisto branquial, 955-956
   anestesia, 955
   dissecção/excisão, 956
   fechamento, 956
   incisão, 955
Excisão de estenose faríngea, 1195f
Excisão de fístula branquial
   anestesia, 955
   dissecção/excisão, 956
   fechamento, 956
   incisão, 955
   técnica, 955-956
Excisão de fístula. *Ver* Excisão de fístula/fístula branquial
Excisão de gordura, 1404-1407
Excisão de tumores/doenças malignas cutâneas faciais
   biópsia, utilização, 973
   cirurgia micrográfica de Mohs, 976-977
   complicações intraoperatórias, prevenção/manejo e tratamento, 978
   considerações pós-operatórias, 978
   crioterapia, 976
   curetagem/eletrodissecção, 976
   espécime
      remoção/manuseamento, 842
      rótulo, 843
   fechamento da ferida, 975f
   fechamento linear planejado, incisão fusiforme, 975f
   hemostasia, 974

Excisão de tumores/doenças malignas cutâneas faciais *(Cont.)*
   incisão, 974
   limitações/contradições, 973
   malignidade pele excisada, fechamento primário, 975
   melanoma, considerações, 976
   peça cirúrgica, marcação, 975f
   preparo, 974
   procedimento, história, 970-973
   remoção de lesão, cureta dermatológica (utilização), 977f
   técnica, 974
   tratamento de feridas, 974
   utilização, indicações, 973
Excisão de tumores malignos cutâneos, fechamento primário, 975
Excisão em cunha do segmento distal inferior, utilização, 314f
Excisão em elipse, 617
Exenteração orbital
   demarcação, incisão da pele (utilização), 1073f-1075f
   extensão, ressecção da parede orbital, 1076-1078
   fotografia clínica, 1076f
   prazo, utilização, 1072
   técnica poupadora da pálpebra, impacto, 1077f
Exenteração orbital subtotal, preservação da pele da pálpebra, 1075
Exenteração orbital total, 1072-1074
   feixes de tecidos do ápice orbital, transecção, 1073-1074
   paredes orbitais, ressecção, 1074
   periórbita, elevação circunferencial, 1072
   posicionamento do paciente, 1072
Exérese *(shaving)* cortical, 1298f
Exoftalmômetro de Hertel, utilização, 475
Exorbitismo, medição, 475
Expansão cirúrgica do palato, 190
Expansão do volume do cérebro, 454
Expansão, injeção de solução salina, 985f-998f
Expansão maxilar ortopédica, 373
Expansão palatina rápida cirurgicamente assistida (SARPE)
   complicações, 379-380
   complicações intraoperatórias, prevenção/manejo e tratamento, 379
   considerações pós-operatórias, 379-380
   disjunção pterigóidea, 378
   dispositivo de expansão, ativação, 374f-378f
   esqueleto facial, áreas de resistência, 371, 372f
   expansão ortopédica da maxila, 373
   expansor, ativação, 377
   fechamento da ferida, 377
   incisão, 373
   incisão palatina, 374
   incisão palatina mediana, dissecção mucoperiosteal (utilização), 374f-378f
   intubação nasoendotraqueal, utilização, 373
   intubação Ring-Adair-Elwyn (RAE), utilização, 373
   limitações/contraindicações, 373
   osteotomia bucal, 373
      criação, 374f-378f
   osteotomia da linha média, 376
      osteótomo reto, utilização, 374f-378f
   osteotomia do pterigóideo, utilização, 379f
   osteotomia palatina, 374
   osteotomias segmentares, complicações, 372
   pré-cirurgia, 380f-381f
   procedimento, história, 371-372
   SARPE unilateral, 378
   técnica, 373-377
   utilização, indicações, 372-373
Expansor, ativação, 377
Expansor Hyrax (assento), cimento de ionômero de vidro (utilização), 377
Exploração da paratireoide, 935-939
   dissecção, 937
   dissecção capsular, 936f-940f
   elevação do retalho, 935
   elevação intraoperatória de PTH, 938
   fechamento, 939
   fechamento da ferida, 941f
   glândulas paratireoides ectópicas, localização anatômica, 936f-940f
   incisão, 935
      desenho, 936f-940f
   lobo esquerdo da tireoide, extração, 936f-940f

Exploração da paratireoide *(Cont.)*
   Exploração das quatro glândulas, execução, 940
Exposição da bainha, 1225
Exposição da coroa, 108f-110f, 109
Exposição da esclera, ocorrência, 1444-1445
Exposição dos caninos
   considerações ortodônticas, 107
   contraindicações, 107
   exame clínico, 106
   exame radiográfico, 106-107
   exame radiográfico extraoral, 107
   exame radiográfico intraoral, 106-107
   história, 105
   limitações, 107
   tratamento, seleção, 107
   utilização de reconstruções tridimensionais, tomografia computadorizada de feixe cônico *(cone beam)* (CBCT), 106f
   utilização, indicações, 105-107
Expressão facial, músculos, 39t, 40f
Extensão do rebordo, 154
Extensão do tendão
   fixação, 517
   fixação reabsorvível, 439f-449f
   osteotomia, 507f-523f
   osteotomia da parede orbital lateral, continuação, 507f-523f
Extensão transcaruncular, 781-782
Extração dentária, 87
   fórceps, 84
   locais de osteotomia, 862f-866f
   utilização, 146, 861
Extrações anteriores inferiores, movimentos, 87f-91f
Extrações de pré-molares, movimentos, 87f-91f
Extremidade inferior, retalho livre da fíbula (avaliação por angiografia), 1198

F
Face
   aderências, 42
   anestesia, realização da, 1439
   bloco de gelo facial, utilização, 1441
   bolsas de gordura, 35
   camada do sistema aponeurótico muscular superficial (SMAS), 61-62
   camadas faciais, considerações regionais, 36
   coceira, 1444f
   crescimento, taxas, 807t
   desenvolvimento, 78-79
   drenagem venosa, 43
   espaços fasciais, 66-69
   estruturas, danos, 628f
   estruturas de superfície, 78-79
   feridas por facadas, 630f-634f
   forma física, restauração, 629
   ligamentos, 42
   linhas de tensão da pele em repouso, 984f
   marcas faciais pré-operatórias, 1439f-1441f
   relaxamento das linhas de tensão da pele, 629f
   requisitos cosméticos, 1250
   suprimento arterial, 43
   suprimento vascular, 43
Facelift
   anestesia tumescente, 1387
   anormalidades, 1399
   anticoagulantes, 1385
   autorização médica, 1385
   cicatrizes, alargamento, 1399
   cirurgia, 1386
   complicações intraoperatórias, prevenção/manejo e tratamento, 1398-1399
   considerações pós-operatórias, 1399
   deiscência da ferida, 1399
   desordem de corpo dismórfico, 1385-1386
   dissecção cervical, 1392
   dissecção lateral da face, 1392
   doença mental, 1385-1386
   elevação subcutânea/fechamento submentual, bochecha, 1394
   excisão de pele, 1395
   expectativas, 1385
   facelift de plano profundo, 1397
   facelift lateral, incisão/dissecção, 1386f-1396f
   flacidez de pele, 1384-1385
   fotografia, 1438f

Facelift (Cont.)
   fotografias pré-cirúrgicas/pós-cirúrgicas, 1400f
   fraqueza do nervo facial, 1399
   frouxidão muscular/SMAS, 1385
   hematomas, 1399
   hidrodissecção tumescente, 1386f-1396f
   incisão lateral da face/do pescoço, fechamento, 1395
   infiltração tumescente, 1386f-1396f
   intubação/sedação endovenosa, 1386
   lift cervical, 1398
   limitações/contraindicações, 1385-1386
   lipoaspiração aberta, 1388-1389
   lipoaspiração fechada, 1388
   lipodissecção, 1386f-1396f, 1388
   marcação, 1386
   marcação pré-operatória, 1386f-1396f
   minidobras, 1398
   modificação SMAS, 1393
   necrose dos retalhos, 1399
   opções de incisão, 1387f
   pescoço/submento, lipoaspiração clínica, 1386f-1396f
   planos de gordura, modificação, 1385
   platismaplastia, 1388-1389
   procedimento, história, 1384
   retalho de plano profundo, 1397f
   retalho pós-auricular, excisão, 1386f-1396f
   retalho pré-auricular, excisão, 1386f-1396f
   retalho submentual, selante de fibrina (aplicação de aerossol), 1386f-1396f
   sensibilidade, perda, 1399
   seromas, 1399
   submento, detalhe, 1386f-1396f
   suturas SMAS, 1386f-1396f
   tabagismo, 1385
   técnica, 1386-1395
   tratamento a laser de dióxido de carbono, fotografias, 1436f
   utilização, indicações, 1384-1385
Facelift com incisão/dissecção lateral, 1386f-1396f
Facelift em plano profundo, 1397
   elevação/modificação SMAS, 1397
   enfraquecimento subcutâneo, 1397
   etapas, 1397
Face lingual, alisamento/fechamento, 117
Face superior, fixação interna rígida, 743-747
   exame clínico/imagem, 745
   fixação interna, 747
   fratura
      fixação, 701
      redução, 701
   oclusão, restabelecimento, 746
   pilares de sustentação, 744f-748f
   plano de tratamento, 745
Face superior, retalho coronal/frontal (elevação), 36
Faixa coronal, rotação óssea, 465
Fala hipernasal, 580-581
Faringe
   entrada, 1129
   espécime, 1130f-1131f
   visualização, 1006
Faringectomia
   blow-out da carótida, 1132
   complicações intraoperatórias, prevenção/manutenção, 1132-1133
   considerações pós-operatórias, 1133
   estenose faringoesofágica, 1132-1133
   falha de drenagem, 1132
   faringectomia parcial, laringectomia total (combinação), 1125-1128
   faringolaringectomia total, 1129-1131
   fístula faringocutânea, 1132
   hematoma, 1132
   hipocalcemia, 1132
   hipotireoidismo, 1133
   limitações/contraindicações, 1122-1125, 1129
   opções reconstrutivas, 1123t-1125t
   procedimento, história, 1122
   utilização, Indicações, 1122, 1129
Faringectomia parcial, utilização, 1125-1128
Faringolaringectomia total, 1129-1131
   esôfago cervical, mobilização, 1130
   espécime, 1130f-1131f
   estômago, mobilização, 1130
   faringe, entrada, 1129
   fechamento primário, 1131
   laringofaringe, mobilização, 1130

reconstrução, 1130
ressectabilidade, avaliação, 1129
Faringoplastia, 584-587
   abridor de boca em cremalheira, colocação, 584
   faringoplastia do esfíncter, 578, 623-625
   faringoplastia modificada do esfíncter de Hynes, 625
   incisão, tomada, 584-587
   intubação, 584
Faringoplastia de esfíncter de Hynes modificada, 625
Faringoplastia de esfíncter dinâmica, utilização, 584-587
Faringoplastia do esfíncter, 578, 623-625
   faringoplastia de esfíncter dinâmico, 584-587
   faringoplastia modificada do esfíncter de Hynes, 625
Faringotomia lateral
   utilização, 1046
Faringotomia supra-hióidea
   abordagem de mandibulotomia na linha média, 1045f
   exemplo, 1045f
   utilização, 1044
Fáscia
   dissecção, 1085f-1095f
   face profunda, dissecção, 1242f-1245f
   glândula parótida, 51
   glândula submandibular, 54
   incisão, 1283f-1285f
   limites, 69
   pedículo distal, sutura, 1242f-1245f
Fáscia cervical profunda
   camada média, 54
   camada superficial, 41, 692
Fáscia cervical superficial, 61
Fáscia do reto, manutenção, 1228
Fáscia parotídea, 51
Fáscia parotídea, fechamento, 635
Fascia parotidea-massetérica, 51
Fáscia profunda, 66
   camada superficial, elevação, 1085f-1095f
Fáscia superficial, 66
Fáscia temporal, aparência, 1322f-1323f
Fáscia temporal, músculo temporal (relação), 69
Fáscia temporal profunda, camada superficial, 1321
   incisão, 1354f-1362f
Fasciíte necrosante, presença, 985f-998f
Fasciotomia medial, 498
Fator de crescimento derivado de plaquetas
   recombinante (rhPDGF), 232
Fechamento da banda anterior do platisma, 1386f-1396f
Fechamento da ferida, 187, 191, 630-632, 948
   abordagem intraoral, 701
   anestesia local, utilização, 630
   camadas, 288
   debridamento, 631
   descontaminação, 631
   documentação, 630
   expansão rápida cirurgicamente assistida, 377
   fraturas mandibulares anteriores, 684
   fraturas maxilares, 812
   fraturas naso-orbitoetmoidais (NOE), 814
   hemostasia, 631
   lesões, documentação, 630f-634f
   músculo reto da linha média infra-hioide, 941f
   rinoplastia secundária no paciente fissurado, 596
   suporte dérmico, 631-632
Fechamento da mucosa nasal, 1149
Fechamento de Pfeiffer, 617f-625f
Fechamento dos tecidos moles nasais, 571f-574f
Fechamento do tecido mole vestibular, realização, 392f
Fechamento em forma de Y, 617f-625f
Fechamento faríngeo, 1108f-1117f, 1115
   retalho microvascular livre/retalho pediculado
      miocutâneo peitoral, inserção, 1117, 1118f
   Fechamento faringoesofágico (justaposição), retalho
      microvascular/retalho do peitoral maior
      (utilização), 1118f
Fechamento linear planejado, incisão fusiforme, 975f
Fechamento livre de tensão, realização, 191
Fechamento primário da ferida, teste, 1256f
Fechamento profundo da camada dérmica, 630f-634f
Fechamento submental, bochecha, 1394
Fechamento V-Y, 392
FEES. Ver Avaliação endoscópica por fibra óptica
   da deglutição
Fenda bilateral, 617f-625f, 620-621
Fenda labial, 80-81
   deformidades, diagnóstico, 554
   fendas ósseas, presença, 1292

Fenda labial/palatina bilateral (BCLP), 602, 617f-625f
   fenda sem enxertamento, 607-610
Fenda labial/palatina unilateral direita (UCLP direita),
   617f-625f
Fenda labial/palatina unilateral esquerda, 593f-596f,
   617f-625f
Fenda labial/palatina unilateral (UCLP), 602
   fenda labial unilateral incompleta, 552f
   fissura alveolar sem enxerto, 603-605
   incisão, 603
   Le Fort I modificada, 613-614
      incisão da mucosa, 613f
   reparo, 408f-411f
   tratamento, 412f-414f
Fenda labial unilateral incompleta, 552f
Fenda labial unilateral, lado direito, 552f
Fenda Lefort
   complicações intraoperatórias, prevenção/manejo
      e tratamento, 614
   considerações pós-operatórias, 614
   hipoplasia maxilar, 602
   hipoplasia nasomaxilar, 602
   limitações/contraindicações, 602-603
   procedimento, história, 602
   utilização, indicações, 602
Fenda maxilar, enxerto ósseo
   camada de mucosa do vestíbulo maxilar, fechamento,
      574
   camada de mucosa oral, fechamento, 575-576
   camada nasal, fechamento, 572
   complicações intraoperatórias, prevenção/manejo
      e tratamento, 576
   considerações pós-operatórias, 576-577
   elevação do retalho, 572
   enxerto ósseo
      colocação, 573
      construção, preparo do local, 571f-574f
   estrutura cortical
      colheita, 571f-574f
      perfuração, 571f-574f
   incisão, 570
   limitações/contraindicações, 570
   procedimento, história, 569
   reposicionamento cirúrgico da pré-maxila (separação
      por osteótomo), 576f
   técnica, 570-574
      alternativa, 575-576
   utilização, indicações, 570
Fenda palatina, 80-81
   cirurgia, desafios, 559
   curetas sinusais, utilização, 555f-559f
   deformidades, diagnóstico, 554
   dissecção, 556
   dissecção nasal, 559
   elevação do retalho, 557
   fechamento, técnicas, 554
   fissuras ósseas, presença, 1292
   incisão, 555
   intubação, 555
   limitações/contraindicações, 554
   mobilização do retalho, 557
   músculo levantador, dissecção, 555f-559f
   posicionamento do retrator, 555-556
   procedimento, história, 554
   reparo, 579
      veloplastia intravelar, ausência, 617f-625f
   retalho bilateral de mucosa, dissecção (conclusão),
      555f-559f
   retalhos pediculados da mucosa, medialização, 555f-559f
   suturas, 554
   técnica, 555-557
   utilização, indicações, 554
Fendas
   anomalias, hipoplasia maxilar (presença), 590
   avanço maxilar Le Fort I, utilização, 407-408
      fenda labial unilateral/reparo do palato, 408f-411f
      hipoplasia maxilar, 408f-411f
      protocolo de distração, 408
   fendas craniofaciais, 489f-490f
   rinoplastia secundária. Ver Rinoplastia secundária
      no paciente fissurado
Fendas alveolares, enxerto, 603
Fenda unilateral, 619-620
   exemplo, 617f-625f
Ferida a tiro de baixa velocidade, 725f
Ferida operatória, inspeção, 177

Fendas (Cont.)
Ferida submandibular, fechamento, 337
Feridas
   área, curativos, 105
   avaliação, 630
   cicatrização, osso sólido (relação), 668f-669f
   deiscência, 1288
   leito, inspeção, 903
   manejo, 1284
   rebordo, suporte dérmico profundo, 630f-634f
   supuração, 627
   tecido de granulação, presença, 1248
Ferimento por bala de arma de fogo de alta energia,
   725f
Ferrara, Gabriel, 137
FHH. Ver Hipercalcemia hipocalciúrica familiar
FHL. Ver Flexor longo do hálux
Fibras motoras, origem, 52
Fibras parassimpáticas pré-ganglionares, 33-34
Fibrose recorrente, 1331-1332
Fíbula
   avaliação pré-operatória, 1198
   colheita, comprimento, 1205
   colheita osteocutânea da fíbula, 1199-1204
   complicações intraoperatórias, prevenção/manejo
      e tratamento, 1206-1207
   considerações pós-operatórias, 1207-1208
   descrição, 221
   discrepância de altura, superando, 228
   distração osteogênica, 222
   fixação, 1199f-1205f
   ilustração, 1199f-1205f
   largura, adequação, 1205-1206
   locais doadores, utilização, 221
   músculo fibular longo/curto, dissecção, 1199f-1205f
   procedimento, história, 1197-1198
   reconstrução de côndilo, 1205
   reconstrução maxilar, 1206
   síndrome de compartimento, raridade, 1208
   suspensão, sutura de nylon (utilização), 1206f
   técnica, alternativa, 1205-1206
   utilização, indicações, 1198
Filmes oclusais, deslocamento do tubo horizontal,
   107
Filtro
   coluna, 617f-625f
   problemas, 621-622
Fio K
   colocação, 396f-403f
   shish kebab, 715
   técnica, radiografia, 716f
Fios circum-mandibulares
   impacto, 715
   radiografia, 715f
Fissura oblíqua inferior lateral, gancho de nervo, 531f
Fissura orbital inferior, serras (utilização), 476f-482f
Fissura orbital superior (SOF), 13-14
   anel de Zinn, impacto, 14f
   síndrome, 1071
Fissura petrotimpânica, marco, 1354f-1362f
Fístula arteriovenosa (AV), desenvolvimento, 1318
Fístula AV. Ver Fístula arteriovenosa
Fístula branquial, 950
Fístula faringocutânea (PCF), 1132
   evasão, 1132
   formação, 1120
   manejo, 1132
Fístula oroantral, fechamento de duas camadas, 1148f
Fístula oronasal
   fístula oronasal do palato duro, fechamento,
      617f-625f
   ocorrência, 622
Fístula oronasal da linha média, fechamento em duas
   camadas, 1150f
Fístula oronasal (ONF), presença, 553
Fístula oronasal, persistência, 126
Fístula traqueoesofágica, criação, 1020
Fístulas cutâneas bucais, 1047
Fístulas cutâneo-faríngeas, 1047
Fístulas oronasais, 622
Fita nasal, utilização, 754
Fixação com placa única, 694
Fixação composta, considerações técnicas, 677
Fixação conchomastoidea, 1427
Fixação de duas placas, 694
Fixação de placa padrão, 667-670

1460 Índice

abordagem, 667
construção com placa/parafuso, 669
função no pós-operatório, 670
garantia de qualidade, 670
imobilização, 667
redução, 668
Fixação de placa, seleção, 683
Fixação do disco, 1316
Fixação esquelética, 494
  aplicação, 494
Fixação interdental, 985f-998f
Fixação intermaxilar (IMF), 688, 1346
  alça de Ivy, colocação, 642f
  colocação no paciente, 1336
  desempenho, 302
  indicação, 638
  liberação, 1336
  parafusos, 642
    parafusos de ancoragem em osso, utilização, 642
    utilização, 643f, 1199f-1205f
  utilização, 832
Fixação interna
  fraturas do assoalho orbital, 810
  fraturas Le Fort, 802
  fraturas maxilares, 811
  fraturas naso-órbito-etmoidais (NOE), 813
  IVRO, 314
    dificuldade, 310
Fixação interna rígida
  abordagem coronal, 744f-748f
  complicações intraoperatórias, prevenção/manejo e tratamento, 748-749
  considerações pós-operatórias, 749
  córnea, proteção, 749
  exame clínico/imagem, 745
  fixação interna, 747
  fratura
    fixação, 701
    redução, 701
  limitações/contraindicações, 743
  oclusão, restabelecimento, 746
  planejamento do tratamento, 745
  procedimento, história, 742-743
  técnica, 743-747
  terço médio da face/terço superior da face, 743-747
  zonas de resistência, 744f-748f
  utilização, indicações, 743
Fixação maxilomandibular, 317
Fixação maxilomandibular (MMF), 733
  alças de Ivy, 641
  aplicação, 727f-730f
  arco de Erich, aplicação, 639-640
  complicações intraoperatórias, prevenção/manejo e tratamento, 644
  considerações pós-operatórias, 644
  contraindicação, 314
  curativo de Barton, 638f
  estabelecimento, 312, 731-732
  fixação intermaxilar com parafusos (IMF), 642
  lesões Le Fort, 802
  limitações/contraindicações, 639
  necessidade, 320
  ortopantograma pós-redução, 640f-641f
  poosição, 312, 507f-523f, 671
    tolerância, 802
  posicionamento do paciente, 322
    utilização, indicações, 638
  procedimento, história, 638
  requisito, ausência, 838
  suplementação, 688
  técnica, 639-640
    alternativas, 641-642
    tolerância, ausência, 736
  utilização, 320
Fixação monomandibular, 715
Fixação na concha auricular, 1431
Fixação palatina do parafuso, vista sagital, 161f-163f
Fixação rígida
  cicatrização óssea primária, ocorrência, 665f
  classificações, 665-666
  compartilhamento de carga, 665
  consolidação da fratura, princípios, 664
  definição, 663-664
  diâmetro da broca, 663f
  materiais, 664
  modelamento da placa, 671f

osteossíntese, zonas, 664
parafusos, utilização, 662
princípios biomecânicos, 663-664
profundidade do parafuso, 664
suporte de carga, 665
travamento/sem travamento, 666
Fixador externo, 731-732
  aparelho, colocação (representação gráfica), 732f
  fixação esquelética com pino, 715
Fixador externo bifásico de Joe Hall Morris (JHM), 731
Flexor longo do hálux (FHL), 1199f-1205f
Flexor superficial dos dedos, identificação do pedículo vascular ulnar, 1192f
Flexor ulnar do carpo, identificação do pedículo vascular ulnar, 1192f
Fluência biológica, 982
Fluência mecânica, 982
Fomon, Samuel, 1417
Fontanelas, 1, 74-76
Footplate, apoio, 31-32
Forame espinhoso, 4-5
Forame magno
  meningioma, 540
  subluxação do odontoide, 535f-538f
Forame mental
  exposição, 682f-684f
  identificação, 682
  posição superior, 118
Forame oculomotor, 13-14
Forame oval, 4-5
Forame redondo, 4-5
Foramina
  estruturas, 9t
  impacto, 7-8
  localização, 13
    conhecimento, 43
  pares, 4-5
Fórceps curvo em colher, 1001f
Fórceps de Adson, utilização, 765
Fórceps de extração mandibular, 85f-86f
Fórceps de extração mandibular de Ash, 87f-91f
Fórceps de fixação de Green, utilização, 1404
Fórceps de Green, utilização, 1409f-1411f
Fórceps de Kelly, posicionamento, 156f-160f
Fórceps de Rowe
  posicionamento, 611f-612f
  utilização, 799f-803f
Fórceps de Walsham, utilização, 752f-754f
Fórceps laríngeo de Jackson, 1001f
Fórceps mandibulares, 84
Fórceps Manhattan, utilização, 765
Fórceps maxilar, 84
Fórceps maxilares de extração retos, 85f-86f
Fórceps maxilar reto, 84
Fórceps universal maxilar, 84
Forma da face, manutenção, 42
Forma gengival, melhora, 168f
Fórnix superolateral, canais lacrimais (esvaziamento), 16
Fossa
  componente, localização/estabilização, 1374f
  encaixe, 1337f
  localização, 1346
  punção portal, 1311, 1312f-1314f
    lise/lavagem, utilização, 1315
Fossa cervical profunda, camada superficial (elevação), 691f-693f
Fossa craniana anterior, 5f
  componentes, 2
  Gelfoam®/cola de fibrina (utilização), 507f-523f
Fossa craniana média, 5f
  aberturas emparelhadas, 4
  forames, pares, 4-5
  formação, 2-4
Fossa craniana posterior, 6f
Fossa glenoide
  perfuração, 1318
  transporte ósseo, 351f-353f
Fossa hipofisária, 2-4
Fossa retromolar
  impacto, 1193
  ressecção, 1053f-1054f
Fossa tonsilar, impacto, 1193
FPD provisório, utilização, 243
Fragmentos de ossos fraturados, redução/estabilização, 665f
Fragmentos ósseos, remoção, 727f-730f

Fratura
  cicatrização, princípios, 664
  cominuição, 818-820
  enxerto posterior de crista ilíaca (PICBG), 1274
  exposição, 738, 800
  exposição direta, 746
  fixação, 683, 738
  margens, tecido periorbitais (elevação), 783
  placas, 701
  redução, 682, 701, 738
    abordagem retromandibular, 711
  redução aberta, 746
  reparo, 780
  simplificação, 729
  sítio
    avaliação, 729
    exposição, 691f-693f
Fratura bilateral do corpo em alça de balde, radiografia, 717f
Fratura com aparência de alça de balde, 716
Fratura cominutiva mandibular, exposição, 832f-835f
Fratura de côndilo
  classificação anatômica da fratura, 707f
  fixação rígida, aplicação, 709f. Ver Intraoperatório
  radiografia coronal simples, 708f
Fratura de mandíbula aberta, risco de infecção, 699
Fratura do ângulo esquerdo (deslocamento), radiografia panorâmica (Panorex)/radiografias oblíquas (utilização), 700f, 702f
Fratura do assoalho orbital posterior, TC coronal pré-operatória, 777f-781f
Fratura do fragmento proximal, 330
Fratura do ramo
  abordagem intraoral
    técnica de Champy, 699-701
    técnica de fixação da placa do rebordo superior/inferior, 701
  abordagem submandibular/transcervical (Risdon), 703
  complicações intraoperatórias, prevenção/manejo e tratamento, 704
  considerações pós-operatórias, 704
  limitações/contraindicações, 699
  procedimento, história, 696
  redução fechada, 703
  técnica, 699-701
    alternativa, 701, 703
  utilização, indicações, 696-699
Fratura do segmento distal, 330
  manejo, 330
Fratura horizontalmente desfavorável, 698f
Fratura horizontalmente favorável, 698f
Fratura inferior (*down-fracture*)
  avanço maxilar nível Le Fort I, técnica, 406-407
  dificuldades mecânicas, 368
  fenda labial/palatina unilateral, 604
  osteotomia Le Fort I, 387
  resistência, 393
Fratura *Trap door*, tomografia computadorizada coronal, 809f-810f
Fratura Le Fort I, 640f-641f
Fratura Le Fort I (mobilização), fórceps de desimpacção de Rowe (utilização), 799f-803f
Fratura naso-orbitoetmoidal (NOE), 16
Fratura naso-órbito-etmoidal (NOE), 751, 834
  abordagem de cima para baixo, 835
  borda orbital medial, redução/fixação, 790
  classificação, 787f
  complicações intraoperatórias, prevenção/manejo e tratamento, 794
  considerações pós-operatórias, 795
  dorso nasal, reconstrução, 792
  elevação/redução, 812
  enxerto ósseo, reconstrução, 792
  exemplos tipo III/III, 789f-793f
  exposição, 788
  exposição maxilar vestibular/coronal, 789f-793f
  fechamento da ferida, 814
  fixação interna, 813
    imagens axiais de TC, 812f-814f
  fixação, suspensão cantal por âncora (utilização), 788-793
  fixação tipo I/II, exemplos, 789f-793f
  fraturas
    exposição, 800
    redução, 800

Fratura naso-órbito-etmoidal (NOE) *(Cont.)*
   fraturas faciais superiores (visualização), elevação do retalho coronal (utilização), 836f-838f
   incisão/dissecção, 812
   incisão horizontal através carúncula, 789f-793f
   limitações/contraindicações, 786
   manejo, 812
   necessidade de tecido mole, manejo, 793
   ossos para ancoragem cantal, identificação, 788
   procedimento, história, 786
   reconstrução material, fixação, 790
   redução aberta, 813
      imagens por TC axial, 812f-814f
   septo nasal, redução, 792
   técnica, 812-814
   Tendão cantal medial (TCM), ressuspensão, 791
   tratamento, contraindicações, 786
   utilização, indicações, 786
   visualização, necessidades, 793
Fratura orbitária interna, acesso, 777f-781f
Fraturas alveolares do segmento maxilar posterior, redução/fixação de barra, 678f
Fraturas cominutivas da parede alveolar, manejo, 678f
Fraturas cominutivas mandibulares, 731-732
   abordagem submental, representação gráfica, 727f-730f
   abordagem transcervical, representação gráfica, 727f-730f
   acesso cirúrgico, 727
   adaptação da placa de reconstrução com carga suportada, 727f-730f
   aplicação, 729
   anestesia geral, 726
   barras, aplicação, 726
   complicações intraoperatórias, prevenção/manejo e tratamento, 733
   complicações pós-operatórias, 733-734
   enxerto ósseo, avaliação, 731
   erros intraoperatórios, 733q
   fechamento, 731-732
   fixação maxilomandibular, 733
      aplicação, 727f-730f
   intubação, 726
   limitações/contraindicações, 726
   local da fratura, avaliação, 729
   oclusão, avaliação, 731
   oclusão funcional, estabelecimento, 726
   procedimento, história, 724
   representação gráfica, 727f-730f
   segmento ósseo cominutivo, parafuso cirúrgico (colocação), 727f-730f
   segmentos livres flutuantes, representação gráfica, 727f-730f
   simplificação da fratura, 729
   técnica, 726-731
      alternativa, 731-733
   tratamento cirúrgico, 726-731
   utilização, indicações, 724
Fraturas condilares bilaterais, imagens radiográficas, 836f-838f
Fraturas condilares intracapsulares, 639
Fraturas da mandíbula condilares e subcondilares, 740
Fraturas da mandíbula edêntula atrófica
   abordagem conservadora, tratamento (ausência), 716
   aparelho bifásico de Joe Hall Morris, 715f
   colocação do implante, 721f
   complicações intraoperatórias, prevenção/manejo e tratamento, 722
   complicações pós-operatórias, 722
   diagnóstico, 716
   edema pós-operatório, BMP-2 (associação), 722f
   enxerto autógeno, 718f-720f
   enxerto de costela dividido, 715-716
   enxerto ósseo, 721f
   esplintagem, 714
   fechamento, 720
   fio K, 715
   fixação monomandibular, 715
   fixação rígida, 719
   fixador externo, fixação de pino esquelético, 715
   imobilização, 719
   incisão, 718
      marcação, 718
   limitações/contraindicações, 716-718

Fraturas da mandíbula edêntula atrófica *(Cont.)*
   malha, 716
   mandíbula
      enxerto, 720
      exposição, 718f-720f
   manejo, história, 714-716
   mobilização/redução, 719
   placa de reconstrução locking (LRP), 719
      posicionamento, 718f-720f
   proteína morfogenética óssea 2 (BMP-2), associação, 722f
   prótese preexistente, fios circum-mandibulares (impacto), 715
   redução aberta com fio de aço, 716
   redução aberta, fixação interna (ORIF), 721f
   técnica, 718-720
      alternativas, 721
   técnica de fixação da borda inferior, 721f
   utilização, indicações, 716
Fraturas da órbita
   cantotomia lateral de emergência, 783
   cantotomia lateral orbital, 781-782
   colocação do implante, 783
   complicações intraoperatórias, prevenção/manejo e tratamento, 784
   considerações pós-operatórias, 784-785
   envolvimento borda infraorbital, 781
   extensão transcaruncular, 781-782
   fraturas isoladas das paredes orbitais, 777-781
   incisão de pele, localização, 777f-781f
   limitações/contraindicações, 774
   movimento dos olhos, restrição, 776f
   movimento, restrição (ausência), 777f-781f
   ossos, representação anatômica, 775f
   osteotomia da fossa canina, 782f
   procedimento, história, 773
   representação, 809
   tecido periorbital, elevação, 783
   técnicas, 777-783
      alternativas, 781-783
   utilização, indicações, 773-774
Fraturas da parede antral da maxila, manejo, 678f
Fraturas da parede orbital
   endoscópio, colocação, 782
   fragmentos de ossos, remoção, 783
   incisão/dissecção, 782
   membrana sinusal, remoção, 783
   osteotomia da parede sinusal anterior da maxila, 782
   preparo do paciente, 782
   reparo endoscópico transantral, 782-783
   teste de pulso, 783
Fraturas da parede orbital, isolamento, 777-781
   fratura
      fixação, 701
      redução, 701
   herniação do tecido periorbital, reposicionamento, 780
   incisão/dissecção, 777
   irrigação/fechamento, 781
   preparo do paciente/posicionamento, 777
Fraturas dentoalveolares (manejo), técnica de contenção com resina composta e ataque ácido (utilização), 677f
Fraturas dentoalveolares, redução fechada, 676-677
   classificação de Ellis, 674f
   considerações especiais, 677
   considerações técnicas da esplintagem com resina composta, 677
   esplintagem, 677
   preparo, 676
   redução aberta, 677
   redução manual, 676
Fraturas de terço médio
   tomografia computadorizada tridimensional, 797f-798f
   tratamento cirúrgico, 796-797
Fraturas de zigoma
   abordagem de blefaroplastia superior, 770
   abordagem maxilar vestibular, 765-770
      eletrocautério com ponta de agulha, utilização, 766
   abordagem por cantotomia lateral, 765-770
   abordem transconjuntival, 765-770
   anestesia local, 766
   complicações intraoperatórias, prevenção/manejo e tratamento, 772

   considerações pós-operatórias, 772
   exposição, 766
   fechamento, 770
   fixação, 769
   indicações estéticas, 765
   indicações funcionais, 764-765
   intubação, 765
   limitações/contraindicações, 765
   nervo infraorbitário, proteção, 766
   preparo, aposição de campos cirúrgicos, 766
   procedimento, história, 764
   reconstrução do assoalho da órbita, 770
   redução, 768
      parafuso de Carol-Gerard, utilização, 765f-769f
   retratores de Desmarres, utilização, 766
   sutura por congelamento, 772f
   técnica, 765-770
      alternativa, 770
   teste de adução forçada, 765, 765f-769f
   utilização, indicações, 764-765
Fraturas do ângulo bilateral, 691f-693f
Fraturas do ângulo, ocorrência de, 697-699
Fraturas do assoalho da órbita, 11
   elevação/redução, 810
   fechamento, 810
   fixação interna, 810
   incisão/dissecção, 809
   redução aberta, 810
   técnica, 809-810
Fraturas do complexo zigomaticomaxilar (ZMC), 808
   abertura/redução, 808
   abordagem transconjuntival/blefaroplastia superior, 831
   elevação/redução, 808
   fechamento, 808
   fixação interna, 808
   incisão/dissecção, 808
   redução aberta, 808
Fraturas do côndilo da mandíbula
   abordagem intraoral, 712
   abordagem pré-auricular, 711
   abordagem retromandibular (retroparotídea), 711
   abordagem retromandibular (transparótida), 710-711
   abordagem submandibular, 711-712
   cabeça do côndilo da mandíbula, deslocamento da fratura (TC sagital), 707f
   classificação de Lindahl, 706f
   complicações intraoperatórias, prevenção/manejo e tratamento, 712
   côndilo mandíbular direito
      fratura, fixação (radiografia panorâmica (Panorex), 708f
      fratura intracapsular, TC coronal, 708f
   considerações pós-operatórias, 712-713
   fratura do côndilo da mandíbula, radiografia coronal simples, 708f
   limitações/contradições, 709
   procedimento, história, 705-706
   técnica, 710-711
      alternativas, 711-712
   técnicas endoscópicas, 712
      abordagem extraoral, 712
      abordagem intraoral, 712
   utilização, indicações, 706
Fraturas do corpo da mandíbula, 689
   abordagem extraoral, 691-693
   arco e fio de Risdon, 690f
   complicações intraoperatórias, prevenção/manejo e tratamento, 695
   considerações pós-operatórias, 695
   dissecção, 692
   elevação do retalho, 691
   exposição/redução/fixação fratura, 693
   fechamento, 693
   fixação de duas placas, 694
   fixação de uma placa, 694
   incisão, 691
   mandíbula, exposição, 692
   placa de reconstrução, 695
   placas de travamento, placas sem travamento (diferenças), 689
   procedimento, história, 688-689
   técnica alternativa, 694-695
   tratamento, princípios, 689
Fraturas do corpo, ocorrência, 689
Fraturas do seio frontal

1462 Índice

Fraturas do corpo da mandíbula *(Cont.)*
  abordagens endoscópicas, 826
  algoritmo de tratamento, 820f
  aparência clínica, projeção/assimetria (perda), 744f-748f
  avaliação/diagnóstico, 818
  complicações intraoperatórias, prevenção/manejo e tratamento, 826
  couro cabeludo, fechamento, 823
  cranialização, 823
  critérios diagnósticos na TC, 819f
  incisão, 821
  intubação, 821
  lesões concomitantes, 818t
  limitações/contraindicações, 818-820
  obliteração, 823-825
  observação não cirúrgica, 826
  procedimento, história, 816
  reconstrução da tábua anterior, 821
  redução aberta, 744f-748f
  reparo, algoritmo, 820f
  taxas de complicação, modalidade de tratamento (tipo), 827t
  técnica, 821-823
  utilização, indicações, 816-818
Fratura segmentar do corpo da mandíbula, fixação, 694f
Fraturas do ZMC concomitantes, 831
Fraturas em edêntulos, 642
Fraturas faciais, complexidade, 830
Fraturas faciais superiores (visualização), elevação do retalho coronal (utilização), 836f-838f
Fraturas inferiores do terço médio da face, exposição, 832f-835f
Fraturas Le Fort
  abordagens cirúrgicas, 803
  componente palatino, 799f-803f
  fraturas Le Fort puras, 797
  impactação anterior, 799f-803f
  lesão na coluna cervical, associação, 798
  placas pterigóideas bilaterais, 797f-798f
Fraturas Le Fort
  abordagens cirúrgicas, 803
  componente palatino, 799f-803f
  fraturas Le Fort puras, 797
  impactação anterior, 799f-803f
  lesão na coluna cervical, associação, 798
  placas pterigoides bilaterais, 797f-798f
Fraturas mandibulares
  placa (fixação), parafusos bicorticais (utilização), 682f-684f
  redução/fixação, 832f-835f
  tratamento, 680, 696
Fraturas mandibulares anteriores
  complicações intraoperatórias, prevenção/manejo, 686
  considerações pós-operatórias, 686
  fixação de parafuso transcortical, 685
  limitações/contraindicações, 681
  procedimento, história, 680
  redução aberta, fixação interna (utilização), 681-684
    fechamento da ferida, 684
    fixação da fratura, 683
    fixação maxilomandibular, 681
    forame/nervo mental, identificação, 682
    incisão, 681
    intubação, 681
    preparo oral, 681
    redução da fratura, 682
  técnicas para, 681-684
    alternativas, 685
  tratamento fechado de, indicações, 680-681
  utilização, indicações, 680-681
Fraturas mandibulares pediátricas
  arcos, colocação, 737
    ausência, 736f-737f
  complicações intraoperatórias, prevenção/manejo e tratamento, 741
  côndilo mandibular/fraturas subcondilares, tratamento, 740
  considerações pós-operatórias, 741
  exames clínicos/radiográficos, 735
  fechamento, 738
  fixação maxilomandibular, 738
  fratura
    fixação, 701
    redução, 701

Fraturas mandibulares pediátricas *(Cont.)*
  imagem pós-operatória, 738
  impressões dentárias, 736f-737f
  intubação nasotraqueal, diagrama esquemático, 736f-737f
  limitações/contraindicações, 735-736
  procedimento, história, 735
  redução, 736
  redução aberta, fixação interna, 738
  redução anatômica, 738
  redução fechada, fixação maxilomandibular, 736-738
  técnicas, 736-738
    alternativas, 738, 740
  utilização, indicações, 735
Fraturas maxilares
  acesso/visualização, 836f-838f
  conversão, 799f-803f
  elevação/redução, 811
  fechamento da ferida, 812
  fixação interna, 811
  incisão/dissecção, 811
  ocorrência, 796
  padrões, classificação Le Fort, 797f
  redução aberta, 811
  técnica, 811-812
Fraturas maxilofaciais concomitantes, 817f
Fraturas nasais
  anestesia, 752
  cartilagem do septo, remoção/remodelação, 757f-758f
  colapso do septo, 762
  complicações intraoperatórias, prevenção/manejo e tratamento, 761-762
  considerações pós-operatórias, 762
  elevação óssea nasal, 753
  esqueleto cartilaginoso (exposição), incisão divisão columelar (utilização), 756f
  fita nasal, splint externo, 754
  Fórceps Walsham, utilização, 752f-754f
  hematoma septal, 761
  incisão/acesso interno, 755
  intubação submental, 755
  limitações/contraindicações, 751
  manejo, 752
  manipulação manual, 752
  osteotomia lateral multiplano, 759
  perfuração septal, 761-762
  procedimento, história, 751
  redução a fórceps, 753
  redução, elevador nasal (de inserção), 752f-754f
  redução nasal (suporte/proteção), esplintagem nasal externa (utilização), 752f-754f
  rinoplastia tardia, 756-759
  sangramento, excesso, 761
  segmentos cartilaginosos, desalojamento, 762
  segmentos ósseos, desalojamento, 762
  septoplastia, 755
  septoplastia extracorpórea, 759
  técnicas, 752-754
    alternativas, 755-759
  tratamento, ausência (vista frontal do paciente), 757f-758f
  utilização, indicações, 751
  vista frontal pré-operatória, 757f-758f
Fraturas naso-orbitoetmoidais (NOE), 648f
Fraturas palatinas
  barra segmentada, necessidade, 799f-803f
  redução, 802
Fraturas panfaciais, 751
  abordagem de baixo para cima, 831-832
  abordagem de baixo para cima, de fora para dentro, 831-832
  abordagem de cima para baixo, 835
  abordagens cirúrgicas, 831-838
  considerações pós-operatórias, 838
  definição, 829
  fratura do arco zigomático, 832f-835f
  fratura do zigoma, relacionamento, 769
  fratura mandibular, redução/fixação, 832f-835f
  incisão coronal de espessura total, 836
  incisões transconjuntivais, 832f-835f
  intraoperatório, prevenção/manejo e tratamento, 838
  lacerações/fraturas faciais, 832f-835f
  procedimento, história, 829
  redução/fixação, demonstração por TC pós-operatória, 836f-838f
  sequência, 831

Fraturas panfaciais *(Cont.)*
  tratamento, desafio, 831
  utilização, indicações, 830
Fratura tipo *Trap door*, 809
Fratura tipo I, deslocamento, 788
Fratura tipo II, exposição coronal, 788
Fratura vertical desfavorável, 697f
Fratura vertical favorável, 697f
Fratura zigomaticoesfenoidal, visualização, 836f-838f
Freeman, Ralph (câncer de língua), 1037
Freud, Sigmund, 1
Frontal (inervação), arco zigomático (utilização), 40
FTSG. *Ver* Enxerto de pele de espessura total
Função da válvula interna, enxerto de cartilagem, 593f-596f
Furos monocorticais, perfuração, 668f-669f
Fx profundo, adição, 1435-1436

G

Gálea (reparo), suturas Vicryl (utilização), 439f-449f
Galen, 19
Galen, Claudius, 1402
Gancho de Gilles, utilização, 744f-748f
Ganchos duplos de pele, posicionamento, 1301, 1303
Gânglio pterigopalatino, fibras parassimpáticas pós-ganglionares (relação), 16
Gânglio submandibular, 54
  adenomas pleomórficos, tipos, 899-900
  liberação, 903
Garfo de mordida, 264f-269f
Garfo de mordida, utilização, 327
Garretson, James Edmund, 1022
Gase para neurocirurgia (Peanut Sponge), utilização, 889f-891f
Gelfoam®
  aplicação, 507f-523f
  posicionamento, 451
Gene da anquilose (ANK), 1352-1353
Gengiva
  descoloração, 251f
  inserida, disponibilidade, 107
  natureza eritematosa, 845f
Gengiva/alvéolo/palato maxilar, 1027-1029
  avaliação da margem intraoperatória, 1028
  incisão da mucosa, 1028
  marcação, 1027
  osteotomia, 1028
  reconstrução, 1028-1029
  ressecção circunferencial, 1028
  retalho do coxim gorduroso, 1029
  retalho miomucoso da artéria facial (FAMM), 1029
  retalho palatino de transposição, 1029
Gengiva/alvéolo/trígono retromolar da madíbula, 1025-1026
  avaliação da margem intraoperatória, 1026
  incisão da mucosa, 1025
  marcação, 1025
  osteotomia, 1025
  reconstrução, 1026
  ressecção circunferencial de tecido mole, 1025
Gengiva ceratinizada, incisão na crista, 118
Gengiva inserida, disponibilidade, 107
Gengiva vestibular, envolvimento tumoral, 1053
Gengivectomia, 111
  utilização, 107
Gengivoperiosteoplastia, 569
Glândulas lacrimais, 16
Genioplastia de redução, osteotomia sagital (combinação), 306
Giroscópio digital, 264f-269f
  exemplo, 264f-269f
Glândula paratireoide superior, dissecção, 924f-930f
Glândula parótida, 50-53
  anatomia, 50-51
  anatomia neural, 52
  dissecção, 710
  drenagem linfática, 53
  drenagem venosa, 52-53
  ducto de Stensen, 51-52
  fáscia, 51
  inervação do nervo autônomo, 52-53
  perfil e ilustração, 51f
  porção do lobo profundo, localização, 50-51
  ramificação do nervo facial, relação íntima, 53f
  suprimento arterial, 52

Índice **1463**

Glândula parótida *(Cont.)*
 adenocarcinoma, 1072f
Glândulas nasolacrimais (NL), 16
Glândulas palatinas superiores, inervação, 55
Glândulas paratireoides ectópicas, localizações anatômicas, 936f-940f
Glândulas salivares, 78
 cabeça, ilustração em perfil, 51f
 considerações anatômicas, 50
Glândulas salivares maiores, 50
 excisão cirúrgica, 896
 suprimento parassimpático, ilustração, 53f
Glândulas salivares menores, 55
Glândulas sublinguais, 54-55
 abordagem lateral, 891
 anatomia, 54-55
 anatomia neural, 55
 cortes histológicos, 884f
 dissecção medial, 889f-891f
 drenagem, 45
 drenagem linfática, 55
 drenagem venosa, 55
 língua, remoção, 886f
 remoção, 886f-887f
 suprimento arterial, 55
Glândula submandibular, 53-54
 anatomia, 53-54
 anatomia neural, 54
 dissecção, 1085f-1095f
 drenagem, 54
 drenagem linfática, 54
 ducto de Wharton, 54
 excisão endoscópica, 909
 excisão transoral, 908
 fáscia, 54
 ilustração em perfil, 55f
 mobilização/retração inferior, 1085f-1095f
 remoção da língua, 886f
 sialadenite, 897
 sialolitíase, 897-899
 suprimento arterial, 54
 trauma, 900
 trauma penetrante, 900
 tumor benigno, 899-900
 tumores, 899
Glândula submandibular direita, sialolitos, 899f
Glândula submandibular esquerda
 adenoma pleomórfico, 900f
 alargamento, 907f
 endurecimento, 902f-904f
 tumor, 908f
Glândula submandibular, visualização, 691f-693f
Glândula tireoide, 77
 divisão, 1016
 istmo
  lifting, 1014f-1018f
  manejo, 1016
GlideScope, utilização, 1001f
Glossectomia. *Ver* Língua
 acesso à base da língua
  faringotomia lateral, utilização, 1046
  faringotomia supra-hióidea, utilização, 1044
 apneia obstrutiva do sono, 1038
 complicações intraoperatórias, prevenção/manejo e tratamento, 1046
 considerações pós-operatórias, 1046-1047
 displasia/doença maligna da língua, 1037-1038
 fístulas cutâneas orais/faríngeas, 1047
 glossectomia total, faringotomia supra-hióidea (abordagem da mandibulotomia da linha média), 1045f
 lesão do nervo, 1046-1047
 limitações/contraindicações, 1038
 macroglossia, 1038
 nutrição, 1046-1047
 problemas nas vias aéreas, 1047
 procedimento, história, 1037
 reabilitação vocal, 1047
 tumefação/edema pós-operatório, 1046
 utilização, indicações, 1037-1038
Glossectomia parcial, 1038-1043
Glossectomia total
 defeitos, 1222
 faringotomia supra-hióidea, abordagem de mandibulotomia na linha média, 1045f
Glotiscópio, utilização, 1000

Godlee, Rickman, 120
Goldman, Irving, 1417
Gonsol, Joseph, 870
Gordura orbital intraconal, 16-17
 incisão/dissecção subperiosteal, 310
Gordura orbitária extraconal, 16-17
Gore-Tex, utilização, 282
Grampo de Kocher, colocação, 325, 325f-327f
Grampos ósseos, utilização, 718f-720f
Gregg, John, 137
Gross, Samuel, 922
Grupo de linfonodos
 jugular inferior, 1083q
 jugular médio, 1083q
 jugular superior, 1081q
 mediastinal superior, 1083q
 pré-cricoide (Delphian), 1083q
 pré-laríngeo (Delphian), 1083q
 pré-traqueal/paratraqueal, 1083q
 submentual/submandibular, 1081q
 triângulo posterior, 1083q
Grupo de Zellballen, 960
Grupos de células etmoidais anteriores, infundíbulo frontal (relação), 25
Grupos de linfonodos do mediastino superior, 1083q
Grupos de linfonodos jugulares mediais, 1083q
Grupos de linfonodos jugulares superiores, 1081q
Grupos de linfonodos paratraqueais, 1083q
Grupos de linfonodos pré-cricóideos (Delphian), 1083q
Grupos de linfonodos pré-laríngeos (Delphian), 1083q
Grupos de linfonodos pré-traqueais, 1083q
Grupos de linfonodos submandibulares, 1081q
Grupos de linfonodos submentuais, 1081q
Guia gerada por computador, colocação, 173f-179f
Guias cirúrgicas intermediária e final, utilização, 430
Guias de corte, utilização, 879f-881f
Guias oclusais para cirurgia ortognática, utilização, 1354f-1362f
Gunning splints, 714, 715f, 724
Gunter, Jack, 1417
Guta-percha, remoção, 132f-133f

H
Heister, Lorenz, 1134
Hélice proeminente, otoplastia com sutura da cartilagem, 1432
 anestesia, 1432
 curativo, 1432
 incisão/classificação, 1432
 planejamento, 1432
Hellsing, Gustaf, 1310
Hemartrose, problema intraoperatório, 1318
Hematoma, 1132
 enxerto posterior de crista ilíaca (PICBG), 1274
 facelift, 1399
 formação/infecção, 1433
Hematoma de septo, 761
Hematoma pós-operatório, possibilidade, 323
Hemostase, 111
 clips de Raney, colocação, 507f-523f
 enxerto de osso craniano de espessura parcial, 1296
 importância, 134f
 obtenção, 744f-748f
 realização, 1256
 utilização, 631
Hemostático, utilização, 156f-160f, 783, 1113
Hérnia incisional pós-operatória, risco, 1236
HFM. *Ver* Microssomia hemifacial
Hiato diafragmático, 1009f-1010f
Hiato semilunar, 19-20
Hidrodissecção tumescente, 1386f-1396f
Hidroxiapatita, utilização, 282
Hioide
 corno maior, exposição, 1108f-1117f
 exposição, 1108
Hiperalgesia, 139
Hipercalcemia hipocalciúrica familiar (FHH), 935
Hiperparatireoidismo, cirurgia da glândula paratireoide
 avaliação intraoperatória do PTH, 938
 coloração com hematoxilina eosina, 934f

complicações intraoperatórias, prevenção/manejo e tratamento, 942
 considerações pós-operatórias, 942-943
 intervenção cirúrgica, 933-934
 limitações/contraindicações, 935
 localização pré-operatória da paratireoide, 934
 procedimento, história, 933-934
 técnica alternativa/modificada, 940-941
 utilização, indicações, 934-935
Hiperparatireoidismo primário, 933
Hiperparatireoidismo terciário, 933
Hiperparatireoidismo secundário, 933
Hiperpatia, 139
Hiperpigmentação pós-inflamatória (PIH), 1444f
Hiperplasia do côndilo (CH), 1364-1365
 tipo 1, 1364-1365
 tipo 2, 1365
 tipo 3, 1365
Hiperplasia hemifacial, utilização, 290
Hipertelorismo
 correção, cirurgia (utilização), 487-488
 hipertelorismo orbital, 489f-490f
Hipertelorismo orbital (OHT), 489f
 correção, 488
 distância, aumento, 487
 presença/ausência, 474
Hipocalcemia, 1132
 prevenção, 1132
 sintomas, 1132
Hipócrates, 1012
Hipoestesia, 139
Hipofaringe
 carcinoma de células escamosas, 1003
 exposição, 1126f-1129f
Hipoplasia maxilar
 diagnóstico, 373
 fenda Le Fort, 602
 ocorrência, 622
 presença, 408f-411f, 590
Hipoplasia maxilar anterior, 360
Hipoplasia nasomaxilar, fissura Le Fort, 602
Hipótese da matriz funcional (Moss), 2
Hipotireoidismo, 1133
 hipotireoidismo congênito, 1038
 hipotireoidismo pós-terapêutico progressivo, 1120
Hipotireoidismo congênito, 1038
Hipotireoidismo progressivo pós-terapêutico, 1120
HNSCC. *Ver* Carcinoma de células escamosas de cabeça e pescoço
Holds, John, 1402
Holmlund, Anders, 1310
HydroSet, utilização, 295f

I
Identificação da artéria facial, Doppler (utilização), 1029
Ikeda, Shigeto, 1002
Ílio anterior
 bloqueio corticomedular, 1261
 remoção, contraindicações, 1263
 utilização, 1263
Imagem anteroposterior intraoperatória do crânio, utilização, 1337
Imagem corada com hematoxilina/eosina, 934f
Imagem de TC, 270
 modelo de imagem/do paciente, 270
Imbricação do disco, 1325-1326
Imbricação meniscocondilar (discopexia), 1325
IMF. *Ver* Fixação intermaxilar
Impacção labial, técnica fechada, 110
Impactação do canino superior, 105
 complicações intraoperatórias, prevenção/manejo e tratamento, 111-112
 considerações pós-operatórias, 112
 exposição cirúrgica, 108-110
 retalho fechado, impactação palatal, 111
 sinais, 105
 técnica do retalho posicionado apicalmente (APF), 108-110
 técnica fechada, impactação labial, 110
 técnicas alternativas, 110-111
Implante
 angulação posterior, 182f
 cor metálica, transiluminação, 253f-260f
 equipe, necessidades de tratamento/planejamento, 178
 espalhamento, 180

1464 Índice

Impactação do canino superior *(Cont.)*
  falha, ausência, 171
  inserção, 195f-196f
  local, exposição/fechamento, 170f
  moldagens, 181
  peri-implantite, impacto, 234f
  prótese, utilização, 168f
  restaurações, utilização, 242
Implante de aumento aloplástico, 291-292
  enxerto de hidroxiapatita particulado, posicionamento, 295f
  HydroSet, utilização, 295f
  osteotomia de encurtamento, 293f
  radiografia panorâmica pós-operatória, 293f-294f
  silicone, extensão, 290f-291f
Implante de Mitek, 1325-1326
Implante *Mittelman Pre Jowl-Chin (mento-papada)*, 290f-291f
  aumento, 296f
Implante orbital pré-formado, 784f
Implantes aloplásticos, utilização, 291
Implantes craniofaciais endósseos, 214-215
  avaliação óssea, 211
    vistas multiplanares, 212f
  colocação, 212-214
  complicações intraoperatórias, prevenção/manejo e tratamento, 216-217
  considerações pós-operatórias, 217
  defeito intraoral/extraoral, 213f-214f
  história, 210
  implantação
    áreas, 213f-214f
    sítios, avaliação protética, 211
  implante
    colocação, 181
    extensão, 180
    impressões, 181
  implantes extraorais, 214f-216f
  implantes, posicionamento, 215
  impressões, 215
  limitações/contraindicações, 212-214
  métodos de reabilitação protética, 211-212
  navegação cirúrgica, planejamento pré-operatório com TC, 212f
  pilares de penetração da pele, 214f-216f
  planejamento pré-operatório, 211
  prótese auricular, inserção do implante, 213f-214f
  tampa de cicatrização, 214f-216f
  tecido subcutâneo, redução, 214f-216f, 215
  técnicas microcirúrgica, 210
  utilização, indicações, 210-212
Implantes craniofaciais, inserção, 215
Implantes dentários
  disponibilidade, 173
  indicação, 171
  reabertura, 177
  reabilitação, 113-114
Implantes dentários endósseos método all on 4, 180-181
  alvéolo de extração, colocação do implante, 180f
  colocação do implante, 178
  complicações intraoperatórias, prevenção/manejo e tratamento, 183
  dentes
    extração, 178
    remoção, 178
  extração, colocação do implante, 178
  história, 171
  implantes posteriores, osso coronal distal (alívio), 181
  limitações/contraindicações, 172
  local do implante, exposição/fechamento, 170f
  Osstell ISQ, utilização, 171f
  sítios alveolares edêntulos (cicatrizados), colocação do implante, 172-178
  uso, Indicações, 171
Implantes extraorais, sobrevida, 216-217
Implantes posteriores, osso coronal distal (alívio), 181
Implantodontia, enxerto ósseo autógeno (usos), 1275
Incisão cervical
  elevação, 1056
  utilização, 1107
Incisão cervical horizontal subplatisma, utilização, 1053
Incisão coronal, 509
Incisão da carúncula, âncora cantal (passagem), 789f-793f
Incisão da crista, 156
Incisão da face lateral, fechamento, 1395

Incisão da mucosa, 603f-607f
  desenho, 146f-148f
  fechamento, 163
  utilização, 1023, 1039f-1044f
Incisão da pálpebra inferior, dissecção romba, 1410
Incisão da pálpebra superior, referências e marcação, 1404
Incisão de Blair modificada (incisão em S), 913f-917f
Incisão de Lazy S (incisão de Blair modificada), 913f-917f
Incisão de liberação vertical distal, posição, 260
Incisão de Lynch, 659f-660f
Incisão dentária, utilização, 861
Incisão de pele posterior, conclusão, 1179f-1181f
Incisão de plastia tipo M, exemplo, 975f
Incisão de plastia tipo M, utilização, 975
Incisão de retalho pós-auricular coronal no couro cabeludo, referências, 439f-449f
Incisão de retalho pós-auricular no couro cabeludo, 507f-523f
Incisão de Risdon modificada (retromandibular), 1335
Incisão de separação labial
  levantamento, 1056
  requisito, 1059
Incisão de Weber-Ferguson, 875
  extensão da pálpebra inferior, 876
Incisão do periósteo, 165
Incisão e drenagem (I&D), desenho da incisão, 146f-148f
Incisão elíptica, utilização, 949f
Incisão em escada, 955f-957f
Incisão em forma de V, utilização, 985f-998f
Incisão em quilha
  imediato, 1041
  margem profunda, confecção, 1039f-1044f
Incisão endoaural, 1343
Incisão faríngea, 541
Incisão hemicoronal, esboço, 1155f
Incisão horizontal através da carúncula, 789f-793f
Incisão intercartilaginosa, utilização, 1068f
Incisão intrasulcular, criação, 124
Incisão, IVRO, 310
Incisão mandibular, 95
Incisão maxilar, 96
Incisão medial da crista, 187f
Incisão mesial poupadora da papila, colocação, 260
Incisão musculomucosa em forma de V, 617f-625f
Incisão na linha média, 541
  utilização, 374
Incisão na prega cervical, 962f-965f
Incisão palatina, 374
Incisão palatina estendida, utilização, 1149
Incisão palatina mediana, dissecção mucoperiosteal (utilização), 374f-378f
Incisão pré-auricular, 1354f-1362f
Incisão retromandibular (retroparotídea), 1343
Incisão retromandibular (Risdon modificada), 1335
Incisão submandibular
  segurança, 41
  utilização, 336
Incisão sulcular, 124f-125f
Incisão, transcervical em "U", 1107
Incisão transcolumelar em degrau, 593
Incisão transversa pós-cricóidea, 1108f-1117f
  utilização, 1113
Incisão vestibular
  curativo, 1302
  dissecção, 1301
  fechamento, 1302
  osteotomia, 1301-1302
  posição, 396
  utilização, 739f-740f, 765f-769f
Incisão vestibular maxilar, 799f-803f
  abordagem, bisturi elétrico com ponta de agulha (utilização), 766
Incisão vestibular na maxila, 507f-523f
Incisivo lateral, inclinação distal, 105
Incisivos superiores na linha média, ajuste, 272f-278f
Incisões de pele
  colocação, 1075f-1076f
  conclusão, 509
  desenho, 146f-148f
  esboço, 318f-320f
  iniciação, 1225
  traqueostomia, 1015
Incisões de relaxamento, necessidade, 178

Incisões de transfixação, utilização, 1068f
Incisões endonasais circunferenciais, 1068f
Incisões poupadoras da papila, 187f
Incisões pré-septais (PS), vista sagital, 765f-769f
Incisões retrosseptais, vista sagital, 765f-769f
Incisões transmucosas, 191
Inclinação do côndilo, descrição, 309
Inclinação do côndilo, prevenção, 315
Inclinação do plano oclusal, 276
Inclinação vestíbulo-lingual, 182f
Inco, 31-32
Incompetência velofaríngea, faringoplastia
  cirurgia, indicações/tempo, 580-581
  complicações intraoperatórias, prevenção/manejo e tratamento, 587
  considerações pós-operatórias, 587
  faringoplastia, 584-587
  limitações/contraindicações, 581
  músculos, realinhamento/reconstrução, 579-580
  procedimento, história, 578
  retalho faríngeo com base superior, técnica, 581-582
  técnicas, alternativas, 584-587
  utilização, indicações, 578-581
Índice incisal
  colocação, 247
  desinfecção, 247
  encaixe passivo, 247
Inervação, 19-20
Inervação do nervo autônomo, glândula parótida, 52
Inervação motora, 6
Infância, obstrução das vias aéreas (distração mandibular)
  aparelho de distração
    ativação, 337
    inserção, 336
  corticotomia, 336
    mobilização, 337
  dissecção submandibular, 336
  fechamento/curativos, 337
  intubação, 336
  limitações/contraindicações, 334
  osteotomia do ramo vertical, 338
  procedimento, história, 332
  utilização, indicação, 332-334
Infecção do espaço fascial
  abscesso, aspiração, 146
  colocação de dreno, 146
  decisão de extubação, 148
  drenagem/cultura, 146
  fonte (remoção), extração dentária (utilização), 146
  incisão, 146
  irrigação, 146
  origem odontogênica, incisão/drenagem, 146-148
  via aérea, garantia da, 146
Infecção do espaço submandibular/faríngeo lateral, vista clínica, 67f-70f
Infecção odontogênica
  abscesso, aspiração, 146f-148f
  antibióticos empíricos, seleção, 150
  complicações intraoperatórias, prevenção/manejo e tratamento, 150
  considerações pós-operatórias, 150
  espaço fascial profundo, envolvimento, 145q
  história, 145
  incisão e drenagem, complicações intraoperatórias, 152t
  limitações/contraindicações, 146
  uso, indicações, 145
Infecções nosocomiais, previsão/manejo (dificuldade), 1338
Infecções periapicais molares, perfuração, 69
Infiltração tumescente, 1386f-1396f
Inflamação dos tecidos moles de longo prazo, ausência, 171
Infundíbulo, meato médio (relacionamento), 24-25
Inserção vestibular, relaxamento, 154f
Instrumento de medição do ramo, utilização, 311f-312f
Insuficiência/incompetência velofaríngea (VPI), 578
  taxas, aumento, 579-580
Integra, 1257
Interferência inferior, segmento distal (modificação), 313
Interferências anteriores, remoção, 389f
Interferências posteriores, remoção, 388f
Interferência superior, segmento distal
  modificação, 313
  rotação de fechamento, impacto, 313f

I

Intubação
  inabilidade, 1012
  intubação nasotraqueal, 862f-866f
  utilização, 861
Intubação ductal, 651
Intubação lacrimal, 650f
Intubação lacrimal de Crawford, 649f
Intubação nasolacrimal (NL), utilização, 652
Intubação nasotraqueal, diagrama esquemático, 736f-737f
Intubação nasotraqueal, utilização, 336
Intubação submentual, 755
Invaginação dural, margens, 6
Invasão óssea, a evidência, 1050
Investigação nasolacrimal (NL), 647-648
Irrigação subperiosteal, 99
Istmo da tireoide, divisão, 1110
ITA. *Ver* Artéria tireóidea inferior

J

Jackson, Chevalier, 1002-1003, 1012
Janela cortical vestibular, criação (fotografia clínica), 131f-132f
Janela sinusal lateral, fratura para dentro, 201f-203f
Janelas ósseas, 1277
Jigs de mordida, 279
Joseph, Jacques, 1417
JRA. *Ver* Artrite reumatoide juvenil
J-stripper, posicionamento, 320
Jugo esfenoidal, achatamento, 2
Junção amelocementária (CEJ), 255
Junção mucogengival (MGJ), posição coronoapical, 107
Justaposição interóssea, fraturas, 694f

K

KAs. *Ver* Ceratoacantomas
Kit de pulverização de ceratinócitos ReCell®, 1257, 1258f

L

Lábio inferior esquerdo, carcinoma de células escamosas T1, 1032f-1035f
Lábio inferior eversão, 681
Lábio lateral, 548
  marcações, incisão de espessura total, 548f-551f
  mucosa
    avanço, diagrama, 548f-551f
    sutura, 548f-551f
Lábio/mucosa labial, 1031-1033
  avaliação da margem intraoperatória, 1031
  comissuroplastia de Zisser, 1033
  incisão superficial, 1031
  marcação, 1031
  reconstrução, 1031-1033
  ressecção circunferencial, 1031
Lábios
  câncer, excisão, 1032f-1035f
  lábio superior curto, cirurgia de secundária fissura, 617-621
  lábio superior longo, altura (redução), 616
  miotomia de troca (enxerto da mucosa pediculado na crista), 165
  prótese, posicionameneto, 166f
  planejamento da incisão labial inicial, 682f-684f
  projeto simétrico, incapacidade, 553
Lábio superior curto, cirurgia de fissura secundária, 617-621
Lábio superior estreito, cirurgia de fissura secundária, 616-617
Lábio superior longo
  altura, redução, 616
  cirurgia secundária de fissura, 616
Labirinto ósseo
  composição, 32
Laceração facial, 836f-838f
Lacerações, 627
Lactentes
  cabeça, intubação nasal/posicionamento, 336f-338f
  criança dependente de sonda nasofaríngea, sequência de Pierre Robin, 335f
  liberação da sutura simultânea, 453
  remodelação da abobada craniana, 453
  sequência de Pierre Robin, vista facial frontal/lateral, 335f
Lacuna bucofaríngea, perigo, 70

Lágrimas
  circulação, 16
  produção, 16
Lágrimas, secreção, 646f
Lamela (lamelas), 14-15
Lamela posterior, componentes, 14-15
Lâmina crivosa, tumor, 530f
Lâmina de serra, utilização, 396f-403f
Lâmina de silicone, abas removíveis (utilização), 1326f-1327f
Lâmpada de Wood, utilização, 976
Largura transversal do arco da maxila, colapso, 799f-803f
Laringe
  espécime, 1130f-1131f
  esqueletização, 1126
  visualização, 1005f-1006f
Laringectomia
  câncer de laringe avançado, 1107
  câncer de laringe inicial, 1106-1107
  complicações intraoperatórias, prevenção/manejo e tratamento, 1119-1120
  crostas traqueais, 1120
  estoma, criação (evasão), 1119-1120
  fechamento da faringe, retalho microvascular livre/retalho miocutâneo peitoral pediculado (detalhe), 1117
  fechamento faringoesofágico (justaposição), retalho do peitoral maior/microvascular (utilização), 1118f
  fístula faringocutânea (PCF), formação, 1120
  hioide, corno maior (exposição), 1108f-1117f
  hipotireoidismo progressivo pós-terapêutico, 1120
  incisão cervical, 1108f-1117f
  laringectomia total, 1107-1116
  limitações/contraindicações, 1107
  parede da mucosa faríngea, ressecção (excesso), 1119
  plano traqueoesofágico, desenvolvimento, 1108f-1117f
  posição traqueostomal, janela da pele (excisão), 1120f
  procedimento, história, 1106
  punção traqueoesofágica (TEP), 1119
  utilização, 1119f
  recesso piriforme, ressecção (excesso), 1119
  sonda nasogástrica (NG), remoção prematura, 1120
  traqueia
    exposição, 1108f-1117f
    oclusão com tampão mucoso, 1120
  utilização, indicações, 1106-1107
Laringectomia total, 1107-1116
  cartilagem tireoide, face lateral (esqueletização), 1109
  entrada das vias aéreas, localização da valécula, 1108f-1117f, 1112
  estoma, maturação, 1108f-1117f, 1116
  fechamento faríngeo, 1108f-1117f, 1115
  hioide, exposição, 1108
  incisão cervical, 1107
  incisão transversa pós-cricoide, 1108f-1117f
  utilização, 1113
  miotomia cricofaríngea, 1108f-1117f, 1114
  plano traqueoesofágico, desenvolvimento, 1108f-1117f, 1110
  prega ariepiglótica (AE), incisão vertical, 1108f, 1117f, 1112
  procedimento de recuperação oncológico, 1106-1107
  traqueia, exposição, 1108f-1117f, 1110
Laringectomia total, faringectomia parcial (combinação), 1125-1128
  incisão/exposição, 1126
  laringe, esqueletização, 1126
  posicionamento do paciente, 1125
  preparo do paciente, 1125
  trato aerodigestivo superior, entrada, 1127-1128
  tumor, remoção, 1128
  vias aéreas, manutenção, 1125
Laringofaringe, mobilização, 1130
Laringofaringoscopia, 1006-1008
Laringoscopia, 1005
  telescópio rígido, utilização, 1003
Laringoscopia direta, 1003
  anestesia/preparo, 1004
  configuração, 1001f
  endoscópio, introdução, 1004
  laringoscopia, 1005
  laringoscópio rígido, utilização, 1004-1005
  palpação bimanual, execução, 1005f-1006f

posicionamento, 1004
Laringoscópio
  avanço, 1005
  manuseio, 1001f
Laringoscópio de comissura anterior de Holinger, 1001f
Laringoscópio de Lindholm, 1001f
Laringoscópio rígido, utilização, 1004-1005
Laser CO$_2$ pulsado de alta energia, operação, 1434
Laser de dióxido de carbono Lumenis Ultrapulse Encore (LUPCO 2), 1434
Laser de érbio, comprimentos de onda, 1435
Laser de onda contínua (CW), 1434
Lavagem, utilização, 1315
LCFA. *Ver* Artéria femoral circunflexa lateral
Le Fort I modificado, utilização, 613-614
Lei de Virchow, 1
Leito ósseo, sobrepreparo, 119
Leituras do giroscópio, utilização, 264f-269f
Lesão do nervo motor, 323
Lesão do nervo sensorial, 323
Lesão glótica, 1012
Lesão lacrimal, sonda (introdução), 635
Lesão parotídea, sonda (introdução), 635
Lesão periférica do nervo trigêmeo, resultado, 137-138
Lesão posterior do couro cabeludo, debridamento, 1249f
Lesão RLN intraoperatória, risco, 942
Lesões
  enucleação, iniciação, 850
  exame pós-remoção, 852
  periferia, suturas, 858f
  revestimento, dilaceração, 854
Lesões alveolares, classificação de Andreasen, 675f
Lesões dentoalveolares, ocorrência, 673
Lesões fibro-ósseas, 529
Lesões odontogênicas benignas, margens cirúrgicas, 870
Lesões patológicas, 1332
Lesões periodontais, classificação de Andreasen, 675f
Lesões primárias (tumores orbitais), 1071
Lesões secundárias (tumores orbitais), 1071
Lesões transcranianas, 812
Levantamento gástrico, 1125
LFM, 156-160
  procedimento, resultado, 167f
Liberação da anquilose, 1354-1362
  auxiliares para controle da dor, 1362
  coronoidectomia, 1360
  dissecção, 1358
  fechamento, 1362
  incisão, 1357
  osteotomia, 1360
  preparo do paciente, 1357
  reconstrução, 1361
Liberação da anquilose da articulação temporomandibular (ATM), 1354-1362
  auxiliares no controle da dor, 1362
  coronoidectomia, 1360
  fechamento, 1362
  incisão, 1357
  osteotomia, 1360
  preparo do paciente, 1357
  reconstrução, 1361
Liberação da sutura coronal bilateral, 502f-504f
Liberação distobucal, 95f-100f
Liberação do enxerto, 186
Lifecell, 1257
Liga de cobalto-cromo-molibdênio, alergia, 1332
Ligadura com fio, 105
Ligamento estilomandibular, 51
Ligamentos de McGregor, 42
Ligamentos fasciocutâneos, 42
Ligamentos osteocutâneos, 42
Ligamentos osteocutâneos zigomáticos, 42
Ligamento suspensor do Lockwood, 16
Lima diamantada, utilização, 1344f-1347f
Lima óssea
  necessidade, 125
  utilização, 121f-122f, 123
Limites da unidade topográfica, esboços, 984f
Linfáticos, 57-59
  nível I, 57
  nível II, 57-58
  nível III, 57-58

nível IV, 57-58
nível V, 58
nível VI, 59
Linfoma orbital, presença, 1072f
Linfoma palatino, histologia, 846f
Linfonodos
  definições regionais, Memorial Sloan-Kettering Cancer Center development, 57
  remoção, 59
Linfonodo sentinela
  biópsia, utilização. *Ver* Carcinoma oral de células escamosas
  colheita, 1102
Linfonodo sentinela, conceito (utilização), 1098
Linfonodos jugulares inferiores, 1083q
Linfonodos nível I, dissecção, 1084-1087
Linfoscintigrafia, 1099
Língua, 77-78
  acesso à base da
    faringotomia lateral, utilização, 1046
    faringotomia supra-hióidea, utilização, 1044
  corte frontal, 885f
  defeito
    sítio, enxerto, 237
    visualização, 236
  defeito da base, fechamento, 945f-948f
  displasia/malignidade, 1037-1038
  musculatura, 38
  músculos intrínsecos, 38
  posição anterior, 336f-338f
  sutura, realização, 582
Língua, CCE, 1037-1038
Língua, glossectomia parcial, 1038-1043
  artéria/ramos linguais, controle, 1041
  cicatrização, segunda intenção (impacto), 1042
  ducto submandibular, dissecção/proteção/ligação, 1042
  elevação da margem profunda, 1041
  enxerto cutâneo de espessura parcial, utilização, 1042
  fechamento primário, 1042
  fechamento/reconstrução, 1042-1043
  incisão/profundidade da mucosa, criação, 1039
  nervo lingual, identificação/protecção, 1042
  preparo do paciente, 1039
  ressecção, conclusão, 1042
  ressecção em bloco, mandíbula (envolvimento), 1042
  retalhos livre, utilização, 1042-1043
  retalhos pediculados locais/regionais, impacto, 1042
  vias aéreas, estabelecimento, 1038
Linha de excisão de Wavy, 617, 617f-625f
Linha de Ohngren, 1062f
Linha de tensão na pele em repouso (RSTLs), 35
  lacerações, paralelas, 629
Linha média maxilar, correção, 272f-278f
Linhas de Champy, 669
Linhas de tensão na pele em repouso (RSTLs), 984f
  cicatrizes, 985f-998f
Lipoaspiração, 1386
  lipoaspiração fechada, 1388
Lipodissecção, 1386f-1396f, 1388
Lipossucção fechada, 1388
Líquido cerebroespinal (CSF)
  escape, 751
  vazamento
    indicação, 818
    persistência, 816, 823
Líquido lacrimal, secreção, 646f
Lise, utilização, 1315
LLRs, 17-18
Lóbulo, 47
Localização da paratireoide, 938
Localização pré-operatória da paratireoide, 934
LSR Facial, 1439-1441
  anestesia, obtenção, 1439f-1441f
  bloco de gelo facial, utilização, 1441
  escudos oculares internos não reflexivos metálicos, utilização, 1439
  face
    anestesia, realização, 1439
    marcas, 1439
  instruções de cuidados pós-operatórios, 1441
  maquiagem residual, remoção, 1439
  marcas faciais pré-operatórias, 1439f-1441f

pomada de hidratação, aplicação, 1441
pomadas hidratantes pós-operatórias, 1439f-1441f
procedimento com laser de dióxido de carbono, início, 1439f-1441f
proteção ocular, remoção, 1441
resurfacing da pele com laser, 1440
sedação/anestesia geral, utilização de, 1439
LSR. Resurfacing da pele a laser
Lúmen, análise transversal, 32
Lúpus Eritematoso Sistêmico, 1366-1367
Luz da fibra óptica, 1001f
Luz solar direta, reação cutânea humana, 1438

M
Macheamento, 173f-179f
MAC. *Ver* Cuidado monitorado da anestesia
Magnetos suportados por implante, presença, 1079f
Malha, 716
  Vitallium/malha de titânio, utilização, 716
Malha de vitálio, utilização, 716
Malha polímeros, utilização, 282
Malignidade oral, excisão local
  boca, língua/assoalho, 1030-1031
  complicações intraoperatórias, 1035
  complicações pós-operatórias, 1035
  excisão, estruturas/complicações pós-operatórias, 1035t
  gengiva mandibular/alvéolo/trígono retromolar, 1025-1026
  gengiva maxilar/alvéolo/palato, 1027-1029
  lábio/mucosa labial, 1031-1033
  limitações/contraindicações, 1022
  opções de reconstrução local, 1023-1024
  procedimento, história, 1022
  tratamento cirúrgico local-específico, 1023-1024
  utilização, indicações, 1022
Mandíbula
  cirurgia, planejamento cirúrgico 3D, 263
  exercícios, 1376
  manipulação, 1314
  ressecção, 167
Mandíbula, 2f, 46-47
  abordagem cirúrgica, incisão vestibular (utilização), 739f-740f
  abordagem submandibular, representação gráfica, 727f-730f
  abordagem submentual/transcervical, representação gráfica, 727f-730f
  acesso, abordagem extraoral, 853f
  alongamento, 336f-338f
  altura, 861f
  aumento, 720
  biomecânica, 690f
  borda inferior
    exposição, 879f-881f
    incisura, 293f-294f
    periósteo, presença, 691f-693f
    redução vertical, 1365
    retalhos subplatisma, elevação, 1085f-1095f
  câncer oral, tratamento, 1049
  considerações, 43
  corpo posterior, aparelho de distração (colocação), 336f-338f
  cortical óssea, espessura, 299
  curetagem, 854
  degloving intraoral (acesso mediofacial), representação gráfica, 727f-730f
  enucleação, 854
  enxerto de mucosa pediculada a nível da crista (miotomia labial), 165
  esplintagem, 326
  exposição, 692, 718f-720f
  face lateral
    dissecção, 320
    osteotomia, 321
  face medial
    dissecção, 320
    osteotomia inicial, 320
  ferida por arma de fogo de alta energia, 725f
  ferida por arma de fogo de baixa velocidade e baixa energia, 725f
  fios, próteses (utilização), 643f
  fraturas, ortopantograma, 639f
  fratura tardia, 855
  invasão, padrões, 1049
  osso, sem envolvimento, 1050

Mandíbula *(Cont.)*
  osteotomia subapical total, 298-299
  reconstrução, 1222-1223
    colocação do implante, 1205-1206
    escápula, utilização, 1211-1212
    plano cirúrgico, 1213f-1214f
    retalho livre da fíbula, utilização, 1198
  reposicionamento, 422
  reposicionamento cirúrgico intraoperatório, guias oclusais (utilização), 417
  ressecção marginal, 1049-1050
  retalho livre escapular, impacto, 1212
  segmento anterior, reposicionamento posterior, 300f-301f
  segmento do nervo poupado, 1053f-1054f
  segmentos proximais, 277
  stent moldado, conexão, 155
  suprimento sanguíneo, 43
  suprimento vascular, 43
  toro, face lingual, 117
  vias de entrada tumoral, 1049
  vista medial, 1344f-1347f
  yaw (plano látero-lateral), avaliação, 272f-278f
Mandíbula anterior
  impacto, 1058f
  parafusos transcorticais, colocação, 685f-686f
  ressecção composta, 1057-1058
    realização, 1057
  ressecção/remoção, 1058
Mandíbula, fixação interna rígida
  classificações, 665-666
  complicações intraoperatórias, prevenção/manejo e tratamento, 672
  considerações pós-operatórias, 672
  fixação de parafuso transcortical, 670-671
  fixação de placas padrão, 667-670
  instrumentação, 662-664
  limitações/contraindicações, 667
  princípios biomecânicos, 663-664
  reconstrução com fixação de placa, 671-672
  técnicas, 667-670
    alternativas, 670-672
  utilização, indicações, 664-666
Mandibulectomia composta, 1049
Mandibulectomia marginal
  abordagem transbucal da bochecha, 867
  complicações intraoperatórias, prevenção/manejo e tratamento, 867-868
  considerações pós-operatórias, 868
  contorno ósseo, 864
  coxim gorduroso bucal, inserção, 862f-866f
  defeito, inserção de enxerto cutâneo de espessura parcial, 1025f-1027f
  dissecção, 861
  espécime
    remoção/manuseamento, 842
    rótulo, 843
  extrações/incisões dentárias, 861
  fechamento, 865
  fixação interna, opção, 864
  identificação/isolamento, 861
  intubação, 861
  intubação nasotraqueal, 862f-866f
  limitações/contraindicações, 861
  margens ósseas, 863
  modificação, 866
  nervo lingual, preservação/retração, 862f-866f
  osteotomia, 863
  procedimento, história, 860
  radiografia panorâmica (Panorex) pós-operatório, 868f
  sangramento, expectativa, 868
  técnica, 861-865
  técnica transbucal, 866
  traqueostomia, 862f-866f
  utilização, indicações, 860-861
Mandibulectomia segmentar
  defeito, 1213f-1214f
  osteorradionecrose, combinação, 1215f-1218f
Mandibulotomia da linha média, utilização, 1045f
Mandl, Felix, 933
Manejo da hemorragia facial, 654-655
Manguito superior, dissecção, 946
Manobra de Utley, 1020
Manobra de Valsalva, desencorajamento, 486
Manual of Operative Surgery (Stimson), 1320
Manúbrio, 31-32

Índice

Mão
  confirmação de suprimento sanguíneo, teste de Allen (utilização), 1186
  manipulação, 752
Má oclusão, 382
Mapeamento linfático
  coloide de enxofre marcado com tecnécio 99 m/isosulfan azul, utilização, 1103
  conceito, utilização, 1098
Mapeamento linfático intraoperatório, utilização, 1101
Marcação da pálpebra superior, 1405f-1407f
Marcadores fiduciais, utilização, 264f-269f
Marcas ósseas, lápis (utilização), 862f-866f
Marcos superficiais orbitais, 1403f
Margem oncológica, necessidade, 1054
Margens ósseas, 863
Marsupialização
  acesso ao cisto, 857
  anestesia, 857
  cisto de Bartholin, 857f
  complicações intraoperatórias, prevenção/manejo e tratamento, 859
  considerações pós-operatórias, 859
  definição, 856
  descompressão, comparação, 859
  limitações/contraindicações, 856
  mucosa oral, revestimento cístico (sutura), 858
  osteotomia, 858
  periferia da lesão, suturas, 858f
  posicionamento do paciente, 857
  procedimento, história, 856
  técnica, 857-858
  utilização
    indicações, 856
    limitação, 856
Martelo, utilização, 122
Massa hipervascular, reconstrução tridimensional com TC, 968f
Masseter, origem, 1056
Mastigação, músculos, 37t, 39f
Mastoide, 30-32
  componentes, 27
Mastoidectomia, 28f
Materiais à base de óxido de zinco e eugenol, utilização, 133
Materiais de autocura, 249
Material de enxerto
  colocação, 185, 187f
  contenção, 186f
  seleção, 185
Material de enxerto, colocação, 319
Material de enxerto particulado, colocação, 204
Material de reembasamento leve, utilização, 165
Material provisório fotopolimerizável, 245
Material Restaurador Intermediário (IRM), utilização, 133
Matriz extracelular (ECM), 1339-1340
MaxFx laser, 1441-1442
Maxila, 46-47
  canto, ajuste, 272f-278f
  complexidade anatômica, construção, 3D (relacionamento), 224
  considerações, 43
  considerações anatômicas, 116
  crescimento anteroposterior (A-P) da, 383
  desordens verticais, 382
  estruturas, 118
  fios, próteses (utilização), 643f
  fratura inferior (*downfracture*), 603f-607f
  mobilização, 387f
  posição, 422
  qualidade óssea, 811
  reposicionamento, 421
  reposicionamento cirúrgico intraoperatório, guias oclusais (utilização), 417
  ressecção cirúrgica, 1061
  ressecção em bloco, 1153-1154
  retalho ósseo DCIA, posicionamento vertical, 1231f
  rotação, 389f
  suprimento vascular, 43
  tuberosidade, separação dos processos pterigoides, 1372f-1373f
Maxila anterior
  fratura, técnica de Cupar modificada, 359-360
  linha de inserção, orientação, 178
Maxila esquerda, enxerto ósseo, 191

Maxila segmentada, confirmação/expansão, 507f-523f
Maxilectomia
  abordagem ao terço médio por *degloving*, 1068
  abordagem transoral, 1067, 1067f
  complicações intraoperatórias, prevenção/manejo e tratamento, 876, 1070
  considerações pós-operatórias, 876, 1070
  defeito, 1063f-1066f
  defeito classe 2 de Brown, 870-872
  doença benigna, 873-875
  formação de fístula oral antral/nasal, ocorrência, 876
  incisão de Weber-Ferguson, utilização, 875
  limitações/contraindicações, 872, 1062
  mandibulotomia, 1067f
  maxilectomia horizontal/defeito do terço médio da face, classificação, 1223f
  maxilectomia ipsilateral total (preservação orbital), abordagem de Weber-Ferguson (utilização), 1062-1066
  maxilectomia medial, 1069
  maxilectomia posterior, acesso por mandibulotomia, 1067
  maxilectomia unilateral completa, 1061
  maxilectomia vertical/defeito do terço médio da face, classificação, 1223f
  obturador, utilização, 1249-1250
  plano coronal (radiografia), 872f
  plano frontal (radiografia), 872f
  plano sagital (radiografia), 872f
  procedimento, história, 870, 1061
  sistema de classificação de Brown, 871f
  técnicas cirúrgicas, avanços, 870
  utilização, indicações, 870-872, 1061-1062
Maxilectomia horizontal/defeito do terço médio da face, classificação, 1223f
Maxilectomia ipsilateral (osteotomias), ressecção do assoalho orbital (utilização), 1065
Maxilectomia medial, 1069
Maxilectomia posterior
  abordagem para mandibulotomia, 1067
  defeito, reconstrução, 1027f-1030f
Maxilectomia total ipsilateral (preservação orbital), abordagem de Weber-Ferguson (utilização), 1062-1066
  incisões cutâneas, 1062-1063
  incisões orais, 1063-1064
  maxilectomia ipsilateral (osteotomias), ressecção do assoalho da órbita (utilização), 1065
  osteotomia do assoalho da órbita/assoalho medial orbital, 1063f-1066f
  preparo do paciente, 1062
  reconstrução, 1066
  retalhos faciais, elevação, 1064
Maxilectomia unilateral completa, 1061
Maxilectomia vertical/defeito do terço médio facial, classificação, 1223f
McCain, Joseph P, 1310
McCullough, Gaylon, 1417
Meato acústico interno, visibilidade, 8
Meato médio, infundíbulo (relacionamento), 24-25
MEC. *Ver* Matriz extracelular
Mecanismo de bloqueio com parafuso, tipo, 689f
Mecanismos de suporte da ponta, 47
Medidor de profundidade, 173f-179f
Medpor
  implante do sulco geniomandibular, colocação, 296f
  utilização, 282
Melanoma
  melanoma *in situ*, margem (inclusão), 973
  mortes relacionadas ao câncer de pele, 970
  tipo, 972f
Melanoma cutâneo, SLNB (utilização), 1098-1099
Melanoma de alastramento superficial, 972f
Melanoma *in situ*, margem (inclusão), 973
Melanoma lentigo maligna, 972f
Melanoma nodular, 972f
Membrana cricotireóidea, cobertura da cartilagem tireoide, 1013f
Membrana de Reissner, 32
Membrana do tímpano, 30
  composição, 30
  diagrama, 31f
  estrutura, 30

Membrana Schneideriana, perfuração, 207
Membranas reabsorvíveis, utilização, 187f
Meningioma, 529
Meniscectomia, 1325-1326
Mento
  assimetria, correção, 290f-291f
  aumento vertical, 290f-291f
  dimensão vertical, 282
  linha média, marcação, 291
  projeção
    aumento, 291
    equilíbrio, 283
  redução vertical, 290f-291f
  retrusão, 307f
Mento, maceração, 893
Mentoplastia, 277
  alteração vertical, 290
  análise cefalométrica, 283
  complicações intraoperatórias, prevenção/manejo e tratamento, 292-296
  considerações pós-operatórias, 296-297
  fotografias pré-operatórias/pós-operatórias, 284f
  genioplastia de redução, osteotomia sagital (combinação), 306
  história, 282
  implantes aloplásticos
    aumento, 291-292
    utilização, 282
  implantes aloplásticos, limitações, 283
  limitações/contraindicações, 283
  osteotomia de avanço deslizante, 285-288
  realização, 282
  uso, indicações, 282-283
Merrill, Ralph, 137
Mersilene, utilização, 282
Mesoderme, condensação (formação), 28-29
Método 4 em 1, 180-181
  fechamento dos tecidos moles, 181
  guia cirúrgica, 182f
  implante
    colocação, 181
    extensão, 180
    impressões, 181
  implantes posteriores, osso coronal distal (alívio), 181
  modelos de impressão, posicionamento, 181
  oclusão, dimensão vertical (estabelecimento), 180
  pilares multiunitários, 182f
  prótese vertical, dimensão, confecção, 180
  redução do rebordo, necessidade de, 182f
  retalho mucoperiosteal, realização, 180
Método de Furnas, 1430
Microcirurgia, avanços, 1167
Micrognatia, 333f
Microscópio cirúrgico de Zeiss, desenvolvimento, 1000
Microssomia craniofacial tipo III esquerda, subdesenvolvimento do corpo da mandíbula, 351f-353f
Microssomia craniofacial unilateral, 347
Microssomia craniofacial unilateral tipo II B, lado esquerdo (tratamento), alongamento ramo mandibular intraoral (utilização), 349f-350f
Microssomia hemifacial (HFM), 1292
  cirurgia ortognática da ATM, 1366
Mília, laserterapia, 1444
Millard modificada, utilização, 548-551
Miller, Conrad, 1402
Milo-hióideo muscular
  exposição, 156f-160f
  relaxamento, 154f
  retração, 897-899
Mini-âncora de Mitek, 1364
Mini-âncoras de Mitek, utilização, 1325
Mínimas incisões, 1398
Miniplacas, fratura, 717f
Miotomia do cricofaríngeo, 1108f-1117f, 1114
MMS. *Ver* Cirurgia micrográfica de Mohs
Modelagem de placas no sentido sagital, 671f
Modelagem/simulação médica, desenvolvimento da, 263
Modelo de acrílico estereolitográfico (SLA)
  desenvolvimento, 1333
  referência, 1335
  utilização, 1336
Modelos de impressão, 181

Molares inferiores, movimentos de extração, 87f-91f
Monocryl®, utilização, 292
Mordida aberta anterior
  demonstração, fotografia clínica, 797f-798f
Mordida aberta anterior, excesso maxilar vertical (ausência), 360
Mordida aberta, fraturas de ângulo bilaterais, 691f-693f
Mordida aberta posterior, desarticulação do côndilo (impacto), 1207
Moss, Melvin, 2
Movimento dos olhos, restrição, 776f
Movimentos cirúrgicos, análise/planejamento cefalométrico, 269
Movimentos esqueléticos, vista aérea, 439f-449f
Mowlem, Rainsford, 1261
MRD. Ver Distância de reflexo da margem
MRND. Ver Dissecção cervical radical modificada
MTA. Ver Artéria temporal média
Mucocele
  apresentação clínica, 827f
Mucoperiósteo, 19
Mucosa
  fechamento, 288
  incisão, 156-157
  infiltração, xilocaína/adrenalina (utilização), 603
  separação submucosa, tesoura Metzenbaum (utilização), 161f-163f
Mucosa bucal
  carcinoma de células escamosas T4, 1055f
  local de enxerto (fechamento), suturas reabsorvíveis (utilização), 155
  reconstrução, 1248
  ressecção composta, 1025f-1027f
Mucosa bucal intraoral, avanço, 1032f-1035f
Mucosa ceratinizada, remoção, 116
Mucosa da faringe, presença, 1130f-1131f
Mucosa fixa, ausência, 168f
Mucosa lingual
  dedos, osteotomia de posicionamento interdental, 300f-301f
  margem superior, suturas (passagem), 156f-160f
  suturas, passagem, 156f-160f
Mucosa não inserida, incisão vestibular maxilar, 799f-803f
Mucosa nasal
  liberação, 387f
  separação, 603f-607f
  sutura, 551
Mucosa nasovestibular (liberação), bisturi elétrico (utilização), 548f-551f
Mucosa oral
  incisão, 1136f
  revestimento do cisto, sutura, 858
Mucosa pediculada, sutura, 166f
Murakami, Ken-Ichiro, 1310
Musculatura facial, 36-38
  camadas, 37t
Musculatura paranasal, dissecção/exposição, 391
Musculatura periorbital, 17-18
Musculatura superficial da face, 36-38
Músculo braquiorradial, envolvimento, 942f
Músculo braquiorradial, identificação, 1187
Músculo bucinador, penetração, 51-52
Músculo cricofaríngeo, 1009f-1010f
Músculo de Horner, 15-16
Músculo de Müller, 14-15, 17
Músculo digástrico, 64
  divisão, 1046
Músculo estapédio, inervação, 32
Músculo esternocleidomastoide (ECM), sacrifício, 1083
Músculo fibular longo/curto, dissecção, 1199f-1205f
Músculo flexor radial, identificação, 1187
Músculo frontal, remoção (Procedimento de dois estágios), 985f-998f
Músculo infra-hióideo da linha média, 941f
Músculo latíssimo do dorso
  origem, 1175f
  pedículo vascular, identificação, 1180
Músculo levantador da pálpebra, função, 17
Músculo levantador, dissecção, 555f-559f
Músculo masseter
  elevação, 1053
  envolvimento, 1056f
  superfície exterior, 50

Músculo mentual
  exposição, dissecção submucosa, 682f-684f
  resuspensão, 684, 739f-740f
  sutura 3-0 horizontal (utilização), 682f-684f
Músculo mentual, ressuspensão, 285f-289f
Músculo oblíquo externo, transecção, 1235
Músculo oblíquo inferior (OIM), 17
Músculo oblíquo interno, marcação da incisão, 1232f-1234f
Músculo peitoral
  delineação, 1160f
  dissecção, 1162
  liberação, 1161f-1164f
  suprimento sanguíneo, 1160
Músculo platisma
  dissecção/solapamento, 691f-693f
Músculo pterigoide, envolvimento, 1056f
Músculo pterigoide medial, 50-51
  visualização, balanço mandibular (impacto), 1057
Músculo reto
  elevação, 1226
  exposição, 1226
  origem, 1224
  retração medial, 1242f-1245f
Músculo reto do abdome, anatomia regional, 1225f-1227f
Músculo reto inferior (armadilha), fratura do assoalho orbital (utilização), 776f
Músculo reto lateral, verificação de ligamento, 16
Músculos
  componente do arco, 76
  dissecção, 1200-1202, 1215f-1218f
  esternocleidomastoide, 62
  excisão, 1404-1407
  frouxidão do, 1385
  inserções
    manejo, 157
    posição superior, 118
  músculo digástrico, 64
  omo-hióideo, 62-63
  osteotomia, 536
  pescoço, 61-64, 63f
  platisma, 61-62
  trapézio, 63-64
Músculos da mastigação, 36
  ressecção, 1056-1057
Músculos esqueléticos, presença, 32
Músculos estilo-hioide, divisão, 1046
Músculos faciais, deficiência (ausência), 630f-634f
Músculos infra-hioides
  divisão, 1015, 1126f-1129f
  mobilização, 1014f-1018f
Músculos longitudinais inferiores, 38
Músculos longitudinais superiores, 38
Músculos nasolabiais (NL), sutura, 551
Músculos orbitais, 17-18
Músculos transversais, 38
Músculos verticais, 38
Músculo temporal
  desinserção, 531f
  porção posterior, descolamento, 1155f
  reinserção, 521
  retalho, 1329
    versatilidade, 1154
  retração, retratores Army/Navy (impacto), 1056f
Músculo tensor do tímpano, inserção, 31-32
Músculo tibial posterior, divisão, 1199f-1205f
Mutilação do filtro, cirurgia secundária de fissura, 616-617

N
Narinas
  defeito da margem, 1251f
  reconstrução, 1251
Narinas, orientação horizontal, 592f
Nariz, 47
  anatomia da superfície, 47
  assopro, desencorajamento, 486
  defeito, carcinoma de células basais (excisão de Mohs), 983f
  defeitos cirúrgicos pós-oncológicos, 1305
  degloving (acesso mediofacial), 1068f
    abordagem subpericondral, 1419f-1424f
  face lateral, dissecção suprapericondral subcutânea, 548f-551f

manipulação manual, 752f-754f
  nasofibroscópio flexível, passagem, 1007f
  preparo, 1418
  suprimento sanguíneo, 43
  suprimento vascular proximal, 43
Nasoendoscopia, 1006-1008
Nasofaringe, estrutura, 1132-1133
Nasofaringoscopia, endoscópio de fibra óptica (utilização), 580
Nasofibrofaringoscopia/laringofaringoscopia flexível por fibra óptica (nasoendoscopia), 1006-1008
  broncoscopia rígida, 1007-1008
Nasofibrolaringoscopia, 1006-1008
Nasofibroscópio flexível, passagem nasal, 1007f
Navegação intraoperatória, disponibilidade, 1354f-1362f
Neoplasias orbitais, 1071
Nervo abducente (nervo craniano VI), 2-4
Nervo acessório (nervo craniano XI), 6
Nervo alveolar inferior (IAN)
  acesso, realização, 141
  anastomoses, 143
  anestesia, 39f
  canal, 99
    estreitamento, 103
  estruturas vitais, envolvimento, 853
  feixes, posição (impacto), 305
  incisão, acesso, 141f
  lateralização, 141
  lesão, 103
    complicação intraoperatória, 295-296
    limitações/contraindicações, 140
  localização, 138f
  local lesado, exposição, 141f
  osteotomia, 141f
  osteótomo curvo, proximidade, 1302
  preparação, 860
  preservação, 339
  radiografia, 138f
  remoção, 141
  reparo cirúrgico, metas, 143
  risco de transecção, 867-868
  trajeto, 47
Nervo alveolar posterior superior (NASP), 23
Nervo alveolar superior anterior (ASA), 23
Nervo alveolar superior, localização anatômica, 23
Nervo alveolar superior médio (MSA), 23
Nervo cluneal superior/cluneal medial, desenho da incisão, 1271f-1273f
Nervo corda do tímpano, 32
  ramo intratemporal, 33-34
Nervo craniano IV (nervo craniano IV), 2-4
Nervo cranianos
  função, 9t-10t
  inervação sensitiva, 30
Nervo de Jacobsen, 52
Nervo espinal acessório, 65
  identificação, 1087
    ponto de Erb, 1085f-1095f
  origem, 65
Nervo facial (nervo craniano VII), 6, 33-34, 38-41
  anatomia, 912f
  componente motor/sensitivo, 33
  distribuição, conceito, 40
  estimulação, avaliação (preparo do paciente), 913f-917f
  evitar, 1329
  fraqueza, 1399
  plano de referência, 50
  ramificações, glândula parótida (relação íntima), 53f
  ramo mandibular marginal, 42f, 52-53
  ramo marginal, 54
  ramos, 5
    profundidade, 41
  ramo temporal, 40
  segmento cisternal, 33
  trajetória, 38-40
  tronco principal, identificação, 913f-917f
  variabilidade, 40
Nervo fibular, 1199f-1205f
Nervo frênico, 65
Nervo frontal, ramo terminal, 13
Nervo glossofaríngeo (nervo craniano IX), 6
  fibras eferentes, trajeto, 52
  ramo, 4-5
Nervo hipoglosso (nervo craniano XII), 5-6, 65

Índice

Nervo facial (nervo craniano VII) *(Cont.)*
 déficit, 38
 inervação motora, 6
Nervo laríngeo recorrente (NLR)
 invasão tumoral, 931
 laringe, presença, 924f-930f
 lesão NLR intraoperatória, risco, 942
 NLR grave, manejo, 931
Nervo laríngeo recorrente (NLR), identificação, 925-927
Nervo laríngeo superior externo (ESLN), 925
Nervo lingual
 acesso, obtenção, 142
 córtex lingual, distâncias médias, 101f
 dissecção/proteção, 1039f-1044f
 glândula sublingual, dissecção medial, 889f-891f
 identificação/proteção, 1042
 inervações sensoriais, 54
 limitações/contraindicações, 140
 localização, 138f
 local lesionado, exposição, 142f-143f
 orientação, 47f
 posição, 101f
 preservação/retração, 862f-866f
 reparo cirúrgico, objetivo, 143
 reparo epineural, 142f-143f
 risco de transecção, 867-868
 separação, 902
Nervo lingual distal, revelando, 142
Nervo mandibular, ramo auriculotemporal, 30
Nervo marginal mandibular, 65
 localização anatômica, 1085f-1095f
 proteção, 41
 referências anatômicas, 65
Nervo mentual, exposição, 682f-684f
Nervo oculomotor (nervo craniano III), 2-4
Nervo oftálmico, ramos, 15f
Nervo óptico (nervo craniano II), 4
Nervo petroso superficial maior (GSPN), 33-34
Nervo radial, ramo superficial (sensação), 1184
Nervos
 anastomoses, 143
 componentes do arco, 76
 danos, 103, 854
 esqueletização, 142
 lesão, 1046-1047
  causa, retalho lingual (elevação), 100
 pescoço, 65
Nervo trigêmeo (nervo craniano V), 2-4, 42-43
 diagrama, 44f
 distribuição, impacto, 764-765
 divisão maxilar, 11
 lesões do nervo periférico, dor neuropática (associação), 138
 ramos sensoriais, lesões, 138
 trauma, diagnóstico radiológico (utilização), 139
Nervo ulnar, preservação, 1191
Nervo vago (nervo craniano X), 6
Nervo vestibulococlear (nervo craniano VIII), 6
Nervo zigomaticotemporal, axônios sensoriais, 13
Neurectomia, utilização, 144
Neurocrânio, 1-8, 74
 assoalho, formação, 1
 base, estruturas de forames, 9t
 divisões, 4f
 meato acústico interno, visibilidade, 8
 partes, 1
Neurofibroma, 531
Neuromas
 identificação, 139-140
 remoção, 142f-143f
Neurotmese do nervo periférico, reanastomose, 137
NFOT. *Ver* Trato de efluxo nasofrontal
NG. *Ver* Nasogástrico
Níveis linfáticos (cervical), descrição anatômica, 1082f
Níveis ósseos de peri-implante, manutenção, 154
Nível de pressão expiratória final positiva (PEEP), 1003-1004
NLR grave, manejo, 931
NMSC. *Ver* Câncer de pele não melanoma
Nó de Rivinus, 29
Nódulos da tireoide, algoritmo de avaliação, 923f
NOE. *Ver* Naso-orbito-etmoidal
Nó obliterado, 617f-625f
Núcleo facial, fibras motoras (origem), 52
Núcleo hipoglosso, origem, 65

O

Oblíquo interno esquerdo, incarceração, 809f-810f
Obstrução das vias aéreas superiores (VAS), graus (variação), 332-333
Obstrução do sistema do ducto nasolacrimal (NL) (causas), 647q
Obturador, utilização, 1249-1250
Occiptal, perfuração do, 462-463
Oclusão
 dimensão vertical, estabelecimento, 180
 manejo, 1376
 restabelecimento, 746
Oclusão dentária, qualidade, 670
Oclusão funcional, estabelecimento, 726
Oclusão virtual, modelo de mordida final (contraste), 275
Omo-hioide, 62-63
Oosteotomia maxilar horizontal, corte, 396f-403f
Orbicular da boca
 dissecção, 548f-551f
 músculo, reconstrução, 548f-551f
Orbicular do olho
 inserção, 17f
 suspensão do músculo, 1410
Órbita enucleada, necessidade, 1078
Órbita interna, reconstrução, 790
Órbita óssea, 11
 corte horizontal, 15f
 representação, 12f
 vista frontal, 12f
 vista sagital, 12f
OrCel, 1257
Orelha externa, 28-30
Orelha posterior
 dobras, posicionamento de incisão, 1328f-1329f
 exposição da concha auricular, 1328f-1329f
Orelhas
 definição, critérios, 1427-1428
 enxerto de cartilagem, 1327
 orelhas de cão, 984q
 protrusão, correção cirúrgica, 1427
Orelhas de cachorro, 984q
Órgãos sensoriais, 76
Órgãos sensoriais especializados, 76
Orifício do canal nasolacrimal (NL), 46-47
Orofaringe, aspiração, 766
Ortopantomograma (OPG), utilização, 107, 1050
Os-Cal com D (protocolo), 931
OSCC. *Ver* Carcinoma de células escamosas oral
Ossículos
 diagrama, 33f
 musculatura, 31-32
Ossificação endocondral, 74
Ossificação intramembranácea, 74
Osso alveolar
 plastia simples, 113
 preservação, 91
 rebordos, exposição, 603f-607f
 recontorno, 113
Osso cortical
 broca formadora de bisel (countersink), perfuração, 671
 referências, 204
Osso craniano
 enxerto, 458
 enxertos, posicionamento, 507f-523f
 exérese (*shaving*), 1298
  coletor, 1298f
  utilização, 1292f
Osso da calota craniana
 colheita de enxerto, 812f-814f
 utilização, 749
Osso de sustentação cantal, identificação, 788
Osso escapular, utilização, 1211-1212
Osso esfenoide
 asas, 2
 impacto, 5-6
 representação, 12f
Osso esponjoso, acesso, 1278
Osso estável, placas (ponte)
Osso frontal
 enxerto dorsal, fixação, 789f-793f
 fraturas, 832f-835f
 placas orbitais, 2
 remodelamento, 447
 representação, 12f

Osso hioide
 dissecção, 946
 esqueletização, 1126f-1129f
Osso labial, espessura fina, 253f-260f
Osso lacrimal, representação, 12f
Osso maxilar, descrição, 12f
Osso occipital
 impacto, 5-6
 superfície externa, 8
Osso palatino
 processo piramidal, porção anterior, 386f
Osso palatino, descrição, 12f
Ossos
 aloenxerto, colocação, 180f
 atrofia, fotografia, 717f
 brocas, broca de tungstênio (utilização), 192f-194f
 colheita
  enxerto ósseo de crista ilíaca anterior (AICBG), 1265
  enxerto ósseo de crista ilíaca posterior (PICBG), 1272-1273
 densidade, determinação, 176
 fragmentos, remoção, 783
 grampos de compressão, utilização, 691f-693f
 redução, 290
  fórceps, aplicação, 670-671
 representação anatômica, 775f
 tecidos, construção, 80
 transportes, inserção do implante, 195f-196f
Osso secundário
 cicatrização, ocorrência, 665f
 enxerto, 569
Ossos nasais, 762
 elevação, 753
 fraturas, 832f-835f
Ossos parietais
 colheita, tábua externa, 809f-810f
Ossos parietais, impacto, 5-6
Ossos temporais, 27
 ossos occipitais, gap, 6
 vista inferior, 29f
 vista lateral, 28f
 vista superior, 28f
Ossos temporais pareados, impacto, 5-6
Osso timpânico, composição, 27
Osso zigomático, descrição, 12f
Ostell ISQ, utilização, 171f
Ostectomia nasal mediana, 507f-523f, 514
Ostectomia periférica, 851
 conclusão, 850f-853f
Ostectomia periférica, solução de Carnoy, 848
Ostectomia vertical, 362
Osteoblastos, secreção de matriz, 1
Osteodistração, 190
Osteomas, 531
Osteonecrose, impacto, 144
Osteorradionecrose
 mandibulectomia segmentar, combinação, 1215f-1218f
Osteorradionecrose, impacto, 144
Osteossíntese
 linhas ideais, 689f
 terminologia, utilização, 742
 zonas, 664, 666f
Osteossíntese com placas, história, 742-743
Osteossíntese de carga compartilhada, técnica do parafuso transcortical, 670
Osteotomia da fossa canina, 782f
Osteotomia da linha média, 376
Osteotomia da parede anterior do seio maxilar, 782
Osteotomia da parede maxilar lateral, transporte posterior, 385f
Osteotomia de avanço
 alargamento mandibular, 343
 bisel, 1295
 broca de fissura, utilização, 1344f-1347f
 colheita osteocutânea da fíbula, 1203
 comparação, 272f-278f
 conclusão, 290, 321f
 confirmação, 512
 conhecimento, modelagem estereolitográfica (utilização), 491f
 criação, 118, 201f-203f
 curvatura, 1025f-1027f
 desenho, 1063f-1066f

Índice

direção perpendicular, 286
distração bidimensional, 195
dobras, 285f-289f
doença benigna, maxilectomia, 874
elevação do seio, abordagem lateral, 201
enxerto de crista ilíaca posterior (PICBG), 1272-1273
enxerto de crista óssea ilíaca anterior (AICBG), 1265
esboço das osteotomias, 1295
escorço, 293f-294f
exemplo, 862f-866f
face intraoral, 611f-612f
fixação, placas em forma de L (utilização), 300f-301f
gap, enxerto, 290f-291f
gengiva mandibular/alvéolo/trígono retromolar, 1025
gengiva maxilar/alvéolo/palato, 1028
lacuna, 285f-289f
levantamento sinusal, abordagem transalveolar, 204
liberação da anquilose, 1360
linhas, 273
marsupialização, utilização, 858
nervo alveolar inferior, 141f
osteotomia de bipartição facial, 506
osteotomia deslizante de avanço, 286
osteotomia do ramo, 302
osteotomia frontofrontal, extensão (ausência), 293f
osteotomia mandibular anterior, 1057
osteotomia maxilar, 1372-1373
osteotomia monobloco, 506
osteotomia muscular, 1216
osteotomia segmentar, 195
osteotomia subapical anterior, 299
osteotomia subapical posterior, 305
osteotomia total subapical, 302
planos/cortes, marcação, 272f-278f
porção distal, alívio, 181
referências, 440
reparo NAI, relação, 141
reposicionamento, 117
retalho livre da artéria ilíaca circunflexa profunda (DCIA), 1233
sequência de perfuração, repetição, 175
sítios, estabilização, 1290
utilização, 439f-449f, 1065
utilização de mandibulectomia marginal, 863
Osteotomia de bipartição facial, 506-521
abóbada craniana anterior
reconstrução, 519
remodelação/fixação, 507f-523f
avanço facial, 516
células etmoidais aéreas
excesso, debridamento, 507f-523f
manejo, 519
colocação de arco-barra, 508
colocação do tubo nasolacrimal, 507
componente orbital superior, remoção, 507f-523f
conteúdo da base do crânio anterior, dissecção/retração, 507f-523f
craniotomia, 510
craniotomia bifrontal, 507f-523f
crista gali, 507f-523f
dentição superior/inferior, Arcos de Erich (colocação), 507f-523f
desimpactação, 514
desimpactação do terço médio/terço superior facial, 507f-523f
dissecção, 509
fechamento, 521
fixação da extensão do tendão, 517
fixação de titânio, aplicação, 507f-523f
fixação do arco zigomático, 517
fossa craniana anterior, Gelfoam/cola de fibrina (aplicação), 507f-523f
hemostasia, clipes de Raney (posicionamento), 507f-523f
incisão, 509
incisão pós-auricular do couro cabeludo, 507f-523f
incisão vestibular da maxila anterior, 507f-523f
manejo da base do crânio, 519
manejo das vias aéreas, 507
manejo do tubo endotraqueal, 507f-523f
maxila segmentada, confirmação/expansão, 507f-523f
morfologia do esqueleto, visão geral, 507f-523f
músculos temporais, avanço/ressuspensão, 507f-523f
ostectomia do terço médio nasal, 507f-523f, 514
osteotomia, confirmação, 512

Osteotomia de bipartição facial *(Cont.)*
osteotomia da base do crânio, 511
osteotomia da base do crânio anterior, 507f-523f
osteotomia da base do crânio anterior, extensão, 507f-523f
osteotomia da parede orbital medial, 513
osteotomia, utilização, 507f-523f
osteotomia do arco zigomático, 510
serra reciprocante, utilização, 507f-523f
osteotomia do septo nasal, 513
osteotomia do teto da órbita, 507f-523f, 511
osteotomia fina, 507f-523f
osteotomia lateral, base do crânio, 512
osteotomia lateral da parede orbital, 511
continuação, 507f-523f
serra reciprocante, utilização, 507f-523f
osteotomia nasoseptal, cinzel (utilização), 507f-523f
osteotomia pterigomaxilar, 513
osteótomo fino, utilização, 507f-523f
preparo do paciente, 509
recontorno orbitário, 517
reinserção muscular temporal, 521
rotação facial, 516
suspensão do canto lateral, 520
tarsorrafia, 507
tubo nasolacrimal de Crawford, dilatação/colocação, 507f-523f
unidade facial, avanço, 507f-523f
unidade facial superior segmentada (ajuste/conveniência), broca rotatória (utilização), 507f-523f
Osteotomia de deslizamento de avanço, 285-288
avanço/fixação, 287
avanço geniano reto, 285f-289f
cefalograma lateral, utilização, 285f-289f
dissecção subperiosteal, 285f-289f
fechamento, 288
fechamento da ferida, 288
fio de posicionamento, colocação de, 287
incisão/dissecção, 285
linha média, marcação, 285
mento, redução vertical, 290f-291f
mucosa, incisão, 285f-289f
osteotomia, 286
ângulo, 285f-289f
placa de genioplastia em forma de H, utilização, 285f-289f
placa de tamanho apropriado, seleção, 287
radiografia panorâmica pós-operatória, 285f-289f
segmento geniano, 287
Osteotomia de rebordo supra-orbitário
colocação, 445
ostetomia unilateral de rebordo supra-orbitário, 450
reconstrução, 455
colocação, 439f-449f
segmento, remodelação, 439f-449f
Osteotomia de um segmento, 539
Osteotomia do corpo posterior, 336-337, 343
Osteotomia do pterigoide, utilização, 379f
Osteotomia do ramo, 302
Osteotomia do rebordo supraorbitário, 439f-449f
segmento, 439f-449f
Osteotomia do zigomático, 536
Osteotomia em C, 317-318
Osteotomia em L invertida extraoral, 318-320
Osteotomia em L invertido, utilização, 317
Osteotomia em monobloco, 506
abóbada craniana anterior
reconstrução, 519
remodelação/fixação, 507f-523f
anterior conteúdos da base do crânio, dissecção/retração, 507f-523f
arco de Erich, posicionamento, 507f-523f
avanço facial, 516
células aéreas etmoidais
excesso, debridamento, 507f-523f
manejo, 519
colocação de dreno/fechamento do couro cabeludo, 507f-523f
colocação do arco, 508
colocação do tubo nasolacrimal, 507
componente orbital superior, remoção, 507f-523f
confirmação, 512
craniotomia, 510
craniotomia frontal, 507f-523f
desimpacção, 514

Osteotomia em monobloco *(Cont.)*
desimpactação média/superior facial, conclusão, 507f-523f
dissecção, 509
fechamento, 521
fixação da extensão do tendão, 517
fixação do arco zigomático, 517
hemostasia, colocação de clipes de Raney, 507f-523f
incisão, 509
incisão pós-auricular do couro cabeludo, 507f-523f
incisão vestibular maxilar anterior, 507f-523f
manejo da base de crânio, 519
manejo das vias aéreas, 507
manejo do tubo endotraqueal, 507f-523f
músculos temporais, avanço/ressuspensão, 507f-523f
ostectomia médio nasal, 514
osteotomia da base anterior do crânio, extensão, 507f-523f
osteotomia da base do crânio, 511
osteotomia da parede orbital lateral, 511
osteotomia do arco zigomático, 510
serra reciprocante, utilização, 507f-523f
osteotomia do teto orbital, 511
osteotomia facial de bipartição, 507f-523f
osteotomia lateral, base do crânio, 512
osteotomia maxilar parasagital, serra reciprocante (utilização), 507f-523f
osteotomia medial da parede orbital, 513
osteotomia mediana do arco zigomático, serra reciprocante (utilização), 507f-523f
osteotomia nasosseptal, 507f-523f
osteotomia pterigomaxilar, 513
osteotomia septal nasal, 513
preparo do paciente, 509
reinserção muscular temporal, 521
remodelação orbital, 517
rotação facial, 516
segmentação do maxilar inferior, 515
suspensão do canto lateral, 520
tarsorrafia, 507
tubos nasolacrimais Crawford, dilatação/posicionamento, 507f-523f
unidade facial, avanço, 507f-523f
Osteotomia extraoral, projeção, 318f-320f
Osteotomia facial, 493
Osteotomia fina, utilização, 507f-523f
Osteotomia/fratura pré-maxilar, 608f-610f
Osteotomia frontal curta, extensão (ausência), 293f
Osteotomia fronto-orbital, 532
utilização, 443-444
Osteotomia horizontal, 361
criação, broca de fissura (utilização), 116
desempenho, 348
Osteotomia inferior, conclusão, 311
Osteotomia invertida em L intraoral (ILO), 317
considerações, 318
Osteotomia lateral, 117, 326, 384
rinoplastia aberta, 1422
Osteotomia lateral multiplano, 759
Osteotomia Le Fort I
anestesia local, vasoconstritor (utilização), 383
broca de fissura 701, utilização, 384
enxerto alveolar para fenda labial/palatina unilateral (UCLP), 603-605
enxerto/fechamento, 605
fixação, 605
fratura inferior (*downfracture*), 604
incisão, 603
mobilização, 605
osteotomia, 604
enxerto ósseo autógeno, adaptação/fixação, 390f
exposição cirúrgica, 383
fechamento vestibular de tecido mole, realização, 392f
fenda labial/palatina bilateral (BCLP) alvéolo
não enxertado, 607-610
enxertamento/fechamento, 610
fixação, 609
fratura inferior (*downfracture*), 609
incisão, 607
incisão de tecido mole, 608f-610f
mucosa nasal, suturas (presença), 608f-610f
osteotomia, 607
pré-maxila, retração, 608f-610f
fixação rígida, placas (utilização), 390f
fratura inferior (*down-fracture*), 387
interferências anteriores, remoção, 389f

Osteotomia Le Fort I *(Cont.)*
   interferências posteriores, remoção, 388f
   limitações/contraindicações, 383
   maxila
      exposição, 384f
      mobilização, 387f
      rotação, 389f
   mobilização, 387
   osteotomia da parede lateral superior, transporte posterior, 385f
   osteotomia lateral, 384
   osteotomia septal, 386
   osteotomias ósseas, 384-386
   osteótomo em espátula, utilização, 386
   parede lateral do nariz, 386
      osteotomia, conclusão, 386f
   ponto de referência, 383
   procedimento, história, 382
   separação da linha média, inclusão, 539f
   separação da placa pterigóidea, 384
   sutura na base alar, utilização, 391f
   técnica, 383-392
   utilização, indicações, 382
Osteotomia Le Fort II, fenda alveolar UCLP/BCLP
   enxertada, 611-612
   enxerto/fixação, 612
   exposição coronal, 611f-612f
   fórceps de Rowe, posicionamento, 611f-612f
   fratura inferior *(downfracture)*, 612
   incisão, 611
   mobilização, 612
   osteotomia, 611
   osteotomia nasal, 611f-612f
Osteotomia Le Fort III
   aparelho halo, colocação, 485f
   complicações intraoperatórias, prevenção/manejo e tratamento, 485
   diagrama, 476f-482f
   disostose craniofacial, 473-474
   distração osteogênica interna/externa, 484-485
   enxertos ósseos, utilização, 483f
   estabilização da placa óssea, 481
   fissura orbital inferior, *serra reciprocante* (utilização), 476f-482f
   incisão, 477
   intubação, 476
   irrigação, 482
   osteotomia final, 480
   osteotomia inicial, 478
   retalho coronal, 476f-482f
   tubo endotraqueal, utilização, 476f-482f
Osteotomia Le Fort III modificada (estabilização), enxertos ósseo interposicional (utilização), 1291f
Osteotomia Le Fort I modificada, divisão da linha média (inclusão), 541-544
   balanço maxilar, 541
   defeito da parede posterior, 539f
   fechamento, 544
   fechamento do tecido mole, 539f
   fechamento palatino, 544
   fratura inferior (down-fracture), 541
   incisão, 541
   incisão faríngea, 541
   mucosa nasal, incisão horizontal, 539f
   osteotomia, 541
   posicionamento do retrator, 541
   reposicionamento maxilar, 544
Osteotomia Le Fort I segmentar
   afastador Seldin, posicionamento, 397
   broca de passagem de fio, utilização, 403
   campos cirúrgicos na cabeça
      tubo nasal, segurança, 396f-403f
      utilização, 396
   cinzel pterigoide, direção/colocação (diagrama), 396f-403f
   complicações intraoperatórias, prevenção/manejo e tratamento, 403-404
   considerações pós-operatórias, 404
   contorno ósseo, 401
   desenho da incisão, 396
   dissecção/exposição, 397
   enxerto, 401
   fechamento, 403
   fechamento do tecido mole, 396f-403f
   fixação, 403

Osteotomia Le Fort I segmentar *(Cont.)*
   fratura inferior da maxila *(downfracture)*, ligadura da artéria palatina descendente (presença), 396f-403f
   fratura inferior *(downfracture)*, 400-401
   incisão vestibular, posicionamento, 396
   lâmina oscilante, utilização, 396f-403f
   limitações/contraindicações, 395-396
   maxila, exposição (diagrama), 396f-403f
   mobilização, 400-401
   osteotomia interdental (corte), lâmina oscilante de rebordo (utilização), 398
   osteotomia maxilar, 397
   osteótomo de septo, posicionamento, 400
   pilares, utilização, 403
   posicionamento, 401
   procedimento, história, 395
   serra sagital/reciprocante, utilização, 396f-403f
   tecido mucoperiosteal, reflexão, 397
   técnica, 396-403
   utilização, indicações, 395
   vasos palatinos descendentes, acesso, 400
Osteotomia Le Fort I, utilização, 484f
   cantopexia medial, 476f-482f
   considerações pós-operatórias, 485-486
   couro cabeludo, fechamento, 482
   deficiência total do terço médio da face, 474-475
   limitações/contraindicações, 475-476
   oclusão pré-operatória/pós-operatória, 474f-475f
   osteotomia nasofrontal, 476f-482f
   osteotomia subcraniana Le Fort III, TCfacial/3D, 474f-475f
   placa pterigóidea
      cortes, 479
      osteotomia, 476f-482f
   procedimento, história, 473
   ressuspensão, 482
   tarsorrafia, 476
   remoção, 482
   técnica, 476-482
      alternativas, 483
   terço médio da face, avanço, 480
   utilização, indicações, 473-475
   vistas faciais pós-operatórias, 474f-475f
Osteotomia LF2, 611f-612f
Osteotomia mandibular anterior, 1057
Osteotomia mandibular, conclusão, 348
Osteotomia mandibular em L invertido
   abordagem extraoral, 317-318
   abordagem intraoral, 318
   complicações intraoperatórias, prevenção/manejo e tratamento, 323
   considerações pós-operatórias, 323
   dissecção dos tecidos moles, 318
   edema/tumefação pós-operatório, impacto, 323
   ferida, fechamento, 318f-320f
   fixação maxilomandibular, utilização, 320
   guia de osso, colocação, 318f-320f
   hematoma pós-operatório, 323
   hemorragia, 323
   incisão de pele, esboço, 318f-320f
   incisão de tecido mole, 318, 320
   lesão do nervo motor, 323
   lesão do nervo sensorial, 323
   limitações/contraindicações, 318
   mandíbula
      enxerto, 720
      exposição, 718f-720f
   material de enxerto, colocação, 319
   náuseas/vômitos (N/V), 323
   osteotomia em L invertido extraoral, 318-320
   osteotomia em L invertido intraoral placas, 322f
   osteotomia extraoral, projeção, 318f-320f
   osteotomia óssea, 319
   osteotomia, realização, 321f
   parafusos
      aplicação, 319
      posicionamento, 321
   placas
      aplicação, 319
      localização, 321
      posicionamento, 322
   placas de posicionamento
      colocação, 322
      remoção, 322
   placas, radiografia panorâmica (Panorex), pós-operatórias, 318f-320f

Osteotomia mandibular em L invertido *(Cont.)*
   procedimento, 317
      realização, 320-321
   segmentos
      alinhamento, 321
      fixação, colocação de placa, 322
   técnica da placa de sete furos, 321
   utilização, 322, 322f
   utilização, indicações, 317-318
Osteotomia maxilar, 397, 1365, 1372-1373
   desenho, 46-47
   etapas, 1372-1373
   nível Le Fort I, 603f-607f
Osteotomia maxilar anterior de Cupar, fratura, modificação de Epker, 361f-367f
Osteotomia maxilar multisegmentar, 539
Osteotomia maxilar parassagital, serra reciprocante (utilização), 507f-523f
Osteotomia maxilar segmentaria anterior (OMSA)
   barbear, 368
   complicações, 368
      prevenção/manejo, 368-370
   complicações dentárias, 368
   exposição, 361
   extrações, 361
   fechamento, 367
   fixação, 366
   fratura, dificuldades mecânicas, 368
   intubação, 360
   limitações/contraindicações, 360
   maxila anterior
      fratura, técnica de Cupar (modificação), 359-360
      necrose asséptica pós-operatória, 368
   osteotomia horizontal, 361
   osteotomia palatina mediana, 365
   osteotomias/ostectomias verticais, 362
   pós-operatório, 370f
   pré-maxila, osteotomia/fratura, 364
   pré-operatório, 369f
   preparo, 361
   procedimento, história, 359-360
   técnica, 360-367
   tratamento ortodôntico, 369f
   utilização, indicações, 360
   versão Cohn III, 359
Osteotomia medial, 326
Osteotomia medial da parede orbital, 513
Osteotomia mediana do arco zigomático, serra reciprocante (utilização), 507f-523f
Osteotomia nasal lateral, início, 386
Osteotomia nasofrontal, 476f-482f
Osteotomia nasosseptal, 507f-523f
Osteotomia orbital, 536
Osteotomia orbital em caixa
   complicações intraoperatórias, prevenção/manejo e tratamento, 496
   craniotomia frontal, 493
   craniotomia frontal, marcações, 493
   curativos, remoção, 492f-495f
   displasia craniofrontonasal, 489f-490f
   dissecção subperiosteal, 491
   encefaloceles frontais, 489f-490f
   fechamento, 495
   fendas craniofaciais, 489f-490f
   fixação esquelética, 494
   hipertelorismo orbital, 489f
   incisão coronal, 491
   incisão/exposição, 491-492
   limitações/contraindicações, 488
   ostectomia em forma de V, utilização, 494
   osteotomia facial inicial, 493
   osteotomia/mobilização definitiva, 494
   osteotomias (compreensão), modelo estereolitográfico (utilização), 491f
   periorbita, liberação, 491
   planejamento pré-operatório, 488
   posicionamento do paciente, 491
   procedimento, história, 487
   proteção das vias aéreas, 491
   protecção da córnea, 491
   reconstrução nasal, 495
   reforço cantal medial, 495
   técnica, alternativa, 496
   utilização, indicações, 487-488
Osteotomia orbital/zigomática
   considerações pós-operatórias, 538

Osteotomia orbital em caixa *(Cont.)*
   craniotomia, 536
   desarticulação, 536
   dissecção, 535
   fechamento, 536
   incisão, 535
   intraoperatório, prevenção/manejo e tratamento, 538
   limitações/contraindicações, 534
   osteotomia do músculo, 536
   osteotomia orbital, 536
   osteotomia zigomática, 536
   procedimento, história, 534
   reconstrução, 536
   utilização, indicações, 534
Osteotomia óssea, 319, 384-386
Osteotomia palatina, 374
Osteotomia palatina mediana, 365
Osteotomia parassinfisária, 346-347
   incisão/dissecção, 347
   posicionamento do distrator, 347
   protocolo de distração, 347
Osteotomia pterigomaxilar, 513
   incisão no couro cabeludo, utilização, 507f-523f
Osteotomia sagital
   esboço, 1371f
   genioplastia de redução, combinação, 306
Osteotomia sagital bilateral (BSSO), 328
   ostectomia periférica, 851
   osteotomia em forma de V, utilização, 494
Osteotomia sagital bilateral do ramo, 307f
Osteotomia sagital de divisão ramo (SSO), utilização, 309
Osteotomia sagital mandibular bilateral (BSSO), 298
   afastador Minnesota, posicionamento, 325f-327f
   avanço simétrico, radiografia panorâmica (Panorex), 325f-327f
   complicações intraoperatórias, prevenção/manejo e tratamento, 329-330
   considerações pós-operatórias, 330
   corte lateral, 325f-327f
   diagrama, 328f
   dissecação, 325
   estabilização inicial, 327
   estabilização temporária, diagrama, 325f-327f
   face medial, corte (bisel), 325f-327f
   fechamento, 327
   fixação, 327-328
   fratura do seggmento proximal, 330
   fratura do segmento distal, 330
      manejo, 330
   fraturas adversas, 329-330
   incisão, 325, 325f-327f
   lesões neurossensoriais, 329
   limitações/contraindicações, 324-325
   mandíbula
      enxerto, 720
      exposição, 718f-720f
   ostectomia, 328
   osteotomia lateral, 326
   osteotomia medial, 326
   parafusos bicorticais, utilização, 325f-327f, 329f
   pickle forkt, utilização, 327
   pinça de Kocher, posicionamento, 325f-327f
   pinça óssea de Jeter-Van Sickels, utilização, 328
   procedimento, história, 324
   ramo ascendente, contorno do, 328f
   reciclagem sensorial, utilização, 329
   recuo, radiografia panorâmica (Panorex), 328f-329f
   terceiro molar, remoção (tempo), 324
   utilização, 322
      indicações, 324
Osteotomias bilaterais do ramo mandibular, 1365
Osteotomias craniomaxilofaciais, estabilização, 1290
Osteotomias de contorno, 1295
Osteotomia segmentar, 195
   complicações, evitando, 372
Osteotomias interdentais
   corte, lâmina oscilante (utilização), 398
   posicionamento, 300f-301f
Osteotomias para expansão craniana, 458
Osteotomias septais, 386
Osteotomia subapical anterior, 299-301
   anestésico local (injeção), vasoconstritor (utilização), 299
   contraindicação, 299

   dissecção mucoperiosteal, 299
   fixação, 301
   incisão, 299
   osteotomia, 299
   sutura, 301
Osteotomia subapical mandibular
   complicações intraoperatórias, prevenção/manejo e tratamento, 307
   considerações pós-operatórias, 307
   deformidade dentofacial (DDF), 298
   história, 298
   limitações/contraindicações, 299
   osteotomia sagital, genioplastia de redução (combinação), 306
   osteotomia subapical anterior, 299-301
   osteotomia subapical posterior, 305
   osteotomia subapical total, 302-304
   uso, indicações, 298-299
Osteotomia subapical posterior, 305
   corte vertical anterior, 305
   dissecção mucoperiosteal, 305
   fixação, 305
   incisão, 305
   instrusão do segmento, 306f
   osteotomia, 305
   sutura, 305
Osteotomia subapical posterior da mandíbula, indicação de reposicionamento, 299
Osteotomia subapical total, 302-304
   córtex labial, remoção, 303f-304f
   dissecção mucoperiosteal, 302
   fixação, 302
   incisão, 302
   osteotomia, 302
   segmento proximal, posicionamento, 303f-304f
   sutura, 304
Osteotomia superior
   conclusão, 310
   marcação, 290f-291f
Osteotomia supra-orbitária unilateral, 450
Osteotomia transalveolar, continuação, 204
Osteotomia transfrontal
   complicações intraoperatórias, prevenção/manejo e tratamento, 534
   considerações pós-operatórias, 534
   cranialização, 532
   craniotomia, 531
   dissecção, 531
   elevação dural, 531
   enxerto ósseo, 533
   fechamento, 533
   incisão, 531
   inserção de retalho, 533
   limitações/contraindicações, 531
   osteotomia, 531
   osteotomia fronto-orbital, 532
   procedimento, história, 529
   retalho bicoronal/pericraniano, elevação, 530f
   técnica, 531-533
   utilização, indicações, 529-531
Osteotomia transoral/facial
   limitações/contraindicações, 540
   procedimento, história, 539
   utilização, indicações, 539-540
Osteotomia vertical, 362
   localização, instrumento de medida do ramo (utilização), 311f-312f
Osteotomia vertical do ramo, 338
Osteotomia vertical do ramo intraoral (IVRO)
   abordagem extraoral, 315
   complicações intraoperatórias, prevenção/manejo e tratamento, 315-316
   considerações pós-operatórias, 316
   coronoidectomia simultânea, 313
   fixação interna, 314
   fixação maxilomandibular, estabelecimento, 312
   hemorragia, ocorrência, 315-316
   interferência inferior
      remoção, excisão em cunha do segmento distal inferior (utilização), 314f
      segmento distal, modificação, 313
   interferência superior, segmento distal modificação, 313
      rotação de fechamento, 313f
   limitações/contraindicações, 309-310
   localização, determinação, 310

Osteotomia vertical do ramo intraoral (IVRO) *(Cont.)*
   osteotomia inferior, término, 311
   osteotomia superior, realização, 310
   posição do segmento proximal
      recorte, rebordo medial, 311f-312f
      verificação, 312
   posicionamento do côndilo (melhora), fio oblíquo direto (colocação), 315f
   procedimento, limitações, 309
   recorte preliminar do segmento proximal, 312
   risco, 315
   técnica, 310-312
   utilização, indicações, 309
   vista medial, 311f-312f
Osteotomia vestibular, 373
   criação de, 374f-378f
Osteótomo
   osteótomo curvo, utilização, 121f-122f, 1372f-1373f
   osteótomo espátula, utilização, 205f-206f
   subdimensionamento, 204f-205f
   utilização, 122, 337, 755
Osteótomo curvo, utilização, 121f-122f, 1372f-1373f
Osteótomo fino reto, utilização, 374f-378f
Osteótomo fino, utilização, 507f-523f
Osteótomo pterigoide (curvo), utilização posterior, 603f-607f
Osteótomo pterigoide curvo, inserção, 605
Osteótomos septais (duplo), colocação, 400
Ostótomo em espátula, utilização, 205f-206f, 386
Otoplastia
   complicações intraoperatórias, prevenção/manejo e tratamento, 1433
   considerações pós-operatórias/complicações, 1433
   formação de hematoma/infecção, 1433
   incisão, 1429f-1430f
   infecção, 1433
   limitações/contraindicações, 1428
   objetivos, 1428
   otoplastia poupadora de cartilagem, 1428-1430
   planejamento, 1428, 1429f-1430f
   procedimento, história, 1427
   suturas, 1429f-1430f
   tratamento não cirúrgico, 1427
   utilização, indicações, 1427-1428
Otoplastia com corte de cartilagem, 1431
Otoplastia com sutura de cartilagem, 1432
Otoplastia poupadora de cartilagem, 1428-1430
   anestesia, 1428
   curativo, 1430
   incisão, 1430
   método de Furnas, 1430
   planejamento, 1428
   sutura, 1429f-1430f, 1430
   sutura da cartilagem anterior, 1429f-1430f
Ouvido interno, 32
Ouvido médio, 30-32
   cavidade timpânica, 33
   comunicação, 31
   musculatura, 31-32
   ossículos, 31-32
   patologia, 1306
   tendão, entrada, 32
Oxicefalia, 463
Oxicefalia de início tardio, 470f
Oxigenoterapia hiperbárica (HBO), terapia adjuvante, 212-214

P

Paca de reconstrução, 695
   contorno, 1053
Paciente sindrômico sindactilia-hipoglossia, aumento/alargamento do corpo da mandíbula intraoral em dois estágios, 344f-346f
Palato
   corte, risco, 116
   desenvolvimento, 79-81
   palato primário, formação, 79-80
Palato duro
   carcinoma ex-adenoma pleomórfico, 1027f-1030f
   cirurgia, defeitos oroantrais/oronasais, 1134
   fístula oronasal, fechamento, 617f-625f
   ressecção tumoral, 1027f-1030f
Palato duro anterior, fístula oronasal da linha média (fechamento com duas camadas), 1150f

Índice

Palato duro (linha média posterior), torus palatino (presença), 121
Palatoplastia de Veau, utilização, 412f-414f
Palatoplastia, indicações, 554
  tendão palmar longo
    colheita, 1189
    utilização, 1190f
Palato primário, formação, 79-80
Palmar longo, identificação, 1187
Palpação bimanual
  desempenho, 1005f-1006f
  repetição, utilidade, 1055
Pálpebras
  anatomia, 14-15
  blefaroplastia da pálpebra inferior, 1409-1410
  blefaroplastia da pálpebra superior, 1404-1407
  blefaroplastia transconjuntival da pálpebra inferior, 1407
  corte sagital, 17f
  exenteração orbital poupadora da pálpebra, problema, 1075
  incisões, incisão de Weber-Ferguson, 1076
  reconstrução, colheita do enxerto da cartilagem auricular, 1306
  técnica poupadora da pálpebra, 1076-1077
Pálpebras inferiores
  anatomia cirúrgica, 777f-781f
  ectrópio, ocorrência, 1444-1445
  linha dos cílios, incisão da pele (posição), 1075f-1076f
  representação, 16f
  tratamento com laser de dióxido de carbono, fotografias, 1436f
Pálpebras superiores
  carcinoma de células basais, 977f
  linhas dos cílios, posicionamento de incisão cutânea, 1075f-1076f
  representação, 16f
  tratamento com laser de dióxido de carbono, fotografias, 1436f
Pan-endoscopia
  broncoscopia, 1003
    broncoscopia flexível, 1008-1010
    esofagoscopia rígida, 1008-1010
  complicações intraoperatórias, prevenção/manejo e tratamento, 1010
  considerações pós-operatórias, 1010-1011
  esofagoscopia, 1003
  laringoscopia direta, 1003-1005
    anestesia/preparo, 1004
    endoscópio, introdução, 1004
    laringoscopia, 1005
    posicionamento, 1004
  limitações/contraindicações, 1003-1004
  nasofibrofaringoscopia flexível de fibra óptica/laringofaringoscopia (nasoendoscopia), 1006-1008
    broncoscopia rígida, 1007-1008
  procedimento, história, 1000-1002
  utilização, indicações, 1002-1003
Papila parotídea, 51-52
Parafuso bicortical inferior, utilização, 347
Parafuso cirúrgico, colocação, 727f-730f
Parafuso de Carol-Girard, utilização, 765f-769f, 768
Parafuso de cobertura, 173f-179f
  superfície oclusal, retalho pediculado (obtenção), 261f
Parafusos autoperfurantes, utilização, 743
Parafusos bicorticais, utilização, 325f-327f, 694f
Parafusos de fixação de ancoragem óssea, utilização, 642
Parafusos ósseos, utilização, 1374f
Parafuso transcortical
  colocação, 670f, 685f-686f
  guia/indicador de posição, 685f-686f
  osteossíntese, 680
Paragangliomas, relação anatômica, 967
Parassínfise direita, fraturas mandibulares (ortopantograma), 639f
Paratendão, cobertura, 1249
Paratormônio (PTH)
  avaliação intraoperatória do PTH, 938
  monitoramento, utilização, 933
  nível, elevação, 935
Parede da mucosa da faringe, ressecção (excesso), 1119
Parede do alvéolo/implante, espaço morto (eliminação), 180f
Parede faríngea posterior pós-cricóidea, presença, 1129

Parede lateral, 13
Parede lateral da órbita
  osteotomia, 511
  osteotomização, *serra reciprocante* (utilização), 493
Parede lateral do nariz, 386
  osteotomia, conclusão, 386f
Parede medial, 13
  fratura, 11
Parede posterior
  cranialização, 507f-523f
  defeito, 539f
Parede posterior da faringe
  acesso, 539f
  fechamento, 582
Paredes orbitais, ressecção, 1074, 1076-1078
Parótida direita, ulceração da mucosa jugal (CCE), 1239f
Parotidectomia superficial
  adenoma pleomórfico, pseudocápsula (remoção), 918f
  aposição de campos cirúrgicos, 913f-917f
  colocação de dreno, 916
  complicações intraoperatórias, prevenção/manejo e tratamento, 919-920
  considerações pós-operatórias, 920
  dissecção, 914-915
  dissecção extracapsular (ECD), 917
  dissecção superficial, 914
  fechamento da ferida/curativo, 916
  glândula, remoção, 914-915
  incisão, 914
  incisão de Blair modificada (incisão em S), 913f-917f
  intubação, 913
  irrigação, 916
  limitações/contraindicações, 912-913
  nervo facial, tronco principal (identificação), 913f-917f
  parotidectomia superficial parcial (PSP), 917
  posicionamento do paciente, 913
  preparo/aposição de campos cirúrgicos, 913
  procedimento, história, 911
  técnica, 913-916
  utilização, indicações, 911-912
Parotidectomia superficial parcial (PSP), 917
Parte petrosa do osso temporal, superfície inferior, 27
Pata de ganso, 52
Patel, Kumar, 1434
Patologia benigna oral/maxilofacial, impacto, 849t
Patologia benigna, tratamento cirúrgico, 848
Patologia da ATM em estágio final, 1367
Patologia maxilar, enucleação/curetagem, 854-855
PCF. *Ver* Fístula faringocutânea
PDTA. *Ver* Artéria temporal posterior profunda
Pedículo
  alongamento, 1171
  comprimento, obter, 1171
  dissecção, 1244
  divisão/inserção, 985f-998f
  exposição, músculo reto (retração medial), 1242f-1245f
  identificação, 1242
  identificação distal, 1187f-1189f
  vincos, perigo, 1207
Pedículo distal, sutura, 1242f-1245f
Pedículo superior, ligação, 925
Pedículo vascular
  dissecção, 1200-1202, 1234
  identificação, 1162, 1180, 1187
    colheita do retalho ulnar, 1191
  identificação/ligadura distal de, 1187
Pedículo vascular toracodorsal, características, 1175f
Pedículo vascular ulnar, identificação, 1192f
PEG. *Ver* Gastrostomia endoscópica percutânea
Peitoral maior
  inserção tendinosa, 1160
  músculo deltoide (associação), 1159-1160
Pele, 35
  anatomia, 981
  bolsas, aplicação perioral, 153-154
  câncer de boca, extensão, 1055f
  classificação cutânea de Fitzpatrick, 1438t
  diagnóstico de doença maligna, acompanhamento (importância), 978
  diagrama, 36f
  espessura, variação, 47
  excesso, pinçamento, 1409
  excisão, 1386f-1396f, 1413, 1422

  frouxidão, 1384-1385
  incisão, 1283f-1285f
  incisão horizontal, 656f-658f
  janela, excisão, 1120f
  linhas de tensão, 37f
  marcação, 1404
  óbitos relacionados ao câncer, 970
  retalho, elevação, 1126f-1129f
  substitutos, 1257
  sutura, 551
  sutura, passagem, 630f-634f
  suturas em colchoeiro horizontal, 630f-634f
  teste do beliscão, 1169f-1171f
Pele da face, espessura/características, 35
Pele pinçada, excisão, 1409
Penfigoide de membrana mucosa, representação clínica do, 845f
Penfigoide, histologia por imunofluorescência direta, 845f
Perda de sangue intraoperatória, manejo, 433-434
Perda óssea em edêntulos, reconstrução, 154
Perfuração da espessura total, 1299
Perfuração do septo, 761-762
Perfuração sinusal, 103
Perfuradores
  dissecção, 1243
  identificação, 1241-1242
Perfurador musculocutâneo, dissecção, 1242f-1245f
Pericrânio (aproximação), suturas nó do ar (utilização), 439f-449f
Peri-implantite, 232
  defeito de quatro paredes, 234f
  dentes devido à doença periodontal, impacto, 233
  etiologia, 232
  fatores causais, 233-234
  impacto, 234f
  inflamação, associação, 235
  perda óssea, 233f
  prevenção, 234
  resultado, 232
  tratamento defeito, retalho apical reposicionado, 240f
Perimucosite, 233f
Periórbita
  elevação, 1073f-1075f
  elevação circunferencial, 1072
Periósteo
  elevação, Doyne (utilização), 1283f-1285f
  exposição, 1283f-1285f
  extensão, 1203
  incisão, 693
  incisão superior, 166f
Periósteo facial, articulação do septo orbital, 16f
Peritumor na submucosa, radiomarcador coloide traçador (injeção), 1101f-1102f
Perna
  anatomia seccional, 1199f-1205f
  exsanguinação, 1200
  perna esquerda, vista anterior/posterior, 1199f-1205f
Perna esquerda, vista anterior/posterior, 1199f-1205f
Pescoço
  abscesso submandibular, 146
  biópsia por FNA, 845f
  bordas musculares, 60f
  camadas fasciais, 61, 62f
  cicatriz, presença, 908
  cirurgia, panendoscopia, 1002
  desenvolvimento
    células da crista neural, neurulação/formação, 73
    linha do tempo, 73
  dissecção, 1392
    conclusão, 1103, 1126f-1129f
    SLNB, comparação, 1103-1104
  dissecção cervical seletiva, 59
  dissecção radical cervical, 59
  dissecção radical do pescoço modificada, 59
  drenagem linfática, 1100f
  elevador, 1398
    dissecção subcutânea/plicação SMAS, 1398f
  espaços fasciais, 71-72
  exame, 1103
  gânglios linfáticos, 58f
  incisão
  incisão lateral, fechamento, 1395
  lipoaspiração clínica, 1386f-1396f
  locais estéticos, enxerto de pele de espessura total, 1250f

1474 Índice

Pescoço *(Cont.)*
  maceração, 893
  músculos, 61-64, 63f
  nervos, 65
  níveis linfáticos, descrição anatômica, 1082f
  origens arteriais, 64f
  posição, acesso à traqueia, 1014f-1018f
  projétil de arma de fogo, 901f
  raiz, abastecimento de vaso sanguíneo, 65
  reconstrução, 219
    retalho livre escapular, utilização, 1212
  suprimento arterial, 60f
  suprimento sanguíneo, divisão, 64
  suprimentos venosos, 60f
  TC com contraste, 846f
  territórios vasculares cutâneos, 45f
  tratamento, 1097
  trauma, 1013
  triângulo anterior, 59-61
  triângulo carotídeo inferior (muscular), 59
  triângulo carotídeo superior, 59-60
  triângulo occipital, 61
  triângulo posterior, 65
  triângulos anatômicos, 59-61, 60f
  triângulo subclávio, 61
  triângulo submaxilar (digástrico), 60
  triângulo supra-hioide, 60-61
  tunelização, 1163
  variações, 1085f-1095f
  vasos sanguíneos, 64-65
  veias, 46f
  zonas, classificações anatômicas, 1081, 1082f
PICBG. *Ver* Enxerto ósseo da crista ilíaca posterior
PIH. *Ver* Hiperpigmentação pós-inflamatória
Pilar de cicatrização, 173f-179f
  disponibilidade, 246
  utilização, 178
Pilares maxilares, 799f-803f
Pilares que penetram na pele, 214f-216f
Pilares, utilização, 403
Pilar nasofrontal, acesso, 800
Pilar zigomático, dispositivos de fixação (colocação), 808f
Pilar zigomaticofrontal (ZF), acesso, 800
Pilar zigomaticomaxilar, posicionamento de placa, 1372f-1373f
Pinça Carmalt, utilização, 925-928
Pinça de Allis, posicionamento, 1044
Pinça de Kelly curva, posicionamento, 156f-160f
Pinça de Kelly, utilização, 925-928
Pinça óssea de Jeter-Van Sickels, utilização, 328
Pinças hemostáticas, colocação, 1116
Pinças retas, 1001f
Pino de fixação esquelético, 715
Pino de fixação externa, utilização, 688
Pinos esqueléticos extraorais, 724
Pirâmide óssea, correção, 759
Placa de fixação interna, realização, 314
Placa de genioplastia em forma de H pré-moldada, utilização, 285f-289f
Placa de posicinamento
  colocação, 322
  remoção, 322
  utilização, 322, 322f
Placa de reconstrução com travamento do parafuso, interface, 667f
Placa de reconstrução com travamento (LRP), 719
Placa de reconstrução de carga suportada
  adaptação, 727f-730f
  aplicação, 729
  utilização, 695f
Placa em forma de H pré-moldada, utilização, 285f-289f
Placa meatal, 29
Placa óssea
Placa óssea de carga suportada, utilização, 694f
Placa óssea vestibular
  fratura, 191
  reconstrução tridimensional, 192f-194f
Placa óssea vestibular, fratura, 192f-194f
Placas de travamento, placas sem travamento (contraste), 689
Placas oclusais pré-fabricadas, 724
Placas orbióideas, 2
Placas pterigóideas bilaterais, 797f-798f
Placas sem travamento

  adaptação, 667f
  placas com travamento, contraste, 689
Placa tarsal, 14-15
Placa tipo Y, 834
Planejamento cirúrgico virtual por computador, 430
  utilização, 429f-433f
Planejamento cirúrgico virtual (VSP)
  referências, 270f-271f
  utilização, 1354f-1362f
Planejamento da cirurgia em modelo
  articulador, transferência do arco facial, 418
  avaliação/registros clínicos de, 417
  avaliação/registros radiográficos, 417
  complicações intraoperatórias, prevenção/manejo e tratamento, 423-424
  conclusão, 418f-423f
  considerações pós-operatórias, 424
  deformidades craniomaxilofaciais/tecidos moles e duros (envolvimento), 417
  guias intermediárias, 418f-423f
    construção, 422
  impressões de alginato, 418f-423f
    obtenção, 419
  limitações/contraindicações, 417
  linhas de referência, 420
  mandíbula, reposicionamento, 422
  maxila, reposicionamento, 421
  métodos de planejamento reverso/tradicional, 416-417
  modelos de marcação, 420
  modelos montados, 418f-423f
  modelos, montagem, 419
  oclusão, ajuste, 421
  planejamento pré-cirúrgico, 417
  plataforma de Erickson do modelo, utilização, 420
  plataforma de Erickson para cirurgia modelo, exemplo, 418f-423f
  posição do pino neutro, manutenção, 422
  procedimento, história, 416-417
  relação cêntrica
    cera de mordida, captura, 418f-423f
    mordida, 418
  splints finais, 418f-423f
    construção, 423
  técnica, 417-423
  transferência do arco facial
    exemplo, 418f-423f
    necessidade, ausência, 417
    utilização, indicações, 417
Plano de clivagem areolar, 66
Plano frontal, radiografia, 872f
Plano pré-trago avascular, incisão pré-auricular, 1354f-1362f
Planos de gordura, modificação, 1385
Plano subgáleo, dissecção romba, 439f-449f
Plano Sub-SMAS, elevação do retalho, 985f-998f
Plano supraperiosteal
  dissecção romba, 439f-449f
  incisão inicial, linha contínua, 156f-160f
Plano traqueoesofágico, desenvolvimento, 1108f-1117f, 1110
Plasma rico em plaquetas (PRP), 237
  utilização, 720
Plastia da ponta, 1422
Plastia em Z, 617, 617f-625f
Plastia intraoral em Z, utilização, 1032f-1035f
Plastia V-Y, 617, 617f-625f
  incompatibilidade úmido e seco (WD), 617f-625f
  plastia em Z, 617
Plataforma de Erickson, 416
Plataforma de Erickson, exemplo, 418f-423f
Plataforma de Erickson, utilização, 420
Plataforma digital, utilização, 263
Platisma, 41, 61-62
  localização, 61
Platismaplastia, 1388-1389
Pleura
  elevação medial, levantador de costela de Doyne (utilização), 1283f-1285f
  remoção da costela, 1283f-1285f
Plexo de Kesselbach, 43
Pneumotórax, 1096
Pogrel, Tony, 137
Poli-D,L-lactídeo (PDLLA), utilização, 743
Polietileno de peso molecular ultra-elevado (UHMWPE), 1339

Poliglicólide (PGA), utilização, 743
Politetrafluoreno (PTFE), 184
Politetrafluoroetileno (Gore-Tex), utilização, 282
Pomada de clobetasol, utilização, 1444
Pomada oftálmica, 649f
Ponta Colorado, utilização, 491, 1072
Ponta do nariz, forma, 594
Pontas micro de bisturi elétrico, utilização, 491
Ponte (núcleo facial), fibras motoras (origem), 52
Ponto de Erb, 1085f-1095f
Porção palpebral pré-septal (PS), 17
Porção palpebral pré-tarsal (PT), 17
Porção posterior da mandíbula
  câncer gengival/retromolar, ressecção marginal, 1051f-1052f
  osteotomia, utilização, 1052
Posição de Trendelenburg invertida, 1072
Posição natural da cabeça (NHP)
  inserção, 264f-269f
  registro, 265
  tecido mole vertical, referências radiográficas (posicionamento), 270f-271f
Posição neutra do pino, manutenção, 422
Posicionamento de distrator, 195
Preenchimento/ponto de pressão, utilização, 1271f-1273f
Preenchimento retrógrado, fotografia clínica, 134f
Prega AE. *Ver* Prega ariepiglótica
Prega ariepiglótica (AE)
  incisão vertical, 1108f-1117f, 1112
  inspeção, 1005
Prega mucovestibular maxilar posterior, incisão (utilização), 1027f-1030f
Prega natural da pálpebra, identificação, 1404
Pré-maxila
  osteotomia/fratura inferior (*down-fracture*), 364
  retração, 608f-610f
  separação com osteótomo, 576f
Pré-molar, ausência, 299
Pré-molares superiores, extração, 89
Preparação com hidróxido de potássio (KOH), 1443-1444
Preparo do sítio receptor/substitutos de pele, 1257
Preservação do sítio
  complicações intraoperatórias, prevenção/manejo e tratamento, 188-189
  considerações pós-operatórias, 189
  defeitos horizontais, regeneração óssea guiada, 186-187
  defeito vertical/horizontal, regeneração óssea guiada, 185
  enxerto do alvéolo, 185
  fatores intraoperatórios, 189
  fatores pós-operatórios, 189
  fatores pré-operatórios, 188
  história, 184
  limitações/contraindicações, 185
  preservação óssea guiada, colocação do implante (utilização), 188
  uso, indicações, 185
Pressão intracraniana (PIC), aumento, 332-333, 454
  escafocefalia, presença, 463
Pressão positiva contínua das vias aéreas (CPAP), utilização, 1147
Pressão positiva das vias aéreas em dois níveis (BiPAP), utilização, 1147
Primeiro cisto da fenda branquial, variantes tipo I/II, 952f
Primeiro pré-molar esquerdo superior (extração), técnica reversa (utilização), 87f-91f
Primeiros molares inferiores, extração, 90
Primeiros/segundos molares superiores, extração, 89
Procedimento ablativo, reconstrução óssea (utilização), 167f
Procedimento de âncora de Mitek, 1367
  acesso da ATM, 1367
  Inserção da âncora Mitek, 1367
  reposicionamento do disco, 1367
  sutura do disco, 1367
  tecido bilaminar, excesso, 1368f
Procedimento de Caldwell-Luc, 23
Procedimento de epitelialização secundária, conclusão, 164f
Procedimento de reconstrução com retalho, 980
Procedimento de reparo regenerativo do implante, 236f-238f

Procedimento do ramo, côndilo funcional (utilização), 348
   colocação de distrator, 348
   desenho da osteotomia, 348
   incisão/dissecção, 348
Procedimento para ATM anquilosada, alongamento do ramo (utilização), 354
   colocação do distrator, 354
   incisão/osteotomia, 354
   protocolo de distração, 354
Procedimento Partsch I, 848
Procedimento Partsch II, 848
Procedimentos de cicatrização protéticos
   análogo do implante, 248f
   colocação do implante, 244-246, 249
      ajuste, 246
      assentamento final, 246
      avaliação do implante, 244
      cilindro de titânio, redução, 245f-246f
      colocação da coroa, 246
      preparo do pilar, 244
      provisórios, 245
      tempo, 245
   complicações intraoperatórias, prevenção/manejo e tratamento, 249
   considerações pós-operatórias, 249
   história, 242
   índice cirúrgico, 248f
   índice de implante, 247
      conexão analógica, 247
      consideraçoess dos abutment, 247
      indexação, 247
      preparação para moldagem, 247
      preparo do modelo, 247
      restauração provisória, 247
      transferência de indicador, 247
   limitações/contraindicações, 243-244
   local do implante, contaminação, 249
   pilares, 244
   prótese parcial removível (PPR), função provisória, 243f
   provisório
      cilindro de titânio, radiografia, 244f
      posicionamento, 243f
      radiografia, cilindro de éter poliéter-cetona (PEEK) (utilização), 244f
      restaurações, 242
   restaurações provisórias fixas, 242
   sítio cirúrgico, 243f
   uso, indicações, 242-243
Procedimentos de salvamento do implante, 235-237
   acesso cirúrgico, 236
   antibioticoterapia pré-operatória, 235
   colheita de enxerto ósseo, 237
   complicações com sítio doador, 240
   complicações intraoperatórias, prevenção/manejo e tratamento, 240
   considerações pós-operatórias, 241
   debridamento, enxerto de tecido mole (utilização), 239
   debridamento mecânico, 236
   debridamento químico, 237
   defeito
      sítio, enxerto, 237
      visualização, 236
   defeito de uma parede, abordagem regenerativa, 238
   descontaminação química, 237
   fechamento de reparo, 237
   higiene do paciente, 241
   história, 232-234
   limitações/contraindicações, 234-235
   osso autógeno, colheita, 237
   procedimento de reparo regenerativo do implante, 236f-238f
   terapia de debridamento não regenerativo, 235
   terapia regenerativa, 235
   uso, indicações, 234
Procedimentos de tecidos moles secundários, 221
Procedimentos de vestibuloplastia relacionados aos implantes, 167
Procedimento Sistrunk, 945-948
Processo coronoide
   desinserção, 302
   inserção temporal, 1054
Processo estiloide, 27
Processo lenticular, 31-32

Procedimentos de salvamento do implante *(Cont.)*
Processo odontoide
   anormalidades, 540
   patologia, imagens, 535f-538f
Produndidade do parafuso, 664
Proeminência do globo, reconhecimento pré-operatório, 1404
Proeminência do lábio superior, redução, 360
Proeminência óssea, utilização, 118
Profilaxia para trombose venosa profunda (TVP), 1354
Pró-lábio, desvitalização, 549
Promogran, utilização, 1257
Proptose, presença, 1072f
Proteção da córnea; suturas para tarsorrafia temporária (colocação), 439f-449f
Proteína morfogenética óssea-2 (BMP-2), utilização, 191, 569
Proteína morfogenética óssea humana recombinante 2 (rhBMP-2), 720
Proteína morfogenética óssea humana recombinante (rhBMP), 232
Prótese
   alteração, 154
   remoção, 238
Prótese articular total, 1373-1374
   etapas, 1373-1374
Prótese auricular
   sucesso de longo prazo, 216
Prótese auricular, inserção do implante, 213f-214f
Prótese dentária fixa (FDP)
   resultados, 221-222
   superestrutura, impacto, 222f-223f
   superfícies faciais, evasão, 225f-227f
Prótese dentária removível (RDP), 222f-223f
Prótese facial, sucesso de longo prazo, 216
Prótese implantossuportada
   candidatos, 171
   indicação, 171
Prótese oculofacial, reconstrução não cirúrgica, 1078
Prótese orbital
   olho artificial fixo, 1078
   sucesso de longo prazo, 216
Prótese parcial fixa (FPD), utilização, 243
Prótese parcial removível (RPD), função provisória, 243f
Prótese pré-existente, fios circum-mandibulares (impacto), 715
Próteses craniofaciais, requisitos, 217
Próteses oculares, reconstrução não cirúrgica, 1078
Prótese total superior, retenção, 1032f-1035f
Protetores oculares de metal, remoção, 1441
Protetores oculares internos metálicos não reflexivos, utilização, 1439
Protocolo de distração, fendas (avanço maxilar nível Le Fort I), 408
Protocolo de infecção tardia, reconstrução total da da ATM, 1339q
Protocolo de Suporte de Vida ao Trauma Avançado [*Advanced Trauma Life Support* (ATLS)], 797-798
Protocolo para infecção primária da ATM, 1339q
Prototipagem rápida, utilização, 228
Protrusão bimaxilar dentoalveolar, 360
Protuberância canina labial, ausência, 105
Prurido, desenvolvimento, 1444
Pseudocápsula, remoção, 918f
PSIS. *Ver* Espinha ilíaca superior posterior
PSP. *Ver* Parotidectomia superficial parcial
Pterígio, 1
PTH. *Ver* Paratormônio
Ptose da testa, reconhecimento pré-operatório, 1404
Punção para segunda cânula, 1315
Punção traqueoesofágica (TEP), 1119
   PTE primária, 1119
   utilização, 1119f

Q
Quantidade de cartilagem anterior, 1429f-1430f
Quebra da broca, prevenção, 668f-669f
Queiloplastia de avanço, utilização, 412f-414f
Queilorrinoplastia bilateral
   complicações intraoperatórias, prevenção/manejo e tratamento, 550
   complicações pós-operatórias, 550
   limitações/contraindicações, 547

   procedimento, história, 547
   utilização, indicações, 547
Queilorrinoplastia completa unilateral lado direito, 552
Queilorrinoplastia unilateral
   abordagem cirúrgica, 548
      adoção, 548f-551f
   assoalho nasal, fechamento, 548f-551f
   cirurgia muscular, importância, 548f-551f
   complicações intraoperatórias, prevenção/manejo e tratamento, 553
   considerações pós-operatórias, 553
   desenho da incisão, 548
      detalhes, 548f-551f
   dissecção, 550
   dissecção subperiosteal, 549
   incisão, 548
   limitações/contraindicações, 547
   mucosa nasal, sutura, 551
   músculos nasolabiais, sutura, 551
   nariz, face lateral (dissecção suprapericondral subcutânea), 548f-551f
   procedimento, história, 547
   queilorrinoplastia total unilateral lado direito, 552
   queilorrinoplastia unilateral incompleta, 552
   referências e marcação, 549
   sutura da pele, 551
   sutura, preparo, 550
   técnica, 548-551
   utilização, indicações, 547
Queilorrinoplastia unilateral incompleta, 552
Quimioradioterapia (CRT)
   tratamento, 1107
   utilização, 1106
Quociente de estabilidade do implante (ISQ), utilização, 171

R
Radiografias cealométricas posteroanteriores (PA), utilização, 373
Radiolucência, radiografia panorâmica, 850f-853f
RAE nasal, garantindo, 1039f-1044f
RAFF. *Ver* Retalho livre do músculo reto do abdome
RA. *Ver* Artrite reumatoide
Raiz do nariz, degloving, 1068f
Raízes
   ápice, visualização, 130
   dicas, deslocamento, 103
   dilaceração, 107
   liberação, 95f-100f
   preparo, 132
   prominência, aparência ilusória, 261f
   retenção, 103
   seccionamento, 95f-100f, 98
   término, ressecção (importância), 135
Raízes dentárias dos incisivos centrais, osteotomia interdental (conclusão), 507f-523f
Raízes dentárias superiores, assoalho do seio maxilar (distância), 23t
Raízes distais, seccionamento, 95f-100f
Raízes impactadas
   liberação, 95f-100f
Raízes mesiais
   elevação, 95f-100f
   seccionamento, 95f-100f
Ramo bucal, ramo zigomático (inervação cruzada), 52
Ramo da mandíbula
   alongamento, 348
   exposição, incisão retromandibular (Risdon modificada) (utilização), 1335
   osteotomia sagital, 1370-1372
      etapas, 1370, 1372
   reconstrução, enxerto de costela autógeno (utilização), 1282
Ramo (ramos), 40
Ramos sensoriais, lesões, 138
Ramo temporal, 41
   lesão do nervo facial, 1329
Ramo zigomático, ramo bucal (inervação cruzada), 52
Rânula mergulhante
   abordagem cervical, 886f-887f
   cortes histológicos, 884f
Rânula oral, recorrência (fotografia), 884f
RCU. *Ver* Unidade ramo-côndilo
Reabilitação da fala, 1047

1476 Índice

Reabilitações baseadas em implantes, importância, 167
Reabsorção condilar interna do adolescente (AICR), 1365-1366
Reabsorção óssea, 1332
Reanimação facial dinâmica, 1223
Rebordo alveolar
  compressão, 114
  dimensões, alterações, 185
  toro lingual, presença, 116
Rebordo mandibular anterior em lâmina de faca, 118
Rebordo residual, 192f-194f
Rebordo supraorbitário fixado, vistas intraoperatórias, 439f-449f
Recesso anterior, técnica da biópsia sinovial, 1316f-1317f
Recesso infraóptico, 26f
Recesso opticocarotíideo, 26f
Recesso piriforme, ressecção (excesso), 1119
Recesso supraóptico, 26f
Reconstrução aloplástica da articulação temporomandibular
  amplitude de movimento, 1348
  anquilose, 1348
    osteotomia inicial, 1349f
  assimetria esquelética, filme craniano posterior-anterior (PA), 1349f
  assimetria facial, correção, 1349
  colocação da fossa, 1346
  colocação do parafuso final, 1348
  complicações intraoperatórias, prevenção/manejo, 1350
  condilectomia, 1343-1345
  considerações pós-operatórias, 1350
  eminência articular (redução), desgaste (utilização)1344f-1347f
  fechamento, 1348
  fixação intermaxilar, 1346
  incisão endaural (pré-auricular), 1343
  incisão retromandibular, 1343
  limitações/contraindicações, 1342-1343
  mandíbula, vista medial, 1344f-1347f
  osteotomia, broca de fissura (utilização), 1344f-1347f
  posicionamento condilar, 1346
  preparo facial, posição do paciente, 1344f-1347f
  preparo/posicionamento do paciente, 1343
  procedimento, história, 1341
  ramo da mandíbula, face lateral exposta, 1344f-1347f
  técnica, 1343-1348
  utilização, indicações, 1341-1342
Reconstrução articular aloplástica, falha, 1332
Reconstrução cirúrgica de sítios específicos
  avaliação margem intraoperatória, 1024
  incisão da mucosa, 1023
  marcação, 1023
  mucosa vestibular, 1023
  opções, 1023-1024
  reconstrução, 1024
  ressecção circunferential, 1024
  ressecção profunda, 1024
Reconstrução com retalho livre maxilomandibular
  colocação de implante, 220
  complicações intraoperatórias, prevenção/manejo e tratamento, 228
  considerações pós-operatórias, 228-230
  história, 219
  limitações/contraindicações, 220-221
  planejamento auxiliado por computador (CP), utilização, 228
  reconstrução da mandíbula, 221-222
  reconstrução de defeitos maxilomandibulares reabilitação do paciente, 219
    sítio doador, requisitos, 220t
  reconstrução palatomaxilar, 224-225
  uso, indicações, 219-220
Reconstrução craniofacial, 190
Reconstrução da cartilagem auricular, 1251, 1306t
Reconstrução da faringe, retalho grande dorsal (utilização), 1176-1177
Reconstrução da mandíbula, 221-222
  arcada dentária, localização, 222f-223f
  colocação do implante, 221
  competência oral, próteses sobre implantes/desenho protético (importância), 222f-223f
  correção 3D auxiliada por computador, 225f-227f
  defeito classe III, extensão, 224-225

defeitos palatinos, classificação, 225f-227f
  desenho da incisão, 221
  fechamento, 221-222
  manejo dos tecidos moles, 221-222
  prótese dentária fixa, preferência, 224
  retração do retalho, 221
  tratamento ortodôntico, ancoragem óssea (utilização), 229f-230f
Reconstrução da orelha contralateral, colheita de enxerto da cartilagem auricular, 1306
Reconstrução da parede craniana anterior, 519
Reconstrução do côndilo, 1205
Reconstrução do retalho local
  anatomia, 981
  complicações pós-operatórias, 999
  conceitos, 981, 981q
  procedimento, história, 980
  terminologia do retalho, 982-983
  triângulos, 985
  utilização, indicações, 980-983
Reconstrução facial, retalhos locais (utilização)
  arquitetura facial, 983
  complicações pós-operatórias, 999
  extensibilidade inerente, 982
  fluência biológica, 982
  fluência mecânica, 982
  orelhas de cão, 984q
  procedimento, história, 980
  retalho cirúrgico, 983
  triângulos, 985
  unidade angiossomal, 983
  utilização, indicações, 980-983
Reconstrução faringoesofágica, 1194
Reconstrução fibular, TC pós-operatória, 1063f-1066f
  mandíbula, reconstrução (colocação de implante), 1205-1206
Reconstrução mandibular segmentar composta, transferência de tecido livre, 1222-1223
Reconstrução maxilar, 1206, 1222
  osso escapular, utilização, 1211-1212
  retalho da fíbula, combinação, 1206
Reconstrução maxilofacial com retalho livre, 221
  CAD-CAM, utilização, 228
  planejamento por software, vista sagital, 229f-230f
  prototipagem rápida, utilização, 228
  reconstrução 3D, 229f-230f
  tratamento ortodôntico, ancoragem óssea (utilização), 229f-230f
Reconstrução maxilofacial, objetivo, 1198
Reconstrução microvascular fibular, planejamento por computador, 1063f-1066f
Reconstrução nasal, 495, 1306t
  colheita de enxerto da cartilagem auricular, 1305
  enxerto de espessura parcial, utilização, 1292f
Reconstrução óssea, 167
  utilização, 167f
Reconstrução óssea da mandíbula, otimização da cobertura de tecido mole, 167
Reconstrução parcial da língua, 1248
Reconstrução química com ácido tricloroacético de cicatrizes cutâneas (TCA CROSS), 1436
  tratamento, 1437f
Reconstrução total de lábio inferior, retalho radial do antebraço (utilização), 1194f
Reconstrução total do palato duro, 1212
Reconstrução total do palato mole, retalho radial do antebraço (utilização), 1194f
Recorte do segmento proximal, 312
Redução aberta
  fratura de assoalho orbital, 810
  fratura naso-orbito-etmoidal (NOE), 813
  fraturas dentoalveolares, redução fechada, 677
  fraturas maxilares, 811
  redução aberta com fio de aço, 716
Redução aberta com fio, 716
Redução aberta e fixação interna (ORIF), 697-699
  técnica, 685
Redução da bossa dorsal, 1420
Redução da espinha nasal anterior, 163
Redução da tuberosidade maxilar, 116
Redução da tuberosidade óssea, 116
  contorno do tecido, 116
  fechamento, 116
  incisão, 116
  recontorno do osso, 116
Redução dorsal, 594

Redução fechada, 701
  contraindicações, 690
  fixação maxilomandibular, 736-738
  indicações, 690
Redução nasal (suporte/proteção), tala nasal externa (utilização), 752f-754f
Redução óssea dorsal, conclusão, 594
Reembasador Coe-Comfort, utilização, 160
Referências anatômicas, 1225
Reflexo oculocárdíaco, desencadeamento, 784
Reforço do canto medial, 495
Reformulação orbital, 517
Regeneração óssea guiada (GBR), 177, 184
  colocação do implante, utilização, 188, 188f
  exemplos, 238f-239f
  realização, 188
Regeneração óssea guiada vertical, 188f
Regeneração tecidual, 206
Regeneração tecidual guiada (GTR), princípios (estabelecimento), 184
Região craniomaxilofacial, trauma, 1292
Região crânio-orbitária, exposição, 439f-449f
Região do pilar zigomaticomaxilar (exposição), incisão vestibular (utilização), 765f-769f
Região etmoidal, descolamento, 1068f
Região maxilofacial, suprimento arterial, 654
Região nasofrontal, acesso cirúrgico/incisão, 822f-823f
Região retromandibular, braço de ativação, 336f-338f
Região sublingual, língua (corte frontal), 885f
Região submandibular (corte frontal), 885f
Região submandibular esquerda, pescoço (ferida por bala), 901f
Região zigomaticofrontal (ZF)
  acesso, incisão de blefaroplastia superior (utilização), 771f
  fixação, placa curvilínea (posicionamento), 765f-769f
Regiões estéticas faciais, 984f
Registro de mordida, 264, 269
Registro de relação cêntrica (CR), 264-269
  garfo de mordida, 264f-269f
  giroscópio digital, 264f-269f
  impressões/modelos, 268
  informação das empresas de modelagem/materiais, 269
  material de impressão, 264f-269f
  medidas faciais, 266
  modelos de gesso, imagem, 264f-269f
  movimentos cirúrgicos, análise/planejamento cefalométrico, 269
  oclusão final, estabelecimento, 269
  plano de tratamento preliminar/medições, 270f-271f
  registro da posição natural da cabeça, 265
  TC, 266
  protocolos, 264f-269f
  trabalho laboratorial, casos segmentados, 269
  transmissão de dados, 268
Regra "Same Lingual Opposite Buccal" (SLOB), 106-107
Reimplante da paratireoide, 942f
Relação cêntrica
  registro de mordida, cera/polivinilsiloxano (utilização), 427f-428f
Relação cêntrica (CR)
  cera de mordida, captura, 418f-423f
  mordida, 418
Remoção dental parcial, 101-102
  princípios cirúrgicos, 101
  técnica cirúrgica, 102
Remoção de toro lingual, 124-125
  broca, utilização, 124f-125f
  complicações intraoperatórias, prevenção/manejo e tratamento, 126
  considerações pós-operatórias, 126
  exposição total, garantia, 124
  história, 120
  incisão, 124
  incisão sulcular, 124f-125f
  limitações/contraindicações, 120
  martelo, utilização, 124f-125f
  ostótomo, utilização, 124f-125f
  plano de clivagem, criação, 124
  superfície lingual, alisamento/fechamento, 125
  toro, remoção, 125
  uso, indicações, 120
  broca, utilização, 123f

Remoção de toro lingual *(Cont.)*
  complicações intraoperatórias, prevenção/manejo e tratamento, 126
  considerações pós-operatórias, 126
  corte, remoção, 122
  cuidados pós-operatórios, tala palatina (utilização), 123
  história, 120
  incisão, 121
  limitações/contraindicações, 120
  plano de clivagem, criação, 122
  rebatimento dos tecidos moles, 121
  superfície palatina alisamento/fechamento, 122
  toro
    corte, 121
    exposição total, garantia de, 121
  toro palatino, redução, 123
  uso, indicações, 120
Remoção do toro palatino, 121-122
Remoção óssea posterior, 387f
Remodelação da abóbada craniana, 463
Remodelação da abóbada craniana posterior
  abóbada craniana
    exposição, 456f-459f
    montagem, 458
  complicações intraoperatórias, prevenção/manejo e tratamento, 459
  considerações pós-operatórias, 459-460
  encosto de cabeça de Mayfield em forma de ferradura, posicionamento do paciente, 456f-459f
  enxerto de osso craniano, 458
  expansão do volume encefálico, 454
  fechamento, 458
  osteotomias em túnel, 456f-459f, 458
  procedimento, história, 453
  reconstrução com osteotomia supra-orbitária, 455
  remodelação planejada, ilustrações esquemáticas, 456f-459f
  restrição do volume craniano, 454
  segmento supraorbitário, divisão/enxerto, 456f-459f
  sinostose lambdoide, 453-454
  sinostose sagital, reconstrução por TC tridimensional, 454f
  tratamento cirúrgico, programação, 455
  utilização, indicações, 453-455
Remodelação da parte anterior da calota craniana
  colocação de faixa, 445
  complicações intraoperatórias, prevenção/manejo, 451
  considerações pós-operatórias, 451
  craniotomia, 440
  desenho da incisão, 438-440
  fechamento, 447
  fixação, 507f-523f
  marcação da osteotomia, 440
  osteotomia fronto-orbital, 443-444
  preparo do paciente, 438
  reconstrução, utilização, 437f-438f
  remodelação do osso frontal, 447
  remodelação orbital, 445
  tarsorrafia, 438
  técnica, 438-448
Remodelação-escafocefalia total de calvária, 464-470
  braquicefalia, 470
  fechamento/curativos, 467
  osteotomias, 464-465
  osteotomias intraoperatória, padrão, 464f-466f
  preparo, 464
  reconstrução frontal, 464
  reconstrução posterior, 465
  resultados pós-operatórios, 464f-466f
  retalho coronal, 464
  turricefalia, 470
  vértice, reconstrução, 464f-466f
  vista lateral, 464f-466f
  vistas pré-operatórias, 464f-466f
  vista superior, 464f-466f
Remodelação total da abóbada craniana
  braquicefalia (turricefalia/oxicefalia), 463
  complicações intraoperatórias, prevenção/manejo e tratamento, 471
  considerações pós-operatórias, 471
  escafocefalia, 463
  limitações/contraindicações, 463
  procedimento, história, 462-463
  técnica, alternativa, 471

utilização, indicações, 463
Remodelação total da calvária, técnica de Melbourne, 462-463
Reparo da fístula juncional, 617f-625f, 622
Reparo da fístula palatina mediana, 617f-625f, 622
Reparo da laceração facial
  complicações intraoperatórias, prevenção/manejo e tratamento, 635
  considerações pós-operatórias, 635
  feridas
    fechamento, 630-632
    impacto, 628f
  limitações/contraindicações, 629
  pele, consideração, 628
  procedimento, história, 627
  técnica, 630-632
    alternativa, 635
  utilização, indicações, 628-629
Reparo de fenda labial bilateral, Millard modificado (utilização), 548-551
  altura do arco do cupido, compasso (utilização), 548f-551f
  anestésico local, utilização, 548
  anterior do lábio, 548
  cuidados pós-operatórios, 550
  fechamento, 549
  fechamento da pele, execução, 548f-551f
  incisão, 549
    desenho intraoperatório, 548f-551f
  intubação, 548
  lateral do lábio, 548
  marcações, 548
  mucosa nasovestibular, liberação da, 548f-551f
  orbicular do lábio
    reconstrução, 548f-551f
    reconstrução muscular, 548f-551f
  reconstrução muscular, 548f-551f
Reparo do enxerto livre gengival, 240f
Reparo do nervo alveolar inferior (IAN), 141
  complicações intraoperatórias, prevenção/manejo e tratamento, 144
  considerações pós-operatórias, 144
  exposição/osteotomia, 141
  história, 137
  incisão, 141
  planejamento pré-operatório, 140f
  preparo do paciente, 141
  técnicas/modificações, alternativas, 144
  uso, indicações, 137-140
Reparo do nervo lingual, 142-143
  anastomoses, 143
  complicações intraoperatórias, prevenção/manejo e tratamento, 144
  considerações pós-operatórias, 144
  esqueletização do nervo, 142
  história, 137
  incisão, 142
  planejamento pré-operatório, 140f
  retração, 142
  técnicas/modificações, alternativas, 144
Reposição epidérmica autóloga cultivada, 1257
Reposicionamento cirúrgico da, pré-maxila (separação por osteótomo), 576f
Reposicionamento do disco, procedimento de ancoragem de Mitek, 1367
Ressecção apical da raiz, 132
  fotografia clínica, 132f-133f
Ressecção circunferencial
  boca, língua/assoalho, 1030
  gengiva maxilar/alvéolo/palato, 1028
  lábio/mucosa labial, 1031
Ressecção composta
  complicações intraoperatórias, prevenção/manejo e tratamento, 1059
  complicações pós-operatórias, 1059
  côndilo, ressecção, 1056-1057
  exposição da placa, radioterapia (impacto), 1059f
  mandíbula anterior, 1057-1058
  músculos mastigatórios, ressecção, 1056-1057
  Pele sobrejacente, ressecção, 1055
  procedimento, história, 1049
  ressecção composta radical, incisão de divisão labial (necessidade), 1059
  tecidos linguais, rompimento, 1059
  utilização, indicações, 1049-1050
Ressecção de segmento cefálico, 1419f-1424f

Ressecção de tecido mole circunferencial, 1025
Ressecção do côndilo, 881
Ressecção do côndilo da mandíbula, eminência articular (distância), 1337f
Ressecção em bloco, mandíbula (envolvimento), 1042
Ressecção mandibular anterior, deformidade de Andy Gump, 878
Ressecção mandibular lateral, 878-880
  abordagem, 879
  aplicação de placa, 880
  exposição mandibular, 880
  fechamento, 880
  guias de corte, utilização, 879f-881f
  incisão, 879
  mandíbula, borda inferior (exposição), 879f-881f
  preparo, 878
  referências pré-operatórias, 879f-881f
Ressecção mandibular marginal composta, 1050-1052
  espécime, liberação, 1052
  face vestibular, 1051f-1052f
  osteotomia, 1052
  ressecção marginal, vista sagital, 1051f-1052f
  suporte de cabeça de Mayfield, 1050
Ressecção mandibular segmentar
  complicações intraoperatórias, prevenção/manejo e tratamento, 881
  considerações pós-operatórias, 882
  guias de corte, utilização, 879f-881f
  limitações e contraindicações, 878
  mandíbula, borda inferior (exposição), 879f-881f
  procedimento, história, 878
  referências pré-operatórias, 879f-881f
  ressecção do côndilo, 881
  ressecção mandibular lateral, 878-880
  técnica de cruzamento da linha média, 881
  utilização, indicações, 878
Ressecção mandibular segmentar composta, 1053-1054
  forame distal/mentual, 1053f-1054f
  fossa retromolar/infratemporal, ressecção, 1053f-1054f
  processo coronoide, inserção do temporal, 1054
  tumor, localização, 1054
  tumor vestibular/lingual, 1054
Ressecção marginal da mandíbula. *Ver* Ressecção mandibular marginal composta
  região anterior, 1050
Ressecção marginal, vista sagital, 1051f-1052f
Ressecção maxilar total ipsilateral, 1061-1062
Ressecção orbital
  complicações pós-operatórias, 1080
  exenteração orbital subtotal, preservação da pele da pálpebra, 1075
  exenteração orbital total, 1072-1074
  extensão da exenteração orbital, ressecção da parede orbital, 1076-1078
  limitações/contraindicaçõcs, 1072
  procedimento, história, 1071
  utilização, indicações, 1071-1072
Ressecção parcial da maxila, 1061
Ressecção total maxilar, 1061
Restaurações protéticas fixas, decisão, 220-221
Restaurações protéticas removíveis, decisão, 220-221
Restaurações provisórias, 242, 245f-246f
Restaurações provisórias fixas, 242
Restaurações provisórias retidas com parafusos, 246
  utilização, 249
Resurfacing da pele com laser (LSR), 1440
  cicatriz perioral, 1445f
  coceira facial, 1444f
  complicações intraoperatórias, prevenção/manejo e tratamento, 1441-1442
  conclusão, 1441
  considerações pós-operatórias, 1442-1445
  eritema, prolongamento, 1443f
  facelift, fotografias, 1436f
  hiperpigmentação pós-inflamatória (PIH), 1444f
  limitações/contraindicações, 1438
  LSR facial, 1439-1441
  pálpebras superiores/inferiores, fotografias, 1436f
  procedimento, história, 1434-1435
  tratamento com laser de dióxido de carbono, fotografias, 1443f
  tratamento cutâneo, contraste face/pescoço, 1442f
  tratamento, fotografia, 1442f
  utilização, indicações, 1435-1436

Resurfacing da pele com laser (LSR) *(Cont.)*
  zonas microtérmica de laser fracionado, 1435f
Retalho ALT. *Ver* Retalho anterolateral da coxa
Retalho ALT livre, 1079f
Retalho anterior do couro cabeludo, elevação, 509
Retalho bipediculado da mucosa labial, elevação/avanço, 1032f-1035f
Retalho bipediculado de avanço das mucosas, 1031
Retalho bucal, aspecto coronal, 259
Retalho cervical, elevação (abordagem), 1057
Retalho cirúrgico tardio, 983
Retalho cm base axial, 981f
Retalho com base aleatória, 981f
Retalho com base anterior, 1139
Retalho com base lateral, 1143
Retalho com base posterior, 1142
Retalho coronal
  desenvolvimento, 440
  remodelação da escafocefalia total da calvária, 464
  utilização, 832f-835f
Retalho coronal do couro cabeludo, fechamento, 439f-449f
Retalho cutâneo, 1161f-1164f
  base do perfurador, 1235
  colheita, 1177f, 1178
    conclusão, 1245
  delineação, marcador cirúrgico (utilização), 1161f-1164f
  desenho, 1215
  elevação, 1215
Retalhocutâneo duplo do músculo latíssimo do dorso, impacto, 1176f
Retalho cutâneo transversal (escapular), desenho, 1215f-1218f
Retalho da fáscia temporoparietal (TPFF), 1077
Retalho da língua anteromedial
  desenvolvimento, exemplo clínico, 1139f-1142f
  elevação, exemplo clínico, 1139f-1142f
Retalho da pele da pálpebra inferior, 1412-1413
  anestésico local, injeção, 1412
  excisão cutânea, efeitos, 1412f-1413f
  incisão, 1413
  pele
    excisão, 1413
    indeterminação, 1413
  suspensão do retináculo lateral, 1413
  técnica, 1412f-1413f
Retalho de Abbe
  cirurgia de fenda secundária, 616-617
  utilização, 985f-998f
Retalho de Abbe-Estlander, utilização, 1033
Retalho de espessura total
  ápice radicular, elevação (ilustração), 131f-132f
  técnica, 173f-179f
Retalho de ilha com padrão axial, 1167
Retalho de ilha iliofemoral, transposição, 1197
Retalho de inversão do lábio
  retalho pediculado, 1033
  utilização, 1033
Retalho deltopeitoral, 1165
Retalho de rotação, eixo não móvel (utilização), 985f-998f
Retalho de rotação palatina com base larga, 1149f
Retalho de rotação palatino, 1147-1148
  ablação, 1147
  defeito oroantral, retalho vascularizado bucal do coxim gorduroso (avanço), 1150f
  incisão/reconstrução, 1148
  modificação, incisão palatina estendida (utilização), 1149
  palato duro anterior, fístula oronasal da linha média (fechamento em duas camadas), 1150f
  posicionamento/acesso, 1147
  preparo do sítio receptor, 1147
  procedimento, 1148
  retalho de coxim adiposo bucal, comunicação oroantral (fechamento em camadas), 1150
  retalho de rotação palatino com base larga, incisão, 1149f
  retalhos vomerinos (combinação), fechamento da mucosa nasal (utilização), 1149
Retalho deslizante vestibular gengival, utilização, 575-576
Retalho de transporte, 1143
Retalho do antebraço
  limitações, base, 1186
  reconstrução, 1194
  utilização, 1186f
  vantagens, 1185
Retalho do coxim gorduroso bucal (BFP)
  complicações, prevenção/manejo e tratamento, 1137
  considerações pós-operatórias, 1137
  dissecção, 1135
  fechamento, 1135
  gordura, exposição da, 1135
  incisão, 1135
  mobilização, 1135
  procedimento, história, 1134
  reconstrução da articulação temporomandibular (ATM), 1136
  reconstrução da base do crânio, 1136
  técnica, 1135
  uso clínico, 1134
  utilização, indicações, 1134
Retalho do coxim gorduroso bucal, comunicação oroantral (fechamento em camadas), 1150
Retalho do coxim gorduroso bucal vascularizado, avanço, 1150f
Retalho do latíssimo do dorso
  artéria/veia toracodorsal, origem, 1175f
  colheita, 1179
  complicações intraoperatórias, prevenção/manejo e tratamento, 1181-1182
  limitações/contraindicações, 1177-1178
  mandíbula direita, carcinoma de células escamosas T4aN2q, 1176f
  procedimento, história, 1174
  retalho livre do latíssimo do dorso, utilização, 1178f
  retalho livre, forma, 1175
  retalho vascularizado livre do latíssimo do dorso, técnica, 1179-1181
  utilização de retalho composto, 1175-1176
  utilização de retalho livre, 1174
  utilização de retalho pediculado, 1175
  utilização, indicações, 1174-1177
  utilização sensata do retalho, 1176
Retalho do latíssimo, elevação, 1178f
Retalho do músculo temporal ipsilateral, utilização, 1066
Retalho do peitoral maior, utilização, 1118f
Retalho do vasto lateral da coxa (ALT), 1124
  anatomia, 1241
  fáscia, aspecto profundo (dissecção), 1242f-1245f
Retalho em ilha submentual
  anestesia, 1169
  complicações intraoperatórias, prevenção/manejo e tratamento, 1172
  considerações pós-operatórias, 1172
  desenho, 1169, 1169f-1171f
  dissecção, 1170
  entrada, 1169f-1171f
  fechamento/drenagem, 1171
  incisões, 1169f-1171f, 1170
  limitações/contraindicações, 1168
  material necessário, 1169
  pedículo, alongamento, 1171
  posicionamento, 1169
  procedimento, história, 1167-1168
  reconstrução de cabeça e pescoço, utilização, 1168
  reconstrução oral, envolvimento, 1172
  retalho elíptico, 1170
  técnica de reconstrução, 1169-1171
  teste do pinçamento, 1169f-1171f
  transferência, 1171
  túnel
    criação, 1169f-1171f
    preparo, 1171
  utilização, indicações, 1168
Retalho escapular osteocutâneo, 1212
Retalho facial cutâneo, desenho, 43
Retalho FAMM. *Ver* Retalho miomucoso da artéria facial
Retalho faríngeo com base superior, 623-625
  técnica, 581-582
    desenho da incisão, 581-582
    intubação, 581
Retalho fasciocutâneo, elevação, 1191, 1238
Retalho fechado, impacção palatina, 111
Retalho frontal
  inserção, 1382
  separação, 1381f-1382f
Retalho frontal paramediano, 998
  conceitos, 999
  dicas, 998q
  opção de retalho de reconstrução regional, 1077
Retalho gastro-omental, 1125
Retalho lateral, fechamento, 1386f-1396f
Retalho lingual
  artéria lingual
    ramos, 1144f
    segmentação, 1144f
  bloco de silicone, fixação (corte sagital), 1145f
  cobertura, 1143f
  complicações intraoperatórias, prevenção/manejo e tratamento, 1143-1144
  considerações pós-operatórias, 1144
  desenho, retalho com base anterior, 1139
  desinserção, 1144
  divisão/contorno, 1142
  escoriação, sangramento, 1144
  exposição do campo cirúrgico, 1139
  inserção, 1140
  intubação de, 1139
  limitações/contraindicações, 1138
  posicionamento, 1140
  procedimento, história, 1138
  retalho com base lateral, 1143
  retalho com base posterior, 1142
  retalho de transporte, 1143
  retalho lingual com base anterior, 1139f-1142f
  retalho lingual com base posterior, 1139f-1142f
  retalho lingual com base posterior, marcação com caneta, 1139f-1142f
  sítio doador, fechamento, 1139f-1142f
  técnica, 1138-1142
  utilização, indicações, 1138
Retalho lingual com base anterior, 1139f-1142f
Retalho lingual com base posterior, 1139f-1142f
Retalho lingual, elevação, 100
Retalho livre da artéria circunflexa ilíaca profunda (DCIA)
  complicações intraoperatórias, prevenção/manejo e tratamento, 1236
  considerações pós-operatórias, 1236
  crista ilíaca esquerda, contorno, 1232f-1234f
  dissecção do músculo abdominal, realização, 1233
  dissecção muscular, 1235
  exposição muscular, 1231, 1235
  fechamento por camadas, malha (combinação), 1234
  incisão, 1231, 1235
  limitações/contraindicações, 1230-1231
  marcação da pele, 1231, 1235
  músculo oblíquo interno
    combinação, 1231-1234
    incorporação, 1231-1232
    porção colhida, elevação, 1232f-1234f
    referências para incisão, 1232f-1234f
  osteotomias, 1233
  pedículo vascular, dissecção, 1234
  posicionamento, 1231
  procedimento, história, 1230
  ramo ascendente, emergência, 1234
  reconstrução intraoral, 1230
  retalho composto, posição lateral, 1232f-1234f
  retalho de pele
    crista ilíaca, inclusão, 1235f
    utilização, 1235
  retalho ósseo, posicionamento vertical, 1231f
  utilização, indicações, 1230
  versatilidade, 1230-1231
Retalho livre da fíbula
  alternativas, 1198
  avaliação por angiografia, 1198
  reconstrução
    abordagens, 222
    técnica do cilindro duplo, 222
  taxas de sucesso, 1197-1198
  utilização, 1197
  vantagens, 221
Retalho livre da fíbula, colheita (avaliação pré-operatória), 1198
Retalho livre do músculo reto do abdome (RAFF)
  características, 1227
  complicações intraoperatórias, prevenção/manejo e tratamento, 1227-1228
  considerações pós-operatórias, 1228
  defeitos craniofaciais, base do crânio, 1223-1224
  defeitos da glossectomia total/subtotal, 1222

Índice 1479

inervação, 1223
liberação, desenho esquemático, 1225f-1227f
limitações/contraindicações, 1224
maxilectomia horizontal/defeito do terço médio da face, classificação, 1223f
maxilectomia vertical /defeitos do terço médio da face, classificação, 1223f
procedimento, história, 1221
reanimação facial dinâmica, 1223
reconstrução mandibular, 1222-1223
reconstrução maxilar/terço médio da face, 1222
técnica de colheira de RAFF miocutâneo, 1224-1226
utilização, 1223-1224
indicações, 1221-1224
vantagens, 1222
Retalho livre dorsal grande, utilização, 1178f
Retalho livre do vasto lateral da coxa (ALT)
anatomia cirúrgica, 1240-1241, 1240f
complicações intraoperatórias, prevenção/manejo, 1245
considerações pós-operatórias, 1246
defeitos da base do crânio, 1238
defeitos da faringolaringectomia, 1240
defeitos faciais, 1238
defeitos intrabucais, 1238
defeitos no couro cabeludo, 1238
descolamento, 1245
descolamento do retalho
considerações, 1244
inserção/anastomose, 1242f-1245f
fechamento do sítio doador, 1245
incisão, 1241
limitações/contraindicações, 1241
marcação, 1241
monitoramento, 1245
pedículo
dissecação, 1244
identificação, 1242
perfuradores
dissecação, 1243
identificação, 1241-1242
preparo/cobertura, 1241
procedimento, história de, 1238
remoção do enxerto cutâneo, completa, 1245
remoção do retalho, considerações, 1244
técnica de remoção, 1241-1245
utilização, indicações, 1238-1241
Retalho livre escapular
colheita, referências anatômicas, 1215f-1218f
complicações intraoperatórias, prevenção/manejo e tratamento, 1219
considerações pós-operatórias, 1219
defeito da mandibulectomia segmentar, 1213f-1214f
defeitos orbitomaxilares, 1212
deformidades de contorno do tecido mole, 1212
dissecção do pedículo, 1215f-1218f
dissecção/osteotomia muscular, 1216
Doppler/referências anatômicas, 1214
fechamento, 1218
identificação de vasos, 1215
limitações/contraindicações, 1212
mandíbula, 1212
posicionamento, 1214
procedimento, história, 1211-1212
reconstrução da cabeça e pescoço, 1212
reconstrução total do palato duro, 1212
retalho cutâneo
desenho, 1215
elevação, 1215
retalho cutâneo transverso (escapular), desenho, 1215f-1218f
técnica, 1214-1218
utilização, indicações, 1212
Retalho livre grande dorsal vascularizado, 1179-1181
colheita, 1181
desenho/marcações, 1179
dissecção do retalho anterior, 1180
dissecção do retalho posterior, 1181
elevação, 1181
fechamento, 1181
incisão, 1180
incisão anterior, execução, 1179f-1181f
incisão de pele posterior, conclusão, 1179f-1181f
posicionamento do paciente, 1179
ramos/artéria toracodorsal, visualização, 1180

referências anatômicas, identificação, 1179f-1181f
Retalho livre jejunal, 1124
Retalho livre radial do antebraço (RFFF), 1123
Retalho local, opções de reconstrução regional, 1077
Retalho microvascular livre, inserção, 1117, 1118f
Retalho miocutâneo
elevação do, 1238
retalho microvascular livre, comparação, 1165
Retalho miocutâneo do latíssimo do dorso, problemas do, 1178
Retalho miocutâneo do peitoral maior (PMMC), 1123
anatomia, 1159-1160
cabeça/pescoço, tunelização, 1163
complicações, 1164-1165
desvantagens, 1159
fechamento, 1164
identificação do pedículo vascular, 1162
incisões, 1161
local, delimitação, 1161
inserção/sutura, 1161f-1164f
liberação do úmero, 1163
limitações/contraindicações, 1160
preparo/posicionamento do paciente, 1161
procedimento, história, 1159-1160
retalho deltopeitoral, 1165
técnica, 1161-1164
utilização, 1160
indicações, 1160
vantagens, 1159
Retalho miocutâneo pediculado do peitoral, inserção, 1117, 1118f
Retalho miomucoso da artéria facial com base inferior (FAMM), utilização, 1027f-1030f
Retalho miomucoso da artéria facial (FAMM), 1029
reconstrução, 1032f-1035f
retalho FAMM com base inferior, 1027f-1030f
Retalho mucoperiosteal
adaptação, melhora, 173f-179f
desenvolvimento, 180
fechamento, 181
incisão crevicular, utilização, 95f-100f
Retalho mucoperiosteal, modificação, 173f-179f
Retalho mucoso, elevação, 166f
Retalho na linha do cabelo, excisão, 1386f-1396f
Retalho osteocutâneo da fíbula, colheita, 1199-1204
anastomose microvascular, 1204
dissecção do pedículo muscular/vascular, 1200-1202
fechamento, 1204
incisão, 1200
inserção, 1204
osteotomia, 1203
preparo/posicionamento do paciente, 1199
Retalho osteocutâneo de padrão axial, 1168
Retalho osteocutâneo paraescapular, 1212
Retalho osteocutâneo muscular, 1289
Retalho osteocutâneo radial do antebraço, 1190
Retalho osteofasciocutâneo escapular, colheita, 1213f-1214f
Retalho osteofasciocutâneo radial do antebraço (colheita), osso (utilização), 1186
Retalho osteofasciocutâneou escapular livre in situ, 1215f-1218f
Retalho palatino
anatomia, 1147
complicações intraoperatórias, prevenção/manejo e tratamento, 1151
considerações pós-operatórias, 1151
fístula oroantral, fechamento de duas camadas, 1148f
procedimento, história, 1146
referências cirúrgicas, 1147
retalho axial, 1146
suprimento vascular, 1147f
utilização, indicações, 1146
Retalho palatino de transposição, 1029
mobilização, 1027f-1030f
Retalho pediculado
criação, 173f-179f
obtenção, 261f
Retalho pericraniano
elevação, 440
sutura, 530f
Retalho periosteal, borda superior (transposição), 165

Retalho PMMC. Ver Retalho miocutâneo do peitoral maior
Retalho pós-auricular, excisão, 1386f-1396f
Retalho pré-auricular, excisão, 1386f-1396f
Retalho quimérico, 1211
colheita, referências, 1178f
Retalho radial do antebraço
complicações intraoperatórias, prevenção/manejo e tratamento, 1193-1194
considerações pós-operatórias, 1194-1195
elevação, 1189
sentido proximal, 1187f-1189f
tendão palmar longo, utilização, 1190f
isquemia, minimização, 1193
limitações/contraindicações, 1186
marcação, 1187f-1189f
procedimento, história, 1183
reconstrução total do palato mole, 1194f
retalho osteocutâneo radial do antebraço, 1190
retalho ulnar do antebraço, comparação, 1184
tendão palmar longo, colheita, 1189
tubo de alimentação, consideração, 1195
utilização, 1194f
indicações, 1183-1185
Retalhos
arquitetura facial, 983
conceitos, 981
construção, lado ipsilateral, 985f-998f
defeito, 982
desenho, 111. Ver também Desenho do retalho local
elevação, 108f-110f, 109, 1095, 1420
fenda maxilar, 572
fenda palatina, 557
plano sub-SMAS, 985f-998f
retração superior, 164
extensibilidade inerente, 982
fechamento, 1095. Ver também Retalho de avanço
fluência biológica, 982
fluência mecânica, 982
incisão circunferencial, 983f
necrose, 1399
pérolas. Ver Retalhos paramedianos frontais; Retalhos de transposição
reconstrução. Ver Reconstrução facial Ver Reconstrução com retalho local
retalho cirúrgico tardio, 983
retalho de avanço elíptico, 984
retalho de rotação, pivô não móvel (utilização), 985f-998f
retalho frontal paramediano, 998
retalho microvascular livre, inserção, 1117
retalho miocutâneo pediculado peitoral, inserção, 1117
retalhos de avanço, 985
retalhos de transposição, 993
retalhos interpolados, 998-999
retalhos livres jejunais, 1124
retração, 221
sutura. Ver Retalho traqueal
tardio. Ver Retalho cirúrgico tardio
terminologia, 982-983
tipos, 981f
transposição, 165
unidade angiossomal, 983
Retalhos A-a-T, 985f-998f
Retalhos centrais, 987
Retalhos de avanço, 985
fechamento, 982f
neutralizante. Ver Retalhos de avanço em H
retalhos de avanço da mucosa bipediculado, 1031
variações, 985f-998f
Retalhos de avanço elípticos, 984
Retalhos de avanço em H, deficiências (neutralização), 985f-998f
Retalhos de rotação, 987-988
conceitos, 988
Retalhos de transposição, 993
conceitos, 993
dicas, 994q
medidas, calibração, 985f-998f
vantagens, 993
Retalhos de transposição, configurações, 993
Retalhos do romboide, conceitos, 985f-998f
Retalhos em H, necrose, 985f-998f
Retalho semilunar
fechamento, ilustração, 134f-135f

Retalho semilunar (Cont.)
  ilustração, 129f-130f
Retalhos faciais, elevação, 1064
Retalhos intercalados, 998-999
Retalhos livres
  pedículo vascular de, interrupção, 1207
  utilização, 1042-1043
Retalhos livres contendo osso vascularizado (VBFFs)
  impacto, 220, 224
  radiografia panorâmica, 225f-227f
  reconstrução, 225f-227f
  utilização, 219-220
Retalhos livres microvasculares
  colheita, 1249
  retalho miocutâneo, comparações, 1165
Retalhos livres vascularizados, impacto, 1221-1222
Retalhos locais pediculados, utilização, 1042
Retalhos microvasculares, utilização, 1078, 1118f
Retalhos nasais, 651
Retalhos O-a-Z, 985f-998f
Retalhos ósseos livres vascularizados, uso, 224
Retalhos pediculados da mucosa, medialização, 555f-559f
Retalhos pediculados, opções reconstrutivas distantes, 1077-1078
Retalhos regionais de reconstrução, opções, 1077
Retalhos regionais, opções reconstrutivas regionais, 1077
Retalhos regionais pediculados, utilização, 1042
Retalhos subplatisma, elevação, 925, 1084
  mandíbula, borda inferior, 1085f-1095f
Retalhos tendinocutâneos do antebraço, utilização, 1193
Retalhos triangulares
  criação, 560
Retalho submarginal, ilustração, 129f-130f
Retalho submentual
  selante de fibrina, aplicação de aerossol, 1386f-1396f
  sucesso, 1168
Retalho sulcular
  fechamento, fotografia clínica, 134f-135f
  ilustração, 129f-130f
Retalhos Vomerine (combinação), fechamento da mucosal nasal (utilização), 1149
Retalho temporal
  dissecção, 1154
  estruturas anatômicas, avaliação, 1154
  fechamento, 1156
  incisão, 1154
  mobilização, 1154
  posicionamento, 1154
  técnica, 1154-1156
  transposição/retração, 1078f
Retalho temporal de transposição, retração, 1078f
Retalho temporal, excisão, 1386f-1396f
Retalho temporal inferior
  complicações intraoperatórias, prevenção/manejo e tratamento, 1157
  considerações pós-operatórias, 1157
  isolamento, 1155f
  limitações/contraindicações, 1154
  planejamento, anatomia regional (impacto), 1153f
  procedimento, história, 1152
  técnica, alternativa, 1156
  utilização, indicações, 1152-1154
Retalho traqueal, sutura, 1014f-1018f
Retalho ulnar do antebraço
  elevação, 1192f
  retalho radial do antebraço, comparação, 1184
Retináculo lateral, 16
Retlho mediano da língua (elevação), bisturi elétrico (utilização), 1139f-1142f
Retrator de Cloward/Holton, utilização, 532f-533f
Retrator de Dingman modificado, utilização, 532f-533f
Retratores de Army/Navy
  encaixe, 1056f
  remoção, 1018
  utilização, 1015, 1335
Retratores de Obwegeser reverso, utilização, 383
Retratores, posicionamento, 541
Retrator Obwegeser, utilização, 286
Retrofill
  colocação, problemas, 135
  ilustração, 134f
Revestimento cutâneo, ressecção, 1055
Revestimento epitelial escamoso estratificado, 954f
RFFF. Ver Retalho livre radial do antebraço

Rig-Veda (compêndio de medicina Hindu), 1012
Ring-Adair-Elwyn (RAE), tubos
  intubação, utilização, 373
  tubo endotraqueal, utilização, 765
  tubo, fixação, 574
Rinoplastia aberta, septoplastia (combinação), 1418-1423
  curativo, 1423
  domo direito, aparência, 1419f-1424f
  elevação do retalho, 1420
  enxerto, 1423
  fechamento, 1423
  incisão, 1419
  incisão marginal, 1419f-1424f
  incisões transcolumelares, posição, 1419f-1424f
  nariz
    degloving (acesso mediofacial), abordagem subpericondral, 1419f-1424f
    preparo, 1418
  osteotomia lateral, 1422
    orientação, 1419f-1424f
  plastia da ponta, 1422
  redução do curvamento dorsal, 1420
  remoção de segmento cefálico, 1419f-1424f
  septo
    colheita, 1422
    exposição, 1421
  tampão de amálgama, utilização, 1419f-1424f
  triângulo de Webster, preservação, 1419f-1424f
Rinoplastia de revisão, materiais de enxertia (vantagens/desvantagens), 761t
Rinoplastia. *Ver* Rinoplastia secundária no paciente fissurado
  rinoplastia de revisão, materiais de enxertia (vantagens/desvantagens), 761t
  tardia, 756-759
Rinoplastia secundária no paciente fissurado
  acesso, 593
  base alar, 596
  complicações intraoperatórias, prevenção/manejo e tratamento, 601
  considerações pós-operatórias, 601
  deformidade nasal da fissura bilateral, 590
  enxerto de costela costocondral, inserção (diagrama esquemático), 597f
  fechamento da ferida, 596
  fenda labial/palatina unilteral esquerda, 593f-596f
  incisão transcolumelar em degrau, 593
  limitações/contraindicações, 590
  ponta nasal, 594
  preparo, 593
  procedimento, história, 589-590
  redução dorsal, 594
  septoplastia, 594
  splints/curativos, 596
  suporte da columela, inserção, 593f-596f
  técnica, 593-596
  utilização, indicações, 590
  valvas do dorso, 594
  válvulas internas, 594
    enxerto expansor de cartilagem, 593f-596f
  vista facial frontal pré-operatória/pós-operatória, 593f-596f
Rinoplastia tardia, 756-759
  deformidades septais, correção, 759
  manejo tardio, 759
  pirâmide óssea, correção, 759
Rinosseptoplastia pós-traumática
  aumento com cartilagem autógena, 760f
  fotografias, 757f-758f
RLN. *Ver* Nervo laríngeo recorrente
RND. *Ver* Dissecção cervical radical
Roe, John, 1417
Rolo no ombro
  colocação, 945f-948f
  utilização, 1014f-1018f, 1107
Rompimento dural, 1299
Rongeurs, utilização, 114f-115f, 116
Rotação de Millard, utilização, 412f-414f
Rotação do plano oclusal, mudança, 272f-278f
Rotação facial, 516
RSTLs. *Ver* Linhas de tensão da pele relaxadas; Linhas de tensão da pele em repouso
RTD. *Ver* Deslocamento recorrente da articulação temporomandibular
Ruptura carotídea, 1097, 1132

S

Saco lacrimal
  elevação, 650f
  fossa, localização, 13
  incisão, 651
    revestimento, 650f
Safian, Joseph, 1417
Salivon, quadro histológico, 51f
Samhita, Sushruta, 1417
Samita, Sushruta, 980
Sangramento do sentinela, presença, 1020
Sangramento intraoperatório, impacto, 784
SARPE unilateral, 378
Secreção lacrimal sem reflexo, 16
Segmentação maxilar inferior, 515
Segmento maxilar, colapso (prevenção), 799f-803f
Segmento posterior da maxila, 117f
Segmento proximal, posicionamento, 303f-304f
  verificação, 312
Segmentos cartilaginosos, desalojamento, 762
Segmentos ósseos, desalojamento, 762
Segmento trigonocefálico, remodelação, 439f-449f
Segunda intenção
  cicatrização, 1042
  granulação, 1076
Segundos molares inferiores, extração, 90
Seio cavernoso, sangue (impacto), 7
Seio esfenoidal, 25
Seio esfenoidal, 25
Seio esfenoidal esquerdo, parede lateral (desenho), 26f
Seio esfenoidal pré-selar, 25
Seio etmoidal, 19-20
Seio etmoidal, implante orbital pré-fabricado (colocação), 784f
Seio frontal, 24-25
  cranialização, 532, 822f, 823f
  extensão lateral, 24
  lesões
    fraturas maxilofaciais concomitantes, 817f
    mecanismo, 817f
  mucosa, cranialização, 507f-523f
  obliteração, 824f-825f
  óstio, 24
  proximidade anatômica, 818
  tábua anterior direita, fratura (TC), 819f
  tábua anterior, reparo, 822f-823f
Seio frontal direito, mucocele (apresentação na MRI), 828f
Seio petroso superior, 7
Seio piriforme direito, vista na laringoscopia direta, 954f
Seios
  ápice, extensão, 199
  assoalho, extensão inferior, 22
  confluência, sangue (presença), 6-7
  cureta, colocação, 201f-203f
  excisão. *Ver* Seio branquial/excisão da fístula
  levantamento, radiografia, 192f-194f
  membrana
    elevação, 201
    remoção, 783
  parede lateral, espessura, 200
  pneumatização, 116
  procedimento de levantamento, 199
    indicação primária, 199-200
  revestimento, epitélio pseudoestratificado respiratório, 19
Seios durais, sulcos, 7f
Seios maxilares, 20-24
  acesso, 826
  anatomia, vista sagital, 23f
  assoalho orbitário, relação, 11
  assoalho, raízes dentárias maxilares (distância), 23t
  barreira, 118
  cavidade, interrupção, 200
  corte transversal coronal, 201f-205f
  desenvolvimento, 20-21
  herniação, fratura orbital do assoalho posterior (TC coronal pré-operatória), 777f-781f
  membrana, perfuração, 207f
  óstio, tamanho/número (variável), 23
  revestimento, 199
  tamanho, espessura da parede (relação), 200
  teto, impacto, 22
  ventilação, bloqueio, 200
Seios paranasais
  cavidades aéreas aos pares, formação, 19

Índice 1481

Seios paranasais *(Cont.)*
   desenvolvimento, 19
Seios paranasais pareados, desenvolvimento, 21
Seios paranasais, suprimento nervoso, 22f
Seios petrosos inferiores, 7
Seios venosos durais
   impressões, 6
   localização, 6
Sela do seio esfenoidal, 25
Sela túrcica, 2-4
Sem travamento, 666
Sensibilidade à bacitracina, 985f-998f
Separação dos processos pterigoides, 384
   osteótomo curvo, utilização, 1372f-1373f
Septo cartilagíneo (exposição), dissecção subpericondral (utilização), 593f-596f
Septo crural posterior, localização, 1199f-1205f
Septo intermuscular, 17
Septo intersinusal, 25
Septo maxilar, 23-24
Septo nasal
   composição, 47
   desvio, 553
   dissecção subperiocondral, 548f-551f
   manipulação extracorpórea, 760f
   osteotomia, 513
   redução, 792
Septo orbital, 14-15
   articulação, 16f
Septoplastia, 594, 755
   rinosseptoplastia pós-traumática, 757f-758f
   septoplastia extracorporal, 759
Septoplastia extracorporal, 759
Septorinoplastia
   complicações intraoperatórias, prevenção/manejo e tratamento, 1426
   considerações pós-operatórias, 1426
   fotografias pré-operatórias/pós-operatórias, 1418f
   limitações/contraindicações, 1417
   procedimento, história, 1417
   rinoplastia aberta, septoplastia (combinação), 1418-1423
   técnica, alternativa, 1424
   utilização, indicações, 1417
Septo (septos), 23
   colapso, 762
   colheita, 1422-1423
   exposição, 1421
Septos secundários (septos), 23
Sequência de Pierre de Robin, 332
   causas, 82
Seroma
   enxerto da crista ilíaca posterior (PICBG), 1274
   incidência, 1228
Seromuco, termo (utilização), 50
Serra reciprocante
   impacto, 384
   utilização, 319-320, 373
Sialadenite, 897
   excisão da glândula submandibular, técnica, 901-904
   sialadenite submandibular bacteriana aguda (ABSS), 897
   sialadenite submandibular crônica recorrente, 897
Sialadenite submandibular bacteriana aguda direita, tomografia computadorizada axial, 898f
Sialadenite submandibular bacteriana aguda (SSBA), 897
   manejo e tratamento, terapia não cirúrgica (utilização), 900
Sialadenite submandibular recorrente crônica, 897
Sialocele pós-operatória, desenvolvimento (prevenção), 635
Sialolitíase, 897-899
   diagnóstico, 898
   excisão da glândula submandibular, técnica, 904
   sialolitíase submandibular, tratamento, 899
Sialolitíase submandibular, tratamento, 899
Sialolitos, 899f
   identificação, radiografia panorâmica (utilização), 905f-906f
   visualização, 902f-904f
Sialorreia, ducto submandibular (reposicionamento), 893
Sialorreia espontânea, fonte, 30
Silastic, utilização, 282
Sinal de Guerin, 796
Síndrome compartimental, raridade, 1208

Síndrome da dor regional complexa (CRPS), impacto, 1339
Síndrome de Apert, 74-76, 487
   avanços laterias do ligamento cantal, utilização, 501f-502f
   caracterização, 498-499
Síndrome de Beckwith-Weidemann, 1038
Síndrome de Crouzon, 74-76, 487
   caracterização, 498-499
   liberação da sutura coronal bilateral, 502f-504f
   síndrome de Crouzon não reparada, 504f-506f
   vista facial frontal/inferior, 504f-506f
Síndrome de DiGeorge, 81, 487
Síndrome de Down, 1038
Síndrome de Edwards (Trissomia do 18), 487
Síndrome de Horner, dano da cadeia simpática (impacto), 969
Síndrome de Lemierre, resultado, 71
Síndrome de Muenke, 463
Síndrome de Pfeiffer, 498-499
Síndrome de Rochon-Duvigneaud, 1071
Síndrome de Saethre-Chotzen, 498-499
Síndrome de Sjögren, 1366-1367
Síndrome de Treacher Collins (TCS), 81, 1152, 1292
   presença, 334
Síndrome de Treacher Collins Unilateral, 347
Síndrome do nevo basocelular, 487
Síndromes de craniossinostose, reconstrução
   complicações intraoperatórias, prevenção/manejo e tratamento, 523-525
   considerações morfológicas, 499
   considerações pós-operatórias, 525-526
   indicações, 498-499
   limitações/contraindicações/alternativas, 499-506
   momento, reconstrução (considerações), 499
   procedimento, história, 498
   reconstrução do osso frontal, vista de perfil, 501f-502f
   reconstrução, vista de perfil, 502f-504f
   síndrome de Crouzon não reparada, 504f-506f
   vista facial frontal/inferior, 504f-506f
   terço superior da face
      deformidade, manejo, 499-506
      opções de reconstrução, 499-506
   unidade estética frontfrontal, 499
   unidade estética maxilar-base nasal, 499
   unidade estética órbito-naso-zigomática, 499
   vista facial frontal, 502f-504f
   vistas faciais oblíquas, 502f-504f
Sínfise
   anestesia, 1301
   colheita, 1303
   complicações, 1303t
   enxerto ósseo, 1300f
   exposição, 302
   incisão, 1301
Sínfise da mandíbula
   alongamento, 190
   fraturas, 669
Sinostose coronal unilateral, 439f-449f
Sinostose lambdoide, 453-454
Sinostose metópica, 439f-449f
   reconstrução, 439f-449f
Sinostose sagital, reconstrução por TC tridimensional, 454f
Sistema auditivo, componentes periféricos, 27
Sistema de classificação de Brown, 871f
Sistema de classificação de Shamblin, 961
Sistema de drenagem lacrimal, danos, 16
Sistema de medição de vetor, utilização, 1316f-1317f
Sistema de tecnologia Lumenis CoolScan, 1435-1436, 1437f
Sistema Locking, 666
   compressão, impacto, 666
Sistema musculoaponeurótico superficial (SMAS)
   ancoragem, 1398f
   camada facial, 61-62
   elevação, 1397
   extensão fibromuscular, 66
   frouxidão, 1385
   modificação, 1393, 1397
   suturas, 1386f-1396f
Sistema musculoaponeurótico superficial (SMAS), 17-18, 35-36, 38f
   camada fibromuscular, 35

   coxim gorduroso malar, relação, 35
   descrição, 1384
   fibras elásticas, 66
Sistema nervoso central (SNC), 74f
Sistemas de miniplaca, utilização, 802
Sistemas de placas reabsorvíveis, utilização, 744f-748f
Sítio doador
   defeito, enxerto de pele, 1189
   fechamento, 1139f-1142f
Sítio doador do antebraço, cicatrizado, 1195f
Sítio doador palatino profundo, seleção, 255
Sítios alveolares edêntulos (cicatrizados), colocação do implante, 172-178
   angulação da osteotomia inicial, 173f-179f
   avaliação inicial, 172
   estudos de imagem, 172
   guia cirúrgica, 172
   limitações de diagnóstico, 172
   posição/angulação do implante, guia gerada por computador (colocação), 173f-179f
   preparo do sítio, sequência de perfuração, 173f-179f
   retalho pediculado, criação, 173f-179f
   sequência de perfuração, 173f-179f
   técnica do retalho de espessura total, 173f-179f
Sítios doadores compostos de espessura total, 1251
Sítios doadores de espessura total, 1250
   desenvolvimento de infecção, 1259
   sítios doadores de espessura total compostos, 1251
SLA. *Ver* Acrílico estereolítico
SLNB. *Ver* Biópsia do linfonodo sentinela
SMAS. *Ver* Sistema aponeurótico muscular superficial
SND. *Ver* Dissecção cervical seletiva
SOF. *Ver* Fissura orbital superior
SOHND. *Ver* Dissecção cervical supraomo-hioide
Solução de Carnoy
   curetagem química, 851
   utilização, 854
Solução de Carnoy, 848
   abordagem endoscópica, 853
   abordagem extraoral, 853
   avaliação radiográfica, 849
   complicações intraoperatórias, prevenção/manejo e tratamento, 854
   complicações pós-operatórias, 854-855
   corticotomia lateral, 849
   curetagem química, adicional, 851
   defeitos ósseos, 852
   fechamento, 852
   incisão, 849
      rompimento, prevenção, 850f-853f
   indicações, 848
   lesões, exame após remoção, 852
   limitações/contraindicações, 849
   panorâmica pós-operatória, 850f-853f
   procedimento, história, 848
   radiografia panorâmica (Panorex) no pós-operatório, 853
   radiolucência, radiografia panorâmica (Panorex), 850f-853f
   remoção de patologia, 851
   técnica, 849-853
Sonda Doppler, utilização, 1029
Sonda gama (contador Geiger)
   reintrodução, 1102-1103
   utilização, 1101
Sonda lacrimal
   aparelho, 649f
   utilização, 889f-891f
SPECT. *Ver* Tomografia computadorizada de emissão de fóton único
Spider Arm Positioner, 1179
Spints de cobertura palatina pós-operatória, 239
Splintes/fitas internas, utilização, 754
Splint externo, utilização, 754
Splint palatino, utilização, 116
Splints oclusais, utilização, 417
SSBA. *Ver* Sialadenite submandibular bacteriana aguda
STA. *Ver* Artéria tireóidea superior
Staphylococcus epidermidis, 629
Stent cirúrgico, fabricação, 168f
Stent mandibular, aposição, 156f-160f
Stent modelado, inserção, 155

Stents
    posicionamento, 163, 165
    stent cirúrgico, fabricação, 168f
    utilização, 155
    vista oclusal, 161f-163f
Steri-Strips, utilização, 548f-551f
STSG. *Ver* Enxerto de pele de espessura parcial; Enxerto de pele de espessura dividida
Subluxação, prevenção, 315
Submento
    detalhe, 1386f-1396f
    lipoaspiração clínica, 1386f-1396f
Substituição total da articulação temporomandibular (TJR ATM)
    articulação, gordura autógena, material de preenchimento, 1338f
    considerações biológicas, 1331-1332
    dispositivos, potencial de crescimento intrínseco (ausência), 1332
    infecções pós-operatórias, ocorrência, 1338
    objetivos, 1331
    patologia da ATM em fase terminal, 1332
    protocolo, 1339q
    protocolo de infecção, 1339q
    recontrução total da ATM adaptada ao paciente, 1333f-1334f
    indicações, 1331
Substituição total da ATM
    altura mandibular vertical, perda, 1332
    anormalidades do desenvolvimento, 1332
    anquilose óssea, 1331-1332
    artrite inflamatória, envolvimento, 1331
    complicações intraoperatórias, prevenção/manejo e tratamento, 1336-1338
    considerações pós-operatórias, 1338-1340
    dispositivo TJR ATM personalizado, 1333f-1334f
    dissecção, 1333-1335
    doença sistêmica, controle (ausência), 1332
    encaixe do implante, verificação, 1335
    enxertos de tecidos, falha, 1332
    fase de fixação definitiva do implante, 1336
    fechamento, 1336
    fibrose recorrente, 1331-1332
    fossa, assentamento, 1337f
    imaginologia intraoperatória anteroposterior do crânio, 1338f
    incisões, 1333-1335
    lesões patológicas, 1332
    limitações/contraindicações, 1332
    local de implantação, infecção ativa, 1332
    materiais do dispositivo, alergia (documentação), 1332
    paciente
        estado mental, 1332
        idade, 1332
    preparo do paciente, 1333
    procedimento, história, 1331
    ramo da mandíbula (exposição), incisão retromandibular (Risdon modificada) (utilização), 1335
    reconstrução articular aloplástica, falha, 1332
    relação oclusal e reabsorção óssea (impacto), 1332
    remoção/remodelação óssea, 1335
    TC ProtoMED, 1333f-1334f
    técnica, 1333-1336
    trauma, 1332
    utilização, indicações, 1331-1332
Sucção de Yankauer, 1001f
    ponta, posicionamento transoral, 1046
Sucção Jackson Velvet Eye, 1001f
Suicídio, utilização de arma de fogo (aparência clínica), 726f
Sulco, envolvimento tumoral, 1053
Super-EBA, utilização, 133
Superfície palatina, alisamento/fechamento, 116
Suporte de cabeça de Mayfield, colocação, 530f
Suporte de fixação, 108f-110f, 109
Supra-hioide, divisão, 1126
Supramid, utilização, 282
Suprimento arterial
    glândula parótida, 52
    glândula sublingual, 55
    glândula submandibular, 54
Suprimento de sangue do periósteo, manutenção, 117
Suprimento parassimpático, ilustração, 53f

Suspensão da região pré-traquial/fronte, 1381-1382
    curativo, 1382
    dissecção/elevação, 1382
    fechamento, 1382
    incisão, 1381
    preparo, 1381
    recorte, 1382
    retalho frontal, entrada, 1382
Suspensão retinacular lateral, 1410, 1413
    técnica, 1409f-1411f
Sutura, 1325-1326
Sutura craniossinostose metópica, 448
Sutura da base alar, utilização, 391f
Sutura de colchoeiro vertical
    posição, 637f
    utilização, 134f-135f
Sutura de Frost, 772f
Sutura discal, 1325
    procedimento de ancoragem de Mitek, 1367
Sutura em forma de oito, utilização, 186f
Sutura escamosa, visibilidade, 1
Sutura polidioxanona (PDS), 292
    utilização, 1227
Suturas, 74-76
    craniectomia, acesso endoscópico/limitado, 450
    estabilização, fixação reabsorvível, 439f-449f
    fusão/visibilidade, 1
    sutura, utilização, 985f-998f
Suturas circundentais, efetividade, 125
Suturas com nó aéreo, utilização, 439f-449f
Suturas de alinhavamento, utilização, 1225f-1227f
Suturas de Hammock (suturas submandibulares), utilização, 158
Suturas de poliglactina, aplicação, 1254
Suturas de suspensão, utilização, 985f-998f
Suturas em colchoeiro horizontais, 630f-634f
    realização, 164f, 630f-634f
    utilização, 1142
Suturas Prolene, utilização, 1085f-1095f, 1227
Suturas reabsorvíveis, utilização, 575, 744f-748f
Suturas submandibulares (suturas hammock), utilização, 158
Suturas Vicryl®, 285f-289f
    aplicação, 1254
Suturas Vicryl®, utilização, 439f-449f
Sutura transdomal, colocação, 1419f-1424f
Sutura zigomaticofrontal (ZF), fechamento periosteal (consideração), 803

T
Tábua anterior
    reconstrução, 821
    reparo, 822f-823f
Tábu aposterior, envolvimento, 818-820
Tampão de amálgama dentado, utilização, 1419f-1424f
Tampão de colágeno, utilização, 185, 186f
Tampões de muco, impacto, 1020
Tamponamento anterior (posicionamento), cateter de Foley (posicionamento), 658f
Tamponamento nasal, 658
Tarsorrafia, 507
    utilização, 438
Tarsorrafia com sutura, 476
    remoção, 482
Tarsorrafia temporária com suturas, colocação, 439f-449f
TC ProtoMED, 1333f-1334f
Tecido adiposo orbitário, compartimentos, 17
Tecido ceratinizado, zona (manutenção), 173f-179f
Tecido com abscesso, remoção (fotografia clínica), 131f-132f
Tecido conjuntivo/doenças autoimunes (CT/AI), 1366-1367
Tecido fibroadiposo, posição de sutura, 391f
Tecido mole
    alongamento, 603f-607f
    anatomia, 14-18
    aposição de campos cirúrgicos
        otimização, 167
        problemas, 154
        qualidade, ausência, 168f
    biópsia, 840
    camadas, 36f

contorno do tecido, 116
crescimento interno, 217
defeitos, 1175
    aplicação no sítio receptor de espessura parcial, 1248-1249
    aplicação no sítio receptor de espessura total, 1250-1251
deformidades de contorno, 1212
dissecção, 318
enxerto, fatores, 251
fechamento, 116
fechamento, 181, 539f
    lesões Le Fort, 803
    septo, sutura, 396f-403f
imagem, 264f-269f
incisão, 318
inflamação, 217
lesão, ausência, 725f
manejo, 221-222
migração, 178
necessidade, manejo, 793
perfil, corte, 253f-260f
procedimentos cirúrgicos, 254
ptose (prevenção), suturas Vicryl (utilização), 285f-289f
redução da tuberosidade, 116
reflexão, 115
ressecção. *Ver* Ressecção circunferencial do tecido mole
tesouras, utilização, 1307f-1309f
Tecido móvel, rotação (conceituação), 985f-998f
Tecido palatino, perfuração (evasão), 396f-403f
Tecido periorbital, elevação, 783
Tecido periorbital herniado, reposicionamento, 780
Tecidos bucais, elevação, 154f
Tecidos dissecados, retração, 691f-693f
Tecidos incisados, 627
Tecidos moles bucais, infiltração de anestésico local, 161
Tecidos mucoperiosteais, reflexão, 397
Tecido subcutâneo, redução, 214f-216f, 215
Tecido submucoso, remoção, 116
Tecido vascularizado, colocação profilática (benefício), 1118
Técnica cirúrgica da pálpebra superior, 1405f-1407f
Técnica da cantopexia lateral, 1409f-1411f
Técnica da pálpebra inferior com descolamento cutâneo, 1409f-1411f
Técnica de Champy, 699-701
    foto intraoperatória, 700f
Técnica de chapeamento superior, 692
Técnica de Charlotte, 269-270
    registro de mordida, 269
Técnica de colheita com dermátomo, motorização, 1252f-1255f
Técnica de colheita com dermátomo motorizado, 1252f-1255f
Técnica de colheita miocutânea RAFF, 1224-1226
    aderência de suturas, utilização, 1225f-1227f
    anatomia da superfície, 1224-1225
    exposição da bainha, 1225
    fechamento da área doadora, 1226
    incisão da bainha, 1226
    incisão inicial da pele, 1225
    músculo reto
        altura, 1226
        exposição da, 1226
    posicionamento/exposição, 1225
    referências anatômicas, 1225
Técnica de cruzamento da linha média, 881
Técnica de dupla canulação (reconstrução com retalho livre da fíbula), 222
Técnica de fixação na borda inferior, 692
Técnica de Mustarde, 1427, 1432
Técnica de posicionamento apical do retalho (APF), 107
    coroa, exposição, 109
    elevação do retalho, 108f-110f, 109
    fechamento, 110
    incisão, 108-110, 108f-110f
    inserção de braket, 110
Técnica de raio x, invenção, 19
Técnica de splints de resina com ataque ácido, utilização, 677f
Técnica de Weber-Fergusson-Dieffenbach, 749

Índice 1483

Técnica do retalho pediculado em dois estágios modificado, 260
Técnica fechada
　impacção labial, 110
　sequência, utilização, 111f
Técnica *High-low*, 1008
Técnicas de cirurgia plástica periodontal, SCTG (utilização), 250
Técnica transbocal (mandibulectomia marginal), 866
Técnica transconjuntival da pálpebra inferior, 1408f
Tecnologia CoolScan, 1435-1436
Tecnologia do laser de dióxido de carbono, 1437f
Temporização, 245
Tendão do canto lateral (LCT), 15-16
　tubérculo de Whitnall, inserção, 777f-781f
Tendão do canto medial (MCT), 15-16
　anexo, 786
　fixação, 789f-793f
　identificação, 788
　interrupção, 648f
　membros anteriores/posteriores, 777f-781f
　ressuspensão, 789f-793f, 791
　suspensão, 789f-793f
Tendões cantais, anatomia, 777f-781f
TEP. *Ver* Punção Traqueoesofágica
Terapia antirretroviral altamente ativa (HAART), resposta do paciente HIV-positivo, 885-887
Terapia de debridamento não regenerativa, 235
Terapia fotodinâmica, 237
Terapia regenerativa, 235
Terceiro molar, impactação
　coroa clínica, seccionamento, 98
　diagnóstico por imagem, 93
　raízes, secção, 98
　remoção
　　contraindicações, 94
　　indicações, 93
　remoção cirúrgica, 95-99
Terceiro molar inferior (impactação), remoção cirúrgica (desenho da incisão), 95f-100f
Terceiros molares
　manejo, radiografia panorâmica (recomendação), 93
　remoção, momento, 324
Terceiros molares impactados, remoção
　complicações pós-operatórias, 103-104
　contraindicações, 94
　coroa clínica, 96
　fechamento, 99
　incisão mandibular, 95
　incisão maxilar, 96
　indicações, 93
　raízes dentárias, elevação/recuperação, 99
　remoção cirúrgica, 95-99
Terceiros molares inferiores impactados, remoção cirúrgica (desenho da incisão), 95f-100f
Terço médio da face
　aumento, enxerto *onlay* de espessura parcial (utilização), 1291f
　fixação interna rígida, 743-747
　　exame clínico/imagem, 745
　　fixação interna, 747
　　fratura
　　　exposição direta, 746
　　　redução aberta, 746
　　fraturas
　　　exposição, 800
　　　redução, 800
　　linhas de tensão, 744f-748f
　　oclusão, restabelecimento, 746
　　planejamento do tratamento, 745
　　reconstrução, 1222
Terço superior da face
　deformidade
　　manejo, 499-506
　　reconstrução final, 506
　　origem da reconstrução, 499-506
Tesoura de LaGrange, utilização, 256-257
Tesouras de Metzenbaum, utilização, 161f-163f
　bolsas submucosas/supraperiosteais, desenvolvimento, 161f-163f
　colocação de stent, 163
　dissecção submucosa, 161
　dissecção supraperiosteal, 161
　mucosa (separação submucosa), tesoura de Metzenbaum (utilização), 161f-163f
Tesouras de Wescott, utilização, 12f

Tesouras Metzenbaum
　inserção, 1112
　utilização, 157, 161f-163f, 575-576, 788, 1044
Tesoura Thorek, utilização, 532f-533f
Teste de Alen, utilização, 1186
Teste de Jones, 647t
Teste de pulso, utilização, 783
Teste do beliscão, 1256f
Teto da órbita, 13
　composição, 13
　osteotomia, 511
TGDC. *Ver* Cisto do ducto tireoglosso
Tíbia
　tíbia direita, tubérculo de Gerdy (marcação), 1276f-1278f
Tíbia direita, tubérculo de Gerdy (marcação), 1276f-1278f
Tíbia proximal
　fratura, 1279f
Timpanoplastia, colheita do enxerto da cartilagem auricular, 1306
Tireoide contralateral, dissecção, 1126
Tireoidectomia
　acompanhamento, 922
　complicações intraoperatórias, prevenção/manejo e tratamento, 931
　complicações pós-operatórias, 931
　limitações/contraindicações, 922-923
　procedimento, história, 922
　tireoidectomia total, 924-930
　utilização, indicações, 922
Tireoidectomia total, 924-930
　cartilagem cricoide, marcação, 924f-930f
　dissecção capsular, 925
　fechamento, 930
　fechamento da pele, 924f-930f
　incisão, 925
　　localização, 924
　intubação/preparo, 924
　nervo laríngeo recorrente, identificação, 925-927
　pedículo superior, ligação, 925
　polo inferior, 928
　retalhos subplatisma, elevação, 925
　tiras de linha média, divisão, 925
　tireoidectomia, conclusão, 930
　tireoide, divisão, 929
　traqueia, tireoide (remoção), 929
　veia tireóidea medial, ligadura, 925
Titânio
　alergia, documentação, 1332
　cilindro, redução, 245f-246f
　fios, utilização, 192f-194f
　fixação, aplicação, 507f-523f
　malha, 184
　utilização, 716
　placa orbital, inserção (pontos de vista intraoperatórios), 777f-781f
TJR ATM. *Ver* Substituição total da articulação temporomandibular
TOC. *Ver* Tumor odontogênico ceratocístico
Tomografia cafalométrica lateral, 107
Tomografia computadorizada de emissão de fóton (SPECT), utilização, 1099
Tomografia computadorizada de feixe cônico (*cone beam*) (CBCT)
　disponibilidade, 373
　escaneamento, 107
　aparelho de digitalização radiográfica, utilização, 225f-227f
　utilização, 106f
Tomografia computadorizada (TC)
　escaneamento, posição da ATM, 279
　utilização, 19
Tonsilas palatinas, veias, 43
Toro
　exposição, incisão em forma de Y, 121f-122f
　exposição total, garantia121, 124
　remoção, 120
　secção, 121
　broca cirúrgica, utilização, 121f-122f
Toro lingual, presença, 124
Toro multilobar, 127
Toro palatino
　forma de cúpula, 123

presença, 121
Toro pediculado, remoção, 124
Torque, medidas quantitativas, 171
TORS. *Ver* Cirurgia robótica transoral
TPFF. *Ver* Retalho da fáscia temporoparietal
Tração lingual, impacto, 196
Transferência de tecido livre, 1042-1043
　retalhos microvasculares, utilização, 1078
　utilização, 1222-1223
Transplante de cabelo, aplicações no sítio receptor de composto de espessura total, 1251
Transporte ósseo condilar
　incisão/dissecção, 350
　osteotomia, 351
　posicionamento do distrator, 351
　utilização, 350-351
Trapézio, 63-64
　origem, 63-64
Traqueia
　acesso, 1014f-1018f
　crostas traqueais, 1120
　estabilização do lado não dominante, 1019f
　exame, 1007
　exposição, 1108f-1117f, 1110
　parede anterior, garantia, 1116
　reconstrução, colheita do enxerto da cartilagem auricular, 1305-1306
　tampão mucoso oclusivo, 1120
Traqueostomia, 1012
　realização, 1070
Traqueostomia, 1014-1018
　complicações intraoperatórias, prevenção/manejo e tratamento, 1020
　considerações pós-operatórias, 1020-1021
　exemplo, 862f-866f
　glândula tireoide, divisão, 1016
　hemorragia, ocorrência, 1020
　incisão cutânea, 1015
　músculos retos, divisão, 1015
　posicionamento, 1014
　procedimento, história, 1012
　terminologia, utilização, 1012
　traqueia, entrada, 1016
　tubo de traqueostomia, colocação, 1018
　tubo, utilização, 1018
　utilidade, 1013
　utilização, indicações, 1012-1013
Tratamento endodôntico pós-operatório, 854
Trato aerodigestivo superior, entrada, 1127-1128
Trato de efluxo nasofrontal (NFOT)
　avaliação por TC, 819f
　deslocamento/dano ósseo, 821
　ferimento, impacto, 827t
　obstrução, impacto, 826
Trauma dentoalveolar
　arcos de Erich, 678
　classificação de Andreasen, 674
　classificação de Ellis, 674
　complicações intraoperatórias, prevenção/manejo e tratamento, 679
　considerações pós-operatórias, 679
　lesão
　　classificação, 674
　　mecanismos, 673-674
　　padrão, 673
　　tipos, 676t
　procedimento, história, 673-674
　radiografia panorâmica (Panorex)/reconstrução com TC 3D CT pós-operatório, 678f
　técnica, 676-677
　utilização, indicações, 674
Trauma do terço médio da face pediátrico
　complicações intraoperatórias, prevenção/manejo e tratamento, 814-815
　considerações de crescimento, 807
　considerações pós-operatórias, 815
　fraturas do assoalho da órbita, 809-810
　fraturas do complexo zigomaticomaxilar (ZMC), 808
　fraturas maxilares, 811-812
　fraturas naso-orbito-etmoidais (NOE), 812-814
　lesões concomitantes, 807
　limitações/contraindicações, 807
　procedimento, história, 806
　utilização, indicações, 806-807
Trauma orbital, 11
Trauma panfacial, apresentação, 836f-838f

Trauma do terço médio da face pediátrico *(Cont.)*
Traumas dentários, classificação de Andreasen, 675f
Triângulo anterior, 59-61
    artérias, derivação, 64-65
Triângulo carotídeo superior, 59-60
Triangulo da carótida inferior (muscular), 59
Triângulo de Webster, preservação, 1419f-1424f
Triângulo digástrico (submaxilar), 60
Triângulo occipital, 61
Triângulo posterior, 61, 65
    grupos de linfonodos, 1083q
    omo-hióideo/clavícula, relação, 61
Triângulos, 985
    excisão, planejamento inferior, 985f-998f
    triângulos finais, manipulação, 985f-998f
Triângulo subclávio, 61
    colheita palatina profunda, 255
Triângulo submandibular, 1081
Triângulo submaxilar (digástrico), 60
Triângulo submental, 1081
Triângulo supra-hióideo, 60-61
Triângulo terminal, manejo, 985f-998f
Trígono retromolar, ressecção composta, 1025f-1027f
Trissomia do 18 (síndrome de Edwards), 487
Trombina tópica, aplicação, 1252f-1255f
Trompa de Eustáquio (tuba auditiva), 31
    orifício, 31
Tronco encefálico
    compressão, *pannus* artrítico (impacto), 535f-538f
    nervo facial, trajeto, 33
Tubérculo de Gerdy
    estruturas anatômicas, ausência, 1279
    marcação, 1276f-1278f
Tubérculo de Whitnall, tendão cantal lateral (inserção), 777f-781f
Tubérculo faríngeo, 8
Tubérculos genianos, nitidez (atrofia), 154-155
Tubo endotraqueal
    fixação, 1354f-1362f
    puxar para cima, 1014f-1018f
    remoção, 1018
Tubo endotraqueal eletromiográfico (EMG) (ET), 924
Tubo endotraqueal (RAE) angulado à diretia
    intubação, 1038
    manutenção. *Ver* RAE nasal
Tubo nasofaríngeo (NPR)
    infante dependente de NPR, 335f
    posicionamento, 334f
Tubo nasogástrico (NG)
    colocação, 1020, 1115
    deslocamento/remoção prematura, 1106-1107
Tubo RAE. *Ver* Tubo endotraqueal de ângulo direito
Tubos de Crawford, 649f
Tubos de recuperação de silicone, 651
Tumor benigno da glândula submandibular, excisão, 906
Tumor benigno, excisão da glândula submandibular, 906
Tumor da mucosa labial intraoral, comissura direita (envolvimento), 1032f-1035f
Tumor de Kuttner, 897
Tumor do corpo carotídeo (CBT)
    angiografia pré-embolização, 968f
    arteriografia pós-embolização, 968f
    aspecto intraoperatório, 962f-965f
    células epitelioides, núcleos hipercromáticos (presença), 961f
    complicações intraoperatórias, prevenção/manejo e tratamento, 967-969
    componentes, 960
    considerações pós-operatórias, 969
    dissecção, 962f-965f
        cuidado, importância, 969
    dissecção subadventícia, 962f-965f
    embolização, 967-969
    espécime cirúrgico, aspecto macroscópico, 962f-965f
    excisão cirúrgica, 961
    histologia, 961f
    incisão, localização da prega cervical, 962f-965f
    limitações/contraindicações, 961
    procedimento, história, 960

Tumor do corpo carotídeo (CBT) *(Cont.)*
    ressecção, 961-963
        abordagem do tumor, 961
        dissecção do tumor, 962
        fechamento da ferida, 963
        incisão, 961
        intubação, 961
        remoção do tumor, 963
        riscos que ameaçam a vida, associação, 967
    ressecção esquemática, 962f-965f
    sistema de classificação Shamblin, 961
    técnica alternada, 965
    tipos, 960
    tumor, dissecção craniocaudal, 962
    utilização, indicações, 960-961
Tumor do corpo carotídeo esquerdo, MRI axial/coronal, 968f
Tumores da bainha neural, 531
Tumores hipofisários, extensão ao esfenoide, 540
Tumores nasofaríngeos, 540
Tumores neurais, relação anatômica, 967
Tumores orbitais, classificação, 1071
Tumores sincrônicos, 1002
Tumor gengival, 1050
Tumor odontogênico ceratocístico (TOC), 848-850
    manejo, marsupialização (utilização), 856
Túnel da mucosa, osteotomia bucal, 613f
Túnel estilomandibular, 50
Turricefalia, 463, 470

U

Unidade angiossomal, 983
Unidade de base estética maxilo-nasal, 499
Unidade estética frontofrontal, 499
Unidade estética orbito-naso-zigomatica, 499
Unidade facial superior segmentada (ajuste/montagem), pinça/broca rotatória (utilização), 507f-523f
Unidade ramo-côndilo (RCU), reconstrução, 1282
Unidades estéticas faciais, 35
Unidades faciais, descrição/categorização, 983

V

Valécula
    entrada, 1128
    localização, 1108f-1117f, 1112
Valplast®, 243
Valvas, deficiência anatômica, 43
Vasos faciais, ligadura, 1085f-1095f
Vasos inferiores, dissecção, 924f-930f
Vasos nasopalatinos, hemorragia, 118
Vasos palatinos descendentes, acesso, 400
Vasos palatinos maiores, hemorragia, 118
Vasos sanguíneos
    componente do arco, 76
    pescoço, 64-65
Vasos superiores, dissecção, 924f-930f
Vaso tibial anterior, descendente, 1199f-1205f
Vazamento do quilo, 1096
Veia basílica, preservação, 1191
Veia cefálica, preservação/dissecção de, 1187
Veia jugular
    fáscia, dissecção, 1085f-1095f
    trombose, 72
Veia jugular interna, sacrifício, 963
Veia retromandibular, anatomia (variação), 52-53
Veias raninas, 65
Veia tireóidea média, ligadura, 925
Veia toracodorsal, origem, 1175f
Veloplastia de revisão, 623
Veloplastia intravelar, ausência, 617f-625f
Vermelhão (VN)
    chanfradura, 617f-625f
    chanfradura menor, 617
Vértex, localização, 1
Vestíbulo, 32
    profundidade, propósito, 166f
Vestíbulo, criação, 153-154
Vestíbulo maxilar
    camada mucosa, fechamento, 574
    mucosa oral, incisão, 1136f

Vestibuloplastia
    complicações intraoperatórias, prevenção/manejo e tratamento, 168
    considerações pós-operatórias, 168
    dissecção, 156
    dissecção do assoalho da boca, 156-157
    enxerto de mucosa pediculado da crista (miotomia labial), 165
    epitelialização secundária maxilar, 164-165
    fórceps curvo de Kelly, colocação, 156f-160f
    história, 153-154
    incisão inicial, 156
    limitações/contraindicações, 154-155
    locais doadores de enxerto, 155
    manejo de fixação muscular, 157
    mucosa lingual
        retalho (margem superior), suturas (passagem), 156f-160f
    músculo milo-hióideo, exposição, 156f-160f
    plano supraperiosteal, incisão inicial (linha contínua), 156f-160f
    posicionamento do enxerto, 160
    procedimentos de vestibuloplastia relacionados aos implantes, 167
    rebaixamento do assoalho da boca, 1250
    reconstrução óssea dos maxilares, otimização do planejamento para tecidos moles, 165
    retração de gaze, 156f-160f
    stents, utilização, 155
    suturas em colchoeiro horizontais, colocação, 164f
    suturas submandibulares, utilização, 158
    uso, indicações, 154
    vestibuloplastia da submucosa maxilar, 161-163
Vestibuloplastia submucosa, 161
Vestibuloplastia submucosa maxilar, 161-163
    divisão da inserção da crista, 161
    fechamento, 163
    incisão inicial, 161
    redução da espinha nasal anterior, 163
Veterans Affairs Laryngeal Cancer Trial (1991), 1106
Via aérea orofaríngea, estreitamento, 333f
Via aérea pediátrica, membrana cricotireóidea (cobertura da cartilagem tireóidea), 1013f
Vias aéreas
    entrada, valécula (localização), 1108f-1117f, 1112
    estabelecimento, 1038
    fixação, 146
    GlideScope, utilização, 1001f
    manejo/tratamento, 507
        fratura Le Fort, 798-799
    manutenção, 1125
    melhora, 336f-338f
    problemas nas, 158, 1047
    proteção, intubação/traqueostomia (utilização), 748
    tubo de traqueostomia, colocação de, 1014f-1018f
    via aérea cirúrgica de emergência, traqueia (estabilização com a mão não dominante), 1019f
    via aérea subglótica, exame da, 1007
Vias aéreas subglóticas, exame, 1007
Viscerocrânio, 74
Volume de tecido conjuntivo (CT), disponibilidade, 253f-260f
Vômer, separação, 480
VSG, 156-160
    procedimentos, resultado, 167f
VSG/LFM, 156-160
VSP. *Ver* Planejamento cirúrgico virtual

W

Webster, Richard, 1417
Weir, Robert, 1417
Worthington, Phillip, 137

X

Xeroform®, utilização, 1432

Z

Zigoma esquerdo, esqueletização, 531f
Zona de perigo temporal, 41f
Zonas microtérmicas de laser fracionado, 1435f